Peters

Wörterbuch der Psychiatrie
und medizinischen Psychologie

Wörterbuch der Psychiatrie und medizinischen Psychologie

Mit einem englischen und französischen Glossar
Anhang: Nomenklatur des DSM

Uwe Henrik Peters

4., überarbeitete und erweiterte Auflage

Urban & Schwarzenberg
München – Wien – Baltimore

Anschrift des Autors:
Professor Dr. Uwe Henrik Peters
Direktor der Nervenklinik der Universität zu Köln
Joseph-Stelzmann-Straße 9
5000 Köln 41

Abkürzungen

a	Adjektiv, Adverb	ltn	lateinisch
Ant.	Antonym, Gegenbegriff	*m*	Maskulinum, männlich
Bez.	Bezeichnung	*n*	Neutrum, sächlich
e, engl.	englisch	*pl*	Plural
f	Femininum, weiblich	(s.d.)	siehe dort
fr, frz	französisch	*	siehe dort
GW	*S. Freud:* Gesammelte Werke		

CIP-Kurztitelaufnahme der Deutschen Bibliothek

Peters, Uwe Henrik:
Wörterbuch der Psychiatrie und medizinischen Psychologie : mit einem englischen und französischen Glossar/Uwe Henrik Peters. Anh.: Nomenklatur des DSM. –
4., überarb. u. erw. Aufl. – München ; Wien ; Baltimore : Urban und Schwarzenberg, 1990.
ISBN 3-541-04964-2
NB: Nomenklatur des DSM IIST

4
—
97

1. Auflage 1974 ISBN 3-541-06551-6
2. Auflage 1977 ISBN 3-541-06552-4
3. Auflage 1984 ISBN 3-541-04963-4

Satz: Polytext, München
Druck, Bindung: Clausen u. Bosse, Leck

Printed in Germany

ISBN 3-541-04964-2

Meiner Mutter, Frau Erna Peters,
geb. Saß, gewidmet

Vorwort zur 1.–4. Auflage

Dieses Buch geht in seinen Anfängen auf die Schwierigkeiten zurück, welche der Verfasser einst selbst hatte, als er damit begann, sich in die Psychiatrie einzuarbeiten. Die Psychiatrie besitzt stärker als andere Disziplinen ein eigenes umfangreiches Begriffssystem. Die historisch gewachsene und darum oft in sich widersprüchliche Nomenklatur erschwert nicht nur dem psychiatrischen Anfänger den Zugang zum Fach, sondern allen, die als Helfer oder in ihrer intellektuellen Arbeit etwas mit psychischen Störungen zu tun haben. Ihnen allen möchte das Buch das Zurechtfinden erleichtern. Was für den Verfasser einst Nebenarbeit war, hat im Laufe der Jahrzehnte (die Arbeit begann 1962) ein Eigenleben gewonnen, welches bei der Revision für eine neue Auflage als Bürde und Verpflichtung empfunden werden kann, die man auf sich zu nehmen hat.

Trotzdem war die Überarbeitung für die 4. Auflage ein faszinierendes Erlebnis, weil sie die seltene Gelegenheit bot, einen unmittelbaren Einblick in den raschen Wandel einer Wissenschaftssprache zu gewinnen, die darin der Umgangssprache keineswegs nachsteht. Es mußten zahlreiche neue Stichworte eingefügt werden, andere wurden erweitert oder es hatte sich der Hauptbegriff verlagert, neue Synonyme sind in Gebrauch gekommen, andere Stichworte konnten dagegen gekürzt oder gestrichen werden, bei vielen Stichworten mußten Einzelheiten geändert werden. Insgesamt sind etwa 350 Manuskriptseiten Text neu formuliert worden. Die wichtigste Änderung betraf das Diagnostische Manual der Amerikanischen Psychiatrischen Gesellschaft (DSM III und DSM III-R) mit seinen zahlreichen neuen Begriffen und etwa 250 Krankheitsbildern. Beim Erscheinen der 3. Auflage 1984 lag die deutsche Fassung von DSM III noch nicht vor und nur durch das Entgegenkommen der beiden deutschen Bearbeiter, K. Koehler und H. Saß, war es möglich, einem Vorschlag von Siebert von den Kölner Tropon-Werken zu entsprechen und die Nomenklatur der DSM III aus den Druckfahnen heraus in einem Anhang unterzubringen. In den wenigen seither vergangenen Jahren ist aus DSM III und seiner revidierten Fassung DSM III-R eine imperiale Psychiatrie geworden, deren Hauptwerk in über 500 000 Exemplaren verbreitet und in 20 Sprachen übersetzt worden ist. Der DSM-Anhang, der 1984 nur ein Notbehelf war, ist deshalb auch in der 4. Auflage beibehalten worden. Es ist vielleicht angenehmer, diese Nomenklatur beieinander zu haben, zumal die deutsche Übersetzung für die amerikanischen Begriffe, die eigens aufgeführt werden, keineswegs einheitlich ist.

Das Wörterbuch möchte weiterhin ein Benutzerbuch sein, kein Textbuch. Es soll dem raschen Nachschlagen, dem Auffinden von Fakten und Formulierungen und vor allem der ersten Orientierung dienen. Es bemüht sich darum, den Sprachgebrauch so zu beschreiben, wie er innerhalb und außerhalb der Psychiatrie üblich ist, und nicht, wie er vielleicht sein sollte. Das Buch ist auf die rein psychiatrische Nomenklatur beschränkt – unter ausdrücklichem Einschluß der Tiefenpsychologie und der medizinischen Psychologie –, weil es für zahlreiche Angrenzungsgebiete der Psychiatrie hervorragende Nachschlagewerke gibt, wofür auf S. 675 eine Übersicht zusammengestellt wurde.

Das Buch ist so angeordnet, daß der Benutzer möglichst an der Stelle, wo er es aufschlägt, sofort eine kurze Antwort auf die von ihm gestellte Frage erhält oder unmittelbar auf das Hauptstichwort „verschickt" wird. Es wird daher nirgendwo auf größere zusammenhängende Kapitel verwiesen, sondern der Sachverhalt ist auf die ihm zugeordneten Begriffe aufgeteilt worden. Über Eigennamen und Jahreszahlen ist mit Hilfe der gebräuchlichen Bibliographien der Zugang zur Primärliteratur und zu Übersichten möglich. Umfangreichere Quellenangaben mußten aus Raumgründen unterbleiben.

Wegen des internationalen Charakters der Wissenschaft und weil die englische Sprache derzeit Hauptwissenschaftssprache ist, sind die englischen Übersetzungen angefügt und in einem Glossar zusammengefaßt worden. Auf einen eventuell abweichenden Sprachgebrauch oder besondere Übersetzungsprobleme wurde möglichst schon beim Stichwort selbst hingewiesen. Dieses bereits von der 1. Auflage an verwandte Verfahren entspricht offenbar weiterhin den Benutzerwünschen, denn es ist vom Roche-Lexikon und anderen Wörterbüchern übernommen worden. Auch dieser Teil hat sein Eigenleben entwickelt und hat den Umfang eines eigenen englisch-deutschen und deutsch-englischen Lexikons angenommen. Da auch der englische Sprachgebrauch uneinheitlich und einem ständigen Wandel unterworfen ist, wurde besondere Mühe auf die schwierige Aktualisierung dieses Teils verwandt. Auf französische Übersetzungen wird von den Benutzern offenbar weniger Wert gelegt. Sie werden aber wegen der historischen Abhängigkeit der deutschen Psychiatrie von der französischen, die etwa hundert Jahre anhielt, hier beibehalten.

Benutzerwünsche und -erfahrungen sind dem Verfasser stets besonders willkommen. Sie sind ihm in den letzten Jahren besonders reichlich zugegangen. Für besonders umfangreiche und instruktive Anregungen jeweils vom Umfang einer eigenen wissenschaftlichen Publikation danke ich Prof. Dr. med. Henning Saß (München) und Prof. Dr. med. sc. Detlev Müller (Dresden). Weitere, zum Teil ebenfalls umfangreiche Hinweise verdanke ich Dr. med. Reinhold Becker (Bad Salzufflen), Dr. med. P. Davidowitsch (Rüsselsheim), Dr. med. N. Diederich (Köln), Prof. Dr. med. Christian Eggers (Essen), Erwin Feierabend (Kiedrich), Prof. Dr. med. W. Geinitz (Heidelberg), Prof. Dr. Sander Gilman (Ithaca, New York), Dr. Karin Gundel (Göttingen), Dr. med. M. Heinrich (Stuttgart), Prof. Dr. Dr. Heintel (Stuttgart), Dr. med. Friedrich-Wilhelm Kielhorn (Berlin), Dr. Bernhard Kleineidam (Königstein/Taunus), Prof. Dr. Alfried Längle (Wien), Prof. Dr. med. Andreas Marneros (Bonn), Prof. Dr. sc. med. B. Nickel (Berlin, DDR), Prof. Dr. Edgar Reich (Minneapolis), Prof. Dr. E. Rüther (Göttingen) sowie Dr. med. Otto Wullstein (Wildeshausen). Ein besonderer Dank gilt Dr. med. Norbert Boss vom Verlag Urban & Schwarzenberg, der mit seiner großen lexikographischen Kenntnis entscheidende Hinweise und Anregungen gab, sowie Dr. med. Wulf Bertram. Meinen Mitarbeitern Frau Miriam Neiazy und Dr. med. Peter Alexander Loevenich danke ich für das sorgfältige und mühselige Mitlesen der Korrekturen, Herrn Dr. Loevenich zudem für die anstrengende Überprüfung der Verweise. Frau Anita Fischer hat in ihrer einfühlsamen Weise dafür gesorgt, daß genug Stunden zum ruhigen Arbeiten von Terminen frei blieben, wofür ich besonders danke. Besonders danken möchte ich allen Mitarbeitern der Klinik und Poliklinik für Neurologie und Psychiatrie der Universität zu Köln, die mit ihren Anregungen, Fragen und ihrer Geduld gegenüber meinen Vorlieben für diese Sache sehr zum Ganzen beigetragen haben. Ein besonderer Dank gilt Anna Martini, die wesentlichen Anteil an der Materialbeschaffung und der ermüdenden redaktionellen Arbeit hatte.

Meiner Mutter, Erna Peters, geb. Saß, der schon die erste Auflage gewidmet war, sei diese Auflage zu ihrem 88. Geburtstag in besonderer Dankbarkeit gewidmet.

Köln, im September 1989 Uwe Henrik Peters

A

AA *anonyme Alkoholiker.

AÄGP *Gesellschaft, allgemeine ärztliche für Psychotherapie.

Abänderungsstereotypie *(f)* *Manieriertheit.

Abartigkeit *(f)*. **1.** Von der ursprünglichen Natur abgewichen (degeneriert). **2.** In der Degenerationslehre: Abweichungen von der körperlichen, seelischen oder charakterlichen Norm, die ererbt worden sind. **3.** In den Musterungsvorschriften der Deutschen Wehrmacht (1944) Bez. für psychisches Anderssein (z.B. Psychopathie, Homosexualität), welches Wehruntauglichkeit zur Folge hatte.

Abartigkeit, schwere andere seelische *(f)*. In den Schuldfähigkeits-§§ 20 und 21 des StGB eine der 4 Kategorien psychischer Störungen. Gedacht als Kategorie für Neurosen, Psychopathien und Triebstörungen. *Abartigkeit.

Abasie *(f)*. Unfähigkeit zu gehen. Meist nur für Gehunfähigkeit aus seelischen Gründen gebraucht. Ist dann gewöhnlich mit Astasie kombiniert. *Dysbasie.
fr: abasie; *e:* abasia.

Abbau *(m)*. (*C. v. Monakow*). Allmähliche Reduzierung allgemeiner geistiger Fähigkeiten und der intellektuellen Leistungsfähigkeit durch organische Hirnveränderungen. Die Gesamtpersönlichkeit wird dabei als psychischer Einheitskomplex gesehen, der durch Altersveränderungen oder Krankheit eine quantitative Verringerung erfährt. Der Abbau erfolgt nach gewissen allgemeinen Regeln, vor allem im Sinne eines Verlustes der differenziertesten Leistungen, so daß es zu einer karikaturhaften Vergröberung der angestammten Persönlichkeitszüge kommt. Auch pflegt der jüngere Besitz vor dem älteren abgebaut zu werden (**Ribot*sches Gesetz). Beides gilt nicht ganz streng; im einzelnen kann es je nach Ursache (z.B. Altersinvolution, Hirnarteriosklerose, hirnatrophischer Prozeß) oder auch ohne erkennbare Gründe zu ganz verschiedenen klinischen Bildern kommen.
fr: détérioration mentale; *e:* mental deterioration.

Abbauindex *(m)*. Maß für das Nachlassen der intellektuellen Leistungen mit zunehmendem Alter oder bei organischen Hirnveränderungen im *HAWIE. Normalerweise ist die Zahl der Wertpunkte einer Gruppe von Untertests (UT) mit dem Alter beständig (AW, AV, FL, BE, WT), während andere unbeständig sind (ZN, RD, ZS, MT, GF, [BO]). Hieraus errechnet sich der Abbauindex in folgender Weise:

$$\frac{\text{Summe der beständigen UT} - \text{Summe der nicht beständigen UT}}{\text{Summe der beständigen UT.}}$$

Normalwerte (nach *Wechsler*) in Altersgruppen: 25–29 Jahre (1); 30–34 (2); 35–39 (3); 40–44 (4); 45–49 (6); 50–54 (7); 55–59 (8). Nach faktorenanalytischen Untersuchungen von *Riegel* ist jedoch der sog. Abbauquotient das bessere Maß. Dieser errechnet sich:

$$\frac{\text{nicht beständige UT}}{\text{beständige UT}} \times 100.$$

fr: indice de détérioration mentale; *e:* index of deterioration.

abdominale Epilepsie *(f)*. Syn. für **Moore*sches Syndrom.

Abdominalmigräne *(f)*. Syn. **Moore*sches Syndrom.

Aberglaube *(m)*. Glaube an übernatürliche Erscheinungen und Kräfte, die im Widerspruch zur herrschenden Religion stehen. Der Unterschied zur Religion besteht u.a. darin, daß aus den abergläubischen Vorstellungen keine sittlichen Forderungen abgeleitet werden. Auch fühlt sich der Mensch in der Religion von der schicksalsbestimmenden Macht völlig abhängig, während er z.B. in der Magie diese imaginären Mächte zu bezwingen und für seine Zwecke nutzbar zu machen sucht. Besondere Formen des Aberglaubens sind Magie, Mantik, Geisterglaube u.a.
fr: superstition; *e:* superstition.

Abfuhr (der Affekte) *(f)*. (*S. Freud*). Die innerhalb des psychischen Apparates durch äußere oder innere Reize entstandene psychische Energie muß nach der Vorstellung *Freud*s nach außen entladen werden. Dadurch löst sich die innere Spannung oder verringert sich zumindest, und das psychische Gleichgewicht ist wieder hergestellt. Als Mittel kann z.B. Weinen (»sich ausweinen«) oder Bewegung (»sich austoben«) oder Komik (»sich auslachen«) dienen. Die vom Organismus hierfür gangbaren Wege sind aber spärlich. Sexuelle Erregungen können z.B.

im Traum oder direkt in Form von Angst abgeführt werden. Auch Koitus oder Epilepsie können als Abfuhr interpretiert werden. In der *kathartischen Methode wird die Abfuhr aus therapeutischen Gründen methodisch herbeigeführt.
fr: décharge; *e:* (affective) discharge (rasch), release (Durcharbeiten), removal, disposal, rebuff.

Abhängigkeit *(f)* *Drogen-Abhängigkeit.

Abhängigkeitsanalyse *(f).* (*Kraepelin*). Anwendung der kausalanalytischen Denkweise in der Psychiatrie. In der Deutung von psychischen Krankheiten das Aufsuchen von Bedingungen, unter denen die seelischen Ereignisse manifest oder verändert werden.
Syn.: Funktionsanalyse.

Abhängigkeitsbeziehung *(f).* Enges Verhaftetsein von zwei Menschen oder eines einzelnen Menschen an Ideen und Dinge (Gifte). Die Autonomie der eigenen Entscheidungen wird dadurch eingeschränkt. Besonders vorkommend als Mutterbindung, Vaterbindung, Fanatismus, Sucht; in der Psychotherapie besonders bei Hypnose.
fr: relation de dépendance; *e:* relation of dependence.

Abirrung, sexuelle *(f)* *Perversion.

Ablationshypnose *(f).* (*G. Klumbies,* 1952). Ablösungshypnose. Vom Hypnotherapeuten unabhängige Methode der *Hypnose. Der Patient versetzt sich zu Hause mittels einer Tonaufnahme in Hypnose. Nicht unbedenkliches Verfahren, da unerwünschte autohypnotische Zustände entstehen können. Vom Autor nur für Schmerzstillung und zur Beruhigung unheilbarer Kranker empfohlen.

Ablenkbarkeit *(f).* Störung des Denkens. Erschwertes Erreichen eines Denkzieles. Das Denken wird normalerweise durch eine Zielvorstellung geleitet, wobei ein gewisses Maß von Ablenkbarkeit durch Nebenassoziationen gegeben ist. Dieser Vorgang kann krankhaft gestört sein. Z.B. besteht in der Manie eine erhöhte Ablenkbarkeit (*Ideenflucht), bei epileptischer Wesensänderung eine verringerte (*Haften).
fr.: distractibilité; *e:* distractibility.

Ablösung *(f).* (*S. Freud*). In der analytischen Psychotherapie die Auflösung der eine Behandlung tragenden Bindung zwischen Therapeut und Patient in Gestalt von *Übertragung und *Gegenübertragung. – I.w.S. auch die Ablösung junger Menschen von den Eltern im Verlaufe der Pubertät.

Ablutomanie *(f).* Syn. für *Waschzwang.

abnorm *(a).* In der Psychiatrie: von der Norm abweichendes Empfinden, Erleben, Verhalten, das nicht durch eine biologische Erkrankung erklärt werden kann. Die Norm wird dabei durch einen sozialen Konsens bestimmt.
fr: anormal; *e:* abnormal, anomalous.

abnorme Persönlichkeit *(f).* **1.** Spielart menschlichen Verhaltens und Reagierens. Nach *K. Schneider* alle von der Durchschnittsbreite abweichenden Persönlichkeiten, von denen ein Teil *Psychopathen genannt wird. **2.** Abweichend vom breiten Anwendungskonzept *K. Schneiders* wird der Anwendungsbereich der Bez. in der klinischen Praxis immer enger. Es gelten nur noch ausgeprägte Extremvarianten der Persönlichkeit als abnorme Persönlichkeiten. Dabei ist weniger das Abweichen eines Merkmals von der Durchschnittsnorm als vielmehr dessen Ausprägung und Dominanz von Bedeutung.
fr: personnalité anormale; *e:* psychopathic personality.

abnorme (seelische) Entwicklung *(f)* *Entwicklung, abnorme (seelische).

abnorme seelische Reaktion *(f)* *Reaktion, abnorme seelische.

Abnormitäten, sexuelle *(f, pl).* Abweichungen des sexuellen Verhaltens oder sexueller Praktiken von der innerhalb des jeweiligen Kulturkreises geltenden Norm.

Abnützungssyndrom *(n).* (*J. Johnson,* 1831). Durch Überarbeitung, Mangel an Bewegung in frischer Luft, rauchige Luft in den Städten, seelische Überanstrengung und die vielfältigen Spannungen einer industrialisierten Welt entstehende Beschwerden (bezog sich auf Engländer im Gegensatz zu Franzosen). Heilung durch jährliches Ausspannen und Reisen ins Ausland. – Ideengeschichtlich ging die Vorstellung zunächst in die *Neurasthenie über, lebt aber heute noch in der volkstümlichen Auffassung vom *Streß fort.
e: wear and tear syndrome.

Abortivdelir *(n).* Syn. für Subdelirium.

Abortpsychose *(f).* Psychische Krankheit, die in Zusammenhang mit einer Fehlgeburt auftritt. Es kommen erlebnisreaktive Depressionen, endogene Psychosen oder auch symptomatische Psychosen vor. Sachlich weitgehend identisch mit *Wochenbettpsychose.
fr: psychose post-abortum; *e:* abortion psychosis.

Abraham, Karl geb. 3. 5. 1877 Bremen, gest. 25. 12. 1925 Berlin. Bedeutender Psychoanalytiker. Zuerst psychiatrischer Assistent (1901–1904) in den Anstalten von Berlin-

Dalldort (unter *Liepmann*) und Tätigkeit als 1. Assistent bei *E. Bleuler* in Zürich, ab 1907 zunehmende Hinwendung zur Psychoanalyse. Arbeitete über Hysterie und Zwangsneurosen. Brachte bestimmte Entwicklungsphasen mit späteren Charakterbesonderheiten (*Charakter, oraler) und psychischen Auffälligkeiten in Verbindung. Daraus folgten Arbeiten über Ich-Entwicklung und schließlich über Aggression und Traumdeutung. Begründete und leitete ab 1910 bis zu seinem Tode die psychoanalytische Gesellschaft in Berlin. 1924 und 1925 Präsident der internationalen psychoanalytischen Gesellschaft. *Abrahams* Einfluß auf die spätere Psychoanalyse ist z.T. deshalb so groß, weil er Lehranalytiker vieler später bedeutender Psychoanalytiker wurde; unter ihnen sind: *Helene Deutsch, J.* und *E. Glover, Melanie Klein, Sandor Radó, Th. Reik, E. Simmel.*

Abreagieren *(n)*. (*Breuer* und *Freud,* 1895). In der Psychoanalyse der Prozeß, durch den verdrängtes, traumatisierendes Erlebnismaterial und die begleitenden Affekte einen angemessenen Gefühlsausdruck in Worten und Handlungen finden, wobei durch die Ableitung des Affektes nach außen die intrapsychische Spannung verringert wird. Das Abreagieren kann im Verlauf einer Psychotherapie, in Hypnose oder auch spontan auftreten. In der therapeutischen Methode der *Katharsis wird es absichtlich hervorgerufen.
fr: abréaction; *e:* abreaction.

Abreaktion *(f)* *Abreagieren.

Abreaktionsbehandlung *(f)*. Methodische Anwendung des *Abreagierens gestauter Affekte in der Psychotherapie. Neben den Methoden der *Katharsis besonders durch Spiel (*Psychodrama), Maltherapie oder auch durch Anwendung von *Halluzinogenen.
fr: traitement abréactif; *e:* treatment of abreaction.

Abruf *(m)*. Rückholen eines Inhaltes aus dem Reservoir des Gedächtnisses in das Bewußtsein. Kann als einzige der Gedächtnisfunktionen gestört sein, z.B. bei CO-Vergiftung. *Gedächtnis.
fr: rappel; *e:* recall, retrieval (mehr bei Computern).

Absence *(f)*. Häufigste Form des kleinen epileptischen Anfalls. Kernsymptom ist die plötzlich einsetzende Bewußtseinspause von 5–20 Sek. Der Kranke unterbricht seine Beschäftigung (oder fährt bei automatisierten Bewegungen, z.B. Radfahren, darin fort), stürzt aber nicht zu Boden. Haut blaß, Pupillen weit und reaktionslos. Leichteste motorische Begleiterscheinungen (Kopfneigungen, einzelne Zuckungen der Extremitäten, Augendrehungen und Augenzucken) können evtl. auftreten. Nach kurzer Reorientierungsphase wird die frühere Tätigkeit wieder aufgenommen und ein unterbrochenes Gespräch fortgesetzt. Erinnerungslosigkeit für die Anfallsdauer. Im EEG während des Anfalls kettenförmig angeordnete 2–3/sec, selten 4/sec spike wave. Im Intervall meist kurze Gruppen von spike wave. EEG-Veränderungen und Anfälle können durch Hyperventilation meist gut provoziert werden. Erkrankungsalter hauptsächlich zwischen 3. und 13. Lebensjahr. Gehäufte Absencen auch bei *Pyknolepsie. *Epilepsie. – *Historisch:* Die Bez. wurde zuerst von Kranken in den Pariser Hospitälern gebraucht. Durch *L. F. Calmeil* (1824) in die medizinische Literatur eingeführt. *Calmeil* verstand darunter eine abortive *Vertigo mit rasch vorübergehender psychischer Störung ohne Zuckungen in den Gliedern.
fr: absence épileptique; *e:* absence, temporary loss of consciousness.

Abspaltung *(f)* *Spaltung des Bewußtseins.

abständige Verbundenheit *(f)*. (*J. H. Schultz*). Ärztliche Haltung bei der Neurosenbehandlung. Stärkste menschliche Hingabe und Zuwendung soll mit sachlicher Besonnenheit vereint werden.

Abstammungswahn *(m)*. Wahnhafte Überzeugung, von hoher Abkunft zu sein.
fr: délire de filiation; *e:* descent delusion, *Mignon* delusion.

Abstiegsneurose *(f)*. (*V. v. Weizsäcker*). Neurotische Fehlentwicklung, die sich aus einem Abstieg in der sozialen Rangordnung heraus entwickelt. Zählt zusammen mit der Aufstiegsneurose zu den sozialen *Neurosen.
e: status-reduction reaction, demotion reaction.

Abstinentia sexualis *(f)*. Freiwillige Keuschheit.
fr: abstinence sexuelle; *e:* sexual abstinence.

Abstinenzdelir(ium) *(n)*. Syn. für *Entziehungsdelir(ium).

Abstinenzerscheinungen *(f, pl)*. Syn. für *Entziehungserscheinungen.

Abstinenzregel *(f)*. Behandlungsregel der psychoanalytischen Therapie. Der Arzt ist gehalten, dem Patienten die Befriedigung seiner sexuellen oder aggressiven Wünsche zu versagen. Ein zu weites Entgegenkommen würde den Erfolg der Kur vereiteln, da »man Bedürfnis und Sehnsucht als zur Arbeit und Veränderung treibende Kräfte beim Kranken bestehen lassen« muß (*Freud,* GW X, 313). Liebesverlangen und Aggres-

sionen sollen statt dessen analysiert und interpretiert werden.
fr: règle d'abstinence; *e:* rule of abstinence.

Abstinenzsyndrom *(n).* Klinische Symptomatik bei Entziehung von gewohnten Giften. *Entziehungserscheinungen.

abstrakte Halluzinationen *(f, pl).* (*Kahlbaum*). Syn. für *Halluzinationen, psychische.

Abteilung, geschlossene *(f).* Behandlungseinheit innerhalb eines psychiatrischen Krankenhauses, in der die Kranken für die Dauer ihres Aufenthaltes in ihrer persönlichen Freiheit beschränkt sind. Die Einweisung geschieht entweder zum Schutze der Allgemeinheit vor einem gefährlichen Kranken oder zum Schutze des Kranken vor sich selbst (z.B. Selbsttötungsgefahr!). Die *Unterbringung muß, sofern sie nicht freiwillig erfolgt, durch einen Gerichtsbeschluß angeordnet werden (*Unterbringung). Die geschlossene Abteilung enthält gewöhnlich noch eine *Wachabteilung, oder sie ist ganz nach den Prinzipien einer Wachabteilung organisiert.
fr: salle d'observation continue.

Abteilung, offene *(f).* Krankenhausstation mit uneingeschränkter persönlicher Freiheit der untergebrachten Kranken.

A-B-Typologie *(f).* Typologie zu Menschen, welche gefährdet sind, an einer koronaren Herzerkrankung zu erkranken. *Typ-A-Verhalten, *Typ B.

Abulia, Abulie *(f).* Fehlender Willensantrieb. Unfähigkeit zu Entschlüssen und Entscheidungen. Der Begriff beinhaltet, daß der Kranke zwar den Wunsch nach einer Handlung hat, dieser Wunsch ist aber so kraftlos, daß es nicht zu einer Handlung kommt. Meist keine völlige Lähmung, sondern nur Schwächung des Willens (= Hypobulie). Von *E. Bleuler* als eines der Grundsymptome der Schizophrenie bezeichnet, insbesondere in Form von »Gegen- und Querantrieben«. Vorkommen auch bei organischen Hirnkrankheiten, insbesondere Stirnhirnerkrankungen (= Stirnhirn-Abulie). In anderer Form auch bei *Hysterie und *Psychasthenie. *Historisch:* Die Bez. wurde von *Max Nordau* (Pseudonym für *Simon Maximilian Südfeld*) in seinem Buch »Entartung« (1892) geprägt und bedeutete im Sinne der Degenerationslehre (**Morel*) zunächst eine degenerierende (schwächende) Wirkung auf höhere Hirnzentren, z.B. bei *Nietzsche, Tolstoi, Wagner, Zola, Ibsen.*
fr: aboulie; *e:* abulia.

abulisch-akinetisches Syndrom *(n).* Durch Psychopharmakabehandlung bei einem psychisch Kranken hervorgerufenes Zustandsbild: verminderte Spontanmotorik und -mimik, Antriebsschwäche, Gleichgültigkeit; gleichzeitig Besserung der eigentlichen psychischen Krankheitserscheinungen (z.B. Halluzinationen, Wahn).

Abusus *(m).* Mißbrauch. Ausdruck des Klinikalltags für *Medikamentenabusus und Alkoholabusus.

Abwehr *(f)* *Abwehr, psychische.

Abwehrhysterie *(f).* In den älteren Schriften *Freuds* (1894/95) Ausdruck für eine durch psychische *Abwehr von Triebwünschen entstandene Form der Hysterie, die von der *Hypnoidhysterie und der *Retentionshysterie unterschieden wurde. Später, nachdem *Freud* die Bedeutung der Abwehr für alle Formen der Hysterie erkannt hatte, als Konversionshysterie bzw. als Konversionsneurose bezeichnet.
fr: hystérie de défense; *e:* defense-hysteria.

Abwehrmechanismen *(m, pl).* (*A. Freud*, 1936). Besondere Verhaltensweisen, die Triebregungen, die von der Zensur nicht gebilligt werden, in andere Formen psychischer Energie überführen. Die Motive sind insbesondere Triebangst (wenn das Ich den Trieb für gefährlich hält), Schuldgefühle (wenn den Erfordernissen des Über-Ich Genüge getan wird), Ekelgefühle und Schamgefühle. Die Zahl der zur Verfügung stehenden Abwehrmechanismen ist groß, aber individuell begrenzt. Hierzu zählen: Verdrängung, Sublimierung, Kompensation, Identifikation, Regression, Isolierung, Introjektion, Projektion, Verschiebung, Askese, Intellektualisierung, Verneinung, Verleugnen, Vermeidung, Reaktionsbildung, Rationalisierung, Ungeschehenmachen, Wendung gegen die eigene Person, Verkehrung ins Gegenteil, Konversion, altruistische Abtretung, Identifikation mit dem Angreifer (s. diese Begriffe). Für Hysterie ist Verdrängung, für Zwangsneurose ist Reaktionsbildung, Isolierung und Ungeschehenmachen, für Paranoia ist Projektion spezifisch.
fr: mécanisme de défense; *e:* defense mechanism, ego defense mechanisms, defense strategies.

Abwehrmechanismen, manische *(m, pl).* (*M. Klein*, 1935). Durch Herrschsucht, Triumph, Kontrolle und Verachtung gekennzeichneter Abwehrmechanismus. Richtet sich gegen die Erfahrung von Schuldgefühlen, Abhängigkeitsgefühlen und depressiver Angst, wie sie nach *M. Klein* stets in der depressiven Position (s.d.) auftreten. Mittel dazu sind Spaltung, Idealisierung, projektive Identifikation und Ver-

leugnung. – »Manisch« wird hier nur in einem allgemeinen Sinne gebraucht und bezieht sich nicht auf etwas Krankhaftes.
e: manic defense mechanisms.

Abwehrmechanismen, schizoide *(m, pl)*. (*M. Klein*). Form kindlicher *Abwehr in der frühen Entwicklungsphase des Kindes (*Position, paranoid-schizoide). Böse Teile des *Selbst werden abgespalten (schizoid!) und in ein *Objekt projiziert. Damit hat das *Ich sich entlastet.
e: schizoid defense mechanisms.

Abwehr-Neuropsychose *(f)*. Obsol. Syn. für *Abwehrneurose.

Abwehrneurose *(f)*. (*S. Freud,* 1894) Sammelbez. für Neurosen, die von *Freud* auf eine Abwehr verdrängter Triebregungen zurückgeführt werden. Besonders anankastische, phobische und hysterische Symptombilder sowie Charakterneurosen. Charakteristisch ist, daß der Konflikt, welcher dem Erscheinungsbild zugrunde liegt, für den Kranken inaktuell ist, da es sich um eine Traumatisierung in früher Kindheit handelt. Wird den *Aktualneurosen gegenübergestellt.
fr: névrose de défense; *e:* defense-neurosis.
Syn.: Abwehr-Neuropsychose.

Abwehroperotropismus *(m)*. (*L. Szondi, U. Moser*). Form des Operotropismus. Gefährliche Triebimpulse sollen durch die Wahl eines geeigneten Berufs mit ausgeprägter sozialer Verankerung abgewehrt werden.
fr: opérotropisme de défense; *e:* defense operotropism.

Abwehr, psychische *(f)*. (*S. Freud,* 1924 bzw. 1926). Gesamtheit der (unbewußten) psychischen Vorgänge, die das *Ich gegen Gefahren schützen sollen, die ihm von der Realität (in der infantilen Neurose), von der Triebstärke oder dem Über-Ich (Neurose des Erwachsenen) her drohen. Sobald das *Ich als Instanz ausgebildet ist, nimmt es die wichtigste Rolle für die Abwehr ein, da es zwischen den vom Lustprinzip beherrschten Wünschen des *Es und den Erfordernissen der Realität vermittelt, während das *Über-Ich sich für die eine oder andere Seite entscheiden kann. – Zur Abwehr kann das Ich grundsätzlich jegliche psychischen Vorgänge und Verhaltensweisen benützen (Arbeiten, Spielen, Freundlichkeit, Feindlichkeit). Zusätzlich stehen verschiedene *Abwehrmechanismen zur Verfügung. Die Abwehr wird in Gefahrensituationen (innere Gefahr) in Gang gesetzt, wenn das Ich mit seinen normalen Mitteln den Konflikt nicht mehr lösen kann. Bei einer Störung eines Gleichgewichtes von *Besetzung und *Gegenbesetzung bricht die Abwehr zusammen, und das Ich wird mit Angst überflutet.
fr: défense (psychique); *e:* psychical defense.

Abwehr, psychosoziale *(f)*. Abladen eines neurotischen Konflikts auf einen Menschen, mit dem der Betreffende zusammenlebt (Ehepartner, Kinder, Eltern, Arbeitskollege). Z.B. kann eine Mutter mit eigener Aggressions-Ambivalenz ihre Kinder zu tollen Streichen mobilisieren und sie hinterher dafür bestrafen. Oder: Alle Familienmitglieder werden zu überordentlichem und überpünktlichem Verhalten genötigt, nur um den psychischen Bedürfnissen der Indexperson zu genügen. Statt des Patienten leiden Personen seiner Umgebung, während er selbst durch den Abwehrvorgang leidensfrei wird.
fr: défense psychosocial; *e:* psycho-social defense.

Abwehrpsychismus *(m)*. (*H. Binder*). Vorgang zur Erklärung der Erscheinungen bei *Zwangskrankheit. Als Reaktion auf einen primären Störungspsychismus folgt aus einem elementaren Sicherungsbedürfnis die Entwicklung von Zwangssymptomen.
fr: psychisme de défense; *e:* defense psychism.

Abwehrreaktion *(f)*. *Abwehr, *Abwehrmechanismen.

Abwehrzeremoniell *(n)*. Zur Abwehr von (anankastischer) Angst durchgeführtes, meist kompliziertes *Zwangszeremoniell.

abweichendes Verhalten *(n)* *Verhalten, abweichendes.

Acapulco Gold *(n)*. Drogenjargon: *Marihuana mexikanischen Ursprungs. Beste Qualität.

Acarophobie *(f)* *Akarophobie.

Acetylcholin-Schock *(m)*. (*A. M. Fiamberti,* 1950). Behandlungsmethode für Schizophrenie. Besteht in intravenösen Injektionen von 0,5 Br-Acetylcholin, womit ein synkopaler *Anfall hervorgerufen wird. Diese Methode hat nur sehr wenige Anhänger gefunden.
fr: choc acetylcholinique; *e:* acetylcholine shock.

Achse *(f)* *DSM-Anhang.

Achsensymptom *(n)*. Zentrale, bei verschiedenen (aber zusammengehörigen) Krankheitsbildern regelhaft wiederkehrende Krankheitserscheinung. Z.B. stellen die Bewußtseinstrübung das Achsensymptom der akuten exogenen Reaktionstypen und die Gedächtnisstörung das Achsensymptom der Hirnabbauprozesse und Demenzen dar.
fr: symptôme principal; *e:* axial symptom.

Achsensyndrom *(n)*. Gruppe regelhaft verbundener *Achsensymptome.

Achsensyndrom, hirnorganisches psychisches *(n).* (*G. Göllnitz,* 1954). Syn. für *Psychosyndrom, frühkindliches exogenes.

Acid. Säure. Im Drogenjargon: Lysergsäurediäthylamid (LSD).

Adaption, Adaptation *(f).* **1.** Im allgemeinen Sinn die Vorgänge, durch welche der Organismus seine Struktur oder sein Verhalten ändert, um in harmonischer Weise auf neu auftretende Bedingungen zu antworten. **2.** In der Neurophysiologie gleichmäßige Verringerung der nervösen Impulse in einem sensiblen Nerven bei konstant bleibendem Reiz am Rezeptor, z.B. sich verringernde Wärmeempfindung bei gleichbleibender Temperatur. Hier oft als Akkommodation bezeichnet.
fr: adaptation; *e:* adaptation.

Addephagie *(f).* Obsol. Bez. für *Freßgier.

Adhäsivität *(f).* Aus der französischen Psychiatrie übernommene Bezeichnung für einen schwerfälligen, am Thema klebenden Gedankengang. Entspricht weitgehend der *Haftneigung.
fr: adhésivité; *e:* adhesiveness.

Adipositas *(f).* Überernährung. Wird angenommen, wenn das Idealgewicht um 20% überschritten wird. Häufigkeit: 40% der Männer und 50% der Frauen. Unter den Faktoren, die zur Überernährung führen, werden am häufigsten genannt: genetische und soziale Vererbung, unzureichende Wahrnehmung von Sättigungsgefühl, unzweckmäßige Eßgewohnheiten, mangelnde Körperbewegung und – psychoanalytisch – Fixierung in der *oralen Phase. – *Behandlung:* Kombination von *Verhaltenstherapie und *Selbsthilfegruppen (z.B. Weight Watchers).

Adler, Alfred geb. 7. 2. 1870 Wien, gest. 28. 5. 1937 Aberdeen. Psychiater in Wien. Anfänglich mit *S. Freud* eng verbunden, zerstritt er sich später mit ihm. Begründete in der *Individualpsychologie eine eigene tiefenpsychologische Schule, deren Anhänger sich »Adlerianer« nennen. Grundzug ist die Auffassung, daß Machtstreben (*Nietzsches* »Wille zur Macht«), Selbstwerterleben und Geltungsstreben eng miteinander verflochten sind und je nach Ausgangsbasis und äußeren Umständen auch zu Fehlentwicklungen, *Minderwertigkeitskomplexen und *Überkompensation führen können.

administrative Psychiatrie *(f)* *Psychiatrie, administrative.

Adoleszentenhypochondrie *(f).* Unbegründete Krankheitsbefürchtungen bei Jugendlichen. Beziehen sich meistens auf die Darmfunktionen; oder es besteht die Befürchtung, an einer unheilbaren Krankheit zu leiden. Meist Teilerscheinung einer *Pubertätskrise.
fr: hypochondrie des adolescents; *e:* hypochondria of adolescents.

Adoleszentenkrise *(f)* *Pubertätskrise.

ADS **A**ufmerksamkeits**d**efizit-**S**yndrom. *Störung mit Aufmerksamkeitsdefizit.

Adversivkrämpfe *(m, pl).* Epileptische Anfälle, die mit Blick- und Kopfwendung zur Seite beginnen. Es folgt tonische Beugung der Arme. Manchmal schließt sich Rumpfdrehung mit tonisch-klonischen Krämpfen in einer Extremität an, dann evtl. Übergang in generalisierten Grand-mal-Anfall. Auftreten besonders bei Herden in der 2. Stirnwindung (Adversivfeld) oder der motorischen Supplementärregionen; evtl. Ausdruck der pathologischen Tätigkeit einer ganzen Hemisphäre.
fr: crises adversives, épilepsie adversive; *e:* frontal adversive area epilepsy.

ängstliche Manie *(f).* Syn. für *Manie, depressive.

ängstlich-ekstatische Wahnpsychose *(f).* (*Kleist*). Syn. für *Angst-Glücks-Psychose.

Äquifinalität *(f).* In der *Systemtheorie wird davon ausgegangen, daß ein *System von verschiedenen Ausgangspunkten zu gleichen Ergebnissen führen kann. »Die Stabilität offener Systeme ist durch das Prinzip der Äquifinalität gekennzeichnet; d.h., im Gegensatz zum Gleichgewicht in geschlossenen Systemen, die durch ihre Anfangszustände determiniert sind, können offene Systeme einen von Zeit und Ausgangszuständen unabhängigen Zustand einnehmen, der nur durch die Parameter des Systems bedingt ist.« (*L. v. Bertalanffy,* 1962).

Äquivalent, epileptisches *(n).* (*F. Hoffmann,* 1862). Anstelle eines epileptischen Anfalles, evtl. anfallsweise auftretende Störung, die nicht einer der bekannten Anfallsformen zugeordnet werden kann. Hierzu gehören Verstimmungen, Poriomanie, Dipsomanie, Dämmerzustände, psychotische Episoden oder abnorme subjektive Erlebnisse (Angst-, Glücksgefühle). Zur Zeit, als die Grand-mal-Anfälle noch als Prototyp der epileptischen Anfälle galten, wurden alle Petit-mal-Anfälle unter dem Begriff der epileptischen Äquivalente zusammengefaßt. Mit zunehmender Kenntnis immer seltener verwendete Bezeichnung. Gelegentlich als Syn. für psychomotorische Anfälle (s.d.) angewandt.
fr: équivalent épileptique; *e:* epileptic equivalent.

Aerophagie *(f).* Luftessen, Luftschlucken. Unwillkürliches Herunterschlucken von Luft, oft in großen Mengen. Durch die Luftfüllung von

Magen und Darmschlingen können Völlegefühl, Herzklopfen und Herzschmerzen entstehen. Die Luft entlädt sich manchmal durch ständiges Rülpsen (teilweise) wieder. Das Symptom kann nach psychoanalytischer Theorie unbewußter Ausdruck kannibalistischer Tendenzen oder von Schwangerschaftswünschen sein, wobei das *Über-Ich durch die begleitenden Schmerzen befriedigt wird.
fr: aërophagie; *e:* aerophagia.

Aerophobie *(f).* **1.** Hypochondrische Furcht vor schlechter Luft. **2.** Furcht vor dem Fliegen.
fr: aérophobie; *e:* aerophobia.

Äschrolalie *(f).* Andere Schreibweise für Eschrolalie (*Koprolalie).

Ästhesie *(f).* **1.** Allgemein: Empfindungsfähigkeit. Gewöhnlich nur in zusammengesetzten Worten. **2.** (*H. Lhermitte*). Halluzinatorische Empfindung, die einer normalen Sinnesempfindung völlig gleicht.
fr: esthésie; *e:* esthesia.

Ätherismus *(m).*, **Ätheromanie** *(f).* Äthermißbrauch. Äthersucht. Äther (z.B. auch in Form von Hoffmannstropfen) wird dabei getrunken, inhaliert oder intramuskulär injiziert. Dabei treten kurze, aber heftige Räusche auf. Als 1887 durch Steuererhöhungen in einigen Teilen Deutschlands Alkohol teurer wurde als Äther, wurde Äther in großem Umfang zur Erzielung eines Rausches mißbraucht.
fr: étheromanie, étherisme; *e:* etheromania, etherism.

Äthylismus *(m).* Syn. für *Trunksucht.

Affekt *(m).* Heftige Gefühlswallung. Meist verbunden mit körperlich-vegetativen Begleiterscheinungen. Zum Begriff gehört, daß die Gefühlstönung nur für kurze Zeit geändert wird (Unterschied zur Leidenschaft) und so stark werden kann, daß die rationale Persönlichkeit sich nicht dagegen durchzusetzen vermag. Innerhalb jeder Kultur wird eine weitgehende Beherrschung der Affekte gefordert. Beispiele für Affekte sind: Zorn, Wut, Haß, Freude u.a.
fr: émotion, affect; *e:* emotion, affect.

Affekt, inadäquater *(m).* Ein dem Bewußtseinsinhalt nicht entsprechender Affekt. Z.B., wenn ein Kranker lächelnd von seiner bevorstehenden Hinrichtung berichtet. Vorkommen nach älterer Vorstellung besonders bei Schizophrenie. Es wird deshalb auch von »schizophrenem Affekt« gesprochen.
fr: affect dissocié; *e:* dissociated affect.

Affekt, schizophrener *(m)* *Affekt, inadäquater.

Affektabstumpfung *(f).* Verringerte Erregbarkeit der Affekte, besonders bei hirnorganischen Prozessen und Schizophrenie.

Affektausbruch *(m).* Rasches Anspringen eines *Affektes. Entladung einer *Affektstauung.
e: cathectic discharge.

Affektaustausch *(m).* (*René Spitz*). Wechselbeziehungen des Gefühls, die von Geburt an zwischen Mutter und Kind bestehen. Von großer Bedeutung für die seelische Entwicklung des Kindes.
e: emotional response.

affektbetont *(a).* Gefühlsbetont.
fr: affectif, -ve; *e:* affective.

Affektbetrag *(m).* (*S. Freud*). Quantitative Eigenschaft eines Affektes, welche es erlaubt, ihn unter ökonomischen Gesichtspunkten zu sehen, so daß er der Vergrößerung, Verminderung, Verschiebung und Abfuhr fähig ist. *Freud*s eigene Definition: »...entspricht dem Triebe, insofern er sich von der Vorstellung abgelöst hat und einen seiner Quantität gemäßen Ausdruck in Vorgängen findet, welche als Affekte der Empfindung bemerkbar werden.« (GW X, 255) Die Bez. wird vor allem angewendet, wenn z.B. bei einer *Verdrängung beschrieben werden soll, was aus der Vorstellung bzw. aus der an ihr haftenden Triebenergie wird.
fr: quantum d'affect; *e:* quota of affect.

Affektdämmerzustand *(m)* *Dämmerzustand aus psychogener und in der Situation begründeter Ursache. Erlebnisse, die mit einer bedrohlichen Situation und schwerer affektiver Erregung verbunden sind (z.B. ein plötzliches Erdbeben), können zur Aufhebung der Besinnung und Einengung des Bewußtseins auf wenige, meist unwesentliche Gegenstände führen. Während des Zustandes wird die Situation nur unklar wahrgenommen, während die Handlungen einen mehr automatischen, unbesonnenen Charakter annehmen. Die Empfindlichkeit für Schmerzen nimmt oft soweit ab, daß Wunden, die sich der Betreffende während des Zustandes zuzieht, unbemerkt bleiben. Der Zustand klingt in eine allmähliche Aufhellung aus.

Affektdelikt *(n).* Strafbare Handlung, die in einem Affekt begründet ist. Wenn es sich um die Entladung einer *Affektstauung handelt, kann die strafrechtliche Verantwortlichkeit eingeschränkt sein.

Affektdissoziation *(f).* Auseinanderfallen von Denkinhalt und Affekt. *Affekt, inadäquater.

Affektentladung *(f).* Syn. für *Affektausbruch.

Affektentzugssyndrom *(n).* Syn. für *Depression, anaklitische.

Affektepilepsie *(f).* (*E. Bratz*, 1906, 1911; *E. Bratz* und *G. Leubuscher*, 1907). Gruppe der Epilepsie, die einer »echten Epilepsie« gegenübergestellt wird. Kennzeichen: **1.** Auch nach

langjährigem Krankheitsverlauf läßt sich keine Progredienz, Wesensänderung oder Verblödung erkennen. **2.** Die epileptischen Anfälle können durch äußeren Anlaß (fieberhafte Erkrankungen, Hitze, Alkohol, »fortgesetzte psychische Erregungen«) ausgelöst werden. – *Affekt* bezieht sich entsprechend dem damaligen Sprachgebrauch auf 2), nämlich darauf, »daß äußere Anlässe den Kranken *affizieren*« (*Bratz*), und somit nicht auf eine Verursachung durch Affekte.
fr: affectépilepsie, épilepsie affective ; *e:* affective epilepsy.

affektgeladen *(a)*. Den Eindruck erweckend, als säße man so voller (meist aggressiver) Affekte, daß die »Ladung« jederzeit losgehen könnte.
e: charged with emotion, laden with affect.

Affekthandlung *(f)*. Durch einen unkontrollierten Affekt gesteuerte Handlung. Meist handelt es sich um die Entladung einer *Affektstauung in Form einer Explosiv- oder Kurzschlußhandlung. Ursächlich ist oft eine Summation und Aufstauung gleichsinniger Erlebnisreize verantwortlich. Als Folge kann der Betreffende z.B. das Wohnungsmobiliar zertrümmern, einen Suizidversuch unternehmen oder eine strafbare Handlung ausführen (*Affektdelikt). Nach Vollführen der Handlung ist der Affekt abgeklungen, und die besonnene Persönlichkeit nimmt erneut wertend Stellung, verwirft gewöhnlich die Handlung.
fr: action résultante d'un court-circuit affectif; *e:* action resulting from affective discharge.

Affektillusion *(f)*. Trugwahrnehmung. Form einer *Illusion. Illusionäre Verkennung infolge des vorherrschenden Affektes, meist der Ängstlichkeit.

Affektinkontinenz *(f)*. Verringerte Beherrschung der Affekte und Affektentäußerung. Es brechen dem Betreffenden z.B. aus geringsten Anlässen (Bericht über ein fernes Unglück) die Tränen aus; er schämt sich dieser Enthemmung der Gefühlsentäußerung. Besonders bei hirnorganischen Krankheiten vorkommend.
fr: incontinence affective; *e:* affective incontinence.

Affektinversion *(f)*. Umwenden eines Gefühls in die entgegengesetzte Richtung. Z.B. Umschlagen von Liebe in Haß.
fr: inversion émotionnable; *e:* emotional inversion.

Affektirradiation *(f)*. Ausdehnung eines Affektes auf Vorstellungen, die an seiner Auslösung nicht beteiligt waren. Wichtiger Vorgang bei Entstehung einer neurotischen Symptomatik.
fr: irradiation émotionnable; *e:* emotional irradiation.
Syn.: Affektverschiebung.

affektiv *(a)*. Affekthaft. Das Gefühls- und Affektleben betreffend. Affektbedingt, affektbetont.
fr: affective; *e:* affective.

affektiv-antriebsmäßiges Rückfallsyndrom *(n)* *Rückfallsyndrom, affektiv-antriebsmäßiges.

affektive Ambivalenz *(f)* *Ambivalenz.

affektives Klima *(n)* *Klima, affektives.

affektive Knotenpunkte *(m, pl)*. (*T. Moser*). In der Arzt-Patienten-Beziehung auftretende Momente, in denen z.B. eine Pause auftritt, wenn eine seelisch empfindsame Stelle getroffen wurde.
e: affective nodal points.

affektive Psychosen *(f, pl)*. Älteres Syn. für manisch-depressive Erkrankung. Es wurde dabei die Störung des Affektes in den Vordergrund gestellt. *affektive Störungen.

affektive Resonanzschwäche *(f)*. Syn. für *Resonanzlosigkeit.

affektive Störungen *(f, pl)*. **1.** Depressive und manische Phasen. Vor allem in der amer. Psychiatrie gebrauchtes Syn. für *Affektpsychosen. Das Wort »Psychosen« bleibt dann der Schizophrenie und den körperlich begründbaren Psychosen vorbehalten. **2.** *DSM-Anhang (dort Schema).
e: affective disorders.

affektiver Tonusverlust *(m)* *Tonusverlust, affektiver.

Affektivität *(f)*. **1.** (*E. Bleuler*). »Mit dem Namen Affektivität fassen wir die Affekte, die Emotionen, die Gefühle von Lust und Unlust zusammen. Der Ausdruck "Gefühl", der häufig für die ganze Erscheinungsgruppe verwendet wird, ist mißverständlich.« **2.** Gefühlsansprechbarkeit.
fr: affectivité; *e:* affectivity.

Affektkrämpfe, respiratorische *(m, pl)*. Bei Kindern im Alter von 2–4 Jahren kann bei affektiver Erregung nach heftigem Weinen und Schreien (besonders in Frustrationssituationen) Hyperventilation oder Atemanhalten (ca. 1 Min.) auftreten, was zu Zyanose und Anoxie führt. Hierdurch wird ein synkopaler Anfall mit blitzartigen Zuckungen, Umfallen und Bewußtlosigkeit ausgelöst, der in einen generalisierten epileptischen Anfall übergehen kann. Das Ereignis kann meist als harmlos angesehen werden, zeigt aber gelegentlich ein bis dahin latent gebliebenes organisches Anfallsleiden an.
fr: convulsions affectives respiratoires; *e:* affective respiratory spasms.

Syn.: Wegbleiben, Wutkrämpfe, Schreikrämpfe.

Affektkrise *(f)*. Explosionsartige Entladung gestauter Affekte.
fr: ictus émotif; *e:* discharge of affect.

Affektlabilität *(f)*. Erleichterte Auslösung der Gefühlsäußerungen. Das Auftreten eines Ausdrucksverhaltens, das normalerweise auf einen tiefgehenden Affekt schließen ließe, paßt nicht zu den verhältnismäßig harmlosen Denkinhalten. Dieser Widerspruch wird von dem Kranken selbst empfunden. Da es gewöhnlich eher zu Tränenausbrüchen mit traurigem Affekt als zu enthemmtem Lachen kommt, wird unter Affektlabilität oft nur häufiges Weinen verstanden. Weitgehend identisch mit *Affektinkontinenz.
fr: labilité affective; *e:* affective lability, lability of affect, shallowness.

Affektlahmheit *(f)*. Abstumpfung, geringe Erregbarkeit der Affekte. Herabgesetzte Gefühlsansprechbarkeit. Der Ausdruck wird meist im Zusammenhang mit einer schizophrenen Affektstörung verwandt.
fr: désolation affective; *e:* affective rigidity.
Syn.: Affektmattigkeit, Affektsteifigkeit, Affektverödung.

Affektleere *(f)*. Syn. für *Emotionsstupor.

Affektmattigkeit *(f)* *Affektlahmheit.

Affektmenschen *(m, pl)*. Gefühlsbestimmte Menschen. Syn. für *Psychopathen, emotive.
fr: personnes affectives; *e:* affective persons.

Affektprojektion *(f)*. Übertragung der eigenen Affektinhalte auf Gegenstände, Lebewesen oder Vorgänge in der Außenwelt, so daß Inhalte des eigenen Seelenlebens fälschlicherweise in anderen Menschen erkannt werden. Z.B. ein gereizter Kranker meint, man spreche in ärgerlichem Tone mit ihm. Bei den sog. Primitiven als kulturelles Phänomen geläufig. Wichtig auch in der Psychotherapie.
fr: projection affective; *e:* affective projection.

Affektpsychose *(f)*. **1.** Von *Th. Ziehen* (1911) eingeführte, nur noch selten gebrauchte Bez. für *Melancholie bzw. endogene Depression (s.d.), da in einer Affektstörung das Wesentliche der Erkrankung gesehen wurde. Auch die *Manie wurde später zur Affektpsychose gerechnet. **2.** Abweichend hiervon werden in der Einteilung von *Kleist* Affektpsychosen genannt: agitierte Angstpsychose, stuporöse Angstdepression, agitiert-stuporöse Angstpsychose. **3.** Die amerikanische Psychiatrie hat die Bez. 1980 erneut aufgenommen: affective disorder. In DSM III zusammenfassende Bez. für alle Krankheiten mit erheblichen und anhaltenden Verstimmungen: monopolare depressive und manische Phasen, bipolare manisch-depressive Erkrankung, atypische manische oder bipolare Störungen. Verstimmungen nach Halluzinogengebrauch.
fr: psychose affective; *e:* affective psychosis.

Affektpumpen *(n)*. Sich-Hineinsteigern in einen Affekt.

Affektreaktion, primitive *(f)*. Aus geringem Anlaß, ohne Vermittlung der rationalen Persönlichkeit einsetzende explosionsartige Affektentladung mit blindwütigem Draufschlagen, Weglaufen oder abruptem Suizid.
fr: raptus émotif; *e:* isolated explosive disorder.
Syn.: Kurzschlußreaktion.

Affektschock *(m)*. Syn. für *Emotionsstupor.

Affektsperre *(f)*. Unfähigkeit zur Äußerung von Affekten, obwohl sie an sich vorhanden sind. Vorkommend bei Schizophrenie, in anderer Form auch bei Zwangsneurose.
e: affect block.

Affektstauung *(f)*. Affektspannung, die sich aufgrund von Barrieren nicht ausgleichen kann. Ansammlung von Affekten, die subjektiv als Spannungs- und Unruhegefühl erlebt wird. Kann sich bei geeigneter Situation plötzlich in Form eines Affektsturms oder einer *Affekthandlung entladen.
fr: accumulation affective; *e:* affective accumulation, affect block.

Affektsteifigkeit *(f)* *Affektlahmheit.

Affektsteuerung *(f)*. Steuerung der Affektentäußerungen durch die rationale Persönlichkeit. Sie ist konstitutionell außerordentlich verschieden und kann durch chronische Hirnschädigungen oder akute Intoxikationen (z.B. Alkohol) beeinträchtigt werden.

Affektstörung *(f)*. Krankhafte Veränderung in der Ansprechbarkeit und Entäußerung der Affekte.
fr: perturbation émotionnable, désordre thymique; *e:* emotional disturbance.

Affektstupor *(m)* *Emotionsstupor.

Affektsturm *(m)*. »Stürmische« Entladung der Affekte bei der primitiven *Affektreaktion.

Affektsyndrom *(n)*. Symptomenverband mit Vorherrschen von Affektstörungen. Wird insbesondere für Störungen gebraucht, die als Begleiterscheinung einer Körperkrankheit oder einer Intoxikation auftreten, z.B. das dysphorische Syndrom.
fr: syndrome affectif; *e:* affective syndrome.

Affektsyndrom, pseudopsychopathisches *(n)*. (*U. H. Peters*, 1969). Typ des epileptischen Charakters: Auffälligkeiten der Affektivität (rascher Wechsel der affektiven Gesamthaltung). Ungleichmäßigkeit des Wesens, Eindruck des Unberechenbaren und Uneinfühlbaren, Neigung zu lang anhaltenden Verstimmungen, Unaufmerksamkeit, Neigung zu Hypochondrie, zu Leichtsinn (insbesondere im Umgang mit Alkohol und Medikamenten), soziale Störungen in Familie und Gesellschaft.

Affektübertragung *(f)* *Affektprojektion.

Affektverarmung *(f)*. Syn. für *Affektlahmheit.

Affektverdrängung *(f)* *Verdrängung von Affekten.
fr: répression affective; *e:* affective repression.

Affektverhaltung *(f)*. Syn. für *Verhaltung, affektive.

Affektverödung *(f)* *Affektlahmheit.

Affektverschiebung *(f)* *Affektirradiation.

affektvolle Paraphrenie *(f)* *Paraphrenie, affektvolle.

Affizierbarkeit der Affekte *(f)*. (*E. Kretschmer*). Ansprechbarkeit der Affekte in Richtung auf zwei voneinander unabhängige Gefühlsskalen: 1. die psych-ästhetische mit den Endpolen »sensibel« und »stumpf«; 2. die diathetische mit den Endpolen »heiter« und »traurig«.

affizieren *(v)*. *Lat.:* erregen, beeinflussen, auf etwas einwirken, heimsuchen, plagen, anregen, in eine bestimmte Stimmung versetzen. In der Philosophie häufig gebrauchtes Verb. Nach *Kant* kommt eine Erkenntnis nur zustande, wenn ein Gegenstand das Gemüt auf eine gewisse Weise affiziert. *Affizierbarkeit der Affekte, *Affektepilepsie.

Agelie *(f)*. Unfähigkeit zu lachen.
fr: agélie; *e:* agelia.

Agglutination *(f)*. In der französischen Psychiatrie extreme Zähflüssigkeit und *Haftneigung im Gedankengang von Anfallskranken.

Aggravatio(n) *(f)*. Absichtliche und meist zweckgerichtete Übertreibung tatsächlich vorhandener Krankheitssymptome und subjektiver Krankheitsempfindungen sowie Verstärkung von Krankheitssymptomen, soweit diese vom Subjekt her beeinflußbar sind. Im Gegensatz zur *Simulation liegen also der Aggravation wirkliche krankhafte Veränderungen zugrunde. *Überlagerung, psychogene.
fr: sursimulation, aggravation; *e:* aggravation.

Aggression *(f)*. Jedes Angriffsverhalten hinsichtlich der dabei auftretenden Gedanken, Gefühle und Handlungen. Wahrscheinlich als Trieb angelegt, wird mobilisiert durch die Frustration eines Wunsches oder Bedürfnisses. Hat die Beseitigung des Hindernisses und Abfuhr des frustrierten Triebes zum Ziel. Nicht immer manifest: Kann auftreten, ohne daß der Betreffende weiß, warum; die Aggression kann vorhanden, aber verborgen, nach außen hin unsichtbar sein; kann soweit verdrängt sein, daß nur eine psychosomatische Krankheit sie anzeigt. Kann sich auf fremde Personen oder in Form der Autoaggression (Selbstschädigung, Suizid) auf die eigene Person beziehen. Kann sich auch ledglich in heftigen und verletzenden Worten äußern (verbale Aggression). Nach *Freud* erhält die Aggressivität ihren stärksten Ausdruck im Todestrieb. Nach *Adler* ist sie auf ein Mißverständnis zwischen Machtstreben und tatsächlicher sozialer Rolle zurückzuführen.
fr: agression; *e:* aggression.

Aggressionstrieb *(m)*. (*A. Adler,* 1908). Ein die Grundlage der Aggression bildender Antrieb. Angst entsteht nach **Adler* durch Unterdrükkung des Aggressionstriebes, der dadurch eine Hauptrolle »im Leben und in der Neurose« spielt. *Freud* hielt *Adler*s Konzeption für eine unzulässige Verallgemeinerung (GW VII, 371) und erkannte erst 1920 einen Aggressionstrieb an, der jedoch nicht mit dem *Adler*schen identisch ist, sondern den *Todestrieb oder Destruktionstrieb darstellt, insoweit er nach außen gerichtet ist. Der Aggressionstrieb hat die Zerstörung des *Objektes zu Ziel.
fr: pulsion d'agression; *e:* aggressive instinct.

Aggressivität *(f)*. Angriffslust. Ausmaß einer Neigung zur Entäußerung von Aggressionen. Häufigkeit und Stärke aggressiver Handlungen. Bei abnormen Persönlichkeiten und psychisch Kranken oft maßgebend für die mehr oder weniger vorhandene Möglichkeit zu sozialer Einordnung.
fr: agressivité; *e:* aggressivity.

Agieren *(n)*. (*S. Freud*). Verhalten eines in psychoanalytischer Behandlung befindlichen Kranken, der verdrängte infantile Gefühle und Wünsche in der Gegenwart auslebt; die Gefühle und Gefühlsentäußerungen können dabei viel lebhafter sein als in der früheren Epoche. Der Patient ist sich des Ursprungs seiner Handlungsweise nicht bewußt. Kommt am häufigsten durch die *Übertragung während der Behandlung zustande. Kann aber auch außerhalb der Behandlungsstunden auftreten, z.B., wenn der Patient während der Behandlung eine Aufgabe übernimmt oder eine Liebesbindung eingeht. – Vom Standpunkt der Therapie aus ist Agieren unerwünscht, da der Patient auf diese Weise Verbalisierung und Durcharbeiten seiner Wünsche vermeidet. – Oft wird auch in der dt. Literatur das englischsprachige Syn. »acting out« verwendet.
fr: mise en acte; *e:* acting out.

agitierte Depression *(f)* *Depression, agitierte.

Agitiertheit *(f)*. Motorische Unruhe Ruheloses, unstillbares Bewegungsbedürfnis. Verhaltensstörung, bei der affektive Antriebe unkontrolliert in Bewegung übergehen. Außmaß und Art je nach dem zugrunde liegenden Prozeß verschieden. Begleiterscheinung vieler psychischer Krankheiten (Delirium tremens, Katatonie, Angstpsychose, agitierte Depression). Das Ausmaß der Agitiertheit bestimmt oftmals die Art der Unterbringung oder Behandlung des Kranken.
fr: agitation; *e:* agitation.

Agitolalie *(f)* *Agitophasie.

Agitophasie *(f)*. Überhastetes Sprechen bei psychischer Erregung.
fr: agitophasie; *e:* agitophasia.

AGKB *Arbeitsgemeinschaft für **k**atathymes **B**ilderleben.

Agnosie *(f)*. (*S. Freud,* 1891). Unfähigkeit, trotz intakter Sinnesorgane Wahrgenommenes zu erkennen. Je nach Sinnesgebiet werden akustische, optische und taktile Agnosie sowie *Somatognosie unterschieden. S.a. die folgenden Stichworte.
fr: agnosie; *e:* agnosia.

Agnosie, akustische *(f)*. Seelentaubheit. Unfähigkeit, Gehörtes zu erkennen, d.h. anhand der akustischen Erinnerungen zu identifizieren. Z.B. bei doppelseitigen Schläfenlappenherden.
fr: agnosie auditive; *e:* auditive agnosia.
Syn.: Amnesia auditoria, Aphasia auditoria s. acustica.

Agnosie des Körperschemas *(f)*. Störung des Bewußtseins für das *Körperschema oder Unfähigkeit, einzelnes davon zu erkennen. Mehrere Formen: Autotopagnosie, Fingeragnosie, Hemiasomatagnosie, Makro- und Mikrosomatagnosie, Schmerzasymbolie (s. dort).
fr: troubles de la somatagnosie; *e:* agnosia of the body image.

Agnosie, geometrisch-optische *(f)*. Syn. für *Agnosie, räumliche.

Agnosie, litterale *(f)*. Form der Wortblindheit. Der Kranke hat dabei die Fähigkeit verloren, gedruckte bzw. handgeschriebene Buchstaben zu erkennen.
fr: cécité littérale.

Agnosie, optische *(f)*. Seelenblindheit. Unfähigkeit, Gesichtswahrnehmungen zu erkennen. Wird unterteilt in eine Vielzahl nicht immer einheitlich Gebrauchter Unterbegriffe. Vgl. Objektagnosie, Farbagnosie, Prosopagnosie, Simultanagnosie, räumliche Agnosie, Symbolagnosie.
fr: agnosie visuelle; *e:* visual agnosia.
Syn.: visuelle Amnesie.

Agnosie, pragmatische *(f)*. Unfähigkeit, Gegenstände wiederzuerkennen.
fr: pragmatagnosie; *e:* pragmatagnosia.

Agnosie, räumliche *(f)*. (*Paterson* und *Zangwill*). Unterform der optischen Agnosie (s.d). Unfähigkeit, sich im Raum richtig zu orientieren, die Lage von Gegenständen und die Entfernung zwischen ihnen richtig abzuschätzen.
fr: agnosie spatiale; *e:* visual-spatial agnosia.
Syn.: geometrisch-optische Agnosie, Ortsblindheit, Ortsgedächtnisverlust, Apraxie der Raumgliederung.

Agnosie, semantische taktile *(f)*. (*J. Delay,* 1935). Unterform der Astereognosie bzw. Astereagnosie i.e.S. Ein Gegenstand kann nicht durch Betasten erkannt werden, obwohl alle seine Eigenschaften (Form, Gewicht, Temperatur) richtig bestimmt werden.
fr: asymbolie tactile, agnosie sémantique; *e:* semantic agnosia.

Agnosie, soziale *(f)*. (*W. Reich*). Unfähigkeit eines *Psychopathen, sich ein ihn befriedigendes Leben aufzubauen.
fr: agnosie sociale: *e:* social agnosia.

Agnosie, taktile *(f)*. Syn. für *Astereognosie.

agnostische Störungen *(f, pl)* *Agnosie.

Agoraphobie *(f)*. Platzangst. Unüberwindbare Furcht davor, auf die Straße oder einen freien Platz zu gehen. Die Angst hindert die Leidenden oft daran, die Wohnung zu verlassen. Oft verschwindet die Angst sofort, wenn sich der Betreffende in Begleitung einer beschützenden Person (Ehepartner, Eltern) befindet. Findet sich viel häufiger bei neurotischen Störungen als bei anderen psychischen Erkrankungen. Das Symptom ist psychodynamisch mit einer besonders engen Kind-Mutter-Bindung in Verbindung gebracht worden.
fr: agoraphobie; *e:* agoraphobia.
Syn.: Topophobie.

Agoraphobie ohne Panikattake *(f)* *DSM-Anhang.

Agrammatismus *(m)* *Akataphasie.

Agraphie *(f)*. Unfähigkeit, sich schriftlich richtig auszudrücken, obwohl diese Fähigkeit früher vorhanden war und die Intelligenz intakt ist. Die Schrift wirkt ungeordnet, unvollständig, mühselig und fehlerhaft. Meist mit anderen Formen von Hirnherdstörungen kombiniert, nach denen sich auch die Einteilung der klinischen Formen richtet (s. die folgenden Stichwörter).
fr: agraphie; *e:* agraphia.

Agraphie, aphasische *(f)*. Schreibstörung bei sensorischer Aphasie (s.d.). Bei Herden im Bereich des linken Schläfenlappens.
fr: agraphie aphasique; *e:* aphasic agraphia.

Agraphie, apraktische *(f)*. Schreibstörung bei ideokinetischer Apraxie (s.d.). Bei Herden im Bereich des Balkens.
fr: agraphie apraxique; *e:* apraxic agraphia.

Agraphie, konstruktive *(f)*. (*K. Kleist*). Schreibstörung durch konstruktive Apraxie (s.d.).
fr: agraphie constructive; *e:* constructive agraphia.

Agraphie, motorische *(f)*. Durch Störungen der Bewegungskoordination oder Lähmungen bedingte Unfähigkeit zu schreiben.
fr: agraphie motrice; *e:* motor agraphia.

Agraphie, optische *(f)*. Schreibstörung bei optischer Agnosie. Unfähigkeit, Texte abzuschreiben, weil sie nicht erkannt werden können.
fr: agraphie optique; *e:* optic agraphia.

Agraphie, reine *(f)*. Schreibstörung ohne andere Hirnherdstörungen. Bei Herden im Bereich der *Exner*schen Rindenstelle am Fuße der 2. Stirnwindung.
fr: agraphie pure; *e:* pure agraphia.
Syn.: isolierte Agraphie.

Agriothymia ambitiosa *(f)*. Syn. für *Alexandrismus.

Agriothymie *(f)*. Krankhafte Grausamkeit.

Agrypnie *(f)*. Schlaflosigkeit. Schlafstörung. Dabei ist entweder das Einschlafen (Einschlafstörung) gestört, oder der Schlaf wird durch häufiges Erwachen unterbrochen oder nach wenigen Stunden Schlaf durch Erwachen gänzlich abgebrochen (Durchschlafstörung). Die Ursachen sind mannigfaltig. Psychogene Schlafstörungen (z.B. durch aktuelle Konflikte) sind häufiger als organisch bedingte (z.B. bei Herzinsuffizienz) oder als bei Psychosen (z.B. endogene Depression, akute körperlich begründbare Psychosen).
fr: insomnie, agrypnie; *e:* insomnia, agrypnia, pervigilium, wakefulness.
Syn.: Insomnie.

Agyiophobie *(f)*. Straßenangst. Entspricht der *Agoraphobie, wird jedoch nur in diesem engeren Sinne gebraucht.
fr: agyiophobie; *e:* agyiophobia.

Agyrie *(f)*. Entwicklungsstörung mit Fehlen von Hirnwindungen. Gewöhnlich mit erheblichem Intelligenztiefstand verbunden.
e: agyria.
Syn.: Lissenzephalie.

Aha-Erlebnis *(n)*. (*K. Bühler*). Plötzliches Erkennen von Zusammenhängen (»aha«), das als besonders angenehm erlebt wird.
e: aha experience *oder* ah-hah.

Ahornsirupkrankheit *(f)*. (*J. H. Menkes, P.L. Hurst* und *J.M. Craig,* 1954). Autosomal-rezessiv vererbte angeborene Stoffwechselstörung mit Manifestation in der Neugeborenenperiode. Im Harn werden die Aminosäuren Valin, Leucin und Isoleucin sowie Alpha-Ketosäuren vermehrt ausgeschieden; der Leucingehalt des Blutes ist vermehrt. Der Harn riecht infolgedessen nach Ahornsirup (ähnlich wie Suppenwürze oder Lakritze). Die klinische Symptomatik ist Folge der Stoffwechselstörung: Säuglinge verweigern ab 3.–5. Tag die Nahrung. Der Saugreflex erlischt. Es folgen Anfälle von Rigidität der Muskulatur und *Opisthotonus. Bei mehr chronischem Verlauf kommt es zu Schwachsinn höheren Grades. Unbehandelte Kinder sterben gewöhnlich früh. Als Ursache wird der Defekt von einem oder mehreren Enzymen vermutet, welche die oxydative Dekarboxylierung der Alpha-Ketosäuren zur nächstniederen Fettsäure katalysieren. *Behandlung:* Möglichst frühzeitiger Beginn einer Diät mit stark eingeschränktem Gehalt an Valin, Leucin und Isoleucin.
fr: syndrome du sirop d'érable; *e:* maple syrup urine disease.
Syn.: Leucinose, Ahornzuckerkrankheit, Valin-Leucin-Isoleucinurie.

Ahornzuckerkrankheit *(f)*. Syn. für *Ahornsirupkrankheit.

Ahypnia, Ahypnie *(f)*. Schlaflosigkeit. *Agrypnie.
fr: ahypnie; *e:* ahypnia.

Aichhorn, August geb. 27. 7. 1878 Wien, gest. 13. 10. 1949 Wien. Psychoanalytiker. Nach einer Tätigkeit als Lehrer ab 1922 Lehranalyse bei *Federn* und Mitglied der Wiener psychoanalytischen Gesellschaft. Leitete ab 1918 in Ober-Hollabrunn und ab 1920 in St. Andrä eine Reformschule. Wandte psychoanalytische Theorien und Verfahren auf jugendliche Delinquenten an. Ab 1932 in privater Praxis. Blieb in der Nazizeit in Wien und gründete 1946 die Wiener psychoanalytische Gesellschaft neu. Hauptgedanke: eine als »latente Delinquenz« bezeichnete Charakterstruktur könne unter ungünstigen Verhältnissen zur Delinquenz führen. *Werke:* »Verwahrloste Jugend«. 1925; »Erziehungsberatung und Erziehungshilfe« (Aufsatzsammlung, 1959).

Aichmophobie *(f)*. Nagelangst. Zwanghafte Furcht vor spitzen und scharfen Gegenständen. Vor allem wird gefürchtet, sie zu berühren; meist verbunden mit der Angst, jemanden mit dem Gegenstand umzubringen. Führt oft zu

seltsamen Eßgewohnheiten. Die daran Leidenden essen allein oder benutzen keine Bestecke. Kommt hauptsächlich bei Psychoneurosen vor, oft in Verbindung mit sadistischen Impulsen. Es liegt oft ein gestörtes Verhältnis zu den Eltern zugrunde. Häufig auch Symptom einer anankastischen Depression junger Mütter, die unter zwanghaften Befürchtungen leiden, ihre Kinder mit Gegenständen zu verletzen. Oft bestehen uneingestandene Todeswünsche gegenüber dem Kind oder dessen Vater.
fr: aichmophobie; *e:* aichmophobia.

AIDS. Acquired **i**mmuno**d**eficiency **s**yndrome. Erworbene Immun-Mangelkrankheit. Durch ein Virus hervorgerufene, nach kürzerem oder längerem Verlauf in der Regel zum Tode führende Immunkrankheit (HIV-Infektion). Während des Verlaufs treten psychische Veränderungen mit teilweise typischem Charakter in Erscheinung: seelische Reaktionen auf das Bekanntwerden der Infektion, Auseinandersetzungen mit dem Schicksal, krankhafte Störungen der Persönlichkeit (*AIDS-Lethargie), Demenz (*AIDS-Demenz), akute körperlich begründbare Psychosen.

AIDS-Demenz *(f).* (*N. Diederich, A. Karenberg und U. H. Peters,* 1988). Verlust intellektueller Fähigkeiten bei HIV-Infektion (*AIDS). Tritt in Form einer subkortikalen Demenz (s.d.) auf. Beeinträchtigt sind überwiegend fundamentale Funktionen wie *Antrieb, *Aufmerksamkeit, *Motivation und *Stimmung. Dagegen bleiben instrumentelle Funktionen, wie Sprache und Koordination der Bewegungsabläufe, weitgehend erhalten.

AIDS-Lethargie *(f).* (*N. Diederich, A. Karenberg und U. H. Peters,* 1988). Form der krankhaften Persönlichkeitsveränderung bei HIV-Infektion (*AIDS). *Merkmale:* eigentümliche Gleichgültigkeit, Mattigkeit, emotionale Leere, Mangel an affektiver Betroffenheit. Es handelt sich um körperlich begründete psychische Veränderungen, die jedoch den Eindruck erwekken, als ob sich die Persönlichkeit grundsätzlich gewandelt habe. Alle Veränderungen sind ausgleichbar, sofern es gelingt, die Grundkrankheit zurückzudrängen.

Akairie *(f).* (*Astvatsaturow, Camauer*). Wiederholung einer Frage nach kurzer Zeit trotz befriedigender Antwort (*Iteration). Vorkommen bei Parkinson-Syndrom.

Akalkulie *(f).* (*S. E. Henschen,* 1919). Rechenstörung bei sonst erhaltener Intelligenz, Hirnherdsymptom. Meist Herd im linken Schläfenlappen.
fr: acalculie; *e:* acalculia.

Akalkulie, primäre *(f).* (*H. Berger,* 1926). Seltenere Unterform der *Akalkulie. Unabhängig von anderweitigen Hirnstörungen auftretende Rechenstörung. Vgl. sekundäre Akalkulie.
fr: acalculie primaire; *e:* primary acalculia.
Syn.: echte Rechenstörung.

Akalkulie, sekundäre *(f).* (*H. Berger,* 1926). Sekundäre Rechenstörung. Häufigere Unterform der *Akalkulie. Rechenstörung als Folge verschiedenartiger Leistungseinbußen des Gehirns, z.B. bei Gedächtnisstörungen, Aphasien oder starker Perseverationsneigung. Vgl. primäre Akalkulie.
fr: acalculie secondaire; *e:* secondary acalculia.

Akarophobie *(f).* **1.** Neurotische Furcht vor Krätzemilbeninfektion. **2.** Im erweiterten Sinn Furcht vor kleinen Insekten oder auch Nadeln, die unter die Haut gelangen könnten. *Dermatozoenwahn.
fr: acarophobie; *e:* acarophobia.

Akatamathesie *(f).* Unfähigkeit, Sprache zu verstehen (alte Bezeichnung).
fr: acatamathésie: *e:* acatamathesia.
Syn.: sensorische Aphasie.

Akataphasie *(f).* Entgleisung der sprachlichen Gedankenprägung. »Dabei finden die Kranken entweder für ihren Gedanken nicht den zutreffenden Ausdruck, sondern bringen nur eine ähnlich klingende Wendung ("Verschiebungsparalogie") hervor, oder sie geraten mit ihrer Rede in ein ganz anderes Fahrwasser ("Entgleisungsparalogie"). Ein Kranker meinte, er sei "gänzlich kopflos am Datum" für "er wisse das Datum nicht"« (*Kraepelin*). Bei Schizophrenie, sensorischer und motorischer Aphasie.
fr: akataphasie; *e:* akataphasia.
Syn.: Agrammatismus.

Akathisie *(f).* (*Haškovec,* 1901). Unfähigkeit, dauernd zu sitzen oder ruhig zu stehen. Bewegungsdrang in den unteren oder oberen Extremitäten, der quälend und unstillbar ist. Gehen schafft nur für kurze Zeit Beruhigung. Häufige Folge: »Trippeln«. Kann unerwünschte Begleiterscheinung einer Psychopharmakabehandlung sein oder auf neuralgischen Schmerzen, Myoklonien oder Zwangskrankheit beruhen. In früheren Jahren ein sehr seltenes Symptom, doch als Nebenwirkung der Therapie mit *Neuroleptika und *Thymoleptika überaus häufig geworden (ca. 20% der dabei vorkommenden extrapyramidalen Symptome). Bei Frauen häufiger (2 : 1). Besondere Formen sind: Akathisia psychasthenica, Akathisia spastica, Akathisia paraesthetica, die nach den Begleiterscheinungen benannt sind. *Kathisophobie.
fr: acathésie; *e:* acathisia.

Akinese, Akinesia, Akinesie *(f)*. Bewegungslosigkeit, Bewegungsarmut. Unfähigkeit zu Willkürbewegungen bei Intaktheit aller Organe. Kommt vor bei Stupor, Schrecklähmung und anderen seelischen Ursachen sowie bei schwerem Parkinsonismus. – Abweichend vom dt. Sprachgebrauch wird die Bez. in der englischsprachigen und frz. Literatur häufig verwendet, um eine Verarmung der Ausdrucksmotorik, der Spontaneität, des aktiven Denkens und Gestaltens sowie einen Verlust an Initiative zu kennzeichnen.
fr: akinésie; *e:* akinesia.

Akinesia algera *(f)*. (*P. J. Möbius,* 1891). Schmerzhaftigkeit des ganzen Körpers bei jeder Art von Bewegung. Die Bezeichnung ist den Störungen psychogener Natur vorbehalten (Hysterie). *Psychalgie.
fr: akinesia algera; *e:* akinesia algera.

Akinesie *(f)* *Akinese.

Akinesie, echte *(f)*. (*Bostroem,* 1936). Syn. für *Mutismus, akinetischer.

akinetisch-abulisches Syndrom *(n)* *abulisch-akinetisches Syndrom.

akinetischer Anfall *(m)* *Anfall, astatischer.

akinetische Motilitätspsychose *(f)*. Bewegungsarme Phase der *Motilitätspsychose.

akinetischer Mutismus *(m)* *Mutismus, akinetischer.

akinetische Zustände *(m, pl)*. (*Grotjahn,* 1939). Syn. für *Mutismus, akinetischer.

Akme *(f)*. In der Psychoanalyse Syn. für Orgasmus.
fr: acme; *e:* acme.

Akoasmen *(m, pl)*. Ungeformte Gehörstäuschungen. Nicht in Form von Stimmen auftretende akustische Sinnestäuschungen meist elementarer Art; z.B. hören die Kranken es knallen, krachen, klirren, trappeln, klopfen, donnern, trommeln, schießen, zirpen, zischen, sieden, zwitschern, heulen, bellen, wiehern, brüllen. Vorkommen bei Schizophrenie, symptomatischen Psychosen, in der epileptischen Aura u.a.
fr: acouasme; *e:* akoasma, acousma.
Syn.: Elementarhalluzinationen.

Akonuresis *(f)*. Selten gebr. Syn. für *Enuresis.

Akorie *(f)*. Unersättlichkeit. Krankhafte Appetitsteigerung; insbesondere gesteigerte Einnahme von Getränken. *Bulimie.
fr: acorie; *e:* acoria.

Akroagonine *(n, pl)*. Hypothetische Substanzen, die bei extremer Belastung der Organe (besonders im Gehirn) frei werden, z.B. bei elektrischer Hirndurchflutung.
fr: acroagonines.

Akromegalie *(f)*. Unproportioniertes Wachstum der Akren (Nase, Ohren, Kinn, Hände, Füße), auch von Jochbein, Wirbeln und Brustknorpel. Wird verursacht durch übermäßige Ausschüttung des somatotropen Hormons des Hypophysenvorderlappens, meist bei Tumor seiner eosinophilen Zellen. Weitere Symptome sind: Vermännlichung, Haarausfall, Gesichtsfeldausfälle, Stauungspapille, Verlust des sexuellen Appetits, Ausbleiben der Menstruation, manchmal Zuckerkrankheit. Viele Kranke sind leicht bis mittelschwer depressiv. Die psychischen Erscheinungen können den körperlichen Veränderungen zeitlich vorauseilen.
fr: acromégalie, mégalcrie; *e:* acromegaly.

Akrophobie *(f)*. Schwindelgefühl bei großen Höhenunterschieden.
fr: acrophobie; *e:* acrophobia.

Akrozephalie *(f)* *Turmschädel.

Aktivhypnose, gestufte *(f)*. (*E. Kretschmer,* 1946). Psychotherapeutisches Verfahren. Besondere Übungsform zur »Resonanzdämpfung«. Verringerung von Affektspannungen, Verbesserung intellektueller Leistungen. Geht vom *autogenen Training (*J. H. Schultz*) aus, führt dann aber wie bei der gewöhnlichen Hypnose über das Fixieren eines hellen Punktes zu einem hypnoiden Bewußtseinszustand.
fr: hypnose active gradée; *e:* graduated active hypnosis.

Aktivierungstheorie der Emotionen *(f)*. (*Arnold,* 1950; *Lindsley,* 1951). Aus der älteren *Thalamus-Theorie von *Cannon* und *Bard* entwickelt. Die Rolle des Zwischenhirns für die Entstehung von Emotionen wird stärker als dort betont. Sinnesreize treffen von der Peripherie im Cortex ein, werden bewertet; daran schließt sich eine gefühlsmäßige Stellungnahme an sowie die Auslösung der im Hypothalamus angelegten Verhaltensmuster und deren Übertragung auf die Ausführungsorgane. Von dort erfolgt eine Rückmeldung, die eine Empfindung und wieder eine Bewertung auslöst. Diese Theorie erklärt auch die klinisch oft zu beobachtende schraubenförmige Steigerung eines Affektes.
fr: théorie de *Arnold-Lindsley.*

Aktivitätstherapie *(f)* *Gruppen(psycho)therapie mit suggestiver Beeinflussung der Gruppenmitglieder.
fr: psychothérapie de groupe active; *e:* activity therapy.

Aktographie *(f)*. Globale Aufzeichnung der Körperbewegungen in Form eines Aktogramms. Vor allem zur Feststellung der Schlaftiefe.
fr: actographie; *e:* actography.

Aktualangst *(f)*. (*S. Freud*). Aus relativer Ruhe augenblicklich herausbrechende Angst durch plötzliche Gefahr oder durch einen an der Realisation gehinderten Triebanspruch (»Triebangst«). Wird regelmäßig begleitet durch die körperlich vegetativen Erscheinungen der *Angst.

Aktualgenese *(f)*. **1.** (*Sander*). Gestaltpsychologische Bezeichnung für das Entstehen einer Gestaltwahrnehmung aus ihren undifferenzierten, ganzheitlichen Vorgestalten. **2.** In erweitertem Sinne auch die Entwicklung vom ersten, ungegliederten Eindruck bis zum persönlichkeitsgebundenen Erlebnis.
fr: genèse actuelle; *e:* actual genesis.

Aktualisieren *(n)*. **1.** Bewußtwerden (Vergegenwärtigung) von Gedächtnisinhalten, oft durch aktuelle Situationen begünstigt. **2.** In der Psychoanalyse Wiederbelebung von verdrängten Ereignissen und damit verknüpften Gefühlen. Bestimmte Situationen, z.B. autoritäres Verhalten eines Vorgesetzten, können bei einem Menschen immer wieder das gleiche Verhaltensschema hervorrufen. Damit wird das verdrängte Primärerlebnis zu aktueller Bedeutung belebt (aktualisiert). Vorkommen insbesondere als Teilerscheinung von Charakterneurosen und in der *Übertragung während psychoanalytischer Behandlung.
fr: actualisation; *e:* actualization.

Aktualneurose *(f)*. (*S. Freud,* 1898). Neurotisches Zustandsbild, das seine Entstehung nicht einem ungelösten kindlichen, sondern einem aktuellen Konflikt verdankt. Die Symptome besitzen daher keinen Symbolwert, sondern sind nach *Freud* unmittelbarer Ausdruck nichtbefriedigter sexueller Triebwünsche und – nach späteren Untersuchungen – von unterdrückten Aggressionen. *Freud* rechnete hierzu die Angstneurose, Neurasthenie und Hypochondrie und stellte diese den eigentlichen Psychoneurosen bzw. den *Abwehrneurosen gegenüber. Gegenwärtig wird der Begriff vielfach syn. mit dem der *Fremdneurose gebraucht, was jedoch nicht korrekt ist. - Als nosologische Kategorie der Psychoanalyse gegenwärtig kaum noch in Gebrauch.
fr: névrose actuelle; *e:* actual neurosis.

Akusmatagnosie *(f)*. Unfähigkeit, einen Klang zu erkennen. Schwerhörigkeit oder Taubheit durch Hirnherdstörung, wobei der Hörapparat selbst anatomisch intakt ist.
fr: acousmatagnosie; *e:* acousmatagnosia.

akustische Halluzination *(f)* *Halluzination, akustische.

akute paranoide Störung *DSM-Anhang.

akzessorische Symptome *(n, pl)* *Symptome, akzessorische.

Alalie *(f)*. **1.** (*Delius,* 1757). Sammelbez. für alle Sprach- und Sprechstörungen. Entspricht damit teilweise der gegenwärtigen Bedeutung von *Aphasie. **2.** Unfähigkeit zur Bildung von Worten und Lauten. Im Gegensatz zur *Aphasie hervorgerufen durch eine Störung der Sprechwerkzeuge oder ihrer peripheren Innervation.
fr: alalie, aphémie; *e:* alalia.

Alexander, Franz Gabriel geb. 22.1.1891 Budapest, gest. 8.3.1964 Palm Springs (USA). Bedeutender Psychoanalytiker. Zunächst hirnphysiologisches Arbeiten bei *Franz Tang*. Dann Ausbildung als Psychoanalytiker in Berlin; Lehranalyse bei *E. Simmel*. 1932 Emigration nach USA. 1932–1956 Leiter des psychoanalytischen Instituts in Chicago. Ab 1952 Professor für Psychiatrie an der Universität von Illinois. 1956 Direktor der psychiatrischen Klinik des Mount Sinai Hospital in Los Angeles. Mitbegründer der Zeitschrift »Psychosomatic Medicine«. – Grundlegende Arbeiten zur psychoanalytischen Neurosenlehre und zur Kriminalpsychologie. Einer der wichtigsten Exponenten der psychosomatischen Medizin. Stellte die Entstehung der wichtigsten psychosomatischen Krankheiten aus typischen Konfliktkonstellationen dar (Spezifitätshypothese). – Hauptwerke: Psychoanalyse und Gesamtpersönlichkeit (1928); Der Verbrecher und seine Richter (1929); Roots of Crime (1935); Psychosomatic Medicine (1950); Our Age of Unreason (1942); The History of Psychiatry (1966); Psychosomatic Specifity (1966).

Alexandrismus *(m)*. Alte Bez. für Eroberungswut (nach Alexander dem Großen).
fr: alexandrisme; *e:* Alexanderism.
Syn.: Agriothymia ambitiosa.

Alexie *(f)*. (*Benedikt,* 1865; *Kussmaul,* 1877). Form der optischen Agnosie. Unfähigkeit, den Sinn von Geschriebenem zu erfassen, obwohl das Sehvermögen intakt ist. Es werden eine literale Alexie (für Buchstaben), eine verbale (Wortblindheit) und eine Asyllabie (für Silben) unterschieden.
fr: alexie, cécité verbale: *e:* alexia, sensory alexia, visual alexia.
Syn.: Caecitas verbalis.

Alexie, musikalische *(f)*. Syn. für *Notenblindheit.

Alexithymie *(f)*. (*R. E. Sifneos,* 1967) Lesestörung (= Alexie) für Gefühle (= Thyme). Unfähigkeit, bei sich oder anderen Gefühle wahrzunehmen und in Worte zu fassen. Vorkommen

bei psychosomatisch Kranken, jedoch nicht bei Neurotikern. Weitgehend identisch mit »operativem Denken« (s.d.)
e: alexithymia.

Alghedonie *(f)*. Schmerzlust. Lustvolles Erleben von Schmerzreizen. *Masochismus.

Algolagnie *(f)*. (*Schrenck-Notzing,* 1899). Schmerzgeilheit. Zusammenfassender Begriff für Sadismus (aktive Algolagnie) und Masochismus (passive Algolagnie). Sexuelle Lust am Zufügen und Erleiden von Schmerz.
fr: algolagnie; *e:* algolagnia.
Syn.: sexuelle Algophilie.

Algomanie *(f)*. Krankhaftes Verlangen nach Schmerzreizen.
fr: algomanie; *e:* algomania.

algophil *(a)*. Selten gebr. Syn. für masochistisch (*Masochismus).

Algophilie, sexuelle *(f)*. Syn. für *Algolagnie.

Algophobie *(f)*. Zwanghafte Furcht vor Schmerzen.
fr: algophobie; *e:* algophobia.

Alibidimie *(f)*. Fehlen von *Libido.

Alice-im-Wunderland-Syndrom *(n)*. Syn. für *Depersonalisationssyndrom.

Alienatio mentis. In der römischen Antike und im Mittelalter Bez. für psychische Krankheit. Entspricht etwa den Bezeichnungen Irrsinn, Narrheit. Im 19. Jh. auch mit Seelenstörung übersetzt.
fr: aliénation mentale; *e:* alienation, insanity.

Alienation *(f)*. **1.** Im 19. Jh. häufige Bez. für Geisteskrankheit. Die Kranken wurden als Fremde (alieni) in ihrer Gesellschaft gesehen. Im gleichen Sinne erneut gegenwärtig benutzt (z.B. *K. P. Kisker*). **2.** Unfähigkeit, sich mit der Gesellschaft, Kultur oder Gruppe zu identifizieren. Dies führt im positiven Falle zu Neuerungen in der Kultur, im negativen Falle zu Selbstunsicherheit. **3.** Syn. für *Entfremdung (2).
fr: aliénation; *e:* alienation.

Aliéné *(m)*. Ältere frz. Bez. für »Geisteskranker«.

Alienist *(m)*. Ältere Bez. für Psychiater, Irrenarzt.
fr: aliéniste; *e:* alienist, psychiatrist.

Aliozentrismus *(m)*. Neigung, andere als Mitte der Welt anzusehen.
fr: aliocentrisme.

Alkaloidsucht *(f)*. Süchtiges Verlangen nach Alkaloiden (Morphin und Morphinabkömmlingen, Kodein, Kokain), auch nach den synthetischen Stoffen gleicher Wirkung (Hydrocodonum, Hydromorphonum, Oxycodonum, Methadonum u.a.). *Sucht.
fr: assuétude aux alcaloïdes; *e:* alkaloidism.

Alkoholdelikt *(n)*. Trunkenheitsdelikt. Unter Alkoholeinfluß begangene Straftat. Bei gewöhnlichem *Alkoholrausch kann vermind. Schuldfähigkeit (§ 21 StGB) angenommen werden. Bei erstmalig im pathologischen *Rausch begangenen Taten wird im allgemeinen *Schuldunfähigkeit (§ 20 2. StGB) angenommen, ebenso bei Taten im Vollrausch. Bei vorsätzlicher oder fahrlässiger Herbeiführung des Rauschzustandes kann dieser jedoch nach § 330a StGB bestraft werden. – Für Alkohol am Steuer gelten besondere gesetzliche Regelungen, die bereits bei Beeinträchtigung der Fahrtüchtigkeit durch geringere Alkoholmengen eine Bestrafung vorsehen.
fr: délit commis en état d'ivresse; *e:* alcohol delict.

Alkoholdelir *(n)*. Häufiges Syn. für *Delirium tremens.

Alkoholdemenz *(f)*. Syn. für *Dementia alcoholica.

Alkoholdepravation *(f)*. Alkoholbedingte Wesensänderung im Sinne einer *Depravation. Schwund besonders des sittlichen Persönlichkeitsprofils.
fr: dépravation alcoolique; *e:* alcoholic depravation.

Alkoholentziehungskur *(f)*. Kur zur Alkoholentwöhnung, die üblicherweise in besonderen Trinkerheilstätten und *Entziehungsanstalten durchgeführt wird. Neben der Anwendung von Medikamenten wird besonders durch Gruppenpsychotherapie eine Sicherung der Alkoholfreiheit für die Zukunft versucht. In jedem Falle Einverständnis des Trinkers erforderlich. – Daneben werden in Landeskrankenhäusern Entziehungskuren ohne Einverständnis des Trinkers nach vorheriger *Entmündigung durchgeführt.
fr: cure de désintoxication alcoolique; *e:* alcohol detoxication cure.

Alkoholentzugssyndrom *(n)*. Psychische und körperliche Erscheinungen bei plötzlichem Entzug von langjährig im Übermaß genossenem Alkohol. Treten in sehr verschiedenem Ausmaße auf. Mögliche Folgen sind: seelische und körperliche Unruhe, Angst, Schlafstörungen, erhöhte Empfindsamkeit, depressive Gefühle, Schwindel, Kribbeln, Muskelzittern, Augenzittern (Nystagmus), Störungen in der Koordination von Bewegungen, Schweißausbrüche, Blutdruckanstieg, Herzjagen, Appetitlosigkeit, Übelkeit, Erbrechen, Durchfall. Eine spezielle Behandlung ist gewöhnlich nicht erforderlich. Bei erheblichen Beschwerden hilft Clomethiazol. – Das *Delirium tremens zählt nicht zum Entzugssyndrom,

auch wenn es einmal durch Alkoholentzug auftreten sollte.
e: alcoholic withdrawal syndrome.

Alkoholepilepsie *(f).* Ältere Allgemeinbez. für das Auftreten von epileptischen Anfällen in zeitlichem oder ursächlichem Zusammenhang mit Alkoholgenuß. Nach *N. Seyfeddinipur, U. H. Peters* und *W. Schmitt* (1975) 4 unterschiedliche Sachverhalte: 1. Alkohol-Entzugsanfälle. Epileptische Anfälle (meist Grand mal) treten ausschließlich nach vorangegangenem Alkoholgenuß in der Phase des absinkenden Alkoholspiegels auf. 2. Delir-Grand-mal. Ein *Delirium tremens beginnt mit epileptischen Anfällen. Sonst besteht keine Neigung dazu. 3. Alkoholexzeß-Anfälle. Alkoholexzeß führt während des Absinkens des Blutalkoholspiegels zu einzelnen Anfällen. 4. Epileptogener Alkoholismus. Epileptiker, die zu Alkoholikern werden, deren Anfallshäufigkeit dadurch aber unbeeinflußt bleibt.
fr: alcoolépilepsie; *e:* alcoholic epilepsy.

Alkoholgegner *(m, pl).* Die Verbände zur Bekämpfung des Alkoholismus haben sich unter diesem Namen zusammengeschlossen: Guttempler-Orden (IOGT = *I*nternational *O*rder of *G*ood *T*emplars, 1852), ev. Blaukreuzverbände (1892), Deutscher Arbeiter-Abstinentenbund (1903).
fr: antialcoolique; *e:* antialcoholic, abstinent, prohibitionist.

Alkoholhalluzinose *(f).* (*C. Wernicke*). Alkoholwahnsinn. Bei chronischem Alkoholismus auftretende symptomatische Psychose. Klinische Erscheinungen: überaus lebhaftes akustisches Halluzinieren (»Verbalhalluzinose«), ängstlicher Verfolgungswahn, jedoch ohne erkennbare Bewußtseinstrübung. Tritt gewöhnlich im Anschluß an einen Alkoholexzeß auf und klingt nach Wochen oder Monaten wieder ab. Kann bei erneutem Alkoholgenuß wieder auftreten oder als Residuum nach Delir bleiben. Evtl. auch Übergang in Alkoholdemenz. *Historisch:* Erstbeschreibung durch *Marcel,* 1847.
fr: hallucinose alcoolique, hallucinose des buveurs (*Wernicke*); *e:* alcoholic hallucinosis.
Syn.: halluzinatorischer Wahnsinn der Trinker (*Kraepelin*).

Alkoholiker *(m).* Trinker, Säufer, Alkoholkranker. An *Trunksucht Leidender.
fr: alcoolique; *e:* alcoholic, alcohol addict.

Alkoholiker, anonyme *(m, pl)* *anonyme Alkoholiker.

Alkoholintoleranz *(f).* Herabsetzung der Alkoholverträglichkeit. Geringe Mengen Alkohol genügen, um schwere Trunkenheitserscheinungen herbeizuführen. Oft auch schweres Katergefühl nach geringfügigem Alkoholgenuß. Besonders nach traumatischer Hirnschädigung und bei organischen Anfallsleiden, in der Typhusrekonvaleszenz, bei Paralyse, nach Magenresektion. Ferner auch bei gleichzeitiger Einnahme von Medikamenten (»chemische Alkoholintoleranz«), insbesondere bei Isonicotinsäurehydrazid (INH). Evtl. nur vorübergehend bei Ermüdung, seelischer Erregung oder im Hungerzustand.
fr: intolérance alcoolique; *e:* alcohol intolerance.

Alkoholintoxikation, idiosynkratische *(f).* *DSM-Anhang.

alkoholischer Dämmerzustand *(m)* *Rausch, pathologischer.

alkoholische Wesensänderung *(f).* Häufig gebr. Syn. für *Alkoholdepravation und mildere Formen der *Dementia alcoholica.

Alkoholismus *(m).* **1.** I.w.S. jeder über das sozial erlaubte Maß hinausgehende Genuß von alkoholischen Getränken, einmalig oder dauernd, aus Gewohnheit oder in Form einer Sucht. Von erheblicher sozialer Bedeutung, da ca. 30% aller Aufnahmen in psychiatrische Kliniken und ca. 50% aller strafbaren Handlungen in Zusammenhang mit Alkoholismus stehen. Alkoholismus führt auf die Dauer zu körperlichen, psychischen und sozialen Folgen. Näheres *Trunksucht. Eine Einteilung von *E. M. Jellinek* (1960) in *Alphaalkoholismus, Betaalkoholismus, *Gammaalkoholismus und *Deltaalkoholismus setzt sich immer mehr durch. **2.** I.e.S. Syn. für *Trunksucht.
fr: alcoolisme; *e:* alcoholism.

Alkoholismus, akuter *(m).* Selten gebr. Bez. für *Alkoholrausch, gewöhnlicher.

Alkoholismus, chronischer *(m).* (*Huss,* 1849). Sammelbez. für Zustand infolge langjährigen fortgesetzten Alkoholgenusses. Dabei wird nicht unterschieden, ob es sich um *Gelegenheitstrinker, *Gewohnheitstrinker oder Trunksüchtige handelt. *Alkoholismus, *Trunksucht.
fr: alcoolisme chronique; *e:* chronic alcoholism, pathological alcoholism, inebriety.

Alkohologie *(f).* Interdisziplinäre Wissenschaft, welche sich mit den Folgen zu hohen Alkoholgebrauchs für den einzelnen und die Gesellschaft befaßt.

Alkoholophilie *(f).* Seltene Bez. für Alkoholismus.
fr: alcoolophilie.

Alkoholparanoia *(f).* Alkoholwahn. Chronische Wahnbildungen bei Alkoholikern. Insbesondere chronischer *Eifersuchtswahn der Trinker. *fr:* paranoïa alcoolique; *e:* alcoholic paranoia.

Alkoholpsychosen *(f, pl)*. Durch übermäßigen Alkoholgenuß entstehende Psychosen. Z.B. Delirium tremens, *Alkoholhalluzinose, alkoholische **Korsakow*-Psychose, chronischer *Eifersuchtswahn der Trinker (Alkoholparanoia), **Marchiafava-Bignam*ische Krankheit.

Alkoholrausch *(m)* **Rausch.*

Alkoholrausch, gewöhnlicher *(m)*. Akute Alkoholvergiftung. Die Wirkung ist von der persönlichen Disposition des Betroffenen, der Menge des genossenen Alkohols, der Schnelligkeit der Alkoholaufnahme und einer evtl. Alkoholgewöhnung abhängig. Neurologische Symptome: Gangunsicherheit (zerebellare Ataxie), Störungen der feineren motorischen Innervation, lallende Sprache, Herabsetzung der Muskelspannung (Hypotonie). Psychische Symptome: Gereiztheit oder Euphorie, Selbstüberschätzung, Enthemmung, Rededrang, Denkstörungen in Form von erschwerter Auffassung; Konzentrationsstörung und Lockerung des Denkzusammenhanges bei einem subjektiven Gefühl verbesserter geistiger Leistungen aufgrund von Kritiklosigkeit und Urteilsschwäche. Außer dieser mehr expansiven Form gibt es eine seltenere depressive, in der es aus Lebensüberdruß zu Suizidhandlungen kommen kann. – Vor allem durch den Verlust von Hemmungen treten forensisch-psychiatrische Probleme auf.
fr: état d'ivresse alcoolique, forme commune du syndrome ébriex; *e:* drunkenness, acute alcoholic intoxication.
Syn.: einfacher Rausch, Betrunkenheit.

Alkoholrausch, komplizierter *(m)*. **1.** (*H. Binder*). Bei besonderer individueller Disposition auftretender Rausch. Gegenüber dem einfachen Alkoholrausch quantitativ stärkere Erregung und Benommenheit, brüskeres Einsetzen, gereizte Stimmung mit Neigung zum Abreagieren sonst gezügelter Aggressionen. Erlebniszusammenhang und Orientierung in groben Zügen erhalten, fast vollständige Erinnerung. Bei Straftaten gewöhnlich verminderte Schuldfähigkeit anzunehmen. **2.** Unpräzises Syn. für *Rausch, pathologischer.

Alkoholreaktion, hysterische *(f)*. (*H. Hoff*). Hysterische Ausgestaltung eines dämmerigen Alkoholrausches, wobei sich komplexhaft Verdrängtes äußert, z.B. phantastische Selbstbeschuldigungen als Ausdruck von Schuldgefühlen.

Alkoholsucht *(f)*. Syn. für *Trunksucht.

Alkoholtherapie *(f)*. Verabreichung von alkoholischen Getränken zur Behandlung des *Delirium tremens. Zu der Zeit, als das Alkoholdelir noch hauptsächlich als Entziehungspsychose angesehen wurde, weit verbreitet. Heute fast vollständig verlassen, weil die Therapie sich als nutzlos erwiesen hat und psychohygienisch als gefährlich angesehen wird, da sie den Trinker in der Annahme von der Notwendigkeit des Alkoholgenusses bestärkt.
fr: alcoolothérapie.

Alkoholtremor *(m)*. Rhythmisches Zittern besonders der Hände bei Alkoholikern. Kann so ausgeprägt sein, daß eine Tasse nicht mehr gehalten wird und keine Unterschrift mehr geleistet werden kann. Besonders im nüchternen Zustand vorhanden. Pflegt sich nach erneuter Alkoholeinnahme zu bessern. Im Beginn eines *Delirium tremens meist verstärkter Tremor.
fr: tremblement alcoolique; *e:* alcoholic tremor.

Alkoholtrinkversuch *(m)*. Alkoholbelastungsprobe unter möglichst natürlichen Bedingungen. Gabe von Alkohol zur Beobachtung des Verhaltens unter Alkoholeinfluß. Wird bei der forensischen Begutachtung von *Alkoholdelikten angewendet. Ist jedoch von geringem Aussagewert über das wirkliche Verhalten zum Zeitpunkt der Tat.
fr: épreuve de résistance à l'alcool; *e:* alcohol test.

Alkoholwahn *(m)* *Alkoholparanoia.

Allegorisation *(f)*. (*Neisser*). Besondere Form der Bildung von *Neologismen. Ein Vorgang wird gleichnishaft mit einem Wort oder in einer kurzen Redewendung ausgedrückt. Vorkommen vor allem bei Schizophrenie.
fr: allégorisation; *e:* allegorization.

Allergie *(f)*. Überempfindlichkeit gegenüber einem oder mehreren Reizstoffen (z.B. Pollen). Der Körper reagiert auf Exposition mit übersteigerter Abwehr in Form von Hautstörungen oder Störungen der Atmungs- und Verdauungsorgane. Die Beziehungen zwischen Allergie und Erlebnisreizen sind schwer überschaubar und komplex. Psychische Reize in Form bestimmter Erlebnisstrukturen können für sich allein, ohne Allergien, die vorgebildete allergische Reaktion hervorrufen. Psychotherapie (z.B. autogenes Training) und Psychopharmakotherapie (Tranquilizer) spielen in der Behandlung von Allergien eine bedeutende Rolle.
fr: allergie; *e:* allergy.

Allgemeingefühl *(n)*. Gefühl des körperlich-seelischen Allgemeinbefindens. Der »vitale somatische Sinn«. Wird gewöhnlich in gesunden Zeiten nicht wahrgenommen, jedoch bereits bei geringen Veränderungen (z.B. Erkältungskrankheit, Depression) deutlich empfunden.

fr: sensation générale; *e:* general sense of condition, general sensation.

Allgemeinsyndrom, traumatisches zerebrales *(n).* Syn. für *postkommotionelles Syndrom.

Allgemeinsyndrom, zerebrales (posttraumatisches) *(n).* Syn. für *Hirnleistungsschwäche, traumatische.

»Allmacht der Gedanken«. Von *S. Freud* zuerst bei Zwangsneurotikern bemerkte Befürchtung, daß sich Gedanken (richtiger: Wünsche) im wirklichen Leben realisieren könnten. Dabei glaubt ein Teil der Psyche wirklich, diese Macht zu besitzen. Dieser Glaube konnte aber auch bald bei jedem Gesunden festgestellt werden, wobei er jedoch in unendlich vielen Variationen auftritt. Beispiel sind die Glückwünsche, die gewöhnlich aus festlichen Anlässen ausgetauscht werden. Auch wird häufig geglaubt, daß der Gedanke an den Tod eines Menschen diesen in Gefahr bringt. *Freud* entdeckte damit ein allgemeines Prinzip des unbewußten Seelenlebens.
e: omnipotence of thought.

All(o)erotik *(f).* Ant. zu Autoerotik. Gerichtetsein der sexuellen *Libido auf eine andere als die eigene Person.
fr: alloérotisme; *e:* alloeroticism.

Allolalie *(f).* Fehlsprechen Geisteskranker. Obsolete Bezeichnung.
fr: allolalie; *e:* allolalia.

Allomnesie *(f).* Qualitative Gedächtnisstörung. Veränderung, Entstellung und Verfälschung von Gedächtnisinhalten. Es wird anders erinnert, als es den Vorgängen entspricht. Teil einer jeden Erinnerung, die durch *Verdrängung verändert wird. Deswegen auch forensisch-psychiatrisch bedeutsam. Wird als Gegensatz zu den völlig neuen Erfindungen (Halluzinationen) der Erinnerung auch als Illusion der Erinnerung (Gedächtnisillusion) bezeichnet.
fr: allomnésie; *e:* allomnesia.

Allophasie *(f).* Alte Bezeichnung für *inkohärente Sprache.
fr: allophasie; *e:* allophasia.

Alloplastie *(f).* Nach *S. Freud* im Gegensatz zur *Autoplastie Zuwendung der Libido zu *Objekten der Außenwelt. Dadurch besteht ein Zwang zur Anpassung an die Realität.
fr: alloplastie; *e:* alloplasty.

alloplastisch *(a).* (*S. Freud*). Veränderung des Verhaltens unter den Anforderungen der Realität. *autoplastisch. Besondere Form der Anpassung bei der Auseinandersetzung mit der Realität.
fr: alloplastique; *e:* alloplastic.

allopsychisch *(a).* (*C. Wernicke*). Sich auf die Vorstellungen von der Außenwelt beziehend. Das allopsychische Bewußtsein bildet zusammen mit dem autopsychischen und dem somatopsychischen Bewußtsein das Gesamt des Bewußtseins.
fr: allopsychique; *e:* allopsychic.

Allopsychosen *(f, pl).* (*C. Wernicke*). Alle Psychosen mit einer Verfälschung der Vorstellungen über die Außenwelt. Diese standen den Psychosen mit einer Verfälschung der Vorstellungen über die eigene Person gegenüber (Autopsychosen). *Wernicke* sprach von asymbolischen, hyperkinetischen, manischen und paralytischen Allopsychosen, während die Autopsychosen in akute und zirkumskripte eingeteilt waren. Diese Einteilung vermochte sich nicht durchzusetzen.
fr: allopsychose: *e:* allopsychosis.

Allozentrismus *(m).* Neigung, in anderen die Mitte der Welt zu sehen (als Gegensatz zu Egozentrismus).
fr: allocentrisme; *e:* allocentrism.

Alogie *(f).* Unfähigkeit, richtige Sätze zu bilden. Vorkommen bei niedriger Intelligenz, schwerer psychotischer Störung oder in der Rückbildungsphase einer motorischen Aphasie.
fr: alogie; *e:* alogia.
Syn.: Aphrasie.

alogische Denkstörung *(f)* *Denkstörung, alogische.

Alpdrücken *(n).* Die Brust einengendes Angstgefühl im Traum oder beim Einschlafen. *Inkubismus.
fr: cauchemar; *e:* nightmare.

Alphaalkoholismus *(m).* (*E. M. Jellinek,* 1960). Rein psychologische Gewöhnung an die Wirkung von Alkohol, der genossen wird, um Körperstörungen (z.B. Schmerzen) oder psychische Störungen (z.B. Hemmungen, Angst) leichter zu ertragen. Jedoch wird die Kontrolle dabei nicht verloren. *Betaalkoholismus.
fr: alpha alcoolisme; *e:* alpha alcoholism.

Alphatraining *(n).* Form des *Biofeedbacks. Am Hinterhaupt abgeleitete Alphawellen im EEG werden gleichgesetzt mit einem Zustand von Wachheit und Entspannung. Man kann lernen, einen solchen Zustand absichtlich herbeizuführen, z.B., indem ein Signal ertönt, sobald die Alphawellen verschwinden. Wird angewandt z.B. bei Angstzuständen und Zwangsneurose.
e: alpha wave training, alpha feedback, alpha enhancement.

Alptraum *(m).* Syn. für *Nachtmahr.

Alter *(n).* Höheres Lebensalter und psychische Krankheit gehören an sich nicht zusammen. Durch die mit dem Älterwerden häufiger wer-

denden körperlichen Erkrankungen, insbesondere Gefäßveränderungen, Kreislauf- und Hirnstoffwechselstörungen, treten davon abhängige psychische Störungen ebenfalls häufiger auf. Vgl. Wortzusammensetzungen mit Alters... und Presbyo...
fr: âge; *e:* age.

alternierendes Bewußtsein *(n)* *Bewußtsein, alternierendes.

alternierende Persönlichkeit *(f)*. Syn. für *Bewußtsein, alternierendes.

alternierender Verlauf einer Psychose. Verlaufstyp einer psychischen Krankheit. Ständig wiederkehrendes Umschlagen der Krankheitserscheinungen. Z.B. können sich bei der manisch-depressiven Erkrankung in ununterbrochener Kette manische und depressive Phasen aneinanderreihen.

Altersabbau *(m)*. Veränderung der psychischen Fähigkeiten mit zunehmendem Alter. Merkschwäche, zunehmende Starrheit des Denkens, Beeinträchtigung der Affektivität in Form von Verflachung des Gefühlslebens bei Enthemmung der Gefühlsentäußerung, nörgelig-depressive Stimmungslage u.a.

Altersblödsinn *(m)*. Syn. für *Demenz, senile.

Altersdemenz *(f)*. Syn. für *Demenz, senile.

Altersdepression *(f)*. Syn. für *Depression, senile.

Altersepilepsie *(f)*. Syn. für *Epilepsia tardiva.

Altersmanie *(f)*. Erstmalig nach dem 50. Lebensjahr auftretende *Manie. Meist besonders gekennzeichnet durch Leere, Starre, Unruhe und Neigung zu Wahnbildungen.
fr: manie sénile; *e:* senile mania.

Alterspsychiatrie *(f)*. Psychiatrie der psychischen Störungen und Krankheiten des höheren Lebensalters. Ältere Menschen sind in besonderer Weise von psychischen Störungen verschiedenster Art betroffen. Dabei spielen Rückbildungsvorgänge des Gehirns durch Alterung, Gefäßveränderungen und Stoffwechselstörung eine wichtige, aber nicht ausschließliche Rolle. Da mit dem steigenden Durchschnittsalter und aufgrund der sozialen Verhältnisse den psychischen Veränderungen im Alter eine ständig wachsende praktische Bedeutung zukommt, hat sich ein eigener Wissenschaftszweig gebildet, der enger mit der *Sozialpsychiatrie zusammenhängt. Vgl. Altersdepression, Altersschizophrenie, Dementia.
fr: gérontopsychiatrie, gérontriatie; *e:* psychogeriatry.
Syn.: Gerontopsychiatrie, geriatrische Psychiatrie, Psychogeriatrie.

Alterspsychose *(f)*. Auf das höhere Lebensalter beschränkte Psychose: z.B. senile Demenz, arteriosklerotische Demenz und andere Formen organischer Psychosen mit Persönlichkeitsabbau. Nicht unter diesem Begriff verstanden werden endogene Psychosen, die im höheren Lebensalter auftreten.
fr: psychose sénile; *e:* senile psychosis.

Altersschizophrenie *(f)*. Im höheren Lebensalter erstmalig in Erscheinung tretende Schizophrenie. Teilweise werden unter dem Begriff nur die jenseits des 60. Lebensjahres auftretenden Psychosen verstanden, teilweise wird er für die Schizophrenie zwischen dem 40. und 60. Lebensjahr (*Spätschizophrenie) gebraucht.
fr: schizophrénie sénile; *e:* senile schizophrenia.

Altersschwachsinn *(m)*. Inkorrekte Bezeichnung für *Demenz, senile. (Es handelt sich nicht um einen Schwachsinn, da dieser per definitionem angeboren ist).
e: dotage, dotard (= kindischer Greis), feebleness of mind in old age, senility.

Altgedächtnis *(n)*. Gedächtnis für lange Zeit zurückliegende Erfahrungen und Bewußtseinsinhalte, die oft noch reproduziert werden können, wenn das Neugedächtnis bereits erheblich gestört ist. **Ribot*sches Gesetz. *Gedächtnis.
e: remote memory.

altklug *(a)*. Klug wie ein Erwachsener. Bezeichnung für ein dem Kalenderalter vorauseilendes Verhalten des Kindes. Das Kind verhält sich besonders in seinen sprachlichen Äußerungen und in seinen Umgangsformen mit Erwachsenen wie ein kleiner Erwachsener. Besonders in Einzelkindsituationen.
fr: précoce; *e:* precocious.

Altruismus *(m)*. Selbstlosigkeit im Denken und Handeln. Ant.: Egoismus.
fr: altruisme; *e:* altruism.

altruistische Abtretung *(f)*. (*E. Bibring, A. Freud,* 1936). *Abwehrmechanismus, bei dem eigene lebhafte Wünsche nicht befriedigt werden, deren Befriedigung bei anderen Menschen aber aktiv betrieben wird; z.B. ein Mädchen, das ursprünglich schön und anziehend auf Männer wirken will, verzichtet darauf, stellt sich aber ganz in den Dienst einer Schwester, deren Erfolg bei Männern sie freudig und intensiv zu verbessern sucht. Früher Triebverzicht und ein daraus hervorgehendes strenges Über-Ich sind die Grundlage.

alveoläres Hypoventilations-Syndrom *(n)*. Sammelbez. für verschiedenartige Schlafstörungen mit unruhigem Schlaf in der Nacht und vermehrter Schlafneigung am Tage. Weitgehend identisch mit den *Schlaf-Apnoe-EDS-Syndrom. Ursache ist jedoch eine verringerte Belüftung der Lunge, welche nur während des Schlafes auftritt oder durch Schlaf wesentlich verstärkt wird. Es kommt nicht zu apnoischen Pausen (vorübergehender Atemstillstand). Es werden zuwenig Atemzüge gemacht, oder es wird ein zu geringes Luftvolumen ein- und ausgeatmet. – Bei Betonung der Schlafstörung in der Nacht: aveoläres Hypoventilations-EDS (= **E**inschlaf- und **D**urchschlaf-**S**törungs)-Syndrom; oder am Tage: alveoläres Hypoventilations-SES(**S**törungen mit **e**xzessiver **S**chläfrigkeit)-Syndrom

e: alveolar hypoventilation DIMS syndrome; alveolar hypoventilation DOES syndrome.

Alzheimer, Alois geb. 14.6.1864 Marktbreit, gest. 19.12.1915 Breslau. Neuropathologe. 1903–1912 Leiter des anatomischen Laboratoriums der Psychiatrischen Klinik München unter *Kraepelin.* 1912 bis zu seinem Tode o. Prof. der Psychiatrie in Breslau. Bekannt durch die von *Kraepelin* nach ihm benannte **Alzheimer*sche Krankheit, die er klinisch und anatomisch beschrieb. Mit *Nissl* zusammen Begründer einer wissenschaftlichen Histologie der Geisteskrankheiten. Begründer der »Zeitschrift für die gesamte Neurologie und Psychiatrie«.

Alzheimer-Demenz *(f).* (*A. Alzheimer*, 1906) Meist in der 2. Lebenshälfte einsetzende fortschreitende degenerative Erkrankung des Gehirns. Klinisch vor allem auffällig durch fortschreitende *Demenz. Beginn mit Gedächtnis- und Merkstörung, Nachlassen in der Arbeit, Vernachlässigung der eigenen Person, Verirren in an sich bekannten Straßen. Ferner Vergessen von Worten, Verwendung falscher Worte für vertraute Gegenstände, undeutliches Sprechen, Verkehrtmachen einfacher, alter Fertigkeiten (z.B. Anziehen, Rasieren). Später völlige Desorientiertheit. Kranke finden sich in der eigenen Wohnung nicht zurecht oder erkennen die eigenen Angehörigen nicht. Nächtliche Unruhe. Auch am Tage wird sinnlos herumgeräumt und gezupft. Bei schweren Zuständen *Logoklonie, außerordentliche Reizbarkeit. Doch im Verhältnis zur Demenz noch gut erhaltene Ansprechbarkeit der Affektivität. – *Ursache:* unbekannt. Ein Erblichkeitsfaktor bezieht sich auf Manifestationstermin und Ausprägungsgrad. *Pathologisch-anatomisch:* allgemeiner Hirnrindenschwund. *Histologisch: Alzheimer*sche Fibrillen-Veränderungen, senile Plaques und Dendritenschwund sowie kongophile Angiopathien. Besonders geschädigt sind präsynaptische cholinerge Rezeptoren. Polypeptid (Amyloid-Verläuferprotein) in Zellen und außerhalb sowie am Chromosom 21. – *Diagnose:* klinisch-psychopathologisch und durch *PET. Das PET ergibt früh einen klaren Befund, wenn klinisch noch nicht sicher ist, ob es sich um eine Demenz handelt. – *Verlauf:* Krankheitsdauer 1–20, durchschnittlich 7 Jahre. Bei Erkrankungsbeginn über 75 Jahre keine Verkürzung des Lebens. – *Häufigkeit:* 10% aller Demenzen. – *Typologien:* Versuche zur Unterscheidung von AD1- und AD2-Typen aufgrund der Zahl fibrillärer Veränderungen in der Rinde. *Alzheimer* (1911) hielt die Krankheit für einen Untertyp (»*Alzheimer*-Demenz und senile Demenz sind *eine* Krankheit«) und Duplizitarier (»Es handelt sich um zwei verschiedene Krankheiten«). – *Häufigkeit:* ca. 500000 Kranke in der BRD. – *Behandlung:* Spezifische Behandlung nicht bekannt. Hilfe für Familien in **Alzheimer*-Selbsthilfegruppen. Für Angehörige sind Erregungszustände, gelegentliche Gewalttätigkeit, geringe Leitbarkeit, störrisches Verhalten und zerhackter Schlaf die größten Probleme. – *DSM III-R* nimmt je nach Beginn über oder unter 65 Jahren eine etwas andere Einteilung vor. Vgl. DSM-Anhang: *Primär degenerative Demenz vom *Alzheimer* Typ (PDDAT).

fr: démence d'*Alzheimer*; *e: Alzheimer*'s disease *oder* dementia.

Syn.: senile Demenz vom *Alzheimer*-Typ. Altersdemenz vom *Alzheimer*-Typ.

Alzheimer-Gesellschaft Würzburg/Unterfranken (AGWU) *(f).* 1988 gegründete Gesellschaft mit den Zielen: Ausbau der sozialen Versorgung, Hilfe für **Alzheimer*-Selbsthilfegruppen, Verbreitung von Information, Erforschung der Ursachen und Behandlungsmöglichkeiten der **Alzheimer*-Demenz. Adresse: Füchsleinstr. 15, Würzburg.

Alzheimer-Selbsthilfegruppen *(f, pl).* 1988 gegründete Gruppen für die Angehörigen von Kranken mit **Alzheimer*-Demenz. Kontakte über die **Alzheimer*-Gesellschaft.

Alzheimersche Krankheit *(f).* Früher häufig gebr. Syn. für **Alzheimer*-Demenz. Gegenwärtig gewöhnlich für Untertyp mit Beginn um das 50. Lebensjahr gebraucht.

Syn.: Präsenile Demenz vom *Alzheimer*-Typ

Alzheimersche Sklerose *(f).* Obsol. Bez. f. **Alzheimer*-Demenz.

Amaxophobie *(f).* Angst, in einem Fahrzeug zu sein.

fr: amaxophobie; *e:* amaxophobia.

ambiäqual *(a).* (*H. Rorschach*) Bestimmter *Erlebnistyp, der aus dem Ergebnis des *Rorschach-*

Formdeuteversuchs erschlossen wird. Besitzt sowohl die Eigenschaften des introversiven als auch des extratensiven Typs und neigt daher dazu, sich abwechselnd der Außenwelt zuzuwenden und von ihr zurückzuziehen. Im Formdeuteversuch finden sich mehr als 3 B- und Fb-Antworten.

fr: ambiéqual; *e:* ambiequal.

Ambiguität *(f)*. **1.** In Antike und Mittelalter Doppelsinnigkeit eines Wortes. Kann für sich allein oder nur im Kontext doppelsinnig sein. Galt in der Rhetorik als tadelnswert und vermeidbar, wurde jedoch als rhetorisches Mittel eingesetzt. **2.** In der frz. Existenzphilosophie (*M. Merleau-Ponty,* 1945) und der darauf aufbauenden Psychopathologie erneut zentraler Begriff. Die gewisse Unbestimmtheit der Wahrnehmungswelt des Menschen, der Geschichte, des Lebens und die darin liegende Ambiguität gelten als etwas Positives, welches Sinngebung für die Existenz ermöglicht. – Ambiguitäten zu ertragen und zu meistern stellen in psychoanalytischer Sicht Leistungen des *Ich dar.

Ambiguitätsforschung *(f)*. Forschung über *Ambiguitätsintoleranz.

Ambiguitätsintoleranz, (kognitive) *(f)*. **1.** (*E. Frenkel-Brunswik,* 1939; 1950). Unfähigkeit, über einander widersprechende (= ambiguöse) Denkvorgänge und Gefühle zu verfügen. Neigung zu stark vereinfachender Schwarz-Weiß-Sichtweise der Welt. Bevorzugung von Vertrautheit und Symmetrie. Die Bez. wurde in Anlehnung an *Ambivalenz gebildet. Gilt neben psychischer *Rigidität und Dogmatismus als Eigenschaft der rigiden und autoritären Persönlichkeit und verstärkt sich in Situationen psychischer Belastung. **2.** Unfähigkeit, einander widersprechende Persönlichkeitseigenschaften beim anderen Menschen als solche wahrzunehmen. Neigung, ambiguöse Situationen als Quelle der Bedrohung wahrzunehmen und darauf mit Vermeidungsverhalten und *Verleugnung zu reagieren. Vorkommen als Persönlichkeitseigenschaft bei *monopolar und *bipolar Manisch-Depressiven, als Krankheitserscheinung bei Depressiven und Manikern. Bei Schizophrenen ist dagegen wie bei Kreativen die Ambiguitätstoleranz hoch.

Ambisexualität *(f)*. Syn. für *Bisexualität.

Ambitendenz *(f)*. (*E. Bleuler,* 1911). Willensstörung durch gleichzeitiges Wirksamwerden von Gegenantrieben. Besonders bei Schizophrenie zu beobachtendes Phänomen. Bei einem Auftrag (z.B. die Augen zu öffnen) oder einem Entschluß (z.B. etwas zu essen) besteht gleichzeitig eine Tendenz, diesem nachzukommen und eine ebenso starke dagegen. Folgen: Handlungen werden abgebrochen, Entschlußfähigkeit entspricht nach *Bleuler* einer *Ambivalenz des Wollens.

fr: ambitendance; *e:* ambitendency.

ambivalent *(a)*. Zwiespältig. Nach zwei Seiten hin neigend. *Ambivalenz.

fr: ambivalent; *e:* ambivalent.

Ambivalenz *(f)*. (*E. Bleuler,* 1911). Gleichzeitiges Bestehen miteinander unvereinbarer Gefühle, Vorstellungen, Wünsche oder Absichten. *Bleuler* unterschied eine Ambivalenz des Wollens (*Ambitendenz), des Denkens (es wird eine Ansicht und gleichzeitig das Gegenteil dazu geäußert) und des Fühlens (gleichzeitig Liebe und Haß gegenüber derselben Person). *Bleuler* beschrieb Ambivalenz als Primärsymptom der *Schizophrenie, erkannte aber das Vorkommen einer normalpsychologischen Ambivalenz an. Besondere Verbreitung hat die Bez. durch *Freud* erfahren, der sich hauptsächlich auf eine Ambivalenz des Gefühls bezog. Danach ist Ambivalenz in der prägenitalen Phase der Entwicklung vorherrschend, wenn sexuelle und aggressive Triebwünsche gleichzeitig bestehen. Ambivalenz tritt in besonderen Gefühlen, z.B. Trauer oder Eifersucht, oder in bestimmten Zuständen, z.B. psychogene Depression oder *Zwangsneurose, besonders deutlich hervor. Alle Analytiker sind sich darin einig, daß der Gefühlsambivalenz allgemein für die Neurosen eine außerordentlich wichtige Bedeutung zukommt. Einige gebrauchen die Bez. jedoch in einem sehr weiten Sinne. Ambivalenz bedeutet dann nicht mehr als ein Sich-nicht-entscheiden-Können. Als Ambivalenz bezeichnet man auch die allgemeine menschliche Erfahrung, daß man fast nie eindeutige Gefühle und Einstellungen hat, sondern daß der Liebende stets auch ein wenig haßt und umgekehrt. In den Werken von *K. Abraham* und *Melanie Klein* spielt Ambivalenz eine zentrale Rolle.

fr: ambivalence; *e:* ambivalence.

Ambivalenzkonflikt *(m)*. Psychischer Konflikt, der sich aus *Ambivalenz ergibt.

Ambiversion *(f)*. Gleichmäßiges Vorhandensein von *Introversion und *Extraversion bei einer Person.

fr: ambiversion; *e:* ambiversion.

Amelarthrie *(f)*. Seltene Bez. für artikulatorische Sprachstörung. *Amelie.

fr: amélarthrie; *e:* amelarthria.

Amelie *(f)*. **1.** (*Th. Ziehen*) Falsche Sprechgewohnheit. *Amelarthrie, Amelophasie, Dik-

tionsamelie. **2.** Ameleia: Gleichgültigkeit, Apathie.
fr: amélie; *e:* amelia.

Amelophasie *(f)*. Sprachstörung mit mangelhafter Koordination von Silben und Wörtern (selten). *Amelie.
fr: amélophasie; *e:* amelophasia.

Amenomanie, Amönomanie *(f)*. **1.** Psychose mit angenehmen Halluzinationen (Bez. nicht mehr gebräuchlich). **2.** (*B. Rush*). Als Monomanie beschriebenes Krankheitsbild, das der *Manie neuerer Umschreibung entspricht.
fr: aménomanie; *e:* amenomania.

Amentia *(f)*. **1.** Von der 1. Wiener psychiatrischen Schule unter *Meynert* (1890) entwickelter Begriff, der einen mehrfachen Bedeutungswandel durchmachte. Im Gefolge von Körperkrankheiten akut auftretende traumhafte Verworrenheit mit illusionärer oder halluzinatorischer Verfälschung der Wahrnehmung und motorischer Unruhe. Als Leitsymptom besteht immer eine ausgesprochene Denkstörung i.S. der *Inkohärenz, eine Fragmentierung aller Denk- und Wahrnehmungsprozesse und ein gewisser Grad von Benommenheit, alles mit einem deutlichen Schlage von Ratlosigkeit. Die Orientierung ist unsicher; die Kranken erinnern sich z.B., daß ihnen gesagt wurde, sie seien im Krankenhaus, befinden sich aber ihrem eigenen Eindruck nach auf einem Schiff oder auf dem Bahnhof. In lichteren Momenten nehmen sie die Denkstörung in vager Form wahr und Fragen : »Wo bin ich?«, »Was geht hier vor?«, »Was bedeutet das alles?« Halluzinationen treten gewöhnlich nur als Einzelerscheinungen und nicht in Szenen auf. Gehört zu den akuten exogenen Reaktionstypen *Bonhoeffers*. Wegen der mangelhaften begrifflichen Abgrenzbarkeit wird eine Amentia heute nur noch selten diagnostiziert. **2.** Abweichend vom deutschen Sprachgebrauch bedeutet Amentia in der englischen (weniger in der amerikanischen) Literatur erhebliche intellektuelle Minderbegabung. Der Begriff ist enger als »Demenz« und beinhaltet die Vorstellung, daß die Minderbegabung von Geburt an oder kurz danach feststellbar ist, schließt aber keine sonstigen Abartigkeiten (z.B. Charakterveränderungen) ein. **3.** In Altertum und Renaissance allgemeiner Begriff zur Kennzeichnung seelischer Störungen.
fr: confusion mentale; *e:* amentia, *Meynerts* incoherence syndrome, subacute delirious state.
Syn.: amentielles Syndrom; Verwirrtheit; Verworrenheit, akute halluzinatorische; Wahnsinn, akuter; Irresein, akutes halluzinatorisches.

Amentia agitata *(f)*. Amentia mit stärkerer Bewegungsunruhe.
fr: amentia agitata; *e:* agitated amentia.

Amentia, alkoholische *(f)*. (*Stearn*). Amentia durch Alkoholmißbrauch, evtl. mit Übergang zum *Delirium tremens.
fr: démence alcoolique de *Stearn*; *e:* *Stearn*'s alcoholic amentia.

Amentia attonita *(f)*. Amentia mit Bewegungslosigkeit, Stupor. *Attonität.

Amentia occulta *(f)*. Nicht sofort erkennbare psychische Leistungsminderung. (Obsolet.)

Amentia paranoides *(f)*. Obsolete Bezeichnung für Intelligenztiefstand mit Wahnerscheinungen.
fr: démence paranoïde; *e:* paranoid amentia.

amentiell *(a)*. Ohne Verstand. Sinnlos.
e: ament.

amentielles Syndrom *(n)*. Syn. für *Amentia.

American Psychiatric Association. Amerikanische psychiatrische Gesellschaft. Gegründet 1844 als Verein der Leiter von psychiatrischen Heilanstalten. 1891 Umbenennung in American Medico-Psychological Association (amerikanische medizinisch-psychologische Gesellschaft). Seit 1921 die jetzige Bez. – Bedeutendste Vereinigung amerikanischer Psychiater, die jährlich einen Kongreß veranstaltet, eine eigene Zeitschrift (The American Journal of Psychiatry) und ein diagnostisches Handbuch (*DSM) herausgibt. Ca. 35 000 Mitglieder.

amerikanische Kur *(f)*. Syn. für *Emetinkur.

Amimie *(f)*. **1.** Unfähigkeit, durch Gestik Denkinhalte zum Ausdruck zu bringen (motorische Amimie) oder die Gestensprache anderer zu verstehen (sensorische Amimie). **2.** Unbeweglichkeit der Mimik. »Maskengesicht«. Besonders bei Störung der extrapyramidalen Motorik bei Parkinson-Syndrom.
fr: amimie; *e:* amimia.

Amimie, ataktische *(f)*. Völliges Fehlen von Mimik. Vor allem bei einzelnen Formen von Katatonie. Beruht auf einer psychischen Störung oder einer Störung der motorischen Innervation. Hat somit eine andere Ursache wie sensorische oder motorische Amimie.
fr: amimie ataxique.

Ammenschlaf-Phänomen *(n)*. Im Schlaf können laute Geräusche (z.B. Donner) unbeachtet bleiben, während leise, aber bedeutungsvolle Geräusche (z.B. Kinderschreien) zum Erwachen führen. Bereits Kennzeichen des normalen Schlafs, kann aber durch Übung besonders verfeinert werden (Mütter, Ammen, Nachtwächter).

Amnes(t)ia, Amnesie *(f)*. **1.** In Altertum und Mittelalter für alle Formen von Gedächtnisstörungen, Gedächtnisschwäche und Erinnerungslosigkeit. Häufig auch in der Mehrzahl (Amnesien) gebraucht. **2.** Zeitlich begrenzte Gedächtnislücke. Je nach Ursache und zeitlichem Verhältnis zu einem schädigenden Ereignis werden mehrere Formen unterschieden. Vgl. auch die folgenden Stichworte. *Hypomnesie.
fr: amnésie; *e:* amnesia.

Amnesie, anterograde *(f)*. Gedächtnislücke für einen Zeitraum nach dem schädigenden, zunächst zu Bewußtlosigkeit führenden (*Amnesie, kongrade) Ereignis, in dem die Bewußtseinshelligkeit schon wieder normal ist. Durch Störung der Merkfähigkeit oder durch Besinnungseinschränkung werden jedoch keine Gedächtnisspuren für diesen Zeitraum gebildet. Der Kranke kann bei oberflächlicher Untersuchung für den Außenstehenden unauffällig wirken, wacht aber nach Beendigung des pathologischen Zustandes gleichsam auf und hat dann keine Erinnerung an das in diesem Zeitraum Erlebte.
fr: amnésie antérograde, amnésie de fixation; *e:* anterograde amnesia.

Amnesia auditoria *(f)*. Seelentaubheit. *Agnosie, akustische.

Amnesie, autohypnotische *(f)*. (*C. G. Jung*). Vergessen durch Verdrängung.
fr: amnésie autohypnotique; *e:* autohypnotic amnesia.

Amnesie, dynamische *(f)*. (*J. M. Charcot,* 1892). Erinnerungslücke, bei der die verlorene Erinnerung durch Hypnose wiedergewonnen werden kann. Vgl. Amnesie, organische.
fr: amnésie dynamique; *e:* dynamic amnesia.

Amnesie, episodische *(f)*. Syn. für *Amnesie, transitorische globale.

Amnesie, epochale *(f)*. Erinnerungsverlust für Zeitabschnitte (Tage, Wochen, Jahre).
fr: amnésie pour une époque; *e:* epochal amnesia.

Amnesie, globale *(f)* *Amnesie, transitorische globale.

Amnesie, graphokinetische *(f)*. Verlust des Erinnerungsbildes für die zum Schreiben notwendigen Bewegungen. Zeigt sich klinisch durch Agraphie.
fr: amnésie graphocinétique.

Amnesie, hysterische *(f)* *Amnesie, katathyme.

Amnesie, infantile *(f)*. Physiologische Erinnerungslosigkeit für die ersten 3–4 Lebensjahre. Nach *Freud* ist darin nicht nur eine durch Unreife bedingte Unfähigkeit zu sehen, welche das Kind außerstande setzt, Erinnerungen zu speichern. Die Amnesie ist vielmehr Folge der Verdrängung der kindlichen Sexualität und endet daher erst mit dem Beginn der Latenzperiode nach der ödipalen Phase der kindlichen Entwicklung.
fr: amnésie infantile; *e:* infantile amnesia.

Amnesie, katathyme *(f)*. Vergessen durch unbewußte intrapsychische Vorgänge. Betrifft gewöhnlich nur bestimmte Ereignisse oder Personen, während alles andere gut behalten wird. Es kann sich jemand z.B. an alle Einzelheiten eines Ereignisses erinnern, hat jedoch die Anwesenheit der für ihn wichtigsten Person vergessen.
fr: amnésie psychogène; *e:* catathymic amnesia. *Syn.:* psychogene Amnesie, hysterische Amnesie.

Amnesie, kindliche *(f)*. Syn. für *Amnesie, infantile.

Amnesie, kongrade *(f)*. Gedächtnislücke für die Dauer eine Bewußtlosigkeit, z.B. nach einem Hirntrauma.

Amnesie, lakunäre *(f)*. Auf einzelne, bestimmte Ereignisse beschränkte Erinnerungslücke.
fr: amnésie lacunaire; *e:* lacunar amnesia, localized amnesia, circumscribed amnesia.

Amnesie, logophonische *(f)*. Verlust des Erinnerungsbildes von Worten. Tritt klinisch als Worttaubheit in Erscheinung. Teilweise auch als Syn. für *Aphasie, amnestische, verwendet.
fr: amnésie logophonique; *e:* amnesia logophonica.

Amnesie, logosemantische *(f)*. Verlust des Erinnerungsbildes für graphische Symbole.
fr: amnésie logosémiothique; *e:* logosemiotic amnesia.

Amnesie, mimokinetische *(f)*. Verlust des Bewegungsbildes für Gestik. Klinisch auffällig durch Amimie.
fr: amnésie mimocinétique.

Amnesie, organische *(f)*. (*J. M. Charcot,* 1892). Erinnerungslücke, bei der die verlorengegangene Erinnerung nicht durch Hypnose wiedergewonnen werden kann. Vgl. Amnesie, dynamische.
fr: amnésie organique; *e:* organic amnesia.

Amnesie, partielle *(f)*. Unvollständige, zeitlich begrenzte Gedächtnislücke. Entweder hat der ganze Gedächtnisinhalt einer bestimmten Zeitperiode etwas Ungenaues und Nebelhaftes an sich, oder aus einer Zeitperiode, die dem Vergessen anheimgefallen ist, ragen einzelne klare oder undeutliche Erinnerungsinseln hervor.

Amnesie, periodische *(f)*. (*Th. Ribot,* 1882). Syn. für die Erscheinung des *»doppelten Bewußtseins«. Bildung von zwei Gedächtnissen in der Weise, daß in der einen Bewußtseinsperiode

nichts vom Inhalt der anderen gewußt wird und umgekehrt.
fr: amnésie périodique.

Amnesie, phonokinetische *(f)*. Verlust des Erinnerungsbildes für die Bewegungen zur Phonation. Klinisch als motorische Aphasie in Erscheinung tretend.
fr: amnésie phonocinétique.

Amnesie, posthypnotische *(f)*. Erinnerungslücke für Erlebnisse und Handlungen während der Hypnose. Tritt ein, wenn der Hypnotherapeut während der Hypnose ausdrücklich ein Vergessen suggeriert. Bei tiefer Hypnose besteht auch ohne ausdrückliche Suggestion eine Amnesie.
fr: amnésie posthypnotique; *e:* posthypnotic amnesia.

Amnesie, posttraumatische *(f)*. Nach einer Gehirnerschütterung (Commotio) oder Hirnprellung (Contusio) zurückbleibende Erinnerungslücke. Wird der retrograden Amnesie (s.d.) gegenübergestellt und unterteilt in kongrade und anterograde Amnesie (s.d.). Die Erinnerungslücke ist nach völliger Wiedererlangung des Bewußtseins zunächst am größten und schrumpft in den folgenden Tagen. Je schwerer das Trauma, desto länger die posttraumatische Amnesie. Es besteht eine enge Beziehung zwischen den Zeitlängen der posttraumatischen und der retrograden Amnesie; bei einer posttraumatischen Amnesie von 24 Stunden beträgt die retrograde gewöhnlich nicht mehr als 5 Minuten
fr: amnésie post-traumatique; *e:* posttraumatic amnesia.

Amnesie, progressive *(f)*. (*Ribot*). Gedächtnisstörung, bei der langsam und kontinuierlich das ganze Gedächtnis aufgelöst wird, z.B. bei der paralytischen oder senilen Demenz. Geht nach dem **Ribot*schen Gesetz vor sich.

Amnesie, psychogene *(f)* *Amnesie, katathyme.

Amnesie, retrograde (retroaktive) *(f)*. Gedächtnislücke, die den Zeitraum von Minuten, Stunden (seltener Tage und Wochen) vor dem schädigenden Ereignis betrifft. Die Störung greift auf einen Zeitraum zurück, in dem sicher noch normal aufgefaßt und gemerkt wurde. Vorkommen bei Hirnverletzungen, Strangulation, Kohlenoxydvergiftung, Urämie u.a. Gelegentlich wird die Bez. gebraucht, wenn innerhalb eines krankhaften Ausnahmezustandes der Psyche (z.B. *Dämmerzustand) neuer Gedächtnisbesitz erworben werden kann, an den aber anschließend nach Wiedererlangung des vollen Bewußtseins doch keine Erinnerung mehr besteht.
fr: amnésie rétrograde; *e:* retrograde amnesia.

Amnesie, totale *(f)*. Komplette, zeitlich begrenzte Gedächtnislücke ohne auch nur geringe Erinnerungsreste. Ant.: Amnesie, partielle.
e: global amnesia, blanc recollection.

Amnesie, transitorische globale *(f)*. (*M. B. Bender*, 1956, *C. M. Fisher* und *R. D. Adams*, 1958). Krankheitsbild mit vorübergehender vollständiger Erinnerungsunfähigkeit. Ohne erkennbaren Anlaß ist für 3–5 Stunden das mittelbare Gedächtnis gestört. Die Kranken können sich nichts merken und verfügen teilweise nicht über ihren Gedächtnisbesitz, vor allem nicht über die Erinnerungen aus den letzten Monaten und Jahren. Das *Kurzzeitgedächtnis bleibt dabei erhalten. Ständig wiederholte Fragen. Es entsteht zeitliche, selten örtliche Desorientiertheit. Nach dem stets spontanen Abklingen verbleibt eine Erinnerungslücke für die Dauer des Zustandes, eventuell mit kurzer retrograder Amnesie (s.d.). Wiederholungen in 25% der Fälle. In der Vorgeschichte häufig Migräne (auch *M. Reynaud, M. Menière*) und synkopale Anfälle (*G. Frank*, 1891). Ursache ungeklärt.
fr: ictus amnésique, amnésie globale transitoire; *e:* transient global amnesia.
Syn.: Ictus amnesticus, amnestische Episode.

Amnesie, verbale *(f)* *Aphasie, amnestische.

Amnesie, visuelle *(f)* *Agnosie, optische.

Amnesie, zeitliche *(f)*. Von *H.W. Gruhle* (1922) gebrauchte Bez. für zeitlich eng begrenzte, totale Erinnerungslücke.

Amnestia *(f)*. In älterer Schreibweise Syn. für *Amnesie.

amnestisch *(a)*. Auf *Amnesie bezüglich. Sich an einen bestimmten Zeitraum nicht erinnernd.
fr: amnésique, amnestique; *e:* amnestic.

amnestisches (Korsakow-)Syndrom *(n)*. Psychische Krankheit mit sehr charakteristischer Symptomatik. Symptome: Desorientiertheit in Raum und Zeit; die Orientierung über die eigene Person ist jedoch erhalten. Schwere Merkfähigkeitsstörungen. Neu zu Merkendes kann nicht in ein Zeitgitter und in übergreifende Sinnzusammenhänge eingeordnet werden, obwohl sich einzelne Gedächtnisspuren auch nach längerer Zeit nachweisen lassen. Das Gedächtnis für Früheres (»Altgedächtnis«), z.B. für Schulkenntnisse, ist meist gut erhalten, die Erinnerungen sind leicht reproduzierbar. Die Fähigkeit der aktiven Umstellung der Denkrichtung (*Einstellungsstörung) ist schwer gestört. Es wird schwer aufgefaßt. Bei Fragen, die nicht unmittelbar beantwortet werden können, werden »blühende« *Konfabulationen und Pseudoreminiszenzen (*Pseudomnesie) vorgebracht. Die Kritikfähigkeit ist schlecht.

Schwerwiegende logische Widersprüche werden nicht als belastend erlebt. Die Stimmung ist euphorisch, später wird sie mehr von einer stumpfen und mürrischen Gleichgültigkeit bei großer Ermüdbarkeit abgelöst. Die Passivität der Gesamtpersönlichkeit kann teilweise das hervorstechendste Merkmal sein. – Das Syndrom kann wenige Tage nach seinem Auftreten wieder verschwinden oder dauernd bestehen bleiben. – Ursachen: Von *Korsakow* ursprünglich bei Alkoholmißbrauch (**Korsakow*-Psychose) beschrieben. Kann sich dabei aus einem Delirium tremens oder einer anderen akuten *Alkoholpsychose heraus entwickeln oder auch selbständig auftreten. Andere Ursachen sind Hirnverletzungen, CO-Vergiftungen, schwere Infektionen (Typhus, Fleckfieber). In leicht abgewandelter Form auch bei seniler Demenz vorkommend.
fr: syndrome amnésique de *Korsakoff*, syndrome amnestique, syndrome de *Korsakoff*; *e:* amnes(t)ic syndrome, *Korsakoff*'s disorder.
Syn.: *Korsakow*-Syndrom, *Korsakow*scher Symptomenkomplex, amnestisch-konfabulatorisches Syndrom, organisches Psychosyndrom (*E. Bleuler*), amnestisches Psychosyndrom, Cerebropathia psychica toxaemica (*S. S. Korsakow*), psychoorganisches Syndrom (*E. Bleuler*), hirndiffuses Psychosyndrom (*M. Bleuler*).

amnetisch-konfabulatorisches Syndrom *(n)*. Syn. für *amnestisches Syndrom.
e: amnestic-confabulatory syndrome.

Amönomanie *(f)* *Amenomanie.

Amok *(m)*. **1.** Bei Malaien zuerst beobachteter Zustand von aggressivem Bewegungsdrang, bei dem der »Amokläufer« alles niederschlägt oder -sticht, was sich ihm in den Weg stellt, bis er erschöpft zusammenbricht oder überwältigt wird. Anschließend besteht eine Amnesie. Es handelt sich wahrscheinlich meistens um einen epileptischen Dämmerzustand. **2.** In erweitertem Sinne für jede Erregung mit schwerer Aggression. *frenzied anxiety.
fr: amok; *e:* amuck, amok, run amuck, homicidal mania, androphonomania.
Syn.: Androphonomanie.

Amor insanus. Krankhafte Liebe. *Erotomanie.

Amor lesbiens, Amor lesbicus. Syn. für *Homosexualität, weibliche.

Amorphognosie *(f)*. (*J. Delay*, 1935). Form der *Astereognosie. Die Räumlichkeit eines Gegenstandes (Form, Größe) kann nicht erkannt werden.
fr: amorphognosie; *e:* amorphognosia.

Amotivations-Syndrom *(n)*. (*D. E. Smith*, 1968). Dauerhafte Veränderung im gesamten Verhalten einer Persönlichkeit durch längerdauernde Anwendung von *LSD, *Marihuana und ähnlichen Stoffen. Kennzeichen sind Antriebsminderung, fehlender Ehrgeiz, Desinteresse und Apathie.
e: amotivation syndrome.

Amphetamine *(n, pl)*. Syn. für *Weckamine.
fr: amphétamine; *e:* amphetamine.

Amphetamin-Schock *(m)*. (*Reznikoff*, 1941). Intravenöse Injektion von Amphetamin (Pervitin, Isophen) als diagnostische Methode, z.B. bei Mutismus. Symptome: Erregungszustand, Blutdruckanstieg und Atemstörungen. Auch zur Therapie der Schizophrenie (selten) verwendet. Gelegentlich auch psychotherapeutische Maßnahme (Abreaktionsbehandlung).
fr: choc amphétaminique.

Amplifikation *(f)*. (*C. G. Jung*). Erweiterung des Trauminhaltes durch Assoziationen als Mittel der Psychoanalyse. Im weiteren Sinne auch die Erweiterung der Persönlichkeit durch Bewußtmachung unbewußter Seelenteile.
fr: amplification; *e:* amplification.

Amthauer*-Test *(m)* *Intelligenzstrukturtest.

Amtsvormundschaft *(f)*. Staatlich geregelte Vormundschaft. Kann durch Einzelpersonen, dazu bestellte Beamte (Amtsvormund) oder durch Institutionen (Jugendamt) ausgeübt werden.
fr: tutelle d'office; *e:* official guardianship.

Amusie *(f)*. (*Steinhals*, 1871) Krankhafte Störung der Fähigkeit, Musik aufzunehmen oder zu reproduzieren. Findet sich häufig mit aphasischen Störungen zusammen. Kann aber auch isoliert auftreten. Man unterscheidet nach *Feuchtwanger* eine sensorische Amusie (vgl. Tontaubheit, Melodientaubheit, Musiksinntaubheit) von einer konstruktiven Amusie (vgl. Tonstummheit, Melodienstummheit). Zu unterscheiden sind davon Apraxien, die sich auf dem differenzierten Gebiet der Motorik bei Spielen eines Instrumentes äußern können.
fr: amusie; *e:* amusia, tone-deafness.

Amychophobie *(f)*. Krankhafte Furcht vor Krallen und Nägeln. Angst, von Tieren gekratzt zu werden.
fr: amychophobie; *e:* amychophobia.

Anachorese *(f)*. Abkapselung von der Mitwelt. *Ich-Anachorese.
fr: anacorèse; *e:* anachoresis.

Anaesthesia sexualis. Alte Bez. für *Frigidität.

Anästhesie *(f)*. Schmerzlosigkeit, Empfindungslosigkeit.

Anästhesie, hypnotische *(f)*. Durch *Hypnose hervorgerufene Schmerzlosigkeit, in der Operationen durchgeführt werden können. Erstmalig durch *Récamier* (1821) angewandt, systematischer durch *Esdaile*.
fr: anesthésie hypnotique; *e:* hypnotic an(a)esthesia.
Syn.: magnetische Anästhesie (obsolet).

Anästhesie, magnetische *(f)*. Obsoletes Syn. für *Anästhesie, hypnotische.

Anaklise *(f)*. Emotionale Anlehnung an einen anderen Menschen, wobei dieser dann weitgehend Fühlen, Denken und Wollen für beide bestimmt. Kann in der Partnerwahl bestimmend werden (Anlehnungstypus). Besonders auch gefühlsmäßige Abhängigkeit des Säuglings von der Mutter.
fr: anaclisie; *e:* anaclisis.

anaklitische Depression *(f)* *Depression, anaklitische.

Anakoluthie *(f)*. Folgewidrigkeiten in der grammatischen Satzkonstruktion. Das Ende eines Satzes entspricht nicht mehr der Konstruktion des Satzanfanges. Z.B.: »Es kommt oft vor, daß ich beim Nachhausegehen durch das viele Nachdenken verlaufe ich mich«. Häufige Erscheinung der Alltagssprache; als Stilfehler, aber auch als Symptom psychischer Krankheit vorkommend.

anale Phase *(f)*. (*S. Freud*). Zweite psychosexuelle Entwicklungsphase zwischen 2. und 4. Lebensjahr. Später in sich unterteilt in: a) 1. anale Phase. Ist gekennzeichnet durch ein Vergnügen am Vorbeigleiten der Exkrete (Stuhl und Harn) an den Schleimhäuten. In dieser Zeit wird Stuhl zu dem Zwecke zurückgehalten, durch vergrößerte Masse das Vergnügen der Exkretion zu erhöhen. b). 2. anale Phase. Das Kind lernt, den Stuhl als Wertgegenstand anzusehen, als eigenes Erzeugnis, das man zurückhalten oder nach Belieben freigeben kann. In der Sauberkeitserziehung wird der Stuhl oft überbewertet, von den Erziehern bewundert; er wird »Wechselgeld« zwischen Kind und Eltern. Am falschen Ort und zur falschen Zeit entleert, kann Stuhl auch zur aggressiven Waffe werden, um den eigenen Willen durchzusetzen. *Charakter, analer. *Phasenschema der Psychoanalyse. In der analen Phase erlernt das Kind bereits Körperbeherrschung: Stehen, Gehen, Sprechen, Kontrolle der Stuhl- und Harnentleerung. Werten und Verhalten ordnet sich erstmals zwischen Polaritäten: Ordnung/Sauberkeit – Unordnung/Schmutz; Selbstbestimmung (Autonomie) – Fremdbestimmtwerden; Selbstbeherrschung der Gefühle und Triebe – Sich-gehen-Lassen. Es entstehen auch *anal-sadistische Impulse.
fr: stade *oder* phase anal, stade sadique anal; *e:* anal phase, anal-sadistic stage.

Analepsie *(f)*. (*Galen*). In Antike und Mittelalter eine der drei Formen der Epilepsie: diejenige, bei der die Anfälle mit einem aufsteigenden Gefühl vom Leib her beginnen. *Epilepsie. *Katalepsie.
fr: analepsie; *e:* analepsy.

analer Charakter *(m)* *Charakter, analer.

Analerotik *(f)*. Lokalisierung der Libido in der Gegend um den After. Nach *S. Freud* ist das Betonen der analen Region als erogene Zone ein normales Durchgangsstadium der kindlichen Sexualität (*Phasenschema der Psychoanalyse). Viele Psychoanalytiker betonen, daß ein Teil der analen Libido von der Reinlichkeitserziehung (Pünktlichkeit der Stuhlentleerung usw.) absorbiert wird. Pünktlichkeit und Zuverlässigkeit können daher als Charaktereigenschaften für dauernd mit der Persönlichkeit verbunden bleiben, ohne daß die Ursprünge bewußt zu sein brauchen.
fr: érotisme anal; *e:* anal-erotism.

Analerotiker *(m)*. **1.** Jemand, der den Afterverkehr (Coitus per anum) zur sexuellen Befriedigung bevorzugt. **2.** Seltener für Individuum mit analem Charakter (s.d.) gebraucht.

Analgesie *(f)*. Aufgehobene Schmerzempfindung. Vorkommen durch Störung der Schmerzleitung, medikamentöse Blockade der Schmerzleitung, Ausschaltung des Schmerzzentrums und als hysterisches Symptom (s.d.).

Analgetikasucht *(f)*. Schmerzmittelsucht. Es wird gewöhnlich weniger die schmerzstillende Wirkung gesucht, sondern mehr die belebende, leistungssteigernde und stimmungshebende Wirkung der meisten Schmerzmittel.
fr: maladie analgésique; *e:* analgesic addiction *oder* passion.

Analität *(f)*. Übergeordneter Begriff für Triebkonflikte und psychische Besonderheiten, die mit der analen Phase der sexuellen Entwicklung in Zusammenhang stehen. Analität spielt eine besonders wichtige Rolle bei Zwangsneurose, Hypochondrie und Masochismus.
fr: analité; *e:* anality.

anal-sadistisch *(a)*. In der Psychoanalyse: sich auf sadistische Phantasien beziehend, die in der *analen Phase entstehen. Die Fähigkeit, Schmerz zu verursachen bzw. der Anblick des Schmerzerleidens anderer verursachen Vergnügen.
e: anal-sadistic.

Analysand *(m)*. Die mit *Psychoanalyse zu behandelnde oder behandelte Person.
fr: personne analysée; *e:* person to be analysed.

Analyse *(f)*. In der Psychiatrie: Kurzform für *Psychoanalyse als therapeutische Methode.
fr: analyse; *e:* analysis.

Analyse, aktive *(f)*. (*W. Stekel, S. Ferenczi*). Psychotherapeutische Methode. Unterscheidet sich von der *Psychoanalyse *Freuds* dadurch, daß der Therapeut den Patienten nicht nur frei assoziieren läßt, sondern durch Ratschläge, Interpretation des manifesten Trauminhaltes, Beeinflussung der Umgebung und suggestive Methoden den Heilverlauf zu beeinflussen sucht. Von den Kritikern dieser Methode wird hauptsächlich eingewandt, daß der Therapeut hierfür intuitive Fähigkeiten besitzen müsse, die nicht erlernt oder gelehrt werden können.
fr: psychoanalyse active; *e:* active analysis, active analytical psychotherapy.

Analyse, anamnestische *(f)*. (*C. G. Jung*). Psychoanalytische Methode, die hauptsächlich in einer Rekonstruktion der Entwicklung einer Neurose durch besonders sorgfältige Erhebung der Vorgeschichte besteht. Der Begriff wurde von *Jung* geprägt, um seine Methode von der *Freud*schen Psychoanalyse zu unterscheiden.
fr: psychoanalyse anamnestique; *e:* anamnestic analysis.

Analyse, didaktische *(f)*. Syn. für *Lehranalyse.

Analyse, direkte *(f)*. (*J. N. Rosen;* 1946; 1953). Psychoanalytische Technik zur Behandlung der Schizophrenie. Im Gegensatz zur *Freud*schen psychoanalytischen Methode werden Verhalten, Einfälle, Träume, überhaupt alle Äußerungen des Unbewußten unmittelbar gedeutet. Nach anfänglichen Erfolgen hat sich die Methode nicht weiter durchgesetzt.
fr: analyse directe; *e:* direct analysis, direct analytic therapy.

Analyse, duale *(f)* *Psychoanalyse, duale.

Analyse, fokale *(f)* *Fokalanalyse.

Analyse, gezielte *(f)*. (*D. Langen,* 1956; 1966; 1967). Abgekürztes psychotherapeutisches Verfahren. Es wird versucht, die freien Assoziationen (s.d.) und die *Übertragung als Grundelemente jeder analytischen Psychotherapie auf ein bestimmtes therapeutisches Ziel zu lenken. Ziel der Methode ist eine Aktivierung und Abkürzung des psychotherapeutischen Verfahrens. Die Methode, welche *Langen* seit 1966 lieber als »steuernde Analyse« bezeichnet, hat in Ausführung und Zielsetzung enge Beziehungen zur gezielten Psychoanalyse (s.d.) und zur *Fokalanalyse.
e: focussed analysis.

Analyse, orthodoxe *(f)*. Sich eng an die von *Freud* erarbeiteten wissenschaftlichen Grundlagen und Techniken haltende psychoanalytische Methode. Auch Bezeichnung für psychoanalytische Schule, die sich dieser Methoden bedient. Es werden die Techniken der freien Assoziation, Traumdeutung und Analyse von Fehlhandlungen angewendet, um die unbewußten Motivationen aufzudecken und den Patienten zu einer gefühlsmäßigen Einsicht zu bringen. *Psychoanalyse.
fr: psychoanalyse orthodoxe; *e:* orthodox analysis.

Analyse, passive *(f)*. Psychoanalytische Methode. Von *W. Stekel* als Gegenpart zur aktiven Analyse (s.d.) geprägter Begriff. Der Analytiker wartet geduldig die freien Assoziationen des Patienten ab. Der Begriff wird syn. mit dem der orthodoxen Analyse (s.d.) verwandt.
fr: psychoanalyse passive; *e:* passive analysis.

Analysenzwang *(m)*. Zwanghaftes und selbstquälerisches Zergliedern des eigenen Denkens und Handelns. Teilerscheinung der *Zwangsneurose.

analytische Gruppentherapie *(f)*. Bevorzugte Anwendung von psychoanalytischen Techniken und Gesichtspunkten bei der *Gruppenpsychotherapie.
fr: thérapie analytique de groupe; *e:* analytical group therapy.

analytische Psychologie *(f)* *Psychologie, analytische.

analytische Situation *(f)*. Beziehung zwischen Psychoanalytiker und Analysand in der Psychoanalyse. Der Begriff bezieht sich bereits auf die räumliche Situation, wobei der Patient auf einer Couch liegt und der Analytiker hinter dem Kopfende sitzt. Umgreift aber auch die sich in der Analyse entwickelnden Phänomene von *Übertragung, *Widerstand und *Gegenübertragung.
fr: situation analytique; *e:* analytical situation.

analytisch orientierte Psychotherapie *(f)*. *Psychotherapie, analytisch orientierte.

Anamnese, biographische *(f)*. Vorgeschichte zu einer Krankheit, die sich nicht nur mit den Krankheitszeichen und Beschwerden befaßt, sondern ihre Verknüpfung mit Lebensgeschichte und sozialer Situation ausführlich mit berücksichtigt. Gehört bei allen psychischen und psychosomatischen Krankheiten zur Regelmethode.
fr: anamnèse biographique; *e:* biographical anamnesis.

Anamnese, objektive *(f)* *Fremdanamnese.

Anamnese, soziale *(f)*. Teil der Krankheitsvorgeschichte bei psychischen Krankheiten; Erfragung und Beschreibung der sozialen Verhältnisse des Kranken. Im Unterschied zu (seltenen) rein organischen werden alle psychischen und psychosomatischen Erkrankungen immer auch von dem Milieu beeinflußt, dem der Kranke entstammt. Erst bei Kenntnis der sozialen Herkunft, der besonderen Situation und der möglichen Einflüsse läßt sich Einsicht in den besonderen Fall gewinnen.

Anamnese, subjektive *(f)*. Syn. für *Eigenanamnese.

Anankasmus *(m)*. Zwangsvorgang, bei dem Gedanken, Vorstellungen oder Handlungen nicht unterdrückt werden können, obwohl sie gleichzeitig als unsinnig oder zumindest unnötig erkannt werden. Vorkommen vor allem als Hauptphänomen der *Zwangsneurose, aber auch bei anderen psychischen Krankheiten, z.B. Schizophrenie. Beispiele: *Zwangsvorstellung, *Zwangsdenken, *Zwangsantriebe, *Zwangshandlungen.
fr: agitation forcée; *e:* anancasm.

Anankast *(m)*. Syn. für *Psychopath, anankastischer.

anankastische Depression *(f)* *Depression, anankastische.

anankastisches Syndrom *(n)*. (*Donath*). Zusammenfassende Bezeichnung für alle anankastischen Zustände.
fr: syndrome anancastique; *e:* anancastic syndrome.

Anankologie, dialektische *(f)*. (*Szondi*). Syn. für *Schicksalsanalyse.

anankotrop *(a)*. Zu *Anankasmen neigend.

Anarthria syllabaris *(f)*. Syn. für *Stottern

Anastrophé *(f)*. (*K. Conrad*). In der beginnenden akuten Schizophrenie stets zusammen mit der *Apophänie auftretende veränderte Erlebnisweise. Das Erlebnis, im Mittelpunkt einer apophän veränderten Welt zu stehen, »so, als ob sich alles Weltgeschehen um den Kranken drehen würde«. Apophänie und Anastrophé bilden nach *Conrad* »den Kernpunkt schizophrenen Erlebens«. »Sie sind Ausdruck einer tiefgreifenden Störung des Wechsels von Bezugssystemen beim Kranken«, des Verlustes der Fähigkeit zum *Überstieg. *Trema.

Anatopismus *(m)*. Unfähigkeit eines Heimatlosen, sich an neue Lebensbedingungen und ein anderes Milieu zu gewöhnen.
fr: anatopism mental; *e:* anatropism.

Anaudia *(f)*. (*Antigenes*). Syn. für *Katalepsie.

Andere Besondere Familiäre Bedingungen. *DSM-Anhang.

Andere Psychosexuelle Störungen. *DSM-Anhang.

Andere Spezifische Affektive Störungen. *DSM-Anhang.

Andere Zwischenmenschliche Probleme. *DSM-Anhang.

Andromanie *(f)*. Syn. für *Nymphomanie.

Androphobie *(f)*. Männerfeindliches Verhalten.
fr: androphobie; *e:* androphobia.

Androphonomanie *(f)*. Mordwahnsinn. Krankhafter Drang, Männer zu morden. *Amok. *Phonomanie.
fr: androphonomanie; *e:* androphonomania.

Anemophobie *(f)*. Angst vor Wind.
fr: anémophobie; *e:* anemophobia.

Anergasie *(f)*. In der *Ergasiologie *Adolf Meyer*s Zustandsbild, das weitgehend dem amnestischen Symptomenkomplex der deutschen Psychiatrie entspricht. I.w.S. auch hirnorganisch bedingter Intelligenzdefekt.
fr: anergasie: *e:* anergasia.

Anergie *(f)*. Initiativlosigkeit, Inaktivität, Fehlen eines ausreichenden Vitalantriebs. Auch die Hemmung vorhandener Antriebe durch innerseelische Vorgänge.
fr: anergie; *e:* anergia.

Anfall *(m)*. Plötzlich auftretendes, die Gesundheit unterbrechendes Krankheitsereignis. Mehrere Forderungen müssen erfüllt sein, damit von einem Anfall gesprochen werden kann: 1. Plötzlichkeit des Auftretens aus voller Gesundheit oder im Verlauf einer chronischen Krankheit. 2. Heftigkeit der Erscheinungen. 3. Kurze Dauer; zeitliche Begrenzung mit rascher Wiederherstellung des vorherigen Zustandes. 4. Neigung zur Wiederholung. – Man unterscheidet epileptische von nichtepileptischen Anfällen. Während bei den epileptischen Anfällen primär das Gehirn mit seinen elektrischen Entladungen ergriffen wird, ist es bei den nichtepileptischen Anfällen, wenn überhaupt, erst sekundär in Mitleidenschaft gezogen (z.B. durch Unterbrechung der Blutzirkulation). Die Bez. orientiert sich am epileptischen Anfall, der in einer allgemeinen Anfallspathologie jedoch nur noch als spezieller Fall einer allgemeineren Regel gesehen wird.
fr: crise (épileptique), accès, attaque; *e:* seizure, fit, attack, access.

Anfall, akinetischer *(m)*. (*H. Doose*, 1964). Syn. für *Anfall, astatischer. Die Bez. soll zum Ausdruck bringen, daß bei dieser Form von petit-mal-epileptischen Anfällen die Muskulatur überwiegend erschlafft und es zu keiner Muskelerregung kommt.

Anfall, amyostatischer *(m)*. Syn. für *Anfall, astatischer.

Anfall, apoplektiformer *(m).* Besondere Form des paralytischen Anfalls (s.d.), der nach Abklingen Hirnherdsymptome in Form von Lähmungen (Hemiparesen) oder Sprachstörungen (Aphasien) hinterläßt. Besonders typisch für die Lähmungen bei den apoplektiformen Anfällen der progressiven Paralyse ist die rasche Rückbildung (oft innerhalb weniger Stunden). In ähnlicher Form auch bei anderen Grundkrankheiten vorkommend (z.B. muliple Sklerose).
fr: accès apoplectiforme; *e:* apoplectiform attack.

Anfall, astatischer *(m).* Seltene, altersgebundene Form der Petit-mal-Epilepsie. Der Kranke stürzt plötzlich, in sich zusammenfallend, zu Boden (»wie vom Blitz getroffen«), steht aber sofort wieder auf, als ob nichts geschehen wäre. Manchmal kommen Hochschlagen der Arme, Beugung des Kopfes nach vorn und geringe Zuckungen der mimischen Muskulatur hinzu. Die Augen blicken bei geöffneten Lidern nach oben, der Mund kann sich öffnen. Das Bewußtsein ist nicht erkennbar unterbrochen. Auftreten bevorzugt nach dem Erwachen oder in der Ermüdung. In der Hälfte der Fälle werden die Anfälle auch im Schlaf beobachtet. Meist (75% der Fälle) Kombination mit großen Anfällen. Im EEG verschiedene Varianten des generalisierten Spitze-Welle-Musters, deren Frequenz langsamer als 3/sec ist. – Betrifft vorwiegend Knaben von 9. Lebensmonat bis 9. Lebensjahr. – Prognose meist nicht sehr günstig. Oft entwickelt sich eine Demenz.
fr: attaque statique; *e:* *static seizure, akinetic seizure, astatic seizure, fallings, falls.
Syn.: akinetisches Petit mal (*H. Doose,* 1964), amyostatischer Anfall, myoklonisch-astatisches Petit mal (*R. Kruse,* 1966), *Lennox*-Syndrom (*Gastaut* et al. 1966).

Anfall, Bravaisscher *(m)* **Bravais*sche Anfälle.

Anfall, diakoptischer *(m).* (*R. Janzen,* 1961). Besondere Form hirnorganischer Anfälle. Anfallsartig auftretende Respirationsstörungen (*Cheyne-Stokes*sche Atmung, Apnoe) ohne sonstige motorische Entäußerung, jedoch mit Bewußtlosigkeit und nachfolgender Amnesie. Bei Herderkrankungen des Mesenzephalons und der Medulla oblongata.
fr: attaque diacoptique; *e:* diacoptic fit.

Anfall, dienzephal-autonomer *(m).* (*W. Penfield,* 1929). Anfall mit vorwiegend oder ausschließlich vegetativer Symptomatik: Röte oder Blässe des Gesichts, Schweißausbruch, Speichelfluß, Gähnen, Brechattacken, anfallsweise Leibschmerzen, Tachykardie. – Eine Zuordnung zu den vegetativen *Jackson*-Anfällen (*Selbach*) ist zweifelhaft. Auch die Zuordnung zur Epilepsie ist zweifelhaft. Wahrscheinlich eher den sympathikotonen Anfällen (vegetativen Anfällen) zuzurechnen.
fr: crise épileptique diencéphalique; *e:* diencephalo-autonomic attacks.

Anfall, epileptischer *(m).* Sammelbez. für alle verschiedenen Typen von Anfällen, die – gemeinsame Grundlage – als Folge einer Funktionssteigerung im Zentralnervensystem auftreten. Vgl. Epilepsia.
fr: accès épileptique; *e:* epileptic attack.

Anfall, fokaler *(m).* (*H. Jackson,* 1861). Durch Funktionsstörung in einem eng umschriebenen Hirnbezirk ausgelöster epileptischer Anfall. Beim *motorisch fokalen Anfall* zeigen sich auf bestimmte Muskelgruppen beschränkte tonisch-klonische Krämpfe ohne Bewußtseinsverlust, die in einen generalisierten Anfall mit Bewußtseinsverlust übergehen können. Beim *sensiblen Anfall* paroxysmal auftretende sensible Störungen (Kribbeln, Taubheitsgefühl, Schmerzen u.a.) im Bereich einer Extremität. Beim *sensorischen fokalen Anfall* paroxysmale optische, akustische, gustatorische oder olfaktorische Phänomene. Die Beobachtung des Beginns eines Anfalls erlaubt Rückschlüsse auf den Ort der Schädigung. – Im weiteren Sinne zählen zu den fokalen Anfällen auch der psychomotorische Anfall (s.d.) und die *Adversivkrämpfe. *Jackson* selbst nannte die Anfälle **Bravais*sche Anfälle.
fr: crise focale, crise bravais-jacksonienne; *e:* Jacksonian fit.
Syn.: *Jackson*-Anfall, Rindenanfall, kortikaler Anfall, Herdanfall.

Anfall, generalisierter *(m).* Häufig gebrauchtes Syn. für *Anfall, großer epileptischer.
fr: crise généralisée; *e:* generalized fit.

Anfall, großer epileptischer *(m).* Häufigster Typ eines epileptischen Anfalls. Blitzartiger Beginn. Unter plötzlichem Aufschrei (Initialschrei) stürzt der Kranke bewußtlos zu Boden, wobei er sich leicht Verletzungen zuziehen kann. Es kommt zum tonischen Streckkrampf der Körpermuskulatur. Atemstillstand. Haut blaß. (Tonisches Stadium). Nach etwa 30 Sekunden Übergang ins klonische Stadium mit rhythmischen Zuckungen im ganzen Körper, Zungenbiß, Austritt von blutigem Speichelschaum, Harn- und Stuhlabgang, zyanotischer Verfärbung der Haut. Im Anfall ferner Pulsbeschleunigung, Pupillenerweiterung und Schweißausbruch. Im EEG während des Anfalls zunächst rasche Spitzen. Während des klonischen Stadiums Spitzen und langsame Wellen im Wechsel. Im anfallsfreien Intervall evtl. irreguläre bilateral-synchrone rasche Polyspike wave. Nach 1–2 Min. Übergang in Terminalschlaf (½–2 Stunden). Für die Zeit vom Beginn des tonischen Stadiums an besteht Erinnerungslosigkeit.

fr: crise Grand Mal, crise Haut Mal, crise convulsive généralisée, crise icto-comitiale, épilepsie-coma; *e:* grand mal.

Anfall, hyperventilationstetanischer *(m)* *Tetanie, psychogene.

Anfall, hysterischer *(m)* *Anfall, psychogener.

Anfall, intermediärer *(m).* Ältere Bez. für Anfallsformen, die »zwischen« Hysterie und Epilepsie eingeordnet wurden. Zählen nach heutiger Einteilung hauptsächlich zu den synkopalen oder psychomotorischen Anfällen.

fr: accès intermédiaire; *e:* intermediary attack.

Anfall, kortikaler *(m)* *Anfall, fokaler.

Anfall, metabolisch-genetischer *(m).* Krampfanfall, der als Symptom von zum Teil angeborenen, auf Fermentmangel beruhenden Stoffwechselanomalien auftritt. Z.B. bei Phenylketonurie, Ahornsirup-Krankheit, idiopathischer Hypoglykämie, chronischer Hypokalzämie u.a.

Anfall, myoklonischer *(m).* Seltene Form kleiner epileptischer Anfälle. Charakteristisch sind blitzartige symmetrische Zuckungen im Bereich der oberen Extremitäten und des Schultergürtels mit Bewegungserfolg. Dauer nur Bruchteile von Sekunden. Keine Bewußtseinspause. Im EEG gruppierte Spike-wave-Paroxysmen mit zahlreichen Spitzen.

Anfall, nicht-epileptischer *(m).* Anfall, der nicht auf hypersynchronen elektrischen Entladungen von Neuronengruppen beruht. Hat mit dem epileptischen Anfall nur die allgemeinen Charakteristika des *Anfalls gemeinsam. Vgl.: *Anfall, synkopaler; *Anfall, psychogener; Anfall bei *Narkolepsie. Es kann sich auch um *Adams-Stokes*sche Anfälle, tetanische Anfälle, hypoglykämische Anfälle u.a. handeln.

Anfall, okkasioneller *(m).* Gelegenheitskrampf. Im Kindesalter bei einer vorübergehenden Körperkrankheit auftretender epileptischer Anfall. Hierher gehören vor allem Fieber- und Infektkrämpfe, ferner Stoffwechsel-, Mineralhaushalt- und Ernährungsstörungen.

Anfall, paralytischer *(m).* Anfall bei progressiver Paralyse. Kann in Form eines epileptischen (fokalen oder generalisierten) Anfalls oder als apoplektiformer Anfall (s.d.) auftreten. Derartige Anfälle können in jedem Stadium der Krankheit auftreten und führen evtl. sogar zum Tode. Treten sie gehäuft auf, wird von einem »Status paralyticus« gesprochen.

fr: accès paralytique; *e:* paralytical attack.

Anfall, psychogener *(m).* Psychisch bedingter, nichtepileptischer Anfall. Tritt vor allem in der sog. klassischen Form des *Arc de cercle mit pathologischer Körperhaltung (extreme Beugung des Körpers nach vorn) auf. Es gibt aber auch weniger charakteristische Formen, für die sich keine systematische Beschreibung geben läßt. Gemeinsam ist allen Formen nicht nur der Zusammenhang mit Erlebniskonflikten, sondern auch das Fehlen einer Bewußtseinsveränderung, die Seltenheit von Verletzungen durch Fall und das Erhaltenbleiben der Pupillenreaktion. Während in der Nachkriegszeit diese Form der hysterischen Reaktion zunächst auszusterben schien, wird sie neuerdings wieder häufiger beobachtet, vor allem bei Epileptikern (*F. Rabe*).

fr.: accès psychogène (hystérique), grande hystérie; *e:* psychogenetic (hysterical) attack.

Anfall, psychomotorischer *(m).* (*Gibbs, Gibbs* und *Lennox,* 1937). Epileptischer Anfall, der durch eine kurze Bewußtseinsveränderung, motorische Automatismen, sinnvolle oder sinnlose Handlungen und durch vegetative Symptome gekennzeichnet ist. Das Anfallsbild ist sehr variabel. – Der Anfall wird häufig durch eine vegetative, epigastrische oder gustatorische Aura eingeleitet. In der Aura sind *Déjà-vu- oder auch Jamais-vu-Erlebnisse häufig. Es folgen Schluck-, Kau- und Schmatzbewegungen oder auch Handlungsfragmente wie Wisch-, Strampel- oder Nestelbewegungen. Auch komplexere Handlungen kommen vor. Der Anfall endet mit einem kurzen Dämmerzustand. Er dauert Sekunden bis Minuten. – Im EEG findet sich häufig ein einseitiger Krampfherd über der vorderen Temporal- (90%) oder Frontalregion. – Eine Reihe von Synonymen werden von einzelnen Autoren für das ganze Anfallsgeschehen oder -leiden, von anderen nur für Teile davon verwendet.

fr: crise psychomotrice, crise temporale, fausse absence, équivalent; *e:* psychomotor seizure, temporal lobe seizure, ictal automatism.

Syn.: Dämmerattacke (*Meyer-Mickeleit,* 1953), Dreamy state (*Jackson*), Oral-petit-mal (*Hallen,* 1954).

Anfall, sekundärer psychomotorischer *(m).* (*F. Rabe,* 1961). Psychomotorischer Anfall (s.d.), der erst im Laufe einer chronischen Epilepsie als neue Anfallsart zu den alten Anfällen hinzutritt. Ein temporaler EEG-Focus tritt gleichzeitig in Erscheinung. Es wird angenommen, daß die Anfälle eine Folge von vorher jahrelang sich wiederholenden Grand-mal-Anfällen sind, die zu einer Schädigung des Gehirns geführt haben.

Anfall, subkortikaler *(m)*. Besondere Form fokaler Anfälle. Bestehen vor allem in fokaler, halbseitiger oder generalisierter tonischer Streckstarre mit nur kurzer oder unvollständiger Bewußtseinsstörung.

Anfall, sympathiko-kardialer *(m)*. (*F. Broser*, 1958). Syn. für *Anfall, sympathikotoner.

Anfall, sympathikotoner *(m)*. Nicht-epileptische, vielgestaltige, jedoch typische Anfallsform. Es besteht intensive Angst (die als solche nicht erlebt zu werden braucht) mit zahlreichen, durch einen gesteigerten Tonus des Sympathikus erklärbaren Symptomen. Beschreibung beim *Herzangstsyndrom. – Die Bez. wird verwendet, wenn der Anfall quasi von außen, nur mit Hilfe seiner sympathikotonen Anteile beschrieben wird und inneres Erleben (Todesangst) sowie Entstehung (aus Erlebnissen) unberücksichtigt bleiben.
Syn.: Herzangstanfall, Herzangstsyndrom, sympathiko-vasaler Anfall, sympathiko-kardialer Anfall, dienzephal-autonomer Anfall.

Anfall, sympathiko-vasaler *m)*. (*Fr. Broser*, 1958). Syn. für *Anfall, sympathikotoner.

Anfall, synkopaler *(m)*. (*W. Schulte*, 1949). Kurze Anfälle von ohnmachtartigem Charakter. Beginn mit unbestimmten Gefühlen, Schwarzwerden vor den Augen, ängstlichen Beklemmungsgefühlen, Schweißausbruch und Erblassen. Es folgt Bewußtseinsverlust oder Bewußtseinseintrübung von kurzer Dauer. Keine Krampferscheinungen. Gelegentlich auch brüsker einsetzende Anfälle mit Selbstverletzungen. Nur am Tage auftretend, besonders leicht nach Dauerstrapazierungen, Überhitzungen, statischen Belastungen, Schreckerlebnissen, aber auch autochthon. Können idiopathisch oder symptomatisch (z.B. nach Hirntraumen) auftreten. – Eigene, über das Vegetativum ausgelöste, nicht-epileptische Anfallsform, die sich weder mit den epileptischen Anfallsformen noch mit den hysterischen vergleichen läßt.
fr: accès syncopal; *e:* faint, fainting,
Syn.: vasomotorischer Anfall, vago-vasaler Anfall (*Broser*).

Anfall, thalamischer (hypothalamischer) *(m)*. (*Gibbs*). Syn. für *Anfall, dienzephal-autonomer.

Anfall, tonischer *(m)*. (*S. Wilson*). *Hirnstammanfall, tonischer.

Anfall, vago-vasaler *(m)*. (*Broser*). Syn. für *Anfall, synkopaler.

Anfall, vasomotorischer *(m)*. Syn. für *Anfall, synkopaler.

Anfall, vaso-vagaler *(m)*. (*Lewis*, 1932). Syn. für *Anfall, synkopaler. Die Bez. soll hervorheben, daß gleichzeitig eine Hemmung der Herztätigkeit über den Nervus vagus und eine Erweiterung von Gefäßen über eine Erregung des Sympathikus stattfinden.
fr: syncope vaso-vagale.

Anfall, vegetativer *(m)*. (*Binswanger, Pette*). Syn. für *Anfall, dienzephaler-autonomer.

Anfall, zerebraler *(m)*. **1.** I.w.S. *Anfall, epileptischer oder nicht-epileptischer, welcher durch eine Funktionsstörung im Gehirn hervorgerufen wird. **2.** I.e.S. Syn. für Anfall, epileptischer. Wird gewöhnlich als Euphemismus verwendet.
fr: crise cérébrale; *e:* cerebral seizure.

Anfallsäquivalent *(n)* *Äquivalent, epileptisches.

Anfallsbereitschaft *(f)* *Krampfbereitschaft.

Anfallsleiden *(n)*. Allgemeinere Bezeichnung für Krankheitszustand, der mit irgendeiner Form von Anfällen einhergeht. Gewöhnlich ist aber im engeren Sinne ein epileptisches Anfallsleiden gemeint.

angepaßte Patienten *(m, pl)*. (*Degrecoustry*). Persönlichkeitstyp bei Infarktpatienten, bei dem eine Psychotherapie angezeigt ist.
e: adapted patients.

Angina pectoris vasomotorica *(f)*. Selten gebr. Syn. für *Herzangstsyndrom.

Anginophobie *(f)*. Krankhafte Furcht vor anfallsweiser Brustenge (Angina pectoris).
fr: anginophobie; *e:* anginophobia.

Angone *(f)*. Syn. für *Globus hystericus.

Angophrasie *(f)*. (*Kussmaul*). Gaxen. Sprachstörung, bei der in den Satz immer wieder lange Vokale oder Nasallaute eingeschoben werden. Bei progressiver Paralyse vorkommend, aber auch bei ängstlichen Sprechern, die den rechten Ausdruck suchen.
fr: angophrasie; *e:* angophrasia.

Angst *(f)*. Affektzustand, bei dem eine Gefahr erwartet wird, auf die sich die Psyche bereits vorbereitet hat. Stellt eine der menschlichsten und häufigsten Erscheinungen des normalen und abnormen psychischen Lebens dar. Angst wird begrifflich nicht immer scharf von *Furcht und *Schreck unterschieden. Daher kann damit Angst gemeint sein, die sich in einfühlbarer Weise auf einen Gegenstand richtet (Objektangst, Realangst, Furcht) oder unbestimmt bleibt (objektlose oder frei flottierende Angst). Körperliche Begleiterscheinungen sind: Beschleunigung von Puls und Atmung, Druckgefühle über dem Brustbein und in der Herzgegend (Oppressionsgefühle), steigender Blutdruck, Zittern, Schwitzen an Handinnenflächen, Füßen und über dem Steißbein, Erweiterung der Pupillen, Trockenheit des Mundes, Beschleunigung der Darmtätigkeit (Durchfall), Bedürfnis häufigen Wasserlassens, Übelkeit, Erbrechen, Kloßgefühl im Hals, Erhöhung des Adrenalinspiegels im Blut. Die körperlichen Erscheinungen können als Angstäquivalente allein auftreten, ohne daß dem Individuum die verursachende Angst bewußt zu sein braucht. Krankhafte Angst gibt es bei körperlichen Erkrankungen (Angina pectoris), bei nahezu allen Psychosen (Schizophrenie, manisch-depressive Erkrankung, Angstpsychose u.a.) und bei Neurosen. Bei Neurosen tritt nach *Freud* Angst immer dann auf, wenn ein Triebwunsch für die rationale Persönlichkeit (*»Über-Ich«) nicht akzeptabel ist. Dies ist besonders der Fall bei der Angstneurose und der Zwangskrankheit. Die neurotische Angst sei dabei eine umgewandelte Libido. Manche Psychoanalytiker fassen daher jede neurotische Angst als Gewissensangst auf. Im Frz. bezeichnet »anxiété« die psychische Seite der Angst, »angoisse« die körperliche.

fr: angoisse, anxiété; *e:* anxiety, fear.

Angst, frei flottierende *(f)*. Objektlose Angst, welche die Gefahr, auf die sie sich bezieht, nicht kennt. Auch Angstbereitschaft.

fr: angoisse flottante, anxiété athématique; *e:* free-floating anxiety.

Angstäquivalent *(n)*. Angstersatzform. Durch *Verdrängung unbewußt bleibende Angst, die sich dann aber in einer anderen Erscheinung äußert (Herzjagen, Schlaflosigkeit, Einnässen, Vaginismus).

fr: équivalent angoisse; *e:* anxiety equivalent.

Angstanfall *(m)*. In Form eines Anfalls scheinbar unmotiviert auftretende Angst. Beruht jedoch gewöhnlich auf einem ungelösten verdrängten Konflikt.

fr: accès *oder* crise aigue d'angoisse; *e:* anxiety fit.

Angstdepression *(f)*. Endogene Depression, deren Symptomatik vorwiegend oder ausschließlich durch Angst beherrscht wird.

fr: dépression d'angoisse; *e:* anxiety depression.

Syn.: Angstmelancholie.

Angst-Eingebungs-Psychose *(f)*. (*K. Leonhard*). Syn. für *Angst-Glücks-Psychose.

Angsterwartung *(f)*. Nach *V. E. Frankl* Angst vor dem Eintreten einer Angst. *Phobophobie.

Angst-Glücks-Psychose *(f)*. (*K. Leonhard*). Phasisch verlaufende endogene Psychose, die zur Gruppe der zykloiden Psychosen gehört, wobei ängstliche und ekstatisch-glückhafte Phasen einander abwechseln können. In der ängstlichen Phase (»Angstpsychose«) herrschen mißtrauische Angst mit Eigenbeziehungen, Versündigungsideen und Trugwahrnehmungen ängstlichen Inhalts vor. In der glückhaften Phase kommt es zu einem ekstatisch gehobenen Glücksgefühl, plötzlichen Erleuchtungen und Eingebungen, Ideen der Selbstbeglückung oder Beglückung anderer. In der Ekstase sind *Visionen häufig. Die Prognose ist im allgemeinen günstig, doch sind Ausgänge mit Defekt bekannt.

fr: psychose d'angoisse et d'extase; *e:* anxiety-blissfulness *oder* anxiety elational psychosis.

Syn: Angst-Eingebungs-Psychose (*Leonhard*), ängstlich-ekstatische Wahnpsychose (*Kleist*).

Angsthierarchie *(f)*. Bei der aktiven *Desensibilisierung verwendete Liste von angstauslösenden Reizen und Situationen. Die einzelnen Ängste sind dabei so angeordnet, daß die geringste Angst das eine, die größte Angst das andere Ende der Liste bilden. Der Angstgrad soll von Stufe zu Stufe möglichst gleichmäßig zunehmen. Die Desensibilisierung beginnt mit der Situation, welche die geringste Angst auslöst.

e: anxiety hierarchy.

Angsthysterie *(f)*. Neurose, deren Hauptsymptom eine Angst vor etwas Bestimmtem (*Phobie) ist. Die Bez. wurde 1908 auf Anregung von *Freud* durch *W. Stekel* eingeführt, um den Verdrängungsmechanismus der Angst zu betonen, der darauf abzielt, den Affekt von der Vorstellung zu trennen. Im Unterschied zur *Konversionshysterie wird die durch Verdrängung entbundene Libido nicht konvertiert (*Konversion), sondern in Form einer objektbezogenen Angst frei. Angsthysterie und Phobie wurden von *Freud* oft syn. gebraucht und zuerst am Fall »des kleinen Hans« (*Hans) demonstriert.

fr: hystérie d'angoisse; *e:* anxiety hysteria.

Angstlust *(f)*. Auftreten von Angst und Lust im gleichen Affekt. Verbindung im einzelnen jedoch nicht immer sicher auszumachen. In der normalen Sexualität kann Lust eventuell durch Angst vor dem Entdecktwerden gesteigert werden. Ausübung sittlich verbotener Sexualität kann Lust ebenfalls steigern. Eine pathologische Verbindung besteht, wenn Lust nur in Verbindung mit Angst (oder Schmerz) erreicht werden kann (*Masochismus).

Angstmelancholie *(f)* *Angstdepression.

Angstneurose *(f)*. (*S. Freud*, 1895). Neurotisches Bild mit Angst als Hauptsymptom, die in Form gehäufter Anfälle oder länger anhaltender intensiver Angstzustände vorwiegend ohne bevorzugtes *Objekt (vgl. Phobie) auftritt und sich vorwiegend auf Alleinsein, Verlassenwerden und dadurch bedingte Hilflosigkeit bezieht. Im einzelnen kommen vor: extreme Erwartungsangst, frei flottierende Angst, Übertreibung verbreiteter Ängste vor Dunkelheit, Schlangen, Fröschen, Mäusen, somatisierte Angst in Form von Herzjagen, Atemstörungen, Schwitzen, Heißhunger, Durchfällen, Schwindel, Zittern, ängstlichem Erwachen nachts, häufigem Wasserlassen, allgemeiner Erschöpfung.

Wurde von *Freud* ursprünglich von *Neurasthenie abgetrennt und zu den Aktualneurosen gezählt. Als Ursache nahm *Freud* stets Aktualkonflikte, gewöhnlich in Form sexueller *Frustration (Coitus interruptus, Witwenschaft, Klimakterium, Aufgeben von Ipsation), an, jedoch auch Erschöpfung durch Überarbeitung. Später wurden mehr Trennungsängste bei stark von »Schutzfiguren« abhängigen Menschen hervorgehoben, bei denen in der Lebensgeschichte Züge von Trennungsempfindlichkeit zu finden sind. Die Anwesenheit von »Schutzfiguren« (Arzt) kann Angst lindern oder beheben. Kommt in Kombination mit anderen Neurosen und für sich allein vor.

fr: névrose d'angoisse; *e:* anxiety-neurosis.

Angstpsychose *(f)*. (*C. Wernicke*, 1894). Psychose, die auf dem Boden einer pathologisch (= ängstlich) veränderten Emotionalität entsteht und durch Angst in ihren verschiedensten Ausdrucksformen charakterisiert wird. »Grundsymptom ist die Angst«, die einen »fluktuierenden« oder auch »intermittierenden« Charakter (*Wernicke*) hat. Anfänglich tritt sie als erlebte Angst ins Bewußtsein, bei weiterem Anstieg wird sie als in der realen Welt begründet erlebt, bei noch höherem Grad treten Angstwahn (= Wahn mit »angsterregendem« Inhalt) und ebensolche Halluzinationen hinzu. Angst kann als körperliche Angst erlebt werden, als Herzangst, als Angst, das Herz bleibe stehen, der Tod stehe bevor u.ä. Es kann »maßlose« Angst auftreten. Bei diagnostischen Zweifeln entscheidet die Frage, ob eine psychopathologische Erscheinung durch Angst erklärbar ist. – Die Prognose ist stets gut. Behandlung durch Psychotherapie, Tranquilizer, evtl. zusätzlich Clozapin.

fr: psychose d'angoisse; *e:* anxiety-psychosis.

Angstregression *(f)*. (*H. M. Sutermeister*). Durch Angst ausgelöste Rückstufung des Verhaltens auf biologisch ältere Entwicklungsstufen; Beispiele sind Totstellreflex (Schreckstarre) oder Bewegungssturm. I.w.S. jede »primitive« Verhaltensweise in Angstsituationen.

fr: régression anxieuse; *e:* anxiety regression.

Angstsyndrome *DSM-Anhang.

Angstsyndrome der Kindheit oder Adoleszenz *DSM-Anhang.

Angstsyndrom mit Trennungsangst *DSM-Anhang.

Angstsyndrom mit Überängstlichkeit *DSM-Anhang.

Angstsyndrom mit Vermeidungsverhalten *DSM-Anhang.

Angstthymopathie *(f)*. (*Lopez Ibor*). Syn. für *Angstdepression. Vgl. *Thymopathie.

fr: thymopathie anxieuse.

Angsttraum *(m)*. Traum mit angsterregendem Inhalt. Es können dadurch schwere Angstaffekte mit allen körperlichen Begleiterscheinungen der Angst angeregt werden, die den Schläfer wecken. Kommt bei sonst völlig gesunden und psychisch nicht gestörten Individuen, besonders bei Vorhandensein von Leibreizen (z.B. Darmblähung) vor; besonders lebhaft aber bei Neurosen und ängstlichen Formen der endogenen Depression.

fr: rêve d'angoisse; *e:* anxiety dream.

Anhedonie *(f)*. **1.** Allgemein: Unfähigkeit, Freude zu empfinden und selbst einfache Zertreuungen, Unterhaltungen, Kino, Musik, Lektüre usw. zu genießen. Bleibt oft als Folge schwerer Verfolgungserlebnisse für dauernd bestehen. *KZ-Syndrom. **2.** I.e.S. Fehlen von sexuellen Lustgefühlen. **3.** Fehlen von Vergnügen in Situationen, die normalerweise mit Lustgefühlen verbunden sind. Vorkommen als Basisstörung der Schizophrenie. *Hedonie.

fr: anhédonie; *e:* anhedonism.

Anhedonismus *(m)* *Anhedonie.

Angstzustände *DSM-Anhang.

Anhormie *(f)*. (*E. Kretschmer*). Antriebsschwäche. Auch Verlangsamung bis zur völligen Bewegungslosigkeit.

Anhylognosie *(f)*. (*J. Delay*, 1935). Form der *Astereognosie. Temperatur, Oberflächenbeschaffenheit und Gewicht eines Gegenstandes können nicht erkannt werden.

fr: anhylognosie; *e:* anhylognosia.

Anideation *(f)*. Unfähigkeit, sich einen Gegenstand vorzustellen.

fr: anidéation; *e:* anideation, psychic asthenia.

Anilingus *(m)*. Belecken des Anus als sexuelle Praktik. *Cunnilingus.

fr: anilinctus; *e:* anilingus.

Anima *(f)*., **Animus** *(m)*. In der analytischen Psychologie (*C. G. Jung*) werden an der Persönlichkeit eine nach außen gewandte Seite (»Persona«) und eine innere unterschieden. Diese letztere ist fest mit dem Geschlecht verbunden (»animus«, »anima«). So kann es sein, daß eine weiblich erscheinende Frau eine männliche Seele in sich trägt, einen Animus, und umgekehrt. Häufiger sind die Mischungen. Animus und Anima stellen den Niederschlag aller Erfahrungen der Ahnenreihe vom anderen Geschlecht dar. Die Anima bringt Launen hervor, Animus dagegen Meinungen.

Anima rationalis *(f)*. Im *Animismus *Stahl*s ein den mechanischen Vorgängen im Körper übergeordnetes Prinzip, das nicht mechanisch und nicht chemisch ist. Steht als vitales Prinzip hinter den geordnet ineinandergreifenden Bewegungen und bemüht sich um die Erhaltung des Körpers und die Abwehr von Schäden. Bewirkt Wachstums- und Bildungsvorgänge und strebt bei Krankheiten über eine Beeinflussung der Bewegung im Organismus Heilung an. *Stahl* sieht in Krankheitssymptomen nicht nur Krankes, sondern auch den Ausdruck von Heilanstrengungen der Anima, die über die Symptome versucht, der Ursache der Erkrankung entgegenzuwirken. *Stahl* bestreitet mechanische Vorgänge im Organismus nicht, aber sie genügen nicht zur Interpretation organischer Vorgänge. Die Anima rationalis kann eventuell irren, weil sie Gemütsbewegungen und daher Täuschungen ausgesetzt ist und in ihren Heilanstrengungen über das Ziel hinausschießen kann. Gemütsbewegungen (Schreck, Zorn) besitzen in besonderem Maß die Fähigkeit, auf die Anima einzuwirken und krankmachend zu wirken.
Syn.: vis vitalis, natura (*Stahl*).

Animismus *(m)*. Entsprechend der Ableitung aus lat. anima kann A. für jede Theorie stehen, die mit Geist oder Seele zu tun hat. Tatsächlich haben sich die verschiedensten Richtungen diese Bezeichnung gegeben. **1.** Geprägt erstmalig von *G. E. Stahl* im Beginn des 18. Jahrhunderts, um seine Philosophie der Weltseele zu beschreiben, nach der alle Lebensvorgänge von einer unsterblichen, dem Menschen gleich gebildeten Seele geleistet werden. Auch die ärztlich-therapeutischen Maßnahmen orientieren sich nach dieser Theorie. **2.** Auch *Tylor* (1871) nannte seine Lehre A. Danach ist die Vorstellung von der Beseeltheit der Natur bei den Naturvölkern der Ursprung der Religionen. **3.** Vorstellung des Kleinkindes, daß alle sich bewegenden Gegenstände lebendig seien. **4.** Okkultistische Richtung, bei der naturwissenschaftlich nicht zu erklärende Tatsachen auf die besonderen Eigenschaften einzelner Menschen zurückgeführt werden.
fr: animisme; *e:* animism.

Animosität *(f)*. Bei *C. G. Jung* komplexhafte Haltung, bei der durch Animus-Wirkungen bei der Frau z.B. Meinungen unbemerkt beeinflußt werden, beim Mann durch Anima-Wirkungen Gefühle.
fr: animosité; *e:* animosity.

Anlage *(f)*. Im biologischen Sinne Erbanlage, aus welcher sich der Mensch mit allen seinen (körperlichen und seelischen) Eigenschaften entwickelt. Es wird jedoch stets davon ausgegangen, daß sich die seelischen Eigenschaften eines Menschen in der stetigen Auseinandersetzung zwischen Anlage und Umwelt herausbilden.
fr: prédisposition; *e:* predisposition.

Anlehnungsdepression *(f)*. Syn. für *Depression, anaklitische.

Anmutungserlebnis *(n)*. In der *Krueger-Wellek*schen Schule der Gestaltpsychologie diffus ganzheitliche gefühlsartige Eindrücke, welche die Gestimmtheit des Erlebenden beeinflussen (dann gewöhnlich Anmutung oder A.-Qualität genannt).

Anna O. geb. 27. 2. 1859 Wien; gest. 28. 5. 1936, Neu-Isenburg. Berühmter Fall der psychoanalytischen Literatur. Richtiger Name: *Bertha Pappenheim.* Wurde 1880/81 wegen schwerer hysterischer Symptome von *J. Breuer* behandelt. Wurde eigentlicher Anlaß zur Entwicklung erster psychoanalytischer Vorstellungen. Krankengeschichte der *Anna O.* und Beschreibung theoretischer Konzepte erschienen zuerst in »Studien über Hysterie« (*Freud* und *Breuer*, 1895). *Anna O.* wurde einige Jahre nach ihrer Behandlung Leiterin eines Mädchenwaisenhauses in Frankfurt/M. und begründete 1906 ein »Heim für gefährdete Mädchen und uneheliche Kinder« in Neu-Isenburg b. Frankfurt, das sie bis zu ihrem Tode leitete.

anniversary syndrome *(n)*. Geburtstagssyndrom. Die Vorstellung eines Erwachsenen, der in der Kindheit einen Elternteil oder ein Geschwister verloren hat, er müsse am gleichen Jahrestag im gleichen Alter wie dieser sterben.

Anochlesie *(f)*. Nicht mehr gebräuchliches Syn. für *Katalepsie.

Anoëse *(f)*. Fehlen erkennender Verstandesfunktionen.
fr: anoésie; *e:* anoësis.

Anoëtisches Syndrom *(f)*. (*Fr. Duensing*, 1949). Bei schweren Hirnschädigungen auftretendes psychopathologisches Zustandsbild, gekennzeichnet durch »Aufhebung oder schwere Herabsetzung aller Verstandesleistungen bei völliger Wachheit, lebhafter Umweltzuwendungsbereitschaft und teilweise erhaltener Affekt-Triebschicht«.– » Die Kranken waren hellwach, auf ihren Gesichtszügen standen keinerlei Anzeichen der Erschlaffung und Ermüdung. Ihre Aufmerksamkeit schien lebhaft zu sein, teilweise bestand sogar eine ausgesprochene Hypermetamorphose. Die Kranken folgten allen Vorgängen in ihrer Umgebung, ermüdeten bei der Untersuchung nicht; sie zeigten teils eine natürliche Affektivität, teils aber eine gewisse Leere; ihr Gebaren wirkte situationsgemäß. Bei der näheren psychischen Untersuchung trat dann aber nicht nur ein Fehlen der örtlichen und zeitlichen Orientierung und hochgradige Herabsetzung der Merkfähigkeit, sondern auch eine grobe Störung der intellektuellen Fähigkeiten und des Gedächtnisses zutage«. Als Ursache wird eine Unterbrechung aktivierender Einflüsse von seiten des Hirnstammes auf die Rinde angenommen. Verursacht wird das Krankheitsbild vor allem durch Meningitiden und Hirntumoren.

Anoia *(f)*. **1.** Altes Synonym für Geisteschwäche. Nur noch in Zusammensetzungen verwandt (z.B. Paranoïa, Metanoia). **2.** Stupor.
fr: anoïa; *e:* anoia.

Anomie *(f)*. **1.** Erheblich gestörte Fähigkeit zum Behalten von Namen. Vorkommen als allgemeine Gedächtnisstörung durch Hirnkrankheit und als Typ der Aphasie. **2.** Bei *B. Rush* (1745–1813) angeborenes Fehlen eines Sinnes für Moral. **3.** Bei *E. Durkheim* (1858–1917) Erschütterung von Gruppenmoral und Gruppenbedeutung. Eine der Folgen ist abweichendes Verhalten als Empörung gegen sozialen Zwang. In dieser Bedeutung gegenwärtig häufg zur Erklärung sozialer Verhaltensweisen von Jugendlichen verwendet, die sich gegen eine als kalt, herzlos und grausam erlebte Gesellschaft wenden.
fr: anomie; *e:* anomie.

anonyme Alkoholiker (AA) *(m)*. (*Eddy* und *Bill*, 1935). Selbsthilfevereinigung von Alkoholikern zum Zwecke der Abstinenz. Hauptkennzeichen sind Anonymität (daher nicht direkt für Ärzte zugänglich), Konzentrierung auf Alkoholismus, demokratische Organisation. Allgemein als wirksamster Weg zur Bekämpfung des Alkoholismus und als Vorbild aller anderen Selbsthilfeorganisationen anerkannt. Wegen der lockeren Organisation ist die Zahl der Mitglieder unbekannt; sie wird auf ½ Million (in der Welt) geschätzt. Anschriften der etwa 300 deutschen Gruppen über die zentrale Kontaktstelle: Postfach 422, München.
fr: alcooliques anonymes (AA); *e:* alcoholic anonymous (AA).

anonyme Spieler *(m, pl)* *Spieler, anonyme.

Anorexia, Anorexie *(f)*. Appetitlosigkeit. Auch für die dadurch verursachte Magerkeit.
fr: anorexie; *e:* anorexia.
Syn: Asitie.

Anorexia mentalis *(f)*. Syn. für *Anorexia nervosa.

Anorexia nervosa *(f)*. (*W. Gull*, 1868; *Lasègue*, 1873). Zustand starker Abmagerung aus psychischer Ursache. Fast ausschließlich bei Mädchen im Alter von 12–21 Jahren vorkommend. Klinisches Bild: Unfähigkeit zu essen (keine eigentliche Appetitlosigkeit), wofür im Anfang als Begründung vage Bauchbeschwerden angegeben werden. Bei zunehmendem Druck der Umgebung wird auch mit Essen gemogelt oder heimlich Erbrechen provoziert. Oft wird sogar mit Heißhunger gegessen und anschließend sofort erbrochen. Vielfach Tätigkeitsdrang und rastlose Aktivität. Mißbrauch mit Laxantien. Alles mit dem Ziel, das Gewicht möglichst niedrig zu halten. Körpersymptome: Amenorrhö (fehlt nie), niedriger Blutdruck, Verlangsamung von Puls- und Respirationsfrequenz, Hypoglykämie, Erhöhung des Cholesterinspiegels. Niedriger Grundumsatz. Gewichtsabnahme bis zum Körpergewicht von 30 kg, was schließlich zum Exitus führen kann (10% der Fälle). – Gewöhnlich neurotische Verursachung, die sich psychodynamisch nicht auf einen Nenner bringen läßt. *Therapie:* Erzwungene Gewichtszunahme (*H. Frahm*) und stereotaktische Operation sind von zweifelhaftem Wert. Am stärksten durchgesetzt haben sich *Token-Verstärkungssysteme, weniger andere Psychotherapieformen.
fr: anorexie mentale; *e:* anorexia nervosa, nervous anorexia.
Syn.: Anorexia mentalis, Apepsia hysterica (*W. Gull*), Pubertätsmagersucht.

Anorexia sympathica *(f)*. Seltene Form von Anorexia nervosa bei Individuen (meist weiblichen Geschlechts), die infantil an die Mutter oder das familiäre Milieu fixiert sind, aber aus äußeren Gründen davon getrennt werden.
fr. anorexie sympathique; *e:* sympathic anorexia.

Anorgasmie *(f)*. Fehlen eines Höhepunktes (Orgasmus) beim Geschlechtsverkehr. Häufig Symptom neurotischer Störung. Braucht jedoch nicht krankhaft oder abnorm zu sein, kann bei ganz normaler Sexualität beobachtet werden.
fr: anorgasmie; *e:* anorgasmy.

Anosognosie *(f)*. **1.** (*J. Babinski,* 1914). I.e.S. Nichterkennenkönnen einer eigenen Halbseitenlähmung. **2.** I.w.S. Nichterkennenkönnen von Körperstörungen. Es handelt sich um ein psychopathologisches Phänomen, das gewöhnlich als Körperschemastörung beschrieben wird, aber hauptsächlich in einem Nichtwahrhabenwollen der Krankheit besteht. Es gibt Anosognosie für zentrale Blindheit (**Anton*sches Symptom), periphere Blindheit durch Schädigung des Sehnervs, Taubheit, Halbseitenlähmung (Anosognomie i.e.S.).
fr: anosognosie; *e:* anosognosia.

Anpassung *(f)*. In der Psychiatrie die Abstimmung des Verhaltens und des ganzen Seelenlebens eines Einzelindividuums auf die gesellschaftlichen Normen seiner kulturellen Umgebung. Die mehr oder weniger gelungene Anpassung (»adjustment«) spielt in manchen neueren psychoanalytischen Theorien eine besondere Rolle, vor allem in den USA.
fr: accomodation; *e:* adjustment.

Anpassungsstörungen *DSM-Anhang.

Anschauungsbild *(n)*. (*E. R. Jaensch*). *eidetische Anschauungsbilder.

Anspruchsniveau *(n)*. Gesamtheit der Erwartungen, die ein Individuum in bezug auf seine Leistungen hegt. Bleibt die tatsächliche Leistung unterhalb dieses Niveaus, entstehen gewöhnlich starke Unzulänglichkeitsgefühle und Selbstvorwürfe. Ein Individuum kann sich durch ein zu hohes Anspruchsniveau ständig selbst erschöpfen.
fr: niveau de prétention; *e:* aspiration level, level of aspiration.

Anstalt, geschlossene *(f)*. Eigentlich: von der Außenwelt völlig abgeschlossenes psychiatrisches Krankenhaus. In dieser Form nicht mehr üblich. Der Begriff findet vorwiegend noch in der Juristensprache Verwendung und meint der Sache nach eine geschlossene Abteilung (s.d.) oder Station.
fr: asyle.

Anstaltsartefakt *(n)*. (*G. Kolb,* 1929). Bei psychisch Kranken auftretende Verhaltensanomalie und psychische Störung, die ihre Ursache nicht in der psychischen Krankheit, sondern in einem Mangel an Beschäftigung und sozialen Bezügen haben, wie sie vor der Zeit der Werk- und Beschäftigungstherapie für die psychiatrischen Krankenhäuser (Anstalten) charakteristisch waren.
fr: artéfact d'hôpital; *e:* establishment artefact, hospital artefact.

Anstaltspsychiatrie *(f)*. In den großen Landeskrankenhäusern, Heil- und Pflegeanstalten betriebene Psychiatrie. Im Unterschied zur Universitätspsychiatrie herrschen praktische Probleme der Behandlung von chronisch Kranken, Alterskranken, Anstaltsorganisation und der sozialen Wiedereingliederung vor. *Historisch* hat sich die europäische Psychiatrie im 19. Jahrhundert als Anstaltspsychiatrie entwickelt. Die hervorragendsten Vertreter der Psychiatrie waren bis hin zu **Schüle* und **Krafft-Ebing* Anstaltspsychiater. Alle therapeutischen Neuerungen, Ideen, Krankenbeschreibungen, auch Lehrbücher kamen aus den Anstalten, bis die Führung 1850–1860 rasch an die *Universitätspsychiatrie überging.
fr: psychiatrie d'établissement; *e:* asylum psychiatry.

Anstaltsunterbringung *(f)* *Unterbringung.

Antabus *(n)*. Disulfiram. Mittel gegen Alkoholismus. *Antabus-Kur.

Antabus-Kur *(f)*. 1947 von *J. Hold* und *E. Jacobsen* eingeführte medikamentöse Behandlungsmethode des chronischen Alkoholismus. Wenn wenige Stunden nach Einnahme von Antabus (das ohne eigene pharmakologische Wirkung ist) in irgendeiner Form Alkohol genossen wird, kommt es innerhalb weniger Minuten zur subjektiv unangenehmen *Disulfiram-Alkohol-Reaktion. Wird verwendet bei Alkoholikern, die eine Entwöhnung wünschen, aber der Versuchung nicht widerstehen können. Die Kur ist besonders bei großen Alkoholmengen nicht ungefährlich, so daß sie auf keinen Fall ohne Wissen des Trinkers durch heimliche Antabusgaben durchgeführt werden darf, was auch juristisch nicht statthaft ist. Ist als alleinige Behandlungsmethode des Alkoholismus ungeeignet, findet aber als Teilmaßnahme in einem umfassenden Entwöhnungsprogramm sinnvolle Verwendung.
fr: cure de disulfiram (antabus); *e:* antabuse-cure.

anterograde Amnesie *(f)* *Amnesie, anterograde.

Anthropologie *(f)*. Wissenschaft vom Menschen schlechthin. Teilt sich entsprechend der möglichen Betrachtungsweise des Menschen als biologisches oder als kulturelles Wesen in: 1. medizinische Anthropologie (s.d.); 2. philosophische Anthropologie (s.d.).

Anthropologie, medizinische *(f)*. 1. Naturwissenschaftlich-medizinische Disziplin, welche die Stellung des Menschen im Reich der Lebewesen untersucht. Ihre Gebiete sind Anatomie, Physiologie, Rassenkunde.

Anthropologie, philosophische *(f)*. Wissenschaft vom Menschen als einem kulturellen und geschichtlichen Wesen. Entwickelte sich in der heutigen Form von der Zeit der Romantik an aus der Naturphilosophie *Schellings.* Bedeutende Ärzte-Psychiater waren aus ihrer ärztlichen Erfahrung heraus an der Formulierung beteiligt und schrieben entsprechende Werke, z.B. **Heinroth* (»Lehrbuch der Anthropologie«, 1822), *Joseph Ennemoser* (»Anthropologische Ansichten oder Beiträge zur besseren Kentnis des Menschen«, 1828), *Gotthilf Heinrich von Schubert* (»Geschichte der Seele«, 2 Bde., 1830). Die vorgebrachte Leitthese wird noch in der Gegenwart anerkannt: Als Tier ist der Mensch von Natur mangelhaft angelegt, aber seine Kultur und sein Geist erheben ihn über die Natur. Demgemäß wird die Stellung des Menschen zu dieser Welt untersucht. Der Mensch steht im Mittelpunkt eines geschichtlichen und personalen Denkens (philosophisch begründet von *Schelling, Kierkegaard, Scheler*). Weiterentwicklung zur Existenzphilosophie (*Existenzanalyse, *anthropologische Psychiatrie). – I.w.S. auch Beitrag der ärztlichen Wissenschaft zur Menschenkunde überhaupt. Die ärztlich-medizinische Erfahrung wird zum Ausgangspunkt von Erörterungen über den Menschen. Der ganze Mensch wird gegenüber einer bloßen Betrachtung seiner Organe und Krankheiten betont. Der ärztliche Blick wird von der Krankheit zum Kranken gewendet. Das Menschliche im Menschen, seine Innerlichkeit und Subjektivität, seine Geistigkeit und Geschichtlichkeit werden in die Krankheitslehre einbezogen und damit die kühle Distanz der naturwissenschaftlichen Medizin gegenüber seelischen, geistigen, geschichtlichen und mitmenschlich-sozialen Bezügen korrigiert. Eine Lehre vom kranken Menschen wird begründet (*R. Siebeck*).

anthropologische Psychiatrie *(f)* *Psychiatrie, anthropologische.

Anthropophagie *(f)*. Menschenfresserei. Kannibalismus.
fr: anthropophagie, cannibalisme; *e:* anthropophagy, cannibalism.

Anthropophobie *(f)*. Sammelbez. für *phobische Ängste, die beim Erscheinen vor bestimmten (Gruppen von) Menschen auftreten: z.B. *Lampenfieber, *Examensangst, *Dysmorphophobie.
fr: anthropophobie; *e:* anthropophobia.

Anthropozentrismus *(m)*. Tendenz, den Menschen als Mittelpunkt und Zweck der Schöpfung zu betrachten.
fr: anthropocentrisme; *e:* anthropocentrism.

Anti-Alkoholbewegung *(f)*. Bewegung gegen den Alkoholgenuß und die damit verbundenen Gesundheitsschäden; meist von religiösen, humanistischen oder ärztlich-ethischen Motiven geleitet. Als Begründer gilt der Schweizer Psychiater *Auguste *Forel.* *Alkoholgegner.
fr: mouvement antialcoolique; *e:* antialcohol movement.

Antiandrogen *(n)*. Substanz, die als Antagonist zum männlichen Geschlechtshormon (Androgen) wirkt, z.B. Cyproteron. Hemmt den männlichen Geschlechtstrieb, die Neuentwicklung von Samen (Spermiogenese) und die Talgdrüsensekretion. Kann als »chemische Kastration« zur Behandlung von Störungen durch übermäßige Sexualität eingesetzt werden, insbesondere, da die Wirkung nach Absetzen des Mittels voll rückgängig gemacht wird. *Kastration.
fr: anti-androgène; *e:* anti-androgen.

Antidepressiva *(n, pl)*. Klasse von (chemisch unterschiedlichen) Medikamenten, die vorwiegend bei Kranken mit depressivem Syndrom – gleich welcher Genese – Anwendung finden. Wirken in erster Linie antriebssteigernd, dann auch stimmungshebend. Bei höheren Dosen oder parenteraler Verabfolgung wird auch eine neuroleptische Wirkung beobachtet, die aber schwächer ist als bei den eigentlichen *Neuroleptika. Hautgruppen: 1. trizyklische Antidepressiva, 2. tetrazyklische Verbindungen, z.B. Mianserin. 3. Antidepressiva mit abweichender chemischer Struktur. 4. Monoaminooxydasehemmer. 5. einige schwach potente *Neuroleptika, z.B. Thioridazin, Chlorprotixen, Levopromazin.
fr: antidépresseurs; *e:* antidepressants, psychoenergizers (am.), psychic energizers (am.).
Syn. Thymoleptika, Psychoanaleptika, Orthothymika.

Antidepressiva, trizyklische *(n, pl)*. Am häufigsten verwendete Gruppe von *Antidepressiva. Ihr Molekül enthält ein trizyklisches (oder ein strukturanaloges tetrazyklisches) Ringsystem. Die Wirkung besteht wie die anderer Antidepressiva in Steigerung des Antriebes und Hebung der Stimmung. – Als vegetative Begleitwirkungen können auftreten: Sehstörungen (durch Akkomodationsschwäche), Harnverhaltung, Kreislaufschwäche (orthostatische Regulationsstörungen), rascher Puls, feinschlägiges Fingerzittern, Schweißausbrüche. Als psychische Begleitwirkungen evtl. delirante Bilder und Durchgangssyndrome. Als Komplikationen können Beeinträchtigung der Herzfunktion bei vorgeschädigtem Herzen, insbesondere Reizleitungsstörungen, Krampfanfälle und

Lichtempfindlichkeit der Haut auftreten. Unverträglichkeit mit *Monoaminooxydasehemmern. Potenzierung mit eventueller Unverträglichkeit besonders mit Alkohol und Barbituraten.
fr: antidépresseurs tricycliques; *e:* tricyclic antidepressants.

Ant(i)epileptika *(n,pl)*. Syn. für Antikonvulsiva.

Antikinese *(f)*. **1.** (*Bethe*). Jede Reaktion auf einen Reiz, die ihren Weg über das Nervensystem nimmt, was als Oberbegriff für alle Reaktionen des Organismus gedacht ist. Solche, bei denen psychische Faktoren keine Rolle spielen, heißen nach *Bethe* Reflexe, solche, die durch das Eingreifen der Psyche komplexer gestaltet sind, heißen Antiklise. **2.** (*Dubois,* 1898). Neigung des Körpers, sich rotatorischen Bewegungen unwillkürlich entgegen zu bewegen.
fr: antikinèse; *e:* antikinesis.

Antiklise *(f)* *Antikinese.
fr: antiklise; *e:* antiklisis.

Antikonvulsiva *(n, pl)*. Wirkstoffe, welche die Häufigkeit des Auftretens epileptischer Anfälle hemmen (d.h. die Krampfschwelle erhöhen). Es werden hauptsächlich verwendet: Barbiturate (z.B. Phenobarbital, Barbital oder Mischungen wie Maliasin); Hydantoine (z.B. Phenytoin, Mephenytoin, Primidon); Sukzinimide, Oxazolidine (z.B. Trimethiadon); Iminostilbene; Benzodiazepine (z.B. Diazepam, Nitrazepam). Die Anwendung kann nicht schematisch erfolgen, sondern richtet sich nach Erfahrungswerten bei den einzelnen Anfallsformen und der individuellen Wirksamkeit. Die Möglichkeit des Eintretens toxischer oder allergischer Nebenwirkungen macht eine ständige ärztliche Überwachung notwendig.
fr: médicaments anticonvulsifs, anticonvulsivants; *e:* anticonvulsives, anticonvulsants.
Syn.: Ant(i)epileptika.

antinomische Charakterstruktur *(f)* *Charakter, antinomischer.
fr: structure antinomique du caractère; *e:* antinomic structure of character.

Antipathie *(f)*. **1.** Obsoletes Syn. für *Phobie. **2.** Abneigung, Wiederwille.

Antipsychiatrie *(f)*. **1.** Durch *R. Laing* und *D. Cooper* ca. 1960 begründete Bewegung, die sich in erster Linie gegen die somatische Ursachentheorie der *Schizophrenie in der klassichen Psychiatrie (s.d.) wendet und daraus Folgerungen ableitet. Der Beginn ist mit *Laing*s Buch »The Divided Self« (1959, dt. »Das geteilte Selbst«, 1972) anzusetzen. Zentrale Gedanken: Schizophrenie gebe es nicht. Was so heiße, sei eine Auswirkung von Gesellschaft und Familie (*Doppelbindung) zur Beherrschung eines Individuums. Eine Behandlung sei somit nicht möglich oder nötig. Es genüge, Institutionen zu schaffen, in denen den »Kranken« Gelegenheit gegeben wird, ihre *Reise durch den Wahnsinn zu tun. Die erste eigens zu diesem Zweck gegründete Anstalt war *Kingsley Hall. **2.** Der sich ebenfalls gegen die vorhandenen psychiatrischen Krankenhäuser wendende Antiinstitutionalismus **Basaglia*s, der in die demokratische Psychiatrie (s.d.) ausmündet. *Gesetz 180.
fr: antipsychiatrie; *e:* antipsychiatry.

antipsychotisch *(a)*. Gegen eine Psychose gerichtet. Beschreibt die Wirkung von *Neuroleptika, weil diese eine Wirkung auf Halluzinationen, Wahn und psychotische Unruhe haben. Nach *R. Degkwitz* (1987) richtiger durch antipsychisch-abnorm zu ersetzen.

Antisoziale Persönlichkeitsstörung *DSM-Anhang.

Antisoziales Verhalten beim Erwachsenen. *DSM-Anhang.

antizipierende Neurose *(f)*. Antizipationsneurose. Scheinbares Vorwegnehmen eines späteren Entwicklungsstandes aufgrund einer neurotischen Entwicklungsstörung (z.B. altkluges Verhalten eines Kindes).
fr: névrose anticipative; *e:* anticipative neurosis.

Antonomasie *(f)*. (*Luys*). Aphasie durch Verlust des Erinnerungsbildes für Substantive.
fr: antonomasie; *e:* antonomasia.

Antonsches Symptom *(n)*. (*G. *Anton,* 1898/99). Fehlen der Selbstwahrnehmung von Blindheit. Kranke mit »Rindenblindheit« nehmen ihre Blindheit nicht wahr oder weigern sich, sie anzuerkennen. Die optische Wahrnehmungsleere wird offenbar teilweise mit Halluzinationen aufgefüllt. Kommt auch als Teilsymptom bei homonymer Hemianopsie links vor. I.w.S. auch jedes Fehlen von Selbstwahrnehmung eines durch Herderkrankung des Gehirns gesetzten Defektes. Wenn es sich um die Lähmung einer Extremität handelt, wird diese nicht selten als einer anderen Person zugehörig empfunden.
fr: anosognosie visuelle, signe d'*Anton*; *e: Anton*'s sign.
Syn. Anosognosie für Blindheit.

Antrieb *(m)*. In der Psychiatrie: eine jedem Verhalten zugrundeliegende, ungerichtete Kraft, welche die allgemeinste Voraussetzung für Denken, Fühlen und Handeln darstellt. Nach *W. Klages* (1967) »das *dynamische Moment*, das in alle motorischen, sensorischen und assoziativen Leistungen einfließt, diese erst ermöglicht

und in seiner qualitativen und quantitativen Verschiedenheit zur individuellen Persönlichkeitsstruktur des Menschen beiträgt«. Der Antrieb ist als solcher nicht faßbar, sondern nur an seinen Wirkungen abzulesen. Der Antrieb stellt eine der psychischen Grundfunktionen dar; er durchzieht bis in die höchsten personalen Funktionen der Besinnung (*G. E. Störring*) alle Bereiche menschlichen Erlebens. – Jede Persönlichkeit wird durch das ihr eigene Antriebsmuster entscheidend geprägt, der Lebenserfolg dadurch mitbestimmt. Im Laufe des Lebens folgt auf die antriebsstarken Jahre des mittleren Lebensalters ein fortschreitendes Nachlassen des Antriebs im Alter. Es gibt antriebsschwache Psychopathen; durch Krankheitsprozesse kann das Antriebsverhalten gestört werden. Bei endogenen Depressionen kommt es zu einer Antriebshemmung, bei Schizophrenie zu einem Antriebsdefekt. Unter den organischen Krankheiten ist besonders bei Erkrankungen der Stirnhirnkonvexität der Antrieb gestört (*Stirnhirn-Abulie). – Im *Englischen* gibt es keine genaue Entsprechung; *drive* kann zielgerichteter Antrieb bedeuten, *initiative* bezieht sich eher auf den Spontanantrieb oder die Willenskraft (auch *willpower*), pathologisch gesteigerter Antrieb heißt *impulse; fresh incentive* ist Aufschwung, frischer Antrieb.
fr: impulsion.

Antriebsenthemmung *(f).* Unkontrollierter, gesteigerter Antrieb.

Antriebserleben *(n).* Erlebnismäßige Erfassung des eigenen *Antriebs.

Antriebshemmung *(f).* Verringerung des *Antriebs durch Hemmung. Vorkommen in eigener Form (Unfähigkeit zur Durchführung beabsichtigter Handlungen) bei endogener Depression. Die Antriebshemmung gilt dabei als die fundamentale Störung dieser Krankheit, die alle Lebensbereiche umfaßt, aus der sich alle anderen Störungen ableiten lassen. In anderer Form (Müdigkeit, Lustlosigkeit) sehr häufige Erscheinung bei *Neurosen. Wird hier gedeutet als Folge der psychischen *Abwehr von sexuellen und aggressiven Antrieben.
fr: inhibition des impulsions; *e:* block of impulse.

Antriebsmangel *(m).* (*K. Kleist*, 1911). Fehlen oder mangelhaftes Vorhandensein von Spontanantrieb. Zeigt sich klinisch in Trägheit, Interesselosigkeit, anfangs mit reaktiver Verstimmung, später mit affektiver Gleichgültigkeit, Stumpfheit, Erlöschen psychischer Eigentätigkeit. Gilt als besonders charakteristisches Symptom bei Störungen der Stirnhirnkonvexität (*Stirnhirn-Abulie). Findet sich auch bei einigen Schwachsinnsformen, Hypophysentumoren, hormonalen Störungen, Gehirnentzündung und Hirntumoren. Ferner werden einzelne Persönlichkeiten, vor allem die primär Antriebsschwachen und die *Astheniker vorwiegend durch ihren Antriebsmangel charakterisiert.
Syn.: Antriebsminderung, Antriebsschwäche.

Antriebsminderung *(f).* Syn. für *Antriebsmangel.

Antriebsschwäche *(f).* Syn. für *Antriebsmangel.

Antriebssteigerung *(f).* Vermehrung des spontanen *Antriebs. Zeigt sich klinisch in allgemeiner Triebhaftigkeit, Unruhe, rastlosem Unternehmungstrieb und/oder ständigem Sprechen. Vorkommen normalpsychologisch bei Erregung der Affekte, als Krankheitssymptom bei Manie, agitierter Depression. Hirnentzündungen (v.a. bei Jugendlichen), Rauschzuständen durch Körpergifte, durch Einnahme von *Psychotonika.
fr: augmentation des impulsions; *e:* augmentation of impulse.

Antriebsverarmung *(f).* Schwinden ursprünglich vorhandener Antriebe. Vorkommen bei organischer Hirnschädigung oder Schizophrenie.
fr: diminutions des impulsions; *e:* impulse debilitation.

Anupographie *(f).* Unfähigkeit, eine Unterschrift zu leisten.
fr: anupographie; *e:* anupography.

Anxiolyse *(f).* Angstlösung. Die Bez. wird hauptsächlich in der pharmazeutischen Werbung bei der Beschreibung pharmakologischer Eigenschaften der *Tranquilizer (1) gebraucht.
fr: anxiolyse; *e:* anxiolysis.

APA *American **P**sychiatric **A**ssociation.

apallisches Syndrom *(n).* (*E. Kretschmer*, 1940). Symptomenkomplex bei funktioneller Trennung von Hirnrinde (Pallium) und Hirnstamm sowie den übrigen Hirnzentren. Vor allem nach schweren Hirntraumen mit Enthirnungsstarre (Dezerebration), aber auch bei Panenzephalitis, Erweichungsherden, schwerer Gehirnarteriosklerose. Symptome: Fehlende Spontanäußerungen; der Kranke liegt wach da, mit offenen Augen, der Blick gleitet ohne Fixationspunkt hin und her; Ansprechen, Anfassen, Vorhalten von Gegenständen erweckt keinen sinnvollen Widerhall. Vegetative Elementarfunktionen (z.B. Schlucken) können erhalten sein oder fehlen. Phylogenetisch alte Reflexe (z.B. Greif-, Saugreflex) können wieder auftreten. – Der Zustand kann für dauernd bleiben, ein Durchgangsstadium zum letalen Ausgang sein, sich aber auch fast vollständig zurückbilden, vor allem bei Kindern.

Apandrie *(f)*. Krankhafte Abneigung gegen Männer.
fr: apandrie; *e:* apandria.

Apathie *(f)*. Gefühllosigkeit, Teilnahmslosigkeit. Fehlen spontaner Aktivität. Der Begriff bezieht sich auf psychische Sachverhalte, nicht auf somatische. Es ist das Fehlen von Affekt. Vorkommen in tiefer Depression, bei Schizophrenie oder psychogen.
fr: apathie; *e:* apathy, torpidity.

Apathie-Syndrom *(n)*. Apathie als Folge einer Verletzung des Stirnhirns (dorsale Anteile) und des Hirnstammes im Bereich des III. Ventrikels. Oft verbunden mit Steifigkeit (Rigidität) der Muskeln und Haltungsstereotypien.
fr: syndrome d'apathie; *e:* apathy syndrome,

apathisch *(a)*. Gefühllos. Teilnahmslos. Adj. zu *Apathie.

apathische Hebephrenie *(f)*. (*K. Kleist*). *Hebephrenie mit besonders stark hervortretender Verflachung des Affektlebens.
fr: hébéphrénie apathique; *e:* apathic hebephrenia.

Apepsia hysterica *(f)*. Syn. für *Anorexia nervosa.

APF *Association Psychoanalytique de France. 1963 gegründete frz. psychoanalytische Gesellschaft der freudianischen Richtung. Publikationsorgan ist die »Nouvelle revue de psychoanalyse«.

Aphämie *(f)* *Aphemia.

Aphagia, Aphagie *(f)*. Unfähigkeit zu essen oder zu schlucken aus organischer Ursache.

Aphagia algera *(f)*. Unfähigkeit zu essen durch Schmerzhaftigkeit der Kaubewegungen, z.B. bei Trigeminusneuralgie. Eine Teilerscheinung der *Dyskinesia algera.
fr: aphagia douloureuse; *e:* algesic aphagia.

Aphagopraxie *(f)*. Unfähigkeit zu schlucken durch Hirnherdstörung. Apraxie des Schluckaktes.
fr: aphagopraxie; *e:* aphagopraxia.
Syn.: Apraktophagie.

Aphalgesie *(f)*. Syn. für *Haphalgesie.

Aphanisis *(f)*. (*E. Jones,* 1927). Völliges Verschwinden sexuellen Verlangens. Die Bez. wurde von *Jones* als Ergänzung zur Kastrationsangst eingeführt. Danach ist die Angst vor Aphanisis viel grundlegender als die Kastrationsangst und damit die Wurzel aller Neurosen.
fr: aphanisis; *e:* aphanisis.

Aphasia, Aphasie *(f)*. (*Trousseau,* 1865). Übergeordneter Begriff für alle Sprachstörungen, die nicht durch eine Beeinträchtigung der Sprachwerkzeuge, sondern durch eine (meist umschriebene) Läsion des Zentralnervensystems hervorgerufen werden. Es können Sprachverständnis und Sprechfähigkeit beeinträchtigt sein, oft begleitet von Störungen des abstrakten und synthetischen Denkens sowie von apraktischen und agnostischen Störungen. Die klassische Aphasielehre wurde begründet von *Broca, Wernicke* und *Lichtheim.* In den angelsächsischen Ländern wird die Bez. »Dysphasie« für den gleichen Sachverhalt bevorzugt. Verschiedene Autoren haben die Hypothese vertreten, daß jede Schädigung einzelner Hirnteile zu einer Störung ganzheitlicher Arbeitsformen des Gehirns führt. Bis zur Gegenwart gibt es aber zwei entgegengesetzte Tendenzen: Die eine versucht, die Sprachstörungen auf die Beschädigung möglichst genau bestimmter Hirnareale zu beziehen; die andere betrachtet Sprache als ein ganzheitliches Zeichensystem, das nur ohne Zusammenhang mit einem Hirnsubstrat untersucht werden kann.
fr: aphasie; *e:* aphasia, dysphasia.

Aphasie, amnestische *(f)*. **1.** Mangelhafte oder fehlende Erinnerung an Worte und Namen. Es gibt fließende Übergänge von Wortfindungsstörungen über eine Eigennamenamnesie zur amnestischen Aphasie. Ein Kranker muß sich z.B. zuerst lange auf die Namen seiner Kinder besinnen, später kann er in freier Form über diese Namen nicht mehr verfügen, während sie in Kontexten noch vorhanden sind, schließlich sind sie völlig verlorengegangen. – Der Begriff war lange umstritten. Es standen sich zwei Auffassungen gegenüber: 1) Der Kranke erscheint nur aphasisch, weil er gedächtnisgestört (amnestisch) ist. *Wernicke* definiert: »Diejenige Art der Aphasie, welche nicht durch Zerstörung von Zentren und Leitungsbahnen, sondern ausschließlich durch eine nachweisbare Gedächtnisschwäche bedingt ist.« 2) Es handelt sich um eine typische transkortikale motorische oder sensorische Aphasie (*Froeschels, Rosenfeld*). **2.** *E. Bay* (1957) verwendete den Begriff syn. für motorische Aphasie (der dafür fallengelassen wird) und stellte ihn der sensorischen Aphasie gegenüber.
fr: aphasie amnésique; *e:* amnestic aphasia.
Syn.: verbale Amnesie.

Aphasia, auditoria (sive acustica) *(f)* *Agnosie, akustische.
fr: aphasie auditrice; *e:* auditory aphasia.

Aphasie, kortikale motorische *(f)*. Lautstummheit. Wortstummheit. Störung der Sprechfähigkeit bei normalem Sprachverständnis. Bei Her-

den am Fuße der 3. Stirnwindung links (*Broca*sches oder motorisches Sprachzentrum). – Gegenwärtig wird die Bez. »*Broca*-Aphasie« bevorzugt.
fr: aphasie de *Broca*, aphasie motrice corticale; *e:* motor aphasia.

Aphasie, kortikale sensorische *(f)*. (*C. Wernicke,* 1874). Störung des Sprachverständnisses, der Identifikation sprachlicher Symbole. Der Kranke kann weder gesprochene noch geschriebene Texte verstehen. Auch seine innere Sprache ist gestört. Dabei besteht gewöhnlich eine Logorrhö unverständlicher Äußerungen mit Entstellung einzelner gesprochener Wörter (Paraphasie) oder geschriebener Wörter (Paragraphie). Agnostische und apraktische Störungen fehlen gewöhnlich nicht. Die Störung wird beim Rechtshänder durch Schädigungen im hinteren Drittel der 1. Schläfenwindung links (sensorisches oder *Wernicke*sches Sprachzentrum) hervorgerufen. – Anstelle der von *Wernicke* geprägten Bez. wird gegenwärtig »*Wernicke*-Aphasie« bevorzugt.
fr: aphasie sensorielle corticale, surdité verbale, aphasie de *Wernicke*; *e:* sensory aphasia, word-deafness.
Syn.: *Wernicke*sche Aphasie, Worttaubheit.

Aphasielehren, klassische *(f, pl)*. Ältere Lehre von den Aphasien (*Lichtheim,* 1884), die streng auf eine bestimmte Lokalisation ausgerichtet ist. Es wird jeweils eine Störung von Zentren der Hirnrinde oder von Bahnen angenommen, die diese Zentren untereinander verbinden. Findet in dieser Ausschließlichkeit keine Anerkennung mehr, jedoch als didaktisches Schema noch in Gebrauch.

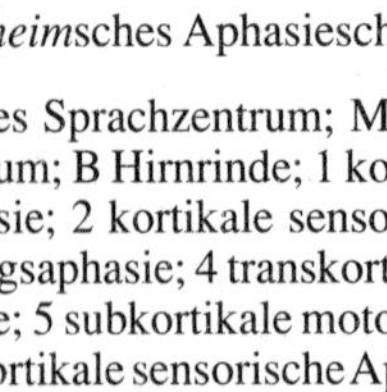

*Lichtheim*sches Aphasieschema

A akustisches Sprachzentrum; M motorisches Sprachzentrum; B Hirnrinde; 1 kortikale motorische Aphasie; 2 kortikale sensorische Aphasie; 3 Leitungsaphasie; 4 transkortikale motorische Aphasie; 5 subkortikale motorische Aphasie; 6 transkortikale sensorische Aphasie; 7 subkortikale sensorische Aphasie.
fr: théories classiques de l'aphasie; *e:* theories about aphasia.

Aphasie, Kussmaulsche *(f)* **Kussmaul*sche Aphasie.

Aphasie, motorische *(f)* *Aphasie, kortikale motorische.
fr: aphasie motrice; *e:* motor aphasia.

Aphasia paranoica *(f)*. Veraltete Bez. für *Mutismus.
fr: aphasie paranoïque; *e:* paranoiac aphasia.

Aphasie, semantische *(f)*. Selten gebr. Bez. für *Aphasie, sensorische.
fr: aphasie sémantique; *e:* semantic aphasia.

Aphasie, sensorische *(f)* *Aphasie, kortikale sensorische.
fr: aphasie sensorielle; *e:* sensory aphasia.

Aphasie, subkortikale motorische *(f)*. Sprachstörung wie bei der kortikalen motorischen Aphasie, jedoch ist das Schreibvermögen erhalten.
fr: aphasie motrice sous-corticale; *e:* subcortical motor aphasia, pure word-dumbness.

Aphasie, subkortikale sensorische *(f)*. Sprachstörung wie bei kortikaler sensorischer Aphasie (s.d.), jedoch sind Spontansprechen, Schreiben und Lesen nicht beeinträchtigt, und beim Spontansprechen kommen keine *Paraphasien vor.
fr: aphasie sensorielle sous-corticale, surdité verbale pure (de *Déjerine*); *e:* subcortical sensory aphasia.

Aphasie, transkortikale *(f)*. Begriffstaubheit. Unfähigkeit, spontan zu sprechen, obwohl gehörte Worte wiederholt werden können. In der neueren Literatur wird für alle »transkortikalen« Aphasien von *Lichtheim*schen Formen gesprochen. Bei der motorischen transkortikalen Aphasie ist das Spontansprechen gestört, das Nachsprechen erhalten. Bei der sensorischen transkortikalen Aphasie ist das Sprachverständnis gestört, das Nachsprechen ebenfalls erhalten. Der Kranke spricht spontan, versteht aber nicht das von ihm Gesprochene oder Nachgesprochene.
fr: aphasie transcorticale; *e:* transcortical aphasia.
Syn.: *Lichtheim*sche Aphasie.

aphasisch *(a)*. **1.** An Aphasie leidend. Aphasie betreffend. **2.** Nicht in Phasen verlaufend.
fr: aphasique; *e:* aphasic.

aphasisch-agnostisch-apraktisches Syndrom *(n)*. Gemeinsames Auftreten von aphasischen Sprachstörungen, Störungen des Erkennens von Gegenständen und von Störungen bei der Durchführung zusammengesetzter Zweckbewegungen bei bestimmten hirnatrophischen Prozessen, z.B. senile Demenz, *Pick*sche Krankheit.

aphatisch *(a)* *aphasisch (1).

Aphelxie *(f)*. Zerstreutheit. Unaufmerksamkeit.
fr: aphelkia; *e:* aphelxia.

Aphemästhesie *(f)*. Unfähigkeit, Sprache zu verstehen (allgemein).
fr: *aphémesthésie;* *e:* aphemesthesia.

Aphemia, Aphemie *(f)*. (*Broca,* 1861). Obsol. Syn. für *Aphasie. Verlust artikulierter Sprache.
fr: aphémie; *e:* aphemia.

Aphemia pathematica *(f)*. Unfähigkeit zu sprechen; nicht organischen sondern affektiven Ursprungs (z.B. aus Angst).
fr: aphémie pathématique; *e:* aphemia pathematica.

Aphemia plastica *(f)*. Absichtliches beharrliches Schweigen.
fr: aphémie plastique; *e:* aphemia plastica.

Aphonia, Aphonie *(f)*. **1.** (*Hippokrates*). Syn. für *Katalepsie. **2.** Stimmlosigkeit.

Aphonie, funktionelle *(f)*. Stimmverlust ohne organische Ursache, z.B. bei heftigen Gemütsbewegungen, Schreck, Angst, neurotischen Konflikten. Identisch mit psychogener oder hysterischer Aphonie.
fr: aphonie fonctionnelle; *e:* functional aphonia.

Aphonia spastica *(f)*. Syn. für *Dysphonia spastica.

Aphrasia, Aphrasie *(f)*. Syn. für *Alogie.

Aphrenie *(f)*. Alte Bez. für Demenz, Schwachsinn, psychische Krankheit.

Aphrodisie *(f)*. Krankhaft gesteigerte sexuelle Appetenz. Meist Folge einer psychischen Enthemmung. Z.B. bei Manie, seniler Demenz.

Aphrodisiomanie *(f)* *Liebeszwang.

Aphronesie *(f)*. Ältere Bezeichnung für Demenz.
fr: aphronie; *e:* aphronesia.

Aphtenexie *(f)*. Unfähigkeit, artikulierte Laute hervorzubringen.
fr: aphtenexie; *e:* aphtenexia.

Apht(h)ongie *(f)*. Sprachstörung durch funktionelle Spasmen in der Sprachmuskulatur (Zunge, Lippen).
fr: aphtongie; *e:* aphtongia.
Syn.: Reflexaphasie.

Apiphobie *(f)*. Zwanghafte Angst vor Bienen.
fr: apiphobie; *e:* apiphobia.

Apnoe *(f)*. Nicht-Atmung. Atemstillstand.
fr: apnée; *e:* apnea, apnoea.

apnoische Pause *(f)*. Nicht-Atmung, Atemstillstand für eine kurze Weile (mehr als 10 Sekunden).
fr: pause apnétique; *e:* apnoic pause.

Apokalyptik *(f)*. (*K. Conrad*). Phase der akuten Schizophrenie, die durch eine besondere Erlebnisweise ausgezeichnet ist: der apokalyptischen. »Die Lockerung des Wahrnehmungszusammenhangs ist so weit fortgeschritten, daß die "Wolke von Wesenseigenschaften" freigesetzt wird, die jedes Ding enthält.« Alle Dinge und Vorgänge der Umgebung werden als bedeutungsvoll und zugleich verändert, mit veränderten Bezügen erlebt. Folgt der *apophänen Phase und wird selbst gefolgt von der Konsolidierung, sofern kein irreparabler Defekt eintritt. Entspricht dem Erleben des Kranken bei *Katatonie der üblichen Nomenklatur.
e: apocalyptic phase.
Syn.: apokalyptische Phase.

apokalyptische Phase *(f)* *Apokalyptik.

Apomorphinkur *(f)*. Besondere Form der *Aversionskur zur Alkoholentwöhnung. Während 6–8 Tagen wird alle 2–3 Stunden das bevorzugte alkoholische Getränk zusammen mit 4–5 mg Apomorphinhydrochlorid s.c. verabreicht. Es wird ein bedingter Ekelreflex erreicht. Auffrischung nach ca. 6 Monaten nötig. * Emetinkur.

Apophänie *(f)*. (apophainein = offenbar werden). (*K. Conrad,* 1958). In der beginnenden akuten Schizophrenie nach der initialen *Trema-Phase auftretende Erlebnisweise. Entspricht den üblichen Bezeichnungen »Wahnwahrnehmung«, »Wahnvorstellung« und Umschreibungen wie z.B. »abnormes Bedeutungsbewußtsein (*Jaspers*) und »Beziehungsetzung ohne Anlaß« (*Gruhle*). Der Ton liegt jedoch auf dem vom Kranken aus gesehenen veränderten Erleben. Die Bez. rührt von einem Vergleich mit religiöser Offenbarung her. »Das schlichte Wissen um die Bedeutung, ohne danach fragen zu müssen, woher man es weiß«. Der Kranke ist nach *Conrad* vom Beginn des apophänen Erlebens an nicht mehr zu einem *Überstieg fähig. *Anastrophé.
e: apophany phase of delusion, apophanous phase.

Apoplexia cataleptica *(f)*. Syn. für *Katalepsie.

Apoplexia hysterica *(f)*. Schlagartig eintretender Schlaf (als neurotische Erscheinung) ohne alle Lähmungen. Geht zurück auf die alte Bedeutung von »Apoplexia«, die gleichbedeutend war mit körperlicher oder psychischer Handlungsunfähigkeit.
fr: apoplexie hystérique; *e:* apoplexia hysterica.

Apopnixis *(f)*. Älteres Syn. für *Globus hystericus.

Apparat, psychischer *(m)*. (*S. Freud,* 1900). Grundlegendes Anschauungsmodell der Psychoanalyse über psychische Vorgänge. *Freud* selbst verglich das »Instrument, welches den Seelenleistungen dient« mit einem Fotoapparat oder Mikroskop, um »die Komplikation der psychischen Leistung verständlich zu machen,

indem wir diese Leistung zerlegen und die Einzelleistung den einzelnen Bestandteilen des Apparats zuweisen« (GW II/III, 541). Dieser Apparat ist nach *Freud* in Systeme oder *Instanzen untergliedert und besitzt die Fähigkeit, eine bestimmte (psychische) Energie zu übertragen oder umzuwandeln. Wichtigste Aufgabe ist es, das innere Energieniveau möglichst niedrig zu halten, wozu zahlreiche Hilfsmechanismen dienen.
fr: appareil psychique; *e:* psychic apparatus, mental apparatus.
Syn.: seelischer Apparat.

Appellationscharakter *(m).* Eigenschaft von Bildern und Schemen, bestimmte emotionale Reaktionen zu bewirken, an vorgegebene Reaktionsmuster zu appellieren. So kann ein Kindchenschema (Puppengesicht mit großem Gehirnschädel und kleinem Gesichtsschädel) die Pflegeinstinkte wachrufen. Einzelne Bilder oder Erinnerungsstücke können frühere Gefühlszustände wachrufen und so zu daraus abgeleiteten Handlungen führen.
fr: charge affective.

Appersonation *(f).* Erscheinung, daß Geisteskranke überzeugt sind, bestimmte Eigenschaften eines anderen Menschen zu besitzen oder ganz und gar dieser andere Mensch zu sein.
fr: appersonification; *e:* appersonation, appersonification.

Apperzeption *(f).* Der psychische Vorgang, durch den die Aufmerksamkeit willkürlich auf einen Gegenstand oder Sachverhalt im Bewußtseinsfeld gelenkt wird und zu seiner Auffassung und Einverleibung in den Erfahrungsschatz führt. *Perzeption.
fr: aperception; *e:* apperception.

Apperzeption, tendenziöse *(f).* (*A. Adler*). Durch vorgefaßte, komplexhaft-neurotische Meinungen gestörte Erfassung des Wirklichkeitsgeschehens. Es wird nur das wahrgenommen, was diese Meinung bestätigt.
fr: aperception tendencieuse; *e:* tendentious apperception.

Apperzeptionshalluzination *(f).* (*Kahlbaum*). Besondere Form der Pseudohalluzination. Entspricht *Halluzination, psychische.

apperzeptive Autorepräsentation *(f).* (*Petit*). Syn. für *Halluzination, psychische.

Appetenz *(f).* Meist Verlangen nach Nahrung, Appetit. Im weiteren Sinne auch Verlangen nach anderen Triebbefriedigungen (z.B. sexuelle Appetenz).
fr: appétence; *e:* appetence.

Appetenz-Aversionsverhalten *(n).* Nach einem Konfliktmodell von *K. Lewin* (später weiter ausgebaut von *N. E. Miller*) kann man zwei zweckgerichtete Antriebe unterscheiden: einen, der sich auf die Erreichung eines begehrten Zieles richtet (Appetenz), und einen, der gefürchtete Situationen (z.B. Schmerz) zu meiden sucht (Aversion). Folgende Konfliktfälle sind dennoch denkbar: 1. Appetenz - Appetenz-Konflikt (zwei gleich erstrebenswerte Ziele), 2. Appetenz-Aversions-Konflikt (ein zugleich erstrebenswertes und bedrohliches Ziel), 3. Aversion-Aversions-Konflikt (zwei gleich bedrohliche Ziele). An diesem Modell lassen sich zahlreiche Probleme der Lösungsmöglichkeiten von Konflikten studieren.
fr: appétition-aversion; *e:* like-dislike.

Apprehension *(f).* **1.** Geistige Auffassung eines Gegenstandes. *I. Kant*: Aufnahme in die Synthesis der Einbildungskraft. **2.** Fähigkeit, Inhalte für kurze Zeit ins Gedächtnis aufzunehmen (z.B. eine Reihe von Ziffern). **3.** Leichte Angst vor unmittelbar bevorstehender Gefahr. **4.** Älteres Syn. für *Katalepsie.
fr: appréhension; *e:* apprehension.

Apraktophagie *(f).* Syn. für *Aphagopraxie.

Apraxia, Apraxie *(f).* Unfähigkeit zum zweckmäßigen Handeln trotz intakter Fähigkeit zu Einzelbewegungen. Auch die Wahrnehmungsfähigkeit ist voll erhalten. Meist Folge nicht genau lokalisierbarer Schädigungen des Gehirnes.
fr: apraxie, *e:* apraxia.

Apraxie der Raumgliederung *(f).* Syn. für *Agnosie, räumliche.

Apraxie, gliedkinetische *(f).* (*K. Heilbronner*). Unfähigkeit, mit den Fingern feinere Bewegungen auszuführen, bei sonst intakten Bewegungen. Wahrscheinlich identisch mit einer gering ausgeprägten zentralen Lähmung.
fr: apraxie innervatoire, apraxie mélocinétique; *e:* kinetic apraxia.
Syn.: melokinetische Apraxie, kinetische Apraxie, innervatorische Apraxie.

Apraxie, ideatorische *(f).* Bewegungsstörung durch fehlerhaften Bewegungsentwurf. Vorkommen stets doppelseitig und gewöhnlich zusammen mit Aphasie und Demenz.
fr: apraxie idéatoire; *e:* ideational apraxia.

Apraxie, ideokinetische *(f).* Störung im Bewegungsentwurf. Beabsichtigte Verrichtungen werden falsch, verstümmelt und in Teilen wiederholt ausgeführt.
fr: apraxie idéo-cinétique; *e:* ideokinetic apraxia.
Syn.: transkortikale Apraxie, ideomotorische Apraxie.

Apraxie, ideomotorische *(f)*. Syn. für *Apraxie ideokinetische.
fr: apraxie idéomotrice; *e:* ideomotoric apraxia.

Apraxie, innervatorische *(f)*. (*K. Kleist*). Syn. für *Apraxie, gliedkinetische.
fr: apraxie innervatoire.

Apraxie, kinetische *(f)*. (*Denny-Brown*). Syn. für *Apraxie, gliedkinetische.
fr: apraxie cinétique; *e:* kinetic apraxia.

Apraxie, konstruktive *(f)*. (*K. Kleist*). Unfähigkeit zur räumlichen Zuordnung von Handlungen. Beim Zeichnen und Bauen entsteht ein strukturloses Durcheinander.
fr: apraxie constructive; *e:* constructional apraxia, constructive apraxia.

Apraxie, melokinetische *(f)*. Syn. für *Apraxie, gliedkinetische.
fr: apraxie mélo-cinétique; *e:* kinetic apraxia.

Apraxie, transkortikale *(f)*. Syn. für *Apraxie, ideokinetische.
fr: apraxie transcorticale; *e:* transcortical apraxia.

Aprosexia, Aprosexie *(f)*. (*Guye*, 1887). Unfähigkeit, die Aufmerksamkeit dauernd auf einen bestimmten Gegenstand zu richten. Nach *Ziehen* entsteht Aprosexie dann, wenn die Weckfähigkeit der Aufmerksamkeit (*Vigilität) und die Haftfähigkeit der Aufmerksamkeit (*Tenazität) gleichzeitig gestört sind.
fr: aprosexie; *e:* aprosexia.

Aprosexia nasalis *(f)*. (*Guye*, 1887). Aprosexie bei gestörter Nasenatmung. Rückstand oder Verzögerung der geistigen Entwicklung bei Kindern mit gestörter Nasenatmung durch adenoide Vegetationen.
fr: aprosexie nasale; *e:* nasal aprosexia.
Syn.: *Citelli*-Syndrom.

Aprosodie *(f)*. Unfähigkeit, mit richtiger Betonung zu sprechen.
fr: aprosodie; *e:* aprosodia.

Apsithyrie *(f)*. Komplette Aphonie, wobei selbst Flüstersprache unmöglich ist. Meist psychogen.
fr: apsithyrie; *e:* apsithyria.

apsychonom *(a)*. Nicht psychischen Gesetzen unterliegend. Psychische Wirkungen hervorrufend, ohne selbst psychischen Ursprungs zu sein (Rauschgifte, Psychopharmaka).

Apsychosis *(f)*. Denkschwäche. Auch Fehlen der Denkfähigkeit.
fr: apsychose; *e:* apsychosis.

Arachnophobie *(f)*. Krankhafte Furcht vor Spinnen.
fr: arachnéphobie; *e:* arachnephobia.

Arbeitsbündnis *(n)*. **1.** I.e.S. (*Phyllis Greenacre*, 1954; *E. R. Retzel*, 1956; *R. R. Greenson*, 1967)Vereinbarung zwischen Patient und Psychoanalytiker am Beginn einer Behandlung, die ausgesprochen oder unausgesprochen sein kann. Gründet sich auf seiten des Patienten auf die Bereitschaft, Hilfe bei der Bewältigung innerer Schwierigkeiten entgegenzunehmen, die Mühen der analytischen Arbeit auf sich zu nehmen und die *psychoanalytische Grundregel einzuhalten. Auf seiten des Therapeuten wird nicht nur die Bereitschaft, Hilfe zu geben, sondern auch ein langfristiges Engagement für die Schwierigkeiten eines anderen Menschen akzeptiert. **2.** I.w.S. jede Vereinbarung zwischen Psychotherapeut und Patient zur Erreichung eines bestimmten Therapieziels.
e: working alliance.
Syn.: therapeutisches Bündnis.

Arbeitsgemeinschaft für katathymes Bilderleben (AGKB). Vereinigung von Psychotherapeuten des *katathymen Bilderlebens. In 400 Ausbildungsstunden wird zum »KB-Therapeuten« ausgebildet. Außer einer internationalen Gesellschaft gibt es Arbeitsgemeinschaften in der Bundesrepublik, der Schweiz, Österreich und Schweden.

Arbeitsgemeinschaften, psychosoziale *(f, pl)*. Auf Empfehlung der *Psychiatrie-Enquête-Kommission gegründete Diskussionsgruppen in Städten und Kreisen. Es handelt sich um eine institutionalisierte Form der Koordination und Zusammenarbeit »sämtlicher psychiatrischer, psychotherapeutischer, psychosomatischer und psychologischer Beratungs- und Behandlungsdienste eines umgrenzten Versorgungsgebietes« (Enquête-Bericht).

Arbeitskurve *(f)*. Von *Kraepelin* erstmals angewandte graphische Aufzeichnung der Arbeitsquantität und -qualität in der Zeiteinheit (**Kraepelin*scher Rechentest). Der Verlauf der Kurve wird bestimmt von Ermüdung, Übung, Antrieb, Aufmerksamkeit und Gewöhnung. Die Kurve weist gewöhnlich im Anfangsteil einen ansteigenden Verlauf (Übung), am Ende einen fallenden Verlauf (Ermüdung) auf.
fr: courbe de travail; *e:* working curve.

Arbeitslosigkeitsneurose *(f)*. (*Frankl, Vallejo*). Bei fehlender Beschäftigung und Sinnerfüllung des Lebens auftretende neurotische Erscheinungen.
fr: névrose de chômage; *e:* unemployment neurosis.

Arbeitspsychiatrie *(f)*. Teilgebiet von Psychiatrie und Arbeitsmedizin, das sich mit den Beziehungen zwischen beruflicher Tätigkeit und psychischer Krankheit befaßt. Schließt auch die

prophylaktischen und fürsorgerischen Maßnahmen ein.
fr: psychiatrie du travail; *e:* work psychiatry.

Arbeitstherapie *(f)*. Anwendung von Arbeit als therapeutisches Hilfsmittel bei psychisch Kranken. Die Arbeitstherapie wurde in Deutschland durch ihre erste konsequente Durchführung in der Anstalt Gütersloh (*H. Simon*, 1929) bekannt, wurde aber auch schon früher ausgeübt. In dieser älteren Form wurden oft sinnlose Arbeiten ausgeführt (Sand von einem Haufen auf einen anderen gekarrt) oder ökonomische Bedürfnisse der Anstalt befriedigt (Arbeiten in der Landwirtschaft und den Hauswerkstätten). Moderne Formen entsprechen meist einer leichteren Industriearbeit. Arbeitstherapie wird dabei aufgefaßt als ein Training industrieller Fertigungsprozesse, um den Kranken auf das normale Leben in der Gesellschaft vorzubereiten. Die Erlöse aus dieser Arbeit erhält der Kranke ausgezahlt. Diese Form der Arbeitstherapie wurde besonders in England, USA, Frankreich und UdSSR entwickelt.
Da die Bez. »Arbeitstherapie« den Kranken oft in seinem Rollenverständnis irritiert (innerhalb der bestehenden Gesellschaft ist ein Kranker nicht zur Arbeitsleistung verpflichtet), wird gelegentlich die allgemeinere Bez. *Werktherapie bevorzugt. Vgl. Beschäftigungstherapie.
fr: ergothérapie; *e:* work therapy.

Arc de cercle *(m)*. Kreisbogen. Pathologische Körperhaltung mit extremer Beugung des Körpers, wobei die Konvexität vorne (Opisthotonus) oder hinten (Emprosthotonus) sein kann. Der Tonus der Rumpfmuskulatur kann so stark erhöht sein, daß der Körper nur unter dem Kopf und unter den Fersen unterstützt zu werden braucht. Zuckungen in Armen und Beinen können das Bild vervollständigen. Kann psychische oder organische Ursachen haben. Sehr bekannt durch Demonstrationen *Charcots* an Hysterischen.
fr: arc de cercle, arc en ciel; *e:* arc de cercle, arc of a circle.

archaisches Denken *(n)* *Denken, archaisches.

Archetypus *(m)*. (*C. G. Jung*). Ererbte Disposition zu bestimmten Gedankengängen und Vorstellungen (»Urbildern«), die sich aus den Erfahrungen unserer Vorfahren ableiten, im kollektiven Unbewußten (s.d.) jedes einzelnen aufbewahrt werden und von dort aus Träume, Denken und Handeln beeinflussen. So können jederzeit die in Mythen, Märchen und heiligen Büchern immer wieder vorkommenden Gestalten, wie die »große Mutter« oder der »weise Mann«, in jedem Menschen spontan lebendig werden. Es handelt sich nach *Jung* jedoch nicht um konkrete, fest umrissene Bilder oder um vererbte Vorstellungen. Es werden zunächst nur unanschauliche Aktions- und Reaktionsformen und Möglichkeiten menschlichen Verhaltens vererbt, die unter bestimmten Umständen aktualisiert werden und ins Bewußtseinsfeld treten. *Jung* sprach auch von »Organen der Seele«, Selbstabbildungen der Instinkte (*A. Ziegler*). *Jung* unterschied auch: den »Archetypus der Seele« (*Anima oder Animus) vom »Archetypus des Geistes« (der alte Weise, die Magna mater) und vom zentralsten Archetypus: dem *Selbst.
fr: archétype; *e:* archetype.

Arithmomanie *(f)*. Syn. für *Zählzwang.

arousal reaction. (*Magoun*). Weckreaktion. Plötzliches Auftreten eines hellen Wachbewußtseins durch sensible oder sensorische Reize. Sie wird vermittelt über eine Erregung der Formatio reticularis. Im EEG gleichzeitig Desynchronisation.

Arrangement, neurotisches *(n)*. In der Individualpsychologie *Adler*s das Aufbauen von und Festhalten an falschen Vorstellungen, um die Neurose mit scheinbar logischen Argumenten zu rechtfertigen, wobei auch biographische Daten umgedeutet werden, damit sie besser zum Gesamtbild passen.
e: neurotic arrangement.

Arrhostie *(f)*. Obsoletes Syn. für *Imbezillität.

Artefaktkrankheit, heimliche *(f)*. Eindeutschung für engl. »factitious disorder«. *Vorgetäuschte Störung (*DSM-Anhang).

Arteriosklerose, zerebrale *(f)*. Syn. für *Hirnarteriosklerose.

arteriosklerotisches Delir *(n)* *Delir, arteriosklerotisches.

arteriosklerotische Demenz *(f)* *Dementia arteriosclerotica.

arteriosklerotische Depression *(f)* *Depression, arteriosklerotische.

Artifizialismus *(m)*. (*J. Piaget*). Kindliche Vorstellung, daß alle Gegenstände in der Natur vom Menschen gemacht sind.
fr: artificalisme; *e:* artificialism.

artikulatorische Sprachstörung *(f)*. Syn. für *Dyslalie.

Arzneimittelmißbrauch *(m)*. Mißbräuchliche, d.h. ärztlich nicht indizierte Anwendung von gefährlichen oder ungefährlichen Arzneimitteln. Verwendet werden Kopfschmerz-, Anregungs-, Asthma-, Schlaf- und Beruhigungsmittel, auch Abführmittel. Die Grenze zur *Sucht ist oft nicht scharf zu ziehen.
fr: abus des médicaments; *e:* drug abuse.

Arzneimittelsucht *(f)*. Süchtiges Verlangen nach Arzneimitteln, wobei es sich gewöhnlich um euphorisierende Medikamente (Morphin und seine Derivate) oder um (weniger euphorisierende) Schlaf- oder Weckmittel handelt.
fr: toxicomanie, accoutumence; *e:* drug addiction, drug dependence.

Aschaffenburg, Gustav geb. 23.5.1866 Zweibrücken/Pfalz, gest. 2.9.1944 Baltimore. Psychiater in Köln. 1891–1900 Schüler *Kraepelins* in Heidelberg, wo er sich 1895 habilitierte (»Experimentelle Studien über Assoziationen«). 1901–1904 in Halle. Ab 1906 Direktor der Psychiatrischen und Nervenklinik Köln, ab 1929 auch des von ihm gegründeten Kriminalwissenschaftlichen Instituts der Universität. Emigrierte 1938 über Zürich in die USA. Herausgeber von »Aschaffenburgs Handbuch der Psychiatrie« in 15 Bänden (ab 1911), dem ersten Handbuch der Psychiatrie in der Welt. Herausgeber der »Monatsschrift für Kriminalpsychologie und Strafrechtsreform«. Hauptwerk: »Das Verbrechen und seine Bekämpfung«, 1903.

Aschematie *(f)*. Syn. für *Körperschemastörung.

ASDC *Association for Sleep Disorders Centers.

ASDC-Nosologie *(f)*. Nomenklatur der Schlafstörungen nach der *Association for Sleep Disorders Centers. Vgl. Schlaf- und Wachstörungen, diagnostische Klassifikation.

Asemia, Asemie *(f)*. (*Steinthal*). Unfähigkeit, sich über Zeichen (Gesten, Worte, Schrift usw.) mit anderen zu verständigen. Erweiterter Aphasie-Begriff.
fr. asémie; *e:* asemia.

Asitie *(f)* *Anorexia.

Askese *(f)*. »Übung«. Bei den Griechen Vorbereitung der Athleten für den Kampf, auch Übung für ein tugendhaftes Leben. Seit dem christlichen Mittelalter Unterdrückung der sexuellen Triebe, i.w.S. aber auch freiwilliger Verzicht auf sexuelle Lust. Darüber hinaus jeder Verzicht auf Lust des Sehens, Anhörens, Essens und auf jede weitere Triebbefriedigung. Wird meist religiös oder weltanschaulich motiviert. Kann jeweils Ausdruck einer Neurose sein und dient als *Abwehrmechanismus.
fr: ascèse; *e:* asceticism.

Asomatognosie *(f)*. Unfähigkeit, einzelne Teile des Körpers als zum eigenen Körper gehörig zu erkennen, z.B. einen gelähmten Arm.
fr: asomatognosie; *e:* asomatognosia.

Asomnie *(f)*. Schlaflosigkeit. *Agrypnie.
fr: insomnie; *e:* asomnia.

asozial *(a)*. Gemeinschaftsfeindlich. Kennzeichnet ein gegenüber der Gemeinschaft gleichgültiges und feindseliges Verhalten.
fr: asocial; *e:* asocial.

asoziale Gesinnung *(f)* *Gesinnung, asoziale.

Asperger-Syndrom *(n)*. Syn. für *Psychopathie, autistische, im Kindesalter.

Aspontaneität *(f)*. Fehlen des Spontanantriebs. *Antrieb.
fr: aboulie; *e:* abulia.

Assekurose *(f)*. Neigung, krankhafte Symptome überzubewerten oder zu übertreiben, um damit möglichst hohe Versicherungsleistungen zu erzielen.
fr: assécurose; *e:* compensation *oder* indemnity neurosis.

Assimilation *(f)*. **1.** In der Psychiatrie Angleichung neuer Bewußtseinsinhalte an die bereits vorhandenen Vorstellungen und Schemen (*C. G. Jung*). **2.** Sozialpsychologisch die Angleichung von Emigranten oder Minoritäten an einen Sozialkörper.
fr: assimilation; *e:* assimilation.

Association for the Advancement of Psychoanalysis (AAP) (Vereinigung zur Förderung der Psychoanalyse). 1941 von *Karen *Horney* gegründete psychoanalytische Organisation mit einem psychoanalytischen Ausbildungsinstitut (American Institute of Psychoanalysis). 1943 Abspaltung des *William Allanson White Institute.

Association Psychoanalytique de France. Von *D. Lagache, J. Laplanche* und *J.-B. Pontalis* gegründete, kleine psychoanalytische Gruppe in Frankreich mit traditionell-freudscher Ausrichtung. Publikationsorgan: »La Nouvelle Revue de Psychoanalyse« (ab 1970).

Association for Sleep Disorders Centers (ASDC). Vereinigung von Schlafzentren. Hat zusammen mit der »Association for the Psychophysiological Study of Sleep« eine häufig benutzte Nomenklatur der Schlafstörungen (ASDC-Nosologie) erarbeitet. Sie ist *DSM III als Anhang beigefügt.

Assoziation *(f)*. Verknüpfung seelischer Inhalte dadurch, daß eine Vorstellung eine andere ins Bewußtsein ruft oder diesen Vorgang begünstigt. Zwischen beiden Vorstellungen besteht eine gewisse, oft nur entfernte Ähnlichkeit. Diese kann auf Wortklang, Zuordnung zu einer übergeordneten oder untergeordneten Begriffsreihe, Symbolverwandtschaft u.a. beruhen. Die Erscheinungen des Gedächtnisses lassen sich nach *H. Ebbinghaus* weitgehend aus Assoziationsvorgängen erklären. Die *Assoziationspsychologie suchte in Assoziationsvorgängen die Erklärung für den gesamten Aufbau des Seelenlebens. In der *Manie sind die Assoziationsvorgänge erleichtert, bei epileptischer Wesensänderung u.a. erschwert. Genutzt wird vielfach die assoziative Verbindung von bewußten und unbewußten Vorstellungen. *Assoziationsversuch.

fr: association des idées; *e:* association.

Assoziation, äußere *(f)*. (*G. Aschaffenburg, E. Kraepelin*). *Assoziation, die sich nach Sprechweise und Klang richtet. Verbale Assoziation. Nach *Kraepelin* nimmt bei Ermüdung, Fieber und Alkoholrausch der Anteil der äußeren gegenüber den inneren Assoziationen zu.

Assoziation, freie *(f)*. Der Assoziationstheorie entstammender Begriff für eine psychoanalytische Technik. In der Psychoanalyse wird zu Beginn der Therapie als psychoanalytische Grundregel verabredet, daß alle Einfälle ohne Unterschied vom Patienten geäußert werden sollen. Die Einfälle können in Verbindung mit einem bestimmten Kontext (Traumbilder, Fehlhandlungen, einzelne Worte, bestimmte Vorstellungen) oder ohne Anknüpfungspunkt als frei sich im Bewußtsein einstellende Einfälle geäußert werden. Die Technik dient z.B. der Aufklärung von latenten Traumgedanken (s.d.). *Einfall, freier.

fr: association libre (d'idées); *e:* free association.

Assoziation, gerichtete *(f)*. (*C. G. Jung*). Kontrollierte Assoziation. Auf einen bestimmten Trauminhalt gerichtete und mit diesem zusammenhängende Einfälle.

fr: association (d'idées) dirigée; *e:* controlled association.

Assoziation, innere *(f)*. (*G. Aschaffenburg, E. Kraepelin*). *Assoziation, die sich nach der Bedeutung der Wörter richtet. Semantische Assoziation.

Assoziationsexperiment *(n)* *Assoziationsversuch.

Assoziationspsychologie *(f)*. Ältere Richtung der Psychologie, die den gesamten Aufbau des Seelenlebens einschließlich aller Denkvorgänge durch Assoziationsvorgänge erklärt. In ihren Wurzeln auf *Aristoteles* zurückgehend, wurde die Theorie durch *Hartley, Priestley, Hume, Herbart,* später durch *J. St. Mill, Ziehen, Ebbinghaus,* um die Jahrhundertwende, zur beherrschenden Wissenschaftstheorie. In der Psychiatrie fanden assoziationspsychologische Gedankengänge vor allem durch *Ziehen, Ebbinghaus, Wernicke* und *Freud* Eingang. Obwohl die Theorie völlig verlassen worden ist, haben sich viele ihrer handlichen und anschaulichen Begriffe im wissenschaftlichen Sprachgebrauch erhalten.

fr: psychologie par association; *e:* association psychology.

Assoziationsstörung *(f)*. Beeinträchtigung oder Auflösung einer sinnvollen Verknüpfung von Bewußtseinsinhalten. Stellt i.S. der Assoziationspsychologie eine Erklärung für die Erscheinungen der Schizophrenie dar.

fr: dissociation; *e:* association disorder.

Assoziationsversuch *(m)*. Ältester projektiver Test. Der Versuchsperson werden Reizworte (z.B.: Haus, rot) zugerufen, zu denen die erstbesten in den Sinn kommenden Reaktionen auszusprechen sind. Aus Versagern, Verzögerungen der Antworten, Bedeutung der Antwort im Verhältnis zum Reizwort und Verhaltensbeobachtungen werden Schlüsse auf innerpsychische Vorgänge gezogen. Gegenwärtig kaum noch verwendet. *Historisch:* Von *F. Galton* (1822–1911) erfunden und von *Wundt* zur Feststellung von Gedankenassoziationen vervollkommnet. *Aschaffenburg* und **Kraepelin* führten die Unterscheidung zwischen äußeren und inneren Assoziationen (s.d.) ein: Nach **Ziehen* ist die Reaktionszeit länger, wenn das Reizwort mit etwas Unangenehmen zu tun hat. Mehrere Verzögerungen deuten auf einen gefühlsbetonten Vorstellungskomplex (s.d.) hin. *C. G. Jung* (1907) erkannte bei Hysterikern Beziehungen der Assoziationen zu einem großen, aus einem geheimen Trauma herrührenden *Komplex, bei *Dementia praecox mehrere, nicht korrigierbare Komplexe. Bei Berührung von Komplexbereichen entsteht eine Tendenz, statt der sich zuerst einstellenden Reaktionsworte mehr neutrale zu setzen.

fr: test d'association de mots; *e:* association-experiment.

Syn.: Wort-Assoziations-Test.

Assoziieren, freies *(n)* *Assoziation, freie.

assoziatives Gedächtnis *(n)* *Gedächtnis, assoziatives.

Astasia, Astasie *(f)*. Unfähigkeit zu stehen. Fast ausschließlich für psychogene Stehunfähigkeit und im Zusammenhang mit *Abasie gebraucht.

fr: astasie; *e:* astasia.

Astasie-Abasie-Syndrom *(n)*. Unfähigkeit zu gehen und zu stehen. Gewöhnlich im Sinne einer psychogenen Verursachung und syn. zu *Stasobasophobie; auch aus organischer Ursache bei Erkrankungen des Kleinhirns und der Brückenhaube.

fr: astasie-abasie; *e:* astasia-abasia.

Astasobasophobie *(f)*. Syn. für *Stasobasophobie.

astatischer Anfall *(m)* *Anfall, astatischer.

Astereognosie *(f)*. Unfähigkeit, Form und physikalische Beschaffenheit eines Gegenstandes durch Betasten zu bestimmen. Nach *J. Delay* werden drei Formen unterschieden: Amorphognosie, Anhylognosie, semantische taktile Agnosie (s.d.).
fr: agnosie tactile; *e:* astereognosis.
Syn.: Stereoagnosie, taktile Agnosie, taktile Asymbolie, Tastlähmung.

Asthenia, Asthenie *(f)*. Schwäche, Kraftlosigkeit. Unfähigkeit zu größeren physischen oder geistigen Anstrengungen. Rasche Ermüdbarkeit. Seit Einführung durch *J. Brown* (*Brownianismus) hat der Begriff in der europäischen Psychiatrie lange Zeit und wiederholt eine wichtige Rolle gespielt. Gegenwärtig dient er lediglich zur Charakterisierung des Persönlichkeitstyps der *Astheniker.
fr: asthénie; *e:* asthenia.

Asthenie, indirekte *(f)*. (*J. Brown*). Unter besonderen Umständen entstehende Schwäche. Nach **Brown* haben anfangs heftige Reize eingewirkt und zu einer Erschöpfung der Erregbarkeit geführt. Als deren Folge können normale Reize dann nur noch mit einer zu schwachen Erregung beantwortet werden. *Brownianismus.

Asthenia mentalis *(f)*. Verminderte geistige Leistungsfähigkeit bei Asthenie.
fr: asthénie psychique; *e:* mental asthenia.

Asthénie périodique (*Benon*). Depressives Zustandsbild. Entspricht klinisch weitgehend der endoreaktiven Dysthymie (*Weitbrecht*).

Asthenia universalis congenita *(f)* **Stiller*-Syndrom. Sog. Morbus asthenicus.
fr: asthénie généralisée, asthénie congénitale universelle; *e:* congenital universal asthenia.

Astheniker *(m)*. **1.** Abnorme Persönlichkeiten mit dem Merkmal der *Asthenie. Menschen mit »reizbarer Schwäche«, die von Natur mit einem zu geringen Potential an Vitalität ausgestattet sind. Gewöhnlich gelingt es den damit Behafteten in der ersten Lebenshälfte, die durch Schwäche und Erschöpfbarkeit bedingte geringe Leistungsfähigkeit durch häufige Erholungspausen, Vermeiden von Alkohol und größeren Strapazen sowie durch Verzicht auf höheren Ehrgeiz auszugleichen. Nach der Lebensmitte ist dies oft nicht mehr möglich, so daß es zum Zusammenbruch (gewöhnlich unter dem Bilde eines Nervenzusammenbruchs) kommt. Leiden häufig auch unter somatischen Beschwerden: unerquicklicher Schlaf, Kopfschmerzen, hypochondrische Leibbeschwerden, Depersonalisationserscheinungen. **2.** In der Typenlehre *E. Kretschmer*s Mensch mit ausgeprägt *leptosomem Körperbau.
fr: asthénique; *e:* asthenic type.
Syn.: Psychastheniker, asthenischer Psychopath, psychasthenischer Psychopath.

asthenisch *(a)*. Mit körperlicher und/oder seelischer Schwäche einhergehend. Einen *Astheniker betreffend.
fr: asthénique; *e:* asthenic.

Asthma (bronchiale) *(n)*. Erkrankung, bei der es anfallsweise durch krampfhafte Zusammenziehung der Atemwege zu Luftnot kommt. Eine der Ursachen ist häufig Allergie, denn bei einigen Patienten können erhöhte Titer eines Immunglobulins (IgE) nachgewiesen werden. Infekte sind ebenfalls von Bedeutung. – Asthma ist die erste psychoanalytisch untersuchte Organerkrankung (*P. Federn,* 1913). Psychische Faktoren als wesentliche Mitverursacher in den meisten Fällen sind anerkannt. Eine allgemeingültige psychosomatische Theorie konnte bisher jedoch nicht formuliert werden. Als wesentlich wird eine enge Bindung zur Mutter angesehen, deren Mißbilligung beim Eingehen neuer Bindungen befürchtet wird, so daß es oft nicht dazu kommt. Ferner: In der präverbalen Phase wird das Weinen aus Angst vor Zurückweisung durch die Mutter unterdrückt.
fr: asthme; *e:* asthma.

Asthma hystericum *(n)*. Veraltete Bezeichnung für beschleunigte Atmung im hysterischen Anfall (s.d.) oder anderen hysterischen Reaktionen.
fr: asthme hystérique; *e:* hysterical asthma.

Astraphobie *(f)*. Gewitterfurcht. Gewöhnlich neurotisches Symptom.
fr: astraphobie; *e:* astraphobia.

Asyl *(n)*. **1.** Anfang des 19. Jh. gebräuchliche Bez. für *Irrenanstalt. **2.** Bez. für das psychiatrische Krankenhaus als totale Institution (s.d.) (*E. Goffman,* 1961).
fr: asyle; *e:* asylum.

Asyllabie *(f)*. Besondere Form von Aphasie (Agraphie oder Alexie). Dabei erkennt der Kranke richtig die einzelnen Buchstaben, vermag aber daraus keine Silben zu bilden oder zu erkennen.
fr: asyllabie; *e:* asyllabia.

Asymbolie *(f)*. (*Finkelnburg,* 1870). Unfähigkeit, konventionelle Zeichen oder Symbole zu verstehen. Nach *Kussmaul* ist Asymbolie ein engerer Begriff als *Asemie, da Symbole oft aus mehreren »Zeichen« zusammengesetzt sind und starke Abhängigkeit von der Konvention zeigen. Nach *Meynert* wird eine sensorische Asymbolie (der Kranke erkennt die Symbole nicht) von einer motorischen (er kann sie nicht benützen) Asymbolie unterschieden.
fr: asymbolie; *e:* asymbolia.

Asymbolie, taktile *(f)*. Syn. für *Astereognosie.

Asyntaxie *(f)*. Sprachstörung bei manchen Aphasikern, die in einem Verlust der Syntax besteht.
fr: asyntaxie; *e:* asyntaxia.

Ataraktika *(n, pl)*. Syn. für Tranquilizer (1).
fr: ataractique, calmants; *e:* ataractica, calmatives.

Ataraxie *(f)*. (*Epikur, Demokrit*). Fehlen von Angst, ungestörte seelische Ausgeglichenheit und Ruhe, die durch philosophische Einsicht gewonnen werden.
fr: ataraxie; *e:* ataraxia, ataraxy.

Atavismustheorie *(f)*. (*Lombroso*). Theorie zur Erklärung des Verbrechertums. Danach besitzen Verbrecher in bezug auf Körperbau, Gefühlsleben und Verhaltensweisen entwicklungsgeschichtlich ältere Merkmale (Atavismen). Die Theorie spielte historisch eine bedeutende Rolle, ist aber völlig verlassen.
fr: théorie de l'àtavisme; *e:* theory of atavism.

atavistischer Bewegungssturm *(m)*. (*Kretschmer*). *Bewegungssturm.

Ataxie, intrapsychische *(f)*. (*E. Stransky*). Als charakteristisch für Schizophrenie bezeichnete Störung, die vor allem in einer Diskordanz zwischen Vorstellungen und den zugehörigen Affekten besteht. Z.B.: Ein Kranker lacht herzlich und freundlich, während er darstellt, wie er grausam zerfleischt worden ist. Entspricht der »discordance« von *Chaslin*.
fr: ataxie intrapsychique; *e:* intrapsychic ataxia.

Atebrinpsychose *(f)*. Durch Einnahme von Atebrin bei Malaria entstandene Psychose, die ihrem psychopathologischen Bild nach den akuten exogenen *Reaktionstypen *Bonhoeffer*s angehört. Tritt meist in Form eines rauschartigen Zustandes auf.
fr: psychose à l'Atébrine; *e:* Atebrin psychosis.

Atheromatose, zerebrale *(f)*. Syn. für *Hirnarteriosklerose.

Athletiker *(m)*. Individuum mit athletischem Körperbau.

athletischer Körperbautyp *(m)*. In der Typologie *E. Kretschmer*s breitschultriger, muskulöser Typ mit kräftigem Knochenbau und fettarmer Haut.
fr: type athlétique; *e:* athletic type.
Syn.: athletischer Habitus.

Atremie *(f)*. (*Neftel*). Zustand, bei dem Kranke das Bett nicht verlassen können, weil Stehen, Gehen oder Sitzen von Angst und Störungen des Allgemeinbefindens begleitet sind.
fr: atrémie; *e:* atremia.

attitudes passionelles. (*Charcot*). Leidenschaftliches Verhalten. Theatralische Stellungen, Gebärden und Bewegungen, in denen meist sexuelle Themen dargestellt werden. Galt als charakteristisches Kennzeichen des großen hysterischen Anfalles. *Hysterie, *Hystérie, grande.
e: passional attitudes.

Attonität *(f)*. In der älteren Psychiatrie schwere Form von *Stupor mit völliger Bewegungslosigkeit, die mit der »Erstarrtheit eines vom Blitz Getroffenen« (*T. Meynert*) verglichen und als »allgemeine psychische Lähmung« umschrieben wurde. Gelegentlich auch Syn. für Stupor. Besonders auf die katatone Form der Schizophrenie angewandt (attonischer Wahnsinn, s.d.). Doch waren auch eine Melancholia attonita und eine attonische Manie (s.d.) bekannt. Bei weiterer Steigerung der Starrheit wurde auch von einem Status attonitus gesprochen.
fr: attonité; *e:* attonity.

attonitus *(a)*. Betäubt. Wie vom Donner gerührt.

A-Typ *(m)*. Persönlichkeitstyp, dem besondere Anfälligkeit für Herzinfarkt nachgesagt wird: Tendenz zu konkurrieren (Konkurrenzstreben), bagatellisiert Körperbeschwerden, Ungeduldshaltung.

atypisch *DSM-Anhang.

Atypische affektive Störungen *DSM-Anhang.

Atypisches Angstsyndrom *DSM-Anhang.

Atypische Depression *DSM-Anhang.

Atypische dissoziative Störung *DSM-Anhang.

Atypische, Gemischte oder Andere Persönlichkeitsstörungen *DSM-Anhang.

Atypische paranoide Störung *DSM-Anhang.

Atypische Paraphilie *DSM-Anhang.

atypische Psychosen *(f, pl)*. Gruppe von psychischen Krankheitsbildern, die sowohl Ähnlichkeiten mit Schizophrenie als auch mit der manisch-depressiven Erkrankung aufweisen, für beides aber wegen eines andersartigen Verlaufes oder einer andersartigen Symptomatik nicht typisch sind. Die Prognose gilt größtenteils als günstig. Es handelt sich wahrscheinlich um eine in sich geschlossene Krankheitsgruppe mit eigenen, typischen Charakteristika. Die Stellung atypischer Psychosen innerhalb der psychiatrischen Systematik ist weiterhin umstritten. Nach *Leonhard* kann eine in sich typische Gruppe von *zykloiden Psychosen mit günstigem Ausgang der Gruppe der atypischen Schizophrenien mit ungünstigerer Prognose gegenübergestellt werden.

Atypische somatoforme Störung *DSM-Anhang.

Atypische Störung der Geschlechtsidentität *DSM-Anhang.

Atypische Störung der Impulskontrolle *DSM-Anhang.

Atypische vorgetäuschte Störung mit körperlichen Symptomen *DSM-Anhang.

aufdeckende Psychotherapie *(f)*. Psychotherapeutische Technik, bei der die Konflikte bewußt gemacht, aufgedeckt werden. Jede psychoanalytische Therapie ist aufdeckend. Nicht jeder Konflikt muß jedoch aufgedeckt werden, nicht jedes Lebensalter läßt eine aufdeckende Therapie zu; deshalb wird oft die *zudeckende Psychotherapie angewandt.
fr: psychothérapie découvrante; *e:* uncovering psychotherapy.

Auffassung *(f)*. Der Vorgang der Aufnahme von Wahrnehmungs- und Vorstellungsmaterial in das Bewußtsein. Die Auffassung wird normalerweise erleichtert durch Prägnanz des Materials (Prägnanzregel der Gestaltheorie). Die Bez. wird in der Klinik hauptsächlich verwendet, um Veränderungen des Auffassungsvorganges bei *Bewußtseinstrübung und organischen Hirnkrankheiten zu kennzeichnen (*Auffassungsstörung). In einer jeweils besonderen Weise ist die Auffassung aber bei praktisch allen psychischen Krankheitszuständen gestört: Schwachsinn (geringe Auffassungsfähigkeit), Schizophrenie (qualitative und inhaltliche Abwandlungen der Auffassung), Depression (Auffassungserschwernis), Neurosen (komplexbedingte Auffassungsstörungen), *Korsakow*-Syndrom (Oberflächlichkeit der Auffassung) u.a. – Im Englischen gibt es keine genaue Entsprechung. *To grasp* entspricht als Verb der Definition, ist aber kein psychopathologischer Terminus. Gewöhnlich wird mit *comprehension* oder *perception* übersetzt, manchmal mit *perceptivity* (wörtlich: Auffassungsvermögen).
fr: compréhension; *e:* comprehension.

Auffassungsstörung *(f)*. Erschwerung, Verlangsamung der *Auffassung von Sinneseindrücken in der Bewußtseinstrübung und bei akuten Hirnkrankheiten. Dadurch entsteht oft eine Falschbeurteilung der aktuellen Situation.
fr: faiblesse de compréhension; *e:* weakness of comprehension, weakness of mental grasp.

Auffassungsumfang *(m)*. Gesamtzahl von einzelnen Gegenständen, die gleichzeitig wahrgenommen und aufgefaßt werden können. Je nach Art der Gegenstände und Dauer der Darbietung verschieden groß (in der Regel 4–8).

Aufforderungscharakter *(m)*. (*K. Lewin*). Bestimmte Symbole, Anordnungen von Gegenständen oder Gegenstände selbst können ein bestimmtes Verhalten herausfordern. Z.B. löst ein sich rasch nähernder schwarzer Schatten Fluchtinstinkte aus (negativer A.).
fr: valence (affective), caractère stimulant; *e:* valence.
Syn.: Valenz.

Aufmerksamkeit *(f)*. Ausrichtung der geistigen Aktivität auf einen oder mehrere bestimmte Gegenstände, was als aktive Zuwendung oder als passives Angezogensein in Erscheinung treten kann. Zu dem Begriff gehört ein Absehen (Ausblendung) von anderen Gegenständen des Wahrnehmungsfeldes als aktive Leistung. Die Aufmerksamkeit ist von vielen äußeren (Zahl der sich anbietenden Eindrücke) und inneren (Gestimmtheit, Ausgeruhtsein) Faktoren abhängig.
fr: attention; *e:* attention.

Aufmerksamkeit, distributive *(f)*. Fähigkeit, mehreren Gegenständen gleichzeitig die Aufmerksamkeit zuzuwenden oder große Beweglichkeit der Aufmerksamkeit bei raschem Wechsel der Inhalte.
fr: attention fluctuante; *e:* fluctuating attention.
Syn.: fluktuierende Aufmerksamkeit.

Aufmerksamkeit, fluktuierende *(f)* *Aufmerksamkeit, distributive.

Aufmerksamkeit, gleichschwebende *(f)*. (*S. Freud*). Zweckmäßige Haltung, mit der ein Psychoanalytiker den Äußerungen des Patienten entgegensehen soll. Der Analytiker soll sich »seiner eigenen unbewußten Geistestätigkeit überlassen, Nachdenken und Bildung bewußter Erwartungen möglichst vermeiden, nichts von dem Gehörten sich im Gedächtnis besonders fixieren und solcherart das Unbewußte des Patienten mit seinem eigenen Unbewußten auffangen«. (GW. XIII, 215) Die Aufmerksamkeit richtet sich damit nach innen auf die Einfälle und Grübeleien des Beobachters, während sie gleichzeitig den freien Assoziationen des Patienten folgt und wartet, bis ihr wiederkehrende Themen auffallen. Aus dem gleichen Grunde soll er sich während der Behandlung weder für die Kur noch für wissenschaftliche Zwecke Notizen machen und den Kranken nicht auffordern, einem speziellen Thema nachzugehen oder sich vorher Notizen zu machen. Die gleichschwebende Aufmerksamkeit des Analytikers stellt nach *Freud* das Gegenstück zur freien Assoziation (s.d.) des Patienten dar.
fr: attention (également) flottante; *e:* evenly suspended attention.

Aufmerksamkeit, habituelle *(f)*. (*H. Liepmann*). Die durchschnittliche, den Vorgängen der Umgebung zugewandte Aufmerksamkeitshöhe. Besonders von *K. Bonhoeffer* im Zusammenhang mit dem Delirium tremens verwendete Bezeichnung. Beim Delir weisen habituelle und angeregte Aufmerksamkeit typische Unterschiede auf.

Aufmerksamkeitsdefizit *DSM-Anhang.

Aufmerksamkeitsdefizit-Syndrom *(n)*. Syn. für *Störung mit Aufmerksamkeitsdefizit.

Aufmerksamkeitsreflex *(m)*. (*O. Bumke*). Geringe Erweiterung der Pupillen bei geistiger Anstrengung, Konzentration, Vorstellung von Dunkelheit oder Schmerz; Verengung bei Vorstellung von Licht. Bei Schizophrenie verändert (**Bumke*sches Zeichen).
fr: mydriase par représentation mentale, réflexe d'attention de la pupille; *e:* ideation miosis, ideation mydriasis.
Syn. Psychoreflex, idiomotorischer Reflex.

Aufmerksamkeitsstörung *(f)*. Unfähigkeit, die Aufmerksamkeit über längere Zeit dem gleichen Gegenstand zuzuwenden. Vorkommen bei Schizophrenie, nach Hirnverletzungen u.a.
fr: troubles de l'attention; *e:* attention disorder.

Aufschubsperiode *(f)*. Syn. für *Latenzperiode.

Aufstiegsneurose *(f)*. (*V. v. Weizsäcker*). Neurose infolge sozialen Aufstiegs als besondere Form einer Wandlung des sozialen Umfeldes, die nicht ausreichend verarbeitet werden kann. Gehört zu den sozialen Neurosen (s.d.).
fr: névrose de promotion, névrose des nouveaux riches; *e:* career neurosis.

Auftrag, posthypnotischer *(m)*. Während der Hypnose gegebene Anweisung für eine Handlung, die erst nach Abschluß der Hypnose ausgeführt werden soll. Diese muß jedoch im Einklang mit der ethischen Gesinnung des Hypnotisierten stehen. Es ist z.B. nicht möglich, jemand durch posthypnotischen Auftrag zu einer unsittlichen oder kriminellen Handlung zu veranlassen, wenn er nicht auch sonst dazu bereit wäre. – *Historisch:* Erstbeschreibung 1787 durch *Mouillesaux*. Im 19. Jahrhundert als sehr bedeutsame Erscheinung betrachtet und besonders von der Schule von *Nancy viel bearbeitet.
e: post-hypnotic command.
Syn.: posthypnotische Suggestion.

Aufwachepilepsie *(f)*. (*D. Janz*). Epileptisches Anfallsleiden, bei dem große epileptische Anfälle oder Absenzen vorwiegend bis zu zwei Stunden nach dem Erwachen aus dem Nachtschlaf oder Tagesschlaf oder am Feierabend in der Situation des Entspannens auftreten. Aufwachepileptiker zeigen nach *D. Janz* weniger die typische epileptische Wesensänderung, sondern mehr eine psychopathische Persönlichkeit. *Schlafepilepsie.
fr: épilepsie du réveil; *e:* matutinal epilepsy on awakening, rising fits.

Aufwachkataplexie *(f)*. Syn. für *Wachanfall.

Aura *(f)*. (*Galen*). »Luftzug«. »Leichte Brise«. Subjektive Erlebnisse, die vor dem eigentlichen Beginn eines epileptischen Anfalls für einige Sekunden auftreten und an die nach dem Anfall eine Erinnerung besteht. Es werden Farbflecke, Blitze oder Sterne gesehen, Geräusche oder Töne gehört, Gerüche oder Mißempfindungen wahrgenommen, oder es treten Makropsien oder Mikropsien auf; auch abnorme Glücks- oder Angsterlebnisse kommen vor .Auftreten vor großen epileptischen Anfällen, insbesondere aber vor psychomotorischen Anfällen. – Nach einer anderen Systematik werden die subjektiven Erlebnisse *kurz* vor dem Anfall (hier als Aura beschrieben) zum Anfall selbst gerechnet. Als Aura werden dann die besonderen Erlebnisse in den Stunden davor bezeichnet. *Historisch:* Die Erstbeschreibung stammt von *Aretaeus* von Kappadozien. *Galen* gab den Erlebnissen den Namen Aura.
fr: aura; *e:* aura.

Aura, akustische *(f)*. Von Gehörstäuschungen begleitete Aura (Dröhnen, Donner, Glockenläuten).
fr: aura acoustique; *e:* acoustic aura.

Aura cantora *(f)*. Aura mit Singen.

Aura cursativa *(f)*. Epileptische Aura mit Laufbewegungen.
fr: aura cursativa; *e:* aura cursoria.

Aura, epigastrische *(f)*. Aura mit einem »aufsteigenden Gefühl« vom Magen her oder mit Magenschmerzen. Kann auch isoliert ohne nachfolgenden epileptischen Anfall auftreten und wird dann als **Moore*sches Syndrom bezeichnet.

Aura, epileptische *(f)* *Aura.

Aura, gustatorische *(f)*. Aura mit Geschmacksempfindungen, Kau- und Schmatzbewegungen. *Unzinatus-Anfälle.
fr: aura gustative; *e:* gustatory aura.

Aura, hysterische *(f)*. Einem hysterischen Anfall vorausgehende Erscheinungen: krampfähnliche Zuckungen, Empfindungen eines sich zuschnürenden Halses u.a.
fr: aura hystérique; *e:* hysteric aura.

Aura logorrhoica *(f)*. Aura mit raschem Redefluß.
fr: aura logorrhéïque; *e:* logorrhoic aura.

Aura, olfaktorische *(f)*. Aura mit Geruchsempfindungen.
fr: aura olfactive; *e:* olfactory aura.

Aura, optische *(f)*. Aura mit Gesichtstäuschungen (Blitze, Sterne, Gestalten), Mikropsie oder Makropsie.
fr: aura visuelle; *e:* optical aura.

Aura procursiva *(f)*. Aura mit Fortlaufen.
fr: aura procursive; *e:* procursive aura.

Aura, psychointellektuelle *(f)*. (*Penfield*). Aura eines epileptischen (meist psychomotorischen) Anfalles mit traumhaftem Erleben i.S. von *Déjà-vu-Erlebnissen, *Jamais-vu-Erlebnissen, *Depersonalisation, Makropsie und Mikropsie. Läßt sich auch experimentell durch direkte Reizung des Corpus amygdaloideum (*Penfield* und *Rasmussen*) hervorrufen.

Aura, sensible *(f)*. Aura mit Körpermißempfindungen.
fr: aura sensitive; *e:* sensible aura.

Aura, vasomotorische *(f)*. Aura mit Herzsensationen, Blutdruckanstieg oder -abfall, Hitzegefühl.
fr: aura vasomotrica; *e:* vasomotor aura.

Aura vertiginosa *(f)*. Aura mit Drehschwindel, Gefühl des Fallens oder Schwebens.
fr: aura vertigineuse; *e:* vertiginous aura.

Aura, vestibuläre *(f)* *Aura vertiginosa.

Aura, viszerale *(f)* *Aura, epigastrische.
fr: aura viscérale; *e:* visceral aura.

Ausdruck *(m)*. **1.** Allgemein körperliche Zeichen, aus denen Seelisches zu erkennen ist (Physiognomie, Körperbautypus u.a.). **2.** I.e.S. »Ausdrucksbewegungen«, die Rückschlüsse auf Seelisches zulassen (Schrift, Sprache, Mienenspiel, Gebärden u.a.).
fr: expression émotionnelle; *e:* expression.

Ausdruckshader *(m)*. (*J. Klaesi*). Triebkonflikte von Neurotikern, die sich im Ausdruck verraten. Sie zeigen sich durch »Uneinheitlichkeit und Abschüssigkeit der Grundstimmung, die sich in Disharmonien der Architektur der Ausdrucksbewegungen, in Fehlleistungen (Verlesen, Versprechen, Verhören, Verschreiben, Straucheln, Verunfallen) und Zwangsantrieben kundtun«.
e: expressive slips.

Ausdruckskrankheiten *(f, pl)*. (*Th. v. Uexküll*). Syn. für *Konversionshysterie und ähnliche Störungen, soweit die Symptome in ihrer »Sprache« Konflikte zum »Ausdruck« bringen und nicht zu läsionellen Veränderungen des Körpers führen. Wird den *Bereitstellungskrankheiten gegenübergestellt.
e: conversion disorders, hysterical neuroses, conversion type.

Ausdrucksverarmung *(f)*. Verringerung der Fähigkeit, durch Ausdrucksbewegungen die innere Gestimmtheit und Gefühlsvorgänge sichtbar zum Ausdruck zu bringen. Findet sich in erster Linie beim *Parkinson*-Syndrom.
fr: appauvrissement d'expression; *e:* expression deficiency.

Ausdruckssymptome *(n, pl)*. Symptome bei Schizophrenie, die nicht zu den *Symptomen 1. und 2. Ranges nach *K. Schneider* rechnen.

Ausgangspersönlichkeit *(f)*. Syn. für *Primärpersönlichkeit.

ausgeflippt *(a)*. Im Drogenjargon Bez. für Folgen längerer Abhängigkeit von Drogen, insbesondere bei Jugendlichen: Verlust sozialer Beziehungen (z.B. zu Elternhaus, früheren Freunden usw.) und Abbruch von Lehre, Schule oder Studium.

Ausgrenzung *(f)*. (*K. Dörner*). Gesellschaftlicher Vorgang, durch den alle, die sich einer zivilen Verkehrs-, Sitten- und Arbeitswelt und einer bürgerlichen Vernunftwelt widersetzen, ausgeschieden und gewöhnlich in eigenen Institutionen verwahrt werden: Bettler, Vagabunden, Besitz- und Arbeitslose, Verbrecher, politisch Auffällige, Dirnen, Wüstlinge, mit Lustseuchen Behaftete, Sonderlinge, Alkoholiker, Verrückte u.a.

Auslösemechanismen, angeborene (AAM) *(m, pl)*. (*K. Lorenz*). In der Verhaltensforschung: Auslöser festgelegter Verhaltensweisen, die in Verbindung mit bestimmten Umweltereignissen stehen.
fr: mécanisme inné de libération; *e:* inborn releasing mechanism.

Ausnahmezustand *(m)*. Akut auftretendes, rasch verschwindendes psychotisches Bild mit lebhafter Symptomatik. Der Ausdruck beinhaltet nichts Bestimmtes. Er wird verwendet, wenn die genauere Art und Symptomatik eines gegebenen Zustandes (noch) unklar sind; organische, epileptische, hysterische Ausnahmezustände kommen vor. Während des Ausnahmezustandes sind Gewalttaten, Brandstiftungen, unmäßiger Alkoholgenuß, Fortlaufen möglich.
fr: condition exceptionelle, état d'absence (épileptique); *e:* (organic, epileptic, hysterical) derangement.

Ausschlußkriterien *(n, pl)*. Solche *Kriterien einer psychischen Störung, mit welchen sich eine psychische Störung gegenüber anderen psychischen Störungen abgrenzen läßt. Ein Ausschlußkriterium der *Schizophrenie ist z.B.: Fehlen einer Episode mit manischen oder depressiven Erscheinungen, oder diese war im Vergleich zur Dauer der psychotischen Symptome zeitlich nachher vorhanden und nur von kurzer Dauer. *Einschlußkriterien, *Saint-Louis-Gruppe.

fr: critères d'exclusion; *e:* criterion of exclusion.

Außenfürsorge *(f)*. Fürsorge vorwiegend für psychiatrisch Kranke im Anschluß an eine Behandlung in einem psychiatrischen Krankenhaus. Ziele sind: Vorbeugung und Abbau sekundärer Behinderungen (*Institutionalismus); Verhinderung von Verschlechterungen, Rückfällen und Wiederaufnahmen; Schaffung eines beschützten Milieus für chronisch Kranke, die im normalen Berufsleben und in der Gemeinde nicht mehr selbständig existieren können (*H. Häfner*). Wird durchgeführt durch Psychiater oder besonders ausgebildete Sozialarbeiter, teilweise in besonderen Beratungsstellen oder unter Mithilfe von Vereinen, Organisationen, Instituten, Gemeinden und Familien.
fr: assistence des malades ambulatoires; *e:* external welfare, psychiatric social work.
Syn: offene Fürsorge, nachgehende Fürsorge, psychiatrische Sozialarbeit.

außersinnliche Wahrnehmung *(f)*. (*Ch. Richet,* 1850–1935). Übergeordneter Begriff für paranormale Wahrnehmungen, die ohne normalen Sinnesreiz gemacht werden, z.B. Hellsehen, Telepathie und andere parapsychologische »Wahrnehmungen«. Beim Hellsehen werden mehr Ereignisse in der realen Welt, bei der Telepathie Gedanken und innerseelische Vorgänge eines anderen Menschen wahrgenommen.
fr: perception extra-sensorielle, cryptesthésie; *e:* extra-sensory perception, cryptesthesia.
Syn.: Kryptoskopie, Kryptästhesie.

Autismus *(m)*. (*E. Bleuler,* 1911). Rückzug aus dem Leben der Gemeinschaft in selbstgewählte Einsamkeit. Autisten sind schweigsam und still, wie von einer Glaswand umgeben. Die Außenwelt verliert ihren Aufforderungscharakter. Sie leben in einer eigenen Gedanken- und Vorstellungswelt. Dabei bleibt der sachliche Konnex bei großer emotionaler Leere völlig unbeeinflußbar. Ursprünglich von *Bleuler* als typisches, nur der Schizophrenie zugeordnetes Symptom mit den Worten beschrieben: »Loslösung von der Wirklichkeit zusammen mit dem relativen oder absoluten Überwiegen des Binnenlebens.« Später wurde der Begriff mehr im weiteren Sinne von »Selbstbezogenheit« verwendet. Während für schizophrene Autisten Leidenslosigkeit hervorgehoben wird, leiden neurotische Autisten unter der Einsamkeit. Auch bei hirnorganischen Störungen bekannt. In schwächerer Ausprägung auch als normale Charaktervariante.

Autismus, frühkindlicher *(m)*. (*L. Kanner,* 1943). Von der frühesten Kindheit an mehr oder weniger unverändert bestehende autistische Einsamkeit. Schon im Säuglingsalter seltsam in die Ferne gerichteter Blick und geringes Bedürfnis nach emotionaler Kontaktaufnahme; zwanghafte Spielgewohnheiten. Ein Drittel der Kinder zeigt Sprachretardierung, die Mehrzahl lernt sehr früh sprechen, dabei aber Spracheigentümlichkeiten, Wiederholen schwieriger Wörter. Prognose: Das ganze Leben wird vom Autismus geprägt. Die Sprachgehemmten verbleiben sozial isoliert, die Sprechenden gelangen zu bescheidener sozialer Anpassung. – Es bestehen Ähnlichkeiten zur autistischen Psychopathie im Kindesalter (*Asperger*), jedoch sind Heredität, Manifestation und Verlauf verschieden, so daß Zusammenfassung zu einem Syndrom nicht gerechtfertigt ist.
fr: autisme infantile précoce, autisme infantile, autisme précoce (de *Kanner*); *e:* early infantile autism, *Kanner*'s early autism.
Syn.: *Kanner*-Syndrom.

Autismus-Selbsthilfegruppe *(f)*. Bundesverband Hilfe für das autistische Kind e.V., Bebelallee 141, 2000 Hamburg 60.

autistisch *(a)*. Selbstisch. Sich auf *Autismus beziehend. Ohne Kontakt zu anderen.
fr: autiste; *e:* autistic.

autistisches Denken *(n)*. Syn. für *autistisch-undiszipliniertes Denken.

autistische Psychopathie im Kindesalter *Psychopathie, autistische, im Kindesalter.

autistisch-undiszipliniertes Denken *(n)*. (*E. Bleuler*). Syn. für *Denken, dereïstisches. »Autistisch« ist hier nur in einem weiteren Sinne von Selbstbezogenheit gemeint. Wegen der Verwechslungsmöglichkeit mit dem *Autismus Schizophrener wird die Bez. weitgehend gemieden.
fr: pensée autistique; *e:* autistic thinking.

Autoanamnese *(f)*. Seltenes Syn. für Eigenanamnese.

autochthone Ideen *(f, pl)*. (*C. Wernicke*). Obsol. Bezeichnung für Denkstörung. »Die Kranken bemerken das Auftauchen von als ihnen fremd, nicht ihnen gehörig empfundenen Gedanken.« Entspricht nach heutiger Bezeichnung dem Phänomen der *Gedankeneingebung. Besonders bei Schizophrenie.
e: autochthonous idea.

Autoecholalie *(f)*. (*E. Stransky*). Mechanische Wiederholung selbstgebildeter Worte. *Echolalie.
fr: autoécholalie; *e:* autoecholalia.

Autoerastie *(f)*. Syn. für *Autoerotismus.

Autoerotik *(f)*. Erotik ohne Bezug auf einen Partner. Oberbegriff für Onanie und Narzißmus.

Autoerotismus *(m).* (*Havelock Ellis,* 1899). »Spontane sexuelle Erregung, die ohne direkten oder indirekten äußeren Reiz durch eine andere Person zustande kommt.« *Freud* hat die Bez. wieder aufgegriffen, um damit das normale Frühstadium der narzißtischen Libido zu beschreiben. Als Beispiel wählt er das Lutschen (Wonnesaugen) der Säuglinge, das in sich selbst Befriedigung finde, obwohl an den Akt der Nahrungsaufnahme, dem es entstamme, nur eine Erinnerung bestehe. In analoger Weise entferne sich auch die Sexualität von der Form lebenserhaltender Funktionen, an die sie ursprünglich angelehnt war. *Freud* (GW V, 82) betont, daß in der Psychoanalyse nicht die Genese, sondern die Beziehung zum *Objekt, die beim Autoerotismus fehlt, das Wesentliche sei. *H. Ellis* habe die Bez. kompromittiert, weil er sie mit Hysterie und allen Formen der Masturbation verbunden habe. – Autoerotismus wird – inkorrekt – gelegentlich mit *Onanie gleichgesetzt. Durch Onanie kann jedoch evtl. eine autoerotische Libido abgeführt und befriedigt werden.
fr: auto-érotisme; *e:* autoerotism, autoeroticism.

Autofetischismus *(m).* (*M. Hirschfeld*). *Fetischismus nicht mit fremden, sondern mit eigenen Gegenständen.
fr: auto-fétichisme; *e:* autofetishism.

autogenes Training *(n).* (*J. H. Schultz*). Unter ärztlicher Anleitung erlernbare Methode der »konzentrativen Selbstentspannung«. Durch stufenweise erlernbare Entspannungsübungen gelingt eine zunehmende autosuggestive Beeinflussung der unwillkürlichen Körperfunktionen. Die Methode findet Anwendung zur Erholung, zu innerem Spannungsausgleich, zur Leistungssteigerung, Gedächtnissteigerung, Schmerzbeeinflussung und Selbstbeherrschung. Evtl. als Gruppentraining anwendbar.
fr: entraînement autogène, training autogène; *e:* autogenic training.

Autognosie *(f).* Selbsterkenntnis durch Introspektion.
fr: autognosie; *e:* autognosis.

Autohypnose *(f).* Selbsthypnose. Hypnose durch Autosuggestion. Alte Technik der psychischen Selbstbeeinflussung und z.B. im Joga enthalten. Als therapeutische Methode zuerst von *Levy* angewendet. Als umfassende, für mitteleuropäische Verhältnisse geeignete Methode von *J. H. Schultz* im *autogenen Training ausgebaut. *Ablationshypnose.
fr: auto-hypnose; *e:* autohypnosis.

autohypnotische Amnesie *(f)* *Amnesie, autohypnotische.

Automasochismus *(m).* Sexuelle Befriedigung im Zusammenhang mit Selbstbeschädigung und Selbstverletzungen.
fr: auto-masochisme; *e:* automasochism.

Automatisches Schreiben *(n).* Schreiben ohne Wollen oder Absicht des Schreibers. In der Folge des *Spiritismus entstandene Methode, nach der geeignete *Medien in Trance scheinbar nach dem Diktat von Geistern Bücher und anderes schreiben. Es handelt sich um einen systematisierten Zugang zum Unbewußten, der von den Psychologen *F. Myers* (1885) und *W. James* (1885) erstmalig zur Gewinnung wissenschaftlicher Erkenntnis benutzt wurde, später auch von **Janet*.
fr: écriture automatique; *e:* automatic writing.

Automatismen, hypobulische *(m, pl).* (*E. Kretschmer*). Von »niederen Zentren« gesteuerte, »unterhalb des Willens« ablaufende Ausdrucksbewegungen wie rhythmisches Singen, Schreiben, Tanzen, Schütteln, auch Schreck- und Angsthaltungen.

Automatismus *(m).* Allgemein: Das Ausführen komplexer Handlungen, ohne daß der Betreffende sie beabsichtigt hat, oft ohne sich ihrer bewußt zu sein und sich später daran zu erinnern. Voraussetzung hierfür ist ein Zustand herabgesetzter oder aufgehobener Selbstkontrolle. Vorkommen in mehreren verschiedenen Bereichen: **1.** (*E. Bleuler*). Unwillkürliche Funktionsabläufe, z.B. Gehen, Radfahren. Ferner auch Nesteln, Wischen, Kauen, Schmatzen, Schlucken, die als isolierte Automatismen bei psychomotorischen oder fokalen Anfällen beobachtet werden. **2.** Nicht der freien Willensbestimmung unterworfenes Handeln, wie es in Form von *Tics bei Neurotikern und von *Bewegungsstereotypien bei alten, schizophrenen Anstaltsinsassen vorkommt. *Befehlsautomatie. **3.** In der frz. Psychiatrie wird die Bedeutung von Automatismen für das normale psychische Leben besonders betont (automatisme psychologique normal). Es wird darauf hingewiesen, daß Einfälle von Gedanken, Vorstellungen, Erinnerungen und Gewohnheiten nur zu einem geringen Teil von der Aufmerksamkeit bewußt gesteuert werden, im übrigen aber automatisch verlaufen. Einige rechnen Träume und die Vorgänge von Intuition und Inspiration zu den Automatismen. Pathologische Formen *Autmatismus mentalis.
fr: automatisme; *e:* automatism.

Automatismus ambulatorius *(m).* In der 2. Hälfte des 19. Jh. (z.B. **Charcot*) häufig verwendete Bez. für *Dämmerzustände nach gegenwärtiger Beschreibung. Man unterschied

traumatische, epileptische und hysterische Formen.
fr: automatisme ambulatoire; *e:* ambulatory automatism.

Automatismus ambulatorius alcoholicus *(m).* Alkoholdämmerzustand chronischer Trinker, bei dem sie nach außen hin verhältnismäßig unauffällig weite Wege zurücklegen können. Für diesen Zustand tritt eine zeitlich scharf begrenzte Amnesie auf. *Dämmerzustand.
fr: automatisme ambulatoire alcoolique.

Automatismus ambulatorius vigile. Syn. für Vigilambulismus.
fr: automatisme ambulatoire vigile; *e:* vigil ambulatory automatism.

Automatismus mentalis. (*G. de Clérambault,* 1920–1926). Psychopathologisches Syndrom, bei dem ein Kranker Phänomene des geistigen Lebens nicht zu sich selbst in Beziehung setzt und daher als automatisch empfindet. Der Kranke meint, sein Gehirn werde von außen beeinträchtigt, fremde Gedanken würden ihm eingegeben, seine Gedanken werden wiederholt, sein Tun werde von kommentierenden oder befehlenden Stimmen begleitet; das Denken reißt unmotiviert ab, oder es stellen sich unmotivierte, bizarre Einfälle ein. Dazu können sich Bewegungsautomatismen gesellen: unwillkürliche Gestik, Grimassieren des Gesichts, Verkrampfungen, leeres Wiederholen von Worten. Auch Leibsensationen können hinzukommen: das Gefühl des Elektrisiertwerdens oder Bestrahltwerdens, des Verlustes ganzer Organe oder des sexuellen Mißbrauchtwerdens. Der Kranke kann unter dem Eindruck einer Entmächtigung (dépossession nach *Levi-Valensi*) stehen. Vorkommen: im Beginn einer Schizophrenie, bei akuten körperlich begründbaren Psychosen, im Beginn klassifizierbarer Wahnpsychosen. Trotz der großen Bedeutung für die frz. Psychiatrie ist das Konzept von der dt. Psychiatrie nicht übernommen worden. Die aufgezählten Phänomene werden fast ausschließlich zu den *Symptomen 1. Ranges der Schizophrenie (*K. Schneider*) gerechnet, ohne in einem besonderen Syndrom zusammengefaßt zu werden.
fr: automatisme mental, syndrome d'automatisme mental *Clérambault; e:* mental automatism.
Syn.: Clérambault-Syndrom.

Automatismus, partieller *(m).* (*P. Janet,* 1886). Automatismus, bei dem ein Teil der Persönlichkeit vom Bewußtsein abgespalten ist und eine eigene, autonome Entwicklung nimmt. Als Beispiele gelten: Bewegungen der Wünschelrute, *Spiritismus, mediale Fähigkeiten, *Zwangserscheinungen, fixe *Ideen, *Halluzinationen u.a.
fr: automatisme partiel; *e:* partial automatism.

Automatismus, psychologischer *(m).* **1.** (*P. Despine,* 1868). Sehr komplexe und intelligente Handlungen, die zu einem Ziel gelangen, das vollkommen spezifisch und den Umständen angemessen ist; Handlungen, die genau jenen gleichen, die bei anderen Gelegenheiten das Ich dem gleichen Apparat befiehlt. **2.** (*P. Janet,* 1889). Psychisches Phänomen des *Automatismus, soweit es ein gewisses Bewußtsein voraussetzt. Es werden totaler und partieller Automatismus (s.d.) unterschieden. *Janet*s Werk »L'Automatisme psychologique« wurde als Klassiker empfunden, weil es viele psychische Erscheinungen unter einer einigenden Leitidee erklärte und zugleich zu neuen Fragen anregte. Der Hauptgedanke wirkte befruchtend auf viele Zweige der Psychopathologie; die Bez. selbst wird aber außer bei *Zwangserscheinungen auch in der frz. Psychiatrie nicht mehr verwendet.
fr: automatisme psychologique; *e:* psychic automatism.

Automatismus, totaler *(m).* (*P. Janet,* 1886). Die ganze Person betreffender *Automatismus, z.B. *Katalepsie.
fr: automatisme total; *e:* total automatism.

Automatismusverlust *(m).* (*L. Süllwold,* 1977) *Basisstörung bei Schizophrenen: der Verlust automatischer Fertigkeiten. Die Notwendigkeit, auch kleine alltägliche Handlungsabläufe, z.B. Haarekämmen oder Rasieren, mit bewußter Maximalaufmerksamkeit auszuführen.

Automatose-Syndrom *(n).* Subjektives Erleben einer Ohnmacht des Bewegungsimpulses. Normalerweise willkürlich ausgeführte motorische Akte treten ohne und gegen den Willen des Patienten auf. Die Bewegungen werden zwanghaft, ichfremd oder »automatisch« erlebt. Vorkommen bei *Schizophrenie und bei Vergiftung mit *Haschisch.

Automonosexualismus *(m).* Auf die eigene Person sich beziehende sexuelle Spannung, die jedoch nicht mit Onanie verbunden wird.
fr: auto-monosexualisme; *e:* auto-monosexualism.

Automorphismus *(m).* Neigung, das Verhalten anderer nach eigenen Maßstäben zu beurteilen.
fr: automorphisme; *e:* automorphism.

Automysophobie *(f).* Zwanghafte Vorstellung, unsauber zu sein oder übel zu riechen. Evtl. bei *Zwangsneurose.
fr: auto-mysophobie; *e:* auto-mysophobia.

Autonomasie *(f)*. Besondere Form der amnestischen Aphasie. Unfähigkeit oder Schwierigkeit, Substantive ins Gedächtnis zu rufen.
fr: autonomasie; *e:* autonomasia.

autonome Motilitätspsychosen *(f, pl)*. Seltene Bez. für *Motilitätspsychose, akinetische und hyperkinetische.

Autophagie *(f)*. Verzehren von Fleisch oder Teilen des eigenen Körpers oder Verlangen danach.

Autophilie *(f)*. Syn. für *Narzißmus. Selbstliebe.
fr: autophilie; *e:* autophilia.

Autophobie *(f)*. Krankhafte Furcht, allein zu sein.
fr: autophobie; *e:* autophobia.

Autophonomanie *(f)*. Seltene Bezeichnung für Selbsttötungswunsch. *Suizid.
fr: manie du suicide; *e:* autophonomania.

Autoplastie *(f)*. (*S. Freud*). Veränderungen der eigenen seelischen Struktur bei der Auseinandersetzung mit der Außenwelt. Die abgewiesene reale Welt wird vom Kranken zur eigenen »Ersatz«welt »umgearbeitet«. Alloplastie ist im Gegensatz hierzu die Anpassung an die Außenwelt durch Objektionierung der Libido. *Freud* erläutert mit den Begriffen Autoplastie und Alloplastie den Unterschied zwischen Psychose und Neurose: »Bei der Neurose [wird] ein Stück Realität fluchtartig gemieden, bei der Psychose aber umgebaut. Oder: bei der Psychose folgt auf die anfängliche Flucht eine aktive Phase des Umbaues, bei der Neurose auf den anfänglichen Gehorsam ein nachträglicher Fluchtversuch.«
fr: autoplastie; *e:* autoplasty.

autoplastisch *(a)*. (*S. Freud*). Veränderung der eigenen seelischen Struktur durch Verlagerung der Libido. *alloplastisch. Besondere Form der Anpassung oder Reaktion.
fr: autoplastique; *e:* autoplastic.

Autopsie, psychologische *(f)*. Erarbeitung der Lebensentwicklung und psychologischen Situation eines Menschen nach seinem Tode, insbesondere nach Selbsttötung.
e: psychological autopsy.

autopsychisch *(a)*. (*C. Wernicke*). Sich auf die Vorstellung vom eigenen Ich beziehend. Das sich auf die eigene Persönlichkeit beziehende autopsychische Bewußtsein macht zusammen mit dem allopsychischen und somatopsychischen Bewußtsein das Gesamt des Bewußtseins aus, in dem die Vorstellungen reihenweise erregt werden. Teil eines nicht mehr gebräuchlichen Konzepts.
fr: autopsychique; *e:* autopsychic.

Autopsychose *(f)*. (*C. Wernicke*). Geistesstörung mit einer Verfälschung der Vorstellung über die eigene Person. Die Störung liegt damit nach der von *Wernicke* begründeten *Sejunktionstheorie auf dem Gebiet des autopsychischen Bewußtseins. Eine moralische Autopsychose entsprach z.B. der »moral insanity«. Die Begriffe werden nicht mehr benutzt. *Allopsychosen.
fr: autopsychose; *e:* autopsychosis.

Autopsychose, expansive, mit autochthonen Ideen *(f)*. (*C. Wernicke*, 1900). Nicht mehr gebräuchliche Bez. für endogene Psychose mit ekstatischem Glücksgefühl und Erhöhung der eigenen Person. Zu den charakteristischen Erscheinungen gehört das Auftreten autochthoner Ideen (z.B. Eingebungen von Gott) und vasomotorischer Störungen sowie ein Verlauf in kurzdauernden Phasen mit günstigem Ausgang. Entspricht der *Glückspsychose bei *K. Leonhard*. Von *A. Bostroem* (1920) wurde eine nahe Beziehung zur manisch-depressiven Erkrankung festgestellt.

Autopsychose, progressive *(f)*. Von *K. Kleist* verwendetes Syn. für das später von *Leonhard* als *expansive Schizophrenie bezeichnete Krankheitsbild.
fr: autopsychose progressive; *e:* progressive autopsychosis.

Autorepräsentation, apperzeptive *(f)*. (*Petit*). Altes Syn. für *Halluzinationen, psychische.

Autoritätskonflikt *(m)*. Wiederholter Streit mit Vorgesetzten und anderen Autoritätspersonen in Form einer neurotischen Beziehung. Nach psychoanalytischer Lehre handelt es sich um die Fortsetzung des ödipalen Konkurrenzstreites mit dem Vater (*Ödipuskomplex) gegenüber Vaterfiguren oder dem eigenen *Über-Ich. Die Betroffenen arrangieren sich immer wieder Situationen, welche Vorgesetzte usw. in die Rolle des autoritären Vaters zwingen. Das ständige Streitsuchen dient dem Ich zur Vermeidung des Bekenntnisses, daß man eigentlich geliebt werden möchte, sowie der Abwehr von Wünschen nach Sicherheit, Liebe und homosexueller sowie masochistischer Befriedigung.
e: authority conflict.

Autoritätstherapie *(f)*. **1.** (*E. Stransky*). Therapie, in welcher der Therapeut bewußt die Rolle einer väterlichen Autorität übernimmt. **2.** Formen der Therapie, in denen – unbemerkt – ein Subordinationsverhältnis unter eine Autorität wirksam ist.
fr: thérapie d'autorité médicale, thérapeutique basée sur autorité; *e:* medical authority therapy.

Autosadismus *(m)*. Seltenes Syn. für Masochismus.
fr: auto-sadisme; *e:* auto-sadism.

Autoskopie *(f)*. Syn. für *Heautoskopie.

autosomale Trisomie 21 *(f)*. Syn. für *Mongolismus.

Auto-Stereotyp *(n)*. Vorstellung, die jedes Mitglied von den Eigenschaften einer Gruppe (Volk, Rasse) hat, zu der es sich selbst rechnet. Z.B. schreibt sich der Wiener selbst das »goldene Wienerherz« zu. Interessante Einblicke ermöglichen Vergleiche zwischen Auto-Stereotypen und *Hetero-Stereotypen.

Autostimulation *(f)* *Onanie.

Autosuggestion *(f)*. Suggestive Wirkung, die von der eigenen Person ausgeht als Gegensatz zu Heterosuggestion. Darüber hinaus jede Beeinflussung des eigenen Willens und der eigenen Logik durch Affekte. Zur Therapie von vielen Methoden ausgenutzter Effekt, z.B. bei der **Coué*schen Methode. Auch das *autogene Training stützt sich auf Autosuggestion.
fr: auto-suggestion; *e:* self-suggestibility, autosuggestion.

Autotopagnosie *(f)*. (*A. Pick*, 1908; 1915;1922). Form einer *Körperschemastörung (1). Unfähigkeit, Teile des eigenen Körpers zu benennen oder zu zeigen. Unfähigkeit, die Stellung des Körpers oder einiger Teile oder der einzelnen Glieder zueinander zu bestimmen. Der Kranke ist z.B. trotz optischer Kontrollmöglichkeit nicht imstande, ein Auge oder seine Nase nach sprachlicher Aufforderung zu zeigen oder zu benennen. Vorkommen gewöhnlich kombiniert mit Aphasie oder Apraxie. Nach *K. Poeck* (1966) bestehen gleichzeitig schwere akute allgemeine Störungen der geistig-seelischen Tätigkeit wie Bewußtseinstrübung, Desorientiertheit oder Demenz.
fr: autotopagnosie; *e:* autotopagnosia.

Aversion *(f)*. Abneigung. Vermeidung von Unlust hervorrufenden Gegebenheiten. *Appetenz-Aversionsverhalten.
fr: aversion; *e:* dislike, aversion.

Aversionskur *(f)*. Drastische Kur zur Behandlung des Alkoholismus. Das alkoholische Getränk wird zusammen mit einem Brechmittel (Apomorphin, Emetin) verabreicht, um einen bedingten Reflex zu bilden. Die Aversion verliert sich nach wenigen Monaten, deshalb Wiederholung nötig. *Apomorphinkur, *Emetinkur.
fr: traitement d'aversion, cure de dégoût; *e:* aversion conditioning treatment.
Syn.: Ekelkur, Verekelungsbehandlung.

Aversionstherapie *(f)*. Besondere Form der Verhaltenstherapie, mit deren Hilfe sexuelle Perversionen (Fetischismus, Transvestismus, Homosexualität) sowie Alkoholismus behandelt werden. Vorstellungen und Phantasien, die der jeweils vorhandenen Perversion entsprechen, oder entsprechende Filmvorführungen werden mit schmerzhaften elektrischen Schlägen oder Übelkeit (hervorgerufen durch Apomorphin) verbunden. Dadurch werden falsche Verhaltensmuster mit unangenehmen Assoziationen belegt und zurückgedrängt. Auffrischung nach 1-2 Jahren notwendig. Die Therapie entfaltet ihre beste Wirkung bei Fetischismus. Die Methode trifft auf manche Vorbehalte.

Azedie *(f)*. Geistige Stumpfheit.

Azoman-Krampftherapie *(f)*. Auslösung von künstlichen epileptischen Anfällen zur Therapie mit Azoman. Nicht mehr übliche Methode. *Cardiazolschockbehandlung.

B

Babinski, Joseph geb. 17.11.1857 Paris, gest. Nov. 1932 Paris. Neurologe in Paris. Als Sohn polnischer Eltern dort geboren. Seit 1890 Médecin des Hôpitaux. Schüler **Charcots*, beeinflußt von *Duchenne de Boulogne*. Wirkte an der *Salpêtrière. Beschreiber des nach ihm benannten Zehenzeichens, mit dessen Hilfe er organische Symptome von hysterischen zu unterscheiden suchte. Engte den Begriff der *Hysteri e auf die Phänomene ein, welche durch *Suggestion hervorgerufen und unterdrückt werden können (*Pithiatismus). Mitbegründer der frz. Neurologischen Gesellschaft, deren Präsident er später war. Klassische Arbeiten auf dem Gebiet der Sehnen-, Haut- und Abwehrreflexe, zumeist in der »Revue neurologique«. Herausarbeitung der klinischen Erscheinungen der Asynergie, Hypermetrie und Adiadochokinese.

Balbuties *(f)*. Syn. für *Stottern.

Balint, Alice (geb. 1898, gest. 9.8.1939, Manchester) Psychoanalytikerin. Arbeiten auf dem Gebiet der *Ethnopsychoanalyse. Schülerin von **Ferenczi* und *Geza Róheim*. Ausbildung in Berlin ab 1919, dann Budapest. Beiträge zum psychoanalytischen Verständnis der Mutter-Kind-Beziehung aufgrund von ethnologischen Beobachtungen. Nach dem Tode *Ferenczi*s versuchte sie, seine Lehre weiter zu verbreiten. Erste Frau (ab 1921) von *Michael Balint* (s.d.).

Balint, Michael geb. 3.12.1896 Budapest, gest. 31.12.1970 London. Bedeutender Psychotherapeut. Nach Studium der Medizin und von Philosophie, Biochemie und vergleichender Sprachwissenschaft in Budapest (1914–1920) und in Berlin. Ab 1917 Hinwendung zur Psychoanalyse. Ausbildung bei *Hanns Sachs* in Berlin und **Ferenczi* in Budapest. 1935–1939 Direktor des Budapester psychoanalytischen Instituts. 1939 zusammen mit *Alice Balint* Emigration nach England. Ab 1950 an der Tavistock-Klinik London. 1968 Präsident der englischen psychoanalytischen Gesellschaft. Besonders bekannt durch die Einrichtung der nach ihm benannten **Balint*-Gruppen, *Deutsche *Balint*-Gesellschaft.
Werke: »Primary love and psychoanalytic technique«, 1952; »Problems of human pleasure and behavior«, 1957; »Psychotherapeutische Techniken in der Medizin« (zusammen mit *Enid Balint*); »Der Arzt, sein Patient und die Krankheit«; »A Study of doctors«, 1966.

Balint-Gruppe *(f)*. Organisierte Arbeitsgruppe von Ärzten, die ihre ärztlichen und vor allem psychotherapeutischen Erfahrungen unter Anleitung eines Gruppenleiters in regelmäßigen Sitzungen bespricht. Dient der Erhellung der Subjektivität des Arztes und soll ihm die Angst vor dem Patienten nehmen. – **Michael Balint* hatte 1949 bzw. 1956 zusammen mit *Enid Balint* als erster derartige Seminare mit dem Thema »Seelische Störungen in der Praxis des Arztes« an der Tavistock-Klinik in London durchgeführt.

Ballistophobie *(f)*. Zwanghafte Angst vor Geschossen.
fr: ballistophobie; *e:* ballistophobia.

v. Bambergersche Krankheit *(f)*. (*H. v. Bamberger*, 1859). Zuckende Bewegungen in den unteren Gliedmaßen, sobald der Boden berührt wird, wodurch eine dem Tanzen ähnliche Bewegung erzielt wird. Ursache unbekannt. Psychogene Bewegungsstörung? Nicht allgemein anerkanntes Krankheitsbild.
fr: maladie de *von Bamberger*; *e:* saltatory spasm.
Syn.: saltatorischer Reflexkrampf.

Bambinos *(n, pl)*. Im Drogenjargon: Pillen, die Weckamine enthalten (Benzedrin, Pervitin, Preludin, Captagon, Ritalin, Ephedrin)
e: bennies.

Baquet *(n)*. Wörtlich: Kübel. Von **F.A. Mesmer* erfundene Technik zur Gruppenbehandlung mit *animalischem Magnetismus. In der Mitte des Raumes steht ein verdecktes Gefäß (baquet) mit so viel Öffnungen, wie Patienten herumsitzen können. Jeder Patient ist mit dem Gefäß durch eine Eisenstange (zum kranken Körperteil führend) verbunden, alleuntereinander durch eine Schnur. Der Magnetismus verbreitet das heilende magnetische Fluidum auf alle gleichzeitig.

Barästhesie *(f)*. Seltene Bez. für Schwere- und Druckempfindung.
fr: barestésie; *e:* baresthesia.

barästhetische Halluzination *(f)*. Syn. für *Halluzination, propriozeptive.

Baragnosie *(f)*. Unfähigkeit, Gewichte zu schätzen. Wird dadurch bestimmt, daß Gewichte in die Hand gegeben werden.
fr: baragnosie; *e:* baragnosis.

Barbiturautomatismus *(m)*. (*R. Richards*, 1934). Die nicht-willentliche (automatische) Einnahme von Schlaftabletten in einer Menge, die eine schwere Vergiftung verursacht. Die Bez. geht von Kranken aus, die mit einer Schlafmittelvergiftung aufgefunden werden, sich dann aber nicht erinnern können, mehr als 1 oder 2 Tabletten genommen zu haben. Nach *Richards* bleibt nach der ersten Dosis im Halbschlaf das Bedürfnis für weitere Tabletten erhalten, während das Gedächtnis bereits soweit beeinträchtigt ist, daß die Erinnerung an die bereits stattgehabte Befriedigung dieses Bedürfnisses verlorengeht. Nach *R. Aitken* und *A. Proudfoot* (1969) seien derartige Fälle extrem selten; in der Regel trete nur eine nachträgliche Verdrängung der Selbsttötungsabsicht bei der Tabletteneinnahme ein.

Barbituratsucht *(f)*. Süchtiges Verlangen nach barbitursäurehaltigen Medikamenten. Die Mittel werden gewöhnlich nicht nur zum Schlafen, sondern auch zur Beruhigung genommen. Die chronische Barbituratintoxikation ist gewöhnlich an psychischen Veränderungen kenntlich. Es entstehen eine morose Gereiztheit vor allem gegen die Umgebung, Abstumpfung der Gefühle gegenüber Freunden und nahen Angehörigen, oft auch moralische Entgleisungen. Körperlich sind oft eine zerebellare Ataxie, Nystagmus, abgeschwächte bis aufgehobene Bauchdeckenreflexe und eine lallende Sprache auffällig, so daß Verwechslungen mit multipler Sklerose möglich sind. Bei abrupter Entziehung kommt es oft zu epileptischen Anfällen oder/ und zu wochenlang anhaltenden exogenen Psychosen, meistens Delirien.
fr: barbitomanie, barbiturisme; *e:* barbituric acid addiction.

Barenzephalie *(f)*. Seltene Bezeichnung für intellektuelle Schwerfälligkeit.
fr: barencéphalie; *e:* barencephalia.

Baryglossie *(f)* *Barylalie.

Barylalie *(f)*. Undeutliche und schwerverständliche Sprache. Vor allem bei organischen Hirnschädigungen, besonders des motorischen Sprachzentrums.
fr: barylalie; *e:* barylalia.
Syn.: Baryglossie.

Basaglia, Franco geb. 1924 Venedig; gest. 29.8.1980 Venedig. Italienischer Psychiater. 1961-1968 Leiter der Anstalt *Gorizia, anschließend in Colorna (Parma). Ab 1971 Leiter der psychiatrischen Dienste in Triest, ab 1979 Berater der Region Lazio. Begründer des antiinstitutionellen Zweigs der *Antipsychiatrie. Vgl. a. *Basaglia*-Reform; *Gesetz 180; Psychiatrie, demokratische.

Basaglia-Reform *(f)*. Reform des italienischen Anstaltswesens. Den antipsychiatrischen Ideen von *Laing, Cooper* u.a. wurde von *Basaglia* ein politischer Inhalt gegeben, der zur Reform durch das *Gesetz 180 führte.

Basedow-Psychose *(f)*. Bei Hyperthyreoidismus auftretende Geistesstörung. Die bei Hyperthyreose stets beobachtbaren psychischen Veränderungen einer Beschleunigung der Denkvorgänge, Schreckhaftigkeit, Ängstlichkeit und reizbaren Empfindsamkeit können sich zu Verwirrtheitspsychosen und Delirien mit massenhaften, oft szenischen optischen und akustischen Halluzinationen steigern. Daneben werden häufig auch manieähnliche, seltener depressive Krankheitsbilder beobachtet.
fr: psychose basedowienne; *e: Basedow* psychosis, basedowian psychosis.

Basisneuroleptika *(n, pl)*. (*Gross* und *Kaltenbäck*, 1967). Syn. für *Breitbandneuroleptika.
e: basic neuroleptics.

Basisstörungen *(f, pl)*. (*G. Huber*, 1966). Von Schizophrenen erlebte Störungen der Wahrnehmung und des Denkens, soweit sie nicht den Charakter geläufiger klinischer Symptome tragen. 1. Erlebte Denkstörung: Klage, sich nicht mehr richtig konzentrieren zu können; Gefühl, nicht richtig oder nur mühevoll denken zu können; *kognitives Gleiten. 2. Ordnungsverlust der Gedanken: geordnetes Hinlenken des Gedankenstroms auf ein gegebenes Denkziel erschwert oder verloren. 3. Einfallsverarmung und Denkverlangsamung: Gefühl, es sei im Kopf so leer. 4. Verminderte Leitfähigkeit der Gedanken: man sei unfähig, verschiedene Gedanken hintereinander zu reihen, einen Denkablauf aktiv auf ein vorgegebenes Denkziel hin auszurichten und in dieser Ausrichtung festzuhalten. 5. Grübelndes Hintergrunddenken: über alles mögliche nachzudenken, diese Gedanken nicht abschalten zu können. 6. Erlebte Gedächtnisstörungen. 7. Verständnisbeeinträchtigung geschriebener oder gesprochener Sprache: z.B. erschwertes Verstehen von Fragen. Verlust automatischer Fertigkeiten. 8. Blockierungen: kurze Ausblendungen der Gedanken, so daß im Denken »Leerstellen« entstehen. 9. *Automatismusverlust. 10. Sprachstörungen: Verarmung des Sprachschatzes mit zunehmender Stereotypie, Verlust sprachlicher Präzision,

Herabsetzung der Wortflüssigkeit, verminderte Wortselektion aus dem Gedächtnis, *Übereinschließung.

Basostasophobie *(f).* Alte Bezeichnung für *Astasie-Abasie-Syndrom.
fr: stase-basophobie; *e:* stasibasiphobia.

Bateson, Gregory geb. 9.5.1904, Cambridge (England), gest. 1981 Berkeley, Californien (USA). Biologe und Anthropologe. Anthropologische Feldarbeit auf den Galapagos, in Guinea und auf Bali. Als Theoretiker vor allem von *Bertrand Russel* und *Ludwig von Bertalanffy* (*Systemtheorie, allgemeine) beeinflußt. Formulierte führend innerhalb der *Palo-Alto-Gruppe die *Double-bind-Theorie der Schizophrenie. Aufsatzsammlung »Steps to an Ecology of Mind« (1972), dt. »Ökologie des Geistes. Anthropologische, psychologische und epistemologische Perspektiven« (1981). Biographie von *D. Lipset*: »Gregory Bateson, The Legacy of a Scientist« (1980).

Bathophobie *(f).* Höhenangst, Höhenschwindel. Schwindel- und Angstgefühl beim Hinauf- oder Hinabsehen bei großen Höhenunterschieden, beim Stehen auf hohen Türmen, am Rande von Abgründen sowie beim Gehen über Brücken, selbst wenn nicht die geringste Gefahr des Hinabfallens besteht. Das subjektiv unangenehme Gefühl ängstlichen Unbehagens tritt nur in diesen Situationen auf und verschwindet sofort bei deren Beendigung. Ursache sind nicht Störungen des Gleichgewichtsorgans, sondern seelische Vorgänge in der Art phobischer Angst (*Phobie). Wegen ihrer geringen pathologischen Bedeutung wurden sie auch von den Psychoanalytikern kaum untersucht.
fr: bathophobie; *e:* batophobia.

Batrachophobie *(f).* Zwanghafte Furcht vor Fröschen.
fr: batrachophobie; *e:* batrachophobia.

Batten-Mayou-Syndrom *(n).* Syn. für **Stock-Spielmeyer-Vogt*-Syndrom.

Battered-child syndrome *(n).* **1.** (*F. N. Silvermann,* 1962) I.e.S. Syndrom des geschlagenen Kindes. Kind, das an den Folgen von *Kindesmißhandlung leidet. Feststellung von vielfachen Knochenschädigungen durch Röntgenaufnahmen des Skelettsystems eines Kindes (geheilte Brüche, Verdickungen der Knochenrinde, Veränderungen an den Wachstumszonen), wodurch bei Verdacht auch lange zurückliegende Mißhandlungen diagnostiziert werden können. **2.** I.w.S. Alle Folgen, welche sich durch Mißhandlung eines Kindes ergeben können.

Bauchepilepsie *(f)* **Moore*sches Syndrom.

Baum-Zeichentest *(m).* (*F. Jucker,* 1928; *K. Koch,* 1949). Thematisches Zeichnen. Der Proband wird aufgefordert, einen beliebigen Laubbaum zu zeichnen. Struktur und Differenzierung des gezeichneten Baumes erlauben nach Erfahrungsschlüsseln Rückschlüsse auf die sich darin ausdrückende seelische Eigenart oder Krankheit.
fr: test de l'arbre; *e:* tree test.

Baylesche Paralyse *(f).* Nach dem Erstbeschreiber *Antoine L. J. Bayle* (1799 bis 1858) im 19. Jh. zeitweilig gebräuchliche Bez. für *Paralyse, progressive. Zuerst in der Dissertation »Recherches sur l'arachnitis chronique«, 1822 (Untersuchungen zur chronischen Arachnitis), erneut und ausführlicher in »Traité des maladies du cerveau et de ses membranes«, 1826 (Die Erkrankungen des Gehirns und seiner Hüllen). *Bayle* selbst benutzte die Bez. »paralysie générale des aliénés«, die auch als »allgemeine Irrenparalyse« eingedeutscht wurde.

Bazillophobie *(f).* Übersteigerte Angst vor Infektionskrankheiten. Furcht davor, andere durch Krankheitserreger zu schädigen oder zu töten.
fr: bacillophobie; *e:* bacillophobia.

Beachtungswahn *(m).* **1.** Überzeugung, von den Personen der Umgebung oder auf der Straße ständig in besonderer Weise beachtet zu werden. Kommt vor als Teilerscheinung einer Wahnkrankheit oder auch einer Zwangsneurose. **2.** Syn. für *Dysmorphophobie.
fr: délire de relation; *e:* delusions (ideas) of reference *oder* observation.

Beard, George Miller geb. 8. 5. 1839 Montville, Connecticut, USA, gest. 1883. Amerikanischer Arzt am College of Physicians and Surgeons in New York (ab 1866). Verfaßte außer einer Reihe von populärmedizinischen Werken »American nervousness, with its causes and consequences: Nervous exhaustion, neurasthenia«, 1880 (dt. von *Neisser* [1881]). Hierin wird der Begriff der *Neurasthenie begründet.

Bechterew, Wladimir Michailowitsch von geb. 22.1.1857 Sarali (Wjatka), Rußland, gest. 24. 12. 1927 Leningrad. Russischer Psychiater und Neurologe. Professor an der Militärmedizinischen Akademie in St. Petersburg. Schüler von *Charcot* und *W. Wundt.* Ab 1893 Professor für Psychiatrie und Neurologie in St. Petersburg. Gründete und leitete das Psychoneurologische Institut. Beschrieb zahlreiche nach ihm benannte neurologische Zeichen (z.B. Ischiasphänomen, Glutealreflex), anatomische Einheiten (z.B. *Bechterew*-Kern und -Schicht) und Krankheiten (z.B. Spondylarthritis ankylopoetica = *Bechterew*-Krankheit). Neben *I. P. Paw-*

low Begründer der objektiven Psychologie (s.d.). Damit einer der Väter der *Verhaltenstherapie. Vgl. Konditionierung, instrumentelle. – *Werke:* »Die Bedeutung der Suggestion im sozialen Leben«, 1903, dt. 1905; »Die kollektive Reflexologie«, 1921, dt. 1928; »Die objektive Psychologie«, 1907–12, dt. 1913; »Die Grundzüge der Reflexologie des Menschen«, 1918, dt. 1928.

Beddoss, Thomas geb. 13. 4. 1760 Shiffnal, Shropshire, gest. 24. 12. 1808, Clifton. Englischer Arzt. Zeitweilig Lektor für Chemie an der Oxford-Universität. Betrieb ein privates Institut zur Sauerstoffbehandlung der Lungentuberkulose, wo *H. Dany* 1799 die Lachgasnarkose entdeckte. Zahlreiche Schriften über Psychologie, die er als Gegensatz zur Metaphysik der Medizinschulen »Pneumatologie« nannte. – *Werke:* »Hygeia: or Essays Moral and Medical, on the Causes Affecting the Personal State for our Middling and Affluent Classes« (1803).

Bedeutungserlebnis, wahnhaftes *(n).* Im Beginn einer akuten psychischen Krankheit, insbesondere einer Schizophrenie auftretendes Wahnphänomen. Alle Gegenstände, alle Vorgänge oder auch alles Gesprochene erhalten für den Kranken eine neue, bisher unbekannte, gewöhnlich seine Person betreffende Bedeutung. Die Kranken sind im Beginn oft noch nicht in der Lage anzugeben, welche Bedeutung die Vorgänge haben, sind aber zugleich ganz sicher, daß sie eine Bedeutung haben.
fr: délire d'interprétation; *e:* mania of unmotivated relationship.
Syn.: Bedeutungswahn.

Bedeutungswahn *(m)* *Bedeutungserlebnis, wahnhaftes.

bedingte Entlassung *(f).* Aussetzung eines Strafrestes zur Bewährung, um einem Verurteilten die Möglichkeit zu geben, sich in der Freiheit den Erlaß des Strafrestes zu verdienen. Gesetzlich geregelt in §§26 u. 57 StGB.
fr: libération conditionelle; *e:* conditional dismissal.

bedingter Reflex *(m)* *Reflex, bedingter.

Bedlam *(n).* Verballhornung von »St. Mary of Bethlehem«, ein englisches Kloster, in dem ab 1402 Geisteskranke gepflegt wurden und 1547 das erste englische Krankenhaus für psychisch Kranke eingerichtet wurde. Die Bezeichnung blieb später volkstümlicher Begriff für jedes »Irrenhaus« und noch später auch für erregte Verwirrtheitszustände. »Bedlamisten« hießen die Insassen der Irrenhäuser.

Bedürfnis *(n).* In der Psychologie allgemein das Bestreben, bestimmte Gegenstände zu erlangen oder eine begonnene Handlung zu beenden. Im mehr biologischen Sinne das triebhafte Streben, einen Mangelzustand zu beseitigen. Es ist so vielfach das psychische Korrelat des körperlichen Bedarfs.
fr: besoin; *e:* requirement, want, need.

Bedürfnis, physiologisches *(n).* Syn. für *Bedürfnis, primäres.

Bedürfnis, primäres *(n).* Bedürfnis, das der Befriedigung eines physiologischen Bedarfs (Hunger, Durst, Schlaf) dient.
fr: besoin viscérogénique; *e:* primary need.
Syn.: Bedürfnis, physiologisches.

Bedürfnis, reaktives *(n).* Bei der Befriedigung primärer Bedürfnisse (s.d.) durch Lernen erworbenes Bedürfnis. Beispiel: Wenn das Schlafbedürfnis stets in derselben Umgebung befriedigt wird, entsteht ein sekundäres Bedürfnis nach dieser Umgebung, die dann allein Schlaf herbeiführen kann.
fr: besoin réactif, pulsion secondaire, besoin psychogénique; *e:* secondary need.
Syn.: reaktives Bedürfnis.

Beeinflussungserlebnis *(n).* Syn. für *Beeinflussungsgefühl.

Beeinflussungserlebnis, leibliches *(n).* Den Körper betreffendes *Beeinflussungsgefühl, z.B. bestrahlt oder von elektrischem Strom durchflossen zu werden.
e: somatic hallucination.

Beeinflussungsgefühl *(n).* Für Schizophrenie typische Ichstörung, wobei der Kranke das Gefühl hat, sein Denken oder Handeln werde von außen beeinflußt, z.B., seine Gedanken würden von außen gemacht, fremde Gedanken würden ihm eingegeben oder seine Handlungen würden gelenkt. Evtl. auch in Form eines Hypnosegefühls auftretend.
fr: délire d'influence; *e:* delusion of being influenced.
Syn.: Beeinflussungserlebnis.

Beeinflussungspsychose, progressive *(f)* *progressive Beeinflussungspsychose.

Beeinflussungswahn *(m)* *Beeinflussungsgefühl.

Beeinträchtigungswahn, präseniler *(m).* Nach *E. Kraepelin* (1899). »...eine kleine Gruppe von Fällen aus den Rückbildungsjahren..., die durch allmähliche Entwicklung großer Urteilsschwäche mit Wahnbildungen und gesteigerter gemütlicher Erregbarkeit gekennzeichnet sind.« Erscheinungen: Die Kranken werden mißtrauisch, stiller, reizbar und unzufrieden. Sie haben veränderliche Wahnvorstellungen (z.B. Wahn ehelicher Untreue) und Verfolgungsideen. Kleider oder Gegenstände werden

vermeintlich vertauscht oder gestohlen. Der Tisch werde verkratzt, Schirme würden zerrissen, Stoffe zerschnitten, die Möbel verstellt, Schränke würden heimlich durchwühlt, im Essen sei Gift. Der Gedankengang bleibt geordnet. Eine Urteilsschwäche besteht insbesondere gegenüber den Wahnproduktionen.
fr: délire de préjudice présénile; *e:* presenile delusion of injury.

Befangenheitsneurose *(f)*. Syn. für *Errötungsfurcht.

Befehlsautomatie *(f)*. Bei psychisch Kranken selten zu beobachtende abnorme Bereitschaft, automatisch Befehlen nachzukommen, auch wenn sie unbequem sind, z.B. sich immer wieder auf die Erde zu legen. Auch unter dem Einfluß von Drogen vorkommend (Atropin, Meskalin).
fr: obéissance automatique au commandement; *e:* automatic obedience, command automatism.

Befinden *(n)*. Bezeichnung für die subjektive Seite eines körperlich-seelischen Allgemeinzustandes, in dem sich ein Mensch befindet oder in dem er gefunden wird, wobei den Lust- und Unlustgefühlen, der emotionalen Getöntheit sowie den vitalen *Leibgefühlen eine besondere Bedeutung zukommt.
fr: état; *e:* condition, emotional state.

Befindlichkeit *(f)*. (*M. Heidegger*). Das grundlegende Sichbefinden, die zentrale, nicht in Gefühlen oder Stimmungen differenzierte Gestimmtheit, durch die sich der Mensch in seinem Verhalten getragen und bestimmt erlebt, die aber von ihm nicht beherrschbar ist. Stellt ein Grundgeschehen, ein »fundamentales Existential« des menschlichen Daseins dar.
fr: sentiment existentiel; *e:* existential orientation.

Begehrensneurose, Begehrungsneurose *(f)*. Übertriebenes Begehren nach Geld und Entschädigung aus Anlaß einer Schädigung, eines Unfalls oder einer Krankheit. Halbbewußte oder unbewußte Demonstration von funktionellen körperlichen Störungen, für die eine Entschädigung erstrebt wird. Es handelt sich nicht um Neurosen i.S. der psychoanalytischen Lehre, sondern um zweckbedingte Fehlhaltungen, die besser als »psychogene Wunsch- und Zweckreaktion« bezeichnet werden. Ursache ist nicht nur der Wunsch nach sozialer Sicherstellung, sondern evtl. auch »ehrliche« oder neurotische Angst, Invalide zu werden, die Familie nicht mehr ernähren zu können. Je schwerer eine Verletzung ist, desto geringer ist die Tendenz, eine Begehrungsneurose zu entwickeln. Es handelt sich gewöhnlich um vordergründige Tendenzen, die unterscheidbar sind von dem primären und sekundären *Krankheitsgewinn der Neurotiker. *Rentenneurose.
fr: névrose de revendication; *e:* compensating neurosis.
Syn.: Tendenzneurose.

Begleiterscheinungen *(f, pl)*. Bei der Behandlung mit Psychopharmaka auftretende unerwünschte, aber unvermeidbare Beschwerden oder Veränderungen, z.B. trockener Mund, erschwerte Aussprache, Zittern in Gliedmaßen, Verschwommensehen, Harnverhaltung.
e: concomitant effects.

Begleitpsychose *(f)*. Eine körperliche Grundkrankheit begleitende und durch diese hervorgerufene psychische Störung. *Psychose, körperlich begründbare.

Begleitstimmen *(f, pl)*. Akustische *Halluzinationen, die das Tun des Kranken mit Bemerkungen begleiten. Von *K. Schneider* zu den Symptomen 1. Ranges bei Schizophrenie gerechnet. Auch bei anderen Psychosen vorkommend.
fr: voix parasites, énonciations des actes; *e:* auditory hallucinations.

Beglückungserlebnis *(n)*. Gefühl besonders tiefer und nachhaltiger Beglückung, oft mit ekstatisch-religiösen Inhalten. Besonders bei *Schizophrenie und *Angst-Glücks-Psychose.
fr: vécu extatique; *e:* feeling of elation.

Begnadigungswahn, präseniler *(m)*. (*Ruedin*). Bei Sträflingen, besonders bei lebenslänglich Verurteilten, nach langer Haft auftretende unkorrigierbare Überzeugung, begnadigt zu werden oder zu sein. Es handelt sich dabei um eine psychogene *Haftreaktion, evtl. aber auch um die Erscheinung einer beginnenden Psychose.
fr: délire de grâce (des condamnés) *oder* de remise de peine; *e:* delusion of pardon.

Begreifen *(n)*. Den inneren Zusammenhang, die Ursache, den Grund von etwas geistig erfassen und es damit der subjektiven Erkenntnis einordnen; den rechten Begriff von etwas haben. Auch die Fähigkeit, einen gegebenen Sachverhalt angemessen, d.h. mit der richtigen Gewichtsverteilung, zu würdigen.
fr: compréhension; *e:* apprehension.

Begriffstaubheit *(f)*. Syn. für *Aphasie, transkortikale.

Begriffszerfall *(m)*. Psychopathologisches Phänomen bei *Schizophrenie. Begriffe der allgemeinen Sprache haben nicht mehr die ihnen nach dem Gebrauch der kompetenten Sprachbenutzer zukommenden Bedeutungen und/oder Formen. Kann einen einzelnen Begriff betreffen oder auch so viele, daß eine Verständigung selbst über Alltagsdinge nicht mehr möglich ist.

Behalten, unmittelbares *(n)*. (*E. Meumann*). Ältere Bezeichnung für die Fähigkeit kurzfristigen Merkens. *Kurzzeitgedächtnis.

Behaviorismus *(m)*. (*J. B. Watson, E. L. Thorndike*). Eine besonders in den USA seit 1913 einflußreiche psychologische Forschungsrichtung, die sich um eine exakte, objektive Erfassung zentralnervöser Funktionen bemüht und subjektive Beobachtung psychischer Vorgänge als Erkenntnismittel ablehnt. Das Verhalten von Versuchstieren in Problemkäfigen, Labyrinthen u.a. wird nach einem Reiz-Reaktions-Schema gedeutet. Die Ergebnisse werden auf das soziale Verhalten des Menschen übertragen. *Aversionstherapie. *Verhaltenstherapie.
fr: behaviorisme; *e:* behavio(u)rism.

behavio(u)r therapy *Verhaltenstherapie.

Behindertenpädagogik *(f)*. Syn. für *Heilpädagogik.

Behinderung, geistige *(f)*. Allgemeine Bezeichnung für alle von früher Kindheit an bestehenden, gewöhnlich auf organischer Hirnkrankheit beruhenden intellektuell-seelischen Mängel, welche die Erreichung normaler Lebensziele beeinträchtigen.
fr: handicap mental, enfant handicapé (behindertes Kind); *e:* mental handicap.

Behinderung, seelische *(f)*. Nach dem Bundessozialhilfegesetz (BSHG): Beeinträchtigung der geistigen Leistungsfähigkeit durch psychische Krankheit. Die Bez. geht von den Erfahrungen bei chronischer Schizophrenie und chronisch-depressiven Persönlichkeitsstörungen aus, wird aber auch auf psycho-organische Störungen angewandt, die sich später im Leben entwickeln, z.B. nach Hirnverletzung. *Behinderung, geistige.

Behn-Rorschach-Test *(m)*. Paralleltest zum **Rorschach*-Formdeuteversuch, bei welchem ebenfalls 10 ein- oder mehrfarbige Klecksbilder gedeutet werden müssen. Diese sind von denen des *Rorschach*-Tests verschieden, so daß dieser Test zur Kontrolle der Ergebnisse im Rorschach-Test benutzt werden kann.
fr: test Bero; *e: Rorschach-Behn*-test.
Syn.: Bero-Test.

Beichtskrupel *(m)*. Besonders bei Zwangsneurotikern zu beobachtende zwanghafte Furcht, nicht alles gebeichtet oder keine wirkliche Reue empfunden zu haben.
fr: scrupule de confession; *e:* scruples of confession.

Beischlaf *(m)*. Geschlechtsverkehr zwischen Personen verschiedenen Geschlechts. Der Begriff wird hauptsächlich im Strafrecht verwendet und beinhaltet eine Vereinigung der Geschlechtsteile (Conjunctio membrorum), wobei es jedoch nicht zur Sameneinspritzung gekommen sein muß.
fr: coït; *e:* coitus, coition, sexual intercourse, sexual union.
Syn.: Koitus, Congressus, Cohabitatio, Beiwohnung, Geschlechtsverkehr.

Beischlaffähigkeit *(f)*. Fähigkeit des Mannes oder der Frau, den Beischlaf zu beginnen und erfolgreich zu beenden. Voraussetzung beim Manne ist eine genügende Erektion des Gliedes, bei der Frau ein Genitale von normaler Größe und Gestaltung.
fr: puissance (sexuelle); *e:* (sexual) potency.
Syn.: Potenz, Potentia coeundi.

Beiwohnung *(f)*. Syn. für *Beischlaf. Der Begriff findet hauptsächlich im Juristendeutsch Verwendung.

Bekanntheitsqualität *(f)*. (*Höffding*). Vertrautheitseindruck beim Wiedererkennen bereits früher vorhanden gewesener Inhalte, ohne daß eine vollbewußte Erinnerung zustande kommt.

Bekanntheitsqualität, falsche *(f)*. Syn. für *Déjà-vu-Erlebnis.

Bekanntheitstäuschung *(f)*. Syn. für *Déjà-vu-Erlebnis.

Bekehrungserlebnis *(n)*. Mit besonders großer subjektiver Intensität unter ekstatischer Gehobenheit auftretendes Erlebnis religiöser Bekehrung. Intensives Erlebnis der inneren Umkehrung, des radikalen Wandels der eigenen Wertewelt durch vollständige Aneignung bisher unbekannter oder abgelehnter Anschauungen. Im pathologischen Bereich meist mit überspannter Verzückung und Beglückung verbunden.
fr: expérience vécue de la conversion; *e:* experience of conversion.

Bekehrungswahn *(m)*. Wahnhaftes, psychologisch unmotiviertes Bekehrungserlebnis, das sich in meist nicht nacherlebbarer Weise an ein objektiv bedeutungsloses Erlebnis anschließt, das zum Bekehrungsmotiv wird; vorwiegend bei Schizophrenie und Angst-Glücks-Psychose.
fr: délire (mystique) de conversion.

Belagerungsdelir *(n)*. (*Bilz*). Besondere Form einer Alkoholpsychose, bei der sich die Symptome der *Alkoholhalluzinose mit denen des *Delirium tremens verbinden. Dabei fühlen die Kranken sich meist in ihrer Wohnung von ihren Verfolgern, deren Netz immer enger wird, belagert.
fr: délire obsidional; *e:* siege *oder* toxic delirium.

Belastung, seelische *(f)*. Bedrohung des seelischen Gleichgewichts durch äußere Belastungssituationen und/oder innere Konfliktsituationen. Wird als Unlust und Erschöpfung erlebt und bedroht den Schlaf. Es kann bei unerträglicher Belastung evtl. zu einer vorübergehenden Störung in Form eines Nervenzusammenbruchs, neurotischer Symptome oder auch einer Körperkrankheit kommen, wodurch sich die Psyche vom Belastungsdruck zu befreien sucht. Die Belastungsfähigkeit ist individuell und in verschiedenen Lebensphasen sehr verschieden, bei asthenischen Persönlichkeiten gewöhnlich konstitutionell herabgesetzt,
fr: tension psychique; *e:* psychical stress.

Belemnophobie *(f)*. Zwanghafte Furcht vor spitzen Gegenständen. *Aichmophobie. *Belonophobie.
fr: bélemnophobie; *e:* belemnophobia.

Bellsches Delir *(n)*. Syn. für **Bell*sche Manie.

Bellscher Fragebogen *(m)*. (*H. M. Bell,* 1934). Älterer Fragebogen zur Erfassung der Persönlichkeit. Abgelöst durch neuere Verfahren, z.B. vom *MMPI.
fr: questionnaire de *Bell*; *e:* adjustment inventory.

Bellsche Krankheit *(f)*. Syn. für *Bell*sche Manie.

Bellsche Manie *(f)*. (*L. V. Bell,* 1849). Nicht mehr gebräuchliche Bezeichnung für schwere Form von Manie mit häufig tödlichem Ausgang durch Erschöpfung. Auch für andere, mit schwerer Erregung einhergehende Krankheitszustände.
fr: manie de *Bell*; *e: Bell*'s mania.
*Syn.: Bell*sche Krankheit, *Bell*sches Delir, akute Manie.

Belltic *(m)*. Ausstoßen bellender Laute in Form eines *Tics.
fr: tic d'aboiement.

Belonephobie *(f)*. Zwanghafte Furcht vor Nadeln.
fr: bélonéphobie; *e:* belonephobia.

Bemächtigungstrieb *(m)*. **1.** Bei *Freud* (ab 1905) seltener gebrauchte Bez. für einen nicht der Sexualität angehörenden Trieb, der die Beherrschung des Objekts durch Gewalt anstrebt. Er entwickelt sich später zur »Grausamkeitskomponente des Sexualtriebs«. Der Bemächtigungstrieb liege dem grausamen Verhalten von Kindern zugrunde, »da das Hemmnis, welches den Bemächtigungstrieb vor dem Schmerz des anderen haltmachen läßt, die Fähigkeit zum Mitleiden, sich verhältnismäßig spät ausbildet« (GW V, 93). Es ist somit nicht das Leiden eines anderen beabsichtigt, sondern seine Beherrschung. Später kann der Bemächtigungstrieb zu Wißtrieb sublimiert werden. **2.** Bei *E. Kretschmer* (1939) ein dem Grausamkeitstrieb verwandter Trieb, der in seinen Auswirkungen Verwandtschaft zu Kampf, Depression, Bemächtigung, »Duldung von solchen oder der Affektspannung bei Mißlingen von solchen« zeige. *Kretschmer* weist auf die Verwandtschaft zu *Nietzsche*s »Wille zur Macht« und *Adler*s *Machtstreben hin. Der Trieb sei für das soziale Zusammenleben bedeutsam.
fr: pulsion d'emprise; *e:* instinct to master *oder* for mastery.

Benommenheit *(f)*. Leichtester Grad von Bewußtseinstrübung, der sich oft nur in einer leichten Verlangsamung des Denkablaufes und einer etwas erschwerten Auffassung äußert, die ihrer Art nach auch noch zur individuellen Spielbreite gehören könnten. Die Diagnose wird oft nur durch den Vergleich mit dem Zustand vorher oder nachher ermöglicht. – Oft syn. mit *Somnolenz.
fr: obnubilation; *e:* obnubilation, a benumbed state, drowsiness, benommenheit (bei akuten schizophrenen Prozessen).

Benton-Test *(m)*. (*Arthur L. Benton,* 1945). Für kurze Zeit dargebotene geometrische Figuren, die in einer Reihe mit zunehmender Differenzierung angeboten sind, müssen aus dem Gedächtnis nachgezeichnet werden. Der Test wurde zum Nachweis von Hirnschädigungen der Scheitel-Hinterhauptsregion eingeführt; wird oft kritiklos zur Feststellung allgemeiner Hirnschädigung benutzt.
fr: test de rétention visuelle de *Benton*; *e:* Benton visual retention test.

Benzinismus *(m)*. Einatmen von Benzindämpfen (evtl. auch Trinken von Benzin) zur Befriedigung einer (seltenen) Sucht. Es wird eine leichte, rasch vorübergehende Benzinvergiftung mit einem euphorischen Rauschstadium und angenehmen Träumen herbeigeführt. Als Dauerfolgen bei häufiger Wiederholung können auftreten: Nervenentzündung (Polyneuritis), Retrobulbärneuritis, Schädigung der Herzkranzgefäße, psychisch auch Zwangslachen. Die Zustände werden leicht als »hysterisch« verkannt. **Korsakow*-Zustände und Halluzinosen wurden als Folge beobachtet.
fr: toxicomanie à l'essence de pétrole; *e:* gasoline sniffing (amer.), petrol sniffing (engl.).
Syn.: Benzinomanie, Benzinsucht, Naphtomanie.

Benzinomanie *(f)* *Benzinismus.

Benzinsucht *(f)* *Benzinismus.

Beobachtungswahn *(m)* *Beachtungswahn.

Beratung, nichtdirektive *(f)*. Von *C. Rogers* (1942) selbst benutzte ältere Bez. für *Gesprächstherapie, Klient-bezogene.
fr: psychothérapie »non directive«; *e:* nondirective therapy.

Beratung, psychologische *(f)*. Häufige Form von *Psychotherapie, die sich nicht mit der Motivation eines Patienten befaßt, sondern sich an seine Einsicht wendet und sich dabei auf entwicklungspsychologisches und psychodynamisches Wissen stützt. Dabei werden Ratschläge erteilt und Diskussionen geführt. Wird ausgeübt von Ärzten, Psychologen, Seelsorgern, Sozialarbeitern und -pädagogen u.a.; Hauptanwendungsbereiche: Ehe-, Familien-, Jugend-, Erziehungs-, Berufs- und Drogenberatung. – »Deutscher Arbeitskreis für Jugend-, Ehe und Familienberatung« (DAK).
fr: thérapeutique par le conseil, consultation psychologique, counseling; *e:* counseling.

Beratungsstelle für Lebensmüde *Telefonseelsorge.

Bereitstellungskrankheiten *(f, pl)*. (*Th. v. Uexküll*). Syn. für psychosomatische Störungen, bei denen es zu Veränderungen des Körpers kommt. Wird den hysterischen *Ausdruckskrankheiten gegenübergestellt.
e: disorders of the disposition of emotions, disturbances in states of preparedness.

Berger, Hans geb. 21. 5. 1873 Neuses bei Coburg, gest. 1. 6. 1941. o. Prof. der Psychiatrie in Jena 1919–1938. Schöpfer des Elektroenzephalogramms (ab 1929). Grenzte unter den paranoiden Erkrankungen der 2. Lebenshälfte die *»Paranoia chronica« ab.

Beringer, Kurt geb. 24. 6. 1893 Ühlingen (Schwarzwald), gest. 11. 8. 1949 Freiburg/Br. o. Prof. der Psychiatrie und Neurologie in Freiburg/Br. 1921–1932 Tätigkeit unter *Wilmanns'* Anleitung in der Heidelberger Klinik. Unterbrechung durch ein Jahr nervenärztlicher Tätigkeit in Karlsruhe (1924) und Teilnahme an der deutsch-russischen Syphilisexpedition in der Burjato-Mongolei (1928). 1932 a.o. Prof. und Oberarzt in München. 1934 Übernahme des Freiburger Lehrstuhls als Nachfolger *Hoche*s. Bekannt durch Selbstversuche und Untersuchungen zum Thema der experimentellen Psychosen nach Vergiftungen (»Der Meskalinrausch, seine Geschichte und Erscheinungsweise«, 1927). Entwickelte in seinen Untersuchungen über schizophrene Denkstörungen das Bild des intentionalen Bogens, mit dem die Störung des aktiven Denkvollzugs Schizophrener erfaßt werden sollte (1924, 1926). Untersuchte die frontale und dienzephale *Antriebsstörung durch Tumoren (1941, 1943) und Gehirnentzündung (1942). Begründete 1929 mit *Mayer-Gross, Straus* und *Hansen* den »Nervenarzt« und redigierte zeitweilig die »Fortschritte der Neurologie« und das »Arch. Psychiatr. Nervenkh.« *Bibliographie:* Arch. Psychiatr. Nervenkh. 183, 299 (1949).

Beringer-Mallison-Syndrom *(n)*. (*K. Beringer* und *R. Mallison*, 1949). Durch organische Hirnstörung bedingtes Nachlassen der Geisteskräfte zwischen dem 35. und 55. Lebensjahr. Im Beginn: Unausgeglichenheit, Stimmungsschwankungen, reizbare Enthemmtheit, Zornausbrüche, Launenhaftigkeit, Zank- und Streitsucht, Mangel an Takt, Reizbarkeit, explosive Aggressivität. Später findet sich ein Nachlassen der Intelligenzleistung bis zur *Demenz. Ferner: Unlust, Dysphorie, hypochondrische Klagen, Antriebsmangel bei erhaltener Fremdanregbarkeit und Erkalten zwischenmenschlicher Beziehungen. Obwohl die Ursache offensichtlich organisch ist, läßt sich im Einzelfall außer einer leichten Hirnschrumpfung gewöhnlich nichts Bestimmtes feststellen. Das Zustandsbild wurde daher von den Autoren nicht als Syndrom beschrieben. Die Bez. hat sich vielmehr in der klinischen Praxis durchgesetzt.
Syn.: Vorzeitiger Versagenszustand.

Berliner Tinktur *(f)*. Im Drogenjargon: Opiumtinktur.

Berne, Eric geb. 10. 5. 1910 Montreal (Kanada), gest. 15. 7. 1970, Monterey (Kalifornien, USA). Kanadisch-amerikanischer Psychoanalytiker. Ausbildung an der McGill-Universität in Montreal und dem Psychoanalytischem Institut New York. Ab 1935 in den USA, Psychiater in Carmel (Kalifornien). Begründer der *Transaktionsanalyse. – *Werke:* »Games People Play« (1964), dt. »Spiele der Erwachsenen« (1967); »A Layman's Guide to Psychiatry and Psychoanalysis« (1968), dt. »Sprechstunden der Seele« (1970); »Structure and Dynamics of Organizations and Groups« (1963) (Struktur und Dynamik von Gruppen).

Bernheim, Hippolyte geb. 17.4.1840 Mühlhausen, gest. 1919 Paris. Professor für innere Medizin in Straßburg und Nancy ab 1879. Haupttheoretiker der Schule von *Nancy. Übernahm von **Liébault* die Hypnose, die er jedoch nur bei guten Erfolgschancen anwandte. Wendete erstmalig *Schlafkuren an. *Hauptwerke:* »De la suggestion dans l'état hypnotique et dans l'état de veille« (1884). »De la suggestion et de ses applications à la thérapeutique« (1886).

Bero-Test *(m)*. Syn. für *Behn-Rorschach*-Test.

Bertalanffy, Ludwig von geb. 8. 5. 1901 Atzgersdorf bei Wien, gest. 12. 6. 1972 Williamsville, New York. Theoretiker der Biologie. Lehrte in Wien, Ottawa (ab 1949), Los Angeles und zuletzt in Buffalo, New York. Beeinflußte durch seine Lehre vom *System und die allgemeine Systemtheorie (s.d.) intensiv Teile der Psychiatrie. Deshalb Ehrenmitglied der Amer. Psychiatrischen Gesellschaft (APA). – *Hauptwerke:* »Kritische Theorie der Formbildung«, 1928; »Theoretische Biologie«, 2 Bde, 1932 und 1942; »Gefüge des Lebens«, 1937; »Biophysik des Fließgleichgewichts«, 1953; »General System Theory«, 1968.

Berührungsfurcht *(f)* *Haptophobie. *Mysophobie.

Berufsneurose *(f).* Syn. für *Beschäftigungsneurose.

Berufungswahn *(m).* Wahnhafte Überzeugung, von einer höheren Macht zu einer ganz außergewöhnlichen Aufgabe berufen zu sein, z.B. der Welt den Frieden zu bringen.
e: messianic delusion.

Beruhigungsmittel *(n, pl).* Sammelbezeichnung für die z.T. stofflich und wirkungsmäßig sehr unterschiedlichen Medikamente mit »beruhigenden« Eigenschaften. Hierzu zählen vor allem Schlafmittel und einige Gruppen der Psychopharmaka (Neuroleptika, Tranquilizer u.a.).
fr: calmant, sédatif; *e:* sedative, calming [tranquilizing] drug.

Beschaffungskriminalität *(f).* Inoffizielle Bez. für Rechtsbrüche zur Beschaffung von Suchtmitteln durch einen Süchtigen. Die *Schuldfähigkeit hierfür wird häufig als erheblich vermindert oder aufgehoben angesehen.

Beschäftigungsdelir *(n).* Beim *Delirium tremens, seltener bei anderen Delirien auftretende motorische Unruhe, wobei der Kranke sich verhält, als ginge er normalen Beschäftigungen nach und wobei er z.B. mit imaginären Gegenständen hantiert.
fr: délire d'occupation; *e:* mania of *oder* frenzied business, occupational delirium.

Beschäftigungsneurose *(f).* Unvermögen, einzelne, gewöhnlich berufliche Beschäftigungen auszuüben; z.B. Unfähigkeit zu schreiben (Schreibkrampf) bei »schreibenden« Berufen oder Kassierern, Lähmung in den Beinen bei Tänzern, Fingerkrampf bei Pianisten und Violinisten, Blinzeltic bei Lokomotivführern. Das Symptom entsteht durch übermäßig Belastung des Organs einerseits und seine libidinöse *Besetzung andererseits. Im Hintergrund steht oft eine *ambivalente *Aggression.
fr: névrose professionnelle; *e:* occupational neurosis.
Syn.: Berufsneurose.

Beschäftigungstherapeut *(m).* Jemand, der berufsmäßig die Beschäftigungstherapie ausübt. Der Beruf entstand zwischen den beiden Weltkriegen.
fr: spécialiste de thérapie rééducative; *e:* occupational therapist.

Beschäftigungstherapie *(f).* Moderne Behandlungsform für psychisch Kranke und chronisch Kranke (z.B. in der Orthopädie und Lungenheilkunde). In freier, spielerischer Tätigkeit sollen schöpferische Kräfte im Kranken geweckt werden, wodurch Spannungen und erstarrte Verhaltensweisen aufgelöst werden können. Verwendet wird jede Form sinnvoller Betätigung, vor allem Anfertigung von kunstgewerblichen Gegenständen, Malen, Plastikarbeiten, Musizieren. Die Behandlung kann allgemeingerichtet sein oder spezielle Symptome der Angst, des Mißtrauens, des Wahns und der sich daraus ergebenden Isolierung ansprechen. Durch die Form der Ausführung in Gruppen kommen ferner Aspekte der *Gruppendynamik zum Tragen. Da die Bez. fälschlicherweise den Gedanken an Zeitvertreib und bloße Beschäftigung nahelegt, wird gelegentlich die allgemeine Bez. *Werktherapie bevorzugt. Vgl. Arbeitstherapie.
fr: thérapie d'occupation, psychothérapie occupationnelle; *e:* occupational therapy.

Beschäftigungsunruhe, iterative *(f). K. Kleist*s Bez. für *Scheintätigkeit.

Beschäftigungszwang *(m).* Meist als quälend empfundener Zwang zu pausenloser – unproduktiver – Beschäftigung als Teilerscheinung einer *Zwangsneurose. – I.w.S. auch rastloser Tätigkeitsdrang als neurotisches Symptom, was gewöhnlich Folge von innerer Unruhe und Getriebensein ist. Findet sich z.B. häufig bei Magersüchtigen.
fr: obsession d'occupation; *e:* compelling urge of overactivity.

beschützende Werkstätte *(f).* Nicht auf Profitbasis arbeitender handwerklicher Betrieb, der eine Übergangseinrichtung zur Resozialisierung psychisch Kranker und körperlich Behinderter darstellt. Kranke, die nicht mehr der ständigen Krankenhauspflege bedürfen, aber noch nicht den Anforderungen der freien Gesellschaft gewachsen sind, können hier nützliche, auch angemessen bezahlte Arbeit leisten. Die Werkstätten sind entweder an psychiatrische Krankenhäuser angeschlossen oder frei; sie werden von Psychiatern und

geschultem Personal geleitet. Die Hauptschwierigkeit besteht darin, daß teilweise noch die notwendigen gesetzlichen Voraussetzungen (Tarifprobleme) für ein einwandfreies Funktionieren fehlen.
fr: atelier sous contrôle psychiatrique, atelier protégé; *e:* medically supervised workshop, sheltered workshop.

Besessenheit *(f)*. Bis ins 19. Jahrhundert weit verbreitete Krankheitstheorie: Krankheit (psychische oder körperliche) ist auf böse Geister zurückzuführen, die in den Körper des Kranken eingedrungen sind und ihn »in Besitz genommen« haben. Der Kranke erlebt die Krankheit selbst als eine Art intrapsychischen Parasitismus. In Europa seit dem Altertum geläufig, auch in vielen Teilen der Welt, aber nicht überall. Im Gefolge der Aufklärung als Krankheitstheorie allmählich verschwunden. Aufgrund der angenommenen Verursachung kamen drei Behandlungsformen in Betracht: 1. *Exorzismus (bei weitem am häufigsten). 2. Mechanische Geisteraustreibung (Aderlaß, Prügel, Lärm, unangenehme Gerüche). 3. Übertragung auf ein anderes Lebewesen (z.B. Tier). Insbesondere in den Mittelmeerkulturen ist Besessenheit auch heute noch eine geläufige Krankheitsvorstellung und führt zu eigentümlichen, ohne Kenntnis der tradierten Theorie unverständlichen psychischen Krankheitsbildern. – Verschiedene Formen (s. die folgenden Stichwörter).

Besessenheit, künstliche *(f)*. Psychische Technik, mit welcher man sich in eine bestimmte seelische Verfassung hineinversetzt; also keine Krankheit. Die Pythien von Delphi, die sibirischen *Schamanen und die *Spiritisten haben solche Zustände hergestellt.
fr: obsession artificielle; *e:* artificial obsession.

Besessenheit, latente *(f)*. Form der Besessenheit, bei welcher der Besessene von seiner Besessenheit (Krankheit) nichts weiß. Es ist dann Aufgabe des Geisteraustreibers, die Besessenheit manifest zu machen, indem er den Geist zum Sprechen bringt. Erst dann kann ein *Exorzismus zur Heilung stattfinden.
fr: obsession latente; *e:* latent obsession.

Besessenheit, luzide *(f)*. Besessenheit, bei welcher das Individuum sich immer seiner selbst bewußt bleibt, aber das Gefühl eines Geistes innerhalb der eigenen Seele hat. – Von der alten katholischen Kirche als einziger Zustand mit dem Namen *Obsession belegt (von der Psychiatrie später in anderer Bedeutung übernommen).
fr: obsession lucide; *e:* lucid obsession.

Besessenheit, manifeste *(f)*. Form der *Besessenheit, bei welcher der besitzergreifende Geist spontan durch den Mund des besessenen Individuums spricht.
fr: obsession manifeste; *e:* manifest obsession.

Besessenheitsepidemien *(f, pl)*. Syn. für psychische Epidemien des Mittelalters. *Masseninduktion, psychogene.

Besessenheit, somnambule *(f)*. Form der *Besessenheit. Das Individuum verliert plötzlich das Bewußtsein seiner selbst und spricht mit dem »Ich« des vermeintlich eingedrungenen Geistes. Wenn der Zustand beendet ist, kann das Individuum sich an nichts erinnern.
fr: obsession somnambulique: *e:* somnambulic obsession.

Besessenheit, spontane *(f)*. Ohne Zutun oder gegen den Willen des Betroffenen auftretende *Besessenheit. Bestimmter psychischer Zustand, von dem sich der Betreffende eventuell mit Hilfe des Exorzismus zu befreien sucht.
fr: obsession spontanée; *e:* spontaneous obsession.

Besetzung *(f)*. (*S. Freud*, 1895). Nach dem ökonomischen Prinzip der Psyche wird ein bestimmter Betrag an psychischer Energie mit einer bestimmten Vorstellung, einem Körperteil oder auch einem Gegenstand fest verbunden; das Objekt wird mit dieser psychischen Energie besetzt. Im Vorgang der *Verdrängung wird als erstes der Energiebetrag von der Vorstellung zurückgezogen und evtl. verlagert.
fr: investissement (occupation); *e:* cathexis.

Besinnen *(n)*. Aufsuchen momentan nicht gegenwärtiger Gedächtnisinhalte. Bei Namen stellen z.B. Stütznamen, die in Anfangsbuchstaben, Vokalen oder Anzahl der Buchstaben mit dem gesuchten Wort übereinstimmen, den Übergang dar.
Syn.: Sichbesinnen.

Besinnung *(f)*. **1.** Allgemein: Vorgang des ruhigen, ordnenden Überdenkens von Erinnerungen und Eindrücken. **2.** Nach *G. E. Störring* höchste personale Funktion. Die Fähigkeit, Vergangenes, Gegenwärtiges und Zukunftbezogenes in einer übergeordneten Schau zusammenzufassen, abzuwägen und zu werten. »Übergeordnete, aktiv Stellung nehmende, alle psychischen Phänomene überschauende, integrierende, d.h. die Einzelakte sinnvoll verknüpfende, psychische Grund- und Sonderfunktion, die entscheidenden Anteil am Aufbau der Persönlichkeit hat: ist doch die stetig fortschreitende Entwicklung von primitiven Bewußtseinsstadien zur reifen Persönlichkeit, die Begrün-

dung der inneren Ordnung und Einheitlichkeit ihr (der Besinnung) zu verdanken.«
fr: connaissance, prise de conscience; *e:* consciousness; recollection.

Besinnungslosigkeit *(f).* **1.** Das zeitweilige Fehlen oder Lahmlegung der Funktion der *Besinnung durch Krankheit, Affekte u.a. **2.** Ältere Bez. für Bewußtlosigkeit. In der Umgangssprache noch häufig in diesem Sinne verwendet.
fr: insensibilité; *e:* senselessness, insensibility.

besonnener Dämmerzustand *(m)* *Dämmerzustand, besonnener.

besonnenes Delirium *(n).* Syn. für *Dämmerzustand, besonnener.

Besonnenheit *(f).* Geistes- und Gemütszustand, in dem bei Abwesenheit heftigerer Gemütserregungen in klarer und bedachter Weise Vergangenheit und Gegenwart überdacht und die Zukunft teilweise antizipiert werden. Der Zustand ist also ausgezeichnet durch ein Fehlen von Affekten, die das Denken in ungünstiger Weise beeinflussen und eine höhere geistige Übersicht über die augenblickliche Situation und das Dasein überhaupt. Damit hängen zusammen besonnene Willensentschlüsse und eine durch beherrschte Mäßigkeit gekennzeichnete Lebensweise. In der griechischen Ethik als Sophrosyne eine der Haupttugenden.
fr: sérénité; *e:* presence of mind, composure, sobriety.

Besserungsmaßregel *(f).* Gesetzliche Maßnahme zur Besserung von straffällig gewordenen Alkoholikern und Drogen-Abhängigen. Gesetzlich geregelt in § 64 StGB (*Unterbringung).

Bestehlungswahn *(m).* Wahnhafte Überzeugung, ständig bestohlen zu werden. Findet sich besonders bei Psychosen des höheren Lebensalters, seniler Demenz, Hirnatrophien. Tritt häufig zusammen mit Gedächtnisstörungen, Mißtrauen und Desorientiertheit in Erscheinung. Der mißtrauische Kranke versteckt Gegenstände aus Angst vor dem Bestohlenwerden, hat aber wegen der Gedächtnisstörungen das Versteck alsbald vergessen und ist in seinem Mißtrauen bestätigt.
fr: délire de vol; *e:* illusion of being robbed, delusion of robbery.

Bestialismus *(m).* **1.** Syn. für *Bestialität. **2.** Syn. für *Sodomie.
fr: bestialité (1); sodomie (2); *e:* bestiality (1), sodomy (2).

Bestialität *(m).* **1.** Ungewöhnliche Roheit. »Tierisch« rohes Verhalten. **2.** Syn. für *Sodomie.
fr: bestialité; *e:* bestiality, beastliness.
Syn.: Bestialismus.

Bestiophilie *(f).* Syn. für *Sodomie.

Betaalkoholismus *(m).* (*E. M. Jellinek,* 1960). Form des Alkoholismus, bei der durch fortgesetzten Alkoholgenuß bereits Körperstörungen aufgetreten sind, z.B. Magenschleimhautentzündung, Nervenentzündung, Leberzirrhose. Es besteht aber (noch) keine physische oder psychische Abhängigkeit. *Alphaalkoholismus, *Gammaalkoholismus.
fr: béta alcoolisme; *e:* beta alcoholism.

Betäubungsmittelsucht *(f).* Krankhaftes, süchtiges Verlangen nach Betäubungsmitteln. *Sucht.
fr: toxicomanie (aux stupéfiants); *e:* narcomania, addiction to narcotics.

Betäubungstrinker *(m).* (*J. E. Staehelin*). Exzessiver Trinker, der im Alkohol Affekte zu ertränken sucht, unerträglichen Spannungen entfliehen möchte, Vergessen oder Todesersatz sucht.
e: escape drinker.

Bethel bei Bielefeld. Im Ort Gadderbaum bei Bielefeld am 6. 11. 1867 von Pastor *Friedrich von Bodelschwingh* gegründete »Anstalt für Epileptische«. Seit 1873 als »Bethel« (hebr. = Haus Gottes) bezeichnet. Angeschlossen sind die Teilanstalten Eckardtsheim, Freistatt, Hamborn und Hoffnungstal bei Berlin. **Bodelschwingh*-Anstalten.

Betrachtungsweise, mehrdimensionale *(f).* (*E. Kretschmer*). *Diagnostik, mehrdimensionale.

Betrachtungsweise, strukturanalytische *(f).* Syn. für *Strukturanalyse.

Betriebsneurose *(f).* Psychogene Störungen in Verbindung mit der innerbetrieblichen Kommunikations- und Leistungsstruktur: langjährige Fließbandarbeit, falschen Arbeitseinsatz, ungünstiges Betriebsklima, Umstellung auf andere Betriebsmethoden (Automation) und damit verbundene Umstrukturierung der Anerkennungsskalen und Gruppenrollen.
fr: névrose consécutive au travail d'entreprise; *e:* industrial neurosis.

Betriebspsychiater *(m).* In großen Industrieunternehmen tätiger Psychiater, der die Aufgabe hat, durch geeignete Menschenbehandlung und -führung die Leistungsfähigkeit der Betriebsangehörigen zu fördern und auch einzelne individuelle Behandlungen zu übernehmen. Bisher vorwiegend in den USA.
fr: psychiatre d'entreprise; *e:* industrial psychiatrist.

Betrunkenheit *(f).* Syn. für *Alkoholrausch, gewöhnlicher.

Bettnässen *(n)* *Enuresis.

Bettpissen *(n)* *Enuresis.

Bettsucht *(f)*. Krankhaft gesteigertes Schlafbedürfnis; Verbringen ungewöhnlich langer Zeiten im Bett, auch ohne Schlaf. Häufig Ausdruck einer psychogenen Fehlhaltung: Der Bettsüchtige will vor den Schwierigkeiten des Daseins in die warme Geborgenheit des Bettes fliehen. Aber auch als Symptom einer endogenen Depression (*Hypersomnie) oder als Ausdruck der *Antriebsstörung von organisch Hirnkranken und Schizophrenen vorkommend.

fr: clinomanie; *e:* morbid sleepiness, bed craving.

Bewältigung *(f)*. **1.** Überwältigung. Bezwingung. **2.** Gelegentlich Syn. für *Coping, dessen Bedeutung es unvollkommen wiedergibt.

Bewegungsdrang *(m)*. Unstillbares Bedürfnis, sich ständig zu bewegen, besonders bei Manie, agitierter Depression, Dämmerzuständen und organischen Hirnkrankheiten.

fr: impulsion au mouvement; *e:* motor unrest, displacement impulse.

Bewegungshalluzination *(f)*. *Halluzination, kinästhetische.

Bewegungssperre *(f)*. Vollständiges Ausbleiben von Bewegungen als Ausdruck einer Blockierung der Bewegungsimpulse bei *Kataplexie oder *Katatonie.

fr: inhibition motrice; *e:* torpor, stupor, rigidity, akinesis.

Bewegungsstereotypie *(f)*. Starre, »automatenhafte«, ständig wiederholte Bewegungsabläufe, besonders bei katatoner Schizophrenie, aber auch bei schweren organischen Hirnkrankheiten, Dämmerzuständen, Schwachsinn, ferner bei neuropathischen Kindern (Jactatio capitis). *Manieriertheit.

fr: mouvements stéréotypés, répétition automatique des mouvements; *e:* stereotypy (of movements).

Bewegungsstörung, Atypische Stereotype *DSM-Anhang.

Bewegungsstörung, Stereotype *DSM-Anhang.

Bewegungssturm *(m)*. Plötzlich auftretende, triebhaft ungesteuerte Überproduktion von Bewegungen, planlose Angriffs- oder Fluchtbewegungen; den Reaktionen von Tieren in plötzlich auftretenden Gefahrensituationen vergleichbar. Wird deshalb teilweise als Durchbrechen phylogenetisch alter Reaktionsweisen gedeutet, nach *Bostroem* auch als »verkürzte Formeln« ehemals sinnvoller Handlungen. Vorkommen als Folge starker Erregung, in Überforderungssituationen, bei Panik, auch bei schweren katatonen und epileptischen Erregungszuständen.

fr: déchaînement des mouvements (ataviques); *e:* outburst of (manic) reactions.

Bewußtlosigkeit *(f)*. Völlige Ausschaltung des Bewußtseins. *Koma.

fr: perte de conscience; *e:* loss of consciousness, unconsciousness.

Bewußtsein *(n)*. In der Psychologie das Gesamt der Bewußtseinsinhalte, das in klarer Vergegenwärtigung gegebene Wissen von Seinsinhalten (Erleben, Erinnerung, Vorstellung, Denken), das begleitet wird von einem Wissen darüber, daß das Subjekt (»Ich«) es ist, das diese Inhalte erlebt. »Jeder Mensch birgt in seiner Seele ein kleines Reich, worin sich allerlei Empfindungen, Gefühle, Vorstellungen und Gedanken drängen und treiben, einander hervorrufen und verdrängen, sich vertragen und streiten, sich vergleichen und scheiden. Es herrscht nie Ruhe darin, sondern alles ist in beständiger Bewegung, in fortdauerndem Fluß. Nur eines bleibt fest im Wechsel der Erscheinungen: ich selbst, der diese Empfindungen, Gefühle und Gedanken hat, mein Bewußtsein«. (*G. Th. Fechner*, 1851).

In der traditionellen Psychiatrie bedeutet es einen eigentümlichen Grad von Helligkeit, Klarheit, Fülle, Beweglichkeit, Ablauftempo und Rangordnung des inneren Erlebens und der psychischen Funktionen (*W. Jahrreis*). Nach *K. Jaspers* ist es das »Ganze des augenblicklichen Seelenlebens«. Da in allen Definitionen der jeweilige philosophische oder weltanschauliche Standpunkt zum Ausdruck gebracht wird, gibt es keine allgemeingültige Definition des Bewußtseins. Zur Veranschaulichung werden häufig Bilder verwendet, z.B. das Bewußtsein als Bühne des seelischen Geschehens, auf der die Bewußtseinsinhalte kommen und gehen wie die Akteure eines Schauspiels. Während die Bewußtseinspsychologie des 19. Jahrhunderts Seelisches und Bewußtsein gleichsetzte, erschloß die Psychoanalyse in einem dem Bewußtsein gegenübergestellten *Unbewußten neue seelische Dimensionen (*Vorbewußtes, *kollektives Unbewußtes). Im psychoanalytischen Modell des psychischen Apparates ist das Bewußtsein an der Peripherie gelegen. Es erscheinen darin sowohl die durch Sinnesorgane vermittelten Eindrücke der äußeren, realen Welt als auch die Informationen aus der inneren, unbewußten und vorbewußten Welt, Wünsche, Strebungen, Erinnerungen. Das Bewußtsein bleibt dem Augenblick verbunden und kann seine Inhalte nur mit Hilfe des Gedächtnisses reproduzieren. In öko-

nomischer Hinsicht verfügt es über eine frei verfügbare psychische Energie, die es durch Aufmerksamkeit einem bestimmten Gegenstand zuwenden kann.
Praktisch psychiatrisch sind vor allem die pathologischen Veränderungen des Bewußtseins (*Bewußtseinsstörungen) wichtig. Unterschieden werden vor allem Veränderungen der Bewußtseinshelligkeit (wobei verschiedene *Bewußtseinsgrade angenommen werden) und Störungen der Bewußtseinsintegration (*Besinnung). S.a. die folgenden Stichwörter.
fr: conscience; *e:* consciousness, awareness.

Bewußtsein, alternierendes *(n).* (*Solbrig*). Zeitlich nacheinander auftretende Doppelorientierung, die früher bei Hysterikern beschrieben wurde. Es wurden »Doppelexistenzen« von Frauen beschrieben, die zärtliche und besorgte Hausfrauen waren und nach einem Schlaf als Dirnen arbeiteten, wobei die erste Existenz jeweils nichts von der zweiten wußte und umgekehrt. *doppeltes Bewußtsein.
fr: second état, conscience intermittente; *e:* alternating personality *oder* consciousness.
Syn.: alternierende Persönlichkeit.

Bewußtsein, approximatives *(n).* (*C. G. Jung*). Zustand zwischen bewußtem und unbewußtem Seelenleben. Es besteht dabei ein Bewußtsein vom komplexen, nicht ausgeformten Inhalten, die sich z.B. im Traum als Lichtfunken (Scintillae) zeigen können.
fr: conscience approximative; *e:* approximative consciousness.

Bewußtsein, doppeltes *(n)* *doppeltes Bewußtsein.

Bewußtsein, fluktuierendes *(n).* (*K. Bonhoeffer*). Das wechselnde Auf und Ab des Bewußtseins (der Wachheit) bei akuten psycho-organischen Syndromen.
e: fluctuations of consciousness.

Bewußtsein, kollektives *(n).* Kollektivbewußtsein: das Gesamt der Bewußtseinsinhalte, die dem einzelnen als Teil eines sozialen Ganzen zukommen. In erster Linie handelt es sich um Gegebenheiten innerhalb einer gemeinsamen Kulturentwicklung oder auch innerhalb einer sozial definierten Gruppe (Gruppenbewußtsein).
fr: conscience collective; *e:* collective consciousness.

Bewußtseinseinengung *(f).* Einschränkung des Bewußtseinsumfanges, wobei Gedanken, Gefühle und Antriebe auf einen bestimmten Kreis eingeengt und die Bewußtseinspforten nur für Gegenstände geöffnet sind, die in diesen Kreis hineinpassen. Innerhalb dieses Umfanges ist das Denken klar und geordnet oder aber verworren. Vorkommen bei organischen und epileptischen Dämmerzuständen, als psychogene Bewußtseinseinengungen im hysterischen Anfall, bei starken Affekten (Angst, Schreck), in religiöser Ekstase, in Hypnose, aber auch durch intensive geistige Konzentration. Die Erinnerung an das in diesem Zustand Erlebte ist teilweise erhalten.
fr: rétrécissement du champ de conscience; *e:* limited consciousness.

Bewußtseinsfeld *(n).* Gestaltpsychologischer Begriff eines – objektiven und subjektiven – Ausschnittes aus Raum und Zeit, der im Bewußtsein des Individuums als augenblicklich (»hier und jetzt«) erlebt wird. Die Aufmerksamkeit verteilt sich in ungleichmäßiger Weise auf die im Bewußtseinsfeld befindlichen Objekte. Das Feld ist strukturiert in Figur und Hintergrund sowie in Zentrum und Peripherie, wobei durch Zuwendung der Aufmerksamkeit eine Umstrukturierung erfolgen kann.
fr: champ de conscience; *e:* field of consciousness.

Bewußtseinsfeld, Desintegrierung. (*K. Conrad*). Besondere Art der Bewußtseinsänderung mit Strukturverlust des *Bewußtseinsfeldes, wie sie im Traum oder in der Bewußtseinstrübung vorkommt.

Bewußtseinsgrad *(m).* , **(-helligkeit)** *(f).* Die Intensität der vergegenwärtigenden Aufhellung von Erlebnis- und Vorstellungsinhalten läßt sich skalar in Stufen einteilen. Die so gewonnenen Grade der Bewußtseinshelligkeit auf einer Skala reichen von der *Bewußtseinstrübung über das normale Bewußtsein bis zu einer Steigerung der Bewußtseinshelligkeit in der *Überwachheit. Das Einteilungsprinzip ist praktisch-klinisch von großer Wichtigkeit.
fr: degré de conscience; *e:* degree *oder* level *oder* intensity of consciousness.

Bewußtseinsinhalt *(m).* Gesamtheit der jeweils im Bewußtsein vorhandenen Wahrnehmungs-, Denk- und Vorstellungsgegebenheiten.
fr: contenu de conscience; *e:* object content of consciousness, mental content.

Bewußtseinslage *(f).* In der Psychiatrie der jeweilige Grad der *Bewußtseinshelligkeit. Als »Hypotonie der Bewußtseinslage« wird gelegentlich die für das Einschlaf- und Aufwachstadium typische Veränderung des Bewußtseins, die das Auftreten von hypnagogen und hypnopompen Halluzinationen begünstigt, bezeichnet.
fr: état de conscience; *e:* conscious attitude.

Bewußtseinslücke *(f)*. Die mit Erinnerungslosigkeit (*Amnesie) verbundene Unterbrechung des Bewußtseinsstromes.
fr: absence de conscience; *e:* gap of consciousness.

Bewußtseinspause *(f)*. Kurzdauernde Unterbrechung des Bewußtseins, die zu keiner über diesen Zeitraum hinausreichenden Beeinträchtigung von Denken und Handeln führt. Kommt vor allem bei der *Absenz vor.

Bewußtseinsschwelle *(f)*. (*J. F. Herbart*). Grenze zwischen Unbewußtem und Bewußtem.
fr: seuil de conscience; *e:* threshold of consciousness.

Bewußtseinsspaltung *(f)* *Spaltung des Bewußtseins.

Bewußtseinsstörung *(f)*. Sammelbezeichnung für alle praktisch wichtigen krankhaften Veränderungen des Bewußtseins. Es handelt sich dabei in erster Linie um eine Verminderung oder Steigerung der Bewußtseinshelligkeit (*Bewußtseinsgrad) oder um eine *Bewußtseinseinengung im Affekt oder im *Dämmerzustand. Auch die meisten epileptischen Anfälle werden von einer Bewußtseinsstörung begleitet, evtl. in Form einer *Bewußtseinspause. Bewußtseinsstörungen hinterlassen regelmäßig Erinnerungsstörungen, die von einer leichten Trübung der Klarheit der Erinnerungen bis zur totalen *Amnesie reichen.
fr: trouble de la conscience; *e:* disturbance *oder* disordered condition of consciousness.

Bewußtseinsstrom *(m)*. (*W. James*, 1910). Das aus der Selbstbeobachtung bekannte Phänomen eines unaufhörlichen Wechsels der Bewußtseinsinhalte. Vor dem Ich bzw. vor dem »inneren Auge« strömt eine ungegliederte Mannigfaltigkeit undeutlicher Inhalte vorbei, aus denen die Aufmerksamkeit einzelne aussondert und der eigentlichen Wahrnehmung zugänglich macht.
fr: courant de la conscience; *e:* flow of consciousness.

Bewußtseinsstufung *(f)*. Einteilung der Bewußtseinshelligkeit in *Bewußtseinsgrade.
fr: graduation de la conscience; *e:* grading of consciousness.

Bewußtseinstrübung *(f)*. Quantitative Beeinträchtigung des Bewußtseins. Der Grad der Bewußtseinshelligkeit ist dabei herabgesetzt, ohne daß Halluzinationen oder andere produktiv-psychotische Erscheinungen hinzukommen müssen. Man unterscheidet 3 Schweregrade: 1. *Somnolenz, 2. *Sopor, 3. *Koma. – Bewußtseinstrübung ist praktisch immer ein Zeichen für eine akute organische bzw. toxische Schädigung des Gehirns. Sie gilt als *Achsensymptom der symptomatischen Psychosen. Die Feststellung einer Bewußtseinstrübung erlaubt keine Rückschlüsse auf die Art oder auf den Ort der Schädigung. In der klinischen Alltagssprache wird Bewußtseinstrübung häufig inkorrekt als Syn. für *Somnolenz verwendet.
fr: assombrissement de la conscience; *e:* clouding of consciousness, mental fog.

Bewußtseinstrübung, psychogene *(f)*. Durch übermächtigen Affektdruck (Angst, Eifersucht, Schulderleben u.a.) oder in lebensbedrohlichen Katastrophensituationen (Erdbeben, Bombardierung) auftretende Bewußtseinsveränderung mit Situationsverkennungen. Desorientiertheit, *hypobulischen Totstell- oder Erregungsreaktionen und nachfolgender unvollständiger Amnesie.

Bewußtseinsverlust *(m)* *Bewußtlosigkeit.

»Beziehungsetzung ohne Anlaß«. Von *Gruhle* geprägter, vielzitierter Ausspruch, der das Wesen echten Wahns kennzeichnen soll. Wird von den meisten Psychiatern nicht als ausreichende Umschreibung des Wahnphänomens angesehen.

Beziehungsidee *(f)*. Überwertige Bindung an einen Bewußtseinsinhalt, der – nach objektivem Urteil – in falscher oder übertriebener Weise auf die eigene Person bezogen wird. Kann ohne Krankheitswert sein oder aber prägendes Phänomen einer sensitiven Beziehungsneurose oder einer Wahnkrankheit werden.
fr: idée interprétative égocentrique; *e:* idea of reference.

Beziehungspsychose, ängstliche *(f)*. Phasisch verlaufende Psychose mit depressiven Symptomen, denen Eigenbeziehungen beigestellt sind. Zur Gruppe der *zykloiden Psychosen gehörig.
fr: psychose relationelle *oder* interprétative à forme anxieuse; *e:* anxiety psychosis of reference.

Beziehungspsychose, progressive *(f)*. (*Kleist*). Paranoide Form der Schizophrenie, etwa der affektvollen Paraphrenie (s.d) entsprechend.
fr: psychose relationelle *oder* interprétative progressive; *e:* progressive *oder* deteriorative psychosis of reference.

Beziehungsstörung *(f)*. Unzureichende emotionale Entwicklung eines Säuglings durch Fehlen hinreichender Beziehungen zu Beziehungspersonen (Pflegepersonen, Mutter). Das Kind lächelt nicht, ist apathisch und folgt nicht mit Blicken. *Depression, anaklitische.
e: attachment disorder.

Beziehungsstörung, Reaktive, im Säuglingsalter *DSM-Anhang.

Beziehungssyndrom *(n)*. Krankheitsbild mit Vorherrschen von *Beziehungsideen, die entweder einfühlbar bleiben können oder Wahncharakter haben (*Beziehungswahn).
fr: syndrome d'hypertrophie du moi; *e:* syndrome of reference.

Beziehungswahn *(m)*. Wahnhafte Beziehung von – nach objektivem Urteil – belanglosen Ereignissen auf die eigene Person, meist mit dem Gefühl des Beeinträchtigtseins oder der Befürchtung des Beeinträchtigtwerdens verbunden. Vorkommen bei Sensitiven (sensitiver Beziehungswahn) oder als Teilerscheinung (evtl. als einziges Symptom) einer Schizophrenie, organischen Hirnkrankheit oder manisch-depressiven Erkrankung.
fr: délire d'interprétation; *e:* delusion of reference.

Beziehungswahn, erotischer *(m)*. (*F. Kehrer*). Sensitive Wahnbildung besonders bei sexuell unbefriedigten »alten Mädchen«. Teil des sensitiven Beziehungswahns (s.d.).

Beziehungswahn, sensitiver *(m)*. (*E. Kretschmer,* 1918). Wahnhafte Art der Erlebnisverarbeitung bei sensitiv-asthenischen Persönlichkeiten. Paranoide *Entwicklung, die bei einem sensitiven Charakter (gefühlszarter, schüchterner, leicht kränkbarer Mensch, der dennoch einen gewissen Stolz und Ehrgeiz hat) aus einer beschämenden (moralischen) Niederlage allmählich entsteht. So glauben sensitive Onanisten, man sehe ihnen ihr Laster an (Masturbantenwahn), oder alternde Mädchen glauben, daß die ganze Umgebung über ihre sexuellen Wünsche und Sünden spreche. Die Kranken fühlen sich belächelt, beschämt, mißachtet und verlegen so ihre Selbstvorwürfe in die Umwelt. Fällt unter den älteren Begriff der *Paranoia.
fr: délire de relation, paranoïa de relation, paranoïa sensitive, délire d'interprétation à forme sensitive; *e:* sensitive delusion of reference.
Syn.: Sensitivparanoia, sensitive paranoische Reaktion.

Bezugsperson *(f)*. Person, zu der eine besondere Gefühlsbindung besteht, wobei Projektionen eine besondere Rolle spielen. Erhebung der objektiven Anamnese (s.d.) von einer Bezugsperson ist stets ein wichtiger Teil der psychiatrischen Diagnostik.
fr: personne de référence; *e:* person of reference.

Biblioklasie *(f)*. Zwanghaftes Zerstören von Büchern.
fr: biblioklasie; *e:* biblioklasia.

Bibliokleptomanie *(f)*. Zwanghaftes, impulsives Stehlen von Büchern. Auch bei sonst ehrlichen Bibliophilen sehr verbreitete Erscheinung. Die Betreffenden können den Drang, ihre Sammlung zu vervollständigen, nicht unterdrücken.
fr: bibliocleptomanie; *e:* bibliokleptomania.

Bibliomanie *(f)*. Büchersammelwut. Krankhafte Form des Büchersammelns. (*Sammeltrieb). Im Gegensatz zur *Bibliophilie werden außer Büchern auch Zeitungen, Illustrierte und Broschüren ohne Markt- oder Seltenheitswert gesammelt. Die Bücher werden gewöhnlich nicht gelesen, katalogisiert oder in eine Bibliothek eingeordnet, sondern auf Tischen, Stühlen und Fußboden ständig nur angehäuft. Vorkommen wie bei anderen Formen des Sammeltriebes vor allem bei Hirnerkrankungen des Alters.
fr: bibliomanie; *e:* bibliomania.

Bibliophilie *(f)*. Büchernarrheit. Form der *Sammelsucht. Unmäßiges Sammeln von Büchern. Zeit und Geld werden hemmungslos in den Dienst dieser oft das ganze Leben prägenden Leidenschaft gestellt. Zu unterscheiden von der *Bibliomanie.
fr: bibliophilie; *e:* bibliophilia.

Bibliophobie *(f)*. Krankhafte Abneigung gegen Bücher.
fr: bibliophobie; *e:* bibliophobia.

Bibliotherapie *(f)*. 1. In der BRD gibt es eine Bibliotherapie bei den *Fritz-Perls*-Instituten (*Gestalttherapie). Eigene Gesellschaft (seit 1984), die zugleich die Poesie-Therapie pflegt: Deutsche Gesellschaft für Poesie- und Bibliotherapie (DGPB). 2. Psychotherapie unter Zuhilfenahme von geeigneten Büchern. Der Kranke bekommt auf diese Weise zwischen den therapeutischen Sitzungen Gelegenheit, in konstruktiver Weise über seine Probleme nachzudenken, sie zu verbalisieren und sich ferner mit dem psychologischen Vokabular des Therapeuten und seiner Denkweise vertraut zu machen. Die Bücher müssen nach Auffassungsmöglichkeit und Behandlungsziel für den Patienten individuell ausgewählt werden. Anleitung dazu bieten: *R. J. Rubin* (Hg.) »Bibliotherapy sourcebook«, 1978, und »Bibliotherapy, a Guide to Theory and Practice«, 1978.
fr: bibliothérapie; *e:* bibliotherapy.

Biegsamkeit, wächserne *(f)* *Flexibilitas cerea.

Bielschowsky-Jansky-Syndrom *(n)* **Dollinger-Bielschowsky*-Syndrom.

bifokale Gruppenpsychotherapie *(f)*. (*Schindler*). Psychotherapieform, bei der außer mit Patientengruppen auch mit Gruppen aus Familienangehörigen der Patienten gearbeitet wird.
fr: psychothérapie de groupe bifocale; *e:* bifocal grouptherapy.

Bilanzneurose *(f)*. Seelische Störungen, die sich entwickeln, weil man das einstmals für das Leben gesteckte Ziel nicht erreichen konnte.

Bilanzselbstmord *(m)*. Überlegte Selbsttötung psychisch gesunder Personen als freie Willenshandlung. Die Bilanz des bisherigen Lebens und der gegenwärtigen Situation wird aufgerechnet, als negativ befunden und als Konsequenz die Selbstvernichtung ausgeführt, z.B. wenn ein an unheilbarer Krankheit leidender alter Mensch ohne Angehörige Suizid begeht. Die rationale und affektive Freiheit auch eines solchen Entschlusses wird jedoch von vielen bestritten.
fr: suicide délibéré, suicide rationnel; *e:* premedicated suicide, rational suicide.

Bild, klinisches *(n)*. In der Psychiatrie: Beschreibung eines Krankheitszustandes, so als ob es ein Bild wäre, das vom Untersucher als Ganzes wahrgenommen wird. Es wird jede Einzelheit so beschrieben, daß deren »kompositorische« Zuordnung ein sinnvoll aufeinander bezogenes Ganzes ergibt. Aufgabe der klinischen Forschung wäre es, die Beschreibung einem vorgestellten Ideal immer ähnlicher zu machen, wie ein Portrait einer wirklichen Person immer näher kommt. Bei guter Kenntnis der Krankheitsbilder kann der Erfahrene aus wenigen Einzelheiten daher auf das Ganze schließen. – *Historisch:* Beginn bei **Pinel* und **Esquirol*. War allgemein akzeptiert, bis *Kraepelin* dem Bild 1896 das medizinische *Krankheitsmodell gegenüberstellte. Dennoch spricht auch *Kraepelin* noch von Krankheitsbildern. – *DSM III geht zwar von der Vorstellung aus, atheoretisch zu sein, wendet sich aber dadurch wieder dem »klinischen Bild« zu. – Die Übersetzung ist nicht einheitlich. Die wörtliche Übersetzung ins Engl. *picture* wird nicht verstanden. Meist ist mit *state* zu übersetzen, manchmal mit *clinical vignette, feature* oder *description*. Im Französischen wird am häufigsten *description de syndromes* gebraucht; ein eigener Begriff existiert im Französischen nicht, weil dafür vor *Kraepelin* offenbar kein Bedarf bestand und nachher *syndrome* zur Verfügung stand.

Bildagglutination *(f)*. (*E. Kretschmer*). Verschmelzung verschiedener Gestalten oder Bilder zu einem einzigen. Z.B. im Traum oder bei primitiveren Kulturen. Auch Verdichtung mehrerer Vorstellungsinhalte zu einem Bild. *Bild-Erleben, katathymes.
fr: agglutination imageante; *e:* image agglutination.

Bild-Erleben, katathymes *(n)*. (*E. Kretschmer*). Formvereinfachung von Bildvorstellungen bei zunehmender *Bewußtseinseinengung mit Vorherrschen affektiver Momente. – In einer durch ein Halluzinogen absichtlich hervorgerufenen Psychose (*Modellpsychose) kommt es nach *Leuner* zu aktiv angeregten Träumen, die der Aufdeckung aktueller Konfliktsituationen und bis dahin unbewußter psychischer Zusammenhänge dienen (»experimentelles katathymes Bild-Erleben«).
fr: vécu imageant catathymique; *e:* katathymic image perception.

Bildnerei der Geisteskranken. Von psychisch Kranken mit den Mitteln der darstellenden Kunst geschaffene Malereien, Zeichnungen, Plastiken usw. In den Werken können die Zerfahrenheit, Ausweglosigkeit, Ich-Veränderung, auch die Stimmungslage (ängstlich, getrieben, unruhig) deutlich zum Ausdruck kommen; dennoch ist der diagnostische Wert gering, da es keine spezifischen Formkriterien gibt. Der künstlerische Wert ist darüber hinaus von der psychischen Krankheit unabhängig und unterliegt Beurteilungsmaßstäben der Kunstwerke. – Die Kranken werden hauptsächlich aus therapeutischen Gründen zur Bildnerei ermuntert. **Prinzhorn*.
fr: production imagière des malades mentaux; *e:* creative activity of mentally diseased.

Bildstreifendenken *(n)*. (*E. Kretschmer*). Im oberflächlichen Traum, in oberflächlicher Hypnose und im entsprechenden Wachzustand beim freien Assoziieren auftretendes Erlebnis, ein »filmartiges passives Abrollen sich ablösender Bildgruppen, von denen jede einzelne in sich geordneten szenischen Charakter hat, also wirklich erlebte oder real mögliche Bildverknüpfungen darstellt«.
fr: entrainement »cinématographique« de la pensée; *e:* hypnotic imagery.

Bilo *(m)*. Heilzeremonie einer Volksmedizin auf Madagaskar, welche auf Stärkung von Ich-Kräften zielt. Der Patient wird 15–20 Tage vom ganzen Dorf als »König« gefeiert und behandelt; dann trinkt er vom Blut eines geopferten Ochsen. Ist der Patient nicht geheilt, wird er getadelt oder sogar ausgestoßen. – Mit Bilo werden auch der Patient und seine Krankheit (Nervosität, Unruhe, Lärmempfindlichkeit) bezeichnet. (*C. Le Barbier*, 1916).
fr: bilo; *e:* bilo.

Bindungslosigkeit *(f)*. Mangel an Gefühlskontakt, kommunikativer Zuwendung, gefühlswarmen zwischenmenschlichen Beziehungen. Fehlen von Gefühlen der Freundschaft und Liebe und der sich daraus ergebenden Konsequenzen für das ganze menschliche Verhalten. Vorkommen vor allem bei Drogenabhängigkeit

(*Depravation), in anderer Form auch bei Schizophrenie.
fr: absence de contact affectif; *e:* lack of (affiliative) bonding, absence of emotional bond.

Binet, Alfred geb. 11. 7. 1857 Nizza, gest. 18.10. 1911 Paris. Seit 1892 Experimental-Psychologe und klinischer Psychopathologe in Paris. Entwickelte ein numerisches Maß der Intelligenz (échelle métrique de l'intelligence). Wurde mit dem Arzt *Simon* zusammen Begründer einer Intelligenzbestimmung durch Tests (**Binet-Simon*-Test). Sein Erfolg wurde begründet durch die Prägung des leicht verständlichen Begriffs des *Intelligenzalters.

Binet-Simonsche Intelligenzstaffel *(f).* Von *Binet* und *Simon* seit 1907 gemeinsam entwickeltes Intelligenzmaß, womit jedes Kind im Alter von 3–15 Jahren in ein bestimmtes *Intelligenzalter eingeordnet werden konnte (échelle métrique de l'intelligence). Dieses Intelligenzmaß bestand aus einer Standardserie von je fünf Aufgaben.
fr: échelle de *Binet-Simon*; *e: Binet* test scale.

Binet-Simon-Test *(m).* (*A. Binet, Th. Simon,* 1905, 1911). Test zur Feststellung des intellektuellen Entwicklungsstandes bei Kindern. Der Test erlaubt eine differenzierte Aussage für jede kindliche Altersstufe. Bei Anwendung der **Binet-Simon*-Intelligenzstaffel kann das Intelligenzalter angegeben werden. Die meisten später entwickelten Intelligenztests haben Teile dieses Tests übernommen. Deutsche Bearbeitung durch *Bobertag* (1914).
fr: test de *Binet-Simon*; *e:* Stanford-*Binet*-test, *Binet*-scale.

Binetarium *(n).* Zusammenstellung der Testmittel in gebrauchsfertiger Form für den von *Norden* herausgegebenen **Binet-Simon*-Test.

Bing-Horton-Syndrom *(n).* Syn. für *Cluster-Kopfschmerz.

Binswanger, Ludwig geb. 13. 4. 1881 Kreuzlingen, gest. 5. 2. 1966 Kreuzlingen. Direktor der Privatnervenklinik in Kreuzlingen. Bekleidete kein Lehramt. Gab der modernen Psychiatrie sehr starke Impulse. Begründete mit der *Daseinsanalyse eine eigene psychotherapeutische Richtung und wurde damit zugleich Begründer der neuen psychiatrischen Anthropologie, die ihre Wurzeln in der Existenzphilosophie *Heideggers* und in der Phänomenologie *Husserls* hat.

Binswangersche Behandlung *(f).* (*O. Binswanger,* 1896). Anwendung einer Mastkur bei Neurasthenie.
fr: traitement de *Binswanger; e:* Binswanger treatment.

Binswangersche Enzephalitis *(f).* Inkorrekt für *Binswanger*sche Enzephalopathie.

Binswangersche Enzephalopathie *(f).* Von *O. Binswanger* 1895 als progressive subkortikale Enzephalitis beschriebenes Krankheitsbild, das er von der »atheromatösen Degeneration des Gehirns« einerseits und von der Paralyse andererseits histopathologisch unterschied. Gilt als eigenständiges Krankheitsbild im Rahmen der Arteriosklerose. – Anatomisch: arteriosklerotische Veränderungen der langen Markarterien, diffuse Demyelinisierung des Marklagers. – CT: Dichteminderung im Marklager, relativ geringe Hirnvolumenminderung; evtl. zystische Defekte durch den histologisch stets vorliegenden *Status lacunaris. – Klinisch: in frühen Stadien neurologische Störungen mit verhältnismäßig langen freien Intervallen, ungleichmäßig fortschreitende organische Wesensänderung, Antriebsstörung, Sprachstörungen, pathologischer elektrisch ausgelöster Blinkreflex, schließlich *Demenz.
fr: démence de *Binswanger*; *e:* presenile dementia, *Binswanger* dementia.
*Syn.: Binswanger*sches Syndrom, präsenile Demenz Typ *Binswanger*, Enzephalomalicia subcorticalis chronica arteriosclerotica (*Jacob*), *Binswanger* Demenz, *Binswanger*sche Enzephalitis, subkortikale Poraplegie.

Bioenergetik *(f).* Kurzbez. für *Bioenergetische Analyse.

Bioenergetische Analyse *(f).* (*A. Lowen,* 1972). Auf der Theorie **Reichs*, vor allem seinem Buch »Charakteranalyse« (1933) beruhende Psychotherapieform. Der menschliche Organismus lade als Energiesystem ständig Energie auf oder ab. Eine Störung des Systems führe zu Krankheiten, die z.B. in muskulären Verspannungen sichtbar würden (*Charakterpanzer). In ihnen komme eine Unterdrückung der Sexualinstinkte zugunsten des Machttriebes zum Ausdruck. In der Therapie beginnt man an der Muskulatur des Körpers, an Körperausdruck, Körperhaltung, Körperbau, Verspannungen und der gewöhnlich blockierten Atmung, wodurch Emotionen freigesetzt werden, die dann zu bearbeiten sind. Dadurch steht die vorher gebundene Energie wieder zur freien Verfügung.
e: bioenergetics.

Biofeedback *(n).* Klinisches Anwendungsgebiet der operanten Konditionierung (s.d.). Motorische oder vegetative Körperfunktionen, die normalerweise kaum einer Beobachtung zugänglich sind, werden mit Hilfe speziell konstruierter Geräte rückgemeldet, wahrnehmbar gemacht und damit der willkürlichen Kontrolle

unterworfen. Die Anwendungen in allgemeiner Medizin und Psychiatrie befinden sich seit etwa 1960 in rascher Ausbreitung, großenteils als Zusatzmethode bei anderen Psychotherapien. Anwendungsgebiete: Spannungskopfschmerzen, Zervikalsyndrom, spastischer Schiefhals, Stottern, Tremor, Bluthochdruck, Herzangst, Migräne, Magengeschwüre, chronische Obstipation, Impotenz, Vaginismus, Schlafstörungen, epileptische Anfälle. 1968 Gründung einer *Biofeedback Research Society.* Ab 1975 Zeitschrift: »Biofeedback and Self-Regulation«. – Die Eindeutschung »biologische Rückmeldung« hat sich kaum durchgesetzt.
fr: »biofeedback«, rétroaction biologique.

biographische Anamnese *(f)* *Anamnese, biographische.

bionome Psychotherapie *(f)* *Psychotherapie, bionome.

Biotonus *(m).* **1.** (*G. Ewald*). In der Psychiatrie eine mit dem Temperament verbundene, (bildlich gesprochen) hinter dem Psychischen stehende, dieses jedoch weitgehend mitbestimmende psychische Kraft. Der Biotonus ist bei endogener Depression (s.d.) herabgesetzt (»schlaffer Biotonus«) und bei *Manie gesteigert (»straffer Biotonus«). **2.** (*M. Verworn*). Eine das Gleichgewicht zwischen Aufbau- (Spannungs-) und Abbaukräften bestimmende Kraft. Bei Überwiegen der Aufbaukräfte ist der Biotonus hoch, bei Überwiegen der Abbaukräfte niedrig.
fr: biotonus; *e:* biotonus, biotonicity.

bipolar *(a).* Nach zwei Polen hin verlaufend. Die Bez. wird bei manisch-depressiven Erkrankungen (s.d.) verwendet, in deren Verlauf sowohl Depressionen (der eine Pol) als auch Manien (der andere Pol) auftreten. In DSM III als eigene Krankheitseinheit enthalten. Vgl. Bipolare Störung im DSM-Anhang. Gegensatz: *monopolar.

Bipolare Störung *DSM-Anhang.

Bipolare Störung, depressiv *DSM-Anhang.

Birnbaum, Karl geb. 20. 8. 1878 Schweidnitz, gest. 31. 3. 1950 Philadelphia (USA). Psychiater in Berlin. Schüler von *Moeli.* Direktor der Irrenanstalt Berlin-Buch (1930). A.o. Professor in Berlin (1927) für Kriminalpsychologie und Kriminalpsychopathologie. Legte in der Schrift »Der Aufbau der Psychose« (1919, 1923) neue Grundlagen für das Verständnis der Pathogenese von Psychosen (*Strukturanalyse). Trat mit forensisch-psychiatrischen Arbeiten hervor. Verfaßte eine »Geschichte der psychiatrischen Wissenschaft« (1929). Gab ein erstes »Handwörterbuch der medizinischen Psychologie« (1930) heraus. Wurde 1933 seines Amtes enthoben und emigrierte nach den USA.

Bisexualität *(f).* Doppelgeschlechtlichkeit. Vorhandensein von Zügen sowohl des männlichen als auch des weiblichen Geschlechts in einem Menschen. Ende des 19. Jahrhunderts tauchte in mehreren Wissenschaftsgebieten die Vorstellung auf, daß der Mensch sowohl körperlich als auch psychisch zugleich weibliche und männliche Anlagen in sich trage. Hinsichtlich der körperlichen Bisexualität wird nicht nur auf das Zwittertum (Hermaphroditismus) hingewiesen, sondern auch darauf, daß jeder Mensch die Keime der Anlagen zum anderen Geschlecht in sich trägt. **Krafft-Ebing* gründete darauf eine Vorstellung von der Ursache homosexuellen Verhaltens. *Freud* übernahm Vorstellungen einer psychischen Bisexualität von *W. Fliess.* Es wird darauf hingewiesen, daß im Zuge des Findens der Geschlechtsrolle in der Pubertät Konflikte und vorübergehend zweigeschlechtliches Fühlen auftreten können.
fr: bisexualité; *e:* bisexuality.
Syn.: Ambisexualität, Zweigeschlechtlichkeit.

bisexuell *(a).* Zweigeschlechtlich. Zweigeschlechtig.
fr: bisexué; *e:* bisexual.

Bismutomanie *(f).* Gewohnheit von manchen Magenkranken, große Mengen wismuthaltiger Medikamente zu sich zu nehmen.
fr: bismuthomanie; *e:* bismuthomania.

bizarr *(a).* Uneinfühlbares, unverständliches Verhalten in Mimik, Gestik und Sprache bei einem Schizophrenen. Beschreibt die Unterbrechung der Kommunikation mit der mitmenschlichen Umwelt. Gehört semantisch in eine Reihe mit fragmentiert, absurd, unlogisch, durcheinander, phantastisch, grandios, grotesk, exzentrisch und verrückt, die ähnliche Aspekte beschreiben. Wird in der amerikanischen Psychiatrie viel häufiger verwendet als in der deutschen. Dort teilweise gleichbedeutend mit »zerfahren«, z.B. in der Beschreibung eines Schizophrenen als *queer, bizarre and absurd* (verschroben, zerfahren und verrückt). – *Geschichte:* Das Wort stammt aus der etruskischen Wurzel des Italienischen mit der Bedeutung seltsam, zornig, launisch, ungereimt, burlesk, sonderbar, wunderlich. Wurde ins Spanische und Französische übernommen, von dort im 17. Jh. ins Deutsche. In der Psychiatrie zuerst 1853 durch *B.A. Morel* für das Verhalten des Irren eingeführt. In die amerikanische Psychiatrie durch die Übersetzung von *E.* **Bleuler*s Schizophreniebuch (1911) gelangt. Darin bezeichnet *Bleuler* die Unterbrechung des Gedankenfadens als »ungewöhnlich«. Dieses Adjektiv wurde mit *bizarre* übersetzt. Seither im Amerikanischen ständig in Gebrauch. Dient in DSM I (1952) zur Charakterisierung des *Schizoaffektiven, ab DSM II des Schizophrenen. In DSM III nur im Kontext erwähnt. In DSM III-R (1986) wichtigstes *Kriterium der Schizoprenie, nicht als biologische, sondern als eine durch Kultur bestimmte Eigenschaft (»man hält« jemanden für bizarr) (n. *S. Gilman*, 1988).

Bizarrerie *(f)*. Einzelnes *bizarres Verhalten.
fr: bizzarrerie; *e:* bizarreness, mannerism.

blande *(n)*. In der alten Medizinersprache: nicht infiziert (z.B. bei einem Bluterguß), mild, schwach. In der Psychiatrie in weiterer Analogie: blande Schizophrenie, blandes Lächeln (s.d.).
fr: anodin; *e:* bland, mild, soothing.

Blaptophobie *(f)*. (*H. Tellenbach*, 1966). Schadensangst. Zwangszustände mit der phobischen Angst bzw. dem Zwang, andere oder anderes zu schädigen. Begriffliche Unterscheidung nach *Tellenbach* deswegen notwendig, weil die Zustände besonders auf Imipraminbehandlung ansprechen.
fr: blaptophobie; *e:* blaptophobia.

Blastophthorie *(f)*. (*A. Forel*, 1911). Begriff der Degenerationslehre. Trotz guter Anlage der Eltern kann ein Keim so geschädigt werden, daß der Nachkomme geisteskrank wird. Wurde vor allem als Ursache von Alkoholismus und Syphilis angenommen.
fr: blastophthorie; *e:* blastophthoria.

Blaukoller *(m)*. Volkstümliches Synonym für **1.** *Rausch, pathologischer, **2.** *Rausch, epileptoider.

Bleidelirium *(n)*. Psychische Krankheitserscheinungen meist in Form eines *Delirs bei Bleienzephalopathie. Neben Bewußtseinstrübung, Unruhe und Sinnestäuschungen oft auch epileptische Anfälle; gelegentlich Gesichtszukkungen und Lippentremor.
fr: délire saturnin; *e:* lead *oder* saturnine delirium.

Bleienzephalopathie *(f)* *Encephalopathia saturnina.

Bleiepilepsie *(f)*. Syn. für *Epilepsia saturnina.

Bleineurasthenie *(f)*. Pseudoneurasthenisches Anfangsstadium bei Bleienzephalopathie. Es treten Schwindelgefühl, Kopfschmerz, Kopfdruck, Schlaflosigkeit trotz starker Müdigkeit auf. Verschwindet bei sofortiger Beendigung der Bleivergiftung wieder vollständig.
fr: neurasthénie saturnine; *e:* saturnine neurasthenia.

Blepharospasmus *(m)*. Unwillkürliche, durch Willensanspannung nur für ganz kurze Zeit beeinflußbare Bewegungen der Augen- und Lidmuskulatur. Tritt entweder krampfartig (für kurze Zeit, aber häufig wiederholt) oder als Dauerhaltung auf. Eventuell können die Augen über viele Monate nicht oder nur für Sekunden geöffnet werden. Unterformen: s. die folgenden Stichwörter.

Blepharospasmus, essentieller *(m)* *Blepharospasmus ohne erkennbare Ursache. Es gibt keine einheitliche oder allgemein anerkannte Entstehungstheorie. Erkrankungsalter durchschnittlich 55 Jahre. Spontanheilung ist selten. Mit *Tranquilizer ist manchmal, mit *Verhaltenstherapie in ein Drittel der Fälle Besserung möglich.

Blepharospasmus, symptomatischer *(m)*. *Blepharospasmus als Begleiterscheinung einer Körperkrankheit, z.B. Augenerkrankungen, *Parkinson*-Syndrom, Torsionsdystonie, Gehirnentzündung oder bei Gabe von *Neuroleptika.

Bleuler, Eugen geb. 30.4.1857 Zollikon b. Zürich, gest. 15.7.1939 Zürich. o. Prof. für Psychiatrie in Zürich. Prägte den Ausdruck »Schizophrenie«, der seitdem anstelle von *Kraepelin*s Bezeichnung »Dementia praecox« verwendet wird. In der Schrift »Dementia praecox oder Gruppe der Schizophrenien« (in Aschaffenburgs Handbuch, 1911) wird eine international anerkannte Beschreibung gegeben. Die Schizophrenie wird als Krankheitsgruppe (Genus) verstanden, obwohl *Bleuler* den Begriff auch im Singular verwendet. Von den Grundsymptomen (Dissoziation des Denkens und affektive Verblödung sowie Verlust des Gefühlsrapports, Ambivalenz, Autismus u.a.) werden die akzessorischen Symptome (Sinnestäuschungen, Wahnideen, Gedächtnisstörungen, Störungen der Person, Sprache, Schrift) unterschieden. – Unterstützte auch die Psychoanalyse *Freud*s, der er dadurch Eingang verschaffte in die Universitätspsychiatrie. – Mit seinen späteren ins Metaphysische vordringenden Arbeiten (z.B. »Mechanismus, Vitalismus, Urmnemismus«, 1931) vermochte B. dagegen nicht mehr durchzudringen.

Bleulersche Krankheit *(f)*. (*E. Bleuler*). Im Klinikalltag vielgebrauchtes Syn. für Schizophrenie. Im wissenschaftlichen Sprachgebrauch jedoch nicht üblich.

Bleulersches Psychosyndrom *(n)*. (*E. Bleuler*). Selten gebrauchtes Syn. für *Psychosyndrom, organisches.

Blickanfall *(m)*. Syn. für *Blickkrampf.

Blickkontakt *(m).* Durch gegenseitiges Anblikken sich herstellender emotionaler Kontakt. Tritt z.B. bereits bei Säuglingen auf; für die affektive Entwicklung sehr wichtiges Phänomen.
fr: contact visuel; *e:* eye contact.

Blickkrampf *(m).* Als zwanghaft erlebte, meist Minuten, evtl. Stunden anhaltende Dauerbewegung der Augen mit unbewegtem Hinstarren, meist nach oben, evtl. nach unten, zur Seite oder starr geradeaus; läßt sich willentlich nicht unterdrücken. Ausdruck einer Enthemmung komplizierter Reflexmechanismen oder -synergismen bei supranukleären Schäden der Augenmuskeln oder Reizzuständen in den Blickzentren. Wird hauptsächlich als extrapyramidaler, nichtepileptischer Anfall bei und nach Enzephalitis oder bei der Neuroleptikatherapie beobachtet.
fr: spasme du regard *oder* visuel; *e:* gaze spasm.
Syn.: Schauanfall, Blickanfall.

Blindheit, hysterische *(f).* Syn. für *Blindheit, psychogene.

Blindheit, pithiatische *(f).* Syn. für *Blindheit, psychogene.

Blindheit, psychogene *(f).* Aus seelischer Ursache auftretende (meist vorübergehende) Blindheit oder schwere Sehstörung. In der Psychogenese handelt es sich meist darum, daß vor bestimmten, nicht akzeptablen Sachverhalten »die Augen verschlossen werden« sollen. Bringt die volkstümliche Ansicht zum Ausdruck, daß der Mensch sieht, was er sehen will, und blind ist für Dinge, die er nicht sehen will.
fr: cécité hystérique, cécité pithiatique; *e:* hysterical blindness.
Syn.: hysterische Blindheit, pithiatische Blindheit.

Blindversuch, doppelter *(m).* Arzneiversuch, bei dem Arzt und Patient im unklaren gelassen werden, ob mit Arzneimittel oder *Placebo behandelt wird. Zur Feststellung der Arzneimittelwirkung notwendig, weil die auf Verhalten des Arztes und des Patienten beruhende zwischenmenschliche Beziehung heilungsfördernde oder heilungshindernde Wirkung hat.
e: double blind trial.

Blindversuch, einfacher *(m).* Arnzeiversuch, bei dem lediglich der Patient nicht weiß, ob er ein Arzneimittel (Verum) oder ein Scheinmedikament (*Placebo) erhält.
fr: épreuve à l'insu; *e:* blindfold test.

Blinzelkrampf *(m).* Rasche, unwillkürliche, nutzlose Zuckungen eines oder beider Lider und evtl. der umgebenden Muskulatur, die ein Blinzeln bewirkt. Gehört zu den *Tics. Gewöhnlich nach anfänglicher organischer Verursachung (Conjunctivitis) psychogen als Gewohnheit fixiert. Seltener Teilsymptom einer tiefgreifenden neurotischen Störung oder einer organischen Erkrankung des extrapyramidalen Systems.
fr: tic de clignement; *e:* blinking, winking tic.
Syn.: Blinzeltic, Zwinkertic.

Blinzeltic *(m).* Syn. für *Blinzelkrampf.

Blitzkrämpfe *(m, pl)* *Blitz-Nick-Salaam-Krämpfe.

Blitz-Nick-Salaam-Krämpfe *(m, pl).* Generalisierte kleine epileptische Anfälle des Kindesalters. Zur Gruppe der fokalen Anfälle (s.d.) gehörend. Bei *Salaam-Krämpfen* langsames tonisches Vorbeugen von Kopf und Rumpf, wobei die Hände oft (nach Art des »morgenländischen Grußes«) über der Brust zusammengeführt werden. Bei *Blitz-Krämpfen* schnelles Vorbeugen und blitzartiges Nachvornschleudern von Armen und Beinen. Bei *Nickkrämpfen* nur Beugebewegung des Kopfes. Dauer jeweils nur Bruchteile von Sekunden. Im EEG schwere Desorganisation mit amplitudenhohen langsamen und steilen Wellen sowie Krampfpotentialen verschiedenen Typs. EEG-Veränderungen auch im anfallsfreien Intervall nachweisbar, was die Diagnostik erleichtert. Prognose in der Regel sehr ungünstig. Meist Entwicklungshemmung mit rascher Verblödung.
fr: tic de Salaam, spasmes en flexion, syndrome de spasmes; *e:* salaam spasms, infantile spasms, minor motor epilepsy, nodding spasms.
Syn.: Grußkrämpfe, Propulsiv-petit-mal, BNS-Krämpfe.

Blockbehandlung *(f).* Form der *Elektrokonvulsionsbehandlung, bei welcher mit je einem Elektrokrampf an drei aufeinanderfolgenden Tagen behandelt wird.

Blödsinn *(m).* Früher wissenschaftliches, jetzt obsoletes Syn. für *Idiotie und Demenz. Wird umgangssprachlich jedoch noch für *Schwachsinn gebraucht.
fr: idiotie, imbécillité; *e:* imbecillity.

Blödsinn, höherer *(m).* Von *B.A. von Gudden* für *Salonblödsinn gebrauchte Bez.

Blödsinn, sekundärer *(m).* Syn. für *Sekundärdemenz.

Blutschande *(f).* Geschlechtsverkehr zwischen Verwandten der auf- und absteigenden Linie oder Geschwistern. Wird von der Gesellschaft streng tabuisiert (Inzestverbot), jedoch hat sich das Verbot im Laufe der europäischen Geschichte aufgelockert. Z.Zt. Papst Gregors I. war bereits der 7. Verwandtschaftsgrad ehehindernd, nach dem Laterankonzil 1215 noch der

4. Grad; heute ist bei Verwandten 2. Grades (Vetter-Cousine) die Ehe erlaubt. Nach *Freud* sind Inzestwünsche in bezug auf den gegengeschlechtlichen Elternteil in der frühen Kindheit Ursache erster Triebkonflikte. Nach dem Gesetz (§ 173 StGB) ist Blutschande ein Sittlichkeitsdelikt, das bei Verwandten der aufsteigenden Linie mit Freiheitsstrafe bis zu 5 J., bei Verwandten absteigender Linie und Geschwistern mit Freiheitsstrafe bis zu 2 J. bestraft wird. Vorkommen hauptsächlich bei Kindern vor oder im Beginn der Geschlechtsreife, zwischen Geschwistern oder zwischen Kind und einem erwachsenen Verwandten.
fr: inceste; *e:* incest.
Syn.: Inzest.

Blutscheu *(f)* *Hämatophobie.

BNS-Krämpfe *(m, pl)*. Im klinischen Alltag hauptsächlich verwendete Abkürzung für *Blitz-Nick-Salaam-Krämpfe.

Bodelschwingh-Anstalten *(f, pl)*. In *Bethel bei Bielefeld 1867 von Pfarrer *Friedrich v. Bodelschwingh* (1831–1910) gegründetes psychiatrisches Pflege- und Krankenhaus. Die Anstalt ist insbesondere durch die Pflege und Versorgung von Epileptikern berühmt geworden, betreut aber auch Verwahrloste, nicht seßhafte Trinker, Fürsorgezöglinge, Geisteskranke und Alte. Größtes Hilfswerk der Inneren Mission, das mit dem Ziel der Selbstversorgung zahlreiche Werkstätten und landwirtschaftliche Betriebe zur *Arbeitstherapie unterhält.

Böcker-Test *(m)*. (*F. Böcker,* 1961). Psychopathometrische Testserie zur Bestimmung des Schweregrades eines *Durchgangssyndroms. Besteht aus 13 Subtesten. Z.B. Vorlesen 5 einstelliger Zahlen; Ordnen von 5 einstelligen, 10 zweistelligen, 15 dreistelligen Zahlen nach ihrem Wert; Ordnen von 10 Buchstaben in der alphabetischen Reihenfolge; Benennen von 6 Gegenständen; Suchen der fehlenden Teile von 6 Lückenbildern. Die benötigte Zeit wird gemessen. Zur Vermeidung von Übungseffekten werden Parallelserien verwendet. Auswertung nach Wertpunkten: leichtes (1 – 7), mittelschweres (8 – 14), schweres (14 – 24), Durchgangssyndrom, Bewußtseinseintrübung (25 – 43), Bewußtslosigkeit (44).

Böhnisch-Test *(m)*. (1939). *Test, projektiver, bei dem der Anfang einer Erzählung zu Ende geführt werden muß. Findet vor allem bei der Untersuchung von Kindern Verwendung.
fr: test de complèment d'histoire; *e: Boehnisch* test.

Bonhoeffer Karl geb. 31. 3. 1868 Neresheim, gest. 4. 12. 1948. o. Prof. der Psychiatrie in Königsberg, Heidelberg, Breslau und Berlin. Stellte das Prinzip der exogenen Reaktionstypen (s.d.) auf, nach dem alle das Gehirn von außen angreifenden Krankheitsursachen (Infektionen, Intoxikationen) trotz ihrer Verschiedenheit die gleichen, in ihrer Zahl beschränkten Symptombilder hervorrufen. Umgrenzte ferner eine besondere Form der *Degenerationspsychose, als deren Hauptsymptom er das »labile Persönlichkeitsbewußtsein« (s.d.) herausarbeitete. – Zahlreiche Arbeiten auf dem Gebiete der forensischen Psychiatrie, wobei er den Begriff des »sozialen Schwachsinns« (s.d.) fester umriß.

Bonhoeffer-Delirium *(n)*. Selten gebrauchtes Syn. für den besonnenen Dämmerzustand (s.d.), den *Bonhoeffer* noch als »besonnenes Delir« bezeichnete.

Bonnhoeffersche Reaktionstypen *(m, pl)* *Reaktionstypen, akute exogene.

Boopie *(f)*. (*W. Hellpach*). »Kuhäugigkeit«. Berechnend-schmachtender Augenausdruck als physiognomisches Kennzeichen einer Hysterie.
fr: regard bovin; *e:* boopia.

Borderline *(n)*. Grenzlinie. Grenzgebiet. Zwischengebiet zwischen (schizophrener) Psychose, *Persönlichkeitsstörung und psychischer Gesundheit. - *Historisch:* haben sich zwei unterschiedliche Entwicklungsstränge gebildet. **1.** Zum Pol der Schizophrenie hin. *Kraepelin* (1903/04 und 1909/15) bezeichnete einzelne psychopathische Persönlichkeiten als unentwickelte Fälle von *Dementia simplex bzw. als latente Schizophrenie (s.d.). *Borderline-Schizophrenie. **2.** Zum Pol der Neurose hin. *A. Stern* (1938) beschrieb Borderline-Neurosen mit Erlebens- und Verhaltensstörungen, die für dauernd Eigenschaften des Charakters bildeten. Vgl. Borderline-Persönlichkeitsstörung, Borderline-Persönlichkeitsstruktur.
Das *DSM III kennt zwei Borderline-Bereiche: 1. Borderline-Persönlichkeitsstörung; darin sind *Borderline-Persönlichkeitsstörung und *Borderline-Persönlichkeitsstruktur zusammengefaßt. 2. Schizotypische Persönlichkeitsstörung; weitgehend, jedoch nicht vollständig identisch mit *Borderline-Schizophrenie. – Die Feststellung richtet sich nach Merkmalskatalogen von *R. L. Spitzer* und *J. Endicott* (1979).
fr: états-limites.
Syn.: Borderline-Syndrome; Borderline-Störung.

Borderline-Neurose *(f)*. (*A. Stern,* 1938). Neurose von Patienten, die »zu krank für die klassische Psychoanalyse sind«, die Anklänge an eine Psychose erkennen läßt. 10 Störungsberei-

che: 1. *Narzißmus; 2. »Bluter der Seele« (psychic bleeding), deren Psyche sehr leicht verletzbar ist, mit Tendenz zu lähmender Ohnmacht in Form von Krisen und Lethargie. 3. Form der Überempfindsamkeit, die schon bei geringer Kritik zu Beeinträchtigungsgefühlen und Wahn führt. 4. Körperliche und psychische Rigidität (s.d.). 5. Fehlende Besserung bei Psychotherapie. 6. *Minderwertigkeitsgefühle. 7. *Masochismus. 8. Schwäche gegenüber Streß. 9. Neigung zu *Projektionen. 10. Schwierigkeiten bei der Realitätsprüfung.
e: borderline group of neuroses.

Borderline-Persönlichkeitsstörung *(f)*. Persönlichkeitstyp des *Borderline. Eigenschaftsliste: 1. geringes Beschäftigungsniveau; 2. Impulsivität; 3. manipulierende Suizidhandlungen; 4. verstärkte Aggressivität; 5. milde psychotische Erlebnisse; 6. starke Kontaktbedürftigkeit; 7. gestörte enge Beziehungen. – Das Konzept wurde zuerst von *R. Grinker, B. Werble* und *B. Dry* (1969) beschrieben. Die Eigenschaftsliste wurde von *J. G. Gunderson, W. T. Carpenter* und *J. Strauss* (1975–1977) mit Hilfe eines »*diagnostischen Interviews für Borderline-Patienten« (DIB) aufgestellt.

Borderline-Persönlichkeitsstruktur *(f)*. (*O. Kernberg* ab 1967). Nach einer psychoanalytischen *Borderline(2)-Theorie gibt es zwischen Psychosen und Charakterstörungen/Neurosen einen Patiententyp mit charakteristischer Ich-Struktur, der eine eigene Behandlungstechnik (expressive Psychotherapie) erfordert. Eigenschaften: chronische, diffuse, frei flottierende Ängste (s.d.); vielgestaltige Neurosen; *Phobien; bizarre *Konversionssymptome; *Leibhalluzinationen; hysterische Dämmerzustände; Hypochondrien; bizarre Perversionsformen; Zwangssymptome, die sekundär ich-synton werden und die Qualität überwertiger Ideen (s.d.) annehmen können. Typisch ist nicht das Symptom, sondern nur die Ich-Struktur. – Die psychoseverdächtigen Störungen gehen stets rasch vorüber. Das Auftreten von Wahnideen bleibt auf die *Übertragungs-Situation beschränkt. Von Schizophrenie-Kranken unterscheidet sich der Typ durch den Grad der Identitäts-Integration, das Niveau der *Abwehrmechanismen und die meist vorhandene Fähigkeit zur Realitätsprüfung. Die hauptsächlichen Abwehrmechanismen sind: *Spaltung (2), primitive Idealisierung, projektive Identifizierung, Verleugnung, Omnipotenz und Entwertung (s.d.).
fr: personnalité limitée *oder* borderline; *e:* borderline personality organization.

Borderline-Schizophrenie *(f)*. Milde, unvollständige, atypische, beginnende oder abklingende Erscheinungsbilder der Schizophrenie. *Borderline (1). Eigenschaftsliste: 1. leichte Denkstörungen mit dem Charakter des Befremdlichen und wenig Realitätsorientierten; 2. Störungen der Affektivität, insbeondere *Anhedonie; 3. Störungen der zwischenmenschlichen Beziehungen mit stark schwankenden Verhaltensweisen; 4. vielfach neurotische Symptome, unbestimmte Angst; 5. kurzdauernde (»mikropsychotische«) Episoden mit Wahn, Halluzinationen, *Depersonalisation, *Derealisation. – Das gegenwärtige Konzept wurde von *S. S. Kety, D. Rosenthal, P. H. Wender* und *F. Schulsinger* ab 1968 in Anknüpfung an die pseudoneurotische Schizophrenie (s.d.) entwickelt.

Borderline-Störung *(f)*. Syn. für *Borderline.

Borderline-Syndrom *(n)*. Syn. für *Borderline.

Bouffée délirante (*V. Magnan*, 1893). In der frz. Psychiatrie viel gebrauchter Ausdruck für eine Gruppe plötzlich einsetzender, symptomreicher Wahnpsychosen. Ein vielgestalteter Wahn mit ständig wechselnden Themen tritt innerhalb von Stunden bis Tagen auf; Verfolgungswahn, Größenwahn, Vergiftungswahn, die wahnhafte Vorstellung riesiger Fähigkeiten und Kräfte, des Jüngsten Gerichtes oder des Weltunterganges. Die Erscheinungen sind zu Beginn und am Ende der Nacht besonders lebhaft, während die Kranken gewöhnlich schlaflos sind. Das Bewußtsein ist stark eingenommen von der Fülle der Ereignisse, aber nicht getrübt. – *Ursachen:* Oft ohne erkennbare Ursache; häufig im Gefolge von Intoxikationen (Haschisch, Opium, Kokain, Alkohol, Chloral, Atebrin, Meskalin, LSD), im Wochenbett (*Wochenbettpsychose), bei Enzephalitis, schweren Gemütserregungen oder im Verlauf von analytischer Psychotherapie. Die Prognose ist zunächst günstig, aber es besteht die große Gefahr eines Wiederauftretens. – In der dt. Psychiatrie gibt es keine genaue Entsprechung. Eine Klassifizierung ist möglich als akuter Beginn einer Schizophrenie (akute Schizophrenie), episodische Dämmerzustände (*Kleist*), Angst-Glücks-Psychose, oneiroide Zustände (*Mayer-Gross*), akute Paranoia (*Westphal*), in der älteren Psychiatrie auch *transitorisches Irresein.
Syn.: psychose délirante aigue.

Bourdon-Test *(m)* *Durchstreichtest.

Bovarismus *(m)*. (*Jules de Gautier*). Nach der Titelheldin des Romans »Madame Bovary« von *Gustave Flaubert*. Vermischung einer

Traumwelt mit der wirklichen Welt. Unfähigkeit, zwischen Phantasie und Wirklichkeit eine sichere Unterscheidung zu treffen. »Das dem Menschen verliehene Vermögen, sich anders zu verstehen, als er ist« (*Gautier*).
fr: bovarysme; *e:* bovarism.

Boxerdemenz *(f)*. Vorwiegend bei Berufsboxern nach häufigen mittelschweren Kopftreffern (Knockouts) auftretendes progredientes Leiden mit zunehmender Verblödung. Drei Stadien: 1. leichte psychische Störungen; 2. deutliche psychopathologische Erscheinungen; 3. schwere charakterliche und motorische Störungen. – Pathologisch-anatomisch ähneln die Veränderungen den Befunden bei postenzephalitischem Parkinsonismus.
fr: crânio-encéphalopathie traumatique des boxeurs, syndrome des boxeurs; *e:* boxer's encephalopathy, boxer's dementia.
Syn.: Dementia pugilistica, Encephalopathia traumatica der Boxer (ETB), Boxer-Syndrom, traumatische Boxerenzephalopathie.

Boxerenzephalopathie, traumatische *(f)* *Boxerdemenz.

Boxer-Syndrom *(n)*. (*La Cava*). *Boxerdemenz.

Bradyarthrie *(f)*. Syn. für *Bradylalie.

Bradyglossie *(f)*. Syn. für *Bradylalie.

Bradylalie *(f)*. Verlangsamung des Sprechtempos durch Dehnen von Silben und Pausen. Vorkommen bei organischen Hirnstörungen, vor allem bei Läsionen des Kleinhirns und seiner zugeordneten Strukturen, z.B. durch multiple Sklerose. Aber auch bei Depression vorkommend. Oft mit anderen motorischen Antriebsstörungen kombiniert. Ant.: Tachyphrasie. *Dysarthria.
fr: bradylalie, bradyarthrie; *e:* bradylalia, bradyph(r)asia.
Syn.: Bradyarthrie, Bradyglossie, Bradyphrasie.

Bradylexie *(f)*. Verlangsamung des Lesetempos, z.B. bei Depression oder Schwachsinn.
fr: bradylexie; *e:* bradylexia.

Bradylogie *(f)*. (*Kussmaul*, 1876). Erschwerung und Verlangsamung der Denkvorgänge.
fr: bradylogie; *e:* bradylogia.

Bradyphagie *(f)*. Verlangsamtes Essen; entweder Teilerscheinung einer allgemeinen psychischen Verlangsamung oder Ausdruck einer seelischen Fehlhaltung, insbesondere bei Kindern und bei Pubertätsmagersucht.
fr: bradyphagie; *e:* bradyphagia.

Bradyphasie *(f)*. Verlangsamtes Sprechen. *Bradylalie.
fr: bradyphasie; *e:* bradyph(r)asia.
Syn.: Bradyphemie.

Bradyphemie *(f)*. Syn. für *Bradyphasie.
fr: bradyphémie; *e:* bradyphemia.

Bradyphrasie *(f)*. Syn. für *Bradylalie.

Bradyphrenie *(f)*. Allgemeine Verlangsamung aller psychischen Vorgänge. Vorkommen bei vielen organischen Hirnkrankheiten, aber auch bei hochgradigem Myxödem.
fr: bradyphrénie; *e:* bradyphrenia.
Syn.: Bradypsychie.

Bradypragie, Bradypraxie *(f)*. Verlangsamung von Handlungsabläufen.
fr: bradypraxie; *e:* bradypragia, bradypraxia.

Bradypsychie *(f)*. Syn. für *Bradyphrenie.
fr: bradypsychie; *e:* bradypsychia.

Braid, James geb. 1795 Manchester, Fifeshire (Schottland), gest. 25. 3. 1860. Bergwerkarzt und Chirurg in England. Wurde 1841 durch Zufall bei Betrachtung eines glänzenden Gegenstandes Wiederentdecker des *Hypnotismus (3), den er in mehreren Werken beschrieb. »Observations on Trance: or Human Hybernation« (1850) (Beobachtungen über Trance oder menschlicher Winterschlaf). Vgl. Braidismus.

Braidismus *(m)*. (1843). Nach dem Erstbeschreiber der Hypnose, *James Braid*, geprägte Bezeichnung für *Hypnotismus.
fr: braidisme; *e:* braidism.

Brain-Map *(f)*. Gehirnkarte, wie sie durch *EEG-Brain-Mapping vom Computer hergestellt wird.

Brandstiftung *(f)* *Pyromanie.
e: arson.

Branntweinsucht *(f)*. Auf Branntwein beschränkte *Trunksucht.
fr: alcoolisme par abus d'eau-de-vie; *e:* brandy addiction.

Bravaissche Anfälle *(m, pl)*. *Jacksons* eigene Bezeichnung für die bei der **Jackson*-Epilepsie vorkommenden fokalen Anfälle, da *Bravais* bereits 40 Jahre vor *Jackson* eine Beschreibung davon gegeben hatte.
fr: attaque bravaisienne; *e: Bravais'* fits.

Bravais-Jackson-Epilepsie *(m)*. Im französischen Schrifttum übliche Bezeichnung für **Jackson*-Epilepsie.
fr: épilepsie bravais-jacksonienne; *e: Bravais-Jackson*-epilepsy, Jacksonian epilepsy.

Breitbandneuroleptika *(n, pl)*. (*O. H. Arnold* und *H. Hoff*, 1962). Gruppe von Psychopharmaka, die sich besonders zur Behandlung der akut auftretenden Erscheinungen der Angst und zur Beruhigung schwerer Erregungszustände verschiedener Genese eignen. Es handelt sich um Medikamente, die im Anfang stark schlafanstoßende und dämpfende Wirkung haben: Promazin (Prazine), Laevopromazin (Neuro-

cil), Chlorpenthixol (Ciatyl), Chlorprothixen (Taractan), Thioridazin (Melleril). Werden den *Langzeitneuroleptika gegenübergestellt.
e: broad-spectrum neuroleptics.

Breuer, Josef geb. 15. 1. 1842 Wien, gest. 20. 6. 1925 Wien. Prakt. Arzt der oberen Gesellschaftsschichten in Wien. Habilitierte sich 1875 für innere Medizin. Mitbegründer der *Mach-Breuer*schen Bogengangstheorie. Bekannt als eigentlicher Erfinder der kathartischen Methode (s.d.) zur Behandlung hysterischer Störungen, die er ab 1880 mit Hilfe der Patientin *Anna O. (*Berta Pappenheim*) entwickelte. Publizierte hierüber zusammen mit *S. Freud* »Über den psychischen Mechanismus hysterischer Phänomene« (Zbl. Neurol., 1893) und »Studien über Hysterie« (1895) (GW I). – *Biographie*: A. Hirschmüller: Physiologie und Psychoanalyse in Leben und Werk Josef Breuers. Bern 1978.

Breuer-Verfahren *(n)*. Von *J. Breuer* zusammen mit *S. Freud* 1895 veröffentlichte psychokathartische Methode. *Katharsis, *Abreagieren.
fr: procédé de *Breuer*; *e: Breuer* method.

Bréviligne *(f)*. Kurzgliedriger Typ in der Typologie von *Pende*. Kurze Extremitäten. Überwiegen von Vagotonus. Charakterliche Veranlagung zu extrovertiertem Verhalten, expansivem Betätigungsdrang und fröhlichem Optimismus. Ein asthenischer und ein sthenischer Einzeltyp werden unterschieden. *Longiligne.

Briere de Boismont, Alexandre-Jacques-François geb. 18. 10. 1798 Rouen, gest. 25. 12. 1881 Saint-Mandé bei Paris. Bedeutender frz. Irrenarzt. Befaßte sich ab 1834 ganz mit Geisteskranken. Gründete eine Irrenanstalt. Verfaßte außer einer großen Zahl von allgemeinärztlichen Schriften mehrere psychiatrische: »Des hallucinations ou histoire raisonnée des apparitions, des visions, des songes, de l'extase, des rêves, du magnétisme et du somnambulisme« (1845, 1852, 1861). (Über Halluzinationen oder Sachdarstellung der Erscheinungen, Visionen, Traumbilder, Ekstase, Träume, des Magnetismus und Somnambulismus); »Du suicide et de la folie-suicide, considerées dans leurs rapports avec la statistique, la médecine et la philosophie« (1855, 1866). (Von der Selbsttötung und der Krankheit zum Tode unter statistischen, medizinischen und philosophischen Gesichtspunkten); »Les fous d'Angleterre. Étude médico-psychologue et légale« (1870). (Die Irren in England. Psychiatrische und forensisch-psychiatrische Untersuchung).

Brigham, Amoriah geb. 26. 12. 1798 Marlborough, Berkshire County, Massachussetts, gest. 8. 9. 1849. Amerikanischer Irrenarzt, der sich aus humaner Einstellung um eine Art *Sozialpsychiatrie verdient machte. Hatte nicht Medizin studiert, sondern war Lehrling bei mehreren Ärzten gewesen. 1837 Anatomieprofessor in New York. 1840–42 Leiter des Hartford-Retreat for the Insane (Connecticut), 1842–1849 Leiter der Irrenanstalt Utica, New York. Ab 1844 Herausgeber des »Journal of Insanity«. *Werke:* »Remarks on the Influence of Mental Cultivation upon Health« (Anmerkungen über die Bedeutung vernünftigen Verhaltens für die Gesundheit. Das populäre Buch vermittelt Lebensregeln; Ausgaben 1836, 1839, 1865 und drei amer. Ausgaben); »An Inquiry Concerning the Diseases and Functions of the Brain, the Spinal Cord and the Nerves« (1840). (Untersuchung über die Krankheiten und Funktionen des Gehirns, des Rückenmarks und der Nerven).

Brightsche Psychose *(f)*. (*R. Bright*). Alte Bez. für symptomatische Psychose bei Urämie.
fr: folie brightique; *e: Bright* psychosis.

Briquetsche »Ataxie« *(f)*. (*P. Briquet*). Alte Bezeichnung für unkoordinierte Bewegungen bei Hysterie. (Keine echte Ataxie.)
fr: pseudo-ataxie de *Briquet*; *e:* Briquet ataxia.

Briquet-Syndrom *(n)*. (*P. Briquet*). Alte Bezeichnung für heisere Sprechweise, Kurzatmigkeit und Zwerchfellbewegungen bei Hysterie. (Keine echte Ataxie.)
fr: syndrome de *Briquet*; *e: Briquet* syndrome.

Brissaud-Syndrom *(n)*. (*P. Edouard Brissaud*). Syn. für **Tourette*-Syndrom.

Brissaud-Mariesches Zeichen *(n)*. Halbseitiger Zungen- und Lippen-Tic. Seinerzeit als hysterisches Symptom beschrieben, aber auch bei organischen Hirnkrankheiten vorkommend. **Tourette*-Syndrom.
fr: signe de *Brissaud-Marie*; *e: Brissaud-Marie* sign.

Broca-Aphasie *(f)*. Gegenwärtig bevorzugte Bez. für *Aphasie, kortikale motorische.

Brodiesche Krankheit *(f)*. Syn. für *Coxalgia hysterica.

broken home. Zerstörte Familie. Familie, in welcher ein Elternteil durch Scheidung, Trennung, Verlassen oder Tod fehlt. Häufig werden Straffälligkeit bei Jugendlichen oder gesellschaftsfeindliches (dyssoziales) Verhalten auf zerbrochene Familien zurückgeführt. Das Konzept hat wegen der mangelhaften Definierbarkeit und der Schwierigkeit statistischer Untersuchungen zu lebhaften Diskussionen geführt.

Brom(h)idro(si)phobie *(f).* Krankhafte Furcht, übelriechenden Schweiß auszuscheiden.
fr: bromidrosiphobie; *e:* bromidrosiphobia.

Bromismus *(m).* Bromvergiftung nach längerer Einnahme von bromhaltigen Schlaf- oder Beruhigungsmitteln, z.B. Kalium-, Natriumbromid sowie Bromharnstoffderivaten (Adalin, Bromural). Symptome: Schlaflosigkeit bei Müdigkeit, Konzentrationsschwäche, Verlangsamung des Denkens, Wahn und Sinnestäuschungen, evtl. Ausbruch eines wochenlang anhaltenden Delirs. Als Begleiterscheinung häufig Bromakne, selten *Bromkachexie. – Die Erscheinungen können auch bei geringen täglichen Bromdosen auftreten, da Brom stark kumuliert. Die Niere vermag nicht zwischen Brom und Chlor zu unterscheiden und scheidet beide im gleichen Verhältnis im Harn aus. Bromausscheidung wird deshalb durch Zufuhr von Kochsalz beschleunigt.
fr: bromisme chronique; *e:* bromism, brominism.

Bromkachexie *(f).* Starke Abmagerung bei längerdauerndem Mißbrauch bromhaltiger Mittel. *Bromismus.
fr: cachexie bromique; *e:* bromine cachexia.

Brompsychose *(f).* (*W. Hammond,* 1869). Durch langfristige Einnahme von Brom hervorgerufene Psychose, meist in Form eines lang hingezogenen Delirs. Erste deutsche Beschreibung durch *Boettger* (1879). *Bromismus.

Bromvergiftung, chronische *(f)* *Bromismus.

Brontophobie *(f).* Gewitterangst.
fr: brontophobie, peur du tonnerre; *e:* brontophobia.

Bronzekatatonie *(f).* (*Wigert*). Körperlich begründbare Psychose bei Störungen im Hypothalamusbereich, z.B. bei Tumoren am Boden des III. Ventrikels. Das Aussehen der Kranken gleicht dem von *Addison*-Kranken: dunkle, bronzefarbene Haut, körperliche Schwäche (Adynamie), Kraftlosigkeit. Außerdem besteht eine Regungslosigkeit, ähnlich wie bei *Katatonie (katatoner Sperrungszustand).
fr: catatonie bronzée; *e:* bronzed catatonia.

Brown John. geb. 1735 Berwickshire/Schottland, gest. 1788. Schüler von *Cullen.* Arzt in Edinburgh und London. Schöpfer des nach ihm benannten *Brownianismus.

Brownianismus *(m).* (*J. Brown*). In der zweiten Hälfte des 18. Jahrhunderts in ganz Europa bekannte und heiß diskutierte Lehre. Danach ist die Ursache alles Lebendigen die Fähigkeit der Organismen, durch »Reize« zur Tätigkeit »erregt« zu werden. Das Leben wird durch die jedem organischen Körper eigentümliche »Reizbarkeit« und die verändernden »Reize« geformt. Gesundheit besteht in einem Gleichgewicht zwischen Reizen und Reizbarkeit. Eine Verminderung der Reize erzeugt *Asthenie, eine Vermehrung Sthenie. Diese Begriffe haben den wesentlichen Kern ihrer Bedeutung behalten. Die Lehre beeinflußte stark die therapeutischen Anschauungen der Psychiater bis in die Mitte des 19. Jahrhunderts, die »sthenische« Krankheiten mit Beruhigungsmitteln, »asthenische« mit anregenden Mitteln bekämpften.
fr: brownisme; *e:* brunonianism, brownism, *Brunonian* theory.

Brückenangst *(f).* Krankhafte Angst, eine Brükke zu betreten oder einen Fluß zu überqueren. Sonderform der Agoraphobie.
fr: géphyrophobie; *e:* gephyrophobia.

Bruno-Manie *(f).* Zeitgenössischer scherzhafter Ausdruck für *Brownianismus.

Bruxismus *(m).* Leermastikation. Leermahlen der Zähne. Zähneknirschen »im Leerlauf«, ohne Nahrungszerkleinerung, ohne daß sich Nahrungsmittel im Mund befinden. Normales Phänomen, Dauer insgesamt ein Viertel des Schlafes. Kann bei Einzelindividuen wesentlich häufiger und länger sein.

Bruxomanie *(f).* Syn. für *Bruxismus.

B-Typ *(m).* (*W. Jaensch,* 1926). »Basedowider Typ«. Art von *eidetischen Anschauungsbildern, die durch bloße Phantasie geweckt werden und in ihrer Form veränderlich sind. Gegensatz: *T-Typ.

Buchführung, doppelte *(f).* Psychopathologisches Phänomen bei chronischer Schizophrenie. In (sehr lockerer) Analogie zu den Methoden der geschäftlichen Buchführung ist der Kranke einerseits in einer privat-schizophrenen Welt mit eigenen Wert- und Bezugssystemen und zugleich in dem allgemeinen, völlig wesensverschiedenen Ordnungssystem orientiert. Die Unvereinbarkeit zwischen der schizophrenen und der realen Welt wird dabei widerspruchslos hingenommen.

Bündnis, therapeutisches *(n).* Syn. für *Arbeitsbündnis.

Bulimarexie *(f).* Eßstörung. Jedem der bis fünfmal täglich auftretenden Eßtaumel folgt ein freiwilliges Erbrechen. Die äußere Erscheinung kann dabei unauffällig bleiben. Die Betroffenen sind außerordentlich bemüht, ihr Verhalten zu vertuschen. Vorkommen meist bei Frauen (15–50 Jahre).
e: bulimorexia, purging-gorging syndrome.

Bulimie *(f).* Eßgier. Auf krankhafter Ursache beruhender, ins Extreme gesteigerter Appetit. Krankhafter Heißhunger. Kann Folge seeli-

scher Fehlhaltung oder einer organischen Hirnstörung (z.B. nach Hirntraumen, *Leukotomie) sein. Davon zu unterscheiden ist die Polyphagie, die auf einem Fehlen von Sättigungsgefühl beruht.
fr: boulimie; *e:* bulimia, canine voraciousness, voracious appetite.
Syn.: Sitomanie.

Bumkesches Zeichen *(n).* (*O. Bumke*). Fehlen der Psychoreflexe der Pupillen bei Schizophrenie.
fr: signe pupillaire de *Bumke*; *e: Bumke* pupil sign.

C

Caecitas verbalis *(f)*. Syn. für *Alexie, verbale.

Cameron, Norman Alexander geb. 24. 4. 1896 Longueuil (Quebec, Kanada), gest. 4.8.1975. Kanadisch-amerikanischer Psychologe und Psychiater. 1933-1938 an der Phips-Klinik unter Adolf *Meyer. Seit 1946 auch Psychoanalytiker. Ab 1938 Professor an der Cornell-Universität. Ab 1947 Professor für Psychologie und Psychiatrie an der Universität Michigan. Ab 1954 an der Yale Universität. Arbeiten über schizophrenes Denken und Wahn (*Übereinschluß). *Werke:* »Reasoning, Regression and Communication in Schizophrenics« (1938). – »The Psychology of Behavior Disorder« (1947). – »Personality Development and Psychopathology – A Dynamic Approach« (1963).

Cannabinomanie *(f)* *Haschisch-Sucht.

Cannabisinduzierte Organisch Bedingte Psychische Störungen *DSM-Anhang.

Cannabismus *(m)* *Haschisch-Sucht.

Capgras-Zeichen *(n)*. (*J. M. J. Capgras*, 1923). Unfähigkeit eines Kranken, eine vor ihm stehende Person zu identifizieren, obwohl Erscheinung und Benehmen erkannt werden. Der Kranke meint dann, es stehe ein Doppelgänger der ihm bekannten Person vor ihm, und weist auf minimale angebliche Unterschiede hin. Gewöhnlich bei psychotischen Zuständen mit Mißtrauen und paranoischer Angst vorkommend.

fr: syndrome de *Capgras*, syndrome de *Serieux* et *Capgras*, folie raisonnante; *e: Capgras* syndrome.

Carcinophobie *(f)* *Karzinophobie.

Cardiazol-Krampftherapie *(f)* *Cardiazolschockbehandlung.

Cardiazolprovokation *(f)*. Bei Verdacht auf Epilepsie können mit gestuften Cardiazolgaben im EEG epileptische Foci und Krampfpotentiale aktiviert werden. Die Methode ist unzuverlässig, da die Cardiazol-Krampfschwelle so variabel ist, daß unter Umständen auch bei Gesunden EEG-Veränderungen und sogar generalisierte Anfälle ausgelöst werden können.

fr: cardiazol-test, épreuve d'épilepsie provoquée par cardiazol; *e:* cardiazol diagnosis.

Cardiazolschockbehandlung *(f)*. (*v. Meduna*, 1934). Krampfbehandlung bei Schizophrenie und Depressionen. Rasche intravenöse Injektion von (5–10 ml) Cardiazol (10%ige Lösung) zur Auslösung eines generalisierten epileptischen Anfalles, der nach etwa 30 Sek. auftritt. Die Indikationen dieser Behandlungsmethode sind die gleichen wie die der *Elektrokrampfbehandlung, von der sie fast vollständig verdrängt wurde.

fr: choc cardiazolique, cardiazolthérapie; *e:* cardiazol convulsive shock therapy, metrazol treatment.

Carus, Carl Gustav geb. 3. 1. 1789 Leipzig, gest. 28. 7. 1869 Dresden. Frauenarzt, Philosoph, Psychologe und Maler in Leipzig und Dreden (ab 1814). Leibarzt des Königs von Sachsen. Freund *Goethes;* von dessen Gedanken einer umgreifenden Totalität beeinflußt. Außerdem von *Schelling* beeinflußter typischer Vertreter der Medizin der Romantik. Begründete in seinem Werk »Psyche« (1846) vor *Freud* eine Seelenlehre vom Unbewußten. Verkündete eine Leib-Seele-Einheitslehre. Der Leib sei Seele, wenn auch auf unbewußter Stufe. Bedeutende, der psychoanalytischen Lehre bereits ähnliche Bemerkungen über den Traum, der eine Tätigkeit »des Bewußtseins innerhalb der in der Sphäre des bewußtslosen Zustandes zurückgewandten Seele« sei.

Carus *(m)*. Alte Bez. für extrem tiefe Bewußtlosigkeit, welche über den Grad eines *Komas hinausgeht (z.B. Carus catalepticus, Carus lethargicus).

Case-History. »Fallgeschichte«. *Einzelfallstudie.

Casework *(n)*. Einzelfallarbeit. Methode der psychiatrischen Fürsorge. Dabei besteht die Fürsorge nicht mehr nur in Beratung und materieller Unterstützung eines Notleidenden, sondern es wird eine helfende, persönliche Beziehung zwischen Fürsorger und Hilfsbedürftigem aufgebaut. Dies bedeutet praktische Anwendung tiefenpsychologischer Erkenntnisse; stellt hohe Anforderungen an die Ausübenden (Caseworker, psychiatrische Fürsorger oder *Sozialarbeiter).

fr: casework, social casework, tutuelle des cas. *Syn.:* Social casework, Einzelfallhilfe.

Cataphora *(f)*. Ältere Bezeichnung für Zustand tiefer Bewußtlosigkeit, der zeitweise durch etwas luzidere Intervalle unterbrochen wird.

fr: cataphora; *e:* cataphora.

Catecholamin-Hypothese *(f)*. (*J. J. Schildkraut*, 1965). Aus Tierversuchen abgeleitete Erklärungstheorie für die Entstehung der endogenen Depression (s.d.) beim Menschen. Die Gabe von Reserpin bewirkt eine Senkung der biogenen Amine Noradrenalin, Dopamin und Serotonin im Gehirn der Tiere. Dieser »Reserpineffekt« kann durch trizyklische *Antidepressiva und *Monoaminooxydasehemmer wieder antagonisiert werden. Daraus wurde der Schluß auf eine ursächliche Bedeutung der Catecholamine abgeleitet. Obwohl die Hypothese rasch widerlegt wurde, besitzt sie noch viele Anhänger.
e: catecholamine hypothesis (of affective disorders).
Syn.: Serotonin-Hypothese.

Catochus *(m)*. Katochus. Alte Bezeichnung für *Katalepsie.

Cerebral... S. a. unter Zerebral...

Cerebralparese *(f)*. Syn. für *Kinderlähmung, zerebrale.

Cerebralsclerosis *(f)* *Hirnarteriosklerose.

Cerebratio *(f)* *Zerebralisation.

Cerebropathia psychica toxaemica *(f)*. Von *S. S. Korsakow* (1887) selbst verwendete Bezeichnung für das später als *amnestisches (*Korsakow*-)Syndrom bezeichnete Krankheitsbild.

Cerletti, Ugo geb. 1877, gest. 1963 Rom. Zusammen mit *L. Bini* Erfinder des Elektroschocks (1938). Arbeitete auch über Gliofibrillen des Gehirns, vaskuläre Pathologie des Gehirns, Gozzokretinismus, experimentelle Epilepsie. Seit 1936 Direktor der Clinica delle Malattie Nervose e Mentali, Rom.

chantage *(f)*. »Erpressung«. Sexuelle Erpressung, z.B. aufgrund von Kenntnissen über außereheliche geschlechtliche Beziehungen oder Homosexualität eines anderen.
e: chantage, blackmail.

Charakter *(m)*. Das Gesamtgefüge aller im Laufe des Lebens gleichbleibenden Grundzüge von Haltungen, Einstellungen, Strebungen, Gesinnungen und Handlungsweisen, die das Besondere eines Individuums grundlegend bestimmen. Im Charakterbegriff werden vor allem strukturelle Zusammenhänge dauerhafter Eigenschaftsrelationen, individuelle Einmaligkeit und die Werthaltungen des Eigenschaftsträgers (und seiner Umgebung) zum Ausdruck gebracht. Psychiatrie und Psychologie bemühen sich, mit einem wertneutralen Charakterbegriff zu arbeiten, während beim philosophischen und juristischen Charakterbegriff der sittliche Kern der Persönlichkeit und seine Bewährung im Vordergrund der Betrachtung stehen.
fr: caractère; *e:* character.

Charakterabwehr *(f)*. Durch besondere Persönlichkeitszüge erreichte psychische *Abwehr von unangenehmen Außenweltreizen. Aufgrund der Erfahrungen bei der Begegnung zwischen den Triebwünschen und den notwendigen Frustrationen durch die Außenwelt vermag das Ich Abwehrgewohnheiten zu entwickeln, die in den Charakter übergehen und dann einen wirksamen Schutz gegen Unlustgefühle darstellen. Im Unterschied zu anderen *Abwehrmechanismen (die vom Ich in der gleichen Weise benutzt werden können) geht die Charakterabwehr nicht auf einmalige, sondern auf ständig wiederholte Erfahrungen zurück. Hauptsächlich können hysterische, anankastische, phallisch-narzißtische und masochistische Charakterzüge der Charakterabwehr dienen. – Charakterabwehr stellt eine Gefahr für die analytische Therapie dar und kann, wenn sie nicht rechtzeitig erkannt wird, zu vorzeitigem Abbrechen der Therapie führen.
fr: préservation du caractère, défense du caractère; *e:* character defense.

Charakter, analer *(m)*. Nach *S. Freud* eine auf die anale Phase (s.d.) zurückgehende Persönlichkeitsentwicklung. Hauptzüge sind: Ordnungssinn, Zuverlässigkeit, Gewissenhaftigkeit, Pünktlichkeit, Sparsamkeit bis Geiz, Eigensinn, Trotz und Jähzorn. Dem Vergnügen an Analempfindungen in der frühen Kindheit entspricht oft ein Vergnügen an »analen« Witzen (»Pupswitze«) des Erwachsenen.
fr: caractère anal; *e:* anal character.

Charakter, antinomischer *(m)*. Vereinigung einander entgegengesetzter Verhaltensanlagen innerhalb einer Persönlichkeit. Spannungsreiche Persönlichkeit mit lebhafter Triebstärke und zugleich hohen Wertnormen mit Übergewissenhaftigkeit und Entfaltungsdrang. Reicht die Kraft der Persönlichkeit zu einer Integration nicht aus (Ichschwäche), können schwerwiegende neurotische Fehlhaltungen die Folge sein. *Zwangsneurose.
fr: caractère antinomique; *e:* antinomic character.

Charakterdepression *(f)* *Charakter, depressiver.
e: characterological depression.

Charakter, depressiver *(m)*. Frühzeitige Störung des Gesamterlebens einer Persönlichkeit i.S. einer depressiven Erlebnisverarbeitung

durch anlagebedingte Gehemmtheit und Fehlen aktiver Impulse.
fr: caractère dépressif; *e:* depressive character.

Charakter, genitaler *(m)*. Ebenso wie die prägenitalen Phasen frühkindlicher Sexualität mit bestimmten Charakterzügen in Zusammenhang stehen (s.a. analer bzw. oraler Charakter), kann nach psychoanalytischen Theorien die genitale Phase einzelne Charakterzüge prägen. Hervorgehoben werden vor allem das Fehlen narzißtischen und ambivalenten Verhaltens. Wird von *W. Reich* als reife, gesunde Charakterform dem neurotischen Charakter gegenübergestellt. *Phasenschema der Psychoanalyse.
fr: type génital; *e:* genital character.

Charakter, hysterischer *(m)* *hysterischer Charakter.

Charakterkunde *(f)*. Lehre vom menschlichen Charakter, vom Erfassen und Verstehen der Einzelpersönlichkeit, Zusammenhang zwischen Körperbau und Charakter, Einzelfunktionen, Aufbau und Gesamtgepräge. Ihre Aufgaben werden neuerdings mehr und mehr von der Persönlichkeitsforschung übernommen.
fr: caractérologie; *e:* characterology.
Syn.: Charakterologie.

Charakterneurose *(f)*. Charakterstruktur, bei der einzelne Eigenschaften durch unbewußte infantile Konflikte bestimmt werden. Die einzelnen Charakterzüge und Verhaltensweisen werden als *Reaktionsbildung auf verdrängte infantile Wünsche aufgefaßt. Der Konflikt hat somit nicht durch Ausbildung neurotischer Symptome eine – vorläufige – Lösung erhalten, sondern durch Veränderung der gesamten Persönlichkeit. Der Betreffende ist sich der *Abwehr-Eigenschaften seiner Verhaltensweisen jedoch nicht bewußt. Eine häufige Form ist z.B. die *Sublimation. – Menschen mit Charakterneurosen sind besonders gefährdet, unter Belastungen (*Versuchungs- und Versagungssituationen) neurotische Symptome zu bilden. Kombinationen von Charakterneurosen und *Symptomneurosen sind daher häufig. – Die Bezeichnungen »Charakter-« und *Kernneurose sowie *Psychopathie und *abnorme Persönlichkeit werden im wesentlichen auf die gleichen Patientengruppen angewandt, obwohl die dahinterstehenden theoretischen Konzepte sehr verschieden sind.
fr: névrose de caractère; *e:* character neurosis.
Syn.: Charakter, neurotischer (2).

Charakterneurose, hysterische *(f)*. Syn. für *hysterischer Charakter.

Charakterneurose, zwangsneurotische *(f)*. Form der *Charakterneurose, die durch übertriebene Ordentlichkeit, Sauberkeit, Sparsamkeit und Rigidität gekennzeichnet ist. *Zwangsneurose.
Syn.: Zwangscharakter, zwangsneurotische Charakterstruktur.

Charakter, neurotischer *(m)*. **1.** Charakter eines *Neurotikers, bei dem einzelne oder viele Charaktereigenschaften mit den neurotischen Symptomen eng verwoben sind **2.** Syn. für *Charakterneurose.
fr: caractère névrotique; *e:* neurotic character.

Charakter, oraler *(m)*. (*K. Abraham*). Auf die orale Phase zurückzuführender Charakter. Ist die frühe orale Phase, die Saugperiode des Säuglings, überwiegend angenehm, wird nach *Abraham* Optimismus in den Charakter übernommen; es wird an den Erfolg einer jeden Unternehmung geglaubt (»Die Mutterbrust fließt immer.«). Umgekehrt entwickelt sich bei Unbefriedigtbleiben und Frustration in der Saugperiode ein stets unzufrieden bleibender Charakter. Mit der späten oralen Phase, die durch Beißen, Zerstörung und Einverleibung des Objektes gekennzeichnet ist, hängt eine Neigung zu Zerstörung und Haß zusammen. Daneben werden auch gute Tischmanieren, orale Sauberkeit (kein schmutziger Mund, keine schmutzigen Worte) und Unabhängigkeit von der Mutter mit der oralen Phase in Zusammenhang gebracht (*K. Abraham*). *Phasenschema der Psychoanalyse.
fr: type oral; *e:* oral character.

Charakterogramm *(n)*. (*G. Ewald*). Darstellung der Charaktereigenschaften einer Einzelpersönlichkeit in einer Formel. Diese baut sich aus den *Charakterradikalen auf, aus deren Zusammenspiel sich nach *Ewald* zusammen mit der Intelligenz und den Umweltfaktoren, die gewohnheitsmäßigen Reaktionen eines Menschen ergeben. Für die einzelnen Eigenschaften wird ein bestimmter Wert geschätzt (angenommener Mittelwert 10). Charakterogramm des Normaltypus:

$$E_{10} \to R_{10} \to \text{I. St.}_{10} \to \text{Abl.}_{10}\text{Tr}_{10} \to \rho N_{10}$$

($\to$ = Gang eines Erlebnisses durch die Seele. Bedeutung der Buchstabenabkürzungen *Charakterradikale).
fr: profil caractériel; *e:* characterogramm.

Charakterologie *(f)*. Syn. für *Charakterkunde.

Charakteropathie *(f)*. (*K. Kleist*). Charaktervariante mit hochgradigem Mangel an ethischen Gefühlen, oft zu Kriminalität führend. Entspricht dem Begriff des gemütlosen Psychopathen bei *K. Schneider*. Häufig auch zur Bezeich-

nung eines stark abnormen Persönlichkeitsgefüges bei Jugendlichen verwendet.
fr: structure caractérielle pathologique de *Kleist*; *e:* characteropathy.

Charakterose *(f)* *Charakterneurose.

Charakterpanzerung *(f)*. (*W. Reich*, 1933). Die in der Persönlichkeit fest verankerte Reaktionsweise eines Menschen. »Der Charakter besteht in einer chronischen Veränderung des Ichs, die man als Verhärtung beschreiben möchte. Sie ist die eigentliche Grundlage für das Chronischwerden der für die Persönlichkeit charakteristischen Reaktionsweise. Ihr Sinn ist der des Schutzes des Ichs vor äußeren und inneren Gefahren. Als chronisch gewordene Schutzformation verdient sie die Bezeichnung "Panzerung".« Wird besonders in Muskelverhärtungen sichtbar. »Aggressionshemmung und psychische Panzerung gehen einher mit vermehrtem Tonus« der Muskulatur. »Jede Erhöhung des Muskeltonus in der Richtung zur Rigidität ist ein Zeichen dafür, daß eine vegetative Erregung, Angst oder Sexualität, aufgefangen und gebunden wurde.« (Zitate n. *W. Reich*)
e: character armor.

Charakter, paranoischer *(m)*. Persönlichkeitsgefüge mit Neigung zu wahnhafter Erlebnisverarbeitung bei intaktem Denken (Nach *K. Schneider* scharfe Trennung von paranoischer Persönlichkeitsentwicklung und paranoider Wahnpsychose).
fr: caractère paranoïque; *e:* paranoid character.

Charakter, phallischer *(m)*. Mit der phallischen Phase frühkindlicher Sexualität (insbesondere mit dem Kastrationskomplex) in Zusammenhang stehende Charakterzüge: Kühnheit bis Waghalsigkeit, Entschlossenheit und Festigkeit. *Phasenschema der Psychoanalyse.
fr: type phallique; *e:* phallic character.

Charakter, prämorbider *(m)*. Seltener gebrauchtes Syn. für *Primärpersönlichkeit.

Charakter, psychoaktiver *(m)*. (*F. Künkel*). In der Kinderpsychiatrie Bez. für Persönlichkeitsgefüge mit vorwiegend aktiven Tendenzen, die in Ehrgeiz, Macht- und Geltungstrieb zum Ausdruck kommen.
fr: caractère »psychoactif« de *Künkel*; *e:* psycho-active character (*Künkel*).

Charakter, psychopassiver *(m)*. (*F. Künkel*). In der Kinderpsychiatrie Persönlichkeitsgefüge mit passiven Tendenzen, die in Verantwortungsscheu, Entscheidungsschwäche, Nachgiebigkeit und Anfälligkeit für Krankheiten zum Ausdruck kommen.
fr: caractère »psychopassif« de *Künkel*; *e:* psycho-passive character (*Künkel*).

Charakter, psychopathischer *(m)* *Psychopath.

Charakterradikale *(n, pl)*. (*G. Ewald*). Seelische Grundfunktionen, auf die sich die mannigfaltigen Charaktereigenschaften eines Individuums zurückführen lassen. Ihre Gesamtheit ergibt die Eigenschaften einer Persönlichkeit, wenn man den Durchgang eines Erlebnisses durch die Seele prüft. Die einzelnen Radikale werden mit Buchstaben bezeichnet, damit sie im *Charakterogramm graphisch dargestellt werden können. *Ewald* arbeitete 6 Radikale heraus: 1. Eindrucksfähigkeit für Erlebnisse höherer gefühlsbetonter Art *(E)*. 2. Retentionsfähigkeit *(R)* für diese gefühlsbetonten Erlebnisse, d. h. die größere oder geringere Dauer des Nachschwingens in der Seele. 3. Beeindruckbarkeit für Erlebnisse und Zustände, die sich an das primitive Trieb-Ich *(Tr)* wenden. 4. Retentionsfähigkeit für solche Trieberlebnisse (ρ). 5. Intellektuelle Steuerung der Erlebnisse *(I.St.)*, die ein ruhiges sachliches Denken ermöglicht. 6. Ableitungsfähigkeit von Erlebnissen (*Abl.*), die die mehr sthenische oder mehr asthenische Handlungsart des Menschen bedingt.
fr: racines du caractère, traits fondamentaux du caractère; *e:* fundamental (character) traits.

Charakterstörung *(f)*. Syn. für *Persönlichkeitsstörung.
fr: troubles du caractère; *e:* character disorder.

Charakterstruktur *(f)*. Die Gesamtheit der Charakterzüge eines Menschen. Die relativ gleichbleibende Art eines Individuums, auf Umweltbedingungen zu reagieren, wie sie sich im Laufe der lebenslangen Auseinandersetzung mit den individuellen Lebenssituationen herausgebildet hat. Nach *Freud* entstehen Charakterzüge als Folge von *Sublimierung und *Reaktionsbildung.
e: character structure.

Charakterstruktur, hysterische *(f)* *hysterischer Charakter.

Charakterstruktur, zwangsneurotische *(f)*. Syn. für *Charakterneurose, zwangsneurotische.

Charakter, syntoner *(m)*. Durch ausgeglichene, harmonische Stimmung ausgezeichnete Persönlichkeit (*synton). *Bleuler* stellt die Bez. besonders heraus, um den Gegensatz zur *schizoiden Wesensart zu betonen. Der Syntone lebt in harmonischem Kontakt mit der Umwelt und in Frieden mit sich selbst. Es ist stets der ganze Mensch, der mit Freude oder Trauer reagiert. Nach *E. Kretschmer* sind syntone Charaktere insbesondere bei pyknischem Körperbau zu

finden; sie stellen einerseits eine Reduktion der manisch-depressiven Wesensart in normale Bereiche, andererseits die Disposition zur manisch-depressiven Erkrankung dar.
fr: caractère syntone; *e:* syntonic character.

Charakter, urethraler *(m)*. (*S. Freud, S. Ferenczi*). Nach psychoanalytischen Theorien mit der Urethra als erogener Zone zusammenhängende Charakterzüge. Hierzu zählen ein besonders ausgeprägtes Schamgefühl, brennender Ehrgeiz, eine Neigung zu Aufschneidereien und große Ungeduld. In der Vorgeschichte findet sich häufig Bettnässen.
fr: type uréthral; *e:* urethral character.

Charakterveränderung *(f)*. Syn. für Persönlichkeitsstörung.
fr: troubles du caractère; *e:* character disorder.

Charcot, Jean Martin geb. 29. 11. 1925 Paris, gest. 16. 8. 1893 Morvan. Chefarzt des Hospice de la Salpêtrière in Paris. Trat mit zahlreichen Untersuchungen über neurologische Erkrankungen hervor. Stellte die Neurologie erstmals auf anatomische Grundlagen und gab damit entscheidende Impulse. Das von *Charcot* als amyotrophe Lateralsklerose beschriebene Krankheitsbild wird auch als *Charcot*sche Krankheit bezeichnet. Wurde über die Fachkreise hinaus berühmt durch die »Dienstagvorlesungen«, in denen poliklinische Patienten vorgeführt wurden, an denen Phänomene der Hysterie und des Hypnotismus demonstriert wurden. Beeinflußte die Weiterentwicklung der Hysterieforschung und Psychiatrie als Lehrer einer großen Zahl von Schülern, unter ihnen *Freud, Janet, Babinski, Pierre Marie, Gilles de la Tourette, Brissaud* u.a. Vgl. Salpêtrière, Hospice de la; *Wittmann, Blanche*.

Charcot Kehlkopfschwindel *(m)*. Seltenes Syn. für *Kehlkopfschlag.

Charcotscher Punkt *(m)*. Punkt im seitlichen Bereich des Unterleibes (bei Frauen = Eierstockspunkt), der bei Hysterie druckschmerzhaft ist; *hysterogene Punkte. Durch Druck auf diesen Punkt können hysterische Anfälle ausgelöst werden.
fr: point ovarien de *Charcot*; *e:* Charcot pressure point, ovarian tenderness.

Charcot-Schmerz *(m)* **Charcot*scher Punkt.
fr: ovaralgie; *e:* ovaralgia.

Charcotsches Zeichen *(n)*. Übermäßig schmerzempfindliche Hautzonen im Bereich von Kreuzbein und Halswirbelsäule bei *Neurasthenie.
fr: signe de *Charcot*; *e:* Charcot sign.

Charme *(m)*. **1.** Anmut. Liebreiz. **2.** Syn. für *Hypotaxie (2).

Chestnut Lodge. Psychiatrische Privatklinik bei Washington mit ca. 80 Betten. Bekannt durch frühe Psychotherapieversuche der Schizophrenie, begonnen durch *Frieda Fromm-Reichmann. Hannah Greens* Roman »I never promised you a rose garden« (1964). (»Ich habe dir keinen Rosengarten versprochen«, 1973) schildert romanhaft, jedoch zutreffend die eigene Erfahrung einer solchen Therapie.

Child-guidance-Clinic *(f)*. »Kinder-(Erziehungs)-Beratungs-Klinik«. Auch in Deutschland vielfach verwendeter Ausdruck für *Erziehungsberatungsstellen. Es handelt sich also nicht um eine Klinik im dt. Sinne des Wortes.

Chionophobie *(f)*. Krankhafte Furcht vor Schnee.
fr: phobie de la neige, chionophobie; *e:* chionophobia.

Chitismus *(m)*. Fehlerhafte »CH«-Bildung. *Sigmatismus.

Chloralismus *(m)*. Seltene Chloralhydratvergiftung nach längerem regelmäßigen Gebrauch. Symptome: Verdauungsstörungen, ängstlich-depressive Grundstimmung, Exantheme, psychische Verlangsamung. Bei Entziehung können Entziehungspsychosen auftreten. Der Chloralismus ist heute selten, war früher jedoch häufig. So waren u.a. *Nietzsche* und *Gutzkow* Chloralisten. *Chloralomanie.
fr: chloralisme; *e:* chloralism.
Syn.: chronische Chloralvergiftung.

Chloralomanie *(f)*. Süchtiger Mißbrauch von Chloralhydrat. *Chloralismus.
fr: chloralomanie; *e:* chloralomania.

Chloralvergiftung, chronische *(f)*. Synonym für *Chloralismus.

Chloroformismus *(m)*. Chloroformvergiftung. *Chloroformomanie.

Chloroformomanie *(f)*. Chloroformsucht. Seit Einführung des Chloroforms als Inhalationsnarkotikum (1847) bekannte, selten gewordene Sucht. Es werden bis zu 360 g Chloroform pro Tag inhaliert oder getrunken. Folgen sind Charakterentkernung, Gedächtnisstörungen, Reizbarkeit; auch Leberschädigung (mit Subikterus). Nur in seltenen Fällen Chloroform- oder Entziehungsdelirien.
fr: toxicomanie au chloroforme; *e:* chloroformism.

Chloroformsucht *(f)* *Chloroformomanie.

Choleriker *(m)*. Mensch mit Neigung zu heftiger und plötzlicher Erregung und Aggressivität. Eine der 4 typischen Charaktertypen des Altertums und der mittelalterlichen Medizin. Nach *Galen* durch das Überwiegen von gelber Galle

gegenüber den anderen 3 Säften (Blut, schwarze Galle, Schleim) bedingt.
fr: cholérique; *e:* choleric type *oder* person cholérique.

cholerisch *(a)*. Mit aufbrausendem Temperament.
fr: cholérique, choléreux; *e:* choleric.

Chorea chronica progressiva hereditaria *(f)* *Chorea *Huntington*.

Chorea epidemica *(f)*. Syn. für *Choreomanie.

Chorea Germanorum *(f)*. Historische Bez. für die vorwiegend in deutschen Ländern auftretende *Choreomanie.

Chorea Huntington *(f)*. (*G. S. Huntington*, 1872). Erkrankung des Zentralnervensystems mit schweren psychischen Veränderungen und choreatischen Bewegungsstörungen. Im Beginn gewöhnlich schwer deutbare psychische Veränderungen: ängstliche oder depressive Verstimmungen, Reizbarkeit, Rührseligkeit, Ermüdbarkeit, Apathie, unerklärliche Aggressionen, Diebstähle und Sexualdelikte. Bei Hinzutreten der Bewegungsstörungen (evtl. erst 10 Jahre nach Beginn) in Form unregelmäßiger ständiger Zuckungen und der Entwicklung einer *Demenz entsteht ein sehr charakteristisches Bild. *Ätiologie:* rein dominante Vererbung mit Erkrankung von 50% der Familienmitglieder. Erwiesene Einzelfälle sind selten. – Selbsthilfegruppen sind erreichbar über *Huntington*-Gruppen in der Familienhilfe e.V., Bahnhofstr. 7A, 3550 Marburg. - *Beginn:* 25.–55. Lj. *Verlauf:* Unaufhörliches Fortschreiten. Durchschnittliche Verlaufsdauer: 13 Jahre. *Pathologische Anatomie:* Hirnschwund im Bereich der basalen Ganglien und der Hirnrinde, vor allem des Stirnhirns.
fr: chorée héréditaire oder de *Huntington*; *e:* chronic progressive hereditary chorea.
Syn.: *Huntington*sche Krankheit, Chorea chronica progressiva hereditaria, Erbchorea, Erbveitstanz.

Chorea hysterica *(f)*. Obsolete Bezeichnung für rhythmisch-zuckende Bewegungen während eines großen hysterischen Anfalls (*Anfall, psychogener).
fr: chorée hystérique oder rythmée, chorea maior; *e:* hysterical chorea.

Chorea imitativa *(f)*. Syn. für *Choreomanie.

Chorea insaniens. Syn. für *Choreapsychose.

Chorea lasciva *(f)*. Von *Paracelsus* gebrauchte Bez. für *Veitstanz (1).

Chorea magna (sive major) *(f)*. Syn. für *Choreomanie.

Chorea maniacalis. Psychische Veränderungen bei Chorea minor mit gehobener Stimmung, Hang zum Vagabundieren, Lügen, Stehlen und zu Kritiklosigkeit.
fr: chorée maniaque; *e:* maniacal chorea.

Chorea saltatoria *(f)*. Obsolete Bez. für tanzende Bewegungen bei Hysterie.
fr: chorée saltatoire; *e:* saltatory chorea.

Chorea Sancti Viti. Veitstanz im engeren Sinne. *Choreomanie.

Chorea scriptorum. Obsolete Bezeichnung für *Schreibkrampf. S.a. Beschäftigungsneurose.
fr: crampe des écrivains; *e:* chorea scriptorum, writer's cramp.

Choreapsychose *(f)*. Symptomatische Psychose bei Chorea minor. Tritt häufig auf in Form von schweren Verwirrtheitszuständen mit Erregungszuständen, Apathie mit Aspontaneität oder als Delir.
fr: psychose oder folie choréique; *e:* chorea psychosis, chorea insaniens.
Syn.: Chorea insaniens.

Choreomanie *(f)*. Epidemische Tanzwut, die besonders im 14. Jahrhundert, nach der großen Pestepidemie, an verschiedenen Orten Europas ausbrach und viele Menschen befiel. Es traten dabei Erregungszustände mit Krämpfen und orgiastische Tänze mit szenenhaften illusionären Erlebnissen auf, die eine teilweise *Amnesie hinterließen. Die Choreomanie gehört zu den psychischen Epidemien, die heute in den Kulturgebieten in großem Maße nicht mehr auftreten, jedoch bei primitiveren Völkern noch vorkommen.
fr: chorémanie, danse de Saint Guy; *e:* epidemic chorea, dancing mania.
Syn.: Chorea Germanorum, Chorea epidemica, Chorea magna (sive major), Chorea Sancti Viti, Veitstanz.

Choreophrasia, Choreophrasie *(f)*. Nervöse Sprachstörung: Wiederholung sinnloser Sätze oder Satzteile.
fr: choréophrasie; *e:* choreophrasia.

Chromotherapie *(f)*. Verwendung von Farben zu therapeutischen Zwecken. Dabei wird die beruhigende oder belebende Wirkung bestimmter Farbtöne ausgenutzt, mit denen Wände, Möbel usw. gestrichen werden.
fr: chromothérapie; *e:* chromotherapy.

Chronognosie *(f)*. Fähigkeit, Zeitabläufe ohne Uhr genau anzugeben (sog. »innere Uhr« oder »Kopfuhr«). Subjektives Zeitgefühl.
fr: chronognosie; *e:* chronognosis.

Cibophobia *(f)*. Nahrungsverweigerung Geisteskranker. Krankhafte Abneigung gegen Speisen.
fr: cibophobie; *e:* cibophobia, citophobia.
Syn.: Sitophobie, Sit(i)ophobie, Zibophobie.

Ciliarneuralgie *(f)*. Syn. für *Cluster-Kopfschmerz.

Citelli-Syndrom *(n)*. (*A. Citelli*). *Aprosexia nasalis.

Claustro... *Klaustro...

Clavus hystericus *(m)*. Alte Bezeichnung für umschriebenen Kopfschmerz (»als würde ein Nagel in den Kopf geschlagen«); gewöhnlich durch psychogene Ursachen hervorgerufen.
fr: clou hystérique; *e:* clavus hystericus

Clérambault-Kandinsky-Komplex *(m)*. In der frz. Psychiatrie die Überzeugung mancher Geisteskranker, von anderen Menschen oder vom Auslande her beeinflußt oder gelenkt zu werden. Entspricht weitgehend den Phänomenen des Gemachten, die in der dt. Psychiatrie durch *K. Schneider* als besonders charakteristisch für *Schizophrenie hervorgehoben wurden.
fr: complex de *Clérambault-Kandinsky*; *e: Clérambault-Kandinsky* complex.

Clérambault-Syndrom *(n)*. Syn. für *Automatismus mentalis.

Cluster-Kopfschmerz *(m)*. (*Kunkle*, 1952). Seltene Kopfschmerzform. Heftigste, in der Regel nur 10 bis 20 Minuten, selten einmals bis zu 3 Stunden anhaltende Schmerzen im Bereich einer Schläfe mit Ausstrahlung zum Auge, zur Stirn, zum Oberkiefer und zum Ohr. Manchmal vorwiegend im Oberkiefer. Der Schmerz hört gewöhnlich ebenso plötzlich auf, wie er gekommen ist. Außer dem Schmerz finden sich: Tränen und Rötung des Auges; Zuschwellen des Nasenganges und Absonderung von Flüssigkeit aus der Nase auf der schmerzenden Seite; Hitzegefühl, Rötung und Schwitzen der schmerzenden Partien; Verengung der Lidspalte und der Pupille auf der betroffenen Seite; heftige Pulsation der Schläfenarterien; Schmerzempfindlichkeit der Nervenaustrittstellen auch noch längere Zeit nach dem Anfall. – Die Schmerzanfälle treten vorzugsweise nachts und in Phasen von einem Tag bis mehreren Monaten (= Cluster) auf.
e: cluster headache.
Syn.: Hemicrania angioparalytica *oder* neuroparalytica, Ciliarneuralgie, Erythroprosopalgie, Histaminkopfschmerz.

Clownismus *(m)*. Clownartiges Verhalten mit Neigung zu Nachahmung anderer und zum Grimassieren; dabei oft ständig wechselnde Zuwendung an neue Gegenstände und allgemein kindliches Verhalten. Vorkommen bei Mongolismus, schweren organischen Hirnschädigungen des Kindes- und Jugendalters, seltener bei jugendlicher Schizophrenie.
fr: clownisme; *e:* clownism.

Cocainismus *(m)* *Kokainismus.

Cocktail, lytischer *(m)*. (*H. Laborit* und *P. Huguenard*, 1951). Mischung aus 25 mg Megaphen (Chlorpromazin), 25 mg Atosil (Promethazin) und 50 mg Dolantin (Pethidin) zur i.m. Injektion oder in einer Gesamtmenge von je 100 oder 200 mg auf 500 ml Traubenzuckerlösung als Dauertropf. Zur sofortigen Ruhigstellung von stark erregten psychisch Kranken, zur Durchführung einer potenzierten Narkose oder zur Einleitung einer Dauerschlaftherapie. Ursprünglich zur künstlichen Hibernation in höherer Dosierung der Einzelkomponenten verwendet. Bei Hirnkranken, Hirnverletzten und nach Operationen können leicht delirante Bilder auftreten.
fr: cocktail lytique; *e:* lytic cocktail.

Cocktailparty-Syndrom *(n)*. (*A. M. Hadenius, B. Hagberg, K. Hyittnäs = Bensch* und *J. Sjögren*, 1962). Teilerscheinung bei Hydrozephalus (Wasserkopf), charakterisiert durch formal richtiges, jedoch inhaltloses, phrasenhaftes Geschwätz. Der Begriff entspricht inhaltlich dem *Salonblödsinn.
fr: bavardage stéréotypé de l'atrophie cérébrale; *e:* chatterbox effect, cocktail-party conversationalism.

co-conscious, co-consciousness (*Morton Prince*, 1916). »Mitbewußtes«. Im amerikanischen Schrifttum verwendete Bezeichnung für Bewußtseinsinhalte, derer sich jemand nicht bewußt sein wird, weil sie sich am Rande des Bewußtseins befinden und von der Aufmerksamkeit momentan nicht erfaßt werden. Der Begriff schließt auch relativ selbständige Denkautomatismen ein, wie man sie bei Hysterie finden kann. – Der Begriff entspricht inhaltlich weitgehend dem des *Vorbewußten.
fr: coconscient.

Codeinismus *(m)* *Kodeinismus.

Coenaesthesia *(f)* *Zönästhesie.

Coffeinismus *(m)*. Koffeinvergiftung **1.** Akute Vergiftung infolge – meist übermäßigen – Kaffeegenusses (»Kaffeeschwips«) mit Unruhe, ideenflüchtigem Denken, Schweißausbruch, Herzsensationen evtl. mit Angst, Schlaflosigkeit, Kreislaufkollaps und Harndrang; evtl. Übergang in eine ängstlich-paranoide Psychose. Klingt innerhalb von 10 – 20 Stunden wieder ab. Therapie: Sedativa (Barbiturate). **2.** Seltene Sucht nach Koffein. Es werden bis zu 500 g Kaffeebohnen täglich als Kaffee getrunken.
fr: caféisme (aigu); *e:* coffeinism.

Cohabitatio *(f)*. **1.** Syn. für *Beischlaf. **2.** In der älteren Juristensprache: Zusammenwohnen der Gatten als eheliche Pflicht.

Cohabitatio condomatosa *Coitus condomatus.

Coitus *(m)* *Beischlaf.

Coitus condomatus *(m)*. Unter Verwendung eines Kondoms durchgeführter Geschlechtsverkehr. Empfängniswahrscheinlichkeit geringer als 0,5%.
fr: coït avec condom; *e:* coitus condomatus.
Syn.: Cohabitatio condomatosa.

Coitus hispanicus *(m)*. Koitus mit Ejakulation im unteren Teil der Scheide und anschließender Scheidenspülung. Als empfängnisverhütende Maßnahme unsicher.
fr: coït »à l'espagnole«; *e:* coitus hispanicus.

Coitus incompletus *(m)* *Coitus interruptus.

Coitus inter femora. Koitus, bei dem der Penis zwischen den Schenkeln der Frau verbleibt.
fr: coït inter-fémoral; *e:* coitus interfemora.

Coitus interruptus *(m)*. Willkürlich unterbrochener Koitus durch Zurückziehen des Penis aus der Scheide kurz vor der Ejakulation mit der Absicht der Konzeptionsverhütung. Durch vorzeitigen, unmerklichen Samenabgang Versager in 10% der Fälle.
fr: coït interrompu, coitus interruptus; *e:* coitus interruptus *oder* incompletus.
Syn.: Coitus incompletus.

Coitus oralis *Fellatio.

Coitus per anum. *(m)*. Koitus mit Einführung des Penis in den After.
fr: coït anal; *e:* coitus per anum.

Coitus prolongatus *(m)*. Durch Willensanspannung zeitlich ausgedehnter Koitus.
fr: coït prolongé; *e:* coitus prolongatus.

Coitus reservatus *(m)*. Verhinderung des Samenergusses durch willkürliche Anspannung der männlichen Genitalmuskeln während des Orgasmus. Dient der Empfängnisverhütung; wird nur von wenigen Männern erlernt.
fr: coït réservé, coitus reservatus; *e:* coitus reservatus.

Coitus saxonicus *(m)*. Koitus, bei welchem Frau oder Mann im letzten Augenblick vor der Ejakulation die Peniswurzel zusammendrücken, um einen Rückfluß des Samens in die Harnblase zu erreichen.
fr: coït à la saxonne; *e:* coitus saxonicus.

Coitus suspectus *(m)*. Koitus mit wahrscheinlich geschlechtskranker Person.
fr: coït suspect; *e:* coitus suspectus.

Coitus à la vache. Koitus, bei dem der Penis von der Rückseite her in die Scheide eingeführt wird.
fr: coït à la vache; *e:* coitus a tergo.

Coitus vestibularis. *(m)*. Koitus, bei dem ähnlich wie beim *Coitus hispanicus der Samen im Scheidenvorhof (Vestibulum) ausgestoßen wird.

Colica mucosa *(f)*. Syn. für *Myxoneurosis intestinalis membranacea.
fr: colique mineo-membraneuse; *e:* mucous colic.

Colitis gravis. Syn. für *Colitis ulcerosa.

Colitis ulcerosa. *(f)*. Dickdarmprozeß, bei dem die Schleimhaut in Geschwüren zerfällt. Bei Fortschreiten des Prozesses kommt es zu narbiger Schrumpfung, Verengung und Verkürzung des Darmes. Symptome: erhöhte Temperaturen, schleimig-blutige Durchfälle, stark beschleunigte Blutsenkungsgeschwindigkeit, Störung der Eiweißzusammensetzung (Dysproteinämie), Anämie, Störung des Wasser- und Mineralhaushaltes. Im Röntgenbild: gezähnelte Randkonturen mit groben Kontrastplaques. Ursachen nicht eindeutig geklärt, jedoch wird im allgemeinen ein psychosomatisches Leiden angenommen. Mütter von Colitis-Kranken werden als dominant, perfektionistisch und unzufrieden beschrieben. Sie opfern sich demonstrativ für ihre Kinder, binden sie an sich und werden übermäßig geliebt; sie kontrollieren übermäßig die Darmfunktion der Kinder, unterdrücken jedes Zeichen von Unabhängigkeit, konnten sich selbst nie etwas gönnen und sind in ihrer Gefühlszuwendung gesperrt. Die Kranken stammen oft aus großen Familien mit trinkenden Vätern und sparenden Müttern, wo Geld und Besitz die wichtigsten Dinge sind. Ihrer Persönlichkeit nach sind die Kranken infolge ihrer intensiven Mutterbindung unfähig zur Ehe. Nach *H. Enke* sind Colitis-Kranke pedantisch-moralisierend und bei übertriebener äußerer Hilfsbereitschaft unfähig zur persönlichen Begegnung. Starker psychischer *Infantilismus und Überempfindlichkeit gegenüber Versagungen werden hervorgehoben. Psychoanalytisch werden zwangsneurotische Haltungsstrukturen mit depressiver Erlebnisverarbeitung gefunden. Die Erkrankung bricht oft in lebenskritischen Situationen (Flitterwochen, Heiratswünsche, Verlust geliebter Menschen) aus. In der Behandlung gelten trotz neurotischer Persönlichkeitsentwicklungen wegen des Vorranges des Körpergeschehens psychoanalytische Methoden als nicht angebracht. Behandelt wird mit psychotherapeutisch-entspannenden Verfahren (Hypnose, autogenes Training) und internistischen Verfahren. Erfolgsziffer: 60–85% (nach *H. G. Arnds* und *E. Hagedorn*, 1969).
fr: colite ulcéreuse; *e:* ulcerative colitis.
Syn.: Colitis gravis.

Colon irritabile *(n).* Reizkolon. Störung der Funktion des Dickdarms, ohne daß eine krankhafte Körperveränderung besteht. Mögliche Beschwerden: häufige Schmerzen im Leib, Leibkrämpfe, Völlegefühl des Leibes, Rumpeln, Blähungen, beschwerdelose Durchfälle, Stuhlverstopfung, alternierende Verstopfung oder Durchfälle, bleistiftdünner Stuhl. *Vorkommen:* häufig bis 50% aller Patienten, die wegen Leibbeschwerden einen Arzt aufsuchen. *Verlauf:* lange oder kurze Krankheitsepisoden können mit kurzen oder langen Zeiten der Beschwerdefreiheit abwechseln. Beginn und Verschlimmerung hängen mit relevanten Lebensereignissen zusammen. *Therapie:* *Antidepressiva helfen gelegentlich; *Placebo-Therapie ist oft erfolgreicher; Psychotherapie wird meist abgelehnt, ist aber meist erfolgreich (Psychoanalyse, andere Methoden).
e: irritable colon, irritable bowel syndrome, spastic *oder* mucous colitis, nervous diarrhea.

Colon spasticum *(n).* Syn. für *Colon irritabile.

Coma *(n)* *Koma.

Coma agrypnum *(n).* Mit Schlaflosigkeit einhergehendes *Coma vigile.

Coma alcoholicum *(n).* Alkoholisches Koma. Bewußtlosigkeit durch akute Alkoholvergiftung.
fr: coma alcoolique; *e:* alcoholic coma.

Coma carus *(n).* Schwerster Grad eines Komas. *Carus.

Coma epilepticum *(n).* Epileptisches Koma. Seltene Bezeichnung für Bewußtlosigkeit nach einem epileptischen Anfall.
fr: coma épileptique; *e:* epileptic coma.

Coma vigile *(n).* »Waches Koma«. Bez. vor allem der frz. Psychiatrie für einen Zustand, in dem der Kranke trotz gestörten Bewußtseins und völliger Erschlaffung der Muskulatur noch die Augen offenhält und zu einzelnen Reaktionen fähig ist. In der dt. psychiatrischen Literatur steht die Bez. manchmal als Syn. für das *apallische Syndrom, manchmal für ein Stadium dieses Syndroms, manchmal auch als Syn. für akinetischen Mutismus (s.d.).

Commotio cerebri *(f).* Gehirnerschütterung. Klinischer Begriff für Hirntrauma, das keine dauernd bleibenden Folgen hinterläßt. Symptome: sofort – selten nach kurzem Intervall – einsetzender Bewußtseinsverlust bzw. -trübung von kurzer Dauer (Sekunden, Minuten, nur ausnahmsweise mehr als eine Stunde), kombiniert mit verlangsamtem Puls, oberflächlicher Atmung (Schocksymptome); nach dem Erwachen Übelkeit, Erbrechen oder Brechreiz; Erinnerungslücke: retrograde, congrade, anterograde Amnesie; EEG-Veränderungen (Abflachung, Frequenzverlangsamung), die meist zusammen mit der Bewußtseinsveränderung abklingen; jedoch keine neurologischen Symptome. – In den folgenden Wochen und Monaten (längstens 1 Jahr) häufig postkommotionelles Syndrom: Kopfschmerz, vegetative Störungen (Schwitzneigung, orthostatische Kreislaufregulationsstörungen), Bückschwindel, Unsicherheit auf Leitern, Treppen usw. – *Historisch:* Bereits bei *J. L. Petit* (1774) beschrieben als reversibler zentral-nervöser Funktionsausfall ohne nachweisbare Strukturveränderung bei Sektion. – Pathogenetisch werden physikalisch-chemische Umwandlungen (Thixotropie?) diskutiert. *Contusio cerebri.
fr: commotion cérébrale; *e:* concussion (of the brain).

Commotionspsychose *(f).* Inkorrekte Bezeichnung für *Kontusionspsychose.

Community care *(f).* Etwa: Regionalfürsorge. In der Sozialpsychiatrie organisatorisches System stationärer und ambulanter psychiatrischer Behandlung und Hilfen. Eine Bevölkerungsgruppe von 100 000 – 400 000 Einwohnern besitzt im Idealfalle im (geographischen) Zentrum eine psychiatrische Klinik, der räumlich oder zumindest funktionell angegliedert sind: *Child guidance Clinic, *Tages- und Nachtklinik, *beschützende Werkstätten und vor allem eine nachgehende psychiatrische Fürsorge. Alle anderen Sozialeinrichtungen werden ebenfalls koordiniert. Das System wird von Psychiatern geleitet, arbeitet daneben aber auch mit zahlreichen Sozialarbeitern, Caseworkern, Diakonen u.a. speziell ausgebildetem Hilfspersonal.
fr: assistance médicale psychiatrique (aux E. U.)

community mental health center. Etwa: Gemeindezentrum für psychische Gesundheit. In den USA seit 1950 entstandene Organisationsform für Behandlung und Resozialisierung psychisch Kranker. Das Ziel ist: 1. über die Grenzen traditioneller psychiatrischer Institutionen hinaus zu wirken; 2. bei kurzdauernden psychischen Störungen Hospitalisation und deren Folgen zu vermeiden. Kern ist eine aus Universitätskliniken oder Universitätsabteilungen für Psychologie und Sozialarbeit oder einer *Erziehungsberatungsstelle hervorgegangene Behandlungseinheit. Hier werden aktuelle *Krisen zunächst mit wenigen Stunden Psychotherapie und/oder Familientherapie bewältigt. Weiterversorgung und Bearbeitung sozialer

Probleme übernehmen nach Entlassung Allgemeinärzte, Pfarrer, Lehrer, Sozialarbeiter und freiwillige Helfer.

Co-Morbidität *(f)*. Gleichzeitiges Vorhandensein an sich verschiedener Krankheitszustände. Z.B. Depression + Alkoholismus + Schizophrenie.

Compliance *(f)*. **1.** Zusammenarbeit. Mitarbeit. Positive oder negative Haltung des Patienten beim Befolgen therapeutischer Anweisungen, z.B. Medikamenteneinnahme, Verhaltensvorschriften. Allgemein fühlen sich Kranke zunehmend für die Kontrolle und Beeinflussung gesundheitsschädigender Faktoren mitverantwortlich. Bei Verordnung von *Psychopharmaka ist die Compliance auch von der Art des Medikaments abhängig (Hauptwirkungen sind Begleitwirkungen): z.B. für *Neuroleptika viel geringer als für *Tranquilizer. **2.** Willfährigkeit. In der Psychologie: relativ konfliktloses Sichfügen in Verhaltensvorschriften, die der eigenen inneren Tendenz widersprechen. – Für das engl. *compliance* gibt es keine genaue dt. Entsprechung. Es bedeutet soviel wie *Hörigkeit, mit dem Unterton der Erfüllung der Wünsche anderer bis zur Selbstverleugnung. *Compliance* ist daneben auch die freundliche Übereinstimmung zwischen zwei Menschen. – Es gibt bisher keine Eindeutschung für diese engl. Bez.
e: compliance.

Comprehensio *(f)*. Wenig gebrauchte Bez. für *Katalepsie.
fr: catalepsie; *e:* catalepsy.

Conamen (suicidii) *(n)*. Suizidversuch. Selbsttötungsversuch.

Conatum suicidii, Conatus suicidii Suizidversuch. Selbsttötungsversuch.

Concussio cerebri *(f)*. Ältere Bez. für allgemeine Funktionsstörung des Gehirns durch heftige Erschütterung. Vgl. Commotio cerebri und Contusio cerebri; Hirnleistungsschwäche; Persönlichkeitsveränderung, (post)traumatische.
e: concussion.

Confusio mentalis *(f)*. Alte Bez. für Verwirrtheit des Geistes; meist i.S. der *Amentia.

Congelatio *(f)*. Eigentlich: Erfrierung. Altertümliches Syn. für *Katalepsie.

Congressus (venereus) *(m)*. Syn. für *Beischlaf.

Conolly, John geb. 27. 5. 1794 Market Rasen, Lincolnshire, gest. 5. 3. 1866 Hanwell. Arzt am Irrenhaus Middlesex in Hanwell, mit 1000 Insassen damals eine der größten Anstalten Englands. Gilt als der eigentliche Schöpfer des Norestraint-Systems (*Non-restraint-Bewegung), das er zumindest als erster konsequent durchführte und damit für ganz Europa eine neue Epoche der Behandlung von psychisch Kranken einleitete. Bekanntestes Werk: »The treatment of the insane without mechanical restraints« (1856), Reprint 1973.

Conolly-System *(n)*. Synonym für Non-restraint-System (*Non-restraint-Bewegung).
fr: système de *Conolly*.; *e: Conolly system*.

Conrad, Klaus. geb. 19. 6. 1905 Reichenberg/ Sudetenland, gest. 5. 5. 1961 Göttingen. Psychiater. Nach Medizinstudium in Wien und London Assistentenjahre in Wien, Magdeburg, Paris und München. 1938 Habilitation in München. Anschließend Oberarzt bei *Kretschmer* in Tübingen. 1948 Ordinarius für Psychiatrie und Neurologie in Homburg/Saar, ab 1958 in Göttingen. Bedeutende Arbeiten zur Ganzheitspsychologie, *Gestaltanalyse, Erbbiologie der Epilepsie, Konstitutionspsychologie, *Trema-Phase, *Überstieg (2). Werke: »Erbkreis der Epilepsie«, 1939; »Der Konstitutionstypus als genetisches Problem«, 1941; »Die beginnende Schizophrenie«, 1958.

Contagio psychica *(f)*. (*J. C. Hofbauer,* 1846) Obsol. Syn. für *Folie à deux.

Contusio cerebri *(f)*. Herdförmige Zertrümmerung von Hirngewebe (besonders an der Rinde) durch stumpfe auf den Schädel einwirkende Gewalt. Klinische Symptomatik abhängig vom Sitz der Prellungsherde. Am häufigsten: Bewußtlosigkeit stunden- bis tagelang (durch begleitende Commotio, kann fehlen; selten!), Erbrechen, Puls-, Atmungsstörungen, zentrale Temperaturerhöhung. Fokale Anfälle, Anosmie (bes. bei Sturz auf Hinterkopf), Gesichtsfeldausfälle, Augenmuskelstörungen, zentrale oder periphere Fazialisparese, Innenohrschwerhörigkeit, Gleichgewichtsstörungen, Hemiparese oder Hemiplegie. Alle Symptome sind rückbildungsfähig, doch bleiben häufig Restzustände bestehen. Nach dem Erwachen aus der Bewußtlosigkeit kann das Bild unmittelbar in eine *Kontusionspsychose übergehen. Nach schwerer, selten auch bei anfänglich leicht erscheinender Kontusion kann Hirnleistungsschwäche (*postkommotionelles Syndrom) und/oder traumatische Persönlichkeitsveränderung bestehen bleiben.
fr: contusion cérébrale; *e:* cerebral concussion, brain contusion.
Syn.: Hirnprellung, Hirnkontusion, Hirnquetschung.

Convulsio *(f)* *Konvulsion.

Coping *(n)*. Wörtlich: Anstrengungen zur Überwindung von Schwierigkeiten. Die psychischen Verhaltensweisen, die jemand entwikkelt, um unangenehme medizinische Maßnahmen (z.B. Operationen, künstliche Niere) zu bewältigen. – Es gibt bisher keine Eindeutschung für diese engl. Bez.

Copingverhalten *(n)*. Besondere Verhaltensweisen, die ein Individuum zur Überwindung von psychischen Veränderungen entwickelt. Wird besonders auf das Verhalten Schizophrener angewandt, welche z.B. versuchen, ihre besondere Verletzlichkeit zu überwinden (*Vulnerabilitätskonzept).

Cor nervosum *(n)*. Bez. für Herzbeschwerden ohne Organerkrankung des Herzens. *Herzangst, *Herzphobie.
fr: cœur irritable; *e:* cor nervosum.

Costa-Syndrom *(n)* *Da-Costa-Syndrom.

Cotard, Jules geb. 1. 6. 1840 Issoudun, gest. 19. 8. 1889, Paris. Französischer Psychiater an der Anstalt Vanves (Paris). Schüler von *Charcot* und *Vulpian*. Beschrieb das *Délire d'énormité (1888) und das nach ihm benannte Syndrom (s. folgendes Stichwort). *Hauptwerk:* »Etudes sur les maladies cérébrales et mentales« (1891) (Lehrbuch der psychischen und Hirnkrankheiten).

Cotardsches Syndrom *(n)*. Ins Wahnhafte gesteigerter Nihilismus. *J. C. Cotard* beschrieb 1880 als »délire des négations«, was er als eine besondere Form psychischer Krankheit ansah. Die Zeitgenossen übernahmen die Beschreibung (*J. Séglas,* 1897), betrachteten das Bild jedoch als Syndrom, das *Régis* nach *Cotard* benannte. In der dt. Psychiatrie als *nihilistischer Wahn geläufig. In der frz. Psychiatrie oft auch als Syn. für chronische Depression benutzt.
fr: syndrome de *Cotard*; *e: Cotard's* syndrome.

Coué, Emile geb. 26. 2. 1857 Troyes, gest. 2. 7.1926 Nancy. Ursprünglich Apotheker. Aber bekannt geworden als Psychotherapeut durch Einführung der **Coué*schen Methode. *Werke:* »My method, including American impressions«, 1923; »Ce que j'ai fait«, 1926; »Ce que je dis«, 1926; »La maîtrise de soi-même, par l'autosuggestion consciente«, 1938.

Couésche Methode *(f)*. Durch den frz. Apotheker *Emile Coué* (1857–1926) eingeführte passiv-suggestive Methode. Dabei werden ganze Gruppen in einen hypnotischen Zustand versetzt, in dem zunächst allgemeine Suggestionen gesetzt werden. Kernstück der Methode ist, daß nach einer Weile alle Anwesenden mit geschlossenen Augen schnell hintereinander sprechen: »Es geht vorüber, es geht vorüber! « und » von Tag zu Tag geht es mir besser!« Obwohl die wissenschaftliche Kritik der Methode vernichtend war, wird sie auch gegenwärtig bisweilen noch von Ärzten ausgeübt.
fr: méthode *Coué*; *e:* couéism.

Couvade *(f)*. Männerkindbett. Die symbolische Teilnahme am Gebären eines eigenen Kindes (*T. Reik,* 1914; *W. S. Inman,* 1941).

Cox, Joseph Mason geb. 1762, gest. 1822. Englischer Irrenarzt. Erfinder der berüchtigten *Cox*schen Schaukel bzw. Schwingmaschine zur Beruhigung von unruhigen Geisteskranken, die allerdings vor ihm schon *E. Darvin* und selbst *Avicenna* (980 – 1037) empfohlen haben sollen.

Coxalgia hysterica *(f)*. Funktionelle Verkrampfung der Hüftmuskulatur, wodurch ein äußerlicher Befund entsteht, wie er bei echter Coxalgie erhoben wird. Gehört zu den Konversionssymptomen (*Hysterie (2)) und stellt in symbolischer Form einen aktuellen intrapsychischen Konflikt dar.
fr: coxalgie hystérique, maladie de *Brodie*; *e:* coxalgia hysterica.
*Syn.: Brodie*sche Krankheit.

CP. Cerebralparese. *Kinderlähmung, zerebrale.

Crampus *(m)*. Krampf. Gewöhnlich i.S. von schmerzhafter Verkrampfung einzelner Muskelgruppen.
fr: crampe; *e:* cramp.

Creutzfeldt-Jakobsche Krankheit *(f)* **Jakob-Creutzfeldt*sche Krankheit.

CS. Engl.: conditional stimulus. *Stimulus, konditionaler.

Cullen, William geb. 15. 4. 1710 Hamilton, Lanarkshire, gest. 5. 2. 1790. Einflußreicher schottischer Medizinlehrer. Sein Hauptwerk: »First Lines of the Practice of Physics, for the Use of Students« (1777) (Grundriß der ärztlichen Praxis für Studenten); wurde in viele Sprachen übersetzt, darunter ins Französische durch *Philippe Pinel* (seine erste Arbeit). Prägte darin den Begriff *Neurose (1).

Cunnilingus *(m)*. Belecken der weiblichen Scham als hetero- oder homosexuelle Praktik.
fr: cunnilingus, cunnilinction, lambitus; *e:* cunnilingus.
Syn.: Lambitus.

Curmethode, psychische *(f)*. Von *J. C. Reil* (1803) zuerst gebrauchte Bez. für *moralische Behandlung.

cycloid *zykloid.

Cynanthropia *(f)* *Kynantropie.

D

Da-Costa-Syndrom *(n)*. (*J. M. Da Costa*, 1871). Älteres, aber noch gebräuchliches Syn. für *Herzangstsyndrom.

Dämmerattacke *(f)*. (*R. W. Meyer-Mickeleit*, 1953). Syn. für *Anfall, psychomotorischer.
e: twilight-attack.

Dämmerkur *(f)*. Form der *Schlafkur, bei welcher mit Hilfe von Schlafmitteln und *Neuroleptika eine Verlängerung der täglichen Schlafdauer auf 12–18 Stunden für 5–15 Tage hervorgerufen wird, wobei der Patient leicht erweckbar bleibt (also schlummert). Anwendung vor allem bei neurotischen Störungen, nervösen Erschöpfungszuständen, psychosomatischen Störungen, z.B. Asthma, Magengeschwür.

Dämmerschlaf *(m)*. Zustand von Halbschlaf, in dem die Sinnespforten geöffnet und teilweise Wahrnehmungen vorhanden sind, diese jedoch nicht mehr sinnvoll verarbeitet werden können. Natürlicherweise im Einschlafen oder Erwachen vorkommend. Hauptsächlich jedoch absichtlich als Heilschlaf durch Medikamente (Neuroleptika) hervorgerufen (*Schlafkur). Als Morphin-Skopolamin-Dämmerschlaf von *Körnig* und *Gauss* zur Erzielung einer schmerzfreien Geburt eingeführt.
fr: sommeil crépusculaire; *e:* twilight sleep.

Dämmerzustand *(m)*. Zustand veränderten Bewußtseins. Die Bez. stammt aus der Umgangssprache, wo ihre Bedeutung in der Nähe von »Unaufmerksamkeit« und »Geistesabwesenheit« liegt. Der seit Mitte des 19. Jh. übliche wissenschaftliche Sprachgebrauch ist ähnlich, doch müssen mehrere Bedingungen gleichzeitig erfüllt sein: 1. Das Bewußtsein kann a) eingeengt sein auf einen bestimmten Kreis von Gefühlen, Vorstellungen und Denkinhalten. Es wird nur aufgefaßt, was sich der inneren Tendenz fügt. Es findet somit eine Abspaltung vom sonstigen Bewußtsein statt; eine Unterbrechung des sonst kontinuierlich fließenden Bewußtseinsstroms. Das Bewußtsein kann b) auch getrübt sein (*Bewußtseinstrübung). 2. Trotz der Bewußtseinsveränderung besteht Handlungsfähigkeit. Es kann aber zu unbesonnenen Handlungen kommen, die keine Beziehung zum sonstigen Denken und den gewöhnlichen Motivationen erkennen lassen, ohne daß dabei die Fähigkeit zu zusammenhängenden und bis zu einem gewissen Grade auch folgerichtigen Handlungen aufgehoben wäre. 3. Der Zustand ist zeitlich scharf begrenzt. Dauer: wenige Minuten bis (sehr selten) Monate. 4. Es besteht anschließend für den ganzen Vorgang eine Erinnerungslücke, evtl. mit einzelnen Erinnerungsinseln. 5. Der Zustand braucht für den nicht geschulten Blick nicht auffällig zu sein oder wirkt als Zerstreutheit und Unaufmerksamkeit. – Vorkommen: bei Epilepsie, unter Alkoholeinfluß oder Medikamenteneinwirkung, bei Hirntraumen, progressiver Paralyse, unter starkem Affektdruck, bei Hysterie, in Hypnose u.a.
fr: état crépusculaire; *e:* twilight state, wane state.

Dämmerzustand, alkoholischer *(m)*. Durch Alkoholgenuß hervorgerufener Dämmerzustand. Tritt unter den gleichen Bedingungen auf wie der pathologische Rausch (s.d.) und wird daher oft als Syn. dafür verwendet.
fr: état crépusculaire alcoolique; *e:* alcoholic twilight state.

Dämmerzustand, autochthoner *(m)*. *Dämmerzustand, bei welchem eine Ursache, insbesondere eine Epilepsie, oder ein anderes Krankheitszeichen nicht ermittelt werden kann.

Dämmerzustand, besonnener *(m)*. Dämmerzustand, bei dem das äußere Benehmen bei oberflächlicher Betrachtung unauffällig ist, sogar komplexe Handlungen vollzogen und Unterhaltungen geführt werden können, obwohl ein pathologischer Bewußtseinszustand besteht. Der Ausdruck ist irreführend, da in jedem Fall die *Besinnung gestört ist.
fr: état crypto-confusionnel; *e:* masked *oder* hidden twilight state.
Syn.: besonnenes Delirium.

Dämmerzustand, deliranter *(m)*. Dämmerzustand mit stärkerer Bewußtseinsstörung und deliranten Erscheinungen, insbesondere mit lebhaften optischen Halluzinationen. Vorkommen bei Epilepsie, Infektionskrankheiten und anderen Körperkrankheiten.
fr: état confusionnel délirant; *e:* delirant twilight state.

Dämmerzustand, epileptischer *(m)*. Dämmerzustand, der als Folge oder Begleiterscheinung einer Epilepsie auftritt. Der epileptische Dämmerzustand ist immer das Urbild aller Dämmerzustände gewesen. In der 2. Hälfte des 19. Jh.

galt die Feststellung eines Dämmerzustandes bereits als Beweis für das Vorhandensein einer Epilepsie. Der Dämmerzustand kann sich – sehr häufig – an einen epileptischen Anfall anschließen (postparoxysmaler D.) oder während eines Anfallstatus (paroxysmaler D., *Petit mal-Status) in Erscheinung treten. Während eines epileptischen Dämmerzustandes kann das EEG in uncharakteristischer Weise verändert sein, oder ein vorher abnormes EEG normalisiert sich (*Normalisierung, forcierte).
fr: état crépusculaire épileptique; *e:* epileptic twilight state, postictal confusion, epileptic automatism.

Dämmerzustand, episodischer *(m)*. (*K. Kleist*, 1926). Den Anfallskrankheiten erbbiologisch nahestehendes Krankheitsbild mit wiederkehrenden *Dämmerzuständen. Diese können länger als aus anderer Ursache anhalten (über mehrere Wochen). Häufig nur geringe Bewußtseinstrübung mit subjektiver Entfremdung der Wahrnehmungswelt. Angst, Ekstase, Gereiztheit, Poriomanie oder Antriebsschwäche können vorkommen wie bei Dämmerzuständen anderer (organischer) Genese. Nach *K. Kleist* und *K. Leonhard* auch rein vererbbare Formen. Wurde gelegentlich zu den *Degenerationspsychosen gerechnet. Nicht allgemein anerkanntes Krankheitsbild.
fr: état crépusculaire épisodique; *e:* episodic twilight state.

Dämmerzustand, erregter *(m)*. *Dämmerzustand mit hohen Graden von Erregung. Ant. zu *Dämmerzustand, besonnener (geordneter).

Dämmerzustand, freischwebender *(m)*. Syn. für *Dämmerzustand, autochthoner.

Dämmerzustand, geordneter *(m)*. Syn. für *Dämmerzustand, besonnener. »Besonnener« Dämmerzustand findet sich mehr in der älteren Literatur, »geordneter« mehr in der gegenwärtigen.

Dämmerzustand, hysterischer *(m)*. Syn. für *Dämmerzustand, psychogener.

Dämmerzustand, infektiöser *(m)*. (*Th. Ziehen*). Bei fieberhaften Erkrankungen oft plötzlich und mit starken Affektentladungen auftretender *Dämmerzustand. Rechnet zu den akuten körperlich begründbaren Psychosen (s.d.).
fr: état crépusculaire infectieux; *e:* infectious twilight state.

Dämmerzustand, läppischer *(m)*. Hysterischer Dämmerzustand eines Jugendlichen, in dem das Verhalten eines ausgelassenen Kindes nachgeahmt wird.
fr: état infantilo-confusionel; *e:* hysterical (juvenile) twilight state.

Dämmerzustand, Lennoxscher *(m)*. Syn. für Petit-mal-Status.

Dämmerzustand, organischer *(m)*. Zu den akuten exogenen Reaktionstypen (s.d.) zählende Psychose, die durch mittelbare oder unmittelbare Gehirnkrankheiten hervorgerufen wird, z.B. Alkoholintoxikation, fieberhafte Erkrankungen. Meist plötzlich ausbrechende ängstliche oder gewalttätige Erregung.
fr: état crépusculaire organique; *e:* organic twilight state.

Dämmerzustand, postparoxysmaler *(m)*. Nach einem epileptischen Anfall auftretender *Dämmerzustand. Derartige Zustände kommen in der Regel nach Grand mal, psychomotorischen Anfällen und Absenzen vor. Sie können von wenigen Sekunden bis zu 2 Stunden anhalten. Da die Kranken auch in diesen Zuständen beschränkt handlungsfähig sind, kann es in sehr seltenen Fällen zu strafbaren Handlungen kommen.
e: epileptic automatism.

Dämmerzustand, psychogener *(m)*. Unter hohem Affektdruck auftretende Einengung des Bewußtseins auf die zum Affekt gehörigen Inhalte. Diese Zustände können sich wiederholen, wobei dieselben affektbesetzten Inhalte reproduziert werden. Wird den hysterischen Reaktionen zugerechnet und deshalb auch als »hysterischer Dämmerzustand« bezeichnet.
fr: état crépusculaire psychogène; *e:* psychogenic twilight state, pseudoconfusion.

Dämmerzustand, traumatischer *(m)*. Bei einer Gehirnerschütterung nach dem Erwachen aus der Bewußtlosigkeit auftretender, meist kurzdauernder Dämmerzustand. Der Zustand kann aber gelegentlich wochenlang andauern und zeichnet sich dann durch ein zwar eingeengtes, aber besonders waches Bewußtsein und infantil-hysterische Verhaltensweisen aus. Beides führt leicht zur Verkennung des Zustandes.
fr: état crépusculaire traumatique; *e:* traumatic twilight state.

Dämonenglaube *(m)*. Glaube an eine unbegreifliche Kraft, die sich in Ereignissen kundtut, die aus der gewöhnlichen Erfahrung nicht zu verstehen sind. Ist neben der antiken griechischen auch vielen anderen Religionen zu eigen. Meist wird damit eine Gottheit bestimmt, die nicht nur zum Menschen, sondern zu der auch umgekehrt der Mensch unmittelbar in Beziehung treten kann. Die geheimnisvolle Wirkung des Dämons ist in der Antike nicht unbedingt schädlich. Die Bedeutung des Bösen tritt erst mit dem Christentum hinzu. Dämonen werden seit der Antike für alle Krankheiten, später ins-

besondere für Geistesstörungen verantwortlich gemacht. Im Mittelalter werden die Dämonen der Besessenen durch *Exorzismus ausgetrieben. Dämonenglaube ist auch heute noch psychopathologisch bedeutsam, z.B. bei Zuständen von Besessenheit. Voraussetzung ist eine – oft unreflektierte – Kenntnis der kulturellen Tradition.
fr: démonisme; *e:* demonism.
Syn.: Dämonismus.

Dämonenwahn *(m).* Krankhafte Überzeugung, von einem (bösen) Dämon »besessen« zu sein. Im 18. und 19. Jh. häufiges Symptom verschiedener Geistesstörungen.
fr: délire de possession démoniaque; *e:* demoniacal possession.

Dämonismus *(m).* Syn. für *Dämonenglaube.

Dämonomanie *(f).* Wahnkrankheit mit Vorherrschen von Dämonenwahn. Anfang des 19. Jh, eigenes Krankheitsbild (noch bei *Macario,* 1843). Nach der heutigen Terminologie handelt es sich meist um depressive Zustände.
fr: démonomanie; *e:* demonomania.

Dämonomelancholie *(f).* Mit *Dämonenwahn einhergehende Melancholie. Galt im 19. Jh. als besondere Form der *Dämonomanie. Ein Kranker befürchtet z.B., ein Dämon oder der Teufel habe sich seiner bemächtigt, ihn erwarte daher das Hochgericht.
fr: démonomélancholie; *e:* demono-melancholia.

Dämonopathie *(f).* Alle psychischen Krankheitszustände, in denen der Dämonenglaube eine Rolle spielt.
fr: démonopathie; *e:* demonopathy.

Dämonophobie *(f).* Krankhafte Furcht, von Dämonen oder bösen Geistern befallen zu werden.
fr: démonophobie, phobie des démons; *e:* daemonophobia.

DAGG. Deutscher **A**rbeitskreis für ***G**ruppendynamik und ***G**ruppenpsychotherapie.

Dahlen *(n)* *Gammazismus.

DAK. Deutscher **A**rbeits**k**reis für Jugend-, Ehe- und Familienberatung. *Beratung, psychologische.

Daknomanie *(f).* Krankhafte Neigung, zu beißen oder zu töten.
fr: dacnomanie, impulsion à mordre; *e:* dacnomania.

Dakryogelose *(f).* Anfallsweise auftretendes, miteinander alternierendes Lachen und Weinen.
fr: rire et pleurer alternés; *e:* dacryogelosis.

Dakryurie *(f).* Alte Bez. für heftigen Tränenfluß.
fr: dacryurie; *e:* dacryuria.

Daktylographenkrampf *(m).* Wenig gebräuchliche Bez. für *Schreibkrampf an der Schreibmaschine.
fr: crampe des dactylographes; *e:* typewriter's cramp.

Damerow, Heinrich Philipp August geb. 28. 12. 1798 Stettin, gest. 22. 9. 1866 Halle. Ab 1830 Prof. der Medizin in Greifswald. Später Direktor der Heil- und Pflegeanstalt Nietleben bei Halle. Zusammen mit *Flemming* und *Roller* Begründer der »Allgemeinen Zeitschrift für Psychiatrie« (ab 1844). Sein Buch »Sefeloge, eine Wahnsinnsstudie« (1853) demonstriert am Beispiel des Königsattentäters Sefeloge allgemeine psychiatrische Probleme.

Danebenreden *(n).* Bei Schizophrenie oder Hysterie vorkommendes falsches Beantworten von Fragen. Es wird auf eine Frage nicht so geantwortet oder ein Thema nicht derart aufgegriffen und weiterverfolgt, wie es unter dem Horizont eines gemeinsamen Meinens zu erwarten wäre. Auf eine Frage erfolgt nicht eine der Gesamtheit des Gesagten und den sprachlichen Umfeldern völlig fremde Antwort, sondern ein Reden, das zwar mit der Rede des (normalen) Gesprächspartners etwas zu tun hat, jedoch in einer anderen als der erwarteten Weise (n. *Th. Spoerri,* 1964). *Vorbeireden.
fr: paraphémie; *e:* paraphemia.

Dansomanie *(f).* Seltenes Syn. für *Choreomanie.

DAP. Deutsche **A**kademie für **P**sychoanalyse.

Darbietungsformen (der Neurose) *(f, pl).* (*W. v. Baeyer,* 1957). Nach außen stark auffällige *Rentenneurosen. Gegensatz zu den *Intimformen. Wurden vor allem während der Weltwirtschaftskrise 1929–1932 beobachtet. »Die Rentenneurotiker reproduzierten mit starkem Affektaufwand vor dem skeptischen Gutachter die traumatische Szene, ohne daß es dabei je zu einer kathartischen Heilwirkung kam. Darbietungsformen sehen wir fast nur bei Patienten, die ihre Jugend in ost- und südosteuropäischen Ländern unter ländlich-patriarchalischen Verhältnissen erlebten« (v. Baeyer).

Darwinsches Spitzohr *(n).* Verbildung des Ohres, welche als *Degenerationszeichen galt. Am Ohr fehlt die Helix am Übergang vom queren zum absteigenden Teil, so daß der scharfe freie Rand des Ohrknorpels eine Spitze nach oben außen bildet. Ferner finden sich Knötchen am äußeren Ohrrand.

Daseinsanalyse *(f).* (*L. Binswanger*). Stark am philosophischen Daseinsbegriff *Heideggers* und der Pänomenologie *Husserls* orientierte psychotherapeutische Konzeption. Danach kommt es darauf an, das Gesamt der Bezüge des erkrankten Individuums zur Welt, den »Daseinsvollzug«, in den Griff zu bekommen und nicht einseitig den Blick auf die Krankheitssymptome oder den Krankheitsverlauf zu richten. Die Daseinsanalyse geht somit von einem philosophischen Konzept aus. In der Anwendung auf die Psychiatrie ist das Ziel, den schizophrenen Kranken aus den Begriffssystemen der traditionellen Psychiatrie herauszulösen und ihm eine Menschlichkeit im Sinne der Existenzphilosophie zurückzugeben. Die traditionelle Unterscheidung zwischen endogenen, exogenen und psychogenen psychischen Erkrankungen verliert damit an Bedeutung. Die auch von *M. Boss* und *V. E. von Gebsattel* geförderte Daseinsanalyse hat zwar wenig unmittelbaren Einfluß auf die praktisch-psychiatrische Tätigkeit gewonnen, sicher aber mittelbar sehr befruchtend auf die Psychiatrie und die allgemeine Einstellung zum psychisch Kranken ausgewirkt.

fr: analyse existentielle; *e:* Dasein analysis, ontoanalysis, existential analysis.

daseinsanalytische Psychologie *(f).* Sammelbez. für alle Richtungen der Psychologie und Psychiatrie, die sich von der Existenzphilosophie herleiten. Weitgehend identisch mit *Psychiatrie, anthropologische.

Daseinsanalytisches Institut für Psychotherapie und Psychosomatik, Medard Boss-Stiftung. 1971 in Zürich gegründetes psychotherapeutisches Ausbildungsinstitut für Behandlungsmethoden, die aus der *Daseinsanalyse abgeleitet sind (Direktion: *G. Condrau*). 3jährige Ausbildung in Theorie und psychotherapeutischer Praxis.

Daseinsordnung *(f).* (*J. Zutt,* 1953). In Anlehnung an den *Heidegger*schen Begriff des Daseins geprägte Bez. für eine subjektive Ordnung, innerhalb deren ein Mensch Geborgenheit und Sicherheit genießen kann, die er als Ordnung begreifen, anerkennen und verwerfen kann. Als besonders wichtige Daseinsordnungen für das tägliche Leben werden Wohnordnung und Rangordnung bezeichnet, die »gesundheitlich-biologische Ordnung unseres Leibes« sei »tragender Grund unseres Lebens«. Störung der Daseinsordnung kann Ursache oder Folge psychischer Störungen sein.

fr: agencement existentiel; *e:* existential order.

DAT. **D**emenz vom **A**lzheimer-**T**yp. **Alzheimersche* Krankheit.

Dauer-Alkoholismus *(m).* Chronische *Trunksucht.

Dauerbad *(n).* Etwa körperwarmes Vollbad von mehrstündiger Dauer zur Bekämpfung von (schweren) Erregungszuständen. Bereits von *Pinel, Baillarger* und *Esquirol* empfohlen. Durch *Kraepelin* etwa ab 1880 in Deutschland einige Jahrzehnte in ausgedehntem Gebrauch. Seitdem durch andere Methoden der Beruhigung (z.B. Medikamente) verdrängt.

fr: bain prolongé; *e:* continuous water bed.

Dauerkollektivierung *(f).* Die lebenslange Zwangsvergesellschaftung in einer bestimmten sozialen Gruppe mit einem fast völligen Aufgehen individueller Strebungen in den Aktivitäten und Ansichten eines Kollektivs. Vorkommen besonders in Lagern und Strafanstalten. Objektive und subjektive Wirkung weitgehend von Kultur und Sozialstruktur des einzelnen abhängig (z.B. Bedürfnis nach Privatsphäre). Eine Nivellierung kann durch geschickte Gruppeneinteilung weitgehend vermieden werden. Als günstige sozialpsychiatrische Maßnahme evtl. für psychisch Kranke und Haltschwache (z.B. Trinker) angebracht.

fr: internement collectif prolongé; *e:* permanent (forced) collectivization.

Dauerschlaf *(m).* **1.** Schlaf weit über das normale Maß hinaus (mehrere Tage bis Wochen). Vgl. Hypersomnie. **2.** Aus therapeutischen Absichten künstlich über Wochen herbeigeführter Schlaf. *Schlafkur.

fr: sommeil prolongé; *e:* continuous sleep.

Dauerverstimmung *(f).* Chronische Verdrossenheit und Mißgestimmtheit als Dauerhaltung der Persönlichkeit. Schließt eine gewisse Feindseligkeit und Mißtrauen gegen die Umwelt ein.

fr: humeur triste prolongée; *e:* permanent depression.

Daumenlutschen *(n).* Lutschen und Saugen am eigenen Daumen, meist verbunden mit Bewegungen der übrigen Finger der gleichen Hand. Kann bereits intrauterin und bei Neugeborenen in Erscheinung treten; gilt bis zum Ende des 1. Lebensjahres als normal (wenn auch nicht bei jedem Kind auftretend), bis zum 3. und 4. Lebensjahr als unbedenklich, wenn es vor dem Schlaf, bei Müdigkeit oder in Erregung auftritt. In extremen Fällen kann es jedoch Veränderungen des Daumens und vor allem des Mundes und der Stellung der Schneidezähne zur Folge haben. Nach psychoanalytischer Theorie autoerotische Betätigung, bei der – wie auch sonst in der oralen Phase – die orale Zone als erogene Zone dient, von der Reizung und Befriedigung ausgehen. Kein spezifisches Mittel gegen über-

langes Daumenlutschen. Verbote führen meist zu schlechtem Gewissen.
fr: succion (suçage) du pouce; *e:* thumb sucking.

Deal *(m)*. Im Drogenjargon: eine Unze Haschisch in einer seiner vielfältigen Formen.

Dealer *(m)*. Im Drogenjargon: jemand, der durch Handel mit Rauschdrogen seinen Lebensunterhalt ganz oder teilweise bestreitet.

debil *(a)*. Leicht schwachsinnig. *Debilität.
fr: débile; *e:* feebleminded, moron (am.).

Debilität *(f)*. Leichter Grad von angeborenem oder perinatal erworbenem Intelligenztiefstand. Als Maß gilt die Unfähigkeit zur Aneignung einer durchschnittlichen Volksschulbildung (bei ausreichender Gelegenheit) und Untauglichkeit für einen Lernberuf, wobei jedoch die Fähigkeit, sich durch Erwerbstätigkeit selbst zu unterhalten und sich selbständig im Leben zurechtzufinden, voll erhalten ist. Da der Intelligenzmangel gewöhnlich nicht gleichmäßig ausgeprägt ist, kann das klinische Bild sehr unterschiedlich sein. Debilität kann jedes psychotische Bild komplizieren und von sich aus besonders in kritischen Lebenssituationen psychoseähnliche Bilder hervorrufen. Seit *David Wechsler* (1939) ist versucht worden, die Debilität mit Hilfe von Intelligenztests (IQ = 70–80) statistisch gegen eine Durchschnittsnorm (IQ = 100) abzugrenzen, was jedoch klinisch nicht befriedigt, da Personen mit einem höheren IQ eventuell auch noch aufgrund ihres Verhaltens als debil bezeichnet werden müssen. Auch sind die Grenzen zwischen den verschiedenen Intelligenzgraden im Laufe der Zeit immer wieder verschoben worden. – Im Unterschied zur *Demenz kennzeichnet Debilität den angeborenen oder sehr früh erworbenen Intelligenzmangel. – Ursachen wie bei anderen Formen der *Oligophrenie.
fr: débilité mentale; *e:* mild mental retardation, mental deficiency.
Syn.: debilitas (mentalis).

Debilität, emotionale *(f)*. Schwache Entfaltung des Gefühlslebens, meist als Folge des *Hospitalismus.
fr: débilité affective; *e:* emotional debility.

Debilität, motorische *(f)*. (*E. Dupré*) Besondere Ungeschicklichkeit in der Motorik von Oligophrenen (oft verbunden mit sehr lebhaften Sehnenreflexen und spastischen Zeichen).
fr: débilité motrice; *e:* debility of mobility.

Debilitas (mentalis) *(f)*. **1.** Selten gebr. Syn. für *Debilität. **2.** (*Chaslin*) Syn. für *Urteilsschwäche (unabhängig vom Intelligenzgrad).
fr: débilité mentale; *e:* deficient judgement.

Debilitas sexualis *(f)*. Schwäche der sexuellen Potenz.
fr: insuffisance sexuelle; *e:* sexual debility.

Decentan-Syndrom *(n)*. Seltenes Syn. für *dyskinetisch-hypertones Syndrom. Das Syndrom wurde bei Behandlung mit dem Neuroleptikum Decentan zuerst beobachtet.
fr: syndrome »Decentan«; *e:* Decentan syndrome.

Deceptio visus. Alte Bezeichnung für Gesichtstäuschung.
fr: illusion d'optique; *e:* optical illusion.

Deckerinnerung *(f)*. (*S. Freud*) Erinnerung aus der Kindheit, die in die Zeit der ersten 5 Lebensjahre fällt, die eigentlich der infantilen Amnesie (s.d.) anheimgefallen sind. Die Erinnerungen setzen sowohl durch ihre Deutlichkeit wie durch ihre scheinbare Bedeutungslosigkeit in Erstaunen. Erst die Psychoanalyse deckt auf, daß sie meist durch *Verschiebung entstandene wichtigste Erinnerungen sind. Die »Kindheitsamnesie [wird] durch die Deckerinnerungen vollkommen aufgewogen [...]. In diesen ist nicht nur einiges Wesentliche aus dem Kindheitsleben erhalten, sondern eigentlich alles Wesentliche. Man muß nur verstehen, es durch die Analyse aus ihnen zu entwickeln. Sie repräsentieren die vergessenen Kinderjahre so zureichend wie der manifeste Trauminhalt die Traumgedanken.« (GW X, 128).
fr: souvenir-écran; *e:* screen memory, cover memory.

Deckwahn *(m)*. (*Magenau,* 1922). Selten gebr. Syn. für *Erklärungswahn.

Defectio animi. Alte Bez. für *Schwachsinn.

Defekt *(m)*. In der Psychiatrie Bez. für unwiederbringlichen Verlust von früher vorhandenen intellektuellen Fähigkeiten, Ansprechbarkeit und Reichhaltigkeit des Gefühlslebens und Individualität durch Krankheitsvorgänge. Je nach Ursache oder psychopathologischem Bild werden verschiedene Formen unterschieden; Vgl. Defekt, moralischer; Defekt, schizophrener.
fr: déficience; *e:* defect.

Defekthandlungen *(f, pl)*. Handlungen aufgrund geistiger, intellektueller Defekte. Können dadurch oft den Eindruck des Unzweckmäßigen, Unlogischen und nicht Folgerichtigen erwekken. Vorkommen bei intellektuellen oder schizophrenen Defekten.
fr: comportement déficitaire; *e:* defective *oder* illogical action.

Defekthebephrenie *(f)*. **1.** Hebephrenie, die ohne Remission und meist ohne lebhafte klinische Symptome in einen »schizophrenen Defekt« (s.d.). übergeht. **2.** Schizophrener Defekt, der in

seinem klinischen Aussehen das charakteristische Bild der Hebephrenie behält.
fr: hébéphrénie à évolution schizophrénique (1), forme hébéphrénique de la schizophrenie; *e:* degenerative hebephrenia.

Defektkatatonie *(f)*. **1.** Katatonie, die unmittelbar in einen schweren »schizophrenen Defekt« (s.d.) ausmündet. **2.** Schizophrener Defekt mit katatoner Symptomatik, die gleichsam eine zum Defekt erstarrte Katatonie darstellt.
fr: catatonie à évolution schizophrénique (1), schizophrénie catatonique (2); *e:* defective *oder* degenerative catatonia.

Defektkonstitution, kombinierte *(f, pl)*. (*F. Mauz*) Zur iktaffinen Konstitution (s.d.) gehörige, uneinheitliche typologische Gruppe mit Minderwertigkeiten und Schwäche verschiedener körperlicher Systeme (Dysplasien, Status dysraphicus, Insuffizienzen des Gefäßsystems).
fr: constitutions defectueuses combinées; *e:* combined defective constitutions.

Defekt, moralischer *(m)*. Fehlen moralischer Einstellungen und höherer Wertvorstellungen. *moral insanity.
fr: déficience du sens moral; *e:* moral defect.

Defektologie *(f)*. In osteuropäischen Ländern gebräuchliches Syn. für *Heilpädagogik.

Defektpsychose *(f)*. **1.** (*Th. Ziehen*). Psychose bei Intelligenzdefekt (*Debilität). Wurde den Psychosen ohne Intelligenzdefekt gegenübergestellt. Nicht mehr üblich. **2.** Bez. für eine zur Defektbildung tendierende schizophrene Psychose. *Defekt, schizophrener.
fr: psychose avec déficit mental; *e:* degenerative psychosis (1), deteriorative psychosis (2).

Defektpsychose, typisch schizophrene *(f)*. (*G. Huber,* 1961). Unterform des schizophrenen Defekts (s.d.). Mischung aus den Erscheinungen des »reinen Defekts« (s.d.) und schizophrener Symptome, wobei Symptome 1. und 2. Ranges (s.d.) im Vordergrund stehen. Kennzeichnend sind das eigentümlich Unzugängliche, Fremde, das uneinfühlbar Wirkende in Verhalten und Äußerungen, Kontakt- und Realitätsferne (*Autismus), Störungen des Ebenmaßes der Affekte, kühle Isolierung, gemütliche Abstumpfung. *Denkzerfahrenheit, fehlende Krankheitseinsicht, Indifferenz des Kranken gegenüber Veränderungen. Dazu bestehen Wahn- und Sinnestäuschungen.

Defekt, reiner schizophrener *(m)*. (*G. Huber,* 1961). Zustand einer Schizophrenie mit einer Fülle von uncharakteristischen Erscheinungen, die insgesamt als schizophren anmuten. Eine Schizophreniediagnose ist jedoch ohne Berücksichtigung der Vorgeschichte nicht möglich. Es fehlt dem Kranken etwas, was früher vorhanden war, er ist aber in seinem Wesen nicht verändert. Die Phänomene der typischen Schizophrenie sind nicht vorhanden. *Erscheinungen:* Leibgefühlsstörungen; Denk- und Konzentrationsstörungen; Verlust der Leitbarkeit der Denkvorgänge (= kognitive Störungen); Erschöpfbarkeit, Ermüdbarkeit; Einbuße an Spannkraft, Energie, Vitalität, Ausdauer, Geduld; erhöhte Erregbarkeit und Beeindruckbarkeit; Störungen des Allgemeinbefindens; Leistungsinsuffizienz; Intoleranz gegen äußere Einflüsse und Konflikte; erhöhtes Schlafbedürfnis; erlebte Impuls- und Gefühlsverarmung; Anstrengungsgefühl bei der Arbeit und bei kleinsten Alltagsverrichtungen; *»Gefühl der Gefühllosigkeit«; Unvermögen, sich zu freuen, Störungen des In-Erscheinung-Tretens; Hemmung im Umgang mit Menschen; Anstrengungsgefühl in Gesellschaft; Rückzug aus der Gesellschaft (sekundärer *Autismus); Verlust der Naivität und Unmittelbarkeit; Zwang zur Reflexion; Entschlußlosigkeit; Überempfindlichkeit der Sinne (Überempfindlichkeit gegen störende Geräusche und Licht); Störungen von Appetit, Stuhlgang, Libido sexualis, Menstruation. – Der Zustand unterliegt Schwankungen und kann auch nach 30 Jahren noch verschwinden. Er ist durch Antidepressiva beeinflußbar, aber nicht auflösbar. – Entspricht der *Schizophrenia simplex, wie sie unter anderer theoretischer Konzeption beschrieben wurde.

Defekt, schizophrener *(m)*. Nach älterer Auffassung: der geistige Zustand, welcher nach längerem oder kürzerem Verlauf mit einer oder vielen akut-psychotischen Episoden einer *Schizophrenie als unveränderbar für dauernd übrig bleibt. Wird bei **Bleuler* beschrieben als *Dissoziation von Denken und Affektleben. Zur traditionellen Beschreibung gehören ferner: Antriebsverarmung; Gleichgültigkeit; Unfähigkeit, einen affektiven Kontakt aufzunehmen oder mit anderen mitzufühlen; Unbeherrschbarkeit der Affekte; *Zerfahrenheit des Denkens; Inaktivität; soziale Isolierung. Wahn und Halluzinationen gehören dagegen nicht zum Bild des Defektes, können aber von früher her weiter bestehen. Intelligenz und Gedächtnis sind nicht gestört, der Kranke macht aber »keinen Gebrauch« von seiner Intelligzenz. – Es hat in der deutschen Psychopathologie immer wieder Versuche gegeben, das Typische des Defektes in besonderen Bezeichnungen zum Aus-

druck zu bringen: »eigentümliche« Verblödung (*E. Kraepelin*), affektive Verödung (*Verödung, schizophrene), *Versandung, schizophrene Demenz (Verblödung, schizophrene), Verlust der Spannweite des intentionalen Bogens (*K. Beringer*), Reduktion des energetischen Potentials (*K. Conrad*), dynamische *Entleerung (*W. Janzarik*). Nach *G. Huber* (1961, 1979) ist der »Defekt« grundsätzlich reversibel, eventuell noch nach 20 Jahren, und somit kein Endzustand. Seither ist die Bez. aus dem psychiatrischen Sprachgebrauch fast ganz verschwunden und wird durch »Defizienzverfassung« oder ähnliches ersetzt. – *Huber* unterschied verschiedene Prägnanztypen: 1a: charakteristische *Residualsyndrome (leichte und gemischte Residuen); 1b: typisch schizophrene *Defektpsychosen; 1c: *Strukturverformungen mit Psychose; 1d: chronische reine Psychosen (s.d.); 2a: relativ uncharakteristische Residualsyndrome (*Minimalresiduen); 2b: leichte und mäßige reine *Residualsyndrome; 2c: reine (schizophrene) Defekte; 2d: *Strukturverformung ohne Psychose.
fr: schizophrénie avec déficit mental; *e:* schizophrenic defect.

Defektschizophrenie *(f)* *Defekt, schizophrener.

Defektsyndrome, organische *(n, pl)*. (*H. H. Wieck*). Durch organische Hirnkrankheiten bedingter, endgültiger (irreversibler) Verlust geistig-seelischer Funktionen. Betrifft vor allem Intelligenzeinbußen (*Demenz) und Wesensänderungen (*Persönlichkeitsveränderung, organische).

Defektsyndrom, terminales extrapyramidales *(n)*. (*S. Haddenbrock*, 1964). Nach längerdauernder Anwendung neuroleptischer Medikamente auftretende extrapyramidale Hyperkinesen, die nach Absetzen der Medikamente nicht verschwinden oder überhaupt erst bei Dosisverminderung auftreten. Vorwiegend choreiforme und ballistische Bewegungsstörungen, die bei affektiver Spannung zunehmen und im Schlaf vollständig aufhören. Im einzelnen wurden beobachtet: Wälzbewegungen der Zunge, Kau- und Schmatzbewegungen, Grimassieren, Nickbewegungen des Kopfes, Wiegen des Oberkörpers, rhythmische (koitusähnliche) Bewegungen des Beckens, hechelnde Atmung, athetoide Fingerbewegungen. Charakteristisch ist der stereotype Ablauf der Bewegungen, der sich ständig in der gleichen Weise wiederholt.
fr: syndrome déficitaire extrapyramidal terminal; *e:* tardive dyskinesia.
Syn.: Spätdyskinesien.

Defektzustand *(m)*. In der Psychiatrie: nicht mehr rückbildungsfähiger Endzustand einer Psychose (z.B. Schizophrenie) oder einer organischen Hirnkrankheit mit intellektuellen oder anderen psychischen Defekten.
fr: état déficitaire terminal; *e:* irreversible defective state.

Defeminatio *(f)*. **1.** Entweiblichung. Bei Frauen Umwandlung der Geschlechtszugehörigkeit und der ganzen psychischen Persönlichkeit im Denken, Wollen und Streben zum männlichen Geschlecht hin. Analog beim Manne: Eviratio. Nicht mehr gebräuchliche Begriffe. **2.** Selten gebr. Bez. für Frigidität.
fr: déféminisation (1), frigidité (2); *e:* defemination, defeminization (1), frigidity (2).

Deferveszenzpsychose *(f)*. Beim Abklingen des Fiebers auftretende symptomatische Infektionspsychose.
fr: psychose de la défervescence; *e:* defervescence psychosis.

Defizienz *(f)*. (*G. Huber*). Seit ca. 1980 sehr gebräuchliche Bez. für die *besondere Form* geistiger Behinderung, wie man sie bei Menschen mit *Schizophrenie finden kann. Die Bez. wird praktisch ausschließlich verwendet, wenn keine der typischen *Plus-Symptome der Schizophrenie vorhanden sind. Beschreibungen finden sich bei den *Residualsyndromen. »Defizienz« wird bevorzugt, weil sie zwar durch geistig-intellektuelle Minderleistungen gegenüber dem Gesunden gekennzeichnet wird, jedoch grundätzlich eine Heilbarkeit besteht, während »*Defekt« an Unheilbarkeit denken läßt, »*Residuum« dagegen an einen unveränderbaren Rest nach überstandener Krankheit.

Deflation *(f)*. (*C. G. Jung*). Zustand von seelischer Ausgeglichenheit und innerer Ruhe (als Gegensatz zur *Inflation).
fr: déflation; *e:* deflation.

Degeneration *(f)*. Entartung. Starke Normabweichung oder krankhafte Abweichung von der Norm, hervorgerufen durch Erbfehler oder negative Umwelteinflüsse (deren Folgen ebenfalls als vererblich gedacht werden). Der soziale Niedergang von Familien über Generationen, der Niedergang einer höheren Kultur zu einer niedrigeren Kulturstufe und viele Krankheiten (insbesondere Epilepsie) wurden als Folge von Degeneration angesehen. Im 19. Jahrhundert war die Degenerationslehre von *Morel* in der Psychiatrie zeitweise die beherrschende Wissenschaftstheorie.
fr: dégénération; *e:* degeneration.

Degenerationslehre *(f)*. Lehre von der *Degeneration. Zusammenfassung in *J. E. Chamberlin* und *S. L. Gilman:* »Degeneration«, New York 1985.

Degenerationsmerkmal *(n)* *Degenerationszeichen.

Degenerationspsychose *(f)*. **1.** I.w.S. obsolete, der Degenerationslehre entlehnte Bez. für Psychosen, als deren Ursache eine intensive Erbanlage angenommen wurde und die zu keinem Defekt führen. I.e.S. wurden mehrere Formen beschrieben: **2.** (*K. Bonhoeffer, K. Birnbaum*). In der Haft ausbrechende Psychosen, insbesondere Wahnpsychosen. Es wurde in der Haft nur das auslösende Moment gesehen, während als Grundlage der Psychose eine minderwertige Veranlagung angenommen wurde, die sich ja schon in der Straffälligkeit gezeigt habe. Es wird deshalb auch von den »wahnhaften Einbildungen der Degenerativen «gesprochen, deren Hauptsymptom nach *Bonhoeffer* eine Labilität des Persönlichkeitsbewußtseins sei. **3.** (*P. Schröder, K. Kleist*). Bez. für nicht zur Verblödung führende, der Schizophrenie ähnliche Psychosen. Entspricht weitgehend den *zykloiden Psychosen. **4.** Syn. für *Entartungsirresein.
fr: psychose de dégénérescence; *e:* psychosis of degeneration.
Syn.: metabolische Psychose (*Schröder*), metaptotische Psychose (*Schröder*), degeneratives Irresein, konstitutionell-degenerative Psychose.

Degenerationszeichen *(n, pl)*. Körperliche Veränderungen, die als Merkmale einer Degeneration gelten. Z.B. Mikrozephalie, Schädelasymmetrie, Turmschädel, Fehlbildungen am Gaumen, vom Durchschnitt stark abweichende Körperproportionen, fliehendes Kinn, Kleinheit der Processus mastoidei; Hasenscharte, übermäßige Behaarung, zusammengewachsene Augenbrauen, Anwachsen der Ohrläppchen, abnorm große und bewegliche Ohren u.a. Die Zahl der Zeichen schwoll bei Weiterentwicklung der Degenerationslehre auf 110 an (*Kalischer*).
fr: stigmates de dégénérescence; *e:* stigma of degeneracy.
Syn.: degenerative Stigmata, Degenerationsmerkmal, Entartungszeichen.

degenerativer Charakter *(m)*. Abnorme Charakteranlagen aufgrund einer *Degeneration.

degeneratives Irresein *(n)*. Syn. für *Degenerationspsychose.

degenerative Stigmata *(n, pl)* *Degenerationszeichen.

Dégénéré *(m)*. Entarteter. Degenerierter. Jemand, der durch erbliche Übertragung negativer Eigenschaften (degenerative Stigmata) vom ursprünglichen, gottebenbildlichen Menschentypus abweicht. Begriff der Degenerationslehre, der sich vorwiegend in nichtwissenschaftlicher Literatur erhalten hat.
fr: dégénéré; *e:* degenerate.

Dégénéré inférieur *(m)*. Degenerierter, dessen Intelligenz- und Charaktermängel besonders ausgeprägt sind und bis zur Idiotie gehen können. *Degeneration, *Dégénéré.
e: »dégénéré inférieur«.

Dégénéré supérieur *(m)*. In der frz. Psychiatrie Bez. für Degenerierten, der trotz angeborener Charakter- und Intelligenzdefekte besondere Fähigkeiten auf einzelnen Gebieten, z.B. für Kunst, Musik, Mathematik, aufweist oder ein gutes Gedächtnis besitzt, im allgemeinen aber auf allen Gebieten nur herumdilettiert, ohne produktiv zu sein.
e: »dégénéré supérieur«.

Degenereszenz *(f)*. Wenig gebr. Bezeichnung für Degeneration.
fr: dégénérescence; *e:* degenerescence.

Dehumanisation *(f)*. »Entmenschlichung«. Fortschreitender Verlust spezifisch menschlicher Eigenschaften, insbesondere höherer Werthaltungen. Absinken auf ein niederes »tierisches« Niveau. Im 19. Jahrhundert wurde dies vielfach als natürliche Folge psychischer Erkrankung angesehen.
fr: déhuminanisation; *e:* dehuminanization.

Dehypnotisation *(f)*. Beendigung eines hypnotischen Zustandes.
fr: déhypnotisation, arrêt de l'hypnose; *e:* dehypnotization.

Déjà-entendu-Erlebnis *(n)*. »Schon gehört, wahrgenommen«. Phänomen falscher Bekanntheitsqualität, das einem Erlebnis anhaften kann. Das Individuum erlebt eine akustische Wahrnehmung, als wenn sie diese schon einmal gehört hätte. *Déjà-vu-Erlebnis.
fr: illusion (impression) de déjà entendu; *e:* déjà-entendu phenomenon.

Déjà-éprouvé-Erlebnis *(m)*. »Schon erfahren«. Gefühl, eine Handlung schon einmal unternommen, ein Erlebnis schon einmal erlebt zu haben.
fr: illusion de déjà éprouvé; *e:* déjà-éprouvé phenomenon.

Déjà-pensé-Erlebnis *(n)*. »Schon gedacht«. Gefühl, denselben Gedanken schon einmal in gleicher Form gedacht zu haben.
fr: illusion de déjà pensé; *e:* déjà-pensé phenomenon.

Déjà-raconté-Erlebnis *(n).* (*S. Freud*) »Schon erzählt«. In Analogie zu den »Déjà-vu«-Erlebnissen benanntes Phänomen in der Psychoanalyse. Ein Kranker ist überzeugt, seinem Analytiker etwas schon erzählt zu haben, hat es aus einem Widerstand heraus aber nicht getan. Die Absicht wird in der Erinnerung für den Akt des Erzählens genommen.
fr: illusion de déjà raconté; *e:* déjà-raconté phenomenon.

Déjà-vécu-Erlebnis *(n).* »Schon erlebt«. Gefühl, die gleiche Situation schon einmal durchlebt zu haben.
fr: illusion de déjà vécu; *e:* déjà-vécu phenomenon.

Déjà-vu-Erlebnis (Phänomen) *(n).* »Schon gesehen«. Gefühl, etwas schon einmal gesehen zu haben, obwohl man sich z.B. in einer noch nie besuchten Stadt befindet. – Das bekannteste der Erlebnisse falscher Bekanntheitsqualität (fausse reconnaissance). Die Bez. wird deshalb auch für gleiche Erlebnisse auf anderen Sinnesgebieten oder in anderen Vorstellungsbereichen verwandt. Charakteristisch ist das Bekanntheitsgefühl einer Situation und ihr urteilsmäßiges Verwerfen im gleichen Erlebnis. Wahrscheinlich schon im Altertum bekannt. Von *Augustin* unter der Bezeichnung »falsae memoriae« behandelt. Das Phänomen diente vielfach zu Ausdeutung i.S. der Wiedergeburt. Seit Mitte des 19. Jahrhunderts in psychologischer und belletristischer Literatur erwähnt. In die psychiatrische Literatur von *Jensen* (1868) als »Doppelwahrnehmungen« eingeführt. Wurde zunächst als ungleichmäßiges Funktionieren der beiden Gehirnhälften erklärt. *S. Freud* sah darin Assoziationen zu unbewußten Erlebniskomplexen.
Tritt auf im Traum, bei Erschöpfung, toxischen Zuständen, im Beginn von Psychosen, als Symptom der Psychasthenie, in der epileptischen Aura, im Beginn einer Dämmerattacke. S.a. die vorangehenden Stichwörter.
fr: illusion (impression) du déjà vu, paramnésie de certitude; *e:* déjà-vu phenomenon.
Syn.: identifizierende Erinnerungstäuschung (*E. Kraepelin*), Erinnerungstäuschungen *C.W. Sander*), Bekanntheitstäuschung.

Déjerine, Jules Joseph geb. 1849 Genf, gest. 26. 2. 1917 Paris. Französischer Neurologe und Psychiater. Neben zahlreichen neurologischen und neuropathologischen Arbeiten entwickelte *Déjerine* ab 1902 eine eigene Methode der Isolierung zur Behandlung von Psychoneurosen. Ohne *Freud* zu kennen, entwickelte er ähnliche Anschauungen über die Bedeutung der Emotionen im Krankheitsgeschehen.

Dekompensationsneurose *(f).* (*H. Voelkel*, 1963). Neurotisches Zustandsbild (meist in Form einer neurotischen Depression), das durch eine organische Krankheit des Nervensystems zum Vorschein kommt; z.B., wenn ein Hirntumor als erstes Symptom die sonst verborgen bleibenden Eigentümlichkeiten einer neurotischen Persönlichkeitsstruktur in Form einer Dekompensation deutlich werden läßt. Im Gegensatz zur *Pseudoneurose und zum organischen Hysteroid (s.d.) handelt es sich somit um eine echte Neurose, die lediglich im Zustande körperlicher Gesundheit noch im Gleichgewicht gehalten wurde.
fr: névrose de décompensation; *e:* decompensation neurosis.

Dekonditionierung *(f).* Ausdruck aus der *Pawlow*schen Reflexlehre. Ein bereits konditionierter Reflex wird durch unangenehme Reize (z.B. Schmerzreize), die an Stelle des erwarteten unkonditionierten Reizes verabfolgt werden, wieder gelöscht. *Extinktion.
fr: déconditionnement; *e:* deconditioning (according to *Pavlov* method).

Delegation *(f).* (*H. Stierlin*, 1972). Vorgang innerhalb der Familie. Ein Elternteil veranlaßt (unbewußt) sein Kind zu Verhaltensweisen, die eigenen, nicht ausgelebten Bedürfnissen entsprechen. Beispiele: Ein Kind spielt im Auftrag der Mutter böse Streiche, welche diese selbst gern gespielt hätte. Das Kind kann dafür zur Entlastung des Gewissens der Mutter auch bestraft werden. – Stellvertretende Drogeneinnahme kann angeregt und vom Elternteil genossen werden. – Am häufigsten werden Kinder zu ehrgeizigem Verhalten veranlaßt, z.B. Filmschauspieler, Wissenschaftler, General zu werden, was der Elternteil selbst vergeblich anstrebte.
fr: délégation; *e:* delegation.

Delir *(n).* Zu den »akuten exogenen Reaktionstypen« *Bonhoeffers* (s.d.) gehörende reversible Psychose mit »abgesunkenem Bewußtsein«; Desorientierung über Ort und Zeit, illusionärer oder wahnhafter Verkennung der Umgebung, optischen, akustischen, haptischen (u.a.) Halluzinationen und psychomotorischer Unruhe. Die Spontanmotorik hat dabei oft ein besonderes (»delirantes«) Aussehen mit Nesteln, Flockenlesen, Fädenziehen u.a. Prototyp ist das *Delirium tremens. Delirien können aus allen Ursachen entstehen, die auch andere symptomatische Psychosen zur Folge haben (z.B. Infektionskrankheiten, Urämie, Medikamentenintoxikation usw).

Abweichend vom gegenwärtigen Sprachgebrauch ist nach *Falret* (1839) »Delir« in der frz. Psychiatrie des 19. Jh. eine Sammelbez. für alle »Störungen der Intelligenz« (etwa: alle kognitiven Störungen), ganz gleich, wodurch sie entstanden sind und wie lange sie dauern. Das Delir ist somit gemeinsames Symptom einer Vielzahl von psychischen Krankheiten. Ähnlich weit ist der Begriff des Delirs in der älteren deutschsprachigen Literatur, wo er teilweise einfach unserem heutigen Begriff »Psychose« gleichzusetzen ist. In dieser Bedeutung sind allein noch »Delirium acutum« und »Delirium furibundum« (Tobsucht) gebräuchlich. Selten findet man: chronisches Alkoholdelir (= *Korsakow*-Syndrom), Delirium furiosum (= Manie). In der engl. Tradition ist Delir eine Störung des *Sensoriums, die zu einer Störung der Orientierung und des Denkens (*Kritikschwäche, *Inkohärenz) geführt hat. Dies entspricht etwa der Verwirrtheit in der *Verwirrtheitspsychose (erregter Pol) und der *Amentia in der dt. Tradition. In den USA hat *George Libman Engel* (geb. 1913), z.T. in Zusammenarbeit mit *John Romano* (geb. 1908) eine von der europäischen Tradition unabhängige, auf EEG-Befunden basierende Definition des Delirs entwickelt (1944–1959). Diese entspricht mehr dem Bild einer akuten psychoorganischen Störung, welche einer chronischen (Demenz) gegenübergestellt wird. Wurde in leicht abgewandelter Form in DSM III und DSM III-R übernommen. Vgl. DSM-Anhang.
fr: délire; *e:* delirium.
Syn.: Delirium.

Delir, abortives *(n)* *Prädelirium tremens.

Delir, arteriosklerotisches *(n).* Bei hochgradiger Arteriosklerose besonders nachts auftretendes *Delir, wobei sich die psychischen Symptome der Arteriosklerose z.T. mit denen des Delirs mischen.
fr: confusion artério-scléreuse; *e:* arteriosclerotic confusion.

Delir, oneiroides *(n).* **1.** Bez. der frz. Psychiatrie für die psychotischen Zustände, die im Deutschen allein als *Delirien bezeichnet werden, da eine gewisse Ähnlichkeit zu Traumzuständen besteht. Prototypen sind Alkoholdelir und Fieberdelir. **2.** I.w.S. Sammelbez. für psychotische Zustandsbilder mit traumhaftem Charakter, leichter Verwirrung, mangelhafter Orientierung in der Situation. Die frz. Psychiatrie sieht darin lediglich eine Symptomgruppierung, die bei beginnender Schizophrenie, Medikamentenvergiftungen, als Begleitpsychose von Körperkrankheiten (symptomatische Psychose) oder aus anderer Ursache auftreten kann.
fr: délire onirique; *e:* oneiro-delirium.

Delirament, Deliramentum *(n).* (lat. »Unsinn, Verrücktheit«). Alte Bezeichnung für *Delir.

delirant *(a).* An einem *Delir leidend. Mit den Symptomen eines Delirs einhergehend.
fr: délirant; *e:* delirious.
Syn.: deliriös.

deliranter Zustand *(m).* Delir jeder Ätiologie.

Délire cénesthésique: Frz. Bez. für Psychose mit Veränderungen der Leibempfindungen. *Zönästhesie.

Délire d'emblée *(m).* (**Magnan*) Bei starker hereditärer Belastung plötzlich auftretender Verfolgungs- und Größenwahn, der schon innerhalb von Stunden seinen Höhepunkt erreicht und evtl. schon nach wenigen Wochen wieder abklingt. Wurde als eigene Krankheitseinheit angesehen. Entspricht den *Primordialdelirien *Griesingers*.
e: délire d'emblée, acute persecution and grandeur complex (delusion).

Délire d'énormité *(m).* Nihilistisch-depressiver Wahn »ungeheurer Größe«. Der Kranke wähnt, mit seinem Stuhlgang das ganze Land, die ganze Welt zu überschwemmen; er sei so angeschwollen, daß er das ganze Haus ausfülle. Bei schwerer Depression älterer Menschen vorkommend.
e: délire d'énormité, depressive enormity delirium.

Délire de persécution *(m).* (**Lasègue*, 1852). Chronische Psychose mit paranoiden und halluzinatorischen Symptomen. Entspricht dem deutschen *Paranoia-Begriff in der alten weiten Fassung.

Délire de ruine *(m).* (**Legrand du Saulle*, 1884). Melancholisches Krankheitsbild bei Zuckerharnruhr. Das Zustandsbild wurde besonders bei älteren Kranken beobachtet. *Du Saulle* sah darin eine typische »vésanie diabétique« (Psychose bei Diabetes), was jedoch von allen späteren Untersuchern abgelehnt wird.
e: délire de ruine, melancholic delirium.

Délire des aboyeurs *(m).* Syn. für *Neurophonie.

Délire d'interprétation *(m).* (*Serieux, Capgras*). Chronisch verlaufende, reine Wahnpsychose ohne Halluzinationen oder Demenzerscheinungen. Entspricht der *Paranoia *Kraepelins*. Wird in der deutschen Psychiatrie teils zu den paranoiden Entwicklungen, teils zur paranoiden Schizophrenie gerechnet.
e: délire d'interprétation, paranoia.

Délire du toucher *(m).* Von **Legrand du Saulle* geprägte Bez. für *Mysophobie.

Délire systématisé *(m).* In der frz. Psychiatrie Wahnpsychose mit besonders klarem und logisch festgefügtem Wahnsystem.
e: délire systématisé.

deliriös *(a).* Seltenes Syn. für *delirant.

Delirium *(n)* *Delir.

Delirium acutum (idiopathicum) *(n).* (*Calmeil*, 1859). Unter schwerer Erregung rasch zu Erschöpfung und häufig tödlichem Ausgang verlaufende Psychose verschiedener Ätiologie. Es kann sich aus einer Schizophrenie, Amentia, einem Delir oder auch aus einem rein psychogenen Erregungszustand entwickeln. Charakteristisch sind die ängstliche Erregung (die sich evtl. nur in einem ängstlichen Gesichtsausdruck und gespannter Körpermuskulatur äußert), starke Austrocknung und rascher Puls (100–140 Schl./Min.), hohe Temperaturen (über 40–41°) und Azotämie. Wiederholte *Elektrokonvulsionsbehandlung kann eventuell lebensrettend wirken.
fr: délire aigu (idiopathique); *e:* acute delirium.

Delirium alcoholicum *(n).* Syn. für *Delirium tremens.

Delirium, besonnenes *(n).* Syn. für Dämmerzustand, besonnener.
fr: délire lucide.

Delirium blandum *(n).* Schweres Delir, bei dem sich die delirante Erregung stark abgeschwächt hat und der Kranke nur noch leise vor sich hinmurmelt, auf der Bettdecke herumtastet und mit den Fingern die Bewegung des Flockenlesens macht. Gilt als ungünstiges Zeichen. Gewöhnlich bald Übergang in Koma und Exitus letalis. »Blande« bezieht sich hier lediglich auf die Bewegungsruhe, nicht auf die Harmlosigkeit des Zustandes.
fr: délire apprauvi; *e:* delirium mussitans, low muttering delirium.

Delirium, chronisch-alkoholisches *(n).* Seltenes Syn. für *Korsakow*sche Psychose.

Delirium convergens *(n).* Alte Bezeichnung für Beziehungswahn, bei dem der Kranke alles, was in der Umgebung passiert oder was in den Zeitungen steht, auf die eigene Person bezieht, und zwar immer in beleidigendem oder beeinträchtigendem Sinne.
f: délire égocentrique; *e:* convergent delirium, delusions of reference.

Delirium divergens *(n).* Alte Bez. für depressiven Wahn, bei dem der Kranke überzeugt ist, alles Unheil der Welt gehe von ihm aus; wer mit ihm umgehe, sei verdammt; durch seine Ausdünstungen und selbst durch seine Reden ziehe er alle ins Verderben.
fr: délire de nuisance; *e:* divergent delirium.

Delirium ebriosorum *(n).* Veraltete Bez. für *Delirium tremens.

Delirium epilepticum *(n).* Alte Bez. für ängstliche Psychosen erregter Epileptiker mit Wahn- und Sinnestäuschungen. Bereits von den älteren Autoren wird ein Schwanken der Bewußtseinshelligkeit hervorgehoben, so daß die Kranken zeitweise völlig unauffällig wirken können. Betont wird die besondere Neigung der Kranken zu sinnlosen Gewalttaten. – Die Zustände fallen gegenwärtig größtenteils unter den Begriff des epileptischen Dämmerzustandes (s.d.).
fr: délire épileptique; *e:* epileptic delirium.

Delirium e potu *(n).* Selten gebrauchtes Syn. für *Delirium tremens.

Delirium ex inanitione *(n).* Bei auszehrenden Krankheiten oder bei langdauernden Hungerzuständen auftretende delirante Erscheinungen.
fr: délire d'inanition; *e:* exhaustion delirium.

Delirium febrile *(n)* *Fieberdelir.

Delirium fubundum sive furiosum *(n).* Schwerer Erregungszustand. Tobsucht. Veraltet.
fr: délire furieux; *e:* maniacal fury.

Delirium hallucinatorium *(n).* Delir mit Halluzinationen.
fr: délire hallucinatoire, hallucinose; *e:* delirium with hallucinations.

Delirium hystericum *(n).* Psychogener Erregungszustand. Die Bez. ist heute nicht mehr üblich.
fr: délire maniaque hystérique; *e:* hysterical delirium *oder* frenzy.

Delirium manicum *(n).* Deliranter Beginn einer *Manie. Beschrieben wird eine tiefe, traumhafte Bewußtseinstrübung mit abenteuerlichen, verworrenen Sinnestäuschungen und Wahnvorstellungen; plötzlicher Beginn mit Schlaflosigkeit und Unruhe sowie ein wochen- bis monatelanger Verlauf bis zum Übergang in eine mehr depressive Psychose. Die als Delirium manicum beschriebenen Zustände werden gegenwärtig anderen Krankheitsbildern vor allem unter den symptomatischen Psychosen zugeordnet.
fr: délire maniaque; *e:* maniacal delirium.

Delirium metabolicum *(n).* Geistesstörung, bei der sich der Kranke in eine andere Person verwandelt wähnt.
fr: délire métabolique, délire de transformation; *e:* delirium metabolicum.
Syn.: Verwandlungsdelir.

Delirium mussitans *(n).* Schweres Alkoholdelir, in dem der Kranke bei starker Bewußtseinstrübung regungslos leise, unverständliche Worte

vor sich hin murmelt. Gewöhnlich als prognostisch ungünstiges Zeichen anzusehen.
fr: délire avec mussitation; *e:* delirium mussitans, low muttering delirium.

Delirium nervosum *(n).* Begriff der alten Psychiatrie mit wechselnder Bedeutung. Besonders bei psychischen Störungen als Folge von Hirnkrankheiten gebraucht.

Delirium palingnosticum *(n).* Bez. der alten Psychiatrie für ständige Personenverkennung und Verkennung der Umgebung bei Wahnkranken. Jeder Gegenstand erweckt im Kranken den Eindruck, ihn schon einmal erblickt zu haben; jede Person in seiner Umgebung glaubt er wiederzuerkennen. Ein eben ins Krankenhaus aufgenommener Kranker glaubt z.B., in den Mitkranken und im Pflegepersonal lauter alte Bekannte wiederzuerkennen.
fr: délire palingnostique; *e:* palingnostic delirium.

Delirium potatorum *(n).* Weniger gebr. Syn. für *Delirium tremens.

Delirium senile *(n).* Syn. für *Delir, arteriosklerotisches.

Delirium symptomaticum *(n).* Alte Bezeichnung. Geistesstörung als Begleiterscheinung einer schweren Allgemeinkrankheit.
fr: délire symptomatique; *e:* symptomatic delirium.

Delirium transitorium *(n).* Syn. für *Mania transitoria. *Delir wird hier in seiner alten Bedeutung gebraucht.

Delirium tremefaciens *(n).* Syn. für *Delirium tremens.

Delirium tremens *(n).* Akute exogene Psychose, die (frühestens) nach etwa 5jährigem Alkoholmißbrauch auftritt, wobei ein Exzeß oder eine Entziehung auslösend wirken können, meist ist jedoch kein besonderer Anlaß vorhanden (»Kontinuitätsdelirien«). Vorboten sind (oft wochenlang) unruhiger Schlaf mit lebhaften Träumen ängstlichen Inhaltes. Beginn meist akut mit »abgesunkenem Bewußtsein«, Desorientiertheit, lebhaften optischen, akustischen und haptischen Halluzinationen mit rasch wechselnden Inhalten. Dazu illusionäre Verkennung der Umgebung (»Wirtshaus«), erhöhte Suggestibilität, Angst und Euphorie (oft als »Galgenhumor« gemischt). Körperlich: starker Tremor, Schlaflosigkeit, profuses Schwitzen, Temperaturerhöhung (38°C), Stuhlverhaltung. Unbehandelt endet das Delir nach 2–5–10 Tagen mit dem 6–30stündigen »*Terminalschlaf«. Bei Fortsetzung des Alkoholabusus kann das Delirium tremens erneut auftreten. Fälle mit 15facher Wiederholung sind bekannt geworden. Bis zur Einführung der Behandlung mit Hemineurin (*Royer* und *Raucoules,* 1958) ging das Delir in 20% der Fälle tödlich aus; seitdem ist die Mortalität auf wenige Prozent abgesunken. *Historisch:* Erstbeschreibung 1801 mündlich durch *S.B. Pearson* (veröffentlicht 1813) und durch *T. Sutton* in einer Monographie (1813). *Sutton* prägte die Bezeichnung.
fr: delirium tremens; *e:* delirium tremens.
Syn.: Alkoholdelir.
Ältere Synonyme: Delirium ebriosorum, Delirium e potu, Delirium potatorum, Delirium tremefaciens.

Deltaalkoholismus *(n).* (*E. M. Jellinek,* 1960). Schwere Form des Alkoholismus. Der Trinker kann auf sein Getränk nicht 1 oder 2 Tage verzichten, ohne daß schwere Entziehungserscheinungen auftreten. Exzesse und Räusche fehlen aber. Vorkommen vor allem in Weinbaugebieten. *Gammaalkoholismus, *Epsilonalkoholismus.
fr: delta alcoolisme; *e:* delta alcoholism.

Delusion. In der anglo-amerikanischen Psychiatrie Bezeichnung für *Wahn.
fr: délire; *e:* delusion.

Demedikalisation *(f).* (*P. Pichot*). Fortschreitender Prozeß der Abnahme des Anteils der Ärzte in der Heilversorgung von psychisch Kranken in der 2. Hälfte des 20. Jahrhunderts. Die ehemals ärztlichen Aufgaben werden von Sozialarbeitern, Krankenpflegepersonal, Psychologen oder Laienhelfern übernommen.
fr: démédicalisation; *e:* demedicalization.

dement *(a).* An Demenz leidend.
fr: dément; *e:* demented.

Dementia *(f)* *Demenz.

Dementia acuta *(f).* In der älteren Psychiatrie schwere akute Geistesstörung mit hochgradigem Darniederliegen aller psychischen Leistungen (*Kraepelin*). Wurde als nosologische Einheit angesehen. Die Beschreibungen entsprechen sowohl Zuständen schizophrener Katatonie als auch psychogenen Stuporzuständen und schließlich pseudoneurasthenischen Schwächezuständen nach schwerer Infektionskrankheit.
fr: dementia acuta, démence hallucinatoire aigue; *e:* acute dementia.

Dementia alcoholica *(f).* **1.** Unheilbarer Zustand organischer Hirnschädigung durch chronischen Alkoholismus. Vorkommen besonders in höherem Lebensalter. **2.** *Korsakow*sche Psychose der Alkoholiker, die in ihrem Verlauf keinerlei Rückbildungstendenzen, aber auch keine Progression zeigt und daher als Defektzustand anzusehen ist. **3.** Im weiteren Sinne auch

jede stärkere Alkoholdeprivation und Persönlichkeitsabbau durch Alkoholismus.
fr: démence alcoolique; *e:* alcoholic dementia.
Syn.: Alkoholdemenz.

Dementia alcoholosenilis *(f)*. (*Forel*). Demenz bei alt gewordenen Trinkern. Kann sich schon in den mittleren Lebensjahren zeigen. Ist im höheren Lebensalter von der senilen Demenz klinisch nicht unterscheidbar.
fr: démence sénile alcoolique; *e:* alcoholic senile dementia.

Dementia apoplectica *(f)*. Auf dem Boden einer Hirnarteriosklerose bei häufigeren kleinen apoplektischen Insulten entstehende Demenz. Der Ausfall intellektueller Fähigkeiten rührt von einem Verlust von Hirnsubstanz her, so daß die klinische Symptomatik je nach Ausmaß und dem gerade betroffenen Bezirk unterschiedlich sein kann, im Ganzen jedoch dem organischen Typ einer Demenz entspricht.
fr: démence apoplectique; *e:* dementia apoplektica.

Dementia arteriopathica *(f)*. Syn. für *Dementia arteriosclerotica.
fr: démence artériopathique.

Dementia arteriosclerotica *(f)*. Organische Wesensänderung bei *Hirnarteriosklerose, die sich schleichend aus den Eigenheiten der gesunden Persönlichkeit heraus entwickelt und progredient verläuft. Besteht zunächst in einer Vergröberung und Zuspitzung angestammter Charakterzüge: Vorsichtige werden mißtrauisch usw. Meist (aber nicht immer) auch schon im Anfang Merkfähigkeitsstörungen, besonders Verschlechterung des Gedächtnisses für Namen und Begriffe bei Lebhaftigkeit alter Erinnerungen. Einengung des Interessenkreises. Erkalten der Gefühle für die Familie bei Enthemmung der Gefühlsentäußerung (Affektlabilität). Unfähigkeit zu abgewogener kritischer Stellungnahme (*Kritikschwäche). Fortschreitender Verlust ethischer Motivierung des Handelns und Verlust von Schamgefühlen. In schweren Fällen Unfähigkeit zu jeder geistigen Tätigkeit; schließlich in Zustand schwerer Verblödung, evtl. mit Anstaltsbedürftigkeit, übergehend. Tod entweder durch Schlaganfall oder interkurrente Erkrankungen.
fr: démence artérioscléreuse; *e:* arteriosclerotic amentia.

Dementia choreatica *(f)*. Demenz bei der Chorea *Huntington*. Die ersten Demenzerscheinungen in Form von Reizbarkeit und Triebenthemmungen können dem Auftreten der choreatischen Zuckungen bereits vorausgehen. Oft zeigt sich die Krankheit zuerst in gewalttätigem, trunksüchtigem und kriminellem Verhalten. Später bildet sich progredient das Bild einer organischen Demenz bis zu schwerer Verblödung heraus, besonders charakterisiert durch euphorische oder mürrische Stimmung bei Antriebsmangel.
fr: démence choréique; *e:* choreatic dementia.

Dementia epileptica *(f)*. **1.** I.e.S. Intelligenztiefstand durch Epilepsie selbst. Die Denkverlangsamung kann bei *enechetischen Epileptikern solche Ausmaße annehmen, daß dieser Zustand einer Demenz gleichkommt. Grundsätzlich bleiben aber alle Denkoperationen wie beim Gesunden möglich. Der Zustand ist grundsätzlich reversibel und kann z.B. während einer akuten epileptischen Psychose aufgehoben sein. Es besteht jedoch Abhängigkeit von dem evtl. nicht heilbaren epileptischen Grundleiden. **2.** I.w.S. jede *Demenz bei Epilepsie. Einbußen in der intellektuellen Leistungsfähigkeit durch Hirnstörungen (frühkindliche Hirnschädigung, Gehirnentzündungen, Hirntumoren, traumatische Hirnschädigung) mischen sich mit einer Denkverlangsamung wie unter (1).
fr: épilepsie-démence, démence épileptique; *e:* epileptic dementia.

Dementia hebephrenica *(f)*. Syn. für *Dementia hebetica.

Dementia hebetica *(f)*. (*Ch. Dieckhoff,* 1898). Nicht mehr gebräuchliche Bez. für die besondere Art geistiger und emotionaler Verödung bei *Hebephrenie. Die Beschreibungen sind mit der traditionellen Umschreibung der psychopathologischen Hebephreniesymptomatik identisch.
fr: démence hébéphrénique; *e:* hebephrenic dementia.
Syn.: Dementia hebephrenica, akute primäre Demenz, jugendlicher Schwachsinn, Pubertätsschwachsinn.

Dementia infantilis *(f)*. Sammelbezeichnung für langsam oder rasch verlaufende Verblödungsprozesse im Kindesalter. Entstehen meist auf dem Boden einer Stoffwechselstörung oder einer (heredo-)degenerativen Krankheit.
fr: démence infantile; *e:* infantile dementia.

Dementia infantilis Heller *(f)*. (*Th. Heller,* 1908). Um das 4. Lebensjahr bei Kindern auftretender, langsam oder rasch fortschreitender Verblödungsprozeß mit tiefgreifenden Charakterveränderungen, Angstzuständen, Halluzinationen, Sprachabbau, doch ohne Veränderung der Physiognomie, so daß die schwer dementen Kinder intelligent aussehen. Ätiologie noch ungeklärt. Häufig beobachtete EEG-Veränderungen und Ventrikelerweiterungen sprechen für

hirnorganischen Prozeß (Stoffwechselstörung?). Möglicherweise keine Krankheitseinheit.
fr: démence de *Heller*; *e:* *Heller* dementia.
Syn.: *Heller*sche Krankheit, *Heller-Zappert*-Syndrom.

Dementia lacunaris 1. Teil-Verblödung. Besondere Form einer *Demenz, bei welcher die intellektuellen Fähigkeiten nur in einem eng umschriebenen Bereich und nicht allgemein gestört sind. Betroffen sind z.B. Gedächtnis, Orientierung, Sprache, Praxien und Gnosien. Vorkommen bei Hirnaderverkalkung, insbesondere wenn nur bestimmte Gefäßbezirke betroffen sind, Hirntumoren, nach Hirnverletzungen, im Beginn der **Alzheimer*schen oder **Pick*schen Krankheit. Die Demenz ist oft von einer lokalisierbaren neurologischen Störung begleitet (z.B. Lähmung). **2.** Besondere Form vaskulärer Demenz durch multiple enzephalomalazische Herde im Gefolge einer Hypertonie (Status lacunaris) oder einer Lues vascularis. Unterschiedliche Symptomatik, je nach Sitz der Störungen: häufige kleine Insulte; Persönlichkeitsabbau mit Gedächtnisstörungen; Reizbarkeit; Erregbarkeit; ungezügelte Affekte; hypochondrische Beschwerden; Ängstlichkeit, die zu Selbstmord führen kann.
fr: démence organique (1), affaiblissement intellectuel »lacunaire« (1), démence des lacunaires (2), démence lacunaire (2); *e:* lacunar dementia.

Dementia myoclonica *(f).* (*Unverricht*). Bei progressiver *Myoklonusepilepsie *Unverricht-Lundborg* sich regelmäßig entwickelnde Verblödung. Entspricht der organischen Demenz und gewinnt lediglich durch das meist jugendliche Alter der Kranken eine besondere Färbung. Die von *Unverricht* vorgeschlagene Bezeichnung hat sich nicht allgemein durchgesetzt.
fr: démence du syndrome d'*Unverricht-Lundborg; e:* dementia myoclonica.

Dementia paralytica *(f).* Verblödung bei progressiver Paralyse (s.d.). Stellt das Kernsymptom dieser Krankheit dar. Zeigt sich oft zuerst in einem Abbau ethischer Verhaltensweisen, in Verlust von Takt- und Schicklichkeitsgefühl, was zu sozialen Entgleisungen führt, die der gesunden Persönlichkeit fremd waren. Der intellektuelle Abbau beginnt mit einer meist rasch sehr ausgeprägten Merkschwäche und *Urteilsschwäche. Bei zunächst noch einigermaßen erhaltenem Persönlichkeitsprofil können bereits leichte Rechenaufgaben nicht mehr gelöst werden. Auch logisches Denken bereits im Beginn gestört. Wenn noch ein Handlungsantrieb vorhanden ist, kann es zu plumpen Straftaten kommen. Gelegentlich treten Wahnphänomene (besonders Größenwahn) auf, die als Folge der Urteilsschwäche groteske Inhalte haben können und dann der Krankheit ein charakteristisches Gepräge geben. Der Kranke wähnt sich z.B. als Universalgenie und als Obergott, der alle Welten gemacht hat. Wenn keine Behandlung erfolgt (Penicillin, Malariakur), Übergang in Zustände schwerster Verblödung. 3 Formen: 1. Stumpfdemente Form. In der Gegenwart häufigste Form. Einfache, stumpfe Verblödung. 2. Expansive (sog. »klassische«) Form. Vorherrschen von Größenwahn. Wurde prägend für die Vorstellung der Allgemeinheit vom Verhalten des Geisteskranken überhaupt. In neuerer Zeit nur noch selten vorkommend. 3. Depressive Form. Selten. Meist unsinnige, von intellektuellem Verfall mitgeprägte, hypochondrisch-depressive Verstimmung. Suizidversuch kann das erste Symptom der Krankheit sein.
fr: démence paralytique; *e:* paralytic dementia.
Syn.: Lähmungsirresein, *Bayle*sche Krankheit, Dementia paretica.

Dementia paranoides *(f).* (*E. Kraepelin*). Veraltete Bez. für paranoide Form der Schizophrenie. Nach der Schwere der Persönlichkeitsumwandlung wurde eine Dementia paranoides gravis und Dementia paranoides mitis unterschieden.
fr: démence paranoide; *e:* dementia paranoides.

Dementia paretica *(f)* *Dementia paralytica.

Dementia phantastica *(f).* Ältere Bezeichnung für paranoide Form der Schizophrenie.
fr: démence paranoide; *e:* dementia phantastica.

Dementia polysclerotica *(f).* Demenz als Folge der multiplen Sklerose (Polysklerose). Besonders gekennzeichnet durch eine ausgeprägte organische Euphorie (die den Kranken daran hindert, die Schwere seines Zustandes zu erkennen), verbunden mit Urteils- und Kritikschwäche, Verlangsamung des psychischen Tempos und (seltener) Gedächtnisstörungen. Dementia polysclerotica tritt bei einem länger dauernden Krankheitsprozeß fast immer auf.
fr: démence polysclérotique; démence de la sclérose en plaques; *e:* dementia polysclerotica.

Dementia posttraumatica *(f).* Synonym für *Dementia traumatica.

Dementia praecocissima *(f).* (*Sante de Sanctis*, 1905). Bei Kleinkindern vom 4. Lebensjahr ab auftretendes Krankheitsbild, das mit katatonen Erscheinungen beginnt. Es finden sich Stereotypien, Haltungsanomalien, Negativismus und

Echolalie. Gehen zum Teil in Heilung über, zum Teil in schwere Defektzustände. *De Sanctis* machte hereditäre Ursachen, besonders Alkoholismus der Eltern für das Leiden verantwortlich. Es handelt sich wahrscheinlich um ein uneinheitliches Syndrom, das teils zur kindlichen Schizophrenie, teils zu progredienten kindlichen Hirnkrankheiten (*Tay-Sachs*-Syndrom, Dementia infantilis u.a.) gehört.
fr: démence précocissime de *Sante de Sanctis; e:* dementia praecocissima.
Syn.: Demenza praecocissima.

Dementia praecox *(f)*. (*A. Morel*, 1856, *E. Kraepelin*). Ursprünglich Bez. für eine Gruppe von Psychosen mit raschem Ausgang in Verblödung. Der Zusatz »praecox« bezog sich auf das Lebensalter beim Beginn der Erkankung (vorwiegend im Adoleszentenalter). Von *Kraepelin* 1896 zusammen mit der *Katatonie, *Hebephrenie und *Paranoia zur Dementia-praecox-Gruppe erweitert. Allen Psychosen dieser Gruppe war im Gegensatz zur manisch-depressiven Erkrankung ein ungünstiger Ausgang gemeinsam. Von *Bleuler* wurde 1911 für die gleiche Gruppe von Erkrankungen die Bezeichnung *Schizophrenie eingeführt. Heute wird »Dementia praecox« meist syn. mit »Schizophrenie« verwendet. Gelegentlich werden so auch schizophrene Prozeßpsychosen Jugendlicher bezeichnet, die in Form einer raschen Zerstörung der Persönlichkeit von Anfang an den Charakter einer besonders ungünstig verlaufenden Psychose haben.
fr: démence précoce *oder* juvenile; *e:* dementia praecox.

Dementia pugilistica *(f)*. Synonym für Boxerdemenz.

Dementia secundaria *(f)* *Sekundärdemenz.

Dementia senilis *(f)* *Demenz, senile.

Dementia simplex *(f)*. Besonders symptomarme Form der Hebephrenie, bei der es ohne Ausbildung von produktiven psychotischen Symptomen (z.B. Wahn, Sinnestäuschungen, Denkstörungen) zu einer tiefgreifenden Persönlichkeitsveränderung bzw. einem schizophrenen Defekt kommt; sog. sang- und klanglose Versandung.
fr: démence simple; *e:* simple dementia praecox, primary dementia.
Syn.: Schizophrenia simplex.

Dementia tabetica *(f)*. Demenz bei Tabes dorsalis. Als eigene Form umstritten, da es sich meist um die Folgen einer begleitenden Hirnlues oder um eine Kombination mit progressiver Paralyse (Taboparalyse) handeln dürfte.
fr: démence tabétique; *e:* tabetic dementia.

Dementia traumatica *(f)*. Als Folge eines Hirntraumas entstandene *Demenz. Merkmale: schwere Reizbarkeit, Neigung zu lang anhaltenden spontanen und reaktiven Verstimmungen, schwere Steuerbarkeit aggressiver Affekte (so daß es im Affekt zu schweren Gewalthandlungen kommen kann). Die affektiven Störungen sind ausgeprägter als der meist geringgradige Verlust an intellektuellen Fähigkeiten, der oft nicht von Schädigungen durch Alkoholismus oder Hirnaderverkalkung zu trennen ist. Vgl. Enzephalose; postkommotionelles Syndrom; Persönlichkeitsveränderung, posttraumatische.
fr: démence traumatique; *e:* traumatic dementia.
Syn.: Dementia posttraumatica.

Dementia traumatica laeta (sive puerilis) *(f)*. (*A. Busemann*, 1950). Schwere traumatische Demenz mit kindlicher Unbekümmertheit. Das Bedürfnis nach Verbindlichkeit des Denkens, nach Übereinstimmung der Urteile unter sich und mit dem Wahrgenommenen ist herabgesetzt.
fr: démence posttraumatique joyeuse (*oder* infantile) de *Busemann*; *e:* dementia traumatica laeta (sive puerilis).

Dementia traumatica seria *(f)*. (*A. Busemann*, 1950). Schwere traumatische Demenz mit Zerfall des Denkens unter Verlust der Selbstkontrolle und mit Ratlosigkeit bei Gewahrwerden der eigenen Fehler. Das Verbindlichkeitsbedürfnis sei jedoch erhalten.
fr: démence post-traumatique sérieuse; *e:* dementia traumatica seria.

Dementia vesanica *(f)*. Im 19. Jahrhundert Bez. für Zustand von Verblödung, der bei chronischem Verlauf aus einer Vesanie (Psychose ohne erkennbare organische Krankheit) hervorgegangen war. Entspricht etwa einem schweren schizophrenen Defekt (s.d.) heutiger Umschreibung.
fr: démence vésanique; *e:* dementia vesanica.

Demenz *(f)*. Verlust von im früheren Leben erworbenen Fähigkeiten durch organische Hirnkrankheiten. Bei der Demenz ist der Mensch »als vernünftiges Wesen« in seiner Intellektualität verändert: logisches Denken, Wissen, Urteilsfähigkeit und die Anpassungsfähigkeit an neue Situationen und an das soziale Milieu werden progredient beeinträchtigt. Der Demenzbegriff wird in der Regel auf irreversible Störungen angewandt. Nach den Erfahrungen mit der penicillinbehandelten *Dementia paralytica kann aber auch von einer »reversiblen« Demenz gesprochen werden.

Betroffen ist fast stets das Gedächtnis (Achsensymptom der Demenz). Die übrigen Demenzerscheinungen sind aber je nach Sitz der Erkrankung, Krankheitsursache und Erkrankungsalter verschieden, so daß bis zu einem gewissen Grade ein typisches Gepräge entstehen kann (s.a. die vorausgegangenen Stichwörter). *Historisch:* Der Demenzbegriff wurde im 18. Jahrhundert in der Juristensprache und in der Umgangssprache für jede Form geistiger Störung gebraucht (syn. mit *Amentia (3) und *Fatuität). Ende des 18. Jahrhunderts bildete sich unter Ärzten die Bedeutung eines Nachlassens der intellektuellen Kräfte und der Unfähigkeit zu logischem Denken heraus. Auf **Esquirol* (1838) geht ein vielgebrauchtes Bild zurück. Danach ist ein Dementer einer Mensch, der früher reich war und arm geworden ist, während der *Idiot schon immer arm war. Abweichend vom dt. Sprachgebrauch wird die Bez. in der amer. Literatur wesentlich weiter angewandt. Von Demenz wird bereits gesprochen, wenn Gedächtnis- und Intelligenzstörungen die Bewältigung von Alltagsaufgaben erkennbar behindern.
fr: démence, deterioration mentale (bei nur geringem Verlust); *e:* dementia.
Syn.: Verblödung, Blödsinn.

Demenz, akute primäre *(f)*. Syn. für *Dementia hebetica.

Demenza praecocissima *(f)*. *Sancte de Sanctis* eigene Bezeichnung für die *Dementia praecocissima.

Demenz, exogene *(f)*. Durch von außen auf das Gehirn einwirkende Schädigungen (Infektionen, Gehirnerschütterung) entstandener Intelligenzverlust (*Demenz). Der Begriff wurde als Ant. zur endogenen *Dementia praecox gebildet.
fr: démence exogène; *e:* exogenous dementia.

Demenz, organische *(f)*. **1.** Chronisch progrediente Intelligenzminderung durch Gehirnkrankheit. Gewöhnlich werden dabei vorwiegend das Gedächtnis und die Merkfähigkeit betroffen, aber auch Störungen von Urteilsvermögen und Auffassung können im Vordergrund stehen. Der Begriff wird hauptsächlich als Gegensatz zu *Dementia praecox und *Pseudodemenz verwandt, oder wenn die Pathogenese der Demenz noch nicht geklärt werden konnte. **2.** Abweichend hiervon versteht die frz. Psychiatrie unter organischer Demenz nur die durch eng umschriebene organische Hirnläsionen hervorgerufenen intellektuellen Ausfälle. *Dementia lacunaris (1).
fr: démence organique; *e:* organic dementia.

Demenz, präsenile *(f)*. **1.** Syn. für **Alzheimer*sche Krankheit. **2.** Sammelbez. für eine Gruppe von Erkrankungen, bei denen vor dem Senium eine *Demenz mit fortschreitendem Charakter einsetzt: 1. **Alzheimer*sche Krankheit. 2. **Pick*sche Krankheit. 3. *Chorea *Huntington*. 4. **Creutzfeld-Jacob*sche Krankheit. 5. präseniler Beeinträchtigungswahn (s.d.).
fr: démence atrophique présenile; *e:* presenile dementia.

Demenz im Präsenium *DSM-Anhang.

Demenz, primäre *(f)*. **1.** In der alten Psychiatrie gebräuchliche Bez. für symptomarme Psychose, die später von *E. Bleuler* als Schizophrenia simplex bezeichnet wurde. **2.** Obsoletes Syn. für Dementia praecox,
fr: démence primaire, *e:* primary dementia.

Demenz, Primär degenerative *DSM-Anhang.

Demenz, primäre heilbare *(f)*. Syn. für Stupidität.

Demenz, schizophrene *(f)* *Verblödung, schizophrene.

Demenz, sekundäre *(f)* *Sekundärdemenz.

Demenz, semantische *(f)* *semantische Demenz.

Demenz, senile *(f)*. Nach dem 70. Lebensjahr auftretende Verblödung, gekennzeichnet durch hochgradige Merkschwäche, Auffassungs- und Konzentrationsstörungen, Konfabulationen, Desorientiertheit, Kritikschwäche, Herabsetzung der Vitalität, Verlangsamung aller psychischen Abläufe, mitunter Wahn und Halluzinationen. Oft bleibt die Persönlichkeit mit glatten Umgangsformen lange Zeit gut erhalten, so daß die Erkrankung von Außenstehenden nicht bemerkt zu werden braucht. Ursache: Schwund des Hirngewebes. Pathologisch-anatomisch sind erhebliche Nervenzellausfälle in den geschrumpften Hirnlappen und das Vorhandensein *Alzheimer*scher Fibrillenveränderungen in den Rindenzellen typisch. – Eine besondere Form ist die *Presbyophrenie. – Unter Klinikern besteht eine Tendenz, keine scharfen Grenzen zwischen seniler Demenz auf der einen Seite und *Dementia arteriosclerotica und *Alzheimer*scher Erkrankung auf der anderen Seite zu ziehen, da die Symptomatik teilweise ähnlich ist.
fr: démence sénile; *e:* senile dementia.
Syn.: Altersblödsinn, Dementia senilis, Greisenschwachheit.

Demenz im Senium *DSM-Anhang.

Demenz, soziale *(f)*. Obsoletes Synonym für *Depravation.

Demenz, subkortikale *(f)*. Verblödung mit Ursache unterhalb der Hirnrinde. **1.** Ältere klinische Bez. für Persönlichkeitsveränderungen sowie Störungen von Merkfähigkeit und Intelli-

genz bei *Drogenabhängigkeit. Die intellektuellen Fähigkeiten sind nicht wirklich verloren, der Abhängige macht jedoch kaum Gebrauch davon. **2.** (*M. L. Albert, R. G. Feldman, A. L. Willis,* 1974). Demenz bei progressiver supranukleärer Lähmung (*Steele-Richardson*-Syndrom). Die Kranken erinnern sich schlecht, haben aber bei längerem Suchen doch den vollen Gedächtnisvorrat zur Verfügung. Das Denken ist verlangsamt. Zwei Typen der Affektstörung: a) gleichgültig, *lethargisch und *apathisch bei depressiver Stimmung; b) *Dysphorie oder *Euphorie. Kurze Wutanfälle. Enthemmung der Affektentäußerungen (*Affektinkontinenz). – Es besteht die Vorstellung, daß die Hirnrinde durch Fehlen von Reizen vom aufsteigenden retikulären System mangelhaft aktiviert wird. – *AIDS-Demenz.
Syn.: *Bradyphrenie.

Demenz, thalamische *(f)* *Thalamusdemenz.

Demenz, toxogene *(f)* *toxische Demenz.

Demenzsyndrom *(n).* Übergeordnete Bezeichnung für alle mit *Demenz einhergehenden Krankheitszustände. Neben den Demenzzuständen der vorangehenden Stichwörter gehören dazu die **Alzheimer*sche Krankheit, **Pick*sche Krankheit, **Marchiafava-Bignami*sche Krankheit u.a.

demonstrative Reaktion *(f).* Seelische Reaktion, die (bewußt oder unbewußt) dazu dient, der mitmenschlichen Umwelt zu demonstrieren, in welcher schwierigen oder verzweifelten Situation sich der Betreffende befindet. Z.B. viele Suizidversuche jüngerer Menschen oder die übertreibenden Verhaltensweisen bei Rentenwünschen. Im medizinischen Sprachgebrauch haftet der Bezeichnung »demonstrativ« gewöhnlich bereits eine negative ethische Bewertung an.
fr: réaction démonstrative; *e:* demonstrative reaction.

Demoorsches Zeichen *(n).* (*Jean Demoor*). Schwere Störung des Gewichtsschätzens bei Debilen. Beim Schätzen von gleichen Gewichten mit verschiedenen Volumina werden normalerweise die größeren Stücke über- und die kleineren Stücke unterschätzt. Bei Debilen kann sich das Verhältnis umkehren oder ein krasses Mißverständnis auftreten.
fr: signe de *Demoor*; *e:* *Demoor*'s sign.
Syn.: *Demoor*sche Täuschung.

Demophobie *(f).* Neurotische Angst vor Menschenansammlungen.
fr: démophobie, phobie de la foule; *e:* demophobia.
Syn.: Ochlophobie.

Denkdissoziation *(f)* *Dissoziation zwischen Denken und Gefühl und zwischen den einzelnen Gedankenteilen untereinander bei Schizophrenie.

Denken, archaisches *(n).* Zurückfallen in das »primitive« Denken von Kindern oder Naturvölkern, bei dem objektiv Ungleiches mit Selbstverständlichkeit verbunden wird. Vorkommen z.B. im Traum oder bei Schizophrenie.
fr: pensée archaïque; *e:* archaic-paralogical thinking.

Denken, autistisches *(n).* Syn. für *autistisch-undiszipliniertes Denken.

Denken, autistisch-undiszipliniertes *(n)* *autistisch-undiszipliniertes Denken.

Denken, dereistisches *(n).* (*E. Bleuler*). Undiszipliniertes, alogisches Denken, das durch Wünsche und (seltener) Befürchtungen sowie allgemein von den Gefühlsregungen geleitet wird und offenkundige Widersprüche mit der Wirklichkeit nicht berücksichtigt. Findet sich bis zu einem gewissen Grade als Teilerscheinung jeden gesunden Seelenlebens; in sehr viel ausgesprochenerem Maße bei verbohrten Idealisten und wissenschaftlichen Außenseitern (aber nur soweit Denkprozesse betroffen sind, die mit dem Zentralthema solcher Persönlichkeiten zusammenhängen). Ferner typische Denkform in Träumen, Tagträumereien und schließlich Psychosen (Schizophrenie). – Das Syn. »autistisches Denken« sollte wegen der Verwechslungsmöglichkeiten mit dem Autismus Schizophrener vermieden werden.
fr: pensée déréïstique, pensée déréelle, pensée autistique; *e:* dereistic thinking, autistic thinking.
Syn.: autistisches Denken, autistisch-undiszipliniertes Denken.

Denken, infantiles *(n).* Syn. für *Denken, prälogisches.

Denken, katathymes *(n).* (*H. W. Maier*). Beeinflussung des Denkens durch Affekte. Verknüpft das kausale Denken die Dinge nach dem Prinzip der Häufigkeit, so verknüpft das katathyme Denken nach dem Prinzip der Affektgemeinschaft. Unter dem gleichen Affekt erlebte Dinge werden als zusammengehörig empfunden.
fr: pensée catathymique; *e:* catathymic thinking.

Denken, konkretes *(n).* Eigentümlichkeit des Denkens und Fühlens, das sich an sichtbare und faßbare Vorstellungen hält. Stellt das Gegenteil des abstrakten Denkens dar. *Denken, synkretes.
fr: pensée concrète; *e:* concrete thinking.

Denken, magisches *(n)*. Primitives Denken in den religiösen Zusammenhängen eines Kultes (Zauberriten, Beschwörungshandlungen). Dem logisch-wissenschaftlichen Denken entgegengesetzt. Die Phantasiewelt hat hierbei immer den Vorrang vor dem prüfenden Experiment. Der magisch denkende Mensch versucht nicht, die mutmaßlichen Kausalzusammenhänge der gegenständlichen Welt zu erfassen, um dies Wissen für seine Ziele nutzbar zu machen, sondern er versucht, die vermuteten Kräfte durch Beschwörungsformeln und Zauberriten unmittelbar nutzbar zu machen.
fr: pensée magique; *e:* magic thinking.

Denken, operationales *(n)*. Syn. für *Denken, operatives.

Denken, operatives *(n)*. (*P. Marty* und *M. De M'Uzan*, 1963). Ausgeprägte Neigung zu konkretem Denken bei psychosomatisch Kranken. Unfähigkeit, sich freien Assoziationen zu überlassen, zu Tagträumen. Phantasiearmut. Es besteht Unfähigkeit, bei sich und anderen Gefühle, Stimmungen und Spannungen, auch Träume in feinerer Weise wahrzunehmen und in Worte zu fassen. Sprachliche Äußerungen beziehen sich fast ausschließlich auf alltägliche Situationen und Darstellungen von Körperbeschwerden und erscheinen darum banal und steril. Es handelt sich nicht um Widerstand, es werden auch keine *Abwehrmechanismen benutzt, sondern die Beziehung zum Psychotherapeuten ist seltsam neutral (»relation blanche«); bei ihm wird dabei Langeweile und Unbehagen hervorgerufen. Das (neue oder erneute) Auftreten operativen Denkens kündigt mögliche psychosomatische Störungen an. Vgl. Struktur, psychosomatische.
fr: pensée opératoire; *e:* operative thinking.
Syn.: operationales Denken, Alexithymie.

Denken, physiognomisches *(n)*. Syn. für Denken, synkretes.

Denken, prälogisches *(n)*. Bei Kleinkindern, Debilen, auch Naturvölkern zu beobachtendes Denken, bei dem objektiv Unvereinbares vereinigt wird, da kein ausreichender Unterschied zwischen der Erlebniswelt und der realen Dingwelt gemacht wird.
fr: pensée prélogique; *e:* prelogical thinking.
Syn.: infantiles Denken, primitives Denken.

Denken, primitives *(n)*. Syn. für *Denken, prälogisches.

Denken, schizophrenes *(n)*. Für Schizophrenie typische Denkstörung. Die wichtigsten Formmerkmale sind: 1. Verschmelzung: Zusammenfügen von heterogenen Denkgliedern zu einem neuen, unsinnigen, aber grammatikalisch korrekten Ganzen. 2. Entgleisungen: Abgleiten des Hauptgedankens auf ein Nebengeleise. 3. Auslassungen: Fehlen wichtiger Denkglieder in der Gedankenkette (Lückenbildungen).
fr: pensée schizophrénique; *e:* schizophrenic thinking.

Denken, spunghaftes *(n)*. Leichtere Form von *Zerfahrenheit, wobei der logische Zusammenhalt des Gedankenganges durch alogische Sprünge unterbrochen wird. Findet sich bei Schizophrenie, aber auch bei Gesunden, besonders in Alltagsunterhaltungen.
fr: pensée desordonée; *e:* desultory (alogical) thinking, grasshopper mind.

Denken, synkretes *(n)*. Vorstufe konkreten Denkens, bei dem die Grenzen zwischen Subjekt und Objekt noch nicht scharf sind, alles mit allem zusammenhängen kann und magische Kräfte als selbstverständlich angenommen werden. Normale Entwicklungsphase des kindlichen Denkens. In erweitertem Sinne auch konfuses Denken Erwachsener.
fr: syncrétisme; *e:* syncretic thinking.
Syn.: Denken, physiognomonisches.

Denken, umständliches *(n)* *Umständlichkeit.

Denken, verworrenes *(n)* *Zerfahrenheit.

Denken, weitschweifiges *(n)*. In seinem logischen Zusammenhalt aufgelockertes, zu lange bei unwesentlichen Details verweilendes Denken. Ein bestimmtes Denkziel wird erst nach mehrfachem und unnötigem Abgleiten auf gedankliche Nebengeleise erreicht. Vorkommen besonders bei älteren Menschen und Hirnarteriosklerose, aber auch als individuelle Eigentümlichkeit.
fr: pensée prolixe; *e:* disgressive *oder* diffuse thinking.

Denken, zerfahrenes *(n)* *Zerfahrenheit.

Denkertyp *(n)*. (*J. P. Pawlow*). Typ menschlicher Verhaltensform. Menschen, bei denen ein Übergewicht des »zweiten Signalsystems« (s.d.) gegenüber dem ersten besteht, die im Gegensatz zum *Künstlertyp nicht von Sinneseindrücken, sondern vom Wort und den damit verbundenen Vorstellungen beherrscht werden. *Nerventyp nach *Pawlow*.
fr: type »cérébral«; *e:* intellectual type.

Denkhemmung *(f)*. Formale Denkstörung (als Teilerscheinung der endogenen Depression) mit verlangsamtem Ablauf des Denkens, vermindertem Zustrom an Einfällen und Assoziationen, Zurücktreten der determinierten Tendenz und inhaltlicher Verarmung auf nur wenige Denkthemen. Dabei ist das Denken jedoch in sich klar und geordnet.

fr: inhibition de la pensée; *e:* inhibitation of the mental process, thought block.

Denkpause *(f)* *Absenz.

Denkschaukrämpfe *(m).* (*F. Kehrer*) Von *Zwangsgedanken – oft mit gotteslästerlichen Inhalten – begleitete Schauanfälle. Tritt vor allem nach Abklingen einer Gehirnentzündung (*Postenzephalitis) auf.
fr: crise oculogyre avec pensées obsessionnelles; *e:* oculogyric crisis (with obsessive thoughts).

Denksperre *(f).* Plötzliches Abreißen des Gedankenfadens, so daß eine Pause im Denken (und Sprechen) entsteht. Nach Beseitigung der »Sperre« vollzieht sich der Gedankenablauf wieder normal. Typische Erscheinung bei Schizophrenie. *Sperrung.
fr: barrage de la pensée; *e:* blocking, mental block, (abrupt) block of thoughts.

Denkstörung *(f).* Durch Krankheit gestörtes Denken. Die Störung kann sich sowohl formal auf den Denkprozeß selbst, auf die Verknüpfung der einzelnen Denkakte als auch auf die Themen des Denkens beziehen. S.a. die folgenden Stichwörter.
fr: trouble du raisonnement; *e:* thought disorder, disturbance of intellectual functioning.

Denkstörung, alogische *(f).* Durch Ausfall des Stirnhirns entstehende Störungsform des Denkens: Begriffs- und Wortarmut, fehlender Antrieb zum Denken, Unvollkommenheit der Leistung mit Verkürzung der Denkreihe.
fr: trouble alogique du cours de la pensée; *e:* alogical disorder of the mental process.

Denkstörungen, formale *(f, pl).* Störungen des Denkablaufs als Begriffsgegensatz zu den Störungen des Denkinhaltes (inhaltliche Denkstörungen:) Denkhemmung, Denksperre, Ideenflucht, Zerfahrenheit, Inkohärenz, Verworrenheit, Umständlichkeit, Perseveration.
fr: trouble formel du raisonnement; *e:* formal thought disorder.

Denkstörungen, inhaltliche *(f, pl).* Störungen des Denkinhaltes. Hierzu gehören Zwangsideen, Wahnideen, wahnartige Ideen, überwertige Ideen u.a.
fr: trouble du contenu de la pensée; *e:* material disorder of the mental process, content-thought disorder.

Denktypus, extravertierter *(m).* (*C. G. Jung*). Typ einer psychischen Grundfunktion (s.d.). Gestaltet sein Leben und das seiner Angehörigen nach festen Regeln; sein Denken ist positiv, synthetisch und dogmatisch.

Denktypus, introvertierter *(m).* (*C. G. Jung*). Typ einer psychischen Grundfunktion (s.d.). Ihm fehlt der Sinn für das Praktische, isoliert sich nach unangenehmen Erfahrungen mit seinen Mitmenschen; große Kühnheit in Ideen, wird aber durch Zögern und Skrupel gehemmt.

Denkzerfahrenheit *(f)* *Zerfahrenheit.

Denkziel *(n).* Das im Beginn anvisierte und dann folgerichtig angestrebte Ende eines Gedankenganges. Das normale logische Denken wird durch Denkziele geleitet. Bei krankhaften Denkstörungen geht das Denkziel oft verloren. Bei *Ideenflucht gerät das Denken auf Nebenwege; bei *Zerfahrenheit reißt es vor Erreichen des Denkzieles ab; bei *Weitschweifigkeit findet es nach langen Umwegen doch noch zum Denkziel zurück.
fr: but du raisonnement; *e:* objective of thinking.

Denkzwang *(m)* *Zwangsdenken.

Dependente Persönlichkeitsstörung *DSM-Anhang.

Depersonalisantia *(n, pl).* Syn. für *Halluzinogene.

Depersonalisation *(f).* (*L. Dugas*, 1898). Psychischer Vorgang, bei dem das Gefühl entsteht, dem eigenen Ich fremd gegenüberzustehen. Auch einzelne Körperteile werden oft als fremdartig, nicht zum Ich gehörig empfunden. Vielfach entsteht gleichzeitig das Gefühl, die gewohnten Dinge und Menschen seien fremd, starr und leer, nicht wirklich. Sehr häufig Symptom von Neurosen und Depressionen, aber auch bei akuten Erlebnisreaktionen, Zwangskrankheit und Schizophrenie beschrieben, wobei die Erscheinungsweise stets die gleiche ist. Gehört eng zusammen mit dem Phänomen der *Derealisation.
fr: dépersonnalisation; *e:* depersonalization.
Syn.: Entfremdungserscheinung.

Depersonalisation, autopsychische *(f).* Depersonalisation, bei welcher die eigenen Gefühle als merkwürdig blaß und unlebendig sowie das eigene Denken und Handeln als unpersönlich, wie mechanisch und automatisch ablaufend, erlebt werden.

Depersonalisation, somatopsychische *(f).* Depersonalisation, bei welcher der eigene Körper, einzelne Körperteile oder eigene Bewegungen als fremd oder überhaupt nicht vorhanden erlebt werden.

Depersonalisationssyndrom *(n).* **1.** (*J. Todd*, 1955). Psychischer Leidenszustand mit Vorherrschen von Depersonalisationserscheinungen und Illusionen. Besonders auffällig sind illusionistische Raum- und Zeitverkennungen. Ferner Körperschemastörungen (*Körperschema) mit dem subjektiven Empfinden, als seien

einzelne Gliedmaßen vergrößert, verkleinert, geschrumpft oder aufgebläht. Auch Störungen der optischen Wahrnehmung. Vorkommen besonders bei Migräne und Epilepsie, ferner bei Intoxikationen (z.B. mit Haschisch oder LSD), Tumoren, im Fieberdelir oder auch physiologisch im Einschlafstadium. **2.** *DSM-Anhang.
fr: syndrome d'Alice au pays des merveilles; *e:* syndrome of Alice in wonderland.
Syn.: Alice-im-Wunderland-Syndrom.

Depeschensprache *(f).* Weniger gebr. Bez. für *Akataphasie.

Deportiertenasthenie *(f).* Syn. für *KZ-Syndrom.

Depravation *(f).* Verderbnis, Verschlechterung. **1.** Verfall sittlicher und moralischer Verhaltensweisen der früheren Persönlichkeit als Folge besonders einer Sucht und des Alkoholismus. Die Störung ist vom Intelligenzgrad unabhängig und schließt ein hochfahrendes, eitles Wesen, Unzuverlässigkeit, aggressiven Egoismus, Unwahrhaftigkeit und Lügen, Fehlen von Schamgefühl und Gewissensbissen bei Verfehlungen, Mangel an zwischenmenschlichen Bindungen und Gefühlen von Sympathie, selbst gegenüber engen Familienangehörigen, ein. Folge sind häufige Zusammenstöße mit Familie, Gesellschaft und Gesetz **2.** Mit neuen Suchtgewohnheiten (*Drogenwelle) veränderten sich ab 1965 die Verhaltensweisen der Süchtigen und die Haltung der Gesellschaft ihnen gegenüber. Beschrieben werden: suchtspezifische Besinnungsstörung (*Besinnung) mit Folgen im Erleben, Werten und Handeln; *Haltschwäche; *Bindungslosigkeit, Unstetigkeit des Wesens; Vernachlässigung ethischer Haltungen, *Kritikschwäche (2); Entdifferenzierung der Persönlichkeit; *Verwahrlosung (2); Kriminalität (*Beschaffungskriminalität, Gewalttaten); Unfähigkeit, das persönliche Leben in der traditionellen Ordnung der Gemeinschaft zu gestalten; Unfähigkeit, sich selbst in objektiver Distanz zu sehen, die möglichen Folgen des eigenen Tuns abzuschätzen, kritisch zu bewerten und danach zu handeln (n. *H. J. Bochnik* und *W. Richtberg,* 1980). **3.** Der Terminus wurde bereits im 19. Jahrhundert gebraucht, bezeichnete damals aber jede Form dyssozialen Verhaltens, z.B. der Moral Insanity.
fr: dépravation; *e:* depravation.

Deprehensio *(f).* Altes Syn. für *Katalepsie.

Depremenz *(f).* Alte Bez. für *Depression.

Depressio mentis periodica *(f).* (*C. Lange,* 1895). Obsoletes Syn. für *Depression, periodische.

Depression *(f).* **1.** I.w.S. allgemeine Bez. für eine verbreitete Form der psychischen Störung mit trauriger Verstimmung, gedrückter, pessimistischer Stimmungslage, Niedergeschlagenheit, Verzagtheit, Antriebsminderung, leichter Ermüdbarkeit, evtl. Angst und Selbsttötungsneigung. Ursachen außerordentlich verschieden: schwierige persönliche Situation, Hirnaderverkalkung, Hirntrauma, Beginn einer Schizophrenie, progressive Paralyse. S. a. die folgenden Stichwörter. **2.** I.e.S. *Depression, endogene.
fr: dépression; *e:* depression.

Depression, ängstliche *(f).* Depressives Zustandsbild, bei dem Angsterscheinungen so sehr im Vordergrund stehen, daß alle übrigen Erscheinungen dahinter zurücktreten. Oft kommen die Kranken nur wegen der Angst zum Arzt und sind dann schwer vom Vorhandensein einer Depression zu überzeugen.
fr: dépression à forme anxieuse; *e:* anxious depression.

Depression, agitierte *(f).* Endogene Depression, bei der sich in die traurige Verstimmung eine Erregung mischt. Die Kranken sind ängstlich und ruhelos-getrieben, sie jammern, bringen unablässig ihre depressiven Ideen vor, sind jedoch in ihren Denkinhalten einförmig.
fr: dépression avec état d'agitation; *e:* agitated *oder* excited depression.

Depression, anaklitische *(f).* (*René Spitz,* 1946). Anlehnungsdepression. Syndrom bei Säuglingen, die – von der Mutter getrennt – längere Zeit ohne emotionale Beziehungen und *Affektaustausch in Krankenhäusern leben. Nach etwa dreimonatigem Aufenthalt hört das anfängliche Jammern und Klagen auf; die Kinder sitzen mit offenen, ausdruckslosen Augen und unbeweglichem Gesicht im Bett und nehmen kaum von den Vorgängen um sie herum Notiz. Es ist schwierig und manchmal unmöglich, in diesem Zustand mit den Kindern Kontakt aufzunehmen. Das Syndrom tritt besonders leicht auf, wenn vorher ein guter emotionaler Kontakt zwischen Mutter und Kind bestand. Es ist reversibel, wenn nach 3 Monaten der Kontakt wieder hergestellt wird.
fr: dépression anaclitique; *e:* anaclitic depression.
Syn.: Säuglingsdepression, Hospitalismus (nicht korrekt), Affektentzugssyndrom.

Depression, anankastische *(f).* Stark charakterogen überformte endogene Depression, die in ihrer symptomatologischen Ausgestaltung durch einen *anankastischen Primärcharakter eine besondere Vermischung von Zwangs-

symptomen und depressiven Symptomen erhält (*H. Lauter*, 1962). Die Kranken zeichnen sich in ihrer Primärpersönlichkeit durch Selbstunsicherheit, Ordentlichkeit und übermäßige Gewissenhaftigkeit bei heiterem Temperament, kräftiger Vitalität und weltoffener Lebenseinstellung aus. Die Depression wird besonders häufig durch körperliche Krankheiten und seelische Belastungen ausgelöst. Die Dauer der Erkrankung ist länger (durchschnittlich 13 Monate) als bei anderen endogenen Depressionen und kann mehrere Jahre betragen. Anfang und Ende sind gewöhnlich zeitlich nicht scharf akzentuiert.
fr: dépression anancastique *oder* anankastique *oder* obsessionelle; *e:* anancastic depression, obsessional depression.
Syn.: Zwangsdepression.

Depression, arteriosklerotische *(f)*. Depression bei Hirnaderverkalkung, die geprägt ist von weniger tiefem, traurigem Affekt, häufig paranoiden Symptomen, unruhiger Getriebenheit, monotonem Jammern, nihilistischem Wahn und besonders langer Phasendauer.
fr: dépression artérioscléreuse; *e:* arteriosclerotic depression.

Depression, autonome *(f)*. (*R. D. Gillespie*, 1929). Ohne erkennbare Ursache auftretende Depression. Die Bezeichnung wurde als Ersatz für endogene Depression (s.d.) eingeführt.
fr: dépression autonome; *e:* autonomous depression.

Depression, bipolare *(f)*. Besonderer Verlaufs-Typ der manisch-depressiven Erkrankung. Die depressiven und manischen Phasen wechseln ständig miteinander ab. Beginn gewöhnlich zwischen dem 15. und 20. Lebensjahr. In der Primärpersönlichkeit häufig Temperamentsform der *Zyklothymie. Häufige Erkrankungsphasen. Vgl. DSM-Anhang: Bipolare Störung.

Depression, endogene *(f)*. Depressive Verstimmung aus endogener Ursache. Symptome: traurige Grundstimmung ohne äußeren Anlaß, »Darniederliegen der Lebensgefühle«, Hoffnungslosigkeit gegenüber der Zukunft, Schlafstörungen, frühes Erwachen, »Gefühl der Gefühllosigkeit«, Gefühl der inneren Leere, Schwere in den Gliedern, Brustbeklemmung, Willenshemmung, Antriebsarmut, Denkhemmung, Konzentrationsstörungen, Kleinheits-, Versündigungs- und Verarmungswahn, Angst- und Schuldgefühle, Selbstvorwürfe, Tagesschwankungen der Stimmung, Interesselosigkeit, starke Suizidneigung u.a. Die Symptome sind nicht immer alle gleichmäßig oder in gleicher Stärke ausgeprägt, sie geben aber der endogenen Depression ein sehr typisches Gepräge, wenn nur einige von ihnen vorhanden sind. Wenn die Symptome vor allem körperlich empfunden werden (Gefühl von Schwäche in den Gliedern, Herzangst), kann die Diagnose schwierig werden. – Die Prognose ist grundsätzlich günstig. Es kommt meistens zur Wiederherstellung der Ausgangspersönlichkeit. Nur selten kommt es zu chronischen, nichtheilenden Verläufen. Die Dauer der Erkrankung schwankt von wenigen Wochen bis zu mehreren Jahren und liegt im Mittel bei 6 Monaten. Eine Prognose über die Phasendauer ist nicht möglich. – Die an endogener Depression Erkrankenden sind nach ihrer Primärpersönlichkeit übergewissenhaft und ordnungsliebend (*Inkludenz, *Remanenz). Erlebnisreaktive Einflüsse (z.B. Tod eines nahen Angehörigen) können ungeachtet der Endogenität der Psychose beim Ausbruch der Krankheit wirksam werden. – Behandlung: An erster Stelle steht die Verhinderung des immer drohenden Suizids. *Thymoleptika bei allen Formen, evtl. in Kombination mit *Neuroleptika. Vgl. auch *Schlafentzug. Zur alten Opiumkur wird bei Unverträglichkeit für Thymoleptika oder in verzweifelten Fällen gelegentlich zurückgekehrt. Prophylaxe hauptsächlich als *Lithium-Prophylaxe. Mehrere besondere Psychotherapieformen wurden entwickelt, z.B. *kognitive Therapie (2).
fr: mélancolie, état dépressif; *e:* endogenous depression, melancholia, melancholy, manic-depressive psychosis - depressive type.
Syn.: zyklothyme Depression, vitale Depression, Melancholie.

Depression, endo-reaktive *(f)*. Bez. für traurige Verstimmung, bei der gleichzeitig Erscheinungen sowohl der endogenen wie der reaktiven Depression beobachtet werden, obwohl die Ursachen sehr vielfältig sein können. Es finden sich vor allem Störungen des Antriebserlebens, des Schlafs, des Appetits und der Sexualität. Die Stimmung ist meist depressiv-nörglerisch, mit hypochondrischen und vegetativen Klagen. Es besteht starkes Krankheitsgefühl. Anlaß kann der Verlust von Angehörigen, von Freiheit und Geborgenheit oder Deportation, Flucht und Umsiedlung sein. Auch körperliche Erschöpfung, verzögerte Rekonvaleszenz und Infektionskrankheiten kennzeichnen oft den Beginn der Erkrankung. Die Krankheitsdauer erstreckt sich oft über viele Jahre, wobei sich das Krankheitsbild vom ursprünglichen Anlaß entfernt. – Die Krankheit wird besonders bei schwerneh-

menden, sensitiven Persönlichkeiten mit subdepressivem Temperament beobachtet.
fr: dépression endogene-réactionnelle; *e:* endogenous-reactive depression.

Depression, existentielle *(f)*. (*H. Häfner*, 1954). Depressives Zustandsbild, das entsteht, »wenn es durch das Scheitern des ganzen Daseinsentwurfes zu einer tiefen, zunächst unüberwindbaren Schwermut kommt«. Das Bild entspricht dem einer endogenen Depression mit Hemmung, Angst, Schuldgefühlen, Tagesschwankungen. Auslösende Schlüsselerlebnisse sind Entwurzelung, Konkurs, Partnerverlust, Aufgabenverlust u.a.
fr: dépression existentielle; *e:* existential depression.

Depression, exogene *(f)*. Als Folge einer Körperkrankheit auftretendes depressives Zustandsbild. Exogene Depressionen treten häufig unter der Symptomatik eines asthenischen Versagens mit depressiver Stimmung und rascher psychischer und physischer Erschöpfbarkeit auf. Häufig kann das Bild nicht von dem einer endogenen Depression (s.d.) unterschieden werden. Ursachen: Hirntumor, Hirnaderverkalkung, Hirnverletzung, Lues, Hirnentzündung, nach Operationen oder Infektionskrankheiten, bei Vergiftungen oder Hormonstörungen.
fr: dépression exogène; *e:* exogenous depression.
Syn.: organische Depression, symptomatische Depression, somatogene Depression.

Depression, gehemmte *(f)*. Besondere typologische Form der endogenen Depression (s.d.), deren Symptomatik besonders durch Antriebs- und Denkhemmung gekennzeichnet ist. Die Kranken fühlen sich schwunglos, können sich (vor allem morgens) zu keiner Tätigkeit aufraffen, sie sind in den Bewegungen langsam und in der Haltung schlaff, wirken oft erstarrt und sprechen leise und unmelodiös. Sie fühlen sich müde und kraftlos, leiden stark unter dem Zustand und machen sich Vorwürfe darüber, daß sie den Zustand nicht durch Willensanspannung überwinden. Die Denkhemmung kann so weit führen, daß die Kranken zu sprachlichen Äußerungen zeitweise unfähig werden. Sonst sind sie im Sprechen und Denken einsilbig, unproduktiv und ohne Einfälle.
fr: dépression avec état d'inhibition; *e:* inhibited *oder* retarded depression.

Depression, hypochondrische *(f)*. Charakterogen stark überformte typologische Form der endogenen Depression (s.d.). Die Kranken werden bereits vor der Krankheit von hypochondrischen Krankheitsbefürchtungen geplagt, denen ein greifbarer Organbefund nicht zugrunde liegt. In der Krankheit können hypochondrische Leibbeschwerden (neben der depressiven Verstimmung) das klinische Bild in eintöniger Weise beherrschen. Der Phasenverlauf ist gewöhnlich besonders lang hingezogen und zeigt wenig Neigung zur Besserung.
fr: dépression hypochondriaque; *e:* hypochondrical melancholia.

Depression, hysterische *(f)*. (*I. Eisenmann*, 1967, *U. Spiegelberg*, 1968). Stark charakterogen überformte endogene Depression (s.d.) mit psychogen-hysterischen Symptomen. Der Begriff wurde in Analogie zur anankastischen Depression (s.d.) formuliert.
fr: dépression hystérique; *e:* hysterical depression.

Depression, ideenflüchtige *(f)*. (*E. Kraepelin*). Manisch-depressiver Mischzustand. Der Kranke befindet sich stimmungsmäßig im Zustande der Depression, ist ängstlich, fühlt sich energielos und plagt sich mit Selbstvorwürfen. Gleichzeitig ist der Gedankengang aber ideenflüchtig wie bei Manie (*Ideenflucht).
fr: dépression avec fuite des idées.

Depression, initiale *(f)*. Beginnende endogene Depression. Die oft nur gering ausgeprägte Symptomatik, die in Schlaflosigkeit und Schwunglosigkeit oder Mißempfindungen in einzelnen Organen (Herz, Magen) bestehen kann, macht die Diagnostik schwer. Erst die Beobachtung des weiteren Verlaufes mit Zunahme der Krankheitserscheinungen führt dann zur Klärung. Vorkommen auch als Initialsymptom der Schizophrenie.
fr: dépression au début; *e:* initial depression.

Depression, involutive *(f)*. Im Involutionsalter erstmalig auftretende Depression. Hat gewöhnlich besondere Symptomatik: Nach kurzem Prodromalstadium, in dem sich die negativen Charakterzüge des Individuums verschärfen, tritt ängstliche Agitiertheit auf. Die Kranken jammern und weinen, erzählen in einförmiger Weise immer wieder über ihr Unglück, gehen ruhelos auf und ab, ringen die Hände, schlagen sich an den Kopf, beschäftigen sich ausführlich mit ihren Körperfunktionen, insbesondere mit dem Stuhlgang. Sie verlieren rasch an Gewicht und schlafen nachts nur 2–3 Stunden; Klagen über die eigene Wertlosigkeit und Schuldhaftigkeit werden ergänzt durch Erzählungen banaler Missetaten in meist weit zurückliegender Zeit. Schließlich kann nihilistischer Wahn auftreten (in seltenen Fällen auch andere Wahnphänomene). Es besteht große Suizidgefahr. –

Die nosologische Sonderstellung der involutiven Depression ist umstritten. Viele Psychiater nehmen nur eine besondere Verlaufsform der endogenen Depression an.
fr: état dépressif de la présénilité; *e:* involutional melancholia, involutional depression, depression of late onset.

Depression, klimakterische *(f)*. Erstmalig im Klimakterium auftretende Depression, als deren Ursache eine endokrine Störung angenommen wird. Der Begriff ist umstritten. *Involutionspsychose.
fr: état dépressif dans la ménopause; *e:* menopausal depression.

Depression, konstitutionelle *(f)*. Einzelne Kranke sind das ganze Leben hindurch mehr oder weniger depressiv verstimmt, können sich an den Schönheiten des Lebens nicht erfreuen, wirken nie fröhlich und neigen zur Schwarzmalerei. Sie werden als konstitutionell Depressive bezeichnet, obwohl es sich nicht eigentlich um eine Krankheit, sondern um eine Dauerhaltung der Persönlichkeit handelt.
fr: état dépressif constitutionel, dépression constitutionelle; *e:* constitutional depressive disposition, constitutional depression.

Depression, larvierte *(f)*. Vorwiegend durch Körperempfindungen gekennzeichnete endogene Depression (s.d.), der die typischen Störungen depressiven Denkens jedoch fehlen. Die Kranken klagen über Benommenheit, Herzstechen, Herzklopfen, einschnürendes Gefühl am Herzen, Gefühl von »innerer Unruhe«. Dazu klagen sie über Schwung- und Kraftlosigkeit und das Erlebnis der vitalen Schwere, jedoch nicht über eine traurige Verstimmung. Andere klagen über Schwindelgefühle, Kreuz- und Gliederschmerzen, Schweißausbrüche, Kältegefühl, Verstopfung oder Durchfall, Haarausfall und Potenzstörungen. Die Kranken empfinden sich als körperlich, nicht aber seelisch krank und suchen meist den Allgemeinarzt oder den Internisten auf, nicht jedoch den Nervenarzt. Die Diagnose kann daher leicht verfehlt werden. Die gezielte Anamnese deckt kaum merkliche »typisch« depressive Symptome auf, welche die Diagnose erst ermöglichen.
fr: dépression larvée; *e:* larvate depression.
Syn.: maskierte Depression.

Depression, maskierte *(f)*. Syn. für *Depression, larvierte, besonders in der amer. Literatur.
fr: dépression masquée; *e:* masked depression.

Depression, milde *(f)*. In ihrer Symptomatik schwach ausgeprägte Depression.
fr: dépression légère; *e:* mild depression.

Depression, monophasische *(f)*. Nur einmal im Verlauf eines Lebens auftretende endogene Depression.

Depression, monopolare *(f)*. (*K. Leonhard*, 1960). Endogene Depression, bei der es im Verlauf ausschließlich zu depressiven Phasen kommt (die zu einem Pol ausschlägt) und nicht zu manischen. Vorkommen häufiger als bipolare Formen mit sowohl depressiven wie manischen Phasen, jedoch selten vor dem 20. Lebensjahr. Die Primärpersönlichkeit gehört häufig dem *Typus melancholicus an. Lange Intervalle zwischen den Erkrankungsphasen.

Depression, motivierte *(f)*. Syn. für *Depression, reaktive.

Depression, neurotische *(f)*. (*E. F. Buzzard*, 1930). Ängstlich-traurige Verstimmung, die ihre Ursache nicht in einer endogenen Krankheit, sondern in einem verdrängten neurotischen Konflikt hat und meist in Zusammenhang mit einem aktuellen Ereignis ausbricht. Symptome: traurige Verstimmung, Antriebsminderung, gestörte emotionale Resonanzfähigkeit, vegetative Symptome, funktionelle Organstörungen. Unterscheidet sich von der reaktiven Depression vor allem dadurch, daß der meist aus der präödipalen Entwicklungsstufe stammende Konflikt dem Leidenden nicht oder mangelhaft bewußt ist und gewöhnlich erst durch psychoanalytische Behandlung aufgedeckt wird (*H. Völkel*, 1959). Dabei finden sich immer Hinweise auf orale Charakterzüge (»orale Fixierung«) bei im übrigen verschiedenen Charakterstrukturen. Im allgemeinen finden sich keine typischen Zeichen endogener Depression. Dennoch kann die Differentialdiagnose zwischen einer beginnenden endogenen Depression und einer neurotischen Depression so lange unmöglich sein, bis der weitere Verlauf die Verhältnisse klärt. – Der Begriff ist teilweise umstritten. Manche Psychiater halten reaktive und neurotische Depression für identisch.
fr: dépression névrotique; *e:* (psycho)neurotic depression.
Syn.: depressive Neurose.

Depression, nihilistische *(f)*. Endogene Depression (s.d.) mit *nihilistischem Wahn.

Depression, organische *(f)* *Depression, exogene.

Depression, periodische *(f)*. Besondere Verlaufsform der endogenen Depression. Periodisch, in annähernd gleichen Zeitabständen (z.B. alle 10 Jahre) wiederkehrende Phase.
fr: dépression périodique; *e:* periodic depression.

Depression, pharmakogene *(f)*. Bei Behandlung mit *Neuroleptika vor allem nach Abklingen produktiv-psychotischer Symptome in 20–30% der Fälle auftretende *Depression. Zustände mit matter Traurigkeit, Unlust, unberechtigten Sorgen, Grübelzwang, innerer Unruhe, Gefühl der Kraftlosigkeit, der Leistungsunfähigkeit und vitaler Traurigkeit. Es gibt Tagesschwankungen der Stimmung, Verzweiflung, depressive Wahngedanken und Selbsttötungstendenzen, so daß die Unterscheidung von einer endogenen Depression unmöglich sein kann. Wenige Tage nach Absetzen des Neuroleptikums klingt die Depression weitgehend oder vollständig ab (*H. Helmchen* und *H. Hippius*, 1968).

Depression, postinfektiöse *(f)*. In der englischsprachigen Literatur gebr. Bez. – Entspricht einem hyperästhetisch-emotionalen *Schwächezustand der dt. Psychiatrie, bei dem depressive Erscheinungen deutlicher hervortreten. Antidepressiva können den Zustand mildern oder aufheben.
e: post-infective depression.

Depression, primäre *(f)*. In der Klassifikation der *Saint-Louis-Gruppe (1972) *Depression, bei welcher sich in der Vorgeschichte keine andere psychische Krankheit außer Depression oder Manie findet. Die Diagnose wird gestellt, wenn bei herabgedrückter Stimmung (Kriterium A) mindestens 5 (»sichere« D.) oder 4 (»wahrscheinliche« D.) einer Liste von Depressionssymptomen bei einer Dauer von mindestens einem Jahr erfüllt sind. *Depression, sekundäre.
fr: dépression primaire; *e:* primary depression.

Depression, psychische *(f)*. Seelische Depression. Selten in der medizinischen Fachsprache, jedoch in nichtfachlicher Literatur verwendet für eine motivierte Verstimmung ohne Krankheitswert.
fr: dépression; *e:* depression.

Depression, psychogene *(f)*. Syn. für *Depression, reaktive.
fr: dépression psychogène; *e:* psychogenic depression.

Depression, psychoreaktive *(f)*. Syn. für *Depression, reaktive.

Depression, psychotische *(f)*. (*E. F. Buzzard*, 1930). Depression mit Verfälschung der Wahrnehmung, Wahn und Halluzinationen, *Stupor und *Mutismus und vom Grade einer Psychose. In der dt. Psychopathologie galten alle Depressionen als Psychosen, so daß die Bez. erst durch das *DSM II (1968) in Gebrauch kam. DSM III (1980) verwendet die Bez. nicht mehr, nennt aber depressive Episoden mit der gegebenen Charakterisierung »mit psychotischen Zügen«.
fr: dépression psychotique; *e:* psychotic depression.

Depression, reaktive *(f)*. In Zusammenhang mit einer tiefen seelischen Erschütterung oder einem anderen adäquaten Erlebnis auftretende und dadurch begründbare (»motivierte«) traurige Verstimmung. Die Depression klingt im allgemeinen, etwa nach Fortfall der Ursache, wieder ab. Beispiel: Eine Mutter gerät in eine Depression, weil ihr Sohn im Feld vermißt ist. Die Verstimmung klingt ab, als sie erfährt, daß ihr Sohn wohlauf sei. – Von der Symptomatik her bestehen deutliche Ähnlichkeiten zur endogenen Depression. Von der Motivation her sind die Grenzen zur neurotischen Depression nicht scharf zu ziehen. Die meisten Psychoanalytiker vertreten daher die Ansicht, daß jede über das Maß einer einfühlbaren Trauer hinausgehende Erlebnisdepression durch neurotische Motivationen bedingt sein muß.
fr: état dépressif réactionnel, dépression réactionnelle; *e:* reactive depression.
Syn.: psychoreaktive Depression, motivierte Depression, psychogene Depression, depressive Reaktion.

Depression, reizbare *(f)*. Endogene Depression, in deren Symptomatik Reizbarkeit stark hervortritt, so daß besonders auch die Umgebung unter dem Zustand zu leiden hat.
fr: dépression avec état d'irritabilité; *e:* irritable depression.

Depression, schizophrene *(f)*. Depression bei Schizophrenie. Die Bez. ist wissenschaftlich kaum definiert. Es bestehen nebeneinander einerseits verschiedenartige schizophrene *Basisstörungen, andererseits ausgeprägte depressive Erscheinungen. Tritt meistens spontan auf – vor allem im Beginn einer Erkrankung –, häufig nach *Neuroleptika-Behandlung einer akuten Schizophrenie. Die Dauer beträgt Monate bis wenige Jahre. Die Selbsttötungsgefährung ist hoch.

Depression, sekundäre *(f)*. In der Klassifikation der *Saint-Louis-Gruppe (1972) *Depression bei einem Kranken, der vorher schon einmal eine andere psychische Krankheit (z.B. Alkoholismus, Angstneurose) hatte. Die Kriterien sind im übrigen dieselben wie bei primärer Depression (s.d.).
fr: dépression secondaire; *e:* secondary depression.

Depression, senile *(f)*. Erst im Greisenalter auftretende Depression. Der Begriff ist weitgehend syn. mit dem der involutiven Depression.

Ein besonderes Hervortreten von groteskem depressiven Wahn und nihilistischen Ideen wird hervorgehoben. *Rückbildungsdepression, erstarrende.
fr: dépression sénile; *e:* senile depression.
Syn.: Altersdepression.

Depression, somatogene *(f)* *Depression, exogene.

Depression, symptomatische *(f)*. **1.** I.w.S. Depression als Symptom irgendeiner andersartigen Krankheit, insbesondere einer *Schizophrenie. **2.** I.e.S. Syn. für *Depression, exogene.
fr: dépression symptomatique; *e:* symptomatic depression.

Depression, unipolare *(f)*. Syn. für *Depression, monopolare.

Depression, vegetative *(f)*. (*R. Lemke,* 1949). Dysthyme, in den Rahmen der endogenen Depression gehörende depressive Verstimmung, bei der vegetative Dysfunktionen im Vordergrund der Beschwerden stehen, während die Erscheinungen der Gemütsverstimmung ganz zurücktreten und der depressive Affekt oft fehlt. Geklagt wird vor allem über ein beklemmendes Gefühl auf der Brust, Alpdruck, Schädeldruck, Kopfschmerzen, Schwindel, Schlafstörungen und Potenzstörungen. Die Kranken empfinden den Zustand als Körperkrankheit, nicht als Depression.
fr: dépression avec disfonctionnement végétatif, *e:* vegetative depression.

Depression, vitale *(f)*. (*K. Schneider*). Typische endogene Depression mit dem Erlebnis der Traurigkeit, bei der jedoch (z.B. im Gegensatz zur motivierten Depression) »das Traurigsein nicht als ein seelisches Gefühl, sondern als ein am Gesamtausdehnungscharakter des Leibes teilnehmendes *Vitalgefühl erlebt wird«. Diese »vitale Traurigkeit« ist jedoch stets nur eines der Symptome der Depression. Der Begriff wird häufig als Syn. für »endogene Depression« gebraucht.
fr: dépression avec atteinte du sens vital (de *Schneider*); *e:* vital depression.

Depression, zirkuläre *(f)*. Besondere Verlaufsform endogener Depression, bei der sich depressive mit manischen Phasen, jedoch in unregelmäßigen Abständen, abwechseln.
fr: dépression cyclique *oder* cyclothymique; *e:* circular *oder* cyclic depression.

Depression, zyklothyme *(f)*. **1.** Syn. für *Depression, endogene (als Phase der Zyklothymie). **2.** Syn. für *Depression, zirkuläre.

Depressions-Schmerz-Syndrom *(n)*. Form der larvierten Depression (s.d.). Schmerz steht im Vordergrund der Beschwerden und verdeckt eine dahinter verborgene Depression.
e: depression-pain syndrome.

Depressio sine depressione. Ältere Bezeichnung für larvierte Depression (s.d.). Mit der Bez. soll hervorgehoben werden, daß in der Symptomatologie einer Depression *depressive* Affekt- und Denkstörungen (zu) fehlen (scheinen), da sie hinter Körperbeschwerden zurücktreten.
fr: dépression »sans dépression«; *e:* depressio sine depressione.

depressiv *(a)*. An einer depressiven Verstimmung, gleich welcher Genese, leidend; traurig verstimmt.
fr: dépressif; *e:* depressive.

depressive Phase *(f)*. Einzelne Krankheitsepisoden bei endogener Depression vom Auftreten der ersten Symptome bis zum Verschwinden der letzten. Treten später erneut Krankheitserscheinungen auf, wird von einer neuen Phase gesprochen.
fr: phase dépressive; *e:* depressive phase.

depressive progressive Paralyse *(f)*. Bez. für depressiv-hypochondrische Verlaufsform der progressiven Paralyse (s.d.). Die Ähnlichkeit mit der endogenen Depression kann so ausgeprägt sein, daß die richtige Diagnose verfehlt wird.
fr: état dépressif de la paralysie générale; *e:* depressive progressive paralysis.

depressive Reaktion *(f)*. Syn. für *Depression, reaktive.
fr: réaction dépressive; *e:* depressive reaction.

depressiver Stupor *(m)* *Stupor, depressiver.

depressives Syndrom *(n)*. Krankhaft gedrückte Stimmung. Die Bezeichnung wird meist dann verwendet, wenn bei depressiven Erscheinungen eine genauere Diagnose noch nicht gestellt werden kann und die spezielle Ätiologie noch ungeklärt ist.
fr: syndrome dépressif; *e:* depressive syndrome.

Depressivität *(f)*. Allgemeine Bez. für niedergedrückte Stimmung, welche die verschiedensten Ursachen haben kann.
fr: humeur dépressive; *e:* depressive moods.

Depressivität, konstitutionelle *(f)* *Psychopathen, depressive.

depressiv-zyklothymes Syndrom *(n)*. Depressives Zustandsbild, das nach der Symptomatik und dem bisherigen Verlauf zur manisch-depressiven Erkrankung (Zyklothymie) gerechnet werden muß.
fr: syndrome dépressif; *e:* depressive syndrome.

deprimiert *(a)*. Nichtmedizinischer Ausdruck der Umgangssprache für: niedergeschlagen, verstimmt. Gehört dem Bereich normalpsychologischer Erfahrungen, nicht dem der Psychosen an.
fr: déprimé; *e:* depressed.

Deprivation, sensorielle *(f)*. Sinnesberaubung. Langanhaltende und vollständige Ausschaltung aller Sinneseindrücke beim Menschen zu experimentellen Zwecken. Die Versuchsperson wird in einem dunklen Raum (evtl. mit monotonem Geräusch) auf weicher Unterlage, die Glieder immobilisiert, hingelegt, oder die Vp. sitzt in einem Wasserbad von 34,5°C, über dem Kopf eine schwarze Maske. Folgen sind intensives Verlangen nach Sinnesreizen und Körperbewegung, starke Suggestibilität, Störung des normalen Denkablaufs, Konzentrationsschwäche, depressive Stimmung und in einzelnen Fällen Halluzinationen. – Die Wirkung entspricht den Folgen extremer sozialer Isolierung, über die Schiffbrüchige, einsame Segler oder Polarforscher bereits früher berichteten. – Die Ergebnisse der Experimente werden teilweise zur Erklärung schizophrener Halluzinationen herangezogen.
fr: isolement sensoriel; *e:* sensory deprivation, perceptual isolation.

Deprivatisierung *(f)*. Verlust eines nur dem Individuum zugehörigen Privatlebens, vor allem unter dem negativen Aspekt, z.B. des Lagerlebens bei Gefangenen, gesehen. Es tritt besonders der Mangel an individuellen zwischenmenschlichen Beziehungen hervor, der hierbei nicht durch ein Aufgehen in der Gemeinschaft einer größeren Gruppe ersetzt wird wie bei der Entstehung eines Kollektivs.
fr: privation de la »vie privée«; *e:* deprivation of individuality.

Derealisation *(f)*. Fremdheitsgefühl. Gefühl, bei dem Personen und Gegenstände um den Betreffenden herum eigentümlich fremd, unwirklich, unreal erscheinen. Tritt gewöhnlich zusammen mit dem Phänomen der *Depersonalisation auf, mit dem es eng zusammengehört. Das Gemeinsame beider Störungen wird von *J. E. Meyer* (1959) darin gesehen, daß die Kommunikation des Ich mit der Außenwelt gestört ist und es daher von der Welt isoliert und abgeschieden ist. Phänomenologisch nahestehend sind mystische Versenkungserlebnisse, bei denen die Abgeschiedenheit von der Welt aber intendiert wird.
fr: déréalisation; *e:* derealization.

Dereflexion *(f)*. (*V. E. Frankl,* 1947). In der *Logotherapie Technik zur Abwendung der übermäßigen, *hyper-reflexiven Aufmerksamkeit auf neurotische Symptome oder der ständigen und übermäßigen Selbstbeobachtung. Die Aufmerksamkeit des Patienten wird auf *existenzanalytisch gefundene Sinnmöglichkeiten gelenkt und so von den hyper-reflexiven Inhalten abgezogen. Mittel dazu sind: *phänomenologische Betrachtung der Sinnmöglichkeiten (Erhellen und Zulassen), sokratisch-*mäeutisches Befragen ihrer Wertigkeit bzw. Notwendigkeit (konfrontierende Frageform) und der »Appell« der Sinnmöglichkeit (z.B. der Sachlage) an die Verantwortlichkeit des Patienten.

Dereismus *(m)*. (*E. Bleuler*). Unlogisches, der Realität nicht angepaßtes Verhalten, das sich wenig um die Erfordernisse der realen Welt kümmert und die »innere Welt frei nach den eigenen Strebungen, Wünschen und Befürchtungen gestaltet«. Die Bez. wurde von *Bleuler* in Erweiterung des anfänglich verwendeten *Autismus eingeführt, um einer Verwechslung zwischen dem autistischen Verhalten Schizophrener und einem ähnlichen Verhalten Geistesgesunder zu begegnen.
fr: déréisme; *e:* dereism.

dereistisch *(a)* *Denken, dereistisches.
fr: déréistique, autistique; *e:* dereistic, autistic.

Dermatitis autogenica *(f)*. Besondere Spielart des *Münchhausen-Syndroms, bei der Kranke mit Neigung zu allergischen Dermatosen absichtlich das ihnen bekannte Allergen einnehmen. Auch Selbstbeschädigung der Haut durch Kratzen, Säuren, Laugen oder Ätzmittel.
fr: dermatite artificielle; *e:* dermatitis artefacta.
Syn.: Dermatitis artefacta.

Dermatomanie *(f)*. Suchtähnliches Verlangen nach oder Herbeiführung von Hautverletzungen; z.B. *Trichotillomanie, *Dermatothlasie, *Nägelkauen, Lippenkauen, Aufkratzen der Haut.
fr: dermatomanie; *e:* dermatomania.

Dermatophobie *(f)*. Wahnhafte oder krankhafte Furcht, an einer Hautkrankheit zu leiden oder sich diese zuzuziehen; *Dermatozoenwahn, *Parasitophobie, *Venerophobie, *Trichophobie.
fr: dermatophobie; *e:* dermatophobia.

Dermatosiophobie *(f)*. Krankhafte Angst davor, sich mit Hautkrankheiten anzustecken.
fr: dermatosiophobie; *e:* dermatosiophobia.

Dermatothlasie *(f)*. Krankhaftes Verlangen danach, ein bestimmtes Hautgebiet zu quetschen oder zu reiben.
fr: dermatothlasie; *e:* dermatothlasia.

Dermatozoenwahn, (präseniler) *(m)*. (*K. A. Ekbom,* 1938). Seltenes Krankheitsbild mit Haut-

mißempfindungen in mehr oder weniger ausgedehnten Körperregionen, gewöhnlich mit der (wahnähnlichen) Vorstellung verbunden, unter der Haut und in der Haut wanderten Würmer oder andere Insekten umher. Die Kranken sind überzeugt, an einer schweren Hautkrankheit zu leiden, waschen sich häufig, kratzen unentwegt an den betroffenen Hautpartien und nehmen die dadurch auftretenden Hautreizungen und abfallenden Hautpartikel als Beweis für die Richtigkeit ihrer Annahme. Die Kranken lassen häufig abgeschuppte Haut als »Beweis« chemisch untersuchen. Sie sind durch nichts von der Unhaltbarkeit ihrer Annahme zu überzeugen. Dabei außerhalb dieses Themas klares und geordnetes Denken. – Kein einheitliches Krankheitsbild, sondern bei vielerlei Krankheitszuständen vorkommendes Syndrom. Betrifft vorwiegend ältere Frauen und Männer.
fr: acarophobie, hallucinose tactile; *e:* dermatozoic delusion, acarophobia (Angst vor Dermatozoen), formication (Halluzinieren von Dermatozoen), *Ekbom*'s syndrome, delusions of infestation.
Syn.: chronische taktile Halluzinose, Parasitophobie, Epidermozoophobie, Ungezieferwahn, Akarophobie, zirkumskripte Hypochondrie, taktile Wahnhalluzinose.

Desensibilisierung, aktive *(f).* **1.** I.w.S. Vorgang, durch den komplexhafte Vorstellungen oder komplexbestimmte Handlungsimpulse in einer Psychotherapie aufgelöst werden. **2.** I.e.S. Form der Verhaltenstherapie, die besonders bei phobischer Angst, Situationsangst und Schuldgefühlen angewandt wird. Nach *J. Wolpe* (1962) geht die Therapie in 3 Schritten vor sich: 1. Einübung einer tiefen Entspannung, wobei Hypnose oder leichte Barbituratnarkosen verwendet werden können. 2. Aufstellung einer Angsthierarchie: In einer Liste werden mit dem Patienten gemeinsam alle angsterregenden Situationen nach der Intensität der durch sie erregten Angst zusammengestellt. 3. In einer Reihe von Sitzungen wird der völlig entspannte Patient aufgefordert, sich sukzessive alle angsterregenden Situationen, ausgehend von der am wenigsten bedrohlichen, vorzustellen. Dies wird fortgesetzt, bis die jeweilige Situation keine Angst mehr erzeugt. – Die Behandlung beruht auf der Vorstellung, daß die Angst bei Phobie z.B. nur einen bedingten Reflex darstellt, der in angsterregenden Situationen erworben wurde. Die Verbindung zwischen der Vorstellung einer Situation und der sie begleitenden Angst kann gelockert werden, wenn die Situation in der Entspannung wiederholt angstfrei erlebt wurde.
fr: désensitisation, désensibilisation psychique; *e:* desensitization.

Desensitisation *(f).* Syn. für *Desensibilisierung, aktive.

Déséquilibre caractériel. In der frz. Psychiatrie Bez. für Unausgeglichenheit und Unberechenbarkeit des Charakters. Die Bez. entstammt der Degenerationslehre des 19. Jahrhunderts. Entspricht im Deutschen etwa dem Begriff der *Psychopathie.
e: »déséquilibre caractériel«.

Desintegration des Denkens *(f).* Selten gebr. Bez. für *discordance.

Desorganisierter Typus *DSM-Anhang.

Desorientiertheit *(f).* Fehlen der Fähigkeit, sich in Raum, Zeit oder über die eigene Person zu orientieren (*Orientierung). Wichtiges Symptom bei vielen Krankheitszuständen, da es durch einfache Fragen festzustellen ist. Vorkommen in erster Linie als Symptom von *Bewußtseinstrübung und damit der akuten körperlich begründbaren Psychosen. Daneben aber auch bei schwerer *Demenz, *Presbyophrenie, *amnestischem *Korsakow*-Syndrom, *Amentia, bei lebhaften psychotischen Innenerlebnissen aller Art, im akuten Stadium endogener Psychosen sowie bei schweren aphasischen Störungen. Vorkommen auch bei hysterischen Dämmerzuständen oder infolge wahnhafter oder halluzinatorischer Situationsverkennungen. *Orientierungsstörung.
fr: désorientation; *e:* disorientation.

Desorientiertheit, somatopsychische *(f)* *Somatopsyche.

Desozialisation *(f).* Lockerung und Auflösung der sozialen Bindungen und der Verhaltensweisen, die sich im sozialen Zusammenleben herausbilden. Typischer Vorgang bei Schizophrenie. Die sozialen Verhaltens- und Sprachformen werden dabei durch nur noch individuelle ersetzt..
fr: désinsertion sociale; *e:* desocialization.

Destrudo *(f).* (*E. Weiss*). In Analogie zur *Libido diejenige Triebenergie, die mit dem Todestrieb (der in Form von Aggression und Destruktion in Erscheinung treten kann) verbunden ist. *Destruktionstrieb. *Triebe.
fr: destrudo; *e:* destrudo.

Destruktionstrieb *(m).* Zerstörungstrieb, der gegen Menschen und Gegenstände der Umgebung gerichtet ist. In der Trieblehre *Freud*s dem Todestrieb benachbart und damit zu den Grundtrieben gehörend. Der Destruktionstrieb stellt den nach außen gewendeten Todestrieb dar, der

in klarer Weise die Richtung auf ein *Objekt erkennen läßt, dessen Zerstörung das *Triebziel ist und Befriedigung verschafft. In diesem speziellen Sinne spricht *Freud* auch von *Aggressionstrieb. Richtet sich der Trieb gegen die eigene Person, spricht *Freud* von Selbstdestruktion.
fr: pulsion de destruction; *e:* destructive instinct.

Desuggestion *(f)*. Auflösung einer *Suggestion durch Gegenvorstellungen. Kann von außen (z.B. durch einen Hypnotherapeuten) oder von innen durch autosuggestive Vorgänge bewirkt werden.
fr: désuggestion; *e:* desuggestion.

Desynchronisations-Traumphasen *(f, pl)*. Die Traumerscheinungen während der Phase des desynchronisierten *Schlafes.

desynchronisierter Schlaf *(m)* Schlaf, desynchronisierter (s.d.).

DET *Diäthyltryptamin (die Abkürzung entspricht der engl. Schreibweise).

Detentio *(f)*. **1.** Syn. für *Katalepsie. **2.** Isolierung eines Kranken.

Determination, mehrfache *(f)*. Syn. für *Überdeterminierung.

Determinationsgerät, Kieler (*K. Mierke*). Untersuchungsgerät zur Bestimmung des Reaktionsverhaltens bei wechselnden Bedingungen. Aufnahme einer Leistungskurve. Es werden optische und akustische Reize gegeben, auf die nach bestimmten Regeln durch Betätigung von Hebeln und Schaltern zu reagieren ist. Verwendung in erster Linie bei der psychiatrisch-psychologischen Verkehrsbegutachtung.

Detumeszenztrieb *(m)*. (*Moll*). Drang zur geschlechtlichen Befriedigung und Drüsenentleerung als Teilkomponente des Geschlechtstriebes.
fr: tendance à la détumescence; *e:* detumescence impulse.

Deuteropathie *(f)*. Obsolete Bezeichnung für eine im Gefolge einer Ersterkrankung auftretende Zweitkrankheit.

deuteropathisches Irresein *(n)*. Syn. für *sympathische Psychose.

Deuteroskopie *(f)*. Seltenes Syn. für *Heautoskopie.

Deutsche Akademie für Psychoanalyse (DAP). Vereinigung, in der eine besondere Form der Psychoanalyse unterrichtet wird, die sich in weiten Bereichen von der *Freud*schen *Psychoanalyse unterscheidet.

Deutsche Balint-Gesellschaft *(f)*. Gesellschaft zur Pflege des Werkes von *Michael *Balint*. Deutsche Sektion der Féderation Internationale Balint. Ziele: Anleitung zur Behandlung von Problempatienten des nicht psychotherapeutisch ausgebildeten Arztes, Nutzbarmachung der Arzt-Patient-Beziehung in der Allgemeinmedizin, Weiterbildung von Balint-Gruppenleitern. Geschäftsstelle: Schloppweg 65, Salzgitter-Bad.

Deutsche Forschungsanstalt für Psychiatrie (Max-Planck-Institut für Psychiatrie). Wissenschaftliches Institut, in dem klinische Beobachtung und naturwissenschaftliche Forschung zur Beantwortung der Frage nach Wesen und Ursachen der Geisteskrankheiten und zu ihrer Heilung besonders eng zusammenarbeiten. Gegründet 1. 4. 1918 durch **E. Kraepelin* als Stiftung des öffentlichen Rechtes beim Staate Bayern. Zunächst gegliedert in zwei histopathologische Abteilungen (*F. Nissl, W. Spielmeyer*) sowie eine histotopographische (*K. Brodmann*), eine serologische Abteilung (*F. Plaut*), eine Abteilung für psychiatrische Erblichkeitsforschung (*E. Rüdin*) und eine experimentell-psychologische Abteilung (*E. Kraepelin, J. Lange*). 1922 wurde eine psychiatrische Aufnahmeabteilung im Schwabinger Krankenhaus angegliedert. – Unterhaltung zunächst durch die Mittel der Stiftung und Spenden, wirkliche Sicherung erst durch Anschluß an die Kaiser-Wilhelm-Gesellschaft zur Förderung der Wissenschaften (1924). Seit 1954 Eingliederung in die Max-Planck-Gesellschaft unter Aufrechterhaltung der Stiftung und organisatorischen Gestaltung. Struktur 1989: Das Institut besteht aus zwei Teilinstituten, die jeweils nach dem Departmentsystem gegliedert sind. **1.** *Theoretisches Institut*. Umfaßt die Abteilungen Neuromorphologie, Neuropharmakologie, Neurophysiologie, Neurochemie, experimentelle Verhaltensforschung, ferner die Forschungsgruppen Neuroimmunologie, molekulare Genetik, Struktur und Funktion präsynaptischer Vesikel, Zellbiologie der Hirngefäße. **2.** *Klinisches Institut* (8000 München 40, Kraepelinstr. 2; Klinik mit 120 Betten, eingeweiht 29. 3. 1966. Dir. Prof. *F. Holsboer*).

Deutung *(f)* *Interpretation.

déviation caractérielle. Bez. der frz. Psychiatrie für erziehungsbedingte Abweichung des Charakters.

Dexamethason-Psychose *(f)*. Toxische Psychose, meist mit paranoider Symptomatik, als unerwünschte Folge einer Behandlung mit Dexamethason. Entspricht im klinischen Bild den akuten exogenen Reaktionstypen *Bonhoeffer*s.

Dexamethason-Suppressions-Test (DST) *(m)*. Neuroendokrinologisches Untersuchungsver-

fahren in der Psychopathologie. Bei gesunden Menschen läßt sich die Cortisolproduktion durch geringe Gaben von Dexamethasonum (1 mg) (zeitweilig) unterdrücken. Bei Depressiven (bei denen der Cortisol-Spiegel ohnehin häufig erhöht ist) lasse sich Cortisol nicht durch Dexamethason unterdrücken. Der Test galt zunächst als spezifischer biologischer *Marker für endogene oder schwere Depression (95% positive Befunde). In der Folge zeigte sich, daß der Test auch bei Manie, Demenzen, Schizophrenie, Zwangsneurosen, Alkoholismus, Kachexie und Gesunden (20%) positiv ist. Möglicherweise zeigt der Test allgemein Depressivität an oder einen allgemeinen Zustand von »Streß«. Die Cortisolproduktion ist durch Umwelteinflüsse leicht zu beeinflussen. *Historisch: G. W. Liddle* führte den Test 1960 in die Diagnostik des *Cushing*-Syndroms ein. *B. J. Caroll, F. J. R. Martin* und *B. Davis* (1968) veröffentlichten die ersten Ergebnisse bei Patienten mit schwerer Depression.
fr: test de freinage à la dexaméthasone (DST); *e:* dexamethason suppresion test (DST).

Dextromoramidsucht *(f)*. Süchtiger Mißbrauch des hochwirksamen synthetischen Analgetikums Dextromoramid (Jetrium, Palfium). Das Mittel wurde 1957 in Belgien in die Therapie eingeführt; ab 1959 Suchtfälle bekannt. Rasche Dosissteigerung wird hervorgehoben. Keine eigentlichen Psychosen, jedoch die bekannten depravierenden Eigenschaften wie z.B. bei Opiatsüchtigen.
Syn.: Jetriumsucht.

Dextrophobie *(f)*. Krankhafte Furcht vor Gegenständen auf der rechten Seite.
fr: dextrophobie; *e:* dextrophobia.

Dezerebrationsanfälle *(m, pl)*. Syn. für *Strecksynergismen.

DGAP *Gesellschaft, Deutsche, für Analytische Psychologie.

DGGK Deutsche Gesellschaft für Gestalttherapie und Kreativitätsförderung. *Gestalttherapie.

DGIP *Gesellschaft, Deutsche, für Individualpsychologie.

DGPPT *Gesellschaft, Deutsche, für Psychotherapie, Psychosomatik und Tiefenpsychologie.

DGPT Deutsche Gesellschaft für Psychotherapie und Tiefenpsychologie. Wurde nach dem 2. Weltkrieg gegründet und nach Einbeziehung der Psychosomatik in *DGPPT umbenannt.

DSG *Gesellschaft, Deutsche, für Selbstmordverhütung.

DGSP *Gesellschaft, Deutsche, für soziale Psychiatrie.

DGTA Deutsche Gesellschaft für *Transaktionsanalyse.

DGVT *Gesellschaft, Deutsche, für Verhaltenstherapie.

Diabetespsychose *(f)*. **1.** I.w.S. unkorrekte Bez. für den Einfluß emotionaler Faktoren auf die Zuckerkrankheit. Insbesondere erregende Familiensituationen oder *Frustrationen können Erhöhung des Blutzuckerspiegels, Veränderungen der Glukosetoleranz und Veränderungen in der Ausscheidung von Wasser, Glukose und Chloriden zur Folge haben. Bei Beruhigung kann der Insulinbedarf des Zuckerkranken so absinken, daß ein hypoglykämisches Koma eintritt. **2.** I.e.S. durch Zuckerkrankheit hervorgerufene Psychose (selten). Es handelt sich gewöhnlich um *Delirien. *Encephalopathia diabetica.
fr: psychose diabétique; *e:* diabetic psychosis (1, 2), longterm diabetes syndrome (2).

Diabetophobie *(f)*. Krankhafte Furcht vor Zukkerkrankheit.
fr: phobie du diabète; *e:* diabetophobia.

Diabolepsie *(f)*. Altertümliche Bezeichnung für die Überzeugung, mit übernatürlichen Mächten in Verbindung zu stehen. Es handelt sich dabei keineswegs immer um krankhafte Zustände.
fr: diabolepsie; *e:* diabolepsia.

Diabolie *(f)*. Anbetung des Teufels oder Paktschließen mit dem Teufel. Da nach altem christlichen Glauben alles Böse vom Teufel kommt, wurde Diabolie – im Gegensatz zum *Dämonenglauben – durch Exkommunizierung geahndet. Später erfolgte Verbrennung durch die eigens zur Bekämpfung der Diabolie eingesetzte Inquisition, der auch viele Geisteskranke zum Opfer fielen.
fr: diabolisme; *e:* diabolism, satanism.

Diachrese *(f)*. Kaum gebräuchliche Bezeichnung für Verwirrtheitszustände.

Diachronie *(f)*. **1.** (*F. de Saussure,* 1915). In der strukturalen Sprachwissenschaft die Untersuchung der Sprache in ihrer zeitlichen Entwicklung. Von da aus für alle Betrachtungsweisen auf einer zeitlichen Längsachse, z.B. einer Psychose, angewandt. Ant. *Synchronie. **2.** Neurotisch motivierte Haltung älterer Menschen, welche die Gegenwart ausschließlich unter den Gesichtspunkten ihrer Jugendzeit beurteilen. **3.** Allgemein Betrachtung der Gegenwart vom Standpunkt der Vergangenheit.
fr: diachronie (psycho-névrotique); *e:* diachronia.

Diäthyltryptamin (DET) *(n)*. Dem *Dimethyltryptamin sehr ähnliches *Halluzinogen (Unterschied: 2 Äthylgruppen statt CH_3).

Diagnostic and Statistical Manual of Mental Disorders (DSM I, DSM II, DSM III, DSM III-R). Diagnostisches und statistisches Nachschlagebuch der psychischen Störungen. Zusammenstellung von Krankheitseinheiten sowie von Syndrom- und Symptombezeichnungen mit erklärendem Begleittext. Eine Vorform wurde erstmalig 1928 von der Vorläuferin der *American Psychiatric Association herausgegeben. Sie richtete sich nach den Bedürfnissen der damaligen Staatsanstalten. Seitdem etwa alle 10 Jahre revidiert. DSM I (1952) und DSM II (1968) waren weitgehend an der Systematik von *Adolf* **Meyer* orientiert. In DSM III (1980) Umbruch und vollständige Veränderung nach der Philosophie des logischen Positivismus und den Gesichtspunkten der biologischen Psychiatrie. (*Kriterium; *Kriteriologie; *Marker, biologischer). Die revidierte Fassung DSM III-R (1987) brachte geringere Veränderungen, vor allem die Umbenennung der affektiven Störungen in *mood disorders. DSM III fand stärkste internationale Beachtung, wurde in 20 Sprachen übersetzt und in vielen Ländern weitgehend übernommen. Von DSM I und DSM II gibt es keine deutsche Übersetzung. DSM III: *K. Koehler* und *H. Saß:* Diagnostisches und Statistisches Manual Psychischer Störungen. DSM III. Weinheim 1984. – DSM III-R unter gleichem Titel übersetzt von: *H.U. Wittchen, H. Saß, M. Zaudig* u. *K. Koehler*; Weinheim 1989. – Die Begriffe der DSM III und DSM III-R werden im Anhang dieses Buches erklärt.

Diagnostik, mehrdimensionale *(f)*. (*E. Kretschmer*, 1919). Berücksichtigung verschiedenartiger ätiologischer Gesichtspunkte bei der Beurteilung eines psychischen Krankheitsbildes. Dieses soll »in seinen oft mehrfachen konstitutionstypischen Aufbaukomponenten, seinen psychisch reaktiven Mechanismen, seinen gehirnorganischen Faktoren« u.a. erfaßt werden. Es werden also ohne Rücksicht auf systematische Ordnungen möglichst alle am Krankheitsgeschehen beteiligten Faktoren aufgespürt und gleichwertig nebeneinandergestellt.
fr: diagnostique pluridimensionnel; *e:* multidimensional diagnosis.
Syn.: mehrdimensionale Betrachtungsweise.

Diagnostik, strukturanalytische *(f)* *Strukturanalyse.

diakoptischer Anfall *(m)* *Anfall, diakoptischer.

diakoptische Reaktion *(f)*. (*R. Janzen*). Pathogenetisch uneinheitliche Gruppe von anfallsartigen Zuständen, die durch eine Störung der Integration der Hirnfunktion gekennzeichnet sind. Der Begriff soll einzelne Zustände herausheben, die nicht zur Epilepsie, aber auch nicht zu den synkopalen Anfällen zählen. Hierher gehören die *Narkolepsie (besonders der dabei auftretende *Lachschlag), die anfallsartig auftretende Torsionsdystonie sowie die unsystematischen Konvulsionen am Ende einer Synkope.
fr: réaction diacoptique; *e:* diacoptic reaction.

dialogische Stimmen *(f, pl)* *Dialogstimmen.

Dialogslalie *(f)*. (*Th. Spoerri*, 1965). Scheindialog. Kranke sprechen miteinander, die Sprachmelodie ist intakt, Mimik und Gestik sind lebhaft, aus der Ferne wirkt die Szene wie ein normales Gespräch, doch wird nichts mitgeteilt. Es werden nur abgebrochene, zusammenhanglose Phrasen gesprochen, denen eine intellektuelle Kommunikationsabsicht fehlt. Die Sprache dient damit lediglich dem sozialen Kontakt. Vorkommen vor allem bei seniler Demenz, aber auch bei akuten organischen Störungen und Schizophrenie.

Dialogstimmen *(f, pl)*. Bez. für *Stimmenhören in Form von Rede und Gegenrede. *Symptome 1. Ranges.

diaphänomenaler Bereich *(m)*. (*H. H. Wieck*, 1955). In der Psychopathologie der Bereich des seelisch Beständigen, dauerhaft Vorhandenen, das jedoch nicht im Bewußtsein gegenwärtig ist, aber teilweise bewußt gemacht werden kann (»eingestellt« wird). Enthält einerseits die Charakterstrukturen, andererseits die Gedächtnisspuren (*Engramme), schließlich auch die Fähigkeit, die Inhalte zu aktualisieren. Im einzelnen Erlebnis ist das, was im Bewußtsein als »phänomenales Ereignis« erscheint, somit das Ende eines vorweglaufenden diaphänomenalen Geschehens.

Diaschisis *(f)*. (*v. Monakow*, 1914). Vorübergehender Ausfall der Funktionen eines Nervenabschnittes durch Störung an anderer Stelle des Neuronenkreises, zu dem er gehört. Die Bez. dient dazu, die bei einer akuten Läsion des Gehirns oder Rückenmarks (Blutung, Schuß) auftretenden Störungen in Regionen, welche mit den geschädigten in keinem anatomischen Zusammenhang stehen, zu kennzeichnen.
fr: diaschisis; *e:* diaschisis.

Diastrephia *(f)*. **1.** Wenig gebr. Bezeichnung für psychotische Verhaltensweisen, die sich durch Grausamkeit und Perversität auszeichnen. **2.** (*K. L. Kahlbaum*, 1863). Obsol. Bez. für Seelengebiet der Willenssphäre, die z.B. in der *Vecordia (2) für sich allein erkranken kann.
fr: cruauté perverse (1), diastréphie (2); *e:* diastrephia.

Diathese *(f)*. Anlage. Zustand. Angeborene, in der Konstitution verankerte Bereitschaft zu

Krankheiten. In der Psychiatrie sind vor allem die iktaffine, neuropathische und psychopathische Diathese geläufig. S. die folgenden Stichwörter.
fr: diathèse; *e:* diathesis.

Diathese, iktaffine *(f)*. (*F. Mauz,* 1937). Angeborene Bereitschaft für Anfallsleiden. Langsame, an der einzelnen Vorstellung klebende, schwerfällige, umständliche und »zähflüssige« Wesensart von Epileptikern, die sich im Denken und im Gefühlsleben kundtut. – Kann in der gleichen Form aufgrund einer Erbanlage auch bei Gesunden auftreten, die nie einen epileptischen Anfall gehabt haben.
fr: diathèse paroxystique; *e:* paroxysmal diathesis.

Diathese, neuropathische *(f)*. Konstitutionelle Bereitschaft zu reizbarer Erschöpfung. Die Bezeichnung wird insbesondere in der Pädiatrie und Kinderpsychiatrie verwendet. *Neuropathie.
fr: diathèse névropathique; *e:* neuropathic diathesis.

Diathese, psychopathische *(f)*. Angeborene Disposition zu psychotischen Erkrankungen , insbesondere Schizophrenie und manisch-depressiver Erkrankung. Die Bez. »psychopathisch« schließt sich an einen älteren Gebrauch des Wortes *Psychopathie (2) an.
fr: diathèse psychopathique; *e:* psychopathic diathesis.

diathetische Proportion *(f)*. (*E. Kretschmer,* 1921). »Das Verhältnis, in dem im einzelnen Zyklothymiker heitere und traurige Gemütsanteile zueinander stehen.« *Psychästhetische Proportion.
fr: rapport diathétique de *Kretschmer*; *e:* diathetic ratio.

DIB. **D**iagnostisches **I**nterview für **B**orderline-Patienten. *Borderline-Persönlichkeitsstörung.

Dibenamin-Psychose *(f)*. Durch Dibenamin (Dibenzyl-chloräthylamin) ausgelöste toxische Psychose. Nach *W. Walther-Büel* treten vor allem *Dämmerzustände mit eigenartigen *Déjà-vu-Erlebnissen und Störungen des Zeitschemas auf.
fr: psychose due au dibénamine; *e:* dibenamin psychosis.

didaktische Analyse *(f)*. Syn. für *Lehranalyse.

dienzephal-autonomer Anfall *(m)* *Anfall, dienzephal-autonomer.

Dienzephalose *(f)* *Zwischenhirnsyndrom, psychisches.

Differentialtypologie *(f)*. (*K. Schneider,* 1936). In der Psychiatrie eine sich auf typische (jedoch nicht spezifische) psychopathologische Phänomene gründende Einteilung von psychotischen Zustandsbildern. Nach *Schneider* ist zwischen den Symptombildern der somatologisch-ätiologischen Ordnung (z.B. Paralyse, Arteriosklerose) eine Differentialdiagnose möglich, doch können Zustandsbilder der psychologisch-symptomatologischen Ordnung (z.B. Zyklothymie – Schizophrenie) nur differentialtypologisch gegeneinander abgegrenzt werden.
fr: typologie différentielle (de *Schneider*); *e:* differential typology.

Differenzieren *(n)*. Erste Phase der *Separation-Individuation. Die bis dahin totale Abhängigkeit von der Mutter nimmt ab; motorische Beweglichkeit und Koordinationsfähigkeit nehmen zu. Das Kind wendet sich aktiv der Umgebung zu, erfreut sich an Gegenständen und empfindet Vergnügen am eigenen Körper. Es erforscht mit Augen und Händen Gesicht, Haare und Mund der Mutter. Guck-guck-da-Spiele. Das Kind ist hauptsächlich am eigenen Körper und an seiner Mutter interessiert und fühlt sich am wohlsten bei der Mutter. Beginn im 5. Lebensmonat. Dauer: 4–6 Monate.
e: differentiation.

Dikemanie *(f)*. Abnormes Interesse für Gerichtsangelegenheiten und Prozesse.
fr: dikémanie; *e:* dikemania.

Dikephobie *(f)*. Furcht vor Gerichten (in eigener Sache).
fr: diképhobie; *e:* dikephobia.

Diktion *(f)*. Sprechweise. Spezifische Weise sprachlicher Äußerung.
fr: diction; *e:* diction.

Diktionsamelie *(f)*. Nachlässige Sprechweise, durch die eine krankhafte Sprachstörung vorgetäuscht werden kann. *Amelie.
fr: altération non pathologique du langage; *e:* amelian speech (diction).

Dimethyltryptamin (DMT) *(n)*. Synthetisches *Halluzinogen. Eine Injektion von 0,0007–0,001 pro kg Körpergewicht führt zu einem schlagartig einsetzenden Rausch. Blockiert Serotonin im Gehirn. Wirkt nur, wenn es geraucht, inhaliert oder gespritzt wird, nicht bei oraler Einnahme. Die halluzinogene Wirkung beginnt nach 5 Minuten und dauert 1 Stunde. Ist enthalten im Samen von *Piptadenia peregrina*. Wurde in der Zeit der Ankunft der Spanier von den Indianern in Trinidad und der Orinoco-Ebene in Südamerika gebraucht.

DIMS. **D**isorders of **I**nitiating or **M**aintaining **S**leep. *Einschlaf- und Durchschlafstörungen.

Dinomanie *(f)*. Tanzleidenschaft.
fr: dinomanie, manie de la danse; *e:* dinomania.

Dinophobie *(f).* Furcht vor Schwindel. Höhenangst.
fr: dinophobie; *e:* dinophobia.

Diogenes-Syndrom *(n).* (*A. N. G. Clark, G. D. Manikar, I. Gray,* 1955). Nach *Diogenes von Sinope* (412-323 v. Chr.), dem antiken Vorbild »zynischen« Sichgehenlassens und sokratischer Selbstgenügsamkeit. Extreme Vernachlässigung bei älteren, vormals aktiven und im Leben erfolgreichen Menschen. Sie hören auf, sich zu pflegen, sauberzuhalten und sinnvoll zu ernähren. Häufen in ihrer Wohnung allerlei Plunder an. Leben allein und weigern sich, Hilfe anzunehmen. Meist im Wesen einzelgängerische, mißtrauische, unrealistische und früher von anderen abhängige Menschen. Durch unordentliche Ernährung entsteht Mangel an Serumproteinen, Vitaminen, Eisen und Flüssigkeit.

Dippoldismus *(m).* (Nach dem Jurastudenten und Hauslehrer *Andreas Dippold,* der 1903 in Bayreuth seinen Schüler *Heinz Koch* derartig mißhandelte, daß dieser verstarb.) Prügeln von Kindern aus sexuellen Motiven. Form des *Sadismus, besonders bei Lehrern und Erziehern beobachtet. Die Kinder werden dabei gewöhnlich sexueller Verfehlungen (Masturbation) beschuldigt.
fr: dippoldisme, sadisme des éducateurs; *e:* dippoldism, educatory sadism (*Dippold*).

Dipropyltryptamin (DPT) *(n).* Dem *Dimethyltryptamin eng verwandtes *Halluzinogen.

Dipsomanie *(f).* (*C. W. Hufeland,* 1819). Periodisch auftretende Trinkexzesse, teils aus äußerer Ursache (Lohnempfang), teils aus innerer Ursache (Verstimmung bei Epileptikern, Manikern, Depressiven, Psychopathen und Neurotikern). Die Trinkexzesse können tage- oder sogar wochenlang anhalten. Die Trinker ziehen oft von Wirtschaft zu Wirtschaft und sind zu keiner Arbeit fähig. Zwischen den Trinkphasen können Wochen und Monate relativer oder absoluter Abstinenz liegen.
fr: dipsomanie; *e:* dipsomania.
Syn.: periodische Trunksucht, Quartalssaufen.

Dipsopathie *(f).* Seltene Bez. für Gesamtheit der Charaktermerkmale, die zur Trunksucht disponieren; vor allem Willensschwäche und geringe Fähigkeit, Zurücksetzungen zu ertragen.
fr: dipsopathie; *e:* dipsopathy.

Dipsorexis *(f).* »Trinklust« als häufiges Symptom im Beginn einer Trunksucht.
fr: envie de boire; *e:* dipsorexia.

Dipsychismus *(m).* Im 19. Jahrhundert viel zitierte Persönlichkeitstheorie, nach welcher in einer Persönlichkeit zwei oder mehr Teile relativ unabhängig voneinander bestehen können. *Doppeltes Bewußtsein.
fr: dipsychisme; *e:* dipsychism.

Disaggregation *(f).* Alte Bez. für Auseinanderfallen von krankhaften Bewußtseinsinhalten und dem übrigen psychischen Verhalten. Das Bewußtsein wird von einer einzigen Vorstellung beherrscht. Andere Dinge vermag der Betreffende nicht recht aufzunehmen. Entspricht der überwertigen *Idee *Wernickes.*
fr: disaggrégation; *e:* mental disaggregation.

Dischronation *(f).* Wenig gebr. Bez. für zeitliche Desorientiertheit.

discordance *(f).* (*Chaslin,* 1912). Grundsymptom der Schizophrenie. Besteht in einer Diskrepanz zwischen den Denkinhalten und dem begleitenden Gefühlston. Entspricht weitgehend der 1911 von *E. Bleuler* als Grundsymptom der Schizophrenie herausgearbeiteten Dissoziation des Denkens. *Chaslin* faßte unter dem Begriff einer »folie discordante« alle Krankheitsbilder der *Kraepelin*schen Dementia-praecox-Gruppe (Hebephrenie, Katatonie, paranoide Psychose [= folie paranoide] und Schizophasie [= folie discordante verbale]) zusammen, sah die Einheit aber nicht durch den ungünstigen Ausgang, sondern durch das Zentralsymptom der *discordance* gegeben. *Bleuler* hat später geäußert, er hätte den Begriff der »folie discordante« anstelle der Schizophrenie anerkannt, wenn er ihm bekannt gewesen wäre. – Die *discordance* entspricht ebenfalls der »intrapsychischen Ataxie« *Stransky*s.
e: »discordance«.

disergastische Reaktion *(f).* Als Folge einer Hirndurchblutungsstörung auftretende psychische Erscheinungen mit Angst, Desorientiertheit und Sinnestäuschungen.
fr: réaction confusionnelle aigue; *e:* disergastic reaction.

Disgregationsangst *(f).* (*R. Bilz*). Urangst, von einer Gemeinschaft (Herde) getrennt zu werden. Tritt nach *Bilz* beim Menschen in einer endogenen Depression wieder auf.
fr: peur de la ségrégation; *e:* disgregation phobia.

Disjektion *(f).* »Auseinanderreißen« (Spaltung) des Persönlichkeitsbewußtseins im Traum. Der Träumer erlebt sich im Traumgeschehen zugleich als handelnde Person und als Zuschauer.
fr: dédoublement onirique; *e:* disjection.

Diskussionsgruppe *(f).* Begriff der *Gruppenpsychotherapie. Die Gruppe diskutiert über ein bestimmtes Thema. Der Gruppenleiter achtet lediglich darauf, daß nicht vom Thema abgewichen wird. Dient vornehmlich der Vermittlung von Information.

Disorexie *(f)*. Störung des Nahrungstriebes im Sinne der Eßgier. *Anorexie.
fr: dysorexie; *e:* dysorexia.

Dispersonalisation *(f)*. Seltenes Synonym für *Depersonalisation.

Dissimulation *(f)*. Verbergen und Verheimlichen von Krankheitssymptomen zur Vortäuschung von Gesundheit. Kann i.w.S. Folge vordergründiger Wünsche sein: Jemand will in den Beamtendienst oder eine Versicherung aufgenommen werden; eine als schändlich empfundene Geistesstörung soll nicht bekannt werden. I.e.S. für Verheimlichung von Symptomen einer psychischen Krankheit gebraucht. Schizophrene lernen, welche Erscheinungen von der gesunden Umwelt als krankhaft angesehen werden, und verheimlichen besonders Halluzinationen. Depressive verheimlichen oft Suizidtendenzen, um den Suizid evtl. besser vorbereiten zu können.
fr: dissimulation; *e:* dissimulation.

Dissonanz, kognitive *(f)*. (*Festinger*, 1957). Einseitige Auswahl von Informationen nach einer getroffenen Entscheidung. Es wird bevorzugt das aufgenommen, was die bereits vorhandene Meinung unterstützt.

Dissozialität *(f)*. Konflikte mit der sozialen Umwelt durch Mißachtung der Regeln sozialen Zusammenlebens. Kann sich in Streitsüchtigkeit, Verwahrlosung oder kriminellem Verhalten äußern. Ursachen können Psychopathie, psychische Krankheiten (meist mit kaum bemerkbaren anderen Symptomen) oder Wesensänderung (z.B. bei Epilepsie) sein.
fr: comportement dyssocial; *e:* dyssocial behavio(u)r *oder* reaction.

Dissoziation *(f)*. *Spaltung. *Spaltung des Bewußtseins. *Bleuler*s Begriff der Spaltung wurde als »dissociation« ins Frz. übersetzt und dort syn. mit *»discordance« gebraucht.

Dissoziationsamnesie *(f)*. Erinnerungslücke durch Verdrängung oder Abspaltung von Erinnerungen.
fr: amnésie de dissociation; *e:* dissociation amnesia.

Dissoziative Störung *DSM-Anhang.

distributive Aufmerksamkeit *(f)* *Aufmerksamkeit, distributive.

Disulfiram-Alkohol-Reaktion *(f)*. In der Behandlung des chronischen Alkoholismus verwendete Reaktion zur Verhinderung des Alkoholgenusses. Wenn nach Gaben von Disulfiram (Antabus) Alkohol genossen wird, kommt es rasch zu stechenden Kopfschmerzen, Übelkeit, Mattigkeit, Beschleunigung der Herz- und Atemfrequenz und intensiver Rötung von Kopf, Hals, Armen und oberen Thoraxpartien mit Hitzegefühl. Wird ursächlich in erster Linie durch einen erhöhten Acetaldehydgehalt im Blut bedingt, das infolge einer vom Disulfiram verursachten Abbaustörung des Alkohols angereichert wird. – Klinisch gleichartige Reaktionen können auch durch Analgetika hervorgerufen werden.
fr: réaction de disulfiram et alcool; *e:* alcohol-Antabuse-reaction.
Syn.: Flush, Mal rouge, Antabus-Alkohol-Reaktion.

Dittographie *(f)*. Schreibstottern. Wiederholung von Buchstaben und Worten beim Schreiben.
fr: bégaiement graphique; *e:* dittography.

Divagation *(f)*. Im anglo-amer. Sprachraum Bez. für Abschweifen der Gedanken, Weitschweifigkeit.
fr: divagation; *e:* divagation.

Diversifikations-Quotient *(m)*. (*Johnson*, 1941). Maß für die Verwendung verschiedener Wörter beim Sprechen oder Schreiben. Wird bestimmt durch den Bruch:

$$\frac{\text{Anzahl der Wörter einer Sprache}}{\text{Gesamtzahl der gebrauchten Wörter}}.$$

Gilt als grobes Maß für die Höhe der allgemeinen Intelligenz.
fr: quotient de diversification, indice de diversité; *e:* type-token-ratio.

Dix, Dorothea Lynde geb. 1802, gest. 1887. Reformerin der amerikanischen Psychiatrie. Von Beruf Lehrerin. War um 1862 »Superintendent of women nurses in general hospitals« (Aufseherin von Krankenschwestern in Allgemeinkrankenhäusern). Versuchte 40 Jahre lang in zahlreichen Schriften, durch politische und journalistische Agitation das Elend der Insassen von Irrenanstalten in den USA zu erleichtern, blieb aber ohne Erfolg.

DMT ***Di**methyl**t**ryptamin.

DNG. Deutsche **N**arkolepsie-**G**esellschaft.

doctor shopping. Bez. des Klinikjargons für Verhaltensweisen einzelner Rentenbewerber: Man wechselt so lange den Arzt, bis derjenige gefunden ist, der sich für die Erwerbung der erträumten finanziellen Entschädigung als die günstigste Stütze erweist.

Dohlen *(n)* *Gammazismus.

Dole-Nyswander-Programm *(n)*. Staatliches Programm zur *Methadon-Behandlung in den USA.

Dollinger-Bielschowsky-Syndrom *(n)*. (*A. Dollinger,* 1919; *M. Bielschowsky,* 1914). Frühkindliche Demenz durch rezessiv-erbliche Lipoidstoffwechselstörung. Spätinfantile Form der amaurotischen Idiotie (s.d.). Klinisch: Stehenbleiben oder Rückgang der geistigen Entwicklung vom 3. bis 4. Lebensjahr an. Sprech- und Laufvermögen wird langsam wieder verlernt. Progrediente inselförmige Netzhautatrophie, dadurch Erblindung. Neurologisch vor allem Kleinhirnsymptome in Form von Nystagmus und Gangataxie. Nach 3–4 Jahren Exitus letalis.
fr: idiotie amaurotique type *D. – B.*; *e: D.* – B. syndrome.
Syn.: Bielschowsky-Jansky-Syndrom.

DOM *STP.

Domatophobie *(f)*. Krankhafte Furcht davor, in einem Haus zu sein. *Klaustrophobie.
fr: domatophobie; *e:* domatophobia.

Domestizieren, Domestikation *(n)*. An das Haus gewöhnen, Kultivieren, Zähmen. Im engeren Sinne für Tiere gebraucht, bei denen als Folge der Domestizierung Organveränderungen (größerer Wuchs, Abschwächung der Sinne, Aufhellen der Körperbehaarung) und Funktionsänderungen (geringes Hervortreten von Brunstperioden) eintreten. Im weiteren Sinne auf den Menschen bezüglich der Einpassung in die Kulturwelt angewandt, besonders aber in bezug auf die dadurch notwendig werdende Bezähmung der Triebe. Zuweilen wird mit einem Unterton von Kulturkritik von einer progressiven Domestizierung gesprochen (*H. Schulze*).
fr: domestication; *e:* domestication.

Don-Juanismus *(m)*. Nach *Don Juan Tenorio* von Sevilla, sagenhafter Verführer, benannte Form sexueller Abweichung beim Mann. Weibstollheit. Suche eines Mannes nach immer neuen Liebesreizen; Sich-bewundern-Lassen durch ständig wechselnde Partnerinnen, in denen nur das weibliche Geschlechtswesen, nicht die Persönlichkeit gesucht wird und zu denen gefühlsmäßige Bindungen nicht hergestellt werden. Nach psychoanalytischen Deutungen besteht beim Don-Juan-Typ der unbewußte Wunsch, sich an allen Frau en wegen der Unbill zu rächen, die von der eigenen Mutter oder deren Surrogat erfahren wurde.
fr: donjuanisme; *e:* Don-Juanism.

Dopamin *(n)*. 3,4–Dihydroxy–β–phenäthylamin. Wichtige Transmittersubstanz im Gehirn.
e: dopamine.

Dopaminhypothese *(f)*. (*A. Coppen,* 1967). Aus den Kenntnissen zur Biologie der *Neuroleptika abgeleitete Entstehungstheorie für die *Schizophrenie. Danach werde die Informationsübermittlung zwischen zwei Neuronen an der Stelle gestört, an welcher die Information im Synapsenspalt auf einer kurzen Strecke durch Neurotransmitter übertragen wird. Im Synapsenspalt ist der Katecholamin-, speziell der Dopaminstoffwechsel von Bedeutung. Bei Schizophrenie bestehe ferner eine Überaktivität des limbischen dopaminergenen Systems. Die Qualität des Neurotransmittersystems unterliege Erbeinflüssen.
e: dopamine hypothesis.

Doppelbewußtsein *(n)* *doppeltes Bewußtsein.

Doppelbindung *(f)* *double bind.

Doppelbindung, paradoxe *(f)*. Hilfsmittel der *Kommunikationstherapie. Eine Aufforderung an den/die Klienten wird so gestaltet, daß unabhängig von ihrer Befolgung oder Nichtbefolgung positive Folgen entstehen. Z.B. wird einem streitenden Ehepaar gesagt, es solle weiterstreiten, weil dies sein einziges Mittel sei, die gegenseitige Zuneigung auszudrücken. Wenn das Paar die Weisung befolgt, erhält das Streiten zunehmend eine positive Tönung. Bei Nichtbefolgung hört das Streiten auf.

Doppeldenken *(n)*. Echoartige Verdoppelung des Denkens. Der Gedanke ist einmal in der normalen Form und gleichzeitig (oder mit kurzem zeitlichen Abstand) als halluzinatorische Gehörswahrnehmung vorhanden. Tritt am häufigsten beim Lesen (die »Stimme« spricht nach, was der Kranke liest) oder Schreiben (»die Stimme« spricht vor, was der Kranke schreibt) auf; manchmal auch in der Form, daß die Kranken beim Schreiben von den Stimmen frei sind, sich diese aber beim Überlesen des Geschriebenen wieder einstellen. Lautes Lesen vermag die Stimmen oft zu vertreiben. Vorkommen vor allem bei Schizophrenie. Vgl. Gedankenlautwerden.

Doppelgänger *(m)*. Mensch, der einem anderen außerordentlich ähnlich ist, so daß Verwechslungen möglich sind. Wird im allgemeinen nur auf einander fremde Menschen angewandt, nicht z.B. bei Zwillingen. Nach abergläubischen und okkultistischen Vorstellungen ist das Vorkommen von Doppelgängern zu einem anderen Menschen stets bedeutsam und zeigt evtl. eine Abspaltung der Seele mit erneuter »Materialisierung« an. Kehrt im *Doppelgängerwahn in krankhafter Form wieder.
fr: double, sosie; *e:* double, second self.

Doppelgängererlebnis *(n)*. Dt. Bezeichnung für *Heautoskopie.
fr: expérience du dédoublement; *e:* Doppelgaenger phenomenon, phenomenon of duplicated personality.

Doppelgängerwahn *(m)*. Ständig wiederholtes Doppelgängererlebnis im psychotischen Wahnerleben. *Personenverkennung.
fr: délire du dédoublement; *e:* split personality delusion.

Doppel-Ich *(n)*. Zweifach (jedoch zeitlich hintereinander) vorhandenes Persönlichkeitsbewußtsein mit dem sicheren Gefühl der Identität mit dem eigenen Ich. *doppeltes Bewußtsein.
fr: moi double, dédoublement de la personalité; *e:* personality split, duplicated ego.

Doppelselbstmord *(m)*. Gleichzeitige Ausführung von Selbsttötungshandlungen zweier Personen. Meist handelt es sich um ein liebendes Paar. Im Unterschied zum erweiterten Suizid (s.d.) wird der Entschluß zum Suizid von beiden Beteiligten gefaßt. Bekannt vor allem durch historische Beispiele: *Heinrich von Kleist* mit *Henriette Vogel;* der österreichische Thronfolger Erzherzog *Rudolf* mit der Baroneß *Mary von Vetsera* in Mayerling (1889).
fr: double suicide; *e:* double suicide.

Doppelsuizid *(m)* *Doppelselbstmord.

doppelte Persönlichkeit *(f)*. Syn. für *doppeltes Bewußtsein, jedoch unter Betonung der Vorstellung, daß es die Persönlichkeit sei, die sich verdoppele. *Persönlichkeitsspaltung.
e: dual personality.

doppeltes Bewußtsein *(n)*. (*Jessen*). Mehrfach hintereinander auftretende Zustände, bei denen der Mensch in der einen Existenzform keine Kenntnis von der anderen hat, so daß gleichsam zwei verschiedene Persönlichkeiten bzw. ein Doppel-Ich entstehen. Die Beschreibungen stammen alle aus dem 19. Jahrhundert (*Azam, Winslow, M. Dessoir, Lemaitre*). In einem Beispiel *Jessens* erwachte eine Dame aus einem Schlaf ohne Kenntnis ihres früheren Lebens und mußte Schreiben, Lesen und alle Lebenskenntnisse neu erwerben. Nach einem erneuten Schlaf mehrere Monate später war der frühere Zustand wiederhergestellt. Dies wiederholte sich mehrmals. Bereits *H. Schüle* (1880) bemerkte, daß es sich um eine Ausdrucksform der *Hysterie handelte. Im vorigen Jahrhundert auch als Motiv in der Literatur beliebt: z.B. »Dr. Jekyll and Mr. Hyde« von *R. L. Stevenson* (1885). Die Begriffe »doppeltes« und »alternierendes Bewußtsein« werden nicht streng voneinander geschieden. Vgl. Persönlichkeit, multiple.
fr: double conscience, dédoublement de la personalité, seconde vie; *e:* double personality, personality dual, double consciousness.
Syn.: periodische Amnesie.

Doppelwahrnehmung *(f)*. (*Jensen,* 1868). Nicht mehr übliche Bez. für *Déjà-vu-Erlebnis.

Dora geb. 1. 11. 1882 Wien, gest. 1945 New York. Deckname für *Ida Bauer,* Tochter von *Käthe* und *Philip Bauer.* Bekannte Patientin *Freuds.* Wurde von *Freud* 1900 drei Monate lang wegen Hysterie (wiederholte Aphonie, Hustenanfälle, Depression, Selbsttötungsversuch) behandelt und brach die Behandlung dann ab. Litt ihr ganzes Leben unter Nachziehen eines Beines und einem extremen Bedürfnis nach Sauberkeit. *Freud* berichtet über sie in »Bruchstücke einer Hysterie-Analyse« (1905, GW V, 163). Original und spätere Berichte zusammengefaßt in: *C. Bernheimer* und *C. Kahane* (eds.): In Dora's Case, Freud-Hysteria-Feminism, New York 1985.

Doraphobie *(f)*. Krankhafte Furcht davor, mit Haut von Tieren in Berührung zu kommen.
fr: doraphobie, phobie du contact des peaux animales; *e:* doraphobia.

Dorenkasten. Obsol. Syn. für *Tollkoben.

Doriden-Sucht *(f)*. Süchtiger Mißbrauch des barbituratfreien Schlafmittels Doriden. Nach *Battegay* treten euphorische und rauschähnliche Zustände auf. Die Patienten sind oft reizbar-dysphorisch und antriebsschwach, sie neigen zur *Entkernung. Körperlich finden sich braungraue oder zyanotische Verfärbung der schlaffen Haut, hypochrome Anämie, Koordinationsstörungen (Sprache, Gang). Abstinenzsymptome: Tremor, Herzklopfen, Schwitzen, Wechsel von Obstipation und Durchfall, Anfälle, Delirien.

Doromanie *(f)*. (*Lemoine*). Krankhaft gesteigertes Geschenkemachen. Meist Ausdruck neurotischer Fehlhaltung.
fr: doromanie; *e:* doromania.

double bind (*G. Bateson,* 1956). Beziehungsfalle. Besondere Familiensituation in den familiären Beziehungen Schizophrener. Es besteht ständig eine Doppelsinnigkeit der Kommunikation auf zwei verschiedenen Ebenen. »Das Individuum ist in einer Situation gefangen, in der die andere Person in der Beziehung zwei Arten von Botschaften ausdrückt, von denen die eine die andere aufhebt. Und das Individuum ist nicht in der Lage, sich mit den geäußerten Botschaften kritisch auseinanderzusetzen.« (*Bateson* et al. 1956) Beispiel: Ein junger Schizophrener erhielt im Krankenhaus Besuch von seiner Mutter. Er freute sich, sie zu sehen, und

legte ihr impulsiv den Arm um die Schulter. Sie erstarrte und gab damit averbal zu verstehen, daß sie dieses Verhalten aufs äußerste mißbillige (1. Ebene). Er zog den Arm zurück. Sie fragte darauf: »Liebst du mich nicht mehr?« Er wurde rot, und sie sagte: »Lieber, du mußt nicht so leicht verlegen werden und Angst vor deinen Gefühlen haben.« (2. Ebene, völliger Widerspruch zur 1.) (nach *Bateson* et al., 1956).
fr: double lien; *e:* double bind.
Syn.: Doppelbindung.

Double-bind-Theorie *(f).* Entstehungstheorie der Schizophrenie, die vor allem in den 60er Jahren große Verbreitung und Anerkennung fand. Erklärung: *double bind.

Down-Syndrom *(n).* Syn. für *Mongolismus.

DPG *Gesellschaft, **D**eutsche **P**sychoanalytische.

DPT ***Dip**ropyl**t**ryptamin.

DPV *Vereinigung, **D**eutsche **P**sychoanalytische.

Drang *(m).* In der Psychiatrie ein unbestimmtes, mehr empfundenes als beobachtetes Gefühl eines dumpfen, ziellosen, ungerichteten Unbehagens. Ein nach Änderung der Situation strebendes Spannungserlebnis; eine unlustvolle, richtungslose Unruhe, die nach Entladung drängt. Wird nach außen erst sichtbar, wenn der zunächst »blinde« Drang in einer *Dranghandlung sein Objekt gefunden hat.
e: impulse, craving, urge, distress.

Dranghandlung *(f).* Handlung aus einem ziellosen *Drang heraus. Trägt meist ebenfalls den Charakter des Planlosen in sich: Fortlaufen, Wandertrieb, Zerstörungen, kriminelle Handlungen, sexuelle Attacken. Vorkommen vor allem nach Hirnentzündung und Hirnverletzung bei Epileptikern und Triebgestörten.
fr: comportement impulsif; *e:* impulsive behavio(u)r.

Drangzustand *(m)* *Drang.
fr: état impulsif; *e:* state of (uncontrollable) impulsion.

Drapetomanie *(f).* Unwiderstehlicher Drang zu vagabundieren.
fr: drapétomanie, manie du vagabondage; *e:* drapetomania.

dreamy state *(H. Jackson).* »Traumzustand.« Besondere Art von epileptischer *Aura mit Veränderung des Allgemeinbefindens. Meist nur als komisches, merkwürdiges, unwirkliches, traumartiges Gefühl beschrieben. Oft sind alle Wahrnehmungen durch die Tönung des Vertrauten, längst Bekannten, schon einmal Erlebten oder Fremden, Unheimlichen, Ungewohnten verändert. Seltener sind sie in ihrem räumlichen und zeitlichen Charakter verändert, gelegentlich zu synästhetischen Erlebnissen miteinander verschmolzen. Selten werden Stimmen gehört, aber nicht so deutlich, daß Worte wiedergegeben werden können. Etwas häufiger Bilder, die Menschen, Tiere, Fabelwesen darstellen. Besonders häufig im Beginn eines psychomotorischen Anfalls (s.d.), für den der Begriff auch syn. gebraucht wird.
fr: »dreamy state«.

Drehbett *(n).* Von *E.* **Horn* erfundenes Bett, in dem unruhige Geisteskranke zum Zwecke der Beruhigung mit 40–60 Umdrehungen in der Minute herumgedreht wurden. Die Lage blieb dabei horizontal, der Kopf nach außen gerichtet.
fr: lit pivotant; *e:* revolving bed.

Drehstuhl *(m).* Von *E.* **Horn* erfundener drehbarer Stuhl, mit dem unruhige Geisteskranke bei etwa 120 Umdrehungen in der Minute beruhigt werden sollten.
fr: chaise pivotante; *e:* revolving chair.

Drehtürprinzip *(n).* (*V. v. Weizsäcker*, 1947). Bez. für die gegenseitige Abhängigkeit von Wahrnehmen und Bewegen im *Gestaltkreis.

Drehtürpsychiatrie *(f).* Spöttische Bezeichnung für die Tatsache, daß manche Geisteskranke durch die moderne Pharmakotherapie und Beschäftigungstherapie zwar nach Hause entlassen werden können, aber bereits nach kurzer Zeit in das psychiatrische Krankenhaus zurückkehren müssen, weil ihr Zustand sich wieder verschlechtert hat. Dies beruht oft darauf, daß die Kranken die verordneten Medikamente nicht weiter nehmen oder sich nicht an die soziale Umgebung anzupassen vermögen. Auf diese Weise werden zwar die Entlassungsziffern erhöht, die Behandlungserfolge aber in Wirklichkeit nicht verbessert.
fr: psychiatrie »à la navette« (avec hospitalisations successives); *e:* revolving-door phenomenon.

Dreiphasenkrise, epileptische *(f).* (*H. Selbach*). Hypothetische Bez. zur Beschreibung eines – nach dem Regelkreisprinzip interpretierten – generalisierten epileptischen Anfalls. 1. Vorphase mit zunehmender labiler Trophotropie bis zur höchsten Erregung des Vagussystems; 2. kritische Hauptphase mit Totalumschwung in höchste Erregung des Sympathicussystems und Überkompensation; 3. Nachphase mit gedämpften Nachschwankungen des Vagussystems und Sympathicussystems und Wiederaufbau eines normalen Spannungssystems.
fr: crise épileptique triphasée; *e:* epileptic three-phase crisis.

Dreiphasentheorie der Neurosenentstehung (*H.J. Eysenck* und *S. Rachman*, 1965). Phase 1: Es treten Ereignisse auf, die eine stärkere gefühlsmäßige Reaktion hervorrufen. Phase 2: Ein neutraler Reiz (Erlebnis, Ereignis), der nichts mit dem Ereignis der Phase 1 zu tun hatte, wird damit assoziiert und somit ebenfalls zum Auslöser derselben gefühlsmäßigen Reaktion wie in Phase 1. Phase 3: Tritt keine Verstärkung ein, wird der ganze Vorgang gelöscht (Spontanremission). Wird das gefürchtete Objekt jedoch gemieden oder durch Wiederholung die Reaktion verstärkt, kommt es zur Neurose. – Eignet sich vor allem zur Erklärung von *Phobien.

63er, Dreiundsechziger *(m)*. Jargonausdruck für einen Patienten, der nach § 63 StGB untergebracht ist. Vgl. *Unterbringung in einem psychiatrischen Krankenhaus.

Dressatneurose *(f)*. (*W. Th. Winkler*). Neurotische Fehlhaltung, die durch äußere Einflüsse, z.B. durch die suggestive Wirkung einer astrologischen Zukunftsdeutung, bewirkt wird. Dies entspricht dann quasi einem posthypnotischen Auftrag.

Droge *(f)*. **1.** Sammelbez. für Arzneimittel, die durch Trocknung von Pflanzen gewonnen und haltbar gemacht wurden. **2.** Stoffe, die eine Wirkung auf das Zentralnervensystem haben und deswegen Abhängigkeit erzeugen können. Diese Bedeutung leitet sich aus der Übernahme des engl. »drug dependence« (*Drogenabhängigkeit) ab.
fr: drogue; *e:* drug.

»Droge Arzt« *(f)*. (*M. Balint*). Die heilende Wirkung der Persönlichkeit des Arztes, die eventuell dasselbe erreichen kann wie ein Medikament (= Droge).
e: drug »doctor«; the drug doctor.

Drogen-Abhängigkeit *(f)*. Von der Weltgesundheitsorganisation (WHO) (1964) anstelle der sonst viel gebrauchten Bezeichnungen *Sucht und *Gewöhnung eingeführte Sammelbez. Es werden mehrere Merkmale angeführt: übermächtiger Wunsch, die Droge zu beschaffen; Tendenz zur Dosissteigerung; Abhängigkeit, die sich im Auftreten von Entziehungssymptomen bei Entziehung äußern kann; schädliche Wirkung auf Individuum und Gesellschaft. Vom WHO-Ausschuß für Suchtmittel (1965) werden 7 bestimmte Typen unterschieden: Morphin-Typ,Cannabis (Marihuana)-Typ, Barbiturat-Alkohol-Typ, Kokain-Typ, Amphetamin-Typ, Khat-Typ, Halluzinogen-Typ. Später wurde als 8. Typ der Morphin-Antagonisten-Typ hinzugefügt. Vgl. Depravation.
fr: pharmacodépendance; *e:* drug dependence, hooked.

Drogenjargon *(m)*. Sprache unter Drogengebrauchern, welche zumeist ungewöhnliche Bezeichnungen für *Drogen (2) und deren Wirkungen enthält, die zunächst zur Tarnung dienen sollten, inzwischen aber vielfach mehr durch (z.T. wissenschaftliche) Publikationen verbreitet werden.

Drogen-Welle *(f)*. Die rapide Zunahme des Gebrauchs von Suchtmitteln (= Drogen) aller Art (z.B. Haschisch, Kokain) nach 1965, insbesondere durch Jugendliche.

Dromolepsie *(f)*. Alte Bez. für unbeabsichtigtes Gehen einiger Schritte, denen unmittelbar darauf ein epileptischer Anfall folgt. Es handelt sich größtenteils um psychomotorische Anfälle (s.d.).
fr: dromolepsie; *e:* dromolepsy, running fits.
Syn.: Epilepsia procursiva, Laufepilepsie.

Dromomanie *(f)*. Syn. für *Poriomanie.

Dromophobie *(f)*. Krankhafte Furcht vor dem Überqueren einer Straße oder Furcht, überhaupt zu laufen.
fr: dromophobie; *e:* dromophobia.

Drop-Anfälle *(m, pl)*. Anfallsweises Umfallen bei erhaltenem Bewußtsein. Ursache ist wahrscheinlich eine vorübergehende Unterbrechung der Blutzirkulation in der A. basilaris, Unterbrechung der Blutzufuhr zum Hirnstamm und Versagen des vom Hirnstamm kontrollierten Haltungstonus. Gehört auch zu den Symptomen transitorischer ischämischer Attacken.
fr: crises de chute spontanée; *e:* drop attacks.

Droschkenkutscherhaltung *(f)*. (*J. H. Schultz*). Beim *autogenen Training einzunehmende Haltung, wenn die Übung nicht im Liegen, sondern im Sitzen vorgenommen werden soll. Dabei setzt sich der Patient so auf einen Stuhl, daß der Rücken ein Stück weit von der Lehne entfernt ist, die Unterarme werden auf die nicht geschlossenen Oberschenkel aufgestützt, die Hände hängen schlaff herab, der Rücken wird gekrümmt, der Kopf hängt nach vorne herab. Der Patient läßt sich nun entspannt so zusammensinken, daß keine Muskelspannungen entstehen. – Die Bezeichnung spielt auf die Haltung eines Kutschers an, der auf dem Bock eingeschlafen ist und sich dabei völlig zu entspannen vermag.
fr: attitude détendue; *e:* cabman's (relaxative) position.

Druckvisionen *(f, pl)*. Durch den **Liepmann*schen Versuch beim Delirium tremens provozierte optische Halluzinationen.

DSM *Diagnostic and Statistical Manual of Mental Disorders.

DSM III. 1980 veröffentlichte, 3. Revision des Diagnostischen und Statistischen Manuals. Allgemeine Erklärungen in diesem Buche: *Diagnostic and Statistical Manual of Mental Disorders. Die einzelnen Begriffe werden im DSM-Anhang erklärt.

DSM III-R. 1987 veröffentlichte Revision von *DSM III.

DST *Dexamethason-Suppressions-Test.

duale Methode *(f)* *Psychoanalyse, duale.

duale Psychoanalyse *(f)* Psychoanalyse, duale.

dualer Liebesmodus *(m).* Zweigeschlechtliche Liebe (im Gegensatz zur eingeschlechtlichen der Homosexualität).

fr: sexualité duelle; *e:* dual sexuality.

Dualunion *(f).* (*L. Szondi*). Neurotischer Kontaktmodus in Liebesbeziehungen mit festgelegtem Rollenspiel. Z.B. versucht der eine Partner mit dem anderen in einer solchen Einheit zu leben, wie er es als Kind bei seiner Mutter erfahren hat. Vorkommen z.B. als Kontaktmodus bei Süchtigen.

fr: mode de contact de *Szondi*; *e:* mode of contact (*Szondi*).

Dubois, Paul-Charles geb. 28. 1. 1848 Chaux-de-Fonds (Schweiz), gest. 4. 11. 1918 Bern. Vielgesuchter Psychotherapeut und Neuropathologe in Bern. Entwickelte etwa gleichzeitig mit *Freud* eine Theorie über die Psychogenie vieler seelischer Störungen und erfaßte die Bedeutung der Biographie. Entwickelte zur Behandlung eine eigene *Persuasionsmethode, die in seiner Hand sehr erfolgreich war, aber keine Nachfolger fand. Während *Dubois* die Werke *Freud*s sehr anerkannte, aber dessen Sexual- und Libidotheorien ablehnte, hat umgekehrt *Freud* keine Notiz von *Dubois* genommen.

Dumpfheit *(f).* Geringe Erregbarkeit des Gemüts und der Sinne. Wenig differenziertes Gefühlsleben und Hingegebensein an ein primitives Triebleben.

fr: insensibilité, léthargie; *e:* torpor, dullness.

Dupuytren-Delirium *(n).* Nach dem Pariser Chirurgen *Guillaume Dupuytren* (1777 bis 1835) benannte, nicht mehr gebräuchliche Bez. für psychische Störungen als Folge von Operationen oder Verwundungen.

Durcharbeiten *(n).* (*S. Freud,* 1895). Psychischer Vorgang in der psychoanalytischen Behandlung, durch welchen der Patient die Interpretationen integriert, *Widerstände überwindet, verdrängte Erlebnisinhalte akzeptiert und so dem Wiederholungszwang entgeht. *Freud* hat stets betont, daß Durcharbeiten ein notwendiger Vorgang für die psychoanalytische Kur ist; in einer besonderen Arbeit (GW X, 126–136) hebt *Freud* hervor, der Psychoanalytiker könne nicht erwarten, daß der Patient seine Interpretationen unmittelbar akzeptiert, so daß Zeiten scheinbaren Stillstands der Analyse bei gleichzeitigem Durcharbeiten oft die fruchtbarsten sind.

fr: working through, élaboration, perlaboration; *e:* working through.

Durchflutung, elektrische *(f).* Häufige klinische Bezeichnung für Durchführung der *Elektrokonvulsionsbehandlung. Wird wegen des – der Sache angemessenen – harmloseren Klanges der wissenschaftlichen oder gar der angsterregenden Bezeichnung »Elektroschock« vorgezogen.

Durchgangssyndrom *(n).* (*H. H. Wieck,* 1956). Gruppenbezeichnung für eine Reihe unspezifischer körperlich begründbarer Psychosen, deren gemeinsame Merkmale Reversibilität und Fehlen von Bewußtseinstrübung sind. Aufgeführt werden: affektive, amnestische, affektiv-amnestische, halluzinatorische, paranoide, paranoid-halluzinatorische Syndrome. Welches Bild im gegebenen Fall zur Ausbildung kommt, hängt von der jeweiligen Schwere der Psychose ab. Der Schweregrad kann mit Hilfe des *Böcker*-Tests genauer bestimmt werden. Es werden leichtes, mittelschweres und schweres Durchgangssyndrom unterschieden (s.die folgenden Stichwörter). –Durchgangssyndrome gehören zwar zu den akuten exogenen Reaktionstypen *Bonhoeffer*s (s.d.), es werden jedoch nicht phänomenologische Unterschiede, sondern die Schwere zur Grundlage einer Einteilung gemacht. – In inkorrekter Ausweitung werden oft alle akuten körperlich begründbaren Psychosen – mit und ohne Bewußtseinstrübung – als Durchgangssyndrom bezeichnet. – Vgl. Funktionspsychose.

fr: syndrome psychique transitoire de *Wieck; e:* »transitional« *oder* transit syndrome (psychosis).

Durchgangssyndrom, leichtes *(n).* (*H. H. Wieck*). Geringfügiges und daher oft nicht als krankhaft gewertetes Durchgangssyndrom. Die Kranken versagen zunehmend in der gewohnten Tätigkeit, vernachlässigen die Körperpflege, sind weniger rücksichtsvoll, empfinden Gefühlsverarmung und Gedächtnisschwund, können sich schlechter, vor allem weniger lange konzentrieren, Entscheidungen fallen schwer, der Antrieb erlahmt, schöpferische Leistungen sind kaum noch möglich. Die Störungen treten je nach den geforderten Leistungen verschieden stark hervor.

Durchgangssyndrom, mittelschweres *(n).* (*H H. Wieck*). Durchgangssyndrom mit meist unmittelbar erkennbaren Störungen: Verlangsamung aller seelisch-geistigen Abläufe, *Schwerbesinnlichkeit, deutliche Gedächtnisstörungen. Diese Störungen werden oft als unveränderbarer geistiger Abbau und *Demenz mißdeutet. Das Gefühl stumpft ab und entdifferenziert sich. Die Stimmung kann flach-euphorisch, niedergedrückt, ängstlich-schuldbeladen oder stark schwankend, auch i.S. von *Affektlabilität sein. Halluzinationen, vor allem optische, aus ängstlichem Affekt entstehende Wahnerscheinungen, *Größenideen und Aggressivität können hinzutreten. Die Orientierung bleibt erhalten.

Durchgangssyndrom, schweres *(n).* (*H. H. Wieck*). Durchgangssyndrom mit auch für Laien deutlich erkennbaren geistigen Leistungsausfällen. Verlangsamung aller geistigen Abläufe auf das Fünffache, ausgeprägte Gedächtnisstörung (manchmal in Form des *amnestischen Syndroms), schwere Gefühlsverarmung mit Gleichgültigkeit und Stumpfheit, schwere Störung von Denkantrieb und Initiative, ein gewisses Maß an Konfabulation. Individuelle Eigentümlichkeiten treten stark zurück. Die Kranken sind hilfsbedürftig. Die Orientierung bleibt erhalten.

Durchschlafstörung *(f).* Form der Schlafstörung. Einem normalen Einschlafen folgt nach wenigen Stunden ein zu frühes Erwachen, das nach einem längeren Intervall von evtl. mehreren Stunden im Wachzustand wieder von Schlaf gefolgt sein kann.
fr: insomnie dormitionelle, trouble du deuxième sommeil; *e:* intermittent insomnia.

Durchstreichtest *(m).* In der Psychiatrie gebräuchlicher Test zur Prüfung von Aufmerksamkeit und Konzentration. Dabei müssen aus einer vorgedruckten Folge von Buchstaben oder Zeichen einzelne Buchstaben oder Zeichen herausgestrichen werden. Gemessen wird die Zahl der Durchstreichungen und Fehler in der Zeiteinheit. Zahlreiche derartige Tests, die sich nach Text und Arbeitszeit unterscheiden, sind in Gebrauch. Nach dem ersten Durchstreichtest von *Bourdon* (1895, Durchstreichungen in einem sinnvollen Text) werden vielfach auch alle anderen (z.B. mit sinnloser Buchstabenfolge) als *Bourdon*-Test bezeichnet. Beim Test von *Toulouse* und *Pieron* werden nur Zeichen, keine Buchstaben verwendet.
fr: test de barrage, test des lettres à Piffer; *e: Bourdon* Test.

Durham-Entscheidung *(f).* Vom Obersten amerikanischen Gerichtshof 1954 getroffene liberalisierende Entscheidung zur *Schuldfähigkeit. Jemand, der eine mit Strafe bedrohte Handlung begangen hat, bleibt straffrei, wenn die Handlung Folge einer Geisteskrankheit (mental disease) oder einer psychischen Abnormität (mental defect) war. 1972 wurde jedoch eine Revision vorgenommen, nachdem sich gezeigt hatte, daß damit fast jede kriminelle Handlung als Folge von Abnormität exkulpiert werden konnte. *M'Naghten-Gesetz.
e: Durham decision *oder* rule.

Dyade *(f).* Zweierbeziehung innerhalb einer Familie. Beachtung insbesondere in der Familienforschung der Schizophrenie. Bezieht sich auf Paare wie Kranker + Partner, Kranker + Mutter, Mutter + Sohn usw.

Dynamic Brain Mapping *(n).* Syn. für *EEG-Brain-Mapping.

Dynamik *(f)*, **dynamisch** *(a).* Allgemein: In Zusammenhang mit einem Spiel von Kräften stehend. Die Bezeichnung wurde und wird in der Psychiatrie in mehreren Bedeutungen gebraucht. **1.** *Kinetischer Aspekt.* Erste Verwendung von *Leibniz* als Gegensatz zu statisch und kinematisch in der Mechanik. *Herbart* unterschied analog statisches und dynamisches Bewußtsein. **Fechner* führte das Prinzip der psychischen Energie ein, das *Freud* weiterführte. Nach *Freud* entstammen die psychischen Kräfte letztlich den Trieben, wobei sich in der dualistischen Theorie Lebens- und Todestrieb gegenüberstehen. Diese Kräfte müssen notwendigerweise miteinander in Konflikt geraten, wodurch die Dynamik (*Psychodynamik) entsteht. Die Triebspannung kann z.B. durch äußere und innere Reize entstehen, zunehmen und abnehmen, gestaut werden oder sich entladen. Diese Vorgänge spielen sich im Unbewußten ab. – Wegen der zentralen Bedeutung des Dynamischen in der Psychoanalyse wird »dynamisch« oft mit »psychoanalytisch« gleichgesetzt. **2.** *Funktioneller Aspekt* im Gegensatz zum organischen. Zum Beispiel »dynamische Paralysen« (= psychogene Lähmungen) bei *Charcot.* **3.** (*C.-E. Brown-Séquard,* 1885). *Stimulierung von Funktionen.* Reizung in einem Teil des Nervensystems führe durch »Dynamogenese« zu Reaktionen im anderen. **4.** (*Malebranche, Esquirol*). *Energetischer Aspekt.* Bewegungskraft von Vorstellungen, z.B. bei Hypnosen. Das Gesetz vom Ideodynamismus **Bernheims* besagt: »Jeder suggerierte und

angenommene Gedanke hat die Tendenz, zur Handlung zu werden.« **5.** (*Moreau de Tours,* 1845). *Regressiver Aspekt* im Gegensatz zum Status quo (Evolution). Geisteskrankheit ist danach eine eigene Welt, bei der eine Verringerung der intellektuellen Funktionen zu starker Entfaltung psychischer Restfunktionen führt. **Jackson* wandte diese Vorstellung auf Aphasie und Epilepsie an und erklärte einzelne Erscheinungen bei Hirnschädigungen als Folge eines Konfliktes zwischen widerstreitenden Reaktionsweisen (und somit nicht als direkte Folge einer Läsion). *Jackson* nahm zugleich die Aspekte (1)–(4) auf und beeinflußte seinerseits stark *Adolf *Meyer* und *H. Ey* (*organo-dynamische Theorie). **6.** Eine andere Bedeutung hat Dynamik in der *dynamisch-struktur-psychologischen* Konzeption von *W. Janzarik* (1959). Zu ihr gehören Impulse, Intentionen, Bereitschaften, Gerichtetheiten und das Gesamt emotionaler Zuständlichkeiten (entsprechen annähernd dem endothymen Grund von *Lersch*), also insgesamt Antrieb und Emotionalität, soweit sie psychopathologisch zugänglich sind. Die dynamischen Gegebenheiten durchdringen vom »biologischen Fundament« her alle Bereiche des Seelischen und können bei Psychosen typische Veränderungen erfahren. *Grundkonstellation, dynamische.
fr: dynamique; *e:* dynamic.

dynamische Entleerung *(f)* *Entleerung, dynamische.

dynamische Grundkonstellation *(f)* *Grundkonstellation, dynamische.

dynamische Psychiatrie *(f)* *Psychiatrie, dynamische.

Dysästhesie *(f).* **1.** Verfälschte und zugleich als unangenehm erlebte Wahrnehmung der Oberflächensensibilität. Z.B. kann ein Berührungsreiz ein schmerzhaftes Kribbeln hervorrufen. Der Berührungsreiz selbst wird dabei gewöhnlich kaum als solcher wahrgenommen. **2.** Erleben aller äußeren Eindrücke als unangenehm (z.B. bei endogener Depression).
fr: dysesthésie (1), dysesthésie psychique (2); *e:* dysesthesia.

Dysanagnosie *(f).* Besondere Form der *Dyslexie, bei der andere Worte abgelesen werden als dastehen.
fr: dysanagnosie, dyslexie sélective; *e:* dysanagnosia.

Dysantigraphie *(f).* Besondere Form der Agraphie. Unfähigkeit, einen Text fortlaufend abzuschreiben.
fr: dysantigraphie; *e:* dysantigraphia.

Dysapokatastasie *(f).* Obsol. Bez. für ständige Unzufriedenheit und nörgelige Mißgestimmtheit.
fr: dysapokatastasie; *e:* dysapocatastasis.

Dysarthria, Dysarthrie *(f).* Störung der Sprachartikulation, die durch krankhafte Veränderungen in den Sprechwerkzeugen, den zum Sprechen benötigten Muskelgruppen und den sie versorgenden Nerven und Zentren (nicht in den übergeordneten zentralnervösen Zentren) hervorgerufen wird. Vorkommen bei Entzündungen, Durchblutungsstörungen, Traumen oder Tumoren. Auch Sprechstörungen aus rein seelischer Ursache (z.B. Stottern) werden als Dysarthrie bezeichnet. Vgl. Rhinolalia, Bradylalie und die folgenden Stichwörter.

Dysarthria litteralis *(f).* Syn. für *Stammeln.

Dysarthrie, psychogene *(f).* Undeutliches Aussprechen, schlechte Artikulation (vor allem von Konsonanten) aufgrund seelischer, nicht-organischer Ursache.
fr: dysarthrie (d'origine) psychique; *e:* psychogenic dysarthria.

Dysarthria syllabaris *(f).* Syn. für *Stottern.

Dysarthrophonie *(f).* Kombinierte Störung von Sprachartikulation und Lautbildung. Häufige Sprechstörung bei Parkinsonismus. Im einzelnen findet sich: Beeinträchtigung der Atmung (Atemfrequenzen 2–3mal so hoch wie normal) und damit der Sprechluft; Verkürzung der Luftabgabedauer; Verminderung der Tonhaltedauer; Reduktion der Sprechlautstärke; Erhöhung der Tonlage; Veränderung der Stimmqualität: Behauchtheit, Rauhigkeit der Stimme, stimmhaftes Aussprechen von stimmlosen Konsonanten zwischen zwei Vokalen; zeitweilige oder ständige Steigerung der Sprechgeschwindigkeit; Zittern der Stimme (»Stimmtremor«); verringerte Modulation des Intonationsverlaufes; *Palilalie.

Dysbasia, Dysbasie *(f).* Allgemeine Bez. für jede Erschwerung des Gehens, vor allem für Gehstörungen infolge einer Minderdurchblutung der Beine oder seelischer Störungen (Hysterie). *Abasie.
fr: dysbasie; *e:* dysbasia.

Dysbasia hysterica *(f).* Hysterische Gehstörung. Kommt in ähnlicher Form wie fast alle organischen Gehstörungen vor. Unterscheidet sich vor allem durch das Übertriebene der Störung und dadurch, daß die Störungen in anderen Situationen, in denen sie nach neurologischen Erfahrungen auch vorhanden sein müßten, fehlen. Z.B., wenn ein Kranker zwar nicht gehen, aber laufen kann. Ferner fehlen

alle neurologischen Symptome einer Nervenstörung.
fr: dysbasie hystérique; *e:* hysterical dysbasia.

Dysbulie *(f).* Willensstörung. Störung in der Willensbildung oder in der Durchsetzung eines schon gefaßten Willensentschlusses.
fr: dysboulie; *e:* dysb(o)ulia.

Dyschezie *(f).* Erschwerter, schmerzhafter Stuhlgang. Kotstauung. Vorkommen vor allem bei Kindern, die an psychogener Obstipation leiden. Ursache sind eine wiederholte Unterdrückung des Reflexes, Überdehnung des Mastdarms oder Rückenmarkserkrankungen.
fr: dyschésie; *e:* dyschesia.

Dyscuria *(f).* (*H. Conrad,* 1949). Wenig gebr. Bez. für Sorglosigkeit, Unbedenklichkeit.

dysdaknisches Syndrom *(n).* (*P. J. Reiter,* 1956). Nach größeren zahnärztlichen Eingriffen (Zahnextraktionen, Brücken) auftretende psychische Störungen. Es wird über wahnhafte Beziehungsideen und Zwangserscheinungen berichtet. Zugleich eigentümliche Beschwerden im Mund: z.B., die Zunge habe keinen Platz mehr im Mund. Ferner Kiefer- und Gaumenschmerzen. Manche Kranke hatten früher Magenulcera und leiden an Fettleibigkeit oder weisen neurotische Fehlhaltungen auf. Ursachen ungeklärt.
fr: syndrome dysdacnique; *e:* dysdacnic syndrome.

Dysergasie *(f).* (*Adolf Meyer,* 1908). Alle psychotischen Zustandsbilder, die mit faßbaren Störungen des Hirnstoffwechsels einhergehen. Entspricht weitgehend den akuten exogenen Reaktionstypen *Bonhoeffers,* schließt jedoch auch delirienartige psychotische Zustände bei endogenen Psychosen ein.
fr: dysergasie; *e:* dysergasia.

Dysergie, vegetative *(f).* Syn. für *Dystonie, vegetative.

Dysfunktion *(f).* **1.** In der Biologie: mangelhafte Funktion eines Organs. **2.** In der biologischen Psychiatrie (s.d.) und im DSM III psychische Störungen, die als Folgen einer mangelhaften »Funktion« des Organs »Gehirn« gedacht werden. Vgl. Funktionspsychose; Dysfunktion, minimale zerebrale.

Dysfunktion, leichte zerebrale *(f).* Syn. für *Dysfunktion, minimal zerebrale.

Dysfunktion, minimale zerebrale (MCD) *(f).* (*M. Bax, R. M. McKeith,* 1963). Leichter Grad einer durch frühkindliche Hirnschädigung hervorgerufenen Hirnfunktionsstörung. Symptome wie bei frühkindlichem exogenen Psychosyndrom (s.d.). Besonders bedeutsam sind Störungen des Sozialverhaltens und ein *hyperkinetisches Syndrom. Es bestehen (*Remschmidt,* 1987) Zweifel, ob prä- und perinatale Hirnschädigungen die wirkliche Ursache sind. Als bedeutsame Wirkfaktoren werden genannt: Erbfaktoren, widrige familiäre Umstände, Schichtzugehörigkeit zu den Unterschichten, belastende Lebensereignisse, jüngeres Lebensalter (3–6 Jahre) und Teilleistungsschwächen; ⅔ sind Jungen, ⅓ Mädchen. Neurosen kommen bei MCD genauso häufig vor wie in der Normalbevölkerung. DSM III verwendet für etwa den gleichen Sachverhalt die Bez. »Störung mit Aufmerksamkeitsdefizit« (*DSM-Anhang).
e: minimal brain dysfunction, minimal cerebral dysfunction.

Dysfunktion, vegetative *(f).* Syn. für *Dystonie, vegetative.

Dysgnosie *(f).* **1.** Allgemeine Bezeichnung für Störungen der Intelligenz **1.** (*A. Thomas*). Schlechtes Formerkennungsvermögen als zerebrales Herdsymptom.
fr: dysgnosie; *e:* dysgnosia.

Dysgrammatismus *(m)* *Akataphasie.

Dysgraphie *(f).* Wenig gebr. Bez. für leichtere Formen der *Agraphie.
fr: dysgraphie; *e:* dysgraphia.

Dysgrypnie *(f).* Krankhafte Schlafstörung.

Dyshormie *(f).* (*E. Kretschmer*). Störungen des *Antriebs in Form einer Unebenmäßigkeit der Antriebsfunktionen. Findet sich physiologisch in der Pubertät in Form von Eckigkeiten, Schüchternheit, Lachkrämpfen; pathologisch z.B. bei *Katatonie. *Anhormie, *Hyperhormie.

Dyskatabrose *(f).* Obsol. Syn. für *Dysphagie.

Dyskatatporie *(f).* Obsol. Syn. für *Dysphagie.

Dyskinese, akinetische *(f).* (*C. Wernicke, K. Kleist*). Im Ablauf erschwert und behindert erscheinende Willkürbewegung. Vorkommen bei *Motilitätspsychosen und *Katatonie (2).

Dyskinese, hyperkinetische *(f).* (*C. Wernicke, K. Kleist*). Durch zusätzliche, unbeabsichtigte Bewegungen in ihrem Anlauf gestörte Willkürbewegungen. Vorkommen bei *Motilitätspsychosen und *Katatonie. (2).

Dyskinesia algera *(f).* (*P. J. Möbius*). Bewegungsstörung durch Schmerzhaftigkeit der Bewegungen, wobei sich organische Ursachen für die Schmerzhaftigkeit nicht finden lassen. *Akinesia algera.
fr: dyskinésie douloureuse; *e:* dyskinesia algera.

Dyskinesie *(f).* Gestörte Bewegung. Unharmonisch, ungeschickt und unmotiviert ablaufende Bewegungen, für die es keine körperlichen, sondern nur psychische Ursachen gibt.

Dyskinesien, tardive *(f, pl)* *dyskinetisch-hypertones Syndrom.

dyskinetisch-hypertones Syndrom *(n)*. Zustandsbild unwillkürlicher Bewegungen im Bereich von Gesichts- und Backenmuskulatur, Zunge und Schlund (faciobucco-linguopharyngeale Dyskinesien). Es treten Blepharospasmus, abnorme Bewegungen der Zunge, des Kinns und der Backen, Schluckstörungen und Atemstörungen, Dystonien der Halsmuskulatur (z.B. Torticollis) und des Stammes auf. Ferner Schau- und Blickanfälle. Die Bewegungsstörungen sind suggestiv beeinflußbar. Nach Abklingen meist tagelang Kopfschmerz und Gefühl von Abgeschlagenheit. – Gewöhnlich unbeabsichtigte Folge einer Therapie mit *Neuroleptika. Tritt dabei in 2,5% der Kuren auf und ist weitgehend dosisunabhängig. Individuelle Disposition anzunehmen. Durch sofortige Gabe von Antiparkinson-Mitteln (z.B. Akineton i.V.) gewöhnlich schlagartig zu unterbrechen. – In seltenen Fällen auch Folge einer epidemischen Enzephalitis.
fr: syndrome face-cou, syndrome excitomoteur; *e:* neck-face syndrome.
Syn.: Kulenkampff-Tarnow-Syndrom, Decentan-Syndrom, Gesichts-Hals-Syndrom, Zerviko-linguo-mastikatorisches Syndrom, exzitomotorisches Syndrom (*Delay*), Zungen-Schlund-Syndrom.

dyskinetisches Spätsyndrom *(n)*. Synonym für *Defektsyndrom, terminales extrapyramidales.
e: tardive dyskinesia.

Dyskoimesis *(n)*. Erschwertes Einschlafen.

Dyskolie *(f)*. Obsol. Bezeichnung für Trübsinn, Schwermut, Unzufriedenheit, mißmutige Verstimmung.

Dyslalie *(f)*. (*Kussmaul*). Artikulatorische Sprachstörung. Beim Sprechen fehlen einzelne Laute oder Lautverbindungen, werden abartig gebildet oder durch andere ersetzt. *Stammeln.
fr: dyslalie; *e:* dyslalia, language disturbance.

Dyslexie *(f)*. **1.** Jedes erschwerte Lesen (*Leseschwäche). Häufig mit Sprachschwäche verbunden. **2.** Lesestörung aufgrund einer Hirnherdstörung als leichte Form der Alexie. **3.** Lesestörung, bei der die ersten Worte fließend gelesen werden können, der Kranke dann aber unfähig ist weiterzulesen.
fr: dyslexie; *e:* dyslexia.

Dyslogia, Dyslogie *(f)*. **1.** Oberbegriff für Veränderungen der Sprache aufgrund einer Geistesstörung. Sprachstörung und Denkstörung gehen dabei parallel, so daß aus der Sprachstörung auf eine gleiche Denkstörung geschlossen werden kann, z.B. *Logorrhö, *Echolalie, *Stereotypie, *Verbigeration. **2.** Syn. für Dysphrasie.
fr: dyslogie (1); *e:* dyslogia (1).

Dyslogia graphica *(f)*. Schreibstörung aufgrund eines übergeordneten zerebralen Defektes als leichte Form der Agraphie.
fr: dyslogie graphique; *e:* dyslogia graphica.

Dysmimie *(f)*. (*Kussmaul*). Krankhafte Störungen von Mimik und Gestik.
fr: dysmimie; *e:* dysmimia.

Dysmnesie *(f)*. **1.** Jede Art von Gedächtnisstörung. **2.** Syn. für *dysmnestisches Syndrom.
fr: dysmnésie; *e:* dysmnesia.

Dysmnesie, paramnestische *(f)*. Synonym für *Paramnesie.

Dysmnesie, verbale *(f)*. Wenig gebr. Bez. für amnestische Aphasie.

dysmnestisches Syndrom *(n)*. Selten gebr. Bez. für eine Art reversibles *amnestisches (*Korsakow*-)Syndrom nach Abklingen eines *Delirs. Der Kranke besitzt nicht nur für die abgeklungene akute Psychose eine Erinnerungslücke, sondern kann sich auch schwer neue Ereignisse einprägen. Die zeitliche und örtliche *Orientierung ist unsicher und unbestimmt. Es besteht Neigung zu *Konfabulationen. Das Bewußtsein ist intakt, aber delirante Erscheinungen können in der Nacht wieder auftreten. Der Zustand klingt nach Tagen oder Wochen ab.
e: dysmnesic syndrome.

Dysmorphophobie *(f)*. (*Morselli*, 1886). Zwanghafte Vorstellung, durch wirkliche oder vermeintliche Körperfehler unter Menschen unangenehm aufzufallen. Kann nach *H. Dietrich* (1962) auch als Neurose mit der Furcht, Ärger in ästhetischer Beziehung zu bereiten, definiert werden. Es besteht die überwertige Idee, einen mißgestalteten Körperteil (Kopf, Nase, Kinn, Brust, Penis) zu besitzen, in dem Mißempfindungen als Folge übersteigerter Zuwendung auftreten. Das Symptom grenzt an eine Wahnvorstellung, ohne es jedoch zu sein. Vorkommen bei beginnender Schizophrenie, als Symptom einer Neurose oder Depression (*K. Kohlmeyer*, 1964). *Thersites-Komplex.
fr: dysmorphophobie; *e:* dysmorphophobia.

Dysmorphopsie *(f)*. Syn. für *Metamorphopsie.

Dysnoesie *(f)*. Störung des begrifflichen Denkens und der Intelligenz.
fr: troubles des activités noëtiques; *e:* dysnoesis.

Dysnoia *(f)*. (*S. S. Korsakow*, 1891). Psychisches Krankheitsbild mit Zerfahrenheit des Denkens und traumhafter Bewußtseinsveränderung. Die

Kranken glauben sich in fremden Ländern, leiden unter Personenverkennungen und Halluzinationen. Es gibt mehr stuporöse und mehr erregte Formen. Als Ursache dieser nosologisch selbständigen Krankheit wurde eine Autointoxikation angesehen. – Die als Dysnoia beschriebenen Krankheitsbilder gehören heute zu den akuten, remittierenden Formen der Schizophrenie.
fr: dysnoïa (*de Korsakow*); *e:* dysnoia.

Dysnusie *(f)*. Alte Bez. für Schwachsinn.
fr: dysnusie; *e:* dysnusia.

Dysnystaxis *(f)*. (*Lechner*). Halbschlummerzustand. Zustand unbefriedigender Schlaftiefe, in der der Schlafende »jede Viertelstunde die Uhr schlagen« hören kann, so daß er vermeint, die ganze Nacht nicht geschlafen zu haben, obwohl ausreichender Schlaf erzielt wurde.
fr: dysnystaxie; *e:* dysnystaxis.

Dysopsia algera *(f)*. Form der Sehstörung, bei der Sehen, vor allem das Fixieren oder Besehen weißer Gegenstände (Schnee, Papier, Leinen, Bildschirm), Augen- und Kopfschmerz erzeugt.
fr: vision douloureuse; *e:* dysopsia algera.

Dysorexie *(f)*. Schlechter, völlig fehlender Appetit, auch i.S. der Hypophagie.
fr: dysorexie, troubles de l'appétit; *e:* dysorexia.

Dysostosis mutiplex *(f)*. Syn. für **Pfaundler-Hurler*-Syndrom.

Dyspareunie *(f)*. Schmerzhafter Geschlechtsverkehr. Die Schmerzen werden am Scheideneingang (Introitus vaginae) oder im hinteren Scheidengewölbe empfunden. Es handelt sich meist um spastische Muskelverkrampfungen (»Abwehrkrampf«) aufgrund neurotischer Störungen (z.B. unbewußte Ablehnung des Partners); seltener sind organische Ursachen (enger Scheideneingang, Entzündungen).
fr: dyspareunie; *e:* dyspareunia.

Dysphagia, Dysphagie *(f)*. Schluckstörung. Störung im normalen Ablauf des Schluckaktes, wobei subjektiv hinter dem Brustbein oder am Mageneingang ein Druck-, Schmerz- oder Kloßgefühl empfunden wird. Ursachen sind entweder funktionell-neurotische Störungen (z.B. Globus hystericus) oder krankhafte Veränderungen der Speiseröhre.
fr: dyphagie; *e:* dysphagia.

Dysphagia globosa *(f)*. Syn. für *Globusgefühl.
fr: oesophagisme; *e:* dysphagia globosa.

Dysphagia hysterica *(f)*. Seltener gebr. Bez. für *Globus hystericus.
fr: dysphagie hystérique; *e:* hysterical dysphagia.

Dysphasie *(f)*. (*Kussmaul*). Störungen der Sprachdiktion durch Hirnherdstörungen als leichte Form der Aphasie.
fr: dysphasie; *e:* dysphasia.

Dysphemie *(f)*. Syn. für *Stottern.

Dysphonia, Dysphonie *(f)*. **1.** Oberbegriff für alle Störungen der Stimmgebung (Phonation). Dabei klingt die Stimme heiser, rauh, belegt oder ächzend. **2.** I.e.S. Bezeichnung für gestörte Singstimme.
fr: dysphonie; *e:* dysphonia.

Dysphonia spastica *(f)*. Spastischer Stimmritzenkrampf, der nur bei Phonationsversuchen auftritt. Vorkommen bei Rednern, aber auch als neurotisches Symptom.
fr: aphonie spastique; *e:* aphonia spastica.
Syn.: Aphonia spastica, Mogiphonie.

Dysphorie *(f)*. Bedrückte, gereizte, schnell reizbare und freudlose Stimmung als Symptom verschiedener organischer Hirnstörungen. Die krankhaft veränderte Stimmung kann durch angenehme Erlebnisse teilweise ausgeglichen werden, wogegen unangenehme Erlebnisse sie weiter verstärken. In der dysphorischen Verstimmung besteht eine pessimistische Beurteilung der Zukunft; oft werden Selbstanklagen geäußert. I.w.S. auch Bez. für die kleinen (noch in den Normbereich gehörenden) Alltagsverstimmungen. In der amer. Psychiatrie in einem erweiterten Sinne gebraucht: allgemeine Unzufriedenheit mit dem Leben oder mit sich selbst, Unglücklichsein, mangelhaftes Selbstwertgefühl.
fr: dysphorie; *e:* dysphoria.

Dysphoriker *(m)*. Synonym für *Psychopathen, dysphorische.

dysphorischer Zustand *(m)*. Stimmungslage bei *Dysphorie.
fr: état dysphorique; *e:* dysphoric state.

Dysphrasia vesana *(f)*. Alte Bezeichnung für die Sprache von Geistesgestörten, die durch ihre Äußerung des Wahndenkens unnormal erscheint.

Dysphrasie *(f)*. **1.** (*Kussmaul*). Alle Sprachstörungen aufgrund übergeordneter zentraler Defekte. **2.** Syn. für *Dyslogie (2).
fr: dysphrasie; *e:* dysphrasia.

Dysphrenia, Dysphrenie *(f)*. **1.** Alte Bez. für Geisteskrankheit (allgemein). **2.** (*Kussmaul*). Bez. für funktionelle, endogene Psychose ohne bekannte anatomische Veränderungen, im Gegensatz zur organischen Psychose. **3.** In *Kahlbaums* Systematik (1863) entspricht der Begriff dagegen etwa dem der heutigen symptomatischen Psychosen.
fr: dysphrénie; *e:* dysphrenia.

Dysphrenia antitonica *(f)*. Alte Bezeichnung für Psychose im Involutionsalter.

Dysphrenia neuralgica *(f)*. Weniger gebr. Syn. für *Dysthymia neuralgica.

Dysphtongie *(f)*. Sprachstörung durch krankhafte Störung der Sprechartikulation.
fr: dysphtongie; *e:* dysphtongia.

Dysphylaxia *(f)*. Schlafstörung durch zu frühes Erwachen. Besonders charakteristisch für endogene Depression.
fr: insomnie post-dormitionelle; *e:* dysphylaxia.

Dysplastiker, dysplastischer Typ *(m)*. In der Typologie *E. Kretschmer*s uneinheitlicher Körperbautyp, der sich in erster Linie von den markanten Typen des leptosomen, pyknischen und athletischen Körperbaus unterscheidet. Die meisten (männlichen) Dysplastiker zeigen eunuchoide Züge, unharmonische und disproportionierte Fettablagerungen in der Haut oder (beim weiblichen Geschlecht) einen maskulinen Körper. Psychisch sind ihnen überwiegend schizothyme Züge zu eigen.
fr: type dysplastique; *e:* dysplastic type.

Dyspneumie *(f)*. (*P. Marie*). Schwierigkeiten bei der Verwendung der Atemluft für die Artikulation der Worte. Vorkommen besonders bei Pseudobulbärparalyse.
fr: dyspneumie; *e:* dyspneumia.

Dysprosodie *(f)*. Störung der Fähigkeit, mit richtiger Betonung zu sprechen. *Aprosodie.
fr: dysprosodie; *e:* dysprosodia.

Dyssomatognosie *(f)*. Krankhafte Überzeugung, daß der Körper sich im Ganzen oder in Teilen völlig verändert habe, auch daß ein Glied oder ein Teil davon einem anderen gehöre.
fr: dyssomatognosie; *e:* dyssomatognosia.

Dyssozialität *(f)* *Dissozialität.

Dyssymbolie *(f)*. Unfähigkeit, über Gedanken und Probleme aus den persönlichen Bereichen in klarer und anderen verständlicher Sprache zu sprechen. Charakteristische Störung bei der Schizophrenie. Viele Psychiater sehen darin eine krankhafte Störung der semantischen Fähigkeiten.
fr: dyssymbolie; *e:* dyssymbolia.

dysthym *(a)*. **1.** Allgemein: krankhaft verstimmt. **2.** Mißmutig-gereizt verstimmt. Depressiv.
fr: dysthymique; *e:* dysthymic.

Dysthyme Störung *DSM-Anhang.

Dysthymia, Dysthymie *(f)*. **1.** Ältere Bezeichnung für Depression mit Denkhemmung, hypochondrisch-neurasthenischen Leibbeschwerden, Angst und mißmutig gereizter Verstimmung. Wird gegenwärtig zu den milden Formen zyklothymer Depression gerechnet. **2.** Temperament des *Dysthymikers. **3.** Bei *H. J. Eysenck* neben der Hysterie eine der beiden Gruppen von neurotischen Varianten. Zusammengefaßt werden neurotische Symptome der Angstzustände, reaktive Depressionen und Zwangszustände. Entspricht weitgehend dem älteren Begriff der Psychasthenie.
fr: dysthymie; *e:* dysthymia.

Dysthymia algetica *(f)*. Syn. für *Dysthymia neurologica.

Dysthymie, endoreaktive *(f)*. (*H.J. Weitbrecht*). Depressionszustand mit deutlichem subjektiven Krankheitsgefühl; Traurigkeit (überwiegend vom »vitalen« Typ), Angst, Hypochondrie, vegetativen Störungen und depressiven Reaktionen. In der Genese findet sich besonders körperliche Schwächung mit verzögerter Rekonvaleszenz und gleichzeitig schwere seelische Dauerbelastung. Unterscheidet sich von den abnormen Erlebnisreaktionen durch Schwere und »Leibnähe« der Verstimmung. Ist jedoch nicht zur zyklothymen Depression zu rechnen: die hierfür typische Symptomzusammenstellung fehlt.
fr: dysthymie endoréactive (de *Weitbrecht*); *e:* endoreactive dysthymia.

Dysthymia neuralgica *(f)*. (*Schüle*, 1867). Obsol. Bezeichnung für eine durch Neuralgie (Interkostal-, Okzipital- oder Trigeminusneuralgie) hervorgerufene Geistesstörung. Der Bez. liegt die Vorstellung zugrunde, daß eine »neuralgische Erregung« des peripheren sensiblen Neurons rückläufig das Zentralnervensystem in Erregung versetze. Zur Symptomatologie werden genannt: halluzinatorisches Delir, pathologischer Affekt, zornige Tobsucht und Raptus melancholicus.
fr: dysthymie névralgique; *e:* dysthymia neuralgica.
Syn.: Dysphrenia neuralgica, Dysthymia algetica.

Dysthymiker *(m)*. **1.** (*E. Kahn*). Sammelbez. für die abnormen Persönlichkeiten, deren Abnormität in erster Linie auf dem Gebiete des Temperaments liegt. Zu ihnen gehören die Gruppen der *Hyperthymiker, *Hypothymiker und *Poikilothymiker. **2.** Zu depressiven Verstimmungen und depressiver Erlebnisverarbeitung neigende Persönlichkeit.
Syn.: dysthymische Typen, dysthyme Psychopathen.
fr: dysthymique; *e:* dysthymic person.

Dystonie, neurovegetative *(f)*. Syn. für *Dystonie, vegetative.

Dystonie, neurozirkulatorische *(f)*. **1.** Syn. für *Dystonie, vegetative **2.** (*Hochrein*) Verände-

rungen der Blutverteilung im Körper durch Störungen der vegetativen Regulation. Symptome: kalte, feuchte Hände und Füße, Kopfschmerz, Schwindel, Herzklopfen.
fr: dystonie vasomotrice; *e:* neurocirculatory dystonia.

Dystonie, tardive *(f)*. Versteifung des Körpers als mittelüberdauernde Wirkung einer Behandlung mit *Neuroleptika. Besondere Form der tardiven Dyskinesie (s.d.). Es sind mehr Rumpfbewegungen betroffen. Vorkommen v.a. bei jüngeren Patienten.

Dystonie, vegetative *(f)*. Erstmalig von *Wichmann* (1943) für eine Sondergruppe der vegetativ Stigmatisierten gebrauchte Krankheitsbez. Symptome: Kopfschmerzen, Schwindelgefühle, Störung von Sekretion und Motilität des Magen-Darmkanals, vermehrtes Schwitzen, rote Hautschrift (Dermographismus ruber), erhöhte Muskelerregbarkeit, wechselnde Pulszahl, feines Zittern der Hände. Die Erscheinungen werden als Folge einer zentralen (dienzephalen) Regulationsstörung der vegetativen Zentren gedeutet, wodurch das Wechselspiel zwischen Vagotonus und Sympathicotonus nicht ausgeglichen ist. Es handelt sich um ein uncharakteristisches Zustandsbild, das aus vielerlei das vegetative System beeinträchtigenden Ursachen entstehen kann. Die Bez. wird oft als Krankheitsdiagnose mißverstanden und wurde lange Zeit als allgemeinste Bez. für alle Veränderungen der vegetativen Funktionen und insbesondere neurotische Störungen verwandt. Vielfach ist vegetative Dystonie nur Sammeldiagnose für alles, was sich nicht genauer diagnostizieren läßt.
fr: dystonie neuro-végétative; *e:* neurovegetative Dystonia.
Syn.: neurovegetative Dystonie, neurozirkulatorische Dystonie, vegetative Dysergie, vegetative Dysfunktion.

Dystrophie, zerebrale *(f)*. (*W. Schulte*). Hirnorganische Dauerschäden nach Dystrophie. Nach schwerem Eiweißmangelschaden (Dystrophie) in der Gefangenschaft auftretende Hirnatrophie mit Ausweitung aller Hirnkammern, insbesondere des 3. Ventrikels. Hierzu gehören psychische Symptome in Form von chronischen Verstimmungs- und Versagenszuständen, Erlahmung des Antriebes, Abstumpfung, Nivellierung der Gesamtpersönlichkeit und »Knick« in der Lebenslinie ohne Hinweise auf eine neurotische Entwicklung. Dazu etwas erhöhte Eiweißwerte im Liquor, unspezifische Allgemeinveränderungen im EEG.
fr: dystrophie cérébrale (de *Schulte*); *e:* cerebral dystrophy.

Dystrophie, zerebromakuläre *(f)*. Syn. für **Stock-Spielmeyer-Vogt*-Syndrom.

Dystropie *(f)*. In der Terminologie *Adolf *Meyers* allgemeinste Bezeichnung für jede Form psychischer Störung.
fr: dystropie; *e:* dystropy.

Dysuria psychica *(f)*. Harnverhaltung aus psychischer Ursache (Angst, Schreck).
fr: dysurie psychique; *e:* psychic dysuria.

E

EA *Emotions Anonymous.

Ebololalie *(f)*. Sprachstörung in Form einer zusammenhanglosen Einschaltung von Lauten in Wörter.
fr: ébololalie; *e:* ebololalia.

Ebolophrasie *(f)*. Sprachstörung in Form einer zusammenhanglosen Einschaltung von sinnlosen Wörter in Sätze.
fr: ébolophrasie; *e:* ebolophrasia.

Ebriekation *(f)*. Bei *Paracelsus* jede Geistesstörung, die mit Alkoholismus verbunden ist.

Ebrietas *(f)*. Trunkenheit. In der Psychiatrie: Bezeichnung für einfachen, unkomplizierten Alkoholrausch.
fr: ébrieté; *e:* ebriety.

Ebriositas *(f)*. Alte Bez. für Trunksucht.

Echoästhesie *(f)*. (*Ombredane*). Wahrnehmung einer Reizempfindung an einer von der Reizeinwirkung entfernten Stelle.
fr: échoesthésie; *e:* echoesthesia.

Echo-Effekt *(m)*. Kurzes, episodenhaftes Aufflammen einer psychotischen Symptomatik im Verlauf einer bereits abklingenden Psychose.

Echoerscheinungen *(f, pl)*. Krankhafte Nachahmung von Sprache (= Echolalie), Bewegungen (= Echokinese), Gebärden und/oder Haltung (= Echomimie) eines anderen, meist des Untersuchers. Wird gewöhnlich als Folge einer abnormen Willensbeeinflußbarkeit gedeutet. Vorkommen insbesondere bei Katatonie und bei fortgeschrittener seniler Demenz.
fr: échomatisme; *e:* echomatism, echophenomena.

Echographie *(f)*. **1.** Wiederholung geschriebener Worte als Form der Echoerscheinungen. **2.** Besondere Form der Aphasie, wobei der Kranke fähig ist, einen Text abzuschreiben, ihn aber nicht versteht und auch nicht spontan schreiben kann.
fr: échographie; *e:* echographia.

Echokinese *(f)*. Nachahmung von Bewegungen anderer als Form der Echoerscheinungen.
fr: échocinésie; *e:* echokinesis.

Echolalie *(f)*. Mechanisches Nachsprechen von Worten und Sätzen als Form der Echoerscheinungen. Als »physiologische Echolalie« wird die Stufe kindlicher Sprachentwicklung (9.–12. Lebensmonat) bezeichnet, in der vorgesprochene Laute und einfache Wörter vom Kind – ohne Verständnis – wiederholt werden.
fr: écholalie; *e:* echolalia.
Syn.: Echophrasie, Echosprache.

Echomatismus *(m)*. Selten gebr. Synonym für *Echoerscheinungen.

Echomimie *(f)*. Automatenhafte Nachahmung von Gebärden eines Untersuchers als Form der *Echoerscheinungen.
fr: échomimie; *e:* echomimia.

Echomnesie *(f)*. (*H. Walther-Büel*, 1949). Subjektives Wiederholungserlebnis. Störung des Zeitschemas. Ein Erlebnis, z.B. das Eintreten eines Menschen in ein Zimmer, wird 40- bis 80mal hintereinander wiedererlebt. Vorkommen bei *Dibenaminpsychose.
fr: échomnésie; *e:* echomnesia.

Echopalilalie *(f)*. Spiegelsprache. Krankhafte Wiederholung von gesprochenen Worten.
fr: échopalilalie; *e:* echopalilalia.

Echopathie *(f)*. Seltenes Syn. für *Echoerscheinungen.

Echophototonie *(f)*. Synästhetische Empfindungen (»Assoziierung«) bestimmter Farben bei Wahrnehmung von bestimmten Geräuschen.
fr: audition colorée; *e:* echophototony.

Echopraxie *(f)*. Syn. für *Echokinese.
fr: échopraxie; *e:* echopraxia.

Echophrasie *(f)*. Seltenes Syn. für *Echolalie.

Echothymie *(f)*. Syn. für *Resonanz, affektive.

Eclampsia nutans *(f)*. Seltenes Syn. für *Spasmus nutans.

Eclampsia rotans *(f)*. Rhythmische Drehbewegungen des Kopfes bei *Spasmus nutans.

Eclampsia saturnina *(f)*. Seltene Bezeichnung für *Encephalopathia saturnina.
fr: éclampsie saturnine; *e:* eclampsia saturnina.

Eclampsia uraemica *(f)*. Obsol. Bezeichnung für Krampfzustände bei Urämie.

Eclimia *(f)*. Krankhafter Heißhunger. Bulimie.

Éclipse cérébrale (mentale). 1. Zerebrale Eklipse. Alte Bez. für das Phänomen des Gedankenentzugs. **2.** Syn. für *Psycholepsie.

Ecmnesie *(f)* *Ekmnesie.

Ecnoia *(f)*. Alte Bez. für psychische Krankheit.

Ecole Freudienne (Freudsche Schule). Von *J. Lacan* 1964 gegründete und später wieder aufgelöste psychoanalytische Vereinigung seiner eigenen Richtung. Nach ihrer Regel ist Psychoanalytiker, wer sich als solcher betrachtet. Publikationsorgan: »Scilicet« (ab 1968).

Economo, Constantin (Freiherr von San Serff) geb. 21. 8. 1876 Braila (Rumänien) gest. 21. 10. 1931 Wien. Seit 1921 Prof. für Psychiatrie in Wien. Beschrieb 1917 als erster die Encephalitis epidemica, die auch seinen Namen trägt. In der Nachfolge dieser Arbeiten erschienen Untersuchungen über die nervöse Steuerung des Schlafes, wobei E. im Mittelhirn ein »Schlafsteuerungszentrum« entdeckte.

Ecphoria *(f)* *Ekphorien.

Edemoniomanie *(f)*. Krankhafte Reiselust.
fr: édémoniomanie; *e:* edemoniomania.

Edinger, Ludwig geb. 13. 4. 1855 Worms, gest. 26. 1. 1918 Frankfurt a.M. Dort erster Ordinarius für Neurologie. [Überwiegend hirnanatomische Arbeiten.] Unternahm den ersten Versuch einer vergleichenden Hirnanatomie. Untersuchte die Frage, ob mit dem entwicklungsgeschichtlichen Auftreten neuer Hirnteile (Neuhirn, auch neue Funktionen zu den älteren des Urhirns (Palaeencephalon) hinzukommen.

EE *Expressed Emotions.

EEG-Brain-Mapping *(n)*. Engl.: Landkartenartige Darstellung (Brain-Map) der durch Elektroenzephalographie ableitbaren elektrischen Hirnströme für einen bestimmten Augenblick. Die aus vielen Kanälen (z.B. 16) gleichzeitig abgeleiteten Hirnströme werden durch Computer zu einer Karte verrechnet. Vorteile gegenüber anderen bildgegebenen Verfahren: Erfaßbarkeit sehr kurzer Zeiträume der Gehirnfunktion, beliebig häufige Wiederholbarkeit der Messung; sehr geringe Belästigung des Kranken; geringe Kosten, – Für viele psychische Krankheiten und Zustände gibt es eigene Karten-Muster.
Syn.: EEG-Kartographie, EEG-Imaging, Dynamic Brain Mapping.

EEG-Imaging *(n)*. Syn. für *EEG-Brain-Mapping.

EEG-Kartographie *(f)*. Syn. für *EEG-Brain-Mapping.

Effeminatio(n) *(f)*. **1.** Vorhandensein von weiblichen Eigenheiten (psychisch oder körperlich) beim Mann. **2.** Extremer Grad einer passiven Homosexualität beim Manne, der sich damit wie eine Frau verhält.
fr: effemination (1), homosexualité passive (2); *e:* feminisation.

Effort-Syndrom *(n)*. (*M. Lewis,* 1940). Besonders in der englischsprachigen Literatur öfter gebrauchtes Syn. für *Herzangstsyndrom.
e: effort-syndrome.

Ego *(n)*. Das *Ich.

Egokym *(n)*. (*von Bracken,* 1951). Das einer Willenshandlung zugrundeliegende *Psychokym.
fr: egokyme; *e:* egokym.

Egopathie *(f)*. **1.** (*K. P. Kisker,* 1964). Bezeichnung für eine Gruppe von nicht immer scharf abgrenzbaren Zustandsbildern, die nach der üblichen Terminologie zur Schizophrenie zählen, jedoch nicht der Gruppe der chronisch-progredienten Kernschizophrenien angehören, z.B. flüchtige schizophrene Episoden, periodische Krisen, instabile Intervalle, gedehnte stille Haltungsänderungen, schwere langjährige Zusammenbrüche, ambulatorisch-subpsychotische Verschrobenheiten u.a. Gemeinsam mit der Kernschizophrenie ist diesen Zuständen die Abwandlung der Ich-Strukturen und die phänomenologische Querschnittssymptomatik, verschieden sind Ursachen und Verläufe. Egopathien beruhen wahrscheinlich auf somato-charakterologischen Besonderheiten und nehmen nicht den gradlinig ungünstigen Verlauf. – Die Bez. will der durch die Diagnose einer Schizophrenie hervorgerufenen deklassierenden Wirkung beim Kranken und der Gesellschaft mit allen ihren Folgen entgegenwirken. **2.** Bei Psychopathen vorkommendes verbal-aggressives (ständiges Herabsetzen und Verletzen anderer) oder aggressives Verhalten, um sich selbst den Eigenwert auf Kosten anderer immer wieder zu bestätigen und die eigenen Konflikte durch Aggression abzureagieren.
fr: egopathie; *e:* egopathy.

Egotropie *(f)*. In der Psychiatrie *Adolf Meyer*s Bez. für Egonzentrizität und Narzißmus.
fr: egotropisme; *e:* egotropy.

Eheaufhebung *(f)*. Nach §§ 28 ff. EheG aufgrund einer Aufhebungsklage durch gerichtliches Urteil ausgesprochene Aufhebung (ohne Schuldspruch) einer Ehe. »Ein Ehegatte kann Aufhebung der Ehe begehren, wenn er sich bei der Eheschließung über solche persönlichen Eigenschaften des anderen Ehegatten geirrt hat, die ihn ... von der Eingehung der Ehe abgehalten haben würden« (§ 32 Abs. 1 EheG). Zu den »persönlichen Eigenschaften« gehören nach der Spruchpraxis auch psychische Krankheiten. Die Aufhebung ist jedoch »ausgeschlossen, wenn der Ehegatte nach Entdeckung des Irrtums zu erkennen gegeben hat, daß er die Ehe fortsetzen will, oder wenn sein Verlangen nach Aufhebung der Ehe mit Rücksicht auf die bisherige Gestaltung des ehelichen Lebens der Ehegatten als sittlich nicht gerechtfertigt erscheint« (§ 32 Abs. 2 EheG).
fr: annulation de mariage; *e:* cancellation of marriage.

Eheberatung *(f)*. Psychologische und/oder ärztliche Beratung bei Ehestörungen. Im Vordergrund stehen psychologische und sexuelle Probleme. Es werden aber auch medizinische, ethische, erbbiologische und rechtliche Fragen behandelt. Die Beratung wird von jeweils ganz unterschiedlichen theoretischen Grundlagen aus geführt, wobei Einflüsse der *Psychoanalyse überwiegen. – Ausbildung zum Eheberater in anerkannten Beratungsstellen. Vgl. Beratung, psychologische.
fr: conseil matrimonial; *e:* marriage advising.

Ehefähigkeit *(f)* *Ehemündigkeit.

Ehemündigkeit *(f)*. Das Recht, eine Ehe einzugehen. Tritt bei der Frau mit 16 J., beim Manne mit der Volljährigkeit nach vollendetem 17. Lebensjahr ein. Minderjährige Frauen bedürfen der Zustimmung ihres gesetzlichen Vertreters (§ 3 BGB). – Außerdem ist nicht ehemündig, wer nicht geschäftsfähig ist. Auch wegen Geistesschwäche Entmündigte können eine Ehe nur mit Zustimmung des Vormundes eingehen (§ 3 BGB).
fr: nubilité; *e:* nubility.

Ehenichtigkeit *(f)*. Nach §§ 16 ff. EheG kann eine Ehe durch Gerichtsurteil für nichtig erklärt werden, wenn einer der Ehegatten zur Zeit der Eheschließung geschäftsunfähig war oder sich im Zustande der Bewußtlosigkeit oder vorübergehenden Störung der Geistestätigkeit befand.
fr: invalidation de mariage; *e:* annulment of marriage.

Ehepaartherapie *(f)*. Seit etwa 1960 stark entwickelte Form von Psychotherapie, welche die Ehepartner als Einheit betrachtet und zusammen behandelt. Dabei kommen zur Anwendung: 1. Psychoanalytische Konzepte: Ehestörungen entstehen durch ein Zueinander neurotischer Störungen beider Partner, wobei einer eine Entlastung aus den Schwächen des anderen zieht. 2. Lerntheoretische Konzepte: Enges Zusammenleben und Gewohnheitsbildungen führen zu ehe-destruktiven Vorgängen. Spezielle Verhaltenstherapien ermöglichen Umkehr. 3. Sexuelle Störungen können in Kurztherapien besonders behandelt werden (*Masters* und *Johnson*).
e: conjoint marital treatment, marriage *oder* marital *oder* couples therapy.

Ehescheidung *(f)*. Aufgrund eines Scheidungsantrags durch gerichtliches Urteil ausgesprochene Scheidung einer Ehe. Die Scheidung wird bei *Zerrüttung der Ehe ohne Schuldspruch ausgesprochen. Gesetzliche Sonderbestimmungen für psychisch Kranke wurden aufgehoben (1.7.1977) Diese bestimmten: § 44: »Ein Ehegatte kann Scheidung begehren, wenn die Ehe infolge eines Verhaltens des anderen Ehegatten, das nicht als Eheverfehlung betrachtet werden kann, weil es auf einer geistigen Störung beruht, so tief zerrüttet ist, daß die Wiederherstellung einer dem Wesen der Ehe entsprechenden Lebensgemeinschaft nicht erwartet werden kann.« § 45: »Ein Ehegatte kann Scheidung begehren, wenn der andere geisteskrank ist, die Krankheit einen solchen Grad erreicht hat, daß die geistige Gemeinschaft zwischen den Ehegatten aufgehoben ist, und eine Wiederherstellung dieser Gemeinschaft nicht erwartet werden kann.«
fr: divorce; *e:* divorce.

Ehespaltung *(f)*. (*Th. Lidz,* 1957). Besondere Form gestörter Ehestruktur in der Familie von Schizophrenen. Beide Ehepartner sind so in ihre eigenen emotionalen Probleme verstrickt, daß sie zur wechselseitigen Ergänzung und Rollenentsprechung unfähig sind. Die Ehepartner setzen einander vor den Kindern herab und rivalisieren um Anhänglichkeit und Liebe der Kinder. Es entstehen dadurch in der Familie zwei feindliche Lager. *Strukturverschiebung in der Ehe.
e: marital schism.

Eheverfehlung *(f)*. Ältere Bez. für Verhalten, durch das eine Ehe tief und nachhaltig zerrüttet wird (z.B. Ehebruch, ehrloses und unsittliches Verhalten) und zur Begründung einer Ehescheidungsklage dienen konnte. *Ehescheidung, *Zerrüttung der Ehe.

Ehretsche Lähmung *(f)* **Ehret*-Syndrom.

Ehret-Syndrom *(n)*. (*H. Ehret,* 1898). Fortbestehen von Lähmungserscheinungen nach einer organisch bedingten Lähmung trotz Wiederherstellung normaler Organfunktionen (elektrische Erregbarkeit, normale Leitungsgeschwindigkeit des Nerven). Beruht entweder auf einem Verlernen der Willkürinnervation oder ist psychogen bedingt (verdrängte aktuelle Konflikte).
fr: syndrome de *Ehret*; *e:* *Ehret* syndrome.
Syn.: Gewohnheitslähmung, *Ehret*sche Krankheit.

Eidelberg, Ludwig geb. 27. 12. 1898 Zloczew (Polen), gest. 13. 11. 1970 New York. Bedeutender Psychoanalytiker. Nach Medizinstudium in Wien ab 1928 Hinwendung zur Psychoanalyse. 1938 Emigration nach London, 1940 in die USA. Ab 1951 Professor am Downstate Medical Center, New York. Herausgeber der »Encyclopedia of psychoanalysis«(1968).

Eidetik *(f)*. (*E.R. Jaensch*). Lehre von den subjektiven, *eidetischen Anschauungsbildern.
fr: eidétisme; *e:* eidetics.

Eidetika *(n, pl)*. (*W. Hellpach,* 1941). »Bildspender«. Syn. für *Halluzinogene.

Eidetiker *(m)*. Individuum, das die Fähigkeit zu *eidetischen Anschauungsbildern besitzt.
fr: eidétique; *e:* eidetic individual.

eidetisch *(a)*. Auf Eidetik bezogen.
fr: eidétique; *e:* eidetic.

eidetische Anlage *(f)*. Fähigkeit besonderer Menschen zu Erlebnissen mit *eidetischen Anschauungsbildern.
fr: eidétisme; *e:* eidetic disposition.

eidetische Anschauungsbilder *(n, pl)*. (*E. R. Jaensch*). Besonders bei Kindern und Jugendlichen, aber auch gelegentlich bei Erwachsenen mit besonderen Fähigkeiten auftretende Anschauungserlebnisse, die auch nach längerer Zeit mit großer sinnlicher Anschaulichkeit reproduziert werden können. Oft können dabei von einer Szene, die nur ganz kurz gesehen wurde, zahlreiche Details angegeben werden. Die Anschauungsbilder stehen phänomenologisch zwischen Nachbildern und Vorstellungen. Das Realitätsbewußtsein ist stets erhalten.
fr: mémoire eidétique, eidétisme, images eidétiques; *e:* eidetic images, primary memory images.

eidonom *(a)*. Bildgesetzlich. Z.B. ein psychopathologisches Syndrom, das unabhängig von der Individualität seines Trägers immer wieder in der gleichen Form vorkommt. *idionom.

Eifersuchtswahn *(m)*. Wahnhafte Überzeugung, vom Geschlechtspartner betrogen zu werden. Harmloseste Ereignisse werden als »Beweise« hierfür gedeutet, der Partner unter Kontrolle gestellt und ständig zu einem Geständnis genötigt. Vorkommen besonders häufig bei chronischem Alkoholismus und im höheren Lebensalter (»seniler Eifersuchtswahn«), als sensitive Entwicklung oder einziges Symptom einer schizophrenen Prozeßpsychose (»isolierter Eifersuchtswahn«).
fr: délire de jalousie; *e:* delusional jealousy, amorous paranoia (obsolet).

Eifersuchtswahn, alkoholischer *(m)*. Sonderform einer Alkoholpsychose. Kann nach längerdauerndem Alkoholentzug evtl. wieder abklingen.
fr: délire de jalousie chez l'alcoolique; *e:* alcoholic jealousy mania.

Eigenanamnese *(f)*. Vom Kranken selbst erhobene Krankheitsgeschichte (im Gegensatz zur *Fremdanamnese). Zur normalen psychiatrischen Krankheitsvorgeschichte gehören stets beide Formen der Anamnese, da viele psychische Veränderungen der Selbstwahrnehmung entgehen. Die Güte der Eigenanamnese ist ferner von der Fähigkeit des Kranken zur Selbstbeobachtung und von seiner sprachlichen Gewandtheit abhängig.

Eigenbeziehung, krankhafte *(f)*. Umdeutung harmloser Ereignisse (z.B. aus der Ferne beobachtete Gespräche) in dem Sinne, daß es dabei um die eigene Person gehe, wobei gewöhnlich eine feindliche Absicht unterstellt wird. *Beziehungswahn.

Eigensprache *(f)* *Kunstsprache.

Einbildung *(f)*. **1.** *Historisch:* Syn. für *Imagination (1). **2.** In der Volksmedizin als Ursache vieler Beschwerdezustände angesehen, für die sich eine »vernünftige« (= organische) Ursache nicht finden läßt. Wird daher auf einen Großteil neurotischer und psychosomatischer Beschwerden angewandt. Vgl. Imagination.
fr: imagination; *e:* imagination.

Einbildungskraft *(f)*. In der Medizin des 18. Jahrhunderts systematische Verwendung der *Imagination zu Heilzwecken. In einer weit gefaßten Konzeption wurden der Einbildungskraft auch Träume, *Visionen, Wahnvorstellungen, fixe Ideen (s.d.), *Phobien und *Somnambulismus zugeordnet.
fr: imagination, fantaisie; *e:* imagination.
Syn.: Phantasie.

Einfall, freier *(m)*. In *C. G. Jungs* Assoziationstheorie ein Einfall, der mit dem Erlebnis verbunden ist, als ob etwas von außen in das Bewußtsein hineinfällt. Wurde als »free association« ins Englische übersetzt. Daher heute oft mit freie Assoziation (s.d.) gleichgesetzt.
e: sudden idea, free association.

Einfall, wahnartiger *(m)*. Aufgrund eines heftigen Affektes im Sinne der Angst, des schlechten Gewissens, der Beschämung oder des Mißtrauens plötzlich aufschießende, *katathyme Eigenbeziehung. Z.B., wenn jemand glaubt, auf der Straße sehe ihm jeder das heimliche Vergehen an. Gehört zu den abnormen Reaktionen, nicht zu den Wahnerscheinungen.
fr: idée subite pseudo-délirante; *e:* (sudden) catathymic ideas.

Einfühlung *(f)*. Syn. für *Empathie.

Eingebungspsychose, ekstatische *(f)*. Ältere, von *K. Kleist* geprägte Bezeichnung für Glückspsychose.

Eingebungspsychose, progressive *(f)*. (*K. Kleist*). Paranoide Form der Schizophrenie mit maßlosen Größenideen (z.B. Gott sein), gelegentlich auch mit glücklich-gehobener Stimmung.
fr: schizophrénie paranoide progressive; *e:* progressive paranoid schizophrenia.

Einheitspsychose *(f)*. Nach einer von *H. Neumann* 1860 formulierten und von da an die Psychiatrie während ihrer ganzen Geschichte begleitenden Vorstellung gibt es in der Psychopathologie keine Krankheitseinheiten; die verschiedenen Erscheinungsformen des Irreseins werden danach nur als typische, aufeinanderfolgende Stadien aufgefaßt, die der wechselnde Ausdruck der gleichen psychotischen Grundstörung sind. *H. Neumann* unterschied drei Stadien: 1. Produktion pathologischer Geisteserzeugnisse, 2. Lockerung des Zusammenhanges der Vorstellungen, 3. gänzlicher geistiger Zerfall. Dieser typische Verlauf wird unterbrochen nur von Genesung oder Tod. Der Sache nach findet sich die Lehre von der Einheitspsychose auch schon bei *Zeller* ausgeführt. In der gegenwärtigen Psychiatrie wird der Gedanke der Einheitspsychose – allerdings in verschiedener Nuancierung – von *B. Llopis, B. Pauleikhoff, H. Rennert* u.a. vertreten.
fr: conception unitaire de la psychose; *e:* »unitary« psychosis.

Einnässen *(n)* *Bettnässen.

Einsamkeit *(f)*. Alleinsein. Früher mehr mit positiven Wertungen verbunden: der einsame Weise, der Rat und Hilfe erteilt; die entspannende Stimmung der Waldeinsamkeit; der von der Welt zurückgezogene und damit zu sich selbst findende Mensch. Erst seit im 20. Jahrhundert Einsamkeit als eine krankhafte Isolierung von der sozialen Umwelt verstanden wird, dient Einsamkeit auch zur Erklärung des Entstehens psychischer Krankheiten. Beispiel: paranoide Psychosen alleinstehender Frauen (*H.-J. Haase,* 1963), exogene paranoid-halluzinatorische Psychosen (*V. H. Peters,* 1967). *Kontaktmangelparanoid (*W. Janzarik,* 1973).
fr: solitude, isolement; *e:* lonesomeness.

Einschlafdenken *(n)*. (*C. Schneider*). Besondere Form alogischen Denkens in Bildern, in paradoxen Bizarrerien in Form von Verschmelzungen, Verdichtungen, Denk- und Vorstellungsabwandlungen; tritt im Einschlafzustand auf und ist weitgehend der Eigenbeobachtung zugänglich. Wird oft begleitet von Auftreten neurotischer Angst (»Einschlafängste«) und szenenhafter Träume (»Einschlafträumereien«). Läßt sich in gewisser Hinsicht mit den Veränderungen schizophrenen Denkens vergleichen.
fr: mentisme hypnagogique; *e:* predormition thoughts.

Einschlafstörung *(f)*. Form der Schlaflosigkeit. Es bestehen Schwierigkeiten beim Einschlafen, das trotz Müdigkeitsgefühl evtl. stundenlang auf sich warten läßt. Nach dem Einschlafen ist der Schlaf jedoch normal. Ursachen: Konfliktsituationen, Angst, zu starke Anregung während des Abends, nervöse Überreizung, Schmerzen. Behandlung: autogenes Training, Korrektur der Schlafzeit und/oder -menge, evtl. Medikamente.
fr: insomnie prédormitionelle; *e:* initial insomnia.

Einschlaf- und Durchschlafstörungen *(f, pl)*. Sammelbez. für Schlafstörungen bei Erlebnisreaktionen, Neurosen, Schlafmittelmißbrauch, Schlafmittelentzug, Persönlichkeitsstörungen, Alkohol, *Psychotonikagebrauch, Psychosen, Atemstörungen und anderen körperlichen Krankheiten. Im einzelnen wird eine komplizierte Klassifizierung vorgenommen. Vgl. Association for Sleep Disorders Centers.
e: disorders of initiating or maintaining sleep (DIMS).
Syn.: EDS, EDS-Syndrom.

Einschlafzeremoniell *(n)*. Stereotype Handlungsvollzüge (z.B. Einhaltung einer bestimmten Reihenfolge der Vorbereitungen beim Schlafengehen. Einnehmen einer bestimmten Schlafhaltung), die das Eintreten des Schlafs (als bedingt-reflektorisches Verhalten) fördern.
fr: cérémonial de l'indormissement; *e:* sleep rituals.

Einschlußkriterien *(n, pl)*. Solche *Kriterien einer psychischen Störung, mit welchen sich auf möglichst präzise Weise Zeichen und Symptome beschreiben lassen. Ein Einschlußkriterium der *Schizophrenie ist z.B. eine chronische Krankheit von mindestens 6 Monaten Dauer ohne Rückkehr zur Normalität. *Ausschlußkriterien, *Saint-Louis-Gruppe.
fr: critères d'inclusion; *e:* criterion of inclusion.

Einsichtsbehandlung *(f)*. (*W. Finesinger*). Besondere Form der Psychoanalyse. Beruht auf einer Psychokatharsis mit anschließender Interpretation des Geschehens. Wenig angewandt.
fr: psychothérapie explicative de *Finesinger*; *e:* abreaction therapy (*Finesinger*).

Einsichtsfähigkeit *(f)*. Von geistiger Gesundheit und Bewußtseinsklarheit abhängige, im einzelnen durch affektiv-dynamische Vorgänge beeinflußte Fähigkeit, gegebene Sinnzusammenhänge zu erfassen. Psychiatrisch besonders für die Unterscheidung von Recht und Unrecht durch seelisch Gestörte in Zusammenhang mit den §§ 20 und 21,2 StGB verwendet. Danach handelt ohne Schuld, »wer bei Begehung der Tat wegen einer krankhaften seelischen Störung, wegen einer tiefgreifenden Bewußtseinsstörung oder wegen Schwach-

sinns oder einer schweren anderen seelischen Abartigkeit unfähig ist, das Unrecht der Tat *einzusehen* oder nach dieser Einsicht zu handeln«. Wenn die Einsichtsfähigkeit nur erheblich vermindert ist, so kann die Strafe gemildert werden (§ 21).
fr: capacité de discernement; *e:* discerning ability.

Einstellungsstörung *(f)*. (*E. Grünthal*). Erschwerung oder Unmöglichkeit des Herauskommens aus einem bestimmten Gedankenkreis und der Anknüpfung von Denkbeziehungen außerhalb dieses bestimmten Kreises. Vorkommen bei organischen Hirnerkrankungen, insbesondere beim *amnestischen (*Korsakow*-)Syndrom.
fr: troubles de la fixation des idées; *e:* derangement of task set.

Einstellungstypen *(m, pl)*. (*C. G. Jung*). Sammelbez. für den extravertierten (*Extraversion) und introvertierten (*Introversion) Persönlichkeitstypus.
e: attitude types.

Einzelfallhilfe *(f)*. Syn. für *Casework.

Einzelfallstudie *(f)*. Untersuchung und Beschreibung eines »typischen« psychiatrischen Falles als wissenschaftliche Erkenntnismethode. Herangezogen werden Beobachtungen, subjektive Erlebnisse des Betroffenen (*Exploration), seine Briefe, Notizen sowie Akten und Berichte anderer, wobei insbesondere das biographische Element hervorgehoben wird. Wegen der Individualität des Falles und mangelhafter Vergleichsmöglichkeiten sind Verallgemeinerungen nur mit großen Vorbehalten möglich. – Einzelfallstudien waren in der Psychiatrie und besonders in der *Psychoanalyse stets ein wichtiges, freilich kaum reflektiertes Erkenntnismittel. Die Bez. entstammt der empirischen Sozialforschung, wo Einzelfallstudien der Hypothesenbildung dienen.
fr: méthode de l'étude des cas; *e:* case study method.
Syn.: Fallstudienmethode.

Einzelgänger *(m)*. Bez. für einen meist seit früher Kindheit ohne engere soziale Kontakte (z.B. durch Freundschaften) lebenden Menschen. Die Betreffenden sind gewöhnlich verschlossen, gehemmt und wenig anpassungsfähig. Sie können unter ihrer Isolierung leiden oder zufrieden damit sein. Oft entstehen aus Einzelgängerdasein Verhaltensstörungen und – besonders bei Jugendlichen – soziale Einpassungsstörungen oder Kriminalität.
fr: solitaire; *e:* morbid recluse person.

Eisenbahn-Phobie *(f)*. Abnorme Furcht vor Eisenbahnreisen.
fr: sidérodromophobie; *e:* railwayphobia, vehicle phobia, siderodromophobia.

Eisophobia *(f)*. Platzangst. *Agoraphobie.
fr: eisophobie; *e:* eisophobia.

Eisoptrophobia *(f)*. Abnorme Furcht vor Spiegeln.
fr: eisoptrophobie; phobie des miroirs; *e:* eisoptrophobia, spectrophobia.

Eitingon, Max (*Markus*) geb. 26. 6. 1881 Mohilev (UdSSR), gest. 3. 7. 1943 Jerusalem. Bedeutender Psychoanalytiker in Berlin und Jerusalem. Medizinstudium in Leipzig, Halle, Heidelberg, Marburg. 1909 Promotion in Zürich (»Über die Wirkung des Anfalls auf die Assoziationen der Epileptischen«). 1906–1908 Assistent am Burghölzli in Zürich. 1909/10 neurologischer Assistent von *Oppenheim* in Berlin. Ab 1907 enge Verbindung mit **Freud*. 1910–1933 Privatpraxis als Neurologe, Psychiater, Psychoanalytiker in Berlin. 1920 Mitbegründer des Berliner Psychoanalytischen Ausbildungsinstituts, 1924–1933 dessen Leiter. 1921–1933 Mitdirektor des Internationalen Psychoanalytischen Verlags. 1925–1943 Vorsitzender des Internationalen Ausbildungskomitees, 1926-1932 Präsident der Internationalen Psychoanalytischen Vereinigung. 1933 Emigration nach Palästina. Gründete zusammen mit *Moshe Woolf* die Palästinensische Psychoanalytische Vereinigung. 1934–1943 Gründer und Direktor des später nach ihm benannten Hebräischen Psychoanalytischen Instituts. – Bedeutend vor allem als Organisator der psychoanalytischen Ausbildung. Die heutigen Institute arbeiten noch nach seinen Vorstellungen.

Ejaculatio, Ejakulation *(f)*. Strahlartiges, eruptives Ausstoßen der Samenflüssigkeit beim Manne, gewöhnlich unter Lusterleben. Biologischer Vorgang: Nach entsprechender Reizung ziehen sich die Samenblasen und die Muskulatur der Vorsteherdrüse zusammen. Durch Zusammenziehung entsprechender Muskelgruppen wird der Inhalt durch die Harnröhre nach außen befördert. Unter der Einwirkung von Psychopharmaka (z.B. Thioridazin) kann evtl. die Ejakulation ausbleiben, während die Orgasmusfähigkeit erhalten bleibt.
fr: éjaculation; *e:* ejaculation.

Ejaculatio deficiens *(f)*. Fehlen eines Samenergusses bei im übrigen völlig intakter Fähigkeit zur Ausübung der Beischlafs. Kann häufiger als Nebenerscheinung der Therapie mit Neuroleptika (Thioridazin) auftreten.
fr: déficience de l'éjaculation; *e:* ejaculatio deficiens.

Ejaculatio praecox *(f)*. Samenerguß meist vor Beginn des eigentlichen Sexualverkehrs oder unmittelbar nach der Immissio penis. Eine der häufigsten Störungen der Sexualität. Meist Folge ängstlicher Erwartungshaltung und neurotischer Konflikte.
fr: éjaculation précoce; *e:* premature ejaculation, ejaculatio praecox.

Ejaculatio retarda *(f)*. Verzögerung des Samenergusses beim Sexualverkehr. Oft Teilerscheinung bei Angstneurose. Gelegentlich Folge von Schlafmitteleinnahme.
fr: éjaculation tardive; *e:* ejaculatio retardata.

EKB. Elektro**k**rampf**b**ehandlung. *Elektrokonvulsionsbehandlung.

Ekdemomanie *(f)*. Unstillbares Verlangen danach, umherzuwandern oder zu reisen.
fr: ecdémomanie; *e:* ecdemomania.

Ekdemonomanie *(f)*. Alte Bezeichnung für Wandertrieb.
fr: ecdémonomanie; *e:* ecdemonomania.

Ekdysiasmus *(m)*. Zwanghaftes Entkleiden. Es wird ein Angehöriger des anderen Geschlechts entkleidet, um sexuelle Erregung bei diesem zu erreichen, die Annäherung wird danach jedoch abgebrochen.
fr: déshabillage forcé; *e:* ecdysiasm.

Ekelkur *(f)*. **1.** Anfang des 19. Jahrhunderts vielfach übliche Behandlung von Geisteskranken, besonders von unruhigen Kranken. Durch wiederholte Anwendung von Brechweinstein wurde mehrmaliges Erbrechen erzielt, um dadurch eine »höchst wohltätige Erschütterung des ganzen Nervensystems zu bewirken«. (*Horn*, 1818). **2.** Syn. für *Aversionskur.
fr: cure de dégoût (1), cure de déconditionnement (2); *e:* nauseant treatment.

ekklesiogene Neurose *(f)* *Neurose, ekklesiogene.

Eklampsie *(f)*. **1.** (*Fr. Boissier de Sauvages*, 1795). Akut auftretende *Epilepsie, welche im Gegensatz zur chronischen Epilepsie nicht zu Charakterveränderungen und Demenz führt. Je nach Ursache wurden Eclampsia parturientium (bei Schwangeren), Eclampsia ab ischuria (bei Harnvergiftung) u.a. Formen unterschieden. **2.** Gegenwärtig: nur epileptische Grand-mal-Anfälle durch Schwangerschaftstoxikose. Entstehen durch Widerstandserhöhung der Hirngefäße und Hirnödem. Anatomisch: schwere Veränderungen an Mutterkuchen, Nieren, Nebennieren und Leber. Vorkommen bei 0,5% der Schwangerschaften. Mortalität: 5%.
fr: éclampsie; *e:* eclampsia.

eklamptische Psychosen *(f, pl)*. Bei Eklampsie auftretende Psychosen, die sich im Prinzip nicht von körperlich begründbaren Psychosen anderer Ursache unterscheiden. Es überwiegen dabei Benommenheit, amnestische Zustände, Neigung zum Perseverieren, aber auch Ablenkbarkeit und Ideenflucht.
fr: psychose éclamptique; *e:* eclamptic psychosis.

Eklipse *(f)*. Kurzdauernde Bewußtseinsunterbrechung. * Éclipse cérébrale (2). *Psycholepsie.

Ekmnesie *(f)*. **1.** (*H. Blanc-Vontenille*, 1887). Gedächtnisstörung, bei der die Vergangenheit als Gegenwart erlebt wird. Ganze Zeiten der Vergangenheit werden erlebt, als ob sie gegenwärtig wären. Z.B. kann sich jemand in Hypnose in die Kindheit zurückversetzt fühlen und wie ein Kind sprechen und handeln. Wurde zuerst aus der Klinik von *Pitres* bei Hysterikern beschrieben. Kommt bei allen Störungen des Bewußtseins und durch Einwirkung von *Halluzinogenen vor. **2.** Gelegentlich wurde auch die Zeit nach einer Episode, die wie unter (1) z.B. in Hypnose gerade neuerlich durchlebt wurde, als »der Ekmnesie verfallen« bezeichnet, da sie während des Zustandes nicht erinnerlich ist. **3.** Syn. für anterograde Amnesie (s.d.).
fr: ecmnésie; *e:* ecmnesia.

Eknoia *(f)*. Alte Bezeichnung für psychische Krankheit, i.e.S. für die krankhafte emotionelle Reizbarkeit in der Pubertät (*eknoische Zustände).
e: ecnoea.

eknoische Zustände *(m, pl)*. (*Th. Ziehen*). Ohne erkennbare Ursache im Entwicklungsalter auftretende Erregungszustände mit Beziehungsideen.
fr: états ecnoïques; *e:* ecnoic states.

Ekphorieren *(n)*. (*R. Semon*). Auslösung der Erinnerung. Abrufung von Erinnerungen (Gedächtnisengrammen) aus dem Gedächtnis und ihre Überführung ins Bewußtsein.
fr: ecphorisation; *e:* ecphorizing.

Ekstase *(f)*. Rauschhafter, den Menschen überfallender, ins Extreme gesteigerter Affekt; meist glückhaft, manchmal ängstlich, manchmal als beides zugleich erlebt. Weitgehende Aufhebung der Sinne durch Anschauung eines außergewöhnlichen oder außersinnlichen Gegenstandes. Dieser beherrscht das Bewußtseinsfeld und läßt weder kritische *Besinnung noch andere Affekte aufkommen. Als kosmisch-mystische Erlebnisform, in welcher höchste Erkenntnisse am vollkommensten erreichbar seien, seit dem Altertum bekannt. Wird als toxische Ekstase künstlich herbeigeführt, z.B. durch Pilzgifte (Teonanacatl), *Psilocybin, LSD (*Lysergsäurediäthylamid-Psycho-

se) und andere *Halluzinogene. Auch Hungern oder Nichtschlafen werden als Hilfsmittel benutzt. – Vorkommen in Psychosen hauptsächlich bei *Angst-Glücks-Psychosen mit Eingebungen der besonderen Berufung und des Auserwähltseins. Wird in der Einbruchphase schizophrener Psychosen oft als Befreiung von innerseelischen Fesseln, z.B. Hemmung, erlebt.
fr: extase; *e:* ecstasy, trance.

Ekstase, manische *(f)*. (*J. C. Prichard,* 1835). Zustand von *Hypnose, bei welchem die Gedanken verwirrt oder nur unvollkommen verbunden sind. Evtl. kann es zu Halluzinationen kommen. Vgl. magnetische Zustände.
fr: extase maniaque; *e:* manic ecstasy.
Syn.: ekstatischer Wahnsinn.

ekstatische Eingebungspsychose *(f)*. Bezeichnung *Kleists* für den »glückhaften Pol« der *Angst-Glücks-Psychose.
fr: phase d'exaltation de la psychose périodique; *e:* ecstatic benefit psychosis.

ekstatischer Wahnsinn *(m)*. Syn. für *Ekstase, manische.

ekstatische Visionen *(f, pl)*. (*J. C. Prichard,* 1835). Durch *Hypnose hervorgerufener oder der Hypnose ähnlicher Zustand von *Tagtraum. Der Betreffende sieht ganze Ereignisse (z.B. seine eigene Beerdigung) und behält die Erinnerung daran, so daß er später Phantasie und Realität nicht auseinanderhalten kann. Häufig literarisch verarbeitet: *W. Jensen:* Gradiva (1903), *André Breton:* Les vases communicants (1932). Vgl. magnetische Zustände.
fr: visions extatiques; *e:* ecstatic vision.

Ektomorphie *(f)*. Begriff der von *W. H. Sheldon* nach den drei embryonalen Keimblättern (Ektoderm, Mesoderm, Entoderm) aufgestellten Körperbau- und Konstitutionslehre. Zu den Konstitutionstypen Ektomorphie, Mesomorphie und Endomorphie gehören als temperamentmäßige Entsprechung Zerebro-, Somato- und Viszerotoniker. Der Ektomorphe hat lange, dünne Knochen und Extremitäten mit gering entwickelten Muskeln. *Zerebrotoniker.
fr: type ectomorphe; *e:* ectomorphic type.

Elektra-Komplex *(m)*. (Nach Elektra, Gestalt der griechischen Mythologie, Tochter des Agamemnon). (*C. G. Jung,* 1913). Exzessive Bindung der Tochter an den Vater. Feindseligkeit gegenüber der Mutter. Spielt eine bedeutende Rolle in den psychoanalytischen Theorien. Bezieht sich analog dem *Ödipus-Komplex auf die erotischen Beziehungen zwischen Vater und Tochter. Wegen der Analogie zum Ödipus-Komplex wird auch bei weiblichen Individuen gewöhnlich von einem Ödipus-Komplex gsprochen.
fr: complexe d'Électre; *e:* Electra complex, father-fixation, father-complex, female edipus complex.
Syn.: weiblicher Ödipuskomplex.

Elektrokonvulsionsbehandlung *(f)*. (*U. Cerletti* und *L. Bini,* 1938). Heilkrampfbehandlung. Hervorrufen eines generalisierten epileptischen Krampfanfalles als Behandlungsverfahren. Technik: Durch den Schädel des narkotisierten – selten des wachen – und muskelrelaxierten Patienten wird mit Hilfe eines Konvulsators für 1–9 Sek. ein Wechselstrom von 70 bis 100 V und etwa 150 mA geleitet. Mit der Auslösung des Anfalles ist die Behandlung beendet. Der Kranke kommt nach ca. ½ Stunde wieder zu sich. Vor Einführung der *Pharmakotherapie wurde die Elektrokonvulsionsbehandlung praktisch bei allen psychiatrischen Krankheitsbildern angewandt, dann zeitweise durch Psychopharmaka fast ganz verdrängt. Gegenwärtige Hauptanwendungsgebiete: die schweren, insbesondere gehemmten Depressionen, Stupor jeder Art, Katatonie (oft lebensrettend), akute psychotische Erregungszustände, Angst-Glücks-Psychosen. Die Behandlung kann mit Phenothiazinen (jedoch nicht mit Rauwolfia-Präparaten) kombiniert werden.
fr: électroconvulsivothérapie, électrochoc, thérapeutique convulsivante, électroplexie; *e:* electroshock treatment, electric convulsion therapy, electroconvulsive therapy, ECT.
Syn.: Elektrokrampfbehandlung, Elektroschockbehandlung, Seismotherapie, *Cerletti-Bini*-Kur.

Elektrokonvulsionsbehandlung, unilaterale *(f)*. Elektrische Krampfbehandlung, bei der durch Anlegen von Elektroden auf nur einer Seite des Kopfes (z.B. in der Gegend des Schläfen- oder Hinterhauptlappens der nicht-dominanten Hemisphäre) ein Heilkrampf ausgelöst wird. Nach *Lancaster, Steinart* und *Frost* (1958) sowie nach *Cannicott* (1962) kehrt danach die Orientierung schneller wieder; Gedächtnisstörungen sind sehr viel seltener.
fr: électroconvulsivothérapie unilaterale; *e:* unilateral electroconvulsive therapy (ECT).

Elektrokrampf *(m)*. Durch elektrischen Strom ausgelöster großer epileptischer Anfall. *Elektrokonvulsionsbehandlung.
fr: électrochoc; *e:* electroshock.

Elektrokrampfbehandlung *(f)*. Syn. für *Elektrokonvulsionsbehandlung.

Elektrokrampfbehandlung, regressive *(f)*. Form der *Elektrokrampfbehandlung, bei der

nach Auslösung eines therapeutischen Krampfes durch eine geringere Stromstärke ein schlafähnlicher Zustand aufrechterhalten wird.
e: regressive electroshock therapy.

Elektronarkose *(f).* Der *Elektrokonvulsionsbehandlung verwandtes Verfahren zur Behandlung akuter Psychosen (z.B. Schizophrenie). Technik: Mit bitemporal angelegten Elektroden wird Strom (200-250 mA) durch den Schädel geleitet. Folge ist sofortiger Bewußtseinsverlust (Atemstillstand) und tonischer Krampf der Körpermuskulatur. Wird 30–60 Sek. aufrechterhalten, wodurch klonische Krämpfe vermieden werden. Dann wird die Stromstärke auf ca. 100 mA verringert, worauf die Atmung wieder einsetzt. Bei weiterer Verringerung treten normale Atmung und ruhiger narkotischer Schlaf ein. Nach 5–15 Min. wird der Strom abgeschaltet. Nach einer anderen Modifikation des Verfahrens wird nach dem tonischen Krampf der Strom zunächst abgeschaltet, dann aber nach Wiedereinsetzen der Atmung mit langsam steigender Stärke wieder durchgeleitet, bis sich der narkotische Schlaf einstellt. Prämedikation von 0,5 mg Atropin erforderlich. Die therapeutischen Erfolge sind umstritten. In Deutschland nur wenig angewandt.
fr: électronarcose; *e:* electronarcosis.

Elektrophobie *(f).* Übertriebene Furcht vor Elektrizität.
fr: électrophobie; *e:* electrophobia.

Elektroplexie *(f).* Seltenes Syn. für *Elektrokonvulsionsbehandlung.

Elektroschlaf *(m).* **1.** Durch *Elektronarkose hervorgerufener schlafähnlicher Zustand. **2.** Selten (v.a. in der UdSSR) angewandte krampffreie Elektrobehandlung. Technik: niederfrequente monophasische Rechteckimpulse (Impulszahl 10–20/sec; Impulsdauer 0,2–10 msec; Stromstärke 0,2–30 mA, aber auch abweichende Werte) werden über Elektroden an Stirn und Hinterkopf angewandt. Es wird eine dem Schlaf ähnliche »kortikale Schutzhemmung« hervorgerufen, was in angenehmer Weise zu einer »entspannten Schläfrigkeit«, selten auch zu Schlaf führt. Anwendung, evtl. wiederholt, bis zu mehreren Stunden. Kann auch mit Hypnose oder Schlafmitteln kombiniert werden. Anwendungsgebiete: Schlafstörungen, nervöse Erschöpfung, depressive Verstimmungen.
fr: thérapie électrique sans convulsions; *e:* electrocoma therapy.

Elektroschock *(m).* Künstlich ausgelöster Heilkrampf. (*Elektrokonvulsionsbehandlung). Die – häufig gebrauchte – Bezeichnung sollte wegen ihres angstsuggerierenden Klanges gemieden werden und durch »elektrische Durchflutung« ersetzt werden.
fr: élctrochoc; *e:* electroshock.

Elektroschockbehandlung, mitigierte *(f).* Durch Verabreichung von muskelerschlaffenden Mitteln in der Heftigkeit der Muskelbewegungen abgemilderte *Elektrokonvulsionsbehandlung. Auf diese Weise lassen sich zum großen Teil die beim unabgeschwächten Heilkrampf möglicherweise auftretenden Muskelzerrungen oder Knochenbrüche vermeiden.

Elektrosuggestivbehandlung *(f).* Behandlung von z.B. Lähmungen mit faradischen oder galvanischen Strömen, wobei der Heileffekt jedoch durch suggestive Beeinflussung erzielt wird.
fr: électrothérapie avec suggestion; *e:* electrosuggestion therapy.

Elementaranfall, epileptischer *(m).* Begr. der frz. Psychiatrie für einen partiellen epileptischen Anfall, der ausschließlich oder vorwiegend in einer Störung einzelner Sinnesbereiche besteht, bei dem z.B. nur ungeformte Lichterscheinungen wahrgenommen werden. Entspricht etwa der Fokalepilepsie mit einfachen (»elementaren«) Erscheinungen.
fr: crise épileptique partielle à séméiologie élémentaire; *e:* partial epileptic fit.

Elementarepilepsie *(f)* *Elementaranfall, epileptischer.

Eleutheromanie *(f).* Seltene Bezeichnung für überstarken Freiheitsdrang.
fr: manie de la liberté; *e:* elutheromania.

Eliasberg, Wladimir Gottlieb geb. 10. 12. 1887 Wiesbaden, gest. 22. 6. 1969 New York. Nach Medizin- und Philosophiestudium Nervenarzt in München. Mitbegründer der »allgemeinen ärztlichen Gesellschaft für Psychotherapie« (1926). 1933 Emigration nach Wien, 1938 in die USA. Ab 1941 am Mount-Sinai-Hospital, New York. *Hauptwerke:* »Psychology of the Administration of Law and Justice«, 1933; »Forensic Psychology«, 1946; »Toward a Philosophy of Propaganda«, 1957; »Psychotherapy and Society«, 1959; »Social Psychiatry«, 1959.

Ellipse *(f).* In der Psychiatrie ähnlich wie in der Stilistik Weglassung eines oder mehrerer für die Satzkonstruktion notwendiger Worte. Die fehlenden Worte können evtl. auf dem Weg der Psychoanalyse ergänzt werden und beinhalten einen verdrängten Tatbestand.
fr: ellipse; *e:* ellipsis.

Elpenor-Syndrom *(n).* (Elpenor = Gefährte des Odysseus, der sich auf dem Dach des Palastes der Kirke in Schlaf trank, benommen erwachte, dadurch vom Dach fiel und starb). (*Logre*).

Schlaf-Wach-Zustand mit Desorientiertheit und halbbewußtem Umherirren, wie er sich in charakteristischer Weise bei einem unvollständigen Erwachen nach übermäßigem Genuß alkoholischer Getränke oder mancher Schlafmittel herausbilden kann.
fr: syndrome d'Elpénor; *e:* Elpenor syndrome.

Eltern, vereinigte *(pl).* (*M. Klein*). Phantasiegestalt der im Geschlechtsakt vereinigten Eltern, die vom Kind als eine Einheit aufgefaßt und meist als schreckeinflößend empfunden werden.

Eltern-Kind-Problem *DSM-Anhang.

Embololalie *(f).* Häufige Verwendung sinnloser Flickwörter (»nicht wahr«, »ehm«) beim Sprechen.
fr: embololalie; *e:* embololalia, embolalia.
Syn.: Embolophasie, Embolophrasie.

Embolophrasie *(f).* Syn. für *Embololalie.

Embolophrasie *(f).* Syn. für *Embololalie.

Emetinkur *(f).* Methode zur medikamentösen Behandlung des chronischen Alkoholismus durch Bildung eines bedingten Reflexes mit Hilfe von Emetin. Methode: Pat. erhält in 12–14 Einzelsitzungen von 40 Minuten Dauer eine Injektion von 0,03–0,07 g Emetin hydrochloricum und anschließend sein bevorzugtes Getränk und andere Alkoholika. Folge ist intensiver Brechreiz durch das Emetin, der aber mit Geruch und Geschmack des alkoholischen Getränkes assoziiert wird. Die Kur wird abgebrochen, wenn der bloße Geruch des alkoholischen Getränkes bereits Brechreiz verursacht. Ständige Kreislaufüberwachung ist notwendig. Die Prozedur muß zur Auffrischung des Reflexes alle 6 Monate wiederholt werden.
fr: cure de dégoût à l'émétine; *e:* emetine treatment.
Syn.: amerikanische Kur.

Emetomanie *(f).* Übersteigerte Neigung, auf Erlebnisse mit Erbrechen zu reagieren. I.w.S. auch Verlangen nach Brechmitteln bei lustvollem Erleben des Erbrechens.
fr: emétomanie, tendence hyperémétisante; *e:* emetomania.

Emetophobie *(f).* Krankhafte Furcht vor dem Erbrechen.
fr: phobie du vomissement; *e:* emetophobia.

Emotion *(f).* **1.** Gemütsbewegung, Gefühl. In diesem Sinne auch in der engl. und franz. Literatur verwendet. **2.** Seltener werden unter Emotion nur objektivierte, die Persönlichkeit in aller Differenziertheit zum Mitschwingen bringende Gefühle verstanden, denen die eigentlichen (objektlosen) Gefühle gegenüberstehen.
fr: émotion; *e:* emotion.

emotional *(a).* Gefühlsbetont, gemütsbewegt, mit *Emotionen zusammenhängend,
fr: émotif, émotionnel; *e:* emotional.

emotionale Mangelsituation *(f).* Defizite in der äußeren Pflege und der emotionalen Zuwendung durch Mutter, Pflegepersonen usw. bei Säuglingen. Kann zu psychischer Fehlentwicklung führen. *Hospitalisation. *Depression, anaklitische.
fr: carence affective; *e:* emotional deprivation.

emotionale Trennung *(f)* *Trennung, emotionale.

emotionaler Analphabetismus *(m).* Unfähigkeit, selbst einfache Gefühle zum Ausdruck zu bringen. Vorkommen bei einigen Kranken mit Magengeschwüren, die Enttäuschung und Aggression unterdrücken, um ihre Beziehungspersonen nicht zu verlieren.
e: emotional inarticulateness.

emotional-hyperästhetischer Schwächezustand *(m).* *Schwächezustand, hyperästhetisch-emotionaler.

Emotionalität *(f).* Die individuelle Gefühlsansprechbarkeit.
fr: émotivité; *e:* emotionality.

Emotions Anonymus (EA). Selbsthilfegruppe von Menschen mit seelischen Schwierigkeiten, die z.T. Erfahrungen mit psychiatrischer und psychotherapeutischer Behandlung haben. Adresse: Eichstraße 45, Hannover.

Emotionslähmung *(f).* Von *E. Baelz* (1901) geprägter Begriff, der dem *Emotionsstupor entspricht.

Emotionsneurose *(f).* Synonym für **Kraepelin*-Syndrom.

Emotionspsychose *(f).* **1.** Von *G. E. Störring, R. Suchenwirth* und *H. Völkel* (1962) verwendetes Syn. für *zykloide Psychose. **2.** (*J. E. Staehelin*, 1944; *F. Labhardt*, 1963). In Zusammenhang mit Gemütserschütterungen und akuten Körperkrankheiten ausbrechende schizophrenieähnliche Psychose von raschem Verlauf und guter Rückbildungstendenz. Die Symptome gleichen einer akuten Schizophrenie mit paranoiden und katatonen Erscheinungen; schwere Angst- und Erregungszustände, Stuporen, Katastrophen- und Weltuntergangsideen herrschen vor; formale Denkstörungen nur angedeutet.
fr: psychose par hyperémotivité (1, 2); *e:* (cycloid) emotional psychosis (1), emotion psychosis (2).

Emotionsschock *(m).* Plötzliche und intensive emotionale Bewegung. *Emotionsstupor.
fr: choc émotif, choc émotionnel; *e:* emotional choc.

Emotionsstupidität *(f)*. (*C. G. Jung*). Unter dem Eindruck heftiger Emotionen entstehende Scheindefekte der Intelligenz. Tritt bei dazu veranlagten Personen z.B. im Examen, aber auch in vielen anderen Situationen auf.
fr: stupidité émotive; *e:* emotion stupidity.

Emotionsstupor *(m)*. Unter plötzlichen und schweren seelischen Erschütterungen (Schreck, Todesangst, lebensbedrohliche Katastrophen, Trommelfeuer) vorkommende lähmungsartige Sperrung der affektiven Tätigkeit, evtl. auch der motorischen Fähigkeiten bei weiterlaufenden Denkvorgängen. Der Vorgang ist für das Individuum nützlich, wenn dadurch ein evtl. erfolgender gefährlicher und sinnloser Fluchtversuch unterbleibt. Dieser affektiven Indifferenz kann ein Stadium der Depression oder emotionellen Erregung mit vermehrter Neigung zu psychogenen Reaktionen folgen. Vorkommen bei Überlebenden von Katastrophen, Soldaten im Kampf, Examenskandidaten, Kindern, die brüsk zu einem Geständnis aufgefordert werden (*Bleuler*).
fr: stupeur émotive; *e:* emotional stupor.
Syn.: Affektschock, Affektstupor, Emotionslähmung, Emotionsschock, Schreckstarre.

Emotivität *(f)*. **1.** Fähigkeit zu sehr lebhafter Reaktion auf Erlebnisse. Neigung zu raschem, unmotiviertem Stimmungswechsel. **2.** (*Dupré*, 1909). In der französischen Psychiatrie die psychophysische Reaktion des Individuums auf heftige Erlebnisse, aber auch auf plötzliche Körperstörungen, wobei vegetative und Schreckreaktionen (Schweißausbruch, Erblassen, Spasmen, Zittern) unter dem Begriff mitverstanden werden. Die verschieden ausgeprägte Gefühlsansprechbarkeit gilt als einer der Grundzüge des Charakters. Übermäßige und inadäquate Gefühlsansprechbarkeit heißt Hyperemotivität. Anemotivität wird als unvereinbar mit dem Leben gesehen.
fr: hyperémotivité (1, 2); *e:* emotivity (1, 2).

Empathie *(f)*. **1.** (*Th. Lipps*, 1907). Weg zum unmittelbaren Verständnis fremdseelischer Vorgänge: Der Beobachter überläßt sich willenlos seinen Eindrücken und gewissen Tendenzen zur Mitbewegung. Normaler Vorgang z.B. in der Beziehung zwischen Mutter und Kind. Nach *J. L. Moreno* kann in der Psychotherapie die gegenseitige Empathie von Arzt und Patient ein Weg zur Heilung sein (*Tele*). **2.** Nach *S. Freud* das mehr intellektuelle Verstehen – im Gegensatz zur gefühlsmäßigen Identifikation – dessen, was am anderen Menschen fremd ist.
fr: empathie; *e:* empathy.
Syn.: Einfühlung, inneres Mitmachen, Intropathie, Resonanz.

Empfindungsspiegelung *(f)*. *H. *Neumanns* Syn. für *Déjà-vu-Erlebnisse. Nicht mehr gebräuchlich.

Empfindungstypus, extravertierter *(m)*. (*C. G. Jung*). Typ einer psychischen Grundfunktion (s.d). Liebt das Vergnügen, ist gesellig und paßt sich leicht an Menschen und Umstände an.
e: extra(o)verted sensation type.

Empfindungstypus, introvertierter *(m)*. (*C. G. Jung*). Typ einer psychischen Grundfunktion (s.d.). Ruhig; betrachtet die Welt mit einer Mischung von Wohlwollen und Amüsement; empfänglich für ästhetische Qualitäten.
e: introverted type.

Empirismus *(m)*. Erkenntnistheoretische Richtung (*J. Locke, F. Bacon*), nach der die einzige Quelle der Erkenntnis die Sinneserfahrung sein soll. Alle Wissenschaft soll darauf gegründet werden. Innerhalb der Psychiatrie vor allem als grundlegende Wissenschaftstheorie der Assoziationspsychologie von Bedeutung. Gegensatz: *Nativismus.
fr: empirisme; *e:* empirics.

Empresiomanie *(f)*. Seltenes Syn. für *Pyromanie.
fr: emprésiomanie; *e:* empresiomania.

Emprosthotonus *(m)*. Durchbiegen des gestreckten Körpers mit der Konvexität nach hinten. Damit Gegensatz zu *Opisthotonus. Schon im Altertum bekannt. *Aretaeus von Kappadozien:* »Emprosthotonus heißt der Krampf dann, wenn der Mensch von den vorn sich befindenden Nerven nach vorn gebogen wird.«
fr: emprosthotonos; *e:* emprosthotonos.

Enantiodromie *(f)*. **1.** (*Heraklit*). Rückkehr zum Gegenteil. **2.** (*C. G. Jung*). Gewisse seelische Prozesse werden an einem bestimmten Punkt in ihr Gegenteil verkehrt. Nach Erreichen des tiefsten Punktes wird der erste Schritt aufwärts getan.
fr: enantiodromie; *e:* enantiodromie.

Encatalepsis *(f)*. Von *Hippokrates* verwendete Bez. Entspricht nach heutiger Terminologie etwa der Katalepsie.

Encephalasthenia *(f)*. Obsol. Bez. für Schwachsinn.

Encephalomalacia subcorticalis chronica arteriosclerotica. (*Jacob*). Syn. für *Binswanger*sche Enzephalopathie.

Encephalopathia diabetica *(f)*. Allg. Bez. für die bei längerem Verlauf einer Zuckerkrankheit, insbesondere durch häufig wiederholten Insulinschock (weniger auch durch Hyperglyk-

ämie), auftretenden Hirnveränderungen. Klinische Symptome: Verlangsamung, Gedächtnisstörungen, epileptische Anfälle, Sprachstörungen (Aphasie), EEG-Veränderungen. *Diabetespsychose.
fr: encéphalopathie diabétique; *e:* diabetic encephalopathy, long-term diabetes syndrome.

Encephalopathia saturnina *(f)*. Psychische Veränderungen durch chronische Bleivergiftung. Wird als »schreckhafte Befangenheit« beschrieben. Es finden sich Affektinkontinenz, Gedächtnisstörungen, Nachlassen der Produktivität, depressive Stimmung sowie die Tendenz, sich vom Umgang mit Menschen zurückzuziehen. Außerdem häufig Stammhirntremor. Die Störungen sind nach Beendigung der Intoxikation größtenteils reversibel.
fr: encéphalopathie saturnine; *e:* lead prisoning encephalopathy.

Encephalopathia traumatica der Boxer (ETB) *Boxerdemenz.

Encounter-Gruppe *(f)*. »Begegnungs«-Gruppe, in der *Sensitivity-Training getrieben wird. Encounter-Gruppen betonen besonders das gegenseitige Aussprechen und Kennenlernen von Gefühlen, weniger die *Gruppendynamik.
e: encounter group.

Endgestalt *(f)*. Gestaltpsychologischer Begriff. Beschreibt die aktuelle Entstehung (*Aktualgenese) von *Gestalten aus diffusen, gefühlsartig-ganzheitlichen Anfängen (*Vorgestalt), den »Gestaltkeimen« als Bewußtseinsvorgang. Am Ende der Entwicklung steht die »prägnante«, übersichtlich gegliederte Endgestalt. Dies gilt für die Wahrnehmung ebenso wie für die Entwicklung von Lebewesen oder auch schöpferische Vorgänge. Die Ausbildung der Endgestalt kann nach *K. Conrad* bei Psychosen gestört sein.

Endlust *(f)*. (*S. Freud,* 1905). Lust, die bei Entleerung der Sexualstoffe (GW V, 112) gewonnen wird. Im Gegensatz zur *Vorlust ist der kindliche Sexualtrieb noch nicht zur Endlust fähig, die an Bedingungen geknüpft ist, die erst mit der Pubertät eintreten. Ebenfalls im Gegensatz zur Vorlust erzeugt die Endlust keine weitere sexuelle Erregung, sondern ist ganz Befriedigungslust, so daß mit ihr zeitweilig die Spannung der Libido erlischt.
e: endpleasure.

endoform *(a)*. Im psychopathologischen Bild ähnlich wie *endogene Psychose.

endogen *(a)*. Von innen, aus dem Organismus heraus, aber ohne *erkennbare* körperliche Ursache, auch ohne kausalen Zusammenhang mit Erlebnissen. Bezieht sich in der Psychiatrie auf die Entstehung von Psychosen. Mit dem Begriff verbindet sich die Vorstellung (bzw. das Postulat) einer zwar im Körper liegenden, jedoch nicht nachweisbaren, auf heredo-konstitutionellen Faktoren beruhenden Krankheitsursache. Einer der Grundbegriffe der deutschen Psychiatrie, die auch differenzierte phänomenologisch-psychopathologische Unterschiede zwischen endogenen Psychosen (s.d.) und anderen psychischen Störungen herausgearbeitet hat. Leitet sich ideengeschichtlich aus dem Entartungsbegriff der Degenerationslehre (*Degeneration) des 19. Jahrhunderts ab. Gegenüberstellung von »endogen und *exogen« 1892 durch *Möbius*. Gegenwärtig werden den endogenen Störungen auch die psychogenen (s.d.) Störungen gegenübergestellt. Von vielen Psychiatern aufgrund von Zweifeln an der somato-genetischen Konzeption des Begriffs auch im Sinne von »kryptogen« angewandt.
fr: endogène; *e:* endogenous, endogenic, endogenetic.

endogene Psychosen *(f, pl)*. Alle Psychosen aus endogener Ursache. Hierzu zählen: Schizophrenie, manisch-depressive Erkrankung, zykloide Psychosen sowie die psychotischen Episoden der genuinen Epilepsie.
fr: psychoses endogènes; *e:* endogenous psychoses.

endokrines Psychosyndrom *(n)* *Psychosyndrom, endokrines.

endokrinologische Psychiatrie *(f)*. (*M. Bleuler*). Einzeldisziplin der Psychiatrie, die sich mit der Beschreibung der psychischen Besonderheiten und Krankheiten bei endokrinen Besonderheiten und Krankheiten befaßt und die Frage untersucht, ob Zusammenhänge zwischen den beobachteten psychischen Auffälligkeiten und endokrinen Besonderheiten bestehen. Forschungsthema ist ferner die Frage, wie weit sich die Persönlichkeit und ihre Störungen durch Hormone beeinflussen lassen. – Die Bemühungen führten u.a. zur Herausarbeitung des endokrinen Psychosyndroms.
fr: psychiatrie endocrinienne; *e:* endocrinologic psychiatry.

Endokrinopath *(m)*. Konstitutionstyp mit seelischen Anomalien auf Grund faßbarer endokriner Regelwidrigkeiten. Das klinische Bild ist je nach Betroffensein der einzelnen endokrinen Drüsen verschieden.
fr: endocrinopathe; *e:* endocrinopathic type.

endomorph *(n)*. (*P. Berner*). Aussehend wie eine *endogene Psychose, jedoch ohne Nachweis eines Erbfaktors.

Endomorphie *(f)*. In der Typenlehre *W. H. Sheldons* vom endodermalen Keimblatt entwicklungsgeschichtlich ableitbare Körperverfassung mit starker Entwicklung der Verdauungsorgane bei schwachen Knochen und Muskeln. Temperamentsmäßige Entsprechung findet sich beim *Viszerotoniker.
fr: type endomorphe de *Sheldon*; *e: Sheldon* endomorphic type.

Endon *(n)*. (*H. Tellenbach*). Zusammenfassender Begriff für einen Ursachenkomplex krankhafter psychischer Zustände, der außerhalb und neben der somatologischen und psychologischen Ordnung wirksam ist. Als »noch ungetrenntes Einssein von Soma und Psyche« stellt er das Ursachenfeld der *endogenen Psychosen dar, wobei die endogenen Phänomene nur »Emissionen, Abwandlungen, partikulare Äußerungsformen« des Endons sind.
fr: endon, ensemble causatif de psychoses endogènes; *e:* endon, causal complex of endogenous psychoses.

Endophasie *(f)*. **1.** Syn. für *Stimme, innere. **2.** Hirnsprache: das Formen von Wörtern mit dem Mund ohne Stimmbildung.
fr: endophasis; *e:* endophasia.

endoreaktive Dysthymie *(f)*. (*H.J. Weitbrecht*). *Dysthymie, endoreaktive.

endothymer Grund *(m)*. (*Ph. Lersch*). Im vertikalen Persönlichkeitsaufbau die tragende Schicht, von der aus der »personelle Oberbau« (Denken und Wollen) seine Dynamik und Thematik erhält. Zum endothymen Grund gehören Antrieb, vitale Gestimmtheit, Affekte und Begierden ebenso wie Strebungen, Erwartungen und religiöses Erleben (Sphäre der »intimen Innerlichkeit«).
fr: sphère endothymique de *Lersch*; *e:* endothymic sphere.
Syn.: endothymer Stimmungshintergrund.

Endothymie *(f)*. (*Ph. Lersch*). Lehre von der dynamischen Innensphäre des Erlebens als Träger von Gefühls-, Gemüts-, Trieb- und Affektregungen; *endothymer Grund.
fr: endothymie de *Lersch*; *e:* endothymics.

Enechetiker *(m)*. Enechetischer Typ. Träger einer *enechetischen Konstitution.
fr: type épileptique; *e:* epileptic type.

enechetisch *(a)*. Epileptoides Merkmal bei Athletikern und epileptoiden Psychopathen: haftend, klebrig, plump vertraulich, süßlich, bigott, umständlich, pedantisch, egozentrisch.

enechetische Konstitution *(f)*. (*F. Mauz*, 1937). Konstitutionstyp mit besonderer Beziehung zur Anlageepilepsie. Hervorstechendstes Merkmal sind *Haften und Nichtlösenkönnen von einem einmal begonnenen Gedanken oder einer begonnenen Handlung. Selbst das nicht enden wollende Händeschütteln bekommt dadurch etwas Charakteristisches. Die Affektivität ist summarisch und kompakt, ohne Nuancierung, mit Neigung zu Stauungen und explosiven Entladungen. Die Stimmung kann dabei euphorisch, dysphorisch oder aphorisch sein. Der Körperbau ist *dysplastisch.
fr: constitution épileptique; *e:* epileptic constitution.

enechetischer Typ *(m)* *Enechetiker.

Enechie *(f)*. Seltenes Syn. für die Erscheinungsformen des *Haftens bei Epileptikern.

Energetika *(n, pl)*. Syn. für *Psychotonika.

Energie, psychische *(f)*. (*S. Freud*). Die im allgemeinen konstante (in der Summe gleichbleibende), dem »Es« entstammende, für jeden psychischen Vorgang benötigte Kraft, die auf verschiedene Objekte verteilt und gequantelt werden kann. Als gerichtete Kraft heißt sie *Libido bzw. *Destrudo. – In den späteren Schriften *C.G. Jungs* ausschließlich als Syn. für Libido gebraucht. Es bestehen Parallelen zur physikalischen Energie: Erhaltung, Umwandlung und Schwund. Hat ihre Quelle in den Trieben und läßt sich von einem Trieb auf den anderen übertragen. Ist in Form von Progression (Prozeß der Anpassung an die Außenwelt) oder Regression (Wiederaufleben alter Konflikte und unbewußter Inhalte) gerichtet. Kann (z.B. bei Schizophrenie) einem extremen Schwund unterliegen.
fr: énergie psychique; *e:* psychical energy.

englischer Kittel *(m)*. Volkstümlich für *Zwangsjacke.

Engramm *(n)*. (*R. Semon*, 1904). Gedächtnisspur, Erinnerungsspur, mnestische Spur. Die durch einen Reiz »bewirkte Veränderung der organischen Substanz«. In der Analogie eines bereits von *Aristoteles* verwendeten Bildes vom »Eindruck«, den ein Siegelring im Wachs hinterläßt, für die Registrierung von Erlebniseindrücken im ZNS, die dort bis zur Reproduktion aufbewahrt werden. In der Assoziationspsychologie das Ergebnis einer neugebildeten Assoziation. *Gedächtnis.
fr: engramme; *e:* engram, memory trace.

Enkopresis *(f)*. Einkoten. Ursache kann organisch (intestinale oder neurologische Störungen) sein. In seltenen Fällen epileptisches Äquivalent. Bei Kindern über 2 Jahren aber gewöhnlich seelisch bedingt. Dann Zeichen tiefer Regression. Hat gewöhnlich die Bedeutung einer Ablehnung der ersten Sozialisierungsmaßnah-

men (Reinlichkeitserziehung) und zeigt immer ein schlechtes Mutter-Kind-Verhältnis an.
fr: encoprésie; *e:* encopresis, encoprose.

Enophobie *(f)*. Krankhafte Furcht vor Alkoholgenuß.
fr: énophobie; *e:* enophobia.

Enosimanie *(f)*. Krankhafte Überzeugung, eine unverzeihliche Sünde begangen zu haben.
fr: énosimanie, manie de la culpabilité; *e:* enosimania.

Enquête-Kommission *(f)*. 1971 vom Bundestag eingesetzte Gruppe unter Vorsitz von *C. Kulenkampff* zur Erarbeitung einer *Psychiatrie-Enquête.

Enquête-Psychiatrie *(f)*. Versorgungssystem für psychisch Kranke, wie es aus den in der *Psychiatrie-Enquête entwickelten Vorstellungen hervorgegangen ist. Kernpunkte sind: klinische Betteneinheiten mit etwa 120 Betten, *Sektorisierung, mehr Krisenintervention als Langzeitbehandlung, ambulante Versorgungssysteme u.a.

Entarteter *(m)* *Dégénéré.

Entartungsirresein *(n)*. Geistesstörung, die in Zusammenhang mit einer *Degeneration entstanden ist. Bei *Magnan* entspricht der Begriff fast vollständig dem der heutigen endogenen Psychosen. *Ziehen* kannte neben dem einfachen Entartungsirresein (Manie, Melancholie) noch ein vorzugsweise auf Entartung beruhendes Irresein (Hysterie, Dementia praecox). Auch atypische Erscheinungen anderer Psychosen wurden als Folge der Entartung aufgefaßt. Der Begriff wurde zunehmend wertend verstanden, und zwar im Sinne einer sozialen Minderwertigkeit. – Der Begriff wurde teilweise syn. mit *Degenerationspsychose verwendet, ist im allgemeinen aber weiter gefaßt.

Entartungszeichen *(n)* *Degenerationszeichen.

Entelechie *(f)*. **1.** Bei *Aristoteles* das auf Selbstverwirklichung gerichtete Prinzip. **2.** In der Naturphilosophie bei *H. Driesch* (1909) autonome, nichtmaterielle Naturkraft, die für die Lebensprozesse eine notwendige Voraussetzung bildet. Entspricht etwa dem *Psychoid von *E. Bleuler*.
e: entelechy.

Enteroneurose *(f)*. Neurosenform, deren augenfällige Symptomatik mit den Verdauungsorganen zusammenhängt (Verstopfung, Durchfälle, Colitis ulcerosa).
fr: entéronévrose; *e:* enteroneurosis.

enterozeptive Halluzinationen *(f, pl)*. Syn. für *Halluzinationen, propriozeptive.

Entfremdung *(f)*. **1.** Vorgang des Fremdwerdens oder Fremdmachens, durch den jemand aus dem Gewohnten und Vertrauten herausgerät. Auch Teile seiner selbst kann ein Mensch aus sich herausstellen und dann als eine äußere Wahrheit wahrnehmen (*Hegel*). Insoweit in der Psychiatrie syn. mit *Depersonalisation. **2.** Seit ca. 1945 seltene Bez. für Wahnsinn, Irresein als Eindeutschung von *Alienatio mentis.
fr: éloignement (1), aliénation (2); *e:* estrangement (1), alienation (2).

Entfremdungsdepression *(f)*. (*Kleist; Neele*, 1949). Endogene Depression mit einem ausgeprägten Gefühl der inneren Leere und des inneren Totseins. Die Kranken können weder froh noch traurig sein, weder lachen noch weinen; alles erscheint ihnen unvertraut und fremd. – Ähnliche Erscheinungen finden sich – in weniger ausgeprägter Form – bei allen endogenen Depressionen.
fr: dépression avec sentiment d'étrangeté; *e:* alienation depression.

Entfremdungserlebnis *(n)*. Erlebnis der *Depersonalisation.
fr: sentiment d'étrangeté; *e:* fareaway feeling.

Entfremdungserscheinung *(f)*. **1.** Zusammenfassender Begriff für *Depersonalisation und *Derealisation. **2.** Syn. für *Depersonalisation.

Entfremdungsgefühl *(n)* *Entfremdungserscheinung.

Entfremdungspsychose *(f)*. (*K. Kleist*). Wahnbildende *zykloide Psychose mit zahlreichen Entfremdungserlebnissen. Als Ursache sah *Kleist* eine Störung des Zwischenhirns an.
fr: psychose avec dépersonalisation; *e:* psychosis of depersonalization.

Entgegenkommen, somatisches *(n)*. (*S. Freud*). Durch konstitutionelle Schwäche oder Krankheit kann ein Organ oder Körperteil besonders leicht zum Träger hysterischer Symptome werden. *Freud* betont, daß beim Zustandekommen eines hysterischen Symptoms stets sowohl eine entsprechende psychische Situation als auch ein somatisches Entgegenkommen beteiligt sind (GW V, 200).
fr: complaisance somatique; *e:* somatic compliance.

Entgiftung *(f)*. Entfernung von (suchtmäßig eingenommenen) Stoffen aus dem Körper durch *Entziehung und Überwindung der *Entziehungserscheinungen. Bei der Behandlung von *Drogenabhängigkeit nur als erste Phase anzusehen, der die zeitlich bedeutungsvollere *Entwöhnung zu folgen hat.

Enthemmung *(f)*. **1.** Nach den von *H. Jackson* 1882–1884 an Anfallskranken entwickelten Theorien werden einfachere, niedere, weniger komplexe Hirnfunktionen durch höhere Ner-

venzentren gehemmt. Bei Hirnkrankheiten können Symptome durch eine Enthemmung niederer Ordnungen entstehen, die so ihre Eigengesetzlichkeit entfalten (z.B. Halluzinationen, Delirien, Zittern). Diese Vorstellungen haben sich in der Geschichte der Psychiatrie als sehr fruchtbar erwiesen und leben auch heute in weiterentwickelter Form in der *organo-dynamischen Theorie von *H. Ey* weiter. **2.** Entfesselung von Affekten bei Fortfall von Hemm-Mechanismen, z.B. in der *Psychokatharsis oder *Narkoanalyse. Auch bei Intoxikationen (Alkohol) oder Manie.
fr: désinhibition, déblocage, levée de l'inhibition (1), libération (2); *e:* disinhibition (1, 2).

Entheomanie *(f)*. Wahnhafte Überzeugung, von Gott besessen oder sogar Gott selbst zu sein.
fr: possession par Dieu, sentiment d'être Dieu; *e:* entheomania.

Entkernung der Persönlichkeit. (*W. Bräutigam*). Wesensänderung durch Medikamentensucht. Besteht in zunehmendem Verlust der Kernbestandteile der Persönlichkeit, von Gewissen und Gesinnung, Pflicht-, Takt- und Verantwortungsgefühl, Abnahme der höheren Interessen, Unzuverlässigkeit, Unaufrichtigkeit, Verlogenheit. Auch Abnahme des Durchhaltevermögens, Neigung zu inadäquaten Affektausbrüchen, Abnahme der Arbeitsleistungen. Stimmung gewöhnlich mürrisch-reizbar bei Überempfindlichkeit gegen geringste Zurücksetzungen. Findet sich vor allem bei Morphinismus, Weckaminabusus, Analgetikamißbrauch.
fr: destruction du substratum de la personnalité; *e:* personality deterioration.

Entlassung, bedingte *(f)*. Entlassung aus einem psychiatrischen Krankenhaus unter Auflagen, die vom Gericht angeordnet werden. – Nicht mehr gebräuchliche Bezeichnung.
fr: libération conditionnelle; *e:* dismissal on probation.

Entlastungsdepression *(f)*. (*W. Schulte*, 1951). Nach Beendigung langanhaltender seelischer Belastung auftretendes depressives Zustandsbild, das nicht zur endogenen Depression gehört. Entspricht in der Symptomatologie weitgehend der endoreaktiven *Dysthymie *Weitbrechts*. Vgl. Entwurzelungsdepression.
fr: dépression réactionnelle; *e:* relief depression.

Entlastungsepilepsie *(f)*. (*D. Janz*). Syn. für *Aufwachepilepsie.

Entleerung, dynamische *(f)*. (*W. Janzarik*, 1959) Die für Schizophrenie typische, eigentümliche Veränderung der *Dynamik (6). Zeigt sich in Verlust an emotionaler Ansprechbarkeit und Spontaneität, teilnahmsloser Kühle, Unberührbarkeit, Interesselosigkeit, Initiativearmut, Mangel an Ausdauer und Zielgerichtetheit, Erschöpfbarkeit, Konzentrationsschwäche und dynamischer Insuffizienz. Findet sich in reinster Form bei den schleichend fortschreitenden, symptomarmen Schizophrenien junger Menschen. *Defekt, schizophrener.
fr: épuisement de la vitalité; *e:* dynamic depletion.

Entmischung *(f)*. Nach *S. Freud* können sich die im Sexualtrieb integrierten *Partialtriebe im Erwachsenenalter wieder entmischen, was zur Entwicklung sexueller Perversionen führt (Exhibitionismus, Sadismus, Masochismus, Voyeurismus usw.).
fr: désintrication; *e:* defusion.

Entmündigung *(f)*. Schutzmaßregel, mit der Menschen ein Beistand beigegeben werden soll, die durch eine seelische Störung unfähig sind, ihre Angelegenheiten zu besorgen. Gesetzlich geregelt in § 6 BGB: »Entmündigt kann werden: 1. wer infolge von Geisteskrankheit oder von Geistesschwäche seine Angelegenheiten nicht zu besorgen vermag; 2. wer durch Verschwendung sich oder seine Familie der Gefahr des Notstandes aussetzt; 3. wer infolge von Trunksucht seine Angelegenheiten nicht zu besorgen vermag oder sich oder seine Familie der Gefahr des Notstandes aussetzt oder die Sicherheit anderer gefährdet. Die Entmündigung ist wieder aufzuheben, wenn der Grund der Entmündigung wegfällt.« Der Entmündigungsantrag kann gestellt werden von den nächsten Angehörigen, vom Staatsanwalt sowie, bei Trunksüchtigen, von der Fürsorgebehörde. Der wegen Geistesschwäche, Trunksucht oder Verschwendung Entmündigte ist beschränkt geschäftsfähig wie ein Minderjähriger zwischen 7 und 18 Jahren. Der wegen Geisteskrankheit Entmündigte ist geschäftsunfähig.
fr: interdiction; *e:* interdiction, prohibition, interdict.

Entmündigung, vorläufige *(f)*. Errichtung einer vorläufigen Vormundschaft in Eilfällen ohne eingehende Untersuchung der Sachlage. Dient der Abwendung einer erheblichen Gefährdung der Person oder des Vermögens des zu Entmündigenden. Gesetzlich geregelt in § 1906 BGB.

Entomophobie *(f)*. Übertriebene Furcht vor Insekten.
fr: entomophobie, phobie des insectes; *e:* entemophobia.

Entpersönlichung *(f)*. **1.** Verlust von individuellen, die Persönlichkeit besonders charakterisierenden Eigenschaften durch Krankheit. Folge vieler Hirnkrankheiten und Geistesstörungen. **2.** Syn. für *Depersonalisation.

Entschädigungsneurose *(f)*. An ein entschädigungspflichtiges Trauma oder eine Krankheit sich anschließender Leidenszustand, der durch die unbewußte oder halbbewußte Tendenz bestimmt wird, auf diese Weise eine Rente zu erhalten. Der Begriff steht nicht mehr im Einklang mit dem gegenwärtigen tiefenpsychologisch orientierten Neurosebegriff und wird deshalb gewöhnlich durch »psychogene Wunsch- und Zweckreaktion« ersetzt.
fr: névrose de révendication, (de réparation), sinistrose; *e:* compensation neurosis, pension neurosis, sinistrosis.

Entspannung, progressive *(f)*. Syn. für *Relaxation, progressive.

Entspannungstherapie *(f)*. Auf Lösung körperlicher und psychischer Verspannung gerichtete Psychotherapie. Wird teils selbständig angewandt, meist aber in Verbindung mit anderen Psychotherapieformen. Methoden: *autogenes Training, progressive Relaxation (s.d.), Atemübungen, *Biofeedback, *Yoga. Vgl. Desensibilisierung, aktive.
fr: thérapeutiques de relaxation; *e:* relaxation training (= Entspannungsübungen), relaxation therapy (= Entspannung von Körperteilen, Anwendung von Muskelrelaxanzien).

Entstellung *(f)*. (*S. Freud*). Veränderung eines psychischen Inhaltes bis zur Unkenntlichkeit. Eine der Maßnahmen, mit deren Hilfe Inhalte des Unbewußten, die aus irgendeinem Grund direkt nicht bewußt werden können, eine Veränderung erfahren, die es erlaubt, sie zum Bewußtsein zuzulassen. Entstellung ist ein häufiger Vorgang im normalen Seelenleben, spielt aber bei Neurosen eine besondere Rolle. Vor allem in Träumen ist die Entstellung von großer Bedeutung (Traumentstellung). Die Wiederherstellung des richtigen Inhaltes ist dem Individuum nur mit Hilfe psychoanalytischer Methoden möglich.
fr: transposition, déformation; *e:* distortion.

Entwicklung *(f)*. **1.** Entfaltung des in der Einheit des Grundes Eingefalteten. Die »Auswicklung« eines vorher »Eingewickelten« (lat. explicatio). **2.** Vom Einfachen zum Komplexen fortschreitende Differenzierung von Strukturen und/oder Prozessen. In diesem Sinne auch die das Dasein von Lebewesen begleitenden normalen Veränderungen.
fr: développement; *e:* development.

Entwicklung, (abnorme seelische) *(f)*. Psychischer Vorgang, bei dem es im Gegensatz zur abnormen seelischen Reaktion (s.d.) und zum psychischen Prozeß »unter dem Drucke chronischer oder sich immer wiederholender psychotraumatischer Schädigungen zu fortschreitenden ungünstigen Strukturveränderungen in gewissen psychischen Dispositionen und damit für lange Dauer – Monate und Jahre – zu verzerrten Einstellungen und entsprechend unangepaßter Lebensführung kommt. Das innere Gleichgewicht der Person ist chronisch gestört, und die Entwicklung verschlimmert sich so lange, als die bis in die Dispositionen hineindringende psychisceh Traumatisierung anhält.« (*Binder*). Nach einzelnen hervorstechenden Merkmalen werden expansive, sensitive, hypochondrische und paranoische Entwicklungen unterschieden.
fr: évolution psychique anormale; *e:* abnormal mental development.
Syn.: erlebnisreaktive Entwicklung.

Entwicklung, erlebnisreaktive *(f)* *Entwicklung, (abnorme seelische).

Entwicklung, neurotische *(f)*. Form der abnormen seelischen Entwicklung, bei der die aus der Kindheit herrührenden schädigenden Ereignisse ins Unbewußte verdrängt sind. Die Bez. ist jedoch ohne scharfe Grenzen und wird häufig auch als Syn. für abnorme seelische Entwicklung oder für Neurose verwandt.
fr: évolution névrotique; *e:* neurotic development.

Entwicklung, paranoische *(f)*. Form der abnormen seelischen Entwicklung. Auf der Grundlage einer abnormen Persönlichkeitsstruktur werden Erlebnisse stark affektiv verarbeitet, so daß sie erst zur überwertigen Idee und bei zunehmendem Verlust von Kritik und Einsichtsfähigkeit schließlich zu einem Wahn werden. Typisches Beispiel ist der sensitive Beziehungswahn (s.d.).
fr: évolution paranoïque; *e:* paranoic development.

Entwicklungshomosexualität *(f)*. (*O. Schwarz*). Homosexuelles Verhalten in den Entwicklungsjahren der Pubertät. Gilt bei beiden Geschlechtern als weitgehend normales Durchgangsstadium der sich erst zur Reife entwikkelnden Sexualität und nicht als sexuelle Perversion.
fr: homosexualité de la puberté; *e:* natural homosexual period, homosexual tendencies during the late latency stage.

Entwicklungsonanie *(f)*. Die von männlichen und weiblichen Individuen häufig in den Entwicklungsjahren der Pubertät praktizierte sexuelle Selbstbefriedigung. Gilt in dieser Lebens-

periode als normale Form der sexuellen Betätigung. Kann jedoch bei entsprechender Erziehung und/oder unter Einfluß der Umgebung zu moralischen oder religiösen Konflikten und schließlich zu depressiven oder hypochondrischen Reaktionen führen. Ursache sind auch hier nicht die Selbstbefriedigung, sondern die erst daran anknüpfenden seelischen Vorgänge; vgl. *Onanie.
fr: masturbation de la puberté; *e:* developmental masturbation.
Syn.: Notonanie, situative Onanie.

Entwicklungsparanoia *(f).* (*G. Hofer*). Aus Erlebniskomplexen in verständlicher bzw. einfühlbarer Weise sich lebensgeschichtlich entwickelnde Wahnkrankheit, deren Kern eine fixierte, unkorrigierbare »Verrücktheit« bildet. *Paranoia. *Wahn.
fr: paranoïa d'évolution; *e:* developmental paranoia.

Entwicklungspsychologie *(f).* Zweig der Psychologie, welcher die seelische Entwicklung des Menschen, vor allem in Kindheit und Jugend, untersucht.
fr: psychologie génétique; *e:* genetic psychology.

Entwicklungspsychose *(f).* Von *K. L. Kahlbaum* gebr. Bez. für *Pubertätspsychose.

Entwicklungsstörung, trisomal dysmorphe *(f).* Wissenschaftliche Bez. für verzögerte statische und intellektuelle Entwicklung bei dem – auf einer Chromosomophatie mit Verdreifachung des Autosoms 21 beruhenden – *Mongolismus.
fr: trisomie 21; *e:* trisomic dysmorph mongolianism.

Entwicklungsstörungen, Massive *DSM-Anhang.

Entwöhnung *(f).* **1.** Beendigung der Brusternährung eines Kindes. Birgt bereits die Möglichkeit psychischer Störung in sich. **2.** Planvolles Vorenthalten eines Sucht- oder Genußmittels mit dem Ziel, den Süchtigen und seinen Organismus aus seinen alten Gewohnheiten zu lösen und ein drogenfreies Leben aufzubauen. Hat somit stets eine pharmakologische und eine psychologische Seite. Erst nach Monaten klingen die körperlichen Begleiterscheinungen einer Drogenabhängigkeit ab: vegetative Störungen, Schlafstörungen und Gewichtsverlust. In der Regel sind zur Konsolidierung einer Entwöhnung nach der *Entgiftung mindestens 6 Monate erforderlich. Stellt somit innerhalb einer dreistufigen Behandlung die 2. Stufe dar.
fr: sevrage; *e:* weaning.

Entwöhnungskur *(f).* In Form einer Kur durchgeführte Entwöhnung. Meist in einer Klinik, da bereits durch den Klinikaufenthalt eine Lösung von täglichen Gewohnheiten erreicht wird. Auch medikamentöse Unterstützung durch Neuroleptika und Ataraktika. Dauer in der Regel 6 Monate. In dieser Zeit werden intensive Psychotherapie und Beschäftigungstherapie durchgeführt.
fr: cure de sevrage; *e:* weaning cure, detoxification, »drying out«, rehabilitation, withdrawal programs.

Entwurzelungsdepression *(f).* (*L. Mann,* 1927; *H. Strauss*). Unter einschneidenden Umweltveränderungen bei Opfern von Kriegsgefangenschaft, Zwangsinternierung und Konzentrationslager auftretende chronische, reaktiv-depressive Entwicklung, wobei dem Totalverlust von Heimat, Familie, Besitz, Arbeitsplatz, Ehre und Ansehen eine besondere Bedeutung beigemessen wird. Klinisch finden sich depressiv-hypochondrische Verstimmungen, Antriebsverlust, Leistungsnachlassen und vasovegetative Störungen; häufig auch anankastische und phobische Züge. Hervorgehoben wird das Fehlen oder die Nichterkennbarkeit von »Begehrensvorstellungen«. Kann als besondere Form des *KZ-Syndroms aufgefaßt werden.
fr: dépression du déracinement; *e:* uprooting neurosis.

Entwurzelungsneurose *(f).* Bei Herauslösung aus der gewohnten sozialen Umwelt in Krieg, Gefangenschaft oder Internierungslagern sich entwickelnde neurotische Symptome. Es handelt sich dabei auch im psychoanalytischen Sinne um echte Neurosen, die sich nach *Freud* von den banalen Neurosen dadurch unterscheiden, daß sie durch einen Ich-Konflikt ermöglicht oder begünstigt werden. Durch die schweren Traumen der Flucht, Internierung usw. werden Liebestrieb und Selbsterhaltungstrieb schwer getroffen. Regression auf eine narzißtische Stufe schwächt die Identifikationskraft und Integrationskraft des Ich.
fr: névrose de déracinement; *e:* uprooting neurosis.
Syn.: Lagerpsychose, Kriegsneurose.

Entwurzelungspsychose *(f).* Meist kurzdauernde psychotische Störung, die bei sozialer Entwurzelung auftreten kann; meist in Form deliranter Verwirrtheitszustände. Vgl. Entwurzelungsdepression, Entwurzelungsneurose.
fr: psychose de déracinement; *e:* uprooting psychosis.

Entwurzelungsreaktion *(f).* Kurzdauernde Veränderungen des seelischen Befindens oder

Verhaltens als Situationsreaktion bei sozialer Entwurzelung (z.B. Gefangenschaft). Es können depressive Angstzustände, Anklammerung, Narzißmus und Projektion von Bergungswünschen auf die Umwelt beobachtet werden. Es kann zu Bewegungsstürmen, Unruhe, auch zu Schlaflosigkeit oder überstarker Müdigkeit kommen. Vgl. Entwurzelungsdepression, Entwurzelungsneurose.
fr: réaction de déracinement; *e:* uprooting reaktion.

Entziehung *(f)*. Vorenthalten des Suchtmittels bei Alkohol- und Medikamentensüchtigen mit dem Ziel, die süchtige Bindung an das Mittel zu lösen. Meist in Form einer Entziehungskur durchgeführt. Bei vielen Mitteln kann es bei zu rascher Entziehung zu *Entziehungserscheinungen und selbst *Entziehungsdelirien kommen. Dauer: etwa 4–8 Wochen. Der Entziehung folgt noch eine längere *Entwöhnung.
fr: désintoxication; *e:* withdrawal.

Entziehungsanstalt *(f)*. Besondere Heilstätte zur Behandlung von Alkoholismus und Medikamentensucht (meist nur auf freiwilliger Basis). Auskunft über Anschriften erteilt der Verband deutscher Heilstätten für Alkoholsüchtige e.V. (Verband deutscher Trinkerheilstätten), 35 Kassel, Brüder-Grimm-Platz 4.
fr: établissement de désintoxication; *e:* sanatorium for withdrawal treatment.

Entziehungsdelir(ium) *(n)*. Durch die Entziehung eines Suchtmittels auftretendes Delir, das bei einem Teil der Suchtkranken auftreten kann. Bei Alkoholikern kann es (selten, meist am 3. Tage) zum *Delirium tremens kommen (Entziehung kann trotzdem abrupt durchgeführt werden), bei Schlafmittelsüchtigen oft wochenlang anhaltende Delirien (protrahierte Entziehung notwendig).
fr: délire de sevrage; *e:* delirium from abstinence, withdrawal delirium.
Syn.: Abstinenzdelir.

Entziehungserscheinungen *(f, pl)*. Nach chronischer Intoxikation mit Alkohol, Opiat, Medikamenten u.a. bei plötzlicher Entziehung auftretende körperliche und psychische Veränderungen. Diese können je nach Art der Intoxikation verschieden sein. Es handelt sich vor allem um Erregungszustände, Schlaflosigkeit oder Dauerschlaf, Angstzustände, Schweißausbrüche, Durchfälle u.a. Ferner sind in der Entziehung von Alkohol und insbesondere von Schlafmitteln epileptische Anfälle häufig, die sich bis zum Status epilepticus steigern können. Auch *Entziehungspsychosen, insbesondere *Entziehungsdelirien sind häufig.
fr: symptômes de sevrage; *e:* withdrawal symptoms, abstinence syndrome.
Syn.: Abstinenzerscheinungen, Abstinenzsymptome.

Entziehungskur *(f)*. Vorenthalten von Suchtmitteln zur Heilung einer Sucht. Meist als mehrmonatige klinische Kur durchgeführt. Dabei werden Alkohol, Morphin und Stimulanzien sofort, Barbiturate und andere Schlafmittel langsam (innerhalb von 6–8 Tagen) entzogen, da sonst schwere *Entziehungserscheinungen möglich sind. Entziehung wird erleichtert durch Verordnung von Neuroleptika und Tranquilizern. Im weiteren Verlauf werden individuelle Psychotherapie oder Gruppenpsychotherapie angewandt, um den Erfolg zu konsolidieren. Die Kur kann freiwillig auf Wunsch des Süchtigen durchgeführt werden, doch halten die wenigsten Süchtigen durch, da sie sich meist nur auf Druck der Angehörigen oder wegen sozialer Schwierigkeiten (Arbeitsplatz) in Behandlung begeben. Eine zwangsweise Unterbringung ist nach den Gesetzen der meisten Bundesländer Westdeutschlands nur so lange möglich, wie die Süchtigen für sich und andere eine konkrete Gefahr darstellen (z.B. durch eine Entziehungspsychose). Bei Gefahr des Notstandes bei Alkoholismus oder bei schweren psychischen Störungen ist auch *Entmündigung zum Zwecke der Entziehung möglich. Sind von einem Alkoholiker im Rausch strafbare Handlungen begangen worden, kann das Gericht nach 64 StGB die Unterbringung in einer Entziehungsanstalt anordnen.
fr: cure de sevrage, cure de désintoxication; *e:* withdrawal treatment.

Entziehungspsychose *(f)*. Durch die (freiwillige oder erzwungene) Entziehung eines Suchtmittels auftretende Psychose. Besonders häufig in Form eines *Entziehungsdelirs, aber auch alle anderen Formen symptomatischer Psychosen sind möglich.
fr: psychose de désintoxication; *e:* withdrawal psychosis.

Entzugsdelir *(n)*. Syn. für *Entziehungsdelir.

Enuresis *(f)*. Unfähigkeit zu dauernder Harnverhaltung bei Kindern über 3 Jahren. Unwillkürliche Entleerung von Harn entweder am Tage (E. diurna, Hosennässen) oder in der Nacht (E. nocturna, Bettnässen). Selten kommen organische Ursachen (Spina bifida, Urethra-Anomalien) vor; in 80% der Fälle Symptom seelischer Störungen. Enuresis kann Zeichen oder Folge sein von Trotz, Aggression, verwöhnender oder zu strenger Erziehung oder Verwahrlosung. Nach psychoanalytischen Theorien (*E. Jones*)

hat Bettnässen die Bedeutung einer nächtlichen Masturbation. *Freud* nahm Zusammenhang zwischen Bettnässen und Feuer an. Nach *S. Ferenczi* oft verbunden mit urethralem Charakter (s.d.). *Incontinentia vesicae.
fr: énurésie; *e:* enuresis, bedwetting.
Syn.: Einnässen, Bettnässen, Bettpissen, Akonuresis.

Enzephalasthenie *(f)*. Alte Bez. für *Neurasthenie, soweit die wesentlichen Beschwerden Kopfdruck, Ohrensausen, Schwindel, Schlafstörungen, Reizbarkeit sind.
fr: encephalasthénie; *e:* encephalasthenia.
Syn.: Zerebralneurasthenie.

Enzephalisation *(f)*. Syn. für *Zerebralisation.

Enzephalopathie *(f)*. **1.** Gehirnleiden. Zustand nach Hirnschädigung. In erster Linie werden darunter die um die Zeit der Geburt entstandenen leichten und schweren Schädigungen verstanden; diese haben gewöhnlich Störung der Lernfähigkeit, Verhaltensstörungen und »sekundäre« Neurotisierung zur Folge. Besondere Formen sind Encephalopathia diabetica und saturnina sowie Encephalopathia traumatica der Boxer (s.d.). **2.** In sehr weiter Bedeutung: Persönlichkeitsstörungen und neurologische Symptome, als deren Ursache eine organische Schädigung des Gehirns angenommen oder vermutet wird. Diese Ausdrucksweise hat sich wegen ihrer Mißdeutigkeit wenig durchgesetzt. **3.** Seltenes Syn. für *Psychosen, symptomatische.
fr: encéphalopathie; *e:* encephalopathy.

Enzephalopathie, Binswangersche *(f)* **Binswanger*sche Enzephalopathie.

Enzephalopathie, postvakzinale *(f)*. Intelligenztiefstand infolge einer Pockenschutzimpfung mit nachfolgender Gehirnentzündung.
fr: arriération post-vaccinale.

Enzephalopathie, subkortikale arteriosklerotische *(f)*. Syn. für **Binswanger*sche Enzephalopathie.

Enzephalopathie, traumatische *(f)*. (*O. Schwab*, 1926). Synonym für *postkommotionelles Syndrom.

Enzephalopsie *(f)*. **1.** Erröten bei großsprecherischer Redeweise. **2.** Durch das Wahrnehmen einer Farbe ausgelöste assoziative Vorstellung bestimmter Wörter, Zahlen, Gerüche usw.
fr: encéphalopsie; *e:* encephalopsy.

Enzephalopsychose *(f)*. (*Southard*). Seltene Bez. für Geistesstörung bei Hirnkrankheiten.

Enzephalose *(f)*. Sammelbez. für chronische psychische Folgezustände nach Gehirnerschütterung und Hirnverletzung. Es gibt 3 Teilbereiche, die zusammen oder jeder für sich betroffen sein können: 1. Beeinträchtigung der Leistungsfähigkeit (*postkommotionelles Syndrom); 2. Veränderungen im Wesen der Persönlichkeit (*Persönlichkeitsveränderung, posttraumatische); 3. *Abbau (*Dementia traumatica).

Eonismus *(m)*. (Nach Chevalier d'*Eon*, geb. 1728, gest. 1810. Berühmter Transvestit). Seltene Bez. (*H. Ellis*) für *Transvestismus.
fr: éonisme; *e:* eonism.

Eosophobie *(f)*. Dämmerungsfurcht.
fr: éosophobie; *e:* eosophobia.

Ephebophilie *(f)*. »Jünglingsliebe«. Homosexuelle Neigungen besonders zu Jünglingen.
fr: éphébophilie; *e:* ephebophilia.

Epidemie, psychische *(f)*. Massenhysterie. Psychogen ausgelöste Erscheinungen, die sich auf dem Wege psychischer Induktion einer großen Volksgruppe mitteilen können. In dieser Hinsicht der Ausbreitung einer Infektionskrankheit vergleichbar. Entstehung abhängig von bestimmten soziokulturellen Bedingungen, jedoch nicht an Primitivkultur gebunden. – Findet sich bereits in den ekstatischen Riten, Mysterien und Dionysien des Altertums. Besondere Verbreitung im Mittelalter in Form von *Choreomanie, epidemischer *Flagellation, Totentänzen und Kinderkreuzzügen. Aber auch in der Gegenwart vorkommend, z.B. wahrscheinlich Suizid-Epidemie bei Einmarsch der Russen in Ostdeutschland 1945. – In nicht mehr korrektem Sinne werden gelegentlich die Wirkung von Propaganda, Reklame, Kleider-, Jazz- und Tanzmoden zur psychischen Epidemie gerechnet. *induziertes Irresein.
fr: névrose collective, forme épidémique de contagion mentale; *e:* psychical epidemia.

Epidemiologie, psychiatrische *(f)*. Zweig der Psychiatrie, der die Häufigkeit psychischer Erkrankungen und den Einfluß kultureller und sozialer Bedingungen auf sie untersucht. Wichtige Faktoren sind: Zeit, Lebensraum, Alter, Beruf, soziale Schichtung und Mobilität, Einkommen, Bildung u.a. Die Ergebnisse dienen als Grundlage für Schaffung und Betrieb psychiatrischer Einrichtungen und Dienste. Vgl. Inzidenz, Prävalenz.
fr: épidémiologie psychiatrique; *e:* psychiatric epidemiology.

Epidermozoophobie *(f)*. Syn. für *Dermatozoenwahn.

Epilepsia, Epilepsie *(f)*. Anfallsleiden. Fallsucht. Oberbegriff für ätiologisch verschiedenartige Krankheitszustände, deren gemeinsames Symptom das wiederholte Auftreten hirnorganisch bedingter (epileptischer) Anfälle ist.

Gewöhnlich können ein präparoxymales Stadium, ein paroxsysmales und ein postparoxysmales Stadium des Anfalles unterschieden werden. *Einteilungen:* Am gebräuchlichsten ist eine Einteilung in generalisierte (= Grand mal; *Anfall, großer epileptischer) und nichtgeneralisierte (= partielle, fokale) Anfälle sowie in kleine Anfälle (*Petit-mal-Anfall). Teilweise ist eine neurophysiologisch orientierte Einteilung in Gebrauch, bei der zentrenzephale Anfälle (*Epilepsie, zentrenzephale), fokale (*Anfall, fokaler) und generalisierte Anfälle fokaler Genese unterschieden werden. Die ältere Psychiatrie teilte nach den Ursachen ein (s.u. Ursachen). Nur bei einer Minderzahl von Kranken bleibt die Anfallsform immer unverändert; meistens geht eine Anfallsform in eine andere über, es bestehen mehrere Anfallsformen nebeneinander oder es treten nach einer Weile große Anfälle hinzu (sekundäre Generalisierung). S.a. Anfall und die darauffolgenden Stichwörter

EEG: Zugleich mit den klinischen Anfallszeichen oder im anfallsfreien Intervall bestehen im EEG häufig typische, evtl. spezifische Veränderungen des Kurvenverlaufs: mehr oder weniger rhythmische Folgen von Spitzen, steilen Wellen oder Spitze-Welle-Komplexen, deren örtliche Verteilung auf der Schädelkonvexität auch bei der Unterscheidung von generalisierten und nichtgeneralisierten Formen hilft. EEG-Veränderungen treten auch bei subklinisch verlaufenden Anfällen, Status epilepticus und evtl. Dämmerzuständen auf. Routineuntersuchungen bei Epileptikern liefern in 30% der Fälle ein typisches EEG, bei 30% bestehen uncharakteristische Veränderungen, bei weiteren 30% können EEG-Veränderungen durch Provokationsmethoden (Tonephin-Wasserstoß, Flimmerprovokation, Ableitung während des Schlafes) sichtbar gemacht werden.

Vorkommen: Geschätzte Häufigkeit der Epilepsie in Deutschland 0,3–0,6% der Gesamtbevölkerung.

Verlauf: In seltenen Fällen kann es spontan zum Sistieren der Anfälle kommen. Gewöhnlich nehmen die Anfälle bei unzureichender Behandlung zu. Vom Beginn an oder später kann es zu epileptischer Wesensänderung und Demenz kommen. Im Anschluß an einen Anfall oder unabhängig davon können episodisch Dämmerzustände oder andere epileptische Psychosen auftreten.

Ursachen: Es sind sowohl endogene Faktoren (vererbbare Anfallsdisposition, genuine Epilepsie) als auch exogene Faktoren (Hirntraumen, Tumoren, Entzündungen, akute und chronische Intoxikationen) wirksam, die in der Mehrzahl der Fälle zusammenwirken müssen, um die Manifestierung einer Epilepsie zu bewirken.

Historisch: Epilepsie (große epileptische Anfälle) ist das älteste genau beschriebene Krankheitsbild. Wird bereits im babylonischen Corpus *Hammurabi* (ca. 1750 v. Chr.) erwähnt und in den hippokratischen Schriften ausführlich abgehandelt. Bereits *Hippokrates* mußte sich gegen den Ausdruck »heilige Krankheit« wenden. *Marcus Marci* (1595-1667) gab bereits eine Definition, welche es erlaubte, auch andere Anfälle als Grand mal als Epilepsie zu bezeichnen: »Jede Körperstörung, bei welcher das Bewußtsein des Kranken getrübt ist, während gleichzeitig alle Glieder od. nur einige od. nur eines gegen den Willen bewegt werden«.

Behandlung: Durch konsequente Anwendung der *Antikonvulsiva kann in 70-90% der Fälle Anfallsfreiheit erzielt werden. Die Bekämpfung der Epilepsie ist international organisiert.

fr: épilepsie; *e:* epilepsy.

Syn.: M. astralis, M. caducus, M. comitalis, M. convivalis, M. daedomiacus, M. divinus, M. eificus, M. insputatus, M. major, M. mensalis, M. sacer, M. scelestus, M. sideratus sive sonticus. Mal de St. Jean, »Schwere-Noth«, Passio puerilis, Stäupchen, St. Valentinskrankheit.

Epilepsie, abdominale *(f)*. Syn. für **Moore*-sches Syndrom.

Epilepsia abortiva *(f)*. Ältere Bez. **1.** für *Petit-mal-Epilepsie; **2.** für *Aura.

Epilepsia accelerativa *(f)*. Seltenes Syn. für *Dromolepsie.

Epilepsia acquisita *(f)*. Wenig gebr. Bez. für symptomatische (»erworbene«) Epilepsie.

Epilepsia acuta *(f)*. Inkorrekte Bezeichnung für *Krämpfe bei akuten Krankheiten.

Epilepsia acuta infantilis *(f)*. Im Kindesalter plötzlich mit einer Anfallsserie beginnendes epileptisches Anfallsleiden.

fr: épilepsie infantile aigue; *e:* acute infantile epilepsy.

Epilepsia adolescentium. Syn. für *Pubertätsepilepsie.

Epilepsie, adversive *(f)* *Adversivkrämpfe.

Epilepsia affectiva *(f)* *Affektepilepsie.

Epilepsie, alkoholische *(f)* *Alkoholepilepsie.

Epilepsia congenita *(f)*. Bez. des 18. Jh. für eine von Geburt an bestehende Epilepsie. Schreckliche Erlebnisse der Schwangeren (Anblick eines epileptischen Anfalles) wurden als Ursache vermutet.

fr: épilepsie connée; *e:* epilepsia congenita.

Epilepsia continua *(f)* *Epilepsia partialis continua.

Epilepsia continua minor *Petit-mal-Status.

Epilepsia corticalis *(f)* *Anfall, fokaler.

Epilepsia cursiva *(f)*. Seltenes Syn. für *Dromolepsie.
fr: épilepsie procursive *oder* locomotrice; *e:* cursive epilepsy.

Epilepsie, dienzephale *(f)*. Nicht mehr gebr. Bez. für nicht zur Epilepsie gehörige Angstanfälle. Vgl. *Anfall, sympathikotoner.
fr: épilepsie diencéphalique; *e:* diencephalic epilepsy.

Epilepsie, diffuse *(f)*. **1.** (*D. Janz*). Anfallsleiden mit unregelmäßig über den Tag verteilt auftretenden Grand-mal-Anfällen. **2.** Im engl. und frz. Schrifttum Bez. für symptomatische Epilepsie bei nicht lokalisierbarer Schädigung des gesamten Gehirns oder synonym für Grand-mal-Epilepsie.
fr: épilepsie généralisée (1), épilepsie symptomatique de lésions cérébrales diffuses (2); *e:* diffuse epilepsy (1, 2).

Epilepsia diurna *(f)*. Epilepsie mit ausschließlich am Tage (im Wachzustand) auftretenden Anfällen.
fr: épilepsie diurne; *e:* diurnal epilepsy.

Epilepsie, endogene *(f)*. Älteres Synonym für *Epilepsie, genuine.

Epilepsia erotica *(f)*. Seltene Form von Anfällen, bei denen als einziges Anfallszeichen sexuelle Empfindungen erlebt werden (*T. C. Erickson*, 1945).
fr: épilepsie sexuelle; *e:* epilepsia erotica.

Epilepsie, essentielle *(f)*. (*Alsarius*, 1617, *Th. Bonetus*, 1700). Epilepsie ohne anatomische Veränderungen des Gehirns. *Epilepsie, idiopathische.
fr: épilepsie essentielle; *e:* essential epilepsy.

Epilepsie, extrapyramidale *(f)* *Hirnstammanfall, tonischer.

Epilepsie, febrile *(f)* *Fieberkrampf.

Epilepsia gastrica *(f)* **Moore*sches Syndrom.

Epilepsie, gelastische *(f)*. (*D. Daly* und *D. Mulder*, 1957). Seltenes epileptisches Anfallsleiden, das sich ausschließlich in Form eines Lachens äußert (*Lachen, epileptisches).
e: gelastic *oder* laughter epilepsy.

Epilepsie, genuine *(f)*. Epileptisches Anfallsleiden auf der Grundlage einer Erbanlage. Der Begriff spielte lange Zeit aufgrund einer vorwiegend genetischen Konzeption der Epilepsie eine bedeutende Rolle. Wird mit der Erkenntnis, daß den Erbfaktoren nur eine untergeordnete, disponierende Bedeutung zukommt, mehr und mehr durch »idiopathische Form« oder »kryptogene Form« der Epilepsie ersetzt. Die Bez. wird gegenwärtig praktisch für jede Epilepsie ohne – mit den derzeitigen Methoden – nachweisbare Ursache verwendet.
fr: épilepsie vulgaire *oder* essentielle; *e:* genuine epilepsy.
Syn.: endogene E., essentielle E., echte E., veritable E., Epilepsia cryptogenetica.

Epilepsia gravior, gravis *(f)*. Alte Bezeichnung für *Grand-mal-Epilepsie.

Epilepsie, halluzinatorische *(f)*. Epilepsie mit fokalen Anfällen, die im wesentlichen aus lebhaften Halluzinationen bestehen. Die Sinnestäuschungen sind von kurzer Dauer und kehren gewöhnlich bei jedem Anfall in gleicher Weise wieder.
fr: épilepsie hallucinatoire; *e:* hallucinatory epilepsy.

Epilepsie, hypoplastische *(f)*. (*F. Strian*, 1968). Form der *Residualepilepsie, bei der auf den Röntgen-Leeraufnahmen des Schädels pathologische Asymmetrien (halbseitige Abflachung der Kalotte, einseitiger Felsenbeinhochstand, einseitig vergrößerte Stirnhöhle u.a.) erkennbar sind, die als Folge einer bis zum Ende des 1. Lebensjahres eingetretenen Hirnschädigung aufgefaßt werden können. Kennzeichnend ist früher Beginn des Anfallsleidens.

Epilepsia hysterica *(f)*. Obsol. Bezeichnung für Krankheitsbild mit hysterischen Anfällen, die Jahre später in epileptische übergehen. Bei *Boerhaave* (1761), *Van Swieten* (1754) und anderen Ärzten des 18. und 19. Jahrhunderts galt die Überzeugung, daß hysterische Anfälle »häufig« in epileptische »degenerieren«. Für geringe Grade wurde die Bez. »Hysteria epileptica« gebraucht.
fr: épilepsie hystérique *oder* epileptiforme; *e:* hysterical epilepsia.

Epilepsie, idiopathische *(f)*. **1.** Im 18. und 19. Jahrhundert für eine Epilepsie, die ihren Ursprung im Gehirn hat, im Gegensatz zur sympathischen Epilepsie (s.d). Als Ursache wurden bei Sektionen erkennbare anatomische Veränderungen angenommen. Die Sache selbst wird schon bei *Galen* (129–199) beschrieben, die Bez. aber später geprägt. *Epilepsie, essentielle. **2.** Gegenwärtig: Epilepsie ohne erkennbare Ursache. *Epilepsie, genuine.
fr: épilepsie idiopathique; *e:* idiopathic epilepsy.
Syn.: protopathische Epilepsie.

Epilepsie, intellektuelle *(f)* *Epilepsie, psychische.

Epilepsie, kryptogene(tische) *(f)* *Epilepsie, genuine.

Epilepsie, larvierte *(f)*. **1.** (*B. A. Morel,* 1860). Form der Epilepsie, bei welcher keine epileptischen Anfälle auftreten, die aber psychische Veränderungen (Dämmerzustände, Psychosen, Wesensänderungen) zeigt, wie sie auch sonst bei Epilepsie vorkommen. – Das Konzept wurde zuerst von *Frank* (1800) unter der Bez. »epileptische Transformationen« entwickelt. – Es herrscht die Überzeugung, daß es tatsächlich eine larvierte Epilepsie gibt, daß man sie aber nicht diagnostizieren kann, wenn nicht doch noch Anfälle hinzutreten. **2.** (*D. Tipped* und *I. Pine,* 1957). Form der Epilepsie, bei welcher epileptische Anfälle aus dem Bewußtsein verdrängt werden. Die Kranken kommen wegen verschiedener atypischer psychiatrischer Bilder in Behandlung; erst die Psychotherapie deckt allmählich das Vorhandensein von Anfällen auf.
fr: épilepsie larvée, épilepsie non-convulsivante; *e:* larval *oder* masked epilepsy.
Syn.: nichtkonvulsive *oder* maskierte *oder* psychische Epilepsie.

Epilepsia laryngealis *(f)*. Seltene Bez. für *Kehlkopfschlag.

Epilepsie, latente *(f)*. Unpräzise Bezeichnung für Epilepsie ohne Anfälle, aber mit typischen EEG-Veränderungen (»subklinische Anfälle«). Es gilt als zweifelhaft, ob ohne das Auftreten von Anfällen, lediglich aufgrund elektroenzephalographischer Merkmale, bereits von Epilepsie gesprochen werden kann.
fr: épilepsie latente; *e:* latent epilepsy.
Syn.: Epilepsia sine ictu.

Epilepsia major *(f)*. Im Altertum geläufige Bez. für den großen epileptischen Anfall. Entspricht ziemlich genau *Grand mal. Wurde nach der alten Vorstellung hervorgerufen durch völlige Verlegung der Hirnkammern. *Epilepsia minor.

Epilepsia marmotans *(f)*. Obsolete Bezeichnung für Epilepsie, bei der die Anfälle von ständigem Schwatzen begleitet werden.
fr: épilepsie marmotante; *e:* garrulous epilepsy.
Syn.: Schwatzepilepsie.

Epilepsie, maskierte *(f)*. Syn. für *Epilepsie, larvierte.

Epilepsia matutina *(f)*. Synonym für Aufwachepilepsie.

Epilepsia media *(f)*. Alte Bez. für »milde« Form der Epilepsie, bei der tonische Anfälle ohne nachfolgendes klonisches Stadium auftreten.

Epilepsia menstrualis *(f)*. Epilepsie, deren Anfälle hauptsächlich zur Zeit der monatlichen Menstruation auftreten. Obsolet.
fr: épilepsie cataméniale; *e:* menstrual epilepsy.
Syn.: katameniale Epilepsie, Morbus mensualis *sive* lunaticus.

Epilepsia minor *(f)*. Im Altertum alle epileptischen Anfälle, die nicht zur Epilepsia major gerechnet wurden. Es wird hervorgehoben, daß die Kranken hinfallen können oder nicht, auf jeden Fall aber schnell wiederhergestellt sind. Entspricht dem *Petit mal des 19. Jahrhunderts.

Epilepsia mitior *(f)*. Alte Bez. für *Petit-mal-Epilepsie.

Epilepsia motorica *(f)*. Epilepsie mit tonisch-klonischen Krämpfen in einzelnen Muskelgruppen. *Anfall, fokaler.
fr: épilepsie motrice; *e:* motor epilepsy.

Epilepsie, musikogene *(f)*. Besondere Form der *Reflexepilepsie, bei der Anfälle durch musikalische Eindrücke (Musik allgemein oder bestimmte Melodien) ausgelöst werden. Oft handelt es sich um Musikliebhaber. Zwischen der gehörten Musik und dem Auftreten eines Anfalls kann eine Latenzzeit von 20 Min. liegen. Der Art nach handelt es sich praktisch immer um psychomotorische Anfälle (s.d.).
e: épilepsie musicogénique; *e:* musicogenic epilepsy.

Epilepsie, myoklonische *(f)*. Seltenes Anfallsleiden. Einmalige oder salvenförmige Zuckungen der oberen Extremitäten, wobei Gegenstände aus der Hand fallen können oder weggeschleudert werden. Einige verspüren zusätzlich Zuckungen in den Beinen. Ganz wenige knikken gelegentlich ein. Das Bewußtsein ist dabei voll erhalten oder nur wenig eingeengt. Tritt vor allem nach dem morgendlichen Erwachen auf, manchmal mittags oder abends. Im Anfall im EEG: irreguläre Poly-spikewave-Komplexe 3–5/sec. Tritt entweder als alleinige Anfallsform oder (meistens) kombiniert mit Grand mal, besonders Aufwach-grand-mal, Absencen und psychomotorischen Anfällen auf. – Wenn keine Kombination mit anderen Anfällen auftritt, fehlen psychische Veränderungen völlig. Nach *D. Müller* kommen die Anfälle bei der primären generalisierten Epilepsie des Jugendalters nicht selten vor, müssen aber gezielt erfragt werden.
fr: petit mal myoclonique; épilepsie myoclonique; *e:* myoclonic epilepsy.
Syn.: Impulsiv-petit-mal (*D. Janz,* Bewegungen der Arme = Impulsion), myoklonisches Petit mal, massiver bilateraler epiletischer Myoklonus.

Epilepsie, nächtliche *(f)*. Synonym für *Schlafepilepsie.

Epilepsie, nichtkonvulsive *(f)*. Syn. für *Epilepsie, larvierte.

fr: épilepsie non convulsivante; *e:* non-convulsive epilepsy.

Epilepsia nonconvulsiva *(f).* **1.** Epilepsie, bei welcher es nicht zu Krämpfen kommt, z.B. bei *Absencen. **2.** Syn. für *Epilepsie, larvierte.

Epilepsia partialis continua corticalis. Sonderform fortgesetzter kortikaler *Anfälle. Über Stunden oder Tage anhaltende Muskelzuckungen mit geringem Bewegungseffekt in einer oder mehreren Muskelgruppen, meist in einer Extremität oder im Gesicht. Häufig gleichzeitig Paresen und Parästhesien. Kein Bewußtseinsverlust. Entspricht klinisch einem Status von *Jackson*-Anfällen. – Rindenherd meist frontal oder präzentroparietal gelegen. – Im EEG gewöhnlich diffus ausgebreitete, mit Muskelzuckungen synchrone Spitze-Welle-Komplexe. Ursachen: Umschriebene Hirnstörungen, z.B. Abszesse, Tumoren u.a.
fr: syndrome de *Koshevnikoff*, épilepsie partielle continue; *e:* epilepsia partialis continua *Kozhevnikoff*, mild continuous epilepsy.
Syn.: Kojewnikow-Epilepsie, Polyclonia continua epileptoides, Rindenepilepsie.

Epilepsie, photogene *(f).* Epileptisches Anfallsleiden, bei dem sich Anfälle (meist *Absencen) besonders leicht durch Lichtreize auslösen lassen. Auch bei anderen Epilepsieformen (insbesondere bei zentrenzephaler Epilepsie) kann es bei intermittierenden Lichtreizen (z.B. beim Fernsehen) zu myoklonischen Zuckungen und großen Anfällen kommen. *Reflexepilepsie. Eine besondere Form ist die *Leseepilepsie.
fr: épilepsie photogénique; *e:* photic epilepsy, photosensitive epilepsy.

Epilepsia posttraumatica acuta *(f).* (*Ashcroft*). Unmittelbar oder alsbald nach einer Hirnverletzung auftretende *Epilepsia traumatica.
fr: épilepsie post-traumatique précoce; *e:* acute post-traumatic epilepsy.
Syn.: traumatische Frühepilepsie.

Epilepsie, posttraumatische *(f)* *Epilepsia traumatica.

Epilepsia procursiva *(f).* Syn. für *Dromolepsie.
fr: épilepsie procursive; *e:* epilepsia procursiva.

Epilepsie, protopathische *(f).* Syn. für *Epilepsie, idiopathische.

Epilepsie, psychische *(f).* **1.** Ältere Bezeichnung, besonders französischer Autoren, für psychische Anfälle bei Epileptikern. Tage und Wochen anhaltende epileptische Psychosen und Ausnahmezustände, welche gewissermaßen den Krampfanfall ersetzen. Insoweit derartige Zustände bei Kranken vorkommen, die niemals einen Krampfanfall hatten, wird von larvierter Epilepsie (s.d.) gesprochen. *Forel* (1860) teilte ein in Grand mal intellectuel und Petit mal intellectuel (s.d.). (*P. Ardin-Delteil*, 1898) **2.** Seltenes Syn. für *Psychose, epileptische.
fr: épilepsie psychique; *e:* psychic epilepsy.
Syn.: intellektuelle Epilepsie.

Epilepsie, psychomotorische *(f).* Syn. für *Temporallappenepilepsie.

Epilepsie, reaktive *(f). K. Bonhoeffers* Bez. für *Affektepilepsie.

Epilepsia reflectoria *(f).* Synonym für *Reflexepilepsie.

Epilepsia retinae *(f).* (*H. Jackson*). Anfallsweise Blindheit durch Störung in den übergeordneten Hirnzentren.
fr: épilepsie rétinienne; *e:* retinal epilepsy.

Epilepsia retrocursiva *(f).* Form der *Dromolepsie. Im Anfall werden einige Schritte nach hinten gelaufen.
fr: épilepsie rétrocursive; *e:* retrocursive epilepsy.

Epilepsia rotatoria *(f).* (*Scheiber*). Ältere Bez. für besondere Form der *Dromolepsie, wobei die Anfälle in unwillkürlichen Drehbewegungen bestehen oder ein großer epileptischer Anfall durch Drehbewegungen um die Längsachse des Körpers eingeleitet wird.
fr: épilepsie gyratoire; *e:* gyratory epilepsy.

Epilepsia saturnina *(f).* Epileptische Anfälle als Folge einer Bleivergiftung (Bleienzephalopathie).
fr: épilepsie saturnine; *e:* lead *oder* saturnine epilepsy.

Epilepsie, senile *(f).* (*Abadie*, 1932). Vereinzelte epileptische Anfälle im höheren Lebensalter aufgrund von Gehirnveränderungen durch Hirnaderverkalkung.
fr: épilepsie sénile; *e:* senile epilepsia.

Epilepsia sine ictu. (Epilepsie ohne Anfälle). Syn. für *Epilepsie, latente.

Epilepsie, subkortikale *(f)* *Hirnstammanfall, tonischer.

Epilepsie, sympath(et)ische *(f).* In der Antike (*Galen*, 129–199) Epilepsie, bei welcher das Gehirn in einen außerhalb seiner selbst liegenden Krankheitsprozeß einbezogen wird, obwohl es selbst gesund ist. In Mittelalter und beginnender Neuzeit Epilepsie, bei welcher die nervöse Erregung von äußeren oder inneren Teilen des Körpers ausging und dann erst das Gehirn ergriff. Das Überspringen war besonders im 19. Jahrhundert eine allgemein anerkannte Vorstellung. *Epilepsie, idiopathische.
fr: épilepsie sympathique; *e:* sympathetic epilepsy.

Epilepsie, symptomatische *(f)*. Epilepsie, deren Anfälle Symptom einer nachweisbaren Schädigung oder Erkrankung des Gehirns sind, z.B. Trauma, Entzündung, Intoxikation, Tumor, Gefäßkrankheit, Kreislaufstörung, heredodegeneratives Leiden, Mißbildung.
fr: épilepsie symptomatique; *e:* symptomatic epilepsy.

Epilepsia tardiva *(f)*. Spät im Leben, meist nach dem 30. Lebensjahr auftretende Epilepsie. Die Bez. ist nie sehr genau gebraucht worden; wird teilweise nur für die im 7. und 8. Lebensjahrzehnt oder noch später auftretenden Anfälle verwendet. Unter den Anfallsformen herrschen vor allem große und psychomotorische Anfälle vor. Unter den Ursachen tritt die sonst so häufige Hirnaderverkalkung ganz zurück; häufiger sind Tumoren, Hochdruckenzephalopathie, Hirntrauma, degenerative Prozesse, Alkoholismus.
fr: épilepsie tardive *oder* à l'apparition tardive; *e:* delayed epilepsy, tardy epilepsy.
Syn.: Spätepilepsie.

Epilepsia tonica *(f)*. Epilepsie mit ausschließlich tonischen Anfällen. Obsolet.
fr: épilepsie tonique; *e:* tonic epilepsy.

Epilepsia toxaemica *(f)*. Ältere Bezeichnung für ätiologisch-klinische Gruppe der Epilepsie, die durch Stoffwechselstörungen hervorgerufen wird.

Epilepsia traumatica *(f)*. Epilepsie, die als Folge einer Hirnschädigung durch Unfall vor allem nach offenen Hirnverletzungen auftritt. Nach dem zeitlichen Auftreten der Anfälle wird eine traumatische Früh- oder Spätepilepsie unterschieden. Das Leiden wird meistens bis zum 2. Jahr, evtl. aber erst 20 Jahre nach der Verletzung manifest.
fr: épilepsie traumatique; *e:* traumatic epilepsy.

Epilepsia uncinata *(f)* *Unzinatus-Anfälle.

Epilepsia uterina *(f)*. Im 18. Jahrhundert häufig gebrauchte Bez. für eine besondere Form »echter Epilepsie«, die besonders bei »Frauen mit hysterischem Temperament« auftrete. Das Konzept wurde bereits Ende des 18. Jahrhunderts verlassen. *Epilepsia hysterica.
fr: épilepsie uterine; *e:* epilepsia uterina.

Epilepsia vasomotorica *(f)*. Alte Bezeichnung für ein durch (hypothetische) Gefäßkrämpfe des Gehirns verursachtes Anfallsleiden.

Epilepsie, vegetative *(f)*. Bereits von *H. Jackson* verwendete Bezeichnung für später von *Pette* neu abgegrenzte epileptische Anfallsform, deren Anfälle hauptsächlich in vegetativen Störungen bestehen. Die hierunter beschriebenen Anfallsbilder müssen zum größten Teil der erst später beschriebenen *Temporallappenepilepsie zugeordnet werden.
fr: épilepsie végétative; *e:* vegetative epilepsy.

Epilepsia vertiginosa *(f)* *Kehlkopfschlag.

Epilepsie, vestibuläre *(f)*. (*S. Behrmann*, 1955). Epilepsie mit Schwindelerscheinungen. Diese können ausschließlich während der Anfälle, aber auch vor und nach großen epileptischen Anfällen auftreten. Ene vestibuläre Aura (mit Schwindel) wurde bereits von *Jackson* beschrieben.
fr: épilepsie vestibulaire; *e:* vestibular epilepsy.

Epilepsie, viszerale *(f)* **Moore*sches Syndrom.

Epilepsie, zentrenzephale *(f)*. (*W. Penfield* und *H. Jasper*, 1954). Gruppenbez. für alle Formen der Epilepsie, welche durch eine vom hypothetischen zentrenzephalen System *Penfield*s (1950) ausgehende Erregung des zentralnervösen Organs entstehen. Sie werden in erster Linie dadurch charakterisiert, daß im EEG über beiden Hirnhälften gleichzeitig Krampfpotentiale oder andere Veränderungen (bilateral-synchrone Entladungen) auftreten. Diese Erscheinung wurde als Grundlage einer teilweise gegenwärtig noch gebräuchlichen Zweiteilung epileptischer Anfälle verwendet. Zu den zentrenzephalen Anfällen können zählen: große epileptische Anfälle (Grand mal) und einzelne Petit-mal-Formen: »klassische« *Absence, myoklonische Epilepsie (s.d.), *Blitz-Nick-Salaam-Krämpfe und akinetisch-astatische Anfälle (s.d.). – Diese Anfallsgruppe wird einer fokalen Epilepsie (s.d.) i.w.S. gegenübergestellt.
fr: épilepsie centrencéphalique; *e:* centrencephalic epilepsy.

Epilepsie, zerebelläre *(f)*. **1.** Obsol. Syn. für *Strecksynergismen. Nach alter Vorstellung gehen tonische Anfälle der Extremitäten und der Streckmuskulatur des Rumpfes vom Kleinhirn aus. **2.** Obsol. Bez. für anfallsartig auftretende ataktische Koordinationsstörungen.
fr: épilepsie cérébelleuse; *e:* cerebellar epilepsy (*oder* fits).

Epilepsieanfall *(m)*. Jeder Anfall, der seine Ursache in einer hypersynchronen Entladung der Neurone des Gehirns hat und damit Teilerscheinung der Epilepsie ist. *Anfall.

Epilepsieliga *(f)* *Liga gegen Epilepsie.

Epilepsie-Psychose *(f)*. Synonym für *Psychose, epileptische.

Epilepsiesyndrom *(n)*. Epilepsie (s.d.) im weiteren Sinne. Außer den Anfallsleiden der genuinen und symptomatischen Epilepsie älterer Umschreibung werden auch einmalige Anfälle durch Zufallsursachen und toxisch bedingte Anfälle (Vergiftung durch Alkohol, Schlafmit-

tel, Blei, Kohlendioxyd, Schwefelkohlenstoff) hinzugerechnet.
fr: syndrome épileptique; *e:* epilepsy syndrome.

epileptiform *(a).* Epilepsieartig. In der älteren Psychiatrie bezog sich die Bez. auf alle Anfälle, die nicht Teilerscheinung einer genuinen Epilepsie waren. Alle Anfälle, mochten sie als typische *Grand-mal-Anfälle, *Jackson*-Anfälle oder in anderer Form auftreten, wurden als epileptiforme Anfälle bezeichnet, wenn sie bei anderen Krankheitsbildern, z.B. bei Urämie, nach Alkoholgenuß oder nach Aufregungen auftraten. Von *H. Jackson* für Anfälle gebraucht, die heute **Jackson*-Anfälle heißen. Die Bez. verlor ihre Berechtigung, als anerkannt wurde, daß der epileptische Grand-mal-Anfall nicht allein als Symptom einer *genuinen* Epilepsie Bedeutung hat, sondern ihm eine eigene Identität zukommt. Obwohl es somit keine Begründung für den Gebrauch dieser Bez. gibt, ist sie noch vielfach üblich. Sie wird – in Unkenntnis der historischen Bedeutung – gewöhnlich für diagnostisch unklare Anfälle, für Anfälle, die nicht Grand mal sind, oder nur zum Zwecke der Verharmlosung benutzt. Daneben hält sich die Bezeichnung bei Zuständen, die außer ihrem anfallsähnlichen Auftreten keinerlei Beziehungen zur Epilepsie haben. *epileptoid.
fr: épileptiforme; *e:* epileptoid, epileptiform.

epileptiforme Erregung *(f)* *Erregung, epileptiforme.

Epileptiker *(m).* An Epilepsie leidender Kranker. Im gewöhnlichen Sprachgebrauch schließt der Ausdruck jedoch auch das Deutlichwerden einer epileptischen Wesensänderung (s.d.) ein.
fr: épileptique; *e:* epileptic.

epileptisch, epilepticus *(a).* Zur Epilepsie gehörig, an Epilepsie leidend.
fr: épileptique; *e:* epileptic.

epileptische Konstitution *(f).* Syn. für *enechetische Konstitution.

epileptische Krise *(f).* Vor allem in der frz. Literatur Bez. für den epileptischen Anfall.
fr: crise épileptique; *e:* epileptic seizure.

epileptischer Schwindler *(m)* *Schwindler, epileptischer.

epileptisches Irresein *(n)* *Irresein, epileptisches.

epileptische Wesensänderung *(f)* *Wesensänderung, epileptische.

epileptogen *(a).* Anfallauslösend. *Zone, epileptogene.
fr: épileptogène; *e:* epileptogenic.

epileptogene Zone *(f)* *Zone, epileptogene.

epileptoid *(a).* **1.** In einem älteren, auf *Griesinger* (1868/69) zurückgehenden Sprachgebrauch etwa soviel wie: anfallsartig auftretend. Insbesondere Schwindelanfälle, Migräne, plötzlich eintretende Verstimmungen wurden als epileptoid bezeichnet. *epileptiform. **2.** Gegenwärtig soviel wie: epilepsieartig im Wesen; Bezeichnung von Charakterzügen, die an einen epileptischen Charakter erinnern. *epileptoider Psychopath.
fr: épileptoïde; *e:* epileptoid.

epileptoide Krankheiten *(f, pl).* Ältere Bez. für Krankheitszustände mit Anfällen, bei denen eine erbbiologische und konstitutionelle Verwandtschaft mit der genuinen Epilepsie vermutet wird, die jedoch nicht eigentlich zur Epilepsie gehören. Man zählte dazu: Pyknolepsie, Narkolepsie, Dipsomanie, Migräne, episodische Dämmerzustände. All diese Krankheitsbilder zählte die ältere Psychiatrie zur Epilepsie, jedoch wurde die Diskussion darüber um 1920 weitgehend beendet.

epileptoide Psychopathie *(f).* (*H. Roemer*, 1910). Charakterzustand, der gewisse Züge des epileptischen Wesens zeigt (besonders Übergewissenhaftigkeit, Umständlichkeit, Weitschweifigkeit, Viskosität, Neigung zum Eigensinn, Jähzorn, Gewalttätigkeit), ohne deshalb krankhaft zu sein. Nach *E. Kretschmer* wird epileptoide Wesensart besonders häufig bei athletischer Konstitution und im Erbumkreis der Epilepsie angetroffen.
fr: épileptoïde, *e:* epileptoid personality.

epileptoider Trinker *(m).* Epileptoider Psychopath mit besonderer Neigung zu episodischem und chronischem Alkoholismus.
fr: alcoolique épileptoïde; *e:* epileptoid alcoholic.

Epileptologie *(f).* Wissenschaft von der Epilepsie.
fr: épileptologie; *e:* epileptology.

Epileptose *(f).* (*Southard*). Alte Bez. für jede Form von Geistesstörung bei Epilepsie; i.e.S. für epileptischen Dämmerzustand mit produktiven psychotischen Symptomen (Wahn, Sinnestäuschungen usw.).
fr: épileptose; *e:* epileptosis.

Epinosis *(f).* Psychischer Krankheitszustand, der sich, mit einem anderen Krankheitszustand kombiniert, ihm aufsetzt. Es handelt sich dabei um die Befriedigung neurotischer Bedürfnisse, die als sekundärer Krankheitsgewinn angesehen werden. Z.B. kann ein Kranker in einer chirurgischen Klinik die Ödipus-Situation neu durchleben. Er unterwirft sich dem aggressiven

Vater (Chirurg) und läßt sich von der Mutter (Krankenschwester) pflegen.
fr: épinosie; *e:* epinosis.

Episode *(f)*. In der Psychiatrie: vorübergehende, völlig rückbildungsfähige psychische Krankheit. Der Begriff wird antithetisch zu (schizophrener) »Schub« verwendet und kann die Zeitspanne der Krankheitserscheinungen bei manisch-depressiver Erkrankung und bei den akuten exogenen Psychosen bezeichnen. Da für die vorübergehende manisch-depressive Erkrankung der Begriff der *Phase zur Verfügung steht, wird gewöhnlich aber nur bei reversiblen exogenen Psychosen von Episoden gesprochen.
fr: épisode; *e:* episode.

Episode, amnestische *(f)*. (*M. Mumenthaler*, 1969). Syn. für *Amnesie, transitorische globale.

Episode, psychogene psychotische *(f)*. (*J. Zutt*). Nur wenige Stunden oder Tage dauerndes, aus einem Erlebnis sich ableitendes, psychoseähnliches Zustandsbild, bei dem es zu schweren Gewalthandlungen (Suizid) kommen kann.
fr: épisode psychotique d'origine psychique; *e:* psychogenous psychotic episode.

Épongeur *(m)*. »Schwammsauger«. Jemand, der in öffentliche Bedürfnisanstalten schleicht, mit einem Schwamm den Urin auffängt und den Schwamm anschließend an die Nase führt, um sexuelle Erregung zu erreichen. Besondere Form der *Urolagnie. S.a. Renifleur.
e: »Épongeur«.

Epsilonalkoholismus *(m)*. (. *E. M. Jellinek*, 1960). Maßloses Trinken bei besonderen Gelegenheiten oder in Perioden. Weitgehend identlisch mit *Dipsomanie.
fr: epsilon alcoolisme; *e:* epsilon alcoholism.

Erbchorea *(f)* *Chorea *Huntington*.

Erbveitstanz *(m)* *Chorea *Huntington*.

Eremophobie *(f)*. Furcht vor einsamen Plätzen.
fr: érémophobie; *e:* eremiophobia.

Erethie *(f)*. Syn. für *Erethismus.

erethisch *(a)*. Im Bereich der Aktivität übernormal, gereizt »nervös«, erregbar, reizbar. Wird vorwiegend zur Bezeichnung der dranghaften, motorischen Hyperkinese verwendet, z.B. erethischer Habitus. Auch Einteilung des Schwachsinns in eine erethische und eine stumpfe Form: erethische Debilität, Imbezillität, Idiotie.
fr: érétique; *e:* erethistic, erethismic, erethitic.

erethisches Syndrom *(n)*. (*F. Kramer* und *H. Pollnow*, 1932). Für das Kindesalter typisches Syndrom mit ruhelosem Bewegungsdrang. Nach zunächst normaler Entwicklung kann es nach einem fieberhaften Infekt, einer Serie von epileptischen Anfällen oder einem anderen das Gehirn schädigenden Ereignis zu einem Bild von dranghafter Hyperkinese (s.d.) kommen. Die Intelligenz kann stark gemindert (Imbezillität) sein, seltener geringfügig beeinträchtigt; eine Beurteilung ist wegen der mangelhaften Fixierungsmöglichkeit erschwert (psychomotorisch bedingter Scheinschwachsinn). Die Veränderungen enden (mit Ausnahme der Intelligenzstörungen) mit dem Beginn der Pubertät. Es wird angenommen, daß das Syndrom eine unspezifische Reaktionsweise des kindlichen Gehirns auf nicht umschriebene Hirnschädigungen darstellt. – Zunehmend werden nur noch schwere Bilder mit ausgeprägter Demenz als erethisches Syndrom bezeichnet, während für die leichteren Formen wegen ihrer unterschiedlichen Bedeutung die Bez. frühkindliches exogenes Psychosyndrom (s.d.) bevorzugt wird.
fr: syndrome de *Kramer-Pollnow*; *e:* hyperkinetic syndrome.
Syn.: *Kramer-Pollnow*-Syndrom.

Erethismus *(m)*. Krankhaft gesteigerte Aktivität. In der älteren Psychiatrie allgemeine Bez. für jede Form dauernd bestehender stärkerer Erregung, die auf eine gesteigerte Reizbarkeit und Erregbarkeit des Nervensystems zurückgeführt wurde. Man unterschied vor allem einen erethischen Schwachsinn (mit gesteigerter Aktivität) von einem torpiden Schwachsinn (mit geringer Aktivität). Daher verbindet sich auch gegenwärtig noch Erethismus stets mit der Bedeutung Schwachsinn. Der Bez. folgte früher gewöhnlich ein Wort, welches die Ursache des Erethismus angab. S. die folgenden Stichwörter.
fr: érethisme; *e:* erethism.
Syn.: Erethie.

Erethismus ebriosorum. Nicht mehr gebräuchliche Bez. für durch Alkoholgenuß hervorgerufene Exzitation. Übermäßige Aktivität und Streitsüchtigkeit des Alkoholikers bei Alkoholeinwirkung. Später auch Syn. für Delirium tremens.
fr: éréthisme alcoolique; *e:* erethism ebriosorum.

Erethismus mercurialis. (*J. Pearson*). Alte Bez. für psychische Veränderungen durch Quecksilbervergiftung. *Merkurialismus.

Erethismus postencephaliticus. Übermäßige Bewegungsaktivität als Folge einer Gehirnentzündung. Weitgehend identisch mit dem *erethischen Syndrom.
fr: éréthisme postencéphalitique; *e:* postencephalitic erethism.

Erethismus vaginae. Obsol. Bez. für Vaginismus.

Erethisophrenie *(f)*. Abnorme Reizbarkeit.
fr: éréthisophrénie; *e:* erethizophrenia.

Ereutophobie *(f)*. Syn. für *Erythrophobie.

Erfahrungshierarchien *(f, pl)*. Synonym für *Gewohnheitshierarchien.

Erfahrungswissen *(n)*. Durch Lernen und Erkennen erworbene Kenntnisse, die für spätere Handlungen verfügbar bleiben. Das Sammeln von Erfahrungen ist abhängig von den angeborenen Fähigkeiten und den äußeren Möglichkeiten. Innerhalb einer gegebenen Kultur wird ein großer Teil der Erfahrungen nicht »direkt«, sondern durch Erlernen der Erfahrungen anderer »indirekt« gewonnen.
fr: expérience; *e:* experience, empiric knowledge.

Erfinderwahn *(m)*. Krankhaft unkorrigierbare Überzeugung, eine bestimmte Erfindung hervorgebracht zu haben. Als Wahnthema besonders bei solchen Wahnkrankheiten vorkommend, die nicht oder nur langsam zu einer Zerstörung der Persönlichkeit führen.
fr: délire d'invention; *e:* inventive mania.

Ergasiatrie *(f)*. Von *Adolf Meyer* vorgeschlagene Bez. für Psychiatrie.
fr: ergasïatrie; *e:* ergasiatry.

Ergasie *(f)*. Nach dem ganzheitlichen Aspekt der Psychiatrie *Adolf Meyer*s soll mit diesem Begriff eine geordnete und zielgerichtete Aktivität und die Einheit aller somatischen und psychischen Funktionen eines Individuums gegenüber der Tätigkeit einzelner Organe hervorgehoben werden. Grundlegender Begriff der *Ergasiologie. Zahlreiche psychische Störungen werden aus diesem Grundbegriff abgeleitet. *Dysergasie.
fr: ergasie; *e:* ergasia.

Ergasiologie *(f)*. Von *Adolf Meyer* verwendete Bez. für die (vor allem in den USA) mit seinem Namen verbundene Lehre vom Menschen als psychologisch integrierte, biologische Einheit (»objektive Psychobiologie«).
fr: ergasiologie; *e:* ergasiology.

Ergasiomanie *(f)*. Alte Bezeichnung für krankhaften Beschäftigungsdrang. Besonders die ruhelose Beschäftigungswut bei *Manie.
fr: ergasiomanie; *e:* ergasiomania.

Ergasiophobie *(f)*. Krankhafte Bewegungsfurcht.
fr: ergasiophobie; *e:* ergasiophobia.

Ergodialeipsis *(f)*. (*Moravsik*). Willensstörung, bei der eine zunächst richtig eingeleitete Handlung durch Querantriebe in ein ganz anderes Fahrwasser gelenkt oder auch abgeschnitten wird.
fr: déviation de la volonté d'action; *e:* ergodialeipsis.

Ergophobie *(f)*. Syn. für *Ergasiophobie.

Ergotherapie *(f)*. Syn. für *Werktherapie.

Erhard Seminar Training (EST) *(n)*. Form der Massen-Psychotherapie. Mehrere 100 Personen werden bis zu 60 Stunden zur Versenkung angeleitet. Die zweifelhafte Methode hat mancherorts viele Anhänger. Benannt nach dem Begründer *Werner Erhard* (= *Jack Rosenberg*).

Erich-Fromm-Gesellschaft *(f)*. 1985 gegründete Gesellschaft zur internationale Pflege des Werkes von *Erich *Fromm*. Adresse: Rappenberghalde 17, Tübingen.

Erickson, Milton Hyland geb. 5. 12. 1901 Anrum (Nevada), gest. 25. 3. 1980 Phoenix (Arizona). Amerikanischer Hypnotherapeut. Gilt als bekanntester amer. Psychotherapeut des Jahrhunderts. Gründungspräsident der »American Society of Clinical Hypnosis«, Gründungsherausgeber des »American Journal of Clinical Hypnosis«. Lehrte vor allem in Seminaren Hypnotherapie und die kurze, direkte Psychotherapie. *Zeig, J. K.* (Hg.): »Teaching Seminar with *Milton H. Erickson*, M. D.« (1980). – In Deutschland vertreten durch die *Milton Erickson Gesellschaft für Klinische Hypnose. Ausbildung durch das Milton-H.-Erickson-Institut in Heidelberg und Rottweil. Adr.: Im Weiher 12, Heidelberg; Bahnhofstr. 4, Rottweil/N.

Erinnerung *(f)*. In der Psychiatrie: der einzelne Inhalt des Gedächtnisses; die Gesamtheit der Inhalte sind die Erinnerungen. In diesem Sinne Syn. mit *Engramm. Im weiteren Sinne aber auch der Vorgang der Aktualisierung von Gedächtnisspuren.
fr: souvenir: *e:* recollection.

Erinnerung, erste *(f)*. Erinnerung an Kindheitserlebnisse. Meist in Form von harmlos erscheinenden Einzelerinnerungen (*Deckerinnerungen). Früheste Erinnerungen beziehen sich sehr selten auf das 1. Lebensjahr, gewöhnlich auf das 2.–4., manchmal erst auf das 6.–8. Lebensjahr.

Erinnerungsaphasie *(f)*. Seltenes Syn. für *Amnesie. Erinnerungsverlust.

Erinnerungsassoziation *(f)*. Zu einem gegebenen Sachverhalt (z.B. Trauminhalt) durch *Assoziation bewirkter Erinnerungsvorgang. Durch Symbolverwandtschaft, Gleichheit des Gefühlsklanges, Wortähnlichkeit usw. werden Erinnerungskomplexe geweckt.
fr: association de souvenir; *e:* associative memory.

Erinnerungsausfall, inselförmiger *(m).* Zeitlich scharf begrenzte *Amnesie von kurzer Dauer. Auch Erinnerungslücke für ein bestimmtes Ereignis.
fr: amnésie lacunaire; *e:* transient amnesia.

Erinnerungsbild *(n).* (*C. Wernicke,* 1874). Nicht mehr gebr. Bez. für optisch-bildhaftes Bewußtwerden vergangener Erlebnisinhalte. Die Bez. wird von **Wernicke* innerhalb eines eigenen Lehrgebäudes verwendet, wonach man den Ganglienzellen der Gehirnrinde »die Eigenschaft zuschreiben muß, durch momentane Reize dauernd derart verändert zu werden, daß bleibende Residuen davon zurückbleiben, welche wir eben Erinnerungsbilder nennen«. Beweis dafür seien die klinischen Erfahrungen bei *Aphasie und *Astereognosie. Die Erinnerungsbilder seien daher im Gehirn lokalisierbar. *Engramm.
fr: image de souvenirs; *e:* palimnestic awareness.

Erinnerungsdelir *(n).* **1.** Alte Bez. für Erinnerungshalluzination. **2.** Alte Bez. für affektbetonte Erinnerungen, z.B. im hysterischen Dämmerzustand. Dabei werden Erinnerungen, z.B. an ein Brandunglück, an eheliche Streitszenen, in teilweise phantastischer Verzerrung unter starkem Affekt neu erlebt.

Erinnerungsfähigkeit *(f).* Reproduktionsfähigkeit des Gedächtnisses. Die beim Gesunden stets vorhandene Fähigkeit, verfügbare Gedächtnisinhalte willkürlich ins Bewußtsein zu rufen. Kann durch Erlebniseinflüsse oder durch krankhafte Prozesse auf mannigfaltige Art gestört werden (z.B. bei seniler Demenz).
fr: capacité mnémonique; *e:* recollection ability.

Erinnerungsfälschung *(f).* Unabsichtliche Verfälschung der Gedächtnisinhalte. Bereits im gesunden Leben unterliegen die Erinnerungen einem verfälschenden Umgestaltungsprozeß, was bei Zeugenaussagen vor Gericht stets zu beachten ist. Einzelne Teile werden fortgelassen, zusammengezogen oder ergänzt, wofür nicht nur uneingestandene Wünsche und Befürchtungen, sondern auch einfach Strukturierungsprozesse maßgebend sind. Aus krankhafter Ursache können mannigfaltige Erinnerungsfälschungen auftreten.
fr: falsification de souvenirs; *e:* memory distortion, retrospective falsification, paramnesia.

Erinnerungsfälschung, assoziierende *(f).* (*E. Kraepelin*). Syn. für Pseudomnesie, assoziierende.

Erinnerungsfälschung, einfache *(f).* (*E. Kraepelin*). *Pseudomnesie, bei der Phantasiegebilde »mit der Prätension von Reminiszenzen ins Bewußtsein treten«. Dazu gehören Aufschneidereien, die Größenideen von Paralytikern und die Konfabulationen des *Korsakow*schen Symptomenkomplexes.
e: memory falsification.

Erinnerungsfälschung, positive *(f).* Syn. für *Pseudomnesie.

Erinnerungshalluzination *(f).* Vermeintliche Erinnerung an Ereignisse in der Vergangenheit, die in Wirklichkeit nie stattgefunden haben, jedoch mit Wahngewißheit als erlebt erinnert werden.
fr: délire rétrospectif, hallucination mnésique; *e:* memory hallucination, remembrance hallucination.
Syn.: Retroaktive Halluzination, Erinnerungsdelir (1).

Erinnerungshypnose *(f).* Hypnose, bei der scheinbar Vergessenes mit Hilfe des Hypnotherapeuten bewußt gemacht wird.
fr: hypnose mémorisante; *e:* mnemic hypnosis.

Erinnerungsillusion *(f, pl).* Nachträgliche »Umdichtungen« wirklicher Erinnerungen, meist unter besonders günstiger Heraushebung der eigenen Person. Literarisches Paradigma: »Tartarin de Tarascon« von *A. Daudet.*
fr: illusion mnésique; *e:* mnemic delusion.

Erinnerungsinsel *(f).* Aus einer Zeit der allgemeinen Erinnerungslosigkeit (Amnesie) verbliebene vereinzelte, meist undeutliche Erinnerungen. Z.B. werden aus der Zeit der physiologischen Erinnerungslücken für das 1.–3. Lj. gewöhnlich einzelne Ereignisse erinnert. Auch die Erinnerungslücke für *Dämmerzustände ist meist nicht vollständig, sondern es werden einzelne Reste bewahrt.
fr: souvenirs lacunaires; *e:* island of memory, amnestic vague remembrance.

Erinnerungskrämpfe *(m, pl).* (*J. B. Friedreich*). Syn. für **Tourette*-Syndrom.

Erinnerungslücke *(f)* *Amnesie.

Erinnerungsspur *(f).* Gedächtnisspur. *Engramm.
fr: trace mnésique; *e:* mnemonic *oder* memory trace, engram, mneme.

Erinnerungstäuschung *(f).* Zusammenfassende Bezeichnung für *Erinnerungsillusion und *Erinnerungshalluzination.
fr: faux souvenirs; *e:* delusion of remembrance.

Erinnerungstäuschungen, identifizierende *(f, pl).* Von *E. Kraepelin* geprägtes Synonym für *»Déjà-vu-Erlebnisse«.

Erinnerungsverlust *(f).* Verlorengehen von Gedächtnisinhalten durch krankhafte Vorgänge.
fr: perte de mémoire; *e:* amnesia.

Erinnerungsvermögen *(n)* *Erinnerungsfähigkeit.

Eristhiker *(m)* *Psychopathen, streitsüchtige.

Erkenntnistherapie *(f)*. Allgemein: jede Psychotherapie, welche sich der Fähigkeit des Menschen zur Erkenntnis seiner Lebenssituation bedient. – **1.** Syn. für **Lungwitz*-Erkenntnistherapie. **2.** Syn. für *kognitive Therapie.
e: cognitive therapy, cognitive behavior therapy.

Erklären *(n)*. **1.** Einordnen festgestellter Tatbestände in einen Kausalzusammenhang. **2.** In der Wissenschaftstheorie stellte *W. Dilthey* (1883) das Erklären als naturwissenschaftliche Methode dem *Verstehen der Geisteswissenschaften gegenüber. Im Gegensatz zum mehr qualitativen Verstehen ist Erklären hiernach die Rückbeziehung des einzelnen Erkenntnisgegenstandes auf schon Bekanntes nach Maß, Zahl und Gesetz. Wurde von *K. Jaspers* (1912) auf die klinische Psychopathologie übertragen. Danach ist Erklären das nur rationale Erkennen von Seelischem durch Denken »ohne Zuhilfenahme irgendeines inneren Hineinversetzens in Seelisches«. Dies wird bei allen objektiv erfaßbaren Symptomen und Leistungen (z.B. Gedächtnisleistungen, Wahneinfälle, Sinnestäuschungen) angewandt und steht im Gegensatz zum einfühlenden Miterleben des *Verstehens. Beispiel für einen Kausalzusammenhang in der Psychopathologie ist der zwischen Augenkrankheiten und Halluzinationen (doch ist nichts über die Regelmäßigkeit bekannt). Eine Regel ist z.B. die Tatsache, daß Schizophrenie selten im Erbumkreis der manisch-depressiven Erkankung zu finden ist und umgekehrt. Ein Gesetz ist die Tatsache, daß progressive Paralyse ausschließlich als Folge von Syphilis auftritt.
fr: explication; *e:* explanation.

Erklären, psychologisches *(n)*. Syn. für *Verstehen, genetisches.

Erklärungswahn *(m)*. (*C. Wernicke*, 1894). Wahnhafte Überzeugung, die nicht primäres Krankheitssymptom ist, sondern zur Erklärung der Entstehung von anderen psychotischen Symptomen (z.B. Halluzinationen) dient.
fr: délire explicatif; *e:* explanatory delusion.

Erkrankung, manisch-depressive *(f)*. (*E. Kraepelin*, 1896). Endogene Psychose, bei welcher *Depressionen und *Manien (depressive und manische Phasen) aufeinander folgen. Die Bez. wurde von **Kraepelin* eingeführt, um zwischen a) Psychosen, welche sich fortschreitend zu einer Art Demenz entwickeln (*Dementia praecox), und b) folgenlos abheilenden Psychosen zu unterscheiden. Die von *Falret* und *Baillarger* erstmalig zu einer Krankheitseinheit zusammengefügten Manie und Depression wurden damit endgültig in das nosologische System *Kraepelin*s aufgenommen. Eine Unterscheidung in eine selbständige manische und depressive Psychose erschien nicht mehr erforderlich, weil durch das Auftreten einer ersten manischen oder depressiven Erkrankungsphase in unvorhersagbarer Weise mit dem Auftreten weiterer manischer oder depressiver Phasen gerechnet werden mußte. Später, in der 8. Auflage seines Lehrbuches, hat *Kraepelin* auch noch die *Involutionsmelancholie mit in der manisch-depressiven Erkrankung aufgehen lassen, während sie in der englischsprachigen Psychiatrie ihre Sonderstellung behielt. Neuere Untersuchungen weisen darauf hin, daß doch mehrere auch genetisch unterscheidbare Krankheiten abgrenzbar sind. Die *bipolaren* manisch-depressiven Erkrankungen beginnen gewöhnlich schon mit dem 15.–20. Lebensjahr und gewinnen eine starke Neigung zur Häufung der Phasen; in ihrer Primärpersönlichkeit lassen die Kranken besonders häufig die Temperamentsform der *Zyklothymie (1) erkennen. Dagegen beginnen die *monopolaren* Depressionen selten vor dem 20. Lebensjahr, und die freien Intervalle zwischen den Erkrankungsphasen bleiben länger; die Primärpersönlichkeit der Kranken zeigt besonders häufig die Eigenschaften des *Typus melancholicus. *Monopolare* Manien kommen viel seltener vor, führen dann aber nach vielen Erkrankungsphasen häufiger zu einer chronischen Manie. Erkrankungsrisiko der Durchschnittsbevölkerung 0,4–1%, steigt mit Verwandtschaftsgrad; bei Kindern und Geschwistern von Erkrankten 10–15%; Frauen; Männer 7:3. – Störungen des Katecholamin- und Serotoninstoffwechsels sind in ihrer Bedeutung für die Verursachung ungeklärt. – Meistens treten die Phasen ohne erkennbaren Anlaß auf, bei einem Teil aber in zeitlichem Zusammenhang mit körperlicher Erkankung oder mit seelischer Belastung. Bei multiphasischem Verlauf werden die Abstände zwischen den Phasen durchschnittlich kürzer. – Vorbeugung neuer Phasen *Lithium-Prophylaxe.
fr: folie circulaire, psychose maniaco-dépressive; *e:* manic-depressive illness *oder* psychosis.
Syn.: manisch-depressives Irresein, manisch-depressive Psychose, periodisches Irresein, Thymophathie, Wechselmut, zirkuläres Irresein, Zyklophrenie, Zyklothymie, affektive Psychose.

Erlebnis *(n)*. **1.** Im weiteren Sinne jedes Innewerden von Bewußtseinsinhalten, jedes im Erlebnisstrom bewußt in Erscheinung Tretende. **2.** Im häufiger gebrauchten engeren Sinne eine für die Person bedeutungsvolle, mit starken Gefühlstönen unterlegte Erfahrung (»großes Erlebnis«). In dieser Form für alle psychotherapeutischen und psychoanalytischen Schulen wichtiger Begriff, da – wie *S. Freud* erstmalig herausstellte – frühere Erlebnisse, besonders die der frühen Kindheit, im späteren Leben in bewußter oder unbewußter (*Verdrängung) Form von wichtiger lebensgestaltender oder neurosenprovozierender Bedeutung sein können. Neurotische Zustände können nach *E. Speer* (1938) allgemein als Folge der Störungen der Erlebnisverarbeitung aufgefaßt werden. *Schlüsselerlebnis. – Es gibt keine genaue engl. Entsprechung: *event* bezeichnet das Ereignis, das man erlebt; *life event* ist das bedeutende Lebensereignis; *experience* beinhaltet einen Lernprozeß; *a moving* oder *poignant experience* ist evtl. die am nächsten kommende Umschreibung.
fr: expérience (vécue).

Erlebnis, determinierendes *(n)*. Für das Individuum in besonderer Weise bedeutungsvolles, evtl. den Gang des weiteren Lebens prägendes Erlebnis. Es kann sich um Erlebnisse der frühen Kindheit, aber auch z.B. um Bekehrungserlebnisse oder psychotische Erlebnisse handeln.
fr: expérience déterminante; *e:* determining experience.

erlebnisbedingt *(a)*. Dt. Bez. für *psychogen.

Erlebnisbeobachtung *(f)*. Selbstwahrnehmung der Erlebnisse. Introspektion. Stellt eine wichtige, oft jedoch nicht klar erkannte Erkenntnisquelle dar, die von der Erlebnispsychologie methodisch genutzt wird. Erlebnisbeobachtung wird von der Verhaltens- und Leistungspsychologie als zu subjektive Methode, der Allgemeinverbindlichkeit nie zukomme, verworfen.
fr: introspection; *e:* introspection.

Erlebnischarakter *(m)*. Die in einem Einzelerlebnis verschmelzenden und ihm seine besondere Färbung verleihenden Wahrnehmungen, Gefühle und Vorstellungen.
fr: caractère du vécu; *e:* emotional characteristics.

Erlebnisfeld *(n)*. Nach der Gestalttheorie besitzt jedes Erlebnis nur ein bestimmtes »Feld« im Bewußtsein, das breit oder eng, prägnant oder diffus, profiliert oder unprofiliert sein kann. In Krankheitszuständen kann sich das Erlebnisfeld verändern. So kommt es nach *K. Conrad* in der Bewußtseinstrübung bei symptomatischen Psychosen zu einem »protopathischen Gestaltwandel des aktuellen Erlebnisfeldes«.
fr: champ du vécu; *e:* field of experience.

Erlebnisform, oneiroide *(f)*. (*W. Mayer-Gross*, 1924). Psychisches Krankheitsbild mit überwiegend günstigem Ausgang, bei dem *oneiroide Zustände mit phantastischen Erlebnissen vorherrschen. Der Erlebnisreichtum ist von Eigenschaften der gesunden Persönlichkeit abhängig, die gewöhnlich bereits vor der Erkrankung eine Neigung zu einer traumhaften Phantasiewelt erkennen läßt. Starker Drang zur Selbstdarstellung. Nur selten selbständige Krankheitsform. Meist Teilabschnitt oder Teilerscheinung bei manisch-depressiver oder schizophrener Erkrankung. – Hat sich als Bez. für psychische Zustandsbilder in der täglichen Klinik nicht durchzusetzen vermocht.
fr: vécu oniroïde; *e:* oneiric state of mind.

Erlebnisreaktion *(f)*. Nach der Definition *K. Schneiders* »die sinnvoll motivierte gefühlsmäßige Antwort auf ein Erlebnis«.
fr: réaction normale au vécu; *e:* emotional reaction.

Erlebnisreaktion, abnorme *(f)* *Reaktion, abnorme seelische.

Erlebnisreaktion, schizophrene *(f)* *Reaktion, schizophrene (1).

erlebnisreaktive Entwicklungen *(f, pl)*. Syn. für *Entwicklungen, abnorme seelische.

Erlebnistypus *(m)*. In der Typologie von *H. Rorschach* Kennzeichnung für das Verhältnis der Persönlichkeit zu Ich und Umwelt. Der Erlebnistypus wird aus dem Verhältnis von Bewegungs- (B) und Farbantworten (Fb) im *Rorschach*-Formdeuteversuch bestimmt. Es werden 5 Erlebnistypen unterschieden: *koartiert, *koartativ, *ambiäqual, *introversiv, *extratensiv. Introversiver, extratensiver und ambiäqualer Erlebnistyp werden als dilatierter Erlebnistyp zusammengefaßt. Beim introversiven Typ überwiegen B-Antworten, beim extratensiven Fb-Antworten, beim koartierten, koartativen und ambiäqualen Typ sind B- und Fb-Antworten etwa gleich häufig.
fr: type d'expérience intime, type de vie, type de caractère, type de résonance intime; *e:* emotional type.

Erlebnisverarbeitung *(f)*. Fähigkeit, aktuelle oder zeitlich zurückliegende Erlebnisse sinnvoll dem Ganzen der Persönlichkeit einzugliedern. Nach *E. Speer* besteht die Aufgabe der ärztlichen Psychotherapie in der Beseitigung von Störungen der Erlebnisverarbeitung und ihrer Folgezustände.

fr: intégration du vécu; *e:* assimilation of emotional experiences.

Erlebniswandel *(m)*. Veränderungen der subjektiven Erlebnisweise durch lebensgeschichtlich einschneidende Ereignisse. Physiologisches Vorkommen z.B. in der Pubertät als puberaler Erlebniswandel; pathologisch z.B. beim Leukotomie-Syndrom, das sich nach *H. Häfner* durch einen Wandel auf dem Niveau höherer Konzepte und Entwürfe auszeichnet.
fr: modification de la participation au vécu; *e:* alteration of subjective experiences.

Erleichterungstrinker *(m)*. (*J. E. Staehelin*). Exzessiver Alkoholiker, der im Alkohol die Lösung von Verstimmungen sucht. Es handelt sich vor allem um depressive, schwermütige Persönlichkeiten, gehemmte, entäußerungsunfähige Naturen.

Erleuchtungserlebnis *(n)*. Plötzlich auftretendes Gefühl religiöser Beglückung, Begnadung oder Erleuchtung; pathologisches Vorkommen bei Glückspsychose, Schizophrenie und als abnorme seelische Reaktion.
fr: illumination; *e:* experience of enlightenment.

Erlöseridee *(f)*. Meist plötzlich auftretende, krankhafte Überzeugung, als Gottes Sohn und zur Beglückung der Welt berufen zu sein. Vorkommen bei Schizophrenie, Glückspsychose u.a.
fr: délire de rédemption; *e:* Messianic delusion.

Ermüdbarkeit *(f)* *Ermüdung.

Ermüdung *(f)*. Herabsetzung des Leistungsvermögens nach einer Weile der Belastung. Folgen sind: geringes Arbeitstempo, Konzentrationsschwäche, Gedächtnisstörungen, Schwerfälligkeit des Denkens, Einfallsarmut, zunehmende Fehlerzahl, Unlust, Reizbarkeit, Verstimmung u.a. Nach Ruhepause oder Schlaf kehren die normalen Funktionen wieder. Erhöhte Ermüdbarkeit kommt nach Hirntraumen (*postkommotionelles Syndrom), bei akuten hirnorganischen Prozessen und nach Schlafmitteleinnahme vor. Teilweiser Ausgleich durch Weckmittel möglich.
fr: fatigue; *e:* fatigue.

erogen *(a)*. Sexuelle Erregung oder Wünsche hervorrufend; z.B. erogene Zone.
fr: érotogène; *e:* erogenous.

erogene Zone *(f)*. (*E. Chambard*, 1881; *S. Freud*). Jedes Körpergebiet, von dem aus erotische oder lustvolle Empfindungen ausgelöst werden können. Gewöhnlich handelt es sich um Abschnitte der Haut oder der Schleimhäute. Grundsätzlich können weite Teile des Körpers zu erogenen Zonen werden. Außer den Geschlechtsteilen hat die Mundhöhle (Daumenlutschen des Säuglings) die größte Bedeutung. Auch die Schleimhäute der harnabführenden Kanäle und des Afters sowie die Haut um die Brustwarzen übernehmen in bevorzugter Weise die Funktionen erogener Zonen. Die Vorstellung entstand in der Schule **Charcots*, wurde aber von *Freud* übernommen.
fr: zone érogène; *e:* erogenetic zone.

Eromania *(f)* *Erotomanie.

Eros *(m)*. Bei den Griechen Gott der Geschlechtsliebe. Bei *Platon* Gott der Liebe zur Weisheit und der sexuellen, aber auch geistigen Schöpferkraft des Mannes. In der letzten Triebtheorie *Freuds* der Lebenstrieb als Gegensatz zum Todestrieb. In anderem Zusammenhang auch die psychische Energie, die den Sexualtrieb begleitet (erotische Libido). Von manchen auch synonym mit »Libido« verwendet.
fr: éros; *e:* Eros.

Erotik *(f)*. **1.** Allgemein als nicht genau umgrenzte Bezeichnung für alle direkt oder indirekt auf Sexualität zurückführbaren menschlichen Vorstellungen und Handlungen. **2.** Häufig nur im engeren Sinne als sublimierte Form des Sexuellen verstanden (»geistige Zärtlichkeit«). **3.** In der Psychoanalyse alle Erscheinungen, die unmittelbar dem Eros (Libido) in seinen entwicklungsmäßig verschiedenen Manifestationen entspringen. So wird von Analerotik, Oralerotik, Urethralerotik u.a. gesprochen.
fr: érotisme; *e:* erotism, eroticism.

Erotikomanie *(f)* *Erotomanie.

Erotisierung *(f)*. **1.** Aufladung mit (libidinöser) Triebenergie. Praktisch jeder einzelne Körperabschnitt vermag Reize aufzunehmen, welche die Sexualität anregen. Anregung zu sexuellen Wünschen.
fr: érotisation; *e:* libidinization.
Syn.: Libidinisierung.
2. Hineintragen von sexuellen Leitbildern und Schemata in Tätigkeits- und Lebensbereiche, die ursprünglich keine Beziehung zur Sexualität haben.
fr: érotisation; *e:* erotization.

Erotismus *(m)*. Bez. für die abnorm gesteigerte Leidenschaftlichkeit (rauschartiger Zustand) beim Koitus.
fr: érotisme; *e:* erotism.

Erotodromomanie *(f)*. (*M. Hirschfeld*). Übersteigerte berufliche Betätigung mit der Absicht, dadurch sexuelle Wünsche zu dämpfen.
fr: érotodromomanie; *e:* erotodromomania.

Erotographomanie *(f).* Unermüdliche Darstellung des Obszönen in Briefen oder anderen schriftlichen Erzeugnissen.
fr: érotographomanie; *e:* erotographomania.

Ero(to)manie *(f).* **1.** Ältere, kaum noch gebr. Bez. für Liebeswut, Liebestollheit, Amor insanus. Zügelloses Suchen und Eingehen von sexuellen Beziehungen zum anderen Geschlecht (»Weiber-« bzw. »Mannstollheit«) bei sonst psychisch Gesunden. **2.** Syn. für Liebeswahn.
fr: érotomanie; *e:* erotomania.
Syn.: Geschlechtswahnsinn, Erotikomanie.

Erotopath *(m).* Jemand, der an abnormen bzw. perversen sexuellen Impulsen leidet.
fr: érotomane; *e:* erotopath.

Erotophobie *(f).* Krankhafte Abneigung gegen sexuelle Beziehungen.
fr: érotophobie; *e:* erotophobia.

erotopsychisch *(a).* Durch abnormes sexuell-erotisches Verhalten gekennzeichnet.
fr: érotopsychopathique; *e:* erotopsychic.

Erregung *(f).* In der Psychiatrie Zustand gesteigerter psychischer oder motorischer Funktionen. Begleiterscheinung oder wichtigstes Symptom vieler psychischer Krankheitszustände. Neben der manischen Erregung (*Manie) ist auch eine depressive Erregung (agitierte Depression) und eine katatone Erregung (*Katatonie) bekannt. S.a. die folgenden Stichwörter.
fr: excitation; *e:* excitement.

Erregung, epileptiforme *(f).* Bei *K. Bonhoeffer* (1910) »schwere, meist ängstliche Erregung« mit »phantastischen Angstzuständen, lebhaftem Fortdrängen, Verlust der örtlichen und zeitlichen Orientierung«. *Bonhoeffer* sah darin eine Form symptomatischer Psychosen. Im klinischen Sprachgebrauch nicht mehr üblich. Die gleichen Zustände fallen größtenteils unter die »Dämmerzustände« und »Erregungen« des heutigen Sprachgebrauchs.
fr: excitation épileptique; *e:* epileptiform excitation.

Erregung, psychomotorische *(f).* Durch psychische Vorgänge hervorgerufener lebhafter Bewegungsdrang. Wird besonders bei psychischen Erkrankungen mit heftiger Angst und dem Gefühl innerer Unruhe beobachtet.
fr: troubles psycho-moteurs, excitation psychomotrice; *e:* disturbances of psychomotility, psychomotor excitement.

Erregung, reaktive *(f).* Durch aufwühlende und belastende Erlebnisse aufgetretener Erregungszustand.
fr: excitation réactionnelle; *e:* reactive excitement.

Erregungssturm *(m).* (*E. Kretschmer*). Unter der Einwirkung überstarker Erlebnisreize in der Panik auftretende Reaktionsweise mit stürmischen Hyperkinesen: Schreien, Zittern, Krämpfe, Zuckungen, Kreuz-quer-Rennen. Entsteht nach *Kretschmer* bei Lähmung höherer seelischer Funktionen durch Tätigwerden phylogenetisch älterer Regulationen, vergleichbar dem Verhalten eines in einen Raum eingeschlossenen Vogels.
fr: tempête émotive; *e:* hyperkinetic panic reactions.

Erregungszustand *(m).* Mehr beschreibender Ausdruck für Zustand starker innerlicher und/oder äußerlicher Erregung. Die Bez. wird trotz ihrer Unbestimmtheit häufig verwendet, weil der Erregung oft ihre Ursache nicht anzusehen ist (s. vorangehenden Stichwörter). Kann durch intensives Eingehen auf den Erregten – vor allem auf die häufig vorhandene Angst – günstig beeinflußt werden. Zusätzlich evtl. beruhigende Medikamente.

Errötungsfurcht *(f).* Abnorme Furcht vor dem Erröten (die dann oft gerade Erröten auslöst). Kommt häufig als neurotisches *Konversionssymptom insbesondere bei Jugendlichen vor. Die Furcht kann soweit gehen, daß jeglicher Kontakt mit anderen Menschen gemieden wird.
fr: éreuthophobie; *e:* erythrophobia, fear of blushing.
Syn.: Erythrophobie, Ereuthophobie, Befangenheitsneurose.

Ersatzbefriedigung *(f).* Ein Wunsch, dessen Realisierung Verbote der sozialen Umwelt oder eigene Strebungen (*Über-Ich) entgegenstehen, kann nach *S. Freud* durch eine andere Handlung ersatzweise befriedigt werden. *Sublimierung.
fr: satisfaction de compensation; *e:* substitutional satisfaction.

Ersatzbildung *(f).* (*S. Freud*). Der Ersatz einer verdrängten und daher unbewußten Vorstellung durch ein Symptom, z.B. eine *Fehlleistung oder einen*Lapsus linguae. Nach *Freud* wird dadurch zweierlei erreicht: 1. Ein mit der Vorstellung verbundener Wunsch wird wenigstens teilweise befriedigt (*ökonomischer Gesichtspunkt); 2. Zwischen ursprünglicher Vorstellung und Symptom besteht ein assoziativer Zusammenhang, so daß die Vorstellung im Symptom symbolisch dargestellt wird.
fr: formation substitutive; *e:* substitutive formation.
Syn.: Substitution.

Erscheinung *(f).* **1.** Das in der sinnlichen Wahrnehmung Gegebene oder aus dem Gedächtnis

Reproduzierte. **2.** In der Parapsychologie Auftreten paranormaler Phänomene.
fr: apparition; *e:* apparition.

Erschöpfung, nervöse *(f)*. Syn. für *Neurasthenie.

Erschöpfungsdelirium *(n)*. In der alten Psychiatrie Syn. für *Erschöpfungspsychose.

Erschöpfungsdepression *(f)*. (*J. E. Staehelin,* 1955; *P. Kielholz* 1957, 1959). Zu den seelischen Fehlentwicklungen gehörende Depressionszustände. Es sind »traurig-ängstliche oder apathisch-düstere Verstimmungen, die nach langdauerndem, quälendem Affektdruck, schweren, wiederholten Psychotraumen oder immer wiederkehrenden affektiven Nadelstichen auftreten und mit einer Dekompensation des sympathischen Nervensystems einhergehen«. Die Erschöpfung wird nicht als Folge körperlich bedingter Übermüdungszustände gesehen, sondern als »Erschöpfung der emotionellen Lebenskraft« bzw. der »affektiven Seite der Persönlichkeit«. Steht der vegetativen Depression *Lemkes* (s.d.) nahe. Besonders betroffen sind übergewissenhafte, sensitiv-ehrgeizige Persönlichkeiten in intellektuell führenden Positionen zwischen dem 25. und 45. Lebensjahr, die dazu neigen, sich selbst zu überfordern, und zunehmend in ein Leistungsdefizit geraten.
fr: dépression d'épuisement; *e:* exhaustion depression.

Erschöpfungsirresein *(n)*. Obsol. Synonym für *Erschöpfungspsychose.

Erschöpfungspsychose *(f)*. In der älteren Psychiatrie psychische Krankheit, die nach erschöpfenden Körperkrankheiten (langdauernde Fieberverläufe, schwere Blutungen, Wochenbett), aber auch nach geistigen und gemütlichen Überanstrengungen auftritt. In der Erschöpfung wurde lange Zeit das wesentliche krankheitsverursachende Element gesehen. Zu den Erschöpfungspsychosen wurden das Kollapsdelir, die akute *Amentia, aber auch die chronische und nervöse Erschöpfung gezählt. Bei *Kraepelin* wird die Erschöpfungspsychose bis zur 7. Auflage seines Lehrbuchs der Psychiatrie (1903) ausführlich beschrieben und verschwindet in der 8. Auflage. Seither wird die Bez. nicht mehr gebraucht.
fr: psychose d'épuisement; *e:* exhaustion psychosis.
Syn.: Erschöpfungsirresein, Erschöpfungsdelirium.

Erschöpfungssyndrom, postremissives *(n)*. (*K. Heinrich,* 1967). Besondere Befindlichkeit nach einer schizophrenen Krankheitsperiode. Wenn mit Hilfe von *Neuroleptika Erscheinungen wie Wahn, Halluzinationen, Erregung oder Stupor abgeklungen sind, kann für Tage bis Monate etwas auftreten, was der Erschöpfung nach schwerer Körperkrankheit ähnlich ist: »Antriebsminderung, Beeinträchtigung der Kontaktfähigkeit, Müdigkeit, Verlangsamung der psychomotorischen Abläufe, dysphorische Gereiztheit, innere Unruhe und Leistungsinsuffizienz«.

Erschrecken *(n)*. Reaktion auf ein plötzliches, unlustvoll erlebtes Ereignis. Psychisch gekennzeichnet durch mangelhafte Situationsbeherrschung, vegetativ durch beschleunigte Atmung, beschleunigten Puls und Schweißausbruch (*St. Wieser*).
fr: frayeur; *e:* fright.

Erschütterung, seelische *(f)*. Durch einen subjektiv als besonders schmerzlich empfundenen Verlust eines nahen Angehörigen oder Freundes auftretende depressive Reaktion. Wurde in der älteren Psychiatrie als Ursache vieler krankhafter Zustände angesehen. Nach neueren Anschauungen ist die Reaktionsweise immer persönlichkeitsgebunden und, sobald sie über ein als normal empfundenes Maß hinausgeht, Folge einer neurotischen Fehlhaltung.
fr: commotion; *e:* depressive reaction.

Erschütterungskur *(f)*. Im 19. Jahrhundert gebräuchliches Verfahren, um psychisch Kranke aus ihrer Wahnwelt, Versunkenheit oder Einsamkeit herauszureißen. Angewandt wurden plötzliches Erschrecken, Vorspielen gruseliger Szenen oder Hervorrufung von Erbrechen durch Brechweinstein.

Erwachen, automatisches *(n)* *Kopfuhr.

Erwachen, dissoziiertes *(n)*. Störung der Schlaf-Wach-Regulation mit sukzessivem Erwachen der einzelnen Funktionen aus Tiefschlaf. Dabei werden die Betreffenden zunächst sensorisch und psychisch hellwach, sind aber zu Bewegungen und zum Sprechen noch nicht in der Lage. Der Zustand kann mit Angstgefühlen und gelegentlichen Halluzinationen einhergehen. Er endet sofort, wenn der Betreffende wachgerüttelt wird. Bei plötzlichem Auftreten wird auch von *Wachanfällen gesprochen. Vor allem bei Narkolepsie.
fr: sommeil cataleptique; catalepsie du réveil, sommeil dissocié, réveil dissocié; *e:* dissociated awakening.

Erwartungsangst *(f)* *Erwartungsneurose.

Erwartungsneurose *(f)*. **1.** Vor einem besonderen Ereignis (öffentliches Auftreten, Examen, Hochzeit u.a.) auftretende Angstzustände. Die Angst kann so stark werden, daß der Vollzug der beabsichtigten Handlungen wegen Versa-

gens der Stimme, Denkhemmung usw. nicht mehr möglich ist. Es handelt sich nicht um eine Neurose, sondern um ein (evtl. neurotisches) Symptom. **2.** (*E. Kraepelin*). Hemmung im Sprech-, Geh- und Schlafverhalten usw. aus Angst vor dem Wiedermißlingen des einmal – auch zufällig – Mißlungenen.
fr: névrose d'attente; *e:* performance neurosis, expectation neurosis, anticipatory anxiety.
Syn.: Erwartungsangst.

Erweckungserlebnis *(n)* *Erleuchtungserlebnis.

Erythrophobie *(f)*. **1.** *Errötungsfurcht. **2.** Angst vor roter Farbe.
Syn.: Ereuthophobie (1), Haematophobie (2).

Erythroposopalgie *(f)*. Syn. für *Cluster-Kopfschmerz.

Erziehung *(f)*. Entwicklung der im Individuum vorgegebenen intellektuellen und geistigen Anlagen durch planmäßige Anleitung, Übung und Unterricht. Im weiteren Sinne auch als Selbsterziehung durch planmäßige Einwirkung auf die eigene Person, um insbesondere eine Beherrschung der Triebe und Affekte zu erreichen. Bei verhaltensgestörten und hirngeschädigten Kindern hat die Erziehung außerdem zum Ziel, krankhafte Störungen durch Selbstbeherrschung zu mildern, um eine bessere Anpassung an die soziale Umwelt zu erreichen (sog. Adjustment).
fr: éducation; *e:* education, training.

Erziehungsberatungsstellen *(f, pl)*. In Verbindung mit kommunalen Jugendämtern, Gesundheitsämtern oder Nervenkliniken in größeren Städten eingerichtete Beratungsstellen, in denen Psychiater, Psychologen, Psychotherapeuten, Pädagogen und Sozialhelfer bei Erziehungsschwierigkeiten und Verhaltensstörungen beraten. Teilweise bestehen Hilfseinrichtungen mit heilpädagogischen Kindergärten, Spielgruppen, Kinderhorten, Gymnastikkursen. Als wichtig ist eine Beeinflussung der meist ungünstig auf das Kind einwirkenden Umgebung anzusehen. – *Historisch:* Es bestanden bereits vor dem 1. Weltkrieg Erziehungsberatungsstellen, durch die politische Entwicklung war jedoch eine Neueinrichtung nach dem 2. Weltkrieg nötig, wobei die amerikanische Weiterentwicklung aufgegriffen wurde.
fr: clinique (centre) de guidance infantile; *e:* child guidance clinic, agency (amer. Umgangssprache).
Syn.: Child-guidance-Klinik.

Es *(n)*. Nach *S. Freuds* erst 1923 veröffentlichter zweiter Theorie des psychischen Apparates eine der 3 Schichten des Seelischen. Stellt den unteren, triebhaften Pol der Psyche dar, dessen Inhalte jedoch unbewußt bleiben. Sie sind teils archaischer, teils individueller Natur und werden beherrscht von Triebregungen und Wunschtendenzen, die zunächst ohne Beachtung der Realisierungsmöglichkeiten auftreten, so daß Konflikte mit *Ich und *Über-Ich entstehen. Die psychischen Vorgänge im Es werden beherrscht von den *Primärvorgängen. – *Historisch:* Die Bez. wurde zuerst in *Nietzsches* »Also sprach Zarathustra« (1883/1892), dann von *G. Groddek* (»Das Buch vom Es«, 1923) verwendet, von dem *Freud* sie übernahm.
fr: ça; *e:* id.

Esalen 1962 gegründetes Institut, in welchem in zahlreichen Kursen für jedermann die Erreichung der Ziele der *Human-Growth-Bewegung angestrebt wird. Vgl. Psychologie, humanistische. Adresse: Big Sur, California 93920, USA.

Esau-Jakob-Komplex *(n)*. (*W. Stern*). Nach dem alttestamentarischen Brüderpaar (Gen. 25, 25–30) geprägte Bez. für das Hervorkehren eines Erstgeborenenrechts bei Neurotikern.
fr: complexe d'Esau-Jacob; *e:* Esau Jacobus (birthright) complex.

Eschrolalie *(f)*. Seltenes Syn. für *Koprolalie.

Eschromythese *(f)*. Alter Begr. für das Erzählen obszöner Geschichten während einer Psychose.
fr: eshromythèse; *e:* eshromythesis.

Esquirol, Jean Étienne Dominique geb. 3. 2. 1772 Toulouse, gest. 12. 12. 1840 Paris. Neben **Pinel*, dessen Schüler und Nachfolger er war, bedeutendster frz. Psychiater der 1. Hälfte des 19. Jahrhunderts. Lieferte mit seiner Dissertation »Des Passions, considérées comme causes, symptomes et moyens curatifs de l'aliénation mentale« (1805, Neudruck 1980) (»Die Leidenschaften als Ursachen und Symptome der Geisteskrankheit sowie als Mittel zu ihrer Beeinflussung«) die theoretische Grundlage für die bereits vorher in England praktizierte *moralische Behandlung. Gründete gegenüber der *Salpêtrière die erste psychiatrische Institution, die ausschließlich der moralischen Behandlung gewidmet war. Ab 1811 Arzt an der Salpêtrière. Ab 1823 Leiter der Anstalt Charenton. Hauptwerk bleibt das zweibändige Lehrbuch (1838), das 27 Abbildungen von Kranken enthält und lange Zeit bestimmend blieb: »Des maladies mentales considérées sous les rapports médical, hygiénique et médico-légal« (»Die Geisteskrankheiten in ihrer Beziehung zur Medizin, Hygiene und Gerichtsmedizin«, 1838).

Eßgier *(f)*. Eindeutschung von *Bulimie.

Eßstörungen *(f,pl)*. Zusammenfassende Bez. für Fettsucht (Adipositas, Überernährung) und *Anorexia nervosa.
e: eating disorders.

Eßtaumel *(m)*. Anfallsweises Essen großer Mengen von Nahrungsmitteln (bis 8000 Kalorien). Die Bez. wird stets in Zusammenhang mit *Bulimie bzw. *Bulimarexie gebraucht und stellt eine Eindeutschung von engl. *binge* dar.
e: binge, period of voracious eating.

EST *Erhard Seminar Training.

ETB. Abkürzung für **E**ncephalopathia **t**raumatica der **B**oxer. *Boxerdemenz.

Ethnopsychiatrie *(f)*. **1.** Syn. für *Psychiatrie, transkulturelle. **2.** Psychiatrische Disziplin zur Untersuchung der Einflüsse von Gegenwartskultur und kultureller Traditionen auf psychisches Kranksein, auch der Bedeutung bestimmter kultureller Faktoren für die Hervorbringung von psychischen Zustandsbildern, die dann als Krankheit imponieren, z.B. *Besessenheit. Untersuchung des psychisch Normalen und Pathologischen in Kulturen, welche unabhängig von der europäisch-amerikanischen sind. Wichtige Vertreter sind *George Devereux, Erich Wittkower* u.a. Es bestehen Überschneidungen mit der transkulturellen Psychiatrie (s.d.). Vgl. Anthropologie, psychoanalytische.

Ethnopsychoanalyse *(f)*. Untersuchung psychoanalytischer Thesen unter den Bedingungen fremder Kulturen. Anfänglich hauptsächlich Bemühungen zum Nachweis der tatsächlichen Existenz des *Ödipuskomplexes auch außerhalb von Neurose und Krankheit bei Völkern, die nachweislich nicht durch die europäische Kultur beeinflußt wurden. Untersucht werden dort Träume, Mythen, Erzählungen, Spiele, Rituale, magische Praktiken, Aspekte des täglichen Lebens, Erziehungsgewohnheiten. Bedeutende Vertreter sind: *Theodor Reik, Marie Bonaparte, George Devereux, Géza Róheim, Alice Balint, Abram Kardiner, Ruth* und *Theodore Lidz*. – Zeitschrift: The Journal of Psychoanalytic Anthropology (ab 1984).
Syn.: psychoanalytische Anthropologie.

Ethnozentrismus *(m)*. (*W. G. Sumner,* 1907). Begriff der Gruppenpsychologie. In Analogie zum egozentrischen Verhalten des Individuums werden der eigenen Gruppe besondere Eigenschaften zugeschrieben, die sie in vorteilhafter Weise von den anderen abheben.
fr: ethnocentrisme; *e:* ethnocentrism.

Ethologie *(f)*. **1.** (*J. St. Mill,* 1843) Auf Erfahrungsregeln sich gründende Lehre vom Charakter. Auch Sinnengeschichte. **2.** (*L. Dollo,* 1909). Vergleichende Erforschung angeborenen Verhaltens. Ursprünglich nur in der Tierpsychologie (*K. Lorenz, N. Tinbergen*) verwandter Begriff, dann auch in die humane Verhaltensforschung übernommen. In der Psychiatrie besonders durch *D. Ploog* und *P. Gottwald* (»Verhaltensforschung; Instinkt-Lernen-Hirnfunktion«, 1974) gefördert. **3.** Seltenes Syn. für Ethik.
fr: éthologie; *e:* ethology.

ethoplastisch *(a)*. (*K. Birnbaum*). Vom Charakter determiniert. Im Charakter begründete Erscheinungen können das klinische Bild einer Psychose plastisch formen (*Strukturanalyse).
fr: éthoplastique; en rapport avec le caractère; *e:* ethoplastic.

Euergasie *(f)*. (*Adolf Meyer*). Normale »psychobiologische« Funktion. *Psychobiologie.
fr: euergasie, fonction psycho-biologique normale; *e:* euergasia.

Euexie *(f)*. Wenig gebr. Bez. für wohlgenährten Körperzustand und angenehmes Wohlbefinden (Gegensatz zu Kachexie).
fr: euexie; *e:* euexia.

Eugerasie *(f)*. Weniger gebrauchte Bezeichnung für harmonisches Altwerden.

Euhypnika *(n,pl)*. (*G. Muñoz*). Syn. für Tranquilizer (1).

Eunuchoidismus *(m)*. Männlicher Habitus, der dem eines Eunuchen ähnlich ist. Durch mangelhafte Gonadenfunktion bedingte körperliche und psychische Veränderungen, die denen der prä- oder postpubertären Kastraten gleichen, jedoch nicht so ausgeprägt sind. Meist durch Gonadenschädigung vor der Pubertät hervorgerufen. Symptome: Hochwuchs, hohe Stimme, pergamentartige Haut, Osteoporose, spärlich entwickelte Pubes, Hypoplasie des Gefäßsystems, geringe Körperbehaarung, fehlender Bartwuchs, geringe sexuelle Potenz. Psychisch meist späte Reifung, aber kein bleibender Infantilismus. Kann auch sekundär in höherem Alter durch krankhafte Hodenveränderungen (Lues, Gonorrhö, Mumps) oder durch therapeutische Gaben feminisierender Hormone entstehen.
fr: eunuchoidisme; *e:* eunuchoidism.

Eupathie *(f)*. **1.** Besondere Empfindlichkeit für gefühlsmäßige Eindrücke. **2.** Normale Funktion der Sinnesorgane. **3.** Syn. für Euphorie.
fr: sensibilité normale (1, 2); *e:* eupathia (1, 2).

Euphorie *(f)*. Heitere Stimmung in Form von Sorglosigkeit, Optimismus und subjektivem Wohlbefinden, die krankhaft ist und (nach objektivem Urteil) nicht dem Zustand entspricht. Findet sich bei seniler Demenz (insbesondere Presbyophrenie), multipler Sklerose und vielen organischen Hirnprozessen, bei

Tuberkulose und Intoxikationen (Alkohol, Morphin u.a.). Das Auftreten von Euphorie ist vielfach die Ursache süchtiger Verhaltensweisen. Abweichend vom gegenwärtigen wissenschaftlichen Sprachgebrauch werden umgangssprachlich teilweise alle Zustände subjektiven Wohlbefindens bei Gesunden ebenso wie die gehobene Stimmung der Maniker als Euphorie bezeichnet. Der gleiche weitere Begriff der Euphorie findet sich auch in der älteren psychiatrischen (insbesondere der französischen) Literatur.
fr: euphorie; *e:* euphoria.

Euphorie, hypochondrische *(f)*. (*Kleist, Leonhard*). Gleichzeitiges Auftreten von schwerer hypochondrischer Symptomatik und gehobener Stimmungslage. Die Kranken klagen über Entzündung der Augenbrauen, Brennen der Kopfhaut, ein Gefühl, als wenn das Blut herausgepreßt werde, die Rückenhaut sich spanne, der Darm gedehnt werde. – Nach *Leonhard* (1957) handelt es sich um eine besondere, eigenständige Psychose, nach *N. Petrilowitsch* (1959) um die ungewöhnliche Gestaltung einer manisch-depressiven Erkrankung.
fr: euphorie hypochondriaque; *e:* hypochondriac euphoria.

Eupraxie *(f)*. Normale, koordinierte und harmonische Beweglichkeit.
fr: eupraxie; *e:* eupraxia.

Euthymie *(f)*. Wohlgemutheit. Zustand ausgeglichenen, ruhigen und harmonischen Seelenlebens.
fr: euthymie; *e:* euthymia.

Evaneszenz *(f)*. Schwinden des Bewußtseins. Ohnmächtig werden.

Eviratio *(f)*. (*R. v. Krafft-Ebing,* 1886). »Entmännlichung«. Bei homosexuellen Männern vorkommende Umwandlung des Gefühlslebens, bei der alles typisch Männliche gemieden, alles typisch Weibliche gesucht wird. »Der Kranke erfährt eine tiefgehende Wandlung seines Charakters, speziell seiner Gefühle und Neigungen i.S. einer weiblich fühlenden Persönlichkeit. Von nun an fühlt er sich auch als Weib bei sexuellen Akten, hat nur mehr Sinn für passive Geschlechtsbetätigung und gerät nach Umständen auf die Stufe der Kurtisane... Die Möglichkeit einer Wiederherstellung der alten geistigen und sexualen Persönlichkeit erscheint hier ausgeschlossen.« *Defeminatio.
fr: dévirilisation; *e:* eviration.

Ewald, Gottfried geb. 15. 7. 1888 Leipzig, gest. 17. 7. 1963 Göttingen. o. Prof. der Psychiatrie in Greifswald (1933) und Göttingen (1934). Unterschied in einer eigenen Temperamentslehre (»Temperament und Charakter«, 1924) zwei biologische Aspekte des Menschen, den biotonisch-quantitativen und den strukturell-qualitativen. Die manisch-depressive Erkrankung wird aufgefaßt als phasenhafte Verschiebung des *Biotonus, somit als Temperamentskrankheit. Auch in paranoischen Psychosen wird – neben abnormen Charakterstrukturen – eine krankhafte Steigerung des Biotonus i.S. einer chronischen Manie erblickt.

Exaltation *(f)*. Verstiegenheit. Überspannte Begeisterung. Krankhaft gehobene Stimmung mit gesteigertem Selbstbewußtsein. Manchmal wird ein leichter Grad von gehobener Stimmung (Euphorie) von einem stärkeren (Exaltation im engeren Sinne) unterschieden.
fr: exaltation; *e:* exaltation.

Exaltation, manische *(f)*. Ältere Bez. für leichte *Manie.

exaltative Reaktion *(f)*. Durch äußeren Anlaß (z.B. anregende Erlebnisse) übermäßig gesteigerte Stimmung, die der *Hypomanie ähnlich werden kann. Bei Fortfall der Ursache klingt der Zustand allmählich wieder ab. *Manie, reaktive.
fr: réaction d'exaltation; *e:* exalted reaction.
Syn.: reaktive Manie.

Examensangst *(f)*. Ängstliche Erwartungsspannung von einer Prüfung, die sich bis zur Gedankensperre steigern kann. *Erwartungsneurose (1). Nach psychoanalytischer Deutung kann im Examen ein *Ödipus-Komplex bzw. Autoritätskonflikt aktualisiert werden, wenn der Prüfer als Projektionsfigur für Ängste gegenüber dem eigenen Über-Ich (bzw. Vater) dient. Das Examen bietet dem Neurotiker zwar die Gelegenheit, seine *Kastrationsängste zu überwinden, bringt aber die Gefahr eines Fehlschlages und damit verbundener *Minderwertigkeitsgefühle mit sich. Examensangst kann so stark werden, daß trotz hoher Begabung kein Examen mit Erfolg bestanden wird oder Examina überhaupt gemieden werden.
fr: angoisse au passage d'un examen; *e:* examination anxiety.

Examensstupor *(m)*. Als Folge der *Erwartungsangst während eines Examens auftretende Gedankensperre oder Störung der Reaktionsfähigkeit.
fr: stupeur au passage d'un examen; *e:* examination stupor.

Exanthropie *(f)*. Menschenscheues Sichzurückziehen. Alte Bez. für das sog. 3. Stadium der Melancholie, wobei die Kranken das Bedürfnis haben, für sich allein zu sein.
fr: exanthropie; *e:* exanthropia.

Excitation maniaque simple de Ritti *(f)*. Franz. Bez. für leichte Form der Manie. Entspricht der *Hypomanie.

excito-motorisches Syndrom *(n)* *Syndrom, excito-motorisches.

Exhibitionismus *(m)*. (*Lasègue,* 1877). Triebhaftes Sichzeigen. Entblößung der männlichen Geschlechtsteile in Gegenwart von Personen des anderen Geschlechts. Wird entweder mit oder ohne gleichzeitige Selbstbefriedigung ausgeführt. Stellt das Selbständigwerden eines sexuellen Partialtriebes der prägenitalen Phase in Form einer Perversion dar. Oft bei ethisch sonst hochstehenden Menschen vorkommend. In diesen Fällen immer Symptom einer neurotischen Fehlentwicklung. Häufiger auch bei Schwachsinnigen oder Epileptikern, bei denen es Ersatz für unzugänglichen Geschlechtsverkehr sein kann. Das Exhibitionieren wird mit Strafe bedroht (§ 183 StGB). Gelegentlich wird auch das Entblößen weiblicher Körperteile (z.B. Busen) als Exhibitionismus bezeichnet.
fr: exhibitionisme; *e:* exhibitionism.
Syn.: Zeigelust.

existentielle Depression *(f)* *Depression, existentielle.

existentielle Frustration *(f)* *Existenzanalyse.

existentielle Schuld *(f)*. Unrechtsbewußtsein einer höheren, ins Metaphysische reichenden Instanz gegenüber. In der Psychiatrie von *W. v. Siebenthal* (1956) als pathogenetische Erklärungsmöglichkeit endogener Depressionen angesehen.
fr: faute existentielle; *e:* existential guilt.

Existenzanalyse *(f)*. (*V. E. Frankl*). Aus der Existenzphilosophie *Heidegger*s abgeleitete psychotherapeutische Theorie und Methode, bei welcher in einer Analyse der Biographie besonders die individuellen Sinn- und Wertmöglichkeiten beachtet werden. Theoretisch stellt *Frankl* neben den »Willen zur Macht« (*Adler* bzw. *Nietzsche*) und den »Willen zur Lust« (*Freud*) den »Willen zum Sinn«. Der unerfüllte oder falsch erfüllte Sinn wird »existentielle Frustration« genannt. Der Sinn läßt sich nach *Frankl* nicht nur im ungestörten Schaffen, Erleben und Lieben finden, sondern auch in der Art und Weise, wie sich der Mensch zu einer Leidenssituation, deren Ursache sich nicht beseitigen läßt, »einstellt«. Auch das Wissen um Vergänglichkeit und Tod raubt dem Dasein nicht den Sinn. Aus der Theorie wurden eigene Behandlungstechniken abgeleitet. Bei existentiellem Vakuum (s.d.) und noogener Neurose (s.d.) wird *Logotherapie eingesetzt, ferner bei *Angst-, *Zwangs- und *Sexualneurosen paradoxe Intention (s.d.) und *Dereflexion.
fr: analyse existentielle; *e:* existential analysis.

existenzanalytisch *(a)*. Eine Sache unter den Gesichtspunkten der *Existenzanalyse betrachtend.

Existenzangst *(f)*. Angst vor dem völligen Zerfall der eigenen Existenz, d.h. vor dem »Nichts«.
fr: angoisse existentielle; *e:* existential crisis.

Exkulpierung *(f)*. Entschuldigung. Rechtfertigung. In der Psychiatrie: der Vorgang, durch den ein Angeklagter entlastet wird, weil ihm wegen psychischer Krankheit die *Schuldfähigkeit fehlt.

exogen *(a)*. Von außerhalb des Nervensystems (obwohl evtl. innerhalb des Organismus) verursacht. Bezieht sich in der Psychiatrie auf die Ursache von Psychosen, die durch krankhafte Störungen des Gesamtorganismus oder einzelner Teile oder durch Gifte hervorgerufen werden. *endogen, *psychogen. – In irreführender Weise wird die Bez. gelegentlich auch i.S. von »erlebnisbedingt« verwendet.
fr: exogène; *e:* exogenous, exogenetic, exogenic.
Syn.: somatogen.

exogene Demenz *(f)* *Demenz, exogene.

exogene Prädilektionstypen *(m, pl)* *Reaktionstypen, akute exogene.

exogene psychische Schädigungstypen *(m, pl)*. *K. Bonhoeffer*s älteste Bezeichnung (1908) für *Reaktionstypen, akute exogene.

exogene Psychose *(f)*. Syn. für *Psychose, körperlich begründbare.

exogene Reaktionstypen (*Bonhoeffer*) *Reaktionstypen, akute exogene.

exogene Schädigungstypen, akute *(m, pl)* *Reaktionstypen, akute exogene.

Exorzismus *(m)*. Geisteraustreibung. Geläufigste Methode zur Behandlung der *Besessenheit. Wird heute allgemein abgelehnt, stellt aber historisch eine frühe Form gut strukturierter Psychotherapie dar. Die Austreibung ist ein (manchmal jahrelanger) Kampf zwischen einem eingedrungenen Geist und dem Austreiber. Der Erfolg ist an verschiedene soziokulturelle Bedingungen geknüpft: 1. Zur Vorbereitung muß der Austreiber lange fasten und beten. 2. Der Austreiber spricht im Namen eines höheren Wesens. 3. Er muß von der Realität der Besessenheit und des besitzergreifenden Geistes absolut überzeugt sein. 4. Er richtet Drohungen und Mahnungen nur an den Eindringling; dem Besessenen spricht er Mut zu. – Berühmte Darstellung der Austreibung des

Geistes durch Pastor Blumhardt bei der Gottliebin Dittus durch Justinus *Körner* (»Nachricht vom Vorkommen des Besessenseyns...«, (Stuttgart 1836).
fr: exorcisme; *e:* exorcism.

Exotikomanie *(f)*. Übermäßige Vorliebe für alles Fremde und Exotische.
fr: exoticomanie, manie de l'exotisme; *e:* exoticomania.

expansiv *(a)*. Sich ausbreitend. Verdrängend. In der Psychiatrie: mit Selbsterhöhung einhergehend, etwa i.S. von »megaloman«, z.B. expansiver Nihilismus, expansive Schizophrenie oder expansiver Wahn.
fr: expansif; *e:* expansive.

expansive Autopsychose *(f)* *Autopsychose, expansive, mit autochthonen Ideen.

expansiv-konfabulatorisches Syndrom *(n)*. Maniforme psychische Krankheit mit besonderer Neigung zur Selbstüberschätzung und erfundenen konfabulatorischen Erzählungen. Vorkommen vorwiegend als klinisches Erscheinungsbild der progressiven Paralyse, aber auch nach Hirnverletzungen, bei Fleckfieber nach der Entfieberung, fieberhaften Infekten, Typhus und Erysipel. Das expansiv-konfabulatorische Syndrom zählt zu den akuten exogenen Reaktionstypen *Bonhoeffers*.
fr: syndrome confabulatoire-expansif; *e:* psycho-syndrom (*Bonhoeffer*).

expansive paranoische Reaktion *(f)*. Syn. für *Querulantenwahn.

expansive Paraphrenie *(f)*. Syn. für Schizophrenie, expansive.

expansives Syndrom *(n)*. Sammelbezeichnung für psychische Krankheitsbilder, die durch Selbstüberschätzung gekennzeichnet sind. Die Kranken glauben sich schöner, größer, klüger als andere, mit besonderen, evtl. übernatürlichen Fähigkeiten begabt.
fr: syndrome expansif; *e:* expansive syndrome(s).

Expansivparanoia *(f)*. Abnorme Persönlichkeitsentwicklung mit Verfolgungswahn, dem sich bei besonders entwickeltem Selbstbewußtsein ein Größenwahn (Propheten-, Erfinder- oder Abstammungswahn) hinzugesellt, oft verbunden mit Querulanz. –»Expansivparanoiker« auch Bez. für *Querulanten.
fr: paranoïa avec hypertrophie du moi; *e:* expansive (querulous) paranoia.

experimentelle Isolation *(f)* *Isolation, experimentelle.

experimentelle Neurose *(f)* *Neurose, experimentelle.

experimentelle Psychiatrie *(f)* *Psychiatrie, experimentelle.

experimentelle Psychose *(f)*. Syn. für *Modellpsychose.

experimentelle Triebdiagnostik *(f)*. Syn. für **Szondi*-Test.

Expertise *(f)* *Gutachten, psychiatrisches.

Exploration *(f)*. Psychiatrische Form der Untersuchung. Es werden Fragen an den Kranken gestellt und dessen Antworten für die Diagnostik verwertet. Der Exploration kann sich in allgemeinerer Weise mit der Lebensgeschichte des Kranken befassen (biographische Anamnese) oder diagnotisch relevante Fragenkomplexe herausarbeiten. Sie gibt Auskunft über die Erlebnisweise des Kranken und ist damit von seiner Fähigkeit zu Selbstbeobachtung und Verbalisierung abhängig. Da der Arzt aktiver Gesprächspartner ist, kommt jeder Exploration auch therapeutische Bedeutung zu, die bei manchen Formen der Psychotherapie vorherrschender Zweck wird. Es ist gegen die Exploration als Untersuchungsmethode eingewendet worden, daß sie abhängig sei von den Fähigkeiten und speziellen Erfahrungen des Explorierenden. Die Komplexität der Psyche und ihrer Störungen bringt es jedoch mit sich, daß die Exploration bisher durch keine andere Methode ersetzt werden konnte und auch bei Anwendung von Testen den wesentlichen Bestandteil einer psychologischen Untersuchung darstellt.
fr: interrogatoire, méthode de l'interview; *e:* interview, anamnestic interrogation, exploration.

explosibler Psychopath *(m)* *Psychopath, explosibler.

explosive Konstitution *(f)* *Konstitution, explosive.

Explosivität *(f)*. Bereitschaft zu plötzlichen, gewaltsamen Affektausbrüchen. Ein Kranker, der eine ihm sehr unangenehme Erfahrung gemacht hat (z.B. auch pathologische Innenerlebnisse in Form von Halluzinationen), kann den daraus entstehenden Affekt evtl. unterdrükken. Jede neue, gleichartige Erfahrung verstärkt aber wieder die Affektspannung, die schließlich aus nichtigem Anlaß zur Entladung kommen kann. Vorkommen insbesondere bei Epilepsie, akuter Schizophrenie, aber auch bei anderen akut ausbrechenden psychischen Krankheiten.
fr: explosivité, colère (epileptique); *e:* explosion readiness, (sudden) explosiveness.

Explosivreaktion *(f)*. Plötzlich auftretende Affekthandlung. *Affektreaktion, primitive.
fr: réaction explosive; *e:* explosive reaction.

Expressed Emotions (EE). (*G. W. Brown,* 1956; *G. W. Brown, J. L. T. Birley, J. K. Wing,* 1972). Zum Ausdruck gebrachte Affekte (aggressive Kritik, besitzergreifendes Wohlwollen) in Familien von Schizophrenen. Wenn Kranke mit Schizophrenie in Familien mit hohen EE leben und viel mit der Familie zusammen sind (mindestens 35 Stunden in der Woche), ist die Gefahr eines Rückfalls besonders groß (79%). – Die engl. Bez. wird unübersetzt in der dt. Literatur verwendet.

Expressed-Emotions-Forschung *(f).* Forschungsrichtung der Psychiatrie für *Expressed Emotions. Untersucht wird, wie die Familie auf den Verlauf (nicht Entstehung) einer Schizophrenie Einfluß nimmt.

Exteriorisation *(f).* Vorgang der Objektfindung von Wünschen und Affekten. In der Psychoanalyse: die Objektbesetzung der Libido.
fr: extériorisation; *e:* exteriorization.

Extinktion *(f).* **1.** In der klassischen Konditionierung (s.d.): Löschung von bedingten Reaktionen. Der konditionierte Stimulus (CS) muß so oft ohne den unkonditionierten Stimulus (UCS) vorgegeben werden, bis die unkonditionierte Reaktion (UCR) nicht mehr auftritt.
Syn.: Verlernen, Löschung.
2. (*Bender* und *Teuber,* 1845). Nichtwahrnehmung eines Reizes, wenn dieser mit einem anderen, ähnlichen gleichzeitig gesetzt wird.
fr: extinction; *e:* extinction.

extrakampine Halluzination *(f)* *Halluzination, extrakampine.

Extramuros-Behandlung *(f).* Behandlung eines psychisch Kranken außerhalb eines psychiatrischen Krankenhauses (»außerhalb seiner Mauern«), jedoch in enger Verbindung mit diesem. Ziel ist die Erleichterung des Überganges in ein freies Leben. Hierzu dienen vor allem Einrichtungen wie *Außenfürsorge, *Tages- und *Nachtkliniken, *beschützende Werkstätten und Familienpflege.
fr: traitement extra-muros; *e:* extra-muros therapy.

extratensiv *(a).* (*H. Rorschach*). Bestimmter *Erlebnistyp, der aus dem Ergebnis des *Rorschach*-Formdeuteversuchs erschlossen wird. Der Proband ist mehr den Ereignissen der Außenwelt zugewandt, hat gute Kontaktfähigkeit, mehr praktisch als theoretisch denkend, zeigt gute Anpassungsfähigkeit, ist raschen und großen Schwankungen der Affekte unterworfen, dabei jedoch eher sensitiv. Im Formdeuteversuch überwiegen die Fb-Antworten.
fr: extratensif; *e:* extratensive.

Extraversion *(f).* (*C. G. Jung,* 1910). Neigung eines bestimmten psychischen Grundtyps, seine Interessen mehr den Geschehnissen der äußeren Welt zuzuwenden, die Wirklichkeit und ihre praktischen Belange mit Vergnügen zu greifen. *Jung* spricht von einer Wendung der Libido nach außen, zum Objekt. Es gibt auch beim Einzelindividuum Zeiten geschärfter Wahrnehmung der Welt und anderer Menschen mit einem Bedürfnis nach Aktivität und Genuß. Extraversion und *Introversion sind spontan oder gewollt in jedem Individuum in verschiedenen Graden vorhanden.
fr: extraversion; *e:* extraversion.

extravertiert *(a).* Zu *Extraversion neigend. Gegensatz: introvertiert.
fr: extraverti; *e:* extraverted, extrovert.

exzitomotorisches Syndrom *(n).* (*Delay*). Syn. für *dyskinetisch-hypertones Syndrom.

F

Fabulieren *(n).* Erzählen erfundener Geschichten, die sich um wahre Begebenheiten ranken, ohne daß eine Täuschungsabsicht vorliegt. In der Kindheit als kindliche Mythomanie normal. Im Erwachsenenalter nur bei infantil gebliebenen Psychopathen und Debilen vorkommend. Wegen des möglichen Einflusses auf Zeugenaussagen besteht vor allem forensisch-psychiatrisches Interesse an diesem Phänomen. Wenn frei erfundene Geschichten von psychisch Kranken erzählt werden, spricht man von *Konfabulation.
fr: fabuler, fabulation; *e:* confabulate, fabulation.

Facies mongolica (sive mongoloides) *(f).* Typischer Gesichtsausdruck bei *Mongolismus: mikro- und brachyzephale Kopfform, schrägstehende Lidachsen, sichelförmige vertikale Falte über dem medialen Augenwinkel (Epicanthus), plumpe Nase, offenstehender Mund, clownartige Rötung der Wangen und Nasenspitze. Bildungsanomalien an den Ohrmuscheln.
fr: facies mongolien *oder* mongolique; *e:* mongoloid facies.
Syn.: mongoloide Fazies.

Facies paralytica *(f).* Paralytikergesicht. Schlaffe, mimikarme und ausdrucksarme Gesichtszüge mit queren Stirnfalten bei Kranken mit progressiver Paralyse.
fr: facies figé; *e:* facies paralytica.

Fadenverlieren *(n).* Formale Denkstörung. Während des Sprechens verliert der Kranke den Gedankenfaden bzw. das Denkziel, weil unbedeutende Nebengedanken sich dazwischendrängen. Bei Konzentration kann das Denken sein Ziel aber doch erreichen. Gewöhnlich Folge einer allgemeinen Hirnstörung, oft einer Hirnaderverkalkung; gelegentlich auch individuelle Eigentümlichkeit.
e: tendency to lose the thread.

Fahrkarte *(f).* Im Drogenjargon: LSD, auf Fließpapier, Stoff, Filz oder Würfelzucker aufgetropft.

Fakirhand *(f).* Klinische Bez. für Handstellung mit Beugehaltung der Finger, bei der sich die Fingernägel in den Handteller eindrücken. Wird z.B. bei fortgeschrittener Paralysis agitans beobachtet.
fr: main de fakir; *e:* fakir hand.

Faktor X *(m).* Nicht-psychischer Faktor, welcher für das Auftreten einer psychischen Erkrankung mitverantwortlich sein könnte, z.B. Konstitution, Organminderwertigkeit o.ä.
e: x factor.

Fallacia *(f).* Alte Bezeichnung für Halluzination und Illusion. Nach Sinnesgebieten unterschied man : F. auditoria (Gehörstäuschung), F. optica (Gesichtstäuschung).

Fallarbeit *(f).* Seltener gebr. dt. Bezeichnung für *Casework.

fallende Sucht *(f).* Altdeutsche Bezeichnung für *Fallsucht.

Fallkrankheit *(f).* Syn. für *Epilepsie.

Fallstudienmethode *(f)* *Case-Study-Method.

Fallsucht *(f).* Volkstümliche Bez. für Epilepsie.
fr: épilepsie; *e:* falling sickness.

Falret, Jean-Pierre geb. 26. 4. 1794 Marsillac, gest. 28. 10. 1870 Marsillac. Bedeutender Vertreter der älteren frz. Irrenheilkunde. Gründete angeregt durch *Pinel* und *Esquirol* zusammen mit *Voisin* 1822 die Privatirrenanstalt Vauvres b. Paris, die lange Zeit die berühmteste in Europa war. 1851–1867 Direktor der Salpêtrière. Beobachtete als erster einzelne Kranke über 30 Jahre hinweg und beschrieb aufgrund wiederkehrender Erkrankungen die »Folie circulaire« (1851), wodurch *Kraepelin* stark beeinflußt wurde. Beschrieb mit *C. Lasègue* zusammen als erster die *Folie à deux (La folie à deux ou folie communiquée. Ann. Med. Psychol. 18, 321 [1877]). Erkannte in seinen theoretischen Äußerungen einen psycho-physischen Dualismus an und folgte teilweise mystischen Gedankengängen. Aus dem Zusammenwirken von Seele und krankem Leib entstehe ein Novum organon, dessen Äußerungen Seelenstörungen und Geisteskrankheiten seien. Es sei daher nicht nur eine körperliche, sondern auch eine psychische Behandlung (traitement moral) notwendig. Hauptwerke: »De l'aliénation mentale« (1838); »Du délire« (1839); »De la folie circulaire ou forme de maladie mentale caracterisée par alternative regulière de la manie et de la mélancholie« (1851). Die Vorstellungen sind zusammengefaßt in »Maladies mentales et des asiles d'aliénés. Leçons cliniques et considérations générales avec un plan de l'asile d'Illenau«.

Falret, Jules geb. 17. 4. 1824 Vauvre, gest. 1902. Sohn von *Jean-Pierre Falret.* Arzt an Bicêtre und der Salpêtrière. Leitete die vom Vater gegründete Anstalt in Vauvre. Beschrieb 1879 die »folie circulaire« (heute: *Depression, bipolare), die *Kraepelin* in das manisch-depressive Irresein aufnahm und die »états mixtes« (*Mischzustände, manisch-depressive). Wurde durch eine Reihe von Schriften bekannt: »De l'ètat mental des épileptiques« (1861). – »Des aliénés dangereux et des asiles speciaux pour les aliénés dits criminels«.

Falretscher Verfolgungswahn *(m)*. (1854). Alte Bezeichnung für Wahnkrankheit bei *Degenerierten.
fr: maladie de *Falret; Falret* type.

famelicus *(a)*. Extrem hungrig.
fr: famélique; *e:* famelic.

Fames canina *(f)*. (*R. Whytt*, 1767). Hündischer Hunger. Syn. für Bulimie.
e: canine voraciousness.

familiäres Unbewußtes *(n)* *Unbewußtes, familiäres.

Familialismus, ödipaler *(m)*. (*G. Deleuze* und *F. Guattari*, 1972). Kritisch gemeinte *antipsychiatrische Bez. für die Tatsache, daß die Ursprünge der Schizophrenie von *Bateson, Laing* u.a. in der Dreierbeziehung »Papi-Mami-Ich« in der Familie gesucht werden.

Familienanamnese *(f)*. Teil der Vorgeschichte eines psychisch Kranken, welcher die Familie betrifft, welcher er entstammt (Primärfamilie). Persönlichkeit, sozialer Status und wichtige Krankheiten der Eltern, Großeltern und Geschwister und die persönlichen Beziehungen des Kranken zu diesen Personen werden notiert.
e: family history.

Familienberatung *(f)*. Syn. für *Familientherapie. Die Bez. wird hauptsächlich verwendet, wenn nicht-ärztliche Therapeuten tätig werden.

Familienhomöostase *(f)*. (*Don D. Jackson*, 1965). In der Systemtheorie (s.d.) der Familie das Funktionieren einer Familie nach bestimmten, relativ starren Regeln. Durch Besserung von Depressionen, psychosomatischen Erkrankungen oder die Beendigung einer längerdauernden Krise eines Familienmitgliedes kann die Familienhomöostase gestört werden.

Familienneurose *(f)*. Mehr beschreibende Bez. für das Zusammenleben neurotischer Familienangehöriger, deren neurotische Symptome sich komplementär ergänzen, z.B. Sadismus – Masochismus des Elternpaares. Auch die übrigen Familienmitglieder, insbesondere die Kinder, können eingespannt werden in ein Netz unbewußter Beziehungen (Familienkonstellation), das zu neurotischen Symptomen führt oder deren Heilung verhindert.
fr: névrose familiale; *e:* family neurosis.

Familienpflege, psychiatrische *(f)*. Versorgung psychisch Kranker durch Aufnahme in eine Pflegefamilie. Teilweise bereits seit dem Mittelalter üblich. Vorbildlich in *Geel durchgeführt. – *Hölderlin* war am Beginn des 19. Jh. über 30 Jahre in Familienpflege bei dem Handwerker *Zimmer* in Tübingen.

Familienpsychiatrie *(f)*. Teilgebiet der *Sozialpsychiatrie mit der Aufgabe, die gesamte Familienstruktur therapeutisch zu beeinflussen (sog. Familientherapie, -beratung). Basiert auf der tiefenpsychologischen Erkenntnis, daß bei der Mehrzahl der psychischen Erkrankungen gruppendynamische Ursachenzusammenhänge mit Familie und Gesamtgesellschaft bestehen. Dies wurde insbesondere für die Familien Schizophrener ausführlich untersucht (*Th. Lidz, G. Bateson, D. Jackson, R. Laing, L. Wynne*).

Familienpsychotherapie *(f)*. Psychoanalytisch orientierte Form der *Familientherapie. Der Therapeut hält mit der ganzen Familie Sitzungen ab, bei welchen die gruppendynamischen Beziehungen zwischen den Familienmitgliedern und die dabei deutlich werdende Psychodynamik der Einzelindividuen interpretiert werden.
fr: psychothérapie familiale; *e:* family psychotherapy.

Familientherapie *(f)*. Form der Psychotherapie, bei welcher neben der Behandlung des erkrankten Einzelindividuums die Familie als Ganzes in die Therapie einbezogen wird. Drei Formen: 1. Beratung der Familie in praktischen Alltagsfragen. 2. *Familienpsychotherapie. 3. *Systemtherapie.
fr: thérapie familiale; *e:* family therapy, family social work (1).

Fanatiker *(m, pl)* *Psychopathen, fanatische.

Fantasmen *Phantasma.

Farbagnosie *(f)*. Unterform der optischen Agnosie (s.d.). Unfähigkeit, Farben und Farbunterschiede zu erkennen.
fr: agnosie des couleurs; *e:* agnosie of colours.

Faseln *(n)*. Seit dem 17. Jh. literarische und volkstümliche Bez. für »Irr-reden« eines Fieberkranken, Sterbenden oder Geisteskranken. In der klinischen Alltagssprache gelegentlich Bez. für Durcheinanderwürfeln verschiedener Denkinhalte, unzusammenhängende Sprache oder *Weitschweifigkeit.
e: drivel, rambling.

Fastidium cibi *(n)*. Ekel vor Nahrung. Auch allgemeiner: mangelhaftes Wohlbefinden.

Fastidium vitae *(n)*. Lebensüberdruß.

Faszination *(f)*. **1.** Seit dem Altertum bekannte Technik zur Herbeiführung der (erst später so genannten) Hypnose. Der Patient wird aufgefordert, einen festen oder sich leicht bewegenden Punkt ins Auge zu fassen oder dem Arzt fest in die Augen zu sehen. Auch in der Schule der Salpêtrière benutzt. Heute meist Fixationsmethode genannt. **2.** Ausführung hypnotischer Befehle (z.B. Lähmungen zu bekommen, Halluzinationen zu haben), ohne daß vorher ein hypnotischer Tiefschlaf herbeigeführt wurde. Besonders vom Bühnen-Hypnotiseur *Donato* häufig angewendete Technik.
fr: suggestion à l'état de veille (Schule von *Nancy).

Fatuität *(f)*. Narrheit. Dummheit. Alte Bez. für Intelligenztiefstand, Schwachsinn, Demenz.
fr: fatuité; *e:* fatuity.

faxenhafte Katatonie *(f)*. Syn. für Katatonie, parakinetische.

Faxenpsychose *(f)*. (*E. Bleuler*). Bez. für *Katatonie, parakinetische.

Faxensyndrom *(n)*. Albern erscheinendes, clownhaftes Benehmen, Grimassenschneiden. Es wird das Verhalten eines »Irren« in volkstümlicher Auffassung dargestellt. Es bestehen gewisse Ähnlichkeiten zur *Pseudodemenz, doch ist die Darstellungsabsicht entweder nicht vorhanden oder bewußtseinsfern. Findet sich als Symptom bei organisch bedingten psychischen Krankheiten, gelegentlich auch bei Schizophrenie oder Psychopathie.
fr: syndrome des caprices; *e:* buffoonery psychosis.

Fazialistic *(m)*. Syn. für *Gesichtskrampf.

FE. Häufig gebr. Abk. für *Fürsorgeerziehung.

Febriphobie *(f)*. Angst vor Fieber. Pyrexeophobie.
fr: fébriphobie, pyrétophobie; *e:* febriphobia.

Fechner, Gustav Theodor geb. 19. 4. 1801 Groß-Särchen (Niederlausitz), gest. 18. 11. 1887 Leipzig. Professor für Physik in Leipzig (ab 1833). Bedeutender Naturphilosoph. Begründer der *Psychophysik und Vater der Experimentalpsychologie. Über **Kraepelin* auch richtungsgebender Einfluß auf die klinische Psychiatrie. **Freud* übernahm von *Fechner* das Konzept von der seelischen Energie, das Prinzip einer psychischen *Topographie, das *Lust- *Unlustprinzip, das *Konstanzprinzip und das Wiederholungsprinzip (*Wiederholungszwang).

Federn, Paul geb. 13. 10. 1871 Wien, gest. 4. 5. 1950 New York. Bedeutender Psychiater und Psychotherapeut. Als Assistent in der Psychiatrischen und Neurologischen Klinik Wien, gleichzeitig (ab 1904) Mitglied des Kreises um *Freud*. Ab 1938 Emigration zuerst in die Schweiz, dann nach USA. Bedeutende Beiträge zur Ich-Psychologie. Hauptwerke: »Zur Psychologie der Revolution: die vaterlose Gesellschaft«, 1919; »Zur Frage des Hemmungstraumes«, 1920; »Narcissism in the Structure of the Ego«, 1925; »Das Ich als Subjekt und Objekt im Narzißmus«, 1929; »Reality of the Death Instinct, especially in Melancholia«, 1932; »The indirected Functions of the Central Nervous System«, 1935.

Fehlhaltung *(f)*. Fehlerhafte Einstellung zu sich selbst und/oder zur Umwelt. Der Begriff wird hauptsächlich in der nichtpsychoanalytischen Neurosenpsychologie verwendet. Während die Psychoanalyse den gegenwärtigen (neurotischen) Zustand als *vorläufiges* Ergebnis einer lebensgeschichtlichen Fehlentwicklung sieht, bezeichnet »Fehlhaltung« den mehr *dauerhaft*-statischen Zustand einer neuen, durch die Neurose geprägten Lebensordnung. Es wird also das Neurotische als Dauerzustand betont. In diesem Sinne kann allgemein von einer neurotischen Fehlhaltung gesprochen werden. Je nach den mehr oder weniger hervortretenden Einzelsymptomen wird auch von einer anankastischen, depressiven, hysterischen, paranoischen, perversen, phobischen, schizoiden oder süchtigen Fehlhaltung gesprochen. Oft wird der Begriff der Fehlhaltung auch verwendet, wenn nichts Bestimmtes über die Entstehung des Zustandes ausgesagt werden soll.
fr: disposition psychologique défectueuse; *e:* faulty attitude, maladjustment.

Fehlhaltung, abionome *(f)*. Von *I. H. Schultz* geprägtes Syn. für *Neurose.

Fehlhandlung *(f)* *Fehlleistung.

Fehlsprechen *(n)*. Versprechen. *Fehlleistung beim Sprechen.
fr: lapsus linguae; *e:* slip of the tongue.

Fehlleistung *(f)*. Fehlerhaft ausgeführte Leistung oder Handlung, wobei die eigentlich beabsichtigte Leistung durch eine andere, nicht beabsichtigte ersetzt wird, obwohl das Individuum unter gewöhnlichen Umständen zur richtigen Ausführung fähig ist. Hierzu gehören Vergessen, Versprechen (lapsus linguae), Verlesen, Verschreiben (lapsus calami), Vergreifen, Verlieren. *Freud*, der diese Formen mißglückter Leistungen erstmalig unter einheitlichen Gesichtspunkten bearbeitete, konnte zeigen, daß die Leistungen in einem anderen Sinne durchaus geglückt sind, da sich hierin unbewußte und uneingestandene Wünsche manife-

stieren. Der Betroffene selbst nimmt gewöhnlich eher Zufall oder Ermüdung als Ursache an.
fr: acte manqué, fehlleistung; *e:* parapraxis, symptomatic act.

Fehlsprechen *(n)*. Dt. Bez. für Lapsus linguae.

Feierabendepilepsie *(f)*. Tageszeitlich gebundene Epilepsie, bei der große epileptische Anfälle vorwiegend in der Situation des Entspannens am Feierabend auftreten. *Aufwachepilepsie.
fr: épilepsie vespérale; *e:* post-work epilepsy.

Feld *(n)*. Durch die »Feldtheorie« *Lewins* aus der Physik (z.B. Magnetfeld) in gestaltpsychologische Untersuchungen übernommene Vorstellung, die auf viele Probleme angewandt wird, wo Fokus-Feld-Beziehungen eine Rolle spielen. Beispiele: Wortfeld, Bedeutungsfeld, Sinnesfeld, Erlebnisfeld, Spannungsfeld. In der Psychiatrie haben vor allem Wahrnehmungsfeld und Erlebnisfeld Bedeutung erlangt, da z.B. im »Destruktionsprozeß des Wahrnehmungsfeldes« (*Conrad*) die wichtigste Erscheinung bei der Schizophrenie erblickt werden kann.
fr: champ; *e:* field.

Feldtheorie des Verhaltens. (*K. Lewin*). Gestaltpsychologische Theorie, nach der sich das Verhalten eines Menschen nach dem Kräftefeld der personalen Umgebung richtet. An die Stelle der innerindividuellen Kräfte treten also die Kräfte der Gesellschaft. Das Kräfteverhältnis ist vektoriell beschreibbar (Topologie).
fr: théorie des champs de *Kurt Lewin*; *e:* theory of psychical field of behavio(u)r.

Fellatio *(f)*. Praktik sexueller Befriedigung. Form des Genitalkusses, wobei der Penis des Geschlechtspartners in den Mund genommen wird.
fr: fellation; *e:* fellatio, fellation.
Syn.: Coitus oralis *oder* per os.

Fenichel, Otto geb. 2. 2. 1897, Wien, gest. 22. 1. 1946. Bedeutender Psychoanalytiker. Ab 1922 Ausbildung am Psychoanalytischen Institut Berlin mit *Max Eitingon,* 1926–1933 Mitglied des Instituts. 1933–1935 psychoanalytische Ausbildungstätigkeit in Oslo, 1935–1938 in Prag. Ab 1938 Lehranalytiker in Los Angeles. *Hauptwerke:* »The Outline of Clinical Psychoanalysis«, 1934; »Problems of Psychoanalytic Technique«, 1939; »The Psychoanalytic Theory of Neurosis«, 1945.

Ferenczi, Sandor geb. 1873 Miskolc (Ungarn), gest. 1933 Budapest. Ungarischer Psychoanalytiker. Einer der bedeutendsten Schüler *S. Freuds*. Bereits während des Medizinstudiums in Wien Experimente mit Hypnose. Seit 1900 niedergelassener Arzt. Publizierte 30 Arbeiten, bevor er 1908 bei *Freud* eine Psychoanalyse begann. Gründete 1910 die Internationale psychoanalytische Gesellschaft. 1919 für wenige Monate erster Prof. für Psychoanalyse in Budapest. Schrieb brillante Beiträge zur Theorie und Technik der Psychoanalyse. Sein »Thalassa, Versuch einer Genitaltheorie« (Wien 1924) wurde von *Freud* als die kühnste Anwendung der Analyse bezeichnet, die jemals versucht worden sei. Begründete darin eine neue Methode, die als Bioanalyse bezeichnet wurde. Ging in den letzten Lebensjahren zu einer »aktiven Therapie« zur Verkürzung der Behandlungsdauer über, wobei er den Patienten die in der Kindheit entbehrten Liebesbezeugungen spendete. Entfremdete sich dadurch *Freud*. *Werke:* »Bausteine zur Psychoanalyse«, 4 Bde. 1927; »Contributions to Psycho-Analysis«, 2 Bde., London 1952, »Schriften zur Psychoanalyse«, 2 Bde., Frankfurt 1970.

Fernsehepilepsie *(f)*. Form der *Reflexepilepsie, deren Anfälle bei Beobachtung des Fernsehbildes durch die intermittierenden Lichtreize des Bildflimmerns auftreten. Die zugrundeliegende Fotosensibilität kann durch Flimmerlichtaktivierung des EEG nachgewiesen werden.
fr: épilepsie déclenchée par la télévision; *e:* television epilepsy.

Fetisch *(m)*. **1.** Gegenstand, dem magische Kräfte zugeschrieben werden und der deshalb angebetet wird. **2.** Jeder von einer geliebten Person herrührende Gegenstand, der dem *Fetischisten allein sexuelle Befriedigung zu vermitteln vermag.
fr: fétiche; *e:* fetish.

Fetischismus *(n)*. (*Binet,* 1887). Sexuelle Anomalie, bei der Erregung und Befriedigung sexueller Wünsche an den Anblick oder die Berührung von Gegenständen gebunden ist, die von einer geliebten oder auch unbekannten Person herrühren (Strümpfe, Schlüpfer, Büstenhalter, Haarlocke). Diese Gegenstände erhalten einen abnormen, vom Partner losgelösten Reizwert und werden zur Voraussetzung der sexuellen Tätigkeit, die gewöhnlich als Onanie mit Hilfe des Gegenstands erfolgt. Die Gegenstände werden häufig gestohlen, wobei offenbar der Stehlakt mit zur sexuellen Erregung beiträgt, so daß z.B. immer neue Kleidungsstücke gestohlen werden. Der normale Koitus wird nicht gesucht oder kann nicht ausgeführt werden. Es handelt sich um behandlungsfähige krankhafte Störungen.
fr: fétichisme; *e:* fetishism.

Feuchtersleben, Ernst Freiherr von geb. 29. 4. 1806 Wien, gest. 3. 9. 1848 Wien. Wiener Arzt und Dichter. Nach Medizinstudium ärztliche Praxis in Wien. Ab 1844 Vorlesungen, die 1845 als erstes österreichisches Lehrbuch der medizinischen Psychologie bzw. Psychiatrie erschienen (»Lehrbuch der ärztlichen Seelenkunde«, Übersetzungen ins Englische, Französische, Holländische, Russische. Reprint Graz 1976). Später Vizedirektor der »medizinischen Studien«. 1848 Unterstaatssekretär im Unterrichtsministerium. Besonders bekannt durch das Buch »Diätetik der Seele« (1838), (50 Auflagen), eine medizinisch-moralische Vollkommenheitslehre. Zugleich beliebter Publizist u. Goetheaner der Biedermeierzeit. Bekannte Aphorismensammlung: »Confessionen«. Sämtliche Werke hg. von *Hebbel,* 4 Bde.

Fieberbehandlung *(f)*. Behandlung durch künstlich herbeigeführte Temperatursteigerung mittels Pyretika (fiebererzeugende Medikamente) oder künstlicher Infektion. Die 1917 von *Wagner-Jauregg* eingeführte Methode durch Überimpfung von Malaria tertiana wird nur noch selten angewandt (*Malariatherapie). Fiebererzeugung durch steigende Dosen von Pyrifer oder Überwärmungsbad ist noch teilweise gebräuchlich. Selten wird auch Rekurrensfieber oder Sodoku künstlich erzeugt.
fr: pyréthérapie, pyrétothérapie; *e:* pyretotherapy.

Fieberdelir *(n)*. Akute delirante Geistesstörung, die im Verlauf von Infektionskrankheiten, insbesondere bei Kindern, auftreten kann. Es handelt sich gewöhnlich um eine harmlose, rasch wieder abklingende Störung.
fr: délire fébrile; *e:* febrile delirium.
Syn.: Fieberpsychose, Fieberwahn, Delirium febrile.

Fieberkrampf *(m)*. Bei Kindern vom 1. bis 5. Lebensjahr im Verlauf eines fieberhaften Infektes auftretender epileptischer Anfall. Prognose in der Regel günstig, jedoch in 10–15% der Fälle später Übergang in Epilepsie. Prognostisch ungünstig zu bewerten sind (nach *H. Doose*): familiäre Belastung mit Epilepsie, Zeichen einer Vorschädigung des Gehirns, Auftreten des Fieberkrampfes jenseits des 5. Lebensjahres, Herdsymptome im oder nach dem Anfall, mehr als viermalige Wiederholung der Fieberkrämpfe, länger als eine halbe Stunde dauernde Krampfanfälle, Krampfpotentiale im EEG jenseits der postkonvulsiven Phase.
fr: convulsion hyperpyrétique; *e:* febrile convulsion, infantile convulsion.
Syn.: Infektkrampf.

Fieber, psychogenes *(n)*. Seltenes psychosomatisches Symptom eines innerseelischen Konfliktes. Erhöhung der Körpertemperatur bis 40°C aus rein seelischer Ursache. Vorkommen in Situationen der Angst, der inneren Spannung oder Verstimmung. Wenn weitere Leibbeschwerden bestehen, werden nicht selten unnötige Operationen ausgeführt.
fr: fièvre d'origine psychique; *e:* psychogenic fever.

Fiebertherapie *(f)* *Fieberbehandlung.

Fieberwahn *(m)* *Fieberdelir.

Fieberpsychose *(f)* *Fieberdelir.

Fingeragnosie *(f)*. (*J. Gerstmann,* 1924, 1927, 1930). Neuropsychologisches Symptom einer *Körperschemastörung. Sonderfall der *Autotopagnosie. Unfähigkeit, nach sprachlicher Aufforderung einzelne Finger zu benennen oder zu zeigen. Nach *K. Poeck* (1966) ist besser von einer Fingerwahlstörung zu sprechen. Vorkommen vor allem bei *Aphasie, aber auch bei optisch-räumlicher Orientierungsstörung oder schweren psychopathologischen Veränderungen (Bewußtseinstrübung, Demenz).
fr: agnosie digitale; *e:* finger agnosia.

Fingernägelkauen *(n)* *Nägelkauen.

fixen *(n)*. Im Drogenjargon: intravenöse Injektion von Narkotika, gewöhnlich Heroin.
e: fix.

Fixer *(m)*. Jemand, der fixt. *fixen.

Fixierung *(f)*. **1.** Festlegung, Verhaftung. Festhalten an einer einmal eingenommenen Gewohnheit oder Einstellung. Insbesondere angewendet bei der sexuellen Fixierung an ein besonderes Erlebnis oder einen Partner. Nach *S. Freud* darüber hinaus jeder Stillstand der Entwicklung des libidinösen und aggressiven Triebes sowie des *Ich mit seinen Beziehungen zu Triebobjekten und Personen auf prägenitalen Entwicklungsstufen. Die neurotischen und psychotischen Regressionen führen nach *Freud* zum Fixationspunkt zurück. *Triebobjekt. **2.** In der Psychiatrie auch die Fesselung eines unruhigen Kranken an sein Bett mittels schonender Ledermanschetten.
fr: fixation; *e:* fixation (zu 1); bed restraint (zu 2).

Flagellant *(m)*. Selbstgeißler. Geißler. Geißelmönch. *Flagellation.
fr: flagellateur; *e:* flagellant, scourging, friar.

Flagellantismus *(m)*, **Flagellantentum** *(n)*. **1.** Geißelsucht, Geißeln (Flagellation) als perverse sexuelle Dauerhaltung. Form des Sadismus. Die Betreffenden lauern gewöhnlich jungen Mädchen auf, um ihnen mit einer Gerte über das Gesäß zu schlagen. Oft wird durch Herunterzie-

hen des Schlüpfers nachgesehen, welche Wirkung der Schlag bewirkt hat, während direkte sexuelle Befriedigung durch Koitus oder gleichzeitige Ipsation gewöhnlich nicht erstrebt wird. **2.** Geißelsucht aus religiöser Motivation. Wurde im Mittelalter als mutuelle und Autoflagellation häufig ausgeübt. Besonders während der Pestepidemie im 14. Jahrhundert kam es zu psychischen Epidemien, wobei die »Geißelbrüder« sich z.T. zu »Büßergesellschaften« zusammenschlossen. Sexuelle und religiöse Motive bestehen auch heute bei der Flagellation vielfach nebeneinander.
fr: flagellantisme; *e:* flagellantism.
Syn.: Flagellomanie.

Flagellation *(f)*. Der Akt des Geißelns bei *Flagellantismus.
fr: flagellation; *e:* flagellation.

Flagellomanie *(f)* *Flagellantismus.

Flapping tremor *(m)*. Besondere Form des Fingertremors mit raschen Flexions- und Extensionsbewegungen der Finger, die an Vogelflattern erinnern. Typisch für das *hepato-zerebrale Syndrom.
fr: flapping tremor.

flash. Blitz. Im Drogenjargon: Erlebnis plötzlich einsetzender Drogenwirkung bei intravenöser Injektion. Bei »speed flash« wird Methamphetamin gespritzt.
e: flash, bang.

Flemming, Karl Friedrich geb. 27.12.1799 Jüterbog (Brandenburg), gest. 27.1.1880 Wiesbaden. Nach einjähriger Tätigkeit in der ersten deutschen Irrenanstalt auf dem Sonnenstein bei Pirna seit 1830 Erbauer und Leiter der ersten für die Behandlung Geisteskranker neu errichteten Irrenheilanstalt in Sachsenberg bei Schwerin. Langjähriger Präsident des deutschen Vereins der Irrenärzte. Pionier des psychiatrischen Krankenhauswesens. Verfaßte neben bedeutenden psychiatrischen Schriften (»Pathologie und Therapie der Psychosen«) auch 4 Dramen.

Flexibilitas cerea *(f)*. **1.** Verharren in einer einmal eingenommenen, evtl. unbequemen Haltung. Die Lage der Glieder kann passiv wie bei einer Gliederpuppe verändert werden. Bei Ausführung von passiven Bewegungen ist ein mäßiger Widerstand den Bewegungen gegenüber zu spüren. Die dadurch erreichte Stellung der Glieder wird wieder längere Zeit beibehalten; z.B. können in Bettlage eines Kranken alle Glieder senkrecht aufgestellt werden. Vorkommen vorzugsweise bei katatoner Schizophrenie, aber auch bei organischen Hirnerkrankungen und Hypnose. **2.** Gelegentlich als Syn. für *Kataplexie gebraucht.
fr: flexibilité cireuse, resistance musculaire plastique; *e:* waxy flexibility.

Floccillatio, Floccilegium *(n)*. Flockenlesen. Syn. für *Karphologie.

Flockenlesen *(n)* *Karphologie.

Flucht in die Krankheit *(f)*. (*S. Freud,* 1905). Krankwerden als leichtester Ausweg aus einer unlösbar erscheinenden Situation. »Das Krankwerden erspart zunächst eine psychische Leistung, ergibt sich als die ökonomisch bequemste Lösung im Falle eines psychischen Konflikts, wenngleich sich in den meisten Fällen später die Unzweckmäßigkeit eines solchen Ausweges unzweideutig erweist.« (*Freud,* GW V, 202)
e: flight *oder* escape into illness *oder* disease.

Flüchtlingsparanoid *(n)*. (*L. Tyhurst*). Bei Flüchtlingen mit mangelhaftem Sozialkontakt zur neuen Umgebung auftretende psychogene Beziehungs- und Verfolgungsideen, die durch Angst entstehen.
fr: syndrome paranoïde des transplantés; *e:* refugee paranoia.

Fluidum, magnetisches *(n)*. Von **F. A. Mesmer* behauptetes, bei seinen Behandlungen wirksames physikalisches Agens. *Magnetismus, animalischer.

Fluoreszenzgedächtnis *(n)*. Analoger Begriff der Informationspsychologie für *Kurzzeitgedächtnis. Aus Kapazitätsuntersuchungen geht hervor, daß die Aufnahmegeschwindigkeit bei CK = 16 bit/sec liegt. Wenn mit einer Gegenwartsdauer von 10 sec gerechnet wird, beträgt das maximale Fassungsvermögen 100–160 bit. Aus informationstheoretischen Gründen können jeweils maximal 32 Zeichen bewußtseinsgegenwärtig sein, so daß sich daraus eine Begründung für die beobachtbare »Enge des Bewußtseins« ergibt.
fr: mémoire phosphorescente; *e:* short term memory.
Syn.: phosphoreszierendes Gedächtnis, Kurzspeicher.

Flush *(m)*. Heftiges und plötzliches Erröten der oberen Thoraxpartien und des Kopfes. Vorkommen bei Dünndarmcarcinoid (*Cassidy-Schulte*-Syndrom); in der Psychiatrie aber in erster Linie bei *Disulfiram-Alkohol-Reaktion.
fr: flush; *e:* flush.

Fluten *(n)*. Syn. für *Reizüberflutung.

Föllingsche Krankheit *(f)*. Syn. für *Oligophrenia phenylpyruvica.

Föllingsche Oligophrenie *(f)* *Oligophrenia phenylpyruvica.

Fokalanalyse *(f)*. (*D. Malan,* 1965). Abgekürztes psychoanalytisches Verfahren, bei dem nur

ein pathogener oder besonders wichtiger Erlebniskomplex analysiert wird.
fr: (psych)analyse focale; *e:* focal analysis.

Fokalepilepsie *(f)* *Anfall, fokaler.

Fokaltherapie *(f)*. Form der Kurzpsychotherapie, die sich auf die Herausarbeitung eines bestimmten Problems (= Fokus) beschränkt. *Kurzanalyse.

Folie *(f)*. Ältere frz. Bez. für jede Art von Geistesstörung. Hat sich in einzelnen Wendungen im wissenschaftlichen Sprachgebrauch erhalten. Z.B. *Folie à deux.
e: insanity.

Folie à deux *(f)*. *(C. Lasègue, J. Falret,* 1873, 1877). Übernahme wahnhafter Überzeugungen eines Geisteskranken durch eine andere (geistesgesunde oder geisteskranke) Person (Ehefrau, Verwandte, Anhänger). Auch Bez. für alle vergesellschaftet auftretenden Geistesstörungen psychotischer oder nichtpsychotischer Art (*Wahn, konformer). Durch Ausweitung auf größere Gruppen von Menschen können »psychische Epidemien« (s.d.) entstehen (induziertes Irresein). Die häufig gebrauchte Bez. ist im Unterschied zur symbiontischen Psychose (s.d.) weiter und umfaßt auch familiär auftretende Psychosen, bei denen die Psychosen der Partner sich nicht miteinander verflechten.
fr: délire à deux, contagion mentale; *e:* folie à deux, double insanity.
Syn.: Folie simultané; infektiöses Irresein *(Ideler,* 1938); Contagio psychica *(Hofbauer,* 1846).

Folie du doute *(f)*. Zweifelsucht. Älterer, von *Legrand du Saulle* eingeführter Begriff für eine Krankheitseinheit, die heute jedoch als Symptom einer Zwangskrankheit angesehen wird. Der Kranke muß ständig grübeln und prüfen, ob wirklich alles so ist, wie es sein sollte. Er muß sich z.B. immer wieder vergewissern, ob eine Tür wirklich abgeschlossen ist.
e: doubting mania, folie du doute.

Folie gémellaire *(f)*. Gleichzeitig bei Zwillingen auftretende Geisteskrankheit. *Folie à deux.

Folie lucide *(f)*. *(Trelat,* 1861). In der alten frz. Psychiatrie Bez. für Wahnkrankheit ohne Beeinträchtigung der intellektuellen Fähigkeiten. Geht weitgehend im heutigen Begriff der chronischen paranoiden Schizophrenie auf.
fr: folie lucide.

Forel, Auguste geb. 1. 9. 1848 Morges/Waadt (Schweiz), gest. 27. 7. 1931 Yvorne. Schweizer Psychiater. Seit 1872 Schüler *Guddens* in München. Seit 1879 Direktor der psychiatrischen Klinik Burghölzli bei Zürich. Ab 1898 Privatgelehrter in Chigny, dann in Yvorne. Hielt erste Vorlesungen in der Schweiz über Hypnotismus und gründete zusammen mit *Grossmann* die »Zeitschrift für Hypnotismus«. Hervorragender Vertreter der Abstinenzbewegung. Wollte den Alkoholismus durch Aufklärung und Überredung besiegen. Werke: »Das Gedächtnis und seine Abnormitäten«, 1885; »Der Hypnotismus«, 1889 (12. Aufl. 1923); »Gehirn und Seele«, 1894 (13. Aufl. 1922); »Die sexuelle Frage«, 1905 (16. Aufl. 1931).

Forelsche Hypnosestadien *(n, pl)*. *(A. Forel)*. Ältere, als klassisch geltende Einteilung der Hypnosetiefe in 3 Stadien. 1. *Somnolenz:* Zustand deutlicher Einengung des Bewußtseins. Es ist dem Hypnotisierten jedoch noch möglich, sich Suggestionen, die das Schließen der Augen betreffen, zu widersetzen. 2. **Hypotaxie:* Der Hypnotisierte folgt den Suggestionen des Hypnotherapeuten vollständig. 3. *Somnambulismus:* Zustand tiefer Hypnose. Der Hypnotisierte kann schlafend auf Anweisung des Hypnotherapeuten umhergehen, befolgt posthypnotische Suggestionen und hat spontan eine Erinnerungslücke für das in Hypnose Erlebte. – Da diese Stadien stark ineinandergehen und praktisch kaum auseinanderzuhalten sind, wird das *Forel*sche Einteilungsschema nicht mehr verwendet. *Hypnosestadien.

Forensische Psychiatrie *(f)* *Psychiatrie, forensische.

Formenkreis, schizophrener *(m)*. Sammelbez. für alle von *Kraepelin* beschriebenen Formen der *Schizophrenie (Hebephrenie, Katatonie, paranoide Schizophrenie). Die Bez. wird hauptsächlich verwendet, wenn die diagnostische Zuordnung zu einer Unterform oder zur Schizophrenie selbst Zweifel offenläßt.

Forschungsanstalt für Psychiatrie, Deutsche *Deutsche Forschungsanstalt für Psychiatrie.

Forschungskriterien, diagnostische *(n, pl)*. *(R. L. Spitzer, J. Endicott, E. Robins,* 1975, 1978). System psychiatrischer Diagnostik für naturwissenschaftliche Forschungszwecke. Enthält 25 Kategorien für die Diagnostik von Schizophrenie und Depression sowie einiger ähnlicher Zustände. Insbesondere die Depression wird in hierarchisch gegliederte operationale Untergruppen aufgeteilt: »major depressive disorder« (häufigste Übersetzung: Typische Depressive Störung), zyklothyme Persönlichkeit, intermittierende depressive Störung, labile Persönlichkeit, »minor depressive disorder«. Die Typische Depressive Störung ist untergliedert in *bipolar I (bipolar mit Manie), bipolar II (bipolar mit Hypomanie) und *Typische Depressive Episode (entspricht *monopolar; die

Bez. wird jedoch nicht gebraucht). Bezeichnungen und Systematik sind zum Teil in das *DSM III eingegangen. *bipolare Störung, *Depression, bipolare, *Depression, monopolare.
fr: Critères Diagnostique pour la Recherche; *e:* Research Diagnostic Criteria (RDC).

Fortlaufen *(n)*. Deutsche Bez. für *Poriomanie. – Amerikanisch bezeichnet *run-away child* den Fortläufer, wofür das Englische keine eigene Bez. kennt. *poriomania* (= fugue) bezieht sich auf jemand, der wegen einer (senilen) Demenz orientierungslos umherirrt, auch auf den *Dämmerzustand, in welchem der Kranke eventuell Reisen unternimmt.

Foulkes, Siegmund Heinrich geb. 1898 Karlsruhe, gest. 1976 London. Gruppenpsychotherapeut. Schüler von *Kurt Goldstein* (1928–1930) in Frankfurt. Psychoanalyse in Wien und Frankfurt. Emigrierte 1933 nach London. Ab 1940 Gruppenpsychotherapie in Exeter, Devon. Wandte 1942–1946 als erster die Vorstellungen der therapeutischen Gemeinschaft (s.d.) in einem Kriegslazarett an. Gründete 1952 in London gruppenanalytische Gesellschaft. Wandte *Goldsteins* These, daß jedes Neuron Teil eines ganzheitlichen Kommunikationssystems sei, analog auf das Individuum in Gruppe und Gesellschaft an. – *Hauptwerke:* »Zur Statistik der Tuberkulose im Kindesalter« (1924); »Introduction to Group -Analytic Psychotherapy« (1948); »Group Psychotherapy; The Psychoanalytic Approach« (zus. m. *E. J. Anthony:* 1957); »Therapeutic Group Analysis« (1964) (dt. »Gruppenanalytische Psychotherapie«, 1974); »Praxis der Gruppenanalytischen Psychotherapie« (1978).

Fragebogenmethode *(f)*. Standardisierte Form einer *Exploration. Der Fragebogen stellt ein schriftliches, mit festen Anweisungen versehenes Programm dar. Die aus der empirischen Sozialforschung stammende Methode findet in die Psychiatrie nur zögernd Eingang. Vorteile sind geringere Abhängigkeit vom Untersucher und Vergleichbarkeit der Ergebnisse. Nachteile sind geringe Flexibilität und Komplexität aus methodischen Gründen. *Interview, strukturiertes.
e: questionnaire method.

Fragesucht *(f)*, **Fragezwang** *(m)* *Grübelsucht.

Fraisen *(f, pl)*. Gegenwärtig volkstümliche Bez. für anfallsartige Zustände im Kindesalter. *Gichter. Die Bez. geht auf altgermanische Wurzeln zurück. Sie bezeichnet ursprünglich Keuchhusten, Hautkrankheiten und Epilepsie bei Kindern. Nach *M. Höfler* (1899) glaubten die Germanen, daß ein böser Nachtgeist Angst in Kindern (Eiss) verursache und der epileptische Anfall eine Folge davon sei (Vereissen = Fraisen).

Frank, Johann Peter geb. 19. 3. 1745 Rodalben, gest. 4. 4. 1821 Wien. Gab in seiner »Medizinischen Polizei« (1779–1783) erstmals ein System der öffentlichen Gesundheitspflege. Brachte im Zuge hygienischer Reformen viele Erleichterungen für die in der 2. Hälfte des 18. Jahrhunderts inhuman behandelten psychisch Kranken.

freak out. Im Drogenjargon: Unangenehme Wirkung oder seltsames exzentrisches Verhalten (= freak) nach Genuß von Cannabis (z.B. Herumtanzen, wilde Gebärden).

Franklsche Psychotherapie *(f)*. Sammelbez. für die von *V. E. Frankl* (geb. 1905, Wien) begründeten Richtungen der *Logotherapie und *Existenzanalyse. Eigene Ausbildungsgänge mit mindestens 500 Stunden. Kontaktadresse: Süddeutsches Institut für Logotherapie GmbH, 8080 Fürstenfeldbruck, Geschwister-Scholl-Platz 8. – Vgl.: Neurose, noogene; Selbst-Transzendenz, Vakuum, existentielles; kollektive Psychotherapie; paradoxe Intention; Dereflexion; Gesellschaft für Logotherapie und Existenzanalyse.
e: Franklian psychotherapy.

Freiheit *(f)*. **1.** Unabhängigsein von äußerem Zwang. **2.** Das innere Freisein von vorher festgelegten Denk- und Reaktionsmustern, der Spielraum persönlicher Entscheidungen im Denken und Handeln. – Die Psychiatrie hat mit beiden Aspekten des Freiheitsbegriffes zu tun. Wegen Gefährdung der Sicherheit und Rechtsgüter anderer und bei Selbstgefährdung (Suizidgefahr!) kann es notwendig werden, einen psychisch Kranken vorübergehend oder dauernd in einem geeigneten Krankenhaus unterzubringen (*Unterbringung). Die Frage des Spielraumes für freie Entscheidungen bei psychischen Krankheiten, Neurosen, Impulshandlungen usw. ist nicht nur von philosophischem Interesse, sondern hat vielfach praktische Bedeutung (Frage der strafrechtlichen Verantwortung, Rentenbegutachtung).
fr: liberté; *e:* liberty, freedom, free will.

Freiheitsberaubung *(f)*. Vorsätzliches und widerrechtliches Einsperren oder Berauben der persönlichen Freiheit; nach § 239 StGB strafbar. In der Psychiatrie wichtig bei Fragen der *Unterbringung. Auch das heimliche Beibringen von Arzneimitteln kann als Freiheitsberaubung angesehen werden.
fr: séquestration; *e:* deprivation of personal freedom.

Freiheitsbeschränkung *(f)*. Einschränkung der persönlichen Bewegungsfreiheit, z.B. bei psychisch Kranken. In Deutschland nur durch richterliche Anordnung möglich (*Unterbringung). Aber auch unter den besonderen Bedingungen des Lagerlebens in Gefangenschaft und Kriegsgefangenschaft ist die damit notwendigerweise verbundene Freiheitsbeschränkung ein wichtiges psychologisches Element für die Entstehung psychogener Reaktionen (zum Beispiel »Stacheldrahtkrankheit«).
fr: restriction de la liberté; *e:* restriction of personal freedom.

Freiheitsentziehung *(f)*, **Freiheitsentzug** *(m)*. Zwangsweiser Entzug der persönlichen Bewegungsfreiheit als Straf- und Besserungsmaßnahme durch gerichtliche Verhängung von Freiheitsstrafen. Strafvollzug ist gegenwärtig praktisch identisch mit Freiheitsentzug.
fr: privation de liberté; *e:* depriviation of personal freedom.

Freiheitspsychose *(f)*. Nach langer Internierung in einem Massenlager und zurückerlangter Freiheit auftretende psychische Erscheinungen. Die Betreffenden sind durch jahrelange Behinderung des Umweltkontaktes unfähig geworden, normale zwischenmenschliche Kontakte aufzunehmen und das Lager von sich aus zu verlassen.
fr: psychose de libération; *e:* discharge psychosis.

Freitod *(m)*. Dt. Bez. für Suizid.

Fremdanamnese *(f)*. Die aus den Angaben der persönlichen Umgebung eines Kranken erhobene Vorgeschichte zur Krankheit. In Frage kommen in erster Linie Ehepartner, Familienangehörige, Berufskollegen, aber auch andere Beziehungspersonen. Die Fremdanamnese stammt also ebensowenig von Fremden, wie sie objektiv ist. Die Bez. wurde aber als Gegenbegriff zu *Eigenanamnese gebildet und wird seitdem ständig gebraucht.
fr: anamnèse indirecte; *e:* independent anamnesis.
Syn.: objektive Anamnese.

Fremdneurose *(f)*. (*J. H. Schultz*). Durch Umweltbeeinflussung entstandene neurotische Fehlhaltung, wenn ein Mensch wehrlos einer persönlichkeitsfremden oder persönlichkeitsfeindlichen menschlichen Umgebung ausgeliefert ist. Z.B., wenn sich ein an sich gesundes Kind bei stark abnormen Adoptiveltern aufhält.
fr: névrose de transplantation; *e:* heteroneurosis, exogenic neurosis.

Fremdwertgefühle *(n, pl)*. (*K. Schneider*, 1935). Empfindungen, welche ein Mensch dem Wert anderer Menschen beimessen kann. Sie können bejahend (Liebe, Zuneigung, Vertrauen, Mitleid, Achtung, Interesse, Billigung, Dankbarkeit, Ehrfurcht, Bewunderung, Anbetung) oder verneinend (Haß, Abneigung, Mißtrauen, Verachtung, Feindseligkeit, Spott, Mißfallen, Entrüstung) sein.

frenzied anxiety (*H. Aubin*, 1939; *J. C. Carothers*, 1954). »Ängstliche Raserei«. Plötzlich auftretende Angst mit aggressiven Handlungen, evtl. Gewalthandlungen; wurde für Französisch-Westafrika und Kenia beschrieben. Ähnliches, wahrscheinlich sogar gleiches Phänomen wie bei *Amok.
fr: bouffée anxieuse délirante.

Freßgier *(f)*. **Freßsucht** *(f)*. Dt. Bez. für *Bulimie.

Freud, Anna geb. 3. 12. 1895 Wien, gest. 8. 12. 1982 London. Bedeutende Psychoanalytikerin, Tochter von **S. Freud*. 1914 Lehrerinnenexamen. 5 Jahre als Lehrerin tätig. Gleichzeitig psychoanalytische Ausbildung bei ihrem Vater. Seit 1920 Mitglied des Komitees und Trägerin des Ringes des inneren Kreises; Arbeit in der englischen Abteilung des Psychoanalytischen Verlages. Seitdem an führender Stelle in der psychoanalytischen Bewegung tätig. 1938 Emigration nach London. 1940–1945 Gründung und Leitung der Hampstead Nurseries (Kinderheime). 1952 Eröffnung der Hampstead Child-Therapy Course and Clinic mit Schwergewicht auf Ausbildung von Kinderpsychoanalytikern. *Hauptwerke:* »Einführung in die Technik der Kinderanalyse«, 1927; »Das Ich und die Abwehrmechanismen«, 1936. Gesammelte Werke in 7 Bänden: »The Writings of Anna Freud«, ab 1969 (dt.: »Die Schriften der Anna Freud«, 1980). Biographie: *U. H. Peters:* »Anna Freud. Ein Leben für das Kind«, 1979.

Freud, Martha geb. 26. 7. 1861 Hamburg, gest. 2. 1. 1951 London. Martha Bernays, Ehefrau von Sigmund *Freud*. Kam mit 8 Jahren nach Wien, wo ihr Bruder 1883 eine Schwester *Freuds* heiratete. Kehrte danach mit ihrer Mutter nach Hamburg zurück. Heirat mit *Freud* am 14. 9. 1886 in Hamburg. Lit.: »Sigmund Freud. Brautbriefe 1882–1886« (1968).

Freud, Sigmund geb. 6. 5. 1856 Freiberg (Mähren), gest. 23. 9. 1939 London. Nervenarzt in Wien. Seit 1902 auch a.o. Prof der Psychiatrie in Wien. Seit 1938 als Emigrant in London. Schöpfer der *Psychoanalyse, die in ihrem Kern eine Methode zur Behandlung von Seelenstörungen ist. Stellte ein umfassendes theoretisches System auf, in dem die einzelnen psychischen Erscheinungen mit eigenen Bezeichnungen belegt sind. Als bedeutendste Leistung gilt die Entdeckung des *Unbewußten und der darin herrschenden Gesetzmäßigkeiten. Die Theorien haben nach anfänglichen Anfeindungen, besonders wegen der *Libido- und Sexualtheorien, weltweite Anerkennung gefunden. In ihren Konsequenzen reichen die *Freud*schen Theorien weit über die Psychiatrie und Psychologie hinaus und geben dem ganzen Zeitalter eine charakteristische Prägung. Durch zahlreiche Schüler wurde das Werk erweitert und in einzelnen Punkten modifiziert, aber in seinen Kernstücken stets anerkannt und übernommen. Zu den Schülern – die sich später teilweise gegen Freud stellten, aber fortfuhren, psychoanalytisch zu arbeiten – gehören: *C. G. Jung, A. Adler, W. Stekel, S. Ferenczi, O. Rank, P. Federn, K. Abraham, O. Pfister, E. Jones, J. Putnam* u.a. Die »Gesammelten Werke« (GW), auf welche sich dieses Wörterbuch häufig bezieht, erschienen in 18 Bänden 1940–1952 im Imago Verlag, London, und werden ständig unverändert wieder aufgelegt. Die dt. Rechte hält der S. Fischer Verlag, Frankfurt/M. Im Englischen erschien eine 24bändige Ausgabe der gesammelten Werke, auf die sich alle angloamerikanischen Publikationen zur Psychoanalyse beziehen: »The Standard Edition of the Complete Psychological Works of *Sigmund Freud*«, hg. von *James Strachey,* Hogarth Press, London, 1953–1966. Im Französischen sind die Werke Freuds in zahlreichen Einzelpublikationen, jedoch nicht in gesammelter Form erschienen.

Freudscher Versprecher *(m).* Syn. für Versprechen. *Fehlleistung.
e: Freudian slip.

Freyhan, Fritz Adolf geb. 24. 11. 1912 Berlin, gest. 9. 12. 1982 Washington. Psychopharmakologe. Nach Medizinstudium in Berlin 1937 Emigration nach USA; zunächst an Anstalten, später in Privatpraxis tätig. Mitbegründer der *Pharmakopsychiatrie, für die er die Bez. *Zielsymptom einführte.

Friedmann-Roy-Syndrom *(n).* (*A. P. Friedmann* und *J. E. Roy,* 1944). Besondere Form des familiären Schwachsinns. Die intellektuellen Fähigkeiten erreichen oft nur den Grad einer *Idiotie oder Imbezillität. Daneben neurologische Befunde: Einwärtsschielen, allgemeine Übererregbarkeit mit pos. *Babinski*schen Zeichen; Fußmißbildungen (Klumpfuß, Hohlfuß, Hackenfuß). Im späteren Leben ist keine Progredienz bemerkbar.
fr: syndrom de *Friedmann-Roy; e: Friedmann-Roy* syndrome.

Friedmannsche Krankheit *(f).* Syn. für *Pyknolepsie.

Friedmann-Syndrom *(n).* (*M. F. Friedmann*). Nach traumatischer Hirnschädigung auftretende Enzephalopathie aufgrund einer Hirndurchblutungsstörung. Symptome: Kopfschmerzen, Schwindel, Reizbarkeit, rasche Ermüdbarkeit, Schlafstörungen, Nachlassen der sprachlichen Leistungen, Kreislaufschwäche. Die Erscheinungen nehmen im Laufe der Zeit immer mehr zu.
fr: syndrome de *Friedmann; e: Friedmann*-complex.
Syn.: posttraumatische Enzephalopathie *Schaltenbrand.*

Friedreich, Johannes Baptist geb. 19. 4. 1796 Würzburg, gest. 29. 1. 1862. Prof. der Medizin in Halle. Zählte nach seinem Lehrbuch »Handbuch der allgemeinen Pathologie der psychischen Krankheiten« (Erlangen, 1839) zu den *Somatikern der deutschen Psychiatrie. Meinte, daß die Seele nicht »primitiv«, d.h. aus sich heraus erkranke. »Die psychische Krankheit ist eine durch eine somatische Abnormität bedingte und als Krankheitsform sui generis auftretende Alienation einer oder mehrerer psychischer Funktionen.«

Friedreichsche Erinnerungskrämpfe *(m, pl).* Nach *J. B. Friedreich* geprägte Bez. für das **Tourette*-Syndrom, da die hierbei auftretenden *Tics eine Erinnerung an frühere Bewegungen voraussetzen.

Friedrich-Panse-Preis *(m).* Preis für eine »hervorragende Arbeit über Probleme der Diagnostik, Therapie und Rehabilitation von Hirngeschädigten« der »Deutschen Gesellschaft für Hirntraumatologie und klinische Hirnpathologie«.

Frigidität *(f).* Geschlechtskälte der Frau. Fehlen sexueller Erregung und Befriedigung bei der Kohabitation. Fehlen der körperlich-sexuellen Seite der Liebe bei weiblichen Individuen. Ursachen sind falsche, unreife Einstellung zur Sexualität, mangelhafte Harmonie der Partner, uneingestandene Ablehnung des Partners, desillusionierende äußere Umstände, Angst vor Schwangerschaft und Krankheiten. Häufig auch Symptom einer neurotischen Fehlentwicklung, z.B., wenn durch die Umstände die frühkindliche ödipale Situation wiedererweckt wird, oder bei latenter Homosexualität. *Freud* bezeichnete ferner den Penisneid als wichtigste Ursache der Frigidität. – Die analoge Störung beim Mann ist *Impotenz.
fr: frigidité; *e:* sexual frigidity.
Syn.: Anaesthesia sexualis.

Frigotherapie *(f)*. Syn. für *Kryotherapie.

Frischgedächtnis *(n)*. Fähigkeit des unmittelbaren Behaltens. *Kurzzeitgedächtnis, *Fluoreszenzgedächtnis.

Fromm, Erich geb. 23. 3. 1900 Frankfurt/M., gest. 18. 3. 1980 Muralto (Schweiz). Psychoanalytiker von stärkstem Einfluß auf das allgemeine Geistesleben. Prominentester Vertreter der angewandten Psychoanalyse. Wortführer des »Humanistischen Protests«. Studium der Philosophie, Psychologie und Soziologie in Frankfurt, Heidelberg und München. Mitglied der »Frankfurter Schule« der Soziologie (1930), Mitbegründer des Süddeutschen Psychoanalytischen Instituts in Frankfurt (1930). Ca. 1924–1934 verheiratet mit Frieda **Fromm-Reichmann*. 1934 Emigration nach Mexiko und in die USA. Letzte Lebensjahre in der Schweiz. Geht mit *Freud* davon aus, daß dem Menschen die wahren Motive seines Handelns nicht bewußt sind, und liefert von daher eine sozialpsychologische Analyse der Kultur seiner Zeit. Der Nachlaß befindet sich in Tübingen. *Erich-Fromm-Gesellschaft. – Werke: »Gesamtausgabe« in 10 Bänden, hg. von *R. Funk* (1980/81). Biographie: *R. Funk:* »Mut zum Menschen« (1978).

Fromm-Reichmann, Frieda geb. 23. 10. 1889 Karlsruhe, gest. 28. 4. 1957 Chestnut Lodge (Maryland). Psychoanalytikerin. Ausbildung in der Medizin und Psychiatrie in München, Berlin und Königsberg (*E. Meyer, K. Goldstein*), in Psychoanalyse in Berlin und Basel (1923–1932). 1924–1933 psychoanalytische Privatklinik in Heidelberg. Mitbegründerin des Süddeutschen Psychoanalytischen Instituts in Frankfurt (1930). Ca. 1924–1934 verheiratet mit Erich **Fromm*. Emigrierte 1934 in die USA. Dort hauptsächlich in Chestnut Lodge tätig, wo sie in enger Beziehung zu Harry *Stuck Sullivan* und auch zur Palo-Alto-Gruppe stand. Pionierin auf dem Gebiet der Psychotherapie der Schizophrenie. Legendär und zugleich realistisch abgebildet als Dr. Fried in dem Roman ihrer Patientin *Hannah Green* »Ich habe dir keinen Rosengarten versprochen«. – Werke: »Principles of Intensive Psychotherapy« (dt. »Intensive Psychotherapie«, 1959); Aufsatzsammlung »Psychoanalyse und Psychotherapie« (1978).

Frontalhirnsyndrom *(n)*. Syn. für *Stirnhirnsyndrom.

Frotteurismus *(m)*. Gewohnheitsmäßige sexuelle Erregung durch Reiben an einer anderen, unbekannten Person. Meist sind es 15–25jährige Männer, die sich an Orten mit dicht gedrängten Menschen (Bussen, U-Bahnen) vorzugsweise an eine gutaussehende weibliche Person mit hautenger Kleidung herandrängen. Manchmal werden Brust, Gesäß und andere für besonders reizvoll gehaltene Körperteile betatscht.
fr: frotteurisme; *e:* frotteurism.

Frühdyskinesien *(f, pl)*. Häufig gebr. Syn. für *dyskinetisch-hypertones Syndrom. Die Bez. wurde in Analogie zu *Spätdyskinesien geprägt.

Frühentwicklung, somatopsychische *(f)*. Über das Maß einer kulturbedingten *Akzeleration hinausgehende Frühreife. Die körperlich vorentwickelten Kinder sind in geistigen, manuellen und sportlichen Leistungen ihren Altersgenossen voraus. Vorzeitige Weckung der Sexualität führt zur Isolierung von den Alterskameraden. Ursachen: individualtypische Entwicklungsverfrühungen, keimplasmatische Abart (Senilitas praecox), Zwischenhirnprozesse.
fr: développement somatopsychique précoce; *e:* somatopsychic early development.

Frühepilepsie *(f)*. Vor der Pubertät, in Kindheit und ersten Lebensjahren manifest werdende Epilepsie. Der Begriff ist mißverständlich, da epileptische Anfälle bereits bei Neugeborenen und evtl. während des uterinen Lebens auftreten können. Bei der Hälfte aller Epilepsiekranken manifestieren sich die Anfälle vor dem 14. Lebensjahr, besonders oft in den ersten 3 Lebensjahren.

Frühepilepsie, traumatische *(f)*. Syn. für *Epilepsia posttraumatica acuta.

Frühjahrsdepression *(f)*. **1.** Im Frühjahr ausbrechende endogene Depression. Das Auftreten depressiver Erkrankungen weist einen Häufungsgipfel im Frühjahr und Herbst auf. **2.** In nichtwissenschaftlichem Sinne wird bei der häufigen Antriebs- und Lustlosigkeit im Frühjahr oft von Frühjahrsdepression gesprochen.
fr: dépression printonière; *e:* vernal depression.

Frustration *(f)*. Versagung. Erlebnis eines aufgezwungenen Verzichtes auf Befriedigung von Triebwünschen. Die Ursache kann in einer unzuträglichen Konstellation der äußeren, realen Welt liegen (äußere Frustration), oder es können Triebwünsche durch die Kräfte des Unbewußten, insbesondere durch das *Über-Ich, abgelehnt werden (innere Frustration). Das Individuum wird nicht nur durch die Versagung seiner starken Triebwünsche frustriert, sondern auch durch kleinere wirkliche oder vermeintliche Benachteiligungen, enttäuschte Erwartungen und das Erleiden von Ungerechtigkeiten. Unmittelbare Folge sind Aggressionen. Die Realität zwingt das Individuum zum Ertragen

eines gewissen Maßes an Frustration. Bei fehlender Möglichkeit zur Triebbefriedigung kann durch Ersatzbefriedigung und Sublimation eine Herabsetzung der Triebspannung erreicht werden. Die Fähigkeit dazu muß im Laufe des Sozialisierungsprozesses erlernt werden.
fr: frustration; *e:* frustration.

Frustration, existentielle *(f)* *Existenzanalyse.

Frustrationstoleranz *(f)*. (*S. Rosenzweig*, 1938). Fähigkeit, über längere Zeit die psychische Spannung zu ertragen, die aus der Nichtbefriedigung von Triebwünschen entsteht. Die Fähigkeit wird bis zu einem gewissen Grade im Laufe des Individuationsprozesses erworben und bedeutet, daß der Versuch einer direkten oder indirekten Befriedigung der Wünsche nicht gemacht wird. Eine niedrige Frustrationstoleranz und die Notwendigkeit einer sofortigen Befriedigung von Wünschen weisen auf eine Ichschwäche hin. Prüfung mit Hilfe des Pikture-frustrations-Tests.
fr: limite de tolérance de frustration; *e:* frustration tolerance.

Fühltypus, extravertierter *(m)*. (*C. G. Jung*). Typ einer psychischen Grundfunktion (s.d.). Hält sich an die überkommenen Wertvorstellungen, respektiert gesellschaftliche Konventionen und ist sehr emotional.

Fühltypus, introvertierter *(m)*. (*C. G. Jung*). Typ einer psychischen Grundfunktion (s.d.). Anspruchslos, ruhig, überempfindlich, von seinen Mitmenschen nur schwer zu verstehen. Übt als Frau eine geheimnisvolle Macht auf extravertierte Männer aus.

Führung, psychotherapeutische *(f)*. Unterstützung eines psychisch Kranken durch Kontakte mit einem Arzt. Wird im wesentlichen durch die Persönlichkeit des Arztes getragen und vollzieht sich auf nicht-verbalem Wege.

Führungsaufsicht *(f)*. Betreuende Beaufsichtigung eines aus der Haft oder aus dem *Maßregelvollzug entlassenen Rechtsbrechers mit dem Ziel der Verhinderung von Rückfällen. Wird von Bewährungshelfern ausgeführt. Wurde 1975 in das Rechtsleben eingeführt (§§ 68 ff. StGB). Kann vom Gericht angeordnet werden. Bei Personen, bei denen eine *Maßregel vor ihrem vorgesehenen Ende ausgesetzt wurde, tritt Führungsaufsicht automatisch ein.

Fürsorge, nachgehende *(f)* *Außenfürsorge.

Fürsorge, psychiatrische *(f)* *Außenfürsorge.

Fürsorgeerziehung (FE) *(f)*. »Staatliche Ersatzerziehung« zur »Verhütung und Beseitigung der Verwahrlosung von Jugendlichen. Kann nach dem Jugendwohlfahrtsgesetz (JWG vom 9. 7. 1922, RGBl. I, 633; novelliert 1952 BGBl.) vom Vormundschaftsgericht bei drohender oder bereits eingetretener *Verwahrlosung bzw. bei Gefährdung des geistigen und leiblichen Wohles des Kindes durch Verschulden des Erziehungsberechtigten angeordnet werden. Erfolgt in geeigneten Familien oder Erziehungsheimen unter staatlicher Aufsicht. FE darf nicht angeordnet werden, »wenn sie offenbar keine Aussicht auf Erfolg bietet«. Sie dauert längstens bis zum Eintritt der Volljährigkeit. Das Gesetz bestimmt eine »ärztliche Mitwirkung« bei »geistigen Regelwidrigkeiten« und »schweren ansteckenden Erkrankungen«. Vom Psychiater wird oft eine Stellungnahme zur Frage der »medizinischen Erziehbarkeit« verlangt, da Unerziehbarkeit infolge von »erheblichen geistigen oder seelischen Regelwidrigkeiten« nach § 73 JWG Entlassung aus FE rechtfertigt.
fr: éducation surveillée; *e:* correctional education, official welfare education.

Fürstner, Carl geb. 7. 6. 1848 Strasburg i.U., gest. 25. 4. 1906 Straßburg (Elsaß). Psychiater in Heidelberg (ab 1877 erster Ordinarius) und Straßburg (1891). Bekanntestes Werk: »Über Schwangerschafts- und Puerperalpsychosen« (1875).

Fugue, Fugues *(f)*. Frz. für Flucht. Bezeichnung für *Poriomanie.

Fundamental-Funktion *(f)*. (*H. H. Wieck*). Diejenigen Funktionen des Gehirns, welche die körperliche Daseinsbedingung des seelischen Seins darstellt. Weitgehend identisch mit dem Begriff des Bewußtseins. Wird durch Krankheitsprozesse gestört oder aufgehoben. Leichtere Störungen bedingen nach Wieck *Durchgangssyndrome, schwere Störungen dagegen Bewußtseinstrübung. Es wird angenommen, daß die Fundamentalfunktion an ausgedehnte Strukturen vor allem der Großhirnrinde gebunden ist.
fr: fonction fondamentale; *e:* fundamental function.

Funkenstein-Test *(m)*. (*D. H. Funkenstein*, 1950). Test zur Prüfung, welche Kranken auf *Elektrokonvulsionsbehandlung günstig reagieren. 0,5 mg Adrenalin i.v. führen bei geeigneten Kranken zu einem (systolischen) Blutdruckanstieg von 50 mm Hg; 10 mg Mecholyl (Acetyl-Methylcholin) i.m. führen zu Frösteln und Blutdrucksenkung, die sich nach 25 Min. noch nicht normalisiert haben soll.
fr: épreuve de *Funkenstein; e: Funkenstein*-test.

funktionelle Beschwerden *(f, pl)*. Psychische oder Körperbeschwerden ohne Läsion eines Körperorgans, bei denen also »nur« die Funktion des Organs gestört ist. Werden oft ungerechtfertigt mit »psychogenen Störungen« gleichgesetzt. Vgl. Psychose, funktionelle.

Funktionsanalyse *(f)* *Abhängigkeitsanalyse.

Funktionskreis *(m)*. (*J. v. Uexküll*). Denkschema aus dem Bereich der Verhaltensforschung. Beinhaltet die Frage, welche Gegebenheiten der Umwelt reaktionsauslösend auf ein Tier wirken, andererseits aber auch in welcher Weise die Umgebung durch die Aktivität des Tieres verändert wird. Dadurch ergibt sich eine Einteilung der Umwelt des Tieres in eine Merkwelt und eine Wirkwelt. Beispiel der Zecke: Normale Wirtstiere sind Säugetiere (Merkmalträger). Das Tier sticht in alle Objekte, die nach Buttersäure riechen und eine Temperatur von 37° haben (Merkmale), auch wenn sie keine Angriffsflächen (Wirkmal) für den Bohrrüssel bieten. – Nahe verwandt dem *Gestaltkreis *v. Weizsäcker*s.
fr: oscillation de fonction, cercle fonctionnel; *e:* functional circle.

Funktionspsychose *(f)*. **1.** (*H. H. Wieck*). Rückbildungsfähiges psychisches Krankheitsbild, das durch unmittelbare oder mittelbare Krankheitsprozesse des Gehirns hervorgerufen wird. Sammelbegriff für diejenigen körperlich begründbaren Psychosen, die sich nach den klinischen Erfahrungen wieder zurückbilden können (reversible symptomatische Psychosen). Hierzu zählen nach *Wieck:* *Durchgangssyndrom, Bewußtseinstrübung, Bewußtlosigkeit, Koma. Mit dem Begriff soll hervorgehoben werden, daß *Fundamentalfunktionen des Gehirns und infolgedessen seelisch-geistige *Funktionen* gestört sind. Die Bezeichnung läßt jedoch offen, welches psychopathologische Syndrom und welche Ursache vorliegen. Den Funktionspsychosen stehen die *organischen Defektsyndrome* (Defekte der Intelligenz, der Persönlichkeit, der mnestischen Funktionen) gegenüber.
fr: manifestation psychique par trouble cérébral fonctionnel (1); *e:* functional psychosis (*Wieck*) (1), transient organic psychotic condition.
2. Syn. für *Psychose, funktionelle.

Funktionspsychose, globale *(f)*. (*H. H. Wieck*). *Funktionspsychose ohne zusätzliche Symptome wie Halluzinationen oder Wahn. Beispiel: reine Bewußtseinstrübung durch Barbituratvergiftung oder Hirntumor.

Funktionspsychose, homogene *(f)*. Syn. für *Funktionspsychose, globale.

Funktionspsychose, symptomatisch akzentuierte *(f)*. (*H. H. Wieck*). *Funktionspsychose mit zusätzlichen Symptomen. Hierzu gehören affektive, hysteriforme, aspontane, amnestische und produktive *Durchgangssyndrome.

Funktionsstörungen, sexuelle *(f, pl)*. Funktionelle (nicht organisch bedingte) Beeinträchtigung des Sexualverkehrs: *Impotentia coeundi, *Impotentia generandi (Unterformen: Ejaculatio praecox und retarda), *Frigidität, *Vaginismus, *Dyspareunie u.a. Die Ursache ist in der Regel nicht in den Konflikten und Ängsten des Symptomträgers allein zu suchen, sondern als interpersonales Problem des Paares zu betrachten. Behandlung durch psychoanalytisch orientierte Psychotherapie oder *Ehepaartherapie nach *Master*s und *Johnson* möglich.
e: psychosexual disorders.

Furcht *(f)*. Affekt der *Angst vor einem bestimmten Gegenstand. Angst und Furcht werden sprachlich nicht immer scharf voneinander getrennt, doch bezieht sich Furcht immer auf eine für das Individuum deutlich erkennbare Gefahr, welche von ihm als Bedrohung aufgefaßt wird. Die körperlichen Begleiterscheinungen sind dieselben wie bei jeder *Angst.
fr: crainte, peur; *e:* fear.

furibunde Erregung *(f)*. Zustand schwerster Erregung (s.d.).

Furiosi. Erregte, Gefährliche, Angriffslustige. Nach altem römischen Recht eine der beiden Gruppen für psychisch Kranke. *Mente capti.

Furor *(m)*. Im 17. und 18. Jh. in Anlehnung an die *Furiosi der Antike für eine Neigung zum Zerstörerischen; Aggression und Gewalttätigkeit infolge von Wahn und Irresein.
fr: fureur; *e:* furor.

Furor amatorius *(m)*. Überlebhafte Sexualität.
fr: sexualité bouillante; *e:* furor amatorius.

Furor epilepticus *(m)*. Epileptische Wut. Zerstörungswut und Gewalttätigkeit bei Epileptikern. Der Zustand wurde bei **Esquirol* und den Ärzten des 19. Jahrhunderts stark beachtet, weil im Furor begangene kriminelle Akte nicht bestraft werden konnten. Dabei wurde davon ausgegangen, daß der Epileptiker in einer Art Anfall vom Furor befallen werde. Aus Furcht davor wurden die Epileptiker zum Teil allnächtlich angekettet. Wird unterschieden von der »colère épileptique«.
fr: fureur épileptique; *e:* furor epilepticus.

Furor genitalis *(m)* *Erotomanie.

Furor loquendi *(m)*. Rededrang. Schwatzhaftigkeit.
fr: logorrhée; *e:* loquacity.

Furor operandi *(m)*. **1.** Arbeitswut. **2.** Operationswütigkeit.
fr: rage du travail; *e:* working mania.

Furor scribendi *(m)*. Syn. für *Graphomanie.

Furor secandi *(m)*. Operationswütigkeit.
fr: manie opératoire; *e:* operation mania.

Furor transitorius *(m)*. Alte Bez. für rasch vorübergehenden Erregungszustand.
fr: stade d'excitation transitoire; *e:* transitory state of agitation.

Furor uterinus *(m)*. Syn. für *Nymphomanie.

Fututio *(f)*. Lat. für Beischlaf.

Fututrix *(f)*. Obsol. Syn. für Lesbierin.

G

GaG *Gesellschaft für analytische Gruppendynamik.

Galeanthropie *(f).* Krankhafte Vorstellung, in eine Katze verwandelt zu sein.
fr: galéanthropie; *e:* galeanthropy.

Galeati *(m, pl).* Bez. *Charcots* für Kranke, die ständig das Gefühl haben, einen Helm (casque neurasthénique) auf dem Kopf zu tragen.
fr: galéat; *e:* galeati.

Galeophilie *(f).* Abnorme Katzenliebe. Vernarrtheit in Katzen.
fr: galéophilie; *e:* galeophilia.

Galeophobie *(f).* Furcht vor Katzen.
fr: galéophobie; *e:* galeophobia.

Galgenhumor *(m).* Aus Angst und *Euphorie gemischter Affekt. Findet sich häufg beim Delirium tremens oder bei Angst-Glücks-Psychose.

Gall, Franz Joseph geb. 9. 3. 1758, Tiefenbronn, gest. 22. 8. 1828 Paris. Arzt in Wien; ab 1807 in Paris. Schöpfer der erst von seinem Schüler *Spurzheim* so genannten *Phrenologie. Gilt wegen der Zuordnung aller Eigenschaften, auch der psychischen Vorgänge und der geistigen Störungen, als Vorläufer der späteren Hirnlokalisationslehren. Lehrte, daß die Gehirnwindungen Endigungen der Nervenbahnen sind.

Gallimathias *(f).* Sprachverwirrung. Unverständliche Sprache.

galoppierende Paralyse *(f)* *Progressive Paralyse.

galvanischer Hautreflex (GHR) *(m)* *Reflex, psychogalvanischer.

Gambrinismus *(m).* Nach dem sagenhaften flandrischen König *Gambrinus* (angeblich Erfinder des Bieres) geprägte Bez. für die Folgen langjährigen und übermäßigen Genusses von Bier.
fr: gambrinisme; *e:* gambrinism.

Gamenomanie *(f)* *Gamomanie.

Gammaalkoholismus *(m).* (*E. M. Jellinek*, 1960). Häufigste Form des Alkoholismus. Der Alkoholiker hat keine Kontrolle (mehr) über sein Trinkverhalten. Es entstehen häufig alkoholbedingte Erinnerungslücken. Wegen zunehmender Gewebsabhängigkeit treten bei Entzug von Alkohol Entziehungserscheinungen auf. Gewöhnlich bestehen durch Alkoholgenuß soziale Schwierigkeiten. Die meisten Alkoholiker, die Entwöhnungsheime aufsuchen oder Temperenzvereinen beitreten, gehören dieser Gruppe an. *Betaalkoholismus, *Deltaalkoholismus.
fr: gamma alcoolisme; *e:* gamma alcoholism.

Gammatismus *(m)* *Gammazismus.

Gammazismus *(m).* Form des *Stammelns bei Gaumenlauten mit Fehlbildung des Lautes »g« (entspricht griech. Gamma), der entweder fortgelassen oder durch »d« ersetzt wird.
fr: gamacisme; *e:* gammacism.
Syn.: Gammatismus, Dahlen, Dohlen.

Gamologie *(f).* Ehekunde. Lehre von den ehelich-familiären Störungen. Es geht nicht um »normale« Konflikte im ehelichen Prozeß, sondern um solche Konfliktsituationen, welche die Partner nicht mehr aus eigener Kraft bewältigen können. Kritische Phase: die Kinder verlassen das Elternhaus, Wechseljahre von Mann und Frau, Tod eines Partners.

Gamomanie *(f).* Heiratssüchtiges Verhalten.
fr: gamomanie; *e:* gamomania.

Gamophobie *(f).* Ehefeindlichkeit.
fr: gamophobie; *e:* gamophobia.

Gangliosidose *(f).* Oberbegriff für Erkrankungen mit Vermehrung der Ganglioside, z.B. *Idiotie, amaurotische familiäre.
fr: neurolipidose à gangliosides; *e:* gangliosidosis.

Ganserscher Dämmerzustand *(m).* Syn. für **Ganser*-Syndrom.

Gansersches Phänomen *(n).* (*S. J. M. Ganser*). Vorbeiantworten und Vorbeireden auf einfachste Fragen. **Ganser*-Syndrom.

Ganser-Syndrom *(n).* (*S. J. M. Ganser,* 1898). Vorkommen von *Vorbeireden, Vorbeihandeln und Nichtwissenwollen. Die Antworten selbst auf einfachste Fragen sind verdreht, lassen aber erkennen, daß die Frage wohl verstanden wurde (Beispiel: »Welche Farbe hat der Himmel?» »Grün.«) Dabei gewöhnlich puerilistisches Verhalten. Es handelt sich gewöhnlich um eine dicht unter der Bewußtseinsschwelle ablaufende Wunsch- und Zweckreaktion. Wurde ursprünglich nur bei Häftlingen beschrieben, die den – uneingestandenen – Wunsch hatten, für verrückt gehalten und entlassen zu werden. Wird aber auch in posttraumatischen und postiktalen Dämmerzuständen, bei Hirntumoren, Hirnverletzungen und progressiver Para-

lyse beobachtet. Ob das Syndrom auch auf rein hysterischer Grundlage vorkommen kann, ist umstritten. In manchen Fällen schwer von Simulation zu unterscheiden.
fr: syndrome de *Ganser; e: Ganser* syndrome.
*Syn.: Ganser*scher Symptomenkomplex, Gefängnispsychose (2), pseudodementes Syndrom, Scheinblödsinn.

Ganzheit *(f)*. Die Vollständigkeit und Eigengesetzlichkeit einer Sache. Seit *Aristoteles* gilt, daß das Ganze mehr ist als die Summe seiner Teile. Das Ganze ist nicht aus Teilen zusammengesetzt, es werden nur Teile an ihm unterschieden. Die Ganzheits-Idee hat beträchtlichen Einfluß auf Soziologie, Pädagogik, Psychiatrie und Psychologie (*Ganzheitspsychologie).

Ganzheitspsychologie *(f)*. Von der Ganzheit des Erlebens ausgehende Psychologie.

Ganzheitspsychologie, genetische *(f)*. »Leipziger Schule« der *Strukturpsychologie (vor allem *K. Krüger* und *A. Wellek,* aber auch *O. Klemm, H. Volkert* und *F. Sander*). Im Mittelpunkt steht der Charakter (*Wellek:* »Die Polarität im Aufbau des Charakters«, 1950). – Psychiatrische Anwendungen finden sich bei **Petrilowitsch* (»Zur Charakterologie der Zwangsneurotiker«, 1956), bei *W. Janzarik* (»Schizophrene Verläufe, eine strukturdynamische Interpretation«, 1968) und bei *P. Berner* (»Psychiatrische Systematik«, 1977).
fr: psychologie de la totalité; *e:* Ganzheit psychology.

Gargoylismus. Syn. für **Pfaundler-Hurler-*Syndrom (mit dem typischen »Wasserspeiergesicht« = Gargoylfratze).
fr: gargoylisme; *e:* gargoylism.

Gastroxie *(f)*. (*Lépine*). *Gastroxynsis.

Gastroxynsis *(f)*. (*Rossbach*). Anfallsweise auftretende Symptome in Form von Dyspepsie mit Magensaftfluß, heftigen Kopf- und Magenschmerzen und – gegen Ende – heftigem Erbrechen. Von den einen als Migräneäquivalent, von anderen als Folge geistiger Überarbeitung oder eines neurotischen Konfliktes angesehen.
fr: gastroxynsis; *e:* gastroxynsis.
Syn.: Gastroxie.

Gate-Theorie *(f)*. (*R. Melzac* und *P. D. Wall,* 1965). Eigentlich: »Gate-Control«-Theorie des Schmerzes. Theorie zur Erklärung des Zustandekommens verschiedener Schmerzerscheinungen, welche anatomische, physiologische und psychische Gesichtspunkte berücksichtigt. Geht von der Annahme aus, daß ein besonderer Nervenmechanismus im Hinterhorn des Rückenmarks vorhanden ist, der wie ein »Tor« (= »gate«) funktioniert. Das Tor kann den Strom der von den peripheren Fasern zum Zentralnervensystem gehenden Nervenimpulse verstärken oder abschwächen. Trifft ein Schmerzimpuls aus dem Körper am »Tor« ein, wird er dort zunächst einer schmerzmodulierenden, d.h. verstärkenden oder schwächenden Beeinflussung ausgesetzt, ehe er als Schmerzwahrnehmung ins Bewußtsein gelangt. Der »Tormechanismus« kann auch durch absteigende Nervenimpulse vom Gehirn beeinflußt werden. Im einzelnen sieht die Theorie einen komplizierten Mechanismus vor (*n. Melzac,* 1978).
e: gate-control theory.

Gaupp, Robert geb. 3. 10. 1870 Neuenbürg, gest. 30. 8. 1953. Seit 1906 o. Prof. für Psychiatrie in Tübingen. Schüler *Wernicke*s und *Kraepelin*s. Trat vor allem mit Arbeiten zur Paranoia-Frage hervor, die er an dem berühmten Fall des Massenmörders Hauptlehrer *Wagner* (**Wagner, Ernst*) jahrzehntelang studierte (1914, 1920/21, 1926, 1938).

Gaxen *(n)* *Angophrasie.

Gebot, primäres negatives *(n)* *Verbot, primäres.

Geburtstrauma *(n)*. (*S. Freud,* 1900). Der Akt der Geburt und die Trennung von der Mutter haben ein Angsterlebnis zur Folge und bilden das »Vorbild aller späteren Gefahrensituationen«. – *O. Rank* (»Das Trauma der Geburt«, 1924) glaubte, daß auch das Verhalten Erwachsener aus dem Versuch, das psychische Trauma der Geburt durch Abreaktion aufzuheben, zu verstehen sei. Die daraus abgeleitete analytische Technik – der Patient wird ermuntert, in der Übertragungssituation den dramatischen Geburtsakt zu wiederholen – stieß bei *Freud* auf Ablehnung.
fr: trauma de la naissance; *e:* birth trauma.

Gedächtnis *(n)*. Die individuell sehr unterschiedlich ausgebildete Fähigkeit, Sinneswahrnehmungen, Erfahrungen und Bewußtseinsinhalte zu registrieren, über längere oder kürzere Zeit zu speichern und bei geeignetem Anlaß wieder zu reproduzieren. Die Gedächtnisfähigkeit korreliert wenig mit der allgemeinen Intelligenz, so daß glänzende Gedächtnisleistungen evtl. bei Schwachsinnigen beobachtet werden können. Unterschieden werden nach dem Alter der Erinnerungen: unmittelbares Gedächtnis, Neu- oder Kurzzeit- und Alt- oder Langzeitgedächtnis (vgl. Schema S. 196). Nach dem Hervortreten besonderer Eigenschaften werden unterschieden: Wissens- und Verhaltensgedächtnis, auditives, motorisches, visuelles usw. Ge-

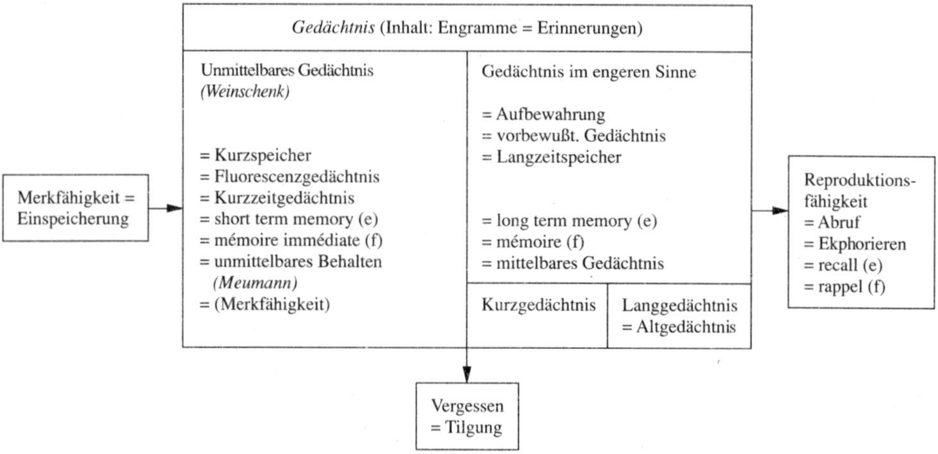

dächtnis neben speziellen Gedächtnistypen für Worte, Zahlen, Musik und logische Zusammenhänge. Vgl. auch Merkfähigkeit, Reproduktionsfähigkeit, Verdrängung. Die biologischen Grundlagen des Gedächtnisses sind noch weitgehend ungeklärt. Es werden hauptsächlich die Erregung von Neuronenketten für kurzfristige Gedächtnisleistungen (*Eccles*) und biochemische Träger (Ribonukleinsäure?) für langfristige Leistungen diskutiert. Die Bedeutung von Lokalfaktoren ist noch unklar und umstritten; von einzelnen Stellen des Gehirns (Temporallappen, Ammonshorn, Corpora mamillaria, Diencephalon) aus besteht eine besondere Störbarkeit des Gedächtnisses. Zahlreiche organische Krankheiten des Gehirns beeinträchtigen das Gedächtnis. Der Abbau der Gedächtnisinhalte erfolgt dabei gewöhnlich vom Neuen zum Alten (**Ribot*sches Gesetz), v.a. bei Hirnaderverkalkung, seniler Demenz, *Alzheimer*scher Krankheit, *Pick*scher Krankheit, progressiver Paralyse, amnestischem *Korsakow*-Syndrom, Gehirnverletzungen. Vorübergehende Störungen des Gedächtnisses können durch Konzentrationsmangel, innerseelische Vorgänge u.a. vorgetäuscht werden. Gelegentlich verursachen Krankheiten eine Überfunktion des Gedächtnisses (*Hypermnesie).

fr: mémoire; *e:* memory.

Gedächtnis, affektives *(n).* Erinnerung an frühere Gefühlszustände ohne Erinnerung an die konkreten Erlebnisinhalte. Es ist zweifelhaft, ob es ein derartiges ausschließliches Gefühlsgedächtnis gibt. Die Tönung der Affekte spielt aber nicht nur bei der Einprägung von Gedächtnisinhalten, sondern auch bei der Reproduktion eine wichtige Rolle. Die aktuelle Affekttönung entscheidet oft über das Hervortreten bestimmter Erinnerungen.

fr: mémoire affective; *e:* affective memory.

Gedächtnis, assoziatives *(n).* »Mechanisches« Gedächtnis, das vorwiegend von »assoziativen« Verknüpfungen der neuen Gedächtnisinhalte mit alten Gebrauch macht. Normales Stadium der Gedächtnisentwicklung in der Jugend. *Assoziation, Assoziationspsychologie.

fr: mémoire associative *oder* associante; *e:* associative memory.

Gedächtnis, biologisches *(n).* Begr. für die ererbten Fähigkeiten und Kenntnisse, die nicht während des Individuallebens erworben wurden, sondern in der zentralnervösen Struktur verankert sind. Es wird angenommen, daß nicht nur das Instinktverhalten der Tiere auf solchem biologischen Gedächtnis beruht, sondern auch das kollektive Unbewußte *C. G. Jung*s hiermit zusammenhängt.

fr: mémoire sensori-motrice; *e:* biological memory.

Gedächtnis, kinästhetisches *(n).* Individuelle Form des Behaltens. Der Betreffende erinnert sich mehr an das Bewegungserlebnis, so z.B. an Sprachbewegungen.

fr: mémoire kinesthésique; *e:* kin(a)esthesic memory.

Gedächtnis, phosphoreszierendes *(n).* Syn. für *Fluoreszenzgedächtnis.

Gedächtnis, unmittelbares *(n).* (*C. Weinschenk*). Fähigkeit des kurzfristigen Merkens. *Kurzzeitgedächtnis.

Gedächtnis, visuelles *(n)*. Individueller Typ des Behaltens. Es wird mehr das Gesehene behalten, z.B. das Schriftbild eines Buches.
fr: mémoire visuelle; *e:* visual memory.

Gedächtnisfunktion *(f)*. Seltene Bez. für die Funktionen des Gedächtnisses, nämlich Gedächtnisinhalte aufzunehmen oder wiederzugeben. I.w.S. oft als Syn. für Gedächtnis gebraucht.

Gedächtnisillusion *(f)* *Allomnesie.
fr: mnémo-illusion; *e:* mnemo-illusion.

Gedächtnislücke *(f)*. Fehlen von Erinnerungen für einen zeitlich genau bestimmbaren Zeitraum. *Amnesie.
fr: amnésie; *e:* gap of memory.

Gedächtnisschwäche *(f)*. Krankhaft verändertes Gedächtnis. Vor allem herabgesetzte Fähigkeit, Neues in das Gedächtnis aufzunehmen.
fr: mémoire affaiblie; *e:* weakened memory.

Gedächtnisschwund *(m)*. Allgemeine, nichtwissenschaftliche Bez. für Verlust von älteren Gedächtnisinhalten und mangelhafte Merkfähigkeit.
fr: perte de mémoire; *e:* loss of memory.

Gedächtnisspanne *(f)*. Zeitraum, welchen das Gedächtnis unmittelbar umfassen kann. Ist 6–10 Sekunden lang und kann ebensoviele Elemente enthalten. Die Bez. ist eine neuere Eindeutschung von eng. *memory span*. »Spanne« und »span« haben gemeinsame germanische Wurzeln und bezeichnen das durch Ausspannen der rechten Hand zwischen Daumen und Kleinfinger entstehende Maß.
Syn.: unmittelbares Behalten, Kurzzeitspeicher.

Gedächtnisspur *(f)*. Syn. für *Engramm.

Gedächtnisstörung *(f)*. Krankhafte Veränderung von Gedächtnisinhalten bzw. des Merkvorganges, quantitativ als Hyper-, Hypo- und Amnesie, qualitativ als Pseudo- und Allomnesie.
fr: dysmnésie; *e:* dysmnesia.

Gedankenabreißen *(n)*. Besonders bei Schizophrenie zu beobachtendes Phänomen. Der Gedankenfaden reißt, ohne daß der Kranke ihn – im Gegensatz zum »Fadenverlieren« – wieder zu knüpfen vermag. Oft mit der Vorstellung verbunden, dies sei durch Kräfte außerhalb des eigenen *Ich bewirkt worden. *Sperrung.
fr: barrage idéique; *e:* thought blocking.

Gedankenausbreitung *(f)*. Krankhafte Überzeugung, die eigenen Gedanken würden im Augenblick des Gedachtwerdens von anderen gleichzeitig »mitgewußt«. Vorkommen fast nur bei Schizophrenie (Symptom 1. Ranges nach *K. Schneider*).
fr: pensée divulgée; *e:* broadcasting of thought, spreading of one's thoughts to others.

Gedankenbeeinflussung *(f)*. Krankhafte Überzeugung, die Gedanken würden von außen her beeinflußt und »manipuliert«. Vorkommen vorzugsweise bei Schizophrenie. *Symptome 1. Ranges.
fr: influence hallucinatoire de pensées; *e:* constraint of thought.

Gedankenblockade *(f)* *Gedankenabreißen.

Gedankendrängen *(n)*. Der *Ideenflucht bei *Manie verwandtes Phänomen. Subjektive Empfindung einer großen, sich ins Bewußtsein drängenden Gedankenfülle, wobei die Gedanken, teils sinnvolle, teils sinnlose, sich ziellos überstürzen. Vorkommen bei Schizophrenie, oft in ganz ähnlicher Form auch in der Aura eines psychomotorischen Anfalls (s.d.) vorkommend.
fr: fuite de pensées; *e:* forced thinking.
Syn.: Gedankenjagen.

Gedankenecho *(n)*. (*Stransky*). *Gedankenlautwerden.

Gedankeneingebung *(f)*. Überzeugung, fremde Gedanken würden einem eingegeben. Die Grenzen des eigenen Gedankenraumes sind in der Weise geöffnet, daß der Kranke mitdenken muß, was andere denken. Charakteristisches Phänomen bei der Schizophrenie. Zählt in der Diagnostik zu den *Symptomen 1. Ranges von *K. Schneider*.
fr: transmission de pensées, imposition de la pensée; *e:* thought insertion *oder* pressure.

Gedankenentzug *(m)*. Psychopathologisches Phänomen bei *Schizophrenie. Das Erlebnis, die eigenen Gedanken würden durch eine außenstehende Macht oder Person »entzogen«. Kann ein nicht näher erklärbares und psychologisch nicht ableitbares unmittelbares Erlebnis sein. Vgl. Symptome 1. Ranges nach *K. Schneider*.
fr: prise *oder* vol de la pensée; *e:* thought withdrawal.

Gedanken, gemachte *(m, pl)*. Krankhafte Überzeugung, die eigenen Gedanken würden von außen her »gemacht«, in ihrem Inhalt oder Ablauf geändert. Der Ausdruck entspricht einer unmittelbaren Erlebnisqualität und kann daher von den Kranken nicht weiter umschrieben oder verdeutlicht werden. Seltener werden vom Kranken Erklärungen des Erlebnisses versucht und von der Auswirkung einer Hypnose oder von Strahlenbeeinflussung gesprochen. Das Phänomen gehört zu den formalen Denkstörungen bei Schizophrenie (Symptom 1. Ranges nach *K. Schneider*).

fr: production hallucinatoire de pensées; *e:* delusive manufacture of thoughts.

Gedankenhemmung *(f)* *Denkhemmung.

Gedankenhören *(n)* *Gedankenlautwerden.

Gedankenjagen *(n)* *Gedankendrängen.

Gedankenlautwerden *(n).* Echoartiges Hören der eigenen Gedanken. Nach *G. Störring* (1900) sind zu unterscheiden: 1. halluzinatorisches Gedankenlautwerden: Der Kranke halluziniert Stimmen, ist sich aber gleichzeitig bewußt, daß die Stimmen seine eigenen Gedanken in Form einer Wahrnehmung darstellen oder sonstwie eng mit seinem Gedankengang zusammenhängen; 2. wahnhaftes Gedankenlautwerden (= Doppeldenken): Der Kranke ist überzeugt, daß seine Gedanken laut werden und von anderen mitgehört werden können, weil er aus den Äußerungen anderer Menschen schließt, sie müßten seine Gedanken wissen. Hierbei sprechen die Kranken selbst oft von Gedankenlautwerden. Vorkommen vor allem bei Schizophrenie (Symptom 1. Ranges nach *K. Schneider*). Vgl. Doppeldenken.

fr: écho de la pensée, dédoublement méchanique de la pensée; *e:* thought-echoing, audition of thoughts, thought hearing.

Syn.: Gedankenecho.

Gedankenleere *(f).* Fehlen von Denkinhalten. Kann als subjektiver Eindruck normalpsychologisch vorkommen, doch liegt dem gewöhnlich eine psychogene Denkhemmung zugrunde. Vorkommen als krankhafter Zustand bei fortgeschrittener Demenz.

fr: perte de pensées; *e:* loss of thoughts.

Gedankenschwund *(n)* *Gedankenleere.

Gedankensperrung *(f)* *Sperrung.

Gedankenstopp *(m).* Verfahren der *Verhaltenstherapie bei störenden Gedanken. Der Patient läßt bei geschlossenen Augen solche Gedanken in sein Bewußtsein eintreten. Sobald der Therapeut durch ein Zeichen des Patienten vom Erfolg dieses Schrittes unterrichtet ist, ruft er »Stopp«. Schließlich übernimmt der Patient selbst auch diesen Teil. Wird vor allem bei Zwangsneurose, manchmal auch bei Drogenabhängigkeit angewandt.

e: thought stopping.

Gedankenübertragung *(f).* Unmittelbares Gewahrwerden von Denkinhalten einer anderen, evtl. in der Ferne weilenden Person ohne Benutzung technischer Hilfsmittel und ohne sinnliche Wahrnehmung. Volkstümlich mit Telepathie gleichgesetzt.

fr: télépathie; *e:* telepathy.

Gedankenzerfall *(m).* Unordnung und Strukturverlust von Denkinhalten (und sprachlichen Äußerungen) durch krankhafte Gehirnprozesse. Vorkommen besonders bei präseniler und seniler Demenz.

fr: désagrégation démente de pensées; *e:* demented disintegration of thoughts.

Geel, Ghel. Belgische Ortschaft, deren Bewohner sich seit dem 13. Jahrhundert ursprünglich aus religiösem Anlaß (Kultus der heiligen Dymphna, Schutzpatronin der Geisteskranken) mit der Geisteskrankenpflege beschäftigen. Im 19. Jahrhundert vorbildliche *Irrenkolonie. Seit 1850 staatliche Institution. Gegenwärtig besteht ein zentral gelegenes Krankenhaus (Passtraat 146) mit offenen und geschlossenen Abteilungen, dem bäuerliche Familienbetriebe angeschlossen sind, die geeignete, psychisch kranke Erwachsene und Kinder aufnehmen.

Gefährdungsstrukturen *(f, pl).* (*H. Binder*). Besonderer Persönlichkeitstyp. »Eigenarten der psychischen Konstitution im Bereich der Norm.« Umfaßt Unintelligente (aber auch Nichtschwachsinnige) und affektiv Eigenartige, die in schwierigen oder belastenden Situationen besonders leicht abnorm reagieren oder erkranken können.

fr: structures vulnérantes; *e:* endangering constituents.

Gefälligkeitstraum *(m).* In der Psychoanalyse auftretender Traum, der auf Analytiker und Analyse Bezug hat. In ihm bestätigen sich z.B. bisherige Deutungen oder Vermutungen des Analytikers. Im Analytikerjargon heißt es, daß der Patient auf Wunsch freudianisch oder jungianisch träumt. Das Traumverhalten entspringt dem unbewußten Wunsch, dem Analytiker zu gefallen.

fr: rêve de complaisance; *e:* compliance *oder* made-to-order dream.

Gefängnisknall *(m)* *Haftknall.

Gefängnispsychose *(f).* **1.** Syn. für *Haftpsychose. **2.** Syn. für *Ganser*-Syndrom.

Gefahrenquotient *(m).* Grad der von den pharmakologischen Eigenschaften eines Medikaments ausgehenden Suchtgefahr. Morphine, auch Amphetamine haben einen hohen Gefahrenquotienten, Coffein einen sehr niedrigen, Neuroleptika haben keinen.

e: abuse liability.

Syn.: Risikoquotient.

Gefangenen-Neurasthenie *(f).* Reizbarkeit, Aggressivität, Unlust und Unzufriedenheit bei Einschränkung der Bewegungsfreiheit durch Zwangskollektivierung (Gefängnisse, Lungenheilstätten, Anstalten für Geisteskranke ohne Arbeitstherapie, Flüchtlingslager, Gefangenenlager). Als Ursache werden teils Nahrungs-

und Schlafmangel, teils sexuelle Ausschweifung (Masturbation), schließlich auch die sozialen Verhältnisse verantwortlich gemacht.
fr: névrose carcérale; *e:* prisoners' neurasthenia.

Gefangenenwahnsinn *(m)*. Von *E. Kraepelin* gebrauchte Bez. für *Haftpsychose.

Gefühl der Gefühllosigkeit. Subjektives Empfinden der inneren Leere, eines Abgestorbenseins von Gefühlen. Gefühl, man habe keine Gefühle mehr. Es handelt sich nicht um eine Apathie, sondern um ein als qualvoll erlebtes Fühlen des Nichtfühlens. Die Kranken klagen, sie fühlten keine Liebe mehr zu ihren Kindern und Ehepartnern, hätten keine Freude an früher als angenehm erlebten Ereignissen oder überhaupt am Dasein. Typische Erscheinung bei endogener Depression, aber in ganz ähnlicher Form bei Neurosen und im Beginn von Schizophrenie und anderen psychischen Krankheiten vorkommend.
fr: sentiment d'indifférence affective; *e:* feeling of indifference.

Gefühle *(n, pl)*. Nicht auf anderes zurückführbare Grundbefindlichkeit des Erlebens. Zustände des Ich, »unmittelbar erlebte Ichqualitäten oder Ichzuständlichkeiten« (*Lipps*), die »durch die Eigenschaft des Angenehmen oder Unangenehmen gekennzeichnet« (*K. Schneider*) sind. Zu ihnen gehören Freude, Ärger, Mitleid, durch die Strebungen und Wollen vorübergehend oder dauernd beeinflußt werden. Gefühle werden oft zurückgeführt auf eine Grundqualität (Lust-Unlust) oder – nach *Wundt* – auf drei polare Grundqualitäten (Lust-Unlust, Erregung-Beruhigung, Spannung-Lösung). Andere Einteilungen trennen niedere (sinnliche) von höheren (geistigen) Gefühlen (*Scheler*) oder empfindungs-, trieb- und persönlichkeitsbedingte Gefühle (*Rohracher*). – Bei vitaler Depression und zönästhetischer Schizophrenie kann eine krankhafte Umwertung der Gefühlserlebnisse stattfinden. In der epileptischen *Aura können momentan abnorme Gefühlszustände erlebt werden. Organische Psychosen beeinträchtigen zunehmend die Fähigkeit, Gefühle zu erleben.
fr: sentiment; *e:* sentiment, feeling, sense.

Gefühlsambivalenz *(f)* *Ambivalenz.

Gefühlsansteckung *(f)*. Soziales Phänomen der unmittelbaren Übertragung eines Gefühls von einem Individuum auf ein anderes. Viele Gefühlszustände wirken innerhalb einer sozialen Gemeinschaft ansteckend, besonders in Massen- und Paniksituationen. Angst, Gereiztheit, aber auch Lachen (»ansteckende Fröhlichkeit«) werden besonders leicht übertragen.
fr: contagion affective; *e:* contagion, emotional transference.

gefühlsbetont *(a)*. Die Welt mit den »Augen des Gefühls« betrachtend. Vorherrschen des Gefühlslebens gegenüber dem Verstandesleben. Im Gefühl empfindend. Die Bez. wurde in der dt. Romantik zuerst gebraucht, wird aber heute meist verwendet, um eine Seite der Persönlichkeit eines Menschen zu beschreiben.
e: emotional, with emotional overtones.

Gefühlsempfindung *(f)*. (*C. Stumpf*). Bez. für eine Leibempfindung (z.B. Jucken, Kitzel, sexuelle Wollust) mit angenehmem oder unangenehmem Gefühlston.
fr: sensation; *e:* sensation, feel.

Gefühlserregbarkeit *(f)*. Die individuell unterschiedliche Leichtigkeit, mit der sich Gefühle erregen lassen. Kann krankhaft verändert sein, z.B. bei Manie, Depression, organischen Hirnerkrankungen.
fr: émotivité; *e:* emotional response, sensibility, excitability, emotivity.

Gefühlsflachheit *(f)*. Fehlen einer tieferen Beteiligung der Gesamtpersönlichkeit bei Gefühlserlebnissen. Vorkommen besonders bei Personen, die in nichtgemütsbildender Umgebung (Lager) aufgewachsen sind, bei einigen Psychopathen u.a.
fr: platitude affective; *e:* emotional flatness.

Gefühlskälte *(f)* *Frigidität.

Gefühlslähmung, akute *(f)*. Auf starke Gemütserschütterungen folgende Gleichgültigkeit und Gefühlsleere; insbesondere nach schweren Katastrophen, Erdbeben usw.
fr: anesthésie affective aigue; *e:* shock reaction, disaster syndrome, acute sensory paralysis.

Gefühlslage *(f)*. Die Gesamtgestimmtheit emotionalen Verhaltens und Erlebens.
fr: état affectif; *e:* emotional disposition.

Gefühlsleben *(n)*. Gesamt der im Individuum mit wechselvoller Intensität auftretenden Gefühle. Es bestehen stärkere individuelle Unterschiede, so daß oft von lebhaften oder weniger lebhaften Gefühlen gesprochen wird.
fr: vie affective; *e:* emotional life.

Gefühlsskala *(f)*. Stufenleiter der individuellen Affizierbarkeit der Gefühle. Nach *E. Kretschmer* gibt es eine psychästhetische Gefühlsskala zwischen den Endpolen »sensibel« und »stumpf« und eine diathetische Gefühlsskala zwischen »heiter« und »traurig«.
fr: échelle affective; *e:* scale of feelings.

Gefühlssphäre *(f)*. Innerseelischer Bereich der Gefühle. Kann von einer Verstandessphäre abgegrenzt werden.
fr: sphère affective; *e:* sphere of feelings.

Gefühlsstörung *(f)*. Jede krankhafte Veränderung im Bereich des Gefühlslebens.
fr: trouble de l'affectivité; *e:* emotional disturbance.

Gefühlstheorie (*James* und *Lange*). Versuch einer Klärung und Deutung der Gefühlswirklichkeit. Nach einer unabhängig voneinander von *W. James* (1884) und *C. G. Lange* (1885) entwickelten Theorie sind die Gefühle und Emotionen Rückempfindungen von Körperveränderungen, besonders in den Eingeweiden. Dort werden sie reflektorisch von den Rezeptoren her ausgelöst. *James* formulierte danach den bekannten Satz: »Wir weinen nicht, weil wir traurig sind, sondern wir sind traurig, weil wir weinen.« *Aktivierungstheorie der Emotionen, *Thalamus-Theorie von *Cannon* und *Bard,* *Emotion.
fr: théorie périphérique de *James-Lange; e: James-Lange-Sutherland* theory.

Gefühlsübertragung *(f)* *Übertragung.

Gefühlsverarmung *(f)*. Krankhafter Verlust an seelischen Gefühlserlebnissen. Verflachung des Gefühlslebens und Verarmung an feineren seelischen Schwingungen. Die Bezeichnung wird besonders für die Gefühlsveränderungen bei langsam progredienten Gehirnerkrankungen, schwerer Demenz und Schizophrenie verwendet (bei denen die Gefühlsentäußerungen enthemmt sein können). Beruht wahrscheinlich auf einem Verlust der für die Objektivierung von Gefühlserlebnissen erforderlichen komplizierteren noetischen Prozesse.
fr: appauvrissement affectif; *e:* emotional plattening, flatness of emotional response.

Gefühlsverödung *(f)* *Gefühlsverarmung.

Gegenbesetzung *(f)*. (*S. Freud*). Psychischer Vorgang, durch den die psychische *Abwehr unterstützt wird. Dient hauptsächlich dazu, Triebwünsche des *Es an ihrer Verwirklichung zu hindern. Dabei dient die *Destrudo dazu, libidinöse Wünsche zu neutralisieren – oder auch umgekehrt. Z.B., wenn ein jüngeres Geschwisterkind gehaßt wird, kann durch Gegenbesetzung eine übertriebene Liebe und Fürsorge entstehen; wenn der Wunsch besteht, mit Kot zu spielen, kann daraus Abneigung gegen alles Schmutzige oder *Waschzwang resultieren.
fr: contre-investissement; *e:* anti-cathexis, counter-cathexis, counter-investment.

gegenphobisch *(a)*. Syn. für *kontraphobisch.

Gegenstandsbewußtsein *(n)*. Das auf einen bestimmten Gegenstand gerichtete Bewußtsein. Der Gegenstand wird dabei vom Bewußtsein bemerkt bzw. beachtet. Alle physischen Dinge (z.B. der Eiffelturm), alle psychischen Erlebnisse (z.B. Erinnerungen), aber auch alle *Halluzinationen können gegenstandsbewußt werden, sofern die Aufmerksamkeit auf sie gerichtet wird. Andererseits brauchen begleitende Erlebnisse nicht gegenstandsbewußt zu werden.

Gegenübertragung *(f)*. In der Psychoanalyse der Einfluß unbewußter Konflikte und Bedürfnisse des Analytikers auf die Analyse. Positive Gegenübertragung ist Teil jeder analytischen Psychotherapie, doch muß der Analytiker jeweils seine objektive Position wieder einnehmen. Negative Übertragung (Haßgefühle, Aggressivität) kann den Therapieerfolg verhindern. Die Eigenanalyse des Analytikers soll dazu führen, daß er seine Übertragungspositionen kennt, bei ihrem Manifestwerden erkennt und sie auflösen kann.
fr: contre transfert; *e:* counter-transference.

Gegenwartsdauer *(f)*. Zeitdauer, während der ein Bewußtseinsinhalt gegenwärtig bleibt. Nach informationspsychologischen Untersuchungen beträgt die Zeit höchstens 10 Sekunden. Lediglich bei Konzentration auf einen Inhalt ist es möglich, ihn länger im Bewußtsein zu behalten. Zur Erklärung wird ein besonderes Gedächtnis angenommen (*Fluoreszenzgedächtnis, *Kurzzeitgedächtnis, Gedächtnisspanne).
fr: durée de présence; *e:* duration, memory span.
Syn.: Präsenzzeit.

Gegenzwang *(m)*. Von Zwangskranken zur Bekämpfung z.B. von Zwangsbefürchtungen angewandtes Verfahren, wobei dem Zwang mit einer Gegenvorstellung begegnet wird. Der Kranke kann sich z.B. sagen: »Vielleicht kommt das Unglück gerade dann, wenn ich meiner Befürchtung nachgebe«. *paradoxe Intention.
fr: attitude antiobsessionelle; *e:* countercompulsion, counterimagination.

Geheimnis, pathogenes *(n)*. Verborgenes, nicht ausgesprochenes und daher zu seelischer Krankheit und Siechtum führendes Geheimnis, z.B. heimliche Liebe, schwere Schuld. Seine Auflösung war bereits der alten Theologie als wirksame psychotherapeutische Methode bekannt. Von *Moritz Benedikt* (1835–1920) in die Psychiatrie eingeführt.
fr: secret pathogène.

Gehemmtheit *(f)*. Übergroße Zurückhaltung und Schüchternheit. In tiefenpsychologischer Deutung (*H. Schultz Hencke*): durch Verdrängung entstandene Anomalie des Antriebserlebens. Im Anfang stehen gewöhnlich eine oder wie-

derholte Versagungen mit nachfolgender Entmutigung. Nach den verschiedenen Antriebs- und Erlebnisbereichen können oral-kaptative, retentive, aggressive, Hingabe-, sexuelle und intentionale Gehemmtheiten unterschieden werden. Ein Gehemmter entwickelt »eine Bequemlichkeit an für ihn entscheidender Stelle. Er unterläßt es, im rechten Augenblick, am rechten Ort, aktiv zu sein«. Oft kompensiert in passiven Träumen und illusionären Phantasien. »Darauf reagiert er im Anfang mit verstärkter Betonung seiner illusionären Riesenansprüche an das Leben. Gemessen an diesen Ansprüchen ist dann jede reale Erfüllung ein Nichts. Er verliert die Übung, mögliche Forderungen durchzusetzen.« (*Schultz-Hencke*)
fr: inhibition; *e:* inhibition.

Gehirnerschütterung *(f)* *Commotio cerebri.

Gehirnwäsche *(f)*. Populäre Bezeichnung für *Indoktrination.

Gehörhalluzination *(f)* *Halluzination, akustische.

Geißelsucht *(f)* *Flagellantismus.

Geisterglaube *(m)*. Alter Volksglaube an die sinnliche Erscheinung von bald freundlichen, bald feindlichen Geistern in Form von Luftgebilden (Gespenster). Besonders Verstorbene erscheinen den Lebenden in Gestalt ihrer ehemaligen Leiber, um sie zu trösten, mahnen, warnen oder zu bestrafen. Die Bösen kommen aber nicht zur Ruhe, sondern müssen umherwandern bis zum Jüngsten Tag oder bis sie erlöst werden. Dem Menschen gelinge es durch besondere Machenschaften, Herrschaft über die Geisterwelt zu gewinnen. – Der Geisterglaube lebt in manchen Träumen und in den Wahnvorstellungen vieler Schizophrener fort. Auch das häufige Erkennen eines Menschen in der Gestalt eines anderen (*Personenverkennung) oder als dessen Doppelgänger läßt sich auf einen Geisterglauben zurückführen.
fr: croyance aux esprits; *e:* demonism.

Geisteskrankheit *(f)*. **1.** Im weiteren Sinne jede Form von geistiger Störung, die auf einem Krankheitsprozeß beruht. In diesem Sinne syn. mit *Psychose. Oft aber in engerem Sinne für die Geistesstörungen gebraucht, die zu auffälligen Erscheinungen mit Veränderungen der Gesamtpersönlichkeit führen und einen ungünstigen Verlauf nehmen; betrifft insbesondere die Schizophrenie.
fr: aliénation mentale, psychose; *e:* mental insanity *oder* illness, psychosis.
2. Abweichend vom medizinischen Sprachgebrauch in juristischen Formulierungen (z.B. im § 6 BGB) jede geistige Störung erheblichen Ausmaßes. Entscheidend ist die Quantität und nicht die Qualität der Störungen. Danach kann auch Schwachsinn oder Psychopathie bei starker Ausprägung unter den Begriff der Geisteskrankheit fallen. *Geistesschwäche.
fr: maladie mentale; *e:* mental illness, emotional disorder, insanity (in älteren juristischen Texten), mental disorder.

Geistesschwäche *(f)*. **1.** In älterer Bedeutung erheblicher Intelligenzmangel. Als medizinischer Begriff kaum mehr in Gebrauch. **2.** Im juristischen Sprachgebrauch des ehemaligen § 51 StGB: A) Mängel der Intelligenz, die nicht so hochgradig wie *Idiotie und *Demenz sind, sich aber doch auf das soziale Leben störend auswirken. Auch Wesensänderung von Hirnverletzten, Enthemmung bei Triebdelikten und altersbedingte Persönlichkeitsveränderungen konnten als Geistesschwäche bezeichnet werden. B) *Psychopathie und *Neurose konnten der Geistesschwäche zugerechnet werden, wenn sie extremes Ausmaß hatten und die vernünftige Lebensanpassung des Individuums empfindlich störten. – Der § 20 StGB kennt die Geistesschwäche nicht mehr, sondern verwendet »Schwachsinn« für (A) und »schwere andere seelische Abartigkeit « für (B) **3.** Im juristischen Sprachgebrauch des § 6 BGB geistige Störung mit leichteren sozialen Auswirkungen. Es können somit auch die im medizinischen Sinne eindeutigen Psychosen (z.B. Schizophrenie) oder abnorme Charaktervarianten unter den Begriff der Geistesschwäche fallen, wenn die Veränderungen geringeres Ausmaß haben als bei *Geisteskrankheit (2). Wer infolge Geistesschwäche seine Angelegenheiten nicht zu besorgen vermag, kann entmündigt werden (*Entmündigung). Der wegen Geistesschwäche Entmündigte ist beschränkt geschäftsfähig (rechtlich einem Minderjährigen gleichgestellt).
fr: débilité mentale (1, 2); *e:* feeblemindedness (1), mental deficiency (2).

Geistesstörung *(f)*. Oberbegriff für krankhafte oder stark von der Norm abweichende Veränderung der geistigen Funktionen im weitesten Sinne des Wortes.
fr: trouble mental; *e:* mental aberration.

Geisteszustand *(m)*. Der augenblicklich oder zu einem bestimmten Zeitpunkt bestehende Funktionszustand geistiger Tätigkeiten. Der Begriff entstammt der Juristensprache und wird gewöhnlich auf den Zeitpunkt einer strafbaren Tat bezogen. Der Sachverständige muß sich über den Geisteszustand des Angeklagten zu diesem

Zeitpunkt und die Auswirkungen evtl. krankhafter Geistesstörungen auf die Tat äußern (§§ 20 und 21 StGB).
fr: état mental; *e:* state of mind, mental capacity.

Geistreiztraum *(m)*. (*K. A. Scherner*, 1861). Im Unterschied zum *Leibreiztraum Träume, deren Symbole sich durch geistige Begriffe bestimmen lassen. Danach drücken sich z.B. religiöse Gefühle in Form von Offenbarungen durch einen Meister, intellektuelle Gefühle in Form von Diskussionen unter Gleichen aus. Auf *Scherner*s umfangreiche Traumsymbolik stützte sich *Freud* (1900) vor allem hinsichtlich der Sexualsymbole.

Gelasma *(n)*. Verkrampftes Lachen.
fr: gélasme; *e:* gelasmus.

Gelegenheitsanfall *(m)* *Gelegenheitskrämpfe.

Gelegenheitsapparat *(m)*. (*E. Bleuler*). Für eine bestimmte Gelegenheit bereitliegendes Innervationsschema, das weitgehend unabhängig von einem darauf gerichteten Willen funktioniert. Beispiel Schmerzschutzhaltung: Ein verletztes Glied wird zunächst sinnvoll durch Anspannung der Muskulatur ruhiggestellt. Ein Hysteriker kann sich auch nach Abheilung der Verletzung desselben Innervationsschemas zum Zweck der Krankheitsdarstellung bedienen.
fr: mécanisme d'adaptation occasionnel de *Bleuler; e:* occasional innervation scheme.

Gelegenheitskrämpfe *(m, pl)*. Ausschließlich aus Anlaß besonderer Belastungen, gewöhnlich nur einmal im Laufe eines Lebens bei Erwachsenen auftretende epileptische Anfälle (immer in Form von großen Anfällen); z.B. bei körperlicher Überanstrengung, Schlafentzug, intensiver Sonnenbestrahlung, bei außergewöhnlicher intellektueller oder emotionaler Belastung. Gewöhnlich harmlos. Können jedoch auch den Beginn eines eventuell viele Jahre später chronifizierenden Anfallsleidens darstellen. Gelegenheitskrämpfe sind nach *H. Kretz* (1967) eine akute Form der Epilepsie mit Neigung zu Spontanheilung.
fr: spasmes occasionnels; *e:* occasional convulsions, stress-convulsions.
Syn.: Okkasionskrämpfe.

Gelegenheitskrämpfe, kindliche *(m, pl)*. (*K. Hochsinger*, 1904). Anläßlich einer andersartigen Krankheit auftretende epileptische Anfälle im Kindesalter. Es handelt sich meist um *Fieberkrämpfe, Anfälle nach akuten und chronischen Hirnkrankheiten – Hirnentzündungen, Hirnhautentzündung und Blutungen. Der Form nach meist große epileptische Anfälle, daneben tonische Streck- und Halbseitenkrämpfe, seltener andere Formen kindlicher Anfälle. Prognose von der Art des zugrundeliegenden Krankheitsbildes abhängig, meistens günstig. In 15% der Fälle Übergang in chronische Epilepsie.
fr: convulsions occasionnelles de l'enfant; *e:* infantile convulsions.

Gelegenheitstrinker *(m)*. Alkoholiker, der hauptsächlich anläßlich sich bietender Gelegenheiten (Feste, Einladungen) ohne Kontrolle Alkohol genießt. Wenn sich die Gelegenheiten nicht häufiger als alle 8 Tage bieten, sind die Folgen geringer als beim *Gewohnheitstrinker.
fr: buveur d'occasion; *e:* occasional drinker.

Gélineau-Syndrom *(n)*. Syn. für *Narkolepsie.

Gelolepsie, Geloplegie *(f)*. Syn. für *Lachschlag.

Gelsenkirchener System *(n)*. (*Wendenburg*). Erstmals in Gelsenkirchen praktiziertes System der Außenfürsorge für Geisteskranke. Die fürsorgerischen Aufgaben werden von den Gesundheitsämtern übernommen.

Geltungsbedürfnis *(n)* *Geltungstrieb.

Geltungsstreben *(n)* *Geltungstrieb.

Geltungssucht *(f)* *Geltungstrieb.

Geltungstrieb *(m)*. Aus einem gesunden Selbstdurchsetzungswillen erwachsendes Streben nach Beachtung, Anerkennung, Lob und Ehre. Gehört nach *Schultz-Hencke* neben dem Lebenstrieb und dem Sexualtrieb zu den 3 grundlegenden Trieben des Menschen, die bei den Neurosen von innen oder von außen bedroht werden. In übersteigertem Grade (= Geltungssucht) als Ausgleich von Minderwertigkeits-, Mangel- und Unsicherheitsgefühlen (*Überkompensation).
fr: besoin de se mettre du valeur; *e:* striving for recognition.
Syn.: Geltungsbedürfnis, Geltungsstreben.

gemacht *(a)*. Erlebnisqualität bei Schizophrenie. Bestimmte Teile der Wahrnehmungswelt erscheinen dem Kranken, als seien sie von anderen eigens im Hinblick auf seine Person so gemacht. *Symtome 1. Ranges. Im Engl. gibt es keine genaue Entsprechung. Gebraucht wird *feeling of outside control,* was das Erlebnis der Beeinflussung von außen und nicht des Gemachten bedeutet.

Gemeindepsychiatrie *(f)*. Förderung der seelischen Gesundheit innerhalb einer sozialen Region. »Das ist die Art und Weise, wie die Menschen eines Gebietes, d.h. die Bürger einer Gemeinde, ihre seelischen Probleme lösen und die seelische Gesundheit fördern wollen. Zu diesem Zweck werden die Bürger dreierlei tun: Sie werden ihre Selbsthilfekompetenz verbessern, Vorsorgemaßnahmen (Prävention) tref-

fen und einen Teil des Gemeindehaushaltes für Profis, d.h. für psychiatrisch Tätige unterschiedlicher Berufe [...] ausgeben.« (Dörner, 1979). Nicht zu verwechseln mit gemeindenaher Psychiatrie (s.d.).
Syn.: kommunale Psychiatrie, Gemeindepsychologie (USA).

Gemeindepsychologie *(f).* Syn. für *Gemeindepsychiatrie.

Gemeingefährlichkeit *(f).* Die von einem einzelnen (z.B. einem psychisch Kranken) ausgehende Gefahr für Leib und Leben oder für bedeutende Sachwerte anderer, evtl. auch eines einzelnen. Ist bei einem straffällig gewordenen psychisch Kranken auch in Zukunft zu erwarten, daß er die Rechtsordnung der menschlichen Gemeinschaft in empfindlicher Weise stören wird, kann vom Gericht die *Unterbringung angeordnet werden.
fr: danger public; *e:* danger to the public.

Gemeingefühl *(n)* *Allgemeingefühl.

Gemeinschaft, therapeutische *(f).* (*T. F. Main,* 1946). In der *Sozialpsychiatrie Gruppe von Patienten, Pflegepersonal und Ärzten, die – gewöhnlich innerhalb eines psychiatrischen Krankenhauses – mit dem Ziel zusammen lebt und arbeitet, psychisch Kranken die Wiedereingliederung oder eine bessere Eingliederung in die soziale Gesellschaft zu ermöglichen. Die Größe der Gruppe wird so gewählt, daß alle Gruppenmitglieder einander kennen können (30–100 Personen). Angewandt werden sozialpsychologische Erfahrungen und Techniken. Hierzu gehören regelmäßige (tägliche) Gruppenzusammenkünfte, Analyse der Gruppendynamik, Untersuchung der Gruppenrollen und der Kommunikationsvorgänge. Das Besondere dieses Konzepts ist, daß hierbei dem Kranken die passive Rolle des »Patienten« genommen und eine aktive Partnerschaftsrolle im therapeutischen Prozeß zugewiesen wird.
fr: communauté therapeutique; *e:* therapeutic community.

Gemeinschaftspsychose *(f).* **1.** Von *K. Kleist* (1930) gebrauchte Bez. für Psychose, welche durch ihre Symptome das Verhältnis zur mitmenschlichen Umwelt verändert. Hierzu rechnete *Kleist* vor allem Wahnpsychosen. **2.** Syn. für *Wahn, konformer.

Gemütsarmut *(f).* Mangel an affektiv-emotioneller Ansprechbarkeit (Mitgefühl, Warmherzigkeit, Mitleid und anderen teilnehmenden Gefühlen). In extremer Ausprägung (= Gemütlosigkeit) Variante psychopathischen Verhaltens, die dem alten Begriff der *Moral Insanity entspricht.
fr: pauvreté affective; *e:* lack of emotional response.

Gemütskrankheit *(f).* **1.** Bei *P. Aler* (1727) morbus animi (= »Seelenkrankheit«) im Gegensatz zu den Krankheiten des Körpers. **2.** Krankheit des Gefühlslebens im Gegensatz zu den Krankheiten des Verstandes (Geisteskrankheiten). Krankheit, bei welcher die Werthaltungen, die Fähigkeit zu Mitfreude und Mitleid verändert werden, während die Verstandesfunktionen der Ratio unverändert bleiben. In *Goethe*s »Tasso« (1790) heißt es: »Die Krankheit des Gemütes löset sich in Klagen und Vertraun am leichtesten auf.« *Kant* (1798) unterteilt die Gemütskrankheiten »in Grillenkrankheit (*Hypochondrie) und das gestörte Gemüt (*Manie)«. Im 19. und 20. Jh. Bez. für alle Psychosen ohne Verstandesstörungen gebraucht. Gegenwärtig kaum noch üblich. – Die (korrekte) engl. Übersetzung *affective disorders* trifft nicht das Gemeinte, wie auch »Gemüt« nicht übersetzt werden kann.

Gemütsverödung *(f).* Langsames Nachlassen der Fähigkeit zu Anteilnahme und mitmenschlichen Bindungen durch krankhafte Vorgänge. Kommt vor allem bei den Alterskrankheiten des Gehirns, z.B. senile und präsenile Demenz, vor.
fr: baisse de l'affectivité; *e:* emotional flattening.

Gemütswahn *(m).* (*B. A. Morel,* 1866). Obsol. Bez. für Neurose mit Angst. Wurde später in *Phobie umbenannt und in viele Untergruppen unterteilt (z.B. *Agoraphobie, *Klaustrophobie).
fr: délire émotif.

Generalisiertes Angstsyndrom *DSM-Anhang.

Generationspsychosen *(f, pl).* Psychische Erkrankungen in den Gestationsperioden der Frau. Hierbei handelt es sich größtenteils um endogene Psychosen, über deren kausale Zusammenhänge mit den Gestationsvorgängen nichts Sicheres bekannt ist. Seltener werden symptomatische Psychosen beobachtet. Nach dem Zeitpunkt des Auftretens können *Schwangerschafts-, *Wochenbett- und *Laktationspsychosen unterschieden werden.
fr: psychose puerpérale; *e:* puerperal psychosis.
Syn.: Gestationspsychosen.

genetisches Verstehen *(n)* *Verstehen, genetisches.

genitaler Charakter *(m)* *Charakter, genitaler.

genitale Phase *(f).* (*S. Freud*). Nach Abschluß der frühkindlichen (oralen, analen, phallischen) Entwicklungsphasen der Sexualität treten die

Partialtriebe unter dem Primat der Libido zusammen. In dieser Phase wird allmählich die Sexualität der reifen Persönlichkeit entwickelt. Triebregungen werden durch normale sexuelle Beziehungen befriedigt.
fr: stade génital; *e:* genital phase.

Genokatachresie *(f)* *Perversion.
fr: génocatachrésie; *e:* genocatachresia.

Genophobie *(f).* Ablehnung der Sexualität.
fr: génophobie; *e:* genophobia.

Genußtrinker *(m).* (*J. E. Staehelin*). Exzessiver Alkoholiker von biederer Gemütsart und primitiver Persönlichkeitsstruktur; trinkt hauptsächlich zum Genuß.

Geophagie *(f).* Essen von Erde. Bei vielen Völkern als ritueller Brauch vorkommend. Als abnormes Gelüst bei schwangeren Frauen ebenfalls beschrieben. In Zeiten der Hungersnot vielfach auch bei chronisch Geisteskranken. Kann, über längere Zeit durchgeführt, zu Anämie und Kaliumverlusten führen.
fr: géophagie; *e:* geophagia.

Georget, Étienne-Jean geb. 9. 4. 1795 Vernou-sur-Brenne, gest. 1828 Paris. Französischer Psychiater an der *Salpêtrière (ab 1815). Schüler von **Pinel* und **Esquirol*. Lieferte vor allem psychiatrische Krankheitsbeschreibungen. Bei ihnen wurde zwischen solchen mit erkennbaren körperlichen Ursachen (délire aigu) und essentiellen, idiopathischen, ohne erkennbare Hirnkrankheiten (aliénation mentale) unterschieden. Hauptwerk: »De la folie« (1820) (»Über den Wahnsinn«, nicht ins Dt. übersetzt). Neudruck einer Auswahl (»De la folie. Textes choisis et présentés par *J. Postel*«, 1972).

Geotragie *(f)* *Geophagie.

Gephyrophobie *(f).* Obsol. Syn. für *Brückenangst.

gereizte Manie *(f)* *Manie, gereizte.

Gereiztheit *(f).* Häufig vorkommende Affektstörung. Auf kleine und kleinste Zurücksetzungen oder Fehlschläge wird mit stärkerer Verstimmung, Freudlosigkeit und mühsam beherrschter Wut reagiert. Vorkommen bereits als abnorme Persönlichkeitseigenschaft, besonders aber bei manchen organischen Hirnerkrankungen, z.B. nach Hirnverletzungen und bei Epilepsie.
fr: irritabilité; *e:* irritability.

Gerichtspsychiatrie *(f).* Syn. für forensische Psychiatrie (s.d.).

Geriopsychose *(f).* (*Southard*). Im Alter auftretende Psychose. *Alterspsychose.

Gerontophilie *(f).* Besondere Neigung, Liebesbeziehungen zu älteren Personen aufzunehmen. In der Psychoanalyse als Symptom eines Großvater-Komplexes angesehen.
fr: gérontophilie; *e:* gerontophilia.

Gerontopsychiatrie *(f).* Syn. für *Alterspsychiatrie.

Geruchsfetischismus *(m).* Sexuelle Erregung beim Riechen bestimmter Gerüche des Geschlechtspartners (Genitalgerüche, Gerüche der Fäzes). Eigentlich handelt es sich um einen Geruchsmasochismus.
fr: fétichisme olfactif; *e:* olfactory fetishism.

Geruchshalluzinationen *(f, pl).* Halluzinationen des Geruchssinnes. Klinisch weder von den Geschmackshalluzinationen zu unterscheiden, noch gegen *Illusionen eindeutig abgrenzbar. Die Kranken riechen Gase oder meinen, das Essen schmecke nach Kot, nach Leichen usw. Anfallsweise auftretende Geruchshalluzinationen *Unzinatus-Anfälle.
fr: hallucinations olfactives; *e:* olfactory hallucinations.

Geruchsillusion *(f).* Syn. für *Pseudogeusie.
fr: illusion olfactive; *e:* olfactory illusion.

Geruchstäuschung *(f).* Oberbegr. für Geruchshalluzination und -illusion (= Pseudogeusie).

Geschäftsfähigkeit *(f).* Die Fähigkeit, selbständig rechtswirksame Handlungen vorzunehmen. Psychiatrisch belangvoller juristischer Begriff, der im Gesetz jedoch nicht positiv umschrieben ist. *Geschäftsunfähigkeit.
fr: capacité civile; *e:* mental competence.

Geschäftsunfähigkeit *(f).* Juristischer Begriff für Unfähigkeit, Rechtsgeschäfte vorzunehmen. Nach § 104 BGB sind Kinder bis zur Vollendung des 7. Lebensjahres (Abs. 1) und wegen Geisteskrankheit Entmündigte (Abs. 3) geschäftsunfähig. Jugendliche bis zum 18. Lj. sind beschränkt geschäftsfähig. Psychiatrisch am wichtigsten ist § 104 Abs. 2 BGB: Geschäftsunfähig ist, »wer sich in einem die freie Willensbestimmung ausschließenden Zustande krankhafter Störung der Geistestätigkeit befindet, sofern nicht der Zustand seiner Natur nach ein vorübergehender ist«. In Begutachtungsfällen zur Geschäftsfähigkeit Geisteskranker gilt als Leitlinie, ob der Kranke bei Tätigung des zu beurteilenden Geschäftes durch normale Motive bestimmt war (*Aschaffenburg*). Eine beschränkte Geschäftsfähigkeit kann nach der Rechtsprechung evtl. bei krankhafter Eifersucht oder *Querulantenwahn bestehen.
fr: incapacité civile; *e:* incompetence, incompetency.

Geschlechtskälte *(f).* Syn. für *Frigidität.

Geschlechtstrieb *(m).* Volkstümliche Bezeichnung für sexuelle Begierde, als Trieb empfun-

dene Wünsche nach sexueller Befriedigung. *Sexualtrieb.
fr: instinct sexuel; *e:* sexual instinct.

Geschlechtsverkehr *(m)* *Beischlaf.

geschlossene Anstalt *(f)*. Krankenhaus zur Behandlung von psychisch Kranken, das von der Umwelt abgeschlossen ist. Die moderne Anstaltspsychiatrie bemüht sich sehr, vom längst nicht mehr gerechtfertigten Odium einer fern der Wohnsiedlungen liegenden, hauptsächlich der Isolierung und Bewahrung von gefährlichen Geisteskranken dienenden Anstalt loszukommen. Der Begriff wurde schließlich nur noch für die Häuser zur Pflege von Kranken gebraucht, deren Unterbringung vom Gericht nach dem ehemaligen § 42 b StGB angeordnet worden war. Die anstelle dieser gesetzlichen Regelung getretenen §§ 61, 63, 65 des 2. StGB kennen nur noch die Unterbringung in einem »psychiatrischen Krankenhaus« (§ 63) oder einer »sozialtherapeutischen Anstalt« (§ 65).
fr: service fermé; *e:* custodial hospital, lunatic asylum.

Geschmackshalluzination *(f)* *Halluzination des Geschmackssinnes. Es handelt sich meist um unangenehme Geschmacksempfindungen (bitteres Essen), selten um einen angenehmen Geschmack. Vorkommen vor allem bei Schizophrenie und in der *Aura epileptischer Anfälle, oft zusammen mit *Geruchshalluzinationen.
fr: hallucination gustative; *e:* gustatory hallucination.

Gesellschaft, Allgemeine ärztliche, für Psychotherapie (AÄGP). 1926–1928 gegründete Gesellschaft von Psychotherapeuten aller Richtungen mit dem Ziel: »Förderung in der Medizin und ihren Nachbardisziplinen durch wissenschaftliche Tagungen und persönlichen Verkehr ihrer Mitglieder«, um »der Psychotherapie den ihr gebührenden Rang innerhalb der Medizin zu verschaffen«. 1400 Mitglieder. Organ ist: »Psychotherapie – Medizinische Psychologie«. Adresse: Nettelbeckstraße 3, Düsseldorf.

Gesellschaft, Deutsche, für Analytische Psychologie (DGAP). Vereinigung der Schüler und Anhänger *C. G. Jung*s. Adresse: Schützenallee 18, Berlin.

Gesellschaft, Deutsche, für Individualpsychologie (DGIP). Vereinigung von Psychotherapeuten der *Individualpsychologie. In 4 Instituten wird ausgebildet.

Gesellschaft, Deutsche Psychoanalytische (DPG). Vereinigung von Psychoanalytikern der neoanalytischen Richtung von *Schultz-Hencke, K. Horney, Sullivan.* Mitglieder der Federation of Psychoanalytic Societies. Gegründet 1910. Umfaßt etwa 80 Mitglieder. Die Auffassungen unterscheiden sich von den *Freud*schen Richtungen hauptsächlich durch einen engeren Sexualitätsbegriff und eine eigene Triebtheorie. 4 eigene Ausbildungsinstitute.

Gesellschaft, Deutsche, für Psychotherapie und Tiefenpsychologie (DGPT). Dachgesellschaft der Deutschen Psychoanalytischen Vereinigung (DVP) und der Deutschen Psychoanalytischen Gesellschaft (DPG). 300 Mitglieder, davon 200 Ärzte. Voraussetzung für die Aufnahme ist Ausbildung durch Lehranalyse von mindestens 200 Stunden, 3jährige theoretische Ausbildung mit etwa 30 Stunden Vorlesungen, 600 kontrollierte Behandlungsstunden und Abschlußprüfung (mündliche und schriftliche Prüfung, ausführlicher Vortrag eines Falles). 12 eigene Ausbildungsinstitute.

Gesellschaft, Deutsche, für Psychotherapie, Psychosomatik und Tiefenpsychologie (DGPPT). Organisation psychoanalytischer Gesellschaften. In 18 Ausbildungsinstituten wird zum *Psychoanalytiker ausgebildet. Vorlesungen, Seminare, *Lehranalyse, *Kontrollanalyse, Supervisionsgruppen.

Gesellschaft, Deutsche, für Selbstmordverhütung. Seit 1972 bestehende Gesellschaft für die im Gesellschaftsnamen genannte Aufgabe. Mitglieder aus verschiedenen Berufsgruppen. Zeitschrift »Suizidprophylaxe«. Adresse: Böblinger Str. 24, Stuttgart.

Gesellschaft, Deutsche, für soziale Psychiatrie (DGSP). 1970 gegründete Gesellschaft von Psychiatern und Nichtpsychiatern mit vorwiegend soziodynamischer und sog. kritischer Orientierung. Laut Satzung wird die Chancengleichheit in der psychiatrischen Behandlung angestrebt. Es sollen in Theorie und Therapie möglichst alle sozialen Faktoren psychischer Krankheit berücksichtigt werden.

Gesellschaft, Deutsche, für Transaktionsanalyse (DGTA). Vereinigung der *Transaktionsanalytiker. Adresse: Stettiner Weg 4, 7808 Waldkirch.

Gesellschaft, Deutsche, für Verhaltenstherapie (DGVT). Vereinigung zur Ausübung der *Verhaltenstherapie und *Verhaltensmedizin. Ausbildung: nach 3jähriger berufsbegleitender Ausbildung und 850 Ausbildungsstunden wird ein Zeugnis ausgestellt. Ziel ist eine sozialwissenschaftlich orientierte gemeindenahe Versorgung. Adresse: Uhlandstr. 2, Tübingen.

Gesellschaft für analytische Gruppendynamik (GaG). Vereinigung von Psychotherapeuten für *Gruppentherapie, psychoanalytische.

Gesellschaft für Epilepsieforschung. Königsweg 3, 4813 Bethel b. Bielefeld.

Gesellschaft für Logotherapie und Existenzanalyse (GLE). Vereinigung der ***Frankl*schen Psychotherapeuten. »Bulletin der Gesellschaft für Logotherapie und Existenzanalyse« ab 1984. Anschrift: Ed.-Sueßgasse 10, 1150 Wien. – Auch »Deutsche Gesellschaft für Logotherapie e.V«, Sitz: Rockwinkeler Landstr. 110, 2800 Bremen.

Gesellschaft für systemische Therapie *(f)*. Psychotherapeutische Gesellschaft für *systemische Therapie. Geschäftsstelle: Schloßhof 3, 6908 Wiesloch.

Gesellschaft für wissenschaftliche Gesprächspsychotherapie (GwG). Vereinigung zur Ausübung der klientenbezogenen Psychotherapie (s.d.). Zeugnis nach 4jähriger Ausbildung und 700 Lehrstunden. Adresse: Werderstraße 20, Köln.

Gesellschaft, internationale psychoanalytische *(f)*. 1910 auf dem 2. psychoanalytischen Kongreß in Nürnberg gegründeter Dachverband aller psychoanalytischen Gesellschaften. Umfaßte bei seiner Gründung 3 Gesellschaften: Berlin, Wien, Zürich. Die erste amerikanische Gesellschaft kam 1911 hinzu, die erste englische 1913, die erste französische 1926 (Paris). Die Zahl der Mitgliedschaften liegt 1983 bei etwa 60. Adressenliste in »Roster of the International Psychoanalytical Association«. Organ ist das »International Journal of Psychoanalysis«. *fr:* Association psychoanalytique internationale. *e:* International Psychoanalytic Association (I.P.A.).

Gesellschaftstrieb *(m)*. Die urtümliche Neigung der menschlichen Natur, sich mit anderen Menschen zusammenzufinden, um mit ihnen zu leben, zu arbeiten oder besondere Aktivitäten auszuüben.
e: social instinct.

Gesetz 180. Vom italienischen Parlament am 13. 5. 1978 beschlossenes Gesetz: Abschaffung der psychiatrischen Anstalten und Streichung des Wortes»geisteskrank« im Strafgesetzbuch. Damit wurde das Zwangseinweisungsgesetz (*Unterbringung) von 1904, das zu Mißbrauch und Mißständen geführt hatte, aufgehoben. Psychisch Kranke dürfen – außer wenn sie gemeingefährlich sind – auch zu Hause nur noch mit ihrer ausdrücklichen Zustimmung behandelt werden. Vom Gesetz ausgenommen sind Privatanstalten (in Rom: 1500 Betten) und Stationen innerhalb von Gefängnissen. Ferner Artikel 7: »Es ist in jedem Fall verboten, neue psychiatrische Krankenhäuser zu bauen. Es ist ebenfalls verboten, die vorhandenen psychiatrischen Häuser als Fachabteilungen von Allgemeinkrankenhäusern zu benutzen, und es ist auch verboten, in Allgemeinkrankenhäusern Fachabteilungen zu gründen und die vorhandenen neurologischen Abteilungen für solche Zwecke zu verwenden.« – Der Text des Gesetzes 180 wurde später Teil des Gesetzes 833, ist aber unter seiner alten Bez. bekannter geblieben.

Gesicht, zweites *(n)*. Parapsychologisches Phänomen. Außersinnliche Wahrnehmung von Personen oder Ereignissen aus Vergangenheit, Gegenwart oder Zukunft. Im Volke entspricht eine derartige Wahrnehmung einer alten Überzeugung (»Spökenkiekerei«), wissenschaftlich jedoch lange bezweifelt. Es bestehen enge Beziehungen zu *eidetischen Anschauungsbildern. Bei ausgeprägter Veranlagung besteht die Möglichkeit einer diagnostischen Verwechslung mit Geisteskrankheiten.

Gesichtsagnosie *(f)*. Syn. für *Prosopagnosie.

Gesichtshalluzination *(f)*. Syn. für *Halluzination, optische.

Gesichts-Hals-Syndrom *(n)*. Syn. für *dyskinetisch-hypertones Syndrom.

Gesichtsillusion *(f)*. Veränderung und Verzerrung der optischen Wahrnehmung. Z. B., wenn alle Personen deformiert oder mit langgezogenen Köpfen gesehen werden oder scheinbar nur eine Hälfte des Körpers besitzen. Vorkommen besonders als Reizsymptom des Okzipitallappens oder Schläfenlappens. Auch bei psychomotorischen *Anfällen.

Gesichtskrampf *(m)*. Unregelmäßige Zuckungen der mimischen Gesichtsmuskulatur und oft auch der Halsmuskulatur. Betroffen ist gewöhnlich vor allem die Umgebung der Augen (*Blinzelkrampf) und des Mundes. Vorkommen vgl. *Tic.
fr: tic facial; *e:* mimic tic.
Syn.: Fazialistic.

Gesichtsschmerz, primärer autochthoner *(f)*. (*U. H. Peters*, 1976). Dauerschmerz im Gesicht, meist auf den Versorgungsbereich eines der drei Äste des Drillingsnerven begrenzt. Es können bis zu 30 nutzlose Operationen ausgeführt worden sein. Beginn manchmal nach dem Ziehen eines Zahnes, was aber auch die erste versuchte Behandlungsmaßnahme darstellen kann. Erst auftreten eventuell auch nach einschneidenden Lebensereignissen. Bei erfolgreicher Behandlung des Schmerzes

können Depression oder alles überflutende Ängste auftreten.
e: atypical facial pain.
Syn.: atypische Trigeminusneuralgie.

Gesichtstäuschung *(f)*. Sehen von real nicht oder in anderer Form Vorhandenem. Zusammenfassender Begriff für optische Halluzination (s.d.) und *Gesichtsillusion.
fr: illusion(s) d'optique(s); *e:* optical illusion(s).

Gesinnung *(f)*. Im Laufe des individuellen Reifungsprozesses erworbene, größtenteils von Leitbildern (Eltern, Erzieher) übernommene, von der Intelligenz unabhängige charakterliche Dauerhaltung. Die Gesinnung beeinflußt alle Entscheidungen der reifen Persönlichkeit, besonders jedoch die moralischen. Sie ist der nach außen gewendete Aspekt der geistig-ethischen Haltung eines Menschen. Wurde erst von *W. McDougall* als »Gesinnungen« (sentiments) beschrieben, die sich um bestimmte Gefühlserlebnisse herumkristallisieren. Entspricht weitgehend den *»Kristallisationskernen von Gefühlen« der deutschen Literatur.
fr: caractère; *e:* sentiments.

Gesinnung, asoziale *(f)*. *(Ph. Lersch)*. Gegen die mitmenschliche Umwelt gerichtete, eine positive gesinnungsmäßige Haltung mißachtende Verhaltensweise (Haß, Rücksichtslosigkeit, verbale und tätliche Aggressionen). Ursachen: abnorme Veranlagung (Psychopathie), schädliche Milieueinflüsse in der Kindheit, organische Hirnerkrankungen (Folgen von Hirnentzündungen, Hirntraumen, Anfallsleiden u.a.).
fr: comportement asocial; *e:* asocial behaviour.

Gesinnung, soziale *(f)*. *(Ph. Lersch)*. Auf die mitmenschliche Umwelt gerichtete, die moralischen Forderungen der Gesellschaft berücksichtigende Strebungen.

Gesinnungslosigkeit *(f)*. Fehlen einer das ganze Leben durchziehenden geistig-ethischen Dauerhaltung, der Gesinnung. Der Ton liegt dabei auf einer mangelnden Kontinuität in den sittlich-moralischen Entscheidungen der Persönlichkeit.

Gesprächspsychotherapie *(f)*. **1.** I.e.S. (*R. Tausch,* 1957). Syn. für *Psychotherapie, klientenbezogene **2.** I.w.S. Bezeichnung für jede geplante und systematische Form der psychotherapeutischen Beeinflussung mit Hilfe der gesprochenen Sprache.
e: client-centered therapy (1); interview therapy (2).

Gesprächstherapie *(f)*. Syn. für *Gesprächspsychotherapie.

Geständniszwang *(m)*. **1.** Bekennen von strafbaren Handlungen, die nie begangen wurden. Das Geständnis kann einem (unbewußten) Strafbedürfnis entspringen oder andere Gründe haben. Im Rechtsleben entstehen nach *Reik* (»Geständniszwang und Strafbedürfnis«, 1925) dem Betroffenen dadurch große Gefahren. **2.** Neigung von Neurotikern, alles Unbewußte in Anspielungen, Versprechern und Worten immer wieder zu »gestehen«. »Überführung unbewußten Materials in Wortvorstellungen und -wahrnehmungen« (*Th. Reik*).

Gestalt *(f)*. In der Gestaltpsychologie ein geschlossenes, in sich gegliedertes Ganzes, dessen Gliedteile untereinander in gegenseitiger Abhängigkeit stehen und das mehr darstellt als die Summe seiner Teile. Nach der Definition von *W. Köhler* (1933) »solche Gebilde (Melodien, Raumgestalten, Gedanken), die als *Ganze* spezifische Eigenschaften haben und deshalb mit gutem Recht als Einheiten aufzufassen sind«.
fr: configuration, forme, structure, »gestalt«; *e:* Gestalt.

Gestaltanalyse *(f)*. *(K. Conrad)*. Gestaltpsychologische Methode zur Beschreibung psychopathologischer Phänomene, bei der besonderer Wert auf »Erlebnisbeschreibung und Erlebnisanalyse« gelegt wird, »denn alles Erlebte ist gestaltet und die Analyse phänomenaler Tatbestände ist immer Analyse von Gestaltungen«.
fr: analyse structurale; *e:* morpho-analysis.

Gestaltkreis *(m)*. *(V. v. Weizsäcker)*. Wie in einem kybernetischen Denkmodell wird der wechselseitige Zusammenhang zwischen Organismus und Umwelt als einem funktionalen Ganzen hervorgehoben und begründet. Als Beispiel kann das Gehen in unebenem Gelände dienen, wo das Auge jede Unebenheit des Geländes wahrnimmt, der Organismus seine Bewegungen entsprechend einstellt, die ausgeführten Bewegungen wiederum den Blick leiten usw.
fr: cercle de la forme, cycle structural; *e:* morpho-psycho-psychological circle.

Gestaltpsychologie *(f)*. »Berliner Schule« der *Strukturpsychologie (1). Im Mittelpunkt steht die Untersuchung des »Aufbaus der Wahrnehmungswelt«, insbesondere hinsichtlich ihrer Gestaltqualitäten: *(W. Wertheimer, W. Köhler, K. Koffka)*. Psychiatrische Anwendungen finden sich bei *K. Goldstein* (»Der Aufbau des Organismus«, 1934), *H. Bürger-Prinz* und *M. Kaila* (»Die Struktur des amnestischen Symptomenkomplexes«, 1930), *P. Matussek* (1952/53) (*Gestalttherapie).

fr: psychologie de la forme, gestaltisme, gestaltpsychologie; *e:* Gestalt psychology.

Gestaltqualität *(f).* (*Ch. v. Ehrenfels,* 1890). Eigenschaft, die nur am Gesamtkomplex einer *Gestalt erkennbar ist, nicht jedoch an den einzelnen Teilen. »Ein über dem Komplex schwebendes Etwas.« Von den modernen Schulen der Gestalttheorie wird die Existenz einer besonderen Gestaltqualität ausdrücklich bestritten.

fr: qualité structurale; *e:* quality of configuration.

Syn.: Ehrenfels-Qualität.

Gestalttherapie *(f).* Von **Perls* (ca. 1940) begründete Form der *Psychotherapie. Leitet sich aus der *Gestaltpsychologie ab und ist der psychoanalytischen Theorie von **Freud,* **Reich* und *O. Rank* stark verpflichtet. Nach einer allgemeinen Theorie kann der Neurotiker Figur und Hintergrund nicht richtig unterscheiden; er reagiert nicht spontan, sondern in immer gleicher Weise; er kann sein Selbst nicht wahrnehmen. Die Therapie führt die Person immer wieder auf ein »Hier und Jetzt « zurück. Sie will die Persönlichkeit in ihrer wahren Gestalt wiederherstellen und zur vollen Wahrnehmung ihrer selbst bringen. Unnützes Reflektieren soll unterbleiben. Interpretationen, auch von Träumen, werden nicht gegeben. Die Therapie wird gewöhnlich von Zentralinstituten aus organisiert: Zentrum für Individual- und Sozialtherapie in Penzberg (ZIST), Institut für Gestalttherapie in Köln, Fritz-Perls-Institut in Würzburg. »Deutsche Gesellschaft für Gestalttherapie und Kreativitätsförderung« (DGGK).

e: Gestalt therapy.

Gestaltungstherapie *(f).* **1.** (*L. Paneth; C. G. Jung*). Besondere Form der *Beschäftigungstherapie, bei welcher in individueller Weise auf fehlerhafte Erlebnisverarbeitung und daraus entstandene Konflikte hingewiesen wird. Hierzu können Musik, Tanz, Gymnastik, Pantomime, *Psychodrama, Malen, Zeichnen, Kneten, Schnitzen und Werken Verwendung finden. **2.** Syn. für *Beschäftigungstherapie unter Betonung des Schöpferischen bei den ausgeübten Tätigkeiten.

fr: art-thérapie; *e:* art-therapy.

Gestaltwandel *(m).* (*W. Zeller*). Veränderungen der Körpergestalt bei wichtigen Entwicklungsschritten. Geht einher mit Veränderungen der Körperproportionen, der Bewegungen und der seelischen Struktur. 1. Übergang vom Klein- zum Schulkind. Der rundlichen Kleinkindform folgt die schlanke Schulkindform (7. Lj.). 2. Übergang in die Pubertät (11.–12. Lj.) (Ephebogenese). Der schlanken Schulkindform folgt mit allmählicher Ausarbeitung der sekundären Geschlechtsmerkmale die Erwachsenenform. 3. Auch im Erwachsenenalter kann es zur vollständigen Umwandlung der Körpergestalt kommen. Ist gewöhnlich Folge veränderter Lebenseinstellungen oder neu auftretender psychischer Störungen (z.B. Neurosen, Schizophrenie, Eßstörungen).

Gestaltwandel, protopathischer, des aktuellen Erlebnisfeldes. (*K. Conrad*) In *gestaltpsychologischer Sicht stellt sich die Bewußtseinstrübung als Veränderung im Erlebnisfeld zwischen 2 Grenzpunkten dar. Der eine Grenzpunkt ist die klare Durchgliederung des *Feldes mit der Fähigkeit, jeden Bestand des Feldes in den Mittelpunkt der Aufmerksamkeit zu rücken und ihn gegen alle Art von Umfeldwirkungen abzuschirmen. Der andere Grenzpunkt ist die »völlige Entstaltung des Feldes, das damit alle Feldeigenschaften verloren hat«. Da Bewußtseinstrübung als »Achsensymptom« der symptomatischen Psychosen angesehen wird, beschreibt *Conrad* auch bei ihnen die Veränderungen unter diesem Begriff.

Gestaltzerfall *(m).* Zunehmende Einbuße des Wahrgenommenen an Gestalteigenschaften. Entstrukturierung der Wahrnehmungswelt und Auflösung in Einzelqualitäten. Wird nach gestalttheoretischen Überlegungen als Folge von krankhaften Gehirnprozessen (z. B. bei Psychosen) angenommen und zur Erklärung von Krankheitsphänomenen, z.B. Wahn und Halluzinationen, herangezogen.

fr: déstructuration; *e:* morpholysis.

Gestationspsychosen *(f, pl).* Syn. für *Generationspsychosen.

Gesundheitsfürsorge (präventive), psychiatrische *(f).* Jüngeres Teilgebiet der *Psychohygiene; bemüht sich um vorbeugende Maßnahmen gegen psychische Krankheit. Kenntnisse auf diesem Gebiet sind bisher wenig verbreitet. Insbesondere ist wenig über erste Anfänge psychischer Krankheit bekannt. Daher ist die Frage schwer zu beantworten: Wer ist wie vor was zu schützen. Gesichert ist, daß Trennung bei Kindern im Säuglingsalter von ihren Müttern schwere seelische Schäden zur Folge haben kann. Im Adoleszentenalter kann restriktive Haltung in Schule und Gesellschaft freie Entfaltung unterdrücken. Im mittleren Lebensalter sind Probleme der zwischenmenschlichen Beziehungen in Familie und Beruf vorherrschend. Im höheren Alter lockert sich der Halt im Leben, das Gefühl für Sinn und Kontinuität des Daseins ist bedroht.

fr: hygiène mentale préventive; *e:* preventive mental health.

Gesundheitsgewissen *(n).* Individuelles Verantwortungsgefühl, das nach Erhaltung der Gesundheit strebt, um den Verantwortungen gegenüber der Gemeinschaft gerecht zu werden.

Geumaphobie *(f).* Furcht vor bestimmten Geschmacksreizen.

fr: geumaphobie, phobie gustative; *e:* geumaphobia.

Gewaltdelikt *(n).* In der Rechtssprache: strafbare Handlung durch Zufügung eines Übels. Hierzu zählen vor allem Mord und versuchter Mord, Totschlag, Kindestötung, fahrlässige Tötung, Körperverletzung mit tödlichem Ausgang, gefährliche Körperverletzung.

fr: acte de violence, procédé brutal; *e:* act of violence.

gewerbsmäßige Kuppelei *(f).* In der Rechtssprache: Vorschubleisten fremder *Unzucht durch Ermöglichung von Gelegenheiten mit dem Zweck, den eigenen Lebensunterhalt dadurch zu verdienen; z.B. durch Unterhaltung eines Bordells.

Gewissen *(n).* Sphäre der Persönlichkeit, aus der heraus in sittlichen Fragen selbständig Stellung genommen wird. Nach der *Instanzentheorie *S. Freud*s weitgehend identisch mit dem »Über-Ich«. Entsteht danach am Ende der frühen Kindheit durch Introjektion von Geboten und Verboten, mit denen von außen (z.B. durch die Eltern) den Triebwünschen des Kindes begegnet wurde.

fr: conscience morale; *e:* consciousness, conscience.

Gewissenskonflikt *(m).* Unentschieden bleibender Konflikt zwischen Wünschen und den ihre Befriedigung versagenden Entscheidungen des Gewissens.

fr: conflit de conscience; *e:* conscientious mental conflict.

Gewöhnung *(f).* **1.** Allgemein: Anpassung an bestimmte, gleichbleibende Bedingungen. Durch Automatisierung von psychischen Vorgängen und Handlungsabläufen wird die Gesamtpersönlichkeit in vielen Verrichtungen entlastet. **2.** In der Psychiatrie vor allem Abhängigwerden von gewohnheitsbildenden Suchtstoffen (Alkohol, Nikotin, Morphin) durch emotionale und physiologische Anpassung. Der Körper verträgt damit Giftdosen, die bei Nichtgewöhnten schwere, evtl. sogar tödliche Vergiftungserscheinungen verursachen würden. Gleichzeitig kann aber auch nicht auf das Toxon verzichtet werden, ohne daß von neuem das Gleichgewicht im Stoffwechsel des Körpers gestört wird. Gewöhnung wird als Vorstufe der *Sucht aufgefaßt oder auch mit dieser gleichgesetzt.

fr: accoutumance; *e:* habituation, accustoming.

Gewohnheitshierarchien *(f, pl).* Zusammenführung und Aufbau einfacher Gewohnheiten zu einem komplexeren und geordneten System in Form einer Hierarchie. In geeigneten Situationen wendet das Individuum dann umfangreichere Verhaltensmuster an, die nach einem bestimmten (nicht ganz festen) Schema ablaufen. Der Ablauf solcher Gewohnheitshierarchien ist bei Schizophrenen oftmals gestört. Die Handlungen müssen dann wieder einzeln und bewußt vollzogen werden (»Verlust von Gewohnheitshierarchien«).

e: habit hierarchies.

Syn.: Erfahrungshierarchien.

Gewohnheitstic *(m).* **1.** Tic, der eine Gewohnheitsbewegung zum Ausgangspunkt genommen hat. **2.** Syn. für *Tic, psychogener.

fr: tic par habitude; *e:* habit tic.

Gewohnheitstrinker *(m).* Jemand, der mehr aus Gewohnheit als aus einem besonderen Grund Alkohol zu sich nimmt (z.B. Gastwirte), jedoch fast nie bis zur Trunkenheit. Die Folgen sind gewöhnlich erheblicher als beim *Gelegenheitstrinker.

fr: buveur d'habitude; *e:* habituation drinker.

gezielte Analyse *(f).* Psychoanalytische Technik, die sich gezielt mit der Aufdeckung krankmachender Erlebnisse, einzelner *Übertragungen und eines speziellen *Widerstandes befaßt, während die übrigen Bereiche der menschlich-seelischen Entwicklung nicht aufgedeckt werden. Unter Psychoanalytikern besteht keine Einigkeit darüber, ob ein solches Verfahren erfolgversprechend und zulässig ist.

fr: analyse dirigée; *e:* selective analysis, purposive psycho-analysis.

Gheel. Andere Schreibweise für *Geel.

Gichter *(f, pl).* Volkstümliche Bezeichnung für anfallsähnliche Zustände im Kindesalter. Umfaßt die mannigfaltigsten Zustände (Kalkmangelzustände, fieberhafte Infektionen, Hirnhautentzündungen). Seltene Vorstufe eines epileptischen Anfallsleidens. Die Bezeichnung wirkt bagatellisierend und verhindert dadurch notwendige Untersuchungsmaßnahmen. – *Historisch:* im Mittelalter allgemeinste Bez. für epileptische und andere Krämpfe.

Gifthunger *(m).* Verlangen des Körpers nach dem gewohnten Gift (*Gewöhnung) zur Aufrechterhaltung des Stoffwechselgleichgewichts. Äußert sich in Abstinenzerscheinungen

(»Hunger«) bei fehlender oder unzureichender Giftzuführung.
fr: assuétude; *e:* poison dependence.

Gigantismus, eurhythmischer *(m)* *Gigantosomia primordialis.

Gigantomanie *(f).* Bevorzugung des Großen, Überragenden.
fr: gigantomanie; *e:* gigantomania.

Gigantosomia primordialis *(f).* (*J. Berlinger*). Riesenwuchs mit normal entwickelten Sexualorganen.
fr: gigantosomie primordiale; *e:* gigantosomia primordialis.
Syn.: eurhythmischer Gigantismus.

Gilles-de-la-Tourette-Syndrom *(n)* **Tourette-*Syndrom.

GLE. *Gesellschaft für Logotherapie und Existenzanalyse.

gleichgeschlechtliche Liebe *(f).* Syn. für *Homosexualität.

Gleiten, kognitives *(n)* *kognitives Gleiten.

Glischroidie *(f).* (*F. Minkowska*). Langsame, »zähflüssige« und am einzelnen klebende Affektivität, die man besonders bei Epileptikern oder epileptoider Wesensart findet. Bezeichnet auf dem Gebiete des Affektlebens das gleiche, was für die intellektuellen Prozesse als Adhäsivität oder Haftneigung umschrieben wird.
fr: glischroïde; *e:* glischroida.

Globus abdominalis. Gefühl, einen Ballon im Unterleib zu besitzen. Form psychogener Reaktion.
fr: globe abdominal; *e:* globus abdominalis.

Globus hystericus *(m).* Gefühl, als wenn eine Kugel oder ein kleiner Ball vom Magen aus langsam zum Hals aufstiege und schließlich im Schlund zu fühlen sei. Wird dann von Strangulationsangst begleitet. Vorkommen besonders als Symptom einer Konversionshysterie.
fr: boule hystérique; *e:* globus hystericus.
Syn.: Angone, Apopnixis.

Globusgefühl *(n).* Gefühl, einen Kloß im Hals zu haben, wie beim *Globus hystericus. Die Bez. wird in mehr allgemeiner Bedeutung gebraucht. Vorkommen des Symptoms bei Erschöpfung, Erwartungsangst (Rednergefühl) oder als Begleitwirkung einer Phenothiazinbehandlung. – Auch als Syn. für *Globus hystericus.
fr: sensation de boule (hystérique); *e:* globus pharyngis feeling.

Globus-Syndrom *(n).* Syn. für *Globusgefühl.

Glossolalie *(f).* **1.** Lautäußerungen ohne erkennbaren Sinn, die den Eindruck einer in sich geschlossenen Sprache erwecken. An Wortneuschöpfungen (*Neologismus) derartig reiche Sprache eines Geisteskranken, daß eine unverständliche Geheimsprache zustande kommt. Die Syntax ist aufgelockert, bleibt aber rudimentär erhalten. **2.** Seltener auch das Sprechen einer fremden, unverständlichen Sprache in religiöser Ekstase. Wird dann als Folge göttlicher Eingebung angesehen.
fr: glossolalie, néolalie; *e:* glossolalia, tongue jabbering.
Syn.: Zungenreden.

Glossomanie *(f).* Alte Bezeichnung für unverständliche Sprache eines Geisteskranken. Im Unterschied zur *Glossolalie ist dabei die Syntax völlig aufgelöst, und die Worte haben keine feste Bedeutung mehr. Die Sprache wird von den Kranken aus Überzeugung oder auch aus Spielerei gesprochen, als sei sie eine Fremdsprache.
fr: glossomanie; *e:* glossomania.

Glossophobie *(f).* Syn. für *Lalophobie.

Glossospasmus *(m).* Zungenkrampf. Unwillkürliche, langsam oder in Form von Zuckungen auftretende Bewegungen der Zunge. Als Zeichen besonders hervorgehoben, weil dadurch die Sprache gestört wird. Vorkommen als Nebenwirkung der Psychopharmakabehandlung bei *dyskinetisch-hypertonem Syndrom, bei Epilepsie, Chorea, als *Tic oder konversionsneurotisches Symptom.
fr: spasme lingual; *e:* glossospasm.

Glückspsychose *(f).* Endogene Psychose mit ekstatischem Glücksgefühl und Weltbeglükkungsideen. Entspricht dem ekstatisch-glückhaften Pol der *Angst-Glücks-Psychose, der auch für sich allein als phasisch verlaufende glückhafte Psychose auftreten kann, ohne daß es jemals zu einer *Angstpsychose kommen muß.
fr: psychose euphorique; *e:* benefaction psychosis.

Gnoseologie *(f).* (*A. Baumgarten*). Erkenntnislehre. Erkenntnistheorie.
fr: gnoséologie; *e:* gnoseologia.

Görz *Gorizia.

Gorizia (= Görz). Psychiatrische Anstalt nördlich von Triest. Ab 1963 begann hier durch *Franco *Basaglia* der antiinstitutionelle Zweig der antipsychiatrischen Bewegung (*Antipsychiatrie). 1968 legte *Basaglia* die Leitung nieder. Die Erfahrungen der Institutsauflösung wurden beschrieben in: *F. Basaglia* (Hg.): »L'istituzione negata. Rapporto da un ospedale psichiatrico« (1968); dt. »Die negierte Institution – oder die Gemeinschaft der Ausgeschlossenen. Ein Experiment der psychiatrischen Klinik in Görz« (1971). Diese

Erfahrungen wurden zur Grundlage von *Gesetz 180.

GPI. **g**eneral **p**aresis of the **i**nsane. *Paralyse, progressive.

Gradiva *(f)*. Die Schreitende. Titelgestalt eines Romans von *W. Jensen* (1903). Von *S. Freud* (1907) psychoanalytisch interpretiert (GW VII,31–125). Der Archäologe Hanold verkennt in wahnhafter Weise in Pompeji eine lebende Gestalt (in Wahrheit seine Jugendliebe Zoe) für ein antikes Reliefbild. Die von Zoe betriebene Aufdeckung von Erinnerungen führt zur Erkenntnis seiner verdrängten Liebe zu ihr. Wird als Paradigma für den psychoanalytischen Prozeß gebraucht.

Granatschock *(m)*. Im 1. Weltkrieg übliche Bez. für seelische Störungen, die in Zusammenhang mit Kriegserlebnissen bei den Soldaten aller kämpfenden Nationen aufgetreten waren. Die Erscheinungen entsprachen teils typischen *Konversionssymptomen: Lähmungen, psychogenen Dämmerzuständen, psychogener Blindheit. In anderen Fällen wurden hypochondrische, phobische oder ängstliche Erscheinungen beobachtet, ebenso Reizbarkeit, Frieren, Kopfschmerz, *Amok, *katatonie-ähnliche Bilder, tiefe Depression, Schreckreaktionen auf Geräusche, rastlose Unruhe, Schlaflosigkeit, Alpträume (*Nachtmahr) oder ständige Wiederholung der angsterregenden Kriegssituationen im Traum. Oft trat auch jahrelang anhaltendes Zittern auf (*Kriegszitterer). Oder es blieb eine extreme Empfindlichkeit für laute Geräusche, besonders wenn sie unerwartet sind. Zunächst wurde angenommen, daß die Störungen durch Erschütterungen des Gehirns bei häufigen Explosionen von Granaten hervorgerufen würden. Sobald man die psychogene Natur der Störungen erkannt hatte, wurde die Bez. fallengelassen. Im 2. Weltkrieg wurden die gleichen Störungen, jedoch sehr viel seltener beobachtet. *R. R. Grinker* und *J. P. Spiegel:* »Men under stress«, 1945.
e: shell shock, battle fatigue, combat fatigue, combat exhaustion, operational fatigue (amer. Luftwaffe), traumatic war neurosis.

Grand mal *(n)*. Häufig gebrauchtes Syn. für *Anfall, großer epileptischer. Die Bez. wurde zuerst von Kranken in Pariser Hospitälern gebraucht und durch **Esquirol* (1815) in die medizinische Literatur eingeführt. Entsprach zunächst noch etwas vage einem »schweren Anfall« mit Bewußtseinsverlust und Zuckungen, engte sich aber rasch auf die heutige Bedeutung ein. Entspricht der Sache nach der *Epilepsia maior des Altertums. Die Bez. wird weiterhin in ihrer französischen Form gebraucht. *Petit mal.

Grand-mal-Epilepsie *(f)*. Epileptisches Anfallsleiden mit vorwiegendem oder ausschließlichem Auftreten von großen epileptischen Anfällen (s.d.).
fr: grand mal; *e:* major epilepsy.

Grand mal intellectuel *(n)*. (*J. Falret,* 1860). Obsol. Bez. für akute epileptische Psychose. Entspricht nach heutiger Beschreibung einem epileptischen Dämmerzustand. Mit der Annahme verbunden, der Zustand stehe anstelle eines Grand-mal-Anfalles. Die Beschreibungen sind wie bei *Petit mal intellectuel. Außer der Beziehung zu Grand mal besteht aber auch ein Unterschied im Verhalten: Die Kranken sind erregt, zeigen einen ständigen Redefluß, sind in ihren Handlungen unberechenbar und oft grausam.

Grand-mal-Status *(m)* *Status epilepticus.

graphokinetische Amnesie *(f)* *Amnesie, graphokinetische.

Graphomanie *(f)*. Schreibwut. Vielschreiberei. In Erregungszuständen besonders bei *Manie zu beobachtender Hang, die Vielzahl der sich einstellenden Gedanken und Einfälle in Schriftstücken festzuhalten. *Graphorrhoe.
fr: graphomanie; *e:* graphomania.

Graphophobie *(f)*. Schreibfurcht. Angst vor schriftlichen Äußerungen.
fr: graphophobie; *e:* graphophobia.

Graphorrhoe *(f)*. »Schreibfluß.« Kritzelsucht. Krankhafte Neigung, eine Unzahl von Briefen, literarischen Werken oder Memoiren zu schreiben, wie es gelegentlich bei mäßig erregten Geisteskranken beobachtet wird. Von hier aus auch für die Arbeit literarischer Vielschreiber minderer Qualität angewandt. – Der Begriff wurde in Analogie zu *Logorrhoe gebildet.
fr: graphorrhée; *e:* graphorrh(o)ea, scribomania.

Graphospasmus *(m)*. Syn. für *Schreibkrampf.

grass. Im Drogenjargon: Haschisch oder Marihuana.

Graviditätspsychose *(f)*. Syn. für *Schwangerschaftspsychose.

Gravidophobie *(f)*. Schwangerschaftsangst. Furcht vor dem Eintreten einer Schwangerschaft.
fr: gravidophobie, phobie de la grossesse; *e:* gravidophobia.

Greisenblödsinn *(m)*. Syn. für *Demenz, senile.

Grenzbereich der Intellektuellen Leistungsfähigkeit *DSM-Anhang.

Grenzpsychose *(f)*. **1.** Syn. für *Schizophrenie, pseudoneurotische. **2.** Syn. für *Borderline-Schizophrenie.

Grenzsituation *(f)*. (*K. Jaspers*). Letzte Situationen, die oft im Alltag nicht beachtet werden und dennoch das Leben weitgehend bestimmen, z.B. Tod, Schuld, Kampf als Unausweichlichkeit. Die *Neurosen können als Versagen in solchen Grenzsituationen aufgefaßt werden.

Grenzstörung *(f)*. Störung im Wahrnehmen und Einhalten der unsichtbaren Grenzen zwischen zwei Menschen. Erschwerte Fähigkeit, das richtige Maß zwischen Nähe, Distanz und Intimität einzuhalten. Vorkommen insbesondere bei Schizophrenen, die auch darunter leiden können, daß andere ihre Persönlichkeitsgrenzen nicht erkennen und beachten.

Grenzzustand *(m)*. Selten gebr. Eindeutschung für *Borderline.

Griesinger, Wilhelm geb. 29. 7. 1817 Stuttgart, gest. 26. 10. 1868 Berlin. o. Prof. der Psychiatrie in Berlin (1865). Leitete mit seinem Lehrbuch »Pathologie und Therapie der psychischen Krankheiten« (1845) die naturwissenschaftlich-positivistische Epoche der Psychiatrie ein, die bis in die Gegenwart andauert. Das Fazit seiner Lehre wird in dem vielzitierten Zitat »Geisteskrankheiten sind Gehirnkrankheiten« zusammengefaßt. Führte die später so erfolgreiche pathologische Anatomie in die klinische Psychiatrie ein. Begründete das »Archiv für Psychiatrie und Nervenkrankheiten« (ab 1868).

Grillenkrankheit *(f)*. Volkstümliche Bez. für *Hypochondria vaga.

Grimassieren *(n)*. Verziehungen der Gesichtsmuskulatur, denen kein entsprechender Seelenvorgang entspricht, »leere« Mimik. Vorkommen häufig im Beginn der Schizophrenie.
fr: faire des grimaces; *e:* make faces, grimacing.
Syn.: Paramimie (2).

Griselda-Komplex *(m)*. (Griselda = in *Boccaccios* Decameron Verkörperung weiblicher Tugend und nie endender Geduld.) In der Psychoanalyse abnormes Verhältnis vom Vater zur Tochter. Der Vater wacht unter dem Vorwand väterlicher Fürsorge eifersüchtig über die Tochter. Wird als eine spätere Form des Ödipus-Komplexes mit inzestuösen Wünschen des Vaters in bezug auf seine eigene Mutter interpretiert.
fr: complexe de Griselda; *e:* Griselda complex.

Groddeck, Georg geb. 13. 10. 1866 Bad Kösen (Thüringen), gest. 10. 6. 1934 Zürich. Bedeutender Arzt, Psychotherapeut und Psychoanalytiker. Schüler und Mitarbeiter *Schweninngers*. Besitzer und Leiter eines Privatsanatoriums in Baden-Baden. Führte die Bez. *Es ein, die *Freud* von ihm übernahm. Gilt als »Vater der Psychosomatik«. Beeinflußte *Sandor *Ferenczi, Karen *Horney, Lou Andreas-Salomé, Erich *Fromm, Frieda *Fromm-Reichmann, W. H. Auden, Lawrence Durell,* deren Lehrer und Arzt er zum Teil war. – *Werke:* »Nasamecu. Der gesunde und kranke Mensch gemeinverständlich dargestellt«, 1913 (1976): »Die Natur heilt... Die Entdeckung der Psychosomatik«; »Der Seelensucher«, 1921; »Das Buch vom Es«, 1923; »Der Mensch als Symbol«, 1933; »Georg Groddeck – Sigmund Freud, Briefe über das Es«, 1974. – Biographie: *C. M. Grossman, S. Grossman: »The Wild Analyst. The Life and Work of Georg Groddeck«, 1965.*

Größenideen *(f, pl)*. Wahnhafte Selbsterhöhung. Wahnhafte Überzeugung, ungeheure physische Kräfte zu besitzen, Millionär zu sein, königlicher Abstammung zu sein, großartige, nie geahnte Entdeckungen gemacht zu haben usw. Findet sich in charakteristischer Weise bei der expansiven Form der progressiven Paralyse, aber auch bei Manie oder paranoider Schizophrenie. Bereits bei *Magnan* Zeichen der chronischen Psychosen.
fr: idées de grandeur; *e:* delusion of grandeur.

Größen-Selbst *(n)*. (*H. Kohut,* 1971). Ursprünglicher, allumfassender *Narzißmus des Kindes. Es hält sich für allmächtig und vollkommen, es verlegt alle Vollkommenheit in das eigene *Selbst, das so zum Größen-Selbst wird.
e: grandiose self.

Größenwahn *(m)*. Wahnerkrankung mit starken Selbsterhöhungstendenzen, meist in Form eines logisch geschlossenen Systems. Vorkommen bei Schizophrenie, Manie, paranoischen Entwicklungen; besonders maßlos bei der expansiven Form der progressiven Paralyse.
fr: megalomania; *e:* delusion of grandeur, expansive delusion, megalomania.

größenwahnsinnig *(a)*. An *Größenwahn leidend.

Grossesse nerveuse *Schwangerschaft, eingebildete.

Großvater-Komplex *(m)*. Wunschvorstellung eines männlichen Individuums, der eigene Großvater sein zu wollen; teilweise mit der Vorstellung verbunden, daß die eigenen Eltern während des individuellen Wachstums immer kleiner werden, so daß sich das Altersverhältnis schließlich umkehrt. Nach *E. Jones* eng verbunden mit inzestuösen Wünschen.
fr: complexe de grandpère; *e:* grandfather complex.

Grübelsucht *(f)*. **1.** Zwanghaftes Fragen. Manche Zwangskranke (*Zwangsneurose) müssen sich immer wieder Fragen stellen, die teils banalen Inhalts sind (»Welchen Platz hatten die Möbel in diesem Zimmer vorher?«), teils die letzten Dinge berühren (»Was ist Gott? Woher kam er?«). Manchmal werden immer mehr Einzelheiten zu einem schon bekannten Gegenstand gefragt. Oft bilden sexuelle Themen die Inhalte, die sich auch mit den religiösen verbinden (»Wie ist eine unbefleckte Empfängnis möglich?«). Es handelt sich um die krankhafte Übersteigerung von Wißbegier und Neugier; das Fragen gelangt jedoch nie zu einem Abschluß. **2.** Ständige Wiederkehr der gleichen dunklen Gedankeninhalte bei Depressiven. Der Kranke muß z.B. ständig darüber nachdenken, wie aussichtslos seine Lage, wie hoffnungslos die Zukunft, wie verwerflich sein Handeln ist. – Die geläufige engl. Übersetzung *rumination* gibt das dt. Wort nicht vollständig wieder, weil damit nur die ständige Wiederkehr von Gedanken bezeichnet ist. *Rumination.

Grübelzwang *(m)* *Grübelsucht.

Gruhle, Hans Walter geb. 7. 11. 1880 Lübben (Lausitz), gest. 3. 10. 1958 Bonn. Schüler *Kraepelins.* 1905–1934 an der Psychiatrisch-neurologischen Klinik Heidelberg tätig. Anschließend Direktor der Heilanstalten Zwiefalten und Weißenau. 1946–1952 Ordinarius für Psychiatrie und Neurologie in Bonn. Hauptvertreter einer verstehenden Psychologie und Psychopathologie.

Grundfunktionen, psychische *(f, pl)*. (*C. G. Jung*). Die bewußte Psyche teilt sich in 2 Paare gegensätzlicher Funktionen: 1. das rationale Paar des Denkens und Fühlens; 2. das irrationale (außerhalb der Rationalität stehende) Paar des Empfindens und Intuierens. Unter Benutzung der Grundfunktionen *Extraversion und *Introversion stellt *Jung* damit 8 psychologische Typen auf: jeweils ein introvertierter bzw. extravertierter Denk-, Fühl-, Empfindungs- und intuitiver Typus (s. unter den Einzelbez.).

Grundkonstellation, dynamische *(f)*. (*W. Janzarik,* 1959). Charakteristische Veränderungen der *Dynamik (6) bei psychischen Krankheitsbildern, welche die ganze psychotische Symptomatik mitbestimmen. *Janzarik* unterscheidet 4 Formen (Konstellationen): 1. dynamische Restriktion bei depressiven Psychosen: depressive Einengung und Behinderung der Wertaktualisierung; 2. dynamische Expansion bei der Manie. 3. dynamische Unstetigkeit bei der Wahnstimmung. 4. dynamische Entleerung (s. d.) bei Schizophrenie.

Grundregel, psychoanalytische *(f)*. Von *Freud* selbst als »technische Grundregel« bezeichnetes, wichtigstes technisches Verfahren der psychoanalytischen Behandlung, das von der systematischen Anwendung der freien Assoziation (s.d.) Gebrauch macht. »Man leitet die Behandlung ein, indem man den Patienten auffordert, sich in die Lage eines aufmerksamen und leidenschaftslosen Selbstbeobachters zu versetzen, immer nur die Oberfläche seines Bewußtseins abzulesen und einerseits sich die vollste Aufrichtigkeit zur Pflicht zu machen, andererseits keinen Einfall von der Mitteilung auszuschließen, auch wenn man 1. ihn allzu unangenehm empfinden sollte, oder wenn man 2. urteilen müßte, er sei unsinnig, 3. allzu unwichtig, 4. gehöre nicht zu dem, was man suche« (*Freud:* GW XIII, 214). Durch diese Methode wird das Auffinden von Vergessenem erleichtert und dem Patienten Gelegenheit gegeben, Erinnerungen, Gedanken, Gefühle in Worte zu fassen und damit abzureagieren. In den älteren Schriften *Freud*s tritt neben diese zunächst als »Hauptregel« bezeichnete Technik die Interpretation der Träume und der Fehlleistungen. Später verlagert sich das methodische Hauptgewicht immer stärker auf die Beachtung der Grundregel.

fr: règle fondamentale; *e:* fundamental rule, basic rule.

Grundregel, technische *(f)* *Grundregel, psychoanalytische.

Grundsymptome *(n, pl)*. (*E. Bleuler,* 1911). Für Schizophrenie charakteristische Symptome (im Gegensatz zu den akzessorischen Symptomen, die auch bei anderen Krankheiten vorkommen können): Störungen der Assoziationen, der Affektivität (Zurücktreten von Gefühlsäußerungen), *Ambivalenz, *Autismus, Störungen der Aufmerksamkeit, des Willens und der Person, schizophrene »Demenz«, Veränderungen im Handeln und Benehmen. Vgl. Primärsymptome, Sekundärsymptome. Man spricht daher von den vier großen A's der Schizophrenie: Assoziationen, Affekte, Autismus, Ambivalenz. Aufbauend auf dieser *Kraepelin* noch unbekannten Bewertung der Symptome haben später *Schneider, Gruhle, Berze* verfeinerte Systeme von Primärsymptomen oder Symptomen 1. Ranges beschrieben.

fr: symptômes primaires *oder* fondametaux; *e:* primary *oder* fundamental *oder* basic symptoms.

Gruppe *(f)*. Zwei oder mehr Personen, die durch gemeinsame Interessen, Ziele oder Eigenschaften zusammengehören und zueinander in sozialen Beziehungen stehen. Durch soziale

Gruppenprozesse kommt es zur Ausbildung gemeinsamer Meinungen (Gruppennorm). Weitere Gruppenprozesse können zu immer stärkerem Zusammenhalt (Kohäsion) und gegenseitiger Hilfe, aber auch zur Bildung von Außenseitern, Untergruppen oder Gruppenzerfall führen. Die Gruppenprozesse können durch Lenkung für die Behandlung oder auch didaktisch genutzt werden. Vgl. Primärgruppe, Sekundärgruppe, Interaktion und die folgenden Stichwörter.
fr: groupe; *e:* group.

Gruppe, geschlossene *(f)*. Therapeutische Gruppe, die während der Behandlungszeit keine neuen Mitglieder aufnimmt.
fr: groupe fermé; *e:* closed group.

Gruppenanalyse *(f)*. Syn. für *Gruppentherapie, psychoanalytische.
fr: analyse de groupe; *e:* analytic group therapy.

Gruppenarbeit *(f)*. In der Sozialpsychiatrie Form der therapeutischen Beeinflussung psychisch Gestörter. Hilfsbedürftige kommen in ihrer Freizeit zu freiwilligen Gruppen zusammen, in denen sich unter Anleitung eines Gruppenleiters (social group-worker) ein Gruppenprozeß durch wechselseitige Beeinflussung zum einen der Persönlichkeiten innerhalb der Gruppe und zum anderen der Gruppe und ihrer Umgebung entwickelt. Der Gruppenarbeit liegen die Erkenntnisse der modernen Sozialwissenschaft über Gruppenverhalten und Gemeinschaftsbeziehungen zugrunde, jedoch werden im Gegensatz zur Gruppenpsychotherapie nicht besondere Techniken zur Bereinigung spezieller Konflikte angewendet. Die Gruppenarbeit ist eine eher pädagogische Hilfe, die dem Individuum eine bessere Anpassung der eigenen Bedürfnisse und Wünsche an die Notwendigkeiten der sozialen Umwelt ermöglicht.
fr: traivail de groupe; *e:* social group work.

Gruppendynamik *(f)*. Gefühlsmäßige Beziehungen zwischen Individuen, die durch beliebige Umstände eine Gruppe bilden (z.B. Schulklasse). In der anfangs ungegliederten Gruppe bildet sich rasch durch gesetzhafte Vorgänge eine Gruppenstruktur. Bei Gruppen, deren Mitglieder sich von Angesicht zu Angesicht kennen (5–25 Mitglieder), bildet sich eine Rollenverteilung heraus mit festen Funktionen für jedes einzelne Glied. *J. L. Moreno* (1934) eröffnete mit der *Soziometrie Möglichkeiten zur Erfassung der Dynamik von Gruppenstrukturen und begann mit dem *Psycho- und *Soziodrama erste therapeutische Anwendungen. Auf *P. Schilder*s (1938) Anregung geht die Anwendung in Form von *Gruppenpsychotherapie zurück. Das Wort »Gruppendynamik« stammt aus der Schule *K. Lewins*.
fr: dynamique de groupe; *e:* group dynamics.

Gruppenkohäsion *(f)*. Gefühl der Zusammengehörigkeit, das sich im Laufe einer *Gruppenpsychotherapie bei den Gruppenmitgliedern herausbildet.

Gruppenpsychotherapie *(f)*. (*Moreno,* 1932). Psychotherapie in Gruppen von bis zu 200 Personen beiderlei Geschlechts in Gegenwart eines oder mehrerer Psychotherapeuten, wobei die aus der Gruppendynamik bekannten Phänomene ausgenutzt werden. Die Hilfe wird in der Gruppenpsychotherapie gegenseitig geleistet. »Ein Mensch ist das therapeutische Agens für die andere Gruppe« (*Moreno*). Es werden Gefühle geweckt und nutzbar gemacht. Es wird mit geschlossenen (feste Mitglieder) und offenen (wechselnde Mitglieder) Gruppen gearbeitet. Das Vorgehen wechselt nach Schule und Einstellung des Therapeuten. Als Hilfsmittel dienen freie Diskussionen, *Soziometrie, Soziogramm und *Psychodrama. – Zusammenschluß der Gruppentherapeuten in »Deutscher Arbeitskreis für Gruppendynamik und Gruppenpsychotherapie« (DAGG). *Historisch:* Erste Versuche mit strukturierten Gruppen durch *J. Pratt* (1906) mit Kranken einer Tuberkulose-Abteilung. Einführung psychoanalytischer Prinzipien durch *Burrow* (1926) und *P. Schilder* (1928–1939) (*Gruppenpsychotherapie, psychoanalytische). Die heute übliche Kleingruppe (5–15 Mitglieder) wurde durch *Slavson* (1943) eingeführt.
fr: psychothérapie de groupe; *e:* group psychotherapy.

Gruppenpsychotherapie, bifokale *(f)* *bifokale Gruppen(psycho)therapie.

Gruppenpsychotherapie, direktiv-suggestive *(f)*. (*S. R. Slavson,* 1951). Form der Gruppenpsychotherapie, bei welcher der Therapeut die Mitglieder lenkt, um sie besser an die soziale Umgebung anzupassen. Hierzu gehören Gruppenaktivitäten (Unterricht, Beratung, Anleitung, gemeinsame Theater-, Kinobesuche usw.).
fr: psychothérapie de groupe directive; *e:* directive group psychotherapy.

Gruppentherapie *(f)* *Gruppenarbeit und *Gruppenpsychotherapie.

Gruppentherapie, psychoanalytische *(f)*. Form der *Gruppenpsychotherapie, die sich der Konzepte der *Psychoanalyse bedient. Im Gegensatz zu anderen Gruppentherapieformen wird nicht nur die Dynamik der Gruppengefühle genutzt, sondern wie bei der individuellen psychoanalytischen Therapie diese Erlebnisse mit Hilfe von Träumen, Übertragungen und Widerständen interpretiert und verstehbar gemacht.

fr: psychothérapie analytique de groupe; *e:* psychoanalytic group therapy.

Gruppe, offene *(f).* Therapeutische Gruppe, bei der während der Behandlungszeit ständig Mitglieder ausscheiden oder neu in sie eintreten.

fr: groupe ouvert; *e:* open group.

Gruppe, therapeutische *(f).* Dem Ziel der Heilung des einzelnen Mitgliedes gewidmete *Gruppe, die somit ihre Zwecke nicht – wie soziale Gruppen – in der sozialen Außenwelt, sondern in sich selbst findet.

fr: groupe thérapeutique; *e:* therapeutic group.

Grußkrämpfe *(m, pl).* Syn. für *Blitz-Nick-Salaam-Krämpfe.

Gudden, Bernhard Aloys von geb. 7. 6. 1824 Kleve, gest. 13. 6. 1886. O. Prof. der Psychiatrie in Zürich (dort erster Direktor von Burghölzli) und München. Kam ums Leben, als er versuchte, den von ihm begutachteten und behandelten geisteskranken König *Ludwig II.* vom Suizid zu retten.

guidance. Führung. Leitung. Form unterstützender Psychotherapie. Der Patient wird in seinen täglichen Problemen geleitet und beraten. Dabei werden kaum Versuche unternommen, die unbewußte Dynamik des Handelns bewußt zu machen. Die Wirkung basiert auf einer autoritativen Beziehung zwischen Therapeut und Patient. Meist führt dies zu einer Überbewertung der Fähigkeiten des Therapeuten von seiten des Patienten.

guidance clinics *Erziehungsberatungsstellen.

Gulliverhalluzination *(f).* Nach dem Titelhelden des Romans »Gullivers Reisen« von *J. Swift* benannte optische Halluzinationen, bei denen die halluzinierten Menschen als Riesen erscheinen.

fr: hallucination gullivérienne, h. macropsique; *e:* macroptic hallucination.

Syn.: Makrohalluzination, makropsychische Halluzination.

Gustatio colorica *(f).* Farbiger Geschmack. Synästhetische Empfindung von Farbreizen und Geschmacksempfindungen.

fr: gustation colorée; *e:* coloured gustation.

Gustus colorata *(f).* Farbschmecken. *Gustatio colorica.

Gustus depravatus *(m).* Unangenehme Geschmacksempfindung.

fr: sensation gustative désagréable; *e:* disagreeable gustative sensation.

Gutachten, psychiatrisches *(f).* Aufgrund seines beruflichen Wissens abgegebene sachverständige Äußerung eines Psychiaters. Anfordernde Stellen sind Straf-, Zivil-, Arbeits-, Sozial- und Verwaltungsgerichte oder Versicherungsträger. Außer gerichtlichen Fragestellungen (*Psychiatrie, forensische) sind Zusammenhangsfragen (zwischen einem entschädigungspflichtigen Ereignis) und Fragen der Invalidität zu beantworten.

fr: expertise psychiatrique; *e:* psychiatric [expert] opinion, expert witness testimony (Darlegung des Gutachtens vor Gericht).

Guttemplerorden *(n).* Nicht konfessioneller internationaler Enthaltsamkeitsverband. 1852 in den USA gegründet. Erste europäische Gruppe (Loge Columbia Nr. 1) durch *Joseph Malins* 1868 in London. Die nach dem Vorbild alter Orden arbeitende Organisation kennt 4 Grade: Treue, Barmherzigkeit, Gerechtigkeit, Einigkeit. In der ganzen Welt ca. 600 000 Mitglieder.

fr: l'ordre des templiers; *e:* Independent Order *oder* International Organisation of Good Templars (I.O.G.T.).

GwG *Gesellschaft für wissenschaftliche Gesprächspsychotherapie.

Gymnophobie *(f).* Ablehnung des nackten Körpers.

fr: gymnophobie, phobie de la nudité; *e:* gymnophobia.

Gynäkomanie *(f).* Übersteigertes Verlangen nach Frauen. Schürzenjägerei.

fr: gynécomanie; *e:* gynecomania.

Gynäkrotie *(f).* Ständiges Verlangen, Frauen zu schlagen, als Form der sexuellen Perversion; *Geißelsucht.

fr: gynécrotie, manie de châtier des femmes; *e:* gynecrotia.

Gynäphobie *(f).* Bezeichnung für krankhafte Abneigung gegen Frauen. Weiberscheu.

fr: gynéphobie; *e:* gynephobia.

Gynandrophrenie *(f).* Männliche Teilanlagen im psychischen Verhalten einer Frau und umgekehrt.

fr: gynandrophrénie; *e:* gynandrophrenia.

H

Haaressen *(n)* *Trichophagie.

Haarrupfsucht *(f)*. Syn. für *Trichotillomanie.

Hadephobie *(f)*. Krankhafte Angst vor der Hölle.
fr: hadephobie, phobie de l'enfer; *e:* hadephobia.

Hämaphobie *(f)* *Hämatophobie.

Häm(at)ophobie *(f)*. **1.** Krankhafte Abneigung gegen Blut.
Syn.: Blutscheu.
2. Krankhafte Scheu vor roter Farbe.
fr: hématophobie; *e:* h(a)ematophobia.
Syn.: Erythrophobie (2).

Haemorrhagia hysterionica (sive hystrionica) *(f)*. Besondere Spielart des *Münchhausen-Syndroms, wobei Blutungen aus Magen, Darm, Lunge, Niere, Ohr, Nase usw. willkürlich hervorgerufen werden.
fr: hémorrhagie hystérique; *e:* hysterical hemorrhagia.

Haemosia lemis. Syn. für *Haemosialemesis.

Haemosialemesis *(f)*. Erbrechen blutigen Speichels bei Hysterikern.
fr: hémosialémèse; *e:* hemosialemesis.

Hämothymie *(f)*. Blutrausch. Krankhafte Neigung zu töten.
fr: hémothymie; *e:* hemothymia.

Häsitieren *(n)*. Formale Denkstörung, besonders bei epileptischer Wesensänderung. Momentweises Stocken und Hängenbleiben beim Sprechen. Der Kranke wiederholt z.B. eine Silbe mehrmals und spricht dann weiter.
fr: hésitation verbale; *e:* hesitation.

Häufigkeitsquotient *(m)*. Syn. für *Prävalenz.

Haftdepression *(f)*. In der Haft auftretendes depressives Zustandsbild. Es handelt sich gewöhnlich um eine depressive Reaktion auf die Haft, seltener um eine endogene Depression. *Haftpsychose.
fr: dépression carcérale; *e:* prison depression.

Haften *(n)*. Bez. für formale Denkstörung, bei der an einem Gedanken zäh festgehalten wird, weil sich die für den Fortgang des Gedankens erforderlichen Assoziationen nicht in genügender Zahl einstellen. Der Gedankengang bekommt dadurch etwas Schwerfälliges und Umständliches, es entsteht eine »Steifheit des Denkens« (*Bleuler*). Der daran Leidende vermag raschen Wendungen des Gesprächs nicht zu folgen oder mehrere Dinge gleichzeitig zu beachten; seine Aufmerksamkeit richtet sich auf das Nächstliegende und Gegenwärtige, während Anspielungen und witzige Doppeldeutungen nicht verstanden werden. Durch Unfähigkeit, das Wichtige von Nebensächlichem zu trennen, wird das Denken bei erhöhter Bedeutung des einzelnen kleinlich und umständlich. Das durch Haftneigung veränderte Denken stellt das Gegenteil dessen dar, was beim Gesunden Esprit genannt wird (*Th. Ziehen*). – Gilt als charakteristisch für epileptische Wesensänderung und in schwächerer Ausprägung als Kennzeichen der epileptoiden Persönlichkeiten. Phänomenologisch kaum von *Perseveration zu unterscheiden.
fr: viscosité mentale, adhésivité; *e:* viscosity, adhesitivity.
Syn.: Haftneigung.

Haftfähigkeit *(f)*. Die Fähigkeit eines Menschen, Gefängnishaft ohne Gefahr für Gesundheit oder Leben zu ertragen. Bei Zweifeln ist diese Frage durch ein ärztliches Gutachten zu klären. Vgl. Haftunfähigkeit.
fr: absence de contre-indication médicale à l'incarcération; *e:* fitness for arrest.

Haftknall *(m)*. Besonders in der Untersuchungshaft vorkommender Wutanfall mit blindem Umsichschlagen und Zerstören. Gewöhnlich *Primitivreaktion, oft demonstrative Note mit dem (nicht voll bewußten) Wunsch, als geisteskrank zu gelten und behandelt zu werden. **Ganser*-Syndrom.
fr: explosion de violence carcérale; *e:* prisoner's (fit of) rage.
Syn.: Zuchthausknall.

Haftneigung. *(f)*. Syn. für *Haften.

Haftpsychose *(f)*. In der Haft auftretende psychogene Pseudopsychose als Reaktion auf das Erlebnis der Haft oder der Straftat. Verbunden mit dem (oft uneingestandenen) Wunsch nach Haftentlassung und Exkulpierung. Verschiedene Formen je nach Veranlagung des Häftlings: Haftdepression, **Ganser*-Syndrom, Haftstupor, *Begnadigungswahn, Dämmerzustände, paranoide Zustandsbilder. Zu unterscheiden von den in der Haft auftretenden echten Psychosen mit oft ähnlicher Symptomatik. *Haftreaktion. *Haftknall.
fr: psychose carcérale; *e:* prison psychosis.

Haftreaktion *(f)*. In der Haft auftretende psychische Veränderungen. Es handelt sich um psychogene *Haftpsychosen und um einfache Persönlichkeitsreaktionen: *Haftknall, Angstreaktion, Haftquerulanz (Beschwerdesucht), Selbstbeschädigung, Suizidversuch.
fr: réaction carcérale; *e:* psychotic prison reaction.

Haftsyndrom *(n)* *Haften.

Haftunfähigkeit *(f)*. Unfähigkeit, die Haft ohne erhebliche Gefährdung für Gesundheit oder Leben zu ertragen. Gesetzlich geregelt in § 455 StPO. Wenn durch ärztliches Gutachten die Haftunfähigkeit festgestellt wird, erfolgt Haftverschonung, bis die Gefahr beseitigt ist. Vgl. Haftunfähigkeit.

Hagen, Friedrich Wilhelm geb. 16. 6. 1814 Dottenheim, gest. 13. 6. 1888 Erlangen. Bayerischer Psychiater. Ab 1849 Direktor der bayrisch-schwäbischen Kreisanstalt Irsee, ab 1859 der Irrenanstalt Erlangen. 1860 Habilitation in Erlangen. 1864 Extraordinarius. Einführung von *Katamnesen in der Psychiatrie. Werke: »Die Sinnestäuschungen in bezug auf Physiologie, Heilkunde und Rechtspflege« (1837); »Beiträge zur Anthropologie« (1841); »Goldener Schnitt« (1857); »Zur Theorie der Halluzinationen« (1868); »Chorinsky« (1871); »Statistische Untersuchungen über Geisteskrankheiten« (1876).

Haindorf, Alexander geb. 2. 5. 1782 Lehnhausen, gest. 16. 10. 1862 Caldenhoff. Verfasser eines der ersten psychiatrischen Lehrbücher: »Versuch einer Pathologie und Therapie der Geistes- und Gemütskrankheiten« (Heidelberg, 1811).

Halbierungserlaß *(m)*. Erlaß des Reichsarbeitsministers vom 5. 9. 1942, nach welchem die Krankenhauskosten für psychisch Kranke je zur Häfte von den Krankenkassen und den Fürsorgeträgern zu bezahlen waren. »Werden gegen Krankheit versicherte Geisteskranke von anderen Stellen als den Trägern der gesetzlichen Krankenversicherung in Heil- und Pflegeanstalten eingewiesen und treten die Fürsorgeverbände als Kostenträger auf, so sind die den Fürsorgeverbänden durch die Unterbringung entstandenen Kosten – ungeachtet der Gründe, auf denen die Unterbringung beruht – im Rahmen der §§ 1531 ff. RVO, in Verbindung mit Abschnitt III des Erlasses der RAM. vom 20. Mai 1941 – II a 7213/41 – (Reichsarbeitsbl. [AN.] 1941 S. II 197) je zur Hälfte von dem Träger der gesetzlichen Krankenversicherung und dem Fürsorgeverband zu tragen.« Reichsarbeitsblatt 1942, II 491.

Halbschlaf *(m)*. Zustand zwischen Schlafen und Wachen; *hypnagoger Zustand, *Dysnystaxis.
fr: demi-sommeil; *e:* subwaking.

Halbschlafhalluzination *(f)*. *Halluzination, hypnagoge.

Halbstarre *(f)* *Katalepsie.

Halluzination *(f)*. Sinnestäuschung, bei welcher die Wahrnehmung kein reales Wahrnehmungsobjekt hat. Sinneswahrnehmung, die ohne Reizung des Sinnesorgans von außen zustande kommt, wobei fest an die Realität der Wahrnehmung geglaubt wird. Von der *Illusion unterscheidet sich die Halluzination durch das Fehlen jedes Sinnesreizes, während die jene an wirkliche Wahrnehmungen anknüpft und diese nur ausgestaltet. Bei der *Pseudohalluzination ist dagegen stets die Einsicht in das Irreale der Wahrnehmung gewahrt. Der Realitätscharakter der Halluzinationen ist sehr verschieden; sie können den normalen Wahrnehmungen völlig gleichen, sich aber auch sehr weitgehend von ihnen entfernen. Die Feststellung einer Halluzination läßt noch keinen sicheren Schluß auf das Vorhandensein eines psychotischen Prozesses zu. Echte Halluzinationen kommen z. B. in Hypnose, bei Massensuggestionen oder im Halbschlaf vor (*hypnagoge H.). Die Erforschung der Halluzinationen begann mit *Esquirol* (1772-1840). Seitdem sind viele verschiedene Formen beschrieben worden (*H. Ey:* Traité des hallucinations, 1973). S. die folgenden Stichwörter.
fr: hallucination; *e:* hallucination.

Halluzinationen, abstrakte *(f, pl)*. (*Kahlbaum*). Syn. für *Halluzinationen, psychische.

Halluzination, akustische *(f)*. Wahrnehmung nicht vorhandener Laute. Halluzination des Gehörs. Unterschieden werden *Akoasmen und *Phoneme. Häufigste Form der Halluzinationen.
fr: hallucination auditive, hallucination de l'ouie; *e:* auditory hallucination.

Halluzination, autoskopische *(f)*. Seltenes Syn. für *Heautoskopie.
fr: hallucination autoscopique (*Sollier*); *e:* autoscopic hallucination.

Halluzinationen, barästhetische *(f, pl)*. Syn. für *Halluzinationen, propriozeptive.

Halluzination, elementare *(f)*. (*E. Bleuler*). Ungestaltete Halluzinationen, z.B. Licht, Funken, Rauschen. Sofern sie gesehen werden, heißen sie Photopsien, sofern sie gehört werden, Akoasmen.
fr: hallucination élementaire; *e:* elementary hallucination.

Halluzinationen, enterozeptive *(f, pl)*. Syn. für *Halluzinationen, propriozeptive.

Halluzination, experimentelle *(f)*. Durch *Halluzinogene hervorgerufene Halluzinationen. Treten vorwiegend als optische Halluzinationen in Form geometrischer Strukturen mit starker Farbwirkung auf, manchmal in der Art ganzer Szenen. – Ähnliche Erscheinungen treten bei experimenteller Isolierung (ohne Drogen) auf.
fr: hallucination expérimentale; *e:* experimental hallucination.

Halluzination, extrakampine *(f)*. (*E. Bleuler*). Halluzination außerhalb des Sinnesfeldes. Z.B. sieht jemand in aller Deutlichkeit eine hinter ihm stehende Person.
fr: hallucination extracampine; *e:* extracampine hallucination.

Halluzination, funktionelle *(f)*. (*Kahlbaum*). Halluzination, die durch äußere Reize hervorgerufen wird, wobei die äußeren Reize selbst in unverfälschter Form wahrgenommen werden. Der Unterschied zur *Illusion besteht darin, daß die funktionelle Halluzination nicht mit den Sinnesreizen verschmilzt, sondern nur gleichzeitig ins Bewußtsein tritt.
fr: hallucination fonctionnelle; *e:* functional hallucination.

Halluzination, gustative (oder gustatorische) *Geschmackshalluzination.

Halluzination, haptische *(f)*. Tasthalluzinationen, Sensationen. Häufig als Gefühl des Elektrisiertwerdens, der Bestrahlung oder als sexuelle Kitzel- und Mißempfindungen auftretend. Kommt besonders bei Schizophrenie und den Psychosen des mittleren und höheren Lebensalters vor.
fr: hallucination haptique, acantesthésie; *e:* haptic hallucination.
Syn.: taktile Halluzination.

Halluzinationen, hypnagoge *(f, pl)*. Im Halbschlaf, beim Einschlafen auftretende akustische oder optische Sinnestäuschungen.
fr: hallucinations hypnagogiques; *e:* hypnagogic hallucinations *oder* visions.

Halluzinationen, hypnopompe *(f, pl)*. Beim Aufwachen, im Halbschlaf entstehende Halluzinationen.
fr: hallucinations hypnopompiques; *e:* hypnopompic hallucinations.

Halluzination, hypochondrische *(f)*. Abnorme Sensationen an Lungen, Herz, Nieren usw., bei denen die Kranken überzeugt sind, daß sie von außen kommen. Überwiegend bei Schizophrenie.
fr: hallucination hypocondriaque; *e:* hypochondriac hallucination.
Syn.: somatopsychische Halluzination.

Halluzinationen, imperative *(f, pl)*. Akustische Sinnestäuschungen, durch welche die Kranken Befehle empfangen. Es handelt sich oft um gleichgültige Anordnungen (z.B. einen Stuhl ans Fenster zu rücken), gelegentlich auch um wichtige Forderungen (z.B., einen anderen Menschen oder sich selbst zu töten). Manche Kranke führen ohne Gegenwehr die halluzinierten Befehle aus, andere verhalten sich entgegen den ständig wiederholten imperativen Forderungen besonnen. Vorkommen vor allem, aber keineswegs ausschließlich bei Schizophrenie.
fr: hallucination (auditive) impérative; *e:* imperative hallucination.

Halluzinationen, induzierte *(f, pl)*. Syn. für *Halluzinationen, psychogene.

Halluzinationen, kinästhetische *(f, pl)*. Halluzinationen des Bewegungsgefühls. Z.B. ein Kranker glaubt, bei seiner beruflichen Tätigkeit zu sein, während er im Bett liegt. (Beim Delirium tremens vorkommend). Oder ein Kranker glaubt, daß ein Glied bewegt wird.
fr: hallucinations kinesthésiques; *e:* motor *oder* kin(a)esthetic hallucinations.
Syn.: Bewegungshalluzination.

Halluzinationen, makropsychische *(f, pl)*. Syn. für *Gulliverhalluzination.

Halluzinationen, mikropsychische *(f, pl)*. Syn. für *Liliputhalluzination.

Halluzination, morphoptische *(f)*. Syn. für *Morphopsie.

Halluzinationen, negative *(f, pl)*. Einzelne Sinneseindrücke sind trotz ungestörter Auffassungsfähigkeit gleichsam ausgelöscht; z.B. wird nur eine bestimmte, im Raum befindliche Person nicht gesehen. Kommt praktisch nur unter Hypnose vor.
fr: hallucination négative; *e:* negative hallucination.

Halluzination, normoptische *(f)*. Im Gegensatz zur morphoptischen Halluzination (*Morphopsie) erscheinen alle Gegenstände in normaler Größe.
fr: hallucination normopsique; *e:* normoptic hallucination.

Halluzination, olfactive *(f)* *Geruchshalluzination.

Halluzinationen, oneiroide *(f, pl)*. Traumähnliche, szenische, vorwiegend optische Halluzinationen, bei denen der Kranke mitten im halluzinatorischen Geschehen steht und oft eine aktive Rolle innehat.

fr: hallucinations oniriques; *e:* oneiroid hallucinations.

Halluzination, optische *(f)*. Gesichtsstäuschung. Es werden Personen, Gegenstände, Bilder, seltsame Tiere gesehen, die sich bewegen (»Film«) oder stillstehen. Sie können mehr elementarer Art (*Photopsie) oder mehr komplexer Art (*Morphopsie) sein. Besonders bei getrübtem Bewußtsein, am deutlichsten im *Delirium tremens; aber auch als Lokalsymptom bei Läsion des Okzipitallappens vorkommend.

fr: hallucination visuelle, hallucination de la vue; *e:* visual hallucination.

Syn.: Gesichtshalluzination.

Halluzination, physiologische *(f)*. Ohne Krankheit, zumeist in ungewöhnlicher Situation auftretende Halluzination: z.B. beim Einhandsegeln über den Atlantik, sensorieller Deprivation (s.d.), im Einschlafen, im Erwachen.

Halluzinationen, propriozeptive *(f, pl)*. Halluzinationen des »Allgemeinsinnes« und der Körperorgane. Die Kranken spüren z.B., wie ihnen die Därme herausgerissen oder das Gehirn zerschnitten wird. Auch Gefühl der Schwere.

fr: hallucinations baresthésiques; *e:* baresthetic hallucinations.

Syn.: barästhetische Halluzinationen, enterozeptive Halluzinationen, Leibgefühl-Halluzinationen.

Halluzination, psychische *(f)*. (*Bailarger*). Alte Bezeichnung für Empfindung von »Gedankensuggestion« oder »aufgezwungenen Gedanken«; wird jetzt zu den Denkstörungen gezählt. Hiervon wurden unterschieden die (psycho-)sensorischen Halluzinationen, denen man heute allein die Bezeichnung »Halluzination« vorbehält.

fr: hallucinations abstraites, pseudo-hallucinations; *e:* psychic hallucinations.

Syn.: abstrakte Halluzination (*Kahlbaum*), Apperzeptionshalluzination (*Kahlbaum*), apperzeptive Autorepräsentation (*Petit*), Pseudohalluzination (*Hagen*).

Halluzinationen, psychogene *(f, pl)*. Ohne Krankheitsprozeß, gewöhnlich durch Suggestion auftretende Halluzinationen; z.B. in Hypnose oder bei Massensuggestionen.

fr: hallucinations induites; *e:* induced hallucinations.

Syn.: Halluzination, induzierte.

Halluzination, psychomotorische *(f)*. Ausführung von Bewegungen, von denen der Kranke annimmt, daß sie nicht seinem Willen unterworfen sind. Er hat das Gefühl, die Glieder würden von jemand Fremden bewegt.

fr: hallucination psychomotrice; *e:* psychomotor hallucinations.

Halluzination, retroaktive *(f)*. Syn. für *Erinnerungshalluzination.

Halluzination, somatopsychische *(f)*. Syn. für *Halluzination, hypochondrische.

Halluzination, stabile *(f)*. (*Kahlbaum*). Halluzination mit wenig wechselndem Inhalt; z.B. Wiederholung immer derselben Worte, Halluzinieren desselben Bildes.

fr: hallucination stéréotypée; *e:* stable hallucination.

Syn.: stereotype Halluzination.

Halluzinationen, stereotype *(f, pl)*. Syn. für *Halluzinationen, stabile.

Halluzinationen, szenenhafte *(f, pl)*. Zu Szenen zusammenfließende, traumähnliche optische Halluzinationen; (z.B. Weltuntergang, Himmelfahrt, Jüngstes Gericht, Hinrichtung).

fr: hallucination de type onirique; *e:* oneiric hallucination.

Syn.: traumhafte Halluzinationen (*C. Wernicke*), szenische Halluzinationen.

Halluzinationen, szenische *(f, pl)*. Syn. für *Halluzinationen, szenenhafte.

Halluzinationen, taktile *(f, pl)*. Syn. für Halluzinationen, haptische.

Halluzinationen, teleologische *(f, pl)*. Akustische Halluzinationen, die dem Kranken in bezug auf beabsichtigte Dinge Ratschläge erteilen, ihn davor warnen, etwas zu tun, was ihm schadet, usw.

fr: hallucinations téléologiques; *e:* teleologic hallucinations.

Halluzinationen, traumhafte *(f, pl)*. (*C. Wernicke*). Syn. für *Halluzinationen, szenenhafte.

Halluzinationen, trunkfällige *(f, pl)*. trunkfällige *Halluzination.

Halluzination, unilaterale *(f)*. (*Magnan*). Sinnestäuschungen auf nur einer Seite. Z.B. in einer Hälfte des Gesichtsfeldes.

fr: hallucination unilatérale; *e:* unilateral hallucination.

Halluzinationen, verbale psychomotorische *(f, pl)*. (*Seglas*). Keine wirklichen Halluzinationen. Die Kranken folgen einem Impuls zum Aussprechen bestimmter Worte, dem keine eigene Absicht zugrunde liegt. Dabei haben sie das Gefühl, ein Fremder spreche aus ihnen.

fr: hallucination psychomotrice verbale; *e:* interior speech.

Syn.: inneres Sprechen (*Kandinsky*).

Halluzination, vestibuläre *(f)*. Halluzinatorische Täuschung, zu schweben oder zu fallen.

fr: hallucination vestibulaire; *e:* vestibular hallucination.

Halluzination, visuelle *(f)* *Halluzination, optische.

Halluzinationen, zönästhetische *(f, pl)*. Syn. für *Leibhalluzinationen.

Halluzinationsschwindel *(m)*. Funktioneller Schwindel bei Neurasthenikern.

halluzinatorisch *(a)*. Auf Halluzinationen bezüglich, von Halluzinationen begleitet.
fr: hallucinatoire; *e:* hallucinatory.

halluzinatorische Epilepsie *(f)* *Epilepsie, halluzinatorische.

halluzinatorisches Irresein *(n)* *Irresein, halluzinatorisches.

halluzinatorische Verwirrtheit *(f)*. Selten gebrauchte Bezeichnung für *Amentia mit stärkerem Hervortreten von Halluzinationen. Der Begriff wird gelegentlich bei anderen psychotischen Zustandsbildern angewandt, wenn deutlichere psychische Allgemeinstörungen sich mit Sinnestäuschungen verbinden.
fr: confusion onirique; *e:* hallucinatory confusion.

halluzinatorischer Wahnsinn (der Trinker) *(m)*. *Kraepelins* Bez. für *Alkoholhalluzinose.

halluziniert. Durch Halluzinationen bewirkt, hervorgerufen.
fr: halluciné; *e:* hallucinated.

Halluzinogene *(n, pl)*. (*Hoffer*). Chemische Substanzen, mit denen psychotische Zustände hervorgerufen werden können. Aus dem großen Kreis der Stoffe, die toxische Psychosen verursachen können, werden als Halluzinogene nur die bezeichnet, die in geringer Dosierung bei fast allen Menschen psychotische Symptome ohne stärkere Beeinträchtigung von Gedächtnis und Bewußtsein hervorrufen. Beispiele: Meskalin, Lysergsäurediäthylamid (LSD), Adrenochrom, N-allylmorphin, Cocain, Bufotenin, Haschisch, Psilocybin; werden in der Psychiatrie verwandt zum Studium psychotischer Phänomene in *Modellpsychosen, als Hilfsmittel der Psychotherapie (*H. K. Leuner*) und zur Förderung kreativer Fähigkeiten (*psychedelische Behandlung). Vor allem LSD gewann seit den 70er Jahren große Bedeutung als bewußtseinserweiternde Erlebnissubstanz, die in Subkulturen jüngerer Menschen suchtartig angewandt wurde (*Trip). Die Gefährdung des Körpers galt lange als gering. Als psychische Spätfolge wird oft aus verschiedensten Gründen Anstaltsunterbringung erforderlich (»Neue junge Chronische«).
fr: agents psychodysleptiques; *e:* psychotogenic drugs, psycholytic drugs, hallucinogenes.
Syn.: Psychosomimetika, Psychotomimetika, Schizomimetika, Psychodysleptika, Psychotoxika, Depersonalisantia, Psychotika, Eidetika, Phantastika.

Halluzinogeninduzierte Organisch Bedingte Psychische Störungen *DSM-Anhang.

Halluzinogenrausch *(m)*. Durch *Halluzinogene hervorgerufene, rasch vorübergehende toxische Psychose.
fr: bouffé hallucinatoire toxique; *e:* hallucinogen intoxication.

halluzinolytisch *(a)*. Halluzinationen auflösend. Die Bez. wird gewöhnlich in Zusammenhang mit der Wirkung von Medikamenten, insbesondere der *Neuroleptika, gebraucht.

Halluzinose *(f)*. Psychopathologisch gekennzeichnetes Zustandsbild, bei dem nach *C. Wernicke* Halluzinationen so sehr im Vordergrund stehen, daß evtl. vorkommende andere Krankheitserscheinungen als »bloße Zutaten und Nuancen« erscheinen. Es handelt sich in erster Linie um akustische Halluzinationen (»Verbalhalluzinose«), doch kann auch durch Halluzinationen auf anderen Sinnesgebieten das Bild einer Halluzinose hervorgerufen werden. Der Begriff wird nicht immer streng gebraucht und bezeichnet in einem hauptsächlich auf *Kraepelin* zurückgehenden Sprachgebrauch auch Krankheitsbilder, die nur neben lebhaften anderen Erscheinungen Halluzinationen aufweisen, jedoch bei ungestörtem Bewußtsein. In der franz. Psychiatrie wird Halluzinose abweichend vom deutschen Sprachgebrauch in erster Linie als Syn. für *Pseudohalluzination verwendet.
fr: délire hallucinatoire; *e:* hallucinosis, hallucinatory delirium.

Halluzinose, akustische *(f)*. Syn. für *Verbalhalluzinose.

Halluzinose, alkoholische *(f)* *Alkoholhalluzinose.

Halluzinose, chronische taktile *(f)*. Syn. für *Dermatozoenwahn.

Halluzinose, haptische *(f)*. **1.** Allgemein: Zustandsbild mit überwiegenden Gefühlstäuschungen (*Halluzination, haptische). Vorkommen vor allem bei Intoxikationen, z.B. mit *Psychotonika. **2.** Syn. für *Dermatozoenwahn.
fr: hallucinose haptique; *e:* haptic hallucinosis.

Halluzinose, optische *(f)*. (*J. Lhermitte* und *J. Ajuriaguerra,* 1942). Zustandsbild, bei dem Gesichtstäuschungen (*Halluzination, optische) ganz im Vordergrund stehen. Vorkommen vor allem bei Läsionen des Hinterhauptlappens sowie bei Intoxikationen (z.B. mit *Halluzinogenen).
fr: hallucinose optique; *e:* visual hallucinosis.

Halluzinose, pedunkuläre *(f)*. (*J. Lhermitte, van Bogaert*). Szenenhafte optische Halluzinationen, wobei die Bilder in rascher Folge wechseln. Hervorgerufen durch herdförmige Veränderungen im Bereich der Pedunculi cerebri, gelegentlich auch durch einen Tumor in der Nachbarschaft des Schlafzentrums. Kann in diskreter Ausprägung auch normalerweise im Einschlafzustand auftreten.
fr: hallucinose pédonculaire; *e:* peduncular hallucinosis.

Halluzinose, periodische *(f)*. (*P. Schröder*). Seltenes, zum Formenkreis der manisch-depressiven Erkrankung gehöriges Zustandsbild, bei dem anstelle der manischen oder depressiven Phasen halluzinatorische Phasen treten, wobei die Halluzinationen aber stets den Hintergrund gehobener oder gedrückter Stimmung erkennen lassen. Das Krankheitsbild steht den zykloiden Psychosen nahe.
fr: hallucinose périodique; *e:* periodic hallucinosis.

Halluzinose, progressive *(f)*. (*K. Kleist*). Überwiegend oder ausschließlich verbalhalluzinatorische Form der chronischen, paranoiden Schizophrenie.
fr: hallucinose schizophrénique; *e:* progressive hallucinosis.
Syn.: phonemische Schizophrenie, verbalhalluzinatorische Schizophrenie.

Hallucinosis acuta *(f)*. (*Wernicke*). Syn. für *Alkoholhalluzinose.

Hallucinosis alcoholica *(f)* *Alkoholhalluzinose.

halluzinotisch *(a)* *halluzinatorisch.

Haltlosigkeit *(f)* *Haltschwäche.

Haltschwäche *(f)*. Mangelhafte Fähigkeit, sich an individuellen Verhaltensnormen zu orientieren und momentanen Umwelteinflüssen oder Triebbedürfnissen zu entziehen. Folge ist eine unstete Lebensführung. *Psychopathen, haltlose.

Haltungsstereotypie *(f)*. Stereotype Beibehaltung einer bestimmten Körperhaltung oder Lage über Tage, Wochen oder gar Jahre, z.B. Liegen mit dauernd vom Kissen abgehobenem Kopf. Galt immer als besonders typisches Kennzeichen chronischer Schizophrenie. Ist jedoch seit Einführung moderner Therapie (Pharmakotherapie, Beschäftigungstherapie u.a.) nur noch selten zu beobachten, so daß darin weitgehend ein Kunstprodukt früherer Anstaltsbehandlung gesehen werden muß.
fr: stéréotypie d'attitudes; *e:* stereotypy of attitude.

Hamartophobie *(f)*. Übertriebene Furcht, nicht korrekt gehandelt zu haben.
fr: hamartophobie; *e:* hamartophobia.

Hamburg-Wechsler-Intelligenztest für Erwachsene (**HAWIE**) Intelligenztest für Erwachsene, der von *D. Wechsler* am Bellevue-Krankenhaus in New York entwickelt wurde (Originalbezeichnung: *Wechsler*-Bellevue-Test) und von *C. Bondy* in Hamburg auf deutsche Verhältnisse übertragen wurde. Der Test besteht aus einem sprachgebundenen »Verbalteil« und einem sprachfreien »Handlungsteil« mit jeweils 5 Untertests sowie einem Wortschatztest. Die Antworten der Probanden werden nach einem festen Punktesystem ausgewertet, in einem Leistungsprofil dargestellt und an der Durchschnittsnorm gemessen (*Intelligenz-Quotient). Der Test erlaubt nicht nur eine Übersicht über die allgemeine Intelligenz, sondern in mittleren Intelligenzbereichen auch eine Differenzierung der einzelnen Leistungen und ermöglicht Teileinblicke in Antriebsgeschehen und emotionale Bereiche. Eine besondere Abwandlung des Tests (HAWIK) dient zur Intelligenzbestimmung bei Kindern. Im Vorschulalter kommt der HAWIVA (**Ha**nnover-**W**echsler-**I**ntelligenztest für das **V**orschul**a**lter) zur Anwendung.
fr: teste de *Wechsler,* échelle d'intelligence de *W.*; *e:* *Wechsler*-Bellevue-test.

hangover. Syndrom der Nachwirkungen an dem auf Alkoholgenuß oder Schlafmitteleinnahme folgenden Tag. Symptome: schlechter Geschmack im Mund, Übelkeit, Erbrechen, Atemstörungen, blasse Hautfarbe, Reizbarkeit, Schwitzen, Rötung der Augen. Ursache sind nicht nur Schlafmittel und Alkohol selbst, sondern auch Abbauprodukte und Beimengungen anderer Stoffe.

Hangtäter *(m)*. Rechtsbrecher, dessen »Hang« auf erhebliche Straftaten gerichtet ist. »Hang« ist hierbei eine eingewurzelte Neigung zu Rechtsbrüchen. Die Bez. wurde 1969 durch die 2. Strafrechtsreform an Stelle des älteren Begriffs »gefährlicher Gewohnheitsverbrecher« eingeführt. Für ihre rechtliche Anwendung ist bedeutungslos, ob man sich den »Hang« durch eine gestörte seelische Entwicklung, eine ererbte Charakterveranlagung oder Milieu-Verführung entstanden denkt. Bei Hangtätern kann das Gericht neben der Strafe die *Sicherungsverwahrung anordnen. Eine psychiatrische Begutachtung bezweckt gewöhnlich die Unterscheidung von psychisch Kranken und Personen mit einer »schweren anderen seelischen Abartigkeit«. Unter psych-

iatrischen Gesichtspunkten handelt es sich meist um hilfsbedürftige Personen.
fr: délinquent habituel dangereux; *e:* criminal by instinct.

Hans. Der kleine Hans. Berühmter Patient *Freuds*, über den in der »Analyse der Phobie eines fünfjährigen Knaben« (1909) erstmals berichtet wurde (GW VII, 234–377). Der 5jährige Junge hatte eine *Phobie gegenüber Pferden, die nach der Analyse den Vater repräsentierten, dem gegenüber Hans aus Rivalität gegenüber der Mutter Eifersucht und Aggressivität empfand. Die Analyse erfolgte nicht direkt, sondern durch Vermittlung des Vaters, den *Freud* beriet. Heutige Verhaltenstherapeuten sehen im therapeutischen Vorgehen eher eine frühe *Verhaltenstherapie. – 1972 lüftete »der kleine Hans« selbst das Pseudonym: *Herbert Graf*, geb. 1903 in Wien.

Haphalgesie *(f)*. (*Pitres*). Als schmerzhafte Empfindung beschriebene Berührungsempfindlichkeit bei Kupfer, Zinn, Silber und Gold. Galt als Symptom der Hysterie.
fr: aphalgésie, haphalgésie; *e:* aphalgesia.
Syn.: Aphalgesie; *Pitres*-Zeichen.

Haphephobie *(f)* *Haptophobie.
fr: haphéphobie; *e:* haphephobia.

happy dust (powder). Engl.: Glücksstaub. Volkstümliche Bezeichnung für Morphiumpulver, evtl. auch andere pulverisierte Rauschgifte.

Haptephobie *(f)* *Haptophobie.

haptisch *(a)*. Den Tastsinn betreffend. Mit Berührungsempfindungen einhergehend; z.B. haptische Halluzination.
fr: haptique; *e:* haptic.

Haptodysphorie *(f)*. Für ein Individuum typische Furcht vor der Berührung bestimmter Gegenstände, z.B. Fisch, Samt, Kreide, Kartoffeln usw.
fr: haptodysphorie tactile; *e:* haptodysphoria.

Haptophobie *(f)*. Furcht vor Berührungen, gewöhnlich verbunden mit Ansteckungsangst. *Mysophobie.
fr: haptophobie, phobie du contact; *e:* haptephobia.
Syn.: Haptephobie, Haphephobie.

Harpaxophobie *(f)*. Furcht vor Dieben.
fr: harpaxophobie; *e:* harpaxophobia.

Hartmann, Heinz geb. 4. 11. 1894 Wien, gest. 17. 5. 1970 New York. Bedeutender Psychoanalytiker. Medizinstudium in Wien. 1920 bis 1934 Assistent an der Wiener psychiatrischen und neurologischen Klinik. Gleichzeitig Lehranalytiker am Wiener psychoanalytischen Institut. Herausgeber der »Internationalen Zeitschrift für Psychoanalyse« 1932–1941. Emigrierte 1938 erst nach Paris, dann 1941 weiter in die USA. 1951–1957 Präsident der internationalen psychoanalytischen Gesellschaft. Bedeutende Beiträge vor allem zur sog. klassischen Psychoanalyse, insbesondere zur Ich-Psychologie. Werke: »Die Grundlagen der Psychoanalyse«, 1927; »Psychoanalysis and moral values«, 1960; »Essays on ego psychology«, 1964.

Hartsäufer *(m)* *Potator strenuus.

Hasch *(n)*. Im Drogenjargon: Syn. für *Haschisch.

Hascher *(m)*. Jemand, der *Haschisch nimmt.

Haschisch *(m)*. Wirksubstanz aus dem indischen Hanf (Cannabis sativa), durch welche ein *Haschisch-Rausch erzeugt werden kann. Es handelt sich im wesentlichen um Tetrahydrocannabinole, die sich im Harz von Blättern, Stengeln und einigen Teilen der Blütenstände finden. Die Bez. »Haschisch« i.e.S. bezieht sich auf diese Herstellungsart und wird hauptsächlich in Europa, Vorderem Orient und Nordafrika verwendet. *Marihuana.
fr: hachich; *e:* cannabis, hashish.

Haschischismus *(m)* *Haschisch-Sucht.

Haschisch-Psychose *(f)*. Durch ständig wiederholten Genuß von Haschisch hervorgerufene Psychose. *M. G. Stringaris* (1939) unterschied 2 Typen: 1. episodische Verwirrtheitszustände, Delirien, Dämmerzustände; 2. chronische Psychosen, die nicht von chronischen Schizophrenien zu unterscheiden sind. Ob die beschriebenen Krankheitsbilder durch Haschisch verursacht werden, gilt weiterhin als zweifelhaft. Nach überwiegender Ansicht kann Haschisch zwar vorübergehend zur Desintegration einer gefährdeten Persönlichkeit führen, hinterläßt aber keine dauerhaften Psychosen.
fr: psychose cannabique; *e:* hashish psychosis.

Haschisch-Rausch *(m)*. Durch Genuß (meist Rauchen) von Haschisch hervorgerufener Rauschzustand. Die Erscheinungen beginnen wenige Minuten nach Beginn der Einnahme, erreichen ihr Maximum nach 30–60 Minuten und enden nach 3–5 Stunden. Die subjektiven Erlebnisse sind teilweise unterschiedlich. Gewöhnlich im Beginn Gefühl der Entspannung und des Abrückens von den Alltagsproblemen, der angenehmen Apathie und milden Euphorie. Manchmal Kichern, Lachen und alberne Lustigkeit; aber auch ängstliche Unruhe bis zur Panikangst und paranoischem Wahnerleben (»Horror-Trip«). In anderen Fällen tritt mehr aggressive Gereiztheit und dysphorische Verstimmung auf. Infolge stark gelockerter

Phantasietätigkeit und subjektiv beglückenden Assoziationen läuft ein »Bilderschnellzug« (*K. Beringer,* 1927) vor dem sich mitgerissen fühlenden Berauschten ab. Ferner: Denkstörungen in Form eines Mangels an Fähigkeit, die Teilinhalte zu einem Ganzen zusammenzufügen, abrupter Gedankenstarre und *Gedankenabreißens; Störungen der Erinnerungsfähigkeit. Vegetative Wirkungen sind: Schwindel, Brechreiz, Kopfschmerz, Kratzen im Hals, unangenehme Herzgefühle, Pulsrasen und Hungergefühl. – *Historisch* ist der – schon in der Antike bekannte – Haschisch-Rausch durch eine Reihe berühmter wissenschaftlicher oder literarischer Selbstschilderungen bedeutsam: *Moreau de Tours* (»Du Hachich et de l'aliénation mentale«, 1945); *Theophile Gautier; Charles Baudelaire* (»Les paradis artificiels«).

fr: ivresse cannabique; *e:* hashish intoxication.

Haschisch-Sucht *(f).* Süchtige Abhängigkeit von Haschisch. Es werden durch ständig wiederholten Haschischgenuß häufige *Haschisch-Räusche herbeigeführt, die über Monate oder länger ineinander übergehen können. Gröbere Entziehungserscheinungen treten nur selten auf. Von den Jugendlichen, die Haschisch-Rauchen probieren, gelangen etwa 10% zu ständiger süchtiger Abhängigkeit von Haschisch (oder anderen Drogen). Von der WHO wurde deshalb 1964 der Cannabis-Typ der *Drogenabhängigkeit definiert. Charakteristisch sind: »1. Wunsch (oder Bedürfnis) nach wiederholter Einnahme wegen der psychischen Wirkungen, u.a. wegen des Gefühls erweiterter Erlebnisfähigkeiten. 2. Keine oder nur geringe Dosissteigerung, da sich keine oder nur eine geringe Toleranzsteigerung entwickelt. 3. Eine psychische Abhängigkeit von der Drogenwirkung in der Weise, daß bestimmte Wirkungen in individueller Weise bevorzugt gesucht werden. 4. Fehlen einer körperlichen Abhängigkeit, so daß bei Entziehung kein klar beschreibbares Entziehungssyndrom auftritt.«

fr: cannabisme, cannabinomanie, hachichomanie: *e:* cannabism, hashishism.

Haschisch-Vergiftung *(f)* *Haschisch-Rausch.

Haslam, John geb. 1764 London, gest. 20. 7. 1844. Apotheker am Bethlam-Hospital, damals der größten und bekanntesten Irrenanstalt Englands. War in eine Affäre der angeblichen *Unterbringung eines Geistesgesunden in der Irrenanstalt verwickelt, wurde auf Druck der Öffentlichkeit nach 21 Jahren Dienst entlassen und praktizierte ab 1816 ärztlich in Aberdeen. Seine Verteidigungsschrift »Illustrations on Madness« (1810) (Beobachtungen zum Wahnsinn) stellt zugleich die erste einem Einzelfall (*James Tilly Matthews*) gewidmete Studie dar und enthielt die erste Abbildung eines Beeinflussungsapparates eines Schizophrenen.

Hauffe, Friederike geb. Wanner, geb. 23. 9. 1801, gest. 5. 8. 1829. Patientin des romantischen Arztes *Justinus Kerner,* die von November 1826 bis Mai 1829 als *Seherin von Prevorst* zur Beobachtung und Behandlung in seinem Haus in Weinsberg lebte. Das Interesse galt ihren Vorhersagungen und Weissagungen im Zustande des *Somnambulismus. Lit.: *J. Kerner:* »Die Seherin von Prevorst. Eröffnungen über das innere Leben des Menschen und über das Hereinragen einer Geisterwelt in die unsere.« 2 Bde., Stuttgart-Tübingen 1829.

Hauptmann-Behandlung *(f).* Von *A. Hauptmann* (1912) eingeführte Behandlung der Epilepsie mit Luminal.

fr: traitement de *Hauptmann; e: Hauptmann* treatment.

Hauptregel, psychoanalytische *(f)* *Grundregel, psychoanalytische.

Hausgruppe *(f).* Von *R. Simon* gebrauchte Bezeichnung für Gruppe von psychisch Kranken, z.B. Epileptikern, Katatone, die bei der *Arbeitstherapie im Krankenhaus selbst oder in seiner unmittelbaren Nähe beschäftigt werden, da sie unmittelbarer Aufsicht bedürfen und bei den unvermeidbaren Störungen schnell auf die Krankenabteilung zurückgeführt werden können. *Karrengruppe.

fr: groupe de travail hospitalier; *e:* cooperative urban house (group), hospital-bound work group.

Haut mal. Alte Bezeichung für den großen epileptischen Anfall.

Haut-mal-Epilepsie *(f).* Alte Bez. für *Grand-mal-Epilepsie.

Hautreflex, galvanischer *(m)* *Reflex, psychogalvanischer.

HAWIE Abkürzung für ***H**amburg-*W*echsler-**I**ntelligenztest für **E**rwachsene.

e: WAIS.

HAWIVA Abkürzung für **Ha**nnover-**W**echsler-**I**ntelligenztest für das **V**orschul**a**lter. Dem *Hamburg-*Wechsler*-Intelligenztest für Erwachsene (HAWIE) ähnlicher Test mit angepaßten Testskalen für das 4.–6. Lebensjahr.

e: WPPSI.

HAWIK Abkürzung für »**Ha**mburg-*W*echsler-**I**ntelligenztest für **K**inder« im Schulalter. Ein dem Hamburg-*Wechsler*-Intelligenztest für Erwachsene (HAWIE) sehr ähnlicher Test, der gegenüber diesem lediglich einige dem kindlichen Alter angepaßte Abänderungen enthält. Dient der Bestimmung der allgemeinen Intelligenz.

Hawthorne-Effekt *(m)*. Einfluß sozialer Faktoren auf das Arbeitsergebnis. Von 1927–1939 wurden in den Hawthorne-Werken der Western Electric Company (USA) arbeitspsychologische Untersuchungen durchgeführt. Danach ist das Arbeitsergebnis abhängig von menschlichen Eigenschaften und nicht nur das Produkt wirtschaftlicher und physikalischer Bedingungen. Persönliche Beratung, Beobachtung von Gruppenverhalten und die Beachtung demokratischer Umgangsstile waren die Folge.
e: Hawthorne-effect.

Heautontimorumenos *(m)*. Nach dem Titel eines Lustspieles von *Terenz* geprägte Bez. für Selbstquäler, Selbstpeiniger. Ältere Bezeichnung für Hypochonder.

Heauoskopie *(f)*. (*E. Menninger-Lerchenthal,* 1935). Truggebilde der eigenen Gestalt. Doppelgängererlebnis. Wahrnehmung des eigenen Leibes außerhalb der eigenen Person als einer zweiten, identischen Person, wobei zugleich die Bewegungen und Handlungen des halluzinierten Bildes am eigenen Körper empfunden werden. Die halluzinierte Gestalt braucht nicht identisch mit der derzeitigen Gestalt des Halluzinierenden zu sein, sondern kann sie z.B. als Greis darstellen, muß aber als die eigene Gestalt erkannt werden. Die zweite Person kann als Begleiter, Spiegelbild oder Teilerscheinung einer ganzen Szene erlebt werden. Dauer der Wahrnehmung gewöhnlich nur wenige Sek. Kommt vor in Form einer eigentlichen Wahrnehmung, als bloße Vorstellung, als leibhaftige Bewußtheit. Vorkommen bereits physiologisch, insbesondere bei Ermüdung, in der epileptischen *Aura, in traumhaften Zuständen, Delirien, bei Schizophrenie und organischen Hirnerkrankungen (Läsion des Schläfenlappens oder der Parietotemporo-okzipital-Region). In der schönen Literatur oft beschrieben, z.B. von *Goethe, Dostojewskij, Maupassant, A. Blok* u.a.
fr: héautoscopie, hallucinations autoscopiques; *e:* autoscopy, autoscopic syndrome *oder* phenomenon.
Syn.: Autoskopie, Doppelgängerwahn, Deuteroskopie, Halluzination, autoskopische.

Heautoskopie, polyope *(f)*. Syn. für *Polyopsie.

Hebephrenie *(f)*. (*Hecker, Kahlbaum*). Jugendliche Form der *Schizophrenie. Meist schleichender Beginn im Pubertätsalter, in seltenen Fällen schon früher; Symptome: läppisch-albernes Verhalten, Gemütsverödung, zunehmende Antriebsverarmung, Denkzerfahrenheit; psychomotorische Erregung, Wahn und Sinnestäuschungen fehlen häufig oder sind nur in akuteren Stadien vorhanden. Die Krankheit verläuft in einem Zuge oder in wenigen Schüben in Richtung auf einen ausgeprägten Defekt mit hochgradiger Persönlichkeitszerstörung. Eine besonders symptomarme Form ist die *Dementia simplex. – Das Krankheitsbild wurde erstmalig 1871 von Hecker aufgrund des klinischen Materials von Kahlbaum beschrieben und von Kraepelin als Spielform der *Dementia praecox herausgestellt. Die Hebephrenie gehört auch gegenwärtig in der von Daraszkiewicz endgültig umschriebenen Form zur Kerngruppe der Schizophrenie. Abweichend von der traditionellen Umschreibung des Begriffes werden teilweise alle im Jugendalter ausbrechenden schizophrenen Erkrankungen als Hebephrenie bezeichnet, auch wenn ihre Symptomatik andersartig ist (z.B. bei K. Schneider).
fr: hébéphrénie, démence juvenile; *e:* hebephrenia, adolescent insanity.
Syn.: Jugendirresein, läppische Verblödung.

Hebephrenie, apathische *(f)* *apathische Hebephrenie.

Hebephrenokatatonie *(f)*. (*Kraepelin,* 1893). Besondere Form der Schizophrenie, bei der sich Erscheinungen der Hebephrenie und der *Katatonie mischen. In der Symptomatik spielen *Manieriertheiten und »hanswurstige Pantomimen« eine besondere Rolle. Die Bez. wurde in der deutschsprachigen Literatur stets nur selten gebraucht, ist aber in der französischen Psychiatrie üblicher.
fr: hébéphréno-catatonie; *e:* heboid paranoia.

Hebetudo mentis. »Geistige Stumpfheit«. Alte Bezeichnung für Schwachsinn.

Hebetudo (sensuum). »Stumpfheit der Sinne«. Alte Bez. für Schwachsinn, Demenz, Katatonie.
fr: hébétude, hébétement; *e:* hebetude, daze.
Syn.: Stumpfsinnigkeit.

Heboid *(n)*. Von *Kahlbaum* (1889) neben die Hebephrenie gestelltes eigenes Krankheitsbild. In der Symptomatik wird eine deutliche hebephrene Wesensänderung mit Antriebsstörungen, Intentions- und Gefühlsstörungen bei gering ausgebildeten halluzinatorischen und Wahnphänomenen hervorgehoben. Die Prognose ist jedoch günstiger als bei Hebephrenie. Die Bez. wird nur sehr selten gebraucht.
fr: héboïdophrénie; *e:* heboidophrenia.
Syn.: Heboidophrenie.

heboide Psychopathen *(m, pl)* *Psychopathen, heboide.

Heboidie *(f)*. Charaktereigenschaft der autistischen Gefühlsarmut bei heboiden Psychopathen (s.d.).
fr: caractère héboïde; *e:* heboidia.

Heboidophrenie *(f)* *Syn. für Heboid.

Heboid-Paranoid *(n)*. Selten gebrauchte Sammelbez. für hebephrene und paranoide Geistesstörungen im Jugendalter.
fr: psychose héboïde-paranoïde; *e:* heboid-paranoid.

Hedonie *(f)*. Hedonismus *(m)*. **1.** Von *Aristipp* (435–360 v. Chr.) begründete philosophische Richtung, die Genuß und Vergnügen als höchstes Ziel des Handelns ansieht. **2.** In der Psychiatrie Lehre, nach der Ziele nicht um ihrer selbst willen angestrebt werden, sondern weil sie Angenehmes vermitteln. Steht im Gegensatz zum *Hormismus. *Amenomanie. **3.** Bei *S. Freud* ist das *Lustprinzip eine zentrale Konzeption (psychologischer Hedonismus). Leitet sich aus den philosophischen Lehren des 19. Jahrhunderts der Hedonie-Anhedonie (Lust-Unlust) bei *Schopenhauer* (Hedonik) und *Kant* (Glückseligkeitslehre) ab.
fr: hédonisme; *e:* hedonism, hedonia.

Hedonophobie *(f)*. Zwanghafte Furcht vor angenehmen Empfindungen.
fr: hédonophobie, phobie du plaisir; *e:* hedonophobia.
Syn.: Hedophobie.

Hedophobie *(f)* Syn. für *Hedonophobie.

Heilanstalt *(f)*. **1.** I.w.S. Institution zum Heilen von Krankheiten. **2.** I.e.S. Institution zur Behandlung von psychisch Kranken. Die erste »Psychische Heilanstalt für Geisteskranke« wurde 1805 von **Langermann* in Bayreuth durch Umwandlung des dortigen »Tollhauses« geplant und ausgeführt. Grundlage war die Überzeugung, daß psychische Krankheiten größtenteils heilbar seien. In der Folge sonderte man die Unheilbaren in Pflegeanstalten aus. Wo Bewahrung und Behandlung nebeneinander betrieben wurden, entstanden »Heil- und Pflegeanstalten«. Dies Prinzip setzte sich in ganz Preußen durch.
e: (keine genaue engl. Entsprechung): psychiatric hospital, mental home, sanatorium, asylum.

Heilbronner, Karl geb. 21. 11. 1869, gest. 8. 9. 1914 Utrecht. O. Prof. der Psychiatrie in Utrecht (1904); Schüler *Wernicke*s. Förderte die spezielle Psychopathologie mit Untersuchungen über Krankheitseinsicht, Residuärsymptome sowie Mikropsie. Führte den Begriff der *Porropsie ein.

Heilbronner-Schenkel *(m)* **Heilbronner*sches Zeichen.

Heilbronnersches Zeichen *(n)*. (*K. Heilbronner*). Schenkelzeichen bei *progressiver Paralyse. Bei einem auf harter Unterlage liegenden Patienten wird die Muskulatur des Oberschenkels flacher und breiter. Findet sich nicht bei psychogenen Bewegungsstörungen..
fr: signe (de la masse crurale) de *Heilbronner; e: Heilbronner* sign.

Heilerziehung *(f)*. Syn. für *Heilpädagogik.

Heilhypnose *(f)*. Zu Heilzwecken im Rahmen einer *Psychotherapie herbeigeführte *Hypnose.
fr: hypnose thérapeutique; *e:* therapeutic hypnosis.

Heilkrampfbehandlung *(f)*. Syn. für *Elektrokonvulsionsbehandlung.

Heilpädagoge *(m)*. Jemand, der in *Heilpädagogik ausgebildet ist. Die Ausbildung ist nicht einheitlich. Sie wird teilweise als Lehramtsstudium an Fachhochschulen durchgeführt und schließt dann mit einer Graduierung zum Heilpädagogen ab. Diese unterrichten an Sonderschulen und ähnlichen Einrichtungen für behinderte Kinder. Ein Universitätsstudium, z.T. an eigenen Fakultäten (z.B. Köln) schließt mit einem Diplom ab. Diplomierte Heilpädagogen sind vor allem an heilpädagogischen Einrichtungen, kaum an Schulen tätig. Ausbildungsdauer etwa 6 Semester.
fr: aide psycho-pédagogique; éducateur spécial; *e:* special educator.

Heilpädagogik *(f)*. Sondergebiet der Pädagogik und Psychiatrie. Befaßt sich mit der Erziehung, Unterrichtung und Förderung hirnkranker, minderbegabter, blinder, taubstummer, sprachgestörter, körperlich behinderter oder verhaltensgestörter Kinder. Aus dem Aufgabengebiet ergeben sich enge Verbindungen auch zu Kinderheilkunde, Psychiatrie, insbesondere Kinder- und Jugendpsychiatrie und Sozialarbeit. – Einrichtungen und Mittel müssen je nach Art und Grad der Anomalien sehr vielgestaltig sein; neben Sonderschulen dienen der heilpädagogischen Erziehung und Pflege vor allem *Erziehungsberatungsstellen, Erziehungsheime, Spezialabteilungen in psychiatrischen Krankenhäusern. – Die Bez. wird nur wenig häufiger als ihre Synonyme gebraucht.
fr: pédagogie curative *oder* spéciale; *e:* special education.
Syn.: Behindertenpädagogik, Sonderpädagogik, Defektologie (osteuropäische Länder).

Heil- und Pflegeanstalt *(f)*. Seit Ende des 19. Jahrhunderts offiziell gebräuchliche Bez. für psychiatrisches Krankenhaus. I.e.S. wurden darunter nur die weit außerhalb der großen Wohnsiedlungen liegenden, in sich abge-

schlossenen Großkrankenhäuser verstanden, in denen die Kranken ein von der übrigen Gesellschaft isoliertes soziales Eigenleben führten. Mit der Einführung sozialpsychiatrischer Erkenntnisse und Auflösung der Isolierung wird auch die Bez. immer weniger gebraucht. Vgl. Irrenanstalt.
fr: hôpital psychiatrique; *e:* psychiatric hospital.

Heilschlaf *(m)*. Durch Medikamente zu Heilzwecken künstlich herbeigeführter Schlaf. Wird meist in Form einer *Schlafkur angewandt.
fr: sommeil thérapeutique; *e:* hypnotherapy.

Heimweh *(n)*. Bei Entfernung von der vertrauten menschlichen und dinglichen Umgebung auftretendes unangenehmes Gefühl von Sehnsucht. Kann sich besonders bei Jugendlichen in »Heimwehreaktionen« (Diebstahl, Brandstiftung, Ermordung der ihnen anvertrauten Kinder) entladen. Als Krankheitseinheit im 19. Jahrhundert unter der Bez. *Nostalgie bekannt.
fr: mal du pays; *e:* homesickness.

Heimwehdepression *(f)*. Depressiver Zustand durch Sehnsucht nach der Heimat. Entspricht weitgehend dem älteren Begriff der *Nostalgie.
fr: dépression nostalgique; *e:* nostalgic depression.

Heimwehkrankheit *(f)*. Dt. Bez. für *Nostalgie.

Heinroth, Johann Christian August geb. 17. 1. 1773 Leipzig, gest. 26. 10. 1843. Ab 1811 erster Inhaber eines deutschen Lehrstuhls für psychische Therapie in Leipzig. Sein »Lehrbuch der Störungen des Seelenlebens« (Leipzig, 1818) und das »Lehrbuch der Seelengesundheitskunde« (1823) wurden viel benutzt, blieben aber bis zur Gegenwart umstritten. Gilt in seinen übrigen, stark im romantischen Zeitalter verwurzelten Anschauungen als Vorläufer der modernen anthropologischen Psychiatrie. Ist Begründer der Psychiatrie als eigener wissenschaftlicher Disziplin.

Heiratswut *(f)*. Krankhafter Wunsch, zu heiraten bzw. wieder zu heiraten.
fr: gamenoma; *e:* gamenomania.

Heliophobie *(f)*. Krankhafte Neigung, Sonnenlicht zu meiden.
fr: héliophobie; *e:* heliophobia.
Syn.: Photophobie.

Heller-Demenz-Syndrom *(n)*. Syn. für *Dementia infantilis.

Hellersche Krankheit *(f)*. Syn. für *Dementia infantilis.

Heller-Syndrom *(n)*. Syn. für *Dementia infantilis.

Heller-Zappert-Syndrom *(n)*. Syn. für Dementia infantilis.

Helminthophobie *(f)*. Krankhafte Angst vor Eingeweidewürmern.
fr: helminthophobie; *e:* helminthophobia.

Hemicrania angioparalytica *(f)*. Syn. für *Cluster-Kopfschmerz.

Hemiepilepsie *(f)*. Sonderform fokaler epileptischer Anfälle (s.d.) mit klonischen Zuckungen in nur einer Körperhälfte.
fr: hémiépilepsie; *e:* hemiepilepsia.

Hemiplegie, epileptische *(f)* **Todd*sche Lähmung.

Hemisomnambulismus *(m)*. Nachtwandeln bei unverändertem oder kaum verändertem Bewußtsein.
fr: hémisomnambulisme; *e:* hemisomnambulism.

Hemisomatagnosie *(f)*. (*J. Lhermitte,* 1942). Einseitige Störung des *Körperschemas. Der Kranke kann eine ganze Körperseite oder einzelnes davon nicht erkennen.
fr: hémiasomatognosie, syndrome d'*Anton-Babinski; e:* hemisomatagnosia.

Hemmung *(f)*. **1.** Der Erregung polar entgegengesetzter Zustand. Viele physiologische Zustände kennen einen Wechsel zwischen Hemmung und Erregung. **2.** Behinderung oder Bremsung einer Funktion durch eine andere. a) Hemmung des Zustroms an Assoziationen ins Bewußtsein durch krankhafte Verlangsamung des Denkablaufs. b) Hemmung der Tätigkeit von Neuronengruppen durch die Erregung anderer, funktionell übergeordneter Neuronengruppen. **3.** Bei *Nietzsche* Bez. für ein der *Veränderung entsprechendes Phänomen. **4.** Subjektives Erleben der *Gehemmtheit. **5.** Neurotische Hemmung als Folge der *Gehemmtheit. Kommt zum Ausdruck in Schüchternheit, übergroßer Zurückhaltung, mangelhafter Fähigkeit zur Abfuhr von Aggressionen u.a. Dadurch wird das bewußte Ich ohne den psychischen Aufwand, der zum Hervorbringen von Symptomen nötig wäre, gegen unbewußte Ängste und Schuldgefühle geschützt.
fr: inhibition; *e:* inhibition.

Hemmung, Ranschburgsche *(f)* **Ranschburg*sche Hemmung.

Hemmungsgymnastik *(f)*. Heilgymnastik zur Lockerung psychischer Hemmungen.
fr: gymnastique de d'inhibition; *e:* inhibitory gymnastics.

Hemmungshomosexualität *(f)*. Homosexualität bei abnormen und neurotischen Persönlichkeiten und anderen psychisch Kranken mit Kontaktstörungen (Hemmungen). Der gleichgeschlechtliche Partner ist leichter zugänglich und wird nur daher bevorzugt. Vgl. Homosexualität, Neigungshomosexualität, Entwicklungshomosexualität.

Hepato-zerebrales Syndrom *(n).* Von *Fredrichs* (1877) und *Lanceraux* (1899) beschriebenes Krankheitsbild mit psychischen Störungen bei Leberzirrhose. Die Symptomatik tritt mehr anfallsweise auf, wenn durch Abbaustörungen in der Leber toxische N-haltige Substanzen vermehrt im Blut zirkulieren. Dies ist besonders bei stärkerer Eiweißzufuhr mit der Nahrung der Fall. Symptome: Benommenheit, Reizbarkeit, infantiles Verhalten. Hypotonie der Muskulatur. Eigentümlicher Tremor (»flapping tremor«). Lebhafte Muskelreflexe. Zentrale Skotome. EEG-Veränderungen. Erhöhter Ammoniakgehalt im Blut, Hypokaliämie, Hyponatriämie, Hypoglykämie. Die Symptome pflegen bei drastischer Reduzierung der Eiweißzufuhr wieder zu schwinden.
fr: encéphalopathie porto-cave alcoolique; *e:* neuropsychiatric syndrome of hepatic cirrhosis, hepatocerebral syndrome, portal systemic encephalopathic syndrome.

Heraismus *(m).* Nach Hera, der Gattin des Zeus und dem Symbol ehelicher Treue, geprägte Bez. für uneingeschränkte eheliche Treue. Führt nach Ansicht einiger Psychiater dann zu Konflikten, wenn es dem Ehemann nicht gelingt, ständig zugleich die doppelte Rolle des Liebhabers und Gatten zu übernehmen. Von anderen auch für ehelichen Zustand gebraucht, bei dem die Gattin besonders in den sexuellen Beziehungen die Führung innehat.
fr: héreïsme, attitude junonienne; *e:* heraism.

Heranwachsender *(m).* I.S. des Jugendgerichtsgesetzes junger Mann oder Mädchen im Alter von 18–21 Jahren.

Herdanfall *(m).* Syn. für *Anfall, fokaler.

Herdentrieb *(m).* Instinktives Verhalten erwachsener Menschen, durch das sie sich zu Gruppen zusammenschließen. Nach psychoanalytischen Theorien beruht dies auf einem Identifizierungsvorgang.
fr: instinct de socialisation, grégarisme; *e:* herd instinct.
Syn.: Gesellschaftstrieb.

Herdepilepsie *(f).* Syn. für **Jackson*-Epilepsie.

Hermaphrodit, psychischer *(m).* Psychischer Zwitter. Im körperlichen Geschlecht eindeutiger, jedoch in seinem Geschlechtsbewußtsein zwiespältig bleibender Mensch, dem die Zugehörigkeit zu einem bestimmten Geschlecht nicht selbstverständlich ist.

Heroinismus *(m).* Syn. für *Heroinsucht.

Heroinismus, krankhafter *(m).* Syn. für *Heroinsucht.

Heroinomanie *(f).* Syn. für *Heroinsucht.

Heroinsucht *(f).* Suchtstoffabhängigkeit von dem halbsynthetischen Morphinabkömmling Heroin (Diacetylmorphin). Gilt als gefährlichste aller Suchten. Nach anfänglicher Euphorie mit orgasmusartigen sexuellen Empfindungen wird das Mittel bei reizbar-mürrischer Stimmung nur noch genommen, um die quälenden Entziehungserscheinungen zu vermeiden. Durch erhöhtes Selbstbewußtsein und enthemmte Aggressivität werden (nach amerikanischen Statistiken) 75% aller Heroinabhängigen kriminell.
fr: heroïnomanie; *e:* heroinism.

Herostratismus *(m).* Nach Herostratos, der 350 v. Chr. den Dianentempel in Ephesus anzündete, um sein Andenken zu verewigen. Von *Valette* geprägte Bez. für die besondere Neigung mancher Psychopathen, Unheil zu stiften, um daraus ihr Geltungsbedürfnis zu befriedigen.
fr: érostratisme; *e:* herostratism.

Herzangst *(f).* **1.** Bei Herzkranken (häufig) auftretende Angstzustände. **2.** Seelisch bedingte, in die Herzgegend lokalisierte Angstgefühle, hinter denen sich oft Sinnverlust des persönlichen Lebens und Todesangst verbergen. *Herzphobie.

Herzangstdepression *(f).* (*R. Michaelis,* 1970). Endogene Depression (s.d.), bei welcher ein *Herzangstsyndrom ganz im Vordergrund der Beschwerden steht.

Herzangstneurose *(f).* (*R. Michaelis,* 1970). Neurotisches Bild, bei dem ein *Herzangstsyndrom ganz im Vordergrund steht.

Herzangstsyndrom *(n).* (*R. Michaelis,* 1970). Klinisches Syndrom einer anfallsweise auftretenden Herzangst. Urplötzlich, oft inmitten einer Beschäftigung oder im Schlaf tritt eine elementare Angst meist als Todesangst auf. Der Betreffende verspürt Schmerzen in der Herzgegend, die von körperlicher Belastung unabhängig sind, und meint, Herzstillstand, Herzinfarkt und damit der Herztod trete ein. Oft gibt es gleichzeitig eine Reihe weiterer Erscheinungen: 1. Schwindelgefühl (Schwanken, Unsicherheit, Umfallneigung); 2. Herzklopfen (teilweise sichtbar als hebender Spitzenstoß); 3. innere Unruhe und inneres Flattern; 4. Übelkeit; 5. Beklemmungsgefühl (Oppressionen, Panzer- oder Ringgefühl über der Brust oder dem Herzen); 6. Luftnot, Atemnot, Erstickungsgefühl; 7. allgemeine Schwäche (schwere Glie-

der, bleierne Glieder); 8. Mißempfindungen (Kribbeln, Prickeln, Ameisenlaufen, pelziges Gefühl, Eingeschlafensein, Taubheitsgefühl, Gefühl des Abgestorbenseins der Extremitäten); 9. aufsteigendes Hitzegefühl; 10. Kopfschmerzen, Kopfdruck; 11. Verschwommensehen, Flimmern vor den Augen; 12. Druckgefühl, Schmerzen und Angstgefühle im Leib; 13. *Depersonalisationserscheinungen; 14. inneres Kältegefühl (vor allem in den Extremitäten); 15. Ohrensausen; 16. Hörstörungen (Geräusche kommen wie aus weiter Ferne); 17. Herzschlagbeschleunigung (Herzjagen, Herzflattern); 18. Zittern und Schütteln der Extremitäten; 19. Verkrampfung von Händen und Füßen; 20. Schweißausbrüche; 21. Unruhe (Zwang zum Gehen, Sprechen, Händereiben); 22. Harnflut (meist nach dem Anfall); 23. Atemrhythmusstörungen (rasches Atmen, vertiefte Atmung, Seufzeratmung); 25. Blutdruckerhöhung; 26. Erregungszustand (Schreien, Toben, Weinen); 27. Gesichtsblässe oder -rötung; 28. Erbrechen; 29. Pupillenerweiterung; 30. Durchfall; 31. Trockenheit im Mund. – Die gleichen Erscheinungen können in verminderter Ausprägung auch im anfallsfreien Intervall auftreten.
Ursachen: Verursachung meistens durch aktuelle seelische Konflikte, z.B. Aggressionsgefühle, Ambivalenzkonflikte, drohendes Auseinanderfallen einer ängstlich gehaltenen Partnerschaft (Herzangstneurose). Seltener Teilerscheinung einer endogenen Depression (Herzangstdepression). Sehr selten einziges Symptom einer psychomotorischen Epilepsie (s.d.).
Geschichte: Das Zustandsbild war bereits in den mittelalterlichen Klöstern bekannt. Seit Mitte des 19. Jh. gibt es viele Beschreibungen von internistischer und psychiatrischer Seite. Je nach dem theoretischen Konzept sind immer wieder neue Bez. geprägt worden, die sehr weitgehend mit dem Herzangstsyndrom syn. sind.
fr: précordialgie; *e:* neurocirculatory asthenia (NCA), cardiac phobia, cardiac neurosis, soldier's heart.
Syn.: Effort-Syndrom, *Da-Costa*-Syndrom, Herzphobie, Angstneurose, neurozirkulatorische Asthenie, sympathikovasale Anfälle, Angina pectoris vasomotorica, Herzhypochondrie, Kardiophobie.

Herzhypochondrie *(f).* Von *W. Bräutigam* (1964) gebr. Syn. für *Herzangstsyndrom.

Herzphobie *(f).* Von *C. Kulenkampff* und *A. Bauer* (1960) geprägtes, häufig gebrauchtes Syn. für *Herzangstsyndrom.

Herztodhypochondrie *(f).* Syn. für *Herzangstsyndrom.

Herztodphobie *(f).* Syn. für *Herzangstsyndrom.

Heterolalie *(f).* Ersetzen eines (nicht gegenwärtigen) Wortes durch ein anderes (nicht gemeintes) bei Aphasie.
fr: hétérolalie; *e:* heterolalia.
Syn.: Heterophasie.

heteronome Symptome *(n, pl).* (*K. Kleist*). Psychische Krankheitssymptome, die im Gegensatz zu den *»homonomen Symptomen« von den Erscheinungen des gesunden Seelenlebens grundsätzlich verschieden sind. Z.B. sind die Phänomene des Gedankenentzugs bei Schizophrenen mit keinen normalen seelischen Erscheinungen vergleichbar. *»intermediäre Bilder«. *Kleist* zählt ferner auf: Bewußtlosigkeit, Dämmerzustand, Delir, Demenz, Begriffs- und Sprachverfall, affektive Verödung.

Heterophasie *(f).* Syn. für *Heterolalie.
fr: hétérophasie; *e:* heterophasia.

Heterophemie *(f).* Syn. für *Heterolalie.
fr: hétérophémie; *e:* heterophemia.

Heterophrasie *(f).* Syn. für *Paraphrasie.

Heterosexualität *(f).* Auf das andere Geschlecht gerichtete sexuelle Wünsche. Der Begriff umfaßt alle (normalen und abnormen) Verhaltensweisen der gegengeschlechtlichen Sexualität und wird hauptsächlich als Gegenbegriff zur Homosexualität gebraucht.
fr: hétérosexualité; *e:* heterosexuality.

Hetero-Stereotyp *(n).* Vorstellung, die jemand von den Eigenschaften einer Gruppe hat, zu der er sich selbst nicht rechnet. Bedeutet meist eine karikaturhafte Vereinfachung wirklich vorhandener Eigenschaften. Beispiel: »Die Franzosen sind galant.«

Heterosuggestion *(f).* Von außen durch jemand anderes bewirkte Suggestion. Gegensatz: Autosuggestion.
fr: hétérosuggestion; *e:* heterosuggestion.
Syn.: Fremdsuggestion.

Heyer, Gustav Heinrich geb. 29. 4. 1890 Kreuznach a.d. Nahe, gest. 19. 12. 1967 Nußdorf a. Inn. Psychotherapeut. Nach Medizinstudium in München und Heidelberg ab 1924 Psychotherapeut in München, ab 1945 in Nußdorf. *Werke:* »Seelenführung, Möglichkeiten – Wege – Grenzen«, 1929; »Praktische Seelenheilkunde«, 1935; »Der Organismus der Seele«, 1951; »Menschen in Not«, 1951; »Aus meiner Werkstatt«, 1966.

Hieromanie *(f).* Obsol. Bez. für religiösen Wahn.
fr: hiéromanie; *e:* hieromania.

Hierophobie *(f).* Krankhafte Angst vor religiösen oder geweihten Gegenständen.
fr: hiérophobie; *e:* hierophobia.

high. Hoch. Im Drogenjargon: die euphorische Hochstimmung nach Drogeneinnahme.

Hilfsschule *(f)*. Seit dem Beginn des 20. Jahrhunderts gebräuchlicher Schultyp, in dem solche intelligenzschwache, verhaltensgestörte und behinderte Kinder unterrichtet werden, die in einem normalen Volksschulunterricht nicht gefördert werden können.
fr: école de perfectionnement; *e:* school for backward children.

Hintergrunddepression *(f)*. Nicht ganz korrektes Syn. für *Hintergrundreaktion, depressive.

Hintergrundreaktion, depressive *(f)*. (*K. Schneider*). »Vermehrte und gesteigerte depressive Reagibilität (meist reizbarer und mißmutiger Farbe) vor dem Hintergrund, auf dem Boden anderer Erlebnisse. – Die Ursache kann eine exogene, endogene oder psychogene sein.« Als exogene Ursachen werden traumatische und infektiöse Erkrankungen genannt, als endogene Schädigung Beschwerden bei Migräne, Menstruation, vitale Depression. Psychogener Hintergrund bedeutet, daß ein unangenehmes Erlebnis, das evtl. selbst völlig abgeklungen ist, den Hintergrund für ein verstärktes depressives Reagieren bilden kann.
fr: réaction dépressive de sous-fond affectif.
Syn.: Hintergrundverstimmung.

Hintergrundverstimmung *(f)*. Syn. für *Hintergrundreaktion, depressive.

Hippanthropie *(f)*. Wahnhafte Überzeugung, in ein Pferd verwandelt zu sein.
fr: hippanthropie; *e:* hippanthropy.

Hirnarteriosklerose *(f)*. Eigentlich nur Bez. für Arteriosklerose der Hirnarterien. Gemeint sind jedoch gewöhnlich die hierbei auftretenden psychischen Veränderungen. Diese bestehen in einer »karikaturhaften« Vergröberung und Zuspitzung angestammter Wesenszüge (z.B. Geiz bei primär Sparsamen), nörgelig-depressiver Stimmungslage, Reizbarkeit, Verflachung der emotionellen Erregbarkeit bei gleichzeitiger Enthemmung der Gefühlsentäußerung (*Affektinkontinenz), Gedächtnisstörungen, besonders für Namen und Begriffe, abnehmender Aufgeschlossenheit für alles Neue. Gewöhnlich einhergehend mit subjektiven Beschwerden wie Kopfschmerz (»dumpfer Druck«), Ohrensausen (Tinnitus), rasche Ermüdbarkeit, Konzentrationsschwäche, Schlafstörungen, mangelnde Schlaftiefe, frühes Erwachen.
fr: artériosclérose cérébrale; *e:* cerebral arteriosclerosis.
Syn.: Zerebralsklerose.

Hirndysfunktion, minimale *(f)*. Syn. für Störung mit Aufmerksamkeitsdefizit (*DSM-Anhang).
e: minimal brain dysfunction.

Hirnkontusion *(f)*. Syn. für *Contusio cerebri.

Hirnleistungsschwäche *(f)*. Durch diffuse Hirnschädigung hervorgerufene Minderung intellektueller Leistungen. Wird in erster Linie als Intelligenzeinbuße im *Hamburg-Wechsler-Intelligenztest für Erwachsene festgestellt (*Abbauquotient). Gewöhnlich bestehen außerdem Merkschwäche, *Kritikschwäche, mangelhafte Fähigkeit zum geistigen Überblick, Nachlassen an Einfallsreichtum, Spracharmung, Nachlassen schöpferischer Produktivität, Einengung des Denkfeldes, Herabsetzung der Auffassung. Eine Entdifferenzierung im intellektuellen Bereich hat Auswirkungen auf die Persönlichkeit und ist häufig Teilerscheinung einer organischen Wesensänderung (s.d.). Vorkommen nach Hirntraumen, bei Hirnentzündung, Vergiftungen mit Alkohol, Medikamenten, Kohlenmonoxyd, Blei, Lösungsmitteln, Stoffwechselstörungen, degenerativen Erkrankungen des Gehirns, Lues u.a. Vgl.Persönlichkeitsveränderung, (post)traumatische.
fr: diminution des fonctions cérébrales; *e:* impaired cerebral function, cerebral dysfunction syndrome.
Syn.: Persönlichkeitsabbau.

Hirnleistungsschwäche, posttraumatische *(f)*. (*M. Reichardt,* 1923). Häufig gebr. Syn. für *postkommotionelles Syndrom.

hirnlokales Psychosyndrom *(n)* *Psychosyndrom, hirnlokales.

Hirnmanteldemenz *(f)*. (*G. Stertz,* 1933). Intelligenzverlust durch Läsion im Bereich des Hirnmantels. Die Bez. wird lediglich als Gegensatz zu *Zwischenhirndemenz gebraucht.

hirnorganisches Psychosyndrom *(n)*. Syn. für *Psychosyndrom, organisches.

Hirnprellung *(f)*. Syn. für *Contusio cerebri.

Hirnquetschung *(f)*. Syn. für *Contusio cerebri.

Hirnschaden, minimaler *(m)*. Syn. für Störung mit Aufmerksamkeitsdefizit (*DSM-Anhang).
e: minimal brain damage.

Hirnschädigung *(f)*. Syn. für *Hirnverletzung.
fr: lésion cérebrale; *e:* brain damage.

Hirnschädigung, frühkindliche *(f)*. Folgen von Krankheiten und Verletzungen, die zwischen dem 6. Schwangerschaftsmonat und dem Ende des 1. Lebensjahres auf das kindliche Gehirn eingewirkt haben. Bei schwerer Schädigung gibt es überwiegend motorische Folgen (zerebrale Kinderlähmung, infantile Zerebralläh-

mung) oder Intelligenzstörungen (Schwachsinn). Bei leichter Schädigung kommt es zu einem frühkindlichen exogenen Psychosyndrom (s.d.).
fr: lésion cérébrale de la première enfance; *e:* infantile cerebral palsy.

Hirnschlaf *(m)*. Ältere Bez. für *Schlaf, synchronisierter. Die Bez. wurde gebraucht, weil in diesem Schlafstadium Sinnesreize vom Gehirn zwar aufgenommen, aber nicht verarbeitet werden. Der Muskeltonus bleibt noch erhalten, die Bewegungen sind aber relativ grob. Der Hirnschlaf wird einem Körperschlaf (*Schlaf, desynchronisierter) gegenübergestellt.
Syn.: Tiefschlaf.

Hirnschwäche, posttraumatische *(f)* *postkommotionelles Syndrom.

Hirnsklerose *(f)* *Hirnarteriosklerose.

Hirnstammanfall, tonischer *(m)*. Nicht-epileptische Anfallsform. Plötzlich auftretende, tonische Anspannung der Muskeln einer Körperseite, ausnahmsweise beider Seiten. Am Arm sind stärker die Beuger, am Bein stärker die Strecker betroffen. Selten auch krampfhafte Verzerrung der Gesichtsmuskulatur. Erhebliche halbseitige Schmerzen gehen oft dem Anfall voraus und begleiten ihn. Die Anfälle können evtl. durch plötzliche Bewegungen, Lagewechsel, Druck auf bestimmte Körperstellen, Angst und Geräusche ausgelöst werden. Dauer: wenige Sekunden bis Minuten. Das EEG ist entweder normal oder unspezifisch verändert; Epilepsiepotentiale fehlen in der Regel. Ursachen: multiple Sklerose, Durchblutungsstörungen (vaskuläre Herde), Tumoren. Therapie: Hydantoinpräparate oder andere Antiepileptika. Ungeachtet der Ursache wird auch von Striatumepilepsie (*A. Wimmer,* 1925), extrapyramidaler Epilepsie (*W. Sterling,* 1924) oder subkortikaler Epilepsie (*W. G. Spiller,* 1927) gesprochen.
e: tonic fit.
Syn.: tonischer Anfall.

Hirntrauma *(n)*. Syn. für *Hirnverletzung.

Hirntraumafolgen, akute *(f)* *postkommotionelles Syndrom.

Hirnverletzung *(f)*. Sammelbez. für Schädigungen des Gehirns durch direkte oder indirekte Gewalteinwirkung, z.B. Hitze, Verkehrsunfall, Schußverletzung, Kriegsverletzung, elektrischer Strom, Blutungen aus einem der Blutgefäße in der Schädelkapsel. Nach Abklingen der akuten Erscheinungen können weiter neurologische und psychische Folgen bestehen bleiben. *Commotio cerebri, *Commotionspsychose, *postkommotionelles Syndrom, *Contusio cerebri, *Hirnleistungsschwäche, *Persönlichkeitsveränderung, posttraumatische.
e: brain injury.

Hirschfeld, Magnus geb. 14. 5. 1868 Kolberg (Pommern), gest. 14. 5. 1935 Nizza. Arzt und Sexologe in Magdeburg, Berlin, Paris und Nizza. Pionier von Humanisierung und Toleranz gegenüber der Psychosexualität bei Ärzten und Allgemeinbevölkerung. Begründer und Präsident einer Organisation, welche sich um Homosexuelle und andere sexuelle Abweichler bemühte: »Wissenschaftlich-humanitäres Komitee« (1897). Gründete 1919 in Berlin das erste »Institut für Sexualforschung« in der Welt. Mitbegründer (mit *August Forel* und *Havelock Ellis*) der »World League for Sexual Reform«, 1928. Mitgründer der »Zeitschrift für Sexualwissenschaft« (mit *H. Rohleder* und *F. S. Krauß*) (ab 1908). Herausgeber der »Jahrbücher für sexuelle Zwischenstufen« (1899–1933). Ab 1933 Exil in Paris und Nizza. Sein Berliner Werk wurde von den Nazis zerstört. – Lehrte, daß alle sexuellen Anomalien Folge von Störungen der Entwicklung sind. Wandte psychoanalytische Theorien auf sexuelle Anomalien an. – *Werke:* »Sappho und Sokrates«, 1886; »Die Transvestiten«, Berlin 1910; »Naturgesetze der Liebe«, Berlin 1912; »Geschlechtsumwandlungen (Irrtümer in der Geschlechtsbestimmung)«, Berlin 1914; »Sexualpathologie« (3 Bde.), Bonn 1916–1920; »Sexualität und Kriminalität. Verbrechen sexuellen Ursprungs«, Leipzig 1924; »Die Weltreise eines Sexualforschers«, Brugg 1933; »Geschlechtsverirrungen«, Konstanz a.B. o.J. (aus dem Nachlaß); – Biographie von *Ch. Wolf,* London 1986.

Histaminkopfschmerz *(m)*. Syn. für *Cluster-Kopfschmerz.

Histaminschock *(m)*. (*Gildea,* 1935). Subkutane Injektion von Histamin. Durch Erweiterung der Kapillaren und Blutdrucksenkung wird ein schockartiger Zustand erzielt, der zur Therapie von Psychoneurosen benutzt wird. Die Methode hat nur wenige Anhänger.
fr: choc histaminique.

Histopsyche *(f)*. Psychologische Funktionen von Zellgewebe bzw. Protoplasma, durch welche die Veränderungen des Protoplasmas gelenkt werden.

Histopsychologie *(f)*. Untersuchung der Beziehungen zwischen Zellstrukturen und psychischen Funktionen.
fr: histopsychologie; *e:* histopsychology.

Histrionische Persönlichkeitsstörung *DSM-Anhang.

Histrionismus *(m)*. Neigung zu dramatischen, aufsehenerregenden Handlungen bei Hysterie.
fr: histrionisme; *e:* histrionism, histrionicism.

Hochdruckenzephalopathie *(f)*. Subjektive Beschwerden und psychische Veränderungen bei Bluthochdruck. Bei plötzlichem Auftreten kommt es zu starken Kopfschmerzen, Übelkeit, Erbrechen, psychomotorischer Unruhe, Verwirrtheit und nicht selten epileptischen Anfällen. Bei langsamer Entwicklung kommt es eher zu *Dementia lacunaris. Plötzliche Verschlechterungen, Stillstände und langsame Weiterentwicklung wechseln häufig miteinander ab. – *Vorkommen:* Essentielle Hypertonie, erhöhter Blutdruck durch Nierenkrankheiten, Phäochromozytom, *Cushing*sche Krankheit, Eklampsie, Ursachen: *Status lacunaris.
fr: encéphalopathie hypertensive; *e:* hypertensive encephalopathy.

Hoche, Alfred Erich geb. 1. 8. 1865 Wildenhain (Merseburg), gest. 16. 5. 1943 Baden-Baden. Psychiater und Neurologe in Straßburg und Freiburg. Als Schüler *Fürstner*s in Heidelberg und Straßburg. Zuerst anatomische Arbeiten (*Hoche*sches Bündel). Bekannt als spöttischer Kritiker *Freud*s und **Kraepelin*s. Schrieb mit dem Juristen *Binding* 1920 eine Broschüre »Die Freigabe der Vernichtung lebensunwerten Lebens, ihr Maß und ihre Form«. Wurde damit zum geistigen Vater der Massenermordung von psychisch Kranken durch die Nationalsozialisten. – Unter dem Pseudonym *Alfred Erich* Dichter und Schriftsteller. Sonette »Deutsche Nacht« (1920); Gedichtsammlung »Der Tod des Gottlosen«; Erzählung »Christus der Jüngling«; Gedichte »Narrenspiel« und »Einer Liebe Weg«; »Tagebuch eines Gefangenen« (1938). Die unter vollem Namen veröffentlichten Erinnerungsbücher »Jahresringe« (1934) und »Aus der Werkstatt« (1935) wurden Bestseller.

Hochstimmung *(f)*. Syn. für *Euphorie.

Höhenangst *(f)*. Syn. für *Bathophobie.

Höhenfurcht *(f)*. Syn. für *Bathophobie.

Höhenkoller *(m)*. Gesamtheit der sich bei raschem Aufstieg in großer Höhe einstellenden psychischen Veränderungen; vor allem Euphorie, Leichtsinn, Überschätzung der eigenen Fähigkeiten, Fehlbeurteilung der Situation, aber auch Reizbarkeit.

Höhenschwindel *(m)*. Syn. für *Bathophobie.

Höhepunkt, sexueller *(m)*. Syn. für *Orgasmus.

Holmes-Rahe-Skala *(f)*. Vom Psychiater *Thomas Holmes* und Psychologen *Richard Rahe* Anfang der 50er Jahre entwickelte Testskala, welche 43 *Life events erfaßt und als Streßfaktoren gewichtet. Hierzu zählen: Tod eines Ehepartners (100 Streßpunkte), Scheidung (73), Trennung (86), Verhaftung (63), Tod eines nahen Familienangehörigen (63), Eheschließung (50), Schwangerschaft (40), Hauskauf (31), Weihnachtsfest (12). Personen mit mehr als 300 Streßpunkten innerhalb von 2 Jahren leiden mit 70% Wahrscheinlichkeit an Magengeschwüren, psychischen Krankheiten, Knochenbruch u.ä. Bei 200 Streßpunkten sinkt die Wahrscheinlichkeit auf 37%.
e: Holmes Rahe scale.

Hörigkeit *(f)*. Gefühlsmäßige Bindung an einen anderen Menschen in dem Maße, daß die persönliche Freiheit und menschliche Würde aufgegeben werden, so daß der Wille des herrschenden Teils auch dann über den unterworfenen Teil gebietet, wenn die Schranken von Sitte und Recht mißachtet werden.
e: compliance, to be in thrall to (*oder* with) someone (*oder* something).

Hörigkeit, geschlechtliche *(f)*. (*R. v. Krafft-Ebing*). Abnorme Abhängigkeit von einem Menschen des entgegengesetzten Geschlechts. Als Motiv des unterworfenen Teils wird der Wunsch gesehen, den anderen stets liebenswürdig und zum geschlechtlichen Verkehr geneigt zu sehen; das Motiv des unterwerfenden Teils ist die Möglichkeit des freien Spielraums für den eigenen Egoismus. Männliche Hörigkeit (z.B. bei Pantoffelhelden) ist seltener; literarisch dargestellt in »Manon Lescault« von *Prevost.* Weibliche Hörigkeit war besonders im bürgerlichen Zeitalter häufig; literarische Darstellung in *Kleist*s »Kätchen von Heilbronn«.
e: emotional surrender.

Hoff, Hans geb. 11. 12. 1897 Wien, gest. 23. 8. 1969 Wien. Psychiater in Wien. Schüler von *Wagner-Jauregg*. Arbeiten mit *P. Schilder* und *O. Pötzl*. 1938 Emigration nach Bagdad; dort Gründung einer psychiatrisch-neurologischen Klinik. 1942 in die USA. 1949 Rückkehr nach Wien; dort ab 1950 Direktor der neurologisch-psychiatrischen Universitätsklinik. Arbeiten zur Neurosenlehre und Psychohygiene: »Die Zeit und ihre Neurose« (1956); »Lehrbuch der Psychiatrie« (1956).

Holergasie *(f)*. Psychische Krankheit, die sozusagen den ganzen Menschen ergreift; z.B. Schizophrenie, Depression.
fr: holergasie; *e:* holergasia.

Holismus *(m)*. (*J. C. Smuts*, 1926). Ganzheitslehre, die ähnlich wie die Gestalt-Theorie davon ausgeht, daß das Ganze mehr ist als die Summe seiner Teile, daß der Mensch mehr ist als eine Summe von physiologischen, psychologischen

und sozialen Funktionen. Die einzelnen Erkenntnissysteme lassen sich aus dem Ganzen nur durch gewaltsame Abstraktion lösen.
fr: théorie holistique; *e:* holism.

Holodysphrenie *(f)*. (*J. H. de Barahona Fernandes,* 1957). Der Schizophrenie in gewisser Hinsicht ähnliche Psychose. Geht einher mit einer »Desintegrierung des Geistes, jedoch ohne Zerstörung (Dissoziierung) der Persönlichkeit. Verläuft in verschiedenen Episoden mit völliger Wiederherstellung der Gesundheit am Ende«.

Holopsychose *(f)*. Sammelbez. für Denken von Massen, die unter dem Eindruck von Emotionen stehen.
fr: holopsychose; *e:* holopsychosis.

Homén-Syndrom *(n)*. (*E. A.Homén*). Zunehmende *Demenz bei Schädigung des Linsenkerns. Die Krankheit beginnt mit Gedächtnisstörungen, unartikulierter Sprache, schwankendem Gang, zunehmender Muskelversteifung und endet in tiefer Verblödung.

Homilopathie *(f)*. Von *Kraepelin* (1909) geprägte, jetzt obsolete Sammelbez. für eine Gruppe von psychogenen Krankheitsbildern, die sich im Umgang oder in der Auseinandersetzung mit anderen Menschen entwickeln. Hierzu rechnen nach *Kraepelin* induziertes Irresein, Verfolgungswahn, Haftpsychosen und Querulantenwahn.
Syn.: Verkehrspsychosen (*Kraepelin*).

Homilophobia *(f)*. Angst davor, öffentlich das Wort zu ergreifen. Auch Befürchtung, andere könnten an der eigenen äußerlichen Erscheinung etwas Außergewöhnliches oder Verkehrtes entdecken.
fr: homilophobie; *e:* homilophobia.

Homizidologie *(f)*. Wissenschaftliche Disziplin, die sich mit den sozialen und psychischen Bedingungen beschäftigt, die mit Tötungsdelikten zusammenhängen.
fr: homicidologie; *e:* homicidology.

Homizidomanie *(f)*. Jede psychische Krankheit, die mit einem Drang des Kranken zum Töten einhergeht; oft verbunden mit Selbsttötungstendenzen. *Amok.
fr: homicidomanie; *e:* homicidomania, homicidal mania.

Homöostase *(f)*. **1.** (*W. B. Cannon,* 1929). Selbstregulation eines biologischen Systems in einem dynamischen Gleichgewicht zum Ausgleich von Umweltveränderungen. **2.** In der Psychiatrie bildhaft für Zustand einer seelischen Mittellage, die durch psychische Kräfte aufrechterhalten wird und durch übermäßige Umweltreize zusammenbrechen kann. **3.** (*Don D. Jackson*). Analoge Anwendung in der Familienpsychiatrie. Die psychischen Bedürfnisse der Familienmitglieder halten einander im Gleichgewicht. In Familien mit einem psychisch Kranken ist das Symptom des Kranken u.U. notwendig, um das Familiengleichgewicht aufrechtzuerhalten.
fr: homéostase; *e:* homeostasis.

Homoerotik *(f)*. Allgemein für libidinöse (erotische) Wünsche in bezug auf einen Menschen des gleichen Geschlechts, die oft jedoch gut sublimiert und im Zusammenhang damit gewöhnlich unbewußt sind. Kann sich dann z.B. ausdrücken in besonders kameradschaftlichem Verhalten. Eine homoerotische Durchgangsphase während der Pubertät gilt als normal. Bleibt die vollständige Hinwendung zum anderen Geschlecht dauernd aus, können auch bei heterosexueller Betätigung sexuelle Störungen entstehen (z.B. Frigidität).
fr: homérotisme; *e:* homo-eroticism.
Syn.: Homerotismus.

homoerotisch *(a)*. Sich auf Homoerotik beziehend. Gelegentlich auch als Syn. für *homosexuell gebraucht.

Homoerotizismus *(m)*. Syn. für *Homoerotik.

Homogenitalität *(f)*. Gleichgeschlechtliche Sexualkontakte genitaler Art. Der Ausdruck versteht sich als Gegensatz zur Homosexualität (2).

homonome Symptome *(n, pl)*. (*K. Kleist*). Psychische Krankheitssymptome, die sich nur ihrem Grad nach vom Normalen unterscheiden. Z.B. kommt die traurige Gehemmtheit des endogen Depressiven in schwächerer Ausprägung auch bei Gesunden vor. *»heteronome Symptome«, *»intermediäre Bilder«.

homophil *(a)*. **1.** Syn. für homosexuell. **2.** Syn. für *homoerotisch.

Homophilie *(f)*. **1.** Syn. für *Homosexualität. **2.** Syn. für *Homoerotik.

Homosexualität *(f)*. **1.** (*Benkert,* 1869). Liebesverhältnis zwischen zwei Menschen desselben Geschlechts bei gleichzeitiger Abneigung oder Gleichgültigkeit gegenüber heterosexuellen Kontakten. Häufigste Form sexueller Perversion, die bei beiden Geschlechtern vorkommt (s. die folgenden Stichwörter). Vorkommen in zahlreichen Kulturen, jedoch unterschiedliche soziale Bewertungen. Leidensdruck besteht gewöhnlich nicht, häufig sind jedoch depressive Verstimmungen mit erhöhter Selbsttötungsgefahr. In bestimmten Berufen häufiger: Tänzer, künstlerische Berufe der Bekleidungsindustrie, Frisöre, bei Frauen auch leitende Positionen. Körperliche, chromosomale und hormonale Störungen werden gewöhnlich nicht gefun-

den. Über Ursachen zahlreiche Theorien: prägende Wirkung einer ersten homosexuellen Erfahrung (Verführung), Einfluß eines prägenden Milieus mit positiver Bewertung der Homosexualität (Jugendbewegung), Begehren der Mutter, Kastrationsangst (*Ödipus-Komplex), dominierende Rolle der Mutter in der Familie. **2.** Gelegentlich wird Homosexualität unter Abhebung von Homogenitalität als gleichgeschlechtliche Beziehungen sexueller, aber nicht genitaler Art verstanden. *Homoerotik; *Homosexualität, latente.
fr: homosexualité; *e:* homosexuality, sexual inversion.
Syn.: Inversion, sexuelle; Konträrsexualität; Homophilie (1); Gleichgeschlechtlichkeit; Urningtum.

Homosexualität, latente *(f)*. **1.** Sexuelle Triebwünsche in bezug auf Personen des gleichen Geschlechts, die jedoch unbewußt bleiben. **2.** Gleichgeschlechtliche sexuelle Wünsche, die zwar bewußt sind, die aber unterdrückt werden und nach außen nicht in Erscheinung treten.
e: latent homosexuality.
Syn.: unbewußte Homosexualität.

Homosexualität, männliche *(f)*. Sexuelle Beziehungen zwischen zwei oder mehr Männern. Form der sexuellen Betätigung. Das Vorhandensein einer durch äußere Umstände bedingten sexuellen Betätigung unter Männern (in Gefangenenlagern, Militärdienst usw.) zeigt, daß wahrscheinlich die meisten Männer zu dieser Form der Sexualität fähig sind. Die tatsächliche Häufigkeit wird mit 2–3% (*M. Hirschfeld*) und 4% (*A. Kinsey*) ausschließlich homosexueller Betätigung angegeben, während gelegentliche Homosexualität von *Kinsey* bei 37% der männlichen amerikanischen Bevölkerung festgestellt wurden. Nach *S. Freud* sind die wichtigsten psychodynamischen Mechanismen bei der Entwicklung von männlicher Homosexualität: Kastrationsangst, starke ödipale Bindung an die Mutter, Narzißmus, narzißtische Objektwahl sowie Identifikation mit dem rivalisierenden gleichgeschlechtlichen Elternteil und überkompensatorische Liebe zu diesem.
fr: uranisme; *e:* male homosexuality, uranism.
Syn.: Uranismus.

Homosexualität, unbewußte *(f)*. Syn. für *Homosexualität, latente.

Homosexualität, weibliche *(f)*. Sexuelle Beziehungen zwischen zwei und mehr Frauen. Die Angaben über die Häufigkeit sind noch ungenauer als bei der männlichen Homosexualität. Nach *A. Kinsey* ist weibliche Homosexualität entgegen einer allgemeinen Überzeugung erheblich seltener als männliche. Außerdem findet seltener ein Partnerwechsel statt, wenn gleichgeschlechtliche Beziehungen aufgenommen wurden.
fr: lesbianisme, Sapphisme; *e:* female homosexuality, sapphic h., lesbian h.
Syn.: Amor lesbiens, lesbische Liebe, Sapphismus, Tribadie.

homosexuell *(a)*. Gleichgeschlechtliche Liebe ausübend.
fr: homosexuel; *e:* homosexual.
Syn.: homoerotisch.

Horme *(f)*. *(C. v. Monakow)*. Antrieb. Eine schöpferische Triebkraft, die das Leben des Protoplasmas bewirkt und zugleich Urmutter der Instinkte ist. Durchwirkt als übergeordnetes Prinzip alle Lebensvorgänge. Letzlich metaphysisch zu verstehen und dem élan vital *Bergsons* verwandt.
fr: hormé; *e:* horme.

hormische Psychologie *(f)* *Hormismus.

Hormismus *(m)*. Psychologische Lehre, nach der Ziele (z.B. Nahrung) nicht wegen eines Lustgewinns, sondern um ihrer selbst willen angestrebt werden. Nach *W. McDougall* gibt es in Mensch und Tier Strebungen (conations), die für alles Handeln ebenso wie für abstrakte Denkprozesse verantwortlich sind. Die einzelne Handlung kommt durch Integrierung verschiedener Strebungen zustande. Steht im Gegensatz zum Lust-Unlust-Prinzip des *Hedonismus. Die Richtung nennt sich selbst hormische Psychologie.
fr: théorie hormique; *e:* hormism.

hormogen *(a)*. Auf einen Reiz bezüglich, der zu einem *Appetenz- oder Aversionsverhalten Veranlassung gibt.
fr: hormogène; *e:* hormogenous.

Horn, Ernst geb. 24. 8. 1774 Braunschweig, gest. 27. 9. 1848. Prof. der Medizin in Wittenberg, Erlangen und Berlin. Seine psychiatrischen Erfahrungen sind niedergelegt in »Öffentliche Rechenschaft über meine 12jährige Dienstführung als zweiter Arzt des kgl. Charitékrankenhauses in Berlin nebst Erfahrungen über Krankenhäuser und Irrenanstalten« (Berlin, 1818). Als Schüler von *Reil* empfahl er darin psychische Behandlungsmethoden und Beschäftigungstherapie, aber auch noch Zwangsmittel. Erfand *Drehbett, *Drehstuhl, *Zwangssack. Dabei in seinen Anschauungen dem *Brownianismus verhaftet.

Horney, Karen geb. 16. 9. 1885 Hamburg, gest. 4. 12. 1952 New York. Deutsch-amerikanische Psychoanalytikerin. Nach Promotion und psychoanalytischer Tätigkeit in Berlin Emigration in die USA (1932). Gründet in New York 1934 das Institut für Psychoanalyse. Entfernt sich von den Lehren *Freud*s vor allem darin, daß sie kulturellen Bedingungen für die Entstehung von Neurosen wichtige Bedeutung beimißt. Teilweise beeinflußt von den Theorien *A. Adler*s und der Gestaltpsychologie, entfernt sie sich auch praktisch von den Grundsätzen der orthodoxen *Psychoanalyse. Hebt die Bedeutung aktueller situativer Faktoren für die Entstehung von Neurosen hervor, deren Motor (unbewußte) Angst ist und die sich in Angstabwehr zeigen. Ihre Bücher wenden sich an ein größeres Publikum: »Der neurotische Mensch unserer Zeit«, dt. 1951; »Neue Wege der Psychoanalyse«, dt. 1951; »Unsere inneren Konflikte«, dt. 1954.

Horror trip. Angstreise. Drogenrausch, der hauptsächlich zu nicht beabsichtigter Angst und *Panik geführt hat.

Hospitalismus *(m).* **1.** (*v. Pfaundler,* 1899). Das Gesamt körperlicher und seelischer Störungen durch Aufenthalt in Krankenhäusern vor allem bei Kindern. Nach *U. Köttgen* allgemein »die Schädigung eines Kranken in körperlicher und seelischer Beziehung vorwiegend durch die Besonderheiten eines Aufenthaltes in einem Krankenhaus oder einer ähnlichen Anstalt«. Kinder, die von ihrer Mutter getrennt und aus dem normalen Familienmilieu entfernt wurden, entwickeln sich trotz sorgfältigster Pflege nicht normal. Die körperliche Entwicklung ist verlangsamt; die intellektuellen Leistungen nehmen ab; es tritt Angst, später Apathie und Abstumpfung auf. Je früher die Kinder aus der Familie entfernt werden und je länger sie getrennt bleiben, desto ausgeprägter sind die Störungen. Die Störungen sind rückläufig, wenn frühzeitig ein ausreichender emotionaler Kontakt zur Mutter oder zu einer Ersatzperson hergestellt werden kann. *Depression, anaklitische. **2.** Syn. für Institutionalismus. **3.** In der klinischen Alltagssprache: Tendenz eines Kranken, der Entlassung aus der beschützenden Institution und Resozialisierung Widerstand entgegenzusetzen.
fr: hospitalisme, réactions de l'enfant séparé; *e:* hospitalism.

Hottentottismus *(m).* Schwerste Form des *Stammelns. Die Sprache ist dabei reduziert auf unverständliche Lautproduktionen.

Human-Growth-Bewegung *(f).* Aus den Ideen der humanistischen Psychologie (s.d.) ab ca. 1950 entstandene, auf das Praktische gerichtete Strömung, welche den Menschen seinen als wahr erkannten Zielen näherbringen will. In Kursen, die in (1970 über 100) eigenen Instituten (*Esalen, *ISKO) durchgeführt werden, dienen hierzu: *Gestalt-Therapie, Massage, Körpertherapie nach *Feldenkrais,* Selbsthypnose, Organtherapie, Selbsterkundung, Astrologie (als Karte der menschlichen Psyche), Traumdeutung, Vorbereitung auf den Augenblick des Todes, Rollenspiel, Einübung in Schamanismus.

Human-relations-Gruppe *(f).* Gruppe, in der *Sensitivity-Training betrieben wird.
e: human relations group.

Humilitas *(f).* Niedergeschlagenheit, Gedrücktheit, auch scheinbare Demut. Als Begriff besonders bedeutsam in der spätmittelalterlichen Haltung einer willigen Unterwerfung unter ein von Gott bestimmtes Geschick.

Humor *(m).* Dem Worte nach auf die antike Säftelehre zurückgehend. (humor = Feuchtigkeit; das richtige Maß an Feuchtigkeit, an »gesunden Säften« im Menschen.) Begrifflich im heutigen Sinne jedoch im Altertum noch unbekannt; erst im christlichen Mittelalter entwickelt. Geistige Grundgestimmtheit, die vor allem eine Haltung der reifen Persönlichkeit zum Ausdruck bringt. Mit einem inneren Lächeln werden die Unzulänglichkeiten des Daseins überwunden, die stets vorhandene Gegensätzlichkeit zwischen Ideal und Wirklichkeit überbrückt, das Große und Ernsthafte auf ein menschliches Maß verkleinert und das Kleine, Vernunftwidrige noch in seiner menschlichen Bedeutung anerkannt. Im Humor werden die Unvollkommenheiten des Lebens durchschaut, aber dennoch bejaht. Positive Tendenz und Mangel an Schärfe unterscheiden den Humor von der Ironie.
fr: humeur; *e:* humour, mood.

Hundephobie *(f).* Syn. für *Kynophobie.

Hungerkrawall *(m).* (*M. Sakel*). Zustand hochgradiger psychomotorischer Erregung während der *Insulinkomabehandlung.

Hungerneurose *(f).* Bei längerdauernder Mangelernährung auftretende (reversible) Veränderung psychischer Verhaltensweisen. Denken und Handeln werden in einem Grade auf die Nahrungseinnahme eingeengt, daß die körperliche und intellektuelle Leistungsfähigkeit sowie die Genußfähigkeit ernsthaft beeinträchtigt werden.

Hungerpsychose *(f).* Bei extremer Aushungerung vor allem in Konzentrations- und Kriegsgefangenenlagern beobachtete symptomatische Psychosen. Die Symptomatik ist verschiedenartig, mitunter schizophrenieähnlich. Ursachen können Vitaminmangel in der unterwertigen Nahrung (z.B. bei Pellagrapsychose) oder Hungerdystrophie (Hirnödem?, hypoglykämische Zustände?) sein.

Hunter-Hurlersche Krankheit *(f)*. Syn. für **Pfaundler-Hurler*-Syndrom.

Huntington-Gruppen *(f, pl)*. Selbsthilfegruppen für Familien mit erblicher *Chorea *Huntington* in der Familienhilfe e.V. Adresse: Bahnhofstr. 7A, 3550 Marburg.

Huntingtonsche Chorea *(f)* *Chorea *Huntington*.

Hurlersche Krankheit *(f)*. Syn. für *Husten, psychogener.

Husten, psychogener *(m)*. Aus seelischer Ursache entstehender Husten. Vorkommen besonders bei Kindern, evtl. nach längeren organischen Krankheiten mit Husten, z.B. Keuchhusten. Äußert sich oft in langen, unproduktiven Hustenausbrüchen mit Blauwerden im Gesicht. Hat nach *Freud* gewöhnlich den Charakter eines *Konversionssymptoms.
fr: toux psychogène; *e:* psychogenic *oder* hysteroid cough.
Syn.: Husten, nervöser; Tussis nervosa.

Hustentic *(m)*. Ohne Erkrankung der Atmungsorgane auftretendes, »unfruchtbares«, in Form eines *Tics wiederholtes Husten.
fr: tic de toux.

HY. (Sprich: Ha-ypsilon). In der klinischen Alltagssprache verwendete Bez. für Hysterie.

Hyalophagie *(f)*. Fressen von Glassplittern bei einzelnen Vogelarten. In der menschlichen Pathologie: Verschlingen von Glassplittern in Selbstbeschädigungsabsicht bei einzelnen Psychopathen.
fr: hyalophagie; *e:* hyalophagia.

Hyalophobie *(f)*. Krankhafte Furcht vor Glas und Glassplittern.
fr: hyalophobie; *e:* hyalophobia, hyelophobia.
Syn.: Kristallophobie.

Hydrargyro-Psychom *(n)*. Von *W. Hellpach* gebrauchte Bez. für die psychischen Folgen einer Quecksilbervergiftung. *Merkurialismus.

Hydrodipsomanie *(f)*. Periodisch auftretender exzessiver Durst. Vorkommen vor allem bei Epileptikern.
fr: hidrodipsomanie; *e:* hidrodipsomania.

Hydrophobia hysterica *(f)*. Furcht vor (tiefem) Wasser aus seelischer Ursache. Wegen der damit häufig verbundenen Erregung in der älteren Literatur auch als Syn. für jede psychische Erregung verwendet.

Hydrophobie *(f)*. Wasserscheu. Furcht vor Schluckkrämpfen, die insbesondere bei Tollwut bei jedem Schluckversuch, evtl. auch schon beim Anblick von Wasser auftreten können.
fr: hydrophobie; *e:* hydrophobia.
Syn.: Hygrophobie.

Hydrophobophobie *(f)*. Krankhafte Angst vor Tollwut bzw. der dabei auftretenden Hydrophobie.
fr: hydrophobophobie; *e:* hydrophobophobia.

Hydrotherapie *(f)*. Wasserbehandlung. Behandlung psychischer Krankheiten mit körperwarmem, kälterem oder wärmerem Wasser. Ältere Anwendungen hauptsächlich als *Dauerbad und als *Sturzbad.
fr: hydrothérapie; *e:* hydrotherapy.

Hygiene, psychische *(f)*. Syn. für *Psychohygiene.

Hygrophobie *(f)*. Syn. für *Hydrophobie.

Hylemorphismus *(m)*. Auf *Aristoteles* zurückgehende Lehre: Alle körperlichen Substanzen bestehen aus Urmaterie (Hyle = noch nicht zu realen Dingen geformter, aber formbarer Urstoff) und der Form (Morphe), die erst Wirklichkeit verleiht. Danach sind Organismen stets körperlich-seelische Einheiten (Leib-Seele-Problem), Seele oder Körper dagegen unvollständige Substanzen.
fr: hylemorphisme; *e:* hylemorphism.
Syn.: Hylomorphismus.

Hylephobie *(f)*. Obsol. Bez. für Epilepsie. Auch krankhafte Angst vor materialistischen Doktrinen.

Hylomorphismus *(m)*. Seltene Schreibweise für *Hylemorphismus.

Hypästhesie *(f)*. Herabgesetzte Empfindlichkeit für Schmerz und Berührung.

Hypästhesie, sexuelle *(f)*. Alte Bez. für mangelhafte sexuelle Erregbarkeit; wurde im Kindes- und Greisenalter als physiologisch angesehen.
fr: hypesthésie sexuel; *e:* sexual hypesthesia.

Hypemanie *(f)*. Obsol. Bez. für *Melancholie.

Hyphengyophobie *(f)*. Verantwortungsscheu. Angst, eine Verantwortung zu übernehmen.

Hyperacusis *(f)*. Gesteigerte Wahrnehmungsfähigkeit für Laute und Geräusche. Literarisch geschildert z.B. in *Th. Manns* »Hochstapler Felix Krull«. Vorkommen z.B. als hysterisches *Symptom.

Hyperaesthesia oneirica *(f)*. Erhöhte Empfindlichkeit, z.B. für Schmerzreize während des Schlafens und Träumens.

Hyperaesthesia psychica *(f)*. Obsol. Bez. für *Hypochondrie.

Hyperaesthesia sexualis *(f)*. Alte Bezeichnung für sexuelle Übererregbarkeit. In der älteren Sexualpathologie (*Krafft-Ebing*) wichtiges Kapitel sexueller Anomalien.

Hyperästhesie *(f)*. **1.** Gesteigerte Erregbarkeit der Affektivität. **2.** In der Typenlehre *E. Kretschmer*s Charaktereigenschaft einer Gruppe von Schizothymikern; sie sind gekennzeichnet durch Empfindsamkeit, leichte Verletzbarkeit, Fähigkeit zu besonders feinen seelischen Schwingungen.
fr: hyperésthesie; *e:* hyperesthesia.

hyperästhetisch-emotionaler Schwächezustand *(m)*. *Schwächezustand, hyperästhetisch-emotionaler.

Hyperamnesie *(f)* *Hypermnesie.

Hyperaphrodisie *(f)*. Krankhaft übersteigerter Geschlechtstrieb (*Satyriasis, *Nymphomanie).

Hyperbulie *(f)*. Überfunktion des Willens. In der Ausdauer mancher Psychopathen im Ertragen von Schmerzen, der Fähigkeit von Melancholikern, ihre Krankheitserscheinungen zu leugnen, und der Fähigkeit mancher Schizophrener, sich selbst schwere Schmerzen zuzufügen, hat man besondere Willensfähigkeiten gesehen. Auch der krankhafte Tatendrang von Manikern wurde als Anomalie der Willensfunktion gedeutet.
fr: hyperboulie; *e:* hyperbulia.

Hyperedismus *(m)*. (*E. Lindemann*, 1949). Zustand krankhafter, feindseliger Spannung gegenüber der Gesellschaft, der zur Ursache einer Selbstmordhandlung werden kann.
fr: hyperédisme; *e:* hyperedism.

Hyperemotivität *(f)*. Übermäßige, unangemessene und langanhaltende Ansprechbarkeit auf Erlebnisse oder andere Ereignisse, die das Gefühlsleben zu erschüttern vermögen. *Emotivität.
fr: hyperémotivité; *e:* hyperemotivity.

Hyperendophasie *(f)*. Sehr lebhafte Wahrnehmung der »inneren Stimme«, die schließlich halluzinatorischen Charakter annimmt.
fr: hyperendophasie; *e:* hyperendophasia.

Hyperergasie *(f)*. Krankhaft gesteigerte Aktivität.
fr: hyperfonctionnement; *e:* hyperergasia.

Hypererosie *(f)*. Syn. für *Erotomanie.

Hypererotismus *(m)*. Syn. für *Hypersexualismus.

Hyperhormie *(f)*. (*E. Kretschmer*). Gesteigerter *Antrieb mit überstarken und beschleunigten Reaktionen. Vgl. Antriebssteigerung, Dyshormie, Anhormie.

Hyperkinese, dranghafte *(f)*. Unspezifisches psychisches Symptom nach organischen Hirnschädigungen (Enzephalitis, Hirntrauma u.a.) bei Kindern. Psychomotorische Unruhe dranghaften Charakters, der ein Motiv fehlt. Die Kinder sind dauernd in Bewegung, *hyperprosektisch, können nicht konstruktiv spielen, versagen in der Leistung, stören in der Gemeinschaft, bleiben Einzelgänger und sind erzieherisch schwer beeinflußbar. Dazu emotionale Instabilität, Impulsivität, Neigung zu aggressivem Verhalten.
e: hyperkinetic syndrome.
Syn.: dranghafte Erethie (*Heinze*), psychiatrisches Zwischenhirnsyndrom (*Staehelin*), psychomotorische Hyperkinese, psychomotorische Unruhe (*Engels; Homburger; Wieck*).

Hyperkinesen, terminale extrapyramidale *(f, pl)*. Syn. für *Defektsyndrom, terminales extrapyramidales.

Hyperkinesesyndrom, kindliches *(n)*. Syn. für *Störung mit Aufmerksamkeitsdefizit.
e: hyperactive child syndrome.

hyperkinetische Motilitätspsychose *(f)*. Syn. für *hyperkinetische Psychose.

hyperkinetische Psychose *(f)*. (*K. Kleist*). Hyperkinetischer Pol der *Motilitätspsychose. Symptome: ausgeprägte Steigerung der Spontanmotorik und der Ausdrucksmotorik (Mimik, Gestik), wobei die Bewegungen stets weich und als Ausdruck eines Affektes verstehbar bleiben (Unterschied zur Schizophrenie). Sprachliche Äußerungen können gänzlich fehlen (»stumme Hyperkinese«). Unterscheidet sich von der Katatonie dadurch, daß in der Unruhe Ausdrucksbewegungen im Vordergrund stehen.

hyperkinetisches Syndrom *(n)*. (*M. D. Laufer, E. Denhoff*, 1957). Übermäßiger Bewegungsdrang bei Kindern. Die Beschreibungen sind weitgehend identisch mit den bei dranghafter *Hyperkinese sowie frühkindlichem exogenen Psychosyndrom (s.d.) sowie bei minimaler zerebraler *Dysfunktion. Es wird jedoch auf genetische Faktoren zurückgeführt.

Hyperkorie *(f)*. Daseinsübersättigung. Lebensüberdruß.

Hyperlogie *(f)*. Rededrang bei Manie.
fr: hyperlogie; *e:* hyperlogia.

Hypermanie *(f)*. Extrem gesteigerte Erregung bei *Manie. Folge der Erregung kann Desorientiertheit sein.
fr: hypermanie; *e:* hypermania.

Hypermetamorphose *(f)*. (*H. Neumann*). Extrem rascher Wechsel der Aufmerksamkeit bei wechselnden Außenreizen. Die Aufmerksamkeit wird bereits durch schwächere, sonst unbeachtete Sinnesreize erweckt, bleibt aber jedem Einzelgegenstand nur kurze Zeit zugewendet, weil neue Reize die Aufmerksamkeit auf sich ziehen. Durch die mangelhafte Lenkbarkeit der Gedanken und die Unfähigkeit, einem

geschlossenen Gedankengang zu folgen, entsteht eine besondere Form der Denkstörung. – Tritt allgemein als unspezifisches Symptom organischer Hirnschädigung auf; z.B. bei dranghafter Hyperkinese der Kinder, *Klüver-Bucy*-Syndrom u.a. *Historisch:* Von *H. Neumann* (1859) als »Krankheitselement« (= Symptom) mit den Worten beschrieben, daß »die Aufmerksamkeit fortwährend für die Sinnenwelt in Anspruch genommen wird«. Z.B. in der Ekstase. Die heutige, engere Begriffsfassung wurde von *Wernicke* (1900) eingeführt.
fr: hypermétamorphose; *e:* hypermetamorphosis.

Hypermimie *(f)*. Krankhaft gesteigerte mimische Ausdrucksbewegungen; z.B. bei Pseudobulbärparalyse.
fr: hypermimie; *e:* hypermimia.

Hypermnesie *(f)*. Abnorm oder krankhaft gesteigertes Erinnerungsvermögen. Tritt evtl. in der Form auf, daß viele Einzeldaten (Fahrplan, 100jähriger Kalender) scheinbar mühelos behalten werden. Diese Form (»Kalendergedächnis«) ist unabhängig von der Intelligenz und tritt häufiger bei Schwachsinnigen auf. Bei einer anderen Form der Hypermnesie werden bereits vergessen geglaubte Erinnerungen in voller Leibhaftigkeit mit einer großen Menge ganz unwichtiger Details wiederbelebt. Ursachen können Hirntraumen, verschiedene Hirnkrankheiten, Fieber oder elektrische Reizung einzelner Teile des Schläfenlappens sein; auch in Hypnose und Traum sind hypermnestische Leistungen möglich. Eine besondere Form ist die *Lebensbilderschau.
fr: hypermnesie; *e:* hypermnesia.

Hyperneurie *(f)*. Syn. für *Hypernoia.

Hypernoia *(f)*. Obsol. Bez. für übermäßige psychische Aktivität.
fr: hyperneurie; *e:* hypernea, hypernoia.
Syn.: Hyperneurie, Hyperpsychose.

Hyperorexie *(f)*. Heißhunger. Gefräßigkeit. Abnormer Appetit. *Bulimie.
Syn.: Kynorexie, Lykorexie, Voracitas.

Hyperphagie *(f)*. Syn. für *Polyphagie.

Hyperphase *(f)*. (*H. W. Gruhle,* 1922). Rückfallerscheinung bei Schizophrenie, die lediglich in einer Steigerung von Affekt und Antrieb besteht, sonst aber keine neuen psychotischen Symptome zeigt. Bei den »Hypophasen« ist der Antrieb herabgesetzt.

Hyperphasie *(f)*. **1.** Übermäßige Gesprächigkeit. **2.** Unfähigkeit zum kontrollierten Gebrauch der Sprechorgane.
fr: hyperphasie; *e:* hyperphasia.

Hyperphrasie *(f)* *Hyperphasie.

Hyperphrenie *(f)*. Gesteigerte geistige Aktivität sowohl natürlicher (schöpferische Genies) als auch krankhafter (Manie) Art.
fr: hyperphrénie; *e:* hyperphrenia.

Hyperprosexie *(f)*. **1.** Erhöhte Erweckbarkeit der Aufmerksamkeit. Die Aufmerksamkeit eines Kindes wird durch immer neue Gegenstände immer wieder aufs Neue gefesselt. Zum Begriff gehört die Ablenkbarkeit, die Unfähigkeit, die Aufmerksamkeit über längere Zeit demselben Gegenstand zuzuwenden. Gilt als psychisches Symptom einer organischen Hirnstörung. Vgl. Hyperkinese, dranghafte. **2.** In der alten Literatur auch für die gesteigerte Aufmerksamkeit, die ein Hypochonder seinem Körper oder ein Halluzinierender seinen Halluzinationen zuwendet.
fr: hyperprosexie; *e:* hyerprosexia.

Hyperpsychose *(f)*. Syn. für *Hypernoia.

Hyperpyrexie-Behandlung *(f)*. (*Buscaino*). Behandlung von akuten Psychosen mit 3 Serien von je 20 Fieberstößen. Zwischen den Serien wird ein Intervall von 14 Tagen Ruhe eingelegt.
fr: hyperpyrétothérapie.

Hyper-Reflexion *(f)*. Übermäßige Neigung zum Reflektieren. Der Betroffene betrachtet das eigene Leben und/oder die eigenen neurotischen Störungen sowie die unwillkürlichen vegetativen Funktionen übermäßig und in einer eventuell das ganze Leben beherrschenden Weise. Dabei werden häufig die Theorien und Begriffe aller geläufigen Neurosenlehren verwendet, ohne daß dies Nachdenken jemals zu einem befriedigenden Ergebnis führt. – In der normalen Neurosentherapie wird der Leidende zum Nachdenken über sich selbst geführt, während bei der Hyper-Reflexion dieses Nachdenken selbst zum wichtigsten neurotischen Symptom geworden ist. In der *Existenzanalyse wird in der Hyper-Reflexion eine der häufigsten Ursachen von Schlafstörungen und *Sexualneurosen gesehen. Eine dagegen gerichtete Behandlungsform ist die *Dereflexion.
Syn.: Reflexionskrampf.

hyper-reflexiv *(a)*. Gewohnheitsmäßig im Übermaße die Aufmerksamkeit auf die eigenen seelischen Vorgänge lenkend.

Hypersensitive Persönlichkeitsstörung. *DSM-Anhang.

Hypersexualismus *(m)*. Übermäßige sexuelle Aktivität. Kann sowohl in quantitativ abnormer sexueller Leistungsfähigkeit als auch in besonderer Vielgestaltigkeit der Ansprechbarkeit bestehen. Vorkommen bei Manie, manchen hirnorganischen Prozessen, Klimakterium und Präsenium sowie als Konstitutionsvariante. In

anderer Form Teilerscheinung von Neurosen. Da die meisten Neurotiker im Geschlechtsakt keine vollständige Befriedigung erfahren, kann es zu hypersexuellen Reaktionsbildungen kommen (Don-Juanismus, Nymphomanie), hinter denen sich u.a. Narzißmus, latente homosexuelle Tendenzen und Penisneid verbergen können.
fr: hypersexualisme; *e:* hypersexuality.

Hypersomnia periodica *(f)*. Syn. für **Kleine-Levin*-Syndrom.

Hypersomnie *(f)*. Schlafsucht. Schlafbedürfnis, das zeitlich erheblich über die normale Schlafzeit hinausgeht. Der Schlaf selbst ist dabei physiologisch und reicht von leichter Erweckbarkeit bis zum extremen Tiefschlaf. Ursachen sind Intoxikationsvorgänge, Tumoren, besonders im Bereich des Diencephalons, Encephalitis epidemica, Pickwickier-Syndrom, selten endogene Depression (*Michaelis*), dagegen liegt häufig neurotische Schlafsucht vor. In manchen Fällen läßt sich eine Ursache nicht ermitteln, Sonderformen stellen *Narkolepsie mit *anfallsweise* auftretender und das **Kleine-Levin*-Syndrom mit *periodischer* Schlafsucht dar. Auch vermehrte Einschlafneigung am Tage kann Hypersomnie sein.
fr: hypersomnie, hypersomnolence; *e:* hypersomnia.

hyperthyme Psychopathen *(m, pl)* *Psychopathen, hyperthyme.

Hyperthymergasie *(f)*. In der Terminologie **Adolf Meyer*s Bezeichnung für manisches Zustandsbild.
fr: hyperthymergasie; *e:* hyperthymergasia.

hyperthymergastische Reaktion *(f)*. Durch Erlebnisse bedingte maniforme Erregung.

Hyperthymie *(f)*. Übermäßige Aktivität. Bezeichnet im klinisch-psychiatrischen Sprachgebrauch eine psychomotorische Aktivität, die dem Grade nach über dem Durchschnitt liegt, bei weitem nicht an die Überaktivität der Maniker heranreicht und noch unter der hypomanischen Aktivität liegt. Gelegentlich werden Hyperthymie und Hypomanie auch syn. gebraucht.
fr: hyperthymie; *e:* hyperthymia.

Hyperthymiker *(m)*. Syn. für *Psychopathen, hyperthyme.

Hyperventilationstetanie *(f)*. Syn. für *Tetanie, psychogene.

Hypervigilität *(f)*. **1.** Gesteigerte *Vigilität. Selbst sehr schwache Reize wecken mit Leichtigkeit die Aufmerksamkeit, wobei jedoch die *Tenazität leidet. »Während normalerweise *eine* Empfindung siegt und für längere Zeit den Vorstellungsablauf bestimmt, ist [bei der Hypervigilität] die Aufmerksamkeit zersplittert: Im ersten Augenblick zieht diese Empfindung die Aufmerksamkeit auf sich, im nächsten Augenblick bereits eine andere. Es kommt ... zu keiner vollständigen, einheitlichen Vorstellungsreihe: neue Empfindungen erregen stets Vorstellungen, welche die von der ersten Empfindung angeregte Vorstellungsreihe unterbrechen«. (*Th. Ziehen,* 1903) **2.** Syn. für *Überwachheit.

Hyphephilie *(f)*. Sexuell getönte Freude am Anfassen von Samt, Seide u.a. Stoffen.
fr: hyphéphilie; *e:* hyphephilia.

hypnagoge Halluzinationen *(f, pl)*. *Halluzinationen, hypnagoge.

hypnagoger Zustand *(m)*. Auf den Schlaf hinführender, im Einschlafen entstehender Zustand von Halbschlaf (Praedormitium), der auch beim Gesunden mit »hypnagogen Halluzinationen« einhergehen kann. *hypnopomper Zustand, *Dysnystaxis.
fr: état hypnagogique; *e:* hypnagogic state.

Hypnalgie *(f)*. (*Oppenheim*). Schmerzen während des Träumens, die nach dem Erwachen nicht mehr vorhanden sind.

Hypniater *(m)*. Hypnotherapeut.
fr: hypniatre; *e:* hypniatrist.

Hypnoanästhesie *(f)*. Schmerzlosigkeit während einer Hypnose.
fr: hypnoanésthésie; *e:* hypnoanesthesia.

Hypnoanalyse *(f)*. Aus dem Französischen übernommene Bezeichnung für *Narkoanalyse.
fr: hypno-analyse; *e:* hypnotic drug-psychotherapy.

Hypnobathie *(f)*. Selten gebrauchtes Syn. für *Somnambulismus (1).

Hypnodrasie *(f)*. Aktivität oder anormales Verhalten während des Schlafes, z.B. *Somnambulismus, Träumen.
fr: hypnodrasie; *e:* hypnodrasia.

Hypnogenese *(f)*. **1.** Herbeiführen des Schlafes. **2.** Herbeiführen einer Hypnose.
fr: hypnogenèse; *e:* hypnogenesis.

Hypnoia *(f)*. (*G. Ewald,* 1919). Obsol. Bez. für eine endogene Psychose, bei der Mißtrauen das klinische Bild beherrscht (Hypnoia = Argwohn im Gegensatz zu Paranoia = Wahnsinn). Diese Mißtrauenspsychose sollte nach *Ewald* gleichwertig neben *Manie und *Depression stehen.

hypnoid *(a)*. Schlaf- bzw. narkoseähnlich.
fr: hypnoïde; *e:* hypnoid.

Hypnoid *(m)*. Syn. für *hypnoider Zustand.

hypnoider Zustand *(m)*. **1.** Deutlicher Grad der oberflächlichen Hypnose mit leichter Veränderung des Bewußtseins, jedoch ausgeprägter

als in der *Hypohypnose. Ähnelt dem Einschlafbewußtsein. **2.** Durch Autosuggestion hervorgerufener Zustand leichter Bewußtseinsveränderung, der sich von echter Hypnose durch aktive Selbstbeherrschung des Zustandes durch den Patienten im Gegensatz zum passiven Hingeben an den Hypnotherapeuten unterscheidet. Beruht nach *E. Kretschmer* auf tiefer Entspannung der willkürlichen Muskulatur, insbesondere der der Augen; Entspannung der vegetativen Systeme; Entleerung des Bewußtseinsfeldes durch zunehmende Abblendung und Einengung. **3.** (*J. Breuer*). In den ersten psychoanalytischen Studien von *J. Breuer* und *S. Freud* verwendete Bezeichnung für einen traumartigen Geistes- und Gemützustand, der die Voraussetzung für die Entstehung neurotischer Symptome sein sollte. Von *Freud* zunächst als Zustand der Erschöpfung bezeichnet, später korrigiert.
fr: état hypnoïde, rêve éveillé; *e:* hypnoidal state.

Hypnoidhysterie *(f)*. Von *Breuer* und *Freud* (1894/1895) gebrauchte Bez. für eine Form der *Hysterie, die von der *Abwehrhysterie und der *Retentionshysterie zu unterscheiden war. Der Bez. liegt die Theorie zugrunde, daß diese Hysterie durch einen *hypnoiden Zustand (3) verursacht werde, welcher zu einer Abspaltung von Bewußtseinsinhalten geführt hat, die im psychischen Apparat nicht integriert werden können und dadurch pathogen wirken. Die Bez. wurde von *Freud* später nicht mehr verwendet.
fr: hystérie hypnoïde; *e:* hypnoid hysteria.

Hypnoidisation *(f)*. (*L. S. Kubie* und *S. Margolin*, 1943/44). Zustand leichter Hypnose, der dem *hypnoiden Zustand entspricht.
fr: hypnoidisation; *e:* hypnoidization.

hypnoid-stuporöses Radikal *(n)*. Syn. für *Totstellreflex.

Hypnokatharsis *(f)*. Aufdeckendes psychotherapeutisches Verfahren. In Hypnose werden weit zurückliegende, aus der Anamnese bereits bekannte psychotraumatische Ereignisse dem Patienten ins Bewußtsein gerufen. Dieser schildert sie dann in möglichst ausführlicher Weise und gibt dem früher erlebten Affekt Worte, wodurch es zu einem *Abreagieren kommt. Besonders wichtig ist das affektive Wiedererleben. – Die Methode wurde zunächst von *P. Janet* (1886) sowie von *Breuer* und *Freud* (1893, 1895) zur Behandlung von Organneurosen inauguriert, später von *Freud* verworfen. Später wurde von manchen Psychoanalytikern Kritik an dem Verfahren geäußert (*Alexander*, *Frohmann*), vor allem, weil die Übertragungssituation nicht zur Sprache kommt; von anderen wird das Verfahren empfohlen (*Erickson*).
fr: hypnocatharsis; *e:* hypnocatharsis.

Hypnolepsie *(f)*. (*Singer*). Syn. für *Narkolepsie.

Hypnologie *(f)*. Wissenschaftliche Lehre, die sich mit Problemen des Schlafes und der Hypnose befaßt.
fr: hypnologie; *e:* hypnology.
Syn.: Braidismus (ältere Bezeichnung), Hypnotismus (2).

Hypnomanie *(f)*. Syn. für *Schlafsucht.

Hypnonarkoanalyse *(f)*. Syn. für *Narkoanalyse.
fr: hypno-narcoanalyse; *e:* hypno-narcoanalysis.

Hypnonarkose *(f)*. (*A. A. Friedländer*, 1920). Einleitung einer Narkose durch Hypnose mit dem Ziel der Schmerzausschaltung. Anwendung hauptsächlich, wenn nur ein Minimum an Narkosemitteln gegeben werden kann.
fr: hypnonarcose; *e:* hypnonarcosis.

Hypnopathie *(f)*. Selten gebrauchtes Syn. für *Narkolepsie.
fr: hypnopathie; *e:* hypnopathy.

Hypnophobie *(f)*. Angst vor Schlaf. Bei Geisteskranken gewöhnlich mit der Befürchtung, durch den Schlaf einer schweren Bedrohung ausgesetzt zu sein und z.B. nicht wieder aufzuwachen.
fr: hypnophobie; *e:* hypnophobia.

hypnopompe Halluzinationen *(f, pl)* *Halluzinationen, hypnopompe.

hypnopomper Zustand *(m)*. Vom Schlaf wegführender, im Erwachen entstehender Zustand (Postdormitium) von Halbschlaf, in dem auch bei Gesunden Sinnestäuschungen auftreten können. Gewöhnlich nicht scharf unterschieden vom »hypnagogen Zustand«.
fr: état hypnopompique; *e:* hypnopompic state.

Hypnopompie *(f)* *hypnopomper Zustand.

Hypnose *(f)*. Durch Suggestion herbeigeführter schlafähnlicher Zustand. Dabei ist das Bewußtsein eingeengt; es besteht ein besonderer Kontakt zum Hypnotiseur (Rapport), dessen Anweisungen auch nach Auflösung der Hypnose befolgt werden (posthypnotischer Auftrag), soweit sie nicht grob gegen Persönlichkeitsprinzipien verstoßen. Die Fähigkeit, einen eigenen Willen zu bilden, ist stark herabgesetzt. Der Hypnotisierte ist Suggestionen besonders zugänglich. Therapeutische Anwendungen: **1.** Die in Hypnose gegebenen Suggestionen richten sich direkt gegen ein Symptom (z.B. Kopfschmerz). **2.** Vergessene oder verdrängte Erlebnisse werden in Hypnose bewußt-

gemacht (Hypnokatharsis). **3.** Hypnotisch herbeigeführter Schlaf wird als Heilschlaf genutzt. S.a. die folgenden Stichwörter.
fr: hypnose; *e:* hypnosis.

Hypnose, oberflächliche *(f)*. Mehr dem Wachsein als dem Schlaf ähnlicher hypnotischer Zustand, in dem sich therapeutische Suggestionen besonders leicht geben lassen. Wird unterteilt in *Hypohypnose und *hypnotischer Zustand.
Syn.: Halbwach-Hypnose (*W. Baumann*).

Hypnose, partielle *(f)*. (*Oskar Vogt,* 1900). In leichter Hypnose wird der Patient angehalten, seine Aufmerksamkeit auf eine scharf umrissene Tatsache oder Erinnerung zu konzentrieren. Dadurch wird es möglich, die »vergessenen« Begleitumstände der Entstehung eines bestimmten gegenwärtigen oder vergangenen Gefühls, einer Assoziation, eines Traumes oder eines psychopathologischen Symptoms zu erforschen.
fr: hypnose partielle; *e:* partial hypnosis.

Hypnose, tiefe *(f)*. Dem Schlaf ähnelnder hypnotischer Zustand. Dabei kann es sich entweder nur um die Illusion eines Schlafes handeln, wobei das Elektroenzephalogramm einen normalen Kurvenverlauf zeigt, oder es kann ein echter Schlaf mit den charakteristischen elektroenzephalographischen Veränderungen eintreten. Der Unterschied ist durch äußere Beobachtung nicht erkennbar.

Hypnosegefühl *(n)*. Krankhafte Vorstellung, bei welcher der Kranke vermutet oder vermeint, er werde hypnotisiert. Häufiges Phänomen bei Schizophrenie; dient dem Kranken jedoch gewöhnlich nur als Erklärung für das Erlebnis einer Beeinflussung von außen des Denkens, Fühlens oder Wollens. Bei Fehlen einer Korrektur kann sich das Hypnosegefühl bis zum Hypnosewahn steigern. – Hiervon zu unterscheiden sind Angaben, nach denen ein Kranker das Gefühl hat, »als ob« er hypnotisiert werde; dies kann zur Umschreibung von vielerlei Veränderungen des Gefühls dienen.

Hypnosestadien *(n, pl)*. Ältere Einteilung der Hypnose nach der Tiefe in 3 Stadien: 1. Fehlen der Zeichen eines Schlafes; 2. Es besteht die Illusion des Schlafens; 3. Echter Schlaf ist eingetreten. – In der Praxis wird gewöhnlich nur zwischen oberflächlicher und tiefer Hypnose (s.d.) unterschieden. Weitere Begriffe zur Bezeichnung der Hypnosetiefe sind vielfach noch gebräuchlich: *Hypnophypnose, *Hypnotaxie (2) bzw. Charme, *hypnoider Zustand, *Pseudoschlaf, *hypnotischer Schlaf.

Hypnosetherapie *(f)* *Hypnotherapie.

Hypnosewahn *(m)*. Wahnhafte Überzeugung, hypnotisiert zu werden. Besonders häufig im Beginn der Schizophrenie.

Hypnosezustände *(m, pl)*. Nach der Lehre **Charcot*s durch Hypnose in jeder beliebigen Reihenfolge hervorzurufende Zustände: **1.** *Katalepsie; **2.** *Lethargie (2); **3.** *Somnambulismus (2).
fr: états nerveux déterminés par l'hypnotisation.

hypnosigen *(a)*. Die Hypnose herbeiführend bzw. einleitend.

Hypnotherapeut *(m)*. Sich der Hypnose als Behandlungsmethode bedienender Arzt. Die Bezeichnung wird gegenüber der allgemein bekannteren »Hypnotiseur« bevorzugt, weil damit die Heilwirkung und -absicht hervorgehoben wird.
fr: hypnothérapeut; *e:* hypnotherapist.

Hypnotherapie *(f)*. **1.** Behandlung durch medikamentösen Schlaf (*Klaesi*); *Schlafkur. **2.** Behandlung durch Hypnose.
fr: hypnothérapie; *e:* hypnotherapy, hypnotherapeusis.

Hypnotika *(n, pl)*. Stoffe, die in geeigneten Gaben Schlaf herbeiführen. Chemisch z.T. sehr unterschiedliche Stoffe: 1. Alkohole (Chloralhydrat, Methylpentynol); 2. Harnstoffderivate (Carbromal); 3. Piperidinderivate (Glutethimid, Methyprylon); 4. Barbiturate; 5. Chinazolinonderivate (Methaqualon). Besonders bei längerer Anwendung besteht die Gefahr von *Abhängigkeit. Häufiges Suizidmittel.
fr: hypnotiques; *e:* hypnotics.

Hypnotikasucht *(f)*. Syn. für *Schlafmittelsucht.

hypnotisch *(a)*. Durch Hypnose herbeigeführt; während einer Hypnose.
fr: hypnotique; *e:* hypnotic.

hypnotischer Schlaf *(m)*. Schlafzustand, der aus einer tiefen Hypnose hervorgegangen ist. Unterscheidet sich elektrophysiologisch nicht vom natürlichen Schlaf. Unterschiede bestehen nur insofern, als der durch Hypnose in Schlaf Versetzte auch im Schlaf auf seinen Hypnotherapeuten eingestellt bleibt. Ein besonders tiefer hypnotischer Schlaf wird als »Narkoid-Schlaf« bezeichnet.

hypnotische Situation *(f)*. Äußere Bedingungen, welche für die Herbeiführung einer *Hypnose besonders günstig sind: Bequemlichkeit für den Patienten; er wird beruhigt und aufgefordert, sich zu entspannen.
fr: situation hypnotique; *e:* hypnotic situation.

Hypnotismus *(m)*. **1.** Die *Hypnose herbeiführende Techniken. **2.** Syn. für *Hypnologie.

3. Syn. für *Hypnose. – Der Begriff wurde von dem schottischen Chirurgen *James Braid* 1843 für die aus dem animalischen *Magnetismus entwickelten Hypnosetechniken geprägt (zuerst Neurohypnotismus, dann auch Braidismus). **Mesmer*.
fr: hypnotisme; *e:* hypnotism.

hypoaffektiv *(a)*. In geringerem Ausmaß emotional ansprechbar.
fr: hypaffectif; *e:* hypoaffective.

Hypobulie *(f)*. Herabgesetzter Willensantrieb. *Abulie.
fr: hypoboulie; *e:* hypobulia.

hypobulisch *(a)*. (*E. Kretschmer*). Unterhalb des Willensmäßigen. Hypobulische Mechanismen sind Vorgänge des Ausdruckslebens und der Psychomotorik, die auf stammesgeschichtlich ältere Reflexe zurückgehen. Sie werden beim Kulturmenschen wieder geweckt, wenn er auf Affekteinbrüche in elementarer und urtümlicher Art antwortet. Typische Formen sind *Bewegungssturm, *Totstellreaktion, Panik oder auch der hysterische Anfall. *hyponoisch.
fr: hypoboulique; *e:* hypobulic.

Hypochondrie *(f)*. Sachlich nicht begründbare, beharrlich festgehaltene Sorge um Gesundheit und Leben. Das ganze Denken und Handeln des Hypochonders kreist ängstlich und sorgenvoll um ein Leiberleben, das als von schwerer Krankheit bedroht oder schon krank erlebt wird. Dabei fahndet der Betreffende nach Krankheitssymptomen wie ein Wahnkranker nach Indizien. Besondere Aufmerksamkeit wird gewöhnlich den Verdauungsvorgängen und dem Stuhlgang gewidmet (»Stuhlhypochondrie«). Der Kranke löst sich dadurch nach und nach aus seinen Umweltbezügen, erstrebt jedoch keinen Krankheitsgewinn. – Der Begriff wurde von *Galen* als Bezeichnung für organische Krankheit geprägt, jedoch später stets mit psychischen Momenten verbunden. Es handelt sich nicht um eine Krankheit, sondern um ein Symptom bzw. Syndrom, das bei verschiedensten psychotischen und nichtpsychotischen Erkrankungen vorkommt. Hypochondrie ist Hauptmerkmal des hypochondrischen Psychopathen, bei dem die ganze Lebensführung durch die Abwehr von vermeintlichen Gesundheitsgefahren bestimmt wird. (Bild des klassischen »Malade imaginaire« nach dem Theaterstück von *Molière*.) Aber auch bei endogener Depression, zönästhetischer Schizophrenie, Arteriosklerose, hirnatrophischen Prozessen, Involutionspsychosen u.a. als (manchmal einziges) Krankheitssymptom. Nach psychoanalytischer Theorie handelt es sich um eine Verschiebung von Aufmerksamkeit und Interesse auf eine isolierte Störung des eigenen Befindens. Dadurch wird Angst gebunden, zwischenmenschliche Konflikte werden nach innen verschoben und das eigene Selbstwertgefühl dabei gerettet.
fr: hypoc(h)ondrie; *e:* hypochondria(sis).
Syn.: Krankheitswahn.

Hypochondria abdominalis *(f)*. Ältere Bez. für hypochondrische Magenbeschwerden.
Syn.: Leibhypochondrie.

Hypochondrie, dichtende *(f)*. Syn. für Hypochondria vaga.

Hypochondrie, topische *(f)*. In eine bestimmte Körpergegend (meist in die Magengegend, das Hypochondrium) lokalisierte hypochondrische Beschwerden.

Hypochondrie, traumatische *(f)*. Syn. für **Kraepelin*-Syndrom.

Hypochondria vaga *(f)*. Ältere Bezeichnung für hypochondrische Beschwerden, die in bestimmter Weise empfunden werden und im Gegensatz zur topischen Hypochondrie (s.d.) keinen bestimmten Sitz im Körper haben.
Syn.: dichtende Hypochondrie, Grillenkrankheit.

Hypochondria verminosa *(f)*. Syn. für *Täniophobie.

Hypochondrie, zirkumskripte *(f)*. **1.** *H. Schwarz*, 1929). Syn. für *Dermatozoenwahn. **2.** (*K. Bonhoeffer*, 1941; *Hallen*, 1970). Krankheitsbefürchtungen, die sich auf ein eng umschriebenes Körpergebiet beziehen. »Ohne den geringsten Anhalt für eine somatische Verursachung werden in einem eng umschriebenen Körperteil Mißempfindungen wahrgenommen, die in einer bestimmten hypochondrischen Weise verarbeitet oder bewertet werden.« (*Hallen*) Die Empfindungen beziehen sich hauptsächlich auf Mund, Zunge und Gesicht. Gewöhnlich sind die Kranken wahnähnlich überzeugt, daß ein Fremdkörper die Ursache ihrer Empfindungen ist; sie suchen nacheinander viele Ärzte auf und versuchen häufig, operative Eingriffe durchzusetzen. Das sehr charakteristische, aber seltene Krankheitsbild ist wahrscheinlich als neurotische Störung aufzufassen (*Hallen*).

hypochondrisch *(a)*. An Hypochondrie leidend. Ängstlich um die Gesundheit besorgt. Milzsüchtig. Schwermütig.
fr: hypochondriaque; *e:* hypochondriac.

hypochondrische Depression *(f)* *Depression, hypochondrische.

hypochondrische Euphorie *(f)* *Euphorie, hypochondrische.

hypochondrische Halluzination *(f)* *Halluzination, hypochondrische.

hypochondrische Idee *(f)*. Der einzelne Inhalt hypochondrischen Denkens und Erlebens; z.B. die Überzeugung, an einem – ärztlich nicht feststellbaren – Hirntumor zu leiden.
fr: idée hypochondrique; *e:* hypochondriac idea.

hypochondrische Schizophrenie *(f)*. (*K. Leonhard*). Hypochondrische Form der paranoiden Schizophrenie. Neben grotesken hypochondrischen Sensationen bestehen vor allem akustische Halluzinationen. Entspricht der progressiven Somatopsychose (*K. Kleist*).

hypochondrischer Wahn *(m)*. Wahnhafte, auch bei eindeutigen Gegenbeweisen unkorrigierbare Überzeugung, an einer schweren, evtl. nicht feststellbaren, unheilbaren Krankheit zu leiden. Steigerung einer hypochondrischen Idee ins Wahnhafte. Findet sich in ausgeprägter Form besonders bei endogener Depression; die anderen depressiven Erscheinungen können dagegen ganz in den Hintergrund treten; die wirkliche Krankheit, die Depression, wird vom Kranken verneint.
fr: délire hypochondriaque; *e:* hypochondriac delusion.

Hypochondrismus *(m)*. Obsolete Bezeichnung für *Hypochondrie.
fr: hypochondrisme; *e:* hypochondrism.

Hypofrontalisation *(f)*. Geringerer Glukosestoffwechsel im Stirnhirn von Schizophrenen in der *Positronenemissionstopographie. Der Befund ist umstritten.

Hypoglycaemia factitia *(f)*. Zustandsbild, bei dem absichtlich durch Einspritzen von Insulin oder durch Einnahme von Tolbutamid durch den Kranken eine Senkung des Blutzuckerspiegels herbeigeführt wird. Folgen sind ärztliche Fehldiagnosen und unnötige Operationen. Es handelt sich gewöhnlich um abnorme Persönlichkeiten mit Konfliktreaktionen; tritt evtl. als Form des *Münchhausen-Syndroms auf (*W. Creutzfeld* und *H. Frerichs*, 1969).
fr: hypoglycaemia factitia; *e:* factitious hypoglycaemia.

hypoglykämische Reaktion *(f)* *Insulinschock.

Hypohypnose *(f)*. Leichtester Grad einer oberflächlichen Hypnose mit geringer Bewußtseineinengung. Tritt bereits ein, wenn man in einem ruhigen Raum entspannt auf das Ticken einer Uhr hört. Schon in diesem Stadium können therapeutische Suggestionen gegeben werden. Herzaktion und Atmung sind zunächst beschleunigt und werden dann langsamer.

Hypokinese *(f)*. Abnormer Mangel an Muskelbewegung. *Akinese.
fr: hypokinésie; *e:* hypokinesis.

Hypologie *(f)*. **1.** Sprachstörung, die darin besteht, daß Worte mit mehr als 2 Silben nicht ausgesprochen werden können. **2.** Verringerung des Umfangs sprachlicher Äußerungen bei organischen Hirnkrankheiten.
fr: hypologie; *e:* hypologia.

Hypomanie *(f)*. Leichte Form der *Manie. Es sind dieselben Erscheinungen vorhanden wie bei Manie, jedoch in leichterer Ausprägung.
fr: hypomanie, excitation maniaque simple, exaltation maniaque, joie morbide; *e:* hypomania.
Syn.: Mania levis, Mania mitis (sima), Submanie.

hypomanisch *(a)*. In geringerem Maße an *Manie leidend. Oft jedoch (in inkorrekter Weise) synonym mit *hyperthym verwendet.
fr: hypomaniaque; *e:* hypomanic.

hypomelancholische Psychopathen *(m, pl)*. Syn. für *Dysthymiker.

Hypomimie *(f)*. Verringerung der mimischen Ausdrucksbewegungen. Gewöhnlich Teilsymptom einer allgemeinen Verringerung der Ausdrucksbewegungen, z.B. bei Parkinsonismus, Encephalitis epidemica.
fr: hypomimie; *e:* hypomimia.

Hypomnesie *(f)*. Krankhafte Verminderung von Gedächtnisinhalten bzw. Erinnerungen. Der Ausdruck ist allgemeiner als *Amnesie, der gewöhnlich mehr für zeitlich begrenzte Gedächtnisstörungen gebraucht wird. Amnesien stellen danach eine Untergruppe der Hypomnesien dar.
fr: hypomnésie; *e:* hypomnesia.

hyponoisch *(a)*. (*E. Kretschmer*). Unterhalb des Verstandesmäßigen. Hyponoische Zustände sind nach *Kretschmer* stammesgeschichtlich ältere Stufen des Seelenlebens, die auch beim Kulturmenschen unter besonderen Bedingungen wieder sichtbar werden können. Sie entstehen unter Einschaltung eines dämmrigen Bewußtseins oder einer eingeengten, traumhaften Bewußtseinslage. Typische Zustände sind Hypnose, Traum, einzelne schizophrene Denkstörungen und (sofern eine Demonstrationsabsicht hinzukommt) hysterische Dämmerzustände. *hypobolisch.
fr: hypnoïde; *e:* hypnoide.

hyponoisch-hypobulische Mechanismen *(m, pl)*. (*E. Kretschmer*). Von verstandesmäßiger und willensmäßiger Beeinflussung freie, deshalb mehr »mechanisch« ablaufende Vorgänge des Ausdrucksverhaltens; *hyponoisch, *hypobulisch.

hypoparanoide Konstitution *(f)* *Konstitution, hypoparanoide.

Hypophase *(f)*. (*H. W. Gruhle*). Rückfallsyndrom der Schizophrenie, das keine neuen psychotischen Symptome erkennen läßt, sondern lediglich in einer Verringerung von Antrieb und einem Verblassen der Affektivität besteht.

Hypophobie *(f)*. Fehlen von Angst aufgrund krankhaft gestörter Emotionalität.
fr: hypophobie; *e:* hypophobia.

Hypophrasie *(f)*. Langsame, monotone und abgehackte Sprache. Bei fortgeschrittener Arteriosklerose vorkommend.
fr: hypophrasie; *e:* hypophrasia.

Hypophrenie *(f)*. Schwachsinn.
fr: hypophrénie; *e:* hypophrenia.

Hypophrenose *(f)*. (*Southard*). Schwachsinn.
fr: hypophrénose; *e:* hypophrenosis.

Hypophysärstimmung *(f)*. (*Frankl v. Hochwart*, 1912). Zufriedene Heiterkeit, verbunden mit resignierter Apathie. Gefühl, der kleinen Sorgen des Alltags enthoben zu sein und von höherer Warte aus zufrieden und nachsichtig auf die Schattenseiten des Lebens herabzublikken. Findet sich z.B. bei Akromegalen, die ihren Krankheitszustand dadurch als Lebensgewinn erleben können. Außer bei Hypophysenkrankheiten auch bei Nebennierenrindenkrankheiten, Schilddrüsenunterfunktion und Keimdrüsenerkrankungen vorkommend.

Hypopraxie *(f)*. Verminderter Betätigungsdrang; Verringerung der allgemeinen Aktivität als Folge einer allgemeinen Hirnschädigung.
fr: hypopraxie; *e:* hypopraxia.

Hypoprosexie *(f)*. Herabgesetzte Erregbarkeit von Aufmerksamkeit und Auffassung, z.B. bei endogener Depression, Hirnschädigungen. Ant.: Hyperprosexie. *Aprosexie.
fr: hypoprosexie; *e:* hypoprosexia.

Hypopsychose *(f)*. (*F. M. Barnes*, 1923). Krankhafter Geisteszustand mit Herabsetzung der Geistestätigkeit z.B. bei organischen Hirnschäden oder im Stupor. »Psychose« wird hier nicht im klinischen Sinne gebraucht, sondern nur auf intellektuell-psychische Vorgänge bezogen.
fr: hypopsychose; *e:* hypopsychosis.

Hyposemie *(f)*. Herabsetzung der mimischen Ausdrucksbewegungen bei Demenz oder auch endogener Depression.
fr: hyposémie; *e:* hyposemia.

Hypotaxie *(f)*. **1.** (*Durand*). Bezeichnung für die affektive Resonanz zwischen Hypnotiseur und Hypnotisiertem. Syn.: Affektsuggestion (*E. Jones*). **2.** Mäßig ausgebildete Hypnose ohne posthypnotische Amnesie, in der es dem Hypnotisierten nicht mehr gelingt, die Augen gegen den Willen des Hypnotherapeuten zu öffnen. Suggestionen werden befolgt. **Forel*sche Hypnosestadien. **3.** Geringgradige Ataxie.
fr: hypotaxie; *e:* hypotaxis.
Syn.: Charme.

Hypothermie, paroxysmale *(f)*. (*P. Polzien*, 1962, 1964). Anfallsartig auftretende Senkung der Kerntemperatur des Körpers um 0,7 bis 1,3 °C. Subjektiv tritt Wärmeerlebnis mit Todesangst und Schweißausbruch auf. Gleichzeitig werden Pulsbeschleunigungen (100–120 Schläge/Min.), Atemstörungen, Schwindel, Übelkeit und Schwächegefühl beobachtet. Der Anfall endet nach Minuten bis Stunden mit Kältegefühl und evtl. Schüttelfrost. Nach dem Anfall besteht noch eine Weile Müdigkeits- und Erschöpfungsgefühl. Vorkommen fast ausschließlich bei Neurosen.

hypothym *(a)*. Gefühlsmäßig wenig ansprechbar; temperamentsschwach.
fr: hypothymique; *e:* hypothymic.

Hypothymergasie *(f)*. In der Terminologie *Adolf *Meyers* Herabsetzung des Stimmungsniveaus bei Depression, Stupor, Angst.
fr: hypothymergasie; *e:* hypothymergasia.

Hypothymie *(f)*. Geringe Ansprechbarkeit des Temperaments und der Emotionalität.
fr: hypothymie; *e:* hypothymia.

Hypothymiker *(m)*. Persönlichkeit mit hypothymem Temperament. *Psychopathen, hypothyme.

Hypsiphobie *(f)*. Beim Anblick großer Tiefen auftretender Schwindel. *Bathophobie.
fr: hypsophobie; *e:* hypsophobia.

Hysteria, Hysterie *(f)*. Bereits von *Hippokrates* verwendeter Begriff für eine schon in der altägyptischen Medizin bekannte Sache. Man verstand darunter nach heutigen Begriffen sowohl *psychosomatische wie auch *konversionsneurotische Erscheinungen (*J. Veith*, 1965), jedoch nicht den *hysterischen Charakter. Als Ursache dachte man sich ein Umherschweifen der Gebärmutter im Körper und beachtete stark sexuelles Unbefriedigtsein. Eine das gegenwärtige Verständnis stark mitprägende Diskussion entstand Ende des 19. Jahrhunderts zwischen der Schule der *Salpêtrière und der Schule von *Nancy. Durch **Charcot* gewann Hysterie den Charakter einer quasi-neurologischen Krankheitseinheit mit vielfältigen (vor allem, aber nicht ausschließlich psychischen) Symptomen. Die starke Hervorhebung des hysterischen Anfalls (*Anfall, psychogener) als »grande hystérie« prägte bis heute das Bild einer »klassischen Hysterie« und wurde erst durch die Psychoanalyse *S. Freuds*

korrigiert und ergänzt. Nach gegenwärtiger Auffassung ist gemeinsames Merkmal aller hysterischen Erscheinungsbilder, daß der Betroffene sich unbewußt als etwas anderes darstellt, als er tatsächlich ist. Die veränderte Selbstdarstellung wird psychoanalytisch als der Versuch einer neurotischen Scheinlösung eines innerseelischen Konfliktes betrachtet. Dabei werden zwei Begriffskreise unterschieden: 1. der *hysterische Charakter (= hysterische Charakterneurose); 2. die *Konversionshysterie (= hysterische Symptomneurose). – *Konversionssymptome treten allerdings besonders häufig bei hysterischen Charakteren in Erscheinung. Vgl. auch Spaltung des Bewußtseins sowie die nachfolgenden Stichwörter.
fr: hystérie; *e:* hysteria.

Hysterie, arktische *(f)*. Syn. für *Piblokto.
fr: arctic hysteria.

Hysteria epileptica *(f)*. (*H. Singowitz,* 1827). »Milde Form« von Anfällen mit hysterischen Ausdrucksformen. *Epilepsia hysterica.

Hystérie grande *(f)*. (*J. M. Charcot,* 1886). Großer hysterischer Anfall. Form der Hysterie. Die Bez. wurde von *Charcot* an Stelle von *»Hysteroepilepsie mit gemischten Anfällen« eingeführt, um Verwechslungen mit Epilepsie zu vermeiden. Der Anfallsablauf ist nach *Charcot* insgesamt deutlich verschieden von jedem epileptischen Anfall. Er verläuft in 3 Phasen: 1. epileptoide Phase. Bewegungen, die man mit einem epileptischen Anfall verwechseln könnte. 2. Phase der großen Bewegungen (grands mouvements). Diese gehen als *Arc de cercle oder große Grußbewegungen vor sich (salutations). Die zweite Phase hat keinerlei Ähnlichkeit mit Epilepsie. 3. Attaques. Phase der leidenschaftlichen Bewegungen (attitudes passionelles). Die Kranken halluzinieren, rollen sich, sprechen, bringen sexuelle Leidenschaft zum Ausdruck, schreien durchdringend, eventuell tagelang. Dies gibt es bei Epileptikern niemals. – Phasen 1 und 2 können fehlen, Phase 3 ist stets vorhanden, sehr selten folgt eine 4. Phase der Pseudopsychose (délire). Grande hystérie kann durch Druck auf *hysterogene Punkte ausgelöst werden. Die künstliche Auslösung kann als Heilverfahren gegen hysterische Lähmungen verwendet werden.
e: major hysteria.

Hystérie mineure. (*J. M. Charcot*). Hysterische Anfälle mit weniger auffälligen Erscheinungen als bei der Hystérie grande.
e: minor hysteria.

Hysterie, traumatische *(f)*. (*Charcot,* 1880–1890). Im Anschluß an eine Körperverletzung auftretende Krankheitserscheinungen, soweit sie für *Hysterie charakteristisch sind. *Charcot* ging von hysterischen Lähmungen aus, die eine Weile nach einem das Leben bedrohenden Unfall auftreten, bei dem aber das Bewußtsein erhalten bleibt und der Körper nicht verletzt wird. Da sich die gleichen Erscheinungen durch Hypnose reproduzieren ließen, konnte er den Beweis dafür erbringen, daß die Vorstellungen, die sich mit dem Erlebnis verbinden, maßgebend sind und nicht irgendeine Veränderung des Körpers. Die traumatische Hysterie wurde so zum Ausgangspunkt der Hysterietheorie *Charcot*s, welche das psychische Trauma und den besonderen Geisteszustand während des Erlebnisses betont. Hieran schließen sich die Hysterietheorien von *Breuer* und *Freud* an.
fr: hystérie dite traumatique; *e:* traumatic hysteria.

hysteriform *(a)*. Hysterieähnlich.
fr: hystériform; *e:* hysteriform.

hysterisch *(a)*. Mit Hysterie zusammenhängend.
fr: hystérique; *e:* hysteric, hysterical.

hysterische Alkoholreaktion *(f)* *Alkoholreaktion, hysterische.

hysterischer Anfall *(m)* *Anfall, psychogener.

hysterische Aura *(f)* *Aura, hysterische.

hysterische Blindheit *(f)* *Blindheit, psychogene.

hysterischer Charakter *(m)*. Persönlichkeitsstruktur mit dem besonderen Kennzeichen einer je nach Umgebung wechselnden Erscheinungsweise. In neutraler Beschreibung sind die Kennzeichen: erhöhte Tendenz zur Dramatisierung, Suggestibilität, Ichbezogenheit, Pseudosexualisierung und intensive Phantasietätigkeit. Sowohl der Betroffene als auch der Beobachter können nicht immer Phantasie und Realität voneinander unterscheiden. Von einem emotional beteiligten Betrachter aus gesehen will der Hysteriker nach *K. Jaspers* mehr scheinen, als er ist, mehr erleben, als er erlebnisfähig ist. Dem hysterischen Charakter wird etwas Theaterhaftes zugeschrieben, wobei die Rollen so sehr gewechselt werden, daß ein eigener Persönlichkeitskern gleichsam nicht zu bestehen scheint. Es ist dem Hysteriker ein Bedürfnis, ständig im Mittelpunkt der Beachtung zu stehen, was ihn oft auf Kosten seines Rufes mit Skandal, Klatsch, berühmten Persönlichkeiten, extremen Kunst- und Weltanschauungen in Berührung bringt, denen er sich jedoch stets nur für kurze Zeit verschreibt. Diese Form der

Beschreibung verleiht dem hysterischen Charakter den Beigeschmack moralischer Minderwertigkeit. – Hysterische Charaktere setzen oft eine besondere Form psychosozialer Abwehr (s.d.) ein, indem sie ihre Beziehungsperson in einer geschickten Rollenverteilung mitagieren lassen. Besonders noch unerfahrene Ärzte werden oft zunächst von Patientinnen fasziniert und angezogen und daher besonders leicht zum Mitagieren veranlaßt.
fr: caractère hystérique; *e:* hysterical character.
Syn.: hysterische Charakterneurose.

hysterischer Dämmerzustand *(m)* *Dämmerzustand, psychogener.

hysterische Reaktion *(f)*. Auftreten von funktionellen, nicht organisch erklärbaren (hysterischen) Krankheitszeichen im Gefolge von heftigen Gemütserschütterungen (als Reaktion darauf). Der Begriff ist inhaltlich identisch mit*Konversionshysterie, entspricht im Gegensatz dazu jedoch einer nicht-psychoanalytischen Beschreibungs- und Betrachtungsweise.
fr: réaction hystérique; *e:* hysterical reaction.

hysterischer Lachkrampf *(m)* *Lachkrampf, hysterischer.

Hysteroepilepsie *(f)*. Bereits im 18. Jahrhundert geläufige Bez. für die Kombination von Epilepsie und Hysterie. Es gibt 3 prinzipiell verschiedene Sachverhalte, die im Laufe der Zeit mit »Hysteroepilepsie« bezeichnet worden sind: **1.** (Wahre) Hysteroepilepsie i.e.S.: Epileptische und hysterische Anfälle treten abwechselnd (aber evtl. mit langen zeitlichen Abständen) bei demselben Kranken auf. Nur hierbei treten hysterische Anfälle auf, die man evtl. mit epileptischen verwechseln kann. Meist folgen seltenen epileptischen Anfällen in der Jugend später häufige hysterische Anfälle. Bei *Landouzy* heißt die Form *hystéroépilepsie à crises distinctes* (Hysteroepilepsie mit getrennten Anfällen). **Charcot* (1886) übernimmt die Bez. und nennt die dabei auftretenden hysterischen Anfälle *attaques*, die epileptischen *accès*, die ganze Form daher auch *attaques-accès*. **2.** Hysterische Zustände »ohne alle Komplikationen mit Epilepsie« (*Charcot*). Es handelt sich um Hysterie mit Anfallszuständen (z.B. *Arc de cercle), die nur eine entfernte Ähnlichkeit mit epileptischen Anfällen besitzen. Bei *Landouzy* heißen die Zustände *hystéroépilepsie à crises composées*, bei *Charcot à crises combinées* (hysteroepilepsie mit gemischten Anfällen). Wegen der ständigen Verwechslungsgefahr führte *Charcot* hierfür die Bez. *grande hystérie* (s.d.) ein. Dasselbe hatte bei **Tissot* (1776) und *Louer-Villermay* (1816) *hystérie épileptiforme* geheißen. **3.** Epileptische Anfälle bei Hysterikern, die durch Gemütsbewegungen ausgelöst werden können. Es bestehen nur epileptische Anfälle, keine hysterischen. Die Diagnose der Hysterie wird durch Charaktereigenschaft und/oder *Konversionssymptome ermöglicht. Diese Form wird gelegentlich mit der *Affektepilepsie verwechselt (nach *U. H. Peters*, 1978).
fr: hystéro-épilepsie; *e:* hystero-epilepsy.

hysterofren *(a)*. Einen hysterischen Anfall abschwächend oder beendend; durch Druck auf einen der *hysterogenen Punkte.
fr: hystérofrénatoire; *e:* hysterofrenic, hysterofrenetory.

hysterogene Punkte *(m, pl)*. (*J. M. Charcot*). Eng umschriebene, druckschmerzhafte Stellen am Körper von Hysterikern (Austrittsstellen von Nerven, einzelne Stellen am Hinterhaupt, an den Armen, unter dem Schlüsselbein, am unteren Rande der Brustdrüsen, und viele andere), von welchen aus sich durch Druck hysterische Anfälle auslösen lassen. Durch das gleiche Verfahren läßt sich ein schon bestehender Anfall im Ablauf verändern oder unterdrücken. *Freud* hat die Bez. von *Charcot* übernommen, kennt aber keinen so engen Katalog von Punkten. Nach *Freud* kann jede Region des Körpers hysterogen wirken. Die Berührung der Punkte führt zu einer Form der sexuellen Erregung; der hysterische Anfall ist dann als Äquivalent eines Geschlechtsaktes anzusehen. Diese enge Beziehung zwischen hysterogenen Punkten und Sexualität wurde von *Charcot* noch nicht angenommen.
fr: zone hystérogène; *e:* hysterogenic zone.
Syn.: spasmogene Punkte (*Pitres*), spasmogene Zone.

hysteroid *(a)*. Hysterieähnlich.
fr: hysteroïde; *e:* hysteriform.

Hysteroid, organisches *(n)*. (*W. Mayer-Gross*, 1930). »Hysterische« *Pseudodemenz bei Kranken mit organischer Demenz. Die Kranken verhalten sich wie grob Pseudodemente mit Vorbeiantworten, blödartigem Affektverhalten und puerilistisch-kindhaften Zügen. Sie wirken oft wie primitive Simulanten. Dennoch steht hinter der »Pseudodemenz« eine wirkliche Demenz, der oft selbst ein Krankheitsbewußtsein und eine Krankheitseinsicht fehlen. Der Begriff wird in der Klinik häufig nicht in dem ursprünglichen Sinne der Beschreibung von *Mayer-Gross* gebraucht, sondern findet bei allen hysterieähnlichen Erscheinungen Anwendung, die sich bei organisch Kranken (auch Nichtdementen) finden.

Hysterokatalepsie *(f)*. Ältere Bezeichnung für hysterische Anfälle mit *Katalepsie.
fr: hystérocatalepsie; *e:* hysterocatalepsia.

Hysteromanie *(f)*. Obsol. Syn. für *Nymphomanie.

Hysteroneurasthenie *(f)*. Nicht mehr gebräuchliche Bez. für Mischung neurasthenischer und hysterischer Erscheinungen.
fr: hystéro-neurasthénie; *e:* hystero-neurasthenia.

hysteropare Erscheinungen *(f, pl)*. (*U. H. Peters,* 1968). Alle im äußeren Erscheinungsbild den hysterischen Reaktionen (s.d.) gleichenden Erscheinungen, deren Ursachen jedoch nicht oder – im Verlaufe einer Untersuchung – *noch nicht* festgestellt werden können. Es gibt daher hysteropare Erscheinungen als Ausdruck eines innerseelischen Konfliktes (= psychogen), als Folge von organischen Störungen des Zentralnervensystems (=somatogen) oder als vorübergehende Begleiterscheinung der Behandlung mit Psychopharmaka (= pharmakogen). Die Bez. möchte alle mit den Begriffen »hysterisch«, »hysteriform« oder »pseudohysterisch« verbundenen ethischen Bewertungen umgehen und versteht sich deskriptiv-phänomenologisch.

Hysterosaturnismus *(m)*. Hysterieähnliches Zustandsbild bei Bleivergiftung.
fr: hystérosaturnisme; *e:* hysterosaturnism.

I

Iatrogenie *(f)*. (*N. Schipkowensky*). Pathologische Persönlichkeitsreaktionen eines Kranken, die vom Arzt auf seelischem Wege hervorgerufen werden. Vgl. Iatropathie.
fr: iatrogénique; *e:* iatrogenic.
Syn.: Iatropsychogenie.

Iatropathie *(f)*. (*N. Schipkowensky*). Körperleiden, das durch somatische ärztliche Behandlungs- oder Untersuchungsmethoden hervorgerufen wurde. Das ärztliche Handeln ist die Ursache von Krankheit, Siechtum und Tod.Vgl. Iatrogenie.
fr: iatropathie; *e:* iatropathy.
Syn.: Iatrosomatopathie.

Iatropsychogenie *(f)* *Iatrogenie.

Iatrosomatopathie *(f)*. *Iatropathie.

Ich *(n)*. **1.** In der psychoanalytischen Theorie die Schicht des psychischen Apparates, die als Mittler zwischen Individuum und Realität sowie zwischen Es und Über-Ich von Bedeutung ist. Im Gegensatz zum Es hat das Ich eine Organisation, ist also nicht chaotisch. Ihm obliegt die Wahrnehmung (Perzeption) der Außenwelt und die Anpassung daran. Auch Denken, Gedächtnis, Bewegungskontrolle und Affekte gehören zum Funktionssystem des Ich. Alle von außen und innen in das Ich eindringenden Elemente werden dort zur Synthese gebracht. Das Ich stellt somit einen intrapsychischen Regulator dar, der die Erfahrung organisiert und diese Organisation sowohl gegen den unzeitigen Einfluß der Triebe wie gegen zu starken Druck eines drückenden Gewissens schützt. – Die Ich-Funktionen sind nicht von Geburt an da, sondern entwickeln sich erst im Laufe des Individuallebens (Ich-Entwicklung). *Schichtenlehre der Psychoanalyse. Nach der Auffassung *C. G. Jung*s gehört zum Ich eine Reihe von Unterpersönlichkeiten, deren Beziehungen zum Ich sich während des ganzen Lebens wandeln. Hierzu zählen: *Persona, *Schatten, *Anima oder Animus, *Archetypus des Geistes und *Selbst. **2.** »Ich« als Gegensatz zur »Welt«. Wird in dieser Bedeutung in der Heidelberger psychopathologischen Schule verwandt, vor allem von **Gruhle*. Bezieht sich auf die Philosophie *Husserl*s. »Der Thesis der Welt, die eine *zufällige* ist, steht also gegenüber die Thesis meines reinen Ich und Ichlebens, die eine *notwendige,* schlechthin zweifellose ist.« Dient zur näheren Erfassung der Erlebnisweisen von Schizophrenen. Bezeichnet alles, was dem eigenen psychischen Raum als zugehörig – als Gegensatz zu allem, was als *ichfremd erlebt wird. In dieser Bedeutung wird »Ich« nur noch in der Psychopathologie, dagegen nicht mehr in der Philosophie verwandt.
fr: Moi; *e:* ego.
Syn.: Ego.

Ich-Anachorese *(f)*. (*W. Th. Winkler* und *H. Häfner*, 1953, 1954). Intrapsychischer Vorgang bei Entstehung schizophrener Symptome. »Rückzug« des Ich von Bewußtseinsinhalten, die vom Ich wegen ihrer Inkompatibilität nicht assimiliert werden können. Z.B. wenn in bestimmten Versagungs- oder Versuchungssituationen plötzlich sehr starke triebhafte Impulse in das Bewußtsein einbrechen, die mit der ethischen Einstellung des Ich nicht in Einklang zu bringen sind und Schuldgefühle erzeugen. Die Stellungnahme des Ich kann dann in Form der Abspaltung von Impulsen und Bewußtseinsinhalten geschehen, die dann zwar unter Einbuße ihrer Ich-Qualität in voller Stärke im Bewußtsein bleiben, aber das zugehörige Schuldgefühl verschwindet. Folge ist jedoch eine schizophrene Symptomatik. – Begriff dient der dynamischen Erklärung der Entstehung schizophrener Symptome.
e: extreme form of ego withdrawal.

Ich-Analyse *(f)*. In der Psychoanalyse die analytische Durcharbeitung der Beziehungen des Ich zur Außenwelt, zum Es, Über-Ich und Ich-Ideal, insbesondere auch Analyse der Abwehrmechanismen des Ich. In der älteren Psychoanalyse wurde dem Verständnis der unbewußten Vorgänge besondere Aufmerksamkeit geschenkt, während in der modernen Psychoanalyse die Ich-Analyse immer mehr an Bedeutung gewinnt.
fr: analyse du Moi; *e:* ego analysis.

Ichbewußtsein *(n)*. Bewußtsein der Ich-Identität. Das Wissen des Individuums um seine eigene Identität. Auch die Art, wie das Ich sich seiner selbst bewußt ist. *Jaspers* unterscheidet hier 4 formale Merkmale: 1. das Tätigkeitsgefühl, ein Aktivitätsbewußtsein; 2. das Bewußtsein der Einfachheit: Ich bin einer im gleichen Augenblick; 3. das Bewußtsein der Identität: Ich bin derselbe wie von jeher; 4. das Ichbewußtsein im Gegensatz zum Außen und zum anderen. – Ein solches Ichbewußtsein wird einem Gegenstandsbewußtsein gegenübergestellt und kann bei Krankheitsprozessen in allen seinen Einzelaspekten gestört sein, insbesondere bei Schizophrenie oder in der *Depersonalisation.

e: ego consciousness.

Ich-dyston *DSM-Anhang

Icherleben *(n).* Erleben der eigenen seelischen Vorgänge als dem eigenen Ich zugehörig, ohne daß darüber reflektiert würde. Ist bei der Schizophrenie in typischer Weise gestört; *Ichstörung.

Syn.: Ichbewußtsein, Meinhaftigkeitserlebnis.

Icherlebnisstörungen *(f, pl).* Syn. für *Ichstörungen.

ichfremd *(a).* Qualität psychischer Erlebnisse, die vom Kranken als dem eigenen *Ich fremd erlebt werden. Es handelt sich um eine eigene Erlebnisqualität, welche ihrerseits zu einer psychopathologischen Definition des Ich geführt hat. Vorkommen praktisch ausschließlich bei Schizophrenie.

e: ego-alien, ego-dystonic.

Ich-Funktionsdefizite *(n, pl).* In der psychoanalytischen Ich-Psychologie Störungen des *Ich, die aus gestörten Beziehungen zu *Objekten (anderen Menschen) hergeleitet werden.

Ichgrenzen *(f).* (*V. Tausk,* 1912; *P. Federn*). Das »Ich« hat nach *Federn* eine innere und eine äußere Grenze: Die innere grenzt es gegen das Unbewußte ab und verhindert den Eintritt von verdrängtem Material in das Bewußtsein. Diese Grenze ist in hypnagogen Zuständen gelockert. An der äußeren Grenze wird dagegen entschieden, ob die über die Sinnesorgane eintreffenden Reize als »real« oder »nicht real« bewertet werden können. Ist die äußere Ichgrenze gelockert, wirken die Wahrnnehmungsgegenstände »unwirklich« und »seltsam«.

fr: barrière du Moi; *e:* ego boundary.

Ich-Ideal *(n).* (*S. Freud*). Psychische Instanz, die dem Gewissen sehr ähnlich, aber nicht mit ihm identisch ist. Es stellt den Niederschlag von späteren (nicht frühkindlichen) Identifizierungen mit den Eltern und anderen Leitpersonen dar. Sein Inhalt kann im Laufe des Lebens mancherlei Schwankungen unterliegen und vermag mit seinen Identifizierungen und Antrieben das soziale Leben des Individuums weitgehend zu beeinflussen, da man sich dem Ich-Ideal immer wieder anzupassen sucht.

fr: idéal du Moi; *e:* ideal ego, ego ideal.

Ich-Identität *(f).* **1.** Genau wie beim *Ichbewußtsein das unveränderliche Bewußtsein des Individuums einer Identität mit sich selbst vor allem in der Zeit (ich bleibe, wer ich bin und war); durch Krankheit störbar (ich bin nicht mehr, der ich war). **2.** Die Gesamtheit von jemandes Rollen in der Gemeinschaft, durch die er als ein jeweils Gleiches von anderen identifiziert werden kann. Insoweit gleichbedeutend mit einem Rollenbewußtsein und bezeichnet die Stellung des Individuums in einer Gemeinschaft. Gestört z.B. beim Hysteriker, der in seinen sozialen Rollen ausschließlich fremdbestimmt ist und daher nicht das Gefühl der eigenen Identität gewinnt. Gestört z.B. auch bei der endogenen Depression (s.d.)

e: ego identity.

Ich-Komplex *(m).* In der analytischen Psychologie (*C. G. Jung*). ein *Komplex, der mit dem »Ich« in Verbindung steht.

fr: complexe du Moi; *e:* ego-complex.

Ichkreis *(m).* (*P. Schilder,* 1924) Um das Zentrum der Persönlichkeit (Ichzentrum) gedachter Kreis, der die größere Nähe oder Ferne einzelner psychischer Phänomene in bezug auf das Ich angibt. Gefühle, Schmerz, sexuelle Erregung liegen in diesem Modell nahe zum Ich, während z.B. die Gefühle, welche die Verdauung begleiten, an der Peripherie des Ichkreises liegen.

Ichlibido *(f).* (*S. Freud*). Derjenige Anteil der *Libido, der sich der eigenen Person zuwendet (*Libidobesetzung). Gewöhnlich als Gegenbegriff zu *Objektlibido gebraucht.

fr: libido du Moi; *e:* ego-libido.

Syn.: narzißtische Libido.

Ich-Psychologie *(f).* **1.** I.w.S. jede Psychologie, welche die Strukturen und Vorgänge des *Ich (z.B. Gedächtnis, Sprache, Urteilsbildung, Entscheidungsprozesse) zum Gegenstand hat. **2.** I.e.S. Arbeitsrichtung der Psychoanalyse (ab 1936), die fragt, welche Struktur und Fähigkeiten das *Ich hat und welche (*Abwehr-)Leistungen es vollbringt. Hauptvertreter sind *A. Freud, H. Hartmann* und *R. Löwenstein.* Historisch ist auf eine Erforschung des *Es mit seinen Trieben und Konflikten eine Erforschung des Ich mit seinen (narzißtischen) Befriedigungen und Kränkungen gefolgt.

fr: psychologie du Moi; *e:* ego psychology.

Ich-Spaltung *(f).* **1.** (*S. Freud*). Phänomen, bei dem sich das Ich in manchen seiner Funktionen teilt und so »ein Teil des Ichs dem übrigen gegenübersteht«. »Die Teilstücke können sich nachher wieder vereinigen.« (GW XV, 64). *Freud* sah dies Phänomen vor allem beim Fetischismus und bei den Psychosen. Ein Teil des Ich anerkennt die Realität und bleibt von dem

überzeugt, was es wahrnimmt; im Falle des Fetischismus z.B. davon, daß die Frau keinen Penis besitzt. Ein anderer Teil des Ich verleugnet die Realität, da sie ihm als Beweis für die Möglichkeit der eigenen Kastration höchst unerwünscht ist, und stattet z.B. die Frau symbolisch mit einem Penisäquivalent aus, dem Fetisch. Bei den Psychosen steht ein Teil des Ich den Vorgängen als unbeteiligter Beobachter gegenüber. Es bilden sich somit »zwei psychische Einstellungen anstatt einer einzigen, die eine, die der Realität Rechnung trägt, die normale, und eine andere, die unter Triebeinfluß das Ich von der Realität ablöst .... Ist oder wird die letztere die stärkere, so ist damit die Bedingung der Psychose gegeben« (GW XVII, 133).
fr: clivage du Moi; *e:* split in the ego, splitting of the ego.
2. (*E. Bleuler*). Auch in der Schizophrenie-Lehre *Bleuler*s wird von Ich-Spaltung gesprochen. Verschiedene Gruppen des psychischen Apparates, die vor allem Denken, Affektivität und Aktivität betreffen, trennen sich unwiderruflich voneinander. Der Begriff beinhaltet somit eine von der *Freud*schen Konzeption völlig verschiedene Hypothese über die Funktion der Psyche, welche namengebend wurde: *Schizophrenie (Spaltungsirresein).
fr: dissociation; *e:* dissociation.

Ichstörungen *(f, pl)*. **1.** Für Schizophrenie besonders charakteristische Störung des *Icherlebens. Die Grenzen zwischen Ich und Umwelt erscheinen als durchlässig geworden. Bestimmte Handlungen und Zustände werden als von außen, von einer ichfremden Instanz gelenkt, gemacht oder beeinflußt erlebt. Hierzu gehören (in formaler Beschreibung) die Phänomene des *Gedankenentzuges, der *Gedankeneingebung, der Beeinflussung des Fühlens, Wollens und Denkens sowie des Hypnosegefühls. **2.** Andersartige Ichstörungen werden bei *Depersonalisation empfunden, bei der einzelne Teile als nicht zum Ich gehörig erlebt werden können. Dies wird jedoch nicht auf das Einwirken ichfremder Instanzen zurückgeführt, sondern es bleibt die Einheit des Icherlebens erhalten.

Ichstörungen, strukturelle *(f, pl)*. Persönlichkeitsstörungen, welche als Folge einer (lebensgeschichtlich) sehr frühen Mutter-Kind-Symbiose betrachtet werden. Die Bez. leitet sich aus den psychoanalytischen Theorien *Margaret Mahler*s ab. Vgl. Symbiose (4).

Ichthyophobie *(f)*. Abneigung gegen Fischgerichte.
fr: ichthyophobie; *e:* ichthyophobia.

Ichtriebe *(m, pl)*. In der älteren Trieblehre *Freud*s (1910–1915) Gruppe von Trieben, die der Erhaltung des Individuums dienen – im Gegensatz zum Sexualtrieb, der der Erhaltung der Art dient. *Freud* fügt hinzu, diese Theorie basiere nicht auf psychologischen, sondern auf biologischen Gegebenheiten. Nach der späteren Trieblehre *Freud*s stehen sich *Lebenstrieb und *Todestrieb gegenüber. Die Bezeichnungen »Ichtriebe« und *Selbsterhaltungstriebe werden von *Freud* oftmals syn. gebraucht.
fr: pulsions du Moi; *e:* ego-instincts.

Ictus *(m)*. **1.** Schlag, Stoß. Plötzlich auftretendes krankhaftes Symptom. **2.** Epileptischer Anfall.
fr: ictus; *e:* ictus (epilepticus).

Ictus amnesticus *(m)*. Syn. für *Amnesie, transitorische globale.

Ictus epilepticus *(m)*. Epileptischer Anfall.
fr: ictus épileptique; *e:* ictus epilepticus.

Ictus laryngis *(m)*. Syn. für *Kehlkopfschlag.

Ictus paralyticus *(m)* *Anfall, paralytischer.

Ideal-Ich *(n)*. Von *Freud* eingeführte, aber nicht näher definierte Bez. für eine im Laufe der Entwicklung geschaffene *Instanz, an welcher die Betätigungen des aktuellen *Ich gemessen werden (GW XI, 444). Nach *H. Nunberg* ist das Ideal-Ich eine genetisch ältere Einrichtung als das *Über-Ich, wobei *Ich und *Es noch vereinigt sind und so intrapsychische Konflikte nicht auftreten können. *Ich-Ideal.
fr: Moi idéal; *e:* ideal ego.

Idealisierung *(f)*. (*S. Freud*). Psychischer Prozeß, durch welchen ein (Liebes-)Objekt in seinem Wert und in seiner Bedeutung überschätzt wird. »Die Idealisierung ist ein Vorgang mit dem *Objekt, durch welchen dieses ohne Änderung seiner Natur vergrößert und psychisch erhöht wird. Die Idealisierung ist sowohl auf dem Gebiet der Ichlibido wie auch der Objektlibido möglich. So ist z.B. die Sexualüberschätzung des Objektes eine Idealisierung desselben.« (GW X, 161).
fr: idéalisation; *e:* idealization.

Idealtypus *(m)*. (*M. Weber*). In reiner Form einem Typus entsprechende Gestalt, wobei die wesentlichen Merkmale deutlich hervortreten und die unwesentlichen zurücktreten. Es handelt sich um eine Form einer geschichtswissenschaftlichen Theorie von Regeln. »Dieses Gedankenbild vereinigt bestimmte Beziehungen und Vorgänge des historischen Lebens in einem ... Kosmos gedachter Zusammenhänge... Ihr Verhältnis zu den empirisch gegebenen Tatsachen des Lebens besteht lediglich darin, daß da, wo ... abhängige Vorgänge in der Wirklichkeit ... festgestellt und vermutet werden, wir uns die Eigenart dieses Zusammenhanges an einem Idealtypus ... verständlich machen können.« (*M. Weber*)

Ideation *(f)*. Gedanklicher Entwurf einer Handlung (Handlungsentwurf) oder eines Denkprozesses.
fr: idéation; *e:* ideation.

Ideen, autochthone *(f, pl)*. (*C. Wernicke*). Psychopathologisches Phänomen der »gemachten« Gedanken (bei denen der Kranke überzeugt ist, seine Gedanken würden von anderen gemacht) und Eingebungen von Gott oder übernatürlichen Mächten.
fr: idées autochtones; *e:* autochthonous ideas.

Idee, fixe *(f)*. **1.** In der Lehre von den *Monomanien eine umgrenzte Störung des Seelenlebens bei sonst völlig erhaltener geistiger Gesundheit. **2.** Vorstellung, die in minder großem Ausmaß vom Bewußtsein Besitz ergreift und das Handeln bestimmt; *Idee, überwertige.
fr: idée fixe; *e:* fixed idea.

Idee, katathyme *(f)*. Dem Affekt, nicht einem logischen Denkakt entstammende Vorstellung. Auch eine unter einem Affekt umgebildete Vorstellung. *Katathymie (1), *Denken, katathymes.
fr: idée catathymique; *e:* catathymic idea.

Ideen, wahnhafte *(f, pl)*. (*K. Jaspers*). Dem Wahn ähnliche, aber doch phänomenologisch andersartige Bewußtseinsinhalte. Sie unterscheiden sich von echtem Wahn dadurch, daß sie verständlich aus erschütternden, kränkenden oder das Schuldgefühl belastenden Erlebnissen hervorgegangen sind oder daß sie aus einem Erlebnis der Entfremdung der Umwelt hervorgehen. Echte Wahnideen sind dagegen nicht weiter zurückzuverfolgen und stellen etwas phänomenologisch Letztes dar.

Idee, überwertige *(f)*. (*C. Wernicke*, 1900). Vorstellung, die gewöhnlich durch ein das Gemüt besonders erregendes Erlebnis hervorgerufen wurde und von da ab Denken und Handeln eines Menschen beherrscht; z.B. die erste Verurteilung eines *Querulanten oder die Beobachtung eines »alten Mädchens«, daß ein Mann ihr besondere Aufmerksamkeit schenkt.
fr: idée prévalente; *e:* supervalent idea, overcharged idea.

Ideenassoziation *(f)*. Seltenes Syn. für *Assoziation.

Ideendissoziation *(f)*. Zerfallen von Vorstellungsverbindungen, die auf dem Wege der *Assoziation entstanden sind, durch neue Eindrükke oder Verknüpfungen oder durch krankhafte Prozesse, z.B. durch Schizophrenie, die nach *E. Bleuler* besonders durch Lockerung assoziativer Verknüpfungen gekennzeichnet ist.
fr: dissociation d'idées; *e:* dissociation of ideas.

Ideenflucht *(f)*. Formale Denkstörung. Der Zustrom an Denkinhalten ist vermehrt, das Denkziel wird ständig gewechselt; das Denken ist vermehrt ablenkbar und wird oberflächlich. Die logische Ordnung und Steuerung des Denkens durch einen Leitgedanken geht weitgehend verloren, statt dessen wird es durch immer neue *Assoziationen in immer neue Richtungen gelenkt. Vorkommen vor allem als Teilerscheinung der Manie.
fr: fuite des idées; *e:* flight of ideas, topical flight, ideachase.

ideenflüchtige Verwirrtheit *(f)* *Verwirrtheit, ideenflüchtige.

Ideler, Karl Wilhelm geb. 25. 10. 1795 Bendwisch, gest. 29. 8. 1860 Kumlosen. Leiter der Irrenabteilung in der Charité (1828). Ab 1840 Prof. der Psychiatrie und Direktor der Psychiatrischen Klinik Berlin. Nach seinem Lehrbuch »Grundriß der Seelenheilkunde« (1835–1838) neben *Heinroth* Hauptvertreter der *Psychiker.

Identifikation *(f)*. Gleichsetzung. In der Psychologie die Gleichsetzung eines Angehörigen einer totemistischen Religion mit dem Totemtier des Stammes oder des Zuschauers mit dem Helden eines Theaterstückes. In ähnlicher Bedeutung von *Freud* in die Psychoanalyse übernommen: ein unbewußter Vorgang, durch welchen man jemand anders ähnlich sein möchte. Wenn jemand sich ein eigenes Bild von einem Menschen oder Gegenstand macht und dann denkt, fühlt und handelt, wie er glaubt, daß der andere Mensch es auch tun würde. Dieser Vorgang ist für die Ausbildung der Persönlichkeit von außerordentlicher Bedeutung. Das Kind identifiziert sich mit einem Elternteil (primäre Identifikation) und übernimmt so dessen Rolle und Macht. Versagen der natürlichen Identifikationspersonen, Schwierigkeiten in der Identifikation, z.B. durch Zerbrechen der Familie, können zu Persönlichkeitsstörungen führen. – Eine besondere Rolle spielt die Identifikation bei der Entstehung hysterischer Symptome – hieran untersuchte *Freud* den Vorgang zuerst –, da die Kranken es auf diesem Wege zustande bringen, »die Erlebnisse einer großen Reihe von Personen, nicht nur die eigenen, in ihren Symptomen auszudrücken, gleichsam für einen ganzen Menschenhaufen zu leiden und alle Rollen eines Schauspiels allein mit ihren persönlichen Mitteln darzustellen« (GW II/III, 155).
fr: identification; *e:* identification.

Identifikation, introjektive *(f).* (*M. Klein*). Vorgang der *Identifikation, bei welchem das *Objekt (der andere Mensch) ganz in das eigene *Ich aufgenommen (introjiziert) wird. Das Ich identifiziert sich dann mit einigen oder allen Eigenschaften des Objekts. – Darauf beruht die Fähigkeit, sich in einen anderen Menschen hineinzuversetzen.
e: introjective identification.

Identifikation, projektive *(f).* (*M. Klein*). Hinausverlagerung von eigenen Persönlichkeitseigenschaften in einen anderen Menschen, die dann erkannt und anerkannt werden können. In *M. Klein*s psychoanalytischer Sprache: *Projektion von Teilen des *Selbst in das *Objekt. Stellt dann die früheste Form von Einfühlungsvermögen und der Fähigkeit dar, sich in einen anderen Menschen hineinzuversetzen.
e: projective identification.

identifizierende Erinnerungstäuschungen *(f, pl).* Syn. für *Déjà-vu-Erlebnis.

Identifizierung *(f)* *Identifikation.

Identifizierung mit dem Angreifer (*A. Freud*, 1936). *Abwehrmechanismus, bei dem Eigenschaften, Verhaltensweisen, Denkweisen, Aggressionen oder Machtsymbole einer als feindlich erlebten Person übernommen werden. Es handelt sich um die Verarbeitung aktueller Angsterlebnisse, die als »Zwischenstufe in der normalen Über-Ich-Entwicklung« (*A. Freud*) angesehen wird.
fr: identification à l'agresseur; *e:* identification with the aggressor.

Identität *(f).* Beziehung zwischen zwei Gegenständen der Art, daß unter gewissen Gesichtspunkten beide miteinander gleich sind, während sie sich unter anderen Gesichtspunkten unterscheiden.
fr: identité; *e:* identity.

Identitätskrise *(f).* **1.** Kritische Störung des Gefühls der Identität mit sich selbst, einem aus enger Verbindung mit anderen (insbesondere den Eltern) erwachsenden Bewußtsein von Kontinuität und Gleichheit des Ich. Häufige Erscheinung bei sozial Entwurzelten und Flüchtlingen; nach *E. Erikson* aber auch allgemeine Folge der gegenwärtigen kulturellen Situation. **2.** Seltenes Syn. für *Depersonalisations- und *Derealisationserscheinung.
fr: crise d'identité; *e:* crisis of identity.

Identitätsstörung *DSM-Anhang.

Identitätsstörung des sexuellen Verhaltens *(f).* Störung der Geschlechtsidentität (siehe *DSM-Anhang).

Ideokatharsis *(f).* Ideenbereinigung. Erneuernde Besinnung auf individuelle und allgemeine Werte und daraus abgeleitete generelle Willensentschlüsse in einer Lebenskrise.

Ideolatrie *(f)* *Idolatrie.

ideomotorisches Phänomen *(n).* (*H. Liepmann*). Im Gegensatz zum einfachen Reflex geht einer komplexen Handlung ein Ideenentwurf voraus. Dieser kann bei umschriebener Hirnläsion für sich allein gestört sein, so daß eine komplexe Handlung unmöglich wird, obwohl alle Einzelbewegungen frei ausgeführt werden können.
fr: phénomène idéo-moteur.

Ideophrenie *(f).* Obsol. Bezeichnung für Wahn, Wahnkrankheit.
fr: idéophrénie; *e:* ideophrenia.

Ideoplas(t)ie *(f).* **1.** Verformbarkeit des Willens in Hypnose. Zustand vollständiger Beeinflußbarkeit in Hypnose, in welchem alle vom Hypnotherapeuten ausgehenden Suggestionen realisiert werden können. **2.** Unbemerkte Beeinflussung der Handlung durch Inhalte des Denkens, Wünsche und Vorstellungen, z.B. Ablenkung eines Pendels in gedachter Richtung.
fr: idéoplastie; *e:* ideoplasty.

Ideosynchesis, Ideosynchysie *(f).* Obsolet für Delirium, verwirrter Zustand.

Idiogam *(f).* Fähigkeit von Mann oder Frau zur Ausübung des Geschlechtspartners mit nur einem bestimmten Partner, während anderen gegenüber Impotenz bzw. Frigidität vorliegt.
fr: idiogamie; *e:* idiogamia.

Idioglossie *(f).* (*Perry*). Sprachstörung, bei der trotz normaler Sprachwerkzeuge und geistiger Fähigkeiten durch zahlreiche Auslassungen und Lautverschiebungen unverständlich gesprochen wird. Wird hauptsächlich bei kleinen Kindern beobachtet; vgl. Idiolalie, Idiophrasie.
fr: idioglossie; *e:* idioglossia.

Idiolalie *(f).* Die beim Wort- und Silbenstammeln aus den artikulatorischen Fähigkeiten zunächst entstehende »Privatsprache« des Kindes (oder des schwachsinnigen Erwachsenen), die gewöhnlich nur den nächsten Angehörigen (bzw. dem Pflegepersonal) verständlich ist. Diese Einfachsprache dient als Zeichensystem innerhalb eines engsten Kreises bereits der Kommunikation, folgt aber noch nicht den allgemeinen Laut- und Formgesetzen der Sprachstruktur; vgl. Idiophrasie, Idioglossie.
fr: idiolalie; *e:* idiolalia.

idiomotorischer Reflex *(m).* Syn. für *Aufmerksamkeitsreflex.

idionom *(a).* Selbstgesetzlich. In sich selbst regelhaft. Z.B. ein psychopathologisches Syndrom, das von den Eigenarten eines Individuums so geprägt ist, daß es in dieser Form nur einmal vorkommt. *eidonom.

Idiophrasie *(f)*. Eigensprache z.B. eines Schizophrenen, die sich nicht als Kommunikationsmittel eignet; vgl. Idiolalie, Idioglossie.
fr: idiophrasie; *e:* idiophrasia.

Idiophrenie *(f)*. Obsol. Bez. für psychische Störung bei organischen Hirnkrankheiten.
fr: idiophrénie; *e:* idiophrenia.

Idiotenbewegungen *(f, pl)*. Einförmig-taktmäßige Bewegungen vor allem bei stark schwachsinnigen Kindern; meist in Form eines Hin- und Herwiegens des Oberkörpers, ferner Springen, Händeklatschen, Wischen, Kopfschütteln, Schnalzen, Lecken, Zähneknirschen, Saugen an Gegenständen.

Idiotie *(f)*. Schwerster Grad von angeborenem Schwachsinn. Intelligenzalter meist nicht höher als 2 Jahre; IQ 20–25. Der Idiot erlernt die Sprache nicht oder spricht nur wenige Worte; er ist bildungsunfähig bzw. nur in geringem Grade dressurfähig und bleibt auf ständige Hilfe und Pflege angewiesen, deshalb gewöhnlich Anstaltsunterbringung notwendig. Bereits äußerer Habitus typisch: ausdrucksloses Gesicht, Grimassieren, offener Mund, aus dem der Speichel herausläuft, Verformung von Schädel, Gesicht, Ohren, Zähnen. Häufig bestehen epileptische Anfälle, choreoathetotische oder andere unwillkürliche Bewegungen. Das Laufen wird spät und unvollkommen erlernt. Auch vegetative Funktionen meist gestört, Harn- und Stuhlinkontinenz, auch Schluckstörungen; viele müssen ständig gefüttert werden. Es entsteht nur ein primitives Gefühlsleben. Die Sexualität entlädt sich, wenn sie erwacht, in Masturbation oder perversen Akten (z.B. Sodomie). Ursachen sind: Erbkrankheiten, angeborene Stoffwechselanomalien, intrauterine Infektionen, Geburtstraumen, Hirnentzündungen der ersten Lebenszeit u.a. – *Historisch:* Der Begriff umfaßte zur Zeit *Pi*nels* alle schweren intellektuellen und psychischen Defekte. **Esquirol* sonderte die erworbenen Intelligenzdefekte (*Demenz) von den angeborenen (Idiotie). Die gegenwärtige Bedeutung geht auf *Morel* zurück. S.a. Oligophrenie.
fr: idiotie; *e:* idiocy, idiotism.
Syn.: Blödsinn, hochgradiger Schwachsinn.

Idiotie, amaurotische familiäre *(f)*. Familiäre Lipoidspeicherkrankheit mit rezessivem Erbgang. Durch Fermentstörungen kommt es zur Gangliosidspeicherung in den Nervenzellen. Nach Beginn und Verlauf werden fünf Formen unterschieden: 1. Kongenitale Form. **Norman-Wood*-Syndrom. 2. Infantile Form. **Tay-Sachs*-Syndrom. 3. Spätinfantile Form. **Dollinger-Bielschowsky*-Syndrom. 4. Jugendliche Form. **Stock-Spiel-Meyer-Vogt*-Syndrom. 5. Spätform. **Kufs*-Syndrom. Die Symptome sind je nach Beginn und Form der Krankheit unterschiedlich. Allen Formen gemeinsam sind zunehmender Verfall der intellektuellen Fähigkeiten bis zur Idiotie, zunehmende Sehverschlechterung bis zur Blindheit und Auftreten von epileptischen Anfällen.
fr: idiotie amaurotique familiale; *e:* amaurotic familial idiocy.
Syn.: Gangliosidose.

Idiotie, anergetische *(f)*. Syn. für *Idiotie, apathische.

Idiotie, apathische *(f)*. Ältere Bez. für hochgradigen Schwachsinn mit starker Antriebsarmut, Schwerflüssigkeit des gesamten Seelenlebens, Langsamkeit, Gutmütigkeit, Willensschwäche und Willfährigkeit. Wurde der erethischen Idiotie (s.d.) gegenübergestellt.
Syn.: stumpfe Idiotie, anergetische Idiotie, torpide Idiotie.

Idiotie, dysostotische *(f)*. Syn. für **Pfaundler-Hurler*-Syndrom.

Idiotie, dysplasmatische *(f)* *Idiotie-Syndrom, keimplasmatisches.

Idiotie, erethische *(f)*. Ältere Bez. für hochgradigen Schwachsinn mit dem Kennzeichen ständiger motorischer Erregung (*erethisches Syndrom). Stellte für lange Zeit eine von nur zwei unterschiedenen Schwachsinnsformen dar; ihr stand die apathische Idiotie gegenüber.
Syn.: erregte Idiotie, versatile Idiotie.

Idiotie, erregte *(f)*. Syn. für *Idiotie, erethische.

Idiotie, gangliozelluläre, heredodegenerative *(f)*. Syn. für **Tay-Sachs*-Syndrom.

Idiotie, mongoloide *(f)*. Syn. für *Mongolismus.

Idiotie, stumpfe *(f)*. Syn. für *Idiotie, apathische.

Idiotie, torpide *(f)*. Syn. für *Idiotie, apathische.

Idiotie, versatile *(f)*. Syn. für *Idiotie, erethische.

Idiotie, xerodermische *(f)*. Von *Elsesser* geprägtes Syn. für **de Sanctis-Cacchione*-Syndrom.

Idiotie-Syndrom, keimplasmatisches *(n)*. Sammelbegriff für nichterbliche Schwachsinnsformen, die gewöhnlich durch krankhafte Schädigung der Eizelle entstehen. Häufigste Form ist der *Mongolismus (*Langdon-Down*-Syndrom).

Idiotiesyndrom, xerodermisches *(n)*. Syn. für **de-Sanctis-Cacchione*-Syndrom.

idiotisch *(a)*. Blödsinnig. Hochgradig schwachsinnig.
fr: idiot; *e:* idiot.

Idiotismus *(m).* **1.** Hochgradige Störung geistiger Funktionen. Der Begriff geht auf **Pinel* zurück und unterscheidet ursprünglich nicht zwischen *Idiotie und *Demenz. Er wird häufig als Syn. für *Idiotie gebraucht. **2.** In der Sprachwissenschaft charakteristische Eigenheit der Sprache bzw. die einzelne idiomatische Wendung.
fr: idiotisme; *e:* idiotism.

Idolatrie *(f).* Seltenes Syn. für Fetischismus.
fr: idolatrie; *e:* idolatria.

IFAKT Abk. für **I**nstitut für **F**orschung und **A**usbildung in ***K**ommunikations**t**herapie.

Ikonolagnie *(f).* Sexuelle Erregbarkeit durch Anschauen von Bildern mit meist sexuellen Darstellungen.
fr: iconolagnie; *e:* iconolagny.

iktaffine Diathese *(f)* *Diathese, iktaffine.

iktaffine Konstitution *(f)* *Konstitution, iktaffine.

Ikterus, psychogener *(m).* Gelbsucht durch funktionelle Störungen in den galleproduzierenden und -abführenden Systemen aufgrund von Erlebniskonflikten. Bildet sich erfahrungsgemäß nur im Zusammenhang mit einer eingeschränkten Funktionstüchtigkeit der Leber durch früher abgelaufene Organkrankheiten.
fr: ictère psychogène; *e:* psychogenic icterus.

iktophile Lebensphase *(f).* Lebensabschnitt, in dem besonders häufig ein epileptisches Anfallsleiden manifest wird: Pubertät.

Iktus, amnestischer *(m).* Syn. für *Amnesie, transitorische globale.

ILAE. Abk. für ***I**nternational **L**eague **a**gainst **E**pilepsy.

Illusion *(f).* In der Psychiatrie: Form der Sinnestäuschung. Verfälschte Wahrnehmung wirklicher Gegebenheiten bzw. Hinzufügen vermeintlicher Wahrnehmungen zu den wirklichen, so daß Wahrnehmungsgegenstände verändert erscheinen (z.B. ein Baumstumpf als sich hinkauernde Gestalt). Im Gegensatz zu *Halluzinationen ist somit ein Sinnesreiz vorhanden, der jedoch subjektiv umgedeutet wird. Illusionäre Verkennungen sind vom krankhaften Affekt abhängig und treten gewöhnlich nur bei leichter Bewußtseinstrübung auf. Bekannte Beispiele finden sich in *Goethe*s »Erlkönig«.
fr: illusion, fausse reconnaissance; *e:* illusion, misidentification.

Imagination *(f).* **1.** Einbildung. *Historisch:* In der Renaissance wichtiger, aber weit gefaßter Begriff zur Bez. von Psychischem. Die heutige *Suggestion und *Autosuggestion gehörten ebenso dazu wie das Erscheinen der Wundmale Jesu und die Umwandlung eines Geschlechts in das andere. Galt als Ursprung der Manifestation der Magie. Wurde auch als Ursache physischer, psychischer und emotionaler Krankheiten, sogar des Todes angesehen. In Form der *Einbildungskraft zu Heilzwecken verwendbar. **2.** Fähigkeit, sich nicht vorhandene Gegenstände und Situationen anschaulich zu vergegenwärtigen. Konkretisiert sich in Form von Bildern, Symbolen, Phantasien, Träumen, Ideen, Gedanken. Dient sowohl schöpferischen Vorgängen wie der Realitätsanpassung.
fr: imagination; *e:* imagination.

Imagination, aktive *(f).* (*C. G. Jung*). Methode in der Psychotherapie, durch welche man »unbewußte Inhalte dem Bewußtsein zuführen« kann (gewöhnlich in Form »aufsteigender Symbole«). Dabei werden die Inhalte des Unbewußten nicht nur wahrgenommen, sondern zugleich umgestaltet und integriert.

Imago *(f).* **1.** (*C. G. Jung,* 1911). Bild. Das innere, unbewußt gebildete und unbewußt bleibende, mit bestimmten Eigenschaften ausgestattete »Bild« einer bestimmten Person. Die bedeutsamsten sind die (in früher Kindheit gebildeten) Bilder von Mutter und Vater. Diese Imagines werden besonders von Neurotikern häufig auf Beziehungspersonen, z.B. den Arzt, projiziert und spielen so in der Einstellung zur mitmenschlichen Umwelt eine bedeutende Rolle. **2.** Anfang 1912 von *S. Freud* gegründete und von *O. Rank* und *H. Sachs* herausgegebene Zeitschrift für die nichtmedizinischen Anwendungen der Psychoanalyse. Der Name lehnt sich nicht an den Imago-Begriff (1) von *Jung,* sondern an dem gleichnamigen Roman von *C. Spitteler* (1906) an. Die Zeitschrift ging nach der Emigration *Freud*s ein. Seitdem erschien die »American Imago«, die demselben Zweck dient. **3.** Imago Publishing Company. Von *John Rodker* 1938 in London zur Herausgabe der Werke *Freud*s gegründeter Verlag.
fr: imago, image; *e:* imago, image.

Imbecillitas *(f)* *Imbezillität.

Imbecillitas phenylpyruvica. Syn. für *Oligophrenia phenylpyruvica.

imbezill *(a).* Mittelgradig schwachsinnig.
fr: imbécile; *e:* imbecile.

Imbezillität *(f).* Mittlerer Grad von Schwachsinn; intellektuelle Fähigkeiten höher als bei *Idiotie, jedoch geringer als bei *Debilität (*Oligophrenie). Das Intelligenzalter beträgt zeitlebens 2–7 Jahre; der IQ ist nicht höher als 50. – Imbezille sind in beschränktem Maße hilfsschulfähig. Am besten ist oft das Gedächtnis entwickelt, das jedoch meist von kurzer

Dauer und unzuverlässig ist. Das Denken verbleibt im Bereich des Konkreten; abstrakte Denkoperationen sind nicht möglich, auch nicht in dem Maße, wie sie zur flüssigen Anwendung der Schriftsprache notwendig sind. Die Grenze zwischen Imbezillität und Debilität kann daher bei der Fähigkeit des Schreibens und Lesens gesehen werden. Auch die gesprochene Sprache ist einfach und elementar. Im affektiven Bereich sind einfache, aber tiefe Gefühlsregungen möglich, so daß es zu starker Bindung an eine Beziehungsperson kommen kann. Imbezille sind unfähig, sich selbständig im Leben zurechtzufinden und bleiben daher auf Unterstützung durch andere angewiesen, vermögen bei gutmütigem Charakter jedoch einfache Erwerbsarbeiten zu verrichten. Die Ursachen sind dieselben wie bei *Idiotie (Hirnschädigungen in der perinatalen und frühkindlichen Periode).
fr: imbécillité; *e:* imbecility.

Imitationsphänomen *(n)*. Syn. für *Resonanz, affektive (2).

Imitationspsychose *(f)*. Seltene Bez. für symptomatische Psychose, die einer endogenen Psychose (z.B. Schizophrenie, Depression) so ähnlich sieht, daß Verwechslungen möglich sind.

Immediatgedächtnis *(n)*. Syn. für *Kurzzeitgedächtnis.

Immobilisation *(f)*. Ruhigstellung. Reflektorische oder instinktive Bewegungsstarre, z.B. bei *Kataplexie.
fr: immobilisation (instinctive, réflexe), immobilité protectrice; *e:* immobilization.

Immobilisationsreflex *(m)*. Syn. für *Totstellreflex.

Immobilitypie *(f)*. Besonders in der japanischen Literatur verwendete Bez. für die Unbeweglichkeit und Starrheit des *Typus melancholicus.

imperative Halluzinationen *(f, pl)* *Halluzinationen, imperative.

imperativer Schlafanfall *(m)* *Schlafanfall, imperativer.

Impotentia *(f)* *Impotenz.

Impotentia coeundi. Unfähigkeit zur Kohabitation, obwohl Zeugungsfähigkeit vorhanden ist. Die Ursachen sind identisch mit denen der psychischen Impotenz (s.d.). Unterformen: *Ejaculatio praecox, *Ejaculatio retarda.
fr: impotentia coeundi; *e:* impotentia coeundi.

Impotentia generandi. Zeugungsunfähigkeit. Hierbei kann die Fähigkeit zur Kohabitation völlig intakt sein. Ursachen sind Allgemeinerkrankungen oder Erkankungen der Genitalorgane, in seltenen Fällen auch psychische Aspermie.
fr: impotentia generandi; *e:* impotentia generandi.

Impotenz *(f)*. Unvermögen. Unfähigkeit des Mannes, einen befriedigenden Sexualverkehr durchzuführen. Die Störungen können in jeder Phase des Sexualaktes wirksam sein. Hauptsächlich handelt es sich um Störungen der Gliedversteifung (Erektionsschwäche), Störungen der Samenentleerung (*Ejaculatio deficiens, E. praecox, E. retarda), Orgasmusstörungen und Unlustgefühle nach dem Verkehr (postcoitum triste). – Die Ursachen sind gewöhnlich in seelischer Fehlhaltung (Neurose) zu suchen. In selteneren Fällen kommen auch organische Ursachen in Frage (Mißbildungen und Verletzungen des Gliedes, Allgemeinkrankheiten, Erkrankungen des ZNS, vorübergehende Wirkung von Psychopharmaka). Je nach Art und Ursache der Impotenz werden verschiedene Formen unterschieden. – Die entsprechende Störung beim weiblichen Geschlecht ist die Frigidität. S.a. die folgenden Stichwörter.
fr: impuissance; *e:* impotence, impotency.

Impotenz, alkoholische *(f)*. Impotenz als Folge des chronischen Alkoholismus. Findet sich häufig zusammen mit alkoholischem Eifersuchtswahn.
fr: impuissance alcoolique; *e:* alcoholic impotency.

Impotenz, atonische *(f)*. Impotenz durch Schwäche der Innervationszentren und mangelhafte Gliedversteifung.
fr: impuissance atonique; *e:* atonic impotence.

Impotenz, erektive *(f)*. Impotenz durch mangelhafte Versteifung des Gliedes.
fr: impuissance érective; *e:* erective impotence.

Impotenz, exogene *(f)* *Impotenz, symptomatische.

Impotenz, nervöse *(f)* *Impotenz, psychische.

Impotenz, orgastische *(f)*. Unfähigkeit, beim Sexualverkehr den Orgasmus zu erleben, bei sonst ungestörten Sexualfunktionen. Kommt selten als Form psychischer Impotenz vor, häufiger als Begleitwirkung einer Behandlung mit Thioridazin.

Impotenz, paralytische *(f)*. Impotenz als Folge progressiver Paralyse.
fr: impuissance paralytique; *e:* impotentia paralytica.

Impotenz, psychische *(f)*. Impotenz trotz intakter Sexualorgane und trotz des Wunsches nach Sexualverkehr. Häufigste Form der Impotenz. Keine Krankheitseinheit, sondern Symptom ei-

ner Störung der Gesamtpersönlichkeit, Folge von Erwartungsspannungen, unbewußter oder uneingestandener Abneigung gegen den Partner, neurotischen Fehlhaltungen. Bei nicht allzulanger Dauer Behandlungschancen durch Psychotherapie oft sehr gut.
fr: impuissance psychique; *e:* psychic impotence.
Syn.: funktionelle Impotenz.

Impotenz, relative *(f).* (*M. Hirschfeld*). Impotenz im Verhältnis zu den an die sexuelle Potenz gerichteten Ansprüchen oder Wünschen. Da jeder Mensch nur eine begrenzte Potenz besitzt, ist auch jeder Mensch relativ impotent. Es handelt sich somit nicht um eine Impotenz im eigentlichen Sinne des Wortes.
fr: impuissance relative; *e:* relative impotence.

Impotenz, symptomatische *(f).* Impotenz als Symptom einer andersartigen, körperlich bedingten Krankheit, z.B. Zuckerkrankheit, Rükkenmarksquerschnittslähmung.
fr: impuissance symptomatique; *e:* symptomatic impotence.

Impuls *(m).* Antrieb, Anstoß. Beinhaltet im Dt., daß ein Wunsch unvermittelt aufkommt. Im Engl. heißt ein längerer Zeit anhaltender, unwiderstehlicher Wunsch sowie die Auswirkung davon auf die Psyche und deren Beherrschung durch schwer unterdrückbare Wünsche ebenfalls »impulse«.

Impuls, psychopathischer *(m).* Bei einer psychopathischen Persönlichkeit (gewohnheitsmäßig) durchbrechender *Impuls. Der Begriff schließt das Fehlen ausreichender Hemmungsmechanismen ein.
fr: impulsion brusque; *e:* psychokinesia.

Impulskontrolle *(f).* Beherrschung eines Wunsches oder Antriebs. Engl. »control« kann abweichend vom Deutschen auch die Beherrschung eines Vorganges, z.B. eines Wunsches, oder einer Maschine heißen. Die dt. Übersetzung des DSM III hat »impulse control« durch wörtliche Übersetzung übernommen und damit im Deutschen diese neue Bez. geschaffen.
e: impulse control.

Impulskontrolle, Störungen der *(f, pl).* Störungen der Impulskontrolle (*DSM-Anhang).

Impulskontrolle, verminderte *(f).* Erleichtertes Durchsetzen von Absichten durch mangelhaften inneren Widerstand. z.B. dagegen, Alkohol einzunehmen, Brand zu stiften, sich selbst oder jemand anderes zu töten. *Impuls, *Impulskontrolle.

Impulsstörung *(f).* (*H. W. Gruhle*, 1929). Krankhafte Veränderungen des *Antriebs in der für Schizophrenie typischen Weise. Nach *Gruhle* handelt es sich dabei um Ursymptome der Schizophrenie. Unter den einzelnen Formen der Impulsstörung werden aufgezählt: *Ambivalenz des Wollens und *Sperrung, die für Schizophrenie pathognomonisch sind, da es sie bei anderen Krankheiten nicht gibt; ferner *Impulsarmut bis zum *Stupor und Erregung, die nicht für Schizophrenie pathognomonisch sind.

impulsiv *(a).* Aus emotionalen, nichtrationalen Regungen entspringend.
fr: impulsif; *e:* impulsive.

impulsives Irresein *(n).* (*Kraepelin*). Nicht mehr übliche Sammelbez. für Krankheitszustände, bei denen die Betreffenden einem unbezähmbaren Impuls folgen. Hierzu zählten insbesondere die *Pyromanie, scheinbar triebhaft-unbegründete Angriffe auf das Leben von der Obhut anvertrauten Kindern, unmotivierte Gifttötungsdelikte, anonymes Briefeschreiben, impulsives Stehlen (Kleptomanie), Kaufsucht, krankhaftes Schuldenmachen. Diese Zustände wurden dem *Entartungsirresein zugerechnet.
fr: impulsions affectives, impulsivité psychopathique; *e:* impulse insanity.

Impulsivhandlung *(f).* Ohne besonderes Abwägen und Überlegen, aufgrund eines zwingenden Impulses ausgeführte Trieb- oder Affekthandlung. Zum Begriff gehört, daß die Handlung von der rationalen Persönlichkeit wenigstens im Augenblick, in dem sie ausgeführt wird, nicht gebilligt wird, sondern als Triebdurchbruch geschieht, sobald ein verführerischer Reiz auftritt, der Befriedigung verspricht. Nicht unter diesen Begriff fallen Handlungen, die im epileptischen Dämmerzustand oder aus anderer krankhafter Ursache vollzogen werden.
fr: acte impulsive; *e:* impulsive act(ion), compulsion.

Impulsivität *(f).* Besondere Neigung zu unüberlegten, unerwarteten, plötzlichen Handlungen.
fr: impulsivité; *e:* impulsivity.

Impuls-petit-mal *(n).* Syn. für *Epilepsie, myoklonische.

Imputabilität *(f).* Geistige Gesundheit, Zurechungsfähigkeit.
fr: imputabilité; *e:* imputability.

Imubaeco. Selten für *Imudo.

Imudo. Bei Ainos (ostasiatischer Volksstamm) vorkommende, durch Schreck ausgelöste Verhaltensstörung, die dem *Lata der Malayen weitgehend gleicht.

inadäquate Gefühlsreaktion *(f).* Zu einem bestimmten Denkinhalt nicht passende Gefühlsreaktion; z.B., wenn ein Kranker mit offensichtlich echter Überzeugung davon spricht, daß sein Tod bevorstehe, sich davon aber nicht beeindruckt zeigt. Die Anwendung der Bez. setzt voraus, daß der Beobachter seine eigenen Gefühlsreaktionen denen des Kranken unterlegt und sich z.B. fragt, wie er selbst in einer solchen Situation reagieren würde. Vorkommen insbesondere bei *Schizophrenie.

Inanitas mentis. Obsol. Bez. für *Schwachsinn und *Demenz.

Inanitionsdelir *(n)* *Delirium ex inanitione.

Inanito mentis. (*M. Tramer,* 1939). Seelischer Hungerzustand. Syn. für *Hospitalismus.

Inanspruchnahmepopulation *(f).* Der Teil einer Bevölkerung, welcher eine bestimmte Art von ärztlichen Versorgungseinrichtungen in Anspruch nimmt, z.B. kinder- und jugendpsychiatrische Ambulanzen in einer bestimmten Region.

Incontinentia vesicae. Bettnässen, bei dem eine organische Ursache gesichert ist. Nur bei 3% aller Bettnässer. *Enuresis.

Indexpatient *(m).* In der *Familientherapie dasjenige Mitglied, das mit Krankheitserscheinungen erkrankt und so Patient wird.
e: the presenting family member, sick individual family member, propositus.

Individualpsychologie *(f).* **1.** Die tiefenpsychologische Richtung *A. Adler*s. Nach ihr erwachsen dem Individuum bei der Durchsetzung eines »Lebensplanes« und bei der Einordnung in die soziale Umwelt von früher Kindheit an Minderwertigkeitserlebnisse der verschiedensten Art (Organminderwertigkeiten, Mangelerlebnisse durch soziale und wirtschaftliche Lage u.a.), die zu einem Kompensationsstreben oder aber zu einer *»Überkompensation« (z.B. abnormes Geltungsstreben, Machthunger) führen können. Die Auseinandersetzung des Individuums mit seiner Umwelt wird als das Wesentliche erachtet, Anlagefaktoren werden kaum berücksichtigt. **2.** In der älteren Literatur psychologische Richtung, die sich mit individuellen Besonderheiten befaßt.
fr: psychologie individuelle; *e:* individual psychology.

Individualtherapie *(f).* Aus der *Individualpsychologie (1) abgeleitete Psychotherapieform. Ziel ist nicht die Beseitigung einzelner Symptome, sondern eine Verhaltensänderung und Neuausrichtung der Persönlichkeit (= Zielsetzungen). Hierzu dienen: 1. Ermutigung, da *Minderwertigkeitsgefühle als Mutterboden aller Neurosen angesehen werden; 2. Lebensstilanalyse, da sich mit 4–5 Jahren ein Lebensstil herausgebildet hat, zu dessen Sicherung das Individuum die seelischen Funktionen einsetzt.
e: individual therapy.

Individuation *(f).* **1.** (*C. G. Jung,* 1921). Psychologischer »Differenzierungsprozeß, der die Entwicklung einer individuellen Persönlichkeit zum Ziel hat«. Zentraler Begriff der analytischen Psychologie **Jung*s. Prozeß, der einen Menschen normalerweise zur Einigung seiner Persönlichkeit führt und sich daher auf das ganze Leben erstreckt. Die Individualität des Kindes taucht erst allmählich aus dem Rahmen der Familie auf. Deshalb ist der Schulanfang ein bedeutender Schritt zur Individuation. Eine der Hauptwandlungen vollzieht sich im Alter der Lebenswende (32. bis 38. Lebensjahr). Der Mensch soll hinter sich lassen, was zur ersten Lebenshälfte gehört. Nach vollendeter Individuation kreist das Ich um das Selbst wie ein Planet um die Sonne und ist daher nicht mehr Zentrum der Persönlichkeit, die Weisheit erreicht hat. Die verschiedenen Systeme der Persönlichkeit (z.B. * Archetypen, *Komplexe) entwickeln sich aus einem undifferenzierten Ganzen im Laufe der Individuation zur vollen Entfaltung. Die noch weniger entwickelten Systeme ziehen von der schon weiter entwickelten Kraft ab und verursachen so Entwicklungsstörungen und Neurosen. **2.** Bei *Margaret Mahler* wichtiger Entwicklungsprozeß. Vgl. Separation-Individuation.

Individuation, therapeutische *(f).* (*C. G. Jung*). Während der synthetisch-hermeneutischen Psychotherapie eintretende *Individuation. Durch aktives Imaginieren, Traumdeutung, Malen oder Zeichnen wird der Patient fähig, eine Reise durch sein Unbewußtes anzutreten und die Individuation zu erreichen.
e: therapeutic individuation.

Indoktrination *(f).* Gewöhnlich im Dienste einer totalitären Weltanschauung stehende, sich psychologischer Methoden bedienende, organisierte Ausrottung der alten Gesinnung eines Menschen und Einpflanzung einer neuen. Anwendung auch bei den psychischen Folgen von Gefangenschaft sowie durch Terroristen und Kultisten. Dabei werden unterschiedliche *Indoktrinationsmethoden angewendet.
fr: menticide; *e:* brain-washing, intensive coercive persuasion, thought reform, menticide.
Syn.: Gehirnwäsche.

Indoktrinationsmethoden *(f, pl).* Technik der Indoktrination. Angewandt wurden in russischen Kominternlagern, Antifaschulen sowie in russischen und koreanischen Kriegsgefangenenlagern: Isolierung durch Einzelhaft und Verbot von Gruppenaktivitäten; Unterdrükkung von Überzeugungen und Hoffnungen, die Grundlage der ethischen Haltung waren; Ausnutzung gruppendynamischer Effekte: gelenkte Gruppendiskussionen, Selbstbekenntnisse, Kritik und Selbstkritik; Belohnung und Bestrafung im Sinne der Ideologie; Erweckung von Schuldgefühlen; systematischer Hunger, Schlafentzug, körperliche Folter durch langes Stehen; Zermürbung durch dauernde Spannung, ständiges Warten in Ungewißheit. Alle Methoden machen es der Person leicht, bisherige Überzeugungen aufzugeben und neue anzunehmen.

Induktion (psychische) *(f)*. Übertragung einer (nach objektiven Maßstäben richtigen, falschen oder krankhaften) Einsicht von einer Person auf eine andere als Folge psychisch-suggestiver Vorgänge.
fr: contagion mentale, infection psychique; *e:* psychological induction.
Syn.: psychische Infektion.

Induktionskrankheit *(f)*. *induziertes Irresein.

Induktionspsychose *(f)*. Syn. für *induziertes Irresein.

Induktionssyndrom *(n)* *induziertes Irresein.

induzierte Halluzinationen *(f, pl)*. Syn. für *Halluzinationen, psychogene.

induziertes Irresein *(n)*. (*Lehmann*, 1883). Geistesstörung, deren spezifische Ursache der unmittelbare Einfluß eines Geisteskranken ist, dessen psychotische Überzeugungen auf dem Wege der psychischen Übertragung (Induktion) übernommen werden. Meist handelt es sich beim Induzierenden um jemanden, der verhältnismäßig gering vom Normalen abweicht (gewöhnlich Paranoiker oder Querulanten). Der Induzierte übernimmt ohne Kritik Überzeugungen des Kranken: Verfolgungsideen, Angaben über Nachstellungen, Schädigungen, Beeinträchtigungen von seiten der Behörden (induzierter Querulantenwahn), Überzeugungen höherer Abstammung u.a. Die Induzierten schließen sich gelegentlich zu sektenartigen Gruppen zusammen und ergreifen gemeinsame Maßnahmen: Nahrungskontrolle bei Vergiftungsfurcht, Befestigung der Wohnung bei Verfolgungsangst, gemeinsamer Suizid bei scheinbar aussichtsloser Lage. Sind nur zwei Personen beteiligt, wird von »folie à deux« gesprochen; bei größerer Ausbreitung kann es zu psychogenen *Masseninduktionen kommen, deren Entstehungsweise gleichartig ist, auch wenn nicht ein Geisteskranker den Ausgangspunkt darstellt. – Ursachen sind Suggestibilität und Imitationsneigung, die sich als natürliche Erscheinungen bei jeder Gruppenbildung finden. *Therapie:* Trennung von der induzierenden Persönlichkeit.
fr: délire (folie) induite; *e:* induced (communicated) insanity.

Induzierte Paranoide Störung *DSM-Anhang.

induzierte Reaktion *(f)*. Abnorme seelische Reaktion (s.d.), die auf dem Wege psychischer Ansteckung von einer anderen Person übernommen wurde, so daß der Induzierte auf diese Weise an Empfindungen und Verhalten des Induzierenden teilnimmt.
fr: réaction induite; *e:* induced reaction.

induzierter Wahn *(m)*. Auf dem Wege der psychischen Übertragung übernommener Wahn eines Kranken durch eine geistesgesunde Person.
fr: idée délirante induite; *e:* induced delusion.

infantiles Denken *(n)*. Syn. für *Denken, prälogisches.

Infantilismus, psychischer *(m)*. (*Lasègue*, 1864). Bestehenbleiben kindlicher Denk- und Verhaltensweisen im Erwachsenenalter. Der Begriff wurde zunächst nur für die seelische Entwicklungsverzögerung bei Schwachsinnigen gebraucht, wird aber immer mehr bei Normal- oder Hochintelligenten angewendet. Im Unterschied zum *Puerilismus handelt es sich nicht um einen Rückschritt zu kindlichem Verhalten, sondern die Gesamtpersönlichkeit behält für dauernd in komplexer Weise kindliche Wesenszüge bei, was sich z.B. in erhöhter Anschmiegsamkeit oder mangelhafter Selbständigkeit äußert.
fr: infantilisme psychique *oder* affectif; *e:* psychic infantilism.
Syn.: Psychoinfantilismus.

Infantilität *(f)* *Infantilismus, psychischer.

Infantilneurosen *(f, pl)* *Neurosen, infantile.

Infantizid *(m)*. Syn. für *Kindstötung.

infektiöser Dämmerzustand *(m)* *Dämmerzustand, infektiöser.

Infektion, psychische *(f)* *Induktion, psychische.

Infektionsdelir(ium) *(n)* *Infektionspsychose.

Infektionsfurcht *(f)*. Übertriebene Furcht vor ansteckenden Krankheiten; *Haptophobie, *Mysophobie.
fr: pyrexéphobie; *e:* pyrexeophobia.

Infektionspsychose *(f)*. Als Folge einer akuten, meist hochfieberhaften Infektion (Lungenentzündung, Typhus, rheumatisches Fieber) auftretende psychische Krankheit. Gewöhnlich handelt es sich um *Delirien mit stärker oder schwächer ausgeprägter psychomotorischer Erregung, rasch wechselnder Bewußtseinslage und nachfolgender teilweiser Amnesie. Die Psychosen klingen zusammen mit der Fiebererkrankung ab oder überdauern sie nur wenig.

Fieberpsychosen gehören zu den akuten exogenen Reaktionstypen *Bonhoeffers*.
fr: psychose infectieuse, délire fébrile; *e:* infection psychosis, psychosis with infectious disease.

Infektkrampf *(m)*. Syn. für *Fieberkrampf.

Inferioritätskomplex *(m)* *Minderwertigkeitskomplex.

Inflation *(f)*. (*C. G. Jung*). »Überschwemmung« des Bewußtseins mit angestauten unbewußten Inhalten der Libido. Führe zur Psychose, wenn das bewußte Ich die Inhalte nicht zu assimilieren vermöge. Der Zusammenbruch der bewußten Einstellung führe scheinbar zu einem Chaos. In Wirklichkeit falle das Individuum auf das kollektive Unbewußte zurück, das die Führung übernehme. In einigen Fällen gäben ein »rettender« Gedanke in einem kritischen Moment, eine Vision oder eine »innere Stimme« dem Leben eine neue Richtung. Hierdurch entstehe psychische Seltsamkeit, ein prophetenhafter Sonderling, der aus der Kulturgemeinschaft ausscheide, oder es entsteht auch eine Psychose. In anderen Fällen komme es durch die Inflation zur Katastrophe, zu Paranoia und Schizophrenie, da das Individuum von den Inhalten überwältigt werde. – Auch der Extravertierte drohe immer ein Opfer unbewußter Seeleninhalte zu werden.
fr: inflation; *e:* inflation.

Inguinodynie *(f)*. Schmerzen in der Leistengegend. In der älteren Literatur waren sie viel beachtetes Symptom der *Hysterie.
fr: inguinodynie; *e:* inguinodynia.

Initialdelir *(n)*. Infektionspsychose, die im Beginn einer fieberhaften Krankheit, insbesondere eines Typhus, auftritt. Nach *Aschaffenburg* wird eine mehr ruhige Form mit Wahn, Sinnestäuschungen und trauriger Stimmung von einer mehr erregten Form unterschieden.
fr: délire d'invasion, délire initial; *e:* initial delirium.

Initialkrämpfe *(m, pl)*. Ältere Bez. für *Fieberkrämpfe im Kindesalter, die das erste Zeichen eines sich entwickelnden Anfallsleidens sind.
fr: crampe initial; *e:* initial cramp.

Initialschrei *(m)*. Aufschreien im Beginn eines großen epileptischen Anfalles (s.d.) infolge eines tonischen Krampfes der Atmungs- und Kehlkopfmuskeln.
fr: cri épileptique; *e:* epileptic cry, initial cry.

Inkludenz *(f)*. (*H. Tellenbach,* 1961). Grundeigenschaft der Primärpersönlichkeit von Melancholikern (*Typus melancholicus). Einschränkung des Daseins in die Grenzen einer strengen Ordnungswelt der Ordentlichkeit und Gewissenhaftigkeit in mannigfaltigen Formen. Der Typus melancholicus ist in seinem Verhalten auf diese strenge Ordnung festgelegt und vermag aus ihr auch mit starker Willensanspannung nicht herauszubrechen. *Remanenz.

Inkohärenz *(f)*. Formale Denkstörung. Sprünge im Ablauf des Denkens, wobei die einzelnen Denkglieder weder durch logische oder assoziative Brücken noch durch eine Gleichheit der Gefühlstönung miteinander verbunden sind. Daher fehlen eine durchgehende Gliederung der Denkinhalte und eine Ordnung des Denkablaufs. Ein thematischer Gesamtzusammenhang bleibt aber erkennbar. Beispiel: »Das Mädchen sei bei solchen Gelegenheiten immer unangenehm akzeptnahme Trinkgelder.« (*Kraepelin*) Tritt ähnlich im Traum auf, vor allem aber bei der leichten Bewußtseinstrübung und beim *amentiellen Syndrom. Von vielen Autoren auf den Zusammenhang exogener Psychosen beschränkt. Von anderen auch bei endogenen Psychosen beschrieben: bei Manie, wenn die Ideenflucht hohe Grade erreicht, so daß die sprachlichen Äußerungen dem Denken zeitlich nachhinken und so logische Zwischenglieder ausfallen (ideenflüchtige Inkohärenz). Ebenfalls beim sprunghaften Denken in der Schizophrenie, wenn die Zwischenglieder auch nicht gedacht werden (*Zerfahrenheit); stärker bei der inkohärenten Schizophrenie (*Kleist-Leonhard*).
fr: incohérence; *e:* incoherence.

Inkubation *(f)*. Heilmethode psychischer Beeinflussung vor allem in der griechischen Antike (im Tempel des Asklepios), wahrscheinlich aber viel älter. Der Patient verbrachte eine Nacht in einer Höhle oder in einem unterirdischen Raum im Asklepion auf dem Boden liegend. Dabei pflegte er einen Traum oder eine Vision zu haben, durch die er geheilt wurde.
fr: incubation; *e:* incubation.

Inkubationspsychose *(f)*. Symptomatische Psychose, die während der Inkubationszeit einer Infektionskrankheit in Erscheinung tritt. *Infektionspsychose.

Inkubismus *(m)*. **1.** Hang mancher Frauen, während des Geschlechtsaktes »oben zu liegen« und ihn in reitender Stellung auszuführen, wobei sie die aktive Rolle übernehmen, statt sie dem Manne zu überlassen (*M. Hirschfeld*). Im 19. Jh. als Perversion angesehen. Gilt heute als normale Form sexueller Aktivität. **2.** Alpträumen. Nach alter Vorstellung legt sich ein böser Dämon (Incubus) auf den Körper des Träumers.
fr: incubisme; *e:* incubism.

Innenerlebnisse, pathologische *(n, pl)*. Sammelbezeichnung für wahnhafte Verkennungen und halluzinatorische Erlebnisse bei psychisch Kranken. Diese können bei akuten Psychosen in solcher Vielzahl und so rascher szenischer Folge auftreten, daß die Kranken davon ganz eingenommen werden und deshalb die reale Außenwelt nicht wahrnehmen. Folgen sind Desorientiertheit und teilweise Erinnerungslosigkeit.

inneres Mitmachen *(n)*. Syn. für *Empathie.

inneres Sprechen *(n)*. Von *Kandinsky* gebrauchter Ausdruck für unwillkürliches Sprechen bei Geisteskranken. Sachlich identisch mit *Halluzinationen, verbale psychomotorische.

innere Stimme *(f)* *Stimme, innere.

innere Uhr *(f)*. Fähigkeit, die Dauer von Vorgängen ohne Zuhilfenahme von Instrumenten abzuschätzen. Kommt in der Tierwelt häufig vor. Wird durch tageslichtabhängige zirkadiane Rhythmen, z.B. der Körpertemperatur, gesteuert. Beim Menschen selten.

Insania *(f)*. Bei den Römern häufig zur Übersetzung des griechischen *Mania (2) gebraucht. Daraus entstand insiné, insanité der frz. und insanity der engl. Medizin des 18. Jahrhunderst. In der alten Medizin jede Form psychischer Krankheit. Einige Wortzusammensetzungen sind noch in seltenem Gebrauch (s. die folgenden Stichwörter).
fr: insania; *e:* insania.

Insania adolescentia *(f)*. Hebephrenie.

Insania alcoholica *(f)*. Alkoholpsychose.

Insania cadiva *(f)*. Epilepsie.

Insania choreatica *(f)*. Psychose bei *Hunting-ton*scher Erbchorea.

Insania climacterica *(f)*. Involutionspsychose.

Insania consecutiva *(f)*. Auf eine andere Form psychischer Krankheit folgende Psychose.

Insania cyclica *(f)*. Manisch-depressive Erkrankung.

Insania epidemica *(f)*. Psychische Krankheit, die bei einer Gruppe von Menschen auftritt, z.B. in einem Kloster.

Insania hysterica *(f)*. Wahnkrankheit bei Hysterikern.

Insania impulsiva *(f)*. Psychische Krankheit mit Neigung zu Gewalttaten.

Insania intermittens *(f)*. Syn. für *Insania recurrens.

Insania menstrualis *(f)*. Menstruationspsychose.

Insania moralis *(f)*. *Moral Insanity.

Insania periodica *(f)*. In regelmäßigen Intervallen auftretende psychische Krankheit, z.B. Menstruationspsychose.

Insania puerperalis *(f)*. Wochenbettpsychose.

Insania recurrens *(f)*. In Intervallen auftretende psychische Krankheit, die durch gesunde Intervalle unterbrochen wird.

Insania senilis *(f)*. Altersdepression, Altersdemenz.

Insania traumatica *(f)*. Nach einem Trauma auftretende psychische Krankheit.

Insanitas *(f)* *Insania.

Insanity. Begriff der angelsächsischen Literatur (vor allem juristisch und populärmedizinisch) für alle Arten psychischer Auffälligkeiten. Im Deutschen hauptsächlich in der Verbindung mit *Moral Insanity geläufig.
fr: insanité.

Insanity, Moral *Moral Insanity.

Insolationspsychose *(f)*. Durch Sonneneinstrahlung auf den Kopf entstandene Psychose. *Sonnenstich.

Insomnia, Insomnie *(f)*. Syn. für *Agrypnie.

Instanz *(f)*. Der aus der Gerichtssprache entlehnte Begriff wurde von *S. Freud* dazu benutzt, um in analoger Weise eine stufenweise hierarchische Gliederung des Psychischen oder seine Dynamik zu beschreiben. Danach ist z.B. das Über-Ich die (z.T. selbst unbewußte) Instanz, die aus dem Unbewußten kommende Triebwünsche zum Bewußtsein gelangen läßt oder sie verwirft, bzw. an den *Ichgrenzen entscheidet darüber eine Zensurinstanz (*Zensur).
fr: instance; *e:* instance.

Instinkt *(m)*. Handlungsimpuls, der einem dem Individuum bereits innewohnenden Muster folgt, wobei Intelligenz und Wille nicht in Tätigkeit gesetzt werden und der nicht erlernt werden muß. In der Psychiatrie sind vor allem die Instinktheorien von *S. Freud, C. G. Jung, A. Adler, W. McDougall* und *K. Lorenz* von Bedeutung geworden. Es gibt eine beträchtliche Überlappung des Begriffs mit *Trieb. Nach *Freud* gibt es zwei primäre Instinkte: Lebenstrieb (= Eros) und Todestrieb (= Destruktionstrieb). Nach dieser Theorie ist das Leben ein Konflikt oder Kompromiß zwischen diesen beiden Trieben. – Bei der Übersetzung ins Englische gibt es beträchtliche Schwierigkeiten, weil auch Trieb gewöhnlich mit *instinct* zu übersetzen ist und andererseits *instinct* nur in eng umschriebenen Zusammenhängen, wie in »Brutpflegeinstinkt«, zu gebrauchen ist.
fr: instinct; *e:* instinct, instinctual drive *oder* impulse.

Instinktformeln *(f, pl)*. Ohne Erfahrung, durch Instinkte gegebene, in ihrem gesamten Ablauf wie durch eine Formel festgelegte Handlungsweisen. Beim Menschen gibt es nach *Kretschmer* nur noch wenige Handlungsformen dieser Art, z.B. das Saugen der Neugeborenen, der Geschlechtsakt, aber auch *hyponoische und *hypobulische Mechanismen. Der Verhaltensforscher *K. Lorenz* (1953) hat jedoch eine Vielzahl angeborener Instinktformeln aufgezählt, zu denen das Ansprechen des elterlichen Pflegeinstinktes durch ein Kindchenschema (kurzes Gesicht, hohe Stirn, große Augen) oder die Anhäufung von Schlüsselreizen beim Pin-up-Girl gehören.

instinktiv *(a).* Unwillkürlich, ohne rationale Überlegung.
fr: instinctif, instinctuel; *e:* instinctive.

Instinktwandel, puberaler *(m).* (*E. Kretschmer*). Ablösung der instinktiven Kind-Eltern-Bindung durch die sich aufbauenden Sexualtriebe in der Pubertät. Partielle Entwicklungsretardierung kann zu Spannungen und Neurosen führen.

Institution, totale *(f).* (*E. Goffman,* 1961). Wohn- und Lebensstätte von Menschen, die von der übrigen Gesellschaft abgeschnitten leben. Gekennzeichnet durch: Verlust von allem Privaten, Persönlichen und von Intimität, Leben in ständiger Unterordnung, Reglementierung des täglichen Lebens nach institutionseigenen Regeln. Beispiele: Kasernen, Kriegsgefangenenlager, Gefängnisse und psychiatrische Großinstitutionen.

Institutionalismus *(m).* Auftreten von Verhaltensanomalien und anderen sekundären psycho-sozialen Störungen (*Anstaltsartefakte) bei psychisch Kranken, insbesondere Schizophrenen, die längere Zeit in einer psychiatrischen Institution untergebracht sind. Es handelt sich um Erscheinungen, die auch als Symptome der Schizophrenie bekannt sind (Autismus, Bewegungsstereotypien u.a.). Auch bei akut Kranken kommt es nach der Aufnahme zu aggressivem Verhalten, wenn sie in einer geschlossenen Abteilung (s.d.) mit restriktivem Milieu untergebracht werden. Die Beobachtung des Institutionalismus wurde zum Ausgangspunkt einer modernen *Sozialpsychiatrie. Den Veränderungen kann durch Umgestaltung des Krankenhausmilieus, z.B. therapeutische Gemeinschaft (s.d.), Demokratisierung der Stationsgemeinschaft und Gruppenarbeit, entgegengewirkt werden.

Insuffizienzgefühl *(n).* Anhaltendes Gefühl des Versagens und der eigenen Minderwertigkeit (*Minderwertigkeitsgefühl).
fr: sentiment d'insuffisance; *e:* feeling of insuffinciency.

Insuffizienzneurotiker *(m).* Selten gebr. Bez. für Neurotiker mit den Gefühlen des Versagens und der mangelhaften Vitalkraft. Neigen nach *J. E. Staehelin* (1960) zu *Toxikomanie.
fr: névrosé avec sentiment d'insuffisance; *e:* insufficiency neurotic.

Insuffizienzsyndrom, terminales extrapyramidales *(n).* Syn. für *Defektsyndrom, terminales extrapyramidales.

Insulinkomabehandlung *(f).* (*M. Sakel,* 1933). Hervorrufen eines therapeutischen Komas durch intramuskuläre Gaben von Alt-Insulin. Die Behandlung wird Wochen bis Monate täglich durchgeführt, und zwar in drei Phasen: 1. Anlaufphase. Beginnend mit 8 E, wird die Insulindosis so lange gesteigert, bis das erste Koma eintritt. Vorsichtiges Ertasten der individuellen Insulindosis ist erforderlich, da diese im Bereich zwischen 8 und mehr als 1000 E schwanken kann. 2. Schockphase. Tägliches Herbeiführen eines Komas mit etwa gleichbleibender Dosis (Schwankungen kommen vor). 3. Nachphase. Rasch abfallende Insulindosen bis zur Beendigung der Kur. – Das Koma wird nach 5–10 Min. durch Traubenzuckergaben (intravenös oder mittels Magensonde) oder durch Glucagon-Gaben (i.v., i.m. oder s.c) beendet. Zu einer Kur gehören 30–40 Vollkomata. Das Koma kann noch mit einer elektrischen Hirndurchflutung kombiniert werden. – Die Insulinkomabehandlung ist nicht ohne Risiko (Mortalität bis zu 5%) und kann daher nur in Fachkliniken mit geschultem Personal durchgeführt werden. Eine während der Kur eintretende, oft erhebliche Gewichtszunahme ist dagegen ohne besondere Bedeutung (Kohlenhydratmast-Fettsucht), da das Gewicht nach der Beendigung der Kur alsbald wieder abfällt. – Wichtigste Indikation: jugendliche Schizophrenie, besonders in ihren weniger akuten Formen. Daneben auch alle anderen Schizophrenieformen. – Manche Kliniken behandeln nicht mit Vollkoma, sondern mit Präkoma (Halbschock).
fr: cure de *Sakel; e:* insulin-coma-therapy.
Syn.: große Insulinkur, Insulinschocktherapie.

Insulinkur *(f).* **1.** Syn. für *Insulinkomabehandlung. **2.** Therapieform, bei der täglich kleine Insulindosen (8–30 E) intramuskulär verabreicht werden. Anwendungsgebiete: Erschöpfung, als Mastkur, endogene Depression, Hirnarteriosklerose, chronische Allgemeinerkrankungen u.a. Oft tritt bei Versagen anderer Behandlungsmethoden eine überraschende Besserung ein.
fr: insulinothérapie; *e:* insulin therapy.
Syn.: kleine Insulinkur.

Insulinresistenz, psychische *(f)*. (*H. Fuhry*, 1938). Verhinderung des Wirksamwerdens der Hypoglykämie bei der Insulinkomabehandlung durch Willensanstrengung und durch psychischen Widerstand.

Insulinschock *(m)*. Durch unphysiologisch hohe Gewebskonzentration an Insulin und eine dadurch hervorgerufene Senkung des Blutzuckerspiegels auftretendes Koma oder Subkoma. Der Zustand ist hauptsächlich gekennzeichnet durch Schweißausbrüche, Speichelfluß, Bewegungsunruhe, unwillkürliche Muskelzuckungen und Bewußseinstrübungen. Er kann absichtlich im Rahmen einer Insulinkomabehandlung hervorgerufen werden oder spontan durch Hyperinsulinismus entstehen.
fr: choc hypoglycémique; *e:* hypoglycemic shock.
Syn.: hypoglykämische Reaktion.

Insulinschockbehandlung (ISB) *(f)*. Syn. für *Insulinkomabehandlung.

Insulinschocktherapie *(f)*. Syn. für *Insulinkomabehandlung.

Insult, epileptischer *(m)*. Obsol. Bezeichnung für epileptischer Anfall.

Insult, maniakalischer *(m)*. Obsol. Bez. für *Manie, auch für plötzlich auftretenden Erregungszustand.

Integration *(f)*. **1.** Verschmelzung von zwei oder mehr Teilen zu einem Ganzen. **2.** In der Psychiatrie der Vorgang, durch welchen verschiedene Persönlichkeitsteile vereinigt werden und nun auf einer neuen, höheren Ebene zusammenwirken (integrierte Persönlichkeit).
fr: intégration; *e:* integration.

Intellektualisierung *(f)*. In der Psychoanalyse Bez. für psychischen Vorgang, durch welchen Konflikte und Gefühle in Form abstrakter intellektueller Probleme beschrieben werden. Steht z.B. jemand in einem Liebeskonflikt und kann sich nicht zu einer bestimmten Wahl entschließen, stellt er das Problem theoretisch als einen Vergleich zwischen den Vorzügen der freien Liebe und der Ehe dar. *S. Freud* hat die Bez. noch nicht gebraucht, jedoch wurde Intellektualisierung von *Anna Freud* (1936) als *Abwehrmechanismus beschrieben. Intellektualisierung kann als Form des *Widerstandes auftreten.
fr: intellectualisation; *e:* intellectualization.

Intelligenz *(f)*. Angeborene Fähigkeit zu geistiger Leistung und als solche Teil der Begabung, Fähigkeit, Erfahrungen zu sammeln und sinnvoll zu verwerten. Die Intelligenz baut sich aus einer Reihe verschiedener Faktoren auf; sie ist in ihrer Verwirklichung abhängig von Gefühls- und Willensanlage, Gedächtnis, Phantasie, dem allgemeinen Antriebsgeschehen u.a.
fr: intelligence; *e:* intelligence.

Intelligenzabbau *(m)*. Verlust erworbener und angeborener intellektueller Fähigkeiten durch Alter und Krankheit. *Abbauindex. Charakteristische Störung bei *Demenz, deren Wesen außer durch Gedächtnisstörungen durch den Intelligenzabbau bestimmt wird.

Intelligenzalter *(n)*. (*Binet*, 1908). Intellektuelle Leistungen, die denen eines durchschnittlichen Kindes einer bestimmten Altersklasse entsprechen. Z.B. hat ein 10jähriges Kind das Intelligenzalter 5, wenn es genauso viel leistet wie ein 5jähriges Kind. Wird zunehmend durch den Begriff *Intelligenzquotient ersetzt.
fr: âge mental, A.M.: *e:* mental age, M.A., *Binet*-age.

Intelligenzdefekt *(m)* *Intelligenzstörungen.

Intelligenzquotient (IQ) *(m)*. **1.** (*W. Stern*). Verhältnis von *Intelligenzalter zu Lebensalter × 100.

$$\frac{\text{IA}}{\text{LA}} \times 100 = \text{IQ}.$$

2. Verhältnis der Intelligenzleistungen eines Individuums zum statistischen Mittelwert der Altersgruppe. Danach entspricht die durchschnittliche Intelligenz einem IQ von 100; bessere Leistungen liegen höher, schlechtere niedriger.
fr: quotient intellectuel; QI; *e:* intelligence quotient, IQ.

Intelligenzschwäche *(f)*. Mangelhaft ausgebildete Intelligenz. Oft als etwas euphemistisches Syn. für *Schwachsinn gebraucht.
fr: retard intellectuel; *e:* mental retardation.

Intelligenzstörungen *(f, pl)*. **1.** Krankhafter Mangel an Intelligenz. Dauerndes Versagen durchschnittlichen oder auch nur geringen Anforderungen gegenüber. Unfähigkeit zu geistiger Produktivität sowie zu selbständiger, zweckmäßiger Lebensführung. Manchmal sind einzelne Intelligenzbereiche mehr betroffen als andere, z.B. Mangel an Urteilsfähigkeit und Abstraktionsfähigkeit bei gutem Gedächtnis und rascher Kombinationsfähigkeit. Angeborene Intelligenzstörungen werden als *Oligophrenie, im späteren Leben erworbene als *Demenz bezeichnet. **2.** Gelegentlich als Syn. für eine nur mäßig ausgeprägte *Demenz gebraucht.
fr: affaiblissements intellectuels; *e:* intellectual debility.

Intelligenzstrukturtest (IST) *(m)*. (*R. Amthauer*, 1953). Psychometrischer Test zur Be-

stimmung von Intelligenzhöhe und Begabungsstruktur. In neun Aufgabengruppen mit jeweils zunehmender Aufgabenschwierigkeit werden Merkfähigkeit und Vorstellungsvermögen, sprachlich-begriffliche und rechnerisch-mathematische Leistungsqualitäten untersucht. 1970 wurde eine revidierte Fassung herausgebracht (IST-70).
fr: test structurel d'intelligence; *e:* intelligence structure test.

Intelligenztest *(m).* Psychometrisches Untersuchungsverfahren zur untersucherunabhängigen Untersuchung von Intelligenzleistungen. In der Psychiatrie sind am gebräuchlichsten: *Hamburg-Wechsler-Intelligenztest; früher auch **Binet-Simon*sche Intelligenzstaffel.
fr: test d'intelligence; *e:* intelligence test.

Intensive care syndrome *(n).* Auf Intensivstationen auftretendes psychisches Krankheitsbild. Mischung aus Bewußtseinsstörungen und wahnhaften Fehlinterpretationen von Gesehenem und Gehörtem. Ursache ist die Organisation vieler Intensivstationen: Durch Helligkeit und Lärm wird der normale Schlaf ständig gestört; andererseits besteht durch Medikamente stets ein leichter Schlafzustand. Durch Organisationsänderung vermeidbar.

Intention, paradoxe *(f)* *paradoxe Intention.

Intentionspsychosen *(f, pl).* Wenig gebräuchliche Bez. für Störungen des psychischen Geschehens, bei denen beabsichtigte (intendierte) Handlungen nicht ausgeübt werden, weil sich ihnen unüberwindliche Gegenantriebe entgegenstellen; z.B. Platzangst. Es handelt sich um Einzelerscheinungen, jedoch nicht um eine Gruppe von *Psychosen im üblichen Sinn des Wortes.

Interaktion *(f).* Art der Gegenseitigkeitsbeziehung der Mitglieder einer *Gruppe. Diese richten ihr Verhalten nach den Erwartungen und positiven wie negativen Einstellungen der anderen Gruppenmitglieder sowie nach ihrer Einschätzung der Gruppensituation ein.
fr: interaction; *e:* interaction.

Interaktionstherapie *(f).* Syn. für *Kommunikationstherapie.

intermediäre Bilder *(n, pl).* (*K. Kleist*). Psychische Krankheitsbilder, bei denen sich keine klare Entscheidung treffen läßt, ob sie grundsätzlich von den Erscheinungen des gesunden Seelenlebens verschieden sind oder sich nur graduell von ihnen unterscheiden. Hierzu zählen die hyperkinetischen und akinetischen Bilder sowie die Stupor- und Verwirrtheitszustände, sowie Trieb-, Drang- und Zwangszustände, Halluzinose, Konfabulose, Ratlosigkeit.

Intermittierende Explosive Störung *DSM-Anhang.

intermittierende Psychose *(f).* *Magnan*s ursprüngliche Bez. für periodische Psychose (s.d.).
fr: folie intermittente; *e:* intermittent psychosis.

International League against Epilepsy. »Internationale Liga gegen Epilepsie«. Abk.: ILAE. *Liga gegen Epilepsie.

Internierung *(f).* Ältere Bez. für *Unterbringung in einem psychiatrischen Krankenhaus. Wird heute offenbar wegen der Verwechslungsmöglichkeiten mit politischer Internierung nicht mehr gebraucht.

Internierungspsychose *(f).* (*M. Pfister-Ammende*). Bei Flüchtlingen unter den Bedingungen langer Internierung vorwiegend durch mangelnde Sozialkontakte auftretende traumatische Neurose, die der *Stacheldrahtkrankheit ähnlich ist. Zwei Stadien: 1. *Phase der Aggression:* Die anfängliche überströmende Dankbarkeit für das Gastland schlägt in Haß, Angst und Aggression gegen Mitflüchtlinge und Betreuer um, die als böswillige Widersacher angesehen werden. Es kann auf dem Wege der psychischen Infektion zu Massenangst und Massenpsychosen der Flucht kommen. Es entstehen Erregungsstürme mit planlosem Hin- und Herlaufen, Schreien und Wimmern. 2. *Phase der Apathie:* Erschöpfung der planlosen Aktivität und allgemein-apathische Verlangsamung aller Bewegungen und Reaktionen. – Die (sozialpsychiatrische) Behandlung kann auch nach Wiederherstellung normaler Verhältnisse sehr schwierig sein.

Internierungsschock *(m).* Traumatisches Erlebnis eines psychisch Kranken durch die Aufnahme in ein psychiatrisches Krankenhaus. Wurde früher teilweise für unvermeidbar gehalten. Die moderne Psychiatrie versucht ihn zu vermeiden oder zu umgehen durch freundlich-unbürokratischen Empfang, Respektierung der Intimsphäre und Vermeidung einer entrechtenden Unterbringung in geschlossenen Sälen.

Interpretation *(f).* Deutung. In der Psychoanalyse: die Erklärungen und Deutungen, die ein Psychoanalytiker seinem Patienten über dessen neurotische Verhaltensweisen und Manifestationen oder über den latenten Inhalt seiner Träume gibt. Ziel der Interpretation ist es, den Patienten zur Einsicht zu bringen und eine Integration seiner Persönlichkeit zu ermöglichen. Interpretation ist eine der wichtigsten Techniken der psychoanalytischen Kur, deren Anwendung besonders hinsichtlich der Häufigkeit, des Zeitpunktes und des Ausmaßes vorsichtig

bemessen werden muß, wenn der Erfolg eintreten soll. Die von *E. Glover* (1955) erarbeiteten Grundlagen der praktischen Anwendung haben die größte Verbreitung gefunden.
fr: interprétation; *e:* interpretation.

intervallum lucidum *(n)* *lucidum intervallum.

Intervention, multimodale *(f)*. Behandlung mit mehreren Methoden gleichzeitig. Besonders in der Kinderpsychiatrie angewandt, z.B. Entspannung, Familientherapie, Psychotonika.

Interview *(n)*. Unterredung. Besonders von der amerikanischen Psychologie erarbeitete Methode, um in Form eines gelenkten Gesprächs Material für Diagnose und wissenschaftliche Bearbeitung zu bekommen. Wird gelegentlich inkorrekt als Syn. für die psychiatrische *Exploration verwendet, die jedoch außer auf die Vorgeschichte auf eine detaillierte Beschreibung pathologischer Erlebnisse zum Zwecke phänomenologischer Unterscheidung Wert legt.
fr: interview; *e:* interview.

Interview, strukturiertes *(n)*. Interview mit vorher festgelegtem Verlauf, aber ohne fest formulierte Fragen. *Fragebogenmethode.
e: structured interview.

Intimformen (der Neurose) *(f)*. (*W. v. Baeyer*, 1957). Nach außen wenig auffällige Neurosen. »In einem Prozeß, der wahrscheinlich mit den soziologischen Umschichtungen unserer Epoche zusammenhängt, treten an die Stelle der *Darbietungsformen mehr und mehr die diskreteren, weniger augenscheinlichen "Intimformen" der Neurose, die blanden Versagenszustände, die vegetativen, vasomotorischen Beschwerden und Funktionsstörungen, die psychosomatischen Krankheiten oder einfach die stille, grämliche Hypochondrie .... Den heutigen "Intimformen" sieht man die durchscheinende Willensrichtung (eine Entschädigung zu erlangen) nicht mehr so leicht an. Sie sind z.T. derart unspezifisch, daß sie zum Verwechseln ähnlich auch bei chronischer Hirnkrankheit und Stoffwechselstörungen ... auftreten können.«

Intoxikationspsychose *(f)*. Unter unmittelbarer Einwirkung zugeführter Gifte entstehende psychische Krankheit. Der Begriff sagt lediglich etwas über die Ursache, nicht jedoch über die Form der Psychosen aus, die dem akuten exogenen *Reaktionstyp angehören. Als Ursachen kommen in Frage: Genußgifte (Alkohol, Nikotin), Metallgifte (Arsen, Thallium), Pilze, Medikamente (Digitalis, Amphetamin, Isoniacid, Metaldehyd, ACTH, Cortison, Streptomycin, Penicillin, Sulfonamide, Brom, Schlafmittel, Weckmittel). Auch die absichtlich durch Halluzinogene hervorgerufenen *Modellpsychosen zählen zu den Intoxikationspsychosen, nicht jedoch die einfache Trunkenheit. Unter den psychopathologischen Phänomenen treten insbesondere Halluzinationen hervor, vor allem optische. Chronische Intoxikationen können zu *Demenzen führen.
fr: psychose toxique; *e:* toxic psychosis.

intrapsychisch *(a)*. Innerhalb der Psyche gelegen. Nach operativistischen Denkmodellen kann die Psyche als System mit eigener Struktur und Dynamik betrachtet werden, wobei allen Phänomenen (Ängsten, Befürchtungen, Halluzinationen) ein bestimmbarer Platz zukommt. Die Beziehungen der einzelnen Phänomene untereinander stellen die intrapsychischen Vorgänge dar.
fr: intrapsychique; *e:* intrapsychic(al).

intrapsychische Ataxie *(f)* *Ataxie, intrapsychische.

Introjektion *(f)*. In der psychoanalytischen Lehre psychischer Vorgang, bei dem das Bild (Imago) eines anderen (geliebten oder gehaßten) Menschen in das eigene Ich übernommen wird. Introjektion stellt psychologisch gesehen einen Assimilationsvorgang dar, *Projektion einen Dissimilationsvorgang. Der Vorgang ist identisch mit sekundärer Identifikation und sekundärem Narzißmus. Z.B. kann die Vaterimago verinnerlicht und dadurch der Autoritätskonflikt mit dem Vater introijiziert werden.
fr: introjection; *e:* introjection.
Syn.: Verinnerlichung (2).

Intropathie *(f)*. Syn. für *Empathie.

Introspektion *(f)*. Erlebnisbeobachtung.

Introversion *(f)*. (*C. G. Jung*, 1910). Neigung eines bestimmten psychischen Grundtyps, seine Interessen mehr der Innenwelt, dem geistigen Leben, dem Abstrakten zuzuwenden. Besitzt ein zögerndes, abwägendes, abwartendes Wesen, das mehr beobachtet als handelt und sich leicht in die Defensive drängen läßt. Einer der am besten belegten Persönlichkeitstypen, der sich gut in Fragebogen erfassen läßt (*Eysenck* Personality Inventory, EPI). Es gibt auch individuelle Zeiten der Introversion, in denen die Wahrnehmung der Außenwelt verblaßt, während innere Phantasien und Visionen die Hauptwirklichkeit werden.
Ant.: Extraversion.
fr: introversion; *e:* introversion.

Introversion – Extraversion. (*H. J. Eysenck*). Begriffspaar faktorenanalytisch erfaßbarer Persönlichkeitsfaktoren, die als Grundeigenschaften menschlichen Wesens angesehen werden. Vgl. Introversion, Extraversion.

fr: introversion–extraversion; *e:* introversion –extraversion.

introversiv *(a).* (*H. Rorschach*). Bestimmter *Erlebnistyp, der aus dem Ergebnis des Rorschach-Formdeuteversuchs erschlossen wird. Erlebt vorwiegend von innen heraus, neigt mehr zum Denken als zum Handeln, zeigt eher schöpferische als reproduktive Aktivität, ist affektiv mehr stabil. Im Formdeuteversuch überwiegen die B-Antworten.
fr: introversif.

introvertiert. Zu *Introversion neigend.
fr: introverti; *e:* introvert(ed).

Intuition *(f).* Nichtdiskursives Denken, dessen Vorgänge im einzelnen nicht bewußt werden, sondern das in seiner Schau plötzlich Zusammenhänge sehen läßt, die sich auch bei objektiver Nachprüfung als richtig erweisen. Intuition wird gewöhnlich von einem starken Evidenzerlebnis begleitet. Es beruht, wie sich im Experiment zeigen läßt, auf alten Urteilen, Erfahrungen und Erinnerungen, die jedoch momentan nicht bewußt sind.
fr: intuition; *e:* intuition.

Inversion (sexuelle). Syn. für *Homosexualität. Vor allem von *S. Freud* in diesem Sinne gebraucht.

Involution *(f).* Körperliche und seelische Rückbildungsvorgänge in Zusammenhang mit dem Älterwerden. Der Begriff wurde als Antonym zu »Evolution« gebildet und wird gewöhnlich nicht näher bestimmt oder differenziert.
fr: involution; *e:* involution.

Involutionsdepression *(f).* Syn. für *Involutionsmelancholie.

Involutionskatatonie *(f).* Syn. für *Spätkatatonie.

Involutionsmelancholie *(f).* Erstmalig im Involutionsalter auftretende monopolare endogene Depression. Außer den typischen Symptomen der endogenen Depression werden besonders hervorgehoben: Wahnbildungen, insbesondere Versündigungwahn, Verfolgungswahn, nihilistischer Wahn; ferner auch eigentümliche hypochondrische Vorstellungen, Erregung, Agitiertheit, Gefühl des Unwirklichen gegenüber der Realität. Die Phasendauer ist nach *J. Angst* (1966) mit durchschnittlich 14,1 Monaten länger als bei anderen Depressionen, die Selbsttötungsgefahr größer. Die Krankheit geht weder auf Hormonstörungen noch auf Körperveränderungen des Alters zurück. – 1898 hatte *Kraepelin* der Involutionsmelancholie eine eigene nosologische Stellung eingeräumt und den Gebrauch der Bez. *Melancholie hierauf beschränkt. Nach Untersuchungen von *Dreyfus* an *Kraepelins* Fällen galt das Krankheitsbild nur noch als besondere Form der manisch-depressiven Erkrankung. *Kraepelin* erkannte daher in der 8. Aufl. seines Lehrbuchs eine Sonderstellung nicht mehr an. Ihm folgte die dt. Psychiatrie. Lediglich die amer. Psychiatrie hielt weiterhin an der ursprünglichen Konzeption *Kraepelins* fest; nur die offizielle Bez. wurde 1952 umgeändert in »psychotische Reaktion im Involutionsalter«. *Involutionspsychose.
fr: mélancholie d'involution; *e:* involutional melancholia, involutional psychotic reaction.
Syn.: Rückbildungsmelancholie, Involutionsdepression.

Involutionsparanoia *(f).* (*K. Kleist,* 1913). Wahnkrankheit im Rückbildungsalter. Von *Kleist* als eigenes Krankheitsbild ausführlich beschrieben. Hauptsymptome sind Beeinträchtigungs- und Größenvorstellungen. Akustische Halluzinationen kommen seltener vor. Die Krankheit bleibt dauernd bestehen (chronischer Verlauf), führt aber nicht zu Bewußtseinszerfall oder *Demenz. In 8 von 10 Fällen besteht eine psychopathische Primärpersönlichkeit, die als hypoparanoide Konstitution (s.d.) bezeichnet wird. 7 von 10 Kranken sind alleinstehende Frauen. Als Ursache nimmt *Kleist* einerseits eine »autochthone Entstehung«, andererseits eine »Veränderung der innersekretorischen Verhältnisse« im Alter an. Weitere Kasuistik wurde von *P. Bohnen* (1920/21) und *P. H. Esser* (1935) veröffentlicht. – Obwohl sehr häufig in der psychiatrischen Literatur diskutiert, wurde die Involutionsparanoia nie als selbständiges Krankheitsbild anerkannt. *W. Mayer-Gross* (1932), *M. Bleuler* (1943) und *W. Klages* (1961) rechnen es zur *Spätschizophrenie.
fr: délire systematisé d'involution; *e:* involutional paranoia.

Involutionsparaphrenie *(f).* Von *Serko* (1919) als eigenständige, chronisch fortschreitende Wahnkrankheit des Alters abgegrenztes Krankheitsbild. Einem im Vordergrund stehenden Beeinträchtigungs- und Verfolgungswahn gesellt sich später ein Selbstüberschätzungswahn hinzu. Inhaltlich spielen sexuelle Motive eine große Rolle. Gedächtnisstörungen, Gehörtäuschungen, Stimmungsschwankungen, Sprachverwirrtheit und eine im Laufe der Jahre abnehmende Ansprechbarkeit der Gefühle werden beschrieben. – Obwohl das Krankheitsbild in der psychiatrischen Literatur häufig diskutiert wird, gelangte es nie zu allgemeiner Anerkennung. Von *Kehrer, M. Bleuler* u.a. wird vor allem die mangelhafte Begrenzung der Phäno-

mene und die Unbestimmtheit des Krankheitsbildes kritisiert.
fr: paraphrénie d'involution; *e:* involutional paraphrenia.

Involutionspsychose *(f).* Im Involutionsalter (40.–60. Lebensjahr) auftretende Psychose. Es kann sich um mehr paranoide oder mehr depressive Erkrankungen handeln. Oft wird der Begriff angewandt, wenn die Ätiologie nicht zu klären ist. Obwohl der Begriff in der Klinik häufig gebraucht wird, ist er wissenschaftlich umstritten. Die meisten Forscher vertreten die Ansicht, daß es neben den im Rückbildungsalter ausbrechenden schizophrenen, manisch-depressiven oder zur Demenz führenden Krankheiten keine selbständigen, auf das Involutionsalter beschränkten psychischen Krankheiten gibt. Die auch sonst bekannten Bilder erhalten durch die »Problematik der 2. Lebenshälfte« lediglich eine besondere Färbung. Einzelne Forscher diagnostizieren Involutionspsychosen bei erstmaligem Manifestwerden im Involutionsalter und Ausbleiben späterer Erkrankungsphasen.
fr: psychose d'involution, psychose de la ménopause, psychose ménopausique; *e:* involutional psychosis, climacteric insanity.
Syn.: Rückbildungspsychose, klimakterische Psychose.

Involutionspychose, ängstliche *(f).* (*K. Kleist*). Im 40.–60. Lebensjahr erstmalig auftretende, ängstlich gefärbte *Depression mit Neigung zur Erstarrung und ungünstiger Prognose. Entspricht der erstarrenden Rückbildungsdepression (*W. Medow*).

Inzest *(m)* *Blutschande.

Inzestkomplex *(m).* (*S. Freud*). Der unbewußte Wunsch, mit dem gegengeschlechtlichen Elternteil sexuellen Verkehr zu haben als Kernstück des *Ödipuskomplexes. Die Bez. ist bei *Freud* in dieser Form nur selten; *Blutschande, *Inzestwunsch, *Inzestschranke.

Inzestschranke *(f).* (*S. Freud*). Moralische Vorschrift, welche Blutsverwandte von der Wahl als Sexualpartner ausschließt und Abscheu vor seiner Ausführung eingibt. Nach *Freud* ist die Beachtung der Schranke »eine Kulturforderung der Gesellschaft, welche sich gegen die Aufzehrung von Interessen durch die Familie wehren muß, die sie für die Herstellung höherer sozialer Einheiten braucht, und darum mit allen Mitteln dahin wirkt, bei jedem einzelnen, speziell beim Jüngling, den in der Kindheit [durch Inzestwünsche] allein maßgebenden Zusammenhang mit einer Familie zu lockern«. »Die Inzestschranke gehört wahrscheinlich zu den historischen Erwerbungen der Menschheit und dürfte wie andere Moraltabus bereits bei vielen Individuen durch organische Vererbung fixiert sein.« (GW V, 127).
fr: tabou de l'inceste; *e:* incest barrier.

Inzesttabu *(n)* *Inzestschranke.

Inzestwunsch *(m).* (*S. Freud*). Verlangen nach sexuellem Verkehr mit Blutsverwandten, insbesondere mit dem gegengeschlechtlichen Elternteil. Inzestwünsche treten normalerweise in der Kindheit auf, werden von der Gesellschaft aber verurteilt. Der Heranwachsende macht sich durch *Verdrängung von den Wünschen frei. Der Neurotiker vermag sich nach *Freud* aber nicht von den kindlichen Verhältnissen der Psychosexualität zu befreien oder kehrt zu ihnen zurück (Entwicklungshemmung oder Regression). »In seinem unbewußten Seelenleben spielen darum noch immer oder wiederum die inzestuösen Fixierungen der Libido eine Hauptrolle. Wir sind dahin gekommen, das vom Inzestverlangen beherrschte Verhältnis zu den Eltern für den *Kernkomplex* der Neurose zu erklären.« (GW IX, 24)
e: incestuous wish.

Inzidenz *(f).* Neuerkrankungsziffer innerhalb eines bestimmten Zeitraums bei vorher an dieser Krankheit nicht Erkrankten. *Prävalenz.
fr: incidence; *e:* incidence.

I.O.G.T. **I**ndependent **O**rder of **G**ood **T**emplars. *Guttemplerorden.

Iophobie *(f).* Zwanghafte Angst vor Gift. Vergiftungsfurcht.
fr: iophobie; *e:* iophobia.

IP ***I**ndividual**p**sychologie.

Ipsation *(f).* Syn. für *Masturbation.
e: ipsation.

IQ ***I**ntelligenz-**Q**uotient.

Iracundia morbosa *(f).* Krankhafte Reizbarkeit und Erregbarkeit, z.B. bei der zornigen Manie.

Irrenanstalt *(f).* Alte Bez. für psychiatrisches Krankenhaus. Wahrscheinlich erst 1807 von *Jean Paul* als Glimpfwort für das ältere »Narrenhaus« eingeführt. Ende des Jahrhunderts offiziell von der Bez. »Heil- und Pflegeanstalt« abgelöst. Im Volksmund teilweise weiter gebräuchlich.
fr: asyle, maison de santé, maison d'aliénés; *e:* insane asylum *oder* institution.

Irrenarzt *(m).* Bez. des 19. Jh. für *Psychiater.
fr: aliéniste; *e:* alienist.

Irrenheilkunde *(f).* Obsol. Bez. für *Psychiatrie.
fr: médecine mentale; *e:* mental medicine.

Irrenkolonie *(f).* Im 19. Jahrhundert entstandene Versorgungseinrichtung für psychisch Kranke. Einem psychiatrischen Krankenhaus waren zahlreiche Stellen der Familienpflege angegliedert, die meist zu landwirtschaftlichen Betrieben gehörten. Man gewann so den Vorteil der kleinen Gruppen und günstigen Organisation der Arbeitstherapie. Besonders traditionsreich in *Geel; in Deutschland vor allem in Ilten, Bremen, Berlin, Zwiefalten u.a.

Irrenparalyse *(f)*. Obsol. Bez. für Demenz bei progressiver Paralyse. *Dementia paralytica.
fr: maladie de *Bayle; e: Bayle'* s disease.
Syn.: Lähmungsirresein, *Bayle*sche Krankheit.

Irrer *(m)*. Im 19. Jahrhundert allgemein übliche und offizielle Bez. für »psychisch Kranker« oder »Geisteskranker«.
fr: aliéné (ab 1838); *e:* mad.

Irresein *(n)*. Allgemeinste, nicht mehr gebräuchliche Bez. für jede Form psychischer Krankheit. Das Wort kam Anfang des 19. Jahrhunderts auf und wurde bis weit ins 20. Jahrhundert hinein (z.B. auch von *Kraepelin*) ständig gebraucht. Gilt gegenwärtig als diffamierend. Wurde durch das Syn. *Psychose ersetzt.
fr: aliénation mentale, folie; *e:* insanity, alienatio mentalis.

Irresein, akutes halluzinatorisches *(n)*. Alte Bez. für *Amentia.

Irresein, degeneratives *(n)*. Syn. für *Degenerationspsychose.

Irresein, epileptisches *(n)*. Nicht mehr gebräuchliche, noch von *Kraepelin* verwendete Bez. für das Gesamtgebiet der Epilepsie. Das einigende Band der verschiedenen epileptischen Erkrankungen wurde in den psychischen Veränderungen, nicht im einzelnen Anfall gesehen. Der Gebrauch der Bez. ist nie einheitlich und eindeutig gewesen: bei **Morel* (1860) und *Falret* (1861) Bez. für den epileptischen Charakter, bei *Falret* an anderer Stelle aber auch Bez. für die akuten, rasch vorübergehenden epileptischen Psychosen, bei denen er *Petit mal intellectuel und *Grand mal intellectuel unterschied.
fr: folie épileptique; *e:* epileptic insanity.

Irresein, gemeinschaftliches *(n)*. Von *Deventer* (1893) gebrauchter Ausdruck für *Wahn, konformer.

Irresein, halluzinatorisches *(n)*. Obsol. Bez. für psychische Krankheit mit Halluzinationen. *Fürstner* beschrieb ein »halluzinatorisches Irresein der Wöchnerinnen«, das der *Wochenbettpsychose gegenwärtiger Umschreibung entspricht.

Irresein, hysterisches *(n)*. Obsolete Sammelbez. für alle psychischen Störungen und Veränderungen, die als hysterisch oder hysterieähnlich aufgefaßt werden können.
fr: folie hystérique; *e:* hysteric insanity.

Irresein, impulsives *(n)* *impulsives Irresein.

Irresein, induziertes *(n)* *induziertes Irresein.

Irresein, infektiöses *(n)*. **1.** (*K. W. Ideler,* 1838). Obsol. Bez. für *Folie à deux. **2.** Nicht mehr gebräuchliche Bez. für Infektionspsychose.

Irresein, kompulsives *(n)* *impulsives Irresein.

Irresein, manisch-depressives *(n)*. Von *Kraepelin* (1896) geprägte und auch gegenwärtig teilweise noch übliche Bez. für eine Affektpsychose, die sachlich mit der heutigen manisch-depressiven Erkrankung identisch ist. *Kraepelin* faßte unter dieser Bez. erstmalig eine Reihe von Krankheitsbildern unter einem einheitlichen Krankheitsbegriff zusammen. Im Vergleich zur älteren Nomenklatur umfaßte das Krankheitsbild nach *Kraepelin* »einerseits das ganze Gebiet des sog. periodischen und zirkulären Irreseins, andererseits die meist noch davon unterschiedene einfache Manie«, ferner die ältere Melancholie, einen Teil der bis dahin als *Amentia bezeichneten Zustände für leichtere, periodisch wiederkehrende Verstimmungszustände. *Kraepelin:* »Im Laufe der Jahre habe ich mich mehr und mehr überzeugt, daß alle genannten Bilder nur Erscheinungsformen eines einzigen Krankheitsvorganges darstellen.«
fr: psychose maniaque-dépressive (*Kraepelin*), folie alterne, psychose périodique; *e:* manic-depressive insanity.

Irresein, moralisches *(n)*. Obsol. Bezeichnung für *Moral Insanity.
fr: amoralisme, manie de *Ray; e: Ray*'s mania.

Irresein, nuptiales *(n)*. Innerhalb einer Ehe sich entwickelndes *induziertes Irresein, bei dem ein Ehepartner die Wahnvorstellungen des anderen übernimmt.

Irresein, periodisches *(f)*. Anfang des 20. Jahrhunderts viel gebrauchtes Syn. für *Psychose, periodische. Wird gegenwärtig noch gelegentlich als Syn. für manisch-depressive Erkrankung (s.d.) gebraucht.
fr: folie périodique; *e:* periodic insanity.

Irresein, präseniles *(n)*. *Kraepelins* eigene Bez. für die *Kraepelin*sche Krankheit.

Irresein, religiöses *(n)*. Obsol. Synonym für *Theomanie.

Irresein, solares *(n)*. Obsol. Bez. für psychische Veränderungen bei *Sonnenstich.

Irresein, zirkuläres *(n)*. (*J. Falret,* 1851). Ältere Bez. für *Erkrankung, manisch-depressive. **Griesinger* hatte 1845 Fälle erwähnt, bei denen Manie und Melancholie durch lichte Zwischenräume getrennt jahrelang an gewisse Jahreszeiten gebunden auftraten, und hatte dafür das Bild des Zyklus (Jahreszyklus) gebraucht.

Falret wurde durch ausführliche Beschreibung zum Begründer der durch *Kraepelin* (1896) zur allgemeinen Anerkennung gebrachten Lehre vom einheitlichen Krankheitsbild »manisch-depressives Irresein«.
fr: folie circulaire; *e:* circular insanity.

Irresein, zyklisches *(n)*. Obsol. Bez. für manisch-depressive Erkrankungen.

Irrsinn *(m)*. Im 18., teilweise auch im 19. Jahrhundert gebräuchliche, jetzt obsol. Bez. für psychische Krankheit.
fr: démence, folie; *e:* lunacy, madness.

ISB. Insulinschock**b**ehandlung. *Insulinkomabehandlung.
e: IST (insulin shock therapy).

ISKO. Institut für angewandte **S**ozialpsychologie, **K**ommunikationstraining und **O**rganisationsentwicklung. Deutsche Organisation der *Human Growth-Bewegung. Adresse: Sievekingallee 86, Hamburg.

Isolation, experimentelle *(f)* *Deprivation, sensorielle.
fr: isolement sensoriel; *e:* sensory isolation.

Isolierrapport *(m)*. Gefühlsmäßiger, ausschließlich (isoliert) auf den behandelnden Arzt beschränkter *Rapport in tiefer Hypnose. Eine suggestive Beeinflussung ist bei dieser Hypnosetiefe nur noch durch den Hypnotherapeuten selbst möglich.

Isolierte Explosive Störung *DSM-Anhang.

Isolierung *(f)*. **1.** In der psychoanalytischen Lehre besondere Form der *Abwehr, bei der unliebsame Denkinhalte zwar erinnert und nicht verdrängt, aber von dem sie begleitenden Affekt getrennt werden. »Das Erlebnis ist nicht vergessen, aber es ist von seinem Affekt entblößt, und seine assoziativen Beziehungen sind unterdrückt oder unterbrochen, so daß es wie isoliert dasteht und auch nicht im Verlauf der Denktätigkeit reproduziert wird.« (*S. Freud*)
fr: isolation; *e:* isolation.
2. Unterbringung eines unruhigen, gefährlichen oder störenden psychisch Kranken in einem besonders schallgedämpften Raum als therapeutische Maßnahme. Es setzt aber häufig eine starke Erregung ein, oder die vorher bestehende Erregung nimmt noch zu. Die Kranken zerbrechen die erreichbaren Gegenstände, zerreißen Bettücher, schmieren mit Kot und greifen eintretende Personen an. Im 18. und 19. Jahrhundert war die Isolierung in eigenen *Isolierzellen ein vielfach ausgeübtes Verfahren der Beruhigung. Gegenwärtig lediglich in seltenen Fällen bei sehr gefährlichen oder störenden Kranken vorübergehend angewandt.
fr: isolement (cellulaire); *e:* isolation.

Isolierzelle *(f)*. Eigens für die *Isolierung unruhiger Kranker hergerichteter Raum, der möglichst eine Schalldämpfung, unzerbrechliche Fenster und eine spärliche, unzerstörbare Einrichtung enthielt.
e: seclusion (*oder seltener*) isolation (*noch seltener*) quiet room.

Isolophobie *(f)*. Angst vor dem Alleinsein.
fr: isolophobie; *e:* isolophobia.

IST *__I__ntelligenz__s__truktur__t__est.

Iteration *(f)*. Leere Wiederholung immer wieder derselben Worte, Sätze oder Bewegungen. *Verbigeration.
fr: itération; *e:* iteration.
Syn.: Iterativerscheinungen, Stereotypie.

Iterativerscheinungen *(f, pl)* *Iteration.

Ixoidie *(f)*. Syn. für *Ixothymie.

Ixophrenie *(f)*. *E. Strömgrens* Bez. für die epileptische Wesensänderung (s.d.).
fr: ixophrénie; *e:* ixophrenia.

Ixothymie *(f)*. Von *E. Strömgren* (1936) gebrauchte Bez. für eine leichte Form der epileptischen Wesensänderung. Entspricht etwa *Kretschmers* Begriff des *viskösen Temperaments.
fr: ixothymie; *e:* ixothymia.
Syn.: Ixoidie.

J

Jackson, Donald de Avila (= **Don D.**) geb. 2. 1. 1920 Oakland (Calif.) gest. 1968 Palo Alto. Amerikanischer Psychiater und Psychoanalytiker. Ausbildung unter *Frieda *Fromm-Reichmann* in Chestnut Lodge (Maryland) und beeinflußt durch *Harry Stuck Sullivan.* Kam durch *Bateson* zur *Palo-Alto-Gruppe. Theorie von der *Homöostase (3) der Familie: Der *Indexpatient hält mit seinen (z.B. schizophrenen) Symptomen das soziale Gleichgewicht in seiner Familie aufrecht. – *Werke:* »Etiology of Schizophrenia« (1960) (Ursprung der Schizophrenie).

Jackson, John Hughlings. geb. 4. 4. 1835 Green Hammerton (Yorkshire), gest. 7. 10. 1911 London. Englischer Neurologe. Zu seiner Zeit hauptsächlich durch Untersuchungen über Sprachstörungen bekannt. Beschrieb zahlreiche neurologische Zustandsbilder, darunter die als *Jackson*-Anfälle bekannten fokalen Anfälle, die er zuerst bei seiner Frau beobachtete. Formulierte eine eigene Theorie über den Abbau der Nervenleistungen, die sich an der philosophischen Lehre von *Herbert Spencer* – Hauptvertreter der Evolutionisten – orientierte. Nach dieser Theorie werden die zentralnervösen Leistungen bei Erkrankung in umgekehrter Reihenfolge, wie sie im Zuge der Evolution aufgebaut worden sind, wieder abgebaut. Das klinische Bild ist somit nicht von der Art der Schädigung abhängig, sondern folgt einem vorher schon feststehenden Prinzip. Der Abbau geht von den höheren, komplexer organisierten, leichter der bewußten Beeinflussung unterlegenen Zentren zu den einfacher organisierten, automatisch funktionierenden tieferen Zentren. Obwohl zuerst an psychischen Problemen formuliert, vielfach nur auf neurologische Symptome angewandt. Die Theorie erlangt im *Neo-Jacksonismus sowie in der *organodynamischen Theorie neue, allgemeinere Bedeutung. Die Schriften wurden gesammelt von *James Taylor* (1931): »Selected Writings of *J. H. Jackson.*«

Jackson-Anfall *(m).* Syn. für *Anfall, fokaler.

Jackson-Anfall, motorischer *(m)* *Anfall, fokaler.

Jackson-Anfall, sensibler *(m)* *Anfall, fokaler.

Jackson-Epilepsie *(f).* (*J. H. Jackson*) Epileptisches Anfallsleiden mit vorwiegend oder ausschließlich fokalen Anfällen. Von *Charcot* eingeführter Begriff.
fr: épilepsie jacksonienne, épilepsie partielle, épilepsie bravaisjacksonienne; *e:* Jacksonian epilepsy, focal epilepsy, cortical epilepsy, *Bravais-Jackson* epilepsy.
Syn.: Rindenepilepsie.

Jacobi, Maximilian. geb. 10. 4. 1775 Düsseldorf, gest. 18. 5. 1858. Deutscher Psychiater. Baute die Irrenanstalt Siegburg in vorbildlicher Weise auf und gilt damit als der deutsche **Esquirol.* Zusammen mit seinem Freund *Nasse* Hauptvertreter der *Somatiker.

Jacobsonsches Entspannungstraining *(n).* Syn. für *Relaxation, progressive.

Jactatio capitis (nocturna). Kindliches Kopfwerfen. Bei 1,5% der Kinder meist im Einschlafzustand zu beobachtende Verhaltensstörung. Besteht in unablässigem rhythmischen Hin- und Herrollen des Kopfes von einer Seite auf die andere. Differentialdiagnostisch vom Tic und Spasmus nutans abzugrenzen. Bei Jungen doppelt so häufig wie bei Mädchen. Bevorzugt im Kleinkindalter, nach der Pubertät extrem selten. Ursachen sind vor allem Störungen der sozialen Beziehungen zwischen Familienmitgliedern, Milieuschäden, neurotische Fixierungen, kühle Elternhausatmosphäre, labil-unterdrückende Erziehung. Behandlung stets schwierig.
fr: jactation; *e:* jactatio capatis, jactation, head rolling.

Jactatio corporis. Kindliches Körperwerfen. Hin- und Herwälzen des Körpers bei stark ausgeprägter *Jactatio capitis.

Jacob-Creutzfeldtsche Krankheit *(f).* (*H. Creutzfeldt,* 1920; *A. Jakob,* 1921). Sehr seltene Krankheit mit langsam fortschreitender Verblödung im mittleren und höheren Lebensalter. Beginn mit Ermüdung, Apathie, Vergeßlichkeit und Verhaltensstörungen. Später Sprechstörungen, pathologisches Weinen und Lachen, epileptische Anfälle und Klagen über Schmerzen und Schwäche in den Beinen. Ferner: Agnosie, Aphasie, Alexie, Apraxie. Spastische Tonuserhöhung, aber auch Beteiligung des peripheren motorischen Neurons, Ataxie, Intentionstremor, Bewegungsverarmung, Rigor, Tremor, Hypomimie sowie Myoklonien (nahezu immer), Hirnnervenausfälle

(meistens). – Verlauf: unaufhaltsames Fortschreiten bis zum Tode innerhalb von längstens 1–2 Jahren. Ursache: Die Krankheit zählt zu den Slow-Virus-Infektionen. Sie ließ sich auf Schimpansen übertragen, die nach einem Jahr Inkubationszeit erkrankten (*Gajdusek* et al., 1968).
fr: démence abiotrophique; *e: Jakob-Creutzfeldt*s disease.
*Syn.: Creutzfeld-Jakob*sche Krankheit, *Jacob*sche spastische Pesuedosklerose.

Jacobsche spastische Pseudosklerose *(f)*. Syn. für **Jacob-Creutzfeldt*sche Krankheit.

James-Lange-Theorie *(f)* *Gefühlstheorie.

Jammerdepression *(f)*. In der älteren Psychiatrie gebräuchliche Bez. für eine Form der agitierten endogenen Depression. Die depressive Hemmung des Gedankenganges fehlt; die Kranken jammern und lamentieren den ganzen Tag eintönig über das große Unglück, die verlorene Zukunft, die sündige Vergangenheit oder andere depressive Inhalte.
e: agitated depression, ademonia.

Janet, Pierre. geb. 30. 5. 1859 Paris, gest. 1947. Studierte zunächst Philosophie und unterrichtete 7 Jahre lang am Lyzeum in Le Havre. Wandte sich nebenher der Medizin und unter dem Einfluß *Charcot*s besonders Problemen der Hypnose und Suggestion zu und blieb darin stets Antipode zu *S. Freud*. Lehrte ab 1895 experimentelle und vergleichende Psychologie am Collège de France. 1902–1934 Professor am gleichen Institut. Stellte zwei Formen der Geistestätigkeit einander gegenüber: den psychologischen Automatismus (activité d'automatisme) und eine Kraft zur Synthese (activité de synthèse). Kernstück seiner Lehre ist eine Theorie über psychische Spannung (tension psychologique), die er besonders in der Psychasthenie – Begriff wurde von *Janet* geprägt – erniedrigt glaubte.

Janetscher Anästhesietest *(m)*. Untersuchungsmethode zur Unterscheidung von organischen und funktionellen Sensibilitätsstörungen. Der Kranke wird aufgefordert, bei Berührungsreizen mit »ja« zu antworten, sonst mit »nein«. Funktionell Kranke antworten bei Berührungsreizen häufig mit »nein«, organisch Kranke antworten meist nichts.

Janet-Krankheit *(f)*. Selten gebrauchtes Syn. für *Psychasthenie.

Jargonagraphie *(f)*. Form der Dysgraphie. Inkohärente und unverständliche Schrift bei voll erhaltenem Sprachverständnis und Sprechvermögen.
fr: jargonagraphie; *e:* jargonagraphia.

Jargonaphasie *(f)*. Schwere Form der sensorischen Aphasie, bei welcher die Sprachmelodie (der »Jargon« der Sprache) erhalten ist, die Sätze oder auch die Worte selbst aber unverständlich bleiben. Bei gehobener Stimmung spricht der Kranke viel. Seine Äußerungen scheinen aber nur für ihn Bedeutung zu haben. Beispiel (bei der Aufgabe, einen Kugelschreiber zu benennen): »Klimpima, wenn's runterfällte, wird's abgefährt.«
fr: jargonaphasie, paraphie littérale; *e:* jargonaphasia.
Syn.: Kauderwelschaphasie.

Jargonapraxie *(f)*. Zur *Jargonaphasie analoge Form der Apraxie. Bewegungen werden ohne bestimmtes Bewegungsziel in inkoordinierter Weise ausgeführt.
fr: jargonapraxie; *e:* jargonapraxia.

Jargon, paraphasischer *(m)*. Die bei *Jargonaphasie gesprochene Sprache.

Jargon, phonetischer *(m)*. Schwere Form einer phonetischen Paraphasie (s.d.). Die gesprochene Sprache wird durch zu häufige Verletzung der grammatikalischen Regeln unverständlich. Die Sprachmelodie bleibt aber erhalten. *Jargonaphasie.

Jaspers, Karl. geb. 23. 2. 1883 Oldenburg, gest. 26. 2. 1969 Basel. Psychologe, Psychopathologe und Philosoph in Heidelberg und Basel. 1909–1915 an der Psychiatrischen Klinik Heidelberg unter *F. Nissl* tätig. Habilitierte sich 1913 für Psychologie. Ab 1916 a.o. Professor und 1921–1937 sowie 1945–1948 o. Professor für Philosophie in Heidelberg, ab 1948 in Basel. Gab mit seinen psychopathologischen Schriften der Psychiatrie eine allgemeine methodische Grundlage. Bereits die Dissertation »Heimweh und Verbrechen« (Heidelberg, 1909) gilt als klassisches psychopathologisches Werk. Nach weiteren Arbeiten, »Eifersuchtswahn« (1910), »Zur Analyse der Trugwahrnehmungen« (1911), »Die Trugwahrnehmungen« (1912) und »Die phänomenologische Forschungsrichtung in der Psychopathologie« (1912), erschien 1913 die »Allgemeine Psychopathologie«, welche vielfach als der eigentliche Beginn einer wissenschaftlichen Psychopathologie angesehen wird. Das Buch erschien 1946 noch einmal in völlig überarbeiteter und um 300 Seiten vermehrter Auflage und wird seither unverändert in immer neuen Auflagen herausgebracht. *Jaspers* ging in der Psychopathologie von einer geisteswissenschaftlichen Psychologie aus und unterschied im methodischen Vorgehen ein statisches und dynamisches *Verstehen von einem *Erklären. Verfaßte bedeutende Pathographien über »Strindberg und van Gogh« (1922) und den Propheten Ezechiel (1947). Die psychopathologischen Arbeiten erschienen als »Gesammelte Schriften zur Psychopathologie« (Berlin-Göttingen-Heidelberg 1963). – Die Psychologie und Philosophie von *Jaspers* ist im wesentlichen Existenzphilosophie, wobei er eine besondere Richtung der Existenzerhellung begründete.

Jatromanie *(f)*. Tendenz, ständig den Arzt zu wechseln.
fr: iatromanie; *e:* iatromania.

Jean, mal de Saint *Mal de Saint-Jean.

Jetrimumsucht *(f)*. Syn. für *Dextromoramidsucht.

Jodoformpsychose *(f)*. Durch Behandlung mit Jodoform (meist Jodoformgaze) auftretende symptomatische Psychose; zu den akuten körperlich begründbaren Psychosen gehörend. In der Symptomatik werden besonders Affektstörungen hervorgehoben (*Ewald*). Dem Krankheitsbild kommt wegen des seltenen Gebrauchs der Jodoformgaze keine praktische Bedeutung mehr zu.

Joffroy-Demenzzeichen *(n)*. (*A. Joffroy*). Frühsymptom der progressiven Paralyse. Bei einfachen Additions- und Subtraktionsaufgaben werden schwerwiegende Fehler gemacht. Der Kranke erhält z.B. die Aufgabe, von 101 immer 7 abzuzählen.

Joint *(m)*. Im Drogenjagon: selbstgedrehte Zigarette aus reinem Haschisch oder Tabak-Haschisch-Gemisch.

Jokaste-Komplex *(m)*. (*Raymond de Saussure*). Nach Jokaste, der Mutter und Gattin des Ödipus in der griech. Sage, benannte neurotische Bindung der Mutter an den Sohn. *Ödipus-Komplex.
fr: complexe de Jocaste; *e:* Jocasta complex.

Jones, Ernest geb. 1. 1. 1879 Rhosfelyn (Wales), gest. 11. 2. 1958 London. Bedeutender Psychoanalytiker. Nach Medizinstudium in London erste Bekanntschaft mit der Psychoanalyse. Führte sie während einer Professur 1909 in Kanada und den USA ein. Einer der treuesten Schüler und Freunde *Freuds*. 22 Jahre lang Präsident der internationalen psychoanalytischen Gesellschaft. Bedeutende Beiträge zu vielen Gebieten der Psychoanalyse; in breiteren Kreisen bekannt durch eine dreibändige *Freud*-Biographie (»*Sigmund Freud,* Leben und Werk«, ab 1957). Andere Werke: »Essays in applied psychoanalysis«, 1923; »Social aspects of psychoanalysis«, 1924; »On the nightmare«, 1931; »Free associations: memoirs of a psychoanalyst«, 1959. – Biographie von *V. Brome,* New York, 1983.

Jugendhalbirresein *(n)*. *Kahlbaums* Eindeutschung des von ihm beschriebenen *Heboids.

Jugendirresein *(n)*. Syn. für *Hebephrenie.
fr: démence juvenile; *e:* adolescent insanity.

Jugendkriminalität *(f)*. Kriminalität im Kindes- und Jugendalter. Zwar sind Motivierung und Einzeltaten nicht anders als bei Erwachsenen, jedoch weichen Häufigkeit der Gesamtkriminalität und Häufigkeit einzelner Taten oft erheblich ab. Die Kriminalität setzt mit dem 7. Lebensjahr ein und erreicht zwischen dem 21. und 24. Lebensjahr den Höhepunkt. Häufiger als von Erwachsenen werden von Jugendlichen begangen: fahrlässige und vorsätzliche Brandstiftung; Diebstahl, insbesondere Kraftfahrzeugdiebstahl; unzüchtige Handlungen mit Kindern; Notzucht; Raub und räuberische Erpressung. Den Besonderheiten der Jugendkriminalität tragen eine eigene Jugendgerichtsbarkeit (Erziehungsgedanke überwiegt Sühnegedanken) und ein vorwiegend erzieherischen Gesichtspunkten unterworfener Jugendstrafvollzug Rechnung.
fr: criminalité juvenile; *e:* juvenile delinquency.

jugendliche Paralyse *(f)*. Selten gewordene, im Kindes- und Jugendalter als Folge einer angeborenen Lues auftretende progressive Paralyse. Erstbeschreibung durch *Clouston* (1877). In der Symptomatik werden einfach-demente Verlaufsform, paralytische Anfälle und Sehnervenatrophien hervorgehoben.
fr: paralysie général progressive infantile; *e:* juvenile paresis.

Jugendpsychiatrie *(f)*. Seit Ende des 19. Jh. aus Pädiatrie und Psychiatrie hervorgegangene medizinische Fachdisziplin. Gewöhnlich untrennbar mit der Kinderpsychiatrie verbunden. Ihre Gegenstände sind die Klärung von Ätiopathogenese und Physiopathologie sowie die Feststellung, Behandlung und Nachbehandlung von psychischen Anomalien, Schwachsinn und Geisteskrankheiten des Jugendalters und insbesondere auch der Verhaltensstörungen von Jugendlichen. Institutionell entwickelte sich das Fachgebiet einerseits aus den Abteilungen für Schwachsinnige und Anfallskinder an zahlreichen Anstalten, andererseits entstand über Erziehungsberatungsstellen, Schwererziehbarenheime und kinderpsychiatrische Beobachtungsabteilungen ein enges Verhältnis zur Heilpädagogik. In der Psychotherapie jugendlicher Verhaltensstörungen wurden besondere, altersangepaßte Methoden

entwickelt. Ein wichtiges Ziel ist dabei eine wirksame Prophylaxe. – Zusammenschluß in der »Deutschen Vereinigung für Jugendpsychiatrie« (seit 1950). Zeitschriften: »Acta paedopsychiatrica«, »Praxis der Kinderpsychologie und Kinderpsychiatrie« (seit 1950), »Jahrbuch für Jugendpsychiatrie« (seit 1956). Nach der offiziellen Weiterbildungsordnung umfaßt das Fachgebiet Kinder- und Jugendpsychiatrie die Erkennung, nicht-operative Behandlung, Prävention und Rehabilitation, bei psychischen, psychosomatischen und neurologischen Erkrankungen oder Störungen sowie bei psychischen und sozialen Verhaltensauffälligkeiten im Kindes- und Jugendalter. – Weiterbildungsgang: *Kinder- und Jugendpsychiater.
fr: neuropsychiatrie d'enfant; *e:* infantile neuro-psychiatry, child psychiatry.
Syn.: Pädopsychiatrie.

Jugendschwachsinn *(m)*. Obsol. Synonym für Dementia juvenilis (*Hebephrenie).
fr: démence juvenile *oder* précoce; *e:* juvenile dementia.

Jugendstrafe *(f)*. Besonderer Begriff der Jugendgerichtsbarkeit. Gesetzlich geregelt in §§ 17–19 JGG. Bedeutet Freiheitsentzug in einer Jugendstrafanstalt, wenn dies wegen der Schwere der Schuld angebracht erscheint oder wenn Erziehungsmaßregeln und Zuchtmittel nicht als ausreichend erachtet werden. Mindestmaß 3 Monate; Höchstmaß 5 Jahre, in besonderen Fällen 10 Jahre (§ 18 JGG). Die Jugendstrafe soll so bemessen sein, daß die erzieherische Einwirkung möglich ist. Sie kann mit unbestimmter Dauer (Höchstmaß: 4 Jahre) verhängt werden, wenn sich nicht voraussehen läßt, welche Zeit zur Erreichung des erzieherischen Zweckes erforderlich ist (§ 19 JGG).

Jugendverfehlung, typische *(f)*. Straftat eines Heranwachsenden, die in ihren Umständen charakteristische Zeichen der Handlung eines Jugendlichen erkennen läßt und nach § 105 Abs. 1 Ziff. 2 JGG die Anwendung von Jugendstrafrecht bei Heranwachsenden begründet. Grundsätzlich kann jede Straftat auch typische Jugendverfehlung sein. Im Einzelfalle wird darüber nach evtl. forensisch-psychiatrischer Begutachtung, welche Reifegrad und Persönlichkeit des Heranwachsenden berücksichtigt, vom Richter entschieden.

Jung, Carl Gustav. geb. 25. 7. 1875 Kesswil (Schweiz), gest. 6. 6. 1961 Küsnacht. Psychotherapeut und Univ.-Prof. in Basel. 1900–1909 Assistent und Oberarzt bei *E. Bleuler*. Während dieser Zeit und anschließend bis 1913 enge Verbindung zu *S. Freud*. Präsident der internationalen psychoanalytischen Gesellschaft. Entwickelte nach einem völligen Bruch mit *Freud* eine eigene, auf den Grundlagen der Psychoanalyse aufbauende Theorie, die als »analytische »Psychologie« (s.d.) bezeichnet wird. Gewann durch die sich daraus ergebenden Konsequenzen weit über die Psychiatrie hinaus Einfluß auf Anthropologie, Ethnologie, vergleichende Religionsgeschichte, Religionspsychologie, Pädagogik und Literatur. Gesammelte Werke in 19 (+5) Bdn., Rascher Verlag, Zürich und Stuttgart, ab 1958.

Jungsche Therapie *(f)*. Syn. für *Therapie, synthetisch-hermeneutische.

Jung-Institut *(n)*. Am 24. 4. 1948 in Zürich gegründete Institution. Dient dem Ziel, *C. G. Jung*s Theorien und die Methoden der analytischen Psychologie zu lehren, durch *Jung*sche Theorien angeregte Forschungsvorhaben zu fördern. *Lehranalysen können durchgeführt werden. Die Bibliothek enthält auch *Jung*s unveröffentlichte Schriften.

juvenile Psychose *(f)* *Psychose, juvenile.

Juvenilismus *(m)*. Selten gebrauchtes Syn. für *Infantilismus, psychischer.
fr: juvénilisme; *e:* juvenilism.

K

Kälteschock *(m)* *Kryotherapie.

Kältetherapie *(f)* *Kryotherapie.

Kahlbaum, Karl Ludwig. geb. 18. 12. 1828 Driesen, gest. 15. 4. 1899. Psychiater und Besitzer der Privatheilanstalt für Nerven- und Gemütskranke in Görlitz. Hat außer einer dreijährigen Dozentur in Königsberg nie ein akademisches Amt bekleidet, obwohl er zu den bedeutendsten Forschern seiner Zeit gehörte. Trennte als erster die klinischen Zustandsbilder von den eigentlichen Krankheitsprozessen. Legte mit der Arbeit »Die Gruppierung der psychischen Krankheiten und die Einteilung der Seelenstörungen« (1863) den Grund für eine allgemeine klinische Psychopathologie. Forderte bereits vor *Kraepelin* die Aufstellung von »Krankheitseinheiten« mit gleicher Ursache, gleichen Erscheinungen, Verläufen und Ausgängen. Für viele Störungen führte er eine neue, systematisch geordnete Nomenklatur ein. Davon haben sich bis zur Gegenwart die *Hebephrenie und die *Katatonie gehalten, deren klinische Bilder in monographischen Darstellungen ausführlicher bearbeitet und mit Kasuistiken belegt wurden (»Die Katatonie, eine neue klinische Krankheitsform«, 1874). Seine übrigen Einteilungen und Bezeichnungen (mit Ausnahme des *Heboids) fanden jedoch zu keiner Zeit größere Verbreitung. In Frankreich ist die Dementia praecox mit Katatonie als »maladie de *Kahlbaum« bekannt.*

Kaif (arabisch). Zustand angenehmer, ermattender Euphorie durch Rauschgift.

Kain-Komplex *(m)*. Nach dem biblischen Kain, dem ältesten Sohn Adams und Evas (1. Mos. 4), Mörder seines Bruders Abel, benannter neurotischer *Komplex. Rivalität, Neid und Aggressionen gegen den eigenen Bruder oder die Geschwister. Kann auftreten, wenn sich ein Kind durch Geschwister aus der Liebe der Eltern verdrängt fühlt.
fr: complexe de Caïn; *e:* Cain complex.

Kainophobie *(f)*. Angst vor neuen Situationen und Dingen.
fr: kainophobie; *e:* kainophobia.

Kairophobie *(f)*. Situationsangst.
fr: kairophobie; *e:* kairophobia.

Kakästhesie *(f)*. Gefühlsstörung. Krankhaft verändertes Gefühl.
fr: cacésthesie; *e:* cacesthesia, kakesthesia.

Kakergasie *(f)*. (*A. Meyer*). Wenig gebr. Bez. der *Ergasiologie für gestörte Funktionen der Psyche oder des Körpers, die nicht das Ausmaß einer Krankheit besitzen. Entspricht etwa den Neurosen der geläufigen Terminologie.
fr: cacergasie; *e:* kakergasia.
Syn.: Merergasie.

Kakogeusie *(f)*. Unangenehmer, schlechter Geschmack.
fr: cacogeusie; *e:* cacogeusia.

Kakolalie *(f)*. Unkorrekte, unsauber artikulierte Aussprache, z.B. bei manchen Formen der Demenz.
fr: cacolalie; *e:* cacolalia.

Kakon *(n)*. (*v. Monakow*). Abnorme Reaktion bei Angstneurosen.

Kalopsie *(f)*. Abnormer Geisteszustand, in dem die Gegenstände schöner erscheinen, als sie sind.
fr: calopsie; *e:* kalopsia.

Kaltwasseranstalt *(f)*. Therapeutische Einrichtung des 19. Jahrhunderts zur Anwendung von Kaltwasserkuren. *Psychrotherapie.

Kampfparanoiker *(m)*. (*E. Kretschmer*). Durch ein meist empörendes Erlebnis in ihrem Rechtsgefühl gekränkte, paranoische, fanatisch um ihr Recht kämpfende Psychopathen. Stellt nach *Kretschmer* eine Form der paranoischen Einstellung zur Welt dar (s.a. Sensitivparanoiker, Wunschparanoiker). Berühmtestes Beispiel ist der Berliner Händler Hans *Kohlhase (der Michael Kohlhaas der *Kleist*schen Novelle), der nach kleiner Kränkung in Verfolgung seines Rechts ab 1535 sengend und brennend 4 Jahre durch Sachsen zog. *Querulantenwahn.

Kampfreaktion, akute *(f)*. Während des Krieges bei Überbelastung im Kampfeinsatz auftretende vegetativ-psychische Erlebnisreaktion. Beginnt mit Reizbarkeit, Schlaflosigkeit, Geräuschempfindlichkeit, Zusammenfahren bei kleinen Anlässen. Der Soldat fühlt sich übermüdet, aber außerstande, zu entspannen oder zu schlafen. Starkes Trinken, Kettenrauchen, Appetitlosigkeit und Gewichtsabnahme sind häufig Folge. Alle Erscheinungen klingen nach Beendigung der Belastung ab.
e: combat exhaustion.

Kamptokormie *(f)*. (*Souques*, 1915). Beugung des Rumpfes, gewöhnlich nach vorn. Während des 1. Weltkrieges häufig als Symptom der

*Kriegsneurose beobachtet, deshalb zeitweilig auch als Syn. für *Unfallneurose oder Kriegsneurose gebraucht.
fr: camptocormie; *e:* camptocormia.

Kandinski-Clérambault-Komplex *(m) *Clérambault-Kandinski-Komplex.*

Kannabismus *(m)* *Haschisch-Sucht.

Kanner-Syndrom *(n).* Syn. für *Autismus, frühkindlicher.

Kannibalismus *(m). (S. Freud).* In der Psychoanalyse Bez. für besonders getönte Vorstellungen und Beziehungen zu *Objekten. *Freud* hatte in «Totem und Tabu« auf das magische Denken von Kannibalen aufmerksam gemacht. Diese nehmen an, daß man auch die Eigenschaften einer Person annimmt, indem man deren Leib oder Teile davon durch den Akt des Verzehrens in sich aufnimmt. Deshalb werden z.B. tapfere Feinde verzehrt. Derartige Vorstellungen sind auch in Phantasien, Träumen und Vorstellungen von Kulturmenschen erkennbar. Analog kann in der Psychoanalyse alles, was mit der oralen Einverleibung eines Objektes zu tun hat, als kannibalisch bezeichnet werden; u.a. Liebe (»zum Fressen gern haben«), die Annahme von Eigenschaften eines geliebten Objekts, aber auch oraler Zerstörungstrieb. Gelegentlich wird in weiterer Analogie die *orale Phase der kindlichen Entwicklung bzw. die 2. orale Phase *Abrahams* als »kannibalistische« Phase bezeichnet. Von Schizophrenen können kannibalische Vorstellungen offen und verdeckt zum Ausdruck gebracht werden.
fr: cannibalisme; *e:* cannibalism.

Kanonengesicht *(n).* (*Lowy*). Jargonbez. für Gesichtsausdruck nach Überstehen eines Trommelfeuers oder anderer Kriegserlebnisse. Kann depressive Spannung, Gleichgültigkeit oder Ironie (als Abwehrhaltung der Angst) ausdrücken.

Kanzerophobie *(f)* *Karzinophobie.

Kapsizismus *(m).* (*L. v. Tokay*, 1932). Süchtiges Verlangen nach Paprikaschoten, die das Säureamid Kapsaizin enthalten. Sehr selten.

Kaptation *(f)* *Kaptivation.

Kaptativität *(f).* Tendenz des Säuglings in der oralen Phase, alle Dinge der Umgebung ebenso wie die Mutterbrust in den Mund und damit in Besitz zu nehmen. Bei traumatischen Störungen in der oralen Phase treten beim Erwachsenen Störungen des Besitzstrebens auf, oft mit einem Bedürfnis nach ausschließlicher Beherrschung des in Besitz genommenen Gegenstandes oder Menschen (»kaptatives Verhalten«). *Phasenschema der Psychoanalyse.
fr: captativité; *e:* captativity.

Kaptivation *(f).* Ältere Bez. für Eingangsstufe der Hypnose mit leichten schlafähnlichen Erscheinungen.
fr: captation; *e:* captation.

Karbonarkose *(f).* Durch *v. Meduna* 1950 eingeführte somatische Therapie von Psychoneurosen. Der Patient atmet hierbei eine Mischung aus 30% CO_2 und 70% O_2 ein, bis er bewußtlos wird. Dies wird 3mal/Woche ausgeführt und bis zu 100mal wiederholt. Hatte sich lange Zeit als Therapieform wenig durchgesetzt. Bekam aber durch Anwendung bei Drogenabhängigen (etwa ab1965) eine neue Bedeutung.
fr: carbonarcose; *e:* carbonarcosis, carbon dioxide therapy.
Syn.: Kohlensäure-Inhalations-Therapie.

Kardiazolschock *(m)* *Cardiazolschockbehandlung.

Kardiophobie *(f)* *Herzphobie.

Karphologia *(f).* (*Galen*). Ruhelose Beschäftigung mit wirklichen (z.B. Bettdecke) oder imaginären (»Flockenlesen«) Gegenständen bei Delirien und anderen exogenen Psychosen.
fr: carphologie, crocidisme; *e:* carphology, floccillation.
Syn.: Floccilegium, Krozidismus.

Karrengruppe *(f).* Von *H. Simon* gebrauchter Ausdruck für eine Gruppe von Kranken, die bei der Arbeitstherapie in einem psychiatrischen Krankenhaus einen kleinen Wagen ziehen. Nach *Simon* besonders geeignet, »um tief versunkene katatone Kranke wieder in Bewegung zu bringen«.

Kartenspielepilepsie *(f).* Form der *Reflexepilepsie. Epileptische Anfälle können durch die emotionale Anspannung und die konzentrierte Aufmerksamkeitszuwendung beim Kartenspiel ausgelöst werden.

Karzinophobie *(f).* Befürchtung, an Krebs zu leiden.
fr: cancérophobie; *e:* fear of cancer.

Kastration *(f).* Entmannung. Chirurgische Entfernung der Keimdrüsen zur Beeinflussung schwerwiegender Störungen aufgrund abnormer Sexualität, insbesondere wenn sie mit schweren sozialen Folgen (Delinquenz) einhergeht. In der Bundesrepublik durch »Gesetz über die freiwillige Kastration und andere Behandlungsmethoden« vom 15. 2. 1970 geregelt. Der Eingriff kann vorgenommen werden, wenn der Betroffene das 25. Lebensjahr vollendet hat und einwilligt. Die Entscheidung trifft eine Gutachterstelle. *Antiandrogen.
fr: castration; *e:* castration.

Kastrationsangst *(f).* (*S. Freud*). Bei Kindern häufig zu beobachtende Angst vor Verlust oder

Verletzung des Penis. Wird oft durch eine Kastrationsdrohung Erwachsener ausgelöst. Ursprünglich nahm *Freud* an, es handele sich um Triebangst (in Angst umgewandelte *Libido). Später (1926) erkannte er, daß die Kastrationsdrohung zu *Aggressionen führen muß, da libidinöse Wünsche unterdrückt werden. Es entsteht Aggressionsangst. – Kastrationsangst spielt auch im späteren Leben eine bedeutende Rolle und kann beim weiblichen Geschlecht die analoge Form der Angst vor einer Trennung von Fäzes, Brust oder Kind (bei der Geburt) annehmen. S.a. Kastrationskomplex, Ödipuskomplex.
fr: angoisse de castration; *e:* castration anxiety.

Kastrationskomplex *(m)*. (*S. Freud,* 1908). Mit kindlichen Kastrationsphantasien eng zusammenhängender Komplex. Der Knabe entwickelt die Befürchtung, daß sein Vater ihm seinen Penis als Strafe für seine sexuellen Aktivitäten abschneiden könnte. Das Mädchen empfindet das Fehlen des Penis als Mangel und versucht fortan, dies zu leugnen oder wieder zu reparieren. Die Phantasien entwickeln sich zunächst aus der Entdeckung des Geschlechtsunterschiedes, der auf ein Fehlen des Penis beim Mädchen zurückgeführt wird, und verbinden sich dann eng mit dem *Ödipus-Komplex.
fr: complexe de castration; *e:* castration complex.

Katagenese *(f)*. (*J. J. Lopez Ibor, U. Spiegelberg,* 1965). Auslösung körperlicher Krankheitsvorgänge durch starke konflikthafte Gefühlserlebnisse, z.B. Beginn einer neurologischen Erkrankung (Torsionsdystonie, multiple Sklerose) oder einer Colitis ulcerosa in gefühlsmäßig gespannter Situation. Die Symptomatik trägt anfangs Symbolcharakter, verläuft aber später als Morbus nach eigenen Gesetzen.
fr: catagenèse; *e:* catagenesis.

Katalepsie *(f)*. **1.** Starrsucht. Übermäßig langes Verharren in einmal eingenommenen Körperhaltungen mit Erhöhung des Muskeltonus und/oder Willensstörung. Stellt ein Einzelsymptom der *Katatonie dar, wird jedoch in inkorrekter Weise häufig mit Katatonie gleichgesetzt. Der Gebrauch des Begriffes ist nicht einheitlich. Einerseits wird er als Syn. für *Flexibilitas cerea, andererseits zur Beschreibung einer absoluten Passivität mit Unfähigkeit zu Spontanbewegungen (bei sonst intakten Funktionen) gebraucht. – Klinische Bilder: Neben der Katalepsie bei Katatonie vor allem als Folge epidemischer Enzephalitis beobachtet. – Kataleptische Bewegungsunfähigkeit ohne Erhöhung des Muskeltonus findet sich beim dissoziierten Erwachen (s.d.). Das Bewußtsein ist dabei wach, das Individuum bleibt jedoch völlig ohne Initiative und vermag sich nicht zu bewegen. Derartige Zustände halten Minuten oder bis zu Stunden an. – Ein kataleptischer Zustand wird als typisches Verfahren bei fast jeder Hypnose durch Suggestion erzeugt. Das Erscheinungsbild gleicht der Katalepsie im Erwachen bzw. dem bei Hysterie (Hysterokatalepsie). – Gelegentlich werden auch die Erscheinungen der *Katalepsie als »kataleptische Anfälle« bezeichnet. Es gibt eine Reihe älterer oder gleichalter Bez., mit denen gleichartige Zustände bezeichnet wurden: Aphonia (*Hippokrates*); Anaudia (*Antigenes*); Apprehensio, Opressio (*Coelus Aurelianus*); Catochus, Congelatio (17. Jh.); Apoplexia cataleptica; Comprehensio; Deprehensio; Prehensio; Detentio; Encatalepsis; Anochlesie. **2.** In Altertum und Mittelalter (sehr häufig) auch Bez. für eine Krankheit mit Fieber und ausgeprägten psychischen Störungen. **3.** Im Altertum auch eine der drei Formen der Epilepsie (*Analepsie).
fr: catalepsie; *e:* catalepsy.

Katalepsie, hysterische *(f)* *Hysterokatalepsie.

kataleptische Starre *(f)*. Starke, meist plötzlich auftretende Erhöhung der Muskelspannung mit Bewegungslosigkeit. Gleicht weitgehend dem älteren Begriff der *Attonität.
e: rigid catalepsy.

Katalopsie *(f)* *Katalepsie.

Katamnese *(f)*. Beschreibung eines Krankheitsbildes nach seinem Ablauf, insbesondere nach Beobachtung des nachklinischen Krankheitsverlaufs. In der Psychiatrie erstmals von *F. W. Hagen* (»Statistische Untersuchungen über Geisteskrankheiten«, 1876) angewendet.

Kataphasie *(f)*. Sinnlose Wiederholung von Worten und Sätzen. Vor allem bei katatoner Schizophrenie. Verbale Perseveration. *Stereotypie.
fr: cataphasie; *e:* cataphasia, verbal perseveration.

kataplektisch-halluzinatorisches Angstsyndrom *(n)*. (*C. Rosenthal,* 1928, 1934). Besondere Form von *Wachanfällen, die mit Sinnestäuschungen von stärkster sinnlicher Intensität einhergehen. Es handelt sich meist um optische oder szenische Halluzinationen mit starkem Realitätscharakter. Vorkommen vor allem bei *Narkolepsie, kaum bei Schizophrenie.
fr: syndrome de *Rosenthal; e: Rosenthal*'s syndrome.
Syn.: Rosenthal-Syndrom.

Kataplexie *(f)*. **1.** Plötzliches Versagen des Muskeltonus durch Affekterlebnisse (Schreck,

Freude, Überraschung). Schrecklähmung. Wenn nach Lachen auftretend, auch »Lachschlag« (Geloplegie) genannt. Gewöhnlich Symptom der *Narkolepsie.
Syn.: affektiver Tonusverlust.
2. Plötzliche Erhöhung der Muskelspannung des ganzen Körpers. Tritt bereits bei manchen Tieren bei plötzlicher Angst auf. Bei Menschen seltene Form besonders heftiger Schreckreaktion. Stellt erscheinungsbildlich das Gegenteil des affektiven Tonusverlustes dar.
Syn.: Schreckstarre.
fr: cataplexie; *e:* cataplexy.

Kataraktdelir *(n)*. Syn. für *Stardelir.

Katastrophe, schizophrene *(f)* *Katastrophenschizophrenie.

Katastrophenreaktion *(f)*. Unter dem Eindruck einer plötzlich hereinbrechenden Katastrophe (Erdbeben, Bombenangriff) bei Gesunden auftretende Erlebnisreaktion. Im westlichen Kulturkreis gibt es mehrere typische Reaktionen auf die Gefahr: 1. Flucht vom Ort der Gefahr; 2. verdutzte Unbeweglichkeit; *Emotionsstupor; 3. Apathie, Lethargie und Pessimismus, vor allem nach Großkatastrophen. Manchmal bis zur Depression und Selbsttötungsneigung gehend; 4. willenlose Beeinflußbarkeit durch eine autoritativ auftretende Person; 5. Reizbarkeit, die sich insbesondere gegenüber den Außenseitern einer Gruppe zeigt.
fr: réaction de catastrophe; *e:* catastrophic behavior.
Syn.: emotionale Streßreaktion.

Katastrophenschizophrenie *(f)*. (*F. Mauz*, 1930). Schwere Verlaufsform schizophrener Erkrankung. Innerhalb der ersten 3 Krankheitsjahre bildet sich bereits ein endgültiger Zerfall der Persönlichkeit heraus. *M. Bleuler* fand 1941 solche »Katastrophenverläufe« in 5–18%, 1972 nur noch in 1% der Fälle. Nach *Huber* (1979) Vorkommen in 10% aller Fälle.

katathyme Amnesie *(f)* *Amnesie, katathyme.

katathyme Idee *(f)* *Idee, katathyme.

katathymer Wahn *(m)*. Auf einen gefühlsmäßig besonders stark besetzten Erlebniskomplex zurückführbarer Wahn. Z.B. kann sich bei einem sensitiven Menschen im Anschluß an das Erlebnis beschämender Schwäche (Masturbation) ein sensitiver Beziehungswahn entwickeln (s.d.).
fr: délire catathymique; *e:* catathymic delusion.

katathymes Bilderleben (KB) *(n)*. (*H. Leuner*, ab 1954). Psychotherapeutische Technik. *Tagträume werden angeregt und durch die Regie des Therapeuten auf bestimmte Inhalte gelenkt. Die plastischen Erlebnisbilder werden als *Projektionen unbewußter *Konflikte behandelt. Standardmotive: Wiese, Bachlauf (Besichtigung), Berg (Besteigung), Haus (Besichtigung), Wald, Höhle (Dunkel), Sumpfloch, Vulkan, Beziehungspersonen (Begegnung), Symbolgestalten, Sexualität, *Ich-Ideal. – Stufen: 1. Grundstufe: 5 Motive; 2. Mittelstufe: freier Tagtraum; 3. Oberstufe: konfliktbeladene Motive. – Anwendung bei Ängsten, Hemmungen, psychosomatischen Bildern, Lebenskrisen, Neurosen Jugendlicher. – Technik: entspannte Lage, 20–50 Sitzungen. – Ausbildung durch *Arbeitsgemeinschaft für katathymes Bilderleben.
fr: rêve éveillé dirigé; *e:* guided affective imaginary (gai), *Leuner*'s symboldrama.
Syn.: Symboldrama.

katathymes Denken *(n)* *Denken, katathymes.

Katathymie *(f)*. **1.** (*H. W. Maier*). Veränderung seelischer Inhalte durch Erlebnisse, die starke Affekte wecken. Wahrnehmungen, Erinnerungen oder Denkvorgänge können unter dem Einfluß von Wunschbildern oder Ängsten verfälscht werden. Nicht nur im Denken der Primitiven, sondern auch bei Kulturmenschen von großer Bedeutung. Das ganze Leben eines Menschen kann in besonderer Weise durch katathymes Denken (s.d.) und entsprechende Reaktionen bestimmt sein, so daß es zum katathymen Wahn kommen kann. **2.** (*Fenous*, 1955). Plötzlich in der Art eines Anfalls auftretender Gefühlsumschwung, z.B. zum Depressiven hin; weniger oft Umschlag von verzagter, apathischer Stimmung in Fröhlichkeit und Euphorie.
fr: catathymie; *e:* catathymia.

katatones Syndrom *(n)* *Katatonie.

Katatonie *(f)*. (*Kahlbaum*, 1863, 1874). Psychisches Krankheitsbild, das vorwiegend durch Störungen der Willkürbewegungen gekennzeichnet ist. Die Symptomatik umfaßt zwei entgegengesetzte Formen: 1. Katatoner Sperrungszustand (Stupor). Der Kranke ist erstarrt wie eine Statue, antwortet auf keine Frage, folgt keiner Anweisung, ist völlig von der Umwelt zurückgezogen und muß gefüttert werden. Dabei ist er hellwach. Oft Herausbildung einer *Katalepsie mit Beibehaltung passiv erzeugter Lageveränderungen. Häufig Automatismen in Form von *Echolalie, *Echopraxie, *Echomimie. Weniger deutlich, aber meist vorhanden sind Sinnestäuschungen, Gefühls- und Denkstörungen. – 2. Katatoner Erregungszustand. Schwere psychomotorische Erregung mit sinnlosem Umsichschlagen, die schnell die Kräfte des Kranken aufzehrt. Aus dem Sperrungszu-

stand kann unvermittelt die Erregung (evtl. nur für ganz kurze Zeit) durchbrechen, wobei es zu brutalen Selbstverstümmelungen und Selbsttötungsversuchen kommen kann. – Dauer der einzelnen Erkrankungsphasen: Tage bis Monate. – Vorkommen: hauptsächlich bei Schizophrenie (katatone Schizophrenie), doch auch bei Infektionen (Typhus, Paratyphus, Colibazillose, Tuberkulose u.a.), Hirntumoren sowie endogener Depression. – Therapie: *Elektrokrampfbehandlung oft von lebensrettender Bedeutung; daneben Pharmakotherapie, Insulinkomabehandlung. *Historisch:* Von *Kahlbaum* zunächst als eigene nosologische Gruppe beschrieben, dann von *Kraepelin* als besondere Form der *Dementia praecox klassifiziert. Die Verursachung gleichartiger Bilder durch Infektionen wurde erst später bemerkt. Von *Bonhoeffer* insoweit zu den akuten exogenen Reaktionstypen gerechnet.
fr: catatonie; *e:* catatonia, katatonia, catatony.
Syn.: Spannungsirresein.

Katatonie, akute tödliche *(f)*. (*K. H. Stauder*). Akute Psychose gewöhnlich ungeklärter Genese. »Schrankenlose motorische Unruhe scheint sich unter Entwicklung ungeheurer Körperkräfte ungehemmt zur Selbstvernichtung zu steigern. Schwerste Akrozyanose. Die feuchte Haut der Extremitäten ist kalt und übersät mit Stellen, an denen durch Druck oder Schlag flächenhafte Blutaustritte bald zu gelben Flekken werden. Der anfänglich erhöhte Blutdruck sinkt. Die Erregung ebbt ab mit dem Ausdruck innerer Gespanntheit, oft bewußtseinsgetrübt im Bett. Bei kalter Haut ist die Köpertemperatur oft bis 40° erhöht. Die Sektion ergibt kein klares Bild über die Ursache des Todes und keinen Befund, der auf eine wesentliche Krankheitsursache hinwiese.« Entspricht dem Delirium acutum der älteren Psychiatrie. – In der frz. Literatur wird die Bezeichnung unter Hinweis auf *Stauder* gebraucht. Die dazu beschriebenen Fälle entsprechen jedoch dem *Delirium acutum.
fr: catatonie mortelle de *Stauder; e:* catatonic cerebral paralysis, *Stauder*'s lethal catatonia.
Syn.: perniziöse Katatonie.

Katatonie, faxenhafte *(f)*. Syn. für *Katatonie, parakinetische.

Katatonie, manierierte *(f)*. (*K. Kleist* und *K. Leonhard*). Form der *Katatonie, die durch Verarmung an unwillkürlichen Bewegungen und das Vorherrschen von *Manieriertheiten gekennzeichnet ist. Die Kranken zeigen z.B. stereotypen Kniefall. Die Bewegungsverarmung wird größer, wenn solche Bewegungsmanieren zurücktreten und *Unterlassungsmanieren (Nahrungsverweigerung, beharrliches Schweigen, Stehen auf einem bestimmten Platz) vorherrschend werden. Denken und Affektivität sind wenig gestört. Unvermutet kann es zu impulsiven Handlungen (Ohrfeigen eines anderen Kranken) kommen. Durch geeignete Beschäftigungstherapie können die schweren Zustände verhindert werden.

Katatonie, negativistische *(f)*. (*K. Leonhard*). Form der Katatonie, die durch besonderes Hervortreten *negativistischen Widerstrebens gekennzeichnet ist; Aufträge werden vom Kranken nicht befolgt, Antworten nicht gegeben. Das Denken ist verhältnismäßig wenig gestört. Die Triebhaftigkeit bleibt erhalten, was sich in gieriger Nahrungsaufnahme und erotischen Neigungen zeigt.

Katatonie, parakinetische *(f)*. (*K. Kleist* und *K. Leonhard*). *Katatonie, bei der es »ohne Erregung und als Dauererscheinung zu einer Verzerrung der Motorik kommt. Erst bei äußerer Anregung tritt eine Unruhe auf, die sich auf parakinetischen Bewegungen aufbaut«.
Syn.: faxenhafte Katatonie.

Katatonie, periodische *(f)*. (*K. Kleist* und *K. Leonhard*). Besondere Verlaufsform der Schizophrenie mit periodisch auftretenden und wieder abklingenden katatonen Symptomen und relativ symptomfreien Intervallen, deren Verlauf an den der zirkulären Psychosen anklingt. Nach mehreren Schüben tritt gewöhnlich ein schizophrener Defekt (s.d.) auf, der mit jedem weiteren Schub zunimmt.

Katatonie, perniziöse *(f)*. Syn. für *Katatonie, akute tödliche.

Katatonie, proskinetische *(f)*. (*K. Leonhard*). Form der Katatonie mit abnormer Bereitschaft zu automatischen Bewegungen. Die Kranken nesteln viel an Gegenständen, wiederholen stereotyp irgendwelche Redensarten und zeigen bei passiven Bewegungsversuchen auffälliges Mitgehen und Gegengreifen. Ihnen ist die sprachliche Eigenart des Murmelns eigen. *Proskinesie.

Katatonie, sprachträge *(f)*. (*K. Leonhard*). Form der Katatonie, bei der in frühen Stadien träge, in späteren Stadien überhaupt keine Antwort auf Fragen gegeben wird. Die Kranken äußern im Anfang viel über Halluzinationen und bringen phantastische *Konfabulationen vor, die später wegen der mangelhaften sprachlichen Äußerungen nicht mehr feststellbar sind.

Katatonie, sprechbereite *(f)*. (*K. Leonhard*). Form der Katatonie, bei der die Kranken auf Fragen antworten, während sie sonst gewöhnlich stumm sind. Es besteht kein Rededrang. Sie reden auch an den Fragen vorbei (*Vorbeireden) oder gehen nur auf sehr einfache Fragen ein. Jede Frage führt nur zu einem kurzen Sprechimpuls.

katato n-schizophrenes Syndrom *(n).* Katatone Form der Schizophrenie.
fr: syndrome hébéphréno-catatonique; *e:* catatonic schizophrenia.

Kater *(m).* Volkstümliche Eindeutschung (Leipziger Studenten) für Katarrh. Katzenjammer. Zustand trauriger Verstimmung mit Selbstvorwürfen und Selbstentwertungserlebnissen nach Alkoholgenuß. Geht gewöhnlich schnell vorüber, kann aber besonders bei chronischen Trinkern krankhaften Charakter annehmen und bis zur Selbsttötung führen.
fr: malaise moral; *e:* low spirits, moral depression on the morrow of a carousal, feeling of the day before.

Kath *(n).* Rauschdroge mit der Wirksubstanz Cathin (d-Nor-isoephedrin). Blätter der Pflanze Catha edulis werden gekaut oder ihr Absud als Tee genossen. Wirkung mit der des Weckamins Amphetamin eng verwandt, aber nur ein Sechstel so stark, jedoch stärker als Kaffee (und länger schon bekannt). Vor allem in Abessinien und Jemen benutzt.
e: kath, abyssinian tea.

Katharsis *(f).* Reinigung. Geistig-seelische Läuterung. Der Poetik des *Aristoteles* entlehntes Wort, in der es die Wirkung der Tragödie auf den Zuschauer bezeichnet. In der Psychoanalyse das *Abreagieren und Agieren von Gefühlen, wodurch sich der Mensch gleichsam von den krankmachenden Affekten und den neurotischen Symptomen reinigt.
fr: catharsis; *e:* catharsis.

kathartische Behandlung *(f)* *Kathartische Methode.

kathartische Hypnose *(f)* *Hypnokatharsis.

kathartische Methode *(f).* Psychotherapeutische Methode, die historisch am Anfang der Psychoanalyse stand. Wurde von *J. Breuer* (genauer: von der ersten Patientin, Anna O.) entdeckt und 1895 zusammen mit *S. Freud* publiziert. Besteht darin, hysterische Symptome unter Hypnose (anfängliches Verfahren *Freud*s) oder auf dem Wege der »freien Assoziation« (späteres Verfahren *Freud*s) in der Biographie zurückzuverfolgen. Die traumatisierenden Erlebnisse werden hierbei wieder geweckt, neu durchlebt, und durch *Abreaktion begleitender Affekte wird eine Katharsis herbeigeführt. Dies geht zuweilen unter dramatischen Umständen vor sich.
fr: méthode cathartique; *e:* cathartic method *oder* therapy.

Kathexis *(f)* *Besetzung.

Kathisophobie *(f).* Angst vor dem Stillsitzen. Gelegentlich mit der Vorstellung verbunden, daß durch Stillsitzen eine besondere Gefahr heraufbeschworen werde. Vorkommen bei endogener Depression. *Akathisie.
fr: cathisophobie; *e:* cathisophobia.

Katochus *(m).* Älteres Syn. für Katalepsie.

Katzenjammer *(m)* *Kater.

Kauderwelschaphasie *(f).* Syn. für *Jargonaphasie.

Kaufmann-Kehrer-Methode *(f).* *(F. Kaufmann,* 1916; *F. Kehrer,* 1916). Form der Suggestivbehandlung hysterischer Lähmungen. Das gelähmte Glied wird mit starken, schmerzhaften faradischen Strömen bearbeitet, dem Patienten gleichzeitig deutlich gesagt, daß er für einen Simulanten gehalten wird, und ihm in scharfem Ton befohlen, das gelähmte Glied zu bewegen (*Kaufmann*). Oder der faradische Strom wird »mit scharfem Exerzieren verbunden« (*Kehrer*). Die Methode wurde hauptsächlich bei Kriegslähmungen im 1. Weltkrieg angewendet, ist kaum noch in Gebrauch und besitzt hauptsächlich noch als Vorläufer der *Protreptik ein gewisses Interesse.
fr: méthode de *Kaufmann-Kehrer; e: Kaufmann-Kehrer* method.

KB ***k**atathymes **B**ilderleben.

Kehlkopfepilepsie *(f)* *Kehlkopfschlag.

Kehlkopfschlag *(m).* (*Charcot,* 1879). Plötzlicher Bewußtseinsverlust nach wenigen heftigen Hustenstößen. Die Kranken sinken für wenige Sekunden schlaff in sich zusammen oder haben wenige tonische Zuckungen, um dann wieder normal an der Unterhaltung teilnehmen zu können.
fr: vertige laryngé; *e:* ictus laryngis.
Syn.: Larynx-Schwindel, Vertigo laryngea, Iktus laryngis, Kehlkopfepilepsie.

Keirophobie *(f).* Scherangst. Angst vor dem (die Haare schneidenden oder rasierenden) Friseur.
fr: ceirophobie; *e:* ceirophobia.

Keirospasmus *(m).* Rasierkrampf beim Friseur. Gehört zu den *Beschäftigungsneurosen.
fr: ceirospasme; *e:* ceirospasm.
Syn.: Xyrospasmus.

Kemper, Werner geb. 6. 8. 1899, gest. 27. 9. 1975 Berlin. Psychoanalytiker, der die Hitler-Zeit in Berlin verbrachte. Lehrte ab 1939 am Berliner psychotherapeutischen Institut und leitete ab 1943 die psychotherapeutische Poliklinik. Arbeitete 1948–1967 als Lehranalytiker in Brasilien und kehrte anschließend nach

Berlin zurück. Hauptwerk: »Der Traum und seine Be-Deutung« (1955).

Kennerschaft *(f)*. Nach *K. Conrad* (1958) ist die Erfassung schizophrener Symptome in der Diagnostik noch nicht allein mit Hilfe wissenschaftlicher Methoden möglich, sondern der Arzt muß sich oft auf seine nicht wissenschaftlich begründbare praktische Kennerschaft verlassen.

Kenophobie *(f)*. Zwanghafte Furcht vor großen leeren Plätzen und Räumen.
fr: kénophobie; *e:* kenophobia.

Kenotophobie *(f)* *Kenophobie.

Kentomanie *(f)*. (*Morel-Lavallée*, 1911). Krankhafter Wunsch nach Spritzen, wobei dem verabreichten Medikament keine Bedeutung geschenkt, sondern die Injektion als solche gesucht wird.
fr: kentomanie; *e:* kentomania.
*Syn.: Morel-Lavallée*sche Krankheit.

Keraunoneurose *(f)*. (*H. Oppenheim*). Obsol. Bez. für psychische Störungen, die i.S. einer traumatischen Neurose nach Blitzschlag und Gewitter auftreten.
fr: kérauno-névrose; *e:* keraunoneurosis.

Keraunophobie *(f)*. Angst vor Gewitter.
fr: kéraunophobie; *e:* keraunophobia.

Kerngruppe (der Schizophrenie). *(f)*. Besonders charakteristische Krankheitsbilder der Schizophrenie. Der Begriff bezieht sich auf die Stellung der Krankheitsbilder innerhalb des nosologischen Systems und wird in der Praxis viel gebraucht. Der Kern der Schizophrenie wird von stilreinen, typischen, gut charakterisierbaren Krankheitsbildern gebildet, bei denen sich die Psychiater der verschiedensten Schulen rasch auf die Diagnose einer Schizophrenie einigen können. Um den Kern herum lagern sich bildlich die *Randpsychosen und atypischen Schizophrenien (s.d.), die zunehmend etwas für Schizophrenie Atypisches aufweisen. *Prozeßschizophrenie.
fr: groupe nucléaire de la schizophrénie; *e:* nuclear group of schizophrenia.

Kernneurose *(f)*. (*J. H. Schultz*, 1919). *Neurose, bei der tiefere Schichten der Persönlichkeit betroffen sind. – Die vielgebrauchte Bez. ist in mancher Hinsicht gleichbedeutend mit *Charakterneurose, entstammt jedoch nicht der *Psychoanalyse, deren theoretisches Konzept somit auch nicht hinter der Bez. steht.
e: characterogenic *oder* autopsychic neurosis.

Kernpsychose *(f)*. (*E. Kretschmer*, 1948). Solche endogenen Psychosen, welche in typischer Weise bei einer bestimmten Konstitution auftreten: Schizophrenie beim *leptosomen Typ; manisch-depressive Erkrankung beim pyknischen Typ; epileptische Psychose beim athletischen Typ. *Randpsychose.

Kernschizophrenie *(f)*. **1.** Zur *Kerngruppe zählendes, schizophrenes Krankheitsbild. **2.** (*E. Kretschmer*, 1948). Schizophrene Psychose bei *leptosomem Körperbautyp. *Kernpsychose.

Kernsyndrom (der Schizophrenie) *(n)*. Nach den Ergebnissen der internationalen *Pilotstudie gibt es eine Gruppe von Symptomen, die sich praktisch ausschließlich bei Schizophrenie finden und untereinander stark korreliert sind. Das Vorkommen eines dieser Symptome genügt, um die Diagnose Schizophrenie sicherzustellen: 1. aus dem eigenen Körper kommende akustische Halluzinationen; 2. Halluzinieren der eigenen Stimme; 3. *Begleitstimmen, welche die Gedanken des Patienten kommentieren, seine Gedanken wiederholen oder Bemerkungen über das machen, was er gerade liest; 4. *Gedankeneingebung, *Gedankenentzug, *Gedankenausbreitung, *Gedankenlautwerden; 5. *Beeinflussungserlebnisse.
fr: syndrome nucléaire; *e:* nuclear syndrome (NS).

Kick *(n)*. Im Drogenjargon: Wahrnehmungsveränderung nach Drogeneinnahme.

kiffen *(v)*. Im Drogenjargon: Haschisch rauchen. Von marokkanisch »khif« (= Haschisch).

Kinäde *(m)*. **1.** Lustjunge, Strichjunge. Passiver Partner bei päderastischer Homosexualität. **2.** Im antiken Griechenland und Rom männlicher Prostituierter.

kinästhetisches Gedächtnis *(n)* *Gedächtnis, kinästhetisches.

kinästhetische Halluzinationen *(f, pl)* *Halluzinationen, kinästhetische.

Kindbettpsychose *(f)*. Syn. für *Wochenbettpsychose.

Kinderanalyse *(f)*. Die Besonderheiten des Kindesalters berücksichtigende *Psychoanalyse (2). Da die wichtigste psychoanalytische Technik der freien Assoziation nicht vor der Pubertät anwendbar ist, entwickelte *Melanie Klein* die Spieltherapie. Anstelle der freien Assoziation wird während der analytischen Stunde die Spontanaktivität des Kindes mit Spielzeugen, welche der Analytiker ihm gibt, beobachtet. *Anna Freud* hat demgegenüber die Bedeutung der Sprache auch in der Kinderanalyse betont.
e: child analysis.

Kinderlähmung, zerebrale *(f)*. Sammelbez. für die Folgen frühkindlicher Schädigungen des Gehirns. Diese können vor der Geburt in der Gebärmutter, unter der Geburt oder kurz danach aufgetreten sein. Hauptsächliche Folgen

sind: verzögerte und veränderte Entwicklung der Bewegungen, Reflexanomalien, Intelligenztiefstand, verringerte und verzögerte Sprachentwicklung, epileptische Anfälle. Lähmungen der Extremitäten führten zwar ursprünglich zu der Bezeichnung, sind aber nicht mehr obligates Symptom.
fr: encéphalopathie atrophique de l'enfance, encéphalite chronique infantile; *e:* cerebral pal sy.
Syn.: Zerebralparese, Cerebralparese (CP).

Kinderneurose *(f)* *Kindheitsneurose.

Kinder- und Jugendpsychiater *(m).* Berufsbezeichnung für »Arzt für Kinder- und Jugendpsychiatrie«. Nach der Weiterbildungsordnung umfaßt nach Abschluß der allgemeinmedizinischen Ausbildung (Approbation) die Weiterbildungszeit 4 Jahre. Abzuleisten sind 3 Jahre Kinder- und Jugendpsychiatrie, davon mindestens 2 Jahre im Stationsdienst, 1 Jahr Kinderheilkunde oder Psychiatrie. Angerechnet werden können 6 Monate Neurologie. 1 Jahr Kinderheilkunde.
fr: pédopsychiatrie; *e:* pedopsychiatrist.

Kinderpsychiatrie *(f).* (*M. Tramer,* 1933; *L. Kanner,* 1935). Teilgebiet der Psychiatrie, das die psychischen Störungen des Kindesalters zum Gegenstand hat. Untrennbar mit der *Jugendpsychiatrie verbunden.
fr: psychiatrie infantile; *e:* child psychiatry.

Kinderpsychose *(f).* Im Kindesalter auftretende psychische Krankheit. Es kommen alle im Erwachsenenalter bekannten Psychosen auch im Kindesalter vor, wenn auch mit altersentsprechender Symptomatik. Die (seltene) manisch-depressive Erkrankung wird oft als Schizophrenie verkannt. Die – lange Zeit umstrittene – Schizophrenie im Kindesalter wird jetzt überall anerkannt. Symptomatische Psychosen bei Körperkrankheiten sind häufig, gehen jedoch meist rasch vorüber. In Form des frühkindlichen Autismus (s.d.) sind nur dem Kindesalter eigentümliche psychische Krankheiten bekannt.
fr: psychose infantile; *e:* infantile psychosis.

Kinderpsychotherapie, nichtdirektive *(f).* Syn. für *Spieltherapie, Klient-zentrierte.

Kinderspieltherapie, empirisch-fundierte *(f).* Syn. für *Spieltherapie, Klient-zentrierte.

Kindesmißhandlung *(f).* Mißhandlung und Körperverletzung eines – meist eigenen – Kindes. Die Handlung dient evtl. vorgeblich der Erziehung und Züchtigung, in Wahrheit dem Ausleben aggressiver Tendenzen. Häufige Deliktkategorie mit besonders hoher Dunkelziffer (ca. 95%). Jährlich sterben in der BRD durch Kindesmißhandlung mehrere hundert Kinder. – Rechtlich handelt es sich um eine erschwerte Form der Körperverletzung, die nach § 223b StGB mit 3 Monaten bis 5 Jahren Haft bestraft werden kann. *battered-child syndrome.
fr: sévices de l'enfance; *e:* Battered child syndrome.

Kindesvernachlässigung *(f).* Vernachlässigung der körperlichen und seelischen Betreuung eines Kindes. Strafbar nach § 223b StGB. Wird i.w.S. zur *Kindesmißhandlung gerechnet.

Kindheitsamnesie *(f).* Syn. für *Amnesie, infantile.

Kindheitsneurose *(f).* Während der Kinderjahre zu klinischen Erscheinungen führende Neurose. Zwar gelten die psychoanalytischen Konzepte der *Neurose auch für die Kindheitsneurose, jedoch ergeben sich viele Besonderheiten. Die Symptomatik äußert sich: 1. in Form von kindlichen Verhaltensstörungen (Wutanfälle, aggressives Verhalten oder Stehlen, Lügen und andere Formen gestörten Sozialverhaltens); 2. durch scheinbar organische Störungen (*Tics, *Stottern, *Einnässen, Magen-Darm-Störungen); 3. durch neurotische Störungen wie bei Erwachsenen (*hysterische Reaktionen, *Konversionssymptome, *Zwangserscheinungen (z.B. Waschzwang), akute oder chronische Angst, *Phobien, *Depressionszustände, Selbstbestrafungs- und Selbsttötungstendenzen). *Ursachen:* unbewußte Konflikte beim Auftreten sexueller und aggressiver Triebimpulse, die verdrängt werden. Diese entstehen fast ausschließlich in der frühen Kindheit aus dem Verhältnis des Kindes zu den Beziehungspersonen (Mutter, Vater). Behandlung durch speziell dem Kindesalter angepaßte Psychoanalyseform (*Kinderanalyse) und psychagogische Maßnahmen.
fr: névrose infantile; *e:* childhood neurosis.

kindliche Gelegenheitskrämpfe *(f, pl)* *Gelegenheitskrämpfe, kindliche.

Kindsmißbrauch *(m).* Sexueller Mißbrauch eines Kindes durch einen Erwachsenen. Strafbar nach § 176 StGB. Täter sind oft Eltern, Verwandte, Lehrherren und andere Betreuungspersonen. Oft mit *Kindesmißhandlung und selbst Folter verbunden. Kinder jedes Alters (Säuglingsalter bis Pubertät) und beider Geschlechter sind betroffen, Mädchen viel häufiger als Buben. – Ende des 19. Jh. viel beachtetes Delikt (*A. Tardieu:* »Étude médico-légale sur les attentats au mœurs.« Paris 1878; *P. Brouardel:* »Les attents aux mœurs.«, Paris 1909). Geriet danach teilweise in Vergessenheit. Die Bestätigung,

daß in der Vorgeschichte vieler Neurotiker sexueller Mißbrauch durch Eltern oder andere vorkommt, führte seit den 70er Jahren zu einem wiederbelebten Interesse. Seither gibt es Hilfen für die Familien zum verbesserten Schutz der Kinder.
fr: sévices de l'enfance, attentat à la pudeur; *e:* child abuse *oder* (*seltener*) molestation.

Kindstötung *(f).* Vorsätzliche Tötung eines unehelichen Kindes in oder gleich nach der Geburt durch die Mutter (§ 217 StGB).
fr: infanticide; *e:* infanticide, child murder.

Kinesia paradoxa *(f).* Paradoxe Beweglichkeit. Akinetisch-rigide Parkinson-Kranke vermögen sich im Affekt oder in lebensbedrohlichen Situationen plötzlich normal zu bewegen, fallen aber anschließend rasch wieder in ihre alte Starre zurück.

Kinesineurose *(f).* Neurotische psychische Störung, die sich in Bewegungsstörungen äußert.
fr: cinésinévrose; *e:* kinesineurosis.

Kinesioneurose *(f)* *Kinesineurose.

Kinesophobie *(f).* Angst vor Bewegungen.
fr: cinésophobie; *e:* kinesophobia.

Kingsley Hall. Erste eigene Institution der *Antipsychiatrie (1). Wurde von *R. D. Laing* gemäß einem in seinem Buche »The Politics of Experience« (1967; dt.: »Phänomenologie der Erfahrung«, 1969) ausgesprochenen Wunsch gegründet: «...daß die Gesellschaft eigens zu diesem Zwecke Stätten herrichten wird, durch die stürmischen Passagen einer solchen *Reise (durch den Wahnsinn) zu helfen.« »Ein dreistöckiges Gebäude aus braunen Ziegelsteinen am East End von London, nahe der Bow Church«, »wo die Mitglieder der antipsychiatrischen Gemeinschaft« von 1965–1970 lebten (*M. Barnes* und *J. Berke*).

Kinzel-Test *(m).* (*Kinzel,* 1975). Psychopathometrischer Test für die Schweregrade psychischer Dauerschäden durch Hirnverletzungen (organische Persönlichkeitsveränderungen und Defektsyndrome). Besteht aus 3 Testteilen mit 7 Untertests: **A.** Fragebogen für 1. vegetative Regulation; 2. affektives und soziales Verhalten; 3. periphere psychische Störungen; 4. Tendenzen zur Simulation; 5. Tendenzen zur Dissimulation. **B.** Gestaltungsteil: 6. Untersuchung der »Produktivität«; **C.** Schnelligkeitsprobe: »das kurzzeitige Tempo in Verbindung mit Konzentration und assoziativer Beweglichkeit«. – Die in den Untertests und im Gesamttest erreichten Punkte führen zu 6 Schweregraden: Defekt nicht nachweisbar (1) oder fraglich (2), leichter (3), mittelschwerer (4), schwerer (5), sehr schwerer (6) Defekt.

Kipprezidiv *(n).* Im Klinikjargon Bez. für ein plötzliches Wiederaufreten von Krankheitserscheinungen bei Depressiven und Schizophrenen, insbesondere wenn Herabsetzung der Psychopharmaka-Dosis die Ursache ist.

Kippschwingungsprinzip *(n).* (*H. Selbach,* 1949, 1953, 1964). Aus der Regelungstechnik (Kippschaltungen) abgeleitetes Modell zur Erklärung biologischer oder psychischer Vorgänge. »Aus einer Ruhephase (Basiswert)« kommt es »in zunehmender assimilatorischer Spannungsbildung über eine Zone gesteigerter Labilität kurz vor Erreichen eines Spannungsmaximums (Zündspannung) zum Umschlag in eine dissimilatorische Tätigkeitsphase und aus dieser nach erreichter Entspannung (unter die Löschspannung) ebenso ruckartig in die Ruhephase mit nachfolgender neuer Spannungsbildung.« Das Modell findet insbesondere Anwendung bei der Erklärung von Leistungen des vegetativen Systems (Selbststeuerung zwischen einer trophotrop-parasympathischen Spar- und einer ergotrop-dissimilatorischen Leistungsphase), des epileptischen Anfalles als krisenhafte Notfallreaktion, affektiver Vorgänge und der pharmakologischen Wirkung von Psychopharmaka.

Klangassoziationen *(f, pl).* *Assoziationen nach dem sprachlichen Gleichklang, die keinen Sinnzusammenhang aufweisen.
e: clang association.

Klastomanie *(f).* Sinnlose Zerstörungswut. *Destruktionstrieb.
fr: clastomanie; *e:* clastomania.

Klaustromanie *(f).* Syn. für *Klaustrophilie.

Klaustrophilie *(f).* Krankhafte Neigung, die Wohnung nicht zu verlassen oder sich in einem Raum einzuschließen. Kranke mit Verfolgungswahn können sich vor den vermeintlichen Verfolgern verbarrikadieren. Manche Zwangskranke können die Angst nicht überwinden, die sie befällt, wenn sie sich von ihrer Wohnung entfernen. Manche Demente bleiben aus Gleichgültigkeit in ihrer Wohnung.
fr: claustrophilie, claustromanie; *e:* claustrophilia, claustromania.

Klaustrophobie *(f).* Furcht vor geschlossenen Räumen. Insbesondere Angst in Aufzügen, Autos, Straßenbahn, Eisenbahn, Sauna, kleinen Geschäften, Theater-, Konzert-, Kinosälen, besonders wenn sie mit Menschenansammlungen und verbrauchter Luft zusammenkommen. Gehört zu den *Angsthysterien und tritt gewöhnlich zusammen mit anderen *Phobien oder neurotischen Symptomen auf. Therapeutisch ist nicht nur Psychoanalyse, sondern vor

allem *Verhaltenstherapie (*Desensibilisierung, aktive) wirksam. *Situationsangst.
fr: claustrophobie; *e:* claustrophobia.

Klavusgefühl *(n).* Eng umschriebener Kopfschmerz. *Clavus hystericus.
fr: clou hystérique; *e:* clavus.

Klebrigkeit *(f).* **1.** Zähflüssigkeit des Denkens bei Epileptikern. *Haften. **2.** Die Bez. dient auch bei der Beschreibung veränderten Sozialverhaltens bei Epileptikern, die sich einem Menschen oft sehr ausdauernd zuwenden, eine geringe Individualdistanz wahren, sich nicht abschütteln lassen wollen und als lästig empfunden werden.

Klein, Melanie geb. 30. 3. 1882 Wien, gest. 22. 9. 1960 London. Bedeutende Psychoanalytikerin. Nach nicht abgeschlossenem Studium der Kunstgeschichte in Wien erste Kontakte mit **Ferenczi* in Budapest. 1921–1926 Schülerin von *Abraham in Berlin. Ging 1926 mit Unterstützung von **Jones* nach London. Dort Bildung einer eigenen Schule, die als »englische Schule« der Psychoanalyse oder »Kleinianer« bekannt wurde. Gab der Kinderanalyse bedeutende Impulse, wobei sie sich in Gegensatz zu *Anna Freud* setzte. Nahm an, daß ein primitives Über-Ich sich im 1. und 2. Lebensjahr bildet und daß in diesem frühen Stadium aggressive Triebe wichtiger sind als sexuelle. Analysierte Kinder vom 2. Lj. an mit *Spieltherapie. Ab 1930 auch Erwachsenenanalyse. Führte im Gegensatz zur klassischen Analyse den Ödipuskomplex bis in die ersten Lebensjahre zurück. Wurde Lehranalytikerin vieler bedeutender Analytiker. *Hauptwerke:* »Zur Frühanalyse« (1923); »Die Psychoanalyse des Kindes« (1. Aufl. 1932); »Envy and Gratitude« (1956); »Narrative of a Child Analysis« (1958).

Kleine-Levin-Syndrom *(n).* Vor allem bei jungen Männern auftretendes Krankheitsbild mit Perioden von übermäßigem Schlaf und Heißhunger. Periodisch tritt eine *Hypersomnie mit erhaltener Erweckbarkeit auf. EEG bleibt stets normal. Weitere Symptome: schwankende Blutzuckerwerte, besonders während der Heißhungerperioden; Pulsverlangsamung; Erschlaffung der Muskulatur; reizbare Verstimmung mit Vergeßlichkeit und Denkverlangsamung. Ursachen unbekannt. Auftreten oft nach Infektionskrankheit.
e: hypersomnia-bulimia syndrome, *Kleine-Levin*-syndrome, periodic somnolence and morbid hunger syndrome.
Syn.: periodische Schlafsucht, Hypersomnia periodica.

kleiner Anfall *(m)* *Petit mal.

Kleinheitsideen *(f, pl).* Vorstellung von der Bedeutungslosigkeit der eigenen Person; geht bei stärkerer Ausprägung in *Kleinheitswahn über.

Kleinheitswahn *(m).* Ältere Sammelbez. für alle bei Depressiven vorkommenden Wahnbildungen. Sie beziehen sich nicht nur auf die Vorstellung, unbedeutend und wertlos zu sein, sondern auch auf die Gebiete des Gewissens (*Versündigungswahn). Auch die *Mikromanie tritt als Teilerscheinung des Kleinheitswahns auf. *Erkrankung, manisch-depressive.
fr: délire de petitesse; *e:* delusion of belittlement.
Syn.: Nichtigkeitswahn.

Kleinhirnanfall *(m).* Ursprünglich von *H. Jackson* bei Tumoren des Kleinhirnwurmes beschriebene Anfallsform: plötzliche Bewußtlosigkeit und Erschlaffung der Muskulatur; Hinstürzen des im Gesicht blau anlaufenden Kranken; Pupillen erweitert und lichtstarr; Streckstarre des ganzen Körpers, der sich nach hinten beugt. Gleicht praktisch vollständig dem tonischen *Hirnstammanfall.
e: cerebellar fit.

Kleist, Karl geb. 31. 1. 1879 Mühlhausen/Elsaß, gest. 26. 12. 1960 Frankfurt/M. Psychiater und Neurologe. 1903–1908 Assistent unter *Th. Ziehen, C. Wernicke* und *G. Anton.* Wurde am stärksten geprägt von *Wernicke,* dessen psychiatrisches Werk er fortsetzte. 1909–1914 Oberarzt an der Nervenklinik Erlangen unter *G. Specht.* 1914–1916 Militärarzt. 1916 o. Prof. für Psychiatrie und Neurologie in Rostock, ab 1920 bis zu seiner Emeritierung in Frankfurt/M. Sah die ganze Psychiatrie vom Gehirn her und suchte Verbindungen zwischen psychischen Krankheiten und Hirnstörungen. Kannte im Gegensatz zu *Kraepelin* nicht nur zwei endogene Psychosen, sondern eine Vielzahl davon. Wurde bereits durch die Habilitationsschrift über »Psychomotorische Bewegungsstörungen bei Geisteskranken« bekannt. Prägte die Begriffe der *Involutionsparanoia (1913), der symptomatischen Labilität (s.d.) (1920), der episodischen Dämmerzustände (s.d.) (1926) und der *homonomen, *heteronomen und intermediären Symptome der Psychosen. Bearbeitete die postoperativen Psychosen (s.d.) grundsätzlich neu. Vermochte mit der nur in Einzeldarstellungen veröffentlichten Lehre von den endogenen Psychosen nicht durchzudringen (wurde von *K. Leonhard* fortgesetzt). Die Kriegserfahrungen über die »Kriegsverletzungen des Gehirns in ihrer Bedeutung für die Hirnlokalisation und Hirnpathologie« (in: Hdb.

d. ärztl. Erfahrungen im Weltkrieg 1914–1918; Leipzig 1922/1934) wurden von grundlegender Bedeutung.

Kleptolagnie *(f)*. Sexuelle Erregung oder Befriedigung durch Diebstahl.
fr: cleptolagnie, cleptomanie sexuelle; *e:* cleptolagnia.

Kleptomanie *(f)*. Triebhaftes Stehlen. Gewöhnlich findet vor dem Diebstahl ein Kampf der Motive zwischen dem triebhaften Stehlwunsch und der rationalen Persönlichkeit statt, der mit einem Sieg des Stehltriebes endet. Die gestohlenen Gegenstände sind oft ohne größeren Besitzwert. Manchmal haben sie Symbolbedeutung. Selten werden immer die gleichen Gegenstände gestohlen (*Fetischismus).
fr: kleptomanie; *e:* kleptomania.

Kleptophobie *(f)*. Angst, bestohlen zu werden oder selbst zu stehlen.
fr: kleptophobie; *e:* cleptophobia.

Klient *(m)*. In der psychiatrischen Sozialarbeit verwendeter Ausdruck für Patient. Auch in der *Gesprächstherapie verwendet, da nach *Rogers* der Klient im Gegensatz zum Patienten aktiv und freiwillig Hilfe hinsichtlich eines Problems sucht, dabei aber nicht die Absicht hat, seine eigene Verantwortlichkeit aufzugeben.
fr: client; *e:* client.

Klima, affektives *(n)*. (*René Spitz*). Atmosphäre von Gefühlswärme, mütterlicher Liebe und Zuwendung, die eine Mutter für den Säugling schafft. Wichtig für die seelische Entwicklung des Kindes.
fr: climat affectif; *e:* atmosphere of maternal care and stimulation, affective climate.

klimakterische Depression *(f)* *Depression, klimakterische.

klimakterische Psychose *(f)* *Involutionspsychose.

Klimakterium virile *(n)*. (*K. Mendel,* 1910). Analog zu den Wechseljahren der Frau auftretendes Syndrom bei Männern im mittleren Lebensalter, das auf einer Unterfunktion der Keimdrüsen beruhen soll. Symptome: allgemeines Erschöpfungsgefühl, aufsteigende Hitze, verringerte Libido und Potenz sowie vielerlei andere Beschwerden. Von vielen Forschern wird die Existenz eines Klimakterium virile bestritten. Andere nehmen an, daß es sich um die Symptome einer für das mittlere Lebensalter typischen Lebenskrise handelt.
fr: andropause; *e:* male climacterium, climacterium virile.

Klimax *(m)*. Syn. für *Orgasmus.

klinische Psychologie *(f)* *Psychologie, klinische.

klinische Psychotherapie *(f)* *Psychotherapie, klinische.

Klinomanie *(f)*. Syn. für *Bettsucht.
fr: clinomanie, manie lectuaire; *e:* clinomania.

Klischee *(n)*. **1.** Abklatsch. Identische Wiederholung. **2.** (*A. Lorenzer,* 1973). Im Verhalten von Neurotikern beobachtbare »szenische Muster«, die Wiederholung (*Wiederholungszwang) immer wieder derselben Reaktionsmuster bei Auftreten bestimmter Auslösesituationen. Unbewußte Repräsentanzen (Gegensatz zu bewußten, die *Symbole sind), die auf – ebenfalls unbewußten – Erinnerungen beruhen. Erfüllen psychodynamisch dieselbe Funktion wie Symbole und können daher besetzt (*Besetzung) werden. »Während Symbole unabhängig von der Realsituation evoziert werden können, bedürfen Klischees eines szenischen Arrangements zur Auslösung.« Neurotische Klischees sind nicht abnützbar und lösen sich nicht von allein auf. Es gibt im Gegenteil Chronifizierungen, so daß bereits die angedeutete Struktur der maßgebenden Lebenssituationen zur Auslösung szenischer Reaktionen führt. Vgl. Verstehen, szenisches; Privatsprache, pseudokommunikative.

Klischee, neurotisches *(n)*. (*A. Lorenzer,* 1970). Verhaltensmuster, nach welchem vor allem Hysteriker in einem *Wiederholungszwang im Umgang mit anderen Menschen stets dieselben Verhaltensweisen wiederholen. Klischees bedürfen eines (tatsächlichen oder phantasierten) szenischen Arrangements zu ihrer Auslösung und erfüllen psychodynamisch dieselbe Funktion wie Symbole. Sie setzen an einem Originalvorfall an, den es im Verlaufe der Psychoanalyse zu erschließen gilt. Vgl. Verstehen, szenisches; Privatsprache, pseudokommunikative.

Klitoromanie *(f)*. Obsolete Bez. für *Nymphomanie.
fr: clitoromanie; *e:* clitoromania.

Klitrophilie *(f)*. Obsoletes Syn. für *Klaustrophilie.
fr: clitrophobie; *e:* clitrophobia.

Kloakentheorie *(f)*. (*S. Freud*). Typische Sexualtheorie im Kindesalter. Danach glaubt das Kind, daß die Frau unten nur eine einzige Öffnung besitze, die Kloake, durch welche der Stuhl entleert wird und die ebenfalls dem Geschlechtsverkehr dient. Die Kloakentheorie schließt notwendigerweise ein, daß nach der Vorstellung des Kindes das im Leibe der Mutter wachsende Kind durch die einzige Leibesöffnung entleert werden muß wie Kot.
fr: théorie cloacale; *e:* cloacal *oder* cloaca theory.

klonische Krämpfe *(m, pl)*. Regellose, ruckartige Krampfbewegungen in der gesamten Körpermuskulatur oder einzelner Teile. Gewöhnlich Teilerscheinung epileptischer Anfälle, insbesondere als 2. Stadium des großen epileptischen Anfalls (s.d.).
fr: contraction clonique; secousse musculaire; *e:* clonic fits.

klonischer Tremor *(m)*. Selten gebrauchtes Syn. für *Epilepsia partialis continua.
fr: tremblement clonique; *e:* clonic tremor.

Klopemanie *(f)*. Obsol. Syn. für *Kleptomanie.

Klopsophobie *(f)*. Obsoletes Syn. für *Kleptophobie.

Klownismus *(m)* *Clownismus.

Klüver-Bucy-Syndrom *(n)*. (*H. Klüver* und *P. C. Bucy*. 1937). Charakteristische Symptomatologie nach beidseitiger Temporallappenentfernung bei Rhesusaffen: Unfähigkeit zur optischen oder taktilen Erkennung von Gegenständen (psychische Blindheit), ungehemmtes orales Betasten von Gegenständen, sofortige Hinwendung zu jedem neuen Reiz, Fehlen ausdauernder Aufmerksamkeit, Fehlen oder verzögertes Auftreten von Angstsymptomen, Hypersexualität, Aufhebung arteigener Hemmungen. – Von großer, grundsätzlicher Bedeutung für die Verhaltensforschung. In ähnlicher Form auch bei Menschen beobachtet.
fr: syndrome de *Klüver-Bucy; e: Klüver-Bucy-Terzian* syndrome, temporal lobectomy behavior syndrome.
Syn.: Temporallappensyndrom.

Klüver-Bucy-Terzian-Syndrom *(n)* **Klüver-Bucy*-Syndrom.

Klytämnestra-Komplex *(m)*. In der Sage tötete Klytämnestra ihren Ehemann Agamemnon, dessen Vetter Ägisth sie liebte. Der *Komplex bezieht sich in der Psychoanalyse auf den unterdrückten Wunsch, den eigenen Ehemann zu töten und einen seiner männlichen Familienangehörigen zu heiraten.
fr: complexe de Clytemnestre; *e:* Clytemnestra complex.

Knabenliebe *(f)*. Dt. Bez. für *Päderastie.

Knick der Persönlichkeitsentwicklung *(m)*. Durch Schizophrenie (bei sozialer Remission) hervorgerufene Senkung des sozialen Niveaus. Z.B. nimmt ein Kranker nach vielversprechenden Anfängen überraschend eine niedrige soziale Position für dauernd ein. Bei symptomarmen Formen manchmal die einzige nachträglich eruierbare Krankheitserscheinung.

Knotenpunkte, affektive *(m, pl)* *affektive Knotenpunkte.

koartativ *(a)*. (*H. Rorschach*). Bestimmter *Erlebnistypus, der aus dem Ergebnis des *Rorschach*-Formdeuteversuchs erschlossen wird. Zeigt ähnlich wie der *koartierte Erlebnistyp Züge von Pedanterie, mangelnder affektiver Resonanz und Verschlossenheit, jedoch nicht so ausgeprägt. Im Formdeuteversuch finden sich bis zu 3 B- und Fb-Antworten.
fr: coartatif.

koartiert *(a)*. (*H. Rorschach*). Steif, pedantisch, deprimiert, verschlossen. Stellt einen bestimmten *Erlebnistyp dar. Bestimmt sich aus dem Ergebnis des *Rorschach*-Formdeuteversuchs bei 0 bis 1 B- und Fb-Antworten.
fr: coarté.

Kodeinismus *(m)*. Süchtige Abhängigkeit von dem zur Hustenstillung verwendeten Morphinabkömmling Codein. Sehr selten, da Codein nur eine geringe euphorisierende Wirkung hat. Bei Entziehung treten nur leichte Störungen auf: reizbare Verstimmung, fahrige Bewegungen, Angstzustände.
fr: codéinomanie; *e:* codeinomania.

Körperbau *(m)*. Typ der menschlichen Körperform als Grundlage für eine *Konstitutionslehre.
e: body build.

Körperfühlsphäre *(f)*. Zwischen Fossa Sylvii und Balken gelegener Hirnrindenbereich, dessen Schädigung zu Störungen der Körperempfindungen (besonders Spannungs-, Schmerz- und Temperaturempfindungen) führt.

körperlich begründbare Psychosen *(f, pl)* *Psychosen, körperlich begründbare.

Körperschema *(n)*. Wissen bzw. Vorstellung vom eigenen Körper. Erste Beschreibung durch *A. Pick* (1908) als »Orientierung am eigenen Körper«. Der gegenwärtigen Begriffsfassung liegt die Konzeption *H. Head*s (1911) zugrunde. Nach *Head* bilde sich durch kinästhetische, taktile und optische Reize aus der Peripherie des Körpers eine Anschauung des Raumbildes des eigenen Körpers, das ohne scharfe gegenständliche Isolierung doch jede körperliche Bewegung begleite. Dieses Aggregat sensibler Meldungen bilde so eine im Leben erworbene Repräsentation des Körperschemas in der Gehirnrinde. Klinisch wird das Körperschema durch sprachliche Zuordnung der Namen von Körperteilen und als Bewegungsgeschicklichkeit geprüft. Krankhafte Veränderungen *Körperschemastörung. Nach *K. Poeck* (1964, 1965) ist das *Head*sche Konzept des Körperschemas widerlegbar und sollte durch die Bez.

»Orientierung am eigenen Körper« ersetzt werden.
fr: schéma corporel; *e:* body image, body schema.

Körperschemastörung *(f)*. **1.** Krankhafte Verzerrungen des *Körperschemas. Nach der Konzeption *H. Heads* (1911) ist die Ursache eine lokalisierbare Störung der Hirnfunktion, welche die zentrale Repräsentation des Körperschemas betrifft. Zu den Körperschemastörungen werden z.B. gerechnet: *Autotopagnosie, *Fingeragnosie, Rechts-Linksstörungen. Nach *K. Poeck* (1964, 1965) handelt es sich um neuropsychologische Symptome, die ganz verschiedene Ursachen haben können, z.B. Aphasie, Bewußtseinsstörung, Demenz. Es sei deshalb besser, von einer Störung der Orientierung am eigenen Körper zu sprechen. **2.** Nach einem von *P. Schilder* (1923) eingeführten Sprachgebrauch werden auch Störungen des Leiberlebens, z.B. *Hypochondrie, *Depersonalisation, als Körperschemastörung bezeichnet. Dieser Ausweitung der Bez. auf psychopathologische Sachverhalte liegt eine Analogie zum *Head*schen Begriff des Körperschemas zugrunde, hat aber keine Beziehung zum physiologischen Konzept *Heads*.
fr: aschématie; *e:* aschematia.
Syn.: Aschematie.

Körperschizophrenie *(f)*. Schizophrenie, die sich in ihrer Symptomatologie (fast) völlig auf abnorme Körpersensationen beschränkt, die jedoch häufig als von außen »gemacht« erlebt werden. Kennzeichnet oft nur den Beginn einer Schizophrenie, deren Symptomatologie im weiteren Verlauf reichhaltiger und typischer wird. Besonders ungünstige Prognose.
e: somatic schizophrenia.

Körperschlaf *(m)*. Ältere Bez. für *Schlaf, desynchronisierter. Die Bez. wurde gebraucht, weil im Gegensatz zum *Hirnschlaf der Tonus der Körpermuskulatur verringert oder aufgehoben ist und die Körperbewegungen sich auf ganz kurze und feine Muskelzuckungen beschränken.

Körpersprache *(f)*. Körperliches Verhalten, soweit es Mitteilungscharakter hat und bewußt oder mehr noch unbewußt der Kommunikation dient: Körperhaltung, Körperbewegung, Mimik, Gestik. Als Psychose der Körpersprache kann die hyperkinetische *Motilitätspsychose angesehen werden.
e: body language.

Körpertherapie *(f)*. Sammelbez. für Psychotherapieformen, die den Körper als Mittler und Gegenstand benutzen: Atemtherapie, Bewegungstherapien und Massageverfahren aller Art, *Entspannungstherapie, *Biofeedback, bioenergetische Analyse u.a.
e: body therapies.

Körperwerfen, kindliches *(n)* *Jactatio corporis.

Kognition *(f)*. Sammelbez. für jeden Vorgang, durch den ein Individuum etwas wahrnimmt und weiß. Schließt Wahrnehmen, Erkennen, Denken, Vorstellen, Erinnern und Urteilen ein.
fr: cognition; *e:* cognition.

Kognition, soziale *(f)*. Vorgang der Kognition, bei welchem vorher vorhandene Denkschemata in den Wahrnehmungsvorgang eingehen.
fr: cognition sociale; *e:* social cognition.

kognitives Gleiten *(n)*. (*L. Süllwold,* 1977). *Basisstörung bei Schizophrenen. Subjektiv erlebtes Gedankendrängen durch ständige Nebenassoziationen. »Meine Konzentration wird immer schlechter, weil meine Gedanken, ohne daß ich es ändern kann, ständig durcheinanderlaufen.«

kognitive (Psycho-)Therapie *(f)*. **1.** Psychotherapieformen, welche den Patienten dazu veranlassen, seine Situation zu überdenken, anders zu beurteilen und schließlich zu verändern. Hierzu zählen: *rational-emotive Therapie, *kognitive Therapie i.e.S. (2), *Selbstinstruktionstraining u.a. – Zeitschrift: »Cognitive Therapy and Research«. **2.** (*A. T. Beck,* 1979). Vor allem bei Depression angewandte Psychotherapieform. Der Kranke soll unsinnige und/oder für ihn schädliche Überzeugungen erkennen und aufgeben, z.B. in der endogenen Depression sein beeinträchtigtes Selbstwertgefühl berichtigen. Als Mittel dazu dient z.B. Ablaufenlassen einer Handlung im Zeitlupentempo. Anschließend wird nach den »automatischen« Gedanken gesucht, die dabei durch den Kopf gegangen sind. Dann Vorgehen in drei Schritten: logische Analyse (logische Fehler im Gefühlsdenken?), empirische Analyse (Übereinstimmung mit wirklichen Gedanken?), pragmatische Analyse (Folgerungen?).
e: cognitive (behavior) therapy.

Kohabitationsstörung *(f)*. Störung beim Vollzug des Geschlechtsaktes. Potenzstörung i.e.S. *Impotentia coeundi. *Cohabitatio.

Kohäsion *(f)* *Gruppenkohäsion.

Kohlensäure-Inhalations-Therapie *(f)*. Syn. für *Karbonarkose.

Kohlhaas, Michael **Kohlhase, Hans.*

Kohlhase, Hans. Berliner Händler, dessen Leben einerseits als Vorbild für den Michael Kohlhaas der *Kleist*schen Novelle, andererseits als Paradigma für das Verhalten eines *Kampfparanoikers diente. *Kohlhase* war nach der Darstellung *Kretschmers* im Okt. 1532 auf einer Reise zur Leipziger Messe »mit Leuten des sächsischen Junkers von Zeschwitz in Streit geraten, und die Sachsen hatten ihm 2 Pferde zurückgehalten, für deren Rückgabe sie 5 Groschen Futtergeld verlangten, was *Kohlhase* verweigerte, weil er sich im Recht fühlte«. *Kohlhase* versuchte mit unvernünftiger Hartnäckigkeit sein Recht durchzusetzen, ging seinen Landesherrn, den Kurfürst von Brandenburg, um Hilfe an, erließ einen Fehdebrief gegen von Zeschwitz, dann auch gegen den Kurfürst von Sachsen, als sich dieser einmischte. Die Pferde waren unterdessen zugrunde gegangen. *Kohlhase* verlangte Entschädigung. Er zog 1535 vier Jahre »sengend und brennend« durchs Land, bis er vom Kurfürsten Joachim besiegt und aufs Rad geschlagen war.

Kohut, Heinz geb. 3. 5. 1913 Wien, gest. 8. 9. 1981 Chicago. Psychoanalytiker. Nach Lehranalyse als Student der Medizin bei *August Aichhorn* in Wien. 1939 Emigration zuerst nach England, 1940 in die USA. Weiterbildung als Neurologe und Psychoanalytiker in Chicago. 1964/65 Präsident der Amerikanischen Psychoanalytischen Gesellschaft. Entwarf eine neue Psychologie und Psychoanalyse des Selbst, zuerst in »The Analysis of the Self, a Systematic Approach to the Psychoanalytic Treatment of Narcissistic Personality Disorders« (1971); dt.: »Narzißmus, eine Theorie der psychoanalytischen Behandlung narzißtischer Persönlichkeitsstörungen« (1976). Weitere Hauptwerke: »The Restauration of the Self« (1977), dt.: »Die Heilung des Selbst« (1979), sowie eine Aufsatzsammlung »Die Zukunft der Psychoanalyse« (1975).

Koinoniphobie *(f)*. Angst vor Menschenansammlungen.
fr: coinoniphobie; *e:* coinoniphobia.

Koitophobie *(f)*. Angst vor dem Sexualakt.
fr: coitophobie; *e:* coitophobia.

Kojewnikow-Epilepsie *(f)*. Syn. für *Epilepsia partialis continua corticalis.

Kojewnikowsche Krankheit *(f)*. Gutartige Form der Epilepsia partialis continua.
fr: maladie de *Kojevnikoff; e: Kojevnikoff* disease.

Kokain *(n)*. Extrakt aus dem Kokastrauch (Erythocylum coca), dessen Hauptwirkstoff ein Pyrrol-Pyridin-Alkaloid ist. Die Blätter des Kokastrauches wurden von südamerikanischen Eingeborenen seit Hunderten von Jahren gekaut, um die körperliche Leistungsfähigkeit zu steigern, Hunger und unangenehme Empfindungen zu überwinden und ein besonderes Glücksgefühl zu erzeugen. Wird in der Medizin als Medikament zur örtlichen Betäubung benutzt, weil es die Leitfähigkeit von Nervenfasern unterbricht. Von Kokainsüchtigen (*Kokainismus) wird es entweder als weißes, bitter schmeckendes Pulver geschnupft oder – aufgelöst in Wasser – in die Vene gespritzt. Unter Süchtigen sind auch die Decknamen C, Koks, Schnee, Coke, Charley und »white stuff« geläufig. Apotheken dürfen Kokain nur in Lösungen bestimmter Stärke oder in besonderen Zusammensetzungen, nicht jedoch in Form der Reinsubstanz abgeben.
fr: cocaïne; *e:* cocaine, (im Drogenjargon) bennies, candy, charley, coke, girl, snow.

Kokainismus *(m)*. **1.** Chronische oder akute Kokainvergiftung. **2.** Süchtige Abhängigkeit von *Kokain. Spielte im Anfang des 20. Jahrhunderts eine bedeutende Rolle, besonders in intellektuellen Kreisen. Wurde dann lange Zeit nur in Südamerika beobachtet und kehrte ab 1968 mit der allgemeinen Suchtwelle vereinzelt wieder nach Europa zurück. Die Dosis reicht von 1-30 g pro die. Unmittelbar nach Einnahme tritt eine lebhafte Euphorie auf, die – im Gegensatz zum stillen Glück der Opiumraucher – von Rededrang begleitet wird. Bei höheren Dosen kommt es zum Kokainschwips, dem eine Apathie folgt, die nur durch neue Kokaingaben durchbrochen werden kann. Nach längerer Einnahme kommt es zu starker Abmagerung, Wahrnehmungsstörungen, Sinnestäuschungen, Verfolgungswahn und in charakteristischer Weise zum Gefühl, Würmer unter der Haut zu haben (*Magnan*sches Zeichen). Die Süchtigen verraten sich deshalb durch rücksichtsloses Kratzen und Reinigen. Manchmal entsteht ängstliches Mißtrauen, so daß manche Süchtige Waffen zur Verteidigung gegen vermeintliche Angreifer bei sich tragen.
fr: cocainisme, cocainomanie; *e:* cocainism, (im Drogenjargon) cokie.

Kokainomanie *(f)* *Kokainismus (2).

Kokainsucht *(f)* *Kokainismus (2).

Koks *(m)*. Im Drogenjargon: Kokain.

Kollapsdelir *(n)*. Erstmals von *H. Webers* (1866) beschriebene, von *Kraepelin* so genannte symptomatische Psychose, die sich bei Fieberabfall entwickelt und mit Benommenheit, hochgradiger Verwirrtheit, Sinnestäuschungen, Ideenflucht und lebhafter motorischer Erregung einhergeht. Als klinische Einheit heute nicht mehr anerkannt. Fällt unter den Begriff der *akuten exogenen Reaktionstypen.
fr: délire de collapsus; *e:* collapse delirium.

Kollektionismus *(m)*. Syn. für *Sammeltrieb.

Kollektivbewußtsein *(n)* *Bewußtsein, kollektives.

kollektive Psychotherapie *(f)*. Psychotherapie größerer Menschengruppen als Gegensatz zur Individualpsychotherapie. Unter dem Begriff werden auch alle Maßnahmen der Soziotherapie und Milieutherapie in psychiatrischen Kliniken sowie die Gruppenpsychotherapie verstanden. Auch Bez. für die Therapie ganzer Populationen zur Bekämpfung von Zeitkrankheiten und kollektiven Neurosen (*V. E. Frankl*).
fr: psychothérapie collective; *e:* collective psychotherapy.

kollektives Unbewußtes *(n)* *Unbewußtes, kollektives.

Kollektivneurose *(f)* *Massenneurose.

Koller *(m)*. Volkstümliche Eindeutschung von Cholera (Gallenbrechruhr). Hat die Bedeutung von plötzlich ausbrechender oder stiller Wut, eines schweren Erregungszustandes sowie von psychischen Störungen, die sich aus bestimmten Situationen ableiten (Gefangenenkoller u.ä.).
fr: vertige; *e:* mad fit.

Kollusion *(f)*. **1.** I.w.S. das Zusammenspiel von zwei oder mehr Personen innerhalb sozialer *Systeme. Von lat. *colludere:* spielen mit jemandem, ein geheimes Einverständnis mit jemand unterhalten, sich mit jemandem verstehen, unter einer Decke stecken. **2.** I.e.S. in der Familientherapie: das unbewußte Zusammenspiel der Ehepartner. Beide erkennen nicht die Regeln, nach denen sie sich verhalten und sind außerstande, aus dem »eingespielten« Schema herauszutreten. – Entsprechend dem *Phasenschema der Psychoanalyse werden unterschieden: 1. narzißtische K.: Einssein miteinander; 2. orale K.: einander umsorgen; 3. anal-sadistische K.: einander ganz gehören; 4. phallisch-ödipale K.: männliche Bestätigung in der Ehe.

Kolonnenarbeit *(f)*. In der *Arbeitstherapie die Beschäftigung eines psychisch Kranken innerhalb einer Arbeitsgruppe.

Kolyphrenie *(f)*. Stärkere geistige Behinderung.
fr: coliphrénie; *e:* kolyphrenia.

kolytisch *(a)*. (*J. R. Hunt*). Bezeichnung für die Temperamentseigentümlichkeiten: ruhig, passiv, verschlossen. Entspricht etwa *schizoid.
fr: colitique; *e:* kolytic.

Koma *(n)*. Tiefe Bewußtlosigkeit von längerer Dauer, wobei der Kranke auf Anruf überhaupt nicht reagiert und auf stärkere Schmerzreize entweder nur einige unkoordinierte Abwehrbewegungen oder überhaupt keine Reaktion zeigt. Das Reflexverhalten kann sehr wechselnd sein, Kornealreflex, Sehnen- und Hautreflexe können fehlen (oder auch vorhanden sein). Außer bei organischen Hirnkrankheiten auch bei schweren Stoffwechselstörungen (Coma basedowicum, diabeticum, hepaticum, hypoglycaemicum, uraemicum) und im präfinalen Stadium schwerer Allgemeinerkrankungen vorkommend.
fr: coma; *e:* coma.

Komabehandlung *(f)*. **1.** Syn. für *Insulinkomabehandlung. **2.** Sammelbez. für *Insulinkomabehandlung und *Elektrokonvulsionsbehandlung, weil dabei zunächst ein Koma hervorgerufen wird.

komatös *(a)*. Sich im *Koma befindend.
fr: comateux; *e:* comatose.

Kombinationsschwäche *(f)*. Formale Denkstörung. Durch Krankheit beeinträchtigte Fähigkeit, Denkinhalte sinnvoll miteinander zu verknüpfen. Besonders bei Hirnarteriosklerose.

Kommotionsneurose *(f)*. (*H. Vogt*). Nach einer Gehirnerschütterung eine Zeitlang bestehenbleibende Allgemein- und Herderscheinungen. Es kann sich um eine Halbseitenschwäche, Aphasien, Delirien oder Kleinhirnstörungen handeln. Die Krankheitsbezeichnung bezieht sich auf die ältere Bedeutung des Begriffes *Neurose (1). Die unter dieser Bez. beschriebenen Zustände werden nicht mehr als zusammengehöriges Krankheitsbild angesehen.
fr: syndrome contusionel (*Roussy* und *Lhermitte*).

Kommotionspsychose *(f)*. (*Fr. Kalberlah*, 1904). Im Anschluß an eine Gehirnerschütterung (*Commotio cerebri) auftretende, reversible Psychose. Gewöhnlich wird von der Annahme ausgegangen, daß eine bloße Gehirnerschütterung keine Psychose verursachen könne und daher das Vorhandensein einer Psychose bereits eine substantielle Hirnschädigung (Contusio) anzeige. Daher wird die Bez. kaum noch gebraucht und statt dessen von *Kontusionspsychose gesprochen.

kommunale Psychiatrie *(f)*. Syn. für *Gemeindepsychiatrie.

Kommunikation *(f)*. **1.** Bei *K. Jaspers* eine »Gemeinschaft von Selbst zu Selbst als Vernunftwesen, die aus möglicher Existenz leben« und welche die Grundlage des Verhältnisses von Nervenarzt zu Patient und allgemein von Arzt zu Patient darstellt. **2.** In der Informationstheorie die Übermittlung einer Botschaft von einem Sender zu einem Empfänger. Als Zwischenträger dient ein System der Mitteilung von Raum und Zeit. **3.** I.w.S. der Aufbau von

sozialen Kontakten durch Empfangen und Geben von Information.
fr: communication; *e:* communication.

Kommunikationstherapie *(f).* Aus der allgemeinen Systemtheorie (s.d.) abgeleitete Psychotherapieform (vgl. Palo-Alto-Gruppe). Anwendung bei Familien und ähnlichen Gruppen (=soziale Systeme). Das psychische Symptom z.B. eines Familienmitglieds wird als Mittel aufgefaßt, mit welchem dieser Symptomträger auf die Familie Einfluß nimmt. Es wird eine Änderung der Kommunikationsregeln in der Familie angestrebt, um den systemstabilisierenden Charakter des Symptoms entbehrlich zu machen. Als Mittel dienen z.B. *Symptomverschreibung, *paradoxe Intention, therapeutische Doppelbindung (s.d.) oder andere Verhaltensanweisungen, die sich auf die gegenwärtige Situation des zwischenmenschlichen Systems (s.d.) beziehen. – Ausbildung im »Institut für Forschung und Ausbildung in Kommunikationstherapie« (IFAKT).
e: structural family therapy (*Minuchin*), strategic therapy (*Haley*), conjoint family therapy (*Satir*).
Syn.: systemische *oder* strategische Therapie, Interaktionstherapie.

kommunizierter Wahnsinn *(m)* *induziertes Irresein.

Kompension *(f).* Nach der Individualpsychologie *A. Adler*s werden angeborene (wirkliche oder vermeintliche) Mängel durch besondere Leistungen auf anderen Gebieten kompensiert, was man als psychischen Abwehrmechanismus bezeichnet. Wird die Kompensation zu weit getrieben, entstehen ein unangemessenes Geltungsbedürfnis und Überheblichkeit: *Überkompensation.
fr: compensation, méchanisme de compensation; *e:* compensation.

Komplementarität *(f).* Ergänzbarkeit. In der Physik die Erklärbarkeit einzelner experimenteller Befunde sowohl durch eine Wellen- als auch durch eine Korpuskulartheorie. Beide Theorien erklären alle Erscheinungen, schließen sich aber gegenseitig aus. Als Denkmodell auch auf psychologische Sachverhalte angewandt. Menschliches Verhalten wird als neurophysiologischer Prozeß oder als sinnvoller Erlebnisinhalt interpretiert. Dient der Überbrükkung des Leib-Seele-Problems.
fr: complémentarité (principe de c.).

Komplex *(m).* **1.** In der Philosophie und Denkpsychologie ein zusammenhängendes Ganzes. **2.** (*C. G. Jung*). Gruppe von größtenteils verdrängten Vorstellungen, die als zusammenhängendes Ganzes in gegenseitiger Verbindung stehen und unter Ausschaltung einer bewußten Kontrolle Denken, Fühlen und Handeln des Individuums beeinflussen. Die Komplexe entstehen gewöhnlich aus konflikthaften Situationen in frühester Kindheit. Da sowohl in diesen frühkindlichen Situationen als auch in den späteren Vorstellungen bestimmte Konstellationen und Muster immer wiederkehren, sind eine ganze Reihe von Komplexen mit Eigennamen (oft nach sagenhaften Gestalten) belegt worden, womit bereits *S. Freud* begann. Bekannt sind *Ödipus-Komplex, *Elektra-Komplex, *Kain-Komplex, *Klytämnestra-Komplex, *Griselda-Komplex, *Phädra-Komplex, *Großvater-Komplex, *Kastrationskomplex u.a. Von *Jung* auch näher als »affektive Komplexe« umschrieben. Der Begriff wurde zwar bereits in der ersten Hysterie-Arbeit (1895) von *Breuer* und *Freud* gebraucht, später jedoch im wesentlichen von der *Jung*schen Schule bearbeitet. Er gewann von Anfang an eine besondere Popularität und wird seitdem von den Psychoanalytikern – mit Ausnahme des Ödipus-Komplexes und des Kastrations-Komplexes – zunehmend gemieden. **3.** (*G. E. Müller*). In der Gedächtnispsychologie Gruppen von miteinander fest verbundenen Gedächtnisinhalten. **4.** (*Th. Ziehen*). Syn. für *Vorstellungskomplex, gefühlsbetonter.
fr: complexe; *e:* complex.

komplexe Psychologie *(f).* Syn. für *Psychologie, analytische.

komplexhaft *(a).* In der Psychoanalyse: was aus einem (verdrängten) *Komplex entsteht.
fr: complexuel; *e:* complex.

Komplex-Indikatoren *(m, pl).* (*C. G. Jung*). Im *Jung*schen Assoziationsversuch werden dem Probanden eine Reihe von Reizworten zugerufen, worauf dieser sofort die erste sich darauf einstellende Assoziation zu nennen hat. Verkürzte oder verlängerte Zeit bis zu einer Antwort oder das Ausbleiben einer Antwort werden als Hinweis auf Komplexbereiche angesehen.

Komplexpsychologie *(f).* Syn. für *Psychologie, analytische.

Komplexqualitäten *(f, pl).* (*F. Krueger*). In der Gestaltpsychologie die bereits auf einen Zusammenhang weisenden Eigenschaften eines (noch) ungestalteten Erlebnisganzen, insbesondere der Gefühle. Mit dem Begriff soll die Ganzheitlichkeit besonders aller Gefühlserlebnisse hervorgehoben werden.

Komplexreaktion *(f).* Form der Reaktion auf Reizworte beim *Jung*schen *Assoziationsversuch, wenn Komplexbereiche berührt werden, die der Versuchsperson nicht bewußt sind oder die sie verheimlichen will. Die Reaktionszeit wird länger, die Antworten lassen emotionale Tönung erkennen, Atmung, Puls und elektrischer Hautwiderstand zeigen gegenüber der Ausgangslage Veränderungen an.

komplizierter Alkoholrausch *(m)* *Alkoholrausch, komplizierter.

Kompromißbildung *(f)*. **1.** (*S. Freud*, 1896). Nach der psychoanalytischen Theorie kann das neurotische Symptom als das Ergebnis eines Kompromisses aufgefaßt werden, der sich aus den (unerfüllten) Triebwünschen einerseits und aus der *Abwehr andererseits ergibt. In das Symptom selbst gehen (zu unterschiedlichen Anteilen) sowohl Teile des ursprünglichen Impulses als auch der Abwehr ein. *Symptombildung. **2.** I.w.S. können die Inhalte des manifesten Traums und schließlich alle Produktionen des Unbewußten als Kompromiß aufgefaßt werden. Verdrängte Vorstellungen werden dabei durch die Abwehr bis zur Unkenntlichkeit entstellt, so daß sie dem Bewußten in dieser Form »harmlos« erscheinen und daher die *Zensur passieren.
fr: formation de compromis; *e:* compromise formation.

Kompulsion *(f)*. Selten gebr. Syn. für *Zwangshandlung.

kompulsives Irresein *(n)* *impulsives Irresein.

Konation *(f)*. **1.** (*McDougall*). Neben der kognitiven und emotionalen Kategorie eine der drei psychischen Kategorien. Repräsentiert die Trieb- und Antriebsseite der Persönlichkeit (Instinkte, Triebe, Wünsche, Strebungen), die der kognitiv-intellektuellen Seite gegenübersteht. **2.** (*Warren*). Bewußtsein eines Bewegungsvorganges.
fr: conation; *e:* conation.

konditionaler Reflex *(m)*. Syn. für *Reflex, bedingter.

konditionaler Stimulus *(m)* *Stimulus, konditionaler.

konditionierter Reflex *(m)*. Syn. für *Reflex, bedingter.

Konditionierung *(f)*. **1.** Hervorbringen bedingter Reflexe (s.d.). **2.** Syn. für *Konditionierung, klassische.
fr: conditionnement; *e:* conditioning.

Konditionierung, extero-interozeptive *(f)*. Form der Konditionierung, bei welcher der unbedingte Reiz im Körperinnern, der bedingte jedoch außerhalb liegt. Z.B. bei einem Patient wird Blasenfüllung (= unkonditionierter Reiz) auf einen Manometer sichtbar angezeigt (konditionierter Stimulus). Nach der Lernphase bewirken allein Veränderungen des Manometers (ohne wirkliche Veränderungen des Blasendrucks) Empfindungen und Körperreaktionen des Harndrangs. Vgl. Konditionierung, interozeptive.

Konditionierung, instrumentelle *(f)*. (*Bechterew,* 1913). Form der Konditionierung, bei welcher im Unterschied zur klassischen Konditionierung (s.d.) der Verstärker erst nach der Reaktion eingesetzt wird. Daher auch große Ähnlichkeit zur operanten Konditionierung (s.d.).

Konditionierung, intero-exterozeptive *(f)*. Form der Konditionierung, bei welcher der bedingte Reiz im Körperinneren, der unbedingte außerhalb liegt. Z.B. Dehnung der Magen- oder Darmwand durch einen kleinen Ballon (bedingter interozeptiver Reiz) mit elektrischem Schlag (unbedingter exterozeptiver Reiz). Vgl. Konditionierung, interozeptive.

Konditionierung, intero-interozeptive *(f)*. Form der Konditionierung, bei welcher sowohl bedingter als auch unbedingter Reiz im Körperinnern liegen. Vgl. Konditionierung, interozeptive.

Konditionierung, interozeptive *(f)*. (*Razran,* 1961; *Bykow* und *Kurzin,* 1966; *Adam,* 1967). Sammelbez. für abgewandelte Form der klassischen (= extrozeptiven) Konditionierung (s.d.), bei welcher konditionierte und/oder unkonditionierte Stimuli (s.d.) über Rezeptoren des vegetativen Systems, vor allem des Verdauungskanals (Interozeptoren) aufgenommen werden. Gesondert werden unterschieden: 1. intero-exterozeptive K.; 2. extero-interozeptive K.; 3. intero-interozeptive K. – Zum Abbau eines konditionierten Reflexes sind mehr Wiederholungen als bei rein exterozeptiver Konditionierung nötig, er wird jedoch weniger leicht gelöscht. Aus den Experimenten sind gut Erklärungsmodelle und Behandlungsverfahren für psychosomatische Leiden ableitbar.

Konditionierung, klassische *(f)*. Experimentelle Erzeugung eines Reflexes nach dem Schema der *Pawlow*-Schule. Zum Ausgangszeitpunkt führen unabhängig voneinander ein neutraler Reiz (NS) zu Orientierungsreaktionen (OR) und ein unbedingter Reiz (UCS) zur unbedingten Reaktion (UCR). Im Experiment werden neutrale, für sich wirkungslose Reize (NS) so oft mit dem für den jeweiligen Reflex charakteristischen Auslöser (UCS) gekoppelt, bis der vorher neutrale Reiz allein den Reflex auszulösen vermag. Der Reflex heißt dann bedingter (konditionaler, konditionierter) Reflex (CR). Sein natürlicher Auslöser heißt unkonditonier-

ter Reiz (UCS), der von der Erfahrung abhängige Auslöser konditionaler Stimulus (CS). Vgl. Schema. – Zahlreiche psychiatrische Anwendungen in der *Verhaltenstherapie. Zur Kritik ist jedoch gesagt worden, daß nach diesem Modell der Lernende an vererbte Verhaltensmuster (Reflexe) gebunden ist und damit nur eine beschränkte Anpassung an die Umwelt erreichen kann.
fr: conditionnement classique; *e:* classical conditioning.

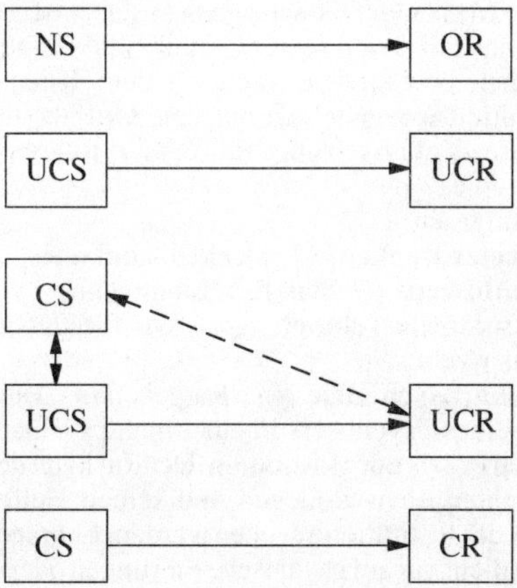

Schema der klassischen Konditionierung nach *Legewie*.

Konditionierung, operante *(f)*. (*B. F. Skinner*). Lernen an den Konsequenzen. Lernen am Erfolg. Form des Lernens. Vor allem von *E. L. Thorndike* (1913) begründete und von *Skinner* (1938) herausgearbeitete Konditionierung von Tätigkeiten (operants). Ein gewünschtes Verhalten (R_x) wird dadurch gelernt, daß alle Reaktionen, die als Vorstufen des gewünschten Verhaltens gelten, immer wieder durch bestimmte *Verstärker (S_0) bekräftigt werden. Dadurch wird die Wahrscheinlichkeit des Auftretens der gewünschten Sequenz S_0–R_x immer größer. Z.B. Versuchstiere, die zufällig den Öffnungsmechanismus ihres Problemkäfigs entdecken und dafür mit Futter »belohnt« werden, finden den Mechanismus in der Folge immer schneller. – Zahlreiche psychiatrische Anwendungen in der *Verhaltenstherapie und im *Biofeedback. Unmittelbar aus der *Skinner*-Theorie abgeleitete Psychotherapietechniken nennen sich *operante Interventionsverfahren.
fr: conditionnement opérant; *e:* operant contioning.

Konfabulation *(f)*. Mehr oder weniger mißglückte sprachliche Situationsangleichung. Erzählen von Vorgängen, die entweder nur in der Phantasie des Kranken existieren oder in keinem Zusammenhang mit der gegebenen Situation stehen. Zum Begriff gehört eine starke subjektive Überzeugung von der Richtigkeit des Gesagten, die durch keine Argumente zu erschüttern ist. Dies unterscheidet die Konfabulation von der *Pseudologia phantastica, bei der nur im Augenblick an die Phantasieprodukte geglaubt wird, diese aber durch Konfrontation mit der Wirklichkeit korrigiert werden können. Vorkommen bei zahlreichen organischen Hirnkrankheiten, regelmäßig aber beim *amnestischen *Korsakow*-Syndrom.
fr: fabulation; *e:* confabulation, fabrication.

Konfabulation, blühende *(f, pl)*. Besonders ausschmückungsreiche, auf geringe Anregungen hin einsetzende Konfabulationen. Die Bez. wird fast ausschließlich bei Konfabulationen von *Korsakow*-Kranken verwendet.
e: opportune confabulation.

Konfabulationen, expansive *(f, pl)*. Konfabulationen mit megalomanen Inhalten.

konfabulatorische Schizophrenie *(f)* *Schizophrenie, konfabulatorische.

Konfabulose *(f)*. Psychische Krankheit, bei der phantastische Konfabulationen nahezu oder ausschließlich das psychopathologische Bild beherrschen. Besonders bei Fleckfieber (*W. v. Baeyer*), anderen Rickettsiosen, im Abklingen des Typhus abdominalis und von Hirntraumen. *Konfabulose, progressive.

Konfabulose, expansive *(f)*. Manische Psychose mit gehobener Stimmung und expansiven Konfabulationen.

Konfabulose, progressive *(f)*. (*Kleist* und *Schwab*). Paranoide Form der Schizophrenie mit Vorherrschen von Konfabulationen. Entspricht der *Paraphrenia confabulans.

Konflikt *(m)*. Widerstreit, Zusammenstoß von zwei oder mehr unvereinbaren Motiven oder Interessen. Konfliktmodelle spielen zur Erklärung psychischer oder sozialer Prozesse eine bedeutende Rolle. Vgl. Konflikt, psychischer, Konflikt, sozialer, Appetenz-Aversionsverhalten.
fr: conflict; *e:* conflict.

Konfliktatmen *(n)*. (*A. Janov*, 1967, 1970). »Automatische«, stark vertiefte Atmung bei Auftauchen von erinnerten Gefühlen während einer *Urschreitherapie.

Konflikt, psychischer *(m)*. Zusammenstoßen zweier einander widersprechender Strebungen oder Motivationen in einer Person. Der

Konflikt kann manifest sein, wenn z.B. ein moralisches Gesetz einem Triebwunsch gegenübersteht. Latente Konflikte können sich nach psychoanalytischen Ansichten dagegen in umgewandelter Form äußern und insbesondere zu Verhaltensstörungen, neurotischen Symptomen, Charakterstörungen usw. führen. Konflikte und Konfliktlösungen gehören zum normalen menschlichen Leben. Verfehlte Konfliktlösungen sind ein zentrales Problem der Neurosenpsychologie. Sie werden gefördert durch Triebstruktur und psychischen Apparat eines Menschen. Wenn ein Trieb seine natürliche Quelle, das Es, verläßt, trifft er auf dem Wege zu seiner Realisierung auf verschiedene ihn behindernde Instanzen, vor allem Über-Ich, Ich, Ich-Ideal und schließlich die Realität. Das einzelne neurotische Symptom kann als Kompromiß im Konflikt zwischen Triebwunsch und den seiner Realisierung entgegenstehenden Prinzipien interpretiert werden. Auch das psychosomatische (somit körperliche) Krankheitssymptom kann als Ergebnis und vorläufige Lösung eines intrapsychischen Konflikts verstanden werden (*A. Mitscherlich:* »Krankheit als Konflikt«). Es gibt Tendenzen, diese Vorstellung zu einer allgemeinen Krankheitstheorie auszuweiten.
fr: conflict psychique; *e:* intrapsychic conflict.

Konfliktpathologie *(f)*. In der Psychoanalyse Sammelbez. für eine Theorie behandlungsbedürftiger psychischer Veränderungen, welche als Folge eines psychischen Konfliktes (s.d.) angesehen werden. Wird einer *Strukturpathologie der Persönlichkeitsstörungen gegenübergestellt.

Konfliktreaktion *(f)*. Abnorme seelische Reaktion (s.d.) als Antwort auf einen psychischen Konflikt.

Konfliktreaktion, innere *(f)*. Umschreibende Bez. für *Neurose. Die neurotischen Symptome können auch als Reaktion auf innere Unausgeglichenheiten, Spannungen und Triebsituationen aufgefaßt werden, was mit dieser Bez. herausgestellt werden soll.

Konfliktsituation *(f)*. Äußere Lebenssituation, die für unlösbar gehalten wird und zu Krankheitserscheinungen führt. In Wirklichkeit wird durch die besondere Situation lediglich ein psychischer Konflikt aktualisiert.
fr: situation conflictuelle; *e:* conflict situation.

Konflikt, sozialer *(m)*. Sammelbez. für Kämpfe, Streitigkeiten, Auseinandersetzungen und Spannungen zwischen Personen oder Gruppen.
fr: conflict social; *e:* social conflict.

Konflikttrinker *(m)*. Aufgrund eines für unlösbar gehaltenen, durch Neurose bestimmten psychischen Konfliktes aufgetretene *Trunksucht. Die Behandlung erfolgt durch Psychoanalyse oder Psychotherapie.

konformer Wahn *(m)* *Wahn, konformer.

kongrade Amnesie *(f)*. Gedächtnislücke für die Dauer einer Bewußtlosigkeit, z.B. nach einem Hirntrauma.

Kongruenz *(f)*. Übereinstimmung. Ausdruck der klientenzentrierten Therapie (s.d.). Haltung, bei der der Therapeut gegenüber dem Patienten ohne Maske und Fassade ganz er selbst ist. Der Therapeut ist sich seiner Gefühle und Empfindungen bewußt und kann sie dem Klienten unmittelbar zugänglich machen. Gilt als günstigste Voraussetzung für eine erfolgreiche Therapie.
e: congruence.

konkretes Denken *(n)* *Denken, konkretes.

Konkubiszenz *(f)*. Syn. für *Libido (1).

Konkussionspsychosen *(f, pl)*. Syn. für *Kontusionspsychosen.

Konsiliarpsychiatrie *(f)*. »Ratgebende« Tätigkeit eines Psychiaters in einer nichtpsychiatrischen Praxis oder Institution. Der Rat kann dem Patienten, dem Kollegen und seinen Helfern oder der Institution gegeben werden. Er braucht sich nicht nur auf psychische Störungen oder einen entsprechenden Verdacht zu beziehen, sondern auch auf körperliche Krankheiten sowie deren seelische Voraussetzungen, Begleiterscheinungen und Folgen. Besonders bedeutsam für die Auswirkungen der hochtechnisierten Medizin (z.B. jahrelange Abhängigkeit von der künstlichen Niere).
e: consultation psychiatry.
Syn.: Konsultationspsychiatrie.

Konstanzprinzip *(n)*. Von *S. Freud* in Analogie zum Stabilitätsprinzip des Physiologen *Fechner* aufgestelltes Grundprinzip der Psyche. Danach besteht ein Mechanismus, welcher die Summe der Erregungen in der Psyche so konstant wie möglich hält. Um dieses Ziel zu erreichen, werden Erregungen entweder nach außen abgeführt oder bereits abgewehrt, wenn sie den psychischen Apparat erreichen.
fr: principe de constance; *e:* law of constancy, constance principle.

Konstellation, negativ-ödipale *(f)* *negativödipale Konstellation.

Konstellation, ödipale *(f)* *ödipale Konstellation.

Konstitution *(f)*. Das Gesamt körperlicher und psychischer Eigenschaften eines Menschen. Bei Benutzung der Bez. wird vor allem an

solche ererbten oder erworbenen Eigenschaften gedacht, die dauerhaft erscheinen und darum besonders zur Charakterisierung eines Individuums oder einer Gruppe geeignet sind. Die Konstitution bedeutet für das Individuum sowohl Möglichkeiten wie Grenzen. S. die folgenden Stichwörter.
fr: constitution; *e:* constitution.

Konstitution, depressive *(f)*. Dauernde Schwermut leichten Grades mit pessimistischer Auffassung und lebensverneinender Einstellung. *Depression, konstitutionelle.

Konstitution, emotionale *(f)*. (*Déjérine*). Durch übermäßige, der bewußten Kontrolle entzogene Reaktion auf emotionale Reize gekennzeichnete Konstitution. Nach Ansicht von *Déjérine* ätiologisch für die Konversionsneurose verantwortlich.
fr: constitution émotive; *e:* emotional constitution.

Konstitution, enechetische *(f)* *enechetische Konstitution.

Konstitution, epileptische (psychopathische) *(f)*. In der älteren Psychiatrie mäßig ausgeprägte epileptische Wesensänderung (s.d.), die als Folge von Anfällen oder ohne Anfälle im Familienumkreis von Epileptikern vorkommen kann.
fr: epileptic (psychopathic) constitution.

Konstitution, explosive *(f)*. (*F. Mauz*). Typologischer Begriff aus der Gruppe der iktaffinen Konstitutionen (s.d.). Entspricht den explosiblen Psychopathen (s.d.).

Konstitution, hypoparanoide *(f)*. Von *K. Kleist* (1913) als primäre Charakterstruktur bei *Involutionsparanoia bezeichnet, aus der später als Steigerung die paranoide Psychose hervorgeht. »Von sich eingenommene, eigenwillige Menschen, deren Beziehungen zu den anderen Menschen häufig durch Empfindlichkeit, Reizbarkeit und Mißtrauen getrübt werden.«

Konstitution, iktaffine *(f)*. (*F. Mauz*). Konstitutionstyp mit ererbten und familiären Merkmalen erhöhter Bereitschaft zu epileptischen Anfällen. *Mauz* teilt den Typ in weitere Gruppen auf, vor allem *enechetische Konstitution. Andere Typen wie kombinierte Defektkonstitution, explosive Konstitution, reflexhysterische Konstitution (s.d.) und intermediäre Defektformen sind uneinheitlich und haben sich als Begriffe nicht durchzusetzen vermocht. In der klinischen Praxis werden iktaffine und enechetische Konstitution daher oft syn. gebraucht.
fr: constitution ictaffine.

Konstitution, neuropathische *(f)* *Neuropathie.

Konstitution, reflexhysterische *(f)*. (*F. Mauz*). Typologischer Begriff aus der Gruppe der iktaffinen Konstitutionen. Besonderes Merkmal ist eine »gesteigerte und beschleunigte Umschaltbarkeit der psychophysischen Apparate« sowie eine »Neigung zu elementaren, reflexmäßigen Reizentladungen«.

Konstitutionslehre *(f)*. Lehrgebäude, welches alle Individuen nach gemeinsamen Eigenschaften den Typen weniger (meist 3–4) Konstitutionen einzuordnen erlaubt. Seit dem Altertum stets erneut unternommener Versuch. *Hippokrates:* Apoplecticus, Phthisicus; *Galen:* Sanguinicus, Melancholicus, Phlegmaticus, Cholericus. Gegenwärtig am meisten gebraucht werden die folgenden Typensysteme: **1.** (*E. Kretschmer*). Es werden Beziehungen zwischen Körperbautyp und einzelnen Psychosen hergestellt, insbesondere zur Schizophrenie und manisch-depressiven Erkrankung. Vgl. Pykniker, Zyklothymie (1); leptosomer Typ, Schizothymie; athletischer Körperbautyp, visköses Temperament; Dysplastiker. **2.** (*W. H. Sheldon*). Beziehungen zwischen Körperbautyp und Temperament. Ist der *Kretschmer*schen Lehre in vieler Hinsicht ähnlich, hat sich aber besonders in angelsächsischen Ländern durchgesetzt. Vgl. Ektomorphie, Zerebrotoniker; Mesomorphie, Somatotoniker; Endomorphie, Viszerotoniker.
fr: typologie des constitutions; *e:* constitutional theory of personality, constitutional typology.

Konstitutionstypologie *(f)* *Konstitutionslehre.

Konstitution, zyklothyme *(f)*. Charakterveranlagung mit Neigung zu raschem und häufigem Stimmungsumschwung. Menschen, die bald »himmelhoch jauchzend«, bald »zu Tode betrübt« sind. Entspricht etwa der stimmungslabilen Psychopathie. In der älteren Psychiatrie eine Disposition zur manisch-depressiven Erkrankung.

konstitutionelle Nervosität *(f)*. Syn. für *Neuropathie.

Konsultationspsychiatrie *(f)*. Syn. für *Konsiliarpsychiatrie.

Kontakt, affektiver *(m)*. Auf Sympathie (oder Antipathie) aufgebaute affektive Beziehung zwischen Arzt (insbesondere Psychotherapeut) und Patient. Allgemeiner auch: emotionale Beziehung zwischen zwei Menschen, die sich nach einer Weile des Zusammenseins herausbildet.
fr: contact affectif; *e:* affective rapport.
Syn.: affektiver Rapport.

Kontaktmangelparanoid *(n)*. (*W. Janzarik,* 1973). Typ der *Altersschizophrenie. Vorherrschend ist das Bild einer paranoid(-halluzinatorischen) Psychose: Wahn der Beeinträchtigung innerhalb der eigenen Wohngrenzen mit Vorstellungen des Eindringens Fremder, Vergiftet- und Bestohlenwerdens, der Beschmutzung durch Ungeziefer, Gas und Dämpfe, des Eindringens von Einbrechern u.a. Das Wahnthema ist meist Sexualität. Die vor der Krankheit empfindlichen und einzelgängerischen oder aktiv-lebendigen Menschen bleiben in ihrer Persönlichkeit erhalten. Sie werden jedoch mit einer Situation der Vereinsamung besonders schlecht fertig. Bleibt evtl. über Jahrzehnte bestehen. Vgl. Beeinträchtigungswahn, präseniler.

Kontaktpsychologie *(f)*. Psychotherapeutische Lehre **E. Speer*s. Geht davon aus, daß die engen Beziehungen zwischen Mann und Frau ein Paradigma für alle zwischenmenschlichen Beziehungen sind. Autistische Schizophrene, Neurotiker, Sonderlinge leiden unter Kontaktstörungen oder Kontaktschwäche, ihre »Liebesfähigkeit« ist gestört. Behandlung durch besondere psychotherapeutische Methoden.

Kontaktschwäche *(f)*. Zu geringe Fähigkeit, zu anderen Menschen herzliche Beziehungen aufzunehmen und zu unterhalten. Vorkommen aufgrund von *Gehemmtheit bei Neurotikern, einer allgemeinen Kommunikationsstörung bei Schizophrenen oder konstitutioneller Schwäche (*Konstitution, *Schizothymie). *Autismus.
fr: faiblesse de contact; *e:* inability to relate to other people.

Kontaktwahn *(m)*. Wahnhafte Überzeugung, die bei der *Folie à deux von einem Geisteskranken auf einen Geistesgesunden übertragen wird.
fr: délire induit; *e:* communicated insanity, induced insanity, shared paranoid disorder (DSM III).

Komtamination *(f)*. In der Grammatik Verschmelzung von zwei oder mehr formal und inhaltlich verwandten Wörtern zu einem neuen. In der Psychopathologie Vorkommen als Versprecher, als Verdichtung im Traum, bei Ermüdung oder als schizophrenes Symptom. Häufig Stilmittel des Volkswitzes. Beispiel: In einem Park in Kiel steht eine Aktfigur von ausladenden Ausmaßen, die im Volksmund »Venus von Kielo« heißt; Kontamination aus Kiel-Milo-Kilo.
fr: contamination; *e:* contamination.

konträre Sexualempfindung *(f)* *Sexualempfindung, konträre.

Konträrsexualität *(f)*. Syn. für *Homosexualität.

kontraphobisch *(a)*. Gegen Angst gerichtet. Verhaltensweisen, welche einem Individuum dazu dienen, Angst zu verbergen, zu beseitigen, auszugleichen oder gar nicht erst aufkommen zu lassen. Kontraphobisch Ängstliche können auch Mut zeigen und sich z.B. als besonders kühne Schwimmer, Wanderer, Motorradfahrer oder Fallschirmspringer hervortun.
e: counter-phobic (counterphobia, counterphobic activity).

kontraphobisches Verhalten *(n)*. (*O. Fenichel*, 1945). Verhalten, welches – gewöhnlich unbewußt – darauf gerichtet ist, Ängste zu mindern, zu beseitigen und vor allem nicht aufkommen zu lassen. Jemand setzt sich z.B. freiwillig wagemutiger Gefahr aus und empfindet dabei keine Angst, obwohl er eigentlich gerade davor Angst hat.

Kontrollanalyse *(f)*. Wichtiger Teil der Ausbildung zum Psychoanalytiker (neben Lehranalyse und theoretischer Ausbildung). Etwa 2 Jahre nach Beginn der analytischen Ausbildung beginnt der Ausbildungskandidat mit ersten eigenen Analysen, die von seinem Lehranalytiker nach jeder Analysestunde aufgrund der Aufzeichnungen kritisiert werden, damit der Kandidat auf unzweckmäßiges oder unkorrektes Vorgehen oder nicht bemerkte Zusammenhänge aufmerksam gemacht werden kann. Die Kontrollanalyse dient ferner dazu, dem Kandidaten seine eigene *Gegenübertragung deutlich werden zu lassen und ihm zu zeigen, worin das psychoanalytische Verfahren im Gegensatz zu anderen psychotherapeutischen Methoden (Hypnose, Suggestion, Unterstützung, Ratschläge) besteht.
fr: psychoanalyse contrôlée *oder* sous contrôle; *e:* control *oder* supervisory *oder* supervised analysis.

Kontrollzwang *(m)*. Zwangsneurotisches Symptom. Immer wieder müssen Bestätigungen darüber erlangt werden, ob z.B. der richtige Brief in das richtige Kuvert gesteckt wurde, die Tür auch wirklich abgeschlossen wurde usw. In schwächerer Ausprägung auch normal-psychologisch vorkommend.
fr: manie de vérification; *e:* obsessive doubt.

Kontusionspsychose *(f)*. (*E. Trömner*, 1910). Im Anschluß an eine Contusio cerebri auftretende Psychose vom akuten exogenen *Reaktionstyp *Bonhoeffer*s. Schließt sich gewöhnlich an eine längere Bewußtlosigkeit an und wird auf Hirnödeme zurückgeführt. Klinisch gleichartig sind die sich an eine Commotio cerebri anschließenden Kommotionspsychosen. Symptomatik: *Ödempsychosen, akute traumatische.

Konversion *(f).* (*S. Freud,* 1894). Nach der psychoanalytischen Theorie Vorgang, durch welchen hysterische Symptome entstehen. Ein seelischer Konflikt wird in körperliche Symptome so umgesetzt (konvertiert), daß die Symptome den Konflikt in symbolischer Form zum Ausdruck bringen und die Psyche dadurch zugleich Entlastung erfährt. Im einzelnen sind es Wunschvorstellungen, Phantasien und Erinnerungen, die nicht zum Bewußtsein zugelassen werden können (*Zensur) und deshalb durch *Verdrängung ins *Unbewußte abgedrängt werden. Dort werden sie jedoch nicht gleichsam vernichtet, sondern die *libidinöse Energie wird von der verdrängten Vorstellung abgetrennt und in körperliche Innervation konvertiert. Beim Konflikt handelt es sich in der Regel um ein Gegenüber von erotischen Wünschen einerseits und ihrer Versagung durch eine andere innerseelische Instanz andererseits. *Konversionssymptome; *Konversionshysterie.

Konversionshysterie *(f).* (*S. Freud*). Form der Neurose, hysterisches Zustandsbild, dessen Symptomatik vorwiegend durch Konversionssymptome gekennzeichnet ist. Nach der psychoanalytischen Theorie handelt es sich hierbei um Kranke, deren Sexualität auf der kindlichen Entwicklungsstufe stehengeblieben ist und bei denen u.a. der Ödipuskomplex unvollständig gelöst wurde. Das Mädchen hat dann z.B. unbewußt den Wunsch, sich mit dem Vater zu vereinigen, hat aber gleichzeitig eine starke Abneigung dagen. Häufig kommen auch Fixierungen an die *orale Phase vor. Bei der Symptombildung spielen auch *Identifikationen mit anderen, evtl. an Körperkrankheiten leidenden Personen eine große Rolle. Dadurch kann das Entstehen psychischer Epidemien (s.d.) erklärt werden. In kritischen Lebenssituationen kommt es dann zum Auftreten hysterischer Symptome. Die Symptomwahl richtet sich nach der Situation der Verdrängung, dem Symbolwert für die Darstellung des unbewußten Triebes und einem Entgegenkommen der Organe. Teilweise (*Alexander*) wird ein Konversionssyndrom der motorischen (Willkür- und Ausdrucks-)Bewegungen und sensorischen Funktionen streng von einer »vegetativen Neurose« mit ausschließlich vegetativen Körpersymptomen unterschieden. Konversionshysterien kommen unter bestimmten soziokulturellen Bedingungen häufiger vor als unter anderen; gegenwärtig insbesondere in der Sowjetunion, Indien, den Mittelmeerländern und bei südländischen Gastarbeitern. – Neben der Konversionshysterie gibt es eine *Angsthysterie, deren Symptome nicht durch Konversion entstehen.
fr: hystérie de conversion; *e:* conversion hysteria.

Konversionsneurose *(f).* Neurose, deren klinisches Bild von *Konversionssymptomen beherrscht wird. Es handelt sich dabei praktisch ausschließlich um die *Konversionshysterie. Ob es außer der Konversionshysterie weitere Neurosen mit Konversionssymptomen gibt, gilt als umstritten.
fr: névrose de conversion; *e:* conversion neurosis.

konversionsneurotische Störungen *(f, pl).* Konversionssymptome nach der Theorie und Ordnung des DSM III. Gefordert wird: 1. vorherrschend sei der Verlust oder die Beeinträchtigung einer Körperfunktion; 2. die Symptomatologie geht auf einen innerseelischen Konflikt zurück und steht in einem zeitlichen Zusammenhang mit Ereignissen in der sozialen Umwelt; 3. das Symptom ist nicht durch den Willen beeinflußbar; 4. keine Körperkrankheit als Ursache; 5. das Symptom ist nicht auf Schmerz oder sexuelle Normabweichungen beschränkt; 6. das Symptom wird nicht durch Körperkrankheit oder Schizophrenie hervorgerufen.

Konversionsreaktion *(f).* Plötzliches Auftreten von Konversionssymptomen aus Anlaß eines aktuellen Erlebnisses. *Konversionshysterie.
fr: réaction de conversion; *e:* conversion reaction.

Konversionssymptome *(n, pl).* Auf dem Wege der *Konversion entstandene körperliche Symptome. Hierzu zählen: 1. i.e.S. *motorische Erscheinungen:* 1a. Lähmungen einzelner oder mehrerer Gliedmaßen; 1b. Unfähigkeit, zu stehen und zu gehen (*Abasie, *Astasie); 1c. psychogener Schiefhals; 1d. abnorme Bewegungsabläufe (z.B. choreiforme Bewegungen); 1e. Unfähigkeit zur Intonation (*Aphonie); 1f. Stimm- und Sprechstörungen; 1g. hysterische *Anfälle. 2. i.w.S. weitere Körpererscheinungen: *sensibel:* 2a. herabgesetzte oder aufgehobene Berührungs- und Schmerzempfindlichkeit (*Hypästhesie, *Anästhesie, *Analgesie); 2b. Überempfindlichkeit gegen Berührungs- und Schmerzreize (Hyperästhesie); 2c. ständig oder lange Zeit bestehender Schmerz; 3. *sensorisch:* 3a. Schwerhörigkeit, Taubheit; 3b. Übergehör (*Hyperacusis); 3c. Sehstörungen, teilweise oder vollständige Blindheit, Ausfall eines bestimmten Sehbereichs, Nichtwahrnehmen einzelner Dinge oder Personen; 3d. Veränderungen in der Größenwahrnehmung (*Mikropsien, *Makropsien); 4. *viszeral:* 4a. Atembeschwerden, Asthmaanfälle; 4b. Atemrhythmusstörungen, Hyperventilation; 4c. Störungen der Darmmotorik, z.B. Durchfälle, Erbrechen; 4d. Schluckstörungen (*Dysphagie), Schluckauf; 4e. Harnentleerungsstörungen; 5. *hysterische Bewußtseinsveränderungen:* 5a. hysterische *Dämmerzustände; 5b. *Somnambulismus, *Oneiroid und *Ekstase; 5c. **Ganser*-Syndrom; 6. eingebildete *Schwangerschaft. – Vgl. konversionsn urotische Störungen.

Konvexitätssyndrom des Stirnhirns. *(n).* Durch Schädigung der äußeren Anteile des Stirnhirns (Stirnhirnkonvexität) entstehende psychische Störungen. Grundlegendes Symptom ist ein Antriebsmangel (*Kleist,* 1911). Ferner bestehen Denkstörungen; das tätige Denken ist gestört, der Denkprozeß verläuft verkürzt und vereinfacht, Kombinationsfähigkeit und eigenständiges produktives Denken verarmen (*C. Faust*); bei Schilderung eines Sachverhaltes sind die Dürftigkeit der Aussage und Einfallsarmut typisch (*W. Klages*). Die aus Antriebsmangel bedingte Schwäche, eine Tätigkeit zu beginnen und zu Ende zu führen, zeigt sich in Vernachlässigung der Kleidung, der Wäsche, Verminderung des Reinlichkeitsbedürfnisses und »Wurstigkeit« in der Lebensführung. Charakteristisch ist, daß die Fremdanregbarkeit erhalten bleibt; vom Kranken kann z.B. Denkarbeit geleistet werden, wenn Themen gestellt und die Erörterung angeregt werden. Nach *Beringer* (1941) entsteht das Bild »farbloser Zufriedenheit und Unbekümmertheit – isoliertes aktuelles Ich ohne Hintergrund – es geht nichts vor, es taucht nichts auf«. – Vorkommen besonders bei Stirnhirnverletzungen und Tumoren. Bei Fortfall der Ursache ist das Syndrom reversibel. *Orbitalhirnsyndrom. *Thalamusdemenz.

Konvulsator *(m).* Gerät der Fa. *Siemens* zur *Elektrokonvulsionsbehandlung.

Konvulsion *(f).* **1.** Unwillkürliche, heftige Muskelkontraktionen, die einzeln oder in Serien auftreten können, sich auf ein eng umschriebenes Muskelgebiet beschränken oder den ganzen Körper ergreifen können. Konvulsionen können tonisch sein (langanhaltende, starre Kontraktion) oder klonisch (Zucken, rasch aufeinanderfolgende Kontraktionen und Muskelerschlaffungen). Tonisch-klonische Konvulsionen haben aufeinanderfolgend ein tonisches und ein klonisches Stadium und werden gewöhnlich synonym mit dem generalisierten epileptischen Anfall verstanden. **2.** In der klinischen Alltagssprache oft als Synonym für *Elektrokonvulsionsbehandlung gebraucht.
fr: convulsion; *e:* convulsion.

Konvulsionstherapie *(f).* *Krampfbehandlung.

konvulsiv *(a).* Krampfmäßig. Adj. zu Konvulsion.
fr: convulsif; *e:* convulsive.

Konzentration *(f).* Aktive Hinwendung der Aufmerksamkeit auf einen bestimmten Bewußtseinsinhalt unter gleichzeitiger Abblendung anderer.
fr: concentration; *e:* concentration, mental focusing.

Konzentrationslager-Syndrom *(n)* *KZ-Syndrom.

Konzentrationsschwäche *(f).* Beeinträchtigung der Fähigkeit zur Konzentration. Meist in der Form, daß störende Nebengedanken nicht ausgeblendet und die Gedanken nicht auf einen Gegenstand fixiert werden können. Normalpsychologisch in der Ermüdung, bei besonders aufwühlenden Erlebnissen oder Überforderung vorkommend. Aus krankhafter Ursache z.B. bei Intoxikation mit Coffein oder Amphetamin, bei Manie in Form der *Ideenflucht. Die meisten Hirnkrankheiten führen zu Konzentrationsschwäche. Typische Erscheinung bei postkommotionellem Syndrom.

konzentrative Selbstentspannung *(f)* *Selbstentspannung, konzentrative.

Konzeptionsfurcht *(f).* Angst vor einer Empfängnis bei jungen Mädchen oder Frauen. Bei stärkeren, nicht durch die äußeren Umstände erklärbaren Ängsten bestehen meist verborgene neurotische Ängste.

Kopfschmerz, depressiver *(m).* Kopfschmerz als (eventuell fast einziges) Symptom einer endogenen Depression (s.d.). Häufig als Druck in der Mitte des Kopfes, als schwere Last auf dem Kopf, Schläfendruck, Druck im Hinterkopf. Daneben finden sich gewöhnlich Zeichen einer endogenen Depression.
fr: céphalée dépressive; *e:* depressive headache.

Kopfschmerz, hysterischer *(m).* Kopfschmerz als (eventuell deutlichstes) Symptom einer hysterischen Symptomneurose (s.d.), manchmal in Form eines *Clavus hystericus. Der Kopfschmerz bringt in symbolischer Form einen aktuellen Konflikt zum Ausdruck.
fr: céphalée hystérique; *e:* hysteric headache.

Kopfschmerz, psychogener *(m).* Syn. für *Spannungskopfschmerz, psychisch bedingter.

Kopfuhr *(f)*. Fähigkeit, ohne Hilfsmittel zu einem bestimmten Zeitpunkt aus dem Schlaf zu erwachen. Kann als besondere Begabung vorhanden sein, aber auch geübt werden.
e: mental clock.
Syn.: Terminerwachen, automatisches Erwachen.

Kopfwackeln *(n)* *Jactatio capitis.

Kopfwerfen, kindliches *(n)* *Jactatio capitis.

Kopliksches Degenerationszeichen *(n)*. (*H. Koplik*). Höckerartiger Vorsprung am Erbsenbein bei sporadischem Kretinismus.

Kopophobie *(f)*. Angst vor Müdigkeit.
fr: copophobie; *e:* kopophobia.

Koprolagnie *(f)*. Sexuelle Erregung und Befriedigung durch Berührung und Umgang mit Exkrementen. *Analerotik.
fr: coprolagnie; *e:* coprolagnia.

Koprolalie *(f)*. Wörtlich: Kotsprache. Fortgesetzte Neigung, beim Sprechen Ausdrücke und Bilder der Verdauungsvorgänge zu verwenden. Bei einem kleinen Kind, das in einem gesitteten Milieu aufwächst, kann Koprolalie fortgesetzte Beschäftigung mit analen Vorgängen anzeigen. Häufige Erscheinung bei jungen Männern, die damit gegen Sauberkeitserziehung und Gesellschaftsnormen protestieren. Ein mehr explosivartiges Ausstoßen koprolaler Worte findet sich beim **Tourette*-Syndrom.
fr: coprolalie; *e:* coprolalia.

Kopromanie *(f)*. Krankhafte Neigung, mit Fäkalien zu hantieren, sie an die Wände, ans Bett oder an die Kleidung zu schmieren.
fr: copromanie; *e:* copromania.

Koprophagie *(f)*. Verzehren der eigenen Exkremente.
fr: coprophagie; *e:* coprophagia.

Koprophemie *(f)*. Obszönes Sprechen. Form sexueller Anomalie, bei der sexuelle Erregung allein dadurch gesucht wird, daß Frauen gegenüber schmutzige Ausdrücke verwendet werden.
fr: coprophémie; *e:* coprophemia.

Koprophilie *(f)*. Besonderes Interesse an den Exkrementen. Wird in seinen psychodynamischen Aspekten besonders von der Psychoanalyse beachtet. Dabei lassen sich weitgehende Zusammenhänge zwischen der Sauberkeitserziehung sowie der frühkindlichen Haltung zu den Exkrementen und neurotischen Symptomen herstellen.
fr: coprophilie; *e:* coprophilia.

Koprophobie *(f)*. Angst vor der Berührung von Fäkalien. Bei Neurosen mit Zwangssymptomen keine seltene Erscheinung. Zeigt sich oft in Form von Angst vor Schmutz oder Ansteckungsfurcht. Psychoanalytisch gesehen handelt es sich um eine Reaktion auf den (uneingestandenen) Wunsch nach dem Gegenteil, der Koprophilie.
fr: coprophobie; *e:* coprophobia.

Kopropraxie *(f)*. Seltenes Syn. für *Exhibitionismus.
fr: copropraxie; *e:* copropraxia.

Koro *(n)*. (*van Brero*). Zuerst bei Malaien beschriebene, besonders in Südchina und Indochina beobachtete neurotische Furcht, der Penis ziehe sich in den Leib zurück. Als Abwehrmaßnahme wird der Penis entweder festgehalten oder ans Bein gebunden. Auch in Europa bei Psychosen und Neurosen gelegentlich zu beobachtende Erscheinung.
fr: koro; *e:* koro.

Korophilie *(f)*. Neigung lesbischer Frauen zu jungen Mädchen. *Homosexualität, weibliche.
fr: corophilie; *e:* korophilia.

Korrelate *(n, pl)*. Dinge oder Begriffe, die nur in wechselseitiger Beziehung einen Sinn haben (z.B. warm – kalt).

Korsakow, Sergej Sergejewitsch. geb. 22. 1. 1854 Guß-Chrustllny, gest. 1. 5. 1900 Moskau. Schüler *Kojewnikows*. Ab 1899 bis zu seinem Tode Ordinarius für Psychiatrie und Neurologie in Moskau. Zählt zu den bedeutendsten Psychiatern des 19. Jahrhunderts. Bereits in seiner ersten Arbeit (»Über eine polyneuritische Psychose mit einer eigenartigen Störung der Merkfähigkeit und mit Pseudoreminiszenzen«) beschrieb er das später nach ihm benannte *amnestische Syndrom bzw. die *Korsakow*-Psychose. Die von *Korsakow* beschriebene *Dysnoia vermochte sich dagegen nicht durchzusetzen.

Korsakow-Psychose (alkoholische) *(f)*. Von *S. S. Korsakow* 1887 als Cerebropathia psychica toxaemica beschriebenes Krankheitsbild. Entspricht klinisch einem *amnestischen Syndrom, das durch chronischen Alkoholismus entsteht und mit einer Polyneuritis einhergeht. Nur in dieser Konstellation wird von einer *Korsakow*schen Psychose gesprochen. Die Bez. wurde 1928 von *Meggendorfer* so bestimmt und seither mit gleicher Bedeutung beibehalten.
Syn.: chronisch-alkoholisches Delirium, polyneuritische Psychose.

Korsakow-Symptomenkomplex *(m)*. *amnestisches (*Korsakow-*)Syndrom.

Korsakow-Syndrom *(n)*. Häufig gebrauchtes Syn. für *amnestisches (*Korsakow-*)Syndrom.

Korsakowsche Zeichengruppe *(f)* *amnestisches (*Korsakow-*)Syndrom.

Kortikalisierung *(f)*. In der Phylogenese vor sich gehende Verlagerung einzelner Funktionen von subkortikalen Zentren zur Hirnrinde. Z.B. finden sich die integrierenden Sehzentren bei Vögeln hauptsächlich im Bereich des Mittelhirndaches, bei den Säugetieren aber in der Kortex. Eine Ratte, deren Sehrinde entfernt ist, vermag mit Hilfe tiefergelegener Zentren noch Gegenstände zu erkennen; ein Affe vermag unter den gleichen Bedingungen noch Schatten zu sehen, während der Mensch in dieser Situation nicht einmal mehr die Fähigkeit hat, Lichtschein wahrzunehmen.
fr: corticalisation; *e:* corticalization.

Kortikalperson *(f)*. (*F. Kraus,* 1919). Nach einem Schichtenmodell der Persönlickeit als Gegensatz zur *Tiefenperson diejenigen Funktionen, die vom bewußten Ich gesteuert werden. Wird mit der phylogenetisch jüngeren Neocortex in Zusammenhang gebracht. Entspricht dem personellen Oberbau *E. Rothacker*s, der Noopsyche *E. Stransky*s und dem Begriff des »noetischen Oberbaus«.

Koshewnikoff-Epilepsie *(n)* *Epilepsia partialis continua corticalis.

Koshewnikoff-Syndrom *(n)* *Epilepsia partialis continua corticalis.

Kotessen *(n)* *Koprophagie.

Kotfressen *(n)* *Rhypophagie.

Krämpfe, audiogene *(m, pl)*. Durch Geräusche ausgelöste epileptische Anfälle. *Epilepsie, musikogene.

Krämpfe, chemisch induzierte *(f, pl)*. Durch Pharmaka hervorgerufene epileptische Anfälle. *Cardiazolschockbehandlung.

Krämpfe, elektrisch induzierte *(m, pl)* *Elektrokonvulsionsbehandlung.

Krämpfe, klonische *(m, pl)* *klonische Krämpfe.

Krämpfe, klonisch-tonische *(m, pl)*. Syn. für *Anfall, großer epileptischer.

Krämpfe, psychasthenische *(m, pl)*. (*H. Oppenheim,* 1906). Epileptische Anfälle bei Psychasthenikern. Einzelne Patienten mit phobischen oder Zwangsängsten, herzphobischen Anfällen oder somatisierter Angst (= Psychasthenie) erleiden durch Angst, Alkoholgenuß, Erschöpfung u.a. epileptische Grand-mal-Anfälle. Es bestehen engste Beziehungen zur *Affektepilepsie. Die Bez. wird nicht mehr verwendet.

Krämpfe, tonische *(m, pl)* *tonische Krämpfe.

Kraepelin, Emil. geb. 15. 2. 1856 Neustrelitz, gest. 7. 10. 1926 München. o. Prof. der Psychiatrie in Dorpat (1886), Heidelberg (1891) und München (1903). Schüler *Wundt*s, dessen Anschauungen ihn stark beeinflußten. Arbeitete mehrere Jahre unter *Gudden*. Führte zahlreiche experimentelle und naturwissenschaftliche Methoden in die Psychiatrie ein. So untersuchte er den Verlauf der Arbeitskurve unter der Einwirkung zahlreicher toxischer Substanzen und wurde dadurch zum Begründer der Psychopharmakologie. Ordnete die Vielfalt der psychischen Krankheitszustände in eine neue Systematik ein, die er in den 8 Auflagen seines »Lehrbuches der Psychiatrie« immer wieder modifizierte und die sich in ihren Grundzügen international durchgesetzt hat. Die endogenen Psychosen werden unter dem Leitbild von (nach Ursache und Verlauf einheitlichen) Krankheitseinheiten in zwei große Formenkreise eingeteilt. Auf der einen Seite steht die in unheilbare Endzustände ausgehende Dementia praecox (jetzt gewöhnlich »Schizophrenie« genannt), auf der anderen Seite das grundsätzlich in Heilung ausgehende manisch-depressive Irresein (jetzt »manisch-depressive Erkrankung« oder »Zyklothymie« genannt). Viele Einzelformen erhielten neue Bezeichnungen, die teilweise noch üblich sind. – Machte sich ferner verdient um die Gründung der Deutschen Forschungsanstalt für Psychiatrie in München (1917), die sein Werk ist und deren Leitung *Kraepelin* bis zu seinem Tode innehatte.

Kraepelinsche Addiermethode *(f)* **Kraepelin*scher Rechentest.

Kraepelinsche Klassifikation *(f)*. Von *E. Kraepelin* begründetes nosologisches System der psychischen Krankheiten. **Kraepelin, Emil.*

Kraepelinsche Krankheit *(f)*. (*E. Grünthal,* 1936, 1959). Von *Kraepelin* als »präseniles Irresein« beschriebene, seltene Krankheit, bei der sich zerfahrene Erregbarkeit, Unruhe, Wahnideen und Sinnestäuschungen mit deutlichen organisch-psychischen Symptomen (Schriftstörung, Denkerschwerung, verwaschene Sprache, hirnorganische Anfälle) verbinden. Neurohistologisch finden sich Zellveränderungen in den drei oberen Schichten der Hirnrinde, aufgequollene Zellen in den unteren Schichten, Streifenkern und Mandelkern. Ursache unbekannt. Das Krankheitsbild ist vom anatomischen Befund her charakterisiert und daher klinisch kaum zu diagnostizieren. Eigentlicher Erstbeschreiber ist *E. Grünthal,* der die Krankheit nach *Kraepelin* benannte.

Kraepelinscher Rechentest *(m)*. Zur Prüfung von Übung, Ermüdung und Antrieb dienender Test. Je 2 einstellige Zahlen müssen etwa ½ Stunde fortlaufend mit Unterteilungen von 3 Minuten addiert werden. Bewertet werden Zahl

der Lösungen und Fehler in der Zeiteinheit, deren graphische Auftragung die *Arbeitskurve ergibt.
fr: cahiers de *Kraepelin*.
Syn.: Dauerrechenversuch, *Kraepelin-Paulischer* Rechenversuch.

Kraepelin-Schreckneurose *(f)* **Kraepelin* - Syndrom.

Kraepelin-Syndrom *(n)*. Von *Kraepelin* (1915) als Schreckneurose bezeichnetes Zustandsbild psychogener Natur, das »unmittelbar den Aufregungen eines Unfalls seine Entstehung verdankt«. Wird von *Kraepelin* deutlich von der *Unfallneurose *Oppenheims* abgehoben. Als Symptome werden genannt: depressiv-mürrische Verstimmung, allgemeine Verlangsamung, vegetative Übererregbarkeit, Schlafstörungen. Nicht allgemein anerkannte Konzeption. Bezeichnung findet sich daher in der deutschen Literatur selten, jedoch häufig in der französischen.
fr: syndrome de *Kraepelin; e: Kraepelin*'s syndrome.
Syn.: Emotionsneurose, traumatische Neurose, traumatische Hypochondrie.

Krafft-Ebing, Richard Freiherr von geb. 14. 8. 1840 Mannheim, gest. 22. 12. 1903 Graz. O. Prof. der Psychiatrie in Straßburg (1872), Graz (1873), Wien (1889). Anfänglich Anstaltspsychiater in Illenau. Förderte die allgemeine Psychopathologie und forensische Psychiatrie. Begriffe wie *Zwangsvorstellung und *Dämmerzustand wurden von *Krafft-Ebing* geprägt. Sein »Lehrbuch der Psychiatrie« (Stuttgart, 1869) wurde viel benutzt. Weiteren Kreisen bekannt geworden durch die in zahlreichen Auflagen erschienene »Psychopathia sexualis« (Stuttgart, 1886), in der erstmalig eine umfassende Sammlung von Beobachtungen aus der Sexualpathologie vorgeführt und vielfach mit einer neuen Nomenklatur versehen wurde.

Kramer-Pollnow-Syndrom *(n)*. *erethisches Syndrom.

Krampf *(m)*. Unwillkürliche Muskelzusammenziehung in einzelnen Muskeln, in Muskelgruppen oder in der gesamten Körpermuskulatur (*Schreibkrampf; *Beschäftigungsneurose; *Anfall, großer epileptischer). Der volkstümliche Gebrauch des Wortes ist teilweise stark ausgeweitet und umfaßt auch andersartige Zustände.
fr: crampe; *e:* cramp.

Krampfäquivalente *(n, pl)* *Äquivalent, epileptisches.

Krampfanfall *(m)* *Anfall.

Krampfanfall, fokaler *(m)* *Anfall, fokaler.

Krampfanfall, generalisierter *(m)*. Häufig gebrauchtes Syn. für *Anfall, großer epileptischer.

Krampfbehandlung *(f)*. Behandlung psychischer Krankheiten mit absichtlich herbeigeführten epileptischen Anfällen. Die Krämpfe werden durch Medikamente (*Cardiazolschockbehandlung, *Azoman-Krampftherapie) oder elektrischen Strom (*Elektrokonvulsionsbehandlung) provoziert.
fr: convulsionsthérapie, sismothérapie, méthode thérapeutique convulsivante; *e:* convulsion therapy.

Krampfbereitschaft *(f)*. Disposition zu epileptischen Anfällen. Es wird angenommen, daß die Krampffähigkeit des Gehirns eine universelle menschliche Eigenschaft ist. Eine Krampfbereitschaft kann jedoch vererbt oder erworben werden. Kleinere bis kleinste Hirnverletzungen oder Hirnschädigungen können dann ausreichend sein, um ein epileptisches Anfallsleiden manifest werden zu lassen. Die Krampfbereitschaft wechselt mit den verschiedenen Tages- und Jahreszeiten und nimmt im Alter allgemein ab.

Krampf, epileptiformer *(m)*. Epilepsieähnlicher oder epileptischer Anfall, *epileptiform.
fr: convulsion épileptoïde; *e:* epileptoid convulsion.

Krampfneurose *(f)*. Während des Schlafes auftretende krampfähnliche, schmerzhafte Verhärtungen von Waden- und Fußsohlenmuskulatur. Wird vielfach als Symptom nervöser Erschöpfung gedeutet.
Syn.: Krampusneurose.

Krampf, psychischer *(m)*. (*H. Oppenheim*, 1906). Nicht mehr gebr. Bez. für epileptische Anfälle bei *Psychasthenie. Bei Neurotikern mit verschiedenen Formen der Angst treten anläßlich besonderer Gemütserschütterungen oder unter Alkoholeinfluß einzelne epileptische Anfälle (*Gelegenheitskrämpfe) auf. Eine antiepileptische Behandlung ist ohne Erfolg. Verschwinden der Angst führt jedoch auch zum Verschwinden der Anfälle.

Krampftherapie *(f)* *Krampfbehandlung.

Krampusneurose *(f)* *Krampfneurose.

krankhafte Affekte *(m, pl)*. Durch Krankheit verändertes Affektverhalten. Z.B. ist für Schizophrenie ein inadäquater Affekt typisch; bei organischen Hirnkrankheiten kann es zur *Affektlabilität kommen.

krankhafte Erinnerungsfälschung *(f)* *Erinnerungsfälschung.

Krankheitsbegriff, psychiatrischer *(m)*. Umschreibung dessen, was in der Psychiatrie als

Krankheit verstanden wird. Die Abgrenzung krankhafter psychischer Vorgänge gegenüber der Norm erfolgt wie in der Allgemeinmedizin gewöhnlich durch Symptome, wobei vom subjektiven Erleben der erkrankten Individuen möglichst abgesehen wird. Da jede psychische Krankheit außer persönlichkeitsdifferenten (objektiven) auch einen individuellen und einen sozialen Aspekt besitzt, ist scharfe Grenzziehung nicht möglich. Hauptsächliche Auffassungen: Nach *K. Jaspers* gibt es 3 Typen. 1. Als körperlicher Krankheitsprozeß: Hirnkrankheiten, Hirnabbauprozesse, psychische Krankheit als Begleiterscheinung von Allgemeinkrankheiten. 2. Als schweres, neu in ein bis dahin gesundes Leben einbrechendes, seelenveränderndes Geschehen, bei dem ein körperlicher Krankheitsprozeß vermutet wird, aber nicht bekannt ist: endogene Psychosen, Schizophrenie, manisch-depressive Erkrankung. 3. Als Variation des Menschseins in weitem Abstand vom Durchschnitt; unerwünscht für den Betroffenen oder seine Umgebung, daher behandlungsbedürftig: Psychopathie, Neurosen, Intelligenztiefstand. – Nach *K. Schneider* ist der psychiatrische Krankheitsbegriff »ein streng medizinischer. Krankheit selbst gibt es nur im Leiblichen, und »krankhaft« heißen wir seelisch Abnormes dann, wenn es auf krankhafte Organprozesse zurückzuführen ist«. – Nach *S. Freud* haben abnorme Seelenzustände (insbesondere Neurosen) die Bedeutung einer Krankheit, wenn der Betroffene dadurch arbeits- und/oder genußunfähig wird. – Die anthropologische Psychiatrie berücksichtigt das subjektive Krankheitserleben und die wertende Einstellung des Arztes. »Das Wesen des Krankseins ist eine Not und äußert sich als eine Bitte um Hilfe; ich nenne den krank, in dem ich als Arzt die Not erkenne.« (*V. v. Weizsäcker*)
fr: conception de la maladie mentale; *e:* medical model of madness.

Krankheitsbild (psychisches) *(n).* Syn. für *Bild, klinisches.

Krankheitseinheit *(f).* Von *Kahlbaum* erstmals formuliertes Ordnungsprinzip für psychische Krankheitszustände. Danach werden Krankheitsbilder mit gleicher Ursache, gleichen Erscheinungen, Verläufen, Ausgängen und gleichem anatomischen Befund als einheitliche Krankheit aufgefaßt. Paradigma war stets die *progressive Paralyse. Erst durch das Wirken *Kraepelins* zur allgemeinen Grundlage einer psychiatrischen Nosologie geworden. Mußte jedoch wegen der Unerfüllbarkeit der Voraussetzungen stets idealistisches Ziel einer zukünftigen Ordnung bleiben. Bereits zu *Kraepelins* Zeiten wurde von *Hoche* heftige Kritik an dem Prinzip geübt.

Krankheitsfurcht *(f).* Selten gebrauchtes Syn. für *Hypochondrie.
fr: pathophobie; *e:* pathophobia.

Krankheitsgewinn *(m).* Vorteil, den ein Kranker aus der Tatsache und Art seiner Krankheit zieht. Weitgehend von der Einstellung der sozialen Umwelt zur Krankheit und von der Art der Krankheit abhängig. Innerhalb der europäischen Kultur kann ein Kranker gewöhnlich auf Schonung und Anteilnahme rechnen.
fr: bénéfice de la maladie; *e:* gain from illness, morbid gain.

Krankheitsgewinn, primärer *(m).* (*S. Freud*). Innere Vorteile, die ein Kranker aus seinen neurotischen Symptomen und aus der Flucht in die Krankheit ziehen kann. Z.B. kann er dadurch den als schmerzlich empfundenen Situationen aus dem Wege gehen. Obwohl das Symptom selbst unangenehm ist, gestattet es doch, unangenehmen Konflikten auszuweichen und ein größeres Übel zu vermeiden. Am Beispiel einer von ihrem Mann unterdrückten Frau zeigt *Freud,* daß sie mit Hilfe der – auch unangenehmen – neurotischen Symptome ihren Mann zu mehr Aufmerksamkeit und Zärtlichkeit zwingen und sich zugleich für schlechte Behandlung an ihm rächen kann. Der primäre Krankheitsgewinn steht einer Heilung neurotischer Symptome oftmals im Wege.
fr: bénéfice primaire de la maladie; *e:* primary gain from illness, epinosis.

Krankheitsgewinn, sekundärer *(m).* (*S. Freud*). Äußere Vorteile, die ein Kranker nachträglich aus bereits bestehenden neurotischen Symptomen ziehen kann, z.B. eine Rente. Oft so in die Augen tretend, daß der Krankheitsgewinn fälschlicherweise für die alleinige Ursache der Symptome gehalten werden kann. Während beim primären Krankheitsgewinn die Entstehung der Krankheitssymptome eng mit dem daraus resultierenden Gewinn zusammenhängt, entsteht der sekundäre Gewinn aus den zunächst »zufällig«, z.B. anläßlich eines Unfalles, entstehende Krankheitserscheinungen. Eine scharfe Grenzziehung zwischen primärem und sekundärem Krankheitsgewinn ist jedoch nicht immer möglich.
fr: bénéfice secondaire de la maladie; *e:* secondary gain from illness, secondary (epinosic) gain.

Krankheitsmodell, medizinisches *(n).* In der Psychiatrie: Beschreibung einer psychischen Störung als anatomisch-klinische Einheit und

so, als ob es eine von Natur aus bereits existierende Einheit wäre, deren genaue Beschaffenheit zu erforschen wäre. Dazu gehört im Idealfalle: gleiche Ursache, gleiche Symptomatik, gleicher Verlauf, gleicher pathologisch-anatomischer oder biochemischer Befund. – *Historisch:* Erste Verwendung bei *A. L. J. Bayle* (1823) (»Recherches sur les maladies mentales«; dt.: »Untersuchung über psychische Krankheiten«). Wurde durch **Kahlbaum* (1863) und **Kraepelin* (ab 1896) zur Grundlage der Beschreibung vor allem der endogenen Psychosen. Wird einem klinischen *Bild gegenübergestellt, zu welchem *DSM III zurückkehrte.
fr: modèle anatomo-clinique, maladie; *e:* medical model.

Krankheitswahn *(m)*. **1.** Syn. für *Hypochondrie. **2.** Syn. für *hypochondrischer Wahn.

Kratzsucht *(f)* *Titillomanie.

Kratztic *(m)*. Kratzende Bewegung bei einem *Tic.
fr: tic de grattage.

Krauomanie *(f)*. Durch rhythmische Bewegungen gekennzeichneter *Tic.
fr: crauomanie; *e:* krauomania.

Krebsangst *(f)*. Syn. für *Karzinophobie.

Kremnophobie *(f)*. Angstgefühl und Schwindelgefühl beim Herabsehen von einem Abhang.
fr: cremnophobie; *e:* cremnophobia.
Syn.: Laitmatophobie.

Kretin *(m)*. An Kretinismus leidender Kranker. Schwachsinniger. Als Schimpfwort auch für Dummkopf.
fr: crétin; *e:* cretin.

Kretinismus *(m)*. Sporadisch oder endemisch auftretendes Krankheitsbild, das mit mangelhafter oder fehlender Schilddrüsenfunktion einhergeht. Die physischen und psychischen Symptome machen sich um den 6. Monat erstmals bemerkbar. Symptome: Schwachsinn mit gutmütiger, träger Wesensart, Zwergwuchs, gedunsenes Gesicht, glanzloses Haar, Hängebauch, tatzenartige Hände, teigige und trockene Haut, Ausbleiben der Geschlechtsentwicklung, rauhe Stimme, manchmal Kropf.
fr: crétinisme; *e:* cretinism.

kretinoid **1.** Kretinähnlich. Dem äußerlichen Aspekt nach wie ein Kretin wirkend, jedoch ohne wirkliche Krankheitssymptome. **2.** Gering ausgeprägte Merkmale eines Kretins. **3.** Auch als Adjektiv zu Kretin gebraucht.
fr: crétinoïde, crétineux; *e:* cretinoid.

Kretschmer, Ernst. geb. 8. 10. 1888 Wüstenrot b. Heilbronn, gest. 8. 11. 1964 Tübingen. O. Prof. der Psychiatrie in Marburg (1926) und Tübingen (1946). Begründer der am weitesten verbreiteten Konstitutionstypologie (»Körperbau und Charakter«, 1. Aufl. 1921, 24. Aufl. 1961). 4 Typen: **1.** Zum pyknischen Körperbautyp (*Pykniker) gehört der *zyklothyme Charakter. In fließenden Übergängen können sich die Eigenschaften über die bereits abnorme *zykloide Charaktervariante bis zur manisch-depressiven *Erkrankung steigern. **2.** Zum *leptosomen Körperbautyp gehört in typischer Weise eine schizothyme Temperamentsform (*Schizothymie). Bei Steigerung ins Abnorme entsteht die *Schizoidie, während die wiederum in gleitenden Übergängen gedachte krankhafte Steigerung die *Schizophrenie darstellt. **3.** Der *athletische Körperbautypus ist mit einem schizothymen Charakter verbunden und besitzt eine Affinität zur Schizophrenie und *Epilepsie. **4.** Ein *dysplastischer Typ ist ebenfalls mit der Schizothymie verbunden. – Führte ferner mit der mehrdimensionalen Betrachtungsweise (s.d.) eine neue Beurteilungsweise ätiologischer Zusammenhänge bei psychischen Erkrankungen ein. Bereicherte die nichtanalytische Psychotherapie mit eigenen neuen Methoden (*Aktivhypnose, gestufte). Das von *Kretschmer* beschriebene Krankheitsbild des sensitiven *Beziehungswahns regte lange Zeit die wissenschaftliche Diskussion an. Sein Lehrbuch der medizinischen Psychologie (1922, 13. Aufl. 1971) wurde ebenso wie seine anderen Bücher vielfach aufgelegt. Weitere *Werke:* »Der sensitive Beziehungswahn« (1918, 4. Aufl. 1966); »Körperbau und Charakter« (1921, 24. Aufl. 1961); »Hysterie, Reflex und Instinkt« (1923, 6. Aufl. 1958); »Geniale Menschen« (1929), 5. Aufl. 1958. »Psychotherapeutische Studien« (1949); »Psychiatrische Schriften« (1974).

Kretschmersches Temperament *(n)*. Schizothyme Temperamentsform. *Schizothymie.

Kriegsneurose *(f)*. Häufig gebrauchte Bez. für seelische Reaktionen, die in unmittelbarer Folge von Kriegseinwirkungen auftreten. Dabei handelt es sich teils um abnorme Reaktionen auf extreme Erlebnisbelastungen bei vorher unauffälligen Personen, teils um eine Verstärkung vorher bereits vorhandener neurotischer Störungen. Die Bez. ist allerdings in keiner offiziellen Nomenklatur enthalten; die auftretenden Erscheinungsbilder können nämlich nach der üblichen Nomenklatur als abnorme seelische Reaktion (s.d.) oder als *Konversionsneurosen klassifiziert werden. S.a. Granatschock, Entwurzelungsneurose.

fr: névrose de guerre; *e:* war *oder* combat neurosis, battle fatigue.

Kriegsschüttler *(m)* *Kriegszitterer.

Kriegszitterer *(m)*. Im 1. Weltkrieg in großer Zahl beobachtete Soldaten, die als abnorme Erlebnisreaktion ein teilweise Jahre und Jahrzehnte anhaltendes psychogenes Zittern, besonders der Hände, zeigten. Seitdem kaum noch beobachtet. *Erlebnisreaktionen, Intimformen.

kriminalforensische Psychopathologie *(f)*. Praktisches Anwendungsgebiet für Erkenntnisse der *Kriminalpsychopathologie. Befaßt sich mit der psychopathologischen Erfassung des Straftäters im Strafverfahren und seiner psychiatrischen Bewertung, insbesondere mit Fragen der strafrechtlichen Zurechnungsfähigkeit.

Kriminalpsychopathologie *(f)*. Grenzdisziplin zwischen Psychiatrie und gerichtlicher Medizin. Untersucht Erscheinungsform und Bedeutung des seelisch Abnormen beim Verbrecher und seinen Einfluß auf das Verbrechen. I.w.S. werden auch die praktischen Anwendungsgebiete *kriminalforensische Psychopathologie und *Pönalpsychopathologie hinzugerechnet. Wurde im wesentlichen von *K. Birnbaum* begründet (»Kriminalpsychopathologie«, 1921).
fr: criminologie psychopathologique; *e:* psychiatric criminology.

Kriminophobie *(f)*. (*V. E. Frankl*). Angst davor, sich selbst oder jemand anders zu töten. Form der Angst vor sich selbst. *Psychotophobie.

Krise *(f)*. Seit der Antike medizinische Bez. für: **1.** Zeitpunkt im Ablauf einer Krankheit, in dem sich eine rasche Wendung zum Guten oder Fatalen hin vollzieht. **2.** Eine plötzlich auftretende und rasch vergehende Gesundheitsstörung (*Anfall). **3.** In der Psychiatrie auch einzelne Lebensabschnitte und Lebenssituationen, in denen Wendungen nach der einen oder anderen Seite möglich sind (*Pubertätskrise, Entwicklungskrise, existentielle Krise). Die Therapie trachtet danach, den Betreffenden in der für ihn günstigen Richtung zu unterstützen. **4.** Im Verlauf einer chronischen Krankheit oder aus dem Gesunden heraus plötzlich und für kurze Zeit auftretende psychische Störung, die psychiatrische Hilfe (Krisenintervention) erforderlich macht: Selbsttötungsversuche, Ehekrisen, plötzliche Angstzustände u.a.
fr: crise; *e:* crisis.

Krise, adoleszente *(f)* *Pubertätskrise.

Krisenintervention *(f)*. Psychiatrische Soforthilfe. Aus der Zusammenarbeit mit der Intensivmedizin entstandene Organisationsform psychiatrischer Hilfe. In Gestalt von *Krisen (4) auftretende psychische Störungen werden unmittelbar und in einer nur auf Stunden und Tage berechneten Therapie angegangen. Ziel ist nicht nur die Überwindung der Krisensituation, sondern auch die Verhinderung einer ungünstigen Weiterentwicklung (*Prävention, sekundäre) und die Weckung der Bereitschaft zur vielleicht notwendigen Langzeitbehandlung.
e: crisis *oder* predicament intervention.

Krise, psycholeptische *(f)* *Psycholepsie.

Krise, statische *(f)* *Anfall, astatischer.

Krise, synkopale *(f)* *Anfall, synkopaler.

Krise, vegetative *(f)*. **1.** Syn. für *Anfall dienzephaler autonomer. **2.** (*Harrer*). Anfallsartig auftretende Störung des Vegetativums. Es kann sich um anfallsartige Störungen des Herz-Kreislauf-Systems, des Kohlehydratstoffwechsels, der Schlaf-Wach-Regulation oder des Elektrolythaushaltes handeln.

Krise, vollkommene *(f)*. Ältere Bez. **Puységur*s für *Somnambulismus, künstlicher.

Kristallisationskerne (von Gefühlen) *(m)*. (*G. E. Störring*). »Die im Laufe des Lebens sich entwickelnden, u.U. sehr wandlungsfähigen trieb- und gefühlsbedingten Einstellungen eines Menschen zu Eltern, Kindern, Familie, zur Kirche, zu Freunden, auch zu abstrakten Gegebenheiten wie Ehre, Nächstenliebe, Wahrhaftigkeit. Dazu gehören auch die von starken Gefühlen getragenen generellen Willensentschlüsse eines Menschen.« *Summationszentren der Gefühle (*G. Störring*).

Kristallisationskerne, autonome *(m, pl)*. (*G. E. Störring*). Sich nach dem Einsetzen einer autonomen Besinnung bei reifenden und reifen Menschen entwickelnde *Kristallisationskerne des Gefühls. »Die übernommenen Werte sozial-ethischer, ästhetischer oder auch religiöser Art werden selbständig überprüft und auf ihren Wahrheitsgehalt und Wirklichkeitswert untersucht.«

Kristallisationskerne, heteronome *(m, pl)*. (*G. E. Störring*). Sich in der Kindheit »vorwiegend unter dem Einfluß von Milieueindrücken, von Autoritäten, autorativen Prinzipien, Normen, Kollektiven« entwickelnde *Kristallisationskerne des Gefühls.

Kristallophobie *(f)*. Syn. für *Hyalophobie.
fr: cristallophobie; *e:* crystallophobia.

Kristallvisionen *(f)*. Optische Sinnestäuschungen, die bei Betrachtung von glänzenden Gegenständen (Kristall, Spiegelflächen, Wasser, Schusterkugel) entstehen. Seit dem Altertum ist die Anwendung derartiger Methoden zur Fesselung der Aufmerksamkeit und zur Einengung

des Bewußtseinsfeldes für die künstliche Erzeugung von Gesichtstäuschungen bekannt und gebräuchlich. Je nach dem Zeitgeist wurden sie zum Wahrsagen, Hellsehen oder zur mystischen Versenkung benutzt. Ab 1880 benutzte der Psychologe *F. Myers* diesen Weg zur Aufdeckung unbewußten Materials.
fr: cristallomancie; *e:* crystal-vision.

Kriteriologie *(f).* **1.** Lehre von den *Kriterien. Eine zusammenhängende Lehre von den Kriterien wurde erst von den Stoikern entwickelt. In ihr sollen die Kriterien der Auffindung der Wahrheit dienen. Die entscheidende Frage, worin die Kriterien der Wahrheit bestehen, ist ein kontroverses Thema der spätantiken Philosophie und wieder vom 17. Jh. an in Europa. Gegen Ende des 19. Jh. hat sich die Kriteriologie als eigene Teildisziplin der Philosophie herausgebildet. **2.** In der Psychiatrie oft Bez. für die Krankheitslehre des *DSM III, da es ausschließlich auf *Kriterien aufbaut.
fr: critériologie; *e:* criteriology.

Kriterion, Kriterium *(n).* Griech., lat.: Kennzeichen, Prüfungsmittel, Unterscheidungsmerkmal, Merkmal des Wahren oder Falschen. In der antiken Erkenntnislehre verwendet als »Maßstab für die richtige Beurteilung der Dinge«. In der Neuzeit auch »Kriterium der Gewißheit«, das zur Unterscheidung des Wahren vom Falschen dient. – In die Psychiatrie 1972 durch die *Saint-Louis-Gruppe eingeführt und im *DSM III (1980) übernommen. Die Unterscheidung psychischer Störungen wird darin ausschließlich mit Hilfe von Kriterien vorgenommen. Den Saint-Louis- bzw. DSM-III-Kriterien liegt philosophisch der engere Kriterienbegriff des logischen Positivismus (criterium of significance: Sinnkriterium) zugrunde. Die Bedeutung der Wahrheit wird darauf beschränkt, ob etwas prinzipiell verifizierbar oder falsifizierbar (Gegenüberstellung von wahr/falsch) und damit sinnvoll ist. DSM III fordert daher von den Kriterien, daß sie verifiziert oder falsifiziert werden können. Durch Übereinkommen gewählt werden Kriterien, welche sich in der (meist amerikanischen) Literatur beschrieben finden, hinreichend häufig sind, eine Unterscheidungs-Validität besitzen und zuverlässig sind. Es werden *Einschluß- und *Ausschlußkriterien unterschieden.
fr: critère; *e:* criterion.

Kritikfähigkeit *(f).* Teil der allgemeinen Intelligenz. Fähigkeit, komplexe Sachverhalte zu prüfen und nach Abwägen von Für und Wider zu einem begründeten Urteil zu gelangen.
fr: sens critique; *e:* critical faculty.

Kritiklosigkeit *(f).* Stärkerer Grad von Kritikschwäche.

Kritikschwäche *(f).* **1.** Formale Denkstörung, wobei das Denken durch eine Störung der *Kritikfähigkeit zu irrigen, unsinnigen oder überspitzten Schlüssen führt. Nicht immer scharf von der Urteilsschwäche zu trennen. Vorkommen vor allem bei organischen Hirnkrankheiten (progressive Paralyse, Hirnarteriosklerose u.a.) und in etwas anderer Form beim *affektiven Denken. **2.** Mangelnde Selbstkritik, fehlerhafte Selbsteinschätzung als Charakterfehler.
fr: manque de critique; *e:* lack of discrimination.

Kritzelsucht *(f)* *Graphorrhoe.

Krozidismus *(m).* Syn. für *Karphologie.

Krymotherapie *(f)* *Kryotherapie.

Kryotherapie *(f).* Behandlung durch Kälteschocks, meist in Form von Kaltwasserkuren. *Psychrotherapie.
fr: cryothérapie; *e:* cryotherapy.
Syn.: Frigotherapie, Krymotherapie.

Kryptästhesie *(f).* Syn. für *außersinnliche Wahrnehmung.

kryptogene Epilepsie *(f)* *Epilepsie, kryptogene.

Kryptomnesie *(f).* (*Flournoy*). Negative Erinnerungstäuschung. Bestimmte Tatsachen werden zwar erinnert, sind aber ihres Erinnerungsgehaltes beraubt. Treten sie als Denkinhalt erneut ins Bewußtsein, werden sie als eigenes Denkerlebnis empfunden. Der Betroffene ist überzeugt, etwas Neues zu erleben, obwohl es sich um Erinnerungen handelt. Nach *C. G. Jung* beruhen viele geistige Diebstähle auf diesem Phänomen.
fr: cryptomnésie; *e:* cryptomnesia.

Kryptoskopie *(f).* Syn. für *außersinnliche Wahrnehmung.

Künstlertyp *(m).* (*J. P. Pawlow*). Menschen, bei denen normalerweise das »erste *Signalsystem« vorherrscht, die also im Gegensatz zum *Denkertyp von den Sinneseindrücken und deren unmittelbarer Verarbeitung beherrscht werden. *Nerventyp nach *Pawlow.*

Kufs-Syndrom *(n).* (*H. Kufs*, 1924). Im Erwachsenenalter sich manifestierende Form der amaurotischen Idiotie. Symptome: rasch fortschreitender Intelligenzabbau, epileptische Anfälle, extrapyramidale Bewegungsstörungen, Sehstörung. Die Symptomatik ist aber gewöhnlich uncharakteristisch, so daß eine sichere Diagnose nur möglich ist, wenn in der Familie typische Amauroseerkrankungen vorkommen.
fr: maladie de *Kufs; e: Kufs'* disease.

Kulenkampff-Tarnow-Syndrom *(n)*. (*C. Kulenkampff* und *G. Tarnow*, 1956). Syn. für *dyskinetisch-hypertones Syndrom.

Kulturpsychiatrie *(f)*. Betrachtung kultureller Phänomene unter psychiatrischen Gesichtspunkten. Insbesondere werden Sitten und Gebräuche sowie ethnologische Besonderheiten unter Anwendung psychiatrischer Kategorien untersucht.

Kulturpsychopathologie *(f)*. Wissenschaft von den Zusammenhängen zwischen psychopathologischen und kulturellen Erscheinungen. In den vergangenen Epochen wurden mehr die Einflüsse abnormer Seelenzustände auf kulturelle Erscheinungen, die Pathologie genialer Persönlichkeiten, *Pathographien und Massenhysterien untersucht (*Lombroso, Lange-Eichbaum, Birnbaum*). Gegenwärtig wird vor allem der Einfluß der kulturellen Umgebung auf die Ausgestaltung des psychischen Krankheitsbildes beachtet.

Kummernummer *(f)* *Telefonseelsorge.

Kunstsprache *(f)*. Durch Krankheit (insbesondere bei Schizophrenie) veränderte Sprache. Grammatik und Worte (*Neologismen) können so stark und durchgehend verändert sein, daß die Sprache des Kranken völlig von der normalen abweicht und ihre kommunikative Funktion nicht mehr erfüllt. Ein fast ausschließlich durch solche Sprachveränderungen gekennzeichnetes Krankheitsbild stellt die *Schizophasie dar.
e: neologistic jargon.
Syn.: Privatsprache, Eigensprache.

Kuppelei, gewerbsmäßige *(f)* *gewerbsmäßige Kuppelei.

Kurella, Hans geb. 20. 2. 1858 Mainz, gest. 25. 10. 1916 Dresden. Dirigierender Arzt der Kuranstalt Ahrweiler (ab 1905). Schüler **Kahlbaums*. Übersetzte **Lombroso, Strindberg, Hamsun* und *C. Lange*. Verfasser zahlreicher psychiatrischer, neurologischer, anthropologischer und sozialpolitischer Schriften. Mitherausgeber der Monographienreihe »Grenzfragen des Nerven- und Seelenlebens«.

Kurmethode, psychische *(f)*. Syn. für *moralische Behandlung.

Kurzanalyse *(f)*. Psychoanalytische Kurzbehandlung. Bei relativ leichten neurotischen Symptomen, kurzdauernden Aktualneurosen oder abnormen Erlebnisreaktionen kann eine psychoanalytisch orientierte Kurzpsychotherapie erfolgreich sein. Besteht in ärztlichem Gespräch; wird unterstützt durch *Gruppenpsychotherapie, *Psychokatharsis und *Narkoanalyse. In Verbindung mit dem *autogenen Training wird auch von zweigleisiger Standardmethode (s.d.) gesprochen. Dauer: 20–40 Sitzungen bei einer Behandlungsstunde pro Woche.
e: short-term analysis.

Kurzschlußhandlung *(f)*. Wie die primitive *Affektreaktion entstandene Handlung, die jedoch komplexer gestaltet wird, teilweise eine planende Vorbereitung erkennen läßt. Die höhere, wertbewußte Persönlichkeit ist dabei nicht gänzlich ausgeschaltet, kann sich aber gegen die primitiven Triebregungen nicht durchsetzen und nur in deren Richtung wirksam werden. Kurzschlußhandlungen sind oft länger geplante Selbsttötungsversuche, triebhafte Diebstähle, Brandstiftungen.
e: intermittent explosive disorder.

Kurzschlußreaktion. *(f)* *Affektreaktion, primitive.

Kurztherapie, psychoanalytische *(f)* *Kurzanalyse.

Kurzzeitgedächtnis *(n)*. Behalten für kurze Zeit. Fähigkeit, einen Sachverhalt für eine kurze Frist von etwa 10 sec. Dauer zu behalten. Introspektiv läßt sich diese Fähigkeit z.B. durch die Möglichkeit, verklungene Glockenschläge nachträglich zu zählen, erfahren. Es wurde deshalb eine besondere Gedächtnisform postuliert, die es u.a. ermögliche, beim Rechnen Zwischenergebnisse kurz zu behalten und wieder zu vergessen, ohne das eigentliche Gedächtnis damit belastet zu haben. Bei Krankheiten kann das Kurzzeitgedächtnis trotz sonst schwerer Gedächtnisstörung erhalten bleiben (z.B. senile und präsenile Demenz) oder auch isoliert erkranken.
fr: mémoire immédiate; *e:* short-term memory, memory span.
Syn.: unmittelbares Gedächtnis (*Weinschenk*), unmittelbares Behalten (*Meumann*), Fluoreszenzgedächtnis, Immediatgedächtnis.

Kussmaulsche Aphasie *(f)*. Veraltete Bez. für psychogener *Mutismus.
fr: aphasie de *Kussmaul*; *e:* *Kussmaul* aphasia.

Kynanthropie *(f)*. **1.** Hundewahn. Alte Bez. für depressiven Wahn, bei dem sich der Kranke durch göttliche Strafe in einen Hund umgewandelt glaubt. **2.** Syn. für Lykanthropie.
fr: cynanthropie; *e:* cynanthropia.

Kynophobie *(f)*. Furcht vor Hunden.
fr: cynophobie; *e:* cynophobia.

Kynorexie *(f)*. Abnorme »hundeähnliche« Gefräßigkeit; *Bulimie.
fr: kynorexie; *e:* kynorexia.

Kytheromanie *(f)*. Veraltetes Syn. für *Nymphomanie.
fr: cythéromanie; *e:* cytheromania.

KZ-Neurose *(f)* *KZ-Syndrom.

KZ-Syndrom *(n)*. Erlebnisreaktive Depression mit Vorherrschen von Spannungssymptomen und hypochondrischen Erscheinungen nach seelischen Extrembelastungen z.B. im Konzentrationslager. Symptome (z.T. nach *Paul*): leichte Erregbarkeit, Kopfschmerzen, dysphorische Verstimmungen, Schwindelzustände, Gedächtnisstörungen, Konzentrationsschwäche, Mangel an Initiative, Durchschlafstörungen, Angstträume mit Wiederholungen erlebter Angstsituationen, *Anhedonie, *Überlebensschuld, Höhenschwindel, Lärmempfindlichkeit, Angstgefühle am Tage, Schwierigkeiten im Sozialkontakt, Neigung zum Weinen, Erschöpfbarkeit, Mattigkeit, vermehrtes Schwitzen, Alkoholunverträglichkeit. Das einzelne Symptom ist untypisch, in ihrer Gesamtheit ergeben die Symptome jedoch ein charakteristisches Bild. – Die Erscheinungen treten oft erst nach einem Intervall von wenigen Wochen bis 2 Jahren auf. *Persönlichkeitswandel, erlebnisbedingter; *Entwurzelungsdepression; *Vernichtungslagersyndrom.
fr: asthénie des déportées, syndrome tardif post-concentrationnaire, syndrome asthénique des déportées, syndrome des survivants;
e: concentration camp syndrome, survivor syndrome.
Syn.: Verfolgungssyndrom, KZ-Neurose, Deportiertenasthenie, Überlebenssyndrom, Konzentrationslagerüberlebendensyndrom.

L

Labelling-Theorie *(f).* Stempel-Theorie. Jemand wird dadurch Geisteskranker, daß die Gesellschaft ihn als solchen abstempelt und nun das Verhalten eines Geisteskranken von ihm erwartet. – Die Theorie wurde 1938 von *F. Tannenbaum* in die Soziologie eingeführt und diente der Erklärung kriminellen Verhaltens. Wurde von *Th. Szasz, R. Laing, A. Esterson* zur Erklärung psychiatrischer Krankheit benutzt (*Antipsychiatrie).

labiles Persönlichkeitsbewußtsein *(n)* *Persönlichkeitsbewußtsein, labiles.

Labilität, emotionale *(f)* *Affektlabilität.

Labilität, psychische *(f).* Umgangssprachlich: leichte Wandelbarkeit der Psyche; Verlust des seelischen Gleichgewichts aus geringen Anlässen.

Labilität, symptomatische *(f).* (*K. Kleist,* 1920). Individuelle Disposition zu körperlich begründbaren Psychosen. Bei bestimmten Individuen besteht danach eine größere Bereitschaft, auf Körperkrankheiten mit akuten exogenen Reaktionstypen zu reagieren, was sich in wiederholten Psychosen derselben Individuen äußert. Die Ursache wird in einer labilen, leicht störbaren Beschaffenheit bestimmter Funktionskomplexe gesehen.

Lacan, Jacques geb. 13. 4. 1901 Paris, gest. 9. 9. 1981 Paris. Französischer Psychiater und Psychoanalytiker (ab 1934). Der psychiatrische Lehrer ist *Clérambault,* der psychoanalytische *Rudolf Löwenstein.* Nach Loslösung von der klinischen Psychiatrie und der *Freud*schen Schule (ab 1953) Begründung der frz. Psychoanalytikerschule (Lacanisten). Diese führt in Fortsetzung von Traditionen der strukturalen Linguistik *Ferdinand de Saussures*, der strukturalen Anthropologie von *Claude Lévi-Strauss,* der Philosophie von *Hegel* und *Heidegger* sowie in unmittelbarer Berührung mit dem Surrealismus zu einer Uminterpretation der Werke *Freuds.* Der Einfluß *Lacans* geht weit über die Psychiatrie hinaus. – *Werke:* »De la psychose paranoïaque dans ses rapports avec la personnalité suivi de premiers écrits sur la paranoïa« (die 1974 veröffentlichte med. Diss.: »Über die paranoide Psychose in ihren Beziehungen zur Persönlichkeit, gefolgt von ersten Schriften über Paranoia«); »Écrits« I und II (1966; dt.: »Schriften« Bd. 1–3, 1975–1980); »Séminaires« (20 Bde., 1973–1977, dt.: »Das Seminar von Jacques Lacan«, ab 1978); »Marguerite Duras« (1976).

Lachanfall, epileptischer *(m)* *Lachen, epileptisches.

Lachanfälle, psychogene *(m, pl).* Syn. für *Lachkrampf, hysterischer.

Lachen *(n).* Psychiatrisch gesehen: angeborenes Instinktverhalten des Menschen. In lusterregenden Situationen oder durch körperliche Reize (Kitzeln) wird ein freudiger Affekt angeregt, der seinen körperlichen Ausdruck über krampfartige Zuckungen der Atemmuskulatur (mit forcierter Ausatmung), des Stimmapparates und der Gesichtsmuskulatur findet; es folgt eine kurze Phase der Muskelerschlaffung. Bei krankhaften Zuständen kann der lustvolle Affekt fehlen und das Ausdrucksverhalten selbständig auftreten. Krankhaftes Lachen, z.B. bei Schizophrenie, wenn das lachende Ausdrucksverhalten einen Kontrast zum erlebten Affekt und zum Anlaß aufweist. Bei Manikern ist übertriebenes Lachen oft als aggressives Symptom zu werten. Pathologisches Lachen ferner in Form des krampfhaften Lachens (s.d.), *Zwangslachens und *Lachschlages.
fr: rire; *e:* laughter.

Lachen, epileptisches *(n).* (*A. Trousseau,* 1873). Lebhaftes Lachen als Teilerscheinung oder einzige Entäußerung eines epileptischen Anfalles. Kommt häufig als Teilerscheinung des psychomotorischen Anfalls vor, wird aber gewöhnlich von den Beobachtern nicht eigens vermerkt (*R. Dreyer* und *W. Wehmeyer,* 1977). Kommt selten auch bei *Blitz-Nick-Salaam-Anfällen u.a. epileptischen Formen vor (*G. G. Gascon* und *C. T. Lombroso,* 1971). *Epilepsie, gelastische.
fr: rire épileptique, accès de fou rire épileptique; *e:* epileptic *oder* gelastic laughter, epileptic fits of laughter, laughing seizure.

Lachen, explosives *(n).* Sehr plötzlich auftretendes krampfhaftes Lachen.
fr: rire explosif; *e:* explosive laughing.

Lachen, hysterisches *(n)* *Lachkrampf, hysterischer.

Lachen, krampfhaftes *(n).* Übertriebenes, mit dem Anlaß nicht in einem einfühlbaren Verhältnis stehendes, abnormes oder krankhaftes Lachen. Unterscheidet sich vom

*Zwangslachen dadurch, daß es von einem fröhlichen, wenn auch inadäquaten Affekt begleitet wird und damit dem normalen Lachen näher steht.
fr: rire spasmodique; *e:* spasmodic laughing.

Lachen, pathologisches *(n).* (*K. Poeck* und *G. Pilleri,* 1963; *K. Poeck,* 1969). Auftreten von Ausdrucksbewegungen des Lachens ohne fröhlichen Affekt. Das Lachen wird vom Kranken als fremd und krankhaft empfunden. Teilweise bestehen dabei Spannungszustände oder Schmerzen in der mimischen Muskulatur. – Es handelt sich um ein rein motorisches Phänomen, bei dem die Innervationsschablonen der Ausdrucksbewegungen getrennt von ihrem sonst zugehörigen emotionalen Gehalt enthemmt werden. Vorkommen als organisches Krankheitssymptom vor allem im Bereich der zentralen Kerne des Mittelhirn-Zwischenhirn-Bereiches, z.B. bei myatrophischer Lateralsklerose, Pseudobulbärparalyse, multipler Sklerose, Gehirnerschütterungen. Gewöhnlich besteht gleichzeitig pathologisches Weinen. *Zwangsaffekte.
fr: rire pathologique; *e:* pathologic laughing.
Syn.: Zwangslachen (2).

Lachen, triebartiges *(n)* *Lachen, krampfhaftes.

Lachkrampf, hysterischer *(m).* Als *Primitivreaktion auftretendes, »krampfhaft« gesteigertes und evtl. stundenlang anhaltendes Lachen, das willentlich nicht mehr beendet werden kann, so daß bis zur rasch eintretenden Erschöpfung oder sogar bis zur schweren Atemnot weitergelacht wird.
fr: rire convulsif hystérique, crise de rire incoercible; *e:* spasmodic laughing, hysterical laughing fit.
Syn.: psychogene Lachanfälle.

Lachschlag *(m).* (*H. Oppenheim,* 1902). Plötzliche Erschlaffung der gesamten Körpermuskulatur (*Tonusverlust, affektiver) bei ausschließlich heiterer affektiver Erregung. Tritt hauptsächlich als Symptom der *Narkolepsie auf. Der Affekt selbst ist die Ursache des Anfalles, der sich nicht durch reflektorisch erzieltes Lachen (Kitzeln) oder durch andere Maßnahmen (Hyperventilation) erzielen läßt. »Bei natürlichem, durch heiteren Affekt hervorgerufenem Lachen [werden die Kranken] in einen Zustand plötzlicher, absoluter, aber sehr schnell vorübergehender Bewußtlosigkeit versetzt …, so daß sie mit starrem Blick und Gesichtsausdruck zusammensinken oder jählings hinstürzen. Das Gesicht ist dabei gerötet oder blaurot verfärbt. Zuckungen treten nicht auf, doch soll bei dem jungen Mädchen eine Verzerrung des Gesichtes beobachtet sein.« (*Oppenheim*)
e: lachschlag-anfall.
Syn.: Gelolepsie.

Lachschlag-Epilepsie *(f).* Seltenes Synonym für *Tonusverlust, affektiver.

Lächeln, blandes *(n).* Eigentümliches, mildes, wissendes, nicht-herzliches Lächeln eines Schizophrenen. Vgl. blande.

Lähmung, psychogene *(f).* Aus seelischer Ursache (nicht durch Organläsion) auftretende Lähmung. *Hysterie. *Konversionsneurose.
fr: paralysie hystérique; *e:* hysterical paralysis.

Lähmungsirresein *(n).* Syn. für *Irrenparalyse.

Laehr, Bernhard Heinrich geb. 10. 3. 1820 Sagan, gest. 18. 8. 1905 Berlin. Begründer und Direktor der Privatanstalt Schweizerhof bei Berlin. Redigierte ab 1858 die »Allgemeine Zeitschrift für Psychiatrie und psychisch-gerichtliche Medizin«. Ferner »Gedenktage der Psychiatrie« (Berlin, 1885).

Längsschnitt *(m).* In der Psychopathologie Bild für das Nacheinander im Auftreten und Verschwinden von Phänomenen einer Psychose. *Querschnitt.

Längsschnittdiagnose *(f).* Psychopathologische Diagnose, die ausschließlich den zeitlichen Ablauf im Auftreten und Verschwinden von Symptomen einer Psychose berücksichtigt, insbesondere, ob es zu einem völligen Abklingen der Psychose kommt. Steht im Gegensatz zur Diagnose aus dem *Querschnitt.

läppisch *(a).* Adjektiv zur Bez. einer bestimmten Verhaltensweise, wie man sie bei jugendlichen *Hebephrenen findet. Das Wort wurde von *A. Homburger* (1926) in die klinische Beschreibung eingeführt und wird seitdem ständig gebraucht. »Läppisch nennen wir einen Menschen, der ohne feste Haltung, schlapp daher kommt und sich gehen läßt, der sich räkelt und flegelt, der ein einfältiges Gesicht dazu macht und … dem der Eindruck dieses seines Gebarens … ganz gleichgültig ist, dessen Redeweise und Äußerungen von der gleichen Art sind, nämlich einfältig, gehalt- und gestaltlos, fade und leer, ohne Gewicht und innere Folgerichtigkeit, wie es ihm gerade einfällt, ohne Bewußtsein geistiger Verpflichtung, spielerisch und kindisch.«
e: puerilistic (behavior).

läppischer Dämmerzustand *(m)* *Dämmerzustand, läppischer.

Lävophobie *(f).* Abergläubische Angst vor Gegenständen auf der linken Seite.
fr: laevophobie; *e:* laevophobia.
Syn.: Sinistrophobie.

Lagache, Daniel geb. 3. 12. 1903, gest. 3. 12. 1972. Französischer Philosoph, Psychiater, Psychologe und Psychoanalytiker. Professor für allgemeine Psychologie, später für Psychopathologie an der Sorbonne. Werke: »Le problème du transfert« (Paris, 1952; Probleme der Übertragung), »Deuil pathologique« (1956; Pathologische Trauer).

Lagerkoller *(m)*. Bei zwangsweisem Lagerleben evtl. auftretender, vorübergehender Erregungszustand. *Koller.

Lagerpsychose *(f)*. Unter dem Eindruck eines zwangsweisen Lagerlebens auftretende psychische Veränderungen. Oft syn. mit *Entwurzelungsneurose.

Lageverharren *(n)* *Katalepsie.

Lagnea *(f)*. Syn. für *Lagnesis. Aber auch als obsol. Syn. für Priapismus, Coitus, Sperma gebraucht.
fr: lagnea; *e:* lagnea.

Lagnesis *(f)*. Obsol. Syn. für *Erotomanie.
fr: lagnesis; *e:* lagnesis.

Lagnosie, Lagnosis *(f)* *Lagnesis.

Laienanalyse *(f)*. Psychoanalyse durch Nichtmediziner, vor allem durch speziell ausgebildete Psychologen. Von *S. Freud* eingeführter Begriff, der diese Behandlungsform ausdrücklich bejahte.
fr: analyse laïque; *e:* lay analysis.

Laien(psycho)therapie *(f)*. Ausübung von Psychotherapie durch Personen mit gewöhnlich spezieller Ausbildung zur Beratung einer eng definierten Gruppe von Hilfesuchenden. Z.B. *Telefonseelsorge, *Eheberatung.

Laitmatophobie *(f)*. Syn. für *Kremnophobie.

Laktationspsychose *(f)*. Jede während der Stillzeit (Laktationsperiode) auftretende Psychose. Als Laktationszeit wird dabei die Zeit von 6 Wochen nach der Niederkunft bis zum Ende des ersten Jahres gerechnet, gleichgültig, ob in dieser Zeit gestillt wird oder nicht. Die Psychosen brechen überwiegend während der ersten 3–4 Monate nach der Niederkunft aus. Die Symptomatik kann sehr verschiedenartig sein, meist wie bei *Wochenbettpsychose.
fr: psychose de la lactation; *e:* lactation psychosis.

lakunäre Demenz *(f)* *Dementia lacunaris.

Lalopathie *(f)*. (*Kussmaul*). Oberbegriff für artikulatorische Sprachstörungen. *Dysarthrie.
fr: lalopathie; *e:* lalopathy.

Lalophobie *(f)*. Sprechscheu. Vor allem bei Stotterern.
fr: lalophobie; *e:* lalophobia.

Lambdazismus *(m)*. Ältere Bez. für erschwertes oder fehlerhaftes Aussprechen des »l«. *Stammeln. Kommt als isolierte Störung nicht vor.
fr: lambdacisme; *e:* lambdacism.

Lambertsche Behandlung *(f)*. (*A. Lambert*). Opiumentziehungskur. Opium wird zunächst durch Codein ersetzt, das dann innerhalb weniger Tage ebenfalls langsam entzogen wird.

Lambitus *(m)*. Seltenes Syn. für *Cunnilingus.
fr: lambite; *e:* lambitus.

Lampenfieber *(n)*. Psychogene, innere Erregung vor öffentlichen Auftritten. Bis zu einem gewissen Grade normale Form der Erwartungsangst. Kann so stark werden, daß ein Auftreten unmöglich wird. Psychoanalytisch gesehen handelt es sich dabei um eine Form der Angsthysterie mit Reaktionsbildung auf Exhibitionswünsche.
fr: fièvre de la rampe; *e:* stage-fright.

Landau-Kleffner-Syndrom (LKS) *(n)*. (*W. M. Landau* und *F. R. Kleffner*, 1957). Aphasie und Epilepsie im Kindesalter (1/3 Mädchen, 2/3 Jungen). – *Beginn:* Nach bis dahin altersentsprechender Sprachentwicklung kommt es innerhalb von Tagen bis Monaten zu einer evtl. vollständigen Sprachverständnisstörung (*Agnosie, akustische), die jedoch nicht dem Typ der *Wernicke*-Aphasie (*Aphasie, kortikale sensorische) entspricht. Die Kinder erscheinen schwerhörig oder taub, sie sprechen im Telegrammstil oder überhaupt nicht mehr, seltener besteht *Jargonaphasie. – In 2/3 der Fälle treten epileptische Anfälle auf, in der Hälfte davon nur einmalig: *Grand Mal, *Petit Mal oder astatische Anfälle (s.d.). Im EEG: bilaterale paroxysmale Auffälligkeiten, besonders im Schläfenbereich. Die Kinder werden trotzig, aggressiv, weinen leicht, reagieren lebhafter auf Zurücksetzungen, nehmen weniger Kontakte auf oder werden überlebhaft (*erethisches Syndrom). Die Intelligenz bleibt jedoch gewöhnlich erhalten. Sprachabhängige und -unabhängige Leistungen klaffen auseinander. – Liquor und Hirnbefunde sind unauffällig. – *Ursache:* unbekannt. – *Verlauf:* Die Aphasie bildet sich meistens, nicht immer, zurück. Die Anfälle sind medikamentös gut beherrschbar und hören in der Pubertät auf. Der spätere berufliche Werdegang ist günstig, selbst wenn Dysphasie fortbesteht. – *Vorkommen:* selten. In 30 Jahren nach Erstbeschreibung wurden 140 Fälle beschrieben.
e: syndrome of acquired aphasia with convulsive disorder (*Landau* und *Kleffner*s eigene Bez.), *Landau*-syndrome.

Landstreicher *(m)*. Ziellos immer auf Wanderschaft befindliche, ohne Familie lebende Menschen, die sich ihren (meist kargen) Lebens-

unterhalt durch Gelegenheitsarbeit, Betteln und Diebstähle erwerben. Psychiatrisch gesehen finden sich darunter Schwachsinnige, Psychopathen und Schizophrene (*K. Wilmanns*). Unterscheidung forensisch-psychiatrisch wichtig, da Landstreicherei nach § 361 StGB mit Strafe bedroht wird.
fr: vagabond; *e:* vagrant.

Langanalyse *(f)* *Langzeitanalyse.

Langdon-Down-Syndrom *(n).* Syn. für *Mongolismus.

Lange, Carl geb. 4. 12. 1834 Dänemark, gest. 28. 5. 1900 Kopenhagen. Professor für pathologische Anatomie und allgemeine Pathologie in Kopenhagen. Verfaßte neben zahlreichen Schriften zur Pathologie auch drei Monographien über Rückenmarkserkrankungen und zwei psychiatrische Monographien. Führte als erster an 2000 Patienten erfolgreich die *Lithium-Prophylaxe der endogenen Depression durch, was von *F. Lange, Haig, Trousseau* übernommen wurde, später jedoch in Vergessenheit geriet. – Werke: »Om Sindsbevægelser« (1885; dt. Übers. v. *Kurella:* »Über Gemütsbewegungen«, 1887); »Om periodiske Depressionstilstande og deres Patogenese« (1886; dt. Übers. von *Kurella:* »Über periodische Depressionszustände und deren Pathogenese auf dem Boden der harnsauren Diathese«, Hamburg, 1896).

Lange, Johannes geb. 25. 5. 1891 Wismar, gest. 11. 8. 1938 Breslau. Psychiater in Breslau. Schüler *Kraepelin*s, bei dem er sich 1921 mit einer Arbeit über die katatonen Erscheinungen im Rahmen manischer Erkrankungen habilitierte. Ab 1927 a.o. Prof. und Leiter der klinischen Abteilung der Deutschen Forschungsanstalt für Psychiatrie in München. Ab 1930 Ordinarius für Psychiatrie und Neurologie in Breslau. Mitherausgeber der 9. Aufl. (1927) des Lehrbuchs der Psychiatrie von *Kraepelin,* das er nach dessen Tod allein bearbeitete. Gründer und Mitherausgeber der »Fortschr. Neurol. Psychiatr.«. Trat mit Arbeiten zu den Sterilisationsgesetzen der Nazis hervor, die ihm später Kritik einbrachten. »Die Folgen der Entmannung« (1933); »Verbrechen als Schicksal«.

Langermann, Johann Gottfried geb. 8. 8. 1768 Maxen, gest. 5. 9. 1832 Berlin. Arzt und Hebammenlehrer in Bayreuth. Verwandelte 1805 das Irrenhaus in St. Georgen bei Bayreuth in eine vorbildliche »psychische Heilanstalt für Geisteskranke«. Trug ab 1810 als Staatsrat in Berlin wesentlich zur Reform des preußischen Irrenwesens bei. Zählt seinen Ansichten nach zur Gruppe der *Psychiker. Einzige psychiatrische Schrift ist die Dissertation »De methodo cognoscendi curandique animi morobos stabilienda« (1797). Gibt darin eine psychische Kurmethode (*moralische Behandlung) an.

Langzeitanalyse *(f).* Psychoanalyse (s.d.), die sich im Gegensatz zur *Kurzanalyse auf eine lange Behandlungsdauer von 3–5 Jahren mit 300–500 oder mehr Analysestunden erstreckt. Kommt vor allem bei schweren neurotischen Störungen, Charakterneurosen, Psychosen zur Anwendung.

Langzeitgedächtnis *(n).* Syn. für *Altgedächtnis.

Langzeitneuroleptika *(n, pl).* (*O. H. Arnold* und *H. Hoff,* 1962). Gruppe von Psychopharmaka, die sich wegen einer guten antipsychotischen Wirkung und einer fehlenden schlafanstoßenden Wirkung besonders zur Langzeitbehandlung von psychisch Kranken eignen. Hierzu zählen Thioproperazin (Majeptil), Fluphenazin (Omca), Perphenazin (Decentan). Werden den *Breitbandneuroleptika gegenübergestellt.
e: long-term neuroleptics.

Laparotomophilie *(f).* Besondere Spielart des *Münchhausen-Syndroms, wobei durch falsche Schilderung von Leibbeschwerden immer wieder Bauchoperationen herbeigeführt werden.

Lapsus calami *(m).* Verschreiben. Beim Schreiben gemachte Fehler. Ein Wort wird durch ein anderes oder ein Buchstabe durch einen anderen ersetzt, z.B. »eigennützig« statt »*un*eigennützig« oder »Mein Mann kann tun und lassen, was ich will« statt »..., was *er* will.« Nach *S. Freud* ist derartiges Verschreiben – ebenso wie Versprechen – Ausdruck zweier Äußerungsabsichten, von denen die eine unbewußt ist. Durch eventuelle Ermüdung wird lediglich die bewußte Kontrolle gelockert. *Fehlleistung.
fr: lapsus calami; *e:* lapsus calami, slip of the pen.

Lapsus linguae *(m).* Versprechen. *Fehlleistung.
fr: lapsus linguae; *e:* lapsus linguae, slip of the tongue.

Lapsus memoriae *(m).* Fehlleistung des Vergessens.
fr: oubli; *e:* lapsus memoriae, slip of memory.

Lapsus mentis *(m).* Verstandesverwirrung.

Lar(a)-Sucht *(f).* Vor allem in den Jahren 1962–1964 in der Bundesrepublik beobachtete Sucht nach dem Hustenmittel Dextromethorphan (Romilar). Die eingenommene Dosis betrug 20–100 Dragées (*R. Degkwitz,* 1964). Das

Mittel wurde nach Bekanntwerden dieser Suchtform aus dem Handel gezogen.

Larynx-Schwindel *(m).* Syn. für *Kehlkopfschlag.

Lasègue, Ernest-Charles geb. 5. 9. 1816 Paris, gest. 20. 3. 1883 Paris. Französischer Internist, Neurologe und Psychiater. Ab 1869 Professor der medizinischen Klinik am Hôpital Necker. War in 115 Arbeiten auf vielen Gebieten der Medizin schriftstellerisch tätig. Seine psychiatrischen Arbeiten betreffen chronischen Alkoholismus, **Bright*sche Psychose, Kretinismus, Fragen der strafrechtlichen Zurechnungsfähigkeit psychisch Kranker, Hysterie und Verfolgungswahn (*Lasègue*-Delirium). Die meisten Arbeiten erschienen in den von ihm redigierten »Archive géneral de médecine«. Weitere Arbeiten: »Études historiques sur l'aliénation mentale« (1844/45); »Du traitement moral« (1846/47).

Lasègue-Delirium *(n).* Obsol. Bez. für Verfolgungswahn.
fr: délire de *Lasègue; e: Lasègue* delirium.

Laseguesche Krankheit *(f)* **Lasègue*-Delirium.

Lasègue-Syndrom *(n).* Form psychogen-hysterischer Lähmung.
fr: syndrome de *Lasègue; e: Lasègue* syndrome.

Lassus vitae. Lebensüberdruß mit Gefahr der Selbsttötung.

Lata *(n).* (Andere Schreibweisen: Latah, Lattah.) Bei Malaien auftretende akute Verhaltensstörung mit Nachahmung von Gesten und Bewegungen anderer (Echopraxie), Befehlsautomatie, Koprolalie und stereotyper Wiederholung einzelner Sätze. Die Natur der Erscheinungen ist umstritten. Am wahrscheinlichsten ist eine psychogene Verursachung. Manche Autoren diskutierten Beziehungen zum **Tourette*-Syndrom, andere betonen die Verschiedenheit. *Imudo.
fr: latah, chorée hystérique de Java; *e:* lata, latah, lattah.

latente Traumgedanken *(m, pl)* *Traumgedanken, latente.

Latenzperiode *(f).* (*S. Freud*). Entwicklungsperiode, die vom Ende der letzten Entwicklungsphase frühkindlicher Sexualität (5.–6. Lebensjahr) bis zum Beginn der Pubertät reicht. Während dieser Zeit, die mit dem Ende des *Ödipus-Komplexes beginnt, wird die Sexualität nicht weiterentwickelt; sexuelle und aggressive Triebäußerungen nehmen ab; es werden Beziehungen zu anderen Menschen außer den Eltern hergestellt (Spielkameraden, Lehrer); *Ich und *Über-Ich werden entwickelt bzw. gestärkt. Die sexuellen Erlebnisse und Aktivitäten der frühkindlichen Periode verfallen der *Verdrängung.
fr: période de latence; *e:* latency period.
Syn.: Latenzzeit, Aufschubsperiode.

Latenzphase *(f)* *Latenzperiode.

Latenzzeit *(f)* *Latenzperiode.

Laufepilepsie *(f).* Syn. für *Dromolepsie.

launische Psychopathen *(m, pl).* Syn. für *Psychopathen, stimmungslabile.

Lautstummheit *(f).* Syn. für *Aphasie, kortikale motorische.

Lautverwechslung *Paralalie (2).

Lavallée-Morelsche Krankheit *(f).* Syn. für *Kentomanie.

Lebensangst *(f).* Allgemein: Angst vor einer unmittelbaren Bedrohung des Lebens. Tritt nach *G. v. Uexküll* (1953) auf, wenn der Sinn des Lebens gefährdet ist. Nach *Ph. Lersch* (1951) eine der Grundformen der Angst. Lebensangst auf psychogen-neurotischer Grundlage kann bestimmend werden für die gesamte Lebensgestaltung. Wird oft nicht klar bewußt, sondern zeigt sich in Symptomen wie Herzangst, Herzphobie, Hypochondrie.
fr: peur de vivre; *e:* fear for one's life, existential anxiety.

Lebensbilderschau *(f).* Besondere Form der *Hypermnesie. In Augenblicken aktueller Lebensgefahr, z.B. wenn jemand einen Berg hinunterstürzt, läuft vor dem inneren Auge des Betroffenen innerhalb kürzester Zeit wie in einem Zeitrafferfilm eine lange Serie von Erinnerungen ab. An diesen Vorgang besteht auch später Erinnerung. Ob es sich um tatsächliche Vorgänge oder um rückläufige Erinnerungstäuschungen handelt, ist nicht geklärt.
fr: visions panoramiques; *e:* life panorama.

Lebensenergie *(f).* Vom Vitalismus angenommene besondere, dem Lebendigen innewohnende Kraft, welche die Erscheinungen des Lebens bewirkt, das Leben erhält und in seiner geistigen Dimension gestaltet. Unterliegt in ihrer Größe und Ausprägung deutlichen individuellen Unterschieden.
fr: force vitale; *e:* vital energy.
Syn.: Lebenskraft, Vitalität.

Lebensereignis *(n).* Deutsch für *Life event. Allerdings wird im Dt. gewöhnlich der engl. Ausdruck gebraucht, da die Life-event-Forschung aus den USA stammt.

Lebenskraft *(f)* *Lebensenergie.

Lebenslinie *(f).* (*A. Adler*). Die durch den Charakter eines Individuums bestimmte, auf ein Lebensziel gerichtete Verhaltensrichtung. *Individualpsychologie.

Lebenslinie, schizophrene *(f)*. Aus der biographischen und sozialen Entwicklung vieler Schizophrener abgeleiteter Begriff. Dem Einsetzen der Erkrankung folgt gewöhnlich, wenn keine völlige Erwerbsunfähigkeit eintritt, eine Senkung des allgemeinen Persönlichkeitsniveaus und auch des sozialen Niveaus. Bei schubweise verlaufenden Erkrankungen tritt nach jedem neuen Schub eine neue Senkung des Niveaus ein.

Lebenslüge *(f)*. (*A. Adler*). Neurotisches Lügengebäude vom Eingreifen unvorhersehbarer Umstände oder böser Menschen, welches das Scheitern des *Lebensplanes erklären soll.
e: life lie.

Lebensplan *(m)*. (*A. Adler*). Der auf ein ideales oder erreichbares Ziel gerichtete Vorentwurf des Lebens, nach dem Verhalten und Handeln ausgerichtet werden. Aus der Durchsetzung des Lebensplanes erwächst dem Individuum Selbstbestätigung; Schwierigkeiten der Durchsetzung führen zu Minderwertigkeitserlebnissen; ein Scheitern kann die unmittelbare Ursache einer Lebenskrise, einer Depression oder einer Körperkrankheit sein.
fr: plan de la vie; *e:* life-plan.

Lebenstrieb *(m)*. In der letzten, dualistischen Triebtheorie *Freuds* (1920) der dem *Todestrieb entgegengesetzte Trieb. Er umfaßt nicht nur die sexuellen Triebe, sondern dient der Entfaltung und Erhaltung des Lebens in allen seinen Aspekten. Wird vielfach auch *Eros genannt. *Selbsterhaltungstriebe; *Triebe.
fr: pulsion de vie; *e:* life instinct.

Lebensunlust *(f)*. Lebensüberdruß. Mangelhafte Lebensbejahung und daraus resultierende Selbsttötungsgefahr.
fr: lassitude de la vie; *e:* weariness of life.

Lebenswille *(m)* *Lebensenergie.

Lebenswissen *(n)*. Im Laufe des Lebens gesammelte Erfahrungen und Kenntnisse.

Legasthenie *(f)* *Leseschwäche.

Legierungspsychosen *(f, pl)*. Selten gebr. Syn. für *Randpsychosen, zykloide.

Legrand du Saulle, Henri geb. 16. 4. 1830 Dijon, gest. 5. 5. 1886 Paris. Französischer Psychiater. Ausbildung ab 1852 unter *Calmeil* an der Nationalanstalt Charenton. Ab 1867 am Bicêtre. Befaßte sich in zahlreichen Schriften vor allem mit der Psychiatrie der Epileptiker und forensisch-psychiatrischen Problemen. – *Werke:* »Le délire des persécutions« (1871) (Verfolgungswahn); »Etude médico-légale sur les épileptiques« (1877) (Forensisch-psychiatrische Studie zur Epilepsie).

Lehranalyse *(f)*. Psychoanalyse eines Kandidaten der Psychoanalyse. Wichtigster Teil der Ausbildung zum *Psychoanalytiker. Etwa 90% der Lehrinhalte werden durch die Lehranalyse vermittelt. Dauer ca. 1000 Stunden. Dient dem Kennenlernen der *analytischen Situation, der Erhellung des eigenen Wesens und seiner unbewußten Reaktionen sowie der Erkennung und Bewältigung der *Gegenübertragung. Wurde 1922 eingeführt.
fr: analyse didactique; *e:* training analysis.
Syn.: didaktische Analyse.

Leibbewußtsein *(n)*. Bewußtsein der Identität des eigenen Leibes mit dem Ich bei gesunden Individuen. Kann auf verschiedene Weise gestört sein. *Asomatognosie, *Dyssomatognosie, *Hemiasomatognosie.
fr: somatognosie; *e:* somatognosis.
Syn.: Somatognosie.

Leibempfindungen, vitale *(f, pl)*. Nicht lokalisierbare, allgemeine Gefühlsempfindungen des Leibes wie leibliches Behagen und Unbehagen, Unruhe, Spannung, Hunger, Durst, Sättigung, Ekel, Schlafbedürfnis, Verschlafenheit, sexuelle Spannung, Wollust. *Vitalgefühle.

Leibgefühle, abnorme *(n, pl)*. Eigentümliche, im Leib empfundene Gefühle der Fremdheit, des Elektrisiertwerdens, der Wärme u.a. Kommen hauptsächlich bei zönästhetischer Schizophrenie (s.d.) vor. Unterscheiden sich von *Leibhalluzinationen hauptsächlich dadurch, daß ihnen gewöhnlich nicht der Charakter des von außen Gemachten zukommt.

Leibgefühlhalluzinationen *(f, pl)* *Leibhalluzinationen.

Leibhalluzinationen *(f, pl)*. Halluzinatorische Täuschungen der Leibempfindung. Zum Begriff gehört die unkorrigierbare Überzeugung des Kranken, daß die Empfindungen von außen her verursacht werden. So sind z.B. manche Schizophrene überzeugt, daß eine sexuelle Erregung durch heimliche, nächtliche Vergewaltigung hervorgerufen werde. *Zönästhesie.
fr: hallucinations cénesthésiques; *e:* cenesthesic hallucinations.
Syn.: zönästhetische Halluzinationen.

Leibhypochondrie *(f)*. Syn. für *Hypochondria abdominalis.

Leibreiztraum *(m)*. Von Leibempfindungen, z.B. Schmerzen, Frieren, voller Magen, voller Harnblase, Hunger, ausgehender und diese z.T. zum Inhalt habender Traum. Beispiel: Ein Schläfer in einem kalten Raum, der Harndrang durch eine volle Harnblase verspürt, träumt – statt sein warmes Bett zu verlassen und seinen Schlaf zu unterbrechen –, er sei aufgestanden, habe die Harnblase entleert und sei ins Bett

zurückgegangen. Die Bez. geht auf *K. A. Scherner* (»Das Leben des Traumes«, 1861) zurück, der davon *Geistreizträume unterschied. *Freud* (1900) bezog sich auf *Scherner*.
e: dream by nocturnal sensory stimuli, somatic-stimuli-dream.

Leidenschaft *(f).* Vom Gefühl getragenes, starkes und anhaltendes Streben nach etwas. Spielte als Ursache aller Geisteskrankheiten in den Theorien der 1. Hälfte des 19. Jahrhunderts eine bedeutende Rolle (*Heinroth, Esquirol*). Bedeutete hier soviel wie Gemütsbewegungen, Zustand von Überspanntheit oder Traurigkeit, die eine vom Affekt getragene plötzliche Erschütterung des seelischen Gleichgewichts darstellen.
fr: passion; *e:* passion.

Leidensdruck *(m).* Das Ausmaß, in dem ein psychisch Kranker, insbesondere ein Neurotiker, unter seinen Symptomen leidet. Wird stets zur Beurteilung der Behandlungsfähigkeit verwendet. Geringer Leidensdruck und hoher (primärer und sekundärer) *Krankheitsgewinn verschlechtern die Behandlungsaussichten. – Es gibt keine genaue engl. Entsprechung. Gebraucht werden: degree oder level of suffering, incentive to get well, motivation to recover, the degree of suffering, motivating recovery.

Leidesdorf, Max geb. 27. 6. 1818 Wien, gest. 9. 10. 1889. Prof. der Psychiatrie und Vorstand der Psychiatrischen Klinik in der Landesirrenanstalt Wien. Durch sein »Lehrbuch der psychischen Krankheiten« (Erlangen, 1860) bekannt geworden. Aufgrund eines Gutachtens von *Leidesdorf* über den Sultan Murad von Konstantinopel wurde dieser 1876 vom Thron abgesetzt.

Leim-Schnüffeln *(n).* Form der Drogenabhängigkeit. Zuerst zwischen 1950 und 1960 bei amerikanischen Schulkindern beobachtet und durch Presseberichte weiterverbreitet. Der Inhalt von bis zu fünf Tuben eines Holzleims wird auf ein Taschentuch ausgepreßt und das dann frei werdende organische Lösungsmittel (meist toluolhaltige Mischungen) eingeatmet. Folgen sind: 30–45 Min. anhaltender Rauschzustand, Gangunsicherheit (Ataxie) und verwaschene Sprache, evtl. Koma. Danach besteht noch für eine Weile Benommenheit und evtl. Übelkeit. Die Kinder fallen in der Schule durch Gewichtsabnahme, Appetitlosigkeit, Nervosität, Unaufmerksamkeit und evtl. plötzliche Bewußtlosigkeit auf. Seit 1968 auch in Europa beobachtet. Vgl. Thinner-Sucht.
e: glue-sniffing.

Leistungsmotivation *(f).* Neigung zu Aufrechterhaltung und Steigerung der eigenen Leistung durch Hoffnung auf Erfolg oder Angst vor Mißerfolg. Maßgebend sind Kindheitserfahrungen. Ein mittleres Anspruchsniveau führt gewöhnlich zu Erfolg, sehr hohes oder sehr niedriges Anspruchsniveau gewöhnlich zu Mißerfolg. Testpsychologische Erfassung ist mit Hilfe eines Tests (*C. D. McClellan*, 1963; *H. Heckhausen*, 1953) möglich.
e: motivation achievement.

Leistungsschwäche, hirnorganische *(f).* Herabsetzung der intellektuellen Leistungsfähigkeit durch organische Hirnstörungen. Haupterscheinungen: Merkfähigkeitsstörung, Umstellungsstörung, Verlangsamung, *Perseveration, Orientierungsstörung, Ermüdbarkeit, Aufmerksamkeitsstörung, Konzentrationsstörung. Die Schwäche kann häufig mit dem *HAWIE und anderen Tests nachgewiesen werden. Vgl. Hirnleistungsschwäche, Abbau, Abbauquotient.

Leitungsaphasie *(f).* (*C. Wernicke*). Sprachstörung, bei welcher bei sonst erhaltenem Sprachvermögen *Paraphasien bestehen. Nach *Wernicke* ist dabei die »Leitung« zwischen motorischem und sensorischem Sprachzentrum gestört. Vorkommen insbesondere bei Herden im Gyrus supramarginalis und im Fasciculus longitudinalis superior.
fr: aphasie de conduction; *e:* conduction aphasia.

Lekantomantie *(f).* Systematische Erzeugung von *Kristallvisionen.
fr: lécantomantie; *e:* lecantomantia.

Lennoxscher Dämmerzustand *(m).* Syn. für *Petit-mal-Status.

Lennox-Syndrom *(n).* (*Gastaut* et al., 1966). Selten gebrauchte Bez. für epileptische Anfallsform mit astatischen Anfällen (s.d.).

Lepraphobie *(f).* Ausgeprägte Angst vor Lepra.

Leptomorphie *(f).* (*K. Conrad*). Schmalwüchsige, dünne Körperbauform. Entspricht dem *leptosomen Typ *E. Kretschmer*s.

leptosomer Typ *(m).* (*E. Kretschmer*). Schmalwüchsiger, langgliedriger, magerer, scharfprofilierter Körperbautyp mit ovaler Gesichtsform. Sind die Merkmale besonders ausgeprägt, wird von asthenischem Habitus gesprochen. Zeigt charakterlich eine Affinität zur *Schizothymie.
fr: type leptosome; *e:* leptosomal type, leptosomic type.

Lernen *(n).* **1.** I.w.S. der Zugewinn an Einpassungsvermögen in die materielle, soziale und kulturelle Welt. Vertiefung von Wertvorstellungen und Erweiterung von Erfahrung. Asso-

ziationstheorie, Gestaltpsychologie, Tiefenpsychologie und Behaviorismus haben jeweils eigene Lerntheorien entwickelt. **2.** I.e.S. unter dem beherrschenden Einfluß des Behaviorismus das Stiften von bedingten Reflexen (s.d.). »Ein Prozeß, durch den eine Aktivität in Reaktion auf eine Umweltsituation entweder neu entsteht oder verändert wird – vorausgesetzt, daß die Besonderheiten der Aktivitätsänderung nicht als angeborene Reaktionstendenz, Reifungsvorgang oder Momentanzustand des Organismus (wie Erschöpfung, Drogenwirkung u.ä.) erklärbar ist« (*E.R. Hilgard,* 1966). Formen: 1. Lernen von Signalen; 2. Lernen an den Konsequenzen von Verhaltensweisen (Lernen an Erfolg oder Mißerfolg, Belohnung oder Bestrafung); 3. Lernen durch Nachahmung (Imitation); 4. Lernen auf Anweisung; 5. Lernen durch Einsicht. – Zahlreiche psychiatrische Anwendungen in der Verhaltenstherapie.
fr: apprentissage; *e:* learning.

Lernen am Erfolg *Konditionierung, operante.

Lernfähigkeit *(f).* Als Teil der Intelligenz Fähigkeit, neue Fakten aufzunehmen und einzuordnen.

Lernforschung *(f).* **1.** I.w.S. alle psychologischen Theorien des *Lernens. **2.** I.e.S. die behavioristische Forschungsrichtung. *Lernen (2).
fr: théorie de l'apprentissage; *e:* learning theory.

Lernstörungen *(f, pl).* Verringerung der Wissensaufnahme aus seelischen Gründen. Können sich als Konzentrationsstörungen (»nicht auffassen«), Gedächtnisstörungen (»nicht behalten«), Antriebsstörung (»Faulheit«) oder Körperschwäche (»Krankheit«) äußern. Vorkommen entweder in bestimmten Schulfächern (z.B. Mathematik) oder allgemein; entweder vorübergehend (Lehrerwechsel, einschneidende Erlebnisse) oder allgemein. Die Ursachen sind negative *Übertragungen auf die Lehrperson, neurotische Störungen, familiäre oder gesellschaftliche Überforderungen. Scheinbare Lernstörungen entstehen durch mangelhafte Intelligenz. Häufigstes Problem in *Erziehungsberatungsstellen.
e: learning disabilities.

Lerntheorie *(f).* **1.** I.w.S. jede psychologische Theorie, durch welche Lernen erklärt wird. **2.** I.e.S. Theorie des *Behaviorismus, insbesondere soweit vom Mittel der *Konditionierung Gebrauch gemacht wird. Findet in der *Verhaltenstherapie eine praktische psychiatrische Anwendung.

Lesbierin *(f).* Homosexuelle Frau.
fr: lesbienne; *e:* lesbian.

lesbische Liebe *(f).* Nach der Dichterin *Sappho* auf Lesbos, die einen Kreis schöngeistiger Mädchen um sich versammelt hatte, bezeichnete sexuelle Beziehungen zwischen weiblichen Individuen. *Homosexualität, weibliche.
fr: lesbianisme; *e:* lesbianism.

Leseepilepsie *(f).* Seltene Form der photogenen Epilepsie (s.d.). Durch Lesen oder Betrachten von kontrastreichen Mustern werden epileptische Anfälle ausgelöst. Teilweise spielt der Inhalt des Gelesenen, teilweise spielen die Augenbewegungen als auslösender Reiz eine Rolle.
e: reading epilepsy.

Lese-Rechtschreibeschwäche *(f).* Syn. für *Schreib-Lese-Schwäche.

Leseschwäche *(f).* Schwierigkeiten beim Erlernen des Lesens bei sonst normaler oder nur leicht unterdurchschnittlicher Intelligenz. Die Störung besteht in Unfähigkeit oder Schwäche, einzelne Buchstaben zu Wörtern zusammenzufügen (Störung der simultanen Gestalterfassung). Besteht meist bis ins Erwachsenenalter hinein; oft verbunden mit einer seelischen Reifungsstörung. Bei Kindern oft als Trotz verkannt und daher mit falschen pädagogischen Maßnahmen geahndet. Ursache unbekannt. Kommt häufig mit *Schreibschwäche zusammen als Schreib-Lese-Schwäche vor.
fr: dyslexie, dyslexie-dysorthographie; *e:* reading disability, primary reading retardation.
Syn.: Legasthenie, Dyslexie.

Leseschwierigkeit *(f)* *Leseschwäche.

Leseunfähigkeit *(f)* *Alexie.

Lethargie *(f).* **1.** Schlafsucht, Neigung zu unaufhörlichem Schlaf. Stark herabgesetzte seelische Reaktionsfähigkeit. Von Narkose und Koma unterscheidbarer Zustand, in dem die Weckfunktionen nicht auf die normalen Reize reagieren. Kann auftreten bei Tumoren an der Hirnbasis oder bei der epidemischen Enzephalitis, die deshalb auch »Encephalitis lethargica« genannt wird. **2.** Hypnotischer Tiefschlaf. Die Muskeln sind »schlaff, die Atmung ist tief und rasch, Sehnenreflexe sind merklich übertrieben; der Patient zeigt eine neuromuskuläre Übererregbarkeit«. (*Charcot*) **3.** Seit dem Altertum als außergewöhnlicher, gelegentlich spontan auftretender und lang anhaltender Zustand bekannt. Wurde manchmal als eigener Krankheitszustand, manchmal als Unterform der Hysterie angesehen.
fr: léthargie; *e:* lethargy, trance.

lethargisch *(a).* Teilnahmslos. Adj. zu *Lethargie (2). Umgangssprachlich auch: träge, initiativlos, schwunglos.

Letheomania, Letheomanie *(f)*. Narkotikasucht. Drogenabhängigkeit vom Barbiturattypus.
fr: léthéomanie; *e:* letheomania.

Lethologica *(f)*. Unfähigkeit, sich an das richtige, passende Wort zu erinnern.

Leugnung *(f)* *Verleugnen.

Leukotomie *(f)*. (*E. Moniz,* 1935). Operative Durchtrennung der Verbindungen zwischen Thalamus und Stirnhirn in der Nähe des Marklagers. Die Operation führt zu einer Wesensänderung mit Entdifferenzierung der Persönlichkeit, seltsamer Gleichgültigkeit und Enthemmung. Indikationen sind schwere Zwangskrankheiten, unheilbare Schmerzzustände und schwere Schizophrenie. Nach anfänglich großer Verbreitung (vor allem in den USA) wird die Methode, jedenfalls in Deutschland, kaum noch angewandt, wobei neben der Zweifelhaftigkeit der Erfolge – es kann keine Heilung, nur eine Resozialisierung erreicht werden.– auch ethisch-moralische Bedenken eine Rolle spielen.
fr: lobotomie; *e:* lobotomy.
Syn.: Lobotomie.

Leuzinose *(f)*. Syn. für *Ahornsirupkrankheit.

Levin-Kleine-Syndrom *(n)* **Kleine-Levin*-Syndrom.

Levitation *(f)*. **1.** In der Parapsychologie freies Schweben eines Gegenstandes (Tisches) oder Menschen unter Aufhebung der Schwerkraft durch geistige Kräfte. **2.** In Hypnose und autogenem Training (s.d.) angenehmes subjektives Gefühl des Schwebens, das entweder auf entsprechende Suggestionen hin oder von allein auftritt. Auch Schwebegefühl im Traum.
fr: lévitation; *e:* levitation.

Lexington-Test *(m)*. Methode zur Feststellung der suchtmachenden Eigenschaften eines Medikamentes. Wird ausschließlich in der Forschungsabteilung des US Public Health Service Hospital in Lexington (Kentucky) angewandt. drei Methoden: 1. Morphinsüchtige erhalten das Prüfpräparat in steigenden Dosen. Tritt bis zum Erreichen der Unverträglichkeitsgrenze keine Euphorie auf, wird auf das Fehlen einer euphorisierenden Eigenschaft geschlossen; 2. die Prüfsubstanz wird Morphinisten gegeben, die mindestens drei Monate abstinent sind, und das Auftreten von Sucht- und Gewöhnungserscheinungen beobachtet; 3. die neue Substanz wird darauf geprüft, ob sie die Erscheinungen bei abruptem Morphiumentzug zu bessern oder zu beseitigen vermag.

Liaisonpsychiatrie *(f)*. **1.** Ratgebende Tätigkeit eines Psychiaters (Diagnostik, Therapie, Lehre, Forschung) in den nichtpsychiatrischen Kliniken eines Klinikums. Insoweit synonym mit *Konsiliarpsychiatrie. **2.** Einbeziehung eines Psychiaters in die tägliche Arbeit einer anderen medizinischen Disziplin, z.B. Frauenheilkunde oder innere Medizin, so daß er ein Teil von ihr wird.
e: liaison psychiatry.

Libidinisierung *(f)*. Syn. für *Erotisierung.

libidinös *(a)*. **1.** Sich auf die psychische Energie (Libido) beziehend. **2.** Sich auf sexuelle Instinkte beziehend.
fr: libidinal, libidineux; *e:* libidinal, libidinous.

Libido *(f)*. **1.** Das bewußte Verlangen nach sexuellen Handlungen. In der alten Literatur Wollust mit dem Unterton sinnlicher Ausschweifung.
Syn.: Konkubiszenz.
2. In der psychoanalytischen Lehre *Freud*s anfänglich die mit dem Sexualtrieb verbundenen psychischen Erscheinungen. Später die jeden Trieb begleitende psychische Energie. Einer der Kernbegriffe der Psychoanalyse. *Freud* definiert folgendermaßen: »Die populäre Auffassung trennt Hunger und Liebe als Vertreter der Triebe, welche das Einzelwesen zu erhalten, und jener, die es fortzupflanzen streben. Indem wir uns dieser naheliegenden Sonderung anschließen, unterscheiden wir auch in der Psychoanalyse die Selbsterhaltungs- oder Ich-Triebe von den Sexualtrieben und nennen die Kraft, mit welcher der Sexualtrieb im Seelenleben auftritt, Libido – sexuelles Verlangen – als etwas dem Hunger, dem Machtwillen und dgl. bei den Ich-Trieben Analoges.« – In der späteren Triebtheorie der dem Todestrieb entgegengesetzte *Lebenstrieb. – In den sich wandelnden Libidotheorien *Freud*s sind vor allem der qualitative und der quantitative Aspekt sich gleich geblieben. Danach ist die Libido ein auf nichts anderes reduzierbarer Trieb, der sich bei konstanter Summe (*Libidoquantumstheoriem) auf mehrere Objekte verteilen kann (*Libidobesetzung). Die Begriffsverwendung *Freud*s wurde von anderen kritisiert. Nach *Claparède* erweiterte *Freud* die Bedeutung so sehr, daß er für »Interesse« stand. Nach *C. G. Jung* lassen sich die Schwierigkeiten umgehen, wenn man Libido i.S. von »psychischer Energie« sieht, die sich im Lebensvorgang manifestiert und subjektiv als Streben und Begehren wahrgenommen wird. Libido in diesem Sinne drückt sich nach *Jung* nur in Symbolen aus. *Freud* hat sich stets gegen die *Jung*sche

Begriffsverwendung gewandt. *McDougall* wollte »Libido« durch *Horme ersetzen.
fr: libido; *e:* libido.

Libido, narzißtische *(f)*. Syn. für *Ichlibido.
fr: libido narcissique; *e:* narcissistic libido.

Libido (sexualis). (*A. Moll*, 1898). Sexuelle Appetenz. Nach diesem Begriff verhält sich die Libido zum Sexualinstinkt wie der Hunger zum Selbsterhaltungstrieb. *Freud* gab an, seinem Begriff der Libido bei *Moll* entlehnt zu haben. Er war aber auch schon vorher gebräuchlich, z.B. bei *Th. Meynert* (1889/90), *M. Benedikt* (1868), *Krafft-Ebing* (1889), *O. Effertz* (1894) und *A. Eulenburg* (1895). Der Begriff gilt auch heute noch vielfach in diesem Sinne.
fr: libido sexuel; *e:* sexual libido.

Libidobesetzung *(f)*. Die Libido i.S. der psychischen Energie kann sich nach *Freud* ganz oder teilweise einem Objekt zuwenden und dieses damit »besetzen«. Das Objekt kann die Person selbst (Ichlibido, narzißtische Libido) oder ein äußeres Objekt (Objektlibido) sein. Nach dem *Libidoquantumstheorem besteht ein Gleichgewicht zwischen den Libidobesetzungen. Wird z.B. in der Psychose die Libido ganz der eigenen Person zugewendet, zieht sie sich damit von der Objektwelt zurück.
fr: investissement de la libido; *e:* libido-cathexis.

Libidoquantumstheorem *(n)*. Im Laufe der Libidoentwicklung wird die Libido auf weitere erogene Zonen verlagert, oder sie besetzt neue Objekte. Dabei bleibt aber die Libidomenge konstant. – Wichtiges Grundgesetz der Psychoanalyse.

Libidostauung *(f)*. (*S. Freud*). Mangelnde Abfuhr der mit dem Sexualtrieb verbundenen *Libido, die sich daher i.S. der *Freud*schen Theorie innerhalb des psychischen Apparates ansammeln muß. Diese Triebenergie kann *sublimiert oder in eine Aktivität umgewandelt werden, welche ein Objekt sucht, das doch noch eine Abfuhr gestattet. Libidostauung kann aber auch krankmachend wirken und z.B. zur Ursache von *Angstneurosen oder allgemein von *Aktualneurosen oder schließlich auch von Psychosen werden. Der schizophrene Wahn wird von *Freud* gelegentlich als Versuch aufgefaßt, die aufgestaute narzißtische Libido in eine neugeschaffene Welt zu investieren und dadurch abzuführen.
fr: stase libidinale; *e:* damning up of libido.

Libidotropismus *(m)*. (*L. Szondi*). Bez. zur Beschreibung des Vorganges der Partnerwahl. Ein Liebespartner wird nach einer im Unbewußten verankerten Triebstruktur ausgewählt. Diese läßt sich mit Hilfe des **Szondi*-Tests aufdecken. *Schicksalsanalyse.

Lichtheimsche Aphasie *(f)* *Aphasie, transkortikale.

Lichtheimsches Zeichen *(n)*. Bei subkortikaler motorischer Aphasie können die Kranken im Gegensatz zur rein motorischen Aphasie die Silbenzahl der Wörter, an die sie denken, durch Klopfen bezeichnen, da das Wortbild der inneren Sprache erhalten bleibt.
fr: signe de *Lichtheim; e: Lichtheim* sign.

Lichttherapie *(f)*. Anwendung von sonnenlichtähnlichem Licht zur Behandlung insbesondere der *seasonal affective disorder.

Liébault, Auguste Ambroise geb. 16. 9. 1823 Farrières, gest. 1904 Nancy. Landarzt aus Lothringen, der in Pont-Saint-Vincent, unweit von Nancy, wirkte. Verwendete *Hypnose als einziges Behandlungsmittel. Begründer der Schule von *Nancy. *Hauptwerk:* »Du sommeil et des états analogues, considérées surtout au point de vue de l'action du moral sur le physique« (1866).

Liebe, genitale *(f)*. In der Psychoanalyse gebräuchliche, aber bei *Freud* noch nicht übliche Bez. für ideale Form reifer Liebe. Bei ihr vereinigen sich nach Überwindung des Ödipus-Komplexes die Strebungen der Zärtlichkeit und der sexuellen Befriedigung in ausgewogener Weise. Nach *M. Balint* (1947) ist genitale Liebe nicht nur das Fehlen der Züge prägenitaler Kennzeichen, sondern man liebt einen Partner, weil 1. er einen befriedigen kann, 2. man ihn befriedigen kann, 3. man gemeinsam einen Orgasmus erleben kann; man findet darin aber auch eine Idealisierung des Partners, eine besondere Form der Identifizierung und Zärtlichkeit. Die genitale Liebe überdauert daher die Ausübung genitaler Befriedigung.
fr: amour génital; *e:* genital love.

Liebesfähigkeit *(f)*. Titel des Hauptwerkes von **E. Speer* mit dem Untertitel *»Kontaktpsychologie«. Gemeint ist die Fähigkeit zur Aufnahme gefühlsmäßiger Beziehungen.

Liebeskrankheit *(f)*. Im 18. und in der ersten Hälfte des 19. Jahrhunderts allgemein anerkannte Gemütskrankheit, die in der damaligen Psychiatrie als Krankheitseinheit verstanden wurde. Unglücklich verliebte junge Männer oder Frauen siechen dahin; sie werden tieftraurig, verlieren an Gewicht und denken bei Tag und in den Träumen des kurzen Schlafs nur an das geliebte Wesen; ein hoffnunggebendes Wort von ihm kann rettend wirken, aber sonst kann der Tod folgen. Vgl. Nostalgie. Unerfüllten Liebeswünschen wurde später nur noch in

der Volksmedizin krankmachende Wirkung zugeschrieben.
fr: maladie d'amour; *e:* love sickness.

Liebeswahn *(m)*. Wahnhafte Überzeugung, von einer anderen Person geliebt zu werden. Bei den Betroffenen handelt es sich meist um ledige Personen, am häufigsten um Frauen zwischen 40 und 60 Jahren. Im Zentrum des Wahns steht häufig eine prominente Gestalt, eine Schauspielerin, ein Priester, Politiker, Schriftsteller, die im ganzen Verlauf der Krankheit gleich bleibt. Der Beginn ist meist plötzlich; aus einer Beobachtung entsteht der Wahn wie eine blitzhafte »Erleuchtung«. Der Wahnkranke macht sich Hoffnungen, unternimmt Schritte, wird enttäuscht, geht zu Verleumdungen und Drohungen, schließlich evtl. zu Taten über. Das erste Opfer aggressiver-eifersüchtiger Handlungen kann der Ehepartner des Wahnobjektes sein, jedoch kommt es z.B. nie zu Notzuchtverbrechen. – Bereits bei *Esquirol* viel beachtetes Krankheitsbild, das in Form einer psychogenen Wahnentwicklung oder als Teilerscheinung anderer psychischer Krankheiten (z.B. Schizophrenie) auftreten kann. Die Prognose ist in jedem Fall ungünstig.
fr: érotomanie; *e:* erotomania, amorous paranoia.
Syn.: Erotomanie, Paranoia erotica.

Liebeszwang *(m)*. Zustand extrem gesteigerter sexueler Erregung. Auch sich dem Bewußtsein gegen den Willen aufdrängende Vorstellungen, die sexuelle Vorgänge zum Inhalt haben.
fr: aphrodisiomanie; *e:* aphrodisiomania.

Liepmannscher Versuch *(m)*. (*H. C. Liepmann*, 1895). Versuch zur Provokation von Halluzinationen. Durch Druck auf die geschlossenen Augen können bei Delirium tremens optische Halluzinationen (Druckvisionen) hervorgerufen werden. Es werden Sonne, Mond, Wolken, Himmel, Sterne oder ganze Szenen gesehen. Besonders oft wird Geschriebenes oder Gedrucktes gelesen.

Life event *(n)*. Lebensereignis. Für das Individuum bedeutsames, in seine Lebensstruktur eingreifendes – ungünstiges oder günstiges – Ereignis. Ein einzelnes oder mehrere Ereignisse zusammen bewirken körperliche, seelische oder psychosomatische Krankheiten. Die Ereignisse haben damit für dieses Individuum die Bedeutung von Streßfaktoren. Mit der **Holmes-Rahe*-Skala lassen sich häufig vorkommende Lebensereignisse statistisch erfassen.
Syn.: Life change event.

Liga gegen Epilepsie. 1909 gegründete internationale Organisation von Ärzten und anderen am Problem der Epilepsie Interessierten. Ziele sind: Förderung der Epilepsie-Forschung, Ausbau der Behandlung und sozialen Betreuung der Epileptiker sowie Aufklärung der Bevölkerung über neue Erkenntnisse und die Behandlungsfähigkeit der Epilepsie. Die deutsche Sektion wurde 1957 neu gegründet; sie hat etwa 550 Mitglieder (1968).

Liliputhalluzination *(f)*. Nach den Zwergen des Märchenlandes Liliput in *J. Swifts* »Gullivers Reisen« benannte optische Halluzination von abnormer Kleinheit.
fr: hallucination liliputienne, h. microscopique; *e:* liliputian hallucination, microptic hallucination.
Syn.: Mikrohalluzination, mikropsychische Halluzination.

Limoctonia *(f)*. Selbsttötung durch Hungern.
fr: limoctonie; *e:* limoctonia.

Limophoitas *(f)*. Psychische Krankheit durch Hungern. Hungerpsychose.

Lindauer Psychotherapiewoche *(f)*. Von **E. Speer* begründete, alljährlich in Lindau/Bodensee stattfindende Tagung psychotherapeutisch interessierter Ärzte.

Lipodystrophie *(f)*. Syn. für **Pfaundler-Hurler*-Syndrom.

Liquorparalyse *(f)*. Aus klinischem Jargon entstandene Bezeichnung für Liquorbefund, der die für progressive Paralyse typischen Veränderungen aufzeigt, ohne daß sich beim Kranken die entsprechenden klinischen Befunde erkennen lassen.
Syn.: Präparalyse.

Lissauersche Herdparalyse *(f)*. Atypisches Zustandsbild bei progressiver Paralyse (s.d.). Bei ungewöhnlich gut erhaltenen intellektuellen Funktionen stehen Herdsymptome wie Aphasie, Lähmungen, Seelenblindheit im Vordergrund. – Das Krankheitsbild wurde 1901 von *Storch* nach einem hinterlassenen Manuskript *H. Lissauers* beschrieben.
fr: paralysie générale du type hémiplégique ou tabétique; *e:* *Lissauer*'s dementia paralytica, *Lissauer*'s type of paresis.
Syn.: *Lissauer*sche Paralyse, atypische Paralyse.

Lissauersche Paralyse *(f)* **Lissauer*sche Herdparalyse.

Lissenzephalie *(f)*. Syn. für *Agyrie.

Lithium-Prophylaxe *(f)*. (*M. Schou*, 1960). Vorbeugende Behandlung bei manisch-depressiver Erkrankung. Die Wirkung ist bei manischen Phasen deutlich nachgewiesen; bei depressiven Phasen wird zumindest die Tiefe der Depression abgemildert, Häufigkeit des

Auftretens und Dauer aber kaum vermindert. Die Anwendung wird besonders dann empfohlen, wenn depressive und manische Phasen so rasch aufeinander folgen, daß andere Behandlungsformen ihre Wirkung noch nicht entfalten können. Es werden Lithiumkarbonat, -zitrat, -azetat oder -jodat verwendet. Der Serumspiegel soll nicht niedriger als 0,6 mval/l und nicht höher als 1,2 mval/l sein. Mögliche Nebenwirkungen *Lithium-Therapie. *Historisch:* Lithium wurde 1815 durch *Arfvedson* entdeckt. Ab 1841 wurde es in Form von Lithiumkarbonat zur Behandlung von Uratsteinen, ab 1859 zur Behandlung von Gicht verwendet. Ab 1886 Anwendung zur Lithium-Prophylaxe durch **C. Lange*. Erneute Entdeckung der Prophylaxe durch *J. F. J. Cade* (1949) und *M. Schou* (1957).
fr: prophylaxie par le lithium; *e:* lithium prophylaxis.

Lithium-Therapie *(f)*. (*J. F. J. Cade,* 1949). Behandlung akuter manischer Phasen (weniger chronischer Manien) mit Lithium-Salzen (0,6–1,6 mval/l Lithiumkarbonat, -zitrat, -azetat oder -jodat). Depressive Phasen sprechen dagegen nur geringfügig oder gar nicht an. Die Wirkung richtet sich selektiv gegen die manischen Symptome, während die psychischen Funktionen voll erhalten bleiben. Zu beachten sind mögliche Nebenwirkungen: feinschlägiger Tremor der Hände, Übelkeit, Erbrechen, Bauchschmerzen, Müdigkeit, Muskelschmerzen, *Quincke*-Ödeme, EEG- und EKG-Veränderungen. Intoxikationserscheinungen sind: Trägheit, Mattigkeit, Schläfrigkeit, grober Tremor und Muskelzuckungen, Appetitlosigkeit, Erbrechen und Durchfälle. Es kann schließlich zu Bewußtseinsstörungen, Muskelhypertonie, Streckkrämpfen, Delirien und krampfartigem Öffnen der Augen kommen. Nach Dosisreduzierungen verschwinden alle Zeichen. *Lithium-Prophylaxe.
fr: traitement par le lithium; *e:* lithium therapy.

litterale Agnosie *(f)* *Agnosie, litterale.

LKS *Landau-Kleffner-Syndrom (LKS).

Lobotomie *(f)*. Syn. für *Leukotomie.

Löschung *(f)* *Extinktion.

Lösungsmittelschnüffeln *(n)* *Thinner-Sucht.

Logoklonie *(f)*. Rhythmisches Wiederholen der letzten Silbe eines Wortes oder von (kurzen) Worten, z.B. »Tageszeitung-ung-ung«. Vorkommen besonders bei postenzephalitischem Parkinsonismus, Paralyse, *Alzheimer*scher Krankheit u.a.
fr: logoclonie; *e:* logoclony, logoclonia.

Logomonomanie *(f)*. (*Guislain*). Psychotisches Zustandsbild, das monosymptomatisch durch Rededrang ausgezeichnet ist. Nicht mehr gebräuchliche Bezeichnung, da nach heutiger Kenntnis Rededrang nur als Teilsymptom auftritt (z.B. bei Manie).
fr: logomanie; *e:* logomania.

Logopäde *(m)*. Stimm- und Sprachtherapeut. Examinierte ärztliche Hilfskraft mit spezieller 4semestriger Ausbildung in einer Lehranstalt für Logopäden. Übernimmt die Behandlung von Stimm- und Sprachstörungen mit Hilfe von Anleitung zu Übungen und physikomechanischer Maßnahmen. *Sprachheillehrer, *Sprecherzieher.
fr: logopede; *e:* speech-pathologist.

Logopädie *(f)*. Stimm- und Spracherziehung. Berufsfach der Stimm- und Sprachtherapeuten (Logopäden).
fr: logopédie; *e:* logopedics, speech correction.

Logopädie-Zentralverband *(m)*. Zusammenschluß der (seit 1962 ausgebildeten) Logopäden.

Logopathie *(f)*. Sprachstörung (allgemein).
fr: logopathie, trouble de la parole; *e:* logopathia.

Logophasie *(f)*. Besondere Form der Aphasie, bei der die Fähigkeit zu korrekter Sprachartikulation verlorengegangen ist.
fr: logophasie; *e:* logophasia.

Logophobie *(f)*. Redestörung. Vor dem Halten einer Rede entsteht eine solche Erwartungsspannung, daß der Betroffene sehr schwer leidet und evtl. die Rede nicht halten kann.

logophonische Amnesie *(f)* *Amnesie, logophonische.

Logorrhoe *(f)*. Redeschwall. Ungehemmter Redefluß. Nichtaufhörenkönnen infolge verlorener Selbstkontrolle des Gesprochenen. Manchmal wird immer wieder über dasselbe Thema gesprochen, meistens ist der Gedankengang ungeordnet, und das Thema wechselt ständig. Kommt bereits als normale Verhaltensvariante vor. Typische Erscheinung bei Hypomanie und insbesondere bei Manie sowie ängstlich-erregten Psychosen. Dabei kann sich der Redefluß so verstärken, daß der Betreffende heiser oder sprechunfähig (aphonisch) wird. Häufiges Vorkommen auch bei Altersdemenzen, manchmal paranoiden und schizophrenen Erkrankungen. Oft äußert sich dieselbe Erscheinung auch im Verfertigen vieler Schriftstücke (Graphorrhoe).
fr: logorrhée, incontinence verbale; *e:* logorrhea, tachylogia, pheniloquence.
Syn.: Tumultus sermonis, Zungendelirium.

logosemantische Amnesie *(f)* *Amnesie, logosemantische.

Logotherapie *(f)*. (*V. E. Frankl*). Psychotherapeutische Technik in der *Existenzanalyse. »Logos« bedeutet hier: im Unbewußten ruhendes »Geistiges« und Sinn der personalen Existenz, den es analytisch zu erhellen gilt. Der Arzt leistet dem Leidenden dabei Beistand, in seinem Leben konkrete Sinnmöglichkeiten aufzuspüren. Wird hauptsächlich bei existentiellem Vakuum (s.d.) und noogener Neurose (s.d.) angewandt.
fr: logothérapie; *e:* logotherapy.

Lombroso, Cesare geb. 18. 11. 1836 Verona, gest. 19. 10. 1910 Turin. Ab 1862 Prof. für Geisteskrankheiten in Pavia. Darauf Direktor der Irrenanstalt in Pesaro. Ab 1876 Prof. für gerichtliche Psychiatrie und Kriminalanthropologie in Turin. Nahm als erster wissenschaftliche Untersuchungen des Verbrechers vor. Der Verbrecher sei ein *Degenerierter, der in seiner Entwicklung hinter dem entwicklungsgeschichtlichen Stand der Menschheit zurückgeblieben ist. Er könne seinem verbrecherischen Tun deshalb nicht Einhalt gebieten. – Viel diskutiert war die These, daß das Genie einer abnormen Tätigkeit des Gehirns entspreche und deshalb als krankhaft bei der degenerativen epileptoiden Psychose einzuordnen sei. Ins Deutsche übersetzte Werke: »Genie und Irrsinn«; »Der Verbrecher in anthropologischer, ärztlicher und juristischer Beziehung«, 2 Bde.; »Das Weib als Verbrecherin und Prostituierte«.

Longiligne *(f)*. Langgliedriger Typ in der Typologie von *Pende*. Lange Extremitäten im Vergleich zum Rumpf. Überwiegen von Sympathicotonus. Charakterlich Veranlagung zu Introversion, Autismus, Überempfindlichkeit und Pessimismus. Ein asthenischer und ein sthenischer Einzeltyp werden unterschieden. *Bréviligne.

Loquacitas *(f)*. Geschwätzigkeit. Munteres Daherreden, ohne rechten Bezug zu nehmen auf einen Gesprächspartner und ohne wirkliche Mitteilungsabsicht. *Logorrhoe.
fr: loquacité; *e:* loquacity.

Loquacitas senilis. Altersgeschwätzigkeit. Gilt in schwächerer Ausprägung bei bestimmten Typen als normale Alterserscheinung; in stärkerer Ausprägung beim krankhaften Altersabbau.
fr: loquacité senil; *e:* senile loquacity.

Loquazität *(f)* *Loquacitas.

LSD-Rausch *(m)* *Lysergsäurediäthylamid-Psychose.

LSD-Rausch-Behandlung *(f)*. Behandlung mit Lysergsäurediäthylamid als unterstützende Maßnahme einer Psychotherapie. *Psycholyse.

lucidum intervallum *(n)*. Lichtes Intervall. Zeitraum, in dem Geisteskranke scheinbar symptomfrei sind und vernünftig sprechen und handeln. Mehr als laienhafter Ausdruck üblich, da eine Psychose entweder abgeklungen oder remittiert ist oder bei genauer Untersuchung doch Symptome feststellbar sind.
fr: intervalle lucide; *e:* lucid interval.

Lückenamnesie *(f)* *Amnesia lacunaris.

Lüge *(f)*. Absichtlich unwahre Aussage. Abwehrmechanismus, der dem Individuum aus einer Notlage helfen soll. Nach Übereinkommen werden »Notlügen« und »Lügen um des Lügens willen« verschieden bewertet. Bei Kindern ist Lügen gewöhnlich kein pathologisches Zeichen, sondern Zeichen mangelnder Reife, wenn die ethischen Funktionen noch nicht genügend ausgebildet sind, um den Impuls zu unterdrücken. Bei Neurotikern vielfach Symptom einer Regression.
fr: mensonge; *e:* lying.

Lügensucht *(f)* *Mythomanie.

Lues divina *(f)*. Obsol. Bez. für *Epilepsie.

Lueshalluzinose *(f)*. (Seltenes) Auftreten der progressiven Paralyse in Gestalt einer *Halluzinose (*F. Plaut*, 1913). Häufiger sind Halluzinosen nach malariabehandelter Lues.
fr: hallucinose de *Plaut; e:* luetic hallucinosis.

Luftscheu *(f)* *Aerophobie (1).

Luftschlucken *(n)* *Aerophagie.

Luiphobie *(f)*. Syn. für *Syphilophobie.

Lunambulismus *(m)* *Mondsucht.

Lunatikus *(m)*. Im Mittelalter geläufige Bez. für Besessener, Verrückter. Der Ausdruck bezeichnete vor allem in England zunächst denjenigen, der periodisch an geistigen Störungen leidet, später ganz allgemein jeden psychischen Kranken. *Mondsucht, *Lunatismus.
fr: lunatique; *e:* lunatic.

Lunatismus *(m)*. Im Altertum und Mittelalter vage Bez. für Krankheiten, die nach alter Auffassung mit den Mondphasen zusammenhängen; insbesondere für Epilepsie und psychische Krankheiten, die sich in mehr oder weniger regelmäßigen Anfällen manifestieren.
fr: lunatïsme; *e:* lunatism.

Lungwitz-Erkenntnistherapie *(f)*. (*H. Lungwitz*). Behandlung der Neurosen durch philosophische Erkenntnis und Erleuchtung. *Psychobiologie (2).
fr: traitement de prise de conscience de *L.*; *e: L.*'s cognition therapy.

Luophobie *(f)* *Syphilophobie.

Lustmord *(m)*. **1.** Im engeren Sinne Mord aus sadistischer Wollust. **2.** Meistens im weiteren Sinne gebraucht: bei Notzuchtverbrechen un-

beabsichtigte Tötung oder Mord als Mittel, um den einzigen Zeugen zu beseitigen.
fr: assassinat avec viol, assassinat par lubricité; *e:* murder preceded by rape.

Lustprinzip *(n). (S. Freud)*. Eines der beiden grundlegenden Prinzipien menschlichen Verhaltens. Danach wird der psychische Apparat von dem Prinzip beherrscht, Lust zu gewinnen und Unlust zu vermeiden. Dieses Prinzip ist in der frühen Kindheit unmittelbar erkennbar, da die Befriedigung – wie später noch in Träumen und Phantasievorstellungen – auf dem kürzesten Wege erstrebt wird. Ausbleiben der Befriedigung durch die Erfordernisse der Realität zwingt zu einer Modifikation des Lustprinzips durch das *Realitätsprinzip. Das Lustprinzip wird aber nie vollständig durch das Realitätsprinzip ersetzt. Das Lustprinzip ist ein ökonomisches Prinzip, da es mit einer Verringerung der Reizmenge in der Psyche verbunden ist. – In älteren Arbeiten *Freuds* noch als »primäres System« bezeichnet.
fr: principe de plaisir; *e:* pleasure principle.

Luzidität *(f)*. **1.** Bewußtseinshelligkeit. Grad des skalaren Bewußtseins. Es besteht normale Luzidität, wenn keine *Bewußtseinstrübung besteht. **2.** Hellsehen.
fr: lucidité; *e:* lucidity.

Lykanthrop *(m)*. Nach alter Überlieferung Wolf, in dem die Seele eines Menschen steckt. An *Lykanthropie Leidender.
fr: lycanthrop; *e:* lycanthrop.

Lykanthropie *(f)*. Überzeugung, in einen Werwolf oder ein anderes wildes Tier verwandelt zu sein. Im Mittelalter offenbar häufige Erscheinung bei Geistesgestörten. Im 18. Jahrhundert eigene Krankheitseinheit. Gegenwärtig extrem seltenes Krankheitssymptom.
fr: lycanthropie; *e:* lycanthropy, delirium of metamorphosis.
Syn.: Lykomanie.

Lykomanie *(f)*. Syn. für *Lykanthropie.

Lykorexie *(f)*. Wolfshunger. Abnorme Eßlust. *Bulimie.
fr: lycorexie; *e:* lycorexia.

Lymphatismus *(m)*. Asthenisch-phlegmatisches Temperament. Die Betreffenden zeigen eine blasse, teigige Haut, geringe Körperkraft, wenig Aktivität und träge Affektivität.
fr: lymphatisme; *e:* lymphatism.

Lypemanie *(f). (Esquirol)*. Depression. *Monomanie mit depressiven Zuständen. Wird definiert als geisteskranke Teilanlage. Als im 18. Jahrhundert die Bezeichnung Melancholie auf vielerlei Zustände ausgedehnt wurde, verstand man unter Lypemanie die eigentlichen depressiv-melancholischen Krankheitsbilder.
fr: lypémanie; mélancolie délirante; *e:* lypemania.

Lypothymie *(f)*. Depressiver Zustand.
fr: hypothymie; *e:* hypothymia.

Lysergsäurediäthylamid-Psychose *(f)*. Durch perorale Einnahme von 0,0005–0,002 mg D-Lysergsäurediäthylamid pro kg Körpergewicht nach einer Latenzzeit von ½ -2 Stunden künstlich hervorgerufene psychotische Erscheinungen, die 5 Stunden bis einen Tag dauern können. Wurde 1943 zufällig von *A. Hoffmann* entdeckt. Seit ersten psychiatrischen Studien von *W. A. Stoll* (1947) vielfach in freiwilligen Versuchen zum Studium von Schizophrenieproblemen angewandt. Findet auch Anwendung in der Neurosentherapie (*Leuner*); *Psycholyse. Vielfach als Suchtmittel in Gebrauch. Bei therapeutischer Anwendung sind keine nachteiligen Folgen zu befürchten. Ob nach längerem Mißbrauch Persönlichkeitsveränderungen auftreten, konnte bisher nicht geklärt werden.
Syn.: LSD-Psychose.

Lyssophobie *(f)*. Zwanghafte Angst vor der Hundstollheit (Lyssa). Durch die Angst kann es psychogen zum Auftreten lyssaähnlicher Erscheinungen kommen. *Hydrophobie. Auch allgemeine Angst davor, geisteskrank zu werden.
fr: lyssophobie; *e:* lyssophobia.

M

Machtstreben *(n)*. Geistig-seelische Kraft, die darauf ausgerichtet ist, anderen das Gesetz ihres Willens aufzuerlegen. Als »Wille zur Macht« Teil der Lebensphilosophie bei *Nietzsche*. Tritt in der *Individualpsychologie *A. Adler*s neben und an die Stelle der *Libido *Freud*s, wobei festgestellt wird, daß Machtstreben häufig erst aus schmerzlichen Minderwertigkeitserlebnissen resultiert.
e: will to power, strivings to power.

Maeder, Alphonse geb. 11. 9. 1882 Le Locle, gest. 27. 1. 1971 Zürich. Bedeutender Psychotherapeut in Zürich. Nach Medizinstudium ab 1913 Schüler von *Freud*. Wechselte später zu *C. G. Jung* über. Werke: »Über das Traumproblem«, 1913; »Studie über Kurz-Therapie«, 1963.

Mäeutik *(f)*. Hebammenkunst. Die sokratische Befragungsmethode, welche dem Befragten durch Fragen zur Erkenntnis verhilft. Wird in der Technik der *Dereflexion in der **Frankl*schen Psychotherapie als eigene Therapiemethode verwendet.

mäeutisch *(a)*. Kunstvoll, helfend fragend. Adj. zu Mäeutik.

Magersucht *(f)*. Oberbegriff für extreme Gewichtsabnahme. Als Ursachen kommen in Frage: Störung des Hormonhaushaltes durch eine Hypophysenstörung (*Simmonds-Sheehan*-Syndrom), psychische Störungen (*Anorexia nervosa), schwere Depressionszustände in höherem Alter, Rückenmarkserkrankungen u.a.
fr: anorexie; *e:* emaciation, (pathological) loss of weight.

magisches Denken *(n)* *Denken, magisches.

magische Fernwirkungserlebnisse *(f, pl)* *Fernwirkungserlebnisse, magische.

Magnan, Jacques Joseph-Valentin geb. 16. 3. 1835 Perpignan, gest. 27. 9. 1916 Paris. Französischer Psychiater. Schüler von *Baillarger* an der *Salpêtrière und auch von *Jean Pierre Falret*. Später Chef der Aufnahmeabteilung am Hôpital Sainte-Anne in Paris. Beschrieb die *Bouffée délirante und löste damit eine noch immer nicht abgeschlossene Diskussion aus. Sah *Degeneration zugleich als Ursache und Folge alkoholischer Geistesstörungen an. Beschrieb ein in Frankreich weiterhin anerkanntes Délire alcoolique simple (1874) (einfache Alkoholpsychose), das weniger heftig als das *Delirium tremens, aber häufiger ist. – *Werke:* »Traité de l'Alcoolisme« (1874; Lehrbuch des Alkoholismus); »Leçons cliniques« (1891; Klinische Vorlesungen).

Magnansche Bewegung *(f)*. Ruckweises Herausstrecken der Zunge bei *Dementia paralytica.

Magnansche Krankheit *(f)*. Von *V. Magnan* als Délire chronique à évolution systématique beschriebenes obsoletes Krankheitsbild mit hauptsächlich Verfolgungs- und Größenwahn.
fr: délire de *Magnan*; *e:* paranoïa completa.

Magnansches Zeichen *(n)*. Gefühl, Würmer, Mikroben oder Milben unter der Haut zu haben; bei *Kokainismus.

magnetische Anästhesie *(f)*. Syn. für *Anästhesie, hypnotische.

magnetische Zustände *(m, pl)*. Zustände, welche nach Auffassung des Magnetismus im 18. Jahrhundert durch tierischen Magnetismus hervorgerufen werden konnten: **1.** *Somnambulismus; **2.** *Lethargie (2); **3.** *Katalepsie; **4.** *Bewußtsein, alternierendes. *J. C. Prichard* (1835) fügte noch **5.** *manische Ekstase und **6.** *ekstatische Visionen hinzu.
Syn.: magnetische Krankheiten.

magnetische Krankheiten *(f, pl)*. Syn. für *magnetische Zustände.

magnetischer Schlaf *(m)*. Obsol. Syn. für *Somnambulismus, künstlicher.

Magnetismus, animalischer *(m)*. Lebensmagnetismus. (Wird traditionell falsch als tierischer M. übersetzt.) Nach der Lehre **F. A. Mesmer*s (1776) eine dem Leben eigene, durch Berührung übertragbare magnetische Kraft, mit der Krankheiten geheilt werden können. Wesentliches Agens sollte dabei ein in seiner Person akkumuliertes physikalisches Fluidum sein, das durch den Magneten übertragen wurde. Dies Fluidum wurde Gegenstand einer 1784 vom frz. König berufenen Kommission hervorragender Naturwissenschaftler. Diese kamen zu dem Schluß, daß es keine Beweise für das behauptete magnetische Fluidum gebe. Es handelte sich dabei – ohne daß *Mesmer* dies wußte – um Wirkungen der *Hypnose.
fr: magnétisme animal; *e:* animal magnetism.

Maieusiomanie *(f)*. Obsol. Syn. für *Wochenbettpsychose.

Maieusiophobie *(f)*. Angst vor der Niederkunft.
fr: maieusiphobie; *e:* maieusiphobia.
Syn.: Tokophobie.

major tranquilizer *(m)*. In USA gebräuchliche Bez. für *Neuroleptika.

Makroästhesie *(f)*. Beim Betasten entstehendes Gefühl, als wenn alle Dinge größer sind als in Wirklichkeit.
fr: macroesthésie; *e:* macroesthesia.

Makrohalluzination *(f)*. Syn. für *Gulliverhalluzination.

Makromanie *(f)*. **1.** Falsche Einschätzung von Gegenständen oder Teilen des eigenen Körpers als zu groß. **2.** Syn. für *Größenwahn.
fr: macromanie; *e:* macromania.

Makro(o)psie *(f)*. Größersehen. Gegenstände werden größer gesehen, als sie sind. Nach *Charcot* häufiges Symptom der Hysterie.
fr: macropsie; *e:* macropsia, macropsy.

makropsychische Halluzination *(f)*. Syn. für *Gulliverhalluzination.

Makrosomatagnosie *(f)*. Störung des *Körperschemas. Der Körper oder Teile davon werden als abnorm groß empfunden.
fr: macrosomatagnosie; *e:* macrosomatagnosia.

Malacia *(f)*. Abnormer Appetit auf scharf gewürzte Gerichte.
fr: malacia; *e:* malacia.

Maladie des tics *(f)*. Syn. für **Tourette*-Syndrom.

Malariainfektion, künstliche *(f)* *Malariatherapie.

Malariakur *(f)* *Malariatherapie.

Malariapsychose *(f)*. Während oder nach einer Erkrankung mit Malaria auftretende körperlich begründbare Psychose. Es handelt sich nach *H. Büssow* (1944) überwiegend um maniforme oder amentiaartige Bilder mit nur leichter Bewußtseinstrübung. Mit der erfolgreichen Behandlung der Malaria klingen auch die Psychosen gewöhnlich wieder ab.

Malariatherapie *(f)*. (*J. Wagner-Jauregg*, 1917). Unspezifische Behandlungsmethode bei progressiver Paralyse. 5–10 ml Zitratblut, das einem Fiebernden mit Malaria tertiana entnommen ist, wird intramuskulär oder intravenös verabreicht. Nach 8–10 Fieberanstiegen wird die Kur mit Atebrin oder Chinin (5 Tage lang 1,0, weitere 5 Tage 0,5 Chinin. mur.) beendet. Die Methode ist inzwischen weitgehend zugunsten einer Penicillintherapie (12 x 1 Mega) verlassen worden.
fr: malariathérapie; *e:* malariatherapy.

Mal de Saint-Jean *(m)*. St.-Johannes-Krankheit. Besonders im mittelalterlichen Frankreich übliche Bez. für *Epilepsie. Es ist nicht sicher, ob Johannes der Täufer oder der Evangelist Johannes Schutzheiliger der Epileptiker war. Nach alter Darstellung erinnerte das fallende Haupt des Heiligen an die »fallende« Sucht.

Malimali. Auf den Philippinen beobachtete, meist bei ganzen Gruppen auftretende Tanzwut.

Mal rouge *Disulfiram-Alkohol-Reaktion.

Malum caducum *(n)*. Obsol. Syn. für *Epilepsie.

Mandala *(n)*. Im Buddhismus kreisförmige oder vieleckige Figur, die in vier Segmente geteilt und mit Symbolen geschmückt ist. Hilfsmittel bei der Meditation. Taucht nach *C. G. Jung* im Prozeß der *Individuation als archetypisches Bild des *Selbst auf.

Mandibulartrie *(f)*. Unwillkürliche Bewegungen des Unterkiefers bei *dyskinetisch-hypertonem Syndrom durch Neuroleptika.

Mandragora *(f)*. Aus dem Nachtschattengewächs Mandragora officinalis gewonnene Rauschdroge, die vorwiegend Skopolamin und Atropin enthält. Die betäubende Wirkung wurde seit mindestens 1500 v. Chr. im Liebes- und Fruchtbarkeitszauber verwendet. Wegen ihres menschenähnlichen Aussehens wurde die Wurzel als magisches Amulett getragen.
fr: mandragore; *e:* mandrake.
Syn.: Alraune.

Mangelsituation, emotionale *(f)* *emotionale Mangelsituation.

Maniacus *(m)*. **1.** Veraltete Bez. für jemand, der an Manie leidet. **2.** Leicht erregbarer, überaktiver Mensch.
fr: maniaque; *e:* maniac.

maniakalisch *(a)*. Ältere Bez. für manisch.
fr: maniaque; *e:* manic.

Maniaphobie *(f)*. Angst davor, geisteskrank zu werden. Obsolet.
fr: maniaphobie; *e:* maniaphobia.

Manie *(f)*. **1.** Endogen entstehende heitere Verstimmung, die mit der endogenen Depression zusammen die *manisch-depressive Erkrankung bildet. Symptome: heitere Grundstimmung; unbegründeter, strahlender Optimismus; Gehobensein aller Lebensgefühle, manchmal mit Gereiztheit (»gereizte Manie«); Antriebsüberschuß; Enthemmung; erhöhte Triebhaftigkeit; vermehrte Ablenkbarkeit; Ideenflucht; Selbstüberschätzung; gesteigertes körperliches Wohlbefinden. Die gehobene Stimmung und das gesteigerte Selbstwertgefühl lassen ein Krankheitsgefühl gar nicht erst aufkommen. Die Kranken neigen zu unüberlegten Geldausgaben, übereilten Geschäftsabschlüssen, Alkoholexzessen und unbedachten Schwängerun-

gen bzw. Schwangerschaften. Sie sind für die gesunde Umgebung schwer erträglich und müssen aus diesen Gründen oft in einer geschlossenen Abteilung untergebracht werden. Forensisch pflegen sie in anderer Hinsicht nicht in Erscheinung zu treten. – Behandlung vorwiegend mit Lithium (*Lithium-Therapie), kombiniert mit *Neuroleptika. Andere Mittel sind wenig wirksam. Die Dauer einer manischen *Phase kann von wenigen Tagen bis zu mehreren Jahren gehen. Eine Prognose über die Phasendauer ist nicht möglich. Ausgang gewöhnlich in Heilung. In seltenen Fällen kann es zur Ausbildung einer chronischen, nicht mehr heilenden Manie kommen. **2.** *Historisch* stellte die Manie im Altertum jede Form psychischer Erregung und im 19. Jahrhundert eine »allgemeine Form des Wahnsinns« dar. Ließ sich ein Symptom besonders hervorheben, wurde von *Monomanie gesprochen. – In der gegenwärtigen Umgangssprache bezeichnet man mit dem Begriff »Manie« eine etwas übertriebene Leidenschaft für einen bestimmten Gegenstand sowie seltsame Gewohnheiten.
fr: manie, psychose maniaque; *e:* mania, manic psychosis.

Manie, ängstliche *(f).* Syn. für *Manie, depressive.

Manie, akinetische *(f).* Alte Bez. für Manie, bei der alle typischen Zeichen vorhanden sind, die Kranken jedoch regungslos im Bett liegen.
fr: manie immobile; *e:* akinetic mania.

Manie, akute *(f).* **1.** In der alten Psychiatrie Bez. für sehr plötzlich, mit großer Erregung und Geistesverwirrung einsetzende Psychose. »Manie« wird hier noch in ihrer alten Bedeutung gebraucht. Entspricht etwa dem »délire aigue« bei *Calmeil.* **2.** Plötzlich eintretende und rasch vorübergehende Manie. **3.** (Seltenes) Syn. für **Bell*sche Manie.
fr: manie aigue; *e: Bell*'s mania.

Manie, akute halluzinatorische *(f).* **1.** Obsol. Syn. für **Ganser*-Syndrom. **2.** Syn. für **Bell*sche Manie.

Manie, attonische *(f).* Manischer Stupor mit völliger Regungslosigkeit (*Attonität).

Manie, chronische *(f).* **1.** (*Schott,* 1904). Nach zahlreichen manischen Phasen im fortgeschrittenen Alter zu beobachtendes Krankheitsbild, das in gleichmäßig-chronischer Form alle manischen Symptome in mäßiger Ausprägung enthält. Gewöhnlich Anstaltsunterbringung erforderlich. **2.** (*Specht*). Abnorme Persönlichkeiten mit bleibender hypomanischer Stimmungslage und Antriebssteigerung.
fr: manie chronique; *e:* chronic mania.

Manie, depressive *(f).* (*E. Kraepelin*). Manisch-depressiver Mischzustand, wobei an die Stelle manischer Heiterkeit eine traurig-ängstliche Verstimmung tritt, während Ideenflucht, Erregung und die anderen manischen Symptome ausgeprägt sind wie bei der heiteren Manie.
fr: manie dépressive; *e:* depressive mania, anxious mania.
Syn.: ängstliche Manie.

Manie, endogene *(f).* Manie, die durch eine *endogene Ursache entsteht, im Gegensatz zur symptomatischen Manie.
fr: manie endogène; *e:* endogenous mania.

Manie, epileptische *(f).* Alte Bez. für eine nach einem epileptischen Anfall auftretende Erregung. Der Kranke verhält sich unruhig, hat ein rotes Gesicht, funkelnde Augen, raschen Puls; er schreit, beißt, schlägt, zerschlägt alles und ist gefährlich. Der Ausdruck *Manie (2) ist hier in diesem alten Sinne gebraucht.
fr: manie épileptique; *e:* epileptic mania.

Mania furiosa *(f).* Besonders schwere Manie mit starker Erregung.
fr: mania furiosa; *e:* mania furiosa.
Syn.: Mania gravis.

Manie, gedankenarme *(f).* (*E. Kraepelin*). Manischer Zustand ohne Ideenflucht. Langsames, einfallsloses Denken, Wiederholung stets der gleichen scherzhaften oder kräftigen Wendung (so daß der Eindruck von Schwachsinn entstehen kann), heitere Stimmung, motorische Erregung. Ist ein manisch-depressiver Mischzustand.
fr: manie inproductive; *e:* mania with poverty of thought.
Syn.: unproduktive Manie.

Manie, gehemmte *(f).* (*E. Kraepelin*). Manisch-depressiver Mischzustand mit Ideenflucht und heiterer Stimmung bei psychomotorischer Hemmung. In der Unterhaltung oft ideenflüchtiges Schwatzen, im äußeren Verhalten aber vollkommen ruhig. Können gelegentlich plötzlich gewalttätig werden. Nicht identisch mit dem manischen Stupor, von dem sich diese Form durch nach außen auffällige Ideenflucht unterscheidet.
fr: inhibition maniaque; *e:* inhibited mania.

Manie, gereizte *(f).* Manische Psychose mit gereizter, zorniger Stimmung, wobei die Kranken durch ihr überaktives Streiten und Querulieren für die Umgebung unerträglich werden. – *Mischzustände, manisch-depressive.
e: delirious mania.
Syn.: zornige Manie.

Mania gravis *(f)*. Syn. für *Mania furiosa.

Manie, hysterische *(f)*. Manische Symptome bei einer hysterischen Persönlichkeit (*Hysterie).
fr: manie hystérique; *e:* hysterical mania.

Manie, intermittente *(f)*. (*Falret* und *Baillarger*). Besondere Verlaufsform der manisch-depressiven Erkrankung mit periodisch abwechselnden Zeiten seelischer Gesundheit und manischer Erregung.

Manie, konstitutionelle *(f)*. Das ganze Leben über anhaltender, den Erscheinungen der Manie ähnlicher manischer Stimmungsüberschwang. Die Betreffenden zeichnen sich durch leichtsinnige Lebensweise, übereilte Handlungen, bei mangelhafter Disziplin auch durch Protzertum und Rücksichtslosigkeit aus. Es gibt aber auch »sonnige Naturen« mit unermüdlicher Unternehmungslust darunter. Nach *E. Bleuler* war *Lavater* eine solche Persönlichkeit. *Psychosen, konstitutionelle.
fr: état maniaque constitutional, manie constitutionelle; *e:* constitutional manic disposition, constitutional mania.

Mania levis *(f)*. Syn. für *Hypomanie.

Mania mitis(sima) *(f)*. Syn. für *Hypomanie.

Manie, periodische *(f)*. Stetig aufeinander folgende manische Phasen ohne gesunde Intervalle.
fr: manie rémittente; *e:* recurrent mania.
Syn.: remittierende Manie.

Mania puerperalis. Wochenbettmanie. Nach älterer, nicht bestätigter Auffassung handelte es sich um eine besondere Form der Manie. *Wochenbettpsychose.
fr: mania puerperalis; *e:* puerperal mania.

Manie, reaktive *(f)*. **1.** Durch aufwühlende Erlebnisse, z.B. Angstreaktionen, Freude, Schreck, ausgelöste *Manie. Trotz der endogenen Natur des Leidens ist ihr gelegentliches Auftreten scheinbar unmittelbar aus einer plötzlichen Gefühlswallung lange bekannt (*K. Schneider*, 1919). **2.** Syn. für *exaltative Reaktion
fr: manie réactive; *e:* reactive mania.

Mania religiosa *(f)*. Alte Bez. für psychische Krankheit mit akuter Erregung, vielen Halluzinationen und religiösen Wahninhalten. Die Bez. »Manie« wird hier in ihrem älteren Sinne gebraucht [*Manie (2)].
fr: manie religieuse; *e:* religious mania.

Manie, remittierende *(f)*. Syn. für *Manie, periodische.

Mania secandi. Bez. des Klinikjargons für übertriebenen Eifer flotter Operateure, die in unkritischer Weise die Indikation zu einer Operation stellen.

Manie, senile *(f)*. Im Alter erstmalig auftretende *Manie; Neigung zu besonders langer Phasendauer und Chronifizierung.

Mania simplex *(f)*. Einfache Manie ohne besonders auffällige Erscheinungen.
fr: manie simple; *e:* mania simplex.

Mania sine delirio. 1. Obsol. Bezeichnung des 19. Jh. für Manie ohne Wahnvorstellungen. **2.** Syn. für *Hypomanie.

Mania sitis *(f)*. Syn. für *Hypomanie.

Manie, symptomatische *(f)*. Manische Erregung als Begleitsymptom einer Körperkrankheit. Kaum gebrauchte Bezeichnung. *Psychosen, körperlich begründbare.
fr: manie symptomatique; *e:* symptomatic mania.

Mania transitoria *(f)*. (*Schwartzer*, 1880). Obsolete Bez. für plötzlich entstehenden, nur einmal im Leben auftretenden, furibunden Erregungszustand mit tiefer, traumhafter Bewußtseinstrübung, der sehr rasch verläuft und keinerlei Erinnerung hinterläßt (*Kraepelin*, 1893). »Manie« ist hier in seinem alten Sinne [*Manie (2)] als Tobsucht gebraucht. *Kraepelin* rechnete die Zustände zu den epileptischen Dämmerzuständen.
fr: mania transitoria; *e:* mania transitoria.

Manien, Typologie der *(f)*. (*W. Zeh*). Einteilung der Manien in : **1.** heitere Manie (fröhlich mit Exaltation der Leibgefühle). **2.** gereizte Manie. **3.** erregte Manie. **4.** ideenflüchtige Manie. **5.** verworrene Manie. **6.** expansive Manie.

Manie, unproduktive *(f)*. Syn. für *Manie, gedankenarme.

Manie, verschämte *(f)*. (*E. Stransky*). Leichteste Form von Manie, wobei sich die Kranken in Gegenwart des Arztes ruhig, geordnet, wortkarg, evtl. sogar gehemmt zeigen, während sie in der Familie unermüdlich und übermütig sind.

Manie, verworrene *(f)*. Erregte Manie mit stark beschleunigtem Gedankengang und höheren Graden der Ideenflucht. In den sprachlichen Äußerungen fehlen dann Zwischenglieder, die vielleicht noch gedacht werden, wegen der Geschwindigkeit des Denkens aber nicht mehr ausgesprochen werden können. *Verworrenheit.

Manie, zornige *(f)*. Syn. für *Manie, gereizte.

Manieren, verschrobene *(f, pl)*. Bez. von *Kraepelin* für *Manieriertheiten.

Manieriertheit *(f)*. In der Psychiatrie: Veränderung des Ausdrucksverhaltens (Mimik, Gestik, Sprache), wobei statt der natürlichen Harmonie des Ausdrucks sonderbare, verschrobene Gewohnheiten entstehen, die meist in bizarren Entstellungen von sinnvollen Handlungen be-

stehen. Beispiele: ständig wiederholtes Reiben der Wange, Körperdrehung vor Durchtritt durch eine Tür, eigenartige Haltung des Löffels, Weglegen der Gabel zwischen zwei Bissen. Die Manieriertheit der Sprache zeigt sich in ausgefallener Wortwahl oder pathetischer Betonung. Gesten und Bewegungen unterstreichen dies. Manieriertheit der Mimik heißt *Grimassieren. Der diagnostische Wert des Phänomens ist unterschiedlich. Manieriertheiten kommen bei *Salonblödsinn, *Hysterie, *Puerilismus, Schwachsinn vor. Von besonderer Bedeutung sind sie jedoch bei der katatonen Schizophrenie. Einzelne, meist im Ablauf bizarre Bewegungen (z.B. stereotyper Kniefall) werden als individualtypische Form eines Kranken über Jahrzehnte gleichförmig beibehalten. In ihrer Monotonie sind sie für diese Form der Schizophrenie außerordentlich typisch, fast spezifisch. Durch sie wird für den Nichtpsychiater teilweise das Bild des »Irren« geprägt. *Katatonie, manierierte.
fr: maniérisme, stéreotypie de gestes *oder* d'actes; *e:* mannerism.
Syn.: Abänderungsstereotypie, Bewegungsstereotypie.

Manierismus *(m)* *Manieriertheit.

Manifestation *(f)*. Eine einzelne Erkrankungsepisode einer mehrfach auftretenden psychischen Krankheit. Syn. mit *Episode.

manifeste Traumgedanken *(m, pl)* *Traumgedanken, manifeste.

maniformes Syndrom *(n)*. **1.** Jedes psychische Krankheitsbild, das durch stärkere Erregung und Rededrang gekennzeichnet ist, jedoch nicht eindeutig als Manie zu erkennen ist. **2.** Syn. für *expansives Syndrom.

Manigraphie *(f)*. Abhandlung über Geisteskrankheiten. Obsolet.
fr: manigraphie; *e:* manigraphy.

manisch *(a)*. **1.** An Manie leidend. **2.** Erregt.
fr: maniaque; *e:* manic.

manisch-depressive Erkrankung *(f)* *Erkrankung, manisch-depressive.

manisch-depressives Irresein *(f)*. Häufig gebrauchtes Syn. für *Erkrankung, manisch-depressive. Die Bez. wurde von *Kraepelin* eingeführt, gerät aber mehr und mehr außer Gebrauch, da es sich nicht um ein »Irresein« im üblichen Sinn des Wortes handelt.

manisch-depressive Mischzustände *(m, pl)* *Mischzustände, manisch-depressive.

manisch-depressive Phase *(f)*. Einzelne Erkrankungsphase (*Phase) der manisch-depressiven Erkrankung. Es kann sich dabei um eine manische oder depressive Phase handeln.

manisch-depressive Psychose *(f)* *manisch-depressives Irresein.

manische Exaltation *(f)* *Exaltation, manische.

manische Ekstase *(f)* *Ekstase, manische.

Manische Episode *DSM-Anhang.

manische Phase *(f)*. Einzelne Erkrankungsphase der Manie (*Phase).

manischer Stupor *(m)* *Stupor, manischer.

manisches Syndrom *(n)* *maniformes Syndrom.

manisch-melancholische Krankheit *(f)*. Syn. für *Erkrankung, manisch-depressive.

Mannstollheit *(f)* *Nymphomanie.

Mantra *(n)*. In der transzendentalen Meditation (s.d.) als Meditationshilfe dem Übenden vom Meister gegebenes Wort, das bei der Übung gemurmelt wird. Es handelt sich meist um Sanskrit-Kürzel wie *Aum, Klim, Hum*. Der Meditierende gibt sein Mantra nicht preis und schreibt es nicht auf. Es besteht die Vorstellung, daß dann keine Meditation mehr möglich ist.
fr: mantra; *e:* mantra.

Manustupratio *(f)*. Älteres Syn. für *Masturbation.
fr: manustupratio; *e:* manustupratio.

MAOH ***M**ono**a**mino**o**xydase**h**emmer.
fr: J.M.A.O.; *e:* MAO inhibitor.

Marathon-Gruppe *(f)*. Gruppe, in der *Sensitivity-Training getrieben wird.

Marchiafava-Bignamische Krankheit *(f)*. Seltenes, tödlich verlaufendes neuropsychiatrisches Krankheitsbild bei Alkoholismus. 3–6 Jahre vor dem Tod beginnt ein langsam fortschreitender Prozeß des Intelligenzabbaues und der Wesensänderung (Alkoholdemenz). Im Verlauf kommt es oft zu plötzlichen Verschlechterungen. Neurologisch finden sich häufig pseudoparalytische Befunde: Sprachstörungen (Dysarthrie); Verlangsamung und Unsicherheit der Bewegungen; epileptische Anfälle mit rasch vorübergehenden Halbseitenlähmungen oder Aphasien; Tremor. Kurz vor dem Tode setzt (gewöhnlich mit einem Anfall eingeleitet) ein rapider Verfall mit psychischen Krankheitsbildern verschiedenster Art ein. Neuroanatomisch finden sich als Folge des chronischen Alkoholismus Degeneration des Corpus callosum und laminäre kortikale Sklerose. Pathogenese noch unbekannt.
fr: dégénérescence centrale du corps calleux, maladie de *Marchiafava-Bignami; e: Marchiafava*'s disease, primary degeneration of corpus callosum, corpus callosum degeneration syndrome.

Marchiafavasche Krankheit *(f)* **Marchiafava-Bignami*sche Krankheit.

Maria Johanna Deckname für *Marihuana.

Marihuana *(n)*. Wirksubstanz aus dem indischen Hanf (Cannabis sativa). Die Bez. wird syn. mit *Haschisch verwendet, bezieht sich jedoch i.e.S. auf eine Herstellung aus den Blüten, Blättern und Stengeln der Pflanze. Die Wirkung entspricht der von Haschisch (*Haschisch-Rausch). In englischsprechenden Ländern und Lateinamerika wird die Bez. Marihuana (gegenüber Haschisch) bevorzugt.
fr: marihuana; *e:* mariyuana, marihuana, (im Drogenjargon) gage, griffs.

Marihuana-Sucht *(f)* *Haschisch-Sucht.

Marker, biologischer *(m)*. Biologischer oder biochemischer Befund, welcher ein psychisches Krankheitsbild kennzeichnet (= markiert). Die Bez. entstammt der Genetik. Seit das für Farbenblindheit verantwortliche Gen dem X-Chromosom zugeordnet werden konnte (1911), sind weitere 200 Gene (von ca. 50 000 möglichen) auf menschlichen Chromosomen lokalisiert worden. In der biologischen Psychiatrie hat man bei Schizophrenen und Depressiven Enzyme gesucht, die möglicherweise von genetischen Mechanismen gesteuert werden. Beispiel: Die Monoaminooxydase(MAO)-Aktivität (in Blutplättchen meßbar) ist erblich. Bei Schizophrenie hat man im Vergleich zu Kontrollpersonen einen Abfall der Enzymaktivität festgestellt. Bei Depression gibt es ähnliche Versuche. Man unterscheidet *State-Marker und *Trait-Marker. Aus diesen Ansätzen hat sich eine Marker-Forschung entwickelt, die zum wesentlichen Antrieb für die biologische Psychiatrie geworden ist. Die Bez. ist rasch in analoger Bedeutung auf psychologische und psychopathologische Sachverhalte übertragen worden. Vgl. *Melatonin-Test, *Dexamethason-Suppressions-Test (DST), *TRH-Stimulations-Test.
fr: marqueur biologique; *e:* biological marker.

Marker, psychologischer *(m)*. Psychopathologischer Befund, welcher ein psychisches Krankheitsbild kennzeichnet (= markiert). Die Bez. wurde in Analogie zum biologischen Marker (s.d.) gebildet.

Marker, psychopathologischer *(m)*. Psychopathologisches Zeichen, welches für sich allein einen bestimmten Krankheitszustand anzeigt.

Marker-X-Syndrom *(n)*. Genetisch vererbte Form von Intelligenztiefstand bei männlichen Individuen, welche durch Brüche am X-Chromosom gekennzeichnet ist.
e: fragile X syndrome.

Masochismus *(m)*. Nach dem Schriftsteller *Leopold von Sacher-Masoch* (1836–1896) benannte sexuelle Perversion. »Beruht auf der mit sexuellen Lustgefühlen betonten Vorstellung, von der Consors Unbilden zu erdulden und sich schrankenlos deren Gewalt unterworfen zu fühlen« (*R. v. Krafft-Ebing*). In den älteren Arbeiten *Freud*s als Sadismus erklärt, der sich unter dem Einfluß von Schuldgefühlen gegen das Ich gewendet habe. Später kannte *Freud* drei verschiedene Formen: primärer, weiblicher und moralischer Masochismus; s. die folgenden Stichwörter.
fr: masochisme; *e:* masochism.

Masochismus, moralischer *(m)*. (*S. Freud*). Bedürfnis nach Bestrafung durch eine Autoritätsperson. Hängt mit dem *Ödipus-Komplex und dem daraus resultierenden Schuldgefühl zusammen und ist der asketischen Haltung verwandt.
fr: masochisme moral; *e:* moral masochism.

Masochismus, primärer *(m)*. (*S. Freud*). Eine der 3 möglichen Formen des Masochismus. Der Todestrieb wird in früher Kindheit zum größten Teil der Außenwelt zugewendet und stellt dann den wahren *Sadismus (Aggressionstrieb) dar. Der nicht nach außen gewendete Teil ist der primäre, erotogene Masochismus, der durch alle Phasen der frühen genitalen Entwicklung verfolgt werden kann. Der vom Objekt der Außenwelt zurückgezogene, sich gegen die eigene Person zurückwendende Sadismus heißt dann »sekundärer Masochismus«; er fügt sich dem primären Masochismus hinzu.
fr: masochisme primaire; *e:* primary *oder* erotogenic masochism.

Masochismus, weiblicher *(m)*. (*S. Freud*). Bez. für die in der weiblichen Natur liegende Passivität. Bezieht sich vor allem auf die genitale Phase der Sexualentwicklung und die dem weiblichen Geschlecht zugewiesene passive Rolle bei Coitus und Niederkunft. Darüber hinaus kann nach dem Gesetz der Bisexualität jedes menschliche Wesen zumindest in seinen Phantasien in die Position des passiv-weiblichen Masochismus geraten.
fr: masochisme féminin; *e:* feminine masochism.

Masochist *(m)*. An Masochismus Leidender.
fr: masochiste; *e:* masochist.

Massenekstase *(f)*. Extremes Glücksgefühl, meist verbunden mit starker Erregung, Neigung zum Schreien und Zerstörungswut durch suggestive Vorgänge innerhalb einer Massenansammlung. *Ekstase.

Massenhysterie *(f)*. Durch Masseninduktion hervorgerufene, oft in Schreien sich äußernde Erregung einer großen Menschenansammlung.

Hat mit der *Hysterie im üblichen Sinne des Wortes nur die mögliche Beeinflußbarkeit und Erregung gemein.

Masseninduktion, psychogene *(f)* *Epidemie, psychische.

Massenneurose *(f)*. Gruppenneurose der Bevölkerung einer bestimmten Gegend oder einer politisch-staatlichen Einheit. Besteht nicht einfach in der Summe von Neurosen der einzelnen Gruppenmitglieder, sondern es vermag sich ein überindividuelles gruppeneigenes Muster von Verdrängungen und Symbolisierungen herauszubilden.
fr: névrose *oder* délire collectif; *e:* group neurosis, collective neurosis.

Maßregel der Besserung und Sicherung *(f, pl)*. Gerichtlich angeordnete Maßnahmen, welche dem Schutz der Gemeinschaft und zugleich, wo möglich, der Besserung dienen sollen. Sie können auch bei *Schuldunfähigen oder – neben der Strafe – bei vermindert Schuldfähigen angewendet werden. Gesetzlich geregelt in den §§ 61–72 StGB. Maßregeln sind: 1. *Unterbringung in einem psychiatrischen Krankenhaus. 2. *Unterbringung in einer Entziehungsanstalt. 3. *Sicherungsverwahrung. 4. *Unterbringung in einer sozialtherapeutischen Anstalt. 5. *Führungsaufsicht durch einen Bewährungshelfer. 6. Entziehung der Fahrerlaubnis. 7. Berufsverbot. – Grundsatz der Verhältnismäßigkeit nach § 62 StGB: »Eine Maßregel der Besserung und Sicherung darf nicht angeordnet werden, wenn sie zur Bedeutung der vom Täter begangenen und zu erwartenden Taten sowie zu dem Grad der von ihm ausgehenden Gefahr außer Verhältnis steht.«

Maßregelvollzug *(m)*. **1.** Durchführung der in §§ 61–72 StGB vorgesehenen *Maßregeln der Besserung und Sicherung. **2.** Durchführung der gesetzlichen Unterbringung (s.d.). Von den gesetzlich Untergebrachten wird oft gesagt, sie seien »im Maßregelvollzug«.

Maßregelvollzugsgesetz *(n)*. Gesetz eines Bundeslandes über die Anwendung von *Maßregeln der Besserung und Sicherung. Das Nordrhein-Westfälische Gesetz vom 18. 12. 1984 enthält in § 14 Abs. 3 die Vorschrift, daß spätestens alle 3 Jahre begutachtet werden muß, ob der Grund für die gesetzliche *Unterbringung fortbesteht. Der Sachverständige muß von der Institution, in welcher sich der Untergebrachte befindet, völlig unabhängig sein.

Masturbantenwahn *(m)*. Beziehungswahn, der um eine als schuldhaft erlebte Onanie zentriert ist. Wahnhafte Überzeugung eines Sensitiven, alle wüßten Bescheid, man sehe es ihm an, man mache sich Zeichen usw. Kann zu weitreichenden Folgerungen führen.

Masturbation *(f)*. Eigentlich: mit der Hand ausgeführte *Onanie, jedoch gewöhnlich synonym mit »Onanie« verwendet.
fr: masturbation; *e:* masturbation.
Syn.: Ipsation.

Maudsley, Henry geb. 5. 2. 1835 Giggleswick, gest. 24. 1. 1918 Bushey Heath. Englischer Psychiater. Prof. für gerichtliche Medizin am Londoner University College. Bedeutsame Leistungen für die praktische Psychiatrie. Reformator des britischen Irrenwesens. Wissenschaftlich keine eigenständigen Leistungen. Nach ihm wurde das große Londoner *Maudsley*-Hospital für psychisch Kranke benannt.

Maudsley Lectures. Seit 1920 jährlich veranstaltete Festvorlesung, die durch ein von *H. Maudsley* hinterlassenes Legat finanziert wird. Die Vorlesung soll die kranke oder gesunde Psyche zum Thema haben. Durch die Tradition großer Vortragender gilt die Aufforderung zur Vorlesung als besondere Auszeichnung.

Mauz, Friedrich geb. 1900, gest 7. 7. 1979. Psychiater in Münster. Schüler von *Gaupp* und *Kretschmer*. Habilitation 1928 in Marburg. 1939–1945 in Königsberg, 1953–1967 in Münster. Hauptwerke: »Die Prognostik der endogenen Psychosen«, Stuttgart, 1930; »Die Veranlagung zu Krampfanfällen«, Stuttgart, 1937.

Max-Planck-Institut für Psychiatrie (Deutsche Forschungsanstalt für Psychiatrie) Offizielle Bezeichnung für *Deutsche Forschungsanstalt für Psychiatrie.

Mayer-Gross, Wilhelm geb. 15. 1. 1889 Bingen, gest. 15. 2. 1961 Birmingham. Psychiater in Heidelberg und Birmingham. Nach Studium in Heidelberg, Kiel und München ab 1912 an der Heidelberger psychiatrischen Klinik mit *K. Jaspers* und *H. W. Gruhle* unter *Nissl* und *Wilmans* als Hauptvertreter der phänomenologischen Richtung der Psychiatrie tätig. 1933 nach England emigriert. Gründete dort nacheinander psychiatrische Forschungsabteilungen in London, Dumfries (Schottland) (1959) und Birmingham (1955). Gründete zusammen mit *K. Beringer* den »Nervenarzt«. Arbeiten: »Zur Phänomenologie abnormer Glücksgefühle« (Diss.), Z. Pathopsychol. 2, 588 (1914); »Über die Stellungnahme zur abgelaufenen akuten Psychose«, Z. Neurol. Psychiat. 60, 160 (1920); »Selbstschilderungen der Verwirrtheit« (Habilitationsschrift), Berlin, 1924; zus. mit *E. Slater* und *M. Roth:* »Clinical psychiatry«, London, 1954.

McNaughten-Gesetz *(n)* *M'Naughten-Gesetz.

MDK. **M**anisch-**d**epressive **K**rankheit. *Erkrankung, manisch-depressive.

Mechanismen, neurotische *(m, pl)*. **1.** (*S. Freud, 1922*). Zusammenfassende Bez. für die *Abwehrmechanismen *Introjektion, *Identifikation und *Projektion. **2.** In nichtwissenschaftlichem Sprachgebrauch: alle bei Neurosen vorkommenden seelischen Vorgänge.
fr: mécanismes névrotiques; *e:* neurotic mechanisms.

Mechanismus, seelischer *(m)*. Syn. für *Psychismus.

Medea-Komplex *(m)*. Todeswünsche einer Mutter gegenüber ihren eigenen Kindern. Das – uneingestandene – Motiv sind gewöhnlich Haßempfindungen gegenüber dem Vater der Kinder. Folgen können sexuelle Störungen, Wunsch nach Schwangerschaftsunterbrechung und schließlich sogar das Töten der Kinder sein.
fr: complexe de Médée; *e:* Medea complex.

mediales Erleben *(n)*. Sammelbez. für religiöse Erlebnisse, die in einem durch Versenkung erreichten Bewußtseinszustand erfahren werden können. Dazu gehören vor allem Inspiration, religiöse Automatismen (Glossolalie), Besessenheit und mystische Vereinigung mit Gott (Unio mystica). Die lustvoll erlebten Inhalte haben für den Betroffenen den Charakter der Fremdheit: Er fühlt sich als Medium, durch das die Erlebnisse hindurchfluten. – Wird scharf unterschieden von phänomenologisch ähnlichen Erlebnissen Schizophrener, die sich mißbraucht fühlen, nicht lustvoll erleben und denen das Rollenbewußtsein fehlt (*H. W. Gruhle*).

Medikamentenabhängigkeit *(f)*. Besondere Form der *Drogenabhängigkeit. Abhängigkeit von sonst zu Heilzwecken verwendeten Medikamenten: Kopfschmerzmittel, Schlafmittel, Tranquilizer, Abführmittel u.a.

Medikamentenabusus *(m)*. Mißbräuchliche, ärztlich nicht indizierte Einnahme von Medikamenten. Oft auch als etwas euphemisierende Bezeichnung für Medikamentensucht verwendet. *Drogenabhängigkeit.
e: drug dependence.

Meditation *(f)*. **1.** Nachsinnen, Betrachtung in einem philosophisch-mystischen Sinn. **2.** Versenkung im religiös-mystischen Sinne.

Meditation, transzendentale *(f)*. (*Maharishi Mahesh Yogi*, 1960). Meditationsmethode des *Yoga. Mit Hilfe der Meditation und eines vom Yoga-Lehrer erteilten *Mantras wird eine »Tiefen-Ruhe« bzw. ein »Eintauchen in den 4. Bewußtseinszustand« (neben Schlafen, Wachen, Träumen) erstrebt. Die Methode dient insbesondere der Entspannung und Konzentration, verbessert die Lernfähigkeit, verringert Angst, bessert Asthma und läßt Streß besser ertragen. Puls- und Atemfrequenz, Sauerstoffverbrauch und Milchsäuregehalt des Blutes sinken, während der elektrische Hautwiderstand steigt. – Die Methode ist unter Führung ihres Gurus (Führers) seit den 50er Jahren zu einer weltweiten Bewegung geworden.
fr: méditation transcendentale; *e:* transcendental meditation (TM).
Syn.: TM.

Medium *(n)*. **1.** Im *Spiritismus: bevorzugte Menschen, die in besonderer Weise begabt sind, als angebliche Vermittler zwischen Lebenden und Toten tätig zu werden. Berühmte Medien waren: *Florence Cook, Stainton Moses, Slack, Home* (*R. Amadou:* »Les grands Médiums« 1957). Sie leisteten als Versuchspersonen Dienste zur Erforschung der unbewußten Psyche. – Wurde der Zustand selbst herbeigeführt, wurde von *Trance (oder hypnotischem Schlaf) gesprochen. *T. Flournoy* (1900) und *C. G. Jung* nahmen systematische Untersuchungen der Medien vor. **2.** Versuchsperson, die in besonderer Weise begabt ist, hypnotisiert zu werden.
fr: médium; *e:* medium.

Medow-Syndrom *(m)*. In der klinischen Alltagssprache Syn. für *Rückbildungsdepression, erstarrende.

M.E.G. ***M**ilton **E**rickson **G**esellschaft für Klinische Hypnose.

Megalographie *(f)*. Besonders gegen das Zeilenende immer größer werdende Schrift. Vorkommen bei Kleinhirnkrankheiten.
fr: mégalographie; *e:* megalographia.

Megalomanie *(f)*. Wahnhafte Selbsterhöhung. *Größenwahn.
fr: mégalomanie; *e:* megalomania, expansive delusion.

Megavitaminbehandlung *(f)*. (*A. Hoffer* und *H. Osmond*, 1954, 1964, 1966). Behandlung von Schizophrenie mit hohen Dosen Vitamin, z.B. 1–2–6 g Nikotinsäure, 3–6 g Ascorbinsäure oder 600–1500 mg Pyridoxin. Der Behandlung liegt eine Theorie zugrunde, nach welcher Schizophrenie durch Fehler im Adrenochrom-Stoffwechsel hervorgerufen wird. Die Methode fand weite Publizität, ihre Erfolge konnten aber nicht bestätigt werden. Vgl. Orthomolekuläre Psychiatrie.
e: megavitamin treatment.

mehrdimensionale Diagnostik *(f)*. Syn. für *Betrachtungsweise, mehrdimensionale.

Meinhaftigkeitserlebnis *(n)*. Syn. für *Ich-Erleben.

Mekonophagismus *(m)*. Obsol. Bezeichnung für *Opiumsucht (Mekonium = alte Bez. für Opium).
fr: méconophagisme; *e:* meconophagism.

Melancholia, Melancholie *(f)*. Schwarzgalligkeit, Gallsucht. Bereits im Altertum (*Hippokrates, Galen*) sowohl im Sinne einer trübsinnigen Gemütsverfassung mit grüblerischer Neigung als auch im Sinne einer schwermütigen Verstimmung gebraucht. Vielfach auch einfach für jede Form psychischer Hemmung. In dieser Bedeutung unverändert bis zum Ausgang des 18. Jahrhunderts benutzt. Dann zunehmende Einengung der Bedeutung. Nach Ausgliederung von Hypochondrie (*I. Kant*) und der depressiven Zustände bei progressiver Paralyse (*Bayle* und *Calmeil*) wird die Melancholie schließlich von *Falret* und *Baillarger* mit der Manie zusammen zum zirkulären Irresein zusammengefügt. Bei *Kraepelin* wird schließlich nur noch die Depression des Rückbildungsalters als Melancholie bezeichnet, und es bestand eine Tendenz, den Begriff ganz auszumerzen. Doch hat er sich bis heute gehalten und wird nunmehr als Syn. für »endogene *Depression« verstanden. – Abweichend von der medizinischen Fachsprache werden in der Umgangssprache weiterhin alle Zustände mit dem Gefühl der Niedergeschlagenheit ungeachtet ihrer Ursache als Melancholie bezeichnet.
fr: mélancolie; *e:* melancholia.

Melancholie, affektive *(f)*. Mit stärkerer Affektregung einhergehende Depression.

Melancholia agitans *Melancholia agitata.

Melancholia agitata *(f)*. Ältere Bez. für agitierte Depression (s.d.).
fr: mélancolie anxieuse; *e:* agitated melancholia.

Melancholie, agitierte *(f)* *Melancholia agitata.

Melancholie, akute *(f)*. Plötzlich ausbrechende Melancholie.

Melancholia anaesthetica *(f)*. (*O. Schaefer*, 1880). Depressives Zustandsbild mit Mangel an Gemütsbewegungen und mannigfaltigen *Entfremdungserscheinungen, die vor allem in Stirn und Magengrube empfunden werden. Entspricht weitgehend der heutigen *Entfremdungsdepression.

Melancholia anxina *(f)*. Depression mit besonders ausgeprägten Angstzuständen.

Melancholia attonita *(f)*. Depressiver Stupor mit völliger Regungslosigkeit (*Attonität). Heute nicht mehr üblicher Begriff.
fr: stupor mélancolique; *e:* stuporous melancholia.

Melancholia convulsiva *(f)*. Melancholie mit **Jackson*-Epilepsie.

Melancholia errabunda *(f)*. Veraltete Bez. für *Depression, agitierte.

Melancholie, erstarrte *(f)* *Rückbildungsdepression, erstarrende.

Melancholia flatuosa *(f)*. Obsol. Synonym für *Hypochondrie.

Melancholia gravis *(f)*. Von *Kraepelin* gebrauchte Bez. für Depression mit Wahn und Sinnestäuschungen: »Die Kranken sehen Gestalten, Geister, die Leichen ihrer Angehörigen; ihnen wird etwas vorgespielt, "allerlei Teufelswerk". Ein Farbenfleck an der Wand ist ein schnappendes Maul, das den Kindern die Köpfe abreißt; alles sieht schwarz aus. Die Kranken hören Schimpfworte ("faule Sau", "schlechter Mensch", "Betrügerin", "du bist schuld, du bist schuld"), Stimmen, die zum Selbstmord auffordern.«

Melancholie, hirnorganische *(f)*. (*A. Marneros*, 1982). Syn. für *Depression, exogene. Vier Stadien einer Krankheit, bei welcher zuerst depressive Erscheinungen das Bild beherrschen und später psychoorganische: 1. asthenisch-hypochondrisches Vorstadium; 2. endogen-depressives Stadium (in diesem Stadium durch seine Symptome nicht von der endogenen Depression unterscheidbar); 3. organisch-depressives Stadium (depressive und psychoorganische Erscheinungen sind gleichzeitig vorhanden); 4. organisch-psychisches Stadium (es sind nur noch psychoorganische Erscheinungen vorhanden, keine depressiven mehr).

Melancholia hypochondriaca *(f)*. *Depression, hypochondrische.

Melancholia involutionis *(f)*. *Involutionsmelancholie.

Melancholia metamorphosis *(f)*. In der älteren Psychiatrie Traurigkeit zusammen mit der Vorstellung, in ein anderes Wesen verwandelt zu sein. Als typisches Beispiel galt die Schilderung des *Nebukadnezar* in der Bibel (*Daniel*, Kap. 4): »Aß Heu wie ein Ochse, die Haare wuchsen ihm wie Adlerfedern, die Nägel wie Klauen.«

Melancholia misantropica *(f)*. Obsol. Bez. für Depression mit Haß auf alle Menschen.

Melancholia nostalgica *(f)*. Obsol. Bezeichnung für depressive Erscheinungen bei Heimweh. *Nostalgie.

Melancholie, panphobische *(f)*. Depression mit allgemeiner, unbestimmter Angst.

fr: mélancolie panphobique; *e:* panphobic melancholia.

Melancholia paranoides *(f)*. Depression mit ausgeprägten Wahnerscheinungen. *Kleinheitswahn; *Verarmungswahn.
fr: mélancolie paranoïde; *e:* paranoid melancholia.

Melancholie, paretische *(f)*. Alte Bez. für depressive Form der progressiven Paralyse.
fr: mélancolie parétique; *e:* paretic melancholia.

Melancholia passiva *(f)*. Obsol. Bezeichnung für Depression, die sich allmählich bei nachlassenden Körperkräften entwickelt. Auch als veraltete Bez. für gehemmte Form der endogenen Depression gebraucht.
fr: mélancolie passive; *e:* passive melancholia.

Melancholia recurrens *(f)*. Obsol. Bez. für Depression, die nach einem freien Intervall wiederkehrt.
e: recurrent melancholia.

Melancholia religiosa *(f)*. Depression mit religiösen Wahninhalten.
fr: mélancolie religieuse; *e:* religious melancholia.

Melancholia saltans. *(f)*. Obsol. Bez. für *Choreapsychose und Chorea.

Melancholia simplex *(f)*. Einfache Depression.
fr: mélancolie simple; *e:* melancholia simplex.

Melancholia stupida *(f)*. Veraltete Bezeichnung für *Depression, gehemmte.

Melancholie, stuporöse *(f)*. Syn. für Melancholia attonita.

Melancholie, vitale *(f)*. Syn. für *Depression, vitale.

Melancholiker *(m)*. **1.** An Melancholie Leidender. **2.** Schwerblütiger, tiefsinniger Charaktertyp mit wenig Selbstvertrauen. **3.** Einer der vier Nerventypen *Pawlows*. »Schwacher Typ« mit Schwäche der Erregungs- und Hemmungsprozesse des Nervensystems. Zeigt geringste Widerstandskraft gegen schädliche Einflüsse und ist »nerval-psychischen Krankheiten« am stärksten ausgesetzt.

melancholisch *(a)*. An Melancholie leidend. Schwerblütig.
fr: mélancolique; *e:* melancholic.

melancholischer Stupor *(m)* *Stupor, depressiver.

Melatonin-Test *(m)*. Neuroendokrinologisches Untersuchungsverfahren in der Psychopathologie. Das Zirbeldrüsenhormon Melatonin wird im Urin gemessen. Es wird die Hoffnung geäußert, der Test könnte ein biologischer *Marker für bipolare Depression (s.d.) werden.
fr: test de la sécrétion de mélatonine; *e:* melatonin test.

Melissophobie *(f)*. Angst vor Bienen.
fr: mélissophobie; *e:* mellissophobia.

Melodienstummheit *(f)*. Unfähigkeit, Melodien hervorzubringen. *Amusie.

Melodientaubheit *(f)*. (*K. Kleist*). Form der *Amusie. Unfähigkeit, getrennte Töne als Melodien zu erfassen. Bei Herden im Bereich der linken ersten Schläfenwindung.

Melodiotherapie *(f)* *Musiktherapie.
e: melodiotherapy.

Melomanie *(f)*. Psychische Krankheit, durch ständiges Singen gekennzeichnet.
fr: mélomanie; *e:* melomania, musicomania.

Melophobie *(f)*. Neurotisch-abnorme Abneigung gegen Musik.
fr: mélophobie; *e:* melophobia.

Memoration *(f)*. **1.** (*H. v. Förster,* 1948). Das physiologische Korrelat des langfristigen Gedächtnisses, das in einem Prozeß des fortgesetzten Verlustes und der Neubildung kurzfristig bestehender, molekularer Gedächtnisträger besteht. **2.** Syn. für das Auswendiglernen.
fr: mémoration (1), mémorisation (2); *e:* memoration (1, 2).

Memoriae falsae *(f, pl)*. *Déjà-vu-Erlebnis.

Meng, Heinrich geb. 9. 7. 1887 Hohnkast (Baden), gest. 10. 8. 1972 Basel. Psychotherapeut und Psychohygieniker. Wurde nach Studium der Medizin Schüler von *Freud*. 1934 Emigration nach Basel. Dort Begründung der Psychohygiene. *Werke:* »Das psychoanalytische Volksbuch«. Zahlreiche populärwissenschaftliche Schriften zur Psychoanalyse und Psychohygiene.

Menophobie *(f)*. Abnorme Angst vor der Menstruation.
fr: ménophobie; *e:* menophobia.

Menstruationspsychose *(f)*. Während der Menstruation ausbrechende, meist kurzfristige depressive Psychose. Es handelt sich um eine Steigerung der bei vielen Frauen bereits normalerweise um die Zeit der monatlichen Regel bestehenden gedrückten Stimmung, die bis zur Selbsttötung führen kann. Andere, durch die Menstruation hervorgerufene psychische Krankheitsbilder sind dagegen nicht bekannt, obwohl in der älteren Psychiatrie manche Versuche zu ihrer Abgrenzung gemacht wurden.
e: menstrual psychosis.

Mentalia. Syn. für *Psychalia.

mentalis *(a)*. **1.** (mens = Geist). Geistig, psychisch. **2.** (mentum = Kinn). Zum Kinn gehörig.
fr: mental; *e:* mental.

Mentalitätengeschichte *(f)*. Von Frankreich ausgehende Disziplin aus Geschichte, Soziologie und Psychiatrie. Es wird die Mentalität einer historischen Epoche untersucht und aus ihr heraus das Verhalten historischer Individuen erklärt. Als »historischer Anachronismus« (*Lucien Febvre*) wird betrachtet, wenn ein Historiker die Mentalität der Menschen seiner Zeit denen historischer Zeiten unterlegt. – Zeitschrift: *M. Bloch* und *L. Febvre* (Hg): »Annales« (ab 1929). *Psychohistorie.

Mente capti *(m, pl)*. Der Vernunft Beraubte. Schwachsinnige. Verblödete. Nach altem römischen Recht eine der beiden Gruppen von psychisch Kranken. *Furiosi.

Mentismus *(m)*. (*Chaslin*). Wirres Einschlafdenken. Vorüberziehen einander rasch abwechselnder, unkontrollierbarer Gedanken, die dem Betroffenen den Schlaf rauben. Manchmal mit Angstgefühlen verbunden. Häufige Form neurotischer Einschlafstörung.
fr: mentisme; *e:* mentism.

Mentizid. Von *J. A. M. Merloo* (1951) geprägtes Syn. für *Indoktrination.

Merergasie *(f)*. Syn. für *Kakergasie.

Merinthophobie *(f)*. In der alten Psychiatrie Bez. für krankhafte Angst, festgebunden zu werden.
fr: mérinthophobie; *e:* merinthophobia.

Merkfähigkeit *(f)*. Die Fähigkeit, sich etwas ins Gedächtnis einzuprägen. Der Begriff wurde von *C. Wernicke* (1900) eingeführt und von der »Fähigkeit der Rückerinnerung« getrennt. »Wir verstehen darunter etwas, was in dem Gedächtnis des gewöhnlichen Sprachgebrauchs mit enthalten ist.« Gedächtnis sei nach *Wernickes* Definition nur der alterworbene Besitz von Vorstellungen. – *Kraepelin* übernahm den Begriff der Merkfähigkeit von *Wernicke*, womit er sich in der Psychiatrie allgemein einbürgerte und trotz vieler Einwände (*C. Weinschenk, H.-J. Haase* u.a.) mit unveränderter Bedeutung gebräuchlich geblieben ist.
fr: mémoire de fixation; *e:* recent memory, immediate memory, capacity to register.

Merkfähigkeitsstörung *(f)*. Erschwerte Fähigkeit, sich neue Gedächtnisinhalte einzuprägen.
fr: amnésie de fixation; *e:* derangement of the capacity to register.
Syn.: Merkschwäche.

Merkprüfung *(f)*. Untersuchung der Merkfähigkeit. Es werden Merkaufgaben (Zahlen, Silben, Worte) gegeben, die nach kürzerer oder längerer Zeit wiederholt werden müssen.

Merkschwäche *(f)*. Syn. für *Merkfähigkeitsstörung.

Merkurialismus *(m)*. Chronische Quecksilbervergiftung. Das psychopathologische Bild wurde bereits von *J. Pearson* (1758–1826) als »Erethismus mercurialis« beschrieben. Hervorgehoben wurden scheu-ängstliches, leicht erregbares und zugleich schüchtern-verzagtes Verhalten der Kranken; insbesondere Reizbarkeit und Unbeherrschtheit haben zur alten Bez. geführt. Nach *M. Bleuler* handelt es sich jedoch um atypische Erscheinungen wie bei allgemeinen Hirnschädigungen. Nach längerem Verlauf kann es zur Demenz mit Gedächtnisstörungen, Stumpfheit, affektiver Inkontinenz und pathologischen Affekten, insbesondere Zwangslachen, seltener Zwangsweinen kommen.
Syn.: Quecksilberneurasthenie, Neurasthenia mercurialis.

Meskalin *(n)*. Rauschdroge aus dem mexikanischen Kaktus Peyote oder Peyotl (Lophophora Williamsii). Typisches *Halluzinogen, dessen Wirkung nicht von der des LSD unterschieden werden kann.
fr: mescaline; *e:* mescaline.

Meskalinrausch *(m)*. Durch Einnahme von 0,1–0,2 g *Meskalin (Alkaloid aus mexikanischer Kakteenart) hervorgerufene toxische Psychose. Es treten besonders Veränderungen der optischen Wahrnehmung auf. Farben werden leuchtender, Konturen von Gegenständen schärfer; Bilder und optische Halluzinationen wechseln kaleidoskopartig in Form eines rotierenden Trichters, wobei die Kritik für die Halluzinationen immer erhalten bleibt. Akustische Halluzinationen treten fast nie auf, jedoch Hyperakusis; ferner taktile Halluzinationen in Form von Synästhesien. Raum- und Zeiterleben sind gestört. Die Erscheinungen klingen nach längstens 24 Stunden ab. – Historisch bedeutsam, da erstmalig an einer *Modellpsychose Untersuchungen vorgenommen werden konnten (*K. Beringer*, 1927; *W. Mayer-Gross* und *H. Stein*, 1926). – Zur Behandlung von Psychosen nicht geeignet, jedoch unter Umständen zur Unterstützung einer psychotherapeutischen Behandlung.

Mesmer, Franz Anton geb. 23. 5. 1734 Iznang (Bodensee), gest. 5. 3. 1815 Meersburg. Studierte nacheinander Theologie, Philosophie, Jura und Medizin. Promovierte 1755 in Wien über den Einfluß der Planeten auf menschliche Krankheiten. Führte am 28. 7. 1774 an Frl. *Österlin* erstmalig mit Hilfe eines Magneten eine erfolgreiche Behandlung durch, die er auf animalischen Magnetismus (s.d.)zurückführte. Entwickelte dann ein individuelles (*Streichen) und ein gruppentherapeutisches (*Baquet) Verfahren und begründete eine »Lehre« (*Mesmerismus), die viele Anhänger gewann. 1778–1785 sehr erfolgreicher Modearzt in Paris. Ging nach Ablehnung seiner Theorie durch eine königliche Kommission bis kurz vor seinem Tode nach Frauenfeld (Schweiz), wo er wohlhabend, aber untätig lebte.

mesmerischer Schlaf *(m)*. Obsol. Syn. für *Somnambulismus, künstlicher.

mesmerische Therapie *(f)*. Behandlung aller Krankheiten durch »Magnetisierung« mit Hilfe von *Streichen. Zielte darauf ab, eine Krise hervorzurufen, in welcher die Symptome hervorgelockt, aber auch die ersten Schritte zu ihrer Beseitigung getan wurden.
fr: thérapie mesmérienne; *e:* mesmerization.

Mesmerismus *(m)*. Von *F. A. *Mesmer* ausgehende Lehre, die 1779 in 27 Punkten dargelegt wurde. Hauptpunkte: 1. Ein physikalisches Fluidum erfüllt das Universum und stellt eine Verbindung zwischen Menschen, Erde und Himmelskörpern her, auch zwischen Menschen untereinander. 2. Krankheiten entstehen aus der ungleichen Verteilung diese Fluidums im menschlichen Körper; Genesung wird erreicht, wenn das Gleichgewicht wiederhergestellt wird. 3. Mit Hilfe bestimmter Techniken läßt sich dieses Fluidum aufbewahren, kanalisieren und anderen Personen übermitteln. 4. Auf diese Weise lassen sich bei Patienten »Krisen« hervorrufen und Krankheiten heilen (nach *Ellenberger*, 1973). Der Mesmerismus rief lebhafte Kontroversen hervor, stellte aber selbst eine brauchbare Form von Psychotherapie dar und förderte stark das Interesse an weiteren psychotherapeutischen Verfahren.
fr: mesmerisme; *e:* mesmerism.

Mesomorphie *(f)*. (*W. H. Sheldon*). Vom embryonalen Mesoderm abgeleitete Typenbezeichnung. Starke Knochen und Muskelentwicklung, harter, fester Körper, dicke Haut. Entspricht dem athletischen Typ der *Kretschmer*schen Typologie. Der Mesomorphie zugeordnet ist das Temperament des *Somatotonikers. *Ektomorphie.

metabolische Psychose *(f)*. Von *P. Schröder* gebrauchtes Syn. für *Degenerationspsychose.

Metallophobie *(f)*. Zwanghafte Furcht vor der Berührung von Metallgegenständen.
fr: métallophobie; *e:* metallophobia.

Metalloskopie *(f)*. **1.** Beobachtung der Wirkung bei Berührung der Haut mit verschiedenen Metallen. Bei Hysterie angewandt. **2.** Verlassene Methode zur Behandlung von Hysterie durch Auflegen von Metallstücken auf anästhetische Bezirke.
fr: métalloscopie; *e:* metalloscopia.

Metamorphose *(f)*. (*H. Neumann*, 1859). Obsol. Bez. für die Entstehung von Bewußtsein aus physiologischen Größen.

Metamorphopsie *(f)*. Form der Sinnestäuschung, bei der ein Gegenstand in Farbe oder Form verändert oder verzerrt wahrgenommen wird.
fr: metamorphopsie; *e:* metamorphopsia.
Syn.: Dysmorphopsie.

Metamorphosis sexualis paranoica. Seltene Bez. für wahnhafte Überzeugung, dem anderen Geschlecht anzugehören. Vorkommen bei beginnender Schizophrenie und anderen Wahnerkrankungen.

metapsychisch *(a)*. Über das Psychische hinausgreifend. Zur *Metapsychologie gehörend.
fr: métapsychique; *e:* metapsychical.

Metapsychologie *(f)*. **1.** Analog zur Metaphysik das über das Normalpsychologische Hinausgreifende. Etwa syn. mit Parapsychologie. **2.** Bei *S. Freud* (1901) für die über das konkret Erfahrbare hinaus vorhandenen psychischen Vorgänge. Die Metapsychologie konstruiert ein abstraktes Modell der seelischen Strukturen und psychischen Vorgänge. Die Metapsychologie soll die dynamischen Eigenschaften, die topographischen Bestimmungen und die ökonomische Bedeutung eines jeden seelischen Prozesses beschreiben. Der Begriff spielt in *Freud*s Theorie der Psyche eine außerordentlich wichtige Rolle. Wurde von ihm zuerst im Brief an *Fließ* vom 13. 2. 1896 erwähnt.
fr: métapsychologie; *e:* metapsychology.

metaptotische Psychose *(f)*. (*P. Schröder*). Syn. für *Degenerationspsychose.

metatraumatische Neurose *(f)*. (*Morselli*). Syn. für *Unfallneurose.

Methadon-Behandlung *(f)*. Regelmäßige, über lange Zeit (2–5 Jahre) fortgesetzte gleichdosierte Gaben von 80–120 mg des synthetischen Narkotikums Methadon zur Behandlung vor allem der Heroin-Sucht. Die Süchtigen erleben keine Euphorien und benötigen kein Heroin und weniger andere Suchtmittel. Die 1965 von *V. P. Dole* und *M. E. Nyswander* empfohlene Methode wurde in den USA mit staatlicher Unterstützung an über 100 000 Drogen-Abhängigen erprobt (*Dole-Nyswander*-Programm). Der Vorteil ist der geringe gleichzeitige Gebrauch anderer Suchtmittel, der Nachteil der süchtige Rückfall der meisten Patienten nach Beendigung der Einnahme von Methadon. In der Bundesrepublik hat Nordrhein-Westfalen 1988 einen Großversuch begonnen.
e: methadone maintenance.

Methilepsie *(f)*. Syn. für *Methomanie.

Methode, psychoanalytische *(f)*. Das Gesamt der bei psychoanalytischer Behandlung zur

Anwendung kommenden Techniken. Umfaßt Exploration, Bewußtmachung unbewußter seelischer Inhalte und Konflikte sowie alle Hilfsmethoden (Traumdeutung, Analyse der Übertragung, auch Soziometrie u.a.).
fr: méthode psychoanalytique; *e:* psychoanalytical method.

Methomanie *(f)*. Alte Bez. für Geistesstörung durch Mißbrauch von Alkohol und Medikamenten.
fr: méthomanie; *e:* methomania.
Syn.: Methilepsie.

Methylepsia, Methylepsie *(f)*. Alte Bez. für süchtiges Verlangen nach rauscherzeugenden Getränken (Alkohol).
fr: methylepsie; *e:* methylepsia.
Syn.: Methylmanie.

Methylmanie *(f)*. Syn. für *Methylepsie.

Methysis *(f)*. Trunkenheit.

Metonymie *(f)*. Form krankhafter Sprachstörung. Ein Ausdruck wird durch einen ähnlichen, nicht ganz passenden ersetzt.
fr: metonymie; *e:* metonymy.

Metromanie *(f)*. **1.** (Griech. meter = Mutter). Ältere Bez. für extreme *Nymphomanie.
Syn.: Östromanie (2), Ovariomanie.
2. (Griech. metron = Versmaß). Reimsucht.
fr: métromanie; *e:* metromania.

Meyer, Adolf geb. 13. 9. 1866 Niederweningen b. Zürich, gest. 17. 3. 1950 Baltimore. Seit 1910 Prof. der Psychiatrie an der Johns Hopkins Universität, Baltimore. Kam 1892 in die USA, wo er sich 1893 in Chicago für Psychiatrie und Neurologie habilitierte. 1902–1909 Direktor des Pathologischen Instituts am Staatskrankenhaus New York, das dann in »Psychiatrisches Institut des Staates New York« umbenannt wurde. 1904–1909 zugleich Prof. der Psychiatrie. Beeinflußte durch sein persönliches Wirken, den Aufbau einer vorbildlichen Klinik und seine Ideen auf das Nachhaltigste das Gesicht der heutigen amerikanischen Psychiatrie. Förderte die Psychohygiene-Bewegung (die Bez. wurde von ihm geprägt). Versuchte in einem *Ergasiologie genannten nosologischen System eine neue Einteilung der Psychosen und gab in der *Psychobiologie eine einheitliche Grundlagenlehre. Die von ihm eingeführten Termini werden kaum noch benutzt, aber die Grundlagen seines Denkens sind über seine Schüler noch heute fruchtbar.

Meyer, Ludwig geb. 27. 12. 1827 Bielefeld, gest. 8. 2. 1900. O. Prof. der Psychiatrie und Direktor der Irrenanstalt in Göttingen. Vorkämpfer der Non-restraint-Methode (*Non-restraint-Bewegung) in Deutschland. Führte als erster forensisch-psychiatrische Vorlesungen für Juristen ein.

Meyer-Mickeleit-Dämmerattacken *(f, pl)*. Nach *Meyer-Mickeleit* (1953) benanntes Syn. für psychomotorische Anfälle.

Meynert, Theodor geb. 15. 6. 1833 Dresden, gest. 31. 5. 1892 Wien. Bedeutender Hirnpathologe und Psychiater. Seit 1870 Prof. der Psychiatrie und Direktor der psychiatrischen Klinik in Wien. Kurze Zeit Lehrer von *S. Freud*. Begründer einer vergleichenden Anatomie des Nervensystems. Entwickelte das Krankheitsbild der *Amentia, in deren Hauptsymptom, der Verwirrtheit, er nicht ein Reizsymptom, sondern einen Ausfall von Assoziationen bzw. eine Assoziationsschwäche sah. Diese Funktionsstörung interpretierte er als behindertes Zusammenspiel von Hirnrinde und Stammganglien.

Meynert-Amentia *(f)*. Syn. für *Amentia.

Micromania *(f)* *Mikromanie.

MID ***M**ultiinfarkt-**D**emenz.

Midas-Syndrom *(n)*. (*G. W. Bruyn* und *U. J. Dejong*, 1959). Nach *Midas*, dem sagenhaften König von Phrygien, dem sich alles, was er berührte, in Gold verwandelte. Syndrom, das besonders bei intellektuellen Frauen um das 30. Lebensjahr auftritt. Die Frauen zeigen unstillbares Verlangen nach sexueller Befriedigung, das von dem mit ihnen schon lange verbundenen Partner nicht befriedigt werden kann. Die Ursache wird in einer unterschiedlichen sexuellen Reifung von Mann und Frau gesehen. Der junge Mann habe zunächst Mühe, sexuelle Begehrlichkeit bei seinem Mädchen zu wekken. Später, im Alter abnehmender sexueller Wünsche, sehe er sich ihrer ständigen seelischen und körperlichen Gegenwart ausgesetzt, denen er neue Reize nicht mehr abgewinnen könne.
fr: syndrome de Midas; *e:* Midas-syndrome.

Migränepsychose *(f)*. Seltene, im Migräneanfall auftretende, körperlich begründbare Psychose. Meist mit Bewußtseinstrübung, Erregung und Sinnestäuschungen einhergehend.

Mikrographie *(f)*. Besonders gegen Zeilenende immer kleiner werdende Schrift. Vorkommen bei Parkinsonismus, nach Schlaganfällen u.a. Vgl. Megalographie.

Mikrohalluzination *(f)*. Syn. für *Liliputhalluzination.

Mikromanie *(f)*. Alte Bez. für besondere Form des depressiven Nichtigkeits- und Kleinheitswahns, bei dem es gewissermaßen als Gegenstück zur Selbstüberschätzung in der *Manie zu grotesken Übertreibungen der depressiven Selbstbezichtigung kommt. Ein Kranker be-

hauptet z.B., er müsse 1000 Jahre Zuchthaus leiden oder er habe eine Million Menschen umgebracht. *Bleuler* führt das Beispiel eines senilen Gelehrten an, der sich vor Hühnern fürchtete, weil er meinte, sein Kopf sei so klein, daß er weggepickt werden könnte.
fr: micromanie; *e:* micromania.

Mikropsie *(f)*. **1.** Krankheitssymptom, bei dem die Gegenstände kleiner erscheinen, als sie in Wirklichkeit sind. Der Kranke ist sich jedoch im Gegensatz zu Mikrohalluzinationen der Abnormität seiner Sinneseindrücke stets bewußt und erlebt sie nie als ichfremd. Vorkommen bei Netzhauterkrankungen, in der Aura von epileptischen, insbesondere psychomotorischen Anfällen. **2.** Gelegentlich werden unter dieser Bez. auch Mikrohalluzinationen (*Liliputhalluzinationen) verstanden.
fr: micropsie; *e:* micropsia, micropsy.

mikropsychische Halluzination *(f)*. Syn. für *Liliputhalluzination.

Mikropsychose *(f)*. Kurz dauernde und folgenlos abklingende psychotische Episode bei pseudoneurotischer Schizophrenie (s.d.). Die Symptomatik besteht aus schweren hypochondrischen Befürchtungen, Beziehungswahn, Depersonalisationserscheinungen und gelegentlich akustischen Halluzinationen.

Mikrosomatagnosie *(f)*. Störung des *Körperschemas. Der Körper oder Teile davon werden als abnorm klein empfunden.
fr: microsomatagnosie; *e:* microsomatagnosia.

Mikrostereognosie *(f)*. Beim Betasten von Gegenständen wird ihre Größe zu klein geschätzt.
fr: microstéréognosie; *e:* microstereognosia.

Mikroteleopsie *(f)*. (*van Bogaert*). Besondere, häufig vorkommende Form der *Mikropsie. Die Gegenstände werden nicht nur kleiner gesehen, sondern es entsteht gleichzeitig der Eindruck, als wenn sie weiter entfernt seien.
fr: microtéléopsie; *e:* microteleopsia.

Milieugestaltung *(f)*. Beeinflussung von abnormen und krankhaften Seelenzuständen durch Einwirken auf das soziale Milieu. Die Bez. wird vor allem innerhalb psychiatrischer Institutionen angewandt, deren Milieu möglichst freundlich gestaltet wird: wohnliche Zimmer, Frisiersalon, Tagesräume, Zugang zu Tieren, Gemeinschaftsveranstaltungen, Café, Verkaufsstellen, Gruppenveranstaltungen zum Feierabend, ansprechende Kleidung; alles unter entsprechender Mitgestaltung und möglichst eigenverantwortlicher Gestaltung durch Patienten. – I.w.S. auch die erzieherische Umgestaltung des Milieus bei einem zu Hause befindlichen Kranken. – Wegen der geringen therapeutischen Bedeutung gegenüber dem Syn. *Milieutherapie bevorzugt.
fr: thérapie du milieu; *e:* milieu therapy.

Milieutherapie *(f)*. Syn. für *Milieugestaltung.

Milton Erickson Gesellschaft für Klinische Hypnose (M.E.G.) *(f)*. 1984 gegründete Gesellschaft zur Unterstützung der Psychotherapie nach *Erickson. Sitz: Konradstr. 16, München 40.

milzsüchtig *(a)* *hypochondrisch.

mimokinetische Amnesie *(f)* *Amnesie, mimokinetische.

Minderbegabung *(f)*. Niedrige Intelligenz. Meist als etwas euphemisierende Bez. für leichte Formen von *Oligophrenie gebraucht.

Minderwertigkeitsgefühl *(n)*. Ausschlaggebender Begriff der *Individualpsychologie *A. Adlers*. Das Empfinden körperlicher oder geistiger Mängel. Das Kind wird durch das Bewußtsein seiner natürlichen Minderwertigkeit gegenüber der Welt und den Erwachsenen (unabhängig vom liebevollen oder feindlichen Verhalten der Eltern) so stark geprägt, daß die spätere Entwicklung als Versuch interpretiert werden kann, das anfängliche Insuffizienzgefühl zu überwinden. Ferner können organische oder funktionelle Mängel (Körperfehler, Stottern usw.) ins Unbewußte verdrängt werden und führen dann entweder zu schweren Fehlentwicklungen oder als Ausgleich zu überdurchschnittlichen Leistungen (*Überkompensation). Streben nach Macht und Geltungsbedürfnis werden hauptsächlich als Versuche interpretiert, mit den Minderwertigkeitsgefühlen fertig zu werden. – Nach *Freud* muß das Minderwertigkeitsgefühl als Symptom gewertet werden, das in keiner festen Beziehung zu einer Organminderwertigkeit steht.
fr: sentiment d'infériorité; *e:* feeling of inferiority.

Minderwertigkeitsidee *(f)*. Wahnhafte Vorstellung bei Depressiven, ein minderwertiger Mensch zu sein. *Kleinheitswahn.
fr: idée d'indignité; *e:* delusion of inferiority.

Minderwertigkeitskomplex *(m)*. (*A. Adler*). Gesamt von Reaktionen auf das *Minderwertigkeitsgefühl und der zu seiner Überwindung entwickelten neurotischen Verhaltensweise.
fr: complexe d'infériorité, minus complexe; *e:* inferiority-complex.

Mini-CP *(f)*. Gering ausgeprägte Cerebralparese. *Kinderlähmung, zerebrale.

Minimalresiduen *(n, pl)*. (*G. Huber*, 1979). Unterform des schizophrenen Defekts (s.d.). Ähnlich wie »reine Residuen« (s.d.); der Verlust an Vitalität ist jedoch geringer. »Gewisse

Beschwerden und Störungen im Sinne einer geringgradigen, eben noch erkennbaren Reduktion des psychischen energetischen Potentials.« (*Huber*)

Minimum sensibile *(n)*. Alte Bez. für *Bewußtseinsschwelle.

Minnesota-Multiphasic-Personality-Inventory (MMPI). Test zur Erfassung der Persönlichkeitsstruktur. Zuerst von *J. C. McKinley* und *S. R. Hathaway* in den (USA (1951) eingeführt. Enthält eine Serie von 550 vorgedruckten Sätzen. Die Antworten (»ja«, »nein«) werden nach einem festen Schema ausgewertet. Deutsche Fassung: MMPI-Saarbrücken.
fr: inventaire de personnalité de Minnesota.

Minussymptomatik *(f)*. Einige Symptome der Schizophrenie als Gegensatz zur *Plussymptomatik: Minderung der Initiative, der emotionalen Schwingungsfähigkeit, der Kontaktbereitschaft und andere *Defizienzerscheinungen.
e: minus symptoms.

Minussymptome *(n, pl)*. **1.** (*W. Birkmayer,* 1962). Symptome psychischer Störungen, die als Fortfall früher vorhandener Eigenschaften erscheinen. *Geistige Minussymptome:* fehlende Entschlußkraft, Zaudern, mangelnder Betätigungsdrang, mangelndes Selbstvertrauen, Unfähigkeit, Zusammenhänge zu übersehen. *Affektive Minussymptome:* Hemmung, Müdigkeit, Depression, Lethargie, Apathie. *Vegetative Minussymptome:* Verlangsamung des Herzschlags, Herabsetzung der Muskelspannung, Schwindel, kraftlose Stimme. **2.** Verringerung psychischer Fähigkeiten im Sinne einer dynamischen Entleerung (s.d.). Vgl. Plussymptome.

Minutengedächtnis *(n)*. (*K. Conrad,* 1953). Form der Merkfähigkeitsstörung. Es besteht Unfähigkeit, einen Eindruck länger als höchstens eine Minute festzuhalten. Vorkommen bei organischen Hirnerkrankungen, z.B. Entzündungen, CO-Vergiftungen. Nach einer gestaltpsychologischen Interpretation *Conrad*s ist der Verlust der Merkfähigkeit Folge »des Abbaues der in der Dimension der Zeit ablaufenden Integrationsprozesse«.
e: one-minute-memory.

Misandrie *(f)*. Männerhaß. Krankhafte Abneigung gegen Männer.
fr: misandrie; *e:* misandria.

Misanthrop *(m)*. Menschenfeind. Menschenhasser.
fr: misanthrope; *e:* misanthrope.

Misanthropie *(f)*. Menschenhaß. Menschenscheu. Krankhafte Abneigung gegen jeden Menschen. Form des sozialen Mißtrauens und einer Gemütsverstimmung. Treffend gezeichnet in *Molière*s Lustspiel »Le Misanthrope«.
fr: minsanthropie; *e:* misanthropy.

mischbildhafte Psychose *(f)*. Von *H. Bürger-Prinz* gebrauchtes Syn. für *zykloide Psychose.

Mischpsychosen *(f, pl)*. **1.** (*R. Gaupp,* 1926). Obsol. Bez. für Psychosen, deren Symptomatik eine Legierung von verschiedenartigen psychischen Krankheitsbildern darstellt (Schizophrenie, Epilepsie, manisch-depressive Erkrankungen, organische Störungen). Es bestand die Vorstellung, daß sich dabei verschiedene Erbanlagen mischen. **2.** Psychosen mit gleichzeitig vorkommenden oder hintereinander auftretenden schizophrenen und manisch-depressiven Symptomen. Insoweit syn. mit *zykloiden Psychosen bzw. mischbildhaften Psychosen. Nicht zu verwechseln mit *Mischzuständen.
fr: psychoses mixtes; *e:* mixed psychoses.

Mischzustände, manisch-depressive *(m, pl)*. Zustände, in denen sich Symptome der Manie mit Symptomen der Depression mischen. *Kraepelin* unterschied hier: **1.** ängstliche (oder depressive) Manie; **2.** erregte (agitierte) Depression; **3.** gedankenarme Manie; **4.** manischer Stupor; **5.** ideenflüchtige Depression; **6.** gehemmte Manie. Heute werden im wesentlichen noch **1.** *agitierte Depression; **2.** *gereizte (zornige) Manie; **3.** *manischer Stupor als klinisch in Erscheinung tretende Formen anerkannt. Im Vordergrund des klinischen Bildes steht oft eine simultan-kontradiktorische und schnell wechselnde Antriebsstimmungslage. Von *K. Schneider* als nicht existent abgelehnt, von *H. Bürger-Prinz* auch als Mischbild oder mischbildhafte Psychose bezeichnet. Nicht zu verwechseln mit Mischpsychose (*zykloide Psychosen).
fr: état mixte; *e:* mixed clinical picture.

Misogamie *(f)*. Krankhafte Abneigung gegen die Ehe.
fr: misogame; *e:* misogamy.

Misogamist *(m)*. Ehefeind.
fr: misogamie; *e:* misogamist.

Misogynie *(f)*. Abneigung gegen Frauen. Nach psychoanalytischen Erfahrungen ist der Ursprung manchmal in einer Traumatisierung durch Kastrationsdrohungen von seiten der Mutter zu suchen (negativer Ödipuskomplex). Auch der Wunsch, selbst eine Frau zu sein, und die Einsicht in die Unmöglichkeit dieses Wunsches kann als *Reaktionsbildung Misogynie zur Folge haben. Tritt Misogynie bei Frauen auf, ist die Ursache oft eine Abwehr homosexueller Impulse.
fr: misogynie; *e:* misogyny.

Misogynist *(m)*. Weiberfeind. *Misogynie.

Misoneismus *(m)*. (*Lombroso*). Ablehnende Haltung gegenüber jeder Veränderung und neuen Vorstellungen. Vorkommen besonders bei Depressiven, die von ihrer gewohnten Umgebung abhängig sind.
fr: misonéisme; *e:* misoneism, misocainia.
Syn.: Neophobie.

Misopädie *(f)*. Krankhafte Abneigung gegen Kinder.
fr: misopédie; *e:* misopedy.

Mißbrauch (von Drogen) *(m)*. Nicht dem vorgesehenen Zweck (meist Heilzweck) dienende oder übermäßige Anwendung von Drogen. Z.B., wenn ein Schlafmittel auch am Tage oder zur Befriedigung einer Sucht benutzt wird. Definition nach WHO: eine übermäßige oder sporadische Verwendung eines Arzneimittels, die vom medizinischen Standpunkt aus nicht erforderlich ist. Der Begriff ist unbestimmt und wird häufig an Stelle der Begriffe Sucht oder *Drogenabhängigkeit benutzt.
e: drug abuse.

Mißhandlungssyndrom *(n)*. Durch Kindesmißhandlung auftretende uncharakteristische körperliche Veränderungen: flächenhafte Hautblutungen, Striemen, Brandwunden, Haardefekte (durch büschelweises Ausreißen von Haaren), Knochenbrüche, Hirnblutungen. In der Bundesrepublik erleiden zahlreiche Kinder durch Mißhandlung bleibende Hirnschäden oder den Tod. Die genaue Zahl ist nicht bekannt. *Battered child syndrome.

Mißtrauen *(n)*. In der Psychiatrie zu den affektiven Veränderungen zählende »ungewisse Erwartung von etwas Unangenehmem« (*E. Bleuler*).
fr: méfiance; *e:* distrust.

Mitbewußtes *(n)*. (*M. Prince*). Bewußtseinsinhalte, die nicht im Mittelpunkt der Aufmerksamkeit stehen, aber prinzipiell bewußt gemacht werden können. Deckt sich mit dem psychoanalytischen Begriff des *Vorbewußten.
fr: co-conscience; *e:* co-consciousness.

Mitchell, Silas Weir geb. 16. 2. 1829 Philadelphia, gest. 4. 1. 1914 Philadelphia. Begründer der amer. Neurologie, bedeutungsvoll für die Psychiatrie. 1851/52 in Paris von *Claude Bernard* beeinflußt. Präsident des College of Physicians in Philadelphia. Wurde entscheidend geprägt durch seine Jahre als Armeearzt im amer. Bürgerkrieg. Daraus entstand »Injuries of Nerves and Their Consequences« (1872) (Nervenverletzungen und ihre Folgen). Darin auch Erstbeschreibung des *Phantomgliedes. Beschrieb in »Fat and Blood an How to Make Them« (1877) (dt. von *Georg Klemperer* 1887: »Fett und Blut«) – die *Ruhekur. Führte Amylnitrit zur Behandlung der Epilepsie ein. Weitere Werke: »Lectures on the Diseases of the Nervous System especially in Women« (1881) (Vorlesungen über die Erkrankungen des Nervensystems unter besonderer Berücksichtigung der Frauen); »Clinical Lessons of Nervous Diseases« (1895) (Klinik der Nervenkrankheiten).

Mitmachen, inneres *(m)*. Syn. für *Empathie.

Mitnahmeselbstmord *(m)*. Syn. für *Suizid, erweiterter.

Mittwoch-Abende, psychologische *(m, pl)* *Mittwochgesellschaft, psychologische.

Mittwoch-Abende-Sitzungen *(f, pl)* *Mittwochgesellschaft, psychologische.

Mittwochgesellschaft, psychologische *(f)*. 1902–1906 in der Wohnung **Freud*s zwanglos zusammenkommende Gruppe, welche allgemeine psychologische, insbesondere aber psychoanalytische Fragen diskutierte. Die ersten vier Mitglieder waren: *Max Kahane, Rudolf Rather, Alfred *Adler* und *Wilhelm Stekel*. Später kamen *Paul *Federn, Isidor Sadger* und *Eduard Hitschmann* hinzu. Protokolle der Sitzungen sind nicht existent. Der Kreis wandelte sich 1906 in die Wiener Psychoanalytische Vereinigung um, behielt aber den wöchentlichen Mittwoch-Abend für die Treffen bei.

Mixoskopie *(f)*. (*Moll*). Verbreitete Form sexueller Perversion. Der Anblick des Geschlechtsaktes anderer, evtl. eines anderen mit der geliebten Person, verschafft sexuelle Erregung und Befriedigung. Ist vor allem in Bordellen verbreitet.
fr: mixoscopie; *e:* mixoscopia.
Syn.: Skop(t)olagnie.

MMPI Abkürzung für ***M**innesota-**M**ultiphasic-**P**ersonality-**I**nventory.

MMQ **M**audsley **M**edical **Q**uestionnaire (*H. J. Eysenck*, 1959). Fragebogentest zur Bestimmung von Neurosen. Simulation-Dissimulation. Der Test wurde im Maudsley-Krankenhaus in London entwickelt.
fr: questionnaire de Maudsley.

M'Naghten-Gesetz *(n)*. Englisches Gesetz, das die Schuldausschließungsgründe für mit Strafe bedrohte Handlungen, die von Geisteskranken begangen werden, behandelt. Das Gesetz ist auch von vielen US-amerikanischen Bundesstaaten übernommen worden. Die Regelung entspricht etwa dem § 20 des deutschen Strafgesetzbuches. Eine strafbare Handlung gilt als nicht vorhanden, wenn der Täter unfähig war, das Unrecht der Tat einzusehen oder einsichtsgemäß zu handeln. – Anlaß zu dem Gesetz gab der psychisch Kranke *Daniel M'Naghten*, der

1843 den Privatsekretär *Edward Drummond* für Sir *Robert Peel* hielt und ihn deshalb erschoß. Die Tat war die Folge eines Verfolgungswahnes. **Durham*-Entscheidung.
fr: loi de *M'Naghten; e: M'Naghten* rule.

Mneme *(f)*. (*R. Semon,* 1904). Dem Gedächtnis verwandte Phänomene im Tier- und Pflanzenreich. Allgemeine Eigenschaft lebender Zellen, Spuren (*Engramme) von Erlebniseindrücken zu bewahren und zu reproduzieren (*ekphorieren) ohne Rücksicht darauf, ob sie ins Bewußtsein dringen oder nicht. Gewöhnlich wird Mneme ungefähr synonym mit »Gedächtnis« verwendet. Doch entspricht dies nach *Semon* nur dem Sonderfall einer allgemeinen Regel. Auch die Vererbung beruht nach *Semon* auf der Mneme der organischen Substanz. Von der modernen Genetik in Verbindung mit der Informationstheorie wieder aufgenommenes Gedankengut.
fr: mnème; *e:* mneme.

mnestisch *(a)*. Auf das *Gedächtnis bezüglich; mit dem Gedächtnis zusammenhängend.
fr: mnésique; *e:* mnestic.

mnestische Demenz *(f)*. Form der *Demenz, bei der Gedächtnisstörungen das wichtigste Symptom sind.
fr: démence mnésique; *e:* mnestic dementia.

Modellpsychose *(f)*. (*K. Beringer,* 1927). Künstlich, durch Einverleibung von *Halluzinogenen entstandene Psychose, an der Probleme der Psychosen im allgemeinen und der Schizophrenie im besonderen studiert werden. Es werden akustische und optische Halluzinationen hervorgerufen; außerdem können – vor allem bei LSD und Psilocybin – Störungen der Raum- und Zeitempfindung, *Depersonalisationserscheinungen, Störungen des Körperschemas und katatone Erscheinungen beobachtet werden. Ins Unbewußte verdrängte neurotische Konflikte treten wieder ins Bewußtsein, so daß sie psychotherapeutisch beeinflußt werden können.
fr: psychose expérimentale; *e:* experimental psychosis.
Syn.: experimentelle Psychose.

Moebius, Paul Julius geb. 24. 1. 1853 Leipzig, gest. 8. 1. 1907 Leipzig. Neurologe und Psychiater in Leipzig. Nach Studium von Theologie und Philosophie Hinwendung zur Medizin. 1883–1893 Dozent für Neurologie in Leipzig. Hauptsächlich als Nervenarzt in Leipzig tätig. Mehrere neurologische Symptome und Syndrome sind nach *Moebius* benannt: *Moebius*sche Krankheit = Migraine ophthalmoplégique; *Moebius*sches Zeichen = Konvergenzstörung bei M. *Basedow; Moebius*scher Kernschwund = angeborene Ptose. Seine berühmte Schrift »Über den physiologischen Schwachsinn des Weibes« (Halle, 1900) brachte ihm viele Feinde. »Ausgewählte Werke« in 8 Bänden, Leipzig 1898–1907.

Mogigraphie *(f)*. Syn. für *Schreibkrampf.

Mogiphonie *(f)*. Syn. für *Dysphonia spastica.

von Monakow, Constantin geb. 4. 11. 1853 Bobrezowa (Rußland), gest. 19. 10. 1930 Zürich. Nervenarzt und Hirnanatom in Zürich. Wandte sich nach zahlreichen hirnanatomischen Studien in den letzten 15 Jahren seines Lebens Grenzfragen der Medizin, Psychologie und Philosophie zu. Einzelne Werke (»Gefühl, Gesittung und Gehirn«, 1916; »Psychiatrie und Biologie«, 1919) behandeln Probleme der psychophysischen Korrelation, wobei er den Begriff der *Horme (schöpferischer Antrieb) verwendete.

Mondsucht *(f)*. Obsol. Bez. für Nachtwandeln zur Vollmondzeit. Form des Somnambulismus. Der Ausdruck läßt sich auf Auffassungen des Altertums über Zusammenhänge zwischen Mondphasen und periodisch auftretenden psychischen Krankheiten zurückführen. *Lunatismus; *Lunatikus.
fr: lunambulisme; *e:* lunambulism.

Mondsüchtiger *(m)*. **1.** Jemand, der an *Mondsucht leidet. **2.** Nach altem englischen Sprachgebrauch auch jemand, der besessen oder verrückt ist. *Lunatikus.

Mongo *(m)*. In der Sprache des klinischen Alltags Bez. für einen an Mongolismus leidenden Kranken.
fr: mongolien; *e:* mongol.

Mongolismus *(m)*. Geistig-körperliche Entwicklungsstörung durch Chromosomopathie. Symptome: charakteristisches Äußeres mit Schrägstellung der Lidspalten (dadurch mongoloides Aussehen); Nickhaut am inneren Augenwinkel (Epikanthus); Gelenke sind überstreckbar durch Herabsetzung der Muskelspannung; Vierfingerfurche an den Händen; das Gesicht ist platt, ausdrucksarm, der Mund häufig offen, die Zunge zu groß. Psychisch: erheblicher Intelligenztiefstand bis zum Grade der *Idiotie; dabei charakterlich gewöhnlich gutmütig, oft mit umtriebiger Lustigkeit und clownartigem Verhalten. Häufig Kombination mit anderen Mißbildungen. Neigung zu Schilddrüsenmangel-Erscheinungen. Früher war die Lebenserwartung wegen häufiger Infekte sehr begrenzt, seit Einführung der Antibiotika immer mehr verbessert. Bei guter Pflege kann hohes Alter erreicht werden. Nach dem 40. Lebensjahr ent-

wickeln die Kranken häufig eine *Alzheimer*sche Krankheit. Ursache: Durch Störung bei Reifeteilung ist das Autosom Nr. 21 nicht doppelt, sondern dreifach vorhanden (21-Trisomie).
fr: mongolisme; *e:* mongolism.
Syn.: autosomale Trisomie 21, *Langdon-Down*-Syndrom, mongoloide Idiotie, mongoloider Schwachsinn, trisomaler dysmorpher Schwachsinn, trisomale Idiotie, *Down*-Syndrom, mongoloide Akromikrie.

mongoloid *(a).* An Mongolen erinnernder Gesichtsausdruck. *Mongolismus.
fr: mongoloïde, mongolique; *e:* mongoloid.

Monideismus *(m).* Ständiges Vorherrschen eines Gedankenkomplexes im Denken, wodurch die übrigen Denkabläufe behindert werden.
fr: monoïdéisme; *e:* monoideism.

Moniz, Egas geb. 29. 11. 1874 Avanca (Portugal), gest. 1955. Neurologe in Lissabon (1911). Schöpfer der Carotisangiographie und der *Leukotomie. Erhielt 1949 den Nobelpreis.

Monoaminooxydasehemmer *(m, pl).* Zur Klasse der Antidepressiva gehörende Gruppe von Medikamenten, die ursprünglich durch ihre Verwendung als Tuberkulostatika erschlossen wurden. Medikamente dieser Gruppe hemmen einheitlich die Monoaminoxydase. Die Wirkung besteht wie die anderer Antidepressiva in Steigerung des Antriebes und Hebung der Stimmung. Oft unerwünschte psychische Agitationssteigerung (Steigerung von Suizidgefahr!). Unverträglichkeit mit Wein, Käse, Salzheringen, Weckaminen sowie anderen Antidepressiva. Zwischen Verordnung von MAOH und trizyklischen Antidepressiva wird ein Zwischenraum von 14 Tagen empfohlen. Größere individuelle Unterschiede in der Wirkung setzen einer Anwendung weitere Grenzen. Hauptvertreter: Iproniazid, Trifluperazin und Tranylcypromin (latrosom).
fr: inhibiteurs de la mono-amino-oxydase (I.M.A.O.); *e:* psychoenergizer.
Syn.: Psychoenergizer.

Monoepilepsie *(f).* Einmalepilepsie. Nur einmaliges Auftreten eines spontanen epileptischen Anfalles im Leben eines Menschen. Strenggenommen dürfte noch nicht von Epilepsie gesprochen werden. Sonderfall der *Oligoepilepsie.

monoman *(a).* In übertriebener Weise einer Sache anhängend. Mehr volkstümliche Bez. für das Besessensein von einer einzigen überwertigen Idee.

Monomanie *(f).* Im 19. Jahrhundert von Frankreich ausgehende, viel verwendete Bezeichnung für »Einzelwahn«, bzw. »Partialwahn«. Es lag die Vorstellung zugrunde, daß die Psyche nur in einem Punkte krankhaft verändert sei, während sonst Urteilsvermögen und gefühlsmäßige Schwingungsfähigkeit erhalten bleiben. Von diesen Monomanien gab es über 100. Viele der alten Bezeichnungen haben sich (allerdings nicht in der alten Bedeutung) erhalten, z.B. Kleptomanie, Pyromanie, Poriomanie u.a. Sie werden heute durchweg als Symptom einer größeren psychopathologischen Einheit verstanden. Die meisten Monomanien gehören in den Bereich des abnormen seelischen Verhaltens. Lediglich in der Umgangssprache wird noch häufig Manie, etwa in der alten Bedeutung zur Bezeichnung abnormer Seelenzustände verwendet (*monoman). In ihrer Gesamtheit entsprechen die Monomanien den heutigen endogenen Psychosen und depressiven Reaktionen. Auch in der französischen Psychiatrie wird der Begriff nicht mehr verwendet.
fr: monomanie, délire partiel; *e:* monomania.

Monomanie, affektive *(f).* (*Esquirol*). Isolierte Geistesstörung, die durch Entartungen des Charakters und Verhaltens charakterisiert wird.
fr: monomanie affective; *e:* affective monomania.

Monomanie, instinktive *(f).* (*Esquirol*). Durch instinktive Impulshandlungen sich äußernde Monomanie, der Wahnerscheinungen fehlen. Unter diesen Begriff fiel auch die *Moral insanity, die später viel diskutiert wurde.
fr: monomanie instinctive; *e:* instinctive monomania.

Monomanie, intellektuelle *(f).* (*Esquirol*). Isolierte Geistesstörung, die von Wahn und Sinnestrug (Halluzinationen und Illusionen) begleitet wird. Unter diesen Begriff fällt auch der reine Wahn, der als *Paranoia lange heftig diskutiert wurde.
fr: monomanie intellectuelle; *e:* intellectual monomania.

Monomanie raisonnante *(f).* Von *Esquirol* geprägte, in der älteren Psychiatrie häufig verwendete Bez., die der *Grübelsucht entspricht.

Monomorie *(f).* Obsol. Bez. für *Melancholie i.S. der Lehre von den *Monomanien.
fr: monomorie; *e:* monomoria.

Monopathophobie *(f).* Angst vor einer bestimmten organischen Krankheit.
fr: monopathophobie; *e:* monopathophobia.

Monophobie *(f).* Krankhafte Furcht vor dem Alleinsein.
fr: monophobie; *e:* monophobia.

monopolar *(a).* Nach nur einem Pol hin verlaufend. Die Bez. wird bei endogenen Depressionen verwendet, denen im Verlauf immer nur neue depressive Phasen folgen und keine manischen. Analoge Verwendung bei *Manien. Vgl. bipolar.

Monopsychose *(f)*. Von *Clouston* geprägtes, jetzt obsoletes Syn. für *Monomanie.
fr: monopsychose; *e:* monopsychosis.

Mooresches Syndrom *(n)*. (*M. T. Moore*, 1944). Isoliertes Auftreten der epigastrischen Aura psychomotorischer Anfälle. Tritt in Form anfallsweiser Leibschmerzen auf, die auf einer gesteigerten Motilität des Darmes beruhen. Die Leibschmerzen treten entweder allein auf oder sind begleitet von Brechreiz, Blässe, Schweißausbrüchen, Durchfällen, Darmgeräuschen (»Rumpeln«) und klonischen Zuckungen in der Bauchmuskulatur. Dauer von wenigen Minuten bis mehreren Stunden. Im Elektroenzephalogramm Dysrhythmien. Auch experimentell durch Reizung der Insel der sylvischen Furche auslösbar (*Penfield* und *Rasmussen*, 1950).
fr: épilepsie abdominale; *e:* paroxysmal pain.
Syn.: abdominale Epilepsie, Abdominalmigräne, Bauchepilepsie.

Moral Insanity *(f)*. (*J. C. Prichard*, 1835). Krankheitszustand mit Fehlen von Ehrgefühl, Reue und Gewissen. »Eine Krankheit, die in einer krankhaften Verkehrung der natürlichen Gefühle, Affekthandlungen, Neigungen, Stimmungen, Gewohnheiten und natürlichen Strebungen besteht, jedoch ohne erkennbare Störung von Intelligenz, Gedächtnis und Urteilsfähigkeit und insbesondere ohne krankhaften Sinnentrug und Halluzinationen« auftritt (*Prichard*). Das Krankheitsbild wurde bis ins 20. Jahrhundert als selbständige Krankheitseinheit angesehen und in der wissenschaftlichen Auseinandersetzung heftig diskutiert.
fr: perversion instructive, amoralisme; *e:* moral insanity.
Syn.: moralischer Schwachsinn.

moralische Behandlung *(f)*. (*J. C. Reil*, 1803). Sammelbez. für alle Formen seelischer Beeinflussung von psychisch Kranken, wie man sie in der 1. Hälfte des 19. Jahrhunderts kannte. »Moralische« bezieht sich auf mores = Kultus, Sitten, den Glauben an die Wirksamkeit von Erziehung, Erholung und menschlicher Güte. Durchgeführt wurden: freundliche individuelle Pflege, Beschäftigungstherapie, religiöse Übungen, Vergnügungen, Spiele, Musizieren, körperliche Übungen, Studien, Erholung, Garten- und Landarbeit sowie Verzicht auf physikalische Zwangsmittel (*non-restraint-Bewegung) und physische Gewalt. Speziellere psychotherapeutische Verfahren waren 1. mesmersche Therapie (Form einer kathartischen Behandlung); 2. künstlicher Somnambulismus (s.d.); 3. Suggestion im Wachzustand [*Faszination (2)]. – Man glaubte damit in 90% eine Heilung erreichen zu können. Die verbreitete Methode brach um 1850 abrupt ab.
fr: traitement moral; *e:* moral treatment.
Syn.: psychische Kurmethode.

Moramentie *(f)*. Obsol. Bez. für völliges Fehlen von sexueller Moral. *Moral Insanity.
fr: moramentie; *e:* moramentia.

Morbus astralis *(m)*. Syn. für *Epilepsie.

Morbus attonitus Celsi. Obsol. Bez. für *Katalepsie.

Morbus caducus *(m)*. Fallsucht. Im antiken Rom gebr. Bez. für *Epilepsie. Wahrscheinlich von *Madaura* erstmalig gebraucht.
fr: mal cuduc; *e:* morbus caducus.

Morbus comitalis *(m)*. Im antiken Rom gebr. Bez. für *Epilepsie. Die Bez. geht darauf zurück, daß römische Wahl- und Volksversammlungen (Comitia) abgebrochen wurden, wenn ein Teilnehmer einen epileptischen Anfall erlitt. Manche epileptologischen Bezeichnungen leiten sich davon ab.
fr: mal comtal; *e:* morbus comitalis.

Morbus convivalis *(m)*. Obsol. Bez. für *Epilepsie.

Morbus daedomiacus *(m)*. Besessenheit. Obsol. Bez. für *Epilepsie.

Morbus deificus *(m)*. Heilige Krankheit. Alte Bez. für *Epilepsie.

Morbus divinus *(m)*. Obsol. Bez. für *Epilepsie.

Morbus insputatus *(m)*. Obsol. Bez. für *Epilepsie.

Morbus lunaticus *(m)*. **1.** Im antiken Rom gebrauchte Bez. für *Epilepsie. Die Bez. geht auf *Apuleius* von Madaura und *Caelius Aurelianus* zurück und soll zum Ausdruck bringen, daß die Krankheit schändlichen Menschen vom Monde zugefügt werde. Nach *Aretaeus* befällt die Krankheit dagegen diejenigen, welche sich am Monde versündigen. **2.** Obsol. Bez. für psychische Krankheit. *Lunatikus.

Morbus major *(m)*. Obsol. Bez. für *Epilepsie.

Morbus mensalis *(m)*. Obsol. Bez. für *Epilepsie.

Morbus sacer (hippocraticus) *(m)*. Heilige Krankheit. Im Altertum und Mittelalter gebr. Bez. für *Epilepsie. *Hippokrates* hatte sich in seiner Schrift »Über die heilige Krankheit« schon gegen diese, zu seiner Zeit schon alte Bez. gewandt. Nach *Aretaeus* wurde die Bez. dem Leiden beigelegt, »wegen seiner Größe, weil alles Große als "Sacrum" bezeichnet wird, oder weil es durch menschliche Hilfe nicht behoben werden kann, sondern nur durch göttliche, oder weil der Mensch von einem Dämon besessen zu sein scheint«.

Morbus scelestus *(m)*. Obsol. Bez. für *Epilepsie.

Morbus sideratus *(m)*. Obsol. Bez. für *Epilepsie.

Morbus sonticus *(m)*. Obsol. Bez. für *Epilepsie.

Mordsucht *(f)* *Phonomanie.

Mordtrieb *(m)* *Amok.

Mordwahnsinn *(m)* *Androphonomanie.

Morceau de la Sarthe, Jacques-Louis geb. 28. 1. 1771 Montfort (Sarthe), gest. 3. 6. 1826 Paris. Bibliothekar der medizinischen Fakultät in Paris. Ab 1814 Prof. für Geschichte der Medizin. Durch seine zahlreichen Schriften einer der einflußreichsten medizinischen Publizisten seiner Zeit. Werke u.a.: »Fragments pour servir à l'histoire de la médecine des maladies mentales et de la médecine morale« (1812, 1814) (Etwa: Fragmente einer Psychiatriegeschichte und psychischen Medizin).

Morel, Bénédict-Augustin geb. 22. 11. 1809 Wien, gest. 1873. Einflußreicher frz. Psychiater an der *Salpêtrière. Ab 1848 in Maréville, ab 1857 in St.-You. Ab 1844 psychiatrische Ausbildung in Deutschland, Schweiz, Belgien, Holland, England, Italien. Schöpfer der Degenerationslehre, nach welcher es durch falschen Lebenswandel (z.B. Alkoholismus) eine sich über Generationen steigernde »Entartung« gibt. Es gibt grundsätzlich zwei biologische Wege: a) doppelte Befruchtung (von beiden Eltern), b) Fortschreiten über mehrere Generationen (Gesetz der Progressivität). 1. Generation: nervöses Temperament, sittliche Unfähigkeit, Ausschweifungen. 2. Gen.: Neigung zu Schlaganfällen und schweren Neurosen. 3. Gen.: psychische Störungen, Selbstmord, geistige Unfähigkeit. 4. Gen.: angeborene Blödsinnsformen, Mißbildungen, Entwicklungshemmungen. Kinder dieser Generation bekommen, falls sie die Pubertät erreichen, die Krankheit des Verfalls, welche *Morel* *Dementia praecox nannte. – Die Lehre ist Ausdruck eines religiösen Weltbildes, nach welchem der Mensch durch seinen Sündenfall selbst die Ursache für die Degeneration ist. Die Lehre hatte den allergrößten Einfluß auf Vorstellungen über Adel, Alkoholismus, Verbrechen, Familien, Genie u.a. – *Werke:* »Traité des dégénérescences physiques, intellectuelles et morales de l'espèce humaine«, Paris, 1857. »Traité des maladies mentales«, Paris, 1860.

Morel-Krapelin-Krankheit *(f)*. Selten gebrauchtes Syn. für *Schizophrenie.

Morel-Lavalléesche Krankheit *(f)*. Syn. für *Kentomanie.

Morelsches Ohr *(n)*. (*B. A. Morel,* 1809–1873). Verbildung des Ohres, welche als *Degenerationszeichen galt. Das Ohr ist besonders in seinen oberen Teilen groß.

Moreno-Institut *(n)*. Ausbildungsinstitut zur Erlernung des *Psychodramas. Drei Institute in Deutschland: 1. Hauptmannsreute 23, Stuttgart; 2. Uhlandstraße 8, Überlingen; 3. Hardtstraße, Zwesten.

Moria *(f)*. Witzelsucht. Psychopathologisches Phänomen, das durch Neigung zu unentwegtem Witzeln, insbesondere zu Wortwitzen, Wortspielen und witzigen Klangassoziationen gekennzeichnet ist. Findet sich in erster Linie bei umschriebener Schädigung frontaler Hirnabschnitte, z.B. durch Tumor oder Hirnverletzung.

fr: moria; *e:* moria.

Morita-Therapie *(f)*. (*S. Morita,* 1919). Für Japan eigentümliche psychotherapeutische Trainingsmethode. Wird angewandt bei *Shinkeishitsu (Neurasthenie) mit dem Ziel, neurotische Beschwerden zu beseitigen oder den Neurotiker zu lehren, sie zu ertragen. *Technik:* Zunächst mehrwöchige Krankenhausbehandlung. In der ersten Woche wird der Neurotiker in einem abgedunkelten Zimmer völlig isoliert. Er versucht dann, mit seinen Beschwerden und den Problemen selbst fertig zu werden, gibt es aber nach einer Weile auf. Es folgen 40–60 Tage leichter Beschäftigungs- und Arbeitstherapie. Auch während dieser Zeit bleibt der Neurotiker streng von Familie und Freunden getrennt und darf mit niemand über seine Symptome sprechen. Die Kranken versuchen schließlich nicht mehr, die Angst zu beseitigen, sondern stellen sich ihr. Diese Umwandlung der psychischen Haltung schließe eine tiefe Einsicht in die Natur des Menschen ein (enge Beziehungen zum Zen-Buddhismus). Nach der Krankenhausentlassung wird die Therapie durch Gruppenzusammenkünfte fortgesetzt (nach *Suzuki* und *Takemura,* 1966).

fr: thérapeutique de Morita; *e:* Morita therapy.

Morphin-Ersatzmittel *(n, pl)*. Synthetisch hergestellte Medikamente mit morphinähnlicher schmerzstillender Wirkung: Polamidon, Cliradon, Dolantin, sowie das als Hustenmittel gebrauchte Ticarda.

Morphin-Ersatz-Süchte *(f, pl)*. Drogenabhängigkeit von Morphin-Ersatzmitteln. Das Bild gleicht im wesentlichen dem des Morphinismus. Unangenehme Entziehungserscheinungen werden von den einen Mitteln besonders häufig (Polamidon), von anderen besonders selten (Dolantin) berichtet.

Morphinismus *(m).* Morphiumsucht. Chronische Morphiumvergiftung. Süchtiges Verlangen nach Morphium, dem wichtigsten Alkaloid des Opiums. Prototyp einer Sucht, da die euphorisierende Wirkung gesucht wird und rasche Gewöhnung und Dosissteigerung eintreten. Besonders nach Injektionen stellt sich zunächst eine Phase der Anregung und Leistungssteigerung ein, die nach 30 Min. den Höhepunkt erreicht. Danach tritt Lähmung der Willensfunktionen und Verflachung des Vorstellungsverlaufes ein. Morphium bewirkt ein wunschlos-beglücktes Behagen. Nach längerem Gebrauch treten die negativen Begleiterscheinungen auf: allgemeiner körperlicher Verfall, Darmstörungen, Pupillenverengung (Miosis), Injektionsnarben. Bei Entziehung (nicht immer vorhandene) uncharakteristische, aber als sehr unangenehm empfundene Entziehungserscheinungen: Schlaflosigkeit, motorische Unruhe, Erregung, Übelkeit, Erbrechen und Durchfälle. Früher häufig, inzwischen gegenüber anderen Süchten zurückgetreten. Behandlung durch lange Entziehungskur. Rückfallprognose stets mit Zurückhaltung zu stellen. – *Historisch:* Der Begriff geht auf *E. Levinstein* (1875) zurück. Das 1804 isolierte Morphium wurde 1856 erstmalig gespritzt (*Bertrand*). Erste Mitteilungen über Sucht erst 1872 (*Laehr*). Viele Fälle traten während des Krieges 1870/71, als man die Gefahren noch nicht erkannt hatte, auf.
fr: morphinomanie; *e:* morphinism, morphinomania, morphomania.
Syn.: Morphinomanie, Morphiomanie.

Morphi(n)omanie *(f).* Syn. für *Morphinismus.

Morphinophagia, Morphinophagie *(f)* *Morphinismus.
fr: morphinophagie; *e:* morphinophagy.

Morphinsucht *(f)* *Morphinismus.

Morphinvergiftung, chronische *(f)* *Morphinismus.

Morphiumsucht *(f)* *Morphinismus.

Morphopsie *(f).* Komplexe, optische Halluzination, bei der die Gegenstände evtl. vergrößert (Makropsie) oder verkleinert (Mikropsie) erscheinen. Auch das Erblicken von unbeweglichen und beweglichen Tieren, von Menschen (evtl. bestimmte Personen), die jedoch nie sprechen. Die halluzinierten Gegenstände und Lebewesen sind zumeist farbig. Findet sich zusammen mit *Photopsien fast ausschließlich bei Hirnläsionen des Hinterhauptlappens. Treten Morphopsien dagegen innerhalb eines Sinnesdefektes auf, kommt ihnen keine lokalisatorische Bedeutung zu. Das alleinige Vorkommen von Morphopsien (ohne Photopsien) außerhalb eines Sinnesdefektes ist ein Hinweis auf Läsion des Schläfenlappens vorwiegend der dominanten Seite.
fr: hallucination morphopsique.
Syn.: morphoptische Halluzination.

Motilitätsneurose *(f).* Obsol. Bez. für *motorische Unruhe.
fr: cinésinévrose; *e:* kinesioneurosis.

Motilitätspsychose, akinetische *(f).* (*Wernicke, Kleist, Fünfgeld*). Dem Stupor ähnliches Bild einer psychischen Krankheit. Akinetischer Pol der Motilitätspsychose. Die Kranken liegen starr und ohne zu sprechen im Bett. Rascher Übergang in die hyperkinetische Form ist häufig. Häufiger Wechsel zwischen den Phasen. Starke Neigung zu Periodizität.

Motilitätspsychose, hyperkinetische *(f).* (*Wernicke, Kleist, Fünfgeld*). Der Katatonie ähnliche psychische Krankheit. Hyperkinetischer Pol bei phasischen *zykloiden Psychosen mit eigenem Erbgang. Symptome: Steigerung der Relativ- und Expressivbewegungen, teilweise auch mit parakinetischen Zügen, jedoch nur wenige oder gar keine sprachlichen Äußerungen. Kann verstanden werden als dramatische Ausdrucksweise einer tief aufgewühlten Emotionalität fast ausschließlich mit Mitteln der *Körpersprache. Kann sich zu »bedrohlichen Hyperkinesen« (*Neele*) steigern und in »tödliche Katatonie« (*Stauder*) ausgehen.

Motivation *(f).* **1.** In der Philosophie: Beweggründe des Willens. **2.** In der Psychologie: Beweggründe des Handelns. Bei Erkenntnis der Wahlmöglichkeiten wirksam werdender Antrieb, Bedürfnis, Drang, Interesse, Trieb. Auch das Ganze seelischer dynamischer Faktoren, die das augenblickliche Verhalten eines Menschen bestimmen. Die Motivation einer einzelnen Handlung ist stets komplex, in weiten Bereichen unbewußt, z.B. die zum Kauf eines Gegenstandes führenden Beweggründe. **3.** In der Umgangssprache: positive Empfindungen, die zu einer Leistung (z.B. Lernen) führen.
fr: motivation; *e:* motivation.

Motivationsstruktur *(f).* Gesamt der gleichzeitig in einer Handlung wirksam werdenden Beweggründe (Motive). Mit der Vorstellung verbunden, daß die Motive untereinander durch ein verschiedengewichtiges Gegen- und Miteinander zu einem Wirknetz verknüpft sind.

fr: structure de motivation; *e:* motivational structure.

motorische Unruhe *(f)*. Häufig verwendete Bez. zur Beschreibung übermäßiger Spontanbewegungen bei psychisch Kranken. *Erregung, psychomotorische.

MPI. **M**audsley **P**ersonality **I**nventory. (*H. J. Eysenck,* 1959). Persönlichkeits-Fragebogentest zur Erfassung von Neurotizismus und Extraversion.

MRI. **M**ental **R**esearch **I**nstitute in Palo Alto (Kalifornien) *Palo-Alto-Gruppe.

Münchhausen-Neurose *(f)* *Münchhausen-Syndrom.

Münchhausen-Syndrom *(n)*. (*R. Asher,* 1951). Nach dem Lügenbaron benanntes uneinheitliches Bild, bei dem lebhafte Beschwerden erfunden werden, um Einweisung ins Krankenhaus zu erreichen. Meist bestehen akute Krankheitsbeschwerden, von denen eine plausible und dramatische Vorgeschichte erzählt wird. Die Betreffenden lügen oft, auch hinsichtlich Namen und Biographie. Bevorzugte Beschwerdekomplexe sind heftige Leibbeschwerden (akutes Abdomen), Berichte über Blutungen aus Magen oder Lungen, Kopfschmerzanfälle, Bewußtseinsverluste oder seltsame Anfälle. Die Patienten scheuen auch schmerzhafte diagnostische Eingriffe und Operationen nicht und verlassen gewöhnlich heimlich das Krankenhaus. *Laparotomophilie, *Haemorrhagia hysterionica, *Dermatitis autogenica.
fr: traumatophilie; *e:* traumatophilia.
Syn.: Traumatophilie.

Münchhausen-Syndrom der Angehörigen *(n)*. Variante des Münchhausen-Syndroms, bei der Eltern ihre Kinder mit Krankheiten zum Arzt bringen, welche sie ihnen selbst willkürlich beigebracht haben, z.B. künstliche Blutbeimengung zum Harn, Versetzung des Harns mit Traubenzucker (um Zuckerkrankheit vorzutäuschen), Hervorrufen einer neurologischen Symptomatik durch Gabe von Psychopharmaka. Bei der Aufklärung nimmt die Familie oft eine verleugnende Haltung ein.
e: Münchhausen-by-proxy syndrome.

Münzverstärkungssystem *(n)* *Token-Verstärkungssystem.

Multiinfarkt-Demenz (MID) *(f)*. Verlust früher erworbener intellektueller Fähigkeiten durch zahlreiche kleine Infarkte (Schließung oder Verlegung kleinster Adern) in Hirn und Hirnstamm. Begriff und Konzept leiten sich aus den morphologischen Befunden bei Computertomographie (CT) ab. Nach Befunden in der Kernspintomographie (NMR) sind nicht die im CT sichtbaren Infarktherde Ursache der Demenz, sondern die gestörte Verbindung zwischen Hirnzentren im Bereich der weißen Hirnsubstanz (»subkortikale Diskonnektion«). *Dementia lacunaris, *Dementia arteriosclerotica.

Multiinfarkt-Enzephalopathie *(f)*. Syn. für *Multiinfarkt-Demenz.

multiple Persönlichkeit *(f)* *Persönlichkeit, multiple.

Muselman-Stadium *(n)*. Apathisches Ertragen jedes Schicksals bei schwerer Verfolgung.
e: muselman stage.

Musicotherapie *(f)* *Musiktherapie.

Musikepilepsie *(f)* *Epilepsie, musikogene.

Musiksinntaubheit *(f)*. Von *K. Kleist* postulierte, aber klinisch nicht nachgewiesene Form der *Amusie. Unfähigkeit, Sinn und Inhalt von Melodien zu erfassen.

Musiktherapie *(f)*. Behandlung krankhafter psychischer Zustände durch Musik. Man unterscheidet eine passive Musiktherapie, bei der den Kranken Musik vorgespielt wird. Größere Bedeutung hat die aktive Musiktherapie, bei der Kranke in Chören oder Instrumentalgruppen selbst musizieren. Folgen sind Förderung des sozialen Zusammenwirkens, Erwachen des Interesses an der Umgebung, Erhöhung von Selbstwertgefühl, Anregung der Aktivität in angenehmer Form. Anwendungsgebiete sind alle psychischen Krankheiten, besonders jedoch Schwachsinn.
fr: musicothérapie; *e:* musicotherapy.

Muskatnuß *(f)*. Aromatischer Samen von Myristica fragrans. Bekanntes Gewürz. Pulverisiert in Mengen von 5–30 g auch Wirkung als *Halluzinogen. Die seit 1789 (*W. Cullen*) bekannte Drogenwirkung kam ab 1970 in stärkeren Gebrauch.
fr: noix muscade; *e:* nutmeg.

Muskeltonusverlust, affektiver *(m)* *Tonusverlust, affektiver.

muskuläre Bauchauftreibung *(f)*. Von *Stefenelli* gebr. Syn. für *Syndrom der funktionellen Bauchauftreibung.

Musophobie *(f)*. Angst vor Mäusen.
fr: musophobie; *e:* musophobia.

Mussitation *(f)*. **1.** »Milde Form des *Mutismus. Es wird selten und mit leiser Stimme gesprochen. Auch ist das Geäußerte unbestimmt, allgemein und schwer verständlich. Vorkommen bei Depressionen, gehemmten Persönlichkeiten u.a.
fr: semi-mutisme, mussitation; *e:* semimutism.
2. Bewegung von Zunge und Lippen wie beim Sprechen, ohne Laute zu erzeugen.
fr: mussitation; *e:* mussitation.

mussitierendes Delir *(n)* *Delirium mussitans.

Mutazismus *(m)*. Ältere Bez. für *Mutismus.
fr: mutacisme; *e:* mutism.

Mutismus *(m)*. Beharrliches Schweigen bei organisch intakten Sprechorganen. Das Schweigen kann einer Absicht entsprechen oder mit einer krankhaften Geistesstörung in Zusammenhang stehen. Vielfältige Ursachen: häufig bei Neurose oder psychogenem Stupor (s. die folgenden Stichwörter); bei Schrecklähmung und plötzlich-heftigen Gemütsbewegungen; im katatonen Stupor und bei jungen Schizophrenen, dann diagnostisch oft schwer zu beurteilen. Auch in Extremfällen von Demenz tritt Mutismus durch Fehlen motorischer Impulse auf. Bei Wahnerkrankungen entspricht Schweigen oft dem Versuch, die krankhaften Erlebnisse zu dissimulieren. Bei Kindern ist Mutismus häufig, unterliegt jedoch sonst den gleichen Bedingungen wie bei Erwachsenen. S.a. Mutismus, akinetischer.
fr: mutisme; *e:* mutism.
Syn.: Mutazismus.

Mutismus, akinetischer *(m)*. (*H. Cairns, R. C. Oldfield, J. P. Pennybacker* und *D. Whitteridge*, 1941). Unspezifisches klinisches Syndrom. Zentrales Symptom ist Hemmung aller motorischen Funktionen einschließlich Sprache, Gestik und Mimik. Die Kranken sprechen und bewegen sich nicht spontan oder folgen Aufforderungen nur verzögert und langsam. Sie sind aber wach, voll bewußt und fixieren Gegenstände mit den Augen. Sie können für die Zeit dieses Zustandes (Tage bis Monate) amnestisch sein oder auch volle Erinnerung bewahren. Sofern neurologische Symptome vorhanden sind, ist das Bild sehr variabel und uncharakteristisch. – Ursachen können sein: Tumoren in der Nähe des 3. Ventrikels, Hämangiome des Mesencephalons oder der Umgebung des 3. Ventrikels, Thrombose der A. basilaris, Pseudoenzephalitis *Wernicke*, Enzephalitis, Schußwunden des Stirnhirns, Narkolepsie, Schizophrenie, manisch-depressive Erkrankung, Hysterie. Gelegentlich ist die Ursache nicht zu klären.
fr: mutisme akinétique; *e:* akinetic mutism.
Syn.: akinetische Zustände (*Grotjahn*, 1939), akinetic und trancelike mutism (*Bairns* et al.), coma vigil, echte Akinesie (*Bostroem*, 1936).

Mutismus, Elektiver *DSM-Anhang.

Mutismus, hysterischer *(m)*. Syn. für *Mutismus, neurotischer.

Mutismus, neurotischer *(m)*. Schweigen als Teilerscheinung eines konfliktbedingten Zustandsbildes. Oft nur in Form einer Aphonie. Der Betroffene zeigt durch Gestik und Mimik, daß er außerstande sei, das auszudrücken, was er sagen möchte. Manchmal wird gesprochen, jedoch ohne Intonation. Von *Freud* zuerst am Fall »Dora« ausführlicher demonstriert. – Oft schwer von Mutismus bei beginnender Schizophrenie zu unterscheiden.
fr: mutisme pithiatique; *e:* hysterical mutism.

Mutismus, psychogener *(m)*. Syn. für *Mutismus, neurotischer.

Mutismus, thymogener *(m)*. Obsol. Bez. für *Mutismus, neurotischer.

Mutitas voluntaria *(f)*. Alte Bez. für *Mutismus.

Mutter, schizophrenogene *(f)* *schizophrenogene Mutter.

mutuell *(a)*. Wechselseitig.
fr: mutuel; *e:* mutual.

Myoclonus-Epilepsie *(f)* *Myoklonus-Epilepsie.

Myodynia hysterica *(f)*. Besondere Empfindlichkeit der Muskulatur in der Umgebung der Eierstöcke bei hysterischen Frauen.
fr: myodynie hystérique; *e:* hysterical myodynia.

Myoklonie *(f)*. Plötzliche, unwillkürliche – oft wiederholte – Kontraktion eines Muskels oder einer Muskelgruppe, die sogleich wieder abklingt. Ein Bewegungserfolg kann vorhanden sein oder auch fehlen.
fr: crise myoclonique; *e:* myoclonic fit.

Myoklonie, familiäre *(f)*. Syn. für *Myoklonusepilepsie.

Myoklonusepilepsie. (*H. Unverricht*, 1891; *H. Lundborg*, 1903). Gewöhnlich familiär auftretendes Anfallsleiden. Erste Symptome im 6.–16. Lebensjahr in Form von generalisierten epileptischen Anfällen. Nach einigen Jahren charakteristische Myoklonien mit plötzlichen, unregelmäßig in allen Muskelgruppen auftretenden Muskelkontraktionen, die einen Bewegungserfolg haben und bei Auftreten in den Beinen den Kranken zu Fall bringen können. Die Myoklonien verschwinden im Schlaf und verstärken sich bei Erregung. Parallel entwikkelt sich eine fortschreitende Demenz. Nach jahrelangem Verlauf stärkere Zunahme von Myoklonien und Demenz. Der nach meist mehrjährigem Verlauf eintretende Tod ist gewöhnlich Folge einer zunehmenden Abmagerung bis zum Marasmus. *Dementia myoclonica.
fr: syndrome d'*Unverricht*, myoclonie épileptique progressive; *e:* *Unverricht*'s disease, myoclonus epilepsy.
Syn.: familiäre Myoklonie, *Unverricht-Lundborg*-Syndrom.

myoklonische Epilepsie *(f)*. *Epilepsie, myoklonische.

Myophobie *(f)*. Syn. für *Musophobie.

Myopsychopathie *(f)*. Syn. für *Myopsychose.

Myopsychose *(f)*. (*A. Joffroy,* 1902). Muskulär bedingte Bewegungsstörungen (Myoklonien, Myopathien), die zusammen mit psychischen Veränderungen auftreten. – Entspricht keiner klinischen Einheit.
fr: myopsychie; *e:* myopsychopathy.
Syn.: Myopsychopathie.

Myospasia convulsiva *(f)*. Syn. für **Tourette*-Syndrom.

Myospasia impulsiva *(f)*. Syn. für **Tourette*-Syndrom.

Mysophobie *(f)*. Angst vor Berührung von Gegenständen aus Angst vor etwas Schmutzigem, z.B. Angst vor der Berührung einer Türklinke (Ansteckungsfurcht). Typisches Symptom der Zwangsneurose. Tritt häufig in Form des *Waschzwanges auf.
fr: mysophobie, délire du toucher (*Legrand du Saulle*); *e:* mysophobia.
Syn.: Berührungsfurcht.

Mythomanie *(f)*. (*Dupré,* 1905). Krankhafte Neigung, die Wahrheit zu verfälschen, zu lügen oder erfundene Geschichten zu erzählen. Bei Kindern bis zu einem gewissen Grade physiologisch, da noch nicht sicher zwischen Wirklichkeit und Phantasie unterschieden werden kann. Bei Erwachsenen entweder als harmlose Ausschmückung von Geschichten mit vielen erfundenen Details, die dem jeweiligen Publikum angepaßt werden, oder als freie Erfindungen, die teils dem Geltungsbedürfnis (»Tartarin de Tarascon« von *Daudet*), teils bestimmten Absichten (Beschuldigung sexueller Angriffe) dienen. In jedem Falle ist der Erzähler wenigstens teilweise von der Realität der erzählten Begebenheiten überzeugt. Inhaltlich handelt es sich nach *H. Deutsch* (1922) um einen Kern realer Begebenheiten, der nach Art der Mythen mit Wunscherfüllungen ausgeschmückt wird, durch welche die unangenehme Realität abgeleugnet wird. Psychoanalytisch gesehen, handelt es sich um einen Abwehrmechanismus, wobei die Geschichten den Teil der Realität, der geleugnet werden soll, mit enthalten.
fr: mythomanie; *e:* mythomania.

Mythophobie *(f)*. Übertriebene Angst davor, die Unwahrheit zu sagen.
fr: mythophobie; *e:* mythophoby.

Mythopoiese *(f)*. »Hervorbringen von Erdichtetem«. In der 2. Hälfte des 19. Jahrhunderts entstandene Lehre, nach welcher Bruchteile der Persönlichkeit im Unbewußten autonome Aktivitäten entfalten und schöpferisch werden können (»mythopoietische Funktion« des Unbewußten).
fr: mythopoiese; *e:* mythopoiesis.

Myxödempsychose *(f)*. Psychische Krankheit durch Mangel an Schilddrüsenhormon. Nach der ab Ende des 19. Jahrhunderts zur Behandlung des Kropfes durchgeführten totalen Schilddrüsenentfernung (Thyreoidektomie) traten häufig durch Ausfall der Hormonproduktion Psychosen vom akuten exogenen *Reaktionstyp auf. Die Krankheit führte meist zu schwerer Verblödung. Seit Einführung der subtotalen Operationsmethode werden die Bilder nicht mehr beobachtet. – Gegenwärtig werden sehr selten Psychosen bei Schilddrüsenunterfunktion beobachtet. Die Bilder sind akuten paranoiden und katatonen Schizophrenien, Manien oder Depressionen ähnlich. Nach *M. Bleuler* (1954) sind dabei regelmäßig auch andere Ursachenfaktoren für das Entstehen der Psychose mitverantwortlich zu machen. Eine Behandlung mit Schilddrüsensubstanz führt daher meist nicht zu voll befriedigenden Ergebnissen.
e: myxedema madness.

Myxoneurosis intestinalis membranacea *(f)*. Anfallsweise auftretende kolikartige Bauchschmerzen mit nachfolgenden Dejektionen glasigen Schleims. Das Krankheitsbild steht dem Asthma bronchiale nahe und ist gewöhnlich psychogener Natur, in selteneren Fällen auch allergisch bedingt; kommt hauptsächlich bei jüngeren Frauen vor.
fr: myxonévrose; *e:* myxoneurosis.
Syn.: Colica mucosa.

N

Nachexploration *(f)*. Psychiatrische Untersuchung eines psychisch Kranken nach Abklingen der ersten Krankheitserscheinungen.

nachgehende Fürsorge *(f)* *Außenfürsorge.

Nachhallpsychose *(f)*. Tage, Wochen oder selbst Monate nach Drogenerlebnissen plötzlich wieder auftretende subjektive Empfindungen oder psychotische Erscheinungen gleicher Art, obwohl nichts eingenommen wurde. Dabei häufig starke Angst und/oder das Gefühl, irre geworden zu sein.
e: flash-back-psychosis.

Nachreifung, psychische *(f)*. Gegenüber dem altersspezifischen Rhythmus verzögerte Ausreifung und Entwicklung von emotionalen und intellektuellen Funktionen. Bei sogenannten »Spätentwicklern« normalerweise vorkommend, besonders aber auch bei Schwachsinn. Bei neurotischer Reifungshemmung auch Ziel psychotherapeutischer Bemühungen.

Nachtangst *(f)*. Nächtliches Erwachen mit Angstgefühlen und Aufschreien bei Kindern. Die Angst hält bis zum vollständigen Erwachen an. *Nachtmahr. Gelegentlich verbunden mit Nachwandeln. Wurde in der älteren Psychiatrie für den Ausdruck einer organischen Hirnkrankheit (z.B. Epilepsie) gehalten. Gilt gegenwärtig als Symptom einer kindlichen Neurose oder Neuropathie. Es handelt sich meist um gefügige Kinder bei einengender Erziehung (*Schwidder*).
fr: terreur nocturne; *e:* night terror, sleep terror.
Syn.: Pavor nocturnus, Terror nocturnus

Nachtepilepsie *(f)* *Schlafepilepsie.

Nachtesser *(m)*. Jemand, der am *Nachtesser-Syndrom leidet.
e: night-eater.

Nachtesser-Syndrom *(n)*. Unwiderstehlicher Wunsch nach nächtlicher Nahrungsaufnahme. Meist verbunden mit Schlafstörung. Die Betroffenen sind oft morgens oder sogar am ganzen Tage völlig appetitlos. Es handelt sich oft – nicht immer – um Fettleibige. Zwangsweiser Nahrungsentzug führt eher zu depressiven Zuständen. Ursachen noch nicht klar. Kann Symptom des **Kleine-Levin*-Syndroms sein. Wahrscheinlich auch Symptom neurotischer Störung (Angstabwehr?).
e: night-eating syndrome, nocturnal hyperphagia.

Nachtklinik, psychiatrische *(f)*. Psychiatrisches Krankenhaus für noch nicht voll rehabilitierte Kranke, die dort in den Abendstunden ärztlich behandelt werden und die Nacht zubringen, während sie am Tage einer normalen Berufstätigkeit nachgehen. Vorzugsweise für Kranke, deren Wohnprobleme infolge ungünstiger Familienverhältnisse oder aus Mangel an einer geeigneten Wohnung noch nicht gelöst werden konnten. *Tagesklinik.
fr: hôpital de nuit; *e:* night hospital.

Nachtmahr *(m)*. Während des desynchronisierten Schlafs (s.d.) auftretender Traum mit angsterregendem Inhalt. Meist hat der Traum drohende Tiere oder Menschen zum Inhalt. Kommt insbesondere bei Kindern vor, die durch den Traum erwachen, sich neu orientieren und dann wieder einschlafen. Die Erinnerung an den Trauminhalt ist oft sehr lebhaft. *Nachtangst.
fr: terreur nocturne; *e:* nightmare.

Nachtwandeln *(n)*. Syn. für *Somnambulismus.

Nägelkauen, Nägelbeißen *(n)*. Gewohnheitsmäßiges Kurzhalten der Fingernägel durch Abbeißen und Abkauen. Sehr verbreitete Erscheinung. ⅖ aller Kinder zwischen 5 und 18 Jahren sind Nägelkauer; Mädchen weniger als Buben. Kann psychodynamisch als oral-sadistischer Impuls gedeutet werden. Durch den autoaggressiven Akt kann die innerseelische Spannung verringert werden. Es handelt sich meist um aggressive Tendenzen gegen einen Elternteil, die nicht offen zum Ausdruck gebracht werden.
fr: onychophagie; *e:* nail biting, onychophagy.
Syn.: Onychophagie.

Näseln *(n)*. Dt. Bez. für *Rhinolalie.

Nahrungsverweigerung *(f)*. Nichtannehmen von Nahrung. Häufiges Symptom bei schweren psychischen Krankheiten. Vorkommen vor allem bei schweren traurigen und ängstlichen Verstimmungen; meist durch krankhafte Schuldgefühle motiviert (»habe ich nicht verdient«). Bei *Katatonie regelmäßiges Symptom. Durch Erlöschen des Nahrungstriebes auch bei schweren hirnorganischen Störungen, z.B. *apallisches Syndrom.
fr: sitiergie; *e:* apastia, refusal to eat, abstinence from food.

Namenszwang *(m)*. Syn. für *Onomatomanie.

NAMH The British **N**ational **A**ssociation for **M**ental **H**ealth (Englische Gesellschaft für Psychohygiene). 1946 gegründete Vereinigung zur Verbesserung des Verständnisses für *Psychohygiene. Die Aufgaben sind vor allem praktischer und organisatorischer Art.

Nancy, Schule von Kreis von Ärzten, der sich Ende des 19. Jahrhunderts in Nancy bildete und bezüglich *Hysterie und *Hypnose gegensätzliche Ansichten zur *Salpêtrière-Schule *Charcot*s entwickelte. Das Vorhandensein eines vom Hypnotiseur ausgehenden Fluidums wurde bestritten, die Hypnose als rein psychologischer Vorgang erklärt, der nicht nur bei Neuropathen auftreten könne. 1891 wurden die von *Charcot* vorgeführten hysterischen Zustände als »Kunstprodukt, als Ergebnis von Einübung« (*Bernheim*) durch die Schüler *Charcot*s entlarvt. Die Schule ging aus vom Landarzt **Liébault* und wurde hauptsächlich getragen vom Internisten *H. Bernheim*. Rechtsfragen bearbeiteten der Gerichtsmediziner *Beaunis* und der Rechtsanwalt *Liégois*. I.w.S. gehören dazu: *A. Moll, Schrenck-Notzing, Krafft-Ebing* (Deutschland) *Bechterew* (Rußland), *M. Bramwell* (England), *Boris Sidis, Morton Prince* (USA).

Naphthomanie *(f)*. Süchtiges Verlangen nach Öl- und Benzindämpfen. *Benzinismus.
fr: naphtomanie; *e:* naphtomania.

Narkoanalyse *(f)*. (*J. S. Horsley,* 1936). Psychiatrische Exploration während einer Halbnarkose (*Narkotherapie). Das Verfahren ist nur mit Einwilligung des Patienten statthaft. Auf diese Weise eruierte Tatbestände dürfen vor Gericht nicht verwendet werden, da nie sicher ist, ob sie den wirklichen oder vorgestellten Begebenheiten entsprechen. Unter der Bezeichnung »Wahrheits-Serum« sind in der Öffentlichkeit übertriebene Erwartungen auf die Narkoanalyse gesetzt worden. Die Anwendung dieser Methode zu therapeutischen Zwecken erfordert stets weitere psychotherapeutische Behandlung, um dem Kranken zu helfen, das bewußtgemachte Erlebnismaterial durchzuarbeiten und zu integrieren. *Narkopsychoanalyse.
fr: narco-analyse; *e:* narcoanalysis, hypnotic drug-psychotherapy.

Narkohypnose *(f)*. Besondere Form der Hypnose, bei welcher zuerst durch Schlafmittel (Narkotika) ein künstlicher Halbschlaf hervorgerufen wird. In der älteren Literatur werden als Mittel genannt: Chloroform, Äther, Morphium, Haschisch, Cannabis indica, Bromäthyl, Chloralhydrat, Scopolamin hydrobromic. Diese Mittel sind fast vollständig durch intravenös injizierbare Barbiturate verdrängt. Praktische Anwendung *Narkotherapie.
fr: narcohypnose; *e:* narcohypnosis, barbiturate hypnosis.
Syn.: Narkosuggestion. Schlafmittelhypnose.

Narkoid-Hypnose *(f)*. (*B. Stokvis*). Besonders tiefer Zustand von *hypnotischem Schlaf, bei dem ein narkoseähnlicher Schlaf auftritt. Es wird ein so tiefer Grad von Schmerzlosigkeit erreicht, daß in diesem Zustand auch Operationen ausgeführt werden können. Das Risiko des Versagens ist jedoch groß. Deshalb wird die Methode nur bei Verbrennungen und Zuständen, bei welchen eine Narkose nicht durchgeführt werden kann, angewendet.

Narkokatharsis *(f)*. Hilfsmethode der Psychotherapie. Anwendung der *kathartischen Methode unter Mitwirkung von Schlafmitteln. Vgl. Narkotherapie, Narkoanalyse.
fr: narco-katharsis; *e:* narco-catharsis.

Narkolepsie *(f)*. Erstmalig von *Willis* (1672) erwähntes Krankheitsbild, dem *Gélineau* 1881 den heutigen Namen gab. Beginn in Kindheit oder Pubertät. Beim männlichen Geschlecht häufiger als beim weiblichen (6:1). Symptome: 1. Schlafzwang am Tage. Anfallsweise auftretender, unüberwindlicher, 1–30 Min. dauernder Schlaf. 2. Affektiver Tonusverlust (s.d.) der Muskulatur. 3. Wachanfälle (plötzliches Aufwachen aus dem Schlaf mit Tonusverlust der Muskulatur). 4. Lebhafte, aber kurze hypnagoge Halluzinationen. – Ein Patient hat selten alle Symptome, oft nur eines. Ursachen wenig geklärt. Wahrscheinlich Dysfunktion des retikulären Systems im Zwischenhirn. Elektrophysiologisch handelt es sich um normalen Schlaf bzw. um desynchronisierten Schlaf (s.d.). Unterscheidung einzelner Formen s. die folgenden Stichwörter. Unterschieden werden eine genuine und eine symptomatische Form (z.B. bei oder nach Enzephalitis, Malaria, Fleckfieber, Lues, Hirntraumen, Encephalomyelitis disseminata).
fr: narcolepsie, syndrome de *Gélineau; e:* narcolepsy, *Friedmann*'s disease, sleep epilepsy.
Syn.: Gélineau-Krankheit, *Gélineau*-Syndrom, Hypnolepsie (*Singer*).

Narkolepsie, genuine *(f)*. Narkolepsie ohne nachweisbare Ursache. Das Zustandsbild bleibt jahrelang unverändert. Manchmal familiäres Vorkommen.
fr: narcolepsie essentielle; *e:* idiopathic narcolepsy.
Syn.: idiopathische Narkolepsie.

Narkolepsie, idiopathische *(f)* *Narkolepsie, genuine.

Narkolepsie, symptomatische *(f)*. Als Folgezustand anderweitiger Erkrankungen aufgetretene Narkolepsie; z.B. nach Enzephalitis, Malaria, Fleckfieber, Lues, Hirntraumen, multipler Sklerose, bei Hirntumoren in der Nähe des 3. Ventrikels, Zuckerkrankheit.
fr: narcolepsie symptomatique; *e:* symptomatic narcolepsy.

Narkolepsie-Gesellschaft, Deutsche (DNG) *(f)*. 1980 gegründete Gesellschaft mit dem Ziel der Erforschung der *Narkolepsie, der Information und Aufklärung über die Krankheit und der Bildung von Selbsthilfegruppen. Die ca. 150 Mitglieder sind Ärzte, Kranke und deren Angehörige. Adresse: Tannenkuppenstr. 19, Kassel.

narkoleptisches Syndrom *(n)*. Syn. für *Narkolepsie.

Narkolyse *(f)*. Syn. für *Narkoanalyse.
fr: narcolyse; *e:* narcolysis.

Narkomanie *(f)*. **1.** Syn. für *Schlafmittelsucht. **2.** Drogenabhängigkeit von Medikamenten mit beruhigender Wirkung, insbesondere von Schlafmitteln (*Schlafmittelsucht), Beruhigungsmitteln und *Ataraktika.
fr: narcomanie; *e:* narcomania.

Narkophage *(m)*. Jemand, der gewohnheitsmäßig Schlaf- und Beruhigungsmittel zu sich nimmt.

Narko-Psychoanalyse *(f)*. Da die in *Narkoanalyse explorierten und bewußtgemachten Vorgänge auch nachher erinnert werden, können sie zur Unterstützung der Psychoanalyse verwendet werden. Nach dem 2. Weltkrieg weit verbreitet. Der Indikationsbereich wurde jedoch im wesentlichen auf aktuelle Konflikte und Traumen eingeschränkt. In allen anderen Fällen ist sie ohne Wirkung oder kontraindiziert.
fr: narco-psychoanalyse; *e:* narcopsychoanalysis.

Narkosomanie *(f)*. Suchtartiges Verlangen nach Narkose. Tritt gelegentlich als Form des *Münchhausen-Syndroms auf.
fr: narcosomanie; *e:* narcosomania.

Narkosuggestion *(f)*. Syn. für *Narkohypnose.

Narkosynthese *(f)*. Von *R. R. Gringker* beschriebene Form der *Narko-Psychoanalyse. Bezieht sich auf eine Notfall- bzw. Kurzzeittherapie, die unter extremen Bedingungen ausgeführt wird; z.B. bei abnormen Erlebnisreaktionen von Soldaten in einer kämpfenden Truppe.
fr: narcosynthèse; *e:* narcosynthesis.

Narkotherapie *(f)*. **1.** Sammelbez. für alle Formen der Psychotherapie unter Mithilfe von Drogen. Frühere Versuche mit Alkohol, Äther, Lachgas sind aufgegeben worden. Der Begriff bezieht sich nur noch auf intravenös injizierte Barbiturate. Technik: 0,25–1,0 g Pentothal (oder ein anderes Barbiturat) werden langsam injiziert, bis im Halbschlafzustand ein veränderter Bewußtseinszustand eingetreten ist, bei dem die Kommunikation erhalten bleibt. Dabei verringert sich die Angst, der Patient kann peinliche, angstbesetzte Dinge leichter äußern, bewußte und unbewußte Hemmungen fallen fort, die Exploration ist erleichtert, Suggestionen können leichter gesetzt werden. Besondere Formen sind *Narkohypnose, *Narkoanalyse, *Narkosynthese, *Narkokatharsis. **2.** Dauerschlafbehandlung. *Schlafkur.
fr: narcothérapie; *e:* narcotherapy.

Narkotimanie *(f)* *Narkomanie.

Narkotismus *(m)*. Bez. für den psychischen Zustand eines, der unter der Einwirkung von Schlafmitteln steht. Der Ausdruck wird gewöhnlich nur dann gebraucht, wenn Störungen des Verhaltens auftreten.
fr: narcotisme; *e:* narcotism.

Narkotomanie *(f)* *Narkomanie.

Narrenbrücke *(f)*. Anfang des 19. Jahrhunderts gebräuchliche, besonders hergerichtete Gehbrücke über stehendes oder fließendes Wasser zur Behandlung von psychisch Kranken. Der Kranke wurde über die Brücke geführt und stürzte mittels eines Mechanismus unversehens ins kalte Wasser. Von der Überraschung und dem Erlebnisschock erhoffte man sich Besserung seines Zustandes.

Narrenhäuslein *(n)*. 1461 in Nürnberg eröffnetes Haus zur Aufbewahrung von psychisch Kranken.

Narzissmus *(m)* *Narzißmus.

Narzißmus *(m)*. (Nach der mythologischen Gestalt des Narziß, der sich in sein Spiegelbild verliebte). **1.** Bei *P. Näcke* und *Krafft-Ebing* sowohl mit sexueller Selbsterregung als auch ohne. **2.** Nach *S. Freud* normales Durchgangsstadium in der Entwicklung der Objektbeziehungen während der prägenitalen Phasen, wobei ein Unterschied zwischen Ich und Objekt noch nicht gemacht wird. Dies entspricht dem »primären Narzißmus«. Die ganze Libido wird dem Ich zugewendet. Normalerweise verbleibt nur ein Teil der Libido dem Ich, während das meiste äußeren Objekten zugewendet wird. Beim sekundären Narzißmus wird die Libido den Objekten entzogen und wieder dem Ich

zugeordnet. Dies ist z.B. bei der Regression eines Schizophrenen der Fall. Aber auch normalerweise stehen Narzißmus und Objektlibido in einem reziproken Verhältnis zueinander. Wenn die eine zunimmt, nimmt die andere ab, und umgekehrt.
fr: narcissisme; *e:* narcissism.

narzißtische Kränkung *(f)*. (*S. Freud*). Unangenehme Gefühlserfahrung des Ich durch einen plötzlichen Verlust in der äußeren oder inneren Realität; z.B. durch plötzlichen Tod eines geliebten Menschen, durch Trauma oder nach Defloration.
e: narcissistic mortification.

narzißtische Libido *(f)*. Syn. für *Ichlibido.

narzißtische Neurose *(f)* *Neurose, narzißtische.

narzißtische Persönlichkeitsstörung *(f)* *Persönlichkeitsstörung, narzißtische.

Nasse, Christian Friedrich geb. 18. 4. 1778 Bielefeld, gest. 18. 4. 1851. O. Prof. der Medizin in Halle und Bonn. Gründer der ersten rein ärztlich geleiteten psychiatrischen Zeitschrift (»Zeitschrift für psychische Ärzte«, ab 1818). Neben *Jacobi* Hauptvertreter der *Somatiker. War nur zeitweise als Irrenarzt tätig. Verfaßte viele Schriften zur inneren Medizin und Allgemeinmedizin.

Nebenpsychose *(f)*. Von *K. Kleist* verwendetes Syn. für *Randpsychose.

Nebenwirkungen *(f, pl)*. Syn. für *Begleiterscheinungen.
e: side effects.

Necking *(n)*. In den USA gebräuchliche Bez. für Zärtlichkeiten und sexuelle Berührungen, die lediglich die obere Hälfte des Körpers bis zur Höhe des Bauchnabels betreffen (vor allem Berührungen der weiblichen Brust). Berührungen der Genitalorgane gehören nicht zum »necking«.

Necksucht *(f)*. Boshafte Neigung, ständig andere aufzureizen und zu beunruhigen. Findet sich bei manchen psychisch Kranken, vorzugsweise bei Manie oder bei Stirnhirnschädigungen.

Necrophobia *(f)* *Nekrophobie.

Negationsdelirium *(n)*. Obsol. Syn. für *Verneinungswahn.

negative Symptome *(n, pl)*. Symptome einer negativen Schizophrenie (s.d.).

Negativismus *(m)*. (*K. Kahlbaum*, 1874). Psychisches Krankheitssymptom, bei dem sich der Kranke ohne ersichtlichen Grund weigert, auf einen Außenreiz aktiv oder passiv in adäquater Weise zu antworten. Oftmals tut er das Gegenteil von dem, was er soll. Wird er aufgefordert, die Augen zu öffnen, schließt er sie besonders fest. Vorkommen bei schweren psychischen Störungen, insbesondere bei Katatonie.
fr: négativisme; *e:* negativism.

Negativismus, aktiver *(m)*. Negativismus, bei dem der Kranke zwar auf eine Aufforderung reagiert, ihr aber nicht nachkommt und eine andere Handlung ausführt.
fr: négativisme actif; *e:* active negativism.

Negativismus, innerer *(m)* *Negativismus, passiver.

Negativismus, passiver *(m)*. Negativismus, bei dem ein Kranker auf Aufforderungen keinerlei Reaktionen erkennen läßt.
fr: négativisme passif; *e:* passive negativism.

negativ-ödipale Konstellation *(f)*. Während es nach der psychoanalytischen Theorie in der *phallischen Phase gewöhnlich zu einer *ödipalen Konstellation kommt, kann es zeitweise – ohne pathologische Bedeutung – auch zu einem Werben des Kindes um den gleichgeschlechtlichen Elternteil kommen.

Neglect (unilateraler) *(m)*. (*M. Critchley*, 1966). Vernachlässigung der rechten oder linken Körperhälfte. Die Kranken reagieren auf Objekte und Ereignisse in dieser Raumhälfte nicht. Sie führen keine Augen-, Kopf-, Gliedmaßen- und Rumpfbewegungen in dieser Raumhälfte aus, obwohl die genannten Körperteile bewegungsfähig sind. Manche verhalten sich so, als habe eine Raum- oder Körperhälfte aufgehört zu existieren. Die Störung ist nicht durch eine Läsion der Sinnesorgane oder des Bewegungsapparates zu erklären. – *Historisch:* Die ältesten Berichte erschienen Ende des 19. Jh., als klinisches Syndrom jedoch erst später beschrieben.
e: neglect (unilateral).

Neigungshomosexualität *(f)*. Kerngruppe der *Homosexualität, die nicht *Entwicklungs- oder *Hemmungshomosexualität ist. Es wird angenommen, daß die Homosexualität sich aus innerer Neigung entwickelt.

Nekromanie *(f)*. (*Krafft-Ebing*). Krankhaft gesteigertes Interesse an Leichen, das seinen Ursprung in abnormen sexuellen Wünschen hat.
fr: nécromanie; *e:* necromania.

Nekrophilie *(f)*. **1.** (*Krafft-Ebing*). Wunsch, an einer (weiblichen) Leiche den Koitus zu vollziehen. Seltene Form sexueller Perversion.
2. Bei *E. Fromm* Prinzip der Menschen- und Lebensfeindlichkeit, das sich z.B. in Ausbeutung und markanter Verwertung von Menschen ausdrückt. Demgegenüber steht der schöpferisch-reproduktive Charakter.
fr: nécrophilie; *e:* necrophilia.

Nekrophobie *(f)*. Bei gegebenen Anlässen aufschießende Angst und Ekel vor Leichen und

allem, was direkt oder indirekt damit in Berührung kommen kann. Oft verbunden mit Wasch- und Badezwang.
fr: nécrophobie; *e:* necrophobia.

Nekrosadismus *(m)*. Zerstückelung von Leichen aus sexuellen Motiven.
fr: nécrosadisme; *e:* necrosadism.

Nekrotropie *(f)*. Syn. für *Nekromanie.

Neoanalyse *(f)*. Syn. für *Neopsychoanalyse (1).

Neo-Freudianer *(m, pl)* *Neopsychoanalyse.

Neoglossie *(f)*. Syn. für *Neolalie.

Neo-Jacksonismus *(m)*. Gruppe von Theorien, die sich auf das von **Jackson* formulierte Gesetz eines Abbaus der höher organisierten Leistungen des Nervensystems auf ein niedrigeres Niveau bei Schädigung zurückführen lassen, wobei im einzelnen jedoch Abwandlungen und weitreichende Nuancierungen vorgenommen werden. Hierzu zählt das **Ribot*sche Gesetz ebenso wie das von *Monakow* mit seiner Theorie der *Horme. Auch *H. Bergson* und *S. Freud* werden in diesem Zusammenhang genannt, da sie alle Kräfte aus ihrer komplexen Struktur im wesentlichen auf eine einzige tiefer gelegene Kraft, den Élan vital resp. die Libido, zurückführen. Schließlich bezieht sich die *organodynamische Theorie (*H. Ey*) ausdrücklich auf *Jackson* und führte ihrerseits erst zu der Wiederbelebung der *Jackson*schen Vorstellungen.
fr: néojacksonnisme; *e:* neojacksonism.

Neolalie *(f)*. Häufiger Gebrauch von Wortneubildungen (*Neologismus) beim Sprechen. Vorkommen hauptsächlich bei Schizophasie.
fr: néolalie; *e:* neolalia.

Neologismus *(f)*. Wortneubildung. Neues, in der Sprache nicht vorkommendes Wort, das meist aus anderen Wörtern zusammengezogen oder gebildet wird. Auch ungewöhnliche, dem normalen Sprachgebrauch fremde Verwendung eines Wortes. Häufige psychopathologische Erscheinung. Kommt bereits normalerweise im Traum vor; bei vielen Krankheitszuständen, vornehmlich bei Schizophrenie. Jedes Wort hat für den Träumer oder den Kranken eine besondere Bedeutung. Bei größerer Häufung von Neologismen kommt es zum *Wortsalat. Ein Krankheitsbild, das insbesondere durch Wortneubildungen geprägt wird, ist die *Schizophasie. *Allegorisation.
fr: néologisme; *e:* neologism.

Neophasie *(f)*. Besondere Form einer *Kunstsprache bei Geisteskranken. Neugebildete, bedeutungshaltige Sprache mit festem Vokabular und ausgearbeiteter Grammatik, die für den Sprecher eine bestimmte Bedeutung hat und durch Dechriffrierung auch für Geistesgesunde verständlich gemacht werden kann.
fr: néophasie; *e:* neophasia.

Neophobie *(f)*. Syn. für *Misoneismus.

Neophrenie *(f)*. In der Systematik *Kahlbaum*s (1863) alle psychotischen Zustandsbilder des Kindesalters. Im Gegensatz zu den im entsprechenden Sinne gebildeten Bezeichnungen *Hebephrenie (Jugendalter) und *Presbyophrenie (Greisenalter) nicht mehr üblich. Auch den letzten beiden Begriffen ist eine engere Bedeutung beigelegt worden.
fr: néophrénie; *e:* neophrenia.

Neopsychoanalyse *(f)*. **1.** Sammelbez. für alle neueren Abwandlungen der *Freud*schen Psychoanalyse, wie sie z.B. von *V. E. Frankl, K. Horney, S. Sullivan, E. Fromm, A. Kardiner, H. Schultz-Hencke, Th. French, S. Rado, J. Pearce, S. Newton* und *W. E. Schachtel* vertreten werden. **2.** Im engeren Sinne die analytische Psychotherapie von *Schultz-Hencke*. Im Mittelpunkt seiner Lehre steht das Antriebserleben, das unterteilt wird in: intentionales, kaptatives (orales), retentives (anales), aggressiv-geltungsstrebiges, urethrales und liebendes (sexuelles) Antriebserleben. Härte oder Verwöhnung in der Erziehung führen auf verschiedene Weise zu einer Hemmung der einzelnen Antriebsarten. (Hemmung entspricht etwa der *Verdrängung *Freud*s.) Als Reaktion auf Hemmungen wird der Charakter verändert: Bequemlichkeit, Riesenansprüche, Riesenerwartungen, Überkompensation, Ersatzbefriedigung. Neurosen werden in Versuchungs- und Versagungssituationen (z.B. Beförderungen oder Zurückstellungen in der Karriere) ausgelöst. Es werden eine schizoide, depressive, zwangsneurotische und hysterische Struktur der Neurosen unterschieden. Eine eigene (aktive) Technik psychotherapeutischen Vorgehens wurde ebenfalls entwickelt.
fr: néo-psychoanalyse; *e:* neopsychoanalysis.
Syn.: Neoanalyse.

Nepenthes. In der alten Psychiatrie gebrauchte Bez. für Medikamente gegen Melancholie, z.B. Opium.
fr: népenthès; *e:* nepenthes.

Nervenarzt *(m)*. Kurzform der Berufsbezeichnung »Arzt für Neurologie und Psychiatrie«. Nach der Weiterbildungsordnung für Ärzte (1988) darf die Bez. Nervenarzt führen, wer die Anerkennung als *Neurologe und die als *Psychiater erworben hat. Frühere Regelungen, welche einen eigenständigen Weiterbildungsgang vorsahen, sind damit aufgehoben worden. Vgl. Kinder- und Jugendpsychiater.

fr: psychiatre, névrologue; *e:* psychiatrist, neurologist.

Nervenheilanstalt *(f)*. Nicht mehr übliche Bez. für psychiatrisches Krankenhaus.
fr: asile, hospice des aliénés; *e:* insane asylum.

Nervenheilkunde *(f)*. Bez. für das nervenärztliche Fachgebiet »Psychiatrie und Neurologie«.
fr: psychiatrie, névrologie; *e:* psychiatry, neurology.

Nervenkrise *(f)*. Umgangssprachliche Bez. für eine stärkere seelische Reaktion auf ein als belastend empfundenes Erlebnis oder in einer subjektiv als kritisch empfundenen Lebensphase. *Reaktion, abnorme seelische.

Nervenleiden *(n)*. Umgangssprachliche Bez. für psychische Krankheit oder Nervosität.
fr: affection nerveuse; *e:* nervous affection.

Nervenschock *(m)*. Umgangssprachliche, nichtmedizinische Bezeichnung für Reaktion auf Schreckerlebnisse. Kann in rasch vorübergehender Erregung, Tränenausbrüchen, Verstörtheit oder Apathie bestehen. Gewöhnlich handelt es sich um plötzliche, gänzlich unerwartete Erlebnisse, durch die das zukünftige Leben des Individuums beeinflußt wird. Der Nervenschock stellt somit eine Form der Anpassungsstörung dar.
fr: choc (affectif); *e:* shock.

Nervenschwäche *(f)*. Ursprünglich Eindeutschung von *Neurasthenie. Bezeichnet in der Umgangssprache aber auch geringe Widerstandsfähigkeit gegenüber belastenden Erlebnissen, Neigung zu Versagenszuständen und Tränenausbrüchen bei geringen Anlässen; allgemeine Veranlagung zu Nervenkrankheiten und psychischen Krankheiten.
fr: neurasthénie, épuisement nerveux; *e:* nervous exhaustion, neurasthenia.

Nerventyp nach Pawlow. Typenlehre, der eine Einteilung nach Stärke, Ausgeglichenheit und Beweglichkeit der Nervenprozesse zugrunde liegt. **1.** Starker, unausgeglichener, haltloser Typ (Choleriker); **2.** starker, ausgeglichener, beweglicher, lebhafter Typ (Sanguiniker); **3.** starker, ausgeglichener, ruhiger, langsamer Typ (Phlegmatiker); **4.** schwacher Typ (Melancholiker). – Der starke unausgeglichene und der schwache Typ (1 + 4) sind besonders Erkrankungen des Nervensystems am stärksten ausgesetzt. Eine weitere Typeneinteilung *Pawlow*s bezieht sich auf die Beziehung zu beiden *Signalsystemen; beim mittleren Typ sind beide Systeme ausgeglichen.
fr: typologie de *Pawlow; e:* typology of *Pawlow*.

Nervenzusammenbruch *(m)*. Nichtwissenschaftliche Bezeichnung für akut auftretende heftige psychische Erscheinungen. Der Begriff deckt eine Vielzahl psychiatrischer Tatbestände. Am häufigsten handelt es sich um die Folgen (plötzlicher oder langsam summierter) heftiger Emotionen. Dann oft in Form von Weinkrämpfen, Zittern, Schreien und Jammern.
fr: crise émotive, effrondement nerveux; *e:* nervous breakdown.

Nervosismus *(m)*. **1.** (*Bouchut*). Syn. für *Neurasthenie. **2.** Syn. für *Nervosität.

Nervosität *(f)*. Zustand von reizbarer Überempfindlichkeit, Überaktivität, Hast und Unruhe, gesteigerter Ermüdbarkeit mit einer die Wirklichkeitsvorstellungen überwuchernden Phantasie. Wegen des unbestimmten Inhalts und großzügiger Verwendung in der Umgangssprache als medizinischer Terminus nur noch selten in Gebrauch. In der alten Psychiatrie wichtiger Begriff und häufig als Syn. für *Neurasthenie und *Neuropathie gebraucht. Bei *Kraepelin* (1915) »psychopathischer Zustand«, gekennzeichnet durch die »dauernde Beeinträchtigung der Lebensarbeit durch unzulängliche Veranlagung auf dem Gebiete der gemütlichen und namentlich der Willensleistungen. In der Hauptsache handelt es sich um eine Herabsetzung der Widerstandsfähigkeit gegen gemütliche Einflüsse einerseits, um ungenügende Spannkraft des Willens andererseits«. Es fehle an Harmonie. »So entsteht der Eindruck des Unausgeglichenen, Widerspruchsvollen, Unberechenbaren im Denken, Fühlen und Handeln, der den nervösen Menschen ihren eigenartigen Stempel aufdrückt.«
fr: nervosité, nervosisme; *e:* nervousness, nervoism.

Neugeborenenkrämpfe, amorphe *(m, pl)*. (*Ph. Bamberger* und *A. Matthes*, 1959). Uncharakteristisch aussehende epileptische Anfälle im Säuglingsalter. Gelegentlich kommt es nur zu vorübergehendem Atemstillstand oder Blauwerden des Gesichts. Die Anfälle sind deutlicher von den Anfallsformen älterer Kinder oder Erwachsener unterscheidbar. Das Anfalls-EEG zeigt örtlich begrenzte Krampfpotentiale. Ursachen: äußere Schädigung des Gehirns durch Geburtsschädigungen, Hirnhautentzündung, innere Krankheiten. Prognostisch ungünstige Anfallsform. Später häufig Epilepsie mit anderen Anfallsformen und schwere psychische Störungen.

Neugedächtnis *(n)*. Erinnerungsfähigkeit für die Ereignisse der jüngsten Vergangenheit. *Gedächtnis.

Neumann, Erich geb. 23. 1. 1905 Berlin, gest. 5. 11. 1960 Tel-Aviv. Nach Studium von Philosophie und Medizin 1933/34 tiefenpsychologische Ausbildung bei *C. G. Jung*. Ab 1934 in Tel-Aviv. *Werke:* »Ursprungsgeschichte des Bewußtseins«, 1949; »Amor und Psychose«, 1952; »Umkreisung der Mitte« (3 Bände), 1953/54; »Die große Mutter«, 1956; »Der schöpferische Mensch«, 1959; »Die archetypische Welt Henry Moores«, 1961.

Neumann, Heinrich geb. 17. 1. 1814 Breslau, gest. 14. 10. 1884. O. Prof. und Direktor der psychiatrischen Universitätsklinik in Breslau. Zählt zu den ältesten Vertretern, den sog. Irrenvätern der Psychiatrie. Begründete die Lehre von einer einheitlichen *Einheitspsychose.

Neuralgia spinalis. (*E. v. Feuchtersleben*, 1845). Rückenmarksneuralgie. Bez. für nichtorganische (hysterische) Symptome bei Frauen. Der Bez. liegt die Vorstellung zugrunde, daß die Beschwerden mehr durch eine Übererregbarkeit des Rückenmarks als durch Stimmungsänderungen (wie bei Männern) hervorgerufen wird und sich daher auch durch Hyperkinesen und Krämpfe äußert.

Neuralgismus *(m)*. Syn. für *Psychalgie.

Neurasthenie *(f)*. (*G. M. Beard*, 1869). Schwäche oder Erschöpfung in der Funktion des Nervensystems durch Überarbeitung. Im Unterschied zur *Neuropathie ist hier das ursprünglich gesunde Nervensystem durch äußere Einflüsse erkrankt. Zu den Symptomen gehören rasche Ermüdbarkeit, körperliches und psychisches Schwächegefühl, Kopfschmerzen, Gliederschmerzen, Schweißausbrüche, Schlafstörungen. Der Begriff wurde bald zum Sammelbecken organisch nicht recht faßbarer Beschwerden, was er in der Umgangssprache bis heute geblieben ist. *Freud* (1895) griff das Konzept von *Beard* auf und bezeichnete eine der drei *Aktualneurosen als Neurasthenie, sah als Ursache jedoch eine mangelhafte sexuelle Triebabfuhr an. In der gegenwärtigen Medizin wird kaum noch von Neurasthenie gesprochen. Die zugrundeliegenden Vorstellungen haben sich jedoch im Begriff des *pseudo-neurasthenischen Syndroms erhalten. Auch der hyperästhetisch-emotionale Schwächezustand (*Bonhoeffer*) ist ähnlich. Schließlich wird noch von einer »neurasthenischen Erschöpfung« gesprochen, wo die Erscheinungen nach schwerster körperlicher und emotionaler Belastung auftreten, nach einer Erholungszeit aber wieder völlig verschwinden. Zweifellos leiden jedoch die meisten Kranken, die früher als Neurastheniker bezeichnet wurden, an einer Aktualneurose.
fr: neurasthénie; *e:* neurasthenia.
Syn.: Nervosismus (*Bouchut*), nervöse Erschöpfung, Nervenschwäche.

Neurasthenie Beard Syn. für *Neurasthenie.
fr: maladie de *Beard; e:* Beard's disease.

Neurasthenia mercurialis Obsol. Syn. für *Merkuralismus.

Neurasthenie, post-infektiöse *(f)*. In der englischsprachigen Literatur häufig verwendete Bez. Entspricht dem hyperästhetisch-emotionalen Schwächezustand (s.d.) der dt. Psychiatrie.
e: post-infective neurasthenia.

Neurasthenia sexualis Alte Bez. für sexuelles Versagen (Erektionsschwäche, Ejaculatio praecox) infolge Neurasthenie. Auch Bez. für Neurasthenie durch übermäßigen Sexualgenuß.
fr: neurasthénie sexuelle; *e:* sexual neurasthenia.
Syn.: Sexualneurasthenie.

neurasthenisch *(a)*. Nervenschwach. Erschöpfbar. An Neurasthenie leidend.
fr: neurasthénique; *e:* neurasthenic.

Neuremie *(f)*. (*Laycock*). Sammelbegriff für funktionelle, nicht organische Störungen des Nervensystems.
fr: neurémie; *e:* neuremia.

Neurohypnotismus *(m)*. Von *J. Braid* (1943) anfänglich gebrauchter Ausdruck für *Hypnotismus.

Neuroinduktion *(f)*. **1.** Seltenes Syn. für Suggestion. **2.** In der Neurophysiologie: Übertragung des nervösen Impulses.
fr: neuro-induction; *e:* neuroinduction.

Neurokym *(n)*. Allgemein für »nervöse Vorgänge«. Aktivität des Nervensystems.
e: neurokym.

Neurolepsie *(f)*. (*J. Delay, P. Deniker* und *J. M. Harl*, 1952). Herabsetzung des psychischen Spannungsgrades durch Medikamente. Diese Wirkung wird besonders zur Charakterisierung der Stoffklasse der *Neuroleptika herangezogen.
fr: neurolepsie; *e:* neurolepsia.

Neuroleptika *(n, pl)*. (*H. Osmond*, 1957, *J. Delay*). Gruppe verschiedenartiger psychotroper Substanzen mit gleichartiger Wirkung auf Psychosen und andere psychische Störungen. Traditionelle Beschreibung der Wirkung: Herabsetzung von psychomotorischer Erregtheit und Gespanntheit, Verminderung des Antriebs (um ca. 50%), Beruhigung (Sedierung). Intellektualität und Bewußtsein werden dabei in

relativ geringem Maße beeinträchtigt. Über die Besserung folgender Erscheinungen wird berichtet: *Zerfahrenheit, *Größenwahn, Affektarmut, akustische Halluzinationen, psychotische Ängstlichkeit. Geringere Wirkung auch auf Störungen des Sozialverhaltens, *Autismus, Wahn, Antriebssteigerung und Schlafstörungen. Die Vorstellung, daß bestimmte *Zielsymptome gebessert würden, ist wieder verlassen worden. Allgemein wird die Wirkung als sedierend und antipsychotisch beschrieben. Die Wirkung ist im Therapieverlauf nicht gleichbleibend. Wirkungsphasen: *1. Woche:* Sedierung, Antriebsverarmung, Schläfrigkeit, sympathikolytische Effekte. *2. Woche:* Antriebssteigerung, Unruhe, Ängstlichkeit, sympathikotone Effekte. *3. Phase:* Antriebsminderung, Gleichgültigkeit. – *Hauptindikationsgebiete:* 1. Psychomotorische Erregtheit. 2. Psychotische Zustandsbilder mit Wahnsymptomatik, Halluzinationen und Denkstörungen. 3. Chronisch verlaufende Psychosen und Endzustände.
fr: (agents) neuroleptiques; *e:* major tranquilizer (amer.), neuroleptic drugs.
Syn.: Neuroplegika.

neuroleptische Disposition *(f)*. (*H.-J. Haase,* 1954). Individuell unterschiedliche Reaktion auf die Gabe eines Neuroleptikums. Ein Kranker kann eventuell die 15fache Dosis benötigen, damit dieselbe Wirkung erzielt wird wie bei einem anderen. Die deswegen angenommene Disposition hat offenbar keine Beziehung zu Körperkrankheiten oder anderen Dispositionen.

neuroleptische Potenz *(f)*. (*H.-J. Haase*). Wirkungsstärke eines *Neuroleptikums. Um Vergleiche zwischen der Wirkungsstärke der einzelnen Neuroleptika anstellen zu können, werden nach *Haase* alle Neuroleptika auf Chlorpromazin bezogen, dessen neuroleptische Potenz = 1 gesetzt wird. Als weiteres Maß dient die Überschreitung der *neuroleptischen Schwelle, wofür 150–400 mg Chlorpromazin benötigt werden. Danach hat z.B. Promazin die neuroleptische Potenz ⅓-½, Periciazin = 5, Haloperidol = 50.

neuroleptische Schwelle *(f)*. *H.-J. Haase*). In der Therapie psychotischer Störungen von individuellen Dispositionen abhängige Höhe einer *Neuroleptika-Dosis, oberhalb deren es zu einer extrapyramidalen Hypokinese kommt, die sich zuerst in einer Störung der Feinmotorik (Handschrift) zeigt. Eine weitere Dosiserhöhung bringt dann rasch eine Überdosierungssymptomatik (*Parkinson*-Syndrom) mit sich. Bleibt die Dosis unterhalb der neuroleptischen Schwelle, kommt es nur zu einer leichten affektiven Entspannung wie bei der Tranquilizer-Wirkung.

neuroleptisch-therapeutische Breite *(f)*. (*H.-J. Haase,* 1954). Bei der Behandlung mit *Neuroleptika diejenige Dosis, die zwischen einer neuroleptischen Mindestdosis (kenntlich an leichten Veränderungen der Handschrift) und dem Auftreten gröberer unwillkürlicher Bewegungen (*dyskinetisch-hypertones Syndrom, *Akathisie, *Parkinsonismus) liegt.

Neurologe *(m)*. Berufsbezeichnung für »Arzt für Neurologie«. Nach der Weiterbildungsordnung (1988) umfaßt die Weiterbildungszeit nach Abschluß der allgemeinmedizinischen Ausbildung (Approbation) weitere 4 Jahre. Abzuleisten sind 3 Jahre Neurologie, davon 2 Jahre im Stationsdienst, 1 Jahr Psychiatrie im Stationsdienst. Angerechnet wird auf die Weiterbildung in Neurologie bis zu 1 Jahr die Weiterbildung in Neurochirurgie, Neuropathologie, Neuroanatomie, Neuroradiologie, Neurophysiologie und Innerer Medizin. Die Weiterbildung hat sich auch auf die fachgebundene Röntgendiagnostik einschließlich des Strahlenschutzes zu erstrecken. – Vgl. Nervenarzt, Nervenheilkunde.

Neurologie *(f)*. Nervenärztliches Fachgebiet. Umfaßt nach der Weiterbildungsordnung (1988) alle Maßnahmen der Erkennung, der nichtoperativen Behandlung, der Prävention und der Rehabilitation bei Erkrankungen des zentralen, peripheren und vegetativen Nervensystems sowie der Muskulatur (Myopathien und Myositiden). Weiterbildungsgang: *Neurologe. Vgl. Nervenheilkunde, Psychiatrie.
fr: névrologie; *e:* neurology.

Neurolymphatismus *(m)*. Besondere Bereitschaft zu krankhaften Reaktionen von Haut, Schleimhäuten und Lymphknotensystem (exsudative Diathese) bei gleichzeitiger abnormer Reaktionsbereitschaft des Nervensystems.

Neuromimesis *(f)*. Obsol. Bez. für hysterische Imitation einer Nervenkrankheit.
fr: neuromimèse; *e:* neuromimesis.

neuromimetisch *(a)*. **1.** Stimulierend auf das Nervensystem wirkend (z.B. Pharmaka). **2.** Auf Neuromimesis bezüglich; eine organische Nervenkrankheit imitierend.
fr: neuromimétique; *e:* neuromimetic.

Neuropath *(f)*. Jemand, der an Neuropathie leidet. Nervenkranker.
fr: névropathe; *e:* neuropath.

Neuropathie *(f).* Konstitutionell verankerte Neigung zu vegetativen Funktionsstörungen und Übererregbarkeit, die als Ausdruck einer besonderen Konstitution mit »Schwäche« des Ge hirns angesehen wurde. Im Unterschied zur *Psychopathie gehören jedoch keine Charakter anomalien dazu, obwohl beides häufig zusammen vorkommt und im Sprachgebrauch die Begriffe häufig vermengt wurden. Der früher für eine Vielzahl funktioneller Symptome verwendete Begriff findet heute hauptsächlich in bezug auf das Kindesalter Anwendung. Wird umschrieben als erhöhte Reizempfindlichkeit mit überschießender Reizbeantwortung und eng begrenzter Fähigkeit zur Wiederherstellung eines funktionellen Gleichgewichts. Symptome: Trinkfaulheit, gewohnheitsmäßiges Erbrechen, Störungen der Darmentleerung, besondere Ansprechbarkeit auf emotionale Eindrücke, hartnäckige Schlafstörungen, starke Reaktionen auf banale körperliche oder psychische Belastungen (starkes Schwitzen, Temperaturanstieg, Zittern, Kopfschmerzen, Schwindel).
fr: névropathie; *e:* neuropathy.
Syn.: konstitutionelle Nervosität.

Neuropathia infantum. Neuropathie im Kindesalter. *Neuropathie.

Neuropathie, zerebro-kardiale *(f).* (*M. Krishaber,* 1873). Obsol. Bez. für Neurosenform mit Angstanfällen, Herzklopfen, Schwindel, Schlaflosigkeit, Alpträumen. Entspricht etwa der späteren *Angstneurose.
fr: névropathie cérébro-cardiaque.

neuropathisch *(a).* **1.** An Neuropathie leidend. **2.** Sich auf organische Symptome beziehend, die ihren Ursprung in der Psyche haben.
fr: névropathique; *e:* neuropathic.

Neurophonie *(f).* Lautes Hervorbringen von bellenden tierischen Lauten. Vorkommen sowohl bei Chorea wie auch als neurotisches Symptom.
fr: névrophonie, délire des aboyeurs; *e:* neurophonia.

Neuroplegika *(n, pl).* Ältere Bez. für Medikamentengruppe, deren Wirkung in erster Linie in einer Lähmung neuraler Funktionen besteht. Die Bezeichnung ist überwiegend zugunsten der Bezeichnung *Neuroleptika fallengelassen worden.

Neuropsychiatrie *(f).* **1.** Im 19. Jahrhundert Bez. für die Disziplin, die sich mit Ursachen und Behandlungen psychischer Störungen organischen und nichtorganischen (»nervösen«) Ursprungs befaßt. **2.** Psychiatrie unter besonderer Betonung ihrer biologischen Grundlagen.
fr: neuropsychiatrie; *e:* neuropsychiatry.

Neuropsychologie *(f).* Zweig der Wissenschaft, der sich mit den Zusammenhängen zwischen psychischen Phänomenen (Verhalten) und nervöser Struktur befaßt. Die grundlegende Hypothese geht davon aus, daß einem bestimmten Zustand des Zentralnervensystems ein bestimmtes Verhalten zuzuordnen ist. Lokalisatorische Fragen spielen eine bedeutende Rolle. Als Mittel hierzu dienen gewöhnlich Methoden der experimentellen Psychologie (Tests). Erste Versuche einer Zuordnung wurden von **Gall* durchgeführt. Gegenwärtig als Hilfsdisziplin in neurologischen und neurochirurgischen Kliniken in rascher Ausbreitung. (*E. Perret:* »Gehirn und Verhalten«, 1973).
fr: neuropsychologie; *e:* neuropsychology.

neuropsychologische Syndrome *(n, pl).* Gruppe von komplexen Störungen, die auf umschriebene Hirnläsion zurückgeführt, aber nur mit psychologischen Methoden erfaßt werden können: *Aphasien, *Apraxien, *Anosognosie.

Neuropsychopathie *(f).* Selten gebrauchte Bez. für psychische (»neurotische«) Veränderungen mit Ursprung in Veränderungen des Zentralnervensystems. Entspricht etwa der *Pseudopsychopathie.
fr: psychonévropathie; *e:* neuropsychopathy.

Neuropsychopharmakologie *(f).* Syn. für *Pharmakopsychiatrie.

Neuropsychose *(f).* **1.** Obsoletes Synonym für *Psychose. **2.** Ursprünglich von *Freud* (1894) verwendetes, jetzt obsol. Syn. für *Psychoneurose.
fr: névropsychose; *e:* neuropsychosis.

Neuroregulans *(n).* Medikament, das auf hormonal-vegetative Dysregulationen des Zentralnervensystems regulierend wirkt, z.B. Centrophenoxin (Helfergin).

Neurose *(f).* **1.** Erstmalig von *W. Cullen* (1777) gebrauchte Bez. für alle Erkankungen des Nervensystems (auch der peripheren Nerven; *Trophoneurose) ohne nachweisbare Ursache. Im ganzen 19. Jahrhundert werden in ähnlichem Sinne unter der Bez. Organstörungen ohne Läsionen der Organstruktur verstanden, die nach einem Organsitz bezeichnet werden (Herzneurosen, Hysterie [Gebärmutter], Hypochondrie [Verdauungskanal]). Neurosen in diesem Sinne entsprechen den gegenwärtigen psychosomatischen Erkrankungen; auszunehmen sind Epilepsie und Parkinsonismus. Es wird weiterhin angenommen, daß Neurosen Erkrankungen des Nervensystems sind. In diesem Sinne werden periphere, spinale und zerebrale Neurosen unterschieden. **2.** Von *S. Freud* (1895–1900) im gegenwärtig noch gültigen

Sinne neu definiert. Eine Neurose ist danach eine psychisch bedingte Gesundheitsstörung, deren Symptome unmittelbare Folge und symbolischer Ausdruck eines krankmachenden seelischen Konflikts sind, der unbewußt bleibt. Zur engeren psychoanalytischen Begriffsumschreibung gehört ferner, daß der Konflikt in der Kindheitsentwicklung verwurzelt ist und daß die jeweilige Symptomatik aus einem Kompromiß zwischen Triebwünschen und einer ihre Realisierung verhindernden *Abwehr entsteht. Eine grundsätzliche Unterscheidung zwischen Neurosen und *Psychosen ist somit möglich. Die Einbeziehung der *Schizophrenie in das Konzept der Neurosen als »narzißtische Neurose« wurde noch von *Freud* selbst wieder aufgegeben. Rein deskriptiv können Neurosen durch spezifische Symptome (*Phobien, *Zwangserscheinungen, *Konversionssymptome) oder durch unspezifische Phänomene (Hemmungen, Kontaktstörungen, depressive Verstimmungen, Selbstunsicherheit, Amibvalenz, Arbeitsstörungen) gekennzeichnet werden. Je nach klinischer Symptomatik und Entstehungsart werden mehrere klinische Formen unterschieden: *Angstneurose, *Aktualneurose, *Charakterneurose, *Abwehrneurose, *Übertragungsneurose, *Zwangsneurose, s.a. die folgenden Stichwörter. – Von verschiedenen Gruppeneinteilungen ist die von *J. H. Schultz* in Deutschland am bekanntesten: *Fremdneurosen, *Randneurosen, *Schichtneurosen und *Kern- bzw. Charakterneurosen. – Die Lerntheorie verwirft alle bisherigen Neurosentheorien und »betrachtet neurotische Symptome einfach als gelernte Gewohnheiten. Es gibt keine Neurose, die dem Symptom zugrunde liegt, sondern nur das Symptom selbst« (*Eysenck*). Daher richtet sich die aus der Lerntheorie abgeleitete *Verhaltenstherapie ausschließlich gegen das neurotische Symptom.
fr: névrose; *e:* neurosis.

Neurose, antizipierende *(f)* *antizipierende Neurose.

Neurose, depressive *(f)*. Syn. für Depression, neurotische.

Neurose, ekklesiogene *(f)*. (*E. Schaetzing,* 1955). Neurose, die mit einer religiösen Erziehung und Umwelt besonders hinsichtlich ihrer sexualfeindlichen sittlichen Normen in Zusammenhang steht.

Neurose, existentielle *(f)*. (*V. v. Gebsattel*). Bez. der anthropologischen Medizin für besondere Form der Neurose, die entsteht, »wenn der Mensch am Sinn der menschlichen Existenz an sich zweifelt, also an einer fundamentalen Glaubenslosigkeit erkrankt«. Kann als Sonderform der noogenen Neurose (s.d.) gelten.
e: existential neurosis.

Neurose, experimentelle *(f)*. Neurosenähnliche Verhaltensstörungen, die im Tierexperiment auftreten, wenn eine experimentelle Aufgabe nicht gelöst werden kann. Wurde zuerst von *J. P. Pawlow* bei Hunden beschrieben, wenn diese nicht imstande waren, zwischen ähnlichen Testobjekten oder Tönen fast gleicher Höhe zu unterscheiden. Seitdem bei zahlreichen anderen Tierarten wiederholt (Katzen, Affen, Mäusen, Schafen, Ziegen, Schweinen u.a.)
fr: névrose expérimentale; *e:* experimental neurosis.

Neurose, hysterische *(f)* *Hysterie (2).

Neurose, iatrogene *(f)*. (*V. E. Frankl*). Mit dem Verhalten eines Arztes ursächlich zusammenhängende Gesundheitsstörung. Wenn der Arzt einem Patienten erklärt, er habe ein zu großes Herz, einen zu niedrigen Blutdruck, unreines Blut, kann dies zum Kern neurotisch übertriebener Befürchtungen werden. Es handelt sich gewöhnlich um aktuelle neurotische Störungen, die ohnehin vor dem Ausbruch standen und nur nach Bestätigung ihrer Ängste verlangte.
fr: névrose iatrogénique; *e:* iatrogenic neurosis.

Neurose, infantile *(f)*. Neurose, deren Symptomatik sich zwar erst im Erwachsenenalter entfaltet, aber im Kindesalter schon vorhanden ist. Nach der psychoanalytischen Lehre trifft dies bei jeder Neurose zu, so daß von einer Infantilneurose auch dann gesprochen werden kann, wenn während der Kindheit keinerlei neurotische Erscheinungen erkennbar waren. Die im Kindesalter bereits behandlungsbedürftigen Neurosen werden dagegen als »kindliche Neurosen« bezeichnet.
fr: névrose infantile; *e:* infantile neurosis.

Neurose, metatraumatische *(f)*. (*Morselli*). Syn. für *Unfallneurose.

Neurose nach Oppenheim *Unfallneurose.

Neurose, narzißtische *(f)*. **1.** (*S. Freud*). Psychische Krankheit, bei der die *Libido auf das *Ich zurückgezogen wird und Unfähigkeit besteht, *Übertragungen zu bilden. *Freud* bezeichnete zunächst alle *Psychosen einschließlich der Schizophrenie als narzißtische Neurosen und stellte sie den *Übertragungsneurosen gegenüber, beschränkte den Begriff aber später auf die manisch-depressive Erkrankung. – Die Bez. wird in dieser Bedeutung kaum benutzt. **2.** (*R. Battegay,* 1977). Syn. für *Charakterstörung, narzißtische.
fr: névrose narcissique; *e:* narcissistic neurosis.

Neurose, noogene *(f).* (*V. E. Frankl,* 1955). In der Begriffswelt der anthropologischen Medizin begründete Bez. für Neurose, »die in den Dimensionen des Geistigen wurzelt«. Die Neurose stellt eine Reaktion auf die »existentielle Frustration« (*Existenzanalyse) dar und bricht aus, wenn sich aus dem Entzug der für den Menschen spezifischen Sinn- und Wertmöglichkeiten eine »geistige Not« ergibt; dies kann durch besondere Lebensumstände oder Körperkrankheit geschehen.

Neurose, phobische *(f).* Gelegentlich als Syn. für *Angsthysterie gebrauchte Bez. *Phobie.
fr: névrose phobique; *e:* phobic neurosis.

Neurose, postpartale *(f)* *Post-Partum-Neurose.

Neurose, schizoide *(f).* (*H. Schultz-Hencke,* 1951). Neurose einer *schizoiden Persönlichkeit. *Persönlichkeit:* tiefgehende Kontaktgestörtheit mit gegensätzlichen Tendenzen; die Beziehung zur Welt, insbesondere zur Welt der Menschen ist zentral gelockert, es herrschen Mißtrauen und schroffe Distanz vor; extremen Wünschen nach enger Bindung stehen Distanziertheit, Isolierung und Unbeteiligtheit gegenüber; blindes Vertrauen neben krassem Mißtrauen; Zurückhaltung und Ungeselligkeit neben überschießendem Entgegenkommen; gestörte Realtitätswahrnehmung: die Wahrnehmungen sind einseitig, lückenhaft und durch *Projektionen entstellt; auf der Oberfläche besteht oft weiche Gefügigkeit, Nachgiebigkeit, Opferbereitschaft und Verzichtsbereitschaft. *Symptome:* Arbeits- und Konzentrationsstörungen, Krankheitsfurcht, *Depersonalisation, *paranoide Erscheinungen, *Zwangserscheinungen, Müdigkeit, Erschöpfung, Ängste, Schwindelgefühl, Drogenabhängigkeit, Sucht, Verwahrlosung, Kopfschmerzen, Anfälle von Bewußtlosigkeit, Tremor, motorische Unruhe, Muskelzucken, Gesichtstic, Orgasmusstörungen, Hautkrankheiten, Magen-Darm- und Herzkreislaufstörungen, *Erythrophobie. – Als psychodynamische Grundlage wird eine frühe Störung zwischen Kind und Beziehungsperson mit Nichtbefriedigung von Zärtlichkeits- und intentionalen Bedürfnissen angenommen. – Das Konzept stützt sich auf die von *Kretschmer* unter *schizoid zusammengefaßten Persönlichkeitseigenschaften, weist diesen aber innerhalb einer Neurosentheorie einen bestimmten Platz an und erklärt die Eigenschaften aus der frühkindlichen Entwicklung. *Schizoidie; *schizoides Temperament; *Psychopathen, schizoide.

Neurose, soziale *(f).* **1.** I.w.S. Sammelbez. für Fehlhaltungen und Fehlentwicklungen, deren Entstehung auf die Einwirkung der Umwelt zurückgeführt werden kann. Da jede Neurose aus einem gewissen Mißverhältnis hervorgeht und besonders die frühkindliche Familienumgebung von Bedeutung ist, kann jede Neurose als soziale Neurose beschrieben werden. **2.** (*V. v. Weizsäcker*). I.e.S. Fehlhaltungen und Fehlentwicklungen, deren Entstehung mit den Einwirkungen der *außer*familiären Sozialwelt zusammenhängt, z.B. mit sozialem Wandel, Aufstieg und Abstieg. Diese Fehlhaltungen können bei größerer Verbreitung umgekehrt gestaltgebend auf die Sozialstruktur einwirken.
fr: névrose sociale; *e:* social neurosis.

Neurose, symptomlose *(f).* (*Schultz-Hencke*). Neurose, bei der es nicht zur Ausbildung eines neurotischen Symptoms gekommen ist, durch welches der nicht befriedigte Trieb gleichzeitig abgewehrt und erfüllt wird. Daher identisch mit *Charakterneurose.

Neurose, traumatische *(f).* Syn. für *Unfallneurose.

Neurose, vegetative *(f).* **1.** Störung vegetativer Funktionen durch anhaltende oder periodisch wiederkehrende emotionelle Spannungszustände oder Konflikte. Im Gegensatz zur Konversionsneurose wird der Konflikt jedoch nicht durch die vegetative Symptomatik symbolisch zum Ausdruck gebracht und führt auch nicht zu einer Herabsetzung der Emotionsspannung; z.B. führt eine Blutdruckerhöhung »unter dem Einfluß von Wut den Affekt nicht ab, sondern ist eine physiologische Komponente des Gesamtphänomens Wut« (*Alexander*). S.a. psychosomatische Medizin. **2.** Selten gebrauchtes Syn. für *Feer*sche Krankheit (rote Handteller und Wesensänderung bei Stammhirnenzephalopathie im Kleinkindesalter).
fr: névrose végétative; *e:* vegetative neurosis.

Neurose, zentrifugale *(f).* (*J. H. Schultz,* 1955). Neurose, bei welcher von einer »im Kern der Persönlichkeit gelegenen Fehlhaltung das Gesamterleben mißleitet wird«. *Neurose, zentripetale.

Neurose, zentripetale *(f).* (*J. H. Schultz,* 1955). Neurose, welche erst »den erwachsenen Menschen als wesentlich gereifte Persönlichkeit« trifft, also von außen her in eine vorher intakte Psyche eindringt und den Menschen damit »seelisch verrenkt«. Das kann z.B. in Form einer *Primitivreaktion beginnen. Klingt gewöhnlich wieder ab, kann sich aber auch »zentripetal der Persönlichkeit eingliedern« und allmählich in die »Persönlichkeit eingestalten«. *Neurose, zentrifugale.

Neurosenwahl *(f)*. Vorgang, durch welchen bei einem Menschen gerade dieser Typ von Neurose auftritt und bei einem anderen eine andere Neurose. Es handelt sich eigenlich um eine der Grundfragen der Neurosenlehre, warum und in welcher Richtung seelische Konflikte zu einer klinisch klassifizierbaren Neurose führen. Es gibt keine eindeutige Antwort darauf. *Freud* betonte stets, daß in der Regel eine größere Zahl ätiologischer Faktoren, die untereinander durch ein Netz gegenseitiger Bedingtheiten verbunden sind, für die Neurosenwahl bestimmend werden.
fr: choix de la névrose; *e:* choice of a neurosis.

Neurosis angorosa *(f)*. Seltenes Syn. für Angstneurose.

Neurosis dysthenica *(f)*. Seltenes Syn. für *Neurasthenie.

Neurostimulans *(n)*. Medikament mit stimulierender (und zugleich ausgleichender und sedierender) Wirkung auf das Zentralnervensystem. Hauptvertreter: Centrophenoxin (Helfergin).

Neurothymoleptika *(n, pl)*. Kontamination aus *Neuroleptika und *Thymoleptika. Mit der Bez. soll hervorgehoben werden, daß die Grenze zwischen der Wirkung beider Gruppen nicht scharf zu ziehen ist. Besonders in niedriger Dosierung haben z.B. Chlorprothixen und Thioridazin (beides trizyklische Neuroleptika) auch eine thymoleptische (= antidepressive) Wirkung, während trizyklische Antidepressiva (s.d.) in hoher Dosis eine ausgeprägte neuroleptische Wirkung haben.
fr: neurothymoleptiques; *e:* neurothymoleptics.

Neurotiker *(m)*. Jemand, der an einer *Neurose leidet.
fr: névrotique; *e:* neurotic.

neurotisch *(a)*. Mit *Neurose zusammenhängend; an Neurose leidend.
fr: névrosique,névrotique; *e:* neurotic.

neurotisches Arrangement *(n)* *Arrangement, neurotisches.

neurotischer Charakter *(m)* *Charakter, neurotischer.

neurotische Fehlentwicklung *(f)*. Häufig gebr. Syn. für *Neurose. Wird besonders in der klinischen Praxis der Bez. »Neurose« vorgezogen.

neurotische Fehlhaltung *(f)* *Fehlhaltung.

neurotische Leistungsinsuffizienz *(f)*. Einbuße oder Abfall der körperlichen oder geistigen Leistungsfähigkeit durch Neurose. Gilt als einer der wichtigsten Gründe für die Einleitung einer Therapie.

neurotische Mechanismen *(m, pl)*. *Mechanismen, neurotische.

Neurotizismus *(m)*. *(H. J. Eysenck)*. Vererbbare mangelhafte emotionale Stabilität, die den Menschen dazu prädisponiert, bei zu großer Belastung neurotische Symptome zu entwickeln. Das Vorhandensein des Neurotizismus kann durch objektive Tests festgestellt werden.
fr: névrosisme; *e:* neuroticism.

neurotoid *(a)*. *(H. Schultz-Hencke,* 1951). Neuroseähnlich. Leichte Erscheinungen im Sinne einer Neurose. Es wird davon ausgegangen, daß »sämtliche neurosenstrukturellen Faktoren und Zusammenhänge ubiquitär sind«, daß also jeder Mensch bis zu einem gewissen Grade Neurotisches in sich trägt. Ob ein Mensch tatsächlich Neurotiker ist, hängt von der Quantität und der sonstigen Bedeutung der Symptome ab. Um das »Normal-Neurotische« vom »Echt-Neurotischen« quantitativ zu unterscheiden, spricht *Schultz-Hencke* von neurotoid. Alle Menschen haben somit eine »neurotoide Struktur«.

Neutralisierung *(f)*. *(H. Hartmann,* 1939). Umwandlung von libidinöser (*Libido) und aggressiver Triebenergie in Energie, die losgelöst ist von der Notwendigkeit zur Instinktbefriedigung und daher dem Ich für seine Zwecke zur Verfügung steht. In der neueren Psychoanalyse weithin anerkanntes Behandlungsziel. Danach führt Bewußtmachen und *Abreagieren verdrängter Erlebnisse nur zu vorübergehender Entlastung. Erst Neutralisierung und daraus folgende Integration ehemals verdrängten infantilen Materials in die Gesamtpersönlichkeit führen zur endgültigen Symptombefreiung.
fr: neutralisation; *e:* neutralization.

Neutralität *(f)*. Eine der Forderungen an den Psychoanalytiker in der psychoanalytischen Kur. Er soll 1. sich gegenüber religiösen, moralischen und sozialen Werten neutral verhalten; 2. dem Patienten keine Ratschläge für seine Lebensführung geben; 3. sich nicht in ein Spiel von *Übertragungen hineinziehen lassen; 4. Aggressionen nicht mit Aggressionen beantworten; 5. die Äußerungen des Patienten neutral aufnehmen (*Aufmerksamkeit, gleichschwebende) und nicht die Äußerungen bevorzugen, die zu einer bestimmten *Interpretation des Analytikers passen. Eine Idealforderung, die vor allem hinsichtlich der Ratschläge für die Lebensführung von fast allen Analytikern gelegentlich verletzt wird.
fr: neutralité; *e:* neutrality.

Newcastle-System *(n)*. *(M. W. Carney, M. Roth, R. F. Carside,* 1965). Diagnostisches System, welches versucht, endogene und neurotische Depressionen mit Hilfe von Bestimmungsskalen operational zu definieren. Die Newcastle-

Schule ist im Gegensatz zur Maudsley-Schule überzeugt, daß es diese beiden unterscheidbaren Formen von Depression gibt.
fr: système de Newcastle; *e:* Newcastle system.

New-Haven-Index *(m).* (*B. M. Astrachian, M. Harrow, D. Adler, L. Brauer, C. Schwarz, G. Tucker,* 1972). (Check-)Liste von Symptomen und Phänomenen zum Zwecke einer operationalen Diagnose der *Schizophrenie. Enthält zahlreiche *Kriterien, z.B. »bizarres Denken« und »*Autismus«. Wurde bis zum *DSM III in den USA viel gebraucht.
fr: index schizophrénique de New Haven; *e:* New Haven Schizophrenic Index (NHSI).

NHSI **N**ew **H**aven **S**chizophrenic **I**ndex. *New-Haven-Index

Nichtbefolgen der Ärztlichen Behandlungsmaßnahmen (Noncompliance) *DSM-Anhang.

Nichtigkeitswahn *(m).* Syn. für *Kleinheitswahn.

Nickkrämpfe *(m, pl)* *Blitz-Nick-Salaam-Krämpfe.

nihil *(a).* Lateinisch: nichts. *Nihilismus.

Nihilismus *(m).* Negative, auf das Nichts hin orientierte Weltsicht. Vorstellung des Nichtexistierens der eigenen Person (oder expansiv erweitert: der ganzen Welt). Weniger genau auch: Ablehnung aller ärztlichen und pflegerischen Maßnahmen, nicht aus Opposition, sondern aus dem Gefühl der Sinnlosigkeit und Hoffnungslosigkeit des Daseins. Vgl. expansiver Nihilismus, nihilistische Depression, nihilistischer Wahn.
fr: nihilisme; *e:* nihilism.

Nihilismus, expansiver *(m).* Bei zyklothymer Depression vorkommende, ins Extreme gehende nihilistische Einstellung. Aus dem Erlebnis der depressiven Leere sagt der Kranke, nicht nur er, auch die Menschheit und die Welt gehe unter oder sei nie existent gewesen.
fr: nihilisme expansif; *e:* expansive nihilism.

Nihilismus, therapeutischer *(m).* Mehr spöttische Bez. für eine im 19. und teilweise noch im 20. Jahrhundert unter Nervenärzten weitverbreitete Haltung. Es wurde die Auffassung vertreten, daß für Geisteskrankheiten keine wirksamen Heilmethoden zur Verfügung stehen. Die Aufgabe der Psychiatrie wurde lediglich in einem Verwahren der Kranken gesehen (kustodiale Psychiatrie).

nihilistischer Wahn *(m).* **1.** (*J. Cotard,* 1880). Vorstellungen, nach denen die Realtität teilweise oder ganz inexistent ist, Körper, Geist und die ganze Welt. Das Bild wird gekennzeichnet von Angst, Vorstellungen ewiger Verdammnis, vollständiger Gefühlslosigkeit und Unempfindlichkeit gegen Schmerzreize, der Vorstellung, daß einzelne Organe, der ganze Körper, die Seele, Gott nicht existieren. Es sind z.T. ins Extreme gesteigerte hypchondrische Vorstellungen. Der Kranke glaubt, er habe gesündigt, seine Sünde sei so groß, daß er der Teufel selbst sein müsse und daher nicht sterben könne, schließlich, daß nichts mehr existiere. Dabei schwere Selbstbeschädigungs- und Suizidtendenzen. **2.** I.e.S. Verneinung der Funktionen und Organe des eigenen Körpers (»ich habe keinen Magen mehr, so daß das Essen direkt zum After durchfällt«). Vorkommen von **1.** und **2.** vor allem bei chronischer Depression älterer Menschen, aber auch bei seniler Demenz, progressiver Paralyse und – in etwas anderer Form – bei Schizophrenie. **Cotard*sches Syndrom.
fr: délire des négations; *e:* delirium *oder* delusion of negation, nihilistic delusion.

Nikotinabusus *(m).* Übermäßiges Tabakrauchen. Strittig ist, ob der Mißbrauch die Formen einer Suchtstoffabhängigkeit annehmen kann. Nach *R. Tölle* geben 96% der Raucher Wirkungen auf die Psyche an. Es handelt sich besonders um beruhigende, spannungslösende (besonders Angst und Nervosität) und belebende Effekte. Bei 25% der Raucher treten Entziehungserscheinungen in Form von Unruhe, Nervosität, Gereiztheit und Gewichtszunahme auf. Pharmakologische Suchtmerkmale sind somit vorhanden. Eine psychische Abhängigkeit ist nur bei 38% der Raucher festzustellen.
fr: nicotinisme; *e:* nicotinism, tabagism.

Nikotinpsychose *(f).* Durch Nikotinabusus hervorgerufene psychische Krankheit. Obwohl sich immer wieder z.T. namhafte Autoren für Nikotin als Ursachenfaktor bei funktionellen Psychosen ausgesprochen haben, gibt es außer flüchtigen Vergiftungserscheinungen bei ungewohntem Genuß keine sicher verbürgten Psychosen durch Tabakmißbrauch.

Nirwanaprinzip *(n).* (*Barbara Low*). Von *Freud* aufgegriffene Bez. für eine »herrschende Tendenz des Seelenlebens, vielleicht des Nervenlebens überhaupt, das Streben nach Herabsetzung, Konstanterhaltung, Aufhebung der inneren Reizspannung ... wie es im *Lustprinzip zum Ausdruck kommt« (GW XIII, 60). *Konstanzprinzip. Die Neigung der Triebe, alle Energie zu verlieren und damit die Lebensvorgänge zu einem Ende zu bringen bzw. in einen anorganischen Zustand zu überführen und damit vollständigen Ausgleich zu schaffen. *Konstanzprinzip.
fr: principe de Nirvana; *e:* Nirvana principle.

Nissl, Franz geb. 9. 9. 1860 Frankenthal i.Pf., gest. 11. 8. 1919 München. Psychiater. Hirnanatom in Heidelberg und München. Erschloß vor allem den krankhaften Hirnbefund bei progressiver Paralyse (s.d.).

Nisus sexualis *(m)*. Geschlechtstrieb.

Noctambulismus *(m)*. Schlafwandeln. *Nachtwandeln. *Lunatismus.
fr: noctambulisme; *e:* noctambulism.

Nörgelsucht *(f)* *Querulanz.

Nötigung, sexuelle *(f)*. Erzwingung des Beischlafs durch Androhung von Gewalt. Wird rechtlich gewöhnlich als weniger schuldhaft angesehen wie *Notzucht. Wird im Gesetz nicht eigens behandelt, sondern als einer der Tatbestände angesehen, welche § 240 StGB beschreibt: »(1) Wer einen anderen rechtswidrig mit Gewalt oder Drohung mit einem empfindlichen Übel zu einer Handlung, Duldung oder Unterlassung nötigt, wird mit Freiheitsstrafe bis zu 3 Jahren oder mit Geldstrafe, in besonders schweren Fällen mit Freiheitsstrafe von 6 Monaten bis zu 5 Jahren bestraft. (2) Rechtswidrig ist die Tat, wenn die Anwendung der Gewalt oder die Androhung des Übels zu dem angestrebten Zweck als verwerflich anzusehen ist. (3) Der Versuch ist strafbar.«

Noetika *(n, pl)*. Chemische Stoffe, die auf die Verstandesfunktionen der Noopsyche einzuwirken vermögen, z.B. Kaffee, Tee, Amphetamin.

noetisch *(a)*. Das Erkennen (Noese) betreffend. *Anoese.
fr: noétique; *e:* noematic.

Noktambulismus *(m)* *Noctambulismus.

Noludarsucht *(f)*. Drogenabhängigkeit von dem Schlafmittel Methyprylon (Noludar). Nach anfänglicher Steigerung können Dosen von 30–50 Tbl. täglich vertragen werden. Evtl. Kombination mit Alkohol zur gegenseitigen Wirkungssteigerung (*U. H. Peters*). Bei plötzlicher Entziehung können epileptische Anfälle und Entziehungspsychosen, meist Delirien, ausbrechen. Auftreten der Sucht unter den gleichen Bedingungen wie andere Schlafmittelsüchte.

Non-Pick-Stirnhirndemenz *(f)*. *Demenz mit Schrumpfung des Stirnhirns, welche keine *Picksche Krankheit ist. Das Krankheitsbild ist aus pathologisch-anatomischen Befunden bekannt, kann aber klinisch nicht diagnostiziert werden.

Non-REM-Schlaf *(m)*. Syn. für *Schlaf, orthodoxer.

Non-restraint-Bewegung *(f)*. Zuerst von *J. Conolly* 1828 in Hanwell (England) aufgestellte Maxime, die den Verzicht auf alle Zwangsmaßnahmen (Fixierung, Isolierung) bei der Behandlung unruhiger psychotischer Patienten kennzeichnet. (»Treatment of the insane without mechanical restraint«, Reprint 1973).

Noopsyche *(f)*. Nach einer Einteilung *E. Stranskys* (1904) die verstandesmäßige, intellektuelle Seite der menschlichen Psyche, die der Thymopsyche (Gemütsseite) gegenübersteht. Dabei wurde die Noopsyche in die phylogenetisch jüngeren Hirnteile (Stirnhirn) lokalisiert, die Thymopsyche in den phylogenetisch älteren Hirnstamm. Nach *Stransky* entsteht die *»intrapsychische Ataxie«, der Kern der Schizophrenie, durch eine mehr oder weniger ausgeprägte Selbständigkeit von Noopsyche und Thymopsyche. Nach dieser Vorstellung wurden als Behandlung der Schizophrenie psychochirurgische Eingriffe zur Durchtrennung von Leitungsbahnen zwischen Stirnhirn und Hirnstamm vorgenommen, um die Noopsyche von der Thymopsyche vollständig zu trennen.
fr: noopsyché; *e:* noopsyche.

Noopsychose *(f)*. Vorwiegend die Noopsyche betreffende Psychose, z.B. Schizophrenie.
fr: noopsychose; *e:* noopsychosis.

No-restraint-Bewegung *(f)* *Non-restraint-Bewegung.

Norm, psychische *(f)*. Vom psychiatrischen Standpunkt aus ist psychisch normal, wer mit sich und seiner kulturellen Umgebung in Harmonie lebt. Er ist in Denken und Verhalten in harmonischer Weise an die Standardforderungen seiner Kultur angepaßt. Dieser Normbegriff ist somit streng kulturgebunden. Nach *Kurt Schneider* ist von einer mehr statistischen Durchschnittsnorm (*Realnorm) eine sich nach einem Idealtyp richtende Wertnorm zu unterscheiden. Abnormität ist erhebliches Abweichen von der Norm. Die Psychiatrie soll sich stets des wertfreien Normbegriffes bedienen. – Nach *Freud* bedeutet »normal sein«, eine Harmonie zwischen den Kräften des Es, Ich und Über-Ich herstellen. Dieser Vorgang beinhaltet die Sublimierung oder Verdrängung nicht realisierbarer Triebwünsche.
fr: norme psychique; *e:* psychic norm.

Norm, soziale *(f)*. Verhaltens- und Verständigungsforderungen innerhalb einer Gruppe, Subkultur, Kultur, an denen sich das Handeln der einzelnen Individuen orientieren kann. Grundlegendes Faktum für das soziale Zusammenleben. Durch soziale Normen wird z.B. auch festgelegt, was als geistesgesund bzw. geisteskrank verstanden wird.
fr: norme sociale; *e:* social norm.

Normalisierung, forcierte *(f)*. (*H. Landolt*, 1955). Normalisierung von EEG-Veränderungen bei einem Epileptiker für die Dauer einer psychischen Störung (Dämmerzustand, Verstimmung, schizophrenieähnliches Zustandsbild). Die Bezeichnung geht auf die Beobachtung zurück, daß die typischen EEG-Veränderungen eines Epileptikers (Krampfherde, Dysrhythmien) mit dem Beginn der anfallsunterdrückenden medikamentösen Behandlung verschwinden können. Dies wird gewöhnlich als günstiges Zeichen gewertet. Gleichzeitig kann aber z.B. ein Dämmerzustand auftreten, nach dessen Verschwinden das EEG auch wieder die alten Veränderungen zeigt.
fr: normalisation forcée.

normoptische Halluzination *(f)* *Halluzination, normoptische.

Nosoagnosie *(f)*. Syn. für *Anosognosie. **An-tons*ches Symptom.

Nosologie *(f)*. Systematische Beschreibung und Klassifizierung von Krankheiten. Die aus der Pathologie stammende Bez. wird auch auf psychische Störungen angewendet.
fr: nosologie; *e:* nosology.

Nosomanie *(f)*. Krankheitswahn. Obsol. Bez. für unkorrigierbare Überzeugung, an einer schweren Körperkrankheit zu leiden, obwohl alle ärztlichen Untersuchungen einen normalen Befund ergeben haben. *Hypochondrie.
fr: nosomanie; *e:* nosomania.

Nosophilie *(f)*. Unnatürliches Genießen eines Krankheitszustandes.
fr: nosophilie; *e:* nosophilia.

Nosophobie *(f)*. Übertriebene Befürchtungen in bezug auf die Folgen bei leichten oder zumindest prognostisch günstigen Krankheiten.
fr: nosophobie; *e:* nosophobia.

Nostalgie *(f)*. Heimwehkrankheit. Im 18. und in der ersten Hälfte des 19. Jahrhunderts allgemein bekannte Gemütskrankheit, die als Krankheitseinheit ein großes Kapitel der damaligen Psychiatrie darstellte. Zuerst bei Schweizer Soldaten in fremden Diensten, dann bei Soldaten und Kriegsgefangenen aller Kriege und in den Kolonien beobachtet. Man unterschied drei Stadien: 1. Der Kranke wird müde, traurig, schweigsam, sucht die Einsamkeit; er denkt an die Heimat, spricht nicht darüber. 2. Denken an die Heimat wird zur fixen Idee. Schlaf- und Appetitlosigkeit, Verdauungsstörungen, Druck im Kopf. 3. Wahnideen oder Verwirrtheitszustände. (Psychogener) Tod in allgemeiner Erschöpfung. – Auch in Form von Epidemien (z.B. in den napoleonischen Heeren) auftretend. – Pathognomonisches Zeichen und einziges Heilmittel: Rückschaffung in die Heimat oder Wiederherstellung der menschlichen Bindungen. Bereits die Ankündigung hilft.
fr: états de nostalgie; *e:* nostalgia.

Nostomanie *(f)*. Extremes Heimweh.
fr: nostomanie; *e:* nostomania.

Nostopathie *(f)*. Syn. für *Nostomanie.

Notenalexie *(f)*. Syn. für *Notenblindheit.

Notenblindheit *(f)*. Unfähigkeit, eine Melodie aus Noten abzulesen, obwohl die einzelnen Noten richtig erkannt werden. *Wortblindheit.
fr: cécité musicale; *e:* tonaphasia.
Syn.: musikalische Alexie.

Notonanie *(f)*. Syn. für *Entwicklungsonanie.

Notzucht *(f)*. **1.** In alter Zeit: Frauenraub, gewaltsames Fortziehen einer Frau. **2.** Seit dem 16. Jh. Bez. für »Frauenentehrung«, die gewaltsame Erzwingung von Beischlaf. In dieser Bedeutung zeitweilig auch im Gesetzestext des StGB gebraucht. *Vergewaltigung.
fr: viol; *e:* rape, violation.

Novophobie *(f)*. (*Mitterauer*). Angst vor allem Neuen. Wird als Eigenschaft vieler Depressiver beschrieben.

NS *Neutraler Stimulus.

Nudismus *(m)*. **1.** Obsol. Bez. für die Neigung mancher psychisch Kranker, sich immer wieder nackt auszuziehen. **2.** Alte Bez. für extreme Form des *Exhibitionismus, bei welcher die Betreffenden sich in der Öffentlichkeit völlig entkleiden und so am sozialen Leben teilzunehmen versuchen. **3.** Aus Deutschland stammende Form naturalistischer Nacktkultur. In abgegrenzten Bezirken wird ein Leben ohne Kleidung organisiert. Organisiert in der Internationalen Naturisten-Föderation (INF).
fr: nudisme; *e:* nudism.

Nudomanie *(f)* *Nudismus.

Nudophobie *(f)*. Übertriebene Scheu vor Nacktheit.
fr: nudophobie; *e:* nudophobia.

Numinosum *(n)*. (*R. Otto*, 1917). **1.** Fundamentale Erfahrung, die allen Religionen gemeinsam ist: 1. Gefühl der Nichtigkeit der Kreatur angesichts ihres Schöpfers (Kreaturgefühl); 2. Gefühl der Ehrfurcht und des Schauderns vor einem unnahbaren Wesen, das eine lebende Kraft und ein »ganz Anderes« ist (mysterium tremendum); 3. Erleben als etwas Anziehendes (Faszinans), das einen mit seliger Begeisterung erfüllt. – **2.** Von *C. G. Jung* in die Psychiatrie eingeführt. Danach kommt dem Erleben des *Archetypus eine numinose Qualität zu. Archetypen stehen am Anfang jener Erlebnisse,

aus denen sich religiöse Riten und Dogmen ableiten.
fr: sentiment numineux.

Nunberg, Herman geb. 23. 1. 1884 Bendzin (Polen), gest. 20. 5. 1970 New York. Psychoanalytiker in Wien und New York. Medizinstudium in Krakau und Zürich. Krankenhauspsychiater in Schaffhausen und Waldau/Bern. Seit 1914 in Wien als Psychoanalytiker. 1931 Emigration in die USA. Seit 1934 in New York in freier Praxis. 1950–1952 Präsident der New Yorker psychoanalytischen Gesellschaft. *Werke:* »Allgemeine Neurosenlehre« (1932).

nuptiales Irresein *(n)* *Irresein, nuptiales.

Nygmatomanie *(f).* Krankhafte Neigung, sich selbst mit einer Nadel zu stechen. Bei Morphinisten auch als *Rodet*sches Zeichen bekannt.
fr: nygmatomanie; *e:* nygmatomania.

Nyktalophobie *(f).* Syn. für *Nyktophobie.

Nyktophobie *(f).* Dunkelangst. Übertriebene Furcht vor Dunkelheit und Nacht.
fr: nyctophobie, scotophobie; *e:* nyctophobia, scotophobia.
Syn.: Nyktalophobie, Skotophobie.

Nyktophonie *(f).* Nachtsprache. Unvermögen, am Tage zu sprechen, bei erhaltener Fähigkeit, nach Dunkelwerden zu sprechen. Seltenes Symptom bei Hysterie.
fr: nyctophonie; *e:* nyctophonia.

Nymphomanie *(f).* Mannstollheit. Krankhaft gesteigerter heterosexueller Geschlechtstrieb bei Frauen. Kann Symptom einer psychischen Krankheit (Manie) oder Ausdruck einer neurotischen Fehlentwicklung sein. Entspricht der *Satyriasis beim Manne.
fr: nymphomanie; *e:* nymphomania.
Syn.: Furor uterinus, Metromanie, Andromanie, Kytheromanie.

O

OA *Overeaters Anonymous.

Oberbewußtsein *(n).* (*M. Dessoir,* 1890). Das normale Persönlichkeitsbewußtsein im Gegensatz zum *Unterbewußtsein (2).

Objekt *(n).* In der Trieblehre *S. Freuds* Person oder Gegenstand, durch welche ein Trieb sein Ziel erreichen, d.h. befriedigt werden kann. Es kann sich dabei um einen Menschen, etwas wirklich oder nur in der Phantasie Vorhandenes handeln. Der Begriff weicht somit erheblich von der umgangssprachlichen Bedeutung ab und braucht nicht einen Gegenstand zu bezeichnen. Der Begriff hat im Laufe der Entwicklung der Psychoanalyse zunehmend an Bedeutung gewonnen. Das Objekt kann ständig wechseln und braucht keine dauerhafte Bindung mit dem Trieb einzugehen. Es muß nicht außerhalb des eigenen Körpers liegen, sondern kann mit Teilen des Körpers oder mit dem ganzen Körper, aber auch mit Teilen des Körpers eines anderen (Partialobjekt) identisch sein.
fr: objet; *e:* object.

Objekt, bizarres *(n).* (*W. R. Bion, M. Klein*). Ein *Objekt wird so wahrgenommen, als wenn es in winzige Stücke zersplittert wäre. Jedes dieser Einzelteile enthält nach *M. Klein* einen (projizierten) Teil des *Selbst und wird als feindlich erlebt.

Objektagnosie *(f).* Unterform der optischen Agnosie (s.d.). Unfähigkeit, Objekte (Gegenstände oder Personen) zu erkennen, die vom Hintergrund nicht richtig unterschieden werden können. Vorkommen besonders bei Läsionen im Hinterhauptslappen.
fr: agnosie optique des objets concrets; *e:* agnosia of objects.
Syn.: assoziative Seelenblindheit.

Objektlibido *(f).* Derjenige Anteil der *Libido, der sich einem oder mehreren Objekten der äußeren Welt zuwendet (*Libidobesetzung). Gewöhnlich als Gegenbegriff zu *Ichlibido gebraucht.
fr: libido d'objet; *e:* object-libido.

Objektverlust *(m).* Verlust einer für das Individuum bedeutungsvollen Person. Kann eintreten durch Tod, Wegziehen, Aus-dem-Haus-gehen, Trennung, Scheidung, Zerwürfnis u.a.
e: object loss.

Objektwahl *(f).* (*S. Freud,* 1905). Vorgang, durch welchen ein Mensch als Liebesobjekt ausgewählt wird. *Objekt wird hierbei im engeren Sinne von Liebesobjekt verstanden. Nach *Freud* sind zwei Typen zu unterscheiden: 1. narzißtische Objektwahl; 2. Anlehnungstyp der Objektwahl (s.d.).
fr: choix d'objet, choix objectal *e:* object choice.

Objektwahl, Anlehnungstyp der (*S. Freud,* 1905). Wahl eines Liebesobjekts, bei der die Beziehungen zu den eigenen Eltern als Vorbild dienen. Dabei sind die Gesichtspunkte der Nahrungsspende, des Schutzes und der Fürsorge für die Wahl maßgebend. Leitsatz ist: »Ich will Dich haben.« Bei Männern herrscht oft der Anlehnungstyp der Objektwahl vor. Das Liebesobjekt wird dabei oft überschätzt. Nach dem Anlehnungstyp wird a) die nährende Frau, b) der schützende Mann geliebt.
fr: choix d'objet par étayage; *e:* anaclitic type of object-choice.

Objektwahl, narzißtische *(f).* (*S. Freud,* 1905). Wahl eines Liebesobjekts, bei der die eigene Person als Vorbild dient (*Narzißmus). Nach dem narzißtischen Typ der Objektwahl liebt man, a) was man selbst ist (sich selbst), b) was man selbst war, c) was man selbst sein möchte, d) die Person, die ein Teil des eigenen Selbst war (*Freud:* GW X, 156). Leitsatz ist: »Ich möchte so sein wie du oder dich mir ähnlich machen.« Bei Kindern und Frauen ist die Objektwahl oft narzißtisch. Es scheint, daß die nur sich selbst liebenden schönen Frauen auf viele Männer anziehend wirken. – Bei einzelnen Perversionen, z.B. Homosexualität, spielt narzißtische Objektwahl eine wichtige Rolle.
fr: choix d'objet narcissique; *e:* narcissistic object choice.

Oblativität *(f).* (*R. Laforgue*). Unfähigkeit, die Bindung zur Mutter oder einer entsprechenden Mutterfigur zu lösen. Im weiteren Sinne auch die Unfähigkeit, menschliche Bindungen zu lösen, wofür Demütigungen in Kauf genommen werden. Beruht nach *Laforgue* auf einem Stehenbleiben der Entwicklung in der analsadistischen Phase.
fr: oblativité; *e:* oblativity.

Oblomovist *(m).* Nach dem Titelhelden des Romans »Oblomov« von *J. A. Gontscharow* benannter Typ eines willensschwachen Psychopathen. Zeichnet sich durch Apathie, Faulheit und Parasitismus aus. Der Oblomovist liegt

meist untätig im Bett und läßt andere für sich sorgen, während er sonst in intellektueller, gemütlicher und moralischer Hinsicht nicht versagt, aber auch nicht herausragt. Seine Muße ist jedoch weder produktiv, noch vermag er sie zu genießen. – Die Bezeichnung wurde schon von *Gontscharow* gebraucht, aber erst durch *A. Masciochi* (1957) und *H. Dietrich* (1965) in die Psychiatrie eingeführt.
fr: maniac lectuaire.

Obsessio *(f)* *Obsession.

Obsession *(f)*. **1.** Syn. für *Zwangsvorstellung. **2.** Obsol. Bez. für Besessenheit.
fr: obsession; *e:* compulsion, obsession.

obsessiv-impulsiv *(a)*. Zwanghaft, Zwangs…
fr: obsédent; *e:* obsessive-compulsive.

obsessiv-kompulsive Reaktion *(f)*. Syn. für *Zwangsneurose. Die Bez. ist eine wörtliche Übersetzung aus dem Amerikanischen.
fr: réaction obsessionelle; *e:* obsessive-compulsive reaction.

Ochlophobie *(f)*. Syn. für *Demophobie.

Odontophobie *(f)*. **1.** Abnorme Angst vor dem Anblick eines Zahns. **2.** Angst vor zahnärztlicher Behandlung.
fr: odontophobie; *e:* odontophobia.

Odynophobie *(f)*. Angst vor Schmerzen.
fr: odynophobie; *e:* odynophobia.

Ödempsychosen *(f, pl)*. (*C. Faust*). Gruppe von psychischen Krankheitsbildern, deren gemeinsames Kennzeichen eine plötzlich auftretende Hirnschwellung (Hirnödem) ist, durch welche Verlauf und Dauer der psychischen Erscheinungen bestimmt werden. Die verschiedenen Ursachen können somit die gleichen psychischen Bilder hervorrufen: 1. akute traumatische Psychosen nach Unfällen mit Hirnschädigung (Kontusionspsychosen); 2. Insolationspsychosen nach Sonneneinstrahlung; 3. Strangulationspsychosen nach Erhängungsversuchen. Die Psychosen entwickeln sich rasch nach Abklingen einer anfänglichen Bewußtlosigkeit und klingen innerhalb von 6 Wochen wieder ab. Sie führen zu einer ziemlich vollständigen Erinnerungslücke für die ganze Dauer der Psychose. Die klinischen Bilder sind vielgestaltig und entsprechen in ihrer Symptomatik im allgemeinen den akuten exogenen *Reaktionstypen. Besonders beobachtet wurden: einfache Euphorie mit und ohne übermäßige Aktivität, depressive, maniforme, paranoide, halluzinoseartige, oneiroide Krankheitsbilder. Häufig werden Konfabulationen und größenwahnsinnige Vorstellungen beobachtet.

ödipale Konstellation *(f)*. Nach der psychoanalytischen Theorie während des *phallischen Stadiums als normaler Entwicklungsschritt auftretende triadische Beziehung zwischen Vater, Mutter und Kind. Das Kind wirbt um den gegengeschlechtlichen Elternteil und rivalisiert mit dem gleichgeschlechtlichen. Als pathologische Folge kann es evtl. zum *Ödipus-Komplex kommen.

ödipale Phase *(f)*. Syn. für *phallisches Stadium.

Ödipalisierung *(f)*. (*G. Deleuze* und *F. Guattari*, 1972). Aufbau der Dreierbeziehung »Papi-Mami-Ich« (*Ödipus-Komplex) in der individuellen Entwicklung. Diese schütze zwar gegen die Verbindungen von Selbst und Gesellschaft, unterwerfe das Individuum aber zugleich den Zeichen und Strukturen des Kapitalismus, Schizophrenen fehle die erfolgreiche Ödipalisierung. *Schizoanalyse soll die durch Ödipalisierung entstandenen Wände einreißen und dadurch die Einsichten des Schizophrenen zugänglich machen.

Ödipismus *(m)*. (*W. A. Wilson*, 1955). Nach Ödipus (Sohn des thebanischen Königs Laos und der Iokaste), der sich selbst blendete, als offenbar wurde, daß er seine eigene Mutter geheiratet und mit ihr 4 Kinder gezeugt hatt. Erhebliche Selbstverletzung der Augen mit Messer, Rasierklinge, Säure und anderen Mitteln. Vorkommen sowohl aus neurotischer und psychotischer Motivation wie zu Simulation und Erreichung von Vorteilen (Entlassung vom Militärdienst, Haftverschonung u.a.).

Ödipus-Komplex *(m)*. (*S. Freud*, 1910). Die innerhalb eines Gesamtkomplexes auftretenden Gefühle von Liebe und Haß, die ein Kind seinen Eltern gegenüber empfindet. Nach der psychoanalytischen Lehre werden die frühkindlichen Beziehungen zu den Eltern in der frühen genitalen Phase (zwischen 3. und 4. Lebensjahr) in Analogie zur antiken Ödipus-Sage gestaltet, indem es zu Liebe und Inzestwünschen gegenüber dem gegengeschlechtlichen Elternteil kommt, während sich dem gleichgeschlechtlichen Elternteil gegenüber Haß- und Eifersuchtsgefühle entwickeln (positive Form). Es kann jedoch auch umgekehrt zu Liebesgefühlen gegenüber dem gleichgeschlechtlichen und Haß gegenüber dem gegengeschlechtlichen Elternteil kommen (negative Form). Häufig mischen sich beide Formen. Normalerweise gelingt in der *Identifikation mit dem gleichgeschlechtlichen Elternteil die *Verdrängung der Wünsche und der damit zusammenhängenden (Kastrations-)Ängste und damit die Beendigung der ödipalen Situation, wodurch die Latenzperiode eingeleitet wird. In der Pubertät kann es zu einer Wiederbelebung kommen. Ist

die Bewältigung unzureichend, können Neurosen entstehen. Der Ödipus-Komplex ist das grundlegende psychoanalytische Modell für die Persönlichkeitsentwicklung. Viele Persönlichkeitsstörungen werden auf den Ödipus-Komplex bezogen und als Formen einer Nichtbewältigung interpretiert (*Komplex).
fr: complexe d'Œdipe; *e:* Oedipus complex.

Ödipus-Komplex, weiblicher *(m).* Syn. für *Elektra-Komplex.

Ökologie, menschliche *(f).* Zweig der soziologischen Wissenschaft, der sich mit Ausbreitung und Verteilung menschlicher Gesellschaften beschäftigt.
fr: écologie humaine; *e:* human ecology.

ökonomisch *(a).* Bez. der *Psychoanalyse, die sich auf die Hypothese *Freuds* bezieht, daß bei allen seelischen Vorgängen eine mengenmäßige zu bestimmende psychische Energie innerhalb des psychischen Apparates verschoben wird. Die psychische Energie kann sich daher verringern, vermehren oder qualitativ verändern. Bei der psychoanalytischen Interpretation psychischer Vorgänge wird daher außer dem *dynamischen und topographischen stets auch der ökonomische Gesichtspunkt einer besonderen Betrachtung unterzogen.
fr: économique; *e:* economic.

Önomanie *(f).* **1.** *(Rayer).* Syn. für *Delirium tremens. **2.** Dipsomanie. Alkoholismus. *Trunksucht.
fr: oenomanie; *e:* oenomania, oinomania, enomania.

Östromanie *(f).* **1.** Sammelbez. für *Nymphomanie und *Satyrismus. **2.** Syn. für *Metromanie (1).
fr: oestromanie; *e:* oestromania, estromania.

Offenbarungswahn *(m).* Wahnhaftes Erlebnis einer göttlichen Offenbarung, z.B. zu besonderen Aufgaben ausersehen zu sein, den Sohn Gottes gebären zu sollen, der Welt den Frieden bringen zu sollen. Kann mit abnormen Glücksgefühlen oder Angst oder einer Mischung aus beidem verbunden sein. Der Offenbarungswahn kommt vor bei Schizophrenie, insbesondere aber bei Angst-Glücks-Psychose und Katatonie.
fr: délire de révélation; *e:* religious delusion, delusion of revelation.

offene Fürsorge *(f).* Syn. für *Außenfürsorge.

Offen-Tür-System *(m).* Syn. für *Open-door-system.

Oikophobie *(f).* **1.** Zwanghafte Furcht vor einem bestimmten Haus, das unangenehme Erinnerungen weckt. **2.** Furcht davor, allein im Haus zu bleiben.
fr: oïcophobie; *e:* oikiophobia, oikophobia.

Okkasionskrämpfe *(m, pl)* *Gelegenheitskrämpfe.

Okkultismus *(m).* Lehre von den verborgenen, übersinnlichen, wissenschaftlich nicht anerkannten Dingen. Traditionsreiche Richtung, die sich vor allem im Spiritismus, *Animismus, in Telepathie und Telekinese fortsetzt. Wissenschaftliche Bearbeitung durch *Parapsychologie.
fr: occultisme; *e:* occultism.

Oknophiler *(m).* *(M. Balint).* Persönlichkeitstyp. Aus Angst verlassen zu werden, wird der Partner mit Liebe erdrückt. Der Betroffene fühlt sich ohne den Partner verloren und unsicher. Bei scheinbarem oder wirklichem Partnerverlust entstehen Verzweiflungsgefühle. Sucht Abhängigkeit und Schutz, worauf die ganze Lebensstrategie abgestellt ist. Vgl. Philobat.
e: ocnophile.

Okzipitalhirnanfall *(m).* Fokal-epileptischer Anfall, der durch Herde in der Hinterhauptregion hervorgerufen wird. Symptome: optische Halluzinationen in Form von stehenden oder sich bewegenden Bildern, Gesichtsfeldausfälle, Veränderung der Wahrnehmung in Form von *Mikropsien, *Makropsien und *Metamorphopsien. Der zunächst fokale Anfall kann schließlich in einen großen epileptischen Anfall übergehen.

Oligergasie *(f). Adolf *Meyers* Bez. für Intelligenzmangel und Schwachsinn.
fr: oligergasie; *e:* oligergasia.

Oligoepilepsie *(f).* Anfallsleiden mit sehr seltenem Auftreten von epileptischen Anfällen in großen Zeitabständen, meist anläßlich besonderer Belastungen (Überanstrengung, Schlafentzug, intensive Sonnenbestrahlung). Es gilt als zweifelhaft, ob es bei einem derartigen wiederholten Auftreten von Gelegenheitskrämpfen bereits richtig ist, von Epilepsie zu sprechen.
fr: oligoépilepsie; *e:* oligoepilepsia.

Oligomanie *(f).* Alte Bez. für eine sich nur in wenigen Auffälligkeiten offenbarende psychische Krankheit. In der alten Psychiatrie auch Syn. für *Monomanie.
fr: oligomanie; *e:* oligomania.

oligophren *(a).* Syn. für *schwachsinnig.

Oligophrenie *(f).* Geistige Entwicklungsstörung. Die Bez. wurde von *Kraepelin* als Sammelbez. für angeborenen oder früh erworbenen Intelligenztiefstand aller Schweregrade und jeder Herkunft geprägt. Wird deshalb häufig in der Mehrzahl – Oligophrenien – gebraucht. Schwerster Grad ist die Idiotie (völlige Bil-

dungsunfähigkeit), mittlerer Grad: Imbezillität (Unfähigkeit zur selbständigen Zurechtfindung im praktischen Leben), leichter Grad: Debilität (Unfähigkeit zu einem erlernten Beruf). Endogene Oligophrenie: mangelhafte Intelligenzanlagen ohne faßbare körperliche Veränderungen. Exogene Oligophrenie: vor der Geburt oder alsbald danach einsetzende somatische Schädigung des Gehirns, durch welche die Ausbildung einer Intelligenz verhindert wird. Die Ursachen reichen von Infektionskrankheiten, Stoffwechselstörungen, degenerativen Krankheiten zu Kretinismus und paranatalen Störungen.
fr: oligophrénie, arriération mentale; *e:* oligophrenia, mental deficiency, amentia, feeblemindedness, mental retardation.

Oligophrenia apathica *(f)*. Obsolete Bez. für Schwachsinn; Imbezillität.
fr: oligophrénie apathique; *e:* apathic oligophrenia.

Oligophrenia phenylpyruvica *(f)*. (*A. Foelling,* 1934). Rezessiv vererbliche Stoffwechselstörung (Enzym-Defekt), die in früher Kindheit manifest wird und deren auffälligstes klinisches Symptom Schwachsinn ist. Die meisten Kranken sind Idioten und haben eine IQ unter 20. Weitere klinische Symptome: bei blauäugigen und blonden Patienten Hyperhidrosis und Ekzeme, Rigidität der Muskulatur, abnormes EKG, epileptische Anfälle, Hirnatrohphie. Die Stoffwechselstörung besteht darin, daß durch Fehlen der l-Phenylalaninhydroxylase Phenylalanin nicht wie gewöhnlich vollständig in d-Tyrosin umgewandelt werden kann. Es wird statt dessen in Phenylbrenztraubensäure umgewandelt. Man nimmt an, daß die zentralnervösen Symptome auf die Anreicherung von Phenylalanin und seiner (ca. 12) Metaboliten im Stoffwechsel zurückzuführen sind. Die Reifung der Markscheiden wird dadurch behindert. Die Entstehung von Schwachsinn und anderer Symptome läßt sich völlig verhindern, wenn die homozygoten Defekt-Träger (mit Hilfe eines Eisen-(III)-chlorid-Testes) frühzeitig erkannt werden und bis zum 10. Lebensjahr eine Diät (*Bickel,* 1953) erhalten, in der Phenylalanin auf ein tolerables Minimum (ca. 20 mg/kg Körpergewicht/die) beschränkt wird. Häufigkeit: 0,5–1,5% aller Schwachsinnigen. 100 neue Fälle pro Jahr in der Bundesrepublik. Vgl. *H. Bickel* und *H. Cleve:* »Über die Phenylketonurie« (1967).
fr: oligophrénie phénylpyruvique; phénylacétonurie; *e:* phenylpyruvic oligophrenia.
Syn.: *Foelling*sche Krankheit, Imbecillitas phenylpyruvica, Phenylbrenztraubensäure-Schwachsinn, Phenylketonurie.

Oligopsychie *(f)*. Obsol. Bezeichnung für abnorme Gleichgültigkeit gegenüber Personen und Dingen bei endogener Depression.
fr: oligorie; *e:* oligoria.

Ololioqui *(n)*. Samen der beiden Windenarten Rivea corymbosa und Ipomea violacea. Wirkstoffe: d-Lysergsäureamid, d-Isolylsäureamid und Lysergol, die in der Struktur eng mit LSD verwandt, in der Wirkung aber erheblich schwächer sind. Typisches *Halluzinogen.
fr: ololiuqui; *e:* morning glory.
Syn.: Purpurwinde.

Omega melancholicum *(n)*. Syn. für **Schüle*sches Melancholiezeichen.

Onanie *(f)*. Sexuelle Selbstbefriedigung. Herbeiführung eines Orgasmus durch äußere Reizung der Genitalien (Glans penis, Clitoris). Meist mit der Hand, bei Frauen auch durch besondere Instrumente, Zusammenpressen der Oberschenkel, Schaukeln, Reiben der Vulva an Gegenständen. Der Vorgang ist gewöhnlich von besonderen Phantasien begleitet und endet mit dem Orgasmus. Vorkommen bei 90% der Männer zu irgendeiner Zeit ihres Lebens, besonders in der Pubertät. Bei Frauen wahrscheinlich etwas seltener (75%); Vorkommen hier hauptsächlich bei alleinstehenden älteren Frauen. Ursache ist gewöhnlich Mangel an ausreichender Gelegenheit zu heterosexuellem Verkehr (Notonanie). Körperliche und geistige Schäden treten nicht als Folge auf, jedoch häufig innere Konflikte und Selbstvorwürfe, da Onanie durch Moral und Religion gewöhnlich verboten. Durch den Einfluß der Psychoanalyse macht sich in Europa gegenwärtig eine freiere Haltung bemerkbar. Onanie wird für bestimmte Lebensabschnitte als normale Form sexueller Betätigung angesehen. – Die Bez. wurde nach Onan (Genesis 38,9) gebildet, der jedoch Coitus interruptus ausführte. Deshalb wird in der wissenschaftlichen Literatur oft das Syn. »Ipsation« vorgezogen.
fr: onanisme; *e:* onanism.
Syn.: Masturbation, Onanismus, Selbstbefriedigung, Ipsation.

Onaniephantasien *(f, pl)*. Anschauliche Vorstellungen, welche den Akt der Onanie in der Art von *Tagträumereien begleiten können. Es handelt sich um phantasierte Wunscherfüllungen, welche die psychische Struktur eines Menschen deutlicher darstellen als der Sexualakt selbst. Innerhalb einer psychoanalytischen Therapie kann die Untersuchung der Inhalte von Onaniephantasien daher entscheidende Hinweise zum Verständnis des Patienten vermitteln.

Onanie, primäre *(f)*. (*S. Ferenczi*). Syn. für *Säuglingsonanie.

Onanie, situative. *(f)*. Syn. für *Entwicklungsonanie.

Onanismus *(m)*. Syn. für *Onanie.

Ondilismus *(m)*. Urinieren der Frau auf den unterworfenen Mann. Teilerscheinung des *Sadismus bzw. *Masochismus.

Ondinismus *(m)*. (*H. Ellis*). Seltenes Syn. für *Urolagnie.

Oneirismus *(m)*. (*Régis*). Bez. der frz. Psychiatrie für traumähnliche psychotische Erlebnisweisen, wie sie z.B. aus dem Alkoholdelir bekannt sind. Der Kranke sieht, hört und erlebt halluzinierte Szenen, als ob sie reale Begebenheiten wären, bei denen er aktiver Beteiligter ist. Er verfolgt die Geschehnisse aufmerksam, ist begeistert oder verängstigt, spricht die halluzinierten Personen an oder sucht einer Gefahr zu entfliehen. Die äußere Realität nimmt er dagegen nur flüchtig wahr; seine räumliche und zeitliche Orientierung ist gewöhnlich mangelhaft. Meistens geht der Zustand in wenigen Stunden bis Tagen vorüber, kann aber einen Residualwahn hinterlassen. Die Bez. bezieht sich auf keine bestimmte Krankheitsursache. Vorkommen nach *Régis* hauptsächlich bei Vergiftungszuständen (Alkohol, Schlafmittel, Meskalin, LSD), Infektionskrankheiten, auch nach seelischen Erschütterungen und im Traum.
fr: onirisme, délire confuso-onirique; *e:* onirism.

Oneirodynie *(f)*. Nach älterer Einteilung (*Cullen*) eine von vier Gruppen geistiger Störungen. Teilt sich in O. aktiva (Nachtwandeln) und O. passiva (Alpdrücken).
fr: onirodynie; *e:* oneirodynia.

oneiroid *(a)*. Traumähnlich. Die Bez. wird angewandt bei Erlebnissen, die denen des Traumes ähnlich sind, ohne wirklich Traum zu sein. Auch bei träumerischem Gesichtsausdruck eines psychisch Kranken.
fr: oniroïde, onirique; *e:* dream-like.

Oneiroid *(n)*. Syn. für *Erlebnisform, oneiroide.

oneiroides Delir *(n)* *Delir, oneiroides.

oneiroide Erlebnisform *(f)* *Erlebnisform, oneiroide.

oneiroide Halluzinationen *(f, pl)* *Halluzinationen, oneiroide.

oneiroide Psychosen *(f, pl)*. Psychische Krankheitsbilder, deren Symptomatik durch traumhafte Verworrenheit oft bei Bewußtseinsveränderung eine besondere Färbung erhält. Vorkommen am häufigsten beim *amentiellen Syndrom, aber auch bei Schizophrenie und zykloiden Psychosen. – Die Begriffsbestimmung ist unscharf, daher wird der Begriff selten angewandt.
fr: psychose oniroïde; *e:* oneiroid psychosis.

oneiroider Zustand *(m)*. **1.** (*W. Mayer-Gross*, 1924). Traumartiger Zustand bei getrübtem Bewußtsein, bei dem phantastische Innenerlebnisse vorherrschen, die eine besondere Reichhaltigkeit, z.T. mit Sinnestäuschungen und flüchtig-traumhaften Wahngebilden, besitzen. Der Zustand kann als vorübergehende Teilerscheinung bei anderen psychischen Krankheiten (Schizophrenie, Manie, Depression) auftreten, deren Symptome dann auch vorhanden sind. Stark von der individuellen Eigenart des Erkrankten abhängig, der gewöhnlich starke Vorstellungsbegabung und lebendige Phantasiebereitschaft besitzt. **2.** (*H. Ey*). Eindringen von Denk- und Verhaltensweisen des Traumes in das Wachbewußtsein.
fr: état oniroïde; *e:* dream-like state.

Oneirologie *(f)*. Wissenschaftliche Richtung, die sich um eine Deutung der Träume nach ihrem Inhalt bemüht.
fr: onirologie; *e:* oneirology.
Syn.: Traumlehre.

Oneirophrenie *(f)*. (*L. I. v. Meduna* und *W. McCulloch*, 1945). Der Schizophrenie nahestehendes, aber von dieser zu unterscheidendes Krankheitsbild. In der Symptomatik werden Denkstörungen und Affektstörungen wie bei Schizophrenie hervorgehoben. Im Gegensatz zu Schizophrenie jedoch Bewußtseinstrübung mit traumartigen Veränderungen und überwiegend optischen Halluzinationen; ferner gekennzeichnet durch Besonderheiten des Kohlehydratstoffwechsels. Die Psychose ist durch Krampfbehandlung gut beeinflußbar und hat eine günstige Prognose.
fr: onirophrénie; *e:* oneirophrenia.

Oniomanie *(f)*. Krankhafte Kauflust. Triebhafte Kaufsucht. Von *Kraepelin* dem *impulsiven Irresein zugerechnet. Die Betreffenden »kaufen ohne jedes wirkliche Bedürfnis in großen Mengen Hunderte von Halsbinden oder Handschuhen, Dutzende von Anzügen, Hüten, Schmucksachen, Spazierstöcken, Uhren ein. In einzelnen Fällen verbindet sich damit der Trieb, allen möglichen Personen Geschenke zu machen« (*Kraepelin*).
fr: oniomanie; *e:* oniomania.

Onirogmus *(m)*. Obsol. Bez. für eine *Pollution, die von sexuellen Träumen begleitet wird.
Syn.: Oneirogmus.

Onomatolalie *(f)*. Zwanghaftes Wiederholen besonderer Wörter. Wird nicht immer scharf von *Onomatomanie getrennt.
fr: onomatolalie; *e:* onomatolalia.

Onomatomanie *(f)*. Namenszwang. Von *Charcot* und *Magnan* als eigenes Krankheitsbild beschrieben. Die Kranken haben den unwiderstehlichen Drang, sich immer wieder einen bestimmten Namen oder ein bestimmtes Wort ins Gedächtnis zu rufen, da sie sonst Angst befällt. Oder sie haben ständig Angst, einen Namen oder ein bestimmtes Wort zu hören. Gewöhnlich als zwangsneurotisches Symptom zu verstehen.
fr: onomatomanie; *e:* onomatomania.

Onomatophobie *(f)*. Angst davor, bestimmte Namen zu hören.
fr: onomatophobie; *e:* onomatophobia.

Onomatopoie, Onomatopoesie *(f)*. Neologismen, die zum Zwecke der Klangmalerei erfunden werden. In der Psychiatrie häufig bei Schizophrenen zu finden, die durch Klangassoziationen neue Worte bilden.
fr: onomatopée; *e:* onomatopoiesis, onomatopoesis.

Onychophagie *(f)*. Syn. für *Nägelkauen.

Onychotillomanie *(f)*. Nägelreißen. Einreißen und Abreißen von Teilen der Fingernägel. Tritt unter den gleichen Bedingungen auf wie *Nägelkauen.
fr: onychotillomanie; *e:* onychotillomania.

Oophoromanie *(f)*. Obsol. Bez. für Psychose, die durch Funktionsstörung des Ovars hervorgerufen wird.
fr: oophoromanie; *e:* oophoromania.

Open-door-System *(n)*. Ende des 19. Jahrhunderts eingeführtes System der »offenen Türen« in psychiatrischen Krankenhäusern. Danach wird den Geisteskranken ein größtmögliches Maß an Freiheit gewährt und möglichst wenige gefährliche Kranke gegen ihren Willen in geschlossenen Abteilungen festgehalten. *Nonrestraint-Bewegung.
Syn.: Offen-Tür-System.

operante Interventionsverfahren *(n, pl)*. Aus dem Behaviorismus *Skinner*s (*Konditionierung, operante) abgeleitete Psychotherapieformen. Therapie wird theoretisch als Hypothesenprüfung verstanden. Nach einer direkten Verhaltensbeobachtung werden verhaltensaufbauende (Neulernen) oder verhaltensabbauende (Verlernen) Techniken eingesetzt. Als Hilfsmittel zur Herausbildung neuer Verhaltensweisen gelten Belohnung und Bestrafung.

operatives Denken *(n)* *Denken, operatives.

Ophiophobie *(f)*. Zwanghafte Angst vor Schlangen.
fr: ophiophobie; *e:* ophiophobia.
Syn.: Ophidiophobie.

Opiatsucht *(f)*. Suchtstoffabhängigkeit von den im Opium enthaltenen Alkaloiden Morphin, Kodein oder von den halbsynthetischen Morphinderivaten Acedicon, Dicodid, Eukodal, Heroin. Auch Abhängigkeit von den synthetischen Medikamenten mit morphinartiger Wirkung (Polamidon, Cliradon, Ticarda und Dolantin) wird häufig als Opiatsucht bezeichnet.
fr: toxicomanie opiacée; *e:* opioid addiction.

Opiomania *(f)*. Alte Bez. für *Opiumsucht.

Opiophagie *(f)*. Verzehr von Opium in Form des getrockneten Saftes oder eines Dekoktes. *Opiumsucht.
fr: opiophagie; *e:* opiophagia.
Syn.: Opiumessen.

Opisthotonus *(m)*. Pathologische Körperhaltung mit extremer Beugung des Körpers nach vorn durch Kontraktion der gesamten Körpermuskulatur. Die Haltung kommt durch ein Überwiegen der Streckmuskulatur zustande. Schon im Altertum bekannt: *Aretaeus* von Kappadozien: »Wird der Körper des Kranken nach hinten gebogen, so nennen wir diesen Zustand, bei dem die hinteren Nerven leiden, Opisthotonus.« – Kann Teilerscheinung des psychogenen Anfalls (s.d.) sein. Kommt auch vor bei Läsionen des Oberwurms des Kleinhirns (besonders durch Tumoren), bei anderen Kleinhirntumoren, bei Vierhügeltumoren oder (für wenige Minuten) durch NaCN. – Häufig werden Opisthotonus und *Arc de cercle syn. gebraucht, was nicht ganz korrekt ist. Es besteht eine Tendenz, die Bez. »Opisthotonus« bei organischer Verursachung, »Arc de cercle« bei psychogenhysterischer Ursache zu verwenden.
fr: opisthotonus; *e:* opisthotonus.

Opium *(n)*. Luftgetrockneter Milchsaft der Schlafmohnkapseln. Bräunliche Masse mit 37 Alkaloiden: ca. 25% Opium- oder Mohnalkaloide, davon ca. 12% Morphin, ca. 1% Kodein, ca. 10% Narkotin, ca. 0,5% Thebain. Seit dem Altertum als Heilmittel gebraucht. In der Psychiatrie hauptsächlich gegen Depressionen (*Opiumkur). Suchtgefahr (*Opiumsucht). Alte Bez.: Lac Papaveris, Laudanum, Meconium, Succus thebaicus, Thebaicum.
fr: opium; *e:* opium.

Opiumessen *(n)*. Syn. für *Opiophagie.

Opiumkur *(f)*. Ältere, schon von *Paracelsus* angewandte Behandlungsmethode der endogenen Depression. Besonders bei Versagen der neueren Methoden auch heute noch angewandt.

Verwendet wird Tinct. opii simpl. oder Sol. Pantoponi 2%ig. Dos.: 3 x 5 Tr. täglich, jeden Tag um 3 x 1 Tr. steigend bis 3 x 40 Tr., dann wieder fallende Dosen. Es ist notwendig, gleichzeitig ein Abführmittel zu verordnen. Das Präparat Neurophilin enthält bereits beides.

Opiumrausch *(m)*. Durch Opiumgenuß hervorgerufener Rauschzustand, gekennzeichnet durch angenehm-traumhaftes Dahindämmern und Passivität.

Opiumsucht *(f)*. Suchtstoffabhängigkeit von Opium, dem eingetrockneten Milchsaft der unreifen Köpfe von Papaver somniferum. Genuß des Opiums erzeugt passives Wohlsein, Schlafzustände mit angenehmen Träumen (und Stuhlverstopfung) und führt zur Vernachlässigung der Bedürfnisse des Leibes. Opium wird gegessen oder geraucht. Verzehr von Opium ist viel gefährlicher als Rauchen. Wird von vielen Chinesen mit Mäßigkeit betrieben und ist dann bekömmlich. Als Sucht fast nur in China und im Orient bekannt, in China zeitweise Volksseuche. 30–60% der Bevölkerung waren Opiumraucher. Reine Opiumsucht in Europa extrem selten.
fr: opiomanie; *e:* opiomania.

Opressio *(f)*. Syn. für *Katalepsie.

Opsiphonie *(f)*. Farbempfindung bei bestimmten akustischen Reizen, vor allem bei Vokalen.
fr: opsiphonie; *e:* opsiphonia.

Opsomanie *(f)*. Obsol. Bez. für krankhaftes Verlangen nach bestimmten Nahrungsmitteln und Leckerbissen, z.B. Gelüste der Schwangeren.
fr: opsomanie; *e:* opsomania.

Optalidonsucht *(f)*. Abhängigkeit vom Kopfschmerzmittel Optalidon (enthält Coffein, Barbiturate, Antipyrin).
fr: toxicomanie médicamenteuse (Optalidon); *e:* Optalidon-addiction.

optische Halluzination *(f)* *Halluzination, optische.

oraler Charakter *(m)* *Charakter, oraler.

orale Phase *(f)*. (*S. Freud*). Erste frühkindliche Entwicklungsphase (1. Lebensjahr), die durch ein Inbesitznehmen gekennzeichnet ist. Die Mutterbrust wird ebenso in den Mund genommen wie Teile des Körpers (Zehen) oder Gegenstände. In der oralen Phase finden folgende Entwicklungsschritte statt: Wahrnehmung, Unterscheidung, Selbst und Nichtselbst, Bildung der Grundhaltungen, Urvertrauen und Urmißtrauen, Trennungstoleranz und Trennungsempfindlichkeit. *K. Abraham* hat 1924 eine frühe orale Phase (Vorherrschaft des Saugens) von einer späteren Phase unterschieden. *Charakter, oraler. *Phasenschema der Psychoanalyse.
fr: stade oral; *e:* oral, incorporative phase.

Oral-petit-mal *(m)*. Syn. für *Anfall, psychomotorischer.

oralsadistische Phase *(f)*. (*K. Abraham*, 1924). Zweite orale Phase. Fällt mit dem Erscheinen der ersten Zähne (6. Mon.) zusammen. Kennzeichen sind Vorherrschaft des Beißens, Zerstörung und Einverleibung des Objekts und damit erste Triebambivalenz. Bei *M. Klein* gewinnt der orale Sadismus zentrale Bedeutung, doch bezeichnet sie auch das frühe orale Stadium als oralsadistisch.
fr: stade sadique-oral; *e:* oral-sadistic stage.

Orbitalhirnsyndrom *(n)*. Durch Schädigung der orbitalen Anteile der Großhirnrinde (Stirnhirnbasis) entstehende psychische Veränderungen. Mangelndes Krankheitsempfinden, geringe personelle Schmerzresonanz, Takt- und Distanzlosigkeit, Verlust ethischer und moralischer Hemmungen, euphorische Verstimmung, Geschwätzigkeit und Witzelsucht (*Moria). Handelt es sich um bleibende Veränderungen (zum Beispiel nach Unfallverletzungen), wird auch von »orbitalen Persönlichkeitsveränderungen« gesprochen. *Konvexitätssyndrom des Stirnhirns: *Thalamusdemenz.

Oreiller psychique. Psychisches Kissen. Krankhaftes Verhalten, wobei der im Bett liegende Kranke seinen Kopf stunden- oder tagelang erhoben hält, als habe er ein unsichtbares Kissen darunter. Vor allem bei katatoner Schizophrenie.

Orestes-Komplex *(m)*. Nach der griechischen Sage tötete Orestes, Sohn des Agamemnon, seine Mutter Klytämnestra. In der Psychoanalyse werden damit Haßgefühle und Todeswünsche des Sohnes gegenüber seiner Mutter bezeichnet. Es handelt sich um einen Teilaspekt des *Ödipus-Komplexes mit Reaktionsbildung. Die Mutter ist ödipales Liebesobjekt; die auf sie gerichteten Wünsche werden verdrängt.
fr: complexe d'Orest; *e:* Orestes complex.

-orexie *(f)*. In Wortverbindungen: Appetit, Wunsch nach, Verlangen nach.
fr: -orexie; *e:* orexia.

Oreximanie *(f)*. Krankhafte Freßsucht.
fr: oreximanie; *e:* oreximania.

Organ der prärationalen Psyche *(n)*. Von *C. G. Jung* (1935) gebrauchtes Syn. für *Archetypus.

Organ der Seele *(n)*. (*C. G. Jung*). *Archetypus.

Organisation *(f)*. In der allgemeinen Systemtheorie (s.d.) die Form der Regeln, nach welchen ein *System funktioniert. Zu ihren Charakteristika gehören nach *L. v. *Bertalanffy:*

Funktion als *Ganzes, Wachstum, Differenzierung, hierarchische Ordnung, Dominanz und Wettstreit.

Organisch Bedingte Psychische Störung *DSM-Anhang.

organisches Hysteroid *(n)* *Hysteroid, organisches.

organische Psychose *(f)* *Psychose, organische.

organisches Psychosyndrom *(n)* *Psychosyndrom, organisches.

Organizismus *(m)*. Sammelbez. für Theorien, die alle psychischen Krankheiten als Folge von anatomisch oder physiologisch faßbaren Krankheiten der Organe erklären.
fr: organicisme; *e:* organicism.

Organminderwertigkeit *(f)*. (*A. Adler*). Konstitutionelle (anatomische oder funktionelle) Insuffizienz eines Körperorgans. Grundbegriff der *Individualpsychologie. Es wird angenommen, daß durch Organminderwertigkeit psychische *Minderwertigkeitsgefühle hervorgerufen werden, die zur Ausbildung von kompensatorischen und überkompensatorischen Mechanismen führen.
fr: infériorité organique; *e:* organ inferiority.

Organneurosen *(f, pl)*. Körperstörungen durch verdrängte, nicht abreagierte psychische Konflikte. Im Unterschied zu den Konversionsneurosen, bei denen das Organsymptom eine spezifische symbolische Bedeutung hat (»Organsprache«), hat bei den Organneurosen das einzelne Symptom keine spezifische Bedeutung, sondern ist die unspezifische Folge einer gestörten Körperfunktion. *Psychosomatik.
fr: névrose d'organ; *e:* organ neurosis.
Syn.: psychosomatische Störung.

organo-dynamische Theorie *(f)*. In Deutschland hauptsächlich mit dem Namen *Henry Ey* verbundene »Arbeitshypothese zur Koordination aller modernen psychiatrischen Theorien«, die sich selbst auf die Konzeption von **H. Jackson* zurückführt. Hierbei wird einerseits die Psychose als krankhafte Störung der psychischen Struktur durch eine organische Krankheit angesehen (Organogenese), andererseits aber die Eigengesetzlichkeit der psychischen Struktur bei der Ausgestaltung der psychotischen Symptomatik hervorgehoben. Der Theorie liegt die Hypothese zugrunde, psychisches Kranksein sei »Inorganisation« oder »Desorganisation« des Seelischen. Ähnliche Gedankengänge waren bereits von *E. Bleuler* und *P. Janet* vertreten worden. *Neo-Jacksonismus.
fr: organo-dynamisme.

Organpsychose *(f)*. **1.** Synonym für *Psychose, organische. **2.** (*H. Meng*). Körperlich fixiertes Psychosyndrom. Übergreifen von *Ichstörungen auf einzelne Organe im Verlaufe einer psychischen Krankheit. Auch das Zurücktreten der Symptome einer Organkrankheit bei Zunahme von psychotischen Störungen.
fr: psychose organique; *e:* organ psychosis.

Organsprache *(f)*. Bez. für die symbolische Bedeutung eines Krankheitssymptoms bei *Konversionsneurosen. Die Neurose »spricht« mit dem »Organ« symbolisch einen Konflikt aus.
e: organ-jargon, organ *oder* hypochondriac language.

Organsymbolik *(f)*. Nach *S. Freud* kann die Vertauschung eines Objektes oder einer Vorstellung durch ein Zeichen (Symbolisierung) als Mechanismus der Ich-Abwehr dienen. Unbewußte (aggressive oder sexuelle) Impulse und Konflikte können z.B. durch bestimmte Organsysteme symbolisch dargestellt werden und so der Zensur durch das Über-Ich entgehen. In einem Beispiel *Freud*s war der Husten einer Patientin ein hysterisches Symptom, das (unbewußt) den oralen Sexualverkehr zwischen ihrem Vater und einer anderen Frau symbolisierte.

Organwahl *(f)*. Bei *Konversionsneurosen Bezeichnung für die Zusammenhänge zwischen Krankheitssymptom (»Wahl gerade dieses Organs«) und dem zugrundeliegenden Konflikt.

Orgasmus *(m)*. Erlebter Höhepunkt beim Coitus. Psychische Seite: intensive erotische Lustgefühle (-Erregung), Einengung des *Sensoriums und Konzentration des ganzen Denkens und Fühlens auf diese Lustgefühle. Nach Überspringen des erlebten Höhepunktes nehmen die genannten Erscheinungen rasch (oder langsam) ab, können aber nach einer kürzeren oder längeren Pause wieder zunehmen und sich selbst weiter steigern. Biologische Seite: unwillkürliche Zusammenziehungen von Muskeln und Blutansammlungen in genitalen (*orgastische Manschette) und außergenitalen (Gesicht, Oberkörper) Bereichen, heftige Bewegungen des ganzen Körpers mit Reaktionen von Herz, Atmung und Kreislauf (aber auch ohne das möglich). Der Orgasmus ist bei Mann und Frau grundsätzlich gleich. Lediglich nach einer *Ejakulation tritt für meist längere Zeit eine erhebliche Verminderung der Lustfähigkeit ein. Es gibt jedoch männliche Orgasmen ohne Ejakulation und Ejakulationen ohne größere Lustempfindungen.
fr: orgasme; *e:* orgasm.

Orgasmen, multiple *(m, pl)*. Sich in einer Serie, meist mehrmals, gelegentlich vielmals wiederholende *Orgasmen. Vorkommen bei Männern und Frauen.
fr: orgasmes multiples; *e:* multiple orgasm.

Orgasmusstörungen *(f, pl)*. **1.** Störungen im Aufbau und Erleben eines *Orgasmus bei einer Frau. Orgasmus tritt nur unter einschränkenden Bedingungen, nach umständlichen Manipulationen, nach langer Reizung oder unter Alkoholeinfluß auf. Hervorgerufen gewöhnlich durch Nichtzulassen von Gefühlen, Verkrampfen und unzureichende Sensibilität. Die Störungen sind nicht biologischer Natur, sondern abhängig von der kulturellen Umgebung sowie der Einstellung zur Sexualität und zum Partner. **2.** Syn. für *Anorgasmie.

orgastische Manschette *(f)*. (*W. H. Masters* und *V. E. Johnson*, 1966). Wellen von 3–15 Muskelzusammenziehungen im äußeren Drittel der Scheide während des Orgasmus. Durch gleichzeitige Blutstauung in diesem Bereich verringert sich der Durchmesser der Scheide »manschettenförmig« auf die Hälfte. Der Vorgang geht bei der Frau – und beim Manne – durch Lusterleben parallelisiert.
e: orgasmic platform.

Orientierung *(f)*. Fähigkeit, die eigene Lage innerhalb der Bezugssysteme einer kalendrischen (Zeit), geographischen (Raum), biographischen (Autopsyche) Ordnung und des individuellen Erfahrungszusammenhanges (Situation) festzustellen. Diese Fähigkeit kann verringert (*Orientierungsstörung) oder aufgehoben (*Desorientiertheit) sein. S. die folgenden Stichwörter
fr: orientation; *e:* orientation.

Orientierung, allopsychische *(f)*. (*C. Wernicke*). Orientierung in der äußeren Welt, in Raum und Zeit.
fr: orientation allopsychique.

Orientierung, autopsychische *(f)*. Fähigkeit zu richtigen Angaben über die eigene Person (Namen, Beruf, Geburtsort und Geburtstag). Nur bei schweren organischen Hirnkrankheiten gestört. Es können aber auch durch wahnhafte und halluzinatorische Situationsverkennungen sowie durch Trugerinnerungen falsche Angaben über die eigene Person gemacht werden. Gewöhnlich nur bei tiefer *Bewußtseinstrübung oder schwerer *Demenz gestört.
fr: orientation autopsychique; *e:* autopsychic orientation, orientation in person.

Orientierung, doppelte *(f)*. Erscheinung, daß ein Geisteskranker gleichzeitig in einer Wahnwelt und in der allgemeinen Gegenstandswelt orientiert ist. Z.B., wenn ein Kranker überzeugt ist, vom letzten Kaiser abzustammen, sich fürstliche Titel und Namen zulegt, aber gleichzeitig in üblicher und sachlicher Weise mit seinen Familienangehörigen verkehrt.
fr: état de double orientation; *e:* double orientation.

Orientierung, örtliche *(f)*. Fähigkeit zur Bestimmung des gegenwärtigen Aufenthaltsortes oder -platzes. Bei *Bewußtseinstrübung und schweren *Demenzen gestört. Bei leichteren hirnorganischen Krankheitszuständen nur dann besonders störbar, wenn der Kranke in eine fremde Umgebung gebracht wird. Nicht zu verwechseln mit räumlicher Orientierung (s.d.).
fr: orientation spatiale; *e:* orientation of place.

Orientierung, räumliche *(f)*. Fähigkeit zur Orientierung innerhalb eines geometrischen Raumes (der eigenen Wohnung, des gegenwärtigen Aufenthaltsortes, der gewohnten Gegend). Ein Kranker findet sich eventuell in der gewohnten Umgebung nicht mehr zurecht. Kann als (optisch-)räumliche Agnosie (s.d.) oder *Apraxie der Raumgliederung vor allem bei Herdschädigungen in der Parieto-Okzipital-Region gestört sein, ebenso bei **Alzheimer*scher Demenz. Nicht zu verwechseln mit örtlicher Orientierung (s.d.).
fr: orientation spatiale; *e:* spatial orientation.

Orientierung, situative *(f)*. Fähigkeit, sich innerhalb einer gegebenen *Situation zu orientieren. Wird als gestört angesehen, wenn 1. jemand bei der Bestimmung des gegenwärtigen Aufenthaltsortes nicht sicher ist oder 2. die Bedeutung des Aufenthaltsortes falsch bestimmt (z.B. einen Krankensaal für einen Bahnhof hält) oder die Bedeutung anderer Personen in bezug auf die eigene Person mißdeutet (z.B. Krankenhauspersonal für Kellner in einem Lokal hält). Vorkommen bei *Bewußtseinstrübung, *amnestischem Syndrom, schwerer *Demenz, *Delir und *Amentia.
fr: orientation situative; *e:* situational orientation.

Orientierungsstörung *(f)*. Mangelhafte *Orientierung. Unsicherheit oder Schwanken der Orientierung. Vgl. Orientierung, örtliche, räumliche, situative und zeitliche autopsychische Desorientiertheit.
fr: trouble d'orientation; *e:* disturbance of orientation.

Orientierung, zeitliche *(f)*. Fähigkeit zur Bestimmung der Zeit: Tag, Monat, Jahr, Tageszeit und Jahreszeit. Gewöhnlich schon bei geringer *Bewußtseinstrübung oder Gedächtnisstörung gestört. Tag und Tageszeit sind – wegen des

relativ häufigen Wechsels – am häufigsten gestört.
fr: orientation temporale; *e:* orientation in time.
Orientierungszwang *(m).* Bei Zwangsneurose vorkommende Erscheinung: Der Betreffende muß sich immer wieder darüber Rechenschaft ablegen, was er im Augenblick unternimmt, und sich erneut über beabsichtigte Handlungen orientieren.
Orthomolekularpsychiatrie *(f).* (*D. Hawkins* und *L. Pauling,* 1973). In der Behandlung Schizophrener soll eine optimale Konzentration normalerweise vorhandener Substanzen hergestellt werden. Außer einer *Megavitaminbehandlung wurde Insulin zur Behandlung einer vermuteten Hyperglykämie gegeben oder auch der Genuß von Süßigkeiten verboten. Theorie und Methode sind umstritten.
e: orthomolecular psychiatry.
Orthophrenie *(f).* **1.** Psychische Gesundheit. **2.** Pädagogische Heilbehandlung psychisch kranker oder abnormer Kinder. *Psychagogik.
fr: orthophrénie; *e:* orthophrenia.
Orthopsychiatrie *(f).* Interdisziplinäre Richtung zur Behandlung psychischer Störungen bei Kindern und Jugendlichen: Kinder- und Jugendpsychiatrie, Pädiatrie, Familientherapie.
fr: orthopsychiatrie; *e:* orthopsychiatry.
Orthopsychopädie *(f).* (*P. Davidowitsch,* 1982). Zwischengebiet aus Orthopädie und Psychosomatik. Erforscht und behandelt die zahlreichen offenen und versteckten psychosomatischen Störungen orthopädisch Kranker.
fr: orthopsychopédie; *e:* orthopsychopedia.
Orthothymie *(f).* Ausgeglichene Stimmung als Gegensatz zur *Dysthymie.
fr: orthothymie; *e:* orthothymia.
Orthothymika *(n, pl).* Syn. für *Antidepressiva.
Ortsblindheit *(f).* Syn. für *Agnosie, räumliche.
Ortsgedächtnisverlust *(m).* *Agnosie, räumliche.
Osphresiolagnist *(m).* Syn. für *Renifleur.
Othello-Syndrom *(n).* (*J. Todd* und *K. Dewhurst*). Nach Othello, Mohr und venezianischer Feldherr in *Shakespeare*s Trauerspiel, der aus Eifersucht seine Gemahlin Desdemona ermordet, übermächtige, wahnhafte Eifersucht. Es handelt sich nicht um ein eigenes Krankheitsbild, sondern um einen diagnostischen Hilfsbegriff. Wird angewandt, wenn in einem psychiatrischen Krankheitsbild die Szene durch Eifersucht beherrscht wird. Nach *Todd* und *Dewhurst* kommt dem *Eifersuchtswahn unter allen Wahnformen durch Geschlossenheit und Unvergleichbarkeit eine besondere Bedeutung zu.
e: Othello syndrome.
Outcome *(n).* Wörtlich: Letztes, bzw. entscheidendes Ergebnis. Endzustand einer psychischen Krankheit. Das engl. Wort ist ins Deutsche übernommen worden. Die Outcome-Forschung ist ein Zweig psychiatrischer Forschung, welcher sich um die Herausarbeitung von *Kriterien bemüht, welche eine Vorhersage des Outcome ermöglichen.
Ovarialpunkt *(m).* Syn. für **Charcot*scher Punkt.
Ovarie *(f)* **Charcot*scher Punkt.
Ovariomanie *(f).* Syn. für *Metromanie.
Overeaters Anonymous (OA) (wörtlich: namenlose Überesser. Keine Eindeutschung in Gebrauch). Nach dem Vorbild der *anonymen Alkoholiker organisierte Selbsthilfegruppe für Menschen mit gestörtem Eßverhalten. In der Bundesrepublik zahlreiche Einzelgruppen.
Overprotection *(f).* Übermäßiges Schützen. Einengende Verwöhnung. Auch in der deutschsprachigen Literatur vielfach gebräuchliches Syn. für *Überprotektion.
Oxyphonie *(f).* Sprechen mit scharfer durchdringender Stimme.
fr: oxyphonie; *e:* oxyphonia.
Oxyzephalie *(f)* *Turmschädel.

P

Paartherapie *(f).* Syn. für *Ehepaartherapie. Die Bez. wird bevorzugt, wenn das zu behandelnde Paar nicht verheiratet ist oder die Gleichrangigkeit aller Partnerschaften betont werden soll.

Päderastie *(f).* **1.** Knabenliebe. Hang eines Mannes, sexuellen Verkehr mit Knaben zu suchen. Form männlicher Homosexualität. **2.** I.e.S. Afterverkehr eines Mannes mit einem Knaben. **3.** I.w.S. jede homosexuelle Betätigung eines Mannes.
fr: pédérastie, pédophilie; *e:* pederasty.
Syn.: homosexuelle Pädophilie.

Päderosis *(f).* Von *A. Forel* (1905) geprägter Begriff für Geschlechtsverkehr mit Kindern des anderen Geschlechts. Entspricht der *Pädophilia erotica *Krafft-Ebings*.
fr: pédérosis; *e:* pederosis.
Syn.: heterosexuelle Pädophilie.

Pädologie *(f).* **1.** (*Chrisman*). Seltene Bez. für Kinderpsychologie bzw. Jugendkunde. **2.** Babysprache. Kindersprache. Dabei werden alle weniger wichtigen Wörter ausgelassen. Schwer auszusprechende Worte oder Silben werden durch leichter auszusprechende ersetzt.
fr: pédologie; *e:* pedologia.

Pädophilie *(f).* Sammelbez. für Neigung zu Kindern aus sexuellen Motiven. Umfaßt damit sowohl die homosexuelle Päderastie als auch die heterosexuelle Pädophilia erotica.

Pädophilia erotica *(f).* (*R. Krafft-Ebing*). Sexualverhältnis zu Kindern des anderen Geschlechts als sexuelle Perversion. Sowohl als Liebe von älteren Männern zu kleinen Mädchen wie auch als Liebe von älteren Frauen zu Knaben vorkommend. *Päderastie.
fr: pédophilie; *e:* pedophilia.

Pädiophobie *(f).* (*L. Bianchi*, 1906). Angst vor Puppen, die wie Babys oder Kinder aussehen.
fr: pédiophobie; *e:* pediophobia.

Pädopsychiatrie *(f).* Erstmals von *Collin* gebrauchte Bez. für Kinder- und *Jugendpsychiatrie. Die Bez. wird nur selten verwendet.
fr: pédopsychiatrie; *e:* child psychiatry.

Paläopsychologie *(f).* Psychologische Lehre von den Urzuständen des Seelenlebens in ihrer Phylogenese, die nach *C. G. Jung* teilweise im Unbewußten jedes Menschen weiterleben.
fr: paléopsychologie; *e:* paleopsychology.

Paligraphie *(f).* Wiederholung ganzer Worte und Sätze beim Schreiben (*Palilalie).
fr: paligraphie; *e:* paligraphia.

Palikinesie *(f).* Wiederholung immer wieder der gleichen Geste. Vorkommen als Teilerscheinung des psychomotorischen Anfalles (s.d.).
fr: palicinésie; *e:* palicinesia, palikinesia.

Palilalie *(f).* (*Brissaud*, 1899; *A. Pick*, 1921). Wiederholung von eigenen Worten oder Satzenden in Form eines Nichtaufhörenkönnens. Z.B: »Wann kommt mein Essen, kommt mein Essen, kommt mein Essen?« Vorkommen besonders bei postenzephalitischem Parkinsonismus.
fr: palilalie; *e:* palilalia.

Palilexie *(f).* Analog zur Palilalie Wiederholung von Worten und Sätzen beim Lesen.
fr: palilexie; *e:* palilexia.

Palimpsest *(m).* Pergamenthandschrift der Spätantike, deren Text mit Schwamm oder Rasiermesser beseitigt worden war, um den teuren Beschreibstoff nochmals verwenden zu können. Durch geeignete Maßnahmen (Photo) kann aber der ursprüngliche Text evtl. wieder sichtbar gemacht werden. In der Psychiatrie in übertragenem Sinn zuerst für die langsam verwischenden Inschriften auf Gefängniswänden u.ä. verwendet, welche Einblicke in die Psychologie der Gefangenen geben (*C. Lombroso:* »Kerker-Palimpseste«. Hamburg, 1899). Auch Bez. für das Verblassen älterer Erinnerungen und die Häufung amnestischer Zustände unter Alkoholeinwirkung bei beginnenden alkoholischen Krankheitsprozessen (*G. Heber* und *K. Kryspin-Exner*, 1966).
fr: palimpseste; *e:* palimpsest.

Palinacusis *(f).* Besondere Form akustischen Halluzinierens. Ein gesprochenes und anschließend vom Kranken auch real wahrgenommenes Wort wird über längere Zeit mehrfach gehört, ohne daß es noch vorhanden ist. *Palinopsie.
fr: palinacusis; *e:* palinacusis.

palingnostisch *(f).* Wiedererkennend. *Delirium palingnosticum.

Palinmnese *(f).* **1.** Vermeintliches Sicherinnern an Ereignisse, die nicht stattfanden. **2.** Wiedererinnerung an etwas, was dem Gedächtnis vorher entschwunden war.
fr: palinmnèse; *e:* palinmnesis.

Palinopsie *(f)*. Seltene Form der Gesichtstäuschung. Ein gesehener Gegenstand wird auch dann weiter wahrgenommen, wenn er bereits aus dem Gesichtsfeld verschwunden ist und die Wahrnehmung sich auf andere Gegenstände richtet. Je nach dem Zeitabstand zwischen Anblick des Gegenstandes und vermeintlicher Wahrnehmung kann zwischen einer visuellen *Perseveration, eigentlicher Palinopsie und (bei sehr langem Intervall) halluzinatorischer Palinopsie unterschieden werden (*J. Le Beau* und *E. Wolinetz,* 1965). Gewöhnlich bestehen gleichzeitig Gesichtsfelddefekte. Ursache ist nach *Pötzl* (1954) eine Läsion der Area 19. *Palinacusis.
fr: palinopsie; *e:* palinopsia.

Palinphrasie *(f)*. Syn. für *Paliphemie.
fr: palinphrasie; *e:* palinphrasia.

Paliphemie *(f)*. Unbeabsichtigte Wiederholung einer Silbe oder eines Wortes, meist der letzten Silbe oder des letzten Wortes eines Satzes.
fr: paliphémie; *e:* paliphemia.

Palipraxie *(f)*. Wiederholung von Bewegungen. *Palilalie.
fr: palipraxie; *e:* palipraxia.

Palo-Alto-Gruppe *(f)*. 1959 von *Don D. Jackson* am Mental Research Institute (MRI) (Hirnforschungsinstitut) in Palo Alto (Californien) gegründete Arbeitsgruppe. Ausgang war die *Double-bind-Theorie der Schizophrenie. Aufgabe war die Untersuchung von Familien Schizophrener auf das Vorkommen von Double-bind-Situationen. Zur Gruppe gehörten *John J. Weakland* und *Jay Haley,* die bereits Mitautoren der Double-bind-Theorie waren. Ferner die Familienberaterin *Virginia M. Satir,* die Psychologen *Alex Bavelas, Charles Fulsweiler, Paul Watzlawick* und die Psychiater *Jules Riskin* und *Frank Rosman.* Ein praktisches Ergebnis war die Auffassung der Familie als *System, die Feststellung der darin vorkommenden Kommunikationsregeln und daraus abgeleitete Regeln für eine Familientherapie (*Kommunikationstherapie). Besonders groß war der Einfluß von *Gregory *Bateson.*

Panik *(f)*. Altgriechisch: ohne sichtbaren Anlaß enstandener Schrecken, insbesondere bei einem Heere. Man nahm an, daß die Angst vom Gott Pan herrührte. – Im 18. Jh. vom französischen »panique« in Verbindung »panischer Schrecken« ins Deutsche gekommen. – In der engl. Psychiatrie als Bez. für eine grundlos den Menschen überfallende Angst gebräuchlich.
fr: panique: *e:* panic.

Panik, homosexuelle *(f)*. **1.** (*Kempf,* 1920). Plötzlich auftretende Furcht, Ziel homosexueller Wünsche anderer zu sein oder selbst für homosexuell angesehen zu werden. Verbindet sich manchmal mit Erregung, *Beziehungsideen, Halluzinationen, Neigung zu Selbsttötung und Aggressionshandlungen. Vorkommen bei Lösung von Gefühlsbeziehungen zu einer anderen Person gleichen Geschlechts oder im Beginn einer *Schizophrenie (*Trema). Bei Männern häufiger als bei Frauen. **2.** Auftreten von Angst bei einem Menschen mit verdrängter Homosexualität, der unvermutet eine Situation homosexueller Versuchungen (z.B. Jugendlager, Militär) ausgesetzt ist. Ursache ist die Furcht, daß die gewöhnlichen *Abwehrmechanismen versagen könnten. Folge ist manchmal ein Exzeß heterosexueller Beziehungen.
fr: panique homosexuelle; *e:* homosexual panic, *Kempf*'s disease.

Panikattacken *DSM-Anhang.

Panikreaktion *(f)*. **1.** Anfall einer alles überwältigenden Angst. **2.** In Katastrophensituationen (Brandausbruch, Schiffsuntergang, Erdbeben, Explosionen) bei Überschreiten einer individuellen Erträglichkeitsgrenze für Angst auftretende kopflose Verhaltensweise, bei der in blindem Bewegungssturm reale Möglichkeiten zur Rettung außer acht gelassen werden.
fr: panique-réaction; *e:* panic reaction.

Paniksyndrom *DSM-Anhang.

Pankejeff, Sergej *Wolfsmann.

Panneurose *(f)*. (*P. Hoch* und *H. Polatin,* 1949). Teilerscheinung der pseudoneurotischen Schizophrenie (s.d.). Gleichzeitiges Bestehen von Zwangssymptomen, hysterischen und vegetativen Symptomen.
fr: pan-névrose; *e:* pan-neurosis.

Panophobia *(f)*. Syn. für *Panphobie.

Panphagie *(f)*. Süchtiges Essen ohne Bevorzugung besonderer Speisen.
fr: panphagie; *e:* panphagia.

Panphobie *(f)*. Furcht vor allem
fr: panophobie, pantophobie; *e:* panphobia.
Syn.: Panophobia, Pantophobia.

Panpsychismus *(m)*. Denkrichtung, die auch in der nichtbelebten, anorganischen Natur seelische Vorgänge annimmt.

Pansexualismus *(m)*. Extreme Doktrin, nach der allen menschlichen Handlungen unbewußte sexuelle Wünsche zugrunde liegen. Seit *S. Freud* jeden Zusammenhang zwischen Pansexualismus und Psychoanalyse bestritt, besitzt die Lehre keine ernsthaften Anhänger mehr.
fr: pansexualisme; *e:* pansexualism.

Pantophobia *(f)*. Syn. für *Panphobie.
fr: pantophobie; *e:* pantophobia.

Pantoponismus *(m)*. Suchtstoffabhängigkeit von dem gereinigten Opiumauszug Pantopon (50% Morphin-HCl). Kommt nur selten vor.
fr: pantoponisme; *e:* pantoponism.

Pappenheim, Bertha *Anna O.

Parabulie *(f)*. Krankhafte Willensstörung, bei der einem Willensimpuls sogleich ein anderer, entgegengesetzter folgt. Z.B. ein Kranker streckt dem Arzt die Hand entgegen, zieht sie sofort wieder zurück, streckt sie wieder vor usw. Kann in extremen Fällen zu völliger Bewegungslosigkeit führen (bes. bei Schizophrenie).
fr: paraboulie; *e:* parabulia.

paradoxe Intention *(f)*. (*V. E. Frankl*). Psychotherapeutische Technik zur Überwindung von phobischer, anankastischer und Erwartungsangst. Sie besteht darin, daß der Leidende aufgefordert wird, sich, wenn auch nur für Sekunden, das zu wünschen, was er befürchtet. Er wird so in den Stand gesetzt, sich von seiner neurotischen Angst zu distanzieren. *Existenzanalyse. *Logotherapie. *Gegenzwang. *Kommunikationstherapie.

Paradoxia sexualis *(f)*. Sexuelle Betätigung oder Bedürfnisse jenseits der als physiologisch erachteten zeitlichen Grenzen, im Kindes- und Greisenalter.
fr: paradoxisme infantile, pardoxisme sénile; *e:* paradoxia sexualis.

Parageusie *(f)*. Syn. für *Parosmie.
fr: parageusie; *e:* paragusia.

Paragnosie *(f)*. Außersinnliche Wahrnehmung (z.B. Telepathie, Hellsehen, zweites Gesicht usw.)
fr: paragnosie; *e:* paragnosia.

Paragrammatismus *(m)*. (*E. Bleuler*). Inkorrekte Anwendung grammatikalischer Gesetze aus krankhafter Ursache, z.B. bei Schizophrenie. *Aktaphasie.
fr: paragrammatisme; *e:* paragrammatism.

Paragraphie *(f)*. Besondere Form der Dysgraphie. Beim Schreiben werden einzelne Worte oder Buchstaben unrichtig oder entstellt wiedergegeben. *Paraphasie.
fr: paragraphie; *e:* paragraphia.

Parakinese *(f)*. Unregelmäßig, schlecht koordinierte, in ihrer Harmonie gestörte Bewegungen.
fr: parakinésie; *e:* parkinesia.

parakinetische Katatonie *(f)* *Katatonie, parakinetische.

Paralalie *(f)*. **1.** Sammelbez. für Sprachstörung. **2.** Lautverletzung. Gewohnheitsmäßiges Ersetzen eines Buchstaben durch einen anderen beim Sprechen. **3.** Syn. für *Stammeln.
fr: paralalie; *e:* paralalia.

Paralexie *(f)*. Lesestörung, bei der an einzelnen Stellen falsche Wörter oder Buchstaben gelesen werden. Entspricht der Paraphasie beim Sprechen.
fr: paralexie; *e:* paralexia.

Paralgesie *(f)*. Störung der Schmerzwahrnehmung. Statt eines Schmerzreizes werden z.B. bei Nadelstich Prickeln oder sogar angenehme Empfindungen wahrgenommen.
fr: paralgésie; *e:* paralgesia.

Paralgie *(f)*. Syn. für *Paralgesie.
fr: paralgie; *e:* paralgesia.

Paralipophobie *(f)*. (*Th. Ziehen*). Zwangsvorstellung, daß die fahrlässige Unterlassung bestimmter Handlungen eine schwere Gefahr für nahe Angehörige bedinge.
fr: paralipophobie; *e:* paralipophobia.

Paralogie *(f)*. **1.** Fehlschluß. In der Logik: falsche Schlußfolgerung trotz richtiger Voraussetzung. In der Psychiatrie Form einer Denkstörung. Besteht darin, »daß die im Gedankenzusammenhange zunächst sich darbietende Vorstellung unterdrückt und durch eine andere, ihr verwandte, ersetzt wird« (*Kraepelin*). Dem Denken geht damit der logische Zusammenhang verloren, wodurch das Verständnis für andere erschwert oder unmöglich wird. Vorkommen besonders bei Schizophrenie, auch bei Demenz. **2.** (*W. Stekel*). Bez. für alle Formen von *Psychose.
fr: paralogie; *e:* paralogia, paralogy.

Paralogismus *(m)*. Einzelner logischer Fehlschluß bei *Paralogie.
fr: paralogisme; *e:* paralogism.

Paralyse *(f)*. **1.** Völlige Unfähigkeit zu Willkürbewegungen. Ursache ist gewöhnlich ein organisches Nervenleiden mit Sitz in Gehirn, Rückenmark oder peripheren Nerven. Aber auch aus seelischer Ursache kann – vorübergehend – völlige Bewegungsunfähigkeit entstehen (*Kataplexie).
fr: paralysie; *e:* palsy, paralysis.
2. Häufig verwendete Kurzbezeichnung für *Paralyse, progressive.
fr: paralysie générale; *e:* paresis.

Paralyse, atypische *(f)*. Syn. für **Lissauer*sche Herdparalyse.

Paralyse, galoppierende *(f)*. Progressive Paralyse mit besonders raschem Persönlichkeitszerfall und innerhalb weniger Monate zum Tode führendem Verlauf.

Paralyse, jugendliche *(f)* *jugendliche Paralyse.

Paralyse, Lissauersche *(f)* **Lissauer*sche Herdparalyse.

Paralyse, modifizierte *(f)*. Obsol. Sammelbez. für Krankheitszustände, bei denen sowohl

Lähmungserscheinungen als auch psychische Störungen vor allem in Form einer Verblödung auftreten. »Paralyse« ist hier in seiner älteren Bedeutung als Bez. für jede Form beeinträchtigter Muskelkraft gebraucht. Diese »Paralyse« wird durch die intellektuellen Abbauerscheinungen in ihrem Erscheinungsbild verändert, »modifiziert«. **Schüle* (1886) rechnet hierzu u.a. Zustände nach Schlaganfällen, bei multipler Sklerose und Hirntumoren sowie bei seniler Demenz und Syphilis.

Syn.: psychische Zerebropathie.

Paralyse, progressive *(f)*. Psychische Krankheit durch Syphilis. Wird hervorgerufen durch massive Spirochäteninvasion des Gehirns, besonders der Hirnrinde. Beginn meistens im Alter von 30–50 Jahren, etwa 5–15 Jahre nach der ersten Ansteckung. Bei Männern doppelt so häufig wie bei Frauen. Gewöhnlich schleichender Beginn mit Gedächtnisstörungen, Nachlässigkeiten in der äußeren Erscheinung oder Verstößen gegen Normen des Anstandes. Erstes Krankheitszeichen kann z.B. sein, daß jemand ungeniert auf der Straße uriniert. In anderen Fällen im Beginn mehr depressive Erscheinungen. Paralytische Anfälle (s.d.) können hinzukommen. – Neurologisch: Sprachstörungen, Silbenstottern, Silbenschmieren, verlangsamtes und erschwertes Sprechen, besonders schwerer Worte (z.B. Flanellappen); lichtstarre, unregelmäßige Pupillen; Steigerung der Sehnenreflexe. – Wassermann- und andere Luesreaktionen in Serum und Rückenmarksflüssigkeit (Liquor) fast stets positiv. Im Liquor ferner Zellvermehrung und Eiweißvermehrung bei Linksausfällung in den Kolloidkurven (Paralysekurve). – Die Diagnose wird aufgrund der klinischen Erscheinungen bei positiven Luesreaktionen gestellt. – Verlauf: Gewöhnlich bald Übergang in eine typische *Dementia paralytica. Ohne Behandlung tritt nach ein bis wenigen Jahren der Tod in tiefer Verblödung ein. – Behandlung mit 15–25 Mill. Einheiten Penicillin. Der Erfolg hängt vom Umfang der zerstörten Hirnteile bei Beginn der Behandlung ab. Oftmals ist Anstaltsunterbringung notwendig, obwohl der Prozeß zum Stehen gekommen ist. – Vorkommen: Früher 10% aller Klinikaufnahmen. Gegenwärtig selten.

fr: paralysie générale progressive; *e:* general paresis, general paralysis of the insance (GPI).

Paralysis galopans *(f)*. Syn. für *Paralyse, galoppierende.

Paralysis generalis *(f)*. Obsol. Syn. für *Paralyse, progressive.

Paralysis generalisata progressiva *(f)*. Obsol. Bez. für *Paralyse, progressive.

Paralysis juvenilis *(f)*. Syn. für *jugendliche Paralyse.

Paralysis progressiva *(f)* *Paralyse, progressive.

paralytische Demenz *(f)* *Dementia paralytica.

paralytischer Anfall *(f)* *Anfall, paralytischer.

Paramimie *(f)*. **1.** Durch umschriebene Hirnläsion hervorgerufene Störung der Gebärdensprache. Z.B.: Ein Kranker macht den Mund auf, wenn er durch Kopfnicken seine Zustimmung ausdrücken will. **2.** Grimassieren, Mißverhältnis zwischen Gesichtsausdruck und Stimmung. Besonders bei jugendlicher Schizophrenie.

fr: paramimie; *e:* paramimia.

Paramnesie *(f)*. Gedächtnistäuschung, Falscherinnerung, Trugerinnerung. Die Bez. wird mit verschiedener Bedeutung verwendet. **1.** Bereits normalerweise werden Erinnerungen durch Affekte »umgedichtet«, wobei die Rolle des Individuums besonders günstig in den Vordergrund tritt (Literarisches Beispiel: »Tartarin de Tarascon« von *Daudet*). **2.** Erinnerung mit falschen Bekanntheitsqualitäten. *Déjà-vu-Erlebnis. **3.** Wahnerinnerung. Aus der Psychose entstehende, in die (gesunde) Vergangenheit zurückdatierte Wahneinfälle. Auch nachträgliche Umdeutung wirklicher Ereignisse im Sinne des Wahns. Besonders bei Paranoikern. **4.** Bei Hirnherdstörungen: Das einzelne Wort als solches wird erinnert, nicht jedoch die dazugehörige Bedeutung. S.a. die folgenden Stichwörter.

fr: paramnésie; *e:* paramnesia.

Syn.: paramnestische Dysmnesie.

Paramnesie, assoziierende *(f)*. (*E. Kraepelin*). Syn. für *Pseudomnesie, assoziierende.

Paramnesie, einfache *(f)*. (*E. Kraepelin*). Scheinbekanntheit. Gedächtnisstörung, bei der die Gegenwart als Vergangenheit erlebt wird. Die wirklichen Erlebnisse werden mit falschen Erinnerungen vermischt. Entspricht weitgehend den Illusionen der Erinnerung. Teilweise kommt es aber auch zu Halluzinationen der Erinnerung (Sully). Kommt vor im Traum, in der Hypnose, in Dämmerzuständen, *Korsakow*-Syndrom.

Syn.: Dysmnesie, paramnestische.

Paramnesie, reduplizierende *(f)*. (*A. Pick*, 1901). Erinnerungstäuschung, bei der ein Erlebnis in der Erinnerung doppelt oder mehrfach erscheint. Ein Kranker *H. H. Meyers* (1947) war z.B. überzeugt, in der gleichen Klinik von den gleichen Ärzten schon einmal behandelt worden zu sein.

paramnestische Dysmnesie *(f)*. Syn. für *Paramnesie.

Paramusie *(f)*. Durch Hirnherdstörung hervorgerufene Unfähigkeit, Töne und Intervalle stets richtig zu bestimmen, und manchmal Unfähigkeit, konsonante und dissonante Akkorde zu unterscheiden.
fr: paramusie; *e:* paramusia.

Paranoia *(f)*. Systematisierter Wahn. Bereits in der vorhippokratischen Zeit, auch bei *Aeschylos, Euripides* und *Plato* als Bez. für »allgemeine Geistesstörung« verwandt. Als Krankheitsbegriff der Psychiatrie jedoch erst seit 1764 (*Vogel*) üblich. Seitdem hat kein anderer Begriff einen so oft wechselnden Bedeutungsinhalt gehabt. Man verstand darunter zunächst alle Geistesstörungen mit einem einigermaßen systematisierten Wahn, versuchte dann aber immer wieder eine Einengung des Begriffes. Der größte Teil der noch von *Kraepelin* als Paranoia diagnostizierten Krankheitsbilder ging später jedoch in der paranoiden Schizophrenie bzw. Paraphrenie (*Kolle,* 1931) auf. Doch wurden auch eine große Zahl anderer Zustände zeitweilig unter die Paranoia subsumiert. Man unterschied zum Beispiel: Paranoia typica, Paranoia rudimentaria, Paranoia simplex acuta und chronica, Paranoia hallucinatoria acuta und chronica, Paranoia hypochondrica, Paranoia senilis, Paranoia querulans, katatonische Paranoia, periodische Paranoia, Dementia paranoides, Melancholia paranoides. Heute bezeichnen viele Psychiater lediglich noch einen aus dem Charakter sich entwickelnden (also nichtschizophrenen), chronischen, systematischen Eifersuchts-, Beziehungs- oder Verfolgungswahn als »Paranoia«. Paradigma ist der berühmte von *Gaupp* beschriebene und über Jahrzehnte katamnestisch verfolgte Fall des Hauptlehrers *Wagner (»Paranoia *Gaupp*«). Daneben hat sich in der Fachsprache das Adjektiv *paranoid erhalten.
fr: délire paranoïque, délire de persécution, paranoïa; *e:* paranoia.

Paranoia acuta *(f)*. (*Westphal,* 1878). Obsol. Bez. für plötzlich einsetzende psychische Krankheit mit unbestimmtem Verfolgungsgefühl.
fr: délire paranoïaque aigu, paranoïa aigue; *e:* acute paranoia.

Paranoia chronica *(f)*. (*H. Berger,* 1913). Zu den paranoiden Erkrankungen des Involutionsalters zählende seltene Psychose. Systematisierter Wahn bei chronischem Verlauf und Ausbleiben einer Verblödung werden hervorgehoben. Das Krankheitsbild vermochte sich als nosologische Einheit nicht durchzusetzen.

Paranoia combinatoria *(f)*. Syn. für *Paranoia simplex chronica.

Paranoia erotica *(f)*. Obsol. Syn. für *Liebeswahn.

Paranoia hallucinatoria acuta *(f)*. (*Th. Ziehen*). Obsol. Bez. für plötzlich auftretenden Verfolgungswahn mit Halluzinationen. Hervorgehoben werden Ordnung des Denkens und Systematisierung von Wahn und Sinnestäuschungen. Die unter dieser Bez. beschriebenen Krankheitsbilder werden gegenwärtig größtenteils der Schizophrenie zugerechnet.
fr: délire paranoïaque hallucinatoire aigu; *e:* acute hallucinatory paranoia.

Paranoia litiginosa *(f)*. Obsol. Syn. für *Querulantenwahn.
fr: paranoïa litingosa; *e:* litigous paranoia.

Paranoia logorrhoica *(f)*. Zungendelirium. Obsol. Syn. für *Logorrhoe.

Paranoia originaria *(f)*. (*Sander*). Obsol. Bez. für eine bereits im Kindesalter beginnende Wahnerkrankung.
fr: paranoïa originaria; *e:* paranoia originaria.

Paranoia querulans *(f)*. Obsol. Syn. für *Querulantenwahn.
fr: paranoïa processive; *e:* querulous paranoia.

Paranoia religiosa *(f)*. Obsol. Bez. für Wahnerkrankung mit religiösen Inhalten. Bei Verfolgungswahn auch das Gefühl, vom Teufel besessen zu sein. *Dämonomanie.
fr: Paranoïa religiosa; *e:* paranoia religiosa.

Paranoia simplex acuta *(f)*. Obsol. Bez. für plötzlich ausbrechende, reine Wahnerkrankung, die bald wieder abklingt. Wurde dem *délire d'emblée *Magnans* an die Seite gestellt.
fr: paranoïa simple aigue; *e:* paranoia simplex acuta.

Paranoia simplex chronica *(f)*. Obsol. Bez. für schleichend verlaufende Wahnerkrankung. Das Krankheitsbild entsprach weitgehend der letzten Umschreibung der *Paranoia. Es wurde ein fast unmerklicher Beginn (Stadium initiale) von dem in voller Entwicklung begriffenen Wahn (Stadium paranoicum) und einer späteren Beruhigung und Kraftlosigkeit (Stadium dementiae) unterschieden.
fr: paranoïa simple chronique; *e:* paranoia simplex chronica.
Syn.: Paranoia combinatoria.

paranoiaartig *(a)*. **1.** Wenig gebrauchtes Syn. für *paranoid. **2.** Paranoiaähnlich. Auf ein Krankheitsbild bezüglich, bei dem Ansätze zu einer Wahnsystematisierung erkennbar sind, dessen Erscheinungen jedoch flüchtig und bald korrigiert sind.

paranoid *(a)*. Wahnhaft, im psychiatrischen Sinne des Wortes *Wahn. Nach *Berner* (1972) wird die Bez. teilweise sehr weit angewendet und charakterisiert, z.B. in der skandinavischen Literatur das Vorhandensein aller Arten von Wahnvorstellungen. Nach einer deutschen Tradition wird nur bei Vorhandensein von Verfolgungs- und/oder Beeinträchtigungsideen von »paranoid« gesprochen. Abweichend vom deutschen Sprachgebrauch wird die Bez. in Frankreich, England und den USA auf wahnhafte Erlebnisse angewendet, die nicht zu einem geschlossenen System gehören. *paranoisch.
fr: paranoïde; *e:* paranoid, paranoidal.

Paranoid *(n)*. Syn. für *Schizophrenie, paranoide.

paranoide Erlebnisreaktion *(f)*. Paranoide Form der abnormen seelischen Reaktion (s.d.). Auf ein traumatisierendes Erlebnis (Kränkung, Demütigung, Beschämung) reagiert eine zur Selbstbeziehung neigende Persönlichkeit mit affektbetontem Beziehungswahn, in dessen Krankhaftigkeit jedoch wenigstens vorübergehend Einsicht besteht. Vorkommen z.B. bei Demütigungen eines körperlich Mißgestalteten, abgewiesener Liebeswerbung, verletzendem Tadel bei einer als beschämend empfundenen Unzulänglichkeit. – Die Erscheinungen klingen gewöhnlich nach wenigen Wochen bis Monaten wieder ab.

Paranoide Persönlichkeitsstörung *DSM-Anhang.

paranoider Psychopath *(m)* *Psychopathen, paranoide.

paranoide Reaktion *(f)* *paranoide Erlebnisreaktion.

paranoide Schizophrenie *(f)* *Schizophrenie, paranoide.

Paranoide Störung *DSM-Anhang.

paranoides Syndrom *(n)*. Sammelbez. für Erkrankung, bei der Wahnphänomene im Vordergrund stehen, die jedoch nicht – oder noch nicht – einer bestimmten Krankheitsform zugeordnet werden kann.
fr: syndrome paranoïque; *e:* paranoic syndrome.

paranoisch *(a)*. **1.** Wahnhaft. Älteres Syn. für *paranoid. **2.** »Wahnhaft« i.e.S. als Adjektiv zu *Paranoia. Charakterisiert damit das Vorhandensein einer bestimmten logisch in sich geschlossenen Wahnstruktur.
fr: paranoïaque; *e:* paranoiac, paranoic.

paranoische Angstpsychose *(f)*. Von *K. Leonhard* gelegentlich verwendete Bez. für die depressive Phase der *Angst-Glücks-Psychose. Somit weitgehend syn. mit Angstpsychose.

paranoische Entwicklung *Entwicklung, paranoische.

Paranomie *(f)*. Sprachstörung infolge Hirnherdstörung, wobei Gegenstände richtig erkannt, aber falsch benannt werden.
fr: paranomie; *e:* paranomia.

Parapathie *(f)*. **1.** Von *W. Stekel* als Syn. für *Neurose vorgeschlagen, um hervorzuheben, daß sich die Psychotherapie nicht auf die Behandlung von Nervenkrankheiten erstreckt. **2.** Schwere Störung des Affektlebens.
fr: parapathie; *e:* parapathy.

Paraphasie *(f)*. (*A. de Fleury,* 1865). Form der Sprachstörung. Verwendung von Worten, die den Gedanken nicht richtig wiedergeben. »Das pathologische Unvermögen, die stets richtig gebildeten Laute an der richtigen Stelle zu verwenden, oder aus solchen eine Silbenfolge, oder aus korrekten Silben ein Wort, oder aus Worten ein den Regeln der Syntax entsprechendes Satzgefüge zusammenzusetzen, oder inhaltlich und formell gelungene Sätze zu Gedankenketten sinngemäß aneinanderzureihen.« (*E. Niessl, von Mayendorf,* 1918) Man kann demnach literale, syllabäre, verbale, syntaktische und logische Paraphasie unterscheiden, nach anderer Einteilung auch phonematische und semantische Paraphasie (s.d.).
fr: paraphasie; *e:* paraphasia.

Paraphasie, choreatische *(f)*. Form der Paraphasie, bei der ohne Sinnzusammenhang aneinandergereihte Worte hastig ausgesprochen werden.
fr: paraphasie choréatique; *e:* choreatic paraphasia.

Paraphasie, literale *(f)*. Form der Paraphasie, bei der lediglich ein einzelner Buchstabe ausgelassen oder entstellt wird. Beispiel: »Bick« statt »Blick«. Syn. für *Paraphasie, phonematische.
fr: paraphasie littérale; *e:* paraphasia literalis.

Paraphasie, phonematische *(f)*. Form der *Paraphasie, bei der einzelne *Phoneme (2) durch Umstellung oder Verschiebung entstellt werden. Z.B. Der Kranke sagt »Blick« statt »Bild« oder »Mehsel« statt »Messer«. Die Bedeutung des Gesprochenen bleibt dabei einigermaßen verständlich. Treten die Entstellungen so häufig auf, daß die Sprache unverständlich wird, spricht man von phonematischem Jargon. Vorkommen vor allem bei motorischer Aphasie (s.d.). 4 Formen: 1. Einfügung falscher Phoneme. Beispiel: »Tarre« statt »Tasse«. 2. Verset-

zung von Phonemen. Beispiel: »hegolfen« statt »geholfen«. 3. Auslassen von Silben oder Phonemen: Beispiel: »nalich« statt »natürlich«. 4. Einfügung überflüssiger Phoneme. Beispiel: »stammet« statt »stammt«.
fr: paraphasie phonématique; *e:* phonematic paraphasia.

Paraphasie, verbale *(f)*. Syn. für *Paraphasie, semantische.
fr: paraphasie verbale; *e:* paraphasia verbalis.
Syn.: Wortamnesie.

Paraphemie *(f)*. **1.** Syn. für *Paralalie (1). **2.** Psychogen-neurotisches Lispeln. **3.** Syn. für *Danebenreden.
fr: paraphémie; *e:* paraphemia.

Paraphilie *(f)*. (*W. Stekel*). Sammelbez. für alle Formen sexueller Befriedigung, die an außergewöhnliche Bedingungen geknüpft werden (z.B. Fetischismus, Pädophilie).
fr: paraphilie; *e:* paraphilia.

Paraphilien *DSM-Anhang.

Paraphonie *(f)*. Krankhafte Veränderungen im Klang der Stimme, z.B. bei Taubstummen.
fr: paraphonie; *e:* paraphonia.

Paraphrasie *(f)*. Sprachstörung mit fehlerhafter Konstruktion von Sätzen, falscher Wortfolge und nicht sinngemäßer neologistischer Wortwahl. Unterscheidet sich von der *Alogie (= Aphrasie) nur quantitativ, nicht qualitativ. Im Gegensatz zur Aphasie ist die Paraphrasie nicht Folge einer umschriebenen Hirnläsion, sondern Symptom psychischer Störungen. Vorkommen vor allem bei Schizophrenie.
fr: paraphrasie; *e:* paraphrasia.

Paraphrasie, konfabulierende *(f)*. Älteres Syn. für *Paraphrenia confabulans.

Paraphrasia paranoica *(f)*. Alte Bez. für Entstellung der Sprache durch das Ausdrücken wahnhafter Gedankengänge.

Paraphrasia praeceps Älteres Syn. für *Stammeln.

Paraphrasia praecox *(f)*. Älteres Syn. für *Stammeln.

Paraphrasia tarda *(f)*. Langes Zögern vor dem Aussprechen von Wörtern.

Paraphrasia thematica *(f)*. Paraphrasie, bei welcher der beabsichtigte Sinn eines Satzes verfehlt wird.

Paraphrasia verbalis *(f)*. Paraphrasie, bei welcher einige Wörter verfehlt werden.

Paraphrasia vesania *(f)*. Alte Bezeichnung für die Bildung fremdartiger Wörter bei Geistesstörungen. Etwa syn. mit *Neologismus.

Paraphrenia, Paraphenie *(f)*. Nach gegenwärtigem Sprachgebrauch gewöhnlich Syn. für alle chronisch verlaufenden, wahnbildenden Formen der *Schizophrenie (auch paraphrene Form der Schizophrenie). (Nach *Bumke, Leonhard* u.a.). Es handelt sich also um Schizophrenien, die als einziges Symptom Wahn bilden, aber solchen schizophrener Art (*K. Kolle*). Der Begriff hat jedoch mehrfachen Bedeutungswandel erlitten. Bei *K. L. Kahlbaum* bezeichnete »Paraphrenie« jede mit physiologischen Entwicklungsphasen (Pubertät, Klimakterium) zusammenhängende Psychose: *Paraphrenia hebetica, *P. senilis. – Bei *Kraepelin* (1900–1907) Sammelbez. für ein Krankheitsbild, dessen Symptomatik durch einen sich langsam entwickelnden Wahn ausgezeichnet ist. Dem fast unmerklichen Beginn entspricht ein gutes Erhaltenbleiben der Persönlichkeit, vor allem in Hinblick auf die Affektivität, auch in späteren Stadien. Die *Kraepelin*sche Paraphrenie wird sowohl von der *Dementia praecox (Schizophrenie) als auch von der *Paranoia unterschieden. Hervorgehoben werden später Beginn (30.–50. Lebensjahr), pyknischer Körperbau und heitere, fast hypomanische Wesenszüge. Die Bez. ist auch in der *Kraepelin*schen Umschreibung noch in (seltenem) Gebrauch. Es gibt vier Formen: Paraphrenia expansiva, confabulans, phantastica, systematica (s.d.). *Krapepelin* selbst ließ diese Gruppe später wieder in der Schizophrenie aufgehen. *Freud* (1911) bezeichnete als Paraphrenie zeitweise alle Formen der Schizophrenie. Später (1914) unterschied er von einer eigentlichen Paraphrenie (Schizophrenie) noch eine größere Gruppe Paranoia-Schizophrenie, die er »die Paraphrenien« nannte. Diese Bez. hat sich nicht durchgesetzt und wurde von *Freud* selbst nach 1918 nicht mehr verwendet.
fr: paraphrénie (kraepelienne); *e:* paraphrenia.

Paraphrenie, affektvolle *(f)*. (*K. Leonhard*). Der Schizophrenie zugehöriges Krankheitsbild, das der systematischen *Paraphrenie *Kraepelin*s und der progressiven Beziehungspsychose *Kleist*s entspricht. Ein anfängliches Beziehungssyndrom geht in ein schweres Bild mit Größenideen, Erinnerungsfälschungen und Sinnestäuschungen über. Im Unterschied zur Kerngruppe der Schizophrenie bleibt aber ein adäquater und schwingungsfähiger Affekt erhalten.
e: affect-laden paraphrenia.

Paraphrenia confabulans *(f)*. (*Kraepelin*). Zu den paranoiden Formen der Schizophrenie gehörendes, der Paraphrenia phantastica ähnliches Krankheitsbild, bei dem die Kranken in konfabulatorischer Weise in sich zusammenhängende phantastische Erzählungen vorbrin-

gen, die den Charakter von wirklichen Erinnerungen annehmen. Trotz der phantastischen Ausgestaltung sind die Erzählungen in sich formal geordnet. Es handelt sich nach *Leonhard* niemals um Erdichtungen alltäglicher Ereignisse, sondern um sensationelle Münchhausen-Geschichten von Reisen in andere Erdteile, auf einen anderen Stern, Abenteuer mit Menschen und Tieren oder Gespräche mit Gott selbst. Die Stimmung ist dabei gewöhnlich deutlich und gleichmäßig gehoben.
fr: paraphrénie confabulante; *e:* paraphrenia confabulans.
Syn.: progressive Konfabulose (*Kleist* und *Schwab*).

Paraphrenia expansiva *(f)*. (*Kraepelin*). *Paraphrenie mit Hervortreten von Größenideen und mit häufigen erotischen oder mystischen Denkinhalten bei lebhaftem, fast manischem Temperament.
fr: paraphrénie expansive; *e:* paraphrenia expansiva.

Paraphrenia hebetica *(f)*. Von *Kahlbaum* verwendetes Syn. für *Hebephrenie.

Paraphrenia phantastica *(f)*. (*Kraepelin*). Phantastische Form der Schizophrenie; gekennzeichnet durch absurde Ideenbildung, Personenverkennung, Größenideen, Halluzinationen, Denkstörungen. Besonders Sinnestäuschungen und Wahnideen zeigen einen phantastischen Charakter, der bis zur absurden Denkunmöglichkeit geht mit immer wieder neuen und reichhaltigen Inhalten. Die Persönlichkeit bleibt dennoch gut erhalten.
fr: paraphrénie fantastique; *e:* paraphrenia phantastica.
Syn.: Phantasiophrenie (*Kleist*).

Paraphrenie, phonemische *(f)*. Kaum gebrauchte Bez. für eine *Paraphrenie, bei welcher der Kranke in starkem Maße Stimmen hört.

Paraphrenie, präsenile *(f)*. (*H. Albrecht,* 1914). Wahnerkrankung der 2. Lebenshälfte. Von *Albrecht* als eigenes, nicht zur Schizophrenie zählendes Krankheitsbild beschrieben. Wird in dieser Form nicht mehr anerkannt, sondern zur *Spätschizophrenie gerechnet.
fr: paraphrénie présénile; *e:* pre-senile paraphrenia.

Paraphrenia senilis. (*K. L. Kahlbaum*). Im Gefolge des Klimakteriums bzw. im Alter auftretende psychische Krankheit.

Paraphrenia systematica *(f)*. (*Kraepelin*). Chronische Wahnerkrankung mit einem sich immer mehr ausweitenden Verfolgungswahn und Größenideen. Im Unterschied zur *Paranoia bestehen Halluzinationen, aus denen der Wahn immer wieder neue Nahrung erhält.
fr: paraphrénie systématique; *e:* paraphrenia systematica.

Parapraxie *(f)*. **1.** Apraktische Störung, bei welcher der Kranke nicht die Gegenstände erkennt, mit denen er umgeht. **2.** Apraktische Störung, bei welcher die vom Kranken beabsichtigten Bewegungen falsch ausgeführt werden. Störung der Handlungsfähigkeit. **3.** (*S. Freud*). Selten gebrauchtes Syn. für *Fehlleistung.
fr: parapraxie; *e:* parapraxis.

Pararhotazismus *(m)*. Unfähigkeit, R-Laute richtig zu bilden.

Pararthrie *(f)*. Sprechstörung durch fehlerhafte Aussprache.
fr: pararthrie; *e:* pararthria.

Pararthria literalis Sprechstörung. Einzelne Laute werden beim Sprechen durch andere ersetzt.

Pararthria syllabaris Syn. für *Silbenstolpern.

Parasemie *(f)*. Störungen der mimischen Ausdrucksbewegungen. Die jeweiligen psychischen Inhalte werden nicht vom normalerweise dazugehörigen mimischen Ausdruck begleitet.
fr: parasémie; *e:* parasemia.

Parasexualität *(f)*. Sammelbez. für alle Arten sexueller Perversion (Homophilie, Päderastie, Sadismus, Masochismus, Sodomie usw.).
fr: parasexualité; *e:* parasexuality.

Parasigmatismus *(m)*. (*H. Gutzmanns*). Ersatzlautbildung für S-Laute (z.B. »Donne« statt »Sonne«). *Sigmatismus.
fr: parasigmatisme; *e:* parasigmatism.

Parasitenangst *(f)* *Parasitophobie.

Parasitophobie *(f)*. Hauptsächlich in der dermatologischen Literatur gebräuchliche Bez. für *Dermatozoenwahn. Die Bez. wird von den Psychiatern nicht gebraucht, da es sich nicht wirklich um eine *Phobie handelt.
fr: parasitophobie; *e:* parasitophobia.

Parasomnie *(f)*. **1.** (*G. Jefferson,* 1944). Schlafähnlicher Zustand vor allem in der ersten Phase nach traumatischen Hirnschädigungen, seltener bei Intoxikationen und anderen organischen Hirnkrankheiten. Der Kranke wacht bei Berührung oder Anruf (z.B. mit seinem Namen) gleichsam auf, blickt um sich, gibt eventuell eine kurze Antwort und sinkt unmittelbar darauf in den Scheinschlaf zurück. **2.** In der frz. Psychiatrie Sammelbez. für qualitative Schlafstörungen: *Alpdrücken, Angstträume, Schlafwandeln (*Somnambulismus), starke Schlafzuckungen beim Einschlafen, Anfälle bei *Schlafepilepsie.
fr: parasomnie; *e:* parasomnia.

parataktische Verzerrungen *(f, pl)*. (*H. Stuck Sullivan*). Verzerrungen der Wechselbeziehungen von Menschen. Lebensgeschichtlich entwickeln sich diese aus frühen, nicht-sexuellen Beziehungen zu Beziehungspersonen. Die dabei entwickelten Verhaltensweisen werden in späteren zwischenmenschlichen Beziehungen wiederholt. *prototaktisch.
e: parataxic distortion.

Parathymie *(f)*. Vor allem bei der Schizophrenie vorkommende Störung des Affektlebens. Statt des normalen, zu dem jeweiligen Denkinhalt passenden Gefühlstons tritt ein falscher, inadäquater, eventuell sogar entgegengesetzter Affekt auf. Zum Beispiel erzählt ein Kranker reuelos lächelnd, er habe seine Schwester umgebracht. Diese »Spaltung« zwischen Denkinhalt und Affekt ist einer der Gründe, weshalb *Bleuler* die Bezeichnung »Spaltungsirresein« (=Schizophrenie) prägte.
fr: parathymie; *e:* parathymia.

Pareidolie *(f)*. (*K. Jaspers*). Sinnestäuschung, bei der in tatsächlich vorhandene Gegenstände allerlei Nichtvorhandenes zusätzlich hineingesehen wird und sie so zu einer neuen Erscheinung umgeformt werden. Unvollkommene Sinneseindrücke werden ergänzt. Zum Begriff gehört weiter, daß das Realitätsurteil hierfür fehlt. Im Gegensatz zur Illusion, zu der sonst viel Ähnlichkeit besteht, sind Pareidolien nicht vom Affekt getragen und verschwinden auch nicht bei erhöhter Anspannung der Aufmerksamkeit.
fr: pareidolie; *e:* pareidolia.

Parepithymie *(f)*. Krankhaftes Verlangen (ohne Bezeichnung eines besonderen Wunschziels).
fr: parépithymie; *e:* parepithymia.

Parergasie *(f)*. (*Kraepelin*). Besondere Form der Willensstörung, bei der Quer- und Gegenantriebe eine Willensregung bereits »im Entstehen unterdrücken, so daß die vorschwebende Handlung überhaupt nicht eingeleitet, sondern von vornherein durch eine andere ersetzt oder einfach unterdrückt wird. Der Kranke, der die Zunge zeigen soll, reißt statt dessen die Augen auf.«
fr: parergasie; *e:* parergasia.

Paresie, allgemeine *(f)*. Im 19. Jh., z.B. bei **Griesinger* (1845), übliche Bez. für *Paralyse, progressive.
fr: paralysie générale, maladie de *Bayle; e:* general paresis of the insane.

Parkinsonpsyche *(f)*. Typische psychische Veränderung bei Parkinsonismus. Bei fast allen Parkinsonkranken treten Veränderungen von Gefühlsleben und *Antrieb auf. Meist besteht eine depressive Grundstimmung mit Verdrießlichkeit und Hang zum Weinen, häufig mit Apathie, selten mit Euphorie. Die Affektivität ist i.S. der Labilität und Starre verändert. Die Störung des Antriebs zeigt sich in Minderung der Spontaneität, Erschwerung der Entschlußkraft, Verlangsamung und Verarmung des Denkens und der Assoziationsfähigkeit, Behinderung der Gedächtnisleistungen und weiterer intellektueller Funktionen (Fehlen des Denkantriebs). Die Veränderungen treten unabhängig von der Ursache des Leidens auf, sind bei postenzephalitischem Parkinsonismus jedoch häufiger als bei Paralysis agitans. – Die Parkinsonpsyche kann nach erfolgreicher Behandlung des Grundleides verschwinden oder entscheidend gebessert werden

Paroniria *(f)*. Träumen mit unangenehmen Inhalten.
fr: paronirie; *e:* paroniria.

Paroniria ambulans *(f)*. Selten gebrauchtes Syn. für *Somnambulismus.

Paroniria salax *(f)*. Unruhiger Schlaf mit sexuellen Träumen und evtl. Samenergüssen (Pollutionen).

Parosmie *(f)*. **1.** Falsche Wahrnehmung von Gerüchen, gewöhnlich unangenehmer Art. Die Kranken bleiben sich dabei aber stets der Abnormität der Empfindungen bewußt.
Syn.: Parageusie.
2. Inkorrekt für Geruchshalluzinationen.
fr: parosmie; *e:* parosmia.

Partialtriebe *(m, pl)*. (*S. Freud*). Die in der Entwicklungsphase einzeln in Erscheinung tretenden Triebe (orale, anale, phallische Triebe, voyeuristische, exhibitionistische, sadistische und masochistische Tendenzen), die am Ende der frühen genitalen Phase unter dem Primat des Sexualtriebes integriert werden. Ihre Befriedigung ist von da an nur noch im Zusammenhang mit dem Sexualtrieb möglich. *Entmischung.
fr: pulsions partielles; *e:* partial instincts, part-instincts, component instincts.

Passio puerilis *(f)*. Obsol. Syn. für *Epilepsie.

Passiv-Aggressive Persönlichkeitsstörung *DSM-Anhang.

Passivismus *(m)*. Selten gebrauchtes Syn. für *Masochismus.

pathogenetisch *(a)*. Ursächlich für die Entstehung einer Krankheit. *Strukturanalyse.
fr: pathogénique; *e:* pathogenetic.

Pathographie *(f)*. (*P. J. Moebius*). Biographie von meist berühmten Persönlichkeiten oder Künstlern unter psychiatrischen Gesichtspunk-

ten. Ziel ist, die psychopathologisch interessanten Seiten der Persönlichkeit und deren Bedeutung für das Werk darzustellen. Anfang des 20. Jahrhunderts glaubte man, auf diese Weise Kunstwerke erschöpfend interpretieren zu können. Die dadurch angeregte umfangreiche Forschung (gesammelt von *W. Lange-Eichbaum,* 1928, [6]1967) erbrachte viele interessante Fakten; für die Interpretation eines Kunstwerks gilt die Pathographie gegenwärtig jedoch als ungeeignet. *Psychographie; *Kulturpsychopathologie.
fr: pathographie; *e:* pathography.

Pathologisches Spielen *DSM-Anhang.

Pathomanie *(f).* Obsol. Syn. für *Moral Insanity.
fr: pathomanie; *e:* pathomania.

Pathomimie *(f).* (*P. Bourget, J. Corraze,* 1976). Selbstbeschädigungen, durch welche eine Körperkrankheit vorgetäuscht wird. Auch Verhinderung der Heilung von Wunden. Vorkommen vor allem in Körperregionen, die unbedeckt oder sonst gut erreichbar sind (Gesicht, Unterarme, Unterschenkel). Das Krankheitsbild entspricht keinem geläufigen Prozeß. Die Kranken sind sich der Selbstverursachung kaum oder nicht bewußt. Sie möchten meist nur auf die vorgewiesene organische Krankheit angesprochen werden und weisen jede psychiatrische Interpretation oder Behandlung ab. Unter einem abschließenden Verband klingen die Pusteln, Blasen, Gangräne, Ulzerationen und Exkoriationen in kurzer Zeit ab. Vgl. Mythomanie, Trichotollomanie.
fr: pathomimie; *e:* pathomimia.

Pathoneurose *(f).* Krankheitsneurose. Aufdekkung einer Neurose durch eine Körperkrankheit. Die Krankheit setzt intrapsychische Konflikte in Gang, ein vorher bestehendes seelisches Gleichgewicht bricht zusammen. Es kann sich um das erkrankte Organ eine neurotische Symptomatik entwickeln, die unbewußt eine Triebbefriedigung, eine Bestrafung durch das Über-Ich für einen Triebwunsch oder beides zugleich darstellen kann.
fr: pathonévrose; *e:* pathoneurosis.

Pathophobie *(f).* Krankheitsfurcht. Selten gebrauchte Bezeichnung für unbegründete Furcht vor einer bestimmten Krankheit. Die Pathophobie kann in Form einer Krebsangst (Karzinophobie), Angst vor Geschlechtskrankheiten (Syphilophobie) oder auch Angst vor Tuberkulose auftreten.
fr: pathophobie; *e:* pathophobia.

pathoplastisch *(a).* (*K. Birnbaum,* 1919). Die Symptomatik eines psychischen Krankheitsbildes formend, z.B. durch soziale oder kulturelle Faktoren. Teilphänomen der *Strukturanalyse.
fr: pathoplastique; *e:* pathoplastic.

Pathopsychologie *(f).* **1.** Forschungsrichtung der Psychologie, die sich darum bemüht, aus der Kenntnis der pathologischen Veränderungen des Seelenlebens Einsichten in das normale Seelenleben zu gewinnen (*G. Störring*). Der Begriff der Psychopathologie soll dagegen nach *W. Specht* den medizinischen Untersuchungen des Seelenlebens vorbehalten bleiben.
fr: psychologie pathologique, pathologie mentale; *e:* pathopsychology, mental pathology.
2. In der klinischen Psychologie (2) (s.d.) Beschreibung, Klassifikation und Diagnostik aller Arten von psychischen Störungen. Vom Gegenstandsbereich her, jedoch nicht nach Theorie und Tradition weitgehend identisch mit *Psychopathologie.
e: abnormal psychology.

Patientenklub *(m).* Sozialpsychiatrische Übergangseinrichtung, welche aus der Klinik entlassenen oder kurz vor der Entlassung stehenden psychisch Kranken den Übergang in ein normales Leben erleichtern soll. Die Möglichkeiten zu Kontakten untereinander und die zwanglose Begegnung mit früheren Betreuungspersonen sollen erleichtert werden. Die Kosten werden von den Patienten selbst getragen, während von der Klinik die organisatorische Arbeit geleistet wird.

Patientenkollektiv, Heidelberger Sozialistisches (SPK) Ab 1968 sich ursprünglich zu psychotherapeutischer Beratung und Gruppenpsychotherapie bildender Kreis von Ärzten und Studenten an der Heidelberger Psychiatrischen Klinik. Entwickelte eine eigene sozialistische Theorie. Danach ist Kapitalismus gleich Krankheit. Diese Krankheit muß durch Revolution geheilt werden. Diese Revolution kann nur durch Kranke in Gang gesetzt werden. Die einzig mögliche Therapie ist daher Revolution. – Rasches Entarten in Kriminalität führte zum Eingreifen der Behörden. Der Kreis löste sich ab 1971 auf. Umfangreiche Information in »Dokumentation«, Teil 1 und 2 (1972).

Pauli-Arbeitskurve *(f).* (*R. Pauli,* 1938). Weiterentwicklung des **Kraepelin*schen Rechentests. Beim fortlaufenden Addieren von zwei einstelligen Zahlen wird eine *Arbeitskurve erhalten, nach der nicht nur das Arbeitsverhalten, sondern auch die Charakterstruktur interpretiert wird.

Pavor diurnus *(m).* Syn. für *Tagangst.

Pavor nocturnus *(m).* Syn. für *Nachtangst.

Pawlow, Iwan Petrowitsch geb. 14. 9. 1849 Rjasan, gest. 27. 2. 1936 Leningrad. O. Prof. der

Physiologie in Leningrad. Schöpfer der Lehre von den »bedingten Reflexen« (s.d.), deren Zusammenspiel nicht nur zur Erklärung motorischer und vegetativer Funktionen herangezogen wird, sondern auch die Grundlage für eine Erklärung psychischer Störungen abgibt. Diese werden größtenteils mit Veränderungen im »zweiten Signalsystem« (s.d.) oder mit einer fehlerhaften Verbindung von erstem und zweitem Signalsystem in Zusammenhang gebracht. – Erhielt 1904 den Nobelpreis für Medizin.

Pawlowsche Nerventypen *(m, pl)* *Nerventyp nach *Pawlow*.

Pedikulophobie *(f)*. Angst vor Läusen.
fr: pédiculophobie; *e:* pediculophobia.
Syn.: Phthiriophobie.

Pelipathia vegetativa *(f)*. Syn. für *Pelvopathia dolorosa.

Pelizaeus-Merzbachersche Krankheit *(f)*. (*F. Pelizaeus,* 1885). Seltene, rezessiv-geschlechtsgebundene erbliche, degenerative Erkrankung aus der Gruppe der familiären diffusen Hirnsklerosen. Anatomisch ausgedehnter Markscheidenzerfall im Zentralnervensystem und sekundäre Gliafaservermehrung mit Erhaltenbleiben einzelner Markscheideninseln. Erste klinische Symptome im Säuglings- und Kleinkindesalter: Unfähigkeit, den Kopf zu halten, Ruhe- und Intentions-Tremor, extrapyramidale Hyperkinesen, zunehmende spastische Paresen der Extremitäten, choreatische Bewegungsstörungen, schließlich nach Jahren Enthirnungsstarre. Parallel zu den Körperveränderungen entwickelt sich eine ständig zunehmende Verblödung. Keine stärkere Verkürzung der Lebenserwartung. Ursache unbekannt, möglicherweise fermentative Störung des Markscheidenstoffwechsels. Spezielle Therapie nicht bekannt.
fr: maladie de *Merzbacher-Pelizaeus; e: Merzbacher-Pelizaeus* disease, familial centrolobar sclerosis.

Pellagrapsychose *(f)*. Bei Nikotinsäuremangel auftretende symptomatische Psychose. Beginn meist uncharakteristisch mit depressiver Stimmung, Schwächegefühl, Angst, Reizbarkeit, Erschöpfbarkeit, Kopfschmerzen, Konzentrationsschwäche und Merkfähigkeitsstörungen. Dann treten Halluzinationen hinzu. Das Bild kann mehr delirant erscheinen oder (häufig) ohne Bewußtseinsveränderungen einhergehen. Bei ausbleibender Zuführung des fehlenden Vitamins ist Übergang in Demenz möglich. Die Diagnose wird erleichtert durch die typischen Hautveränderungen (Dermatitis, Rötung und Pigmentierung vorzugsweise an belichteten Stellen), durch Entzündung und Rötung der Schleimhäute sowie durch häufiges Erbrechen und Durchfälle.
fr: folie pellagreuse; *e:* pellagra-psychosis.

Pelvopathia dolorosa *(f)*. Chronisch-funktionelle Unterleibsschmerzen bei Frauen; werden meist durch besondere Anstrengungen, Aufregungen und vor der Menstruation verstärkt. Bei der gynäkologischen Untersuchung findet sich besondere Schmerzempfindlichkeit von Teilen der Gebärmutter (Portio vaginalis uteri) und deren Umgebung, selbst der Beckenknochen. Ferner übermäßige Sekretion der Zervixdrüsen. Zählt zu den psychogenen vegetativen Symptomen (s.d.).
fr: pelvopathie douloureuse; *e:* pelvopathia dolorosa.
Syn.: Pelipathia vegetativa.

Penis captivus *(m)*. Gefangener Penis. Bei oder nach dem Geschlechtsverkehr durch Zusammenziehen der Beckenbodenmuskulatur in der Scheide festgehaltener Penis (*Vaginismus). Das Vorkommen ist außerordentlich selten und leicht zu beheben. Die häufigen Späße darüber deuten auf weitverbreitete *Kastrationsängste hin.

Penisneid *(m)*. (*S. Freud*). Wunsch des Mädchens nach einem Penis. Wichtigste Erscheinung in der Entwicklung der weiblichen Sexualität. Nach der psychoanalytischen Lehre wünscht sich das kleine Mädchen einen Penis, sobald es das Fehlen dieses Organs bei sich entdeckt (Beginn des 2. bis Ende des 3. Lj.) und beneidet den Buben um den Besitz des Penis (Kastrationskomplex). Später äußert sich der Penisneid vor allem in drei Formen: 1. Wunsch nach einem Kind als Penisersatz; 2. Wunsch, den Penis beim Geschlechtsakt in sich aufzunehmen; 3. Wunsch, einen Penis in der Klitorisgegend zu besitzen. – Neurotische Störungen mit Drängen nach männlichen Verhaltensweisen, männlichen Berufen und evtl. der Wunsch, ein Mann zu sein, werden als Folge des Penisneides angesehen.
fr: envie du penis; *e:* penis-envy.

Pensionierungsbankrott *(m)*. (*K. H. Stauder,* 1955). Biographisch definierbare Neurose, die unter dem Bilde einer schweren Depression verlaufen kann. Es handelt sich um kontaktarme, infantile Menschen, die es nie zu echten zwischenmenschlichen Bindungen gebracht haben. Die Existenz wird auf eine formale berufliche Ordnung reduziert (»Geometrie des Amtes«); die innere Unreife wird durch eine erfolgreiche Beamtenlaufbahn kompensiert, bis mit der erzwungenen Preisgabe die Katastrophe eintritt.

Peotillomanie *(f)*. Ticartiges ständiges Berühren der eigenen Genitalien, insbesondere des Penis. *fr:* péotillomanie; *e:* peotillomania.
Syn.: Pseudomasturbation.

Pep pills. Schon im Drogenjargon nach 1920 gebr. Bez. für stimulierende Mittel, später hauptsächlich für Amphetamin.

Perfektionismus *(m)* *Vollkommenheitswahn.

Periblepsis *(f)*. Der mißtrauisch-ängstliche und zugleich wissende (»Mir kann keiner etwas vormachen«) Blick mancher Wahnkranker.
fr: périblepsie; *e:* periblepsis.

periodisches Irresein *(n)* *Irresein, periodisches.

periodische Katatonie *(f)* *Katatonie, periodische.

periodische Schlafsucht *(f)* **Kleine-Levin*-Syndrom.

periodische Trunksucht *(f)*. Syn. für *Dipsomanie.

Perls, Fritz (Friedrich Salomon) geb. 8. 7. 1893 Berlin, gest. 14. 3. 1970 Chicago. Begründer der *Gestalttherapie. Promotion 1920 in Berlin. Lehranalyse bei *Karen Horney, Helene Deutsch, Eduard Hitschmann* und *W. Reich* in Berlin und Wien. 1926 – 1932 psychoanalytische Praxis in Frankfurt/M., Wien und Berlin. 1933 Emigration nach Holland und 1935 durch Vermittlung von *E. Jones* nach Südafrika. Gründete dort das psychoanalytische Institut in Johannesburg. Ging 1946 in die USA. Übte in New York psychoanalytische Praxis aus und gründete dort 1952 das Institut für Gestalttherapie. Erst ab 1951 Entwicklung der Gestalttherapie, die allmählich zu einer starken Bewegung wurde. *Werke:* »Ego, Hunger und Aggression« (1947, 1969); »Gestalt Therapy« (1951); »In and out of the Garbage Pail« (1969); »Gestalt Therapy Verbatim« (1969).

Perniziosapsychose *(f)* *Vitamin B_{12}-Mangelpsychose.

Persécuté-persécuteur *(m)*. In der franz. Psychiatrie ein Wahnkranker, der zum (Gegen-) Angriff auf seine vermeintlichen Verfolger übergeht.

Persekutionsdelirium *(n)*. Obsol. Bez. für *Verfolgungswahn.

Persekutivparanoia *(f)*. Sammelbezeichnung für *Kampfparanoia und sensitiver Beziehungswahn (s.d.) (»Sensitivparanoia«). Ant.: Expansivparanoia.

Persephone-Syndrom *(n)*. (*N. Dunkas* und *G. Nikelly*, 1972). Nach Persephone, bei Homer Gattin des Hades und Herrscherin über die Frauen in der Unterwelt. Eine übermäßig enge Mutter-Tochter-Bindung führt im Fall einer Trennung zu neurotischen Symptomen bei beiden. Wurde bei griechischen Immigranten in die USA beobachtet.
fr: syndrome de Perséphone; *e:* Persephone syndrome.

Perseveration *(f)*. (*C. Neisser*). Krankhaftes Haften an einer einmalig eingeschlagenen Vorstellungsrichtung. Die Umstellung auf ein anderes Thema ist erschwert. Beispiel: Ein Kranker bezeichnet eine vorgehaltene Uhr zunächst richtig als »Uhr«, wiederholt danach dann aber immer wieder »Uhr«, wenn er aufgefordert wird, einen vorgehaltenen Bleistift, eine Krawatte usw. zu benennen. Obwohl phänomenologisch vom *Haften der Epileptiker kaum zu unterscheiden, wird der Begriff der Perseveration hauptsächlich bei den entsprechenden psychischen Veränderungen der organisch Hirnkranken angewandt.
fr: persévération; *e:* perseveration.

Persönlichkeit *(f)*. Summe der Eigenschaften, die dem einzelnen seine charakteristische, unverwechselbare Individualität verleiht. Dem Begriff haftet etwas Statisches an. Er setzt sowohl das Wiedererkennen seiner selbst (Selbstbewußtsein) als auch das Wiedererkennen durch andere voraus. Bereits 1734 wird die Persönlichkeit definiert von *Ch. Wolff*: »Was eine Erinnerung an sich selbst bewahrt und sich erinnert, früher und heute ein- und dasselbe zu sein.« Demgegenüber wird von anderen der »Prozeßcharakter« der Persönlichkeit hervorgehoben (*Heiss, Thomae*), wobei auf die ständige Ausbildung neuer Merkmale im Verlaufe des Lebens verwiesen wird. Die Erfassung der Persönlichkeit für klinische Zwecke wird entweder in der Exploration nach der Erfahrung, durch projektive Tests oder in Persönlichkeitstests vorgenommen. Bei diesen handelt es sich um umfangreiche Fragebogen (z.B. *MMPI), die von der Selbstdeutung des Individuums Gebrauch machen. Nicht scharf unterschieden wird zwischen den Begriffen »Persönlichkeit« und »Charakter«, doch geht die Tendenz dahin, nur noch von Persönlichkeit zu sprechen, da Charakter mit Wertungen verbunden wird.
fr: personnalité; *e:* personality.

Persönlichkeit, abnorme *(f)* *abnorme Persönlichkeit.

Persönlichkeit, alternierende *(f)* *Bewußtsein, alternierendes.

Persönlichkeit, gespaltene *(f)*. Person mit *alternierendem Bewußtsein.

fr: dédoublement de la personnalité; *e:* alternating *oder* double personality.

Persönlichkeit, integrierte *(f).* In sich klar gefügte Persönlichkeit, in der die einzelnen Persönlichkeitsanteile harmonisch zusammenwirken (*Integration).

Persönlichkeit, multiple *(f).* Phänomen des *doppelten Bewußtseins mit evtl. vielen Persönlichkeitanteilen. Die Fülle von Beschreibungen im 19. Jahrhundert führte zu Klassifizierungsversuchen: 1. multiple Persönlichkeiten, die gleichzeitig auftreten. 2. multiple Persönlichkeiten, die nacheinander auftreten und a) gegenseitig voneinander wissen, b) gegenseitig nichts voneinander wissen, c) bei denen nur eine von der anderen weiß. 3. Bündel von Persönlichkeiten (n. *H. Ellenberger,* 1973).
fr: personnalité multiple; *e:* multiple personality.

Persönlichkeit, prämorbide *(f)* *Primärpersönlichkeit.

Persönlichkeit, psychopathische *(f).* Syn. für *Psychopath.

Persönlichkeitsabbau *(m).* Syn. für *Hirnleistungsschwäche.

Persönlichkeitsbewußtsein *(n).* Das formale Bewußtsein einer Identität mit sich selbst (»Ichbewußtsein«), das sich zugleich in kritischer *Besinnung und Selbstbesinnung (*G. E. Störring*) mit den individuellen Wertnormen und Gesinnungen der Persönlichkeit verbindet und sich ihrer bewußt ist.

Persönlichkeitsbewußtsein, labiles *(n).* Krankhafte Übernahme von Persönlichkeitsrollen, die der eigenen Persönlichkeit ursprünglich fremd sind. Wird von den Kranken als teils spielerisches, teils erzwungenes Sicherleben als Messias, göttliches Wesen, historische Persönlichkeit, Erfinder usw. empfunden. Hierbei bleibt die Persönlichkeit sich oft in der ursprünglichen und in der krankhaften Rolle gleichzeitig ihrer selbst bewußt (»doppelte Orientierung«). Das labile Persönlichkeitsbewußtsein wurde von *Bonhoeffer* (1907) als führendes *Degenerationssymptom herausgearbeitet.

Persönlichkeitsbild *(n).* Beschreibung der Persönlichkeitseigenschaften eines Menschen, z.B. eines psychisch Kranken, in der Form, daß in der Vorstellung des Hörers/Lesers ein Ganzes entsteht. – Dem Engl. ist die Vorstellung eines psychischen Bildes fremd (Vgl. Krankheitsbild), so daß mit *personality profile* übersetzt wird. »Persönlichkeitsprofil« bedeutet dagegen im Dt. ein Schema von Einzeleigenschaften (Dimensionen) der Persönlichkeit, wie es sich aus einem *Persönlichkeitstest (z.B. MMQ, MMPI) ergibt.
e: personality profile.

Persönlichkeitsreaktionen *(f, pl).* (*E. Kretschmer*). *Erlebnisreaktionen, in denen die Persönlichkeit voll zur Geltung kommt, so daß sie im Gegensatz zu den *Primitivreaktionen die Gesamtpersönlichkeit zur Entfaltung und Darstellung bringen.

Persönlichkeitsspaltung *(f).* **1.** Zerfall der Persönlichkeit in zwei oder mehr Teile. Wurde von *E. Bleuler* (1911) als typisch für Schizophrenie angesehen. Führte zur Namensgebung des vorher als *Dementia praecox bekannten Krankheitsbildes und gewann damit große Popularität. Die Vorstellung leitet sich aus den frühen Erfahrungen mit Hypnose und der *doppelten Persönlichkeit ab. **2.** Syn. für *doppeltes Bewußtsein und *Persönlichkeit, multiple. Während in der älteren Literatur »doppeltes Bewußtsein« bevorzugt wird, herrscht in der neuen (seit ca. 1970) »Persönlichkeitsspaltung« vor.
e: split personality (1), dual personality (2).

Persönlichkeitsstörung *(f).* In der älteren amerikanischen Psychiatrie Bezeichnung für alle Veränderungen des Charakters bzw. Wesens eines Menschen. Umfaßte darin mehrere, in der dt. Psychiatrie stets unterschiedene Bereiche: 1. *Charakterneurosen bzw. *Kernneurosen; 2. *Psychopathen bzw. abnorme Persönlichkeiten; 3. Wesensänderung, z.B. durch Alkoholismus, Hirntraumen, Epilepsie, Sucht; 4. rein sozial auffällige Persönlichkeiten (*Soziopathie); 5. schizophrene Wesensänderung (*Defekt, schizophrener). – DSM III hat die Bedeutung jedoch auf 1. eingeschränkt, dabei jedoch eine Akzentverschiebung vorgenommen: Wird vor allem auf solche Charakterneurosen angewandt. bei welchen Persönlichkeitseigenschaften Gegenstand der Psychotherapie sind. Vgl. dazu die nachfolgenden Stichwörter. Ist seit 1980 auch in der BRD zu einer der am häufigsten gestellten Diagnosen geworden.
fr: troubles de la personnalité; *e:* personality disorder.

Persönlichkeitsstörung, narzißtische *(f).* (*O. Kernberg,* 1974/75). Behandlungsbedürftige, neurotische Abwandlung der Persönlichkeitsstruktur. Gestört sind die »internen« Beziehungen zu anderen Menschen, während das soziale Verhalten eher unauffällig ist. Die Betroffenen haben ein abnormes Verhältnis zu sich selbst (libidinöse Besetzung des *Selbst). Dies äußert sich in verschiedenen Charaktereigenschaften und den *Abwehren dagegen: intensi-

ver Ehrgeiz; Größenphantasien; Minderwertigkeitsgefühle; Abhängigkeit von Bewunderung, Zustimmung und Gratifikationen von außen; Gefühle der Langeweile und Leere; Bestreben, wohlhabend, mächtig und schön zu sein; stetige Ungewißheit und mangelnde Genugtuung über sich selbst; bewußte oder unbewußte Ausbeutung anderer; intensive Neidgefühle; Tendenz zu omnipotenter Kontrolle und narzißtischem Rückzug. Es handelt sich nicht um das Stehenbleiben auf einer frühen Entwicklungsstufe oder um Regression, sondern um eine Fehlentwicklung von Anfang an. Aus pathologischen Objektbeziehungen kommt es zur verfälschten Entwicklung von *Ich und *Über-Ich. – Nach *R. Battegay* (1977) wäre gemäß dt. Tradition eher von einer narzißtischen (Charakter-)Neurose zu sprechen.
e: narcissistic personality disorder.

Persönlichkeitsstörung, schizotypische *(f).* (*R. L. Spitzer* und *J. Endicott*, 1979). Der *Borderline-Schizophrenie ähnliche Störung. Merkmale (Auszug): magisches Denken; Beziehungsideen; soziale Isolierung; wiederholte Vorstellungen, eine nicht anwesende Person sei im Raum; Depersonalisation; Derealisation; ungewöhnliche Sprache; Argwohn oder Beeinträchtigungsideen; Kritikempfindlichkeit. Vgl. Borderline.

Persönlichkeitstests *(m, pl).* **1.** I.w.S. alle Tests, die der Erfassung von Persönlichkeitsmerkmalen dienen. Hierzu zählen Intelligenz-, projektive und Persönlichkeitstests (2). **2.** I.e.S. Fragebogentests zur Erfassung einzelner Persönlichkeitsprofile: *MPI, *MMPI.
fr: tests de personnalité; *e:* personality tests.

Persönlichkeitsveränderung *(f).* Synonym für *Persönlichkeitsstörung oder für *Wesensänderung.

Persönlichkeitsveränderung, frontale *(f).* *Stirnhirnsyndrom.

Persönlichkeitsveränderung, organische *(f).* Änderung des Charakters durch organische Hirnstörungen. Es handelt sich gewöhnlich um Folgen durchgemachter Hirnkrankheiten oder um sehr langsam fortschreitende Krankheitsprozesse. Symptome: Verlangsamung des psychomotorischen Tempos, *Antriebsmangel *oder* *Antriebssteigerung (bei Kindern), *Dysphorie *oder* Euphorie, leichte Anrührbarkeit der Affekte, Enthemmung der Affektentäußerung (*Rührseligkeit), vermehrte soziale Gefügigkeit und Leitbarkeit (aber damit auch Verführbarkeit) *oder* Hervortreten schwieriger (»psychopathischer«) Charakterzüge, Nivellierung des Individuellen und Besonderen *oder* Persönlichkeitszuspitzungen. Nachlassen der Kontrolle triebhafter Impulse. Die Veränderungen werden hauptsächlich aus *Fremdanamnese und Selbstbeobachtung des Betroffenen erschlossen, werden dagegen durch testpsychologische Untersuchungen kaum erfaßt. Häufig besteht gleichzeitig *Hirnleistungsschwäche.
fr: troubles organiques de la personnalité; *e:* organic personality disorders.

Persönlichkeitsveränderung, (post-)traumatische *(f).* Durch Gehirnerschütterung und Hirnverletzung bedingte Umänderung des Wesens mit Rückgang an individuellen Eigenarten und Entdifferenzierung. Merkmale: allgemeine Verlangsamung des psychischen Tempos, Verringerung des Spontanantriebs und damit der Initiative, Vegröberung und Entindividualisierung des Charakters, Sprachverarmung, mangelhafter Überblick über komplexere Gegebenheiten, Schwierigkeiten bei ordnendem Erfassen und Bewältigen schwieriger Situationen. Die Veränderung ist für geübte Untersucher gut erkennbar. Sie entgeht aber der Selbstwahrnehmung und wird im psychologischen Leistungstest oft nicht sichtbar, so daß sie selbst bei Erwerbsunfähigkeit des Betroffenen übersehen oder mißdeutet werden kann. Vgl. Enzephalose, postkommotionelles Syndrom. Dementia traumatica, Hirnleistungsschwäche.
fr: posttraumatic personality disorder.

Persönlichkeitswandel, erlebnisbedingter *(m).* (*U. Venzlaff*). Durch schwere, nicht nur einmalige, existenzerschütternde Erlebnisse (z.B. Konzentrationslagerhaft, Kriegsgefangenschaft) hervorgerufene, abnorme Persönlichkeitsentwicklungen und fixierte seelische Dauerhaltungen, die in Anbetracht der Schwere der Schädigung als adäquat und einfühlbar angesehen werden müssen, vom herkömmlichen Neurosenbegriff aber nicht mehr zureichend gedeckt werden. *KZ-Syndrom.

Persönlichkeitswandel, schizophrener *(m)* *Defekt, schizophrener.

Persona *(f).* (*C. G. Jung*, 1928. Lat.: Theatermaske). Aspekt der Persönlichkeit. Gesamtsumme konventionellen Verhaltens. Aus dem Zusammenwirken von unbewußter Identifikation und bewußter Anpassung an Menschen und Situationen bildet sich eine »Maske« augenblicklichen Verhaltens. Introvertierte identifizieren sich stark mit einer Einzelperson, Extravertierte passen sich leicht an die jeweilige Situation an.
fr: persona; *e:* persona.

Personenverkennung *(f).* (*A. Binet*, 1900; *E. Lucka*, 1904). Störung in der Identifikation von Personen; entweder in der Form, daß unbekannte Personen für Bekannte (oder deren Doppelgänger) gehalten werden, oder (seltener), daß bekannte Personen für Fremde gehalten werden. Kann bei Gesunden vorkommen, wird dann aber rasch korrigiert, sobald Möglichkeiten dazu vorhanden sind. Tritt häufiger als Wahneinfall auf, besonders häufig bei Schizophrenie (aber auch bei allen anderen Psychosen). *Delirium palingnosticum.

fr: fausse reconnaissance, illusions des sosies; *e:* misidentification.

Persuasion *(f).* (*P.-C. Dubois*). Überredung. Ärztliche Methode. Der Arzt versucht, im »sokratischen Dialog« beim Kranken Verständnis für seine situations- oder persönlichkeitsbedingten Schwierigkeiten zu wecken. Teil jeder Psychotherapie und jeder ärztlichen Therapie; als psychotherapeutische Methode *Persuasionstherapie.

fr: persuasion; *e:* persuasion.

Persuasionstherapie *(f).* (*P.-C. Dubois*). Psychotherapeutische Methode, die sich vorwiegend der *Persuasion als Behandlungsgrundlage bedient; von *Dubois* selbst als »rationelle Psychotherapie« bezeichnet. Besteht darin, daß dem Kranken im Dialog die Entwicklung der Symptome seiner Neurose erklärt wird, wobei durch Belehrung und Appell an die Denkfähigkeit ein vernünftiges Urteil und damit Beseitung der Beschwerden erreicht werden soll. – Wenig gebrauchte Methode, die jedoch in der Hand einer geeigneten ärztlichen Persönlichkeit zu guten Ergebnissen führen kann.

Perturbatio animi. Geistesverwirrung; Erregung, Unruhe.

pervers *(a).* Sexuell andersartig bzw. abartig. Wird als Adj. zu *Perversion und zu *Perversität gebraucht, oft auch in doppelsinniger Bedeutung.

fr: pervers, perverti, inverti; *e:* perverse, perverted, sexual pervert.

pervers, polymorph- *(a).* (*A. Freud*). Fähig zu vielerlei Formen von Triebbefriedigung. Bezieht sich auf die kindliche Fähigkeit, beim Sehen, Berühren, Riechen Entkleiden, Saugen oder beim Stuhlgang und Urinieren Lust zu empfinden. Diese Empfindungen sind an die phasentypischen erogenen Zonen gebunden (*Phasenschema der Psychoanalyse) und entsprechen verschiedenen sexuellen Partialtrieben. Mit der Entwicklung der eigentlichen genitalen Funktionen wird die frühkindliche polymorph-perverse Phase beendet; die Partialtriebe werden vereinigt. In dieser Sicht erscheint die Perversion des Erwachsenen als Persistieren oder Wiedererscheinen eines Partialtriebes der frühkindlichen Sexualität.

fr: polymorphe perverse; *e:* polymorph perverse.

Perversion *(f).* Jede Form sexueller Betätigung, die gewohnheitsmäßig auf andere Weise als durch »normalen« bisexuellen Koitus Orgasmus und sexuelle Befriedigung erlangt. Zu den allgemein anerkannten Formen der Perversion zählen: *Homosexualität, *Exhibitionismus, *Skopophilie, *Sadismus, *Masochismus, *Pädophilie, *Fetischismus, *Nekrophilie, *Sodomie. – Die systematische Erforschung der Perversion begann mit der »Psychopathia sexualis« *Krafft-Ebing*s (1886). Sie wurde zunächst als Instinktverirrung gesehen. *Freud* zeigte, daß »normales« Sexualverhalten nicht einfach die Erfüllung eines vorgeformten Verhaltensschemas bedeutet, sondern daß die Sexualität einer besonderen Entwicklung unterliegt. Die Tatsache der Perversionen diente ihm als Hinweis auf die bis dahin geleugnete kindliche Sexualität. Die Möglichkeit zur Perversion steckt damit auch in jeder normalen Sexualität und ist nicht Folge einer seltenen Veranlagung.

fr: perversion; *e:* perversion.

Perversität *(f).* Abnorme bzw. abartige Sexualhandlung.

fr: perversité; *e:* perversity.

Pervitinpsychose *(f).* Nach Pervitinmißbrauch auftretende, gewöhnlich innerhalb weniger Tage abklingende symptomatische Psychose. Nach *G. Bonhoff* und *H. Lewrenz* (1954) sind unter den beobachteten Bildern vier Gruppen auffällig: 1. Angstsyndrome mit paranoid-halluzinatorischem Ausbau. 2. paranoid-mikrohalluzinatorische Syndrome; 3. Syndrom der ekstatisch gesteigerten Wahrnehmungen; 4. dysphorisch-depressives Angstsyndrom. In seltenen Fällen kommt es zu chronischen Psychosen, die von einer chronischen Schizophrenie nicht unterscheidbar sind.

fr: psychose amphétaminique; *e:* metedrine-psychosis.

Pervitinsucht *(f).* Suchtstoff-Abhängigkeit von dem Weckamin Pervitin (1-Phenyl-2-methylaminopropan). Das Mittel wird zur Müdigkeitsbekämpfung und Leistungssteigerung genommen und gewöhnlich rasch (bis 120 Tbl. am Tag) gesteigert. Zustände der *Überwachheit oder *Pervitinpsychosen können die Folge sein. – *Historisch:* Alsbald nach Einführung des Pervitins (1938) wurde es von den kriegführenden Nationen des 2. Weltkriegs in großem Umfang als Stimulans gebraucht, worauf sich

die ersten Abhängigkeiten bildeten. In Form des *Philoponismus entwickelte sich in Japan nach dem Kriege eine Weckamin-Volksseuche.
fr: toxicomanie amphétaminique; *e:* metedrine-addiction.

Perzeption *(f).* Der Vorgang des Auffassens, des Erkennens eines Gegenstandes und zugleich die Vorbereitung für seine Aufbewahrung als Erfahrung. Die Perzeption bedarf – im Unterschied zur Apperzeption – nicht der willkürlichen Hinwendung der Aufmerksamkeit. Ein Gegenstand kann perzipiert werden, ohne vorher die Schwelle des Bewußtseins übertreten zu haben.
fr: perception; *e:* perception.

Perzeptionsphantasmen *(n, pl).* (*E. Kraepelin*). Halluzinationen, die durch funktionelle Veränderungen in den Gebieten der Hirnrinde entstehen, die der zentralen Repräsentation der einzelnen Sinnesorgane dienen; z.B hypnagoge Halluzinationen (s.d.).
fr: hallucinations de la perception; *e:* perception-hallucination.
Syn.: Wahrnehmungstäuschungen.

Pesellismus *(m).* Stottern.

PET *Positronenemissionstomographie.

Peter-Pan-Synrom (PPS) *(n).* (*D. Kiley*, 1983). Nichterwachsen-werden-Wollen eines jungen Mannes. Hartnäckiges Hinausschieben der Übernahme der Männerrolle in Gesellschaft und Partnerbeziehungen. Benannt nach der Hauptgestalt im Theaterstück »Peter Pan oder Das Märchen vom Jungen, der nicht groß werden wollte« von *James Matthew Barrie* (1904), in welchem der Held und seine Gesinnungsgenossen im »Niemands-Land« in einer für Erwachsene unsichtbaren Welt leben. Erscheinungen: geringes Selbstverantwortungsgefühl, Angst, Einsamkeitsgefühle, magisches Denken, *Narzißmus, Chauvinismus.
e: Peter Pan Syndrome.

Petit-mal(-Anfall) *(m).* Kleiner epileptischer Anfall (Mehrzahl: Petits maux bzw. Petit-mal-Anfälle). Unter der Bez. können alle epileptischen Anfälle verstanden werden, die keine großen (generalisierten) Anfälle sind. Der Gebrauch ist jedoch uneinheitlich. Teilweise werden Petit-mal-Anfälle den reinen *Absenzen (ohne motorische Entladungen) gegenübergestellt. Oder es werden nur psychomotorische Anfälle (s.d.) oder nur Absenzen als Petit mal bezeichnet. – *Historisch:* Die Bez. wurde zuerst von Kranken in Pariser Hospitälern gebraucht und durch **Esquirol* (1815) in die medizinische Literatur eingeführt. *Esquirol* bezeichnete sie als »leichte Anfälle«. Die Bez. wird in ihrer ursprünglichen frz. Form beibehalten. Bis zum Ende des 19. Jahrhunderts wurde *Vertigo (epileptica) häufig syn. verwendet.
fr: petit-mal; *e:* petit mal.
Syn.: kleiner Anfall.

Petit-mal-Epilepsie *(f).* Sammelbez. für epileptische Anfallsformen mit kleinen Anfällen.
fr: petit-mal-épilepsie; *e:* petit mal epilepsy, minor epilepsy.

Petit-mal-impulsiv *(n).* (*D. Janz*). Syn. für *Epilepsie, myoklonische.

Petit mal intellectuel *(n).* (*J. Falret*, 1860). Obsol. Bez. für akute epileptische Psychose. Entspricht nach heutiger Beschreibung einem epileptischen Dämmerzustand. Mit der Annahme verbunden, der Zustand stehe anstelle eines Anfalles und komme nur bei Petit mal vor: anfallsähnliches Auftreten, kurze Dauer von Stunden (bis höchstens Wochen), Heftigkeit der Erscheinungen, Vorkommen von Denkstörungen und Halluzinationen, unvermitteltes Ende, praktisch vollständiges Abklingen und nachfolgende Erinnerungslücke. Im Gegensatz zum *Grand mal intellectuel sind die Kranken ruhig und vernünftig und haben ein teilweise klares Denken.

Petit mal, myoklonisch-astatisches *(n).* (*R. Kruse*, 1966) Syn. für *Anfall, astatischer.

Petit-mal-Myoklonusepilepsie *(f).* Syn. für *Epilepsie, myoklonische.

Petit-mal-Status *(m).* (*W. G. Lennox*). Auftreten von *Absenzen als Dauerzustand, die im EEG mit ununterbrochenen Folgen von Spike-and-wave-Komplexen einhergehen. Psychopathologisch etwas verschieden von der einzelnen Absenz, da die Kranken zwischen den einzelnen Absenzen das Bewußtsein nicht wiedererlangen. Es handelt sich mehr um einen stuporösen Zustand mit erschwertem Auffassungsvermögen, Schwerbesinnlichkeit, starker Neigung zu psychischen und verbalen *Perseverationen, Antriebslosigkeit und Apathie (*H. Landolt*, 1955).
fr: état de petit mal.
Syn.: *Lennox*scher Dämmerzustand.

Petit-mal-Trias *(f).* Sammelbez. für die drei Formen altersgebundener kleiner epileptischer Anfälle: 1. Propulsiv-petit-mal (*Blitz-Nick-Salaam-Krämpfe); 2. Retropulsiv-petit-mal (*Absenz); 3. Impulsiv-petit-mal (*Epilepsie, myoklonische).

Petits-maux-variantes Gruppe von epileptischen Anfällen, die sich elektroenzephalographisch und klinisch von den übrigen kleinen Anfällen unterscheiden. Im EEG finden sich 2/sec Spike-wave-Komplexe (langsamer als

bei gewöhnlichen kleinen Anfällen). Klinisch finden sich sowohl große als auch fokale Anfälle. Auftreten des Anfallsleidens meist schon im Kindesalter. Häufig mangelhafte Intelligenzentwicklung. Prognose ungünstig. Oft entwickelt sich später ein Status epilepticus mit tödlichem Ausgang.
e: petit mal variants.

Petrilowitsch, Nikolaus geb. 30. 10. 1924 Heideschütz (Banat), gest. 29. 7. 1970 Mainz. Prof. für Psychiatrie und Neurologie in Mainz. Nach Studium von Medizin und Psychologie in Tübingen, Freiburg, Frankfurt, Mainz ab 1953 in Mainz tätig. Wurde von einem ehemaligen Patienten erschossen. Bedeutender Psychopathologe. Förderte insbesondere die Psychiatrie des Abnormen und die Psychotherapie alternder Menschen. Ist Begründer der Strukturpsychopathologie. Werke: »Zur Charakterologie der Zwangsneurotiker« (1956); »Beiträge zu einer Struktur-Psychopathologie« (1958); »Abnorme Persönlichkeiten« (1960, 3. Aufl. 1966); »Probleme der Psychotherapie alternder Menschen« (1964, 2. Aufl. 1968); »Psychiatrische Krankheitslehre und psychiatrische Pharmakotherapie« (1966, 2. Aufl. 1968).

Petting *(n).* Liebkosung. Sexuelle Praktik, bei welcher alle sexuellen Liebkosungen (manuell-oral-genitale Kontakte) üblich sind außer der Einführung des Penis in die Vagina. Bei »hard petting« kommt es bei beiden Partnern zum Orgasmus. Folge einer Sexualmoral, welche trotz großer Freiheit den unverheirateten Sexualpartnern keinen Geschlechtsverkehr erlaubte. Vgl. *necking.

Peyotl *(m).* Mexikanische Kakteenart, aus der *Meskalin gewonnen wird.

Pfaundler-Hurler-Syndrom *(n).* Erbleiden mit einer Störung des Mukopolysaccharidstoffwechsels (Dysenzymatose). Symptome: Minderwuchs, typisches Erscheinungsbild (Phänotypus) mit unverwechselbarer Physiognomie: großer, plumper Schädel, Nasenwurzel eingezogen, wulstige Lippen, große Zunge, stumpfer Gesichtsausdruck (»Wasserspeiergesicht«). Doppelseitige Hornhauttrübungen mit nur geringer Beeinträchtigung des Sehens. Skelettanomalien: mangelhafte Streckbarkeit der Gelenke (besonders Ellenbogen und Finger), tatzenförmige Hände, Buckelbildung (Kyphose) am Übergang zwischen Brust- und Lendenwirbelsäule. Röntgenologisch: vorzeitige Verknöcherung der Lambdanaht des Schädels, langgestreckter Türkensattel, Verbildung der Wirbelkörper (Fischwirbel), Krümmung der Speiche, Verbildungen an den Enden der Röhrenknochen. – Großer Bauch mit Leber- und Milzvergrößerung, Mangelhafte Intelligenz meist stärkeren Grades (Imbezillität, Idiotie). Veränderungen an den Granula der weißen Blutkörperchen (*Adler*sche Anomalie). – Erbgang: monomer-rezessiv pleiotrop. – Es kommt zu Einlagerungen von Lipoiden (Ganglioside) oder komplexen Substanzen (Mukopolysaccharide) in Gehirn, Augen, Blutzellen, Haut, Knochen und innere Organe.
fr: maladie de *Hurler,* nanisme à type de gargouille; *e:* mucopolysaccharidosis, *Hunter-Hurler* disease, *Hurler*'s syndrome, *Hunter*'s syndrome, *Hurler-Pfaundler* syndrome, lipochondrodystrophy, *Thompson*'s syndrome, gargoylism.
Syn.: *Hurler*sche Krankheit, Dysostosis multiplex, Lipochondrodystrophie, Gargoylismus, dysostotische Idiotie, familiär-dysostotischer Zwergwuchs Typ *Pfaundler-Hurler*, *Hunter-Hurler*sche Krankheit.

Pfister, Oskar geb. 23. 2. 1873 Zürich, gest. 6. 8. 1956 Zürich. Pfarrer und Psychoanalytiker in Wald bei Zürich und Zürich. Wandte psychoanalytische Theorien auf religiöse Themen an. *Werke:* »Die psychoanalytische Methode«, 1913; »Sigmund Freud, Oskar Pfister, Briefe 1909–1939«, 1963; »Das Christentum und die Angst«, 1944.

Pflegschaft *(f).* Vom Vormundschaftsgericht anzuordnende rechtliche Fürsorgebestimmung für Behinderte oder Geistesgestörte, die im Unterschied zur *Entmündigung angewandt wird, wenn die Störung ihrer Natur nach eine vorübergehende ist und die Fürsorge sich nur auf einen bestimmten Kreis von Geschäften bezieht. Gesetzlich geregelt in § 1910 BGB: »1. Ein Volljähriger, der nicht unter Vormundschaft steht, kann einen Pfleger für seine Person und sein Vermögen erhalten, wenn er infolge körperlicher Gebrechen, insbesondere, weil er taub, blind oder stumm ist, seine Angelegenheiten nicht zu besorgen vermag. – 2. Vermag ein Volljähriger, der nicht unter Vormundschaft steht, infolge geistiger oder körperlicher Gebrechen einzelne seiner Angelegenheiten oder einen bestimmten Kreis seiner Angelegenheiten, insbesondere seine Vermögensangelegenheiten nicht zu besorgen, so kann er für diese Angelegenheiten einen Pfleger erhalten. – 3. Die Pflegschaft darf nur mit Einwilligung des Gebrechlichen angeordnet werden, es sei denn, daß eine Verständigung mit ihm nicht möglich ist.« § 1920 BGB bestimmt ferner: »Eine nach § 1910 angeordnete Pflegschaft ist von dem Vormundschaftsgericht aufzuheben, wenn der Pflegebefohlene die Aufhebung beantragt.«

Pfropfhebephrenie *(f)*. (*E. Kraepelin,* 1913). Kombination von *Schwachsinn und *Hebephrenie. Häufigste Form der *Pfropfschizophrenie.
fr: pfropfhébéphrénie; *e:* pfropfhebephrenia, grafted hebephrenia.

Propfschizophrenie *(f)*. (*Kraepelin*). Schizophrenie eines Schwachsinnigen. Nach älterer Vorstellung ist Schwachsinn in manchen Fällen wichtige Mitursache einer Schizophrenie, die sich gleichsam auf den Schwachsinn aufpfropft. Vielfach werden darunter auch Psychosen von Schwachsinnigen verstanden, die nur schizophrenieähnlich sind. Die Berechtigung, eine Pfropfschizophrenie gegenüber anderen Schizophrenieformen abzugrenzen, wird von den meisten Psychiatern bestritten. Das Zusammentreffen von Schizophrenie und Schwachsinn gilt als zufällig.
fr: schizophrénie greffée; *e:* pfropfschizophrenia, grafted schizophrenia.

Phädra-Komplex *(m)*. Phädra, Schwester der Ariadne, liebte ihren Sohn Hippolytos. In der Psychoanalyse: abnormes Liebesverhältnis der Mutter zu ihrem Sohn. *Griselda-Komplex.
fr: complexe de Phèdre; *e:* phaedra complex.

Phänomen, ideomotorisches *(n)* *ideomotorisches Phänomen.

Phänomenologie *(f)*. Allgemein: Lehre von den Erscheinungen. **1.** In der Philosophie: befundgetreue Beschreibung und Klassifikation der empirischen Erscheinungen innerhalb einer Wissenschaftsdisziplin. Hieraus abgeleitet eine von *K. Jaspers* (1913) begründete »Phänomenologische Richtung der Psychiatrie«, welche sich um Beschreibung und Klassifikation der pathologischen psychischen Phänomene (= Symptome) bemüht. Dabei wird auf eine Erklärung der Entstehung und Bedeutung des beschriebenen Phänomens zunächst verzichtet. Ziel ist es, »sich die seelischen Phänomene durch deutliche Begrenzung bewußt zu machen«; ihr Ideal ist es, »eine übersehbar geordnete Unendlichkeit unreduzierbarer Qualitäten« zu schaffen. Es soll damit eine Symptomenlehre geschaffen werden, welche sich den Symptomatologien anderer medizinischer Disziplinen angleicht. **2.** In der Philosophie, insbesondere bei *Husserl,* Lehre von der Entstehung, Form und Bedeutung der Erscheinungen *im Bewußtsein,* die als Sinn- und Wesenswissenschaft betrieben wird. Aus den verschiedenen nachhusserlschen Verzweigungen leiten sich psychiatrische Einzelrichtungen ab: 1. die sich auf *Heidegger* beziehenden Richtungen der existentiellen Psychiatrie (s.d.); 2. die *Anti-Psychiatrie *R. D. Laing*s (»Phänomenologie der Erfahrung«); 3. in Frankreich die sich auf die Phänomenologie von *M. Merleau-Ponty* beziehende Schule von Marseille (*Tatossian, H. Dufour*).
fr: phénoménologie; *e:* phenomenology.

phänomenologisch *(a)*. Unter den Gesichtspunkten der *Phänomenologie betrachtend.

phänomenologisches Verstehen *(n)*. Syn. für *Verstehen, statisches.

Phagomanie *(f)*. **1.** Nicht zu sättigende Nahrungsmittelgier. **2.** Zwanghafte Beschäftigung mit Nahrungsmitteln und Küchenproblemen.
fr: phagomanie; *e:* phagomania.

Phagophobie *(f)*. Syn. für *Schluckangst.
fr: phagophobie; *e:* phagophobia.

phallischer Charakter *(m)* *Charakter, phallischer.

phallische Frau *(f)*. Weibliches Individuum, das auf das phallische Stadium der Sexualentwicklung fixiert ist. Nach *Freud* sucht die phallische Frau ständig das Fehlen eines Penis abzuleugnen, besitzt einen starken *Penisneid und wünscht unbewußt, alle Männer zu kastrieren. Sie drängt in aktive oder aggressive Berufe.
fr: femme phallique; *e:* phallic woman.

phallische Phase *(f)*. Syn. für *phallisches Stadium.

phallisch-ödipale Phase *(f)*. Syn. für *phallisches Stadium.

phallisches Stadium *(n)*. (*S. Freud*). Letztes Entwicklungsstadium der frühkindlichen Sexualität. Beginnt mit dem 4. bis 6. Lebensjahr. Der Penis (bzw. die Klitoris) wird zur erogenen Zone. Befriedigung wird durch Masturbation erreicht. In dieser Zeit tritt der Ödipus-Komplex in Erscheinung, da der Knabe erkennt, daß der Vater – bisher als Beschützer im Hintergrund stehend – einen Penis besitzt und die Mutter – erstes Liebesobjekt – keinen; es entsteht eine Rivalitität zum gleichgeschlechtlichen Elternteil. Im phallischen Stadium werden somit die Partnerbeziehungen im Zuge erster sexueller Regungen erstmals unter dem Gesichtspunkt des Geschlechts betrachtet. Über *Identifikation mit dem ödipalen Partner werden Gewissensbildung und Ausbildung des *Ich-Ideals angeregt.
fr: stade phallique; *e:* phallic stage.
Syn.: phallische Phase, phallisch-ödipale Phase, ödipale Phase.

Phallus *(m)*. **1.** In der Antike: Darstellung des männlichen Gliedes als Sinnbild für die

Zeugungskraft der Natur. **2.** In der Psychoanalyse Bez. für Penis in der Periode der frühkindlichen narzißtischen Sexualität (*phallisches Stadium). Darüber hinaus Bez. für das männliche Glied in seiner symbolischen Bedeutung in Träumen, Mythen u.a.; z.B. als Flamme oder als Vogel Phönix. – Für das männliche Glied als biologisches Organ wird dagegen die Bez. »Penis« (dt. Schwanz) gebraucht.
fr: phallus; *e:* phallus.

Phantasieren *(n).* In der Psychiatrie meist laienhafter Ausdruck für Delirieren; Leben in einer krankhaften Vorstellungswelt. Selten auch als Syn. für Konfabulieren gebraucht.

Phantasiophrenie *(f).* (*K. Kleist*). Form der paranoiden Schizophrenie mit phantastisch anmutenden Wahneinfällen. Entspricht der *Paraphrenia phantastica *Kraepelins*.

Phantasma *(n).* **1.** Erscheinung. Wahrnehmungsähnliche anschauliche Gegebenheit. Vorstellung eines täuschenden Bildes. Mehr psychiatrisch gesprochen: szenische Wahrnehmung von nicht Vorhandenem, die in Form einer Illusion, Pseudohalluzination oder Halluzination auftreten kann. Die Bez. gilt als altertümlich und wird wenig gebraucht. **2.** Abweichend vom deutschen Sprachgebrauch bedeutet in der französischen Psychiatrie Phantasma soviel wie »Phantasie in einem engeren Sinne«; die bildhafte Vorstellung einer Szene, in welcher der Betreffende einen Wunsch oder unbewußten Wunsch realisiert. Insoweit besteht Gleichheit mit einem Tagtraum. Es wird noch unterschieden (*S. Isaacs*) zwischen bewußten *F*antasmen und unbewußten *Ph*antasmen, deren wirkliche Themen erst durch Psychoanalyse aufgedeckt werden können.
fr: fantasme; *e:* phantasm.

Phantasma des Gedächtnisses *(n).* (*Feuchtersleben*). Obsol. Syn. für Déjà-vu-Erlebnis.

Phantasmie *(f)* *Phantasma.

Phantastika *(n, pl).* (*K. Lewin,* 1927). Syn. für *Halluzinogene.

Phantastika, künstliche *(n, pl).* Diejenigen Halluzinogene, die chemisch synthetisiert und nicht aus einer Pflanze gewonnen werden; Beispiel: Lysergsäurediäthylamid (LSD).

phantastische Schizophrenie *(f)* *Schizophrenie, phantastische.

Phantom *(n).* Truggestalt. Unbewußte Vorstellung eines anderen Individuums.
fr: phantom; *e:* phantom.

Phantomgeschwulst, hysterische *(f).* Von *Krukenberg* (1884) verwendete Bez. für *Syndrom der funktionellen Bauchauftreibung.

Phantomglied *(n).* (*S. W. Mitchell,* 1872). Bei vielen Amputierten auftretendes Gefühl, das amputierte Glied sei noch vorhanden, wobei Einzelheiten gefühlt werden. Nach *W. Riese* (1928) behält das Phantomglied evtl. die Haltung, welche es bei Verlust des Gliedes zufällig eingenommen hat. Die einmal empfundene Haltung bleibt über Jahrzehnte (evtl. 50 Jahre) unverändert. Die Finger einer amputierten Hand werden immer als gekrümmt empfunden und können sich evtl. in das Fleisch der Hand bohren, so daß ein *Phantomschmerz entsteht. Als Ursache wird allgemein ein komplexes psychophysisches Geschehen angenommen, das jedoch im einzelnen noch ungeklärt ist.
fr: membre phantôme; *e:* phantom limb.

Phantomschmerz *(m).* Die Empfindung von Schmerz in einem amputierten (Phantom-) Glied. Der Schmerz kann außergewöhnliche Grade annehmen und zu Selbsttötungsversuchen führen. Als Ursache wird ebenso wie beim Phantomglied ein komplexes psychophysisches Geschehen angenommen. Therapeutisch sind die häufig vorgenommenen Operationen am peripheren Nerven, am Grenzstrang oder am Zentralnervensystem allenfalls vorübergehend von Nutzen. Nach *H. Strotzka* (1948, 1956) läßt sich mit einfacher Suggestivbehandlung oder *Narkohypnose in 50% der Fälle Heilung erzielen, was jedoch nicht berechtige, den Phantomschmerz als Neurose aufzufassen.

Pharmakomanie *(f).* Suchtähnlicher Medikamentenmißbrauch. Auch Syn. für *Toxikomanie.
fr: pharmacomanie; *e:* pharmacomania.

Pharmakopsychiatrie *(f).* Psychiatrische Arbeitsrichtung, die sich mit der normalen und pathologischen Wirkung von psychotropen Stoffen befaßt. Obwohl dieser Zweig der Psychiatrie seit Anfang des 20. Jahrhunderts besteht, hat er sich erst nach Einführung der Phenothiazine und verwandter Psychopharmaka (1953) zu einem wichtigen Zweig der Psychiatrie entwickelt. Im Vordergrund der Bemühungen steht die Untersuchung der therapeutischen Wirkung von Heilmitteln auf psychische Krankheitssymptome. Daneben steht die Untersuchung von Veränderungen körpereigener Stoffwechselprodukte durch Psychopharmaka, Klärung der neurophysiologischen Vorgänge bei Psychopharmakaanwendung, Entwicklung einer pharmakologischen Persönlichkeitsdiagnostik und die Beobachtung von *Modellpsychosen.
fr: pharmacopsychiatrie; *e:* pharmacopsychiatry.

Pharmakopsychologie *(f)*. Von *Kraepelin* begründete Arbeitsrichtung der Psychiatrie, Psychologie und Pharmakologie, die sich mit dem Einfluß von Pharmaka auf das Seelenleben befaßt. Häufig als Syn. von Psychopharmakologie gebraucht.
fr: pharmacopsychologie; *e:* pharmacopsychology.

Pharmakopsychose *(f)*. (*Southard*). Durch chemische Substanzen hervorgerufene Psychose; es kann sich i.w.S. um Alkohol, Suchtstoffe und Gewerbegifte oder i.e.S. um unmittelbar eine Psychose hervorrufende Pharmaka (*Modellpsychose) handeln.
fr: pharmakopsychose; *e:* pharmakopsychosis.

Pharmakotherapie *(f)*. Lehre von der Behandlung psychischer Störungen mit *Psychopharmaka.

Phase *(f)*. **1.** Endogen bzw. autochthon entstandene Veränderungen des Seelischen, die nach allgemeiner Erfahrung nur vorübergehend vorhanden sind. Bezieht sich im besonderen auf **2.** die einzelne Erkrankungsepisode bei zirkulären (manisch-depressive Erkrankung) und zykloiden Psychosen (»phasenhafter Verlauf«) oder **3.** einzelne Abschnitte im Lebenslauf besonders bei Kindern und Jugendlichen. *Phasenschema der Psychoanalyse.
fr: phase; *e:* phase.

Phase 0 *(f)*. Prüfungsphase eines Arzneimittels in Labor und Tierversuch auf seine therapeutische Wirkung und Verträglichkeit.

Phase I *(f)*. Prüfungsphase eines Arzneimittels an gesunden Versuchspersonen auf Verträglichkeit und Stoffwechselverhalten. Dauer: gewöhnlich 2 Jahre.

Phase II *(f)*. Prüfung der Wirksamkeit und Ungefährlichkeit eines Arzneimittels an 50 bis 300 Versuchspersonen unter Laborbedingungen. Es werden Zielsymptome und -erkrankungen sowie die richtige Dosierung ermittelt.

Phase III *(f)*. Klinische Prüfung. Prüfung eines als wirksam anerkannten Arzneimittels an mehreren tausend Personen in Klinik und Praxis im Hinblick auf Wirkung und seltene Nebenwirkungen.

Phase IV *(f)*. Routineüberwachungsphase eines Arzneimittels nach seiner Zulassung. Wirkung und Risiken werden unter den Bedingungen der alltäglichen Anwendung genauer bestimmt. Überprüfung der Empfehlungen für Anwendung und Dosierung. Erwartungen und Verhalten von Ärzten und Patienten unter bestimmten, kulturellen oder Versorgungsbedingungen.

Phase, anale *(f)*. Übergeordnete Bez. für zwei Durchgangsphasen der psychosexuellen Entwicklung mit Ausstoßen (1. Phase) und Zurückhalten (2. Phase) des Stuhles. Genaueres: *Phasenschema der Psychoanalyse (2+3).
fr: stade anal *oder* anal-sadique; *e:* anal stage; anal expulsive stage (1. Phase), anal retentive stage (2. Phase).

Phase, apokalyptische *(f)*. Syn. für *Apokalyptik.

Phase, genitale *(f)* *genitale Phase.

Phase, ödipale *(f)*. Syn. für *phallisches Stadium.

Phase, orale *(f)* *orale Phase.

Phase, phallisch-ödipale *(f)*. Syn. für *phallisches Stadium.

Phasenschema der Psychoanalyse *(n)*. Von *S. Freud* geschaffenes Schema der kindlichen Entwicklungsphasen, das nach dem Vorherrschen einzelner »erogener« Zonen des Umweltkontaktes aufgestellt wurde. **1.** *Orale Phase.* 1. Lebensjahr »Saugkontakt« mit der Mutter. Mund und Lippen sind die dominierenden erogenen Zonen. Mit dieser Phase sind nach *S. Freud* Eigenschaften des Erwachsenen verbunden wie Besitzstreben, »kaptatives Verhalten«, Neid, auch kannibalistische Triebe, schließlich Aggressionen und erste Schuldgefühle. **2.** *Erste anale Phase.* 2. bis 3. Lebensjahr. Gekennzeichnet durch ein Vergnügen des Kindes an der Entleerung des Stuhls, der teilweise zurückgehalten wird, um das Vergnügen zu erhöhen. **3.** *Zweite anale Phase.* Anschließend an die erste anale Phase. Gekennzeichnet durch ein besonderes Vergnügen am Zurückhalten des Stuhls, der als Besitz von außerordentlich hohem Wert betrachtet wird. Diese Phase ist verbunden mit Sammeltrieben, Geiz, Pedanterie, Geldgier des Erwachsenen. **4.** *Phallisches Stadium.* Erogen wird der Penis (Phallus). Masturbation. Rivalität mit dem gleichgeschlechtlichen Elternteil. *Ödipus-Konflikt. **5.** *Latenz-Periode.* Vom Beginn des Schulalters bis zur Pubertät. Gekennzeichnet durch Zurücktreten der Triebansprüche. Identifikation mit dem gleichgeschlechtlichen Elternteil und Entwicklung des *Über-Ich. Von der prägenitalen Phase der kindlichen Sexualität wird in der Entwicklung gesprochen, bevor der orale, anale und phallische Partialtrieb unter dem Primat der Libido integriert werden.

phasische Erkrankung *(f)*. In einzelnen *Phasen verlaufende psychische Erkrankung, insbesondere manisch-depressive Erkrankung. Die Bez. wird in der Klinik oft verwendet, wenn die Zuordnung eines vorliegenden Krankheitsbildes zu einer bestimmten Krankheitsgruppe nicht möglich erscheint.

phasische Psychosen *(f, pl)*. In *Phasen verlaufende Psychosen: manisch-depressive Erkrankung, zykloide Psychosen, Phasophrenien.

Phasopathie *(f)*. (*H. J. Engels,* 1961). Abnorm übersteigerte Entwicklungsphase (*Phase [3]) bei Jugendlichen. Die Bez. wurde in Analogie zur *Psychopathie geprägt und betrifft nur solche »endogen bedingte Überzeichnungen der einzelnen Entwicklungsphasen« und »phasische Überprofilierungen«, »unter denen der Träger selbst oder seine Mitwelt leiden«.

Phasophrenien *(f, pl)*. (*K. Kleist*). Phasisch verlaufende endogene Psychosen, die in folgender Weise eingeteilt werden: **1.** Stimmungspsychosen (Melancholie, Angstmelancholie, Manie, manisch-depressive Gemütskrankheit). **2.** Affektpsychosen (agitierte Angstpsychose, stuporöse Angstdepression, agitiert-stuporöse Angstpsychose). **3.** Wahnbildende affektive Psychosen (ängstliche Beziehungspsychose, ängstliche Halluzinose, ratlose Bedeutungspsychose, Entfremdungspsychose, ekstatische Eingebungspsychose, expansive Konfabulose, ängstlich-ekstatische Wahnpsychose). **4.** Hypochondrische Psychosen (hypochondrische Depression, hypochondrische Erregung). **5.** Amentielle Psychosen (erregt-stuporöse Verwirrtheitspsychose, hyperkinetisch-akinetische Motilitätspsychose). – Nach *Kleist* sind einzelnen Formen und jedem Symptom bestimmte hirnpathologische Veränderungen zugeordnet. Die Bez. »Phasophrenien« und darunter zusammengefaßte Einzelerkrankungen sind nicht allgemein anerkannt. Sie finden hauptsächlich durch die *Kleist*sche Schule Verwendung.

Phenothiazin-Tod *(m)*. (*F. J. Ayd,* 1956). Unter der Behandlung eines Kranken mit Phenothiazinen auftretender plötzlicher Tod. Dem Tod gehen starke Erregung, extrem erhöhte Temperaturen und Koma voraus. Nach *R. Peele* und *J. v. Loetzen* (1973) handelt es sich wahrscheinlich um eine akute tödliche Katatonie (s.d.) bzw. **Bell*sche Manie, während Phenothiazin kein Ursachenfaktor ist.
e: phenothiazine death.

Phenylbrenztraubensäure-Schwachsinn *(m)*. Syn. für *Oligophrenia phenylpyruvica.

Phenylketonurie *(f)*. Syn. für *Oligophrenia phenylpyruvica.

Philobat *(m)*. (*M. Balint*). Persönlichkeitstyp. Es besteht eine Vorliebe für freundliche Weiten (Meer, Gebirge) und ein Verzicht auf intensive menschliche Beziehungen. Der Typ bevorzugt Risiken und meidet Abhängigkeiten. Er entsteht nach *Balint* aufgrund frühkindlicher Versagungen. Dadurch wurde gelernt, daß menschliche Beziehungen grundsätzlich unzuverlässig sind und daß man daher ohne die Hilfe von Menschen auskommen soll. Vgl. Oknophiler.
e: philobate.

Philoponismus *(m)*. Amphetaminsucht. Amphetamin wurde in Japan während des Krieges für das Militär hergestellt und kam nach dem Kriege unter dem Namen »Philopon« in den freien Handel. Amphetaminsucht wurde bald zur Volksseuche. Zeitweise gabe es bis zu 1 Million Philoponsüchtiger. Rasche Abnahme nach Einsetzen strenger staatlicher Kontrolle (1951). Seit 1955 wieder stärkerer Schleichhandel.

Phlegma *(n)*. »Schleim«. Alte Bez. für zähes, langsames Temperament.

Phlegmatiker *(m)*. **1.** Einer der vier Temperamentstypen nach *Hippokrates*. Langsames, schwerfälliges Wesen, das jedoch mit Ausdauer vergesellschaftet ist. **2.** Syn. für *Psychopathen, phlegmatische.

Phobie *(f)*. Unvernünftige, sich entgegen besserer Einsicht zwanghaft aufdrängende Angst vor bestimmten Gegenständen oder Situationen. Unter den Themen finden sich am häufigsten Angst vor freien Plätzen (*Agoraphobie), geschlossenen Räumen (*Klaustrophobie) oder vor Tieren (z.B. Mäusen). Das Verhalten des Betroffenen ist darauf ausgerichtet, die Angst durch Vermeiden des Gegenstandes zu bekämpfen. Psychische Ursache ist ein unbewußter Konflikt. Nach *Freud* ist die phobische Angst ein vom Affektiven her gegebenes Zeichen; die äußere Angst steht für eine innere. Die angsterregenden Gegenstände oder Situationen regen – oft in symbolischer Form – verdrängte Wünsche und die Abwehrmechanismen dagegen an. Gewöhnlich erwachsen die Wünsche aus dem *Ödipuskomplex. Nach *Freud* können zwei Gruppen von Phobien unterschieden werden: 1. Übersteigerung alltäglicher Ängste: Einsamkeit, Tod, Krankheit. 2. Spezielle Phobien: vor Plätzen (Agoraphobie), Wäldern (Hylophobie), Insekten (Akarophobie) u.a.
fr: phobie; *e:* phobia.

phobisch *(a)*. **1.** I.w.S. ängstlich (allgemein). **2.** I.e.S. ängstlich bei bestimmten Situationen (*Phobie).
fr: phobique; *e:* phobic.

Phobische Störungen *DSM-Anhang.

phobisch-anankastisches Syndrom *(n)*. Psychisches Krankheitsbild mit Vorherrschen von phobischer Angst und *Zwangsphänomenen. Die Bez. wird vor allem auf symptomatische

Psychosen angewendet. Beispiel: Bei einem Kranken *H. Grevings* (1941) trat nach Pervitinmißbrauch als erstes Zeichen einer Psychose zwanghaftes Wiederholen des Wortes »Pferd« auf, sobald der Kranke einem begegnete.

Phobophobie *(f)*. Angsterwartung. Angst vor dem Eintreten einer Angst. Furcht, Angstanfälle zu bekommen.
fr: phobophobie; *e:* phobophobia.

Phoneme *(n, pl)*. **1.** In der Psychiatrie: akustische Halluzinationen, bei denen ganze Worte und Sätze halluziniert werden. *Stimmenhören. **2.** In der Sprachwissenschaft kleinste Einheiten von Lauten mit bedeutungsmäßiger Differenzierung, die jedoch noch keine Wörter darstellen.
fr: phonème; *e:* phoneme.

phonemische Schizophrenie *(f)*. Syn. für *Halluzinose, progressive.

Phoniatrie *(f)*. Stimm- und Sprachheilkunde.

Phonismus *(m)*. Gleichzeitige synästethische Wahrnehmung verschiedener Sinnesreize (Geruch, Licht, Tasteindruck) als Gesamteindruck des Gehörs, z.B. in Form einer Auditio colorata.
fr: phonisme; *e:* phonism.

phonokinetische Amnesie *(f)* *Amnesie, phonokinetische.

Phonomanie *(f)*. Mordsucht. Zwanghafter Drang zu töten.
fr: phonomanie, manie homicide; *e:* phonomania, homicidal insanity.

Phonopädie *(f)*. Seltenes Syn. für *Logopädie.

Phonophobie *(f)*. **1.** (*Schulthess*). Sprechfurcht bei Stotterern. **2.** Überempfindlichkeit gegen Geräusche. **3.** Empfindlichkeit gegen laute Stimmen.
fr: phonophobie; *e:* phonophobia.

Photismus *(m)*. **1.** Licht- oder Farbempfindung, die durch einen Sinnesreiz auf einem anderen Sinnesgebiet hervorgerufen wird. Z.B. kann ein schriller Ton oder ein bestimmter Geruch die Empfindung »rot« auslösen. **2.** Syn. für *Photopsie.
fr: photisme; *e:* photism.

Photoepilepsie *(f)* *Epilepsie, photogene.

Photom *(n)*. Älteres Syn. für *Photopsie.

Photomanie *(f)*. Krankhaftes Verlangen nach Licht und Sonnenbestrahlung.
fr: photomanie; *e:* photomania.

Photophobie *(f)*. Syn. für *Heliophobie.
fr: photophobie; *e:* photophobia.

Photopsie *(f)*. Elementare Halluzination auf optischem Sinnesgebiet; kann bewegt oder unbewegt, weiß oder bunt sein. Gesehen werden Licht, Farbe, Blitze, Funken, rote Bänder, starkes Licht, Sterne, Punkte, Flammen, Kreise und Dreiecke. Vorkommen fast ausschließlich bei Läsionen des Hinterhauptlappens (*H. Jackson*) und der Sehbahnen; gelegentlich auch bei Läsionen des Schläfenlappens (*F. Kennedy*). *Morphopsie.
fr: photopsie; *e:* photism.
Syn.: Photismen (2), Photome.

Photoschock *(m)*. (*P. Cossa* und *H. Gastaut*, 1949). Mit intermittierenden Lichtreizen (15 Lichtreize pro Sekunde) kombinierte *Cardiazolschockbehandlung. Wird (selten) bei Psychoneurosen angewandt.
fr: photochoc; *e:* photoshock.

phren *(a)*. Im Klinikjargon für ein schizophren anmutendes Verhalten, das nicht näher erklärt werden kann.
e: schizi.

Phrenatrophie *(f)*. Obsol. Bez. für Schrumpfung des Gehirns. Schwachsinn.
fr: phrénatrophie; *e:* phrenatrophia.

Phrenesie *(f)*. (gr. phren = Zwerchfell, zugleich Sitz des Geistes- und Seelenlebens. Aus phrenitikos = an Hirnentzündung leidend, im Fieberwahn redend – über lat. phreneticus = »hirnwütig« – wird frz. frénétique und dringt als »frenetisch« in die deutsche Sprache ein: »frenetischer Beifall«). **1.** In der alten Psychiatrie häufig symptomatische Psychose bei Enzephalitis, insbesondere bei Encephalomeningitis tuberculosa. Syn.: Hirnwut. **2.** Vor allem in nichtwissenschaftlicher älterer Literatur jede Geistesstörung.
fr: frénésie; *e:* phrenesia.
Syn.: Frenesie.

Phrenolepsie *(f)*. Irrsinn. Obsol. Bez. für psychische Krankheit.
fr: phrénolepsie; *e:* phrenolepsia.

Phrenologie *(f)*. (*J. P. Spurzheim*). Von **Gall* begründete Lehre, die Charakter, Gemüt und viele Eigenschaften aus der Schädelform erkennen will. Verbunden mit der Vorstellung, daß die psychischen Funktionen in den einzelnen Teilen des Großhirns lokalisiert werden können und bei ihrem Wachstum den Schädel formen. Die Lehre blieb wissenschaftlich stets umstritten, wird aber immer wieder diskutiert.

Phrenopathie *(f)*. (*J. Guislain*, 1833). Obsol. Bez. für psychische Krankheit.
fr: frénopathie; *e:* phrenopathia, phrenopathy.

Phthiriophobie *(f)*. Syn. für *Pedikulophobie.

Phthiseophobie *(f)* *Phthisiophobie.

Phthisiomanie *(f)*. Krankhafte Überzeugung, an Tuberkulose zu leiden.
fr: phthisiomanie, tuberculomanie; *e:* phthisiomania, tuberculomania.

Phthisiophobie *(f).* Zwanghafte Furcht vor Lungentuberkulose.
fr: phthisiophobie; *e:* phthisiophobia.

physiogen *(a).* Körperlich bedingt. Ant. zu psychogen.
fr: physiogène; *e:* somatogenic.

Physiognomie *(f).* Der menschliche Gesichtsausdruck.
fr: physiognomie; *e:* physiognomy.

Physiognomik *(f).* (Eigentlich: Physiognomonik). Lehre vom Ausdruck des Gesichts, Mienenkunde. Auch psycho-diagnostische Deutung anderer Körperformen. Gemeint ist immer ein Ruhezustand (Unterschied zur Mimik). Bereits im Altertum Teil der ärztlichen und seelenärztlichen Diagnostik. Fand in der Romantik durch *Lavater* und die *Phrenologie *Galls* weitverbreitetes Interesse. Die Physiognomik beruht auf der Erfahrung, daß psychische Vorgänge in den Gesichtszügen dauerhaft zum Ausdruck kommen können. Die Erfassung beruht im wesentlichen auf Intuition und Lebenserfahrung, doch hat es in neuerer Zeit nicht an Versuchen gefehlt, die Physiognomik auf exaktere Grundlagen zu stellen. In erweitertem Sinne wird auch von Kulturphysiognomik, Sprachphysiognomik usw. gesprochen.
fr: physiognomonie; *e:* physiognomy.

physiognomisch *(a).* (Eigentlich: physiognomonisch). **1.** Was sich auf die Physiognomik bezieht. Historisches Beispiel: *Lavaters* »Physiognomische Fragmente«. **2.** Was im Gesicht (Physiognomie) zum Ausdruck kommt.
fr: physiognomonique; *e:* physiognomic.

physiognomisches Denken *(n).* Syn. für *Denken, synkretes.

Piblokto *(m).* (*A. A. Brill,* 1913). Hysterisches Zustandsbild bei Eskimos. Extreme Beeinflußbarkeit durch Suggestionen bei gleichzeitigen sexuellen Reizempfindungen. Tritt häufig in Form von Anfällen auf. Der Kranke, gewöhnlich eine Frau, bricht in lautes Schreien aus, reißt sich die Kleider vom Leib, wirft sich dann in den Schnee oder läuft in die Kälte hinaus. Für die Vorgänge besteht später eine Erinnerungslücke. Die Eskimos meiden die Berührung einer Kranken, da sie den Einfluß böser Geister befürchten.
fr: piblokto; *e:* piblocto.
Syn.: arktische Hysterie.

Pica *(f).* (lat.: die Elster). Ursprünglich nur die abnormen Gelüste der Schwangeren. Dann auch Gelüste nach ungewöhnlichen, oft ungenießbaren Dingen (Sand, Staub, Ton, Mörtel, Farbe, Stoff, Haare) bei Geisteskranken, z.B. Schizophrenen. Weitere Erscheinungen sind häufig Erbrechen und Eisenmangelanämie. Bei Frauen häufiger als bei Männern, jedoch im ganzen selten.
fr: pica; *e:* pica, perverted appetite.
Syn.: Pikazismus.

Picakrankheit *(f)* *Pica.

Picasyndrom *(n)* *Pica.

Picksche Antrophie *(f).* Syn. für **Pick*sche Krankheit.

Picksche Gehirnatrophie *(f).* Syn. für *Pick*sche Krankheit.

Picksche Halluzinationen *(f, pl).* Syn. für *Pick*sche Visionen.

Picksche Krankheit *(f).* Spezifische degenerative Krankheit mit zunehmendem Persönlichkeitsverfall und Demenz. Ursache ist eine erblich bedingte Hirnatrophie, wobei ganz überwiegend Stirn- und/oder Schläfenlappen betroffen sind. Beginn durchschnittlich im 54. Lebensjahr, frühestens mit 40 Jahren. Symptome: Persönlichkeitsveränderungen; Ablenkbarkeit; leichte Ermüdbarkeit; eigentümliche Unfähigkeit, mit auch nur etwas schwierigeren Problemen fertig zu werden; Verfall sozialer Bindungen; Unfähigkeit zu abstraktem Denken; Verlust ethischer Hemmungen; bei Beteiligung des Schläfenlappens auch aphasische Störungen. Intelligenz und Gedächtnis sind gewöhnlich längere Zeit noch einigermaßen erhalten; Wahn, Halluzinationen, Konfabulationen fehlen immer. Später zunehmende Ruhelosigkeit, ziellose Aktivität, sinnentleerter Rededrang, bis schließlich Demenz eintritt. Gelegentlich extrapyramidale Störungen (Amimie, Parkinsonismus), auch spinale Muskelatrophie. Im Enzephalogramm diffuse Erweiterung aller Hirnkammern, verstärkte Oberflächenzeichnung über Stirn- und Schläfenpolen. Die Krankheit endet nach 2–11 Jahren mit dem Tode. *Historisch: A. Pick* (1892) wollte ursprünglich verschiedene Formen aphasischer Störungen demonstrieren. Die Besonderheiten der *Pick*schen Krankheit wurden erst später erkannt.
fr: maladie d'*Arnold Pick,* démence présénile; *e: Pick*'s disease, lobar atrophy.
Syn.: Pick-Syndrom, *Pick*-Atrophie.

Pick-Syndrom *(n).* **1.** Syn. für **Pick*sche Krankheit. **2.** Syn. für **Pick*sche Visionen.

Picksche Visionen *(f, pl).* Eindruck, als wenn die Zimmerwände gekrümmt oder verschieblich wären und Personen durch die Wände hindurch ins Nebenzimmer treten könnten. Tritt klinisch fast immer zusammen mit Doppelsehen, Nystagmus und konjugierter Blicklähmung auf.

Hirnorganisches Symptom bei medialen Herden der Ponshaube.
fr: syndrome de *Pick,* hallucination visuelle de *Pick; e: Pick*'s vision.
*Syn.: Pick*sches Syndrom, *Pick*sche Halluzinationen.

Pickwick *(m).* Bez. der klinischen Alltagssprache für *Pickwick-Syndrom.

Pickwicker-Syndrom *(n)* *Pickwick-Syndrom.

Pickwickier-Syndrom *(n)* *Pickwick-Syndrom.

Pickwickiertyp, psychologischer *(m).* (*U. H. Peters* und *H. Rieger,* 1976). Persönlichkeitstyp von Kranken mit *Pickwick-Syndrom: gutmütige, optimistische, extrem kooperative Menschen, körperlich und psychisch sehr aktiv, maßlos im Essen, selbständig, praktisch und fest im Leben stehend. Oftmals im Leben erfolgreich.

Pickwick-Psychosyndrom *(n).* (*U. H. Peters* und *H. Rieger,* 1976). Als Folge eines *Pickwick-Syndroms auftretende psychische Störungen: *pseudowutartiges Verhalten, Affizierbarkeit der Affekte, Auftreten schwerer Wut aus geringen Anlässen, Gedächtnisstörungen (Vergeßlichkeit, Zerstreutheit), Affektinkontinenz, Weitschweifigkeit, Differenzierungsverlust, Lockerung zwischenmenschlicher Beziehungen. Folge können soziale Störungen und Kriminalität sein.

Pickwicksches Syndrom *(n)* *Pickwick-Syndrom.

Pickwick-Syndrom *(n).* Syndrom des Zentralnervensystems mit drei wichtigen Symptomen: 1. Anfallsweiser Einschlafzwang tagsüber, mit kurzdauernden Schlafperioden, aus denen der Kranke stets rasch erweckbar ist. Obligates Symptom. 2. Starke Fettleibigkeit. Fehlt praktisch nie, jedoch kein obligates Symptom. 3. Alveoläre Hypoventilation mit Periodenatmung im Schlaf. Obligates Symptom, das jedoch im Wachzustand fehlen kann. – Die Kranken gehören einem psychologischen *Pickwickier-Typ an und entwickeln gewöhnlich ein *Pickwick-Psychosyndrom. – Behandlung durch Abmagerungskuren (meist kein dauerhafter Erfolg), evtl. Luftröhrenschnitt. – Die Bez. wurde von *Burwell, Robin, Whaley* und *Bickelmann* (1956) nach *Dickens'* Romanfigur «Little Joe« in den »Pickwickiern« geprägt.
fr: syndrome de Pickwick, syndrome Pickwickien; *e:* Pickwickian syndrome.
Syn.: Pickwickier Syndrom, Pickwicker-Syndrom, Pickwicksches Syndrom, Pickwick.

Pikazismus *(m).* Syn. für *Pica.
fr: picacisme, *e:* picacism.

Pilotstudie, internationale *(f).* 1973 von der Weltgesundheitsorganisation in vielen Ländern durchgeführte Studie zum Vergleich der Diagnostik in der Psychiatrie. Mehr als 1000 Patienten (Schizophrene oder andere, nach klinischer Auffassung) wurden mit dem gleichen Instrument, der Present State Examination (PSE) von *J. K. Wing, J. L. T. Birley, J. E. Cooper, P. Graham, A. Isaaks* (1967) untersucht. Es ergaben sich sehr unterschiedliche Resultate der klinischen Diagnostik in den verschiedenen Ländern. *Kernsyndrom.
fr: l'Étude Pilote Internationale sur la Schizophrénie; *e:* the international pilot study of schizophrenia.

Pinel, Philippe geb. 20. 4. 1745 Roques, gest. 25. 10. 1826 Paris. Psychiater am Bicêtre und an der Salpêtrière in Paris. Befreite im Gefolge der Freiheitsideen der Französischen Revolution 1793 40 Geisteskranke von Bicêtre von ihren Ketten und leitete damit ein Zeitalter humanerer Behandlung der psychisch Kranken ein. Verfolgte damit aber nicht nur ein humanitäres, sondern auch ein therapeutisches Ziel. Schaffte Vergeltungsmaßnahmen gegen gewalttätig gewordene psychisch Kranke ab. Empfahl bereits die psychische Behandlungsmethode. Auch bedeutender Theoretiker. Schuf eine Lehre von den Krankheitszeichen, auf der die weitere Entwicklung von Psychologie und Psychiatrie im 19. Jahrhundert aufbaute. Hauptwerk: »Traité médico-philosophique sur l'aliénation mentale, ou la manie«, Paris, 1801, 2. Aufl. 1809. Dt. Übersetzung und Bearbeitung von *M. Wagner:* »Philosophisch-medicinische Abhandlung über Geistesverwirrungen oder Manie«, Wien, 1801 (!).

Pinel-Gesellschaft *(f).* Nach dem frz. Psychiater *Pinel* benannter, 1968 gegründeter Verein. Die Gesellschaft bezieht sich auf eine dynamische Psychiatrie (s.d.) und bemüht sich um eine Reform der Behandlung psychisch Kranker durch Befreiung von den »geistigen Ketten der Vorurteile« (*G. Ammon*). Hierzu dienen Informierung der Öffentlichkeit und die Schaffung eigener Einrichtungen zur Vorbeugung und Behandlung psychischer Krankheiten.

»Pink spot« – Phänomen *(n).* Scharlachfleck. Von *A. J. Friedhoff* und *E. van Winkle* (1962) erstmalig beschriebene Substanz, die bei chromatographischer Untersuchung des Urins von Schizophrenen eine scharlachrote Farbe zeigt. Es handelt sich um 3,4–dimethoxyphenylethylamin (DMPE). Da der Befund nur bei 20%–50% der Schizophrenen positiv ist und auch bei Geistesgesunden ein gleicher Befund erhoben werden kann, ist zweifelhaft, ob es sich um einen typischen Stoffwechselfaktor bei Schizophrenie handelt.

Pinocchio-Syndrom *(n)*. (*M. von Rad*). Mehr scherzhaftes Syn. für *Denken, operatives.

Pithiatismus *(m)*. (*J. Babinski*). Hervorbringung oder Beseitigung hysterischer Symptome durch suggestive Methoden. *Babinski* wollte mit diesem Begriff das Gesamt der Erscheinungen erfassen, die sich durch Suggestion hervorbringen und durch Gegensuggestion beseitigen lassen, um damit eine Abgrenzung gegenüber solchen organischen Krankheitszuständen zu treffen, die nach *Charcot* ebenfalls als hysterisch bezeichnet wurden. Insoweit sollte die Bez. an die Stelle von *Hysterie* treten. Die Bez. wurde aber nur bis etwa zum 1. Weltkrieg in größerem Umfange benutzt.
fr: pithiatisme; *e:* pithiatism.

pithiatisch *(a)*. **1.** An *Pithiatismus leidend. **2.** Durch Suggestivbehandlung heilbar. Nach *Babinski* sollte »pithiatisch« das Wort »hysterisch« ersetzen, um die damit beschriebenen Zustände von dem moralisierenden Beigeschmack der Hysterie zu befreien.
fr: pithiatique; *e:* pithiatic.

Pitres-Zeichen *(n)*. Syn. für *Haphalgesie.

Placebo *(n)*. (lat.: Ich werde gefallen). Leermedikament. Scheinmedikament. Äußerlich nicht unterscheidbare, jedoch wirkstoffreie Nachbildung eines Medikaments. – Die Bez. wurde im 18. Jahrhundert für solche medizinische Anwendungen geprägt, bei denen die psychologische Wirkung wichtiger erschien als etwa eine chemische oder physikalische.
fr: placebo; *e:* placebo.

Placebo-Effekt *(m)*. **1.** Wirkung eines *Placebos. Ist abhängig von der Art der Krankheit (z.B. bei Migräne-Kopfschmerz 32%, Nicht-Migräne-Kopfschmerz 62% Besserung, Verstopfung 10%) und von der Persönlichkeit des Patienten. Dagegen keine Beziehung zum Ausmaß einer etwaigen seelischen Gestörtheit. *Blindversuch. **2.** Heilwirkung durch eine ärztliche Maßnahme, die der Verordnung eines Placebos entsprechen würde.
fr: effect placebo; *e:* placebo effect.

Placebo-Therapie *(f)*. Die Verabreichung eines *Placebos oder einer anderen Behandlungsform, die keine chemische oder physikalische Wirkung auf die Beschwerden eines Kranken hat, sondern durch Belebung von Hoffnungen günstig wirkt und über eine Stärkung die Heilung fördert. Häufigste, allerdings unspezifische und auch dem Arzt oft nicht bewußte Form der Psychotherapie. Vgl. Suggestion, materialisierte.
fr: thérapie placebo; *e:* placebo therapy.

PKU. Abk. für **P**henyl**k**eton**u**rie. *Oligophrenia phenylpyruvica.

Platzangst *(f)*. Bez. für *Agoraphobie.

Plautsche Halluzinose *(f)* *Lueshalluzinose.

Plussymptomatik *(f)*. Einige Symptome der Schizophrenie als Gegensatz zur *Minussymptomatik: Erregung und Spannung sowie *Symptome 1. Ranges.
e: plus symptoms.

Plussymptome *(n, pl)*. **1.** (*W. Birkmayer*, 1962). Symptome psychischer Störungen, die als Hinzufügung von etwas Neuem erscheinen. Geistige Plussymptome: Unrast, gesteigerter Antrieb, vermehrte Einfälle, Erregung. Affektive Plussymptome: gereizte Stimmung, Unruhe, Angst, innere Gespanntheit. Vegetative Plussymptome: Schlaflosigkeit, Schweißausbrüche, Herzrasen, Bluthochdruck, Spasmen im Magen-Darmtrakt, Verkrampfung der Atemwege. **2.** In der Psychose auftretende psychische Neuerscheinungen: Wahn, Sinnestäuschungen, Erregung. Vgl. Minussymptome.

Pneumenzephalographie, therapeutische *(f)*. Syn. für *Pneumotherapie, zerebrale.

Pneumoschock *(m)*. Syn. für *Pneumotherapie, zerebrale.
fr: pneumochoc; *e:* pneumoshock.

Pneumotherapie, zerebrale *(f)*. (*J. Delay, P. Puech, P. Desclaux* und *J. Maurice*, 1949). Nicht mehr gebräuchliche Methode der Luftfüllung der Hirnkammern aus therapeutischen Gründen. Bei manischer und schizophrener Erregung werden vorübergehende, bei endogener Depression und aggressiver Oligophrenie dauernde Erfolge berichtet.
fr: pneumothérapie cérébrale; *e:* cerebral pneumotherapy.
Syn.: Therapeutische Pneumenzephalographie, Pneumoschock.

Pönalpsychopathologie *(f)*. Praktisches Anwendungsgebiet für Erkenntnisse der *Kriminalpsychopathologie. Untersucht werden Psychopathologie von Strafverfahren und Strafvollzug, krankhafte Haft- und Strafschäden sowie die Wirkung der Strafbehandlung bei abnormen und krankhaften Straftätern.

Poikilothymie *(f)*. Psychopathische Besonderheit des Temperaments mit raschem Wechsel der Grundstimmung und Empfindsamkeit.
fr: poikilothymie; instabilité d'humour; *e:* poikilothymia.

Poikilothymiker *(m)*. Psychopath mit der Eigenschaft der *Poikilothymie.

Polamidon-Sucht *(f)*. Suchtstoffabhängigkeit von dem schmerzstillenden synthetischen Morphinersatzmittel Polamidon (2-Dimethylamino-4,4-diphenylheptanon). Das Mittel ruft keine eigentliche Euphorie, sondern eine Beruhigung innerer Art, verbunden mit dem Gefühl der Entspannung, hervor. In seltenen Fällen auch anregender Effekt. Nach *Salm* tritt bereits innerhalb weniger Wochen eine schwere psychische Wesensänderung ein. Bei Entziehung kommt es häufig zu schweren psychomotorischen Erregungszuständen.

Polaritätsprofil *(n)*. (*C. Osgood,* 1952; *R. Hofstätter,* 1955). Methode zur sichtbaren Darstellung der Bedeutung von Begriffen. Die Versuchsperson muß einen Begriff oder einen Gegenstand der Anschauung auf einer Reihe polar entgegengesetzter Begriffe zuordnen, z.B. hoch-tief, schwach-stark, schön-häßlich, die zwar keinen sachlichen, aber einen assoziativen Bezug zum Ausgangswort haben.
fr: échelle de différentation sémantique; *e:* semantic differential.
Syn.: semantisches Differential.

Policlonia continua epileptoides Syn. für *Epilepsia partialis continua.

Poliencephalitis Wernicke *(f)*. Syn. für *Pseudoencephalitis haemorrhagica superior.

Polioencephalitis haemorrhagica superior *(f)*. Syn. für *Pseudoencephalitis haemorrhagica superior.

Pollnow-Syndrom *(n)* *erethisches Syndrom.

Pollution *(f)*. Nächtlicher Samenerguß. Gewöhnlich Auftreten im Zusammenhang mit sexuellen Träumen. – Die Bez. leitet sich von lat. *pollutus* = »unkeusch, lasterhaft, sündhaft« ab und nimmt dann im Engl. die Bedeutung »sexuelle Beschmutzung« an wie im populären Werk eines Anonymus (15. Aufl 1730): »Onania: or, the Heinous Sin of Self-Pollution« (Onanie oder die abscheuliche Sünde der Selbstbeschmutzung). Das gegenwärtige Englisch erweitert die Bedeutung auf Umweltverschmutzung (pollution of the environment), welche auch im Dt. an Bedeutung gewinnt. In der dt. und frz. Psychiatrie ist dagegen die wertfreie Bedeutung (nächtlicher Samenerguß) geblieben.
fr: pollution (nocturne); *e:* pollution, nocturnal emission.

Pollutionismus *(m)*. Sexuelle Befriedigung durch Beschmutzen der Kleider weiblicher Personen mit Samen.
fr: pollutionisme; *e:* pollutionism.

Poltern *(n)*. Häufige Sprachstörung. »Der Polterer spricht zu hastig. Durch diese zu große Schnelligkeit leidet die exakte Bildung der Laute. Verwandte Vokale und Konsonanten sind oft schwer voneinander zu unterscheiden. So klingt *i* häufig wie *e*, *u* wie *o*, *eu* wie *ei*. Die F-Laute (f, w) gehen oft in die P-Laute (p, b), die S-Laute (ß, s) in die entsprechenden T-Laute (t, d) über. Die Tenues (p, t, k) sind von Mediae (b, d, g) häufig nicht zu unterscheiden.« (*A. Liebmann,* 1930) Vorkommen bei jungen Menschen und bei *Aphasie.
Syn.: Paraphrasia praeceps.

Polyakusie *(f)*. Mehrfachhören. Z.B. wird eine Stimme gleichzeitig oder mit kurzen zeitlichen Abständen echoartig mehrfach gehört.
fr: polyacousie; *e:* polyacousia.

Polyclonia epileptoides continua *(f)*. Syn. für *Epilepsia partialis continua.

Polydipsie, psychogene *(f)*. Das Trinken großer Mengen von Wasser aus seelischer Ursache. Sachlich identisch mit *Pseudodiabetes insipidus, psychogener.

polymorph-pervers *(a)* *pervers, polymorph.

Polyopie *(f)*. (*G. Mingazzini,* 1908). Vielfachsehen. Form einer optischen Wahrnehmungsstörung. Ein Bild wird vielfach (5–10 mal) optisch wahrgenommen. Von *Mingazzini* zuerst nach Verletzung des Hinterhauptlappens des Gehirns beobachtet. Wird von *H. Hoff* und *O. Pötzl* (1933) sowohl auf eine Störung der Okulostatik als auch auf eine verlängerte Nachdauer des positiven Bildes zurückgeführt.

Polyopsie *(f)*. Binokulares oder auch monokulares Mehrfachsehen der eigenen Gestalt. Z.B., wenn jemand sich in verschiedenen Lebensaltern nebeneinander sieht. Es handelt sich um eine Vervielfältigung *heautoskopischer Erscheinungen. Sie kommen bei Ermüdung, Hysterie oder organischen Hirnerkrankungen vor.
fr: polyopsie; *e:* polyopsia.
Syn.: polyope Heautoskopie.

Polyparese *(f)*. Lähmungsirresein. Obsol. Syn. für *Paralyse, progressive.
fr: paralysie générale; *e:* polyparesis.

Polyphagie *(f)*. Gefräßigkeit. Stark gesteigerte Nahrungsaufnahme durch Fehlen eines Sättigungsgefühls.
fr: polyphagie; *e:* polyphagia.
Syn.: Hyperphagie.

Polyphrasie *(f)*. Extreme Form der Redesucht. *Loquacitas. *Logorrhoe.
fr: polyphrasie; *e:* polyphrasia.

Polypsychismus *(m)*. Bei Geisteskranken häufiger zu beobachtende Überzeugung, daß jeder Mensch mehrere Seelen habe.
fr: polypsychisme; *e:* polypsychism.

Polytoxikomanie *(f)*. Drogenabhängigkeit von mehreren oder vielen Drogen und Alkohol, die teils nacheinander, teils gleichzeitig genommen werden. Unter europäischen Verhältnissen bleiben die meisten Süchtigen nicht einem Mittel treu, sondern wechseln je nach Wirkung oder durch äußere Umstände das Mittel. *Toxikomanie.
fr: polytoxicomanie; *e:* polytoxicomania.

Ponopathien *(f, pl)*. **1.** Von *E. Kraepelin* aufgestellte Gruppe psychogener Störungen, zu denen er die Neurasthenie (soweit sie durch Überarbeitung entsteht) und die Erwartungsneurose rechnet. **2.** Ungenaues Syn. für »nervöse Erschöpfung«.
fr: ponopathie; *e:* ponopathia.
Syn.: Tätigkeitsneurosen (*Kraepelin*).

Porenzephalie *(f)*. (*R. L. Heschl*, 1895). Vorhandensein von Hohlräumen im Gehirn. Beruht auf Geburtsschäden oder frühkindlichen Krankheiten. Kann mit geistigen Mängeln verbunden sein.
fr: porencéphalie; *e:* porencephaly.

Poriomanie *(f)*. Zielloses, dranghaftes Fortlaufen. Kinder jeden Alters, besonders häufig aber in den Entwicklungsjahren verlassen Eltern und Wohnung und laufen oft tagelang auf der Straße, bis sie aufgegriffen werden. Bedeutet psychodynamisch den Versuch, eine ängstliche Spannung herabzusetzen, die durch aktuelle oder dauernde Konflikte hervorgerufen wird. Kann sich häufig wiederholen und zur Gewohnheitshaltung werden. Vorkommen auch bei Epilepsie, evtl. mit nachfolgender Erinnerungslücke.
fr: fugue, automatisme ambulatoire, poriomanie; *e:* poriomania.
Syn.: Automatismus ambulatorius, Dromomanie, Fortlaufen, Fugues, Wandertrieb.

Pornographie *(f)*. Ursprünglich: Bericht über Prostitution. Darstellung sexueller Vorgänge und Szenen in Wort und Bild mit dem Ziel der sexuellen Anregung. Meist handelt es sich um Werke von sehr niedrigem künstlerischen Niveau; gewöhnlich von Männern verfertigt. Die Beurteilung der Pornographie ist wechselnd und stark von subjektiven Wertmaßstäben abhängig. Die gesetzlichen Vorschriften hierzu in § 184 StGB. Maßstab für die richterliche Beurteilung ist das Sittlichkeitsgefühl des Durchschnittslesers bzw. -betrachters.
fr: pornographie; *e:* pornography.

Porphyriepsychose *(f)*. Durch krankhafte Anreicherung von Porphyrinen im Stoffwechsel hervorgerufene Psychose. Die Bilder sind außerordentlich verschieden: extreme Erregung, katatone Zustandsbilder, Verwirrtheitszustände, halluzinatorische Episoden und andere zu den exogenen Reaktionstypen *Bonhoeffer*s zählende Bilder. Die Prognose wird wesentlich durch das Ausmaß der zentralnervösen Beteiligung bestimmt. Behandlung dadurch erschwert, daß die Kranken auf viele Medikamente paradox reagieren.
fr: psychose porphyrique; *e:* porphyria psychosis.

Porphyrie-Schizophrenie *(f)*. Schizophrenieähnliche Porphyriepsychose. Besitzt zur Schizophrenie lediglich entfernte Ähnlichkeit in der Symptomatologie; es besteht keine innere Verwandtschaft.
fr: schizophrénie porphyrique; *e:* porphyria-schizophrenia.

Porropsie *(f)*. (*K. Heilbronner*, 1904). Optische Sinnestäuschung, bei der alles in die Ferne gerückt, in seiner Größe jedoch unverändert erscheint.
fr: porrhopsie; *e:* porropsia.

Position *(f)* *Status.

Position, depressive *(f)*. (*M. Klein*, 1935). Auf die paranoid-schizoide Position (s.d.) folgende Entwicklungsphase des Kindes mit Höhepunkt im 6. Lebensmonat. Es erkennt erstmalig ein ganzes Objekt (z.B. seine Mutter), nicht nur einzelne Teile davon (z.B. Brust, Hände, Augen) und stellt zwischen sich und dem Objekt eine Beziehung her. Diese Objekt/Person kann gut und böse, anwesend und abwesend, geliebt und gehaßt sein. Erstmalig empfindet das Kind Trauer und Sehnsucht, weil es das Objekt zerstört und verloren zu haben glaubt. Weil es dem eigenen Zerstörungstrieb Schuld daran gibt, tritt die depressive Erfahrung von Gewissensbissen auf. – Gewöhnlich in der *oralen Phase.

Position, paranoid-schizoide *(f)*. (*M. Klein*, 1946, 1957). Früheste (normale) Entwicklungsphase eines Kindes. Gekennzeichnet durch eine Spaltung (schizoid!) des *Objekts in einen guten und einen bösen Teil bzw. in eine größere Zahl kleinerer Objekte. Auch Projektion böser Teile des *Selbst in das Objekt (paranoid!). Diese Aufspaltung erlaubt es dem Kind in den ersten Lebensmonaten, Ordnung in seine chaotischen Erfahrungen zu bringen und sich vor Angstgefühlen zu schützen. – *Paranoid und *schizoid werden hier im einfachen Wortsinne gebraucht, weisen somit nicht auf Krankhaftes hin.
fr: paranoid-schizoid position.

positive Symptome *(n, pl)*. Symptome einer positiven Schizophrenie (s.d.).

Positronenemissionstomographie (PET) *(f).* Landkartenartige Darstellung einzelner Funktionen des Gehirnstoffwechsels. Es werden Radionuklide (z.B. ^{11}C oder ^{15}O) in Stoffwechselmoleküle des Gehirns (z.B. Glucose) eingebaut, so daß sie den normalen Stoffwechsel nicht stören. Nach Einbau zerfallen die Nuklide in charakteristischer Weise. Die frei gewordenen Positronen werden von Meßzellen registriert und gemessen. Über ein Computerprogramm wird daraus eine Karte gezeichnet. Trotz der sehr vielfältigen Möglichkeiten wurden hauptsächlich nur der zerebrale Energiestoffwechsel (Glucose- und Sauerstoffverbrauch, Hirndurchblutung) und bestimmte Eigenschaften des dopaminergen Neurotransmitter-Systems (Rezeptordichte) gemessen. Untersuchungsgegenstand sind hauptsächlich **Alzheimer*sche Krankheit (charakteristisches Bild bereits in Frühstadien) und Schizophrenie (*Hypofrontalisation bzw. kein charakteristisches Bild).
e: positron emission computer-assisted tomography.

postapoplektische Demenz *(f).* Nach Schlaganfall in Erscheinung tretende *Demenz. Die Erscheinungen werden jedoch weniger durch den Schlaganfall als durch das Grundleiden bestimmt, das zum Apoplex führte.
fr: démence postapoplectique; *e:* postapoplektic dementia.

Postcoitum triste Syn. für *Tristitia post coitum.

Postdormitium *(n).* Halbschlafzustand im Erwachen. *Hypnopomper Zustand.
fr: postdormitium; *e:* postdormitium.

Postenzephalitis *(f).* Bez. für den Gesamtzustand neurologischer und psychischer Folgen nach Gehirnentzündung. Neben den typischen Bewegungsstörungen (Rigor, Tremor, Gangstörungen u.a.) vor allem Störungen des Gefühls- und Trieblebens und infolgedessen charakterliche Veränderungen. Oft besteht Reizbarkeit mit unflätigem Schimpfen und Gewalttätigkeit, triebhaftem Schlagen, Raufen in den Haaren und rascher Einsichtsfähigkeit nach Abklingen des Affektes. In anderen Fällen Zunahme von Eigensucht, Mißtrauen, krankhafter Eifersucht. Nicht selten auch Neigung zu Homosexualität, Päderastie, exzessiver Masturbation, Exhibitionismus. Auch Eigentumsdelikte, die evtl. raffiniert ausgeführt werden, sind häufig. Für kriminelle Handlungen ist Exkulpierung nach §§ 20, 21 StGB möglich.
fr: post-encéphalite; *e:* post-encephalitis.

posthypnotisch *(a).* Nach einer Hypnose. In den Stunden oder Tagen, die einer Hypnose folgen.
e: post-hypnotic.

posthypnotische Amnesie *(f)* *Amnesie, posthypnotische.

posthypnotischer Befehl *(m)* *Auftrag, posthypnotischer.

posthypnotische Suggestion *(f).* Syn. für *Auftrag, posthypnotischer.

postkommotionelles Syndrom *(n).* Beschwerdebild nach Gehirnerschütterung. Hauptsächlich bestehen subjektive Störungen des Wohlbefindens, während objektivierbare Organveränderungen gewöhnlich fehlen. Erscheinungen: Kopfschmerzen in Form eines dumpfen Druckes, bei Witterungsumschwung zunehmend; unbestimmter Schwindel, besonders beim Bücken und bei Kopfwendung nach oben; Beeinträchtigung der schöpferisch-produktiven Intelligenz, der Denkinitiative; Einfallsarmut; Wort- und Begriffsarmut; Gefühl geistiger Leere; Verlieren des Gedankenfadens; Unfähigkeit zur Überschau bei geistiger Arbeit, vor allem, wenn mehrere Dinge gleichzeitig zu berücksichtigen sind; Konzentrationsschwäche; rasche Erschöpfbarkeit der Konzentrationsfähigkeit; Gedächtnisstörungen in Form von Merkschwäche; Reizbarkeit und leichte Erregbarkeit durch Alltagsärger; Schlafstörungen in Form leichter Erweckbarkeit bei oberflächlichem Schlaf; stärkere Empfindlichkeit gegenüber lauten Geräuschen, grellem Licht und warmer Temperatur; schlechte Verträglichkeit für Alkohol. – Die Beschwerden klingen gewöhnlich 6 Wochen bis 1 Jahr nach dem Hirntrauma ab. In seltenen Fällen dauern sie 2 Jahre oder länger an. Sie haben abnehmenden Charakter. – Im Gegensatz zur posttraumatischen Persönlichkeitsänderung bleibt die persönliche Eigenart jedoch völlig unversehrt. Nicht unter den Begriff des postkommotionellen Syndroms fallen ferner neurologische oder psychiatrische Komplikationen durch lokalisierbare Hirnschädigungen an umschriebener Stelle. *Enzephalose.
fr: syndrome commotionnel, syndrome subjektiv commun de *Pierre Marie*; *e:* postconcussion syndrome, minor contusion syndrome.
Syn.: (post)traumatische Hirnleistungsschwäche, traumatisches zerebrales Allgemeinsyndrom.

postoperative Psychose *(f)* *Psychose, postoperative.

Post-partum-Neurose *(f).* (*H. Friedrichs*, 1951). Nach einer Niederkunft erstmalig deutlich werdende neurotische Erscheinungen. Als

Ursache werden eine emotionelle Reifungsstörung und dadurch bedingte Unangepaßtheit an die mütterlichen Aufgaben gesehen. Der Geburtsvorgang ist nicht Ursache der Neurose, sondern das Ereignis, durch das sonst unbeachtet gebliebene oder kompensierte Konflikte provoziert werden, bzw. die Aufgabe, an der eine Reifungsstörung offenbar wird.

Posttraumatische Belastungsreaktion *DSM-Anhang.

posttraumatische Epilepsie *(f)* *Epilepsia traumatica.

posttraumatische Persönlichkeitsveränderung *(f)* *Persönlichkeitsveränderung, (post) traumatische.

posttraumatische Psychose *(f)* *Kontusionspsychose.

Pot. Im Drogenjargon Syn. für *Marihuana.

Potator *(m)*. Trinker. Alkoholiker. An *Trunksucht Leidender.
fr: buveur; *e:* alcoholic.

Potator strenuus *(m)*. Starker Trinker. Im ärztlichen Schriftverkehr vielfach gebrauchte Bez. für Alkoholiker. *Trunksucht.
fr: alcoolique invétéré, buveur, ivrogne invétéré; *e:* hard *oder* heavy drinker, potator strenuus.

Potatorium *(n)*. In der ärztlichen Umgangssprache häufig verwendetes Syn. für *Trunksucht.

Potentia coeundi *Beischlaffähigkeit.

Potentialverlust, energetischer *(m)*. Umschreibende Bezeichnung für die typisch schizophrene Persönlichkeitsänderung. *Defekt, schizophrener.

Potenz *(f)* *Beischlaffähigkeit.

Potenz, orgastische *(f)*. (*W. Reich*, 1927). Die Fähigkeit, sich dem *Orgasmus beim Sexualakt frei und ungehemmt hinzugeben. Fähigkeit, zu einer Befriedigung zu gelangen, die der jeweiligen Libidostauung adäquat ist. *Reich:* »Fähigkeit, zur Hingabe an das Strömen biologischer Energie ohne jede Hemmung, die Fähigkeit zur Entladung der hochgestauten sexuellen Energie durch unwillkürliche lustvolle Körperzuckung.«

Potenzstörung *(f)*. Unfähigkeit des Mannes, den Geschlechtsakt in normaler Weise zu vollziehen. Ursachen gewöhnlich seelischer Art; äußern sich in: 1. Erektionsschwäche oder fehlender Fähigkeit zur Aufrichtung (Erektion) des Gliedes mit daraus folgender *Impotentia coeundi; 2. langdauernder Gliedversteifung (Priapismus); 3. zu rascher oder sehr verzögerter Ejakulation (Ejaculatio praecox *oder* tarda); 4. Ausbleiben einer Ejakulation; 5. Fehlen eines Höhepunkterlebens (Anorgasmie).
e: sexual dysfunction.

Potomanie *(f)*. Selten gebr. Syn. für *Trunksucht.
fr: potomanie; *e:* potomania.

PP. Im klinischen Alltag viel gebrauchte Abkürzung für **p**rogressive **P**aralyse (s.d.)

PPS. **P**eter-**P**an-**S**yndrom.

praecox *(a)*. Vorzeitig. Bezieht sich auf *Dementia praecox (Schizophrenie).
e: précoce; *e:* praecox.

Praecox-Gefühl *(f)*. (*H. C. Rümke*, 1958). Die Erfassung einer schizophrenen Psychose (vor allem, wenn die Fragestellung vorliegt: Schizophrenie – keine Schizophrenie) nicht aus den Einzelsymptomen, sondern aus dem Gefühl und der eigentümlichen Form zwischenmenschlicher Kommunikation, die sich im Umgang mit Schizophrenen herstellen kann. Dieses Gefühl ist nach *Rümke* nicht verbalisierbar und stellt sich nur beim Erfahrenen ein. Es handelt sich daher nicht um ein eigenes Gefühl, sondern um nicht bewußt werdende oder nicht realisierbare Erinnerungen. Dem Praecox-Gefühl kommt daher eine große symptomatologische Bedeutung zu, die einem *Symptom 1. Ranges entspricht.
e: praecox feeling.

Prädelirium tremens *(n)*. Vorbereitungs- und Anfangsstadium des *Delirium tremens. Es bestehen: innere Unruhe; in die Gegend des Herzens lokalisierte Angst; starkes Zittern der Hände; zittrige Sprache (»delirante Sprache«); starke Schweißausbrüche; Schlaflosigkeit oder schwere, realistisch anmutende Träume; Aufmerksamkeitsstörung, die sich in Verhören, Versprechen oder Verlesen äußert und sich nur graduell von der Aufmerksamkeitsstörung des voll entwickelten Delirs unterscheidet. Die Angst kann so stark sein, daß ängstliches Wähnen und Selbsttötungstendenzen auftreten. Das voll entwickelte Delirium tremens wird von den ersten Anzeichen einer Desorientiertheit an datiert. Entwickelt sich die Krankheit nicht über das Stadium des Prädelirs hinaus, sondern klingt innerhalb weniger Tage wieder ab, wird von einem abortiven (Abortivdelir, Subdelir) Delir gesprochen. Der Zustand findet in einem *Terminalschlaf seinen Abschluß.
e: subdelirious state.

Prädiktion *(f)*. Vorhersage über Verlauf und Ende einer psychischen Krankheit. Die Prädiktionsforschung ist ein Zweig psychiatrischer Forschung, welcher sich um die Herausarbeitung von Vorhersage-*Kriterien bemüht.

Prädilektionstypen, exogene *(m, pl)*. Selteneres Syn. für akute exogene *Reaktionstypen (*Bonhoeffer*).

Praedormitium *(n)*. Einschlafzustand. Einschlafphase. *hypnagoger Zustand.
fr: predormitium; *e:* predormitium.

präepileptisches Irresein *(n)*. Obsol. Bez. für die in den Stunden und Tagen vor einem epileptischen Anfall evtl. auftretenden psychischen Veränderungen der vermehrten Reizbarkeit, Verlangsamung oder auch Verdämmerungen.

prägenital *(a)*. In der Psychoanalyse Bez. für Phantasien, Beziehungen zu *Objekten, Konflikte, Triebe und *Fixierungen (1), die in der frühkindlichen Phase der Sexualentwicklung auftreten, bevor das Genitalprimat auftritt (*Phasenschema der Psychoanalyse).
fr: prégénital; *e:* pregenital.

Prägnanz *(f)*. Scharf umrissene, sich vom Untergrund gut abhebende gestalthafte Deutlichkeit. In weiterem Sinne auch psychische Gestalten und Strukturen, die das Wesentliche mit besonderer Klarheit zur Darstellung bringen.
fr: prégnance.

Prägnanztendenz *(f)*. (*W. Metzger*). Dem Menschen innewohnende Neigung, Bewußtseinsinhalte prägnanter zu gestalten, als sie sind. Lükken in der Wahrnehmung werden ausgefüllt, quadratische Figuren werden bei kurzzeitiger Darbietung als Kreis gesehen, unregelmäßige Linien werden geebnet.
fr: loi de la bonne forme, loi de prégnance; *e:* principle of Prägnanz.
Syn.: Gesetz der Prägnanz (*W. Köhler*).

Prägung *(f)*. **1.** I.w.S. jeder dauerhafte Einfluß der Bildungs- und Sozialwelt. **2.** I.e.S. Kopplung eines angeborenen Verhaltensmusters mit einer Erfahrung aus der Umwelt, die in einer auf die Zeit kurz nach der Geburt beschränkten kritischen Phase erfolgen muß.
fr: imprégnation; *e:* imprinting.

Präkoma *(n)*. Zustand tiefer Bewußtseinstrübung, der dem Koma vorausgeht; besonders im Zusammenhang der *Insulinkomabehandlung.
fr: précoma; *e:* precoma.

Präkordialangst *(f)*. In der Herzgegend empfundenes Druck- und Beklemmungsgefühl, das mit unbestimmter Angst verbunden ist und zu Seufzern Veranlassung gibt. Wird vor allem – aber nicht ausschließlich – bei vital-hypochondrischer endogener Depression empfunden. Die Bez. war bereits in der älteren Psychiatrie (*Flemming, Krafft-Ebing*) geläufig.

prälogisches Denken *(n)* *Denken, prälogisches.

prämorbide Persönlichkeit *(f)* *Primärpersönlichkeit.

präödipal *(a)*. (*S. Freud*, 1931). Bez. für eine Lebensperiode, die zeitlich vor dem Auftreten des *Ödipus-Komplexes liegt. In dieser Phase wird die Objektwahl (*Objekt) bei Kindern beider Geschlechter durch die Mutter bestimmt, während die Bedeutung des Vaters noch nicht erkannt wird. Die Bez. bezieht sich also im Gegensatz zu *prägenital nicht auf die psychosexuelle Entwicklung, sondern beschreibt das Fehlen der ödipalen Dreieckssituation Vater – Mutter – Kind.
fr: préœdipien; *e:* preœdipal.

Präparalyse *(f)*. Syn. für *Liquorparalyse.

präseniler Beeinträchtigungswahn *(m)* *Beeinträchtigungswahn, präseniler.

präseniler Begnadigungswahn *(m)* *Begnadigungswahn, präseniler.

präsenile Demenz *(f)*. Syn. für **Alzheimer*sche Krankheit.

präsenile Demenz, Typ Binswanger *(f)*. Syn. für **Binswanger*sche Enzephalopathie.

präsenile Paraphrenie *(f)* *Paraphrenie, präsenile.

präseniler Verfolgungswahn *(m)* *Beeinträchtigungswahn, präseniler.

Präsentiersymptom *(n)*. (*M. Balint*). Krankheitssymptom, mit welchem ein Kranker ärztlichen Rat aufsucht, das aber nicht eigentlich der Grund ist, weshalb er Hilfe braucht.
e: »proposed symptom«.

Präsenzzeit *(f)* *Gegenwartsdauer.

präsuizidales Syndrom *(n)*. (*E. Ringel*, 1953). Psychosoziale Veränderungen vor einem Selbsttötungsversuch, in denen sich dieser ankündigt: 1. Einengung des seelischen Lebensbereiches, Vereinsamung und Stagnation der seelischen Kräfte. 2. Aggressionshemmung, Aggressionen, die sich nicht gegen andere richten können, richten sich gegen die eigene Person (Aggressionsumkehr). Nachlassen des sexuellen Appetits (= Libidoverlust). 3. Selbsttötungsphantasien und Todeswünsche. – Schließlich geht die präsuizidale Situation in ein kürzer oder länger dauerndes Stadium konkreter Vorbereitungen zur Selbsttötung (Vorbereitungsstadium) über.

Prävalenz *(f)*. Vorkommen von Krankheiten, Zahl der Kranken mit einer bestimmten Krankheit zu einem bestimmten Zeitpunkt. Bestand einer Krankheit zu einem bestimmten Zeitraum. *Inzidenz.
fr: prévalence; *e:* prevalence.

Prävention, primäre *(f)*. (*G. Caplan*, 1964). Alle Bemühungen und Maßnahmen, die das

Auftreten von psychischen Störungen (bei einem Individuum, in einer Region oder Bevölkerungsgruppe) durch präventive Maßnahmen verhindern. Es besteht weitgehende Übereinstimmung mit den Zielen der *Psychohygiene. Vgl. Prävention, sekundäre, und P. tertiäre; Krisenintervention.
fr: prévention primaire; *e:* primary prevention, «psychische Primärprävention.

Prävention, sekundäre *(f).* (*G. Caplan,* 1964). Alle Bemühungen und Maßnahmen, mit denen Kranke mit psychischen Störungen innerhalb einer Bevölkerung möglichst früh erfaßt werden, um sie einer Behandlung zuzuführen, die Krankheitsdauer zu verkürzen, Rückfälle zu verhindern und weiteren Schaden für den Kranken und seine Umgebung zu verhindern. *Prävention, primäre, und P. tertiäre.
fr: prévention secondaire; *e:* secondary prevention.
Syn.: psychische Sekundärprävention.

Prävention, tertiäre *(f).* (*G. Caplan,* 1964). Versuch, durch geeignete Maßnahmen die Folgen einer psychischen Krankheit auszugleichen oder in Grenzen zu halten, ihre invalidisierenden Auswirkungen zu vermeiden oder zu mildern. Man bemüht sich dabei, dem Kranken durch Ausnutzung der ihm verbleibenden Fähigkeiten eine möglichst weitgehende Lebensbefriedigung zu verschaffen. Die Art der Störungen wird dabei weniger in Betracht gezogen. Das Ziel entspricht damit den allgemeinärztlichen Zielen einer Rehabilitation.
fr: prévention tertiaire; *e:* tertiary prevention.
Syn.: psychische Tertiärprävention.

präverbale Sprache *(f)* *Sprache, präverbale.

Pragmatagnosie *Agnosie, pragmatische.

Pragmatamnesie *(f).* Unfähigkeit, sich an das Aussehen eines Gegenstandes zu erinnern.
fr: pragmatamnésie; *e:* pragmatamnesia.

Praktizieren *(n).* Zweite Phase der *Separation-Individuation. Mit der motorischen Entwicklung nimmt die Fähigkeit zu, die Umgebung zu erforschen. Ausgeprägte narzißtische Beschäftigung mit dem eigenen Körper und seinen Funktionen. Schmerzen durch Hinfallen und *Frustrationen werden ohne viel Aufhebens, vertraute Menschen werde ohne Fremdeln als Muttersatz hingenommen. Das Kind entfernt sich – meist noch krabbelnd – immer wieder von der Mutter, um die Welt kennenzulernen, kehrt aber in kurzen Zeitabständen zurück, um emotional »aufzutanken«. Dauer etwa vom 10. bis 15. Lebensmonat.
e: practicing period.

praktizierende Periode *(f).* Syn. für *Praktizieren.

Prehensio *(f).* Obsol. Syn. für *Katalepsie.

Preludinhalluzinose *(f).* Besondere Form der Preludinpsychose. Ausgeprägtes Überwiegen von akustischen Halluzinationen.

Preludinpsychose *(f).* Durch chronischen Mißbrauch von Phenmetrazin (Preludin) hervorgerufene toxische Psychose. Meist handelt es sich um eigentümlich wache Psychosen mit rasch wechselnden Wahnideen und akustischen Halluzinationen. Oft auch mißtrauisch-paranoische Wahnentwicklungen. Vielfach ist auch eine spätere Korrektur der Wahninhalte kaum möglich.

Preludinsucht *(f).* Suchtstoffabhängigkeit von Preludin. Das Mittel wirkt zunächst antriebssteigernd und den Gedankenfluß anregend; kaum euphorisierende Wirkung. Die Dosis wird aber rasch auf 30–40 und mehr Tbl./tgl. gesteigert. Hervorgehoben wird als Folge rascher Verfall der moralischen Haltung (*Depravation), Unzuverlässigkeit des Süchtigen und soziales Absinken.

presbyophrenes Syndrom *(n)* *Presbyophrenie.

Presbyophrenie *(f).* **1.** (*C. Wernicke*). Besondere Form der senilen Demenz mit hochgradiger Merkschwäche, großer Redseligkeit und Konfabulationen bei heiterem, lebhaftem Temperament. Die Persönlichkeit ist dabei in ihrer Eigenart so gut erhalten, daß die Störung bei flüchtiger Betrachtung nicht aufzufallen braucht. Es handelt sich gewöhnlich um primärpersönlich heitere und vitale Frauen.
Syn.: *Wernicke*-Demenz, *Wernicke*-Syndrom.
2. Nach *Kahlbaum*s Einteilung der Psychosen (1863) Bez. für die Psychosen des Greisenalters.
fr: presbyophrénie; *e:* presbyophrenia.

Pressionsmanie *(f).* (*H. Tellenbach,* 1965). In einer Lebenssituation ausbrechende *Manie, in welcher sich der Betreffende gerade unter einem besonderen seelischen Druck (Pression) fühlt, z.B., wenn er sich zwischen beruflicher Karriere und Familie entscheiden muß, obwohl ihm beides gleich viel bedeutet. Betrifft besonders Menschen mit *Inkludenz.

Prevorst, Seherin von. **Hauffe, Friederike.*

Priapismus *(m).* Über Stunden, Tage oder Wochen anhaltende, meist schmerzhafte Versteifung des männlichen Gliedes. Ursachen können seelische Fehlhaltung oder Erkrankung der Schwellkörper sein. – Die Bez. leitet sich von Priapos, einem griech. Fruchtbarkeitsgott, ab,

der stets mit einem überdimensional großen *Phallus dargestellt wurde.
fr: priapisme; *e:* priapism.

Primärantrieb *(m).* (*H. Schultz-Hencke*). Antriebe für Erleben und Handeln, die sich aus elementaren Bedürfnissen ableiten: Hunger, Durst, Behalten und Ausscheiden, motorischer Entladungsdrang, Zärtlichkeits-, Liebes- und sexuelles Bedürfnis.

primäre Demenz *(f)* *Demenz, primäre.

primäre Wahnidee *(f).* Syn. für *Primärwahn.

Primärerlebnis, schizophrenes *(n).* Im Beginn der Schizophrenie oft mit großer Intensität erlebter Einbruch des Neuen. Die Welt erscheint verwandelt im Sinne einer bedrohlichen Bedeutungserfülltheit oder auch einer überirdischen Verklärung, wobei der Kranke jedoch überzeugt bleibt, daß ihn dies ganz persönlich angehe (»Primärwahn«).
e: delusional perception.

primäres System *(n).* *Freud*s ältere Bez. für *Lustprinzip.

Primärgruppe *(f).* **1.** (*Ch. S. Cooley*). Kleine *Gruppe, deren Mitglieder sich gut kennen und sich gegenseitig stark beeinflussen, z.B. Familie, kleiner Verein, Fußballmannschaft.
fr: groupe primaire; *e:* primary group.
2. (*A. Janov*, 1967, 1970). Gruppenbehandlung in der *Urschreitherapie, jedoch nur als 3. Behandlungsphase. Patienten, welche die ersten Behandlungsphasen erfolgreich abgeschlossen haben, versammeln sich zweimal wöchentlich. Wenn entsprechende Gefühle hochkommen, kann sich der Patient jederzeit zum Erlebnis einer *Primärszene fallen lassen, wodurch der Urschmerzfundus langsam abgebaut werde und sich das reale Selbst befreie.
e: primal group.

Primärpersönlichkeit *(f).* Individuelle, charakteristisch ausgeformte Persönlichkeit, so wie sie vor einer psychischen Krankheit besteht. Durch die Krankheit kann die Persönlichkeit in bleibender Form verändert werden (Schizophrenie, chronische exogene Psychosen) oder aber unverändert aus ihr hervorgehen (manisch-depressive Erkrankung). Die Kenntnis der Primärpersönlichkeit ist aus diagnostischen Gründen immer wichtig, da es oft nur so gelingt, leichtere krankhafte Veränderungen der Psyche zu erfassen.
fr: personnalité prémorbide; *e:* premorbid personality.
Syn.: prämorbide Persönlichkeit.

Primärprävention, psychische *(f)* *Prävention, primäre.

Primärsymptome *(n, pl).* (*E. Bleuler*, 1911). Symptome der Schizophrenie, die eine direkte Folge des hypothetischen Körperprozesses darstellen. Hierzu zählen: ein Teil der *Assoziationsstörungen, Lockerung der Assoziationen (die Assoziationen gehen leichter in neue Bahnen), Benommenheitszustände, Disposition zu Halluzinationen, Papillendifferenzen, Tremor, Teil der Anomalien des Vasomotorismus, Ödeme, katatone Anfälle. – Gegenwärtig werden nur noch die Assoziationsstörungen (unter anderem Namen) zu den Schizophreniesymptomen gezählt. Vgl. Sekundärsymptome, Grundsymptome, akzessorische Symptome.
fr: symptômes primaires; *e:* primary symptoms.

Primärszene *(f).* (*A. Janov*, 1967, 1970). In der *Urschreitherapie erinnerte Szene aus der Kindheit, in welcher *Urschmerz als Folge von Nichtbefriedigung der Bedürfnisse (z.B. Hunger) auftrat. Die Folge ist absolute Hoffnungslosigkeit, so daß das Kind (im 5.–7. Lebensjahr) ein neues, irreales Selbst aufbaut.
e: key scene.

Primärtherapeut *(m).* Psychotherapeut, der *Urschreitherapie ausführt.

Primärtherapie *(f).* Syn. für *Urschreitherapie.

Primärvorgänge *(m, pl).* (*S. Freud*). Organisations- und Wirkungsprinzip des unbewußten Seelenlebens. Ist im wesentlichen identisch mit dem *Lustprinzip, nach dem alle psychischen Vorgänge danach streben, Lust zu gewinnen und Unlust zu vermeiden. Das Prinzip ist in der frühen Kindheit ganz allein wirksam, später hauptsächlich in Träumen, Phantasievorstellungen und Tagträumereien. Während das Lustprinzip die subjektive Seite des Wirkungsprinzips beschreibt, stellen die Primärvorgänge eine objektive Umschreibung der Gesetzmäßigkeiten dar.
fr: processus primaire; *e:* primary process.

Primärwahn *(m).* Unmittelbar autochthon, »von sich aus« ins Bewußtsein tretendes Wähnen, das sich somit nicht »sekundär« aus Halluzinationen oder anderen Erscheinungen ableiten läßt und dem Kranken nicht zur Erklärung von pathologischen Erlebnissen dient. Gilt als besonders charakteristisch für die Schizophrenie. Von *K. Schneider* werden hierbei noch *Wahneinfall und *Wahnwahrnehmung unterschieden.
fr: délire d'emblée; *e:* autochthonous *oder* primary delusion.

Primitivbewußtsein *(n).* (*G. E. Störring*). Im Gegensatz zum »besinnungserfüllten Persönlichkeitsbewußtsein« ein »triebhaftes Bewußtsein«, dem die Funktion der *Besinnung (noch) fehlt. Diese Bewußtseinsform ist »aus dem höheren Tier, wie auch dem menschlichen Säugling und Kleinstkind eigen« und kommt »darüber hinaus bei der normal ausgereiften Persönlichkeit in einem mehr mechanisch ablaufenden Erfassen von Sachverhalten und Situationen mit den entsprechenden situativ oder auch durch eine Art von Dressur erfolgenden Trieb-, Gefühl- und Affektreaktionen zur Geltung«.

primitive Affektreaktion *(f)* *Affektreaktion, primitive.

Primitivhandlung *(f)* *Primitivreaktion.

Primitivperson *(f)* *Tiefenperson.

Primitivreaktion *(f)*. (*E. Kretschmer*). Erlebnisreaktion, bei der der Erlebnisreiz nicht eine Kontrolle durch die Kortikalperson (im Gegensatz zur *»Persönlichkeitsreaktion«) erfährt, sondern direkt tiefere, »primitivere« Persönlichkeitsschichten anspricht und sich unvermittelt in impulsiven Augenblickshandlungen, z.B. Schreien, affektiver Stupor (*hypobulische und *hyponoische Reaktionen) ausdrückt. Vorkommen bei Schreck-, Panik- und Affekthandlungen sowie bei psychischen Epidemien. Treten paranoide Erscheinungen hinzu, wird von »wahnhaften Primitivreaktionen« gesprochen.

Primordialdelirien *(n, pl)*. (*Griesinger*, 1867). Plötzlich, ohne Anknüpfung an Sinnestäuschungen im Bewußtsein auftauchende Wahnideen. Zwei Beispiele *Kraepelins* (1883): 1. Beim Anblick einiger Kastanien kommt einem Kranken der Gedanke, daß sie die Symbole der Herrschaft über die 5 Weltreiche seien. 2. Beim Anblick eines Bildes vom russischen Kaiser wird einer Kranken klar, daß dieser ihr Vater sei. »Diese so unvermittelt in den Ideenkreis des Patienten eingetretenen Vorstellungen haben schon im Augenblick ihres Entstehens für denselben die Eigenschaft unumstößlicher Wahrheit gewonnen.« Die Aufstellung des Begriffs war psychiatriehistorisch von großer Bedeutung, jedoch ist er heute obsolet. »Delirien« wird hier in einem sehr alten Sinne gebraucht, etwa: Wahn. Nach den Beschreibungen sind am ehesten *Wahnwahrnehmungen und *Wahneinfälle anzunehmen.

fr: délire d'emblée.

Syn.: primordiale Wahnideen.

Primordialwahn *(m)*. Syn. für *Primärwahn.

Prinzhorn, Hans geb. 8. 6. 1886 Hemer (Westfalen), gest. 14. 6. 1934 München. Bedeutender Psychiater, Psychotherapeut und Kulturinterpret. Anhänger der biozentrischen Lebenslehre von *Ludwig Klages*. Erforschte als erster Bildwerke von Geisteskranken. Die von *Wilmans* begründete und von *Prinzhorn* vervollständigte Sammlung befindet sich in der Psychiatrischen Universitätsklinik Heidelberg. Werke: »Bildnerei der Geisteskranken«, 1922, 2. Aufl. 1923, deren Neudruck 1968 (s.a. unter diesem Stichwort); »Bildnerei der Gefangenen«, 1926; »Gespräch über Psychoanalyse«, 1926, 2. Aufl. 1981.

Privatsprache *(f)*. Von *C. Rieger* geprägtes Syn. für *Kunstsprache.

Privatsprache, pseudokommunikative *(f)*. (*A. Lorenzer*, 1973). Sprachverfälschung bei Hysterikern. Durch die neurotischen Vorgänge der Verdrängung werden Worte der Alltagssprache mit einer neuen Bedeutung versehen, so daß es – auch für den Hysteriker selbst – unbemerkt zu Verständigungsschwierigkeiten kommt. Die Privatsprache ist also »pseudoumgangssprachlich maskiert«. In *Freuds* Beispiel des »kleinen *Hans« bedeutete für Hans Pferd = Rivale, Fritzl = Vater. »Die Heimtücke der Privatsprache besteht darin, daß sie infolge ihrer allgemeinsprachlichen Einkleidung nur indirekt aus Verhaltensabweichungen als privatisiert ermittelt werden kann. Das Subjekt bleibt in all den Bereichen, die von der Störung im Symbolgebrauch betroffen werden, aus dem öffentlichen Sprachverständnis partiell ausgeschlossen.« (*Lorenzer*) Aufgabe der psychoanalytischen Therapie ist es, die Privatsprache in die Umgangssprache zurückzuholen. Vgl. Klischee, neurotisches; Verstehen, szenisches.

Probleme bestimmter Lebensphasen oder anderer Lebensprobleme *DSM-Anhang.

Probleme im Beruf *DSM-Anhang.

Proctophobia *(f)* *Proktophobie.

Produktivität *(f)*. In der Psychiatrie: Auftreten von psychopathologischen Erscheinungen, die normalpsychologisch nicht im Erleben vorhanden sind, vor allem Wahn und Halluzinationen. Die Bez. wurde von *H. Neumann* (1859) eingeführt (»Das Wesen des Wahnsinns besteht in der Produktivität«), aber lange Zeit kaum benutzt. Wird gegenwärtig vor allem bei Schizophrenie und als Gegensatz zu Leistungsminderungen (Aproduktivität; *Defekt, schizophrener) gebraucht.

progressive Beeinflussungspsychose *(f)*. (*K. Kleist*). Paranoide Form der Schizophrenie mit Beeinflussungsideen.

progressive Entspannung *(f)*. Syn. für *Relaxation, progressive.

progressive Paralyse *(f)* *Paralyse, progressive.

Projektion *(f)*. **1.** Allgemein: Bez. für einen neurophysiologischen oder psychologischen

Vorgang, durch den etwas von einem Ort zu einem anderen verlagert wird, von einem Zentrum auf die Peripherie oder von einer Person auf eine andere oder einen Gegenstand. **2.** In der Psychoanalyse das unbewußte Hinausverlegen von eigenen Vorstellungen, Wünschen und Gefühlen in die Außenwelt. Einer anderen Person oder einem Gegenstand werden somit Eigenschaften verliehen, welche der Betreffende bei sich selbst verkennt. Prozeß, der den subjektiven Vorstellungen den Charakter objektiver Vorgänge verleiht. Psychoanalytisch gesehen handelt es sich um einen *Abwehrmechanismus, der das normale Denken vielfach beherrscht und besondere Bedeutung im Wahn besitzt. **3.** Im klinischen Sprachgebrauch zunehmende Verwendung von Projektion i.w.S. anstelle von *Transitivismus.
fr: projection; *e:* projection.

projektiver Test *(m)*. Psychodiagnostisches Verfahren, das mit ungestaltetem oder wenig gestaltetem Reizmaterial das Gestaltungsbedürfnis des Probanden und damit unbewußte *Projektionen (2) hervorlockt. Aus Art und Inhalt der Gestaltungen werden Gefühle, Stimmungen, Haltungen, Konflikte u.a. erkannt. In der psychiatrischen Diagnostik sind am gebräuchlichsten **Rorschach*-Formdeuteversuch, **Wartegg*-Zeichentest, *Szondi*-Test, *Baum-Zeichentest, *Sceno-Test.
fr: test de projection; *e:* projective test.

Proktophobie *(f)*. Angst vor einem Verlust der Kontrolle über den Schließmuskel des Anus.
fr: proctophobie; *e:* proctophobia.

Prophetenwahn *(m)*. Wahnhafte Überzeugung, als Prophet Gottes oder einer anderen höheren Macht auf Erden tätig zu sein und tätig sein zu müssen. Es wird oft »prophetisches« Gebaren angenommen, die Haare werden nicht geschnitten, Schriften verfaßt, gepredigt, Anhänger geworben usw. Vorkommen bei paranoider Schizophrenie, Angst-Glücks-Psychose und anderen Psychosen.
fr: délire prophétique.

Proportion, diathetische *(f)* *diathetische Proportion.

Proportion, psychästhetische *(f)* *psychästhetische Proportion.

propriozeptive Halluzinationen *(f, pl)* *Halluzinationen, propriozeptive.

Propulsiv-petit-mal *(n)*. Syn. für *Blitz-Nick-Salaam-Krämpfe.

Proskinesie *(f)*. (*K. Leonhard*). »Dem echten *Negativismus entgegengesetzte, eigenartige psychomotorische Beziehungstendenz, bei der jede Anregung von außen automatisch zur entsprechenden Bewegung führt.« Wird dem Kranken z.B. ein Gegenstand vorgelegt, greift er danach und nestelt daran herum; wird ihm eine Hand entgegengestreckt, greift er immer wieder danach. Vorkommen besonders bei Katatonie.

proskinetisches Syndrom *(n)*. (*K. Leonhard*). Gleichzeitig auftretende motorische Symptome des Nestelns, Gegengreifens und Mitgehens der Bewegungen. Vorkommen bei *Katatonie.

Prosopagnosie *(f)*. (*J. Bodamer*, 1947). Unfähigkeit, Gesichter wiederzuerkennen. Bei Läsion im Scheitel-, Hinterhauptsbereich des Gehirns.
fr: prosopagnosie; *e:* prosopagnosia.
Syn.: Gesichtsagnosie.

Proteinkörpertherapie *(f)*. Syn. für *Proteintherapie.

Proteintherapie *(f)*. **1.** Unspezifische Reizkörpertherapie. **2.** Beibringung hoher Dosen körperfremden Eiweißes als Schockbehandlung. Seltenes Verfahren zur Behandlung von Geisteskrankheiten.
fr: protéinothérapie.
Syn.: Proteinkörpertherapie.

Protest, männlicher *(m)*. (*A. Adler*). Bei männlichen und weiblichen Individuen vorkommender Wunsch, der weiblichen Rolle zu entfliehen. Von *Adler* als wichtige Grundlage neurotischer Entwicklungen angesehen. Tritt das Phänomen in aktiver Form bei weiblichen Individuen auf, suchen sie von klein auf die dominierende Rolle des Mannes zu untergraben. Tritt es bei männlichen Individuen auf, suchen sie sich ihre männliche Rolle immer wieder zu bestätigen.
fr: protestation virile; *e:* masculine protest.

Protomasochismus *(m)*. Der gegen das eigene Ich gerichtete Todestrieb. Nach psychoanalytischen Theorien ist dies der primäre Zustand des Todestriebes, bevor er auf die Objekte der Außenwelt gerichtet wird. Auch später im Erwachsenenalter bleibt der Anteil des Todestriebes, der nicht an Objekte fixiert wird, auf das Ich gerichtet.
fr: protomasochisme; *e:* protomasochism.

protopathisch *(a)*. **1.** Gestört, abgebaut, abgewandelt, entdifferenziert, desintegriert als Ant. zu epikritisch. **2.** (*K. Conrad*). Im erweiterten Sinne auch für psychische Leistungen, die von einem höheren Form- und Gestaltungsniveau zu einem tieferen abgebaut werden.
fr: protopathétique; *e:* protopathic.

protopathischer Gestaltwandel des aktuellen Erlebnisfeldes *(m)*. *Gestaltwandel, protopathischer, des aktuellen Erlebnisfeldes.

prototaktisch *(a)*. (*H. Stuck Sullivan*). Sich auf die früheste vorsprachliche Entwicklungszeit des Menschen beziehend. Die zwischenmenschlichen Beziehungen des Menschen sind von der Art, daß er kein Verständnis für Raum und Zeit besitzt und sich seiner selbst als Individuum nicht bewußt ist.
e: prototaxic.

Protreptik *(f)*. (*E. Kretschmer*). Zu den aktiven, suggestiven psychotherapeutischen Verfahren zählende ärztliche Handlungsweise. Hierbei werden neurotische Symptome in eine normale Verfassung überführt. Technik: Durch begütigendes Zureden zusammen mit schroff befehlender Verbalsuggestion und unter Zuhilfenahme von Apparaturen (Faradisieren) wird beim Kranken ein unangenehmer Affekt erzeugt, der innerhalb einer einzigen Sitzung zum Verschwinden der Erscheinungen führt.
Syn.: Überrumpelungsverfahren.

Prozeß *(m)*. (*K. Jaspers*). Krankheitsprozeß. Im Gegensatz zur »Entwicklung einer Persönlichkeit« schicksalhaft in das Leben einbrechendes und dieses veränderndes psychisches Kranksein, das als etwas völlig Neues auftritt. Die Kriterien werden in der biographischen Entwicklung erkannt: »Das Auftreten des Neuen in einer zeitlich lokalisierbaren kurzen Spanne, die Begleitung mannigfacher bekannter Symptome in dieser Zeit, der Mangel einer auslösenden Ursache oder eines zureichend begründeten Erlebnisses.« – Gewöhnlich wird unter einem Prozeß eine *Prozeßschizophrenie verstanden, seltener eine »prozeßhaft« verlaufende, meist endogene psychische Krankheit anderer Art, z.B. Prozeßepilepsie.

Prozeß, neurotischer *DSM-Anhang.

Prozeß, paranoider *(m)*. Von *Kraepelin* gelegentlich gebrauchtes Syn. für *Paraphrenie.

Prozeßepilepsie *(f)*. Epileptisches Anfallsleiden, das durch ständig zunehmende Anfallshäufigkeit und Wesensänderung (Demenz) einen prozeßhaften Verlauf zum Schlechten nimmt. Da der Circulus vitiosus »Anfälle – Hirnschädigung – mehr Anfälle – stärkere Hirnschädigung« durch frühzeitige Behandlung unterbrochen werden kann, ist damit auch die Entwicklung der Prozeßepilepsie aufzuhalten.

Prozeßfähigkeit *(f)* *Verhandlungsfähigkeit, strafrechtliche.

Prozeßpsychose *(f)*. **1.** Syn. für *Prozeß. **2.** Syn. für *Prozeßschizophrenie.

Prozeßschizophrenie *(f)*. **1.** Chronisch zum schizophrenen Defekt führende Schizophrenie als Gegensatz zu »nur« schizophren aussehenden Psychosen, die sich später als nicht-endogenen Ursprungs erweisen (»Pseudoschizophrenie«). **2.** Von Anfang an deletär verlaufende Schizophrenie, die unter Zerfall der Ich-Strukturen chronisch progredient zum Defekt führt – als Gegensatz zur (ebenfalls endogenen) episodischen Schizophrenie, bei der den Krankheitsschüben jeweils (fast) symptomfreie Intervalle folgen. Nach Ansicht vieler Psychiater ist man jedoch nicht berechtigt, einen schizophrenen Prozeß von einer schizophrenen Episode zu unterscheiden.
e: process psychosis, nuclear schizophrenia.
Syn.: Prozeßpsychose.

Prozeßsucht *(f)*. Syn. für *Querulantenwahn.

Pruritus ano-genitalis *(m)*. Juckreiz in der After- und/oder Genitalgegend ohne erkennbare Ursache. Kann so hohe Grade annehmen, daß der Betroffene unfähig zu jeder vernünftigen Unternehmung wird. Häufiger bei Männern als bei Frauen. Betrifft meist ängstliche, gespannte, rigide und zwanghafte Persönlichkeiten. Obwohl häufig eine psychosomatische Ursache diskutiert wird, fehlen überzeugende Argumente. Die Behandlung ist schwierig und uneinheitlich, aber öfter erfolgreich.
e: ano-genital pruritus.

Pseudästhesie *(f)*. **1.** Ohne adäquaten Reiz entstandene Empfindung. Dabei kann es sich um Empfindungen ohne jeden äußeren Reiz (Halluzinationen) handeln, um Empfindungen, die nicht dem auslösenden Reiz entsprechen, oder um Phantomgefühle. **2.** Syn. für psychische Halluzinationen (s.d.).
fr: pseudesthésie; *e:* pseudo-esthesia, imaginary sensation.

Pseudoabsenzen, temporale *(f)*. (*Gastaut*, 1954). Den *Absenzen im Ablauf sehr ähnliche, kurze epileptische Anfälle, die sich im klinischen Verlauf (keine Altersabhängigkeit) und elektroenzephalographisch (keine 2–3/sec spike wave) jedoch von echten Absenzen unterscheiden, da es sich um abgekürzte psychomotorische Anfälle (s.d.) handelt.

Pseudoamaurose, psychogene *(f)*. Syn. für *Blindheit, psychogene.

Pseudoamblyopie, psychogene *(f)*. Schwachsichtigkeit aus seelischer Ursache, ohne Erkrankung des Auges. *Blindheit, psychogene.

Pseudoangina pectoris *(f)*. Gefühl von Herzenge und Herzangst wie bei Angina pectoris, das gewöhnlich Ausdruck einer stärkeren Angst ist. Krankhafte Veränderungen am Herz sind nicht nachweisbar.
fr: pseudo-angine, angine de poitrine nerveux; *e:* pseudo-angina, false angina.

Pseudocyesis *(f)*. Alte Bez. für *Schwangerschaft, eingebildete.

Pseudo-Debilität *(f)*. Absichtlich oder unbewußt simulierter Schwachsinn, dem kein wirklicher Intelligenzmangel zugrunde liegt. Es handelt sich gewöhnlich um einen Abwehrmechanismus gegen Angst und Schuldgefühle, die bei richtigem Verständnis auftreten würden. Zeigt sich gelegentlich als Dauerhaltung in Form einer ausgeprägten Naivität. Zu unterscheiden von *Pseudoschwachsinn.
fr: pseudo-débilité; *e:* pseudo-debility.

pseudodementes Syndrom *(n)* *Pseudodemenz.

Pseudodementia paralytica *(f)*. Ältere Bez. für Krankheitsbilder, die der progressiven Paralyse ähnlich sind, z.B. Vergiftungszustände durch Blei oder Alkohol (*Pseudoparalyse, alkoholische).
fr: pseudo-paralysie générale progressive; *e:* pseudo-paresis.

Pseudodemenz *(f)*. (*C. Wernicke*). Darstellung eines Geisteskranken oder Dementen, wie ihn sich der Laie vorstellt. *Wernicke* beschrieb Symptome, die teilweise auch beim **Ganser*-Syndrom auftreten, das zu seiner Zeit jedoch Gegenstand einer heftigen Kontroverse war. Symptome: 1. Charakteristisch ist der Ausfall elementarer Kenntnisse und Erfahrungen, die sonst auch bei schweren Formen organischer Hirnkrankheiten zu erhalten bleiben pflegen. Falsche Antworten auf Fragen liegen oft so dicht neben den richtigen, daß sie die Kenntnis der richtigen Antwort verraten. Beispiel: »Wieviele Beine hat die Kuh?« – »5« 2. Verblödet erscheinendes Auftreten. Die Betreffenden kommen gewöhnlich nur in Begleitung, können sich nicht allein entkleiden, nicht allein essen, nicht ohne Unterstützung gehen. 3. Vorgeben einer allgemeinen Gedächtnisschwäche. Auf Fragen wird stereotyp geantwortet: »Ich weiß nicht.« 4. Falsche Handlungen. Der Löffel wird am verkehrten Ende angefaßt, das Zimmer neben der Tür durch die Wand zu verlassen versucht. 5. Emotionale Enthemmung: Erregungszustände, sinnlose Aggressivität, Wutausbrüche. Vorkommen als Rentenwunschreaktion, psychogene Symptomverstärkung, bei organischen Hirnkrankheiten, nach Gehirnerschütterungen und Vergiftungszuständen.
fr: pseudo-démence (de *Wernicke*); *e:* hysterical pseudodementia.

Pseudodemenz, depressive *(f)*. Scheinbarer Verlust intellektueller Fähigkeiten während einer schweren endogenen Depression (s.d.). Durch die depressive Hemmung kann der Gebrauch der Intelligenz so behindert sein, daß vor allem der Betroffene selbst den Eindruck hat, er könne nicht mehr denken oder sich erinnern. *Pseudodemenz.

Pseudodiabetes insipidus, psychogener *(m)*. Wasserharnruhr aus seelischer Ursache. Wie beim Diabetes insipidus (Durstkrankheit) werden täglich große Mengen Wasser (3–20 l) getrunken und ausgeschieden. Im Unterschied zu diesem ist aber nicht eine organische Läsion im Bereich des Kerngebietes im Hypothalamus und in der Neurohypophyse, sondern ein seelischer Konflikt die Ursache. In der klinischen Praxis ist nirgendwo die Grenzziehung zwischen organisch und funktionell bedingten Krankheiten schwieriger als hier. Meist sind organische *und* psychoanalytische Interpretationen möglich.

Pseudoencephalitis haemorrhagica superior *(f)*. (*C. Wernicke*, 1881). Vor allem bei schwerem Alkoholismus vorkommende Erkrankung mit punktförmigen Blutungen und Wucherung der Gefäßwandzellen im Bereich des Aquaeductus mesencephali sowie des III. und IV. Ventrikels, weniger auch in anderen Hirnabschnitten. Ursache ist wahrscheinlich ein Mangel an Thiamin. Vorboten: eventuell über mehrere Wochen abortive delirante Zustände von stundenweiser Dauer (auch im Verlauf kürzere oder längere delirante Episoden); Grand-mal-Anfälle. *Symptome:* Zunehmende *Bewußtseinstrübung, die wie Schlafsucht wirkt, evtl. Bewußtlosigkeit, Horizontalnystagmus (fast immer), vertikaler und rotatorischer Nystagmus, horizontale Blickparese und Lähmungen einzelner äußerer Augenmuskeln, Rumpfataxie, zerebellare Sprachstörung, Unsicherheit der Zielbewegungen, Anomalien des Schlaf-Wach-Rhythmus, Tachykardie. Nicht selten Ausgang in Koma und Exitus. Manchmal Übergang in *Korsakow*-Syndrom. Aber auch folgenlose Ausheilung ist nicht selten. Die Bez. wird manchmal zur Kennzeichnung eines pathologischen Befundes gebraucht, dem dann keines der genannten klinischen Symptome zu entsprechen braucht.
fr: maladie de *Wernicke*, encéphalopathie de *Gayet-Wernicke*, polioencéphalite supérieure hémorragique; *e:* *Wernicke*'s encephalopathy, alcoholic encephalopathy.
Syn.: Polioencephalitis haemorrhagica superior, *Wernicke*-Enzephalopathie, *Wernicke*sche Krankheit.

Pseudoflexibilitas cerea *(f)*. (*C. Wernicke*, 1900). Symptom des Verharrens in einer einmal eingenommenen Haltung. Wird der *Flexi-

bilitas cerea gegenübergestellt. Unterscheidet sich lediglich dadurch, daß die Kranken den passiven Bewegungsversuchen von seiten des Untersuchers keinen Beharrungswiderstand entgegensetzen, sondern auffallend willig nachgeben oder diese sogar unterstützen, nachher aber wieder in der neuen Haltung verharren. Vorkommen wie bei Flexibilitas cerea.
e: pseudoflexibilitas.

Pseudogeuästhesie *(f)*. Gleichzeitige Sinnestäuschung des Geschmacks und Gesichtssinnes (insbesondere Farbempfindungen).
fr: pseudogeuésthésie; *e:* pseudogeuesthesia, colour taste.

Pseudogeusie *(f)*. Geruchssensationen ohne Reizung des Sinnesorgans. Die Kranken erkennen dabei im Gegensatz zur Geruchshalluzination, daß es sich um eine Täuschung handelt.
fr: pseudogeusie; *e:* pseudogeusia.
Syn.: Geruchsillusion.

Pseudohalluzination *(f)*. **1.** (*Kandinski*). Sinnestäuschungen, die nicht den Charakter der Objektivität wie normale Wahrnehmungen haben, sondern im »subjektiven Raum« wahrgenommen werden, der sonst nur von Vorstellungen erfüllt ist. Von normalen Vorstellungen unterscheiden sie sich aber durch sinnliche Bestimmtheit und Deutlichkeit, durch das Auftreten unabhängig vom Willen und damit durch das Erlebnis der Passivität. Der Kranke ist sich jedoch stets des krankhaften bzw. abnormen Charakters der Wahrnehmung bewußt. Sofern den Pseudohalluzinationen ein starker, dauerhafter Affekt zugrunde liegt, wird von katathymen Pseudohalluzinationen gesprochen. **2.** (*Hagen*). Syn. für psychische Halluzination (s.d.) (selten).
Syn.: Halluzinose (2) (*Lhermitte*).

Pseudo-Imbezillität *(f)* *Pseudo-Debilität.

Pseudointelligenz *(f)*. Besondere Form unzulänglicher Intelligenz. Die Testintelligenz liegt am unteren Rande der Norm. Es bestehen vor allem Mängel der Abstraktionsfähigkeit. Hinzu kommen aber Besonderheiten des Temperaments, der Triebe und Strebungen (*H. Dietrich,* 1968). Pseudointelligente sind aktiv, vielgeschäftig, unternehmungslustig, liebenswürdig in Gesellschaft, haben eine glänzende äußere Fassade und erwecken so den Anschein einer höhererwertigen Intelligenz. Durch Ehrgeiz, evtl. verbunden mit Hochstapelei, Pseudologie und Rücksichtslosigkeit, können sie es im Leben zu Erfolgen bringen, die ihrer eigentlichen Intelligenz nicht entsprechen. In Prüfungssituationen schneiden sie gut ab, weil sie mit vielen Worten ihre Lücken zu verbergen wissen.
fr: pseudo-intelligence; *e:* pseudo-intelligence.

Pseudologe *(m)*. (*Kraepelin*). Pathologischer Lügner. *Mythomanie.

Pseudologia phantastica *(f)*. Phantastisches Lügen. Die Bez. bedeutet etwa dasselbe wie *Mythomanie, wird aber hauptsächlich angewandt, wenn es sich um geltungsbedürftige Psychopathen handelt.
fr: pseudologie phantastique; *e:* pseudologia fantastica.

Pseudomanie *(f)*. **1.** Simulierte Geistesstörung. **2.** Lügensucht. Pathologisches Lügen.
fr: manie du mensonge; *e:* pathologic lying.
3. Selbstbezichtigungssucht. Der Kranke beschuldigt sich, Verbrechen begangen zu haben, die er nie beging.
fr: pseudomanie; *e:* pseudomania.

Pseudomasturbation *(f)*. Syn. für *Peotillomanie.

Pseudometeorismus *(m)*. Syn. für *Syndrom der funktionellen Bauchauftreibung.

Pseudomnesie *(f)*. Positive Erinnerungstäuschung. Ein Wahrnehmungs- oder Vorstellungsgehalt trägt zu Unrecht Erinnerungsfarbe. Ein Kranker erzählt von Ereignissen, die in Wirklichkeit nie stattgefunden haben, als seien sie erst kürzlich vorgefallen. Gewöhnlich schließen sich die falschen Erinnerungen an reale, aber immer weiter abgeänderte Erinnerungen an. Nur gradweise von der *Allomnesie verschieden.
e: pseudomemory.
Syn.: Pseudoreminiszenzen, Erinnerungsfälschung (positive).

Pseudomnesie, assoziierende *(f)*. (*E. Kraepelin*). An eine reale Wahrnehmung anknüpfende *Pseudomnesie. Z.B. wird ein bestimmter Mensch als von früher bekannt angesehen. Vorkommen bei Alkoholhalluzinose, Schizophrenie, im Traum, in der epileptischen *Aura.
Syn.: assoziierende Erinnerungsverfälschung.

Pseudoneuralgie *(f)*. Syn. für *Psychalgie.

pseudoneurasthenisches Syndrom *(n)*. Erscheinungen der nervösen Erschöpfung (*Neurasthenie) bei organischen Erkrankungen. Zu den Symptomen gehören hauptsächlich Reizbarkeit, Erschöpfbarkeit, Schlafstörungen, subjektives Schwächegefühl. Das Krankheitsbild kann als Vorläufer einer organischen Hirnerkrankung (Hirntumor, progressive Paralyse, Hirnaderverkalkung, Hirnschrumpfungsprozeß) auftreten oder sich für einige Wochen an schwere Allgemeinerkrankungen anschließen (Infektionskrankheiten, operative Eingriffe).

fr: syndrome neurasthéniforme; *e:* pseudoneurasthenic syndrome.

Pseudoneurose *(f)*. Psychisches Zustandsbild, das wegen seiner Symptome als Neurose verkannt wird, in Wirklichkeit aber organisch bedingt ist, z.B. durch Arteriosklerose oder progressive Paralyse, oder bei dem eine organische Ursache postuliert wird, z.B. Schizophrenie (*Schizoneurose). Es handelt sich also nicht um eine wirkliche Neurose, da der Krankheitszustand nicht erlebnisbedingt (psychogen) ist. *V. E. Frankl* (1947, 1957) unterscheidet drei Gruppen: 1. Basedowoide Gruppe (larvierte Hyperthyreose). Symptom: *Agoraphobie. Befund: erhöhter Grundumsatz. 2. Addinsonoide Gruppe (larvierte Hypokortikose). Symptome: *Depersonalisation, psych-adynamisches Syndrom. Befund: erniedrigter Blutdruck. 3. Tetanoide Gruppe. Symptome: *Klaustrophobie, *Globus hystericus, Durchatembeschwerden. Befund: *Chvostek*sches Zeichen positiv, Kalium-Calcium-Störung. *Dekompensationsneurose, *Hysteroid, organisches.

fr: pseudonévrose; *e:* pseudoneurosis, psychoneuroid.

Pseudoneurose, schizophrene *(f)*. *(Hoch)*. Syn. für *Schizoneurose.

pseudoneurotische Schizophrenie *(f)* *Schizophrenie, pseudoneurotische.

Pseudonormalität *(f)*. *(E. Rosenberg-Zetzel,* 1943). In der Neurosenpsychologie Zustand scheinbarer Normalität oder sogar Supernormalität: Schwere Verletzungen oder Schicksalsschläge werden »heroisch«, d.h. scheinbar reaktionslos ertragen. In Wirklichkeit werden alle bindenden Kräfte des seelischen Apparates ständig in Anspruch genommen, um ein Gleichgewicht aufrechtzuerhalten. »Eine banal erscheinende weitere Belastung, d.h. eine weitere, aber spezifisch unverträgliche Belastung führt zur Dekompensation« (*A. Lorenzer* und *H. Thoma* 1964/65), eine *Aktualneurose bricht auf.

fr: pseudonormalité; *e:* pseudonormality.

Pseudoparalyse, alkoholische *(f)*. *(Klewe)*. Dem klinischen Bild der progressiven Paralyse ähnlicher, durch Alkoholmißbrauch hervorgerufener Krankheitszustand. Die Ähnlichkeit bezieht sich vor allem auf die körperlichen Störungen: Sprach- (Silbenschmieren), Gang- (Ataxie), Pupillenstörungen; häufig auch Gedächtnisschwäche und Entwicklung eines Größenwahns.

fr: paralysie générale progressive; *e:* alcoholic (pseudo-)paresis.

Pseudoparalyse, arteriosklerotische *(f)*. Seltene Form arteriosklerotischer Demenz. Ähnlich wie bei der progressiven Paralyse treten Größenwahn, Kritikschwäche, Wesensänderungen und ein Nachlassen ethischer Empfindungen als erstes in Erscheinung.

Pseudoparalyse, luische *(f)*. Form der *Demenz bei Syphilis. Die Erscheinungen sind genauso wie bei progressiver Paralyse (s.d.) mit besonderem Hervortreten von Sprechstörungen. Im Gegensatz zur echten Paralyse tritt diese Form jedoch früher auf und neigt auch im Spontanverlauf zu Stillständen.

Pseudoperitonitis *(f)*. Von *Kausch* (1907) geprägte Bez. für *Syndrom der funktionellen Bauchauftreibung.

Pseudopsychopathie *(f)*. Charakterliche Abweichungen von der Durchschnittsnorm, die ihre Ursache im Gegensatz zu den echten *Psychopathien in einer evtl. unbemerkt in früher Kindheit abgelaufenen somatischen Schädigung des Gehirns haben. In ihren Eigenschaften unterscheiden sich die Pseudopsychopathen nicht oder wenig von den Psychopathen, so daß psychopathologisch nur selten eine Unterscheidung möglich ist. Der Unterschied besteht lediglich in der Ursache (angeboren – durch Krankheit erworben). Beispiel: Charakteranomalien nach Hirnhautentzündung, Hirntrauma im Kindesalter.

Pseudoquerulant *(m)*. Streitsüchtiger. Jemand, der auf kleine Zurücksetzungen und Ungerechtigkeiten mit übertriebener Heftigkeit reagiert, im Gegensatz zum *Querulanten jedoch ohne besondere Aktivität bleibt und nicht von sich aus die Gerechtigkeit wiederherzustellen sucht. Es entwickelt sich auch kein Querulantenwahn.

fr: pseudo-quérulent; *e:* pseudo-querulent.

Pseudoreminiszenz *(f)*. Synonym für *Pseudomnesie.

Pseudoschizophrenie *(f)*. *(H. C. Rümke,* 1958). Psychisches Krankheitsbild, das einer Schizophrenie ähnlich ist. Meistens handelt es sich um körperlich bedingte Krankheitsbilder oder Vergiftungszustände. Auch Neurosen können zeitweise schizophrenieähnliches Gepräge gewinnen. Wo nicht bereits die Symptomatik auch den Unterschied zur Schizophrenie erkennen läßt, zeigt er sich im weiteren Verlauf bzw. in der Erkennung der Ursache.

fr: pseudo-schizophrénie; *e:* pseudoschizophrenia.

Pseudoschlaf *(m)*. Erstes Stadium der tieferen *Hypnose. Der Zustand ähnelt äußerlich dem Schlaf, ohne daß die physiologischen Erscheinungen des Schlafes vorhanden sind (z.B. EEG-Veränderungen). *Hypnosestadien.

Pseudoschwachsinn *(m)*. Besondere Form der Minderbegabung vor allem bei Kindern. Zwischen einer meist normalen Testintelligenz (IQ 90–100) und einer mangelhaften Lebensintelligenz besteht eine Diskrepanz. Angst und Gehemmtheit infolge widriger kultureller und familiärer Verhältnisse rufen intellektuelle Unzulänglichkeit hervor. Durch *Schulangst, Examensangst und andere situationsbedingte Ängste kann das Kind seine Kenntnisse nicht mobilisieren, verliert sich in unwesentlichen Details und versagt bei zeitlich begrenzten Aufgaben. Das Gedächtnis ist nach *H. Dietrich* (1968) oft gut, soweit es mechanisch oder formal ist, jedoch fehlt die Fähigkeit, mit Gedächtnisstoff sachgemäß zu operieren. Rechnen ist das schlechteste Schulfach. Pseudoschwachsinnigen fallen keine Notlügen ein; vor Gericht sind sie zuverlässige Zeugen. Mit dem Erwachsenwerden entwickelt sich bei pseudoschwachsinnigen Kindern häufig *Verhältnisschwachsinn oder *Pseudointelligenz.
fr: pseudo-débilité; *e:* pseudo-mental deficiency.

Pseudostupor *(m)*. Scheinbarer *Stupor bei psychischen Krankheitszuständen, bei denen der Kranke reglos seinen pathologischen Innenerlebnissen (z.B. Halluzinationen) hingegeben ist.
fr: pseudostupeur; *e:* pseudo-stupor.

Pseudotetanie *(f)*. Syn. für *Tetanie, psychogene.

Pseudotympanie, hysterische *(f)*. Syn. für *Syndrom der funktionellen Bauchauftreibung.

Psilocybin *(n)*. O-Phosporyl-4-hydroxy-N-dimethyl-tryptamin. Wirkstoff (neben dem eng verwandten Psilocin) der mexikanischen Pilzart Psilocybe mexicana. In Dosen von 8–12 mg typisches *Halluzinogen, jedoch mit erheblich kürzerer Wirkung (4–6 Stunden). Deshalb häufiger in der Psychotherapie verwendet (*Bild-Erleben, katathymes).

Psittazismus *(m)*. Nachsprechen von Wörtern, die nicht verstanden werden. Papageierei. Papageiensprache.
fr: psittacisme; *e:* psittacism.

Psychästhesie *(f)*. In *Kraepelins* Temperamentslehre: seelische Empfindungsfähigkeit, Fähigkeit zu emotionalen Reaktionen.
fr: psychesthésie; *e:* psychesthesia.

psychästhetische Proportion *(f)*. (*E. Kretschmer*). In der Konstitutionspsychologie »das Verhältnis zwischen empfindlichen (hyperästhetischen) und kühlen (anästhetischen) Gemütsanteilen im einzelnen Schizothymiker«. *diathetische Proportion.

Psychagogik *(f)*. (*K. Kahlbaum*). Im weiteren Sinne jede seelische Führung. In der Psychiatrie spezieller die Resozialisierung verhaltensgestörter Kinder, wobei man sich psychoanalytischer und pädagogischer Methoden bedient. Besonders gefördert von *A. Kronfeld*.
fr: psychagogie; *e:* psychagogy.

Psychalgie *(f)*. Schmerzen, welche sich nicht an die bekannten anatomischen Grenzen der Schmerzempfindungen halten und als nichtkörperlich empfunden werden. Es handelt sich um Kopf-, Brust-, Herzschmerzen. Manche Hypochonder und Neurotiker erklären den Schmerz selbst als körperlichen Ausdruck ihrer Angst. Bei endogen Depressiven oder Schizophrenen können Psychalgien typisches Symptom der Krankheit sein.
fr: psychalgie; *e:* psychalgia.
Syn.: Neuralgismus, Pseudoneuralgie.

Psychalia. Seltene Bez. für psychisches Krankheitsbild mit Halluzinationen des Gesichts- und Gehörsinnes.
e: psychalia.

Psychasthenie *(f)*. (*P. Janet*). Nicht mehr übliche Bez. für Form einer Neurose. *Janet* und die Psychiatrie des 19. Jahrhunderts verstanden darunter alle Zustände, die mit Ängsten, Gefühlen der eigenen Unvollkommenheit, Skrupelhaftigkeit, Schüchternheit, Willensschwäche und Zwangsbefürchtungen (Phobien) einhergingen. *Janet* unterschied unter den Psychoneurosen die beiden Gruppen Hysterie und Psychasthenie und rechnete dabei zur Psychasthenie praktisch alle Formen seelischer Störungen, die nicht unter den damaligen weiten Begriff der *Hysterie fielen. Nach *Janet* ist dieser Zustand konstitutionell bedingt. Der Begriff hat sich in abgewandelter inhaltlicher Bedeutung in den Bezeichnungen »psychasthenischer Psychopath« und *Astheniker erhalten.
fr: psychasthénie; *e:* psychasthenia.

Psychastheniker *(m)*. Abnorme Persönlichkeiten (Psychopathen), die sich durch Unzulänglichkeit ihrer Kräfte gegenüber den Anforderungen des Lebens auszeichnen. *Astheniker.
fr: psychasthénique; *e:* psychasthenic.

psychasthenisch *(a)*. Mit Psychasthenie zusammenhängend; an Psychasthenie leidend.
fr: psychasthénique; *e:* psychasthenic.

psychasthenische Krämpfe *(m, pl)*. *Krämpfe, psychasthenische.

Psychataxie *(f)*. Störung der Konzentrationsfähigkeit. Unfähigkeit, die Aufmerksamkeit

längere Zeit einem Gegenstand zuzuwenden. Nicht zu verwechseln mit *Ataxie, intrapsychische.
fr: psychataxie; *e:* psychataxia.

Psyche *(f)*. **1.** I.w.S. die Seele im Gegensatz zum Leib. **2.** In der Psychiatrie alle bewußten und unbewußten seelischen Vorgänge ohne Unterscheidung in Geist und Seele und als dualistischer Gegenbegriff zum Biologisch-Körperlichen des Menschen. Üblicherweise werden die Gegensatzpaare Leib-Seele, Psyche-Soma gebildet. **3.** *S. Freud* gebraucht »Seele« und »Psyche« synonym.
fr: psyché; *e:* psyche.

Psychedelic-Behandlung *(f)* *psychedelische Behandlung.

Psychedelika *(n, pl)*. (*H. Osmond,* 1957). Vor allem in der amer. Literatur gebräuchliches Syn. für *Halluzinogene.

psychedelisch *(a)*. Die Psyche offenlegend, aufdeckend, sie offenbarend. Eigenschaft von manchen auf die Psyche wirkenden Drogen, vor allem der *Halluzinogene, insbesondere LSD. Es wird deshalb auch von »psychedelischen Drogen« gesprochen.
fr: psychedelic (drugs).

psychedelische Behandlung *(f)*. Vor allem in den USA angewandte Form einer durch *Halluzinogene (LSD) unterstützten Psychotherapie. Der Patient wird durch Musik und verbale Methoden auf ein besonderes Erleben eingestimmt und bekommt dann eine hohe Dosis LSD. Es tritt dann eine toxische Psychose mit ekstatischen Gefühlszuständen und einer kosmisch-transzendenten Bewußtseinsausweitung ein. Die Methode wird vor allem bei Alkoholikern und im Endzustand schwerster Krankheitsformen (Krebs, Schmerzzustände) angewandt (*H. Leuner,* 1965; *A. A. Kurland, S. Unger, J. W. Shaffer,* 1967). *Psycholyse.
e: psychedelic therapy.

Psycheklampsie *(f)*. Obsol. Syn. für akute Manie (s.d.).
fr: psycho-éclampsie; *e:* psycheclampsia.

Psychiater *(m)*. Arzt für psychische Leiden. Kurzform der Berufsbezeichnung für »Arzt für Psychiatrie«. Die Bez. stammt von **Reil,* setzte sich aber erst in der 2. Hälfte des 19. Jahrhunderts konsequent durch. In Klinik und Praxis hat sich der Psychiater hauptsächlich mit Erkennung und Behandlung von psychischen Krankheiten, Suchtkrankheiten und Neurosen zu befassen (*Psychiatrie). Nach der Weiterbildungsordnung (1988) umfaßt die Weiterbildungszeit nach Abschluß der allgemeinmedizinischen Ausbildung (Approbation) 4 Jahre. Abzuleisten sind 3 Jahre Psychiatrie, davon 2 Jahre im Stationsdienst, 1 Jahr Neurologie im Stationsdienst. Angerechnet wird auf die Weiterbildung in Psychiatrie bis zu 1 Jahr die Weiterbildung in Psychotherapie oder Kinder- und Jugendpsychiatrie oder 6 Monate in Neuropathologie, Neurophysiologie, Neuropharmakologie oder Psychopharmakologie. Vgl. Nervenheilkunde, Nervenarzt, Neurologie.
fr: psychiatre; *e:* psychiatrist.

Psychiatrie *(f)*. Seelenheilkunde. Medizin der Psyche. Als Fachgebiet der Medizin Wissenschaft von der Erkennung und Behandlung des krankhaft veränderten oder abnormen Seelenlebens. Die Bez. wurde von **Reil* geprägt. – Eine wissenschaftliche Psychiatrie entstand erstmalig im Beginn des 19. Jh., in Deutschland im Gefolge der Romantik, in Frankreich nach der Revolution. 1811 wurde in Leipzig der erste Lehrstuhl für Psychiatrie (**Heinroth*) errichtet und im gleichen Jahr in Schloß Sonnenstein bei Dresden das erste psychiatrische Krankenhaus eingerichtet. Weitere Anstaltsgründungen folgen rasch. In der Forschung herrschen bis Ende des 19. Jahrhunderts Sammeln und Beschreiben vor; nach dem Auftreten *Griesinger*s (1845) und dem Einbruch des Positivismus werden neuropathologische Gesichtspunkte bestimmend. Unter Führung von **Kraepelin* werden die Beobachtungen ab 1883 in einem nosologischen System geordnet, das nach 1909 in den wesentlichen Zügen unverändert beibehalten wird. Die Psychopathologie erhält durch **Jaspers* (1913) eine Methodenlehre. Während die alte Psychiatrie vorwiegend kustodialen Charakter hatte, beginnt mit der Entdeckung der *Malariakur durch **Wagner-Jauregg* (1917) die therapeutische Ära. Es folgen *Insulinkomabehandlung (1933), *Cardiazolschock (1934), Elektrokrampfbehandlung (1938) und schließlich Psychopharmakabehandlung (ab 1953), wogegen die *Psychoanalyse (ab 1900) nur zögernd Eingang findet. Während die ältere Psychiatrie den psychisch Kranken vorwiegend in großen Anstalten behandelte, bemüht sie sich gegenwärtig besonders um seine Wiedereingliederung. Es kommen gleichzeitig ganz unterschiedliche Behandlungsprinzipien zur Anwendung: *Pharmakotherapie, Einzelpsychotherapie, *Familienpsychotherapie, *Soziotherapie. – Mit der Entwicklung der Psychiatrie entstand eine zunehmende Aufgliederung in Teilgebiete: Psychopathologie, Psychoanalyse, medizinische Psychologie, klinische Psychologie, forensische Psychiatrie, Sozialpsychiatrie, Kinder- und Jugendpsychiatrie, Pharma-

kopsychiatrie, Psychosomatik, Psychohygiene. Nach der Weiterbildungsordnung (1969) umfaßt die Psychiatrie als ärztliches Fachgebiet alle Maßnahmen der Erkennung, der nichtoperativen Behandlung, der Prävention, der Rehabilitation und der Begutachtung bei psychischen Krankheiten oder Störungen sowie bei psychischen und sozialen Verhaltensauffälligkeiten.
fr: psychiatrie; *e:* psychiatry.

Psychiatrie, administrative *(f)*. Bez. für die besonders im Gesundheitsdienst und in großen psychiatrischen Krankenhäusern notwendige Organisationstätigkeit vieler Psychiater, die große Häuser zu leiten, neue Organisationsformen zu suchen, neue Institutionen zu gründen und die ärztlich-psychiatrischen Belange mit den administrativen in Einklang zu bringen haben.
fr: psychiatrie administrative; *e:* administrative psychiatry.

Psychiatrie, alte *(f)*. Mehr literarische Bez. für die Psychiatrie Anfang bis Mitte des 19. Jahrhunderts, die beherrscht wurde von den Erfahrungen an den ersten psychiatrischen Anstalten, den sehr liberalen Behandlungsmethoden der *moralischen Behandlung und den Ideen von Romantik und Frz. Revolution. Endete, als der Positivismus vorherrschend wurde. Das Spätwerk **Griesinger*s und das Erscheinen der 2. Auflage seines Lehrbuches (1869) wird oft als Zeitgrenze genommen.

Psychiatrie, anthropologische *(f)*. Arbeits- und Denkrichtung der gegenwärtigen Psychiatrie. Begründet sich auf die philosophische Anthropologie, insbesondere auf die Existenzphilosophie in Form der Existential-Ontologie *Heidegger*s sowie den frz. Existentialismus (*J. P. Sartre, A. Camus*). Zentraler Begriff ist das »In-der-Welt-Sein« des Menschen, das als transzendentale Grundverfassung des Menschen bezeichnet wird. In diesem Begriff werden der Subjekt-Objekt-Gegensatz ebenso wie der Bewußtseinsbegriff ausgeschaltet, wodurch ein Umdenkungsprozeß nötig wird. Auch psychotisches Erleben, z.B. eine Wahnwahrnehmung, wird als Störung des In-der-Welt-Seins, des Mitseins mit anderen, als »Verstiegenheit« (*Binswanger*) aufgefaßt. – Hauptvertreter: *J. Zutt, W. v. Baeyer, V. E. v. Gebsattel, E. Straus, C. Kulenkampff, V. v. Weizsäcker, M. Minkowski, V. E. Frankl, W. Blankenburg.*
fr: psychiatrie anthropologique; *e:* existential *oder* anthropological psychiatry.

Psychiatrie, biologische *(f)*. Psychiatrie, welche ihre Begründung und Systematik in Befunden sucht, die mit biochemischen, neuro-endokrinologischen und anderen biologischen Methoden erhoben werden können. Beginn etwa 1970. *Saint-Louis-Gruppe; *Pilotstudie, internationale. Es wurde versucht, psychische Krankheiten mit Hilfe von biologischen *Markern zu kennzeichnen. In der Psychopathologie wurde versucht, mit *Forschungskriterien, *Einschlußkriterien, *Ausschlußkriterien oder allgemeinen *Kriterien ein allgemeinverbindliches Instrumentarium zu schaffen, mit welchem psychisch Krankes untersucherunabhängig, international und vergleichbar gemessen werden kann. Dies hatte eine auf solchen Prinzipien basierende neue Systematik zur Folge, welche mit *DSM III (1980)) erst in den USA, dann in der übrigen Welt vorherrschend wurde. Es gibt eine Internationale und eine Deutsche Gesellschaft für Biologische Psychiatrie.
fr: psychiatrie biologique; *e:* biological psychiatry.

Psychiatrie, demokratische *(f)*. In Arezzo (Italien) von Anhängern der **Basaglia*-Reform innerhalb einer sozialistisch-kommunistischen Region eingeführte psychiatrische Versorgungsstruktur. Im Zentrum steht ein psychiatrisches Krankenhaus, es gehören auch Schulen, Altersheime und andere Institutionen zu einem ideologisch einheitlich ausgerichteten Versorgungssystem. – Die Bez. wird gelegentlich für die ganze durch die **Basaglia*-Reform in Italien geschaffene Veränderung gebraucht.
fr: mouvement Psychiatria Democratica.

Psychiatrie, Deutsche Forschungsanstalt für *Deutsche Forschungsanstalt für Psychiatrie.

Psychiatrie, dynamische *(f)*. Arbeitsrichtung der Psychiatrie, die sich in erster Linie zu einem psychischen Kräftespiel als Hintergrund vieler psychischer Erscheinungen und vor allem der krankhaften Seelenstörungen bekennt. Die Richtung wird oft als Teilerscheinung der *Psychoanalyse verstanden, da die Bez. *dynamisch hauptsächlich im *Freud*schen Sinne angewandt wird. Sie ist jedoch wesentlich weiter und umfaßt z.B. auch die *Psychobiologie *Adolf Meyer*s (s.d.).
fr: psychiatrie dynamique; *e:* dynamic psychiatry.

Psychiatrie, endokrinologische *(f)* *endokrinologische Psychiatrie.

Psychiatrie-Enquête *(f)*. 1971 vom Bundestag in Auftrag gegebene Untersuchung zur Lage der Psychiatrie in der Bundesrepublik. Der 1975 fertiggestellte Bericht zeigt erhebliche Mängel im Bereich psychiatrischer Krankenhäuser und Heime sowie bei ambulanten und gemeindenahen stationären Diensten auf. Die daraus abgeleiteten Reform-Empfehlungen haben in Einzelfällen zur Verbesserung und Ergänzung vorhandener Einrichtungen geführt. Weitergehende Absichten scheiterten an Geldmangel.

Psychiatrie, existentielle *(f)*. Sammelbez. für alle sich aus der Existenzerhellung *Jaspers*, dem Existentialismus *J. P. Sartre*s, insbesondere jedoch aus der Existential-Ontologie *Heidegger*s sowie aus der Philosophie *Kierkegaard*s ableitenden Richtungen der Psychiatrie. Auch zu den verschiedenen *Phänomenologien bestehen enge Verbindungen. Gewöhnlich wird aus der jeweiligen Philosophie eine eigene Psychotherapieform (z.B. existentielle Therapie) begründet. Hierzu zählen: *Psychiatrie, anthropologische, *Daseinsanalyse, **Frankl*sche Psychotherapie, *Antipsychiatrie (1) sowie die Vereinigung von psychoanalytischen, existentiellen und protestantischen Ideen bei *P. Tillich*. Wird verstanden als Gegenrichtung zu einer aus der experimentellen Psychologie *Wundt*s und der naturwissenschaftlichen Psychiatrie *Kraepelin*s abgeleiteten Psychiatrie, welche die wichtigsten Regungen des Menschen, z.B. Liebe, Scham, Stimmungen, Todeserfahrung, Transzendenzbedürfnis u.a., außer acht läßt oder mißachtet.
fr: psychiatrie existentielle; *e:* existential psychiatry.

Psychiatrie, experimentelle *(f)*. Psychiatrische Arbeitsrichtung, die sich von einfacher Beobachtung dadurch unterscheidet, daß die zu untersuchenden Phänomene unter möglichst genau definierten Bedingungen künstlich erzeugt werden. Praktisch werden hauptsächlich experimentell erzeugte Psychosen (*Modellpsychose) und Neurosen (*Neurose, experimentelle) als Erkenntnisquelle benützt. Es wird versucht, aus den Beobachtungen (z.T. in Selbstversuchen) Rückschlüsse auf psychotisches Erleben und die Erscheinungen »natürlich« vorkommender Neurosen oder Psychosen zu ziehen.
fr: psychiatrie expérimentale; *e:* experimental psychiatry.

Psychiatrie forensische *(f)*. Grenzgebiet von Psychiatrie und Recht, das die gerichtlichen Aspekte psychischer Krankheiten umfaßt. Das Arbeitsgebiet betrifft die ärztliche Beurteilung der Schuldfähigkeit, Entmündigung, Unterbringung, Testierfähigkeit u.a. In der Praxis wird das Gebiet teils durch Psychiater, teils durch speziell ausgebildete Gerichtsmediziner vertreten. Nur wenige deutsche Universitäten besitzen einen eigenen Lehrstuhl für forensische Psychiatrie.
fr: psychiatrie médico-légale; *e:* legal psychiatry, forensic psychiatry.

Psychiatrie, gemeindenahe *(f)*. Seit 1964 eingeführte Organisationsform psychiatrischer Behandlung. Die frühere Versorgung psychisch Kranker durch psychiatrische Großkrankenhäuser und niedergelassene Ärzte wird durch eine »Behandlungskette« ergänzt. Hierzu gehören: gemeindenahe psychiatrische Abteilungen an allgemeinen Krankenhäusern (geographische Nähe), Übergangseinrichtungen, *Tageskliniken, Übergangshäuser, beschützte Wohnmöglichkeiten, Rehabilitationseinrichtungen, Werkstätten, Tageszentren, Freizeittreffpunkte, differenzierte Angebote ambulanter Therapie, *systemische Therapie, Selbsthilfe. Ein weiteres Konzept sieht Standardversorgungsgebiete und *Sektorisierung vor. In dieser Kette soll die Belastungsfähigkeit allmählich gesteigert werden.
Syn.: psychosoziales Netzwerk.

Psychiatrie, geriatrische *(f)*. Syn. für *Alterspsychiatrie.

Psychiatrie, gerichtliche *(f)*. Syn. für *Psychiatrie, forensische.

Psychiatrie, internationale *(f)*. Zweig der praktischen Psychiatrie. Behandelt und vergleicht psychiatrische Fragen mit allgemeiner internationaler Bedeutung, z.B. Ausbildungswege für Psychiater und Hilfspersonal, Fragen der Lehre, Krankenhausorganisation, Behandlungsmethoden. Im Gegensatz zur transkulturellen Psychiatrie (s.d.) werden die besonderen Gegebenheiten der jeweiligen Kultur kaum berücksichtigt.
fr: psychiatrie internationale; *e:* international psychiatry.

Psychiatrie, klassische (deutsche) *(f)*. Mehr literarische Bez. für die vorherrschenden Tendenzen der Psychiatrie in der 1. Hälfte des 20. Jahrhunderts. Wird gekennzeichnet durch eine positivistische Philosophie, Festlegung einer Systematik psychischer Krankheiten und eine psychiatrische *Phänomenologie. Verbindet sich in erster Linie mit den Namen *E. Kraepelin, K. Jaspers, H.W.* **Gruhle* und der Zeit zwischen dem Ende des 1. Weltkrieges und dem Beginn der Nazizeit (Höhepunkt) sowie *K. Schneider*. Die grundsätzlichen Feststellungen fanden weltweite Anerkennung und wurden kaum verändert beibehalten. Als Beginn wird oft die 6. Aufl. des Lehrbuchs von **Kraepelin* (1899), als Ende das Einsetzen der *Psychopharmakologie (ca. 1955) angenommen.

fr: psychiatrie classique; *e:* classical psychiatry.

Psychiatrie, offizielle *(f)*. Psychiatrie, welche vom Staat anerkannt, an den Universitäten gelehrt und in den Lehrbüchern erklärt wird. Die Bez. wurde zuerst von den Magnetisieuren Anfang des 19. Jahrhunderts gebraucht. Seitdem hauptsächlich dann, wenn Anschauungen und Methoden verwendet werden, die nicht »offiziell« anerkannt sind.
Syn.: Schulpsychiatrie.

Psychiatrie, Max-Planck-Institut für *Deutsche Forschungsanstalt für Psychiatrie.

Psychiatrie, reformistische *(f)*. Zur Sozialpsychiatrie gehörige Richtung der Psychiatrie, welche sich insbesondere darum bemüht, den psychisch Kranken aktiv in die Gesellschaft zurückzugliedern. Bei dieser Rehabilitation wird versucht, den Kranken Arbeitsplätze zu sichern und auch nach der Klinikentlassung die ärztliche Kontrolle und Behandlung fortzusetzen. Die Bemühungen zielen darüber hinaus auf eine grundlegende Reform des psychiatrischen Anstaltswesens. Hauptvertreter in der Bundesrepublik Deutschland: *H. Häfner, C. Kulenkampff, K. Dörner, G. Bosch, K. P. Kisker*.

Psychiatrie, soziale *(f)* *Sozialpsychiatrie.

Psychiatrie, transkulturelle *(f)*. Forschungsgebiet der *Sozialpsychiatrie. Untersucht werden die Einflüsse kultureller Gegebenheiten auf Entstehung und Symptomatik einer psychischen Krankheit, die verschiedenen Formen der Behandlung und Nachbehandlung sowie die Arten des Umgangs mit Geisteskranken. Die Untersuchungen werden im Hinblick auf andere Kulturen durchgeführt. In der vergleichenden transkulturellen Psychiatrie (cross cultural psychiatry) werden die unterschiedlichen Aspekte der Kulturen miteinander verglichen. – Das Gebiet wurde durch *E. Kraepelin* begründet, der 1904 mit dem Ziel transkultureller psychiatrischer Untersuchungen die Anstalt Buitenzorg auf Java besuchte. Einzelne kulturgebundene Krankheitsformen wurden schon früh beschrieben: *Amok, *Latah. – Zusammenfassung der Literatur in »Transcultural Psychiatry Research Review«. *Psychiatrie, internationale.
e: transcultural psychiatry.

Psychiatrie, vergleichende *(f)*. Wissenschaftliche Arbeitsrichtung, die das Ziel verfolgt, psychische Krankheitsbilder in verschiedenen sozialen Gegebenheiten oder Kulturen miteinander zu vergleichen. *Psychiatrie, transkulturelle. *Lit.: R. Kaelbling* (1961).
fr: psychiatrie comparative; *e:* comparative psychiatry.

psychiatrische Fürsorge *(f)* *Außenfürsorge.

psychiatrische Pharmakotherapie *(f)* *Psychopharmakotherapie.

psychiatrische Sozialarbeit *(f)* *Sozialarbeit, psychiatrische.

psychiatrische Soziotherapie *(f)* *Soziotherapie, psychiatrische.

Psychiker *(m)*. Vertreter einer für die deutsche Psychiatrie vor allem des 19. Jahrhunderts typischen Anschauungsrichtung, die im Gegensatz zu den *Somatikern lehrten, daß psychische Krankheiten Erkrankungen der Seele selbst sein und körperliche Veränderungen nur sekundär aufträten. Die Seele mache sich selbst und den Leib krank. Ursachen der Geistesstörungen seien Sünde, moralische Schuld und »Wucherungen« der Leidenschaften. Hauptvertreter: *Heinroth, Harper, Blumröder, Beneke* und *Ideler*. Zwischen Psychikern und Somatikern wurden heftige Polemiken ausgetragen, die sich bis in die Gegenwart auswirken.

psychisch *(a)*. Sich auf seelische Vorgänge beziehend.
fr: psychique; *e:* psychic, psychological.

psychisches Äquivalent *(n)*. (*Gibbs* und *Gibbs*). Selten gebrauchtes Syn. für *Anfall, psychomotorischer.
fr: équivalent psychique; *e:* psychic *oder* psychical equivalent.

psychische Energie *(f)* *Energie, psychische.

psychische Epidemie *(f)* *Masseninduktion, psychogene.

Psychische Faktoren mit Einfluß auf den körperlichen Zustand *DSM-Anhang.

psychische Halluzinationen *(f, pl)* *Halluzinationen, psychische.

psychische Hygiene *(f)* *Psychohygiene.

psychische Infektion *(f)* *Induktion, psychische.

psychischer Befund *(m)*. Wichtiger Teil eines psychiatrischen Krankenblattes. In Umgangssprache verfaßte, anschauliche Beschreibung des augenblicklichen Zustandes eines psychisch Kranken, die auch Eindrücke des Untersuchers wiedergibt. Besonders geachtet wird auf Bewußtseinslage, Wahrnehmung, Denken, Antrieb, Affektivität, Intelligenz, Wahnerleben, Sinnestäuschungen und andere psychische Phänomene.
e: mental state (engl.), mental status (amer.).

psychische Rumination *(f)* *Rumination, psychische.

psychische Sekretion *(f)* *Sekretion, psychische.

psychisches Tempo *(n)* *Tempo, psychisches.

psychische Topographie *(f)* *Topographie, psychische

psychisches Trauma *(n)* *Trauma, psychisches.

Psychismus *(m).* **1.** (Meist als Plural gebraucht: Psychismen). Nach bestimmten, im Menschen vorgegebenen Mustern in Erscheinung tretende Funktionsanomalien und psychische Haltungen. Zu ihnen gehören die *hypobulischen und *hyponoischen Reaktionsmechanismen, Projektion und Verdrängung.
Syn.: seelische Mechanismen.
2. Philosophische Auffassung, daß alles Wirkliche psychischer Natur sei. *Psychiker.
Ant: Hylismus.
fr: psychisme; *e:* psychism.

Psychoanaleptika *(n, pl).* Gruppe von Medikamenten, die eine Steigerung der psychischen Aktivität bewirken. Der Gebrauch der Bez. ist uneinheitlich; sie wird als Syn. sowohl für *Psychotonika wie für *Antidepressiva gebraucht.

Psychoanalyse *(f).* Von *S. Freud* begründete medizinisch-psychologische Disziplin. Innerhalb ihrer Grenzen gelten drei unterscheidbare Bedeutungen der Bez., die bereits von *Freud* (»Psychoanalyse« und »Libidotheorie«, 1923) herausgestellt wurden. Psychoanalyse ist: **1.** »Ein Verfahren zur Untersuchung seelischer Vorgänge, welche sonst kaum zugänglich sind.« Das Verfahren dient hauptsächlich der Aufhellung der dem Individuum nicht bewußten Bedeutungen von Handlungen, Träumen, Gedanken, Vorstellungen und Äußerungen. Als Methode hierzu wird fast ausschließlich die freie Assoziation (s.d.) verwendet.
2. »Eine Behandlungsmethode neurotischer Störungen, die sich auf diese Untersuchung gründet.« Ins *Unbewußte verdrängte Erlebnisse und Konflikte werden (wieder) ins Bewußtsein gehoben und dadurch einer adäquaten seelischen Verarbeitung zugänglich gemacht. Als Hilfsmittel dienen hierbei insbesondere die Interpretation von unbewußten Wünschen, von *Widerstand und *Übertragung. In dieser Bedeutung wird die Bez. am häufigsten angewandt. Sie ist dann syn. mit »psychoanalytischer Behandlung« (»sich einer Psychoanalyse [oder Analyse] unterziehen«). Psychoanalyse in diesem Sinne gehört zu den psychotherapeutischen Verfahren, ist jedoch nicht identisch mit *Psychotherapie, wie teilweise fälschlich angenommen wird. Ausgeübt wird die Behandlung ausschließlich von speziell ausgebildeten Ärzten und Psychologen (Psychotherapeuten); *Lehranalyse. Die Psychoanalyse eines Erwachsenen dauert bei 4–5 Wochenstunden zu 50 Min. durchschnittlich 2–3 Jahre.
3. Ein Lehrgebäude mit »einer Reihe von psychologischen, auf solchem Wege gewonnenen Einsichten, die allmählich zu einer neuen wissenschaftlichen Disziplin zusammenwachsen«. Die bei Behandlungen und Untersuchungen beobachteten psychischen Phänomene wurden von *Freud* zu einem Modell des Seelischen und seiner Funktionen zusammengefügt, dessen zahlreiche Einzelbegriffe in diesem Wörterbuch jedes für sich erklärt werden (s. vor allem *Schichtenlehre der Psychoanalyse, *Ich, *Es, *Über-Ich, *Grundregel, psychoanalytische, *Abreagieren, *Übertragung, *Gegenübertragung). Der weitere Ausbau des Lehrgebäudes führte vor allem wegen der Theorie der *Libido zu einer Spaltung unter den Anhängern *Freud*s, so daß neben der »orthodoxen« Psychoanalyse weitere psychoanalytische Schulen um *C. G. Jung, A. Adler, K. Horney, S. Sullivan, H. Schultz-Hencke, T. French* u.a. entstanden, die sich davon in wesentlichen Einzelfragen und in der psychoanalytischen Technik unterscheiden. Nachdem die Psychoanalyse zu einer modischen Geistesströmung geworden war, wurde außerdem von zahlreichen Autoren die gleiche Bez. für Sachverhalte verwendet, die mit der eigentlichen Bedeutung nur wenig gemein haben. *Historisch* wurde die Bez. von *Freud* erstmalig in der Abhandlung »Weitere Bemerkungen über die Abwehr-Neuropsychosen« (1896) verwendet. In den ersten Arbeiten der Jahre 1893–1895 verwendete *Freud* Bezeichnungen wie »psychische«, »psychologische« oder »hypnotische Analyse«.
fr: psychoanalyse; *e:* psychoanalysis.

Psychoanalyse, aktive *(f)* *Analyse, aktive.

Psychoanalyse, angewandte *(f).* Anwendung psychoanalytischer Theorien außerhalb des ärztlichen Sprechzimmers ohne Rücksicht auf Behandlung von Patienten. Bezieht sich auf Psychologie, Kunst, Geschichte, Archäologie, die Philologien, Literatur, Literaturwissenschaft, Philosophie, Biologie, Ethnologie, Soziologie, Pädagogik, Sexologie u.a. Die Psychoanalyse wurde fast von ihrem Beginn an auf andere Disziplinen angewandt. 1912 wurde hierfür die Zeitschrift *»Imago« gegründet.
e: applied psychoanalysis.

Psychoanalyse, duale *(f).* (*H. Flescher,* 1958). Psychoanalytische Technik. Der Analysand hat abwechselnd Sitzungen mit einem weiblichen und einem männlichen Analytiker. Für die Gefühle des Patienten gegenüber beiden Eltern-

teilen soll je eine eigene Figur da sein, auf die er übertragen (*Übertragung) kann. Die Methode bewährt sich bei starker Angst, starken Schuldgefühlen, drohendem Zusammenbruch und in der Endphase einer konventionellen Analyse zur Erleichterung der Lösung von Übertragungen.
fr: psychoanalyse duelle; *e:* dual analysis *oder* method.
Syn.: duale Methode.

Psychoanalyse, gezielte *(f).* Psychotherapieform, die sich auf eine Herausarbeitung des aktuellen, Symptome verursachenden Konfliktes beschränkt. Die Behandlung wird beendet, wenn der Patient Einsicht in seinen Konflikt gewonnen und ausführbare Pläne für seine Lösung entwickelt hat.
e: focussed analysis, conflict-centered analysis.

Psychoanalyse, passive *(f)* *Analyse, passive.

Psychoanalyse, wilde *(f).* (*S. Freud,* 1910). Psychoanalytische Behandlung durch einen Arzt, der nicht Psychoanalytiker ist, aber aufgrund seiner Kenntnisse psychoanalytischer Theorien eine direkte Deutung von Symptomen, Träumen, Fehlleistungen usw. vornimmt, ohne die Bedingungen hierfür zu beachten und insbesondere die Phänomene des *Widerstandes oder der *Übertragung zu berücksichtigen. I.w.S. jede sich psychoanalytischer Erkenntnisse, aber nicht ihrer strengen Technik bedienende Analyse psychischer Vorgänge. Kurz vor Erscheinen der Arbeit »Über wilde Psychoanalyse« (GW VIII, 118) wurde der internationale psychoanalytische Verein gegründet, der nur solche Mitglieder aufnimmt, die eine ausreichende Ausbildung besitzen.
fr: psychoanalyse sauvage; *e:* wild analysis.

Psychoanalysmus *(m).* (*R. Castel,* 1973). Antipsychoanalytische, kritische philosophische Lehre. Die Psychoanalyse nehme in der sozialen Kontrolle und Unterdrückung dieselbe Rolle ein wie die Psychiatrie und stelle insoweit nur eine verfeinerte Form der Anstaltswände um den Kranken herum dar (*Castel:* »Le psychoanalysme«, 1973; dt. »Psychoanalyse und gesellschaftliche Macht«, 1976).

Psychoanalytiker *(m).* Arzt oder Psychologe, dessen Haupttätigkeit darin besteht, die *Psychoanalyse als Behandlungsmethode anzuwenden. Neben der ärztlichen oder psychologischen Ausbildung gehört zur Ausübung des Berufes eine mehrjährige spezielle Ausbildung, die von den psychoanalytischen Lehrinstituten angeboten wird. Außer der theoretischen Unterrichtung bildet die *Lehranalyse des Adepten und die *Kontrollanalyse das Kernstück der Ausbildung.
fr: psychoanalyste; *e:* psychoanalyst, analyst.

psychoanalytische Grundregel *(f)* *Grundregel, psychoanalytische.

psychoanalytische Methode *(f)* *Methode, psychoanalytische.

psychoanalytisch orientierte Psychotherapie *(f).* Syn. für *Psychotherapie, analytische.

Psychoataxie *(f).* Seltenes Syn. für *Ataxie, intrapsychische.

Psychobiogramm *(n).* (*E. Kretschmer*). Schema (nach Vordruck) zur Persönlichkeitsuntersuchung in praktischen Begriffen. In Teil A wird ein Verwandtschaftsdiagramm aufgezeichnet. In Teil B folgt eine Beschreibung von Temperament, Intelligenz, sozialem Verhalten, körperlichen Befunden und Lebensdaten in zusammenfassenden Begriffen.
fr: psychobiogramme; *e:* psychobiogram.

Psychobiologie *(f).* **1.** Von *A. *Meyer* (1915) begründete eklektische psychiatrische Lehre mit eigenem Begriffssystem. Ganzheitstheorie, die von der Untrennbarkeit psychischer und physischer Funktionen ausgeht. Es wird betont, daß multiple biologische, psychologische und soziologische Faktoren die Persönlichkeit als »psychobiologischen Gesamtorganismus« beeinflussen. *Ergasiologie.
2. Von *H. Lungwitz* begründete Lehre, in der »nach Lösung des Leib-Seele-Problems« die psychischen Vorgänge als biologische Nerven-Gehirnfunktionen bezeichnet werden. Dabei wird das kausale Denken durch das »realistisch-biologische« Denken ersetzt. Nach dieser Lehre werden Neurosen durch ärztlich-philosophischen Unterricht behandelt (»Erkenntnistherapie«). **3.** (*D. Ploog,* 1969). Betrachtung psychischer Funktionen und Leistungen in engstem Zusammenhang mit ihren biologischen Grundlagen. Erklärung psychischer Funktionen mit den Mitteln der Biologie. Die Bezeichnung lehnt sich an die Biopsychologie *E. Bleulers* an.
fr: psychobiologie; *e:* psychobiology, ergasiology (1).

Psychochirurgie *(f).* Das Gesamt der operativen Eingriffe am Zentralnervensystem zur Behandlung von psychischen Krankheiten und Leidenszuständen. Insbesondere können Schizophrenie, manisch-depressive Erkrankungen, Epilepsie, Zwangskrankheit auch chirurgisch behandelt werden. Als Methoden stehen vor allem stereotaktische Eingriffe sowie *Leukotomie, Topektomie, Thalamotomie zur Verfügung.
fr: psychochirurgie; *e:* psychosurgery.

Psychodiagnostik *(f)*. Das Gesamt psychischer Verfahren zur Erfassung der Persönlichkeit und ihrer Fehlentwicklungen. Hierzu gehören neben der *Exploration die Ausdrucks-, Leistungs- und Verhaltensanalyse sowie die Anwendung von Tests, vor allem der *Projektionstests.
fr: psycho-diagnostic; *e:* psychodiagnostics.

Psychodometer *(n)*. Instrument zur Messung der Geschwindigkeit psychischer Prozesse. Es wird die Reaktionszeit auf verschiedene (optische, akustische, taktile) Reize gemessen.
fr: psychodomètre; *e:* psychodometer.

Psychodometrie *(f)*. Bestimmung der Geschwindigkeit psychischer Prozesse mit dem Psychodometer.
fr: psychodométrie; *e:* psychodometry.

Psychodrama *(n)*. (*J. L. Moreno*, 1921). Technische Methode der Psychotherapie, in der sich psychoanalytische Konzeptionen und gruppendynamische Erkenntnisse verbinden. Die Methode macht vom freien dramatischen Spiel Gebrauch und zielt darauf ab, die Spontaneität der Betreffenden zu lockern. Sie ist für Kinder und Erwachsene geeignet. Die Patienten werden aufgefordert, Situationen des Alltags mit ihren Beziehungen zur Umwelt oder auch besondere, konfliktbesetzte Situationen schauspielerisch darzustellen. In einem anschließenden Gespräch werden die Darstellungen gemeinsam besprochen und einer Analyse unterzogen. Verschiedene Varianten: *Soziodrama, Physiodrama, Axiodrama (Betonen ethischer Werte); ferner die Verbindung von Psychodrama mit Hypnose (Hypnodrama), Musik, Tanz, Malen, Bildhauerei und andere schöpferische Kunst. Das Psychodrama dient durch Sichtbarmachung verborgener Gefühle und Konflikte auch der Diagnostik. Es ist nach *Moreno* eine Wissenschaft, welche die Wahrheit mit den Mitteln der Dramatik erforscht. Außer als Hilfsmittel der Psychotherapie wird das Psychodrama auch als Lehrmethode für kaufmännische Berufe mit viel menschlichen Kontakten oder zum Auswählen von geeigneten Kandidaten für bestimmte Posten verwendet. – Ausbildung in (zwei deutschen) Moreno-Instituten.
fr: psychodrame; *e:* psychodrama.

Psychodynamik *(f)*. Erklärungsversuch der Psychoanalyse für psychische Erscheinungen aus den dynamischen Beziehungen der einzelnen Persönlichkeitsanteile untereinander. Grundlegend ist die von *Freud* entwickelte Vorstellung eines psychischen Apparates, der z.B. zwischen Unbewußt-Bewußtem und Es-Ich-Überich Trennungslinien aufweist. Psychische Erscheinungen wie *Verdrängung, *Fehlleistungen, aber auch Angst, z.B. phobische Angst, lassen sich psychodynamisch aus den Aktionen der einzelnen Instanzen des psychischen Apparates gegeneinander erklären.
fr: psychodynamique; *e:* psychodynamics.

Psychodysleptika *(n, pl)*. Syn. für *Halluzinogene.

Psychoendokrinologie *(f)*. Syn. für *endokrinologische Psychiatrie.

Psychoenergizer *(m)*. **1.** Syn. für *Monoaminooxydasehemmer. **2.** Syn. für *Antidepressiva. **3.** Syn. für *Psychotonika.
e: psychic energizer.

psychogalvanisches Phänomen *(n)*. Syn. für *Reflex, psychogalvanischer.

psychogen *(a)*. (*R. Sommer*). In der Psyche selbst begründet. Bezieht sich auf psychische Störungen, die nicht Folge einer Körperkrankheit sind, sondern in der Eigengesetzlichkeit des Seelischen begründet sind und auf nichts anderes als Seelisches zurückgeführt werden können. Da psychogene Störungen gewöhnlich mit aktuellen oder früheren Erlebnissen zusammenhängen, oft auch als »erlebnisbedingt« oder »lebensgeschichtlich bedingt« eingedeutscht. Die Bez. ersetzt in vielfacher Hinsicht den älteren Begriff »hysterisch«. *endogen, *exogen.
fr: psychogène; *e:* psychogenetic, psychogenic, psychogenous.

psychogene Amnesie *(f)*. **1.** Syn. für *Amnesie, katathyme. **2.** *DSM-Anhang.

psychogener Anfall *(m)* *Anfall, psychogener.

psychogene Ausfallserscheinungen *(f, pl)*. Körperliche und psychische Funktionsausfälle, die als Reaktion auf Erlebnisse, nicht als Folge eines Krankheitsprozesses aufzufassen sind. Beispiele: psychogene Blindheit oder Taubheit.

psychogene Bewußtseinstrübung *(f)* *Bewußtseinstrübung, psychogene.

psychogene Blindheit *(f)* *Blindheit, psychogene.

psychogener Dämmerzustand *(m)* *Dämmerzustand, psychogener.

psychogene Depression *(f)*. Syn. für *Depression, reaktive.

psychogene Halluzinationen *(f, pl)* *Halluzinationen, psychogene.

psychogene Lähmung *(f)* *Lähmung, psychogene.

psychogene Masseninduktion *(f)* *Masseninduktion, psychogene.

psychogene psychotische Episoden *(f, pl)* *Episoden, psychogene psychotische.

psychogener Schiefhals *(m)* *Schiefhals, psychogener.

Psychogenes Schmerzsyndrom. *DSM-Anhang.

psychogene Sehstörungen *(f, pl)* *Blindheit, psychogene.

psychogene Symptomverstärkung *(f)*. Syn. für *Überlagerung, psychogene.

psychogene Taubheit *(f)* *Taubheit, psychogene.

psychogener Tod *(m)* *Tod, psychogener.

psychogener Torticollis *(m)*. Syn. für *Schiefhals, psychogener.

psychogene vegetative Symptome *(n, pl)* *Symptome, psychogene vegetative.

Psychogenes Weglaufen *DSM-Anhang.

psychogene Wunschreaktion *(f)* *Wunschreaktion, psychogene.

psychogene Zweckreaktion *(f)* *Zweckreaktion, psychogene.

Psychogenese *(f)*. **1.** Entwicklung des Seelenlebens einschließlich seiner Einzelfunktionen beim einzelnen Individuum. **2.** Einfluß psychischer Faktoren auf Krankheitszustände. Syn. für *Psychogenie. *psychogen. **3.** Stufenweise Entwicklung des Seelenlebens während der Entwicklung der Arten.
fr: psychogenèse; *e:* psychogenesis.

Psychogenesis *(f)* *Psychogenese.

Psychogenie *(f)*. Entstehung seelischer Erkrankungen oder abnormer seelischer Zustände durch seelische Ursachen (Erlebnisse). Am häufigsten gebrauchtes Substantiv zu *psychogen.
fr: psychogénie; *e:* psychogeny.

Psychogeriatrie *(f)*. Syn. für *Alterspsychiatrie.

Psychoglossie *(f)*. Stottern.

Psychogramm *(n)*. **1.** Mehr in der Psychologie als in der Psychiatrie verwendete Bez. für eine übersichtliche graphische Darstellung in der psychometrischen Testuntersuchungen festgestellten Persönlichkeitszüge. Die Zusammenstellung erlaubt einen raschen Überblick und Vergleich mit anderen Individuen und läßt starke oder schwache Punkte der Testergebnisse unmittelbar hervortreten. **2.** Ergebnis der *Psychographie.
fr: psychogramme; *e:* psychogram.

Psychographie *(f)*. Beschreibung einer Person mit allen erfahrbaren psychologischen Einzelheiten. Wird besonders angewendet bei bedeutenden Persönlichkeiten, wobei ihre Werke und sonstigen schriftlichen Äußerungen sowie die Angaben von Zeitgenossen für die Psychographie verwendet werden. Das Ergebnis ist ein Psychogramm (2).
fr: psychographie; *e:* psychography.

Psychohistorie *(f)*. Seit etwa 1970 entstandene Disziplin der Sozialwissenschaften und Psychiatrie. Gewöhnlich als der Teil der angewandten Psychoanalyse verstanden, der auf die Geschichte bzw. ihre Repräsentanten angewandt wurde. Der Zugang zum Verständnis der Geschichte wird über den Lebensweg von Individuen oder Gruppen gesucht. 3 Arbeitsbereiche: 1. Geschichte der Kindheit historischer Persönlichkeiten und ihre Auswirkungen auf den Lauf der Geschichte. 2. Psychobiographie; Biographie historischer Persönlichkeiten unter psychoanalytischen Gesichtspunkten. 3. Psychohistorie der Gruppe. – Als erstes Werk wird *Erik Eriksons* Buch »Young Man Luther, a Study in Psychoanalysis and History« (Der junge Mann Luther, eine psychoanalytische und historische Untersuchung; 1958) angesehen. – Zeitschrift: »The Journal of Psychohistory«. Es gibt die International Psychohistoric Association mit einem deutschen Zweig. In Frankreich gibt es die »Association française pour le développement de la psychohistoire«. *Mentalitätengeschichte.
fr: psychohistoire. *e:* psychohistory.

Psychohygiene *(f)*. Lehre von der Pflege geistig-seelischer Gesundheit. Zielt auf eine größtmögliche Anpassung des Inviduums an seine soziale und zivilisatorische Umwelt hin. Hauptarbeitsgebiete sind: 1. Feststellung der Ursachen psychischer Krankheiten (Vererbung, sozio-kulturelle Gegebenheiten, Berufsleben, Gewohnheiten oder auch Alkoholismus); 2. Aufklärung der Öffentlichkeit über mögliche Ursachen psychischer Störungen (Tagungen, Broschüren, Funk, Fernsehen); möglichst frühzeitige Erfassung psychischer Störungen zum Zwecke der Vorbeugung und Vermeidung von Krankenhauseinweisungen. – *Historisch:* Die Idee wird hauptsächlich von einer internationalen Bewegung verbreitet. Erste Ansätze 1897 in Finnland. Besondere Verbreitung des Gedankens ab 1903 durch den ehemaligen Versicherungsangestellten *C. Beers,* der 2 Jahre in einer Anstalt verpflegt wurde und dann gesundete. Sein Bericht (»Eine Seele, die sich wiederfand«, Basel, 1941) fand weite Verbreitung. 1909 Gründung des Nationalkomitees für Psychohygiene in New York. 1918 Gründung des frz. »Comité National d'Hygiène Mentale« durch *Toulouse,* 1925 des »Deutschen Verbandes für psychische Hygiene« durch *R. Sommer.* Zusammenschluß der Einzelgesellschaften in der »World Federation for Mental Health« (WFMH) 1948.

fr: hygiène mentale; *e:* mental hygiene, psychohygiene.
Syn.: Sozialhygiene (1).

Psychoid *(n).* **1.** (*E. Bleuler,* 1925). Seelenähnliche Ganzheit. Die einheitliche und harmonische Ausrichtung aller Funktionen niederer Lebewesen (Pflanzen, Einzeller, Tiere) auf die Erhaltung des Lebens, die als psychisch gedacht werden kann, es aber in Wirklichkeit nicht ist. Die Funktionen sind in der *Mneme jeder einzelnen Zelle verankert.
fr: psychoïde; *e:* psychoid.
Syn.: Entelechie (*H. Driesch).*
2. (*C. G. Jung*). »Seelenähnliche«, den Trieben nahestehende seelische Schicht.

Psychoinfantilismus *(m).* Syn. für *Infantilismus, psychischer.

Psychokatharsis *(f).* Syn. für *Katharsis.

psycho-kathartische Behandlung *(f)* *kathartische Methode.

Psychokym *(n).* (*E. Bleuler*). »Psychische Vorgänge in physiologischerAuffassung, d.h. das einer Energieform analog gedachte, das Zentralnervensystem durchfließende Etwas, das den psychischen Vorgängen zugrunde liegt. Neurokym bezeichnet die nervösen Vorgänge im allgemeinen.«
fr: psychokym; *e:* psychokym(e).

Psycholagnie *(f).* Sexuelle Erregung, die durch sexuelle Vorstellungen und Tagträumereien hervorgerufen wird.
fr: psycholagnie; *e:* psycholagny.

Psycholepsie *(f).* **1.** (*P. Janet*). Plötzlich einsetzende, kurzdauernde Herabsetzung der »psychischen Spannung« (**Janet*), woraus ein kurzdauerndes Aussetzen der intellektuellen Prozesse erfolgt. *Janet* fand diese Erscheinung vor allem bei Psychasthenikern und Schizophrenen. Entspricht teilweise den gegenwärtigen Phänomenen des *Gedankenentzuges und Fadenverlierens. Die Bez. wurde von *Delay* wieder aufgegriffen, um die Wirkung von psychotropen Medikamenten zu bezeichnen (*Psycholeptika). **2.** Plötzliche, kurzdauernde Bewußtseinsunterbrechung. Die Bez. wird sowohl bei den epileptischen *Absenzen wie auch bei den nichtepileptischen synkopalen Anfällen angewandt.
fr: psycholepsie, éclipse cérébrale (mentale); *e:* mental eclipse, psycholepsia.

Psycholeptika *(n, pl).* (*Delay*). Sammelbez. für Medikamente mit dämpfender Wirkung auf die höhere Nerventätigkeit. Sie rufen je nach Dosis Gleichgültigkeit, Entspannung, Müdigkeit, Aggressivitätsdämpfung, schließlich Schlaf hervor. In einem weiteren Sinne gehören zu den Psycholeptika alle barbitursäurehaltigen oder barbituratfreien Hypnotika, *Ataraktika, *Neuroleptika und Thymoleptika. Auch werden die Bez. »Psycholeptika« und »Neuroleptika« gelegentlich syn. verwendet, da eine – von *Delay* angenommene – strenge Unterscheidung zwischen einer Wirkung mehr auf die Psyche (Psycholeptika) oder mehr auf die psychomotorische Aktivität (Neuroleptika) oft nicht durchführbar ist.
fr: agents psycholeptiques; *e:* psycholeptica.

Psychologie, analytische *(f).* Die aus der Psychoanalyse *Freuds* hervorgegangene Lehre von *C. G. Jung.* Sie besagt in ihren Hauptzügen, daß das *Unbewußte die schöpferische Quelle des Bewußtseins sei, wobei von einem individuellen Unbewußten ein »kollektives *Unbewußtes« unterschieden wird, das auch die *Archetypen enthält. Neurosen entstehen durch Verdrängung und Vernachlässigung angeborener religiöser Funktionen der Psyche. Unbewußtes und bewußtes Seelenleben stehen in einem Gleichgewicht zueinander, so daß die Psyche sich hierdurch selbst reguliert. Ferner werden zwei entgegengesetzte Typen unterschieden, die durch *Extraversion und *Introversion gekennzeichnet sind.
fr: psychologie analytique; *e:* analytical psychology.
Syn.: komplexe Psychologie.

Psychologie, differentielle *(f).* Zweig der Psychologie, der Art und Ausmaß der Unterschiede zwischen Individuen und Gruppen untersucht.
fr: psychologie différentielle; *e:* differential psychology.

Psychologie, humanistische *(f).* Sammelbez. für verschiedene, nach 1950 entstandene Psychotherapierichtungen, denen eine Abwehrhaltung gegenüber dem *Behaviorismus und seinen Folgen, weniger auch gegenüber der *Psychoanalyse gemeinsam ist. Versteht sich als »Dritte Kraft« zwischen diesen Richtungen. Ziele des Daseins und damit auch der Psychotherapie seien Selbstaktualisierung, Kreativität, Liebe, höhere Werte, Wachstum, Freude, Transzendenz. Zu den Vertretern werden gerechnet: *Abraham Maslow, Carl. R. Rogers, Chalotte Bühler, Erich Fromm, Viktor E. Frankl,* auch *C. G. Jung.*
e: humanistic psychology.

Psychologie, klinische *(f).* **1.** Arbeitsgebiet, das in gleicher Weise der angewandten Psychologie und Psychiatrie angehört, jedoch hauptsächlich von Psychologen betrieben wird. Gleichzeitige Anwendung von psychologischen (z.B. Tests) und traditionell-psychiatri-

schen Methoden (Exploration, Beobachtung) zur Erkennung und Verlaufskontrolle von krankhaften psychischen Prozessen und abnormen Entwicklungen. Aus der vertieften Analyse des Einzelfalles werden verallgemeinernde Schlüsse auf ein größeres Gesamt gezogen. Auch die Beobachtung gruppendynamischer Prozesse innerhalb des medizinischen Aufgabenbereiches gehört zum Tätigkeitsgebiet der klinischen Psychologie. Vorläufer waren *Ribot, Janet* und *Freud.* Als Beginn wird *Kraepelins* Arbeit »Der psychologische Versuch in der Psychiatrie« (1896) angenommen.
2. Seit etwa 1965 entstandener Zweig der Psychologie, der sich der Behandlung von psychischen Störungen und Verhaltensauffälligkeiten sowie der Lebenshilfe widmet. Die aus dem Amer. entlehnte Bez. wird oft mißverstanden: »clinical« (klinisch) bezieht sich auf Beobachtung und Behandlung von Kranken in Ambulanzen (clinics) und organisierten Praxen, während für dt. »Klinik« im Engl. »hospital« gebraucht wird. – 70% der Psychologiestudenten streben die klinische Psychologie an. Bevorzugte Behandlungsfelder sind: Persönlichkeitsstörungen, Alkohol- und Drogenabhängigkeit, Delinquenz, Autismus, Depressionen, geistige Behinderung, sexuelle Störungen, Sprachstörungen, Suizidprophylaxe, Verhaltensstörungen. Klinische Psychologen arbeiten in vielen Institutionen: psychiatrischen, neurologischen, psychosomatischen Kliniken, Kurkliniken aller Art, Schulen, Heimen, Erziehungsberatungsstellen, Haftanstalten, privaten Praxen sowie bei der Telefonseelsorge.
fr: psychologie clinique; *e:* clinical psychology.

Psychologie, komplexe *(f).* Syn. für *Psychologie, analytische.

Psychologie, medizinische *(f).* **1.** Ende des 19. Jahrhunderts bis ca. 1950 die Wissenschaft von den psychischen Erscheinungen bei den psychischen Krankheiten. Etwa syn. mit *Psychopathologie. Zusammengefaßt in *K. Birnbaums* »Handwörterbuch der medizinischen Psychologie» (1930). **2.** Seit Beginn des 20. Jahrhunderts als weitere Bedeutung »Psychologie aus der ärztlichen Praxis für die ärztliche Praxis« unter Betonung der Psychotherapie. Befaßt sich danach mit der Psychologie des kranken, leidenden, abnormen Menschen, insbesondere mit Störungen der Persönlichkeit, Verhaltensstörungen, Störungen des Gefühlslebens, Fragen der Konstitution und Neurosen. Als Teilgebiete gelten: *Psychotherapie, *Tiefenpsychologie, *Psychoanalyse, *Psychosomatik, *Sozialpsychologie und *Hypnologie. Führendes Lehrbuch: *E. Kretschmers* »Medizinische Psychologie« (1. Aufl. 1923, 13. Aufl. 1971). Führender Vertreter: *C. G. Jung* (bis 1946 Lehrstuhl für medizinische Psychologie in Basel).
3. Seit 1970 eigenes Unterrichts- und Prüfungsfach für das medizinische Staatsexamen. Damit Umorientierung auf die moderne Psychologie und ihre Verwendbarkeit für den »Basisarzt«. Beinhaltet nach Lernzielkatalog: 1. psychologische Einstellung (Selbsterfahrung in Unterrichtsgruppen, Situationen mit Patienten, Gesprächsführung); 2. praktisch-psychologische Fähigkeiten; 3. methodenkritisches Verständnis (Techniken der Arzt-Patienten-Beziehung); 4. medizinisch-psychologische Grundkenntnisse.
fr: psychologie médicale; *e:* medical psychology.

Psychologie, objektive *(f).* Sammelbez. für Theorien, welche die direkte Beobachtung als einziges Erkenntnismittel der Psychologie zulassen, hingegen *Erlebnisbeobachtung ablehnen. Hierzu gehören *Behaviorismus, **Pawlows* Lehre von den bedingten Reflexen (s.d.), **Bechterews* gleichnamige Psychologie sowie *Verhaltensforschung, soweit sie Grundlage der *Verhaltenstherapie ist.
fr: psychologie objective; *e:* objective psychology.

Psychologie, pathologische *(f).* Seltenes Syn. für *Psychopathologie.
fr: psychologie pathologique; *e:* pathological psychology.

Psychologie, verstehende *(f)* *verstehende Psychologie.

psychologisches Erklären *(n).* Syn. für *Verstehen, genetisches.

Psycholyse *(f).* (*R. A. Sandison,* 1954). Auflösung belastender Erlebniskomplexe. Psychotherapeutisches Hilfsverfahren mit Anwendung von *Halluzinogenen, insbesondere LSD, Psilocybin und Meskalin. Bei niedriger Dosis entsteht ein Rauschzustand, der durch eine Ausweitung des Bewußtseins gekennzeichnet werden kann. Das Erleben während des medikamentös erzeugten Traumes hat unmittelbaren Bezug zur Persönlichkeit des Berauschten und besitzt symbolischen Ausdrucksgehalt. Dies kann durch Anregung zur freien Assoziation noch angereichert werden. Der Halluzinogenrausch entfaltet von sich aus psychotherapeutische Wirkung (*H. Leuner,* 1962) oder kann in andere Formen der Psychotherapie eingebaut werden. Da das Bewußtsein erhalten bleibt, ist ständige Rücksprache mit dem Arzt möglich.

Voraussetzung der Methode ist Vorbereitung des Patienten durch psychoanalytisch orientierte Psychotherapie. – Wird insbesondere angewendet bei chronischen Neurosen, Phobien, sexuellen Perversionen, Alkoholismus und psychotischen Grenzfällen. – Nicht zu verwechseln mit *Psychoanalyse; *psychedelische Behandlung.
fr: psycholyse; *e:* psycholysis.

Psycholytika *(n, pl)*. Syn. für *Halluzinogene.

psycholytische Therapie *(f)* *Psycholyse.

Psychom *(n)*. (*W. Hellpach,* 1946). Seelischer Zustand als Folge eines bestimmten, evtl. krankhaften Körperzustandes. Z.B. bestehen somatopsychische Einwirkungen bei Leberkrankheiten, schmerzhaften Körperkrankheiten, Bauchspeicheldrüsenerkrankungen in der Weise, daß die seelische Haltung tiefgreifend durch den Krankheitsprozeß beeinflußt wird. Auch durch Medikamente können rasch vorübergehende Psychome (Pharmakapsychome) bewirkt werden. Die Veränderungen sind aber nicht so ausgeprägt wie bei einer Psychose.

Psychomedizin *(f)*. Bez. für eine kooperative Behandlung von Internist und Psychiater bei psychosomatischen Krankheiten (*psychosomatische Medizin). Der Internist führt die körperliche Behandlung durch, hat aber tieferes Verständnis für die emotionalen Probleme des Patienten. Der Psychiater führt parallel dazu oder anschließend eine Psychotherapie durch, hat aber auch tieferes Verständnis für die Körperbehandlung.
fr: psychomédicine; *e:* psychomedicine.

Psychometrie *(f)*. **1.** Zeitmessung psychischer Vorgänge. **2.** Methode der experimentellen Psychologie zur möglichst objektiven Erfassung von psychischen Funktionen und Persönlichkeitsmerkmalen mit Hilfe von Tests.
fr: psychométrie; *e:* psychometry.

Psychomotorepilepsie *(f)*. Syn. für *Temporallappenepilepsie.

Psychomotorik *(f)*. **1.** Durch psychische Vorgänge geprägtes Gesamt der Bewegungen. Psychomotorik ist das jeweilige Resultat einer Integration von psychischen und motorischen Funktionen. Psychische Gegebenheiten spiegeln sich somit weitgehend im Bewegungsspiel wider. Kommt bereits im unverwechselbaren Bewegungsverhalten des Einzelindividuums zum Ausdruck, das im Laufe der Jugend langsam ausreift; kann auf mannigfaltige Weise durch psychische Krankheiten und Hirnläsionen gestört werden. Beispiel: Bei manischen Zuständen ist das psychomotorische Tempo beschleunigt, bei Bewußtseinstrübung verlangsamt. Unwillkürliche motorische Äußerungen wie *Tics, auch Feinheiten der Handschrift, werden schon lange als Zeichen individueller Charakterzüge oder Konflikte gedeutet. **2.** In der Schule von *Wernicke, Kleist, Leonhard, Fünfgeld* wird besonders die Psychomotorik endogener Psychosen beachtet. Es gibt *Akinese (zuwenig), Hyperkinese (zu viel) und Parakinese (falsch). Z.B. werden bei *Schizophrenie psychomotorische Störungen stark beachtet (Stereotypie, Iteration, Negativismus, Echoerscheinungen, Parapraxie oder bizarre und gespreizte Spontanbewegungen). Die *Motilitätspsychose wurde als Krankheitsbild herausgearbeitet, bei dem psychomotorische Störungen das klinische Bild völlig beherrschen.
fr: psycho-motricité; *e:* psychomotility.

psychomotorisch *(a)*. Sich auf Bewegungen beziehend, deren Ursache vorwiegend auf psychischen Vorgängen beruht.
fr: psychomoteur; *e:* psychomotor.

psychomotorischer Anfall *(m)* *Anfall, psychomotorischer.

psychomotorische Epilepsie *(f)* *Temporallappenepilepsie.

psychomotorische Erregung *(f)* *Erregung, psychomotorische.

psychomotorische Halluzination *(f)* * Halluzination, psychomotorische.

psychomotorische Hemmung *(f)*. Armut an Bewegungen durch psychische *Hemmung; Vorkommen bei endogener Depression, insbesondere beim depressiven *Stupor.

psychomotorischer Status *(m)*. Selten vorkommender *Status epilepticus mit rasch aufeinanderfolgenden psychomotorischen Anfällen. Meist sehr schwer zu behandeln, kann sich über Tage und Wochen hinziehen; ungünstig für die weitere Prognose des Anfallsleidens.
fr: état mal épileptique psychomoteur; *e:* psychomotor state.

Psychoneurose *(f)*. **1.** (*S. Freud,* 1894). Neurose, deren Symptome den symbolischen Ausdruck eines frühkindlichen, nicht aktuellen Konflikts darstellen. Die Bez. wird von *Freud* als Gegenbegriff zu den Aktualneurosen gebraucht und umfaßt hauptsächlich die *Übertragungsneurosen und narzißtischen Neurosen (= Psychosen). Zunächst hatte *Freud* auch von »Neuropsychosen« gesprochen. »Psychoneurose« ist somit nicht syn. mit »Neurose«, da die aktuellen Neurosen ausgenommen sind. **2.** (*P.-C. Dubois*). Neurose aus rein psychogener Ursache. Der Begriff wurde zur Abgrenzung gegenüber dem älteren Neurosenbegriff gebildet, der zahlreiche organische Störungen, u.a. die Epilepsie,

mit umfaßte, so daß er für den praktischen Gebrauch nicht klar genug war. **3.** Im klinischen Sprachgebrauch wird die Bezeichnung »Psychoneurose« häufig weder im engeren *Freud*schen noch im unbestimmten *Dubois*schen Sinne gebraucht, sondern wenn bei einer Neurose die Schwere oder Verwurzelung im Organischen oder der Gegensatz zu den Organneurosen betont werden soll. Da teilweise alle Störungen, die im Psychischen verwurzelt sind, ebenfalls als Psychoneurosen bezeichnet werden, empfiehlt es sich, bei jeder Verwendung der Bez. das Gemeinte näher zu bestimmen.
fr: psychonévrose; *e:* psychoneurosis, neuropsychosis.

psychoorganisches Syndrom *(n).* **1.** Von *E. Bleuler* in der 1. Auflage seines Lehrbuches der Psychiatrie (1916) verwendetes Synonym für *amnestisches (*Korsakow-*)Syndrom. Die Bezeichnung wird in dieser Form nicht mehr verwendet, weil sich darunter im wörtlichen Sinne alle Psychosyndrome verstehen lassen, die Zusammenhang mit Körperstörungen haben. Die Bez. wird aber gelegentlich noch als »psychoorganisches Syndrom i.e.S. von *E. Bleuler*« gebraucht. **2.** Häufiger als Syn. für hirnorganisches *Psychosyndrom (2) (s.d.) gebraucht.
fr: syndrome psycho-organique de *Bleuler*.

Psychopath *(m).* In besonderer Weise von der Norm abweichende Persönlichkeit. Weitere Einzelheiten *Psychopathie und die nachfolgenden Stichwörter. Um der negativen Bewertung der Bez. auszuweichen, wird bei zusammengesetzten Begriffen oft von »Persönlichkeit« gesprochen, z.B. anankastische Persönlichkeit. Seit ca. 1980 durch die Verbreitung von *Persönlichkeitsstörung fast vollständig außer Gebrauch gekommen. Ein Subjekt etwa von der (sprachlogischen) Form »persönlichkeitsgestörte Persönlichkeit« hat sich nicht gebildet.
e: psychopathic personality (wird ebenso gemieden wie im Dt.), personality disorder (= Persönlichkeitsstörung; wozu es auch im Engl. kein Subjekt gibt), antisocial personality (nur wenn diese alte Bedeutung gemeint ist).

Psychopath, anankastischer *(m).* An Zwangsdenken, Zwangshandeln, Zweifelsucht o.ä. (*Anankasmus, *Zwangsneurose) Leidender. Die Bez. wird immer dann verwendet, wenn die feste Verbindung der Zwangssymptomatik mit dem Charakter und deren mangelnde Behandlungsfähigkeit hervorgehoben werden sollen. Als Ursache wird teilweise eine abnorme Erbanlage angenommen.
fr: névrose obsessionnel; *e:* compulsive psychopath, obsessive neurotic.
Syn.: Zwangspsychopath, Zwangsneurotiker, Anankast.

Psychopathen, asthenische *(m, pl).* Persönlichkeiten, die sich seelisch oder/und körperlich unzulänglich fühlen. Die Bez. ist praktisch syn. mit *Astheniker.
fr: type psychasthénique; *e:* psychasthenic personality.

Psychopathen, autistische *(m, pl).* Schweigsame, stille, in einer einsamen Gedanken- und Vorstellungswelt befangene Persönlichkeiten (*Autismus). Vgl. Psychopathie, autistische, im Kindesalter.

Psychopathen, depressive (traurige) *(m, pl).* Schwerblütige Menschen mit dauernd gedrückter Stimmung, ernster, pessimistischer Lebensanschauung, Neigung zu trübsinnigen Grübeleien, schwermütiger und mißmutiger Verstimmung. Ihnen ist nach *Kraepelin* die »andauernd trübe Gefühlsbetonung aller Lebenserfahrungen« zu eigen. Bei aller Schwerblütigkeit können sie doch sozial angepaßt und bei guter Intelligenz auch im Leben erfolgreich sein.
fr: type dépressif; *e:* depressive personality.

Psychopathen, dysphorische *(m, pl).* Zu mißmutigen Verstimmungen (*Dysphorie) neigende Persönlichkeiten.
fr: type dysphorique; *e:* dysphoric personality.
Syn.: Dysphoriker.

Psychopathen, dysthyme *(m, pl).* Syn. für *Dysthymiker.
fr: type dysthymique; *e:* dysthymic personality.

Psychopathen, emotive *(m, pl).* Menschen mit gesteigerter Gemütserregbarkeit und unmotiviertem Stimmungswechsel. *Emotivität.
fr: type émotif; *e:* emotionally unstable personalities.
Syn.: Affektmenschen.

Psychopathen, epileptoide *(m, pl)* *epileptoide Psychopathie.

Psychopathen, erregbare *(m, pl).* Durch besonders hohen Grad reaktiver Emotionalität ausgezeichnete Menschen. Sie geraten leicht aus geringsten Anlässen in Erregbarkeit, können sich dann entweder beherrschen oder entladen die Emotionalität explosiv. Psychisches Tempo gewöhnlich gesteigert.

Psychopathen, euphorische *(m, pl)* *Psychopathen, heitere.

Psychopathen, explosible *(m, pl).* Persönlichkeiten, die wie erregbare Psychopathen aus geringsten Anlässen aufbrausen, den Affekt dann aber plötzlich und explosiv entladen. Wegen einer affektiven Einengung des Bewußtseins

kann es dabei u.U. zu Gewalttaten kommen. Alkohol verstärkt die Explosibilität.
fr: type explosif; *e:* explosive personality.

Psychopathen, fanatische *(m, pl).* (*K. Schneider*). Menschen mit »überwertigen ideenhaften oder persönlichen Gedankenkomplexen« bei aktiver, expansiver Persönlichkeit. *Schneider* unterscheidet drei Typen: Der »persönliche Fanatiker« kämpft wie der Querulant für sein wirkliches oder vermeintliches Recht, der »Ideenfanatiker« kämpft kompromißlos für sein Programm, der »matte Fanatiker« ist still, wirklichkeitsabgekehrt, verschroben und folgsames Glied einer sektierischen Richtung, Gesundheitslehre usw.
fr: type fanatique; *e:* fanatic psychopath.

Psychopathen, geltungssüchtige *(m, pl).* Nach Beachtung strebende Menschen, meist mit *hysterischem Charakter.
e: attention-seeking psychopath.

Psychopathen, gemütlose *(m, pl).* Menschen, denen Nächstenliebe, Mitgefühl, zwischenmenschliche Bindungen fehlen. »Stahlharte Naturen, die über Leichen gehen« (*K. Schneider*). Stellen einen hohen Anteil von Kriminellen, bei höherer Intelligenz aber auch erfolgreicher Emporkömmlinge.
e: affectionless psychopath.

Psychopathen, haltlose *(m, pl).* Psychopathen mit den Eigenschaften haltlos, *willensschwach, unzuverlässig sowie mit Widerstandslosigkeit gegenüber allen äußeren Einflüssen, Verführbarkeit, Neigung zu sexueller Verwahrlosung und Prostitution. Sie sind aber auch im guten Sinne lenksam, in günstiger Umgebung oder auch in Strafanstalten ohne Schwierigkeiten leitbar. Sind – auf sich allein gestellt – zu keinem zielstrebigen Verhalten fähig und damit »ohne inneren Kompaß«.
Syn.: willensschwache *oder* willenlose Psychopathen.

Psychopathen, heboide *(m, pl).* Gefühlsarme, schizoide Persönlichkeiten, deren Charaktereigentümlichkeiten an eine hebephrene Wesensänderung erinnern. *Heboid.

Psychopathen, heitere (euphorische) *(m, pl).* Durch gehobene Grundstimmung ausgezeichnete Persönlichkeiten, gewöhnlich mit schnellem, beweglichem Naturell.

Psychopathen, hyperthyme *(m, pl).* Menschen mit lebhaftem, leicht erregbarem Temperament, leicht ansprechender Emotionalität, gesteigerter Aktivität und übermäßiger Vitalität. *E. Kahn* zählt zu ihnen lebhafte (*Tachythymiker), erregbare, explosible, reizbare, streitsüchtige, heitere (euphorische) Psychopathen (s.d.).
Syn.: Hyperthymiker.

Psychopathen, hypochondrische *(m, pl).* Abnorme Persönlichkeiten mit dem Hauptmerkmal der *Hypochondrie, deren Leben ganz durch die Abwehr vermeintlicher Krankheitsgefahren bestimmt wird.
Syn.: Hypochonder.

Psychopathen, hypomelancholische *(m, pl).* Syn. für *Dysthymiker.

Psychopathen, hypothyme *(m, pl).* Im Gegensatz zu den hyperthymen Psychopathen durch einen Mangel an Temperament, Erregbarkeit und gemütlicher Ansprechbarkeit gekennzeichnete Gruppe von Persönlichkeiten. Hierzu zählen athyme, phlegmatische, stumpfe, gemütsarme und gemütslose Psychopathen.
Syn.: Hypothymiker.

Psychopathen, idiopathische *(m, pl).* (*B. Karpman*, 1948). Hochgradig gemütsarme, im Gegensatz zu den symptomatischen Psychopathen therapeutisch nicht beeinflußbare Persönlichkeiten, deren Abnormität hauptsächlich durch eine abnorme Anlage entstanden ist.

Psychopathen, konstitutionelle *(m, pl)* *Psychopathen, idiopathische.

Psychopathen, kriminelle *(m, pl).* Gruppen von Psychopathen, die zu häufigem kriminellen Verhalten neigen. Sie gehören meist gleichzeitig zu anderen Psychopathengruppen (stimmungslabile, haltlose, gemütlose, geltungssüchtige Psychopathen).

Psychopathen, launische *(m, pl).* Syn. für *Psychopathen, stimmungslabile.

Psychopathen, paranoide *(m, pl).* Persönlichkeiten mit folgenden Eigenschaften: mißtrauisch, rechthaberisch, halsstarrig, leicht gekränkt; beziehen im Umgang mit anderen Menschen unnötigerweise vieles auf sich.
fr: type paranoïde; *e:* paranoid personality.

Psychopathen, phlegmatische *(m, pl).* Psychopathische Erscheinungsform des phlegmatischen Temperaments. Kennzeichen: Langsamkeit der Motorik, »Sitzfleisch«, verlangsamtes psychomotorisches Tempo, langsame, aber tiefgehende gemütliche Ansprechbarkeit, schwere Erregbarkeit (dann jedoch »schnaubende Wut«), ruhige, behagliche Stimmungslage, behäbige Heiterkeit.
fr: type flegmatique; *e:* phlegmatic personality.
Syn.: Phlegmatiker.

Psychopathen, poikilothyme *(m, pl).* (*E. Kahn*). Empfindsame Persönlichkeiten mit raschem Wechsel der Grundstimmung. Man kann autochthon Stimmungslabile (mehr oder weniger

regelmäßiger Stimmungswechsel ohne Anlaß) von reaktiv Stimmungslabilen (unvermittelter Ausbruch trauriger oder gehobener Stimmung aus äußerer Veranlassung) unterscheiden.
fr: type poïkilothymique; *e:* poikilothymic personality.

Psychopathen, psychasthenische *(m, pl)* *Astheniker (1).

Psychopathen, querulatorische *(m, pl).* Nörgelsüchtige, zu ständiger *Querulanz neigende freudlose, kämpferische Fanatiker, die zur Gruppe der fanatischen Psychopathen gehören. Sie sind überempfindlich in bezug auf ihr eigenes Recht, unnachsichtig gegen andere und beharren unbeugsam auf einem einmal eingenommenen Rechtsstandpunkt. Aus der rechthaberischen Haltung kann sich ein *Querulantenwahn entwickeln.
fr: excités constitutionnels, quérelleurs.

Psychopathen, reizbare *(m, pl).* Vom Temperament her leicht erregbare Persönlichkeiten mit reizbarer Stimmung.

Psychopathen, schizoide *(m, pl).* Autistische Persönlichkeiten mit ausgeprägten *schizoiden Charakterzügen; sie meiden enge zwischenmenschliche Beziehungen und sind unfähig, ihre Feinseligkeit gegenüber anderen deutlich zu äußern. In der Typologie *E. Kretschmer*s stellt die schizoide Psychopathie in einer kontinuierlich gedachten Entwicklungsreihe das Bindeglied zwischen einer noch als normal angesehenen *schizothymen Veranlagung und der *Schizophrenie dar. Sie kommt besonders bei leptosomem Körperbau vor.
fr: type schizoïde; *e:* schizoid personality.

Psychopathen, selbstunsichere *(m, pl).* Nach *K. Schneider* Menschen mit innerer Unsicherheit, mangelndem Selbstvertrauen, innerer Unfreiheit und Schüchternheit, die manchmal durch betont sicheres Auftreten überdeckt werden sollen. Darunter befinden sich ethische Skrupulanten, die den Sensitiven *E. Kretschmer*s entsprechen. Nach *K. Schneider* erwachsen auf dem Boden solcher Naturen die meisten Zwangsvorgänge. Kränkbarkeit und Affektverhaltungen binden zwar oft starke Kräfte, können in Zusammenhang mit Ehrgeiz aber auch den Boden für besondere Leistungen abgeben.
fr: type inquiet, *e:* insecure psychopath.
Syn.: sensitive Psychopathen.

Psychopathen, sensitive *(m, pl).* Syn. für *Psychopathen, selbstunsichere.

Psychopathen, stimmungslabile *(m, pl).* Persönlichkeiten mit abnormer Neigung zu jähen, unvorhersehbaren, schwer nachzuempfindenden Stimmungsschwankungen. *Stimmungslabilität.
e: labile psychopath.
Syn.: launische Psychopathen.

Psychopathen, streitsüchtige *(m, pl).* Reizbare Persönlichkeiten, deren Reizbarkeit sich gewissermaßen gesetzmäßig in Streitsucht zeigt.
Syn.: Eristhiker.

Psychopathen, symptomatische *(m, pl).* (*B. Karpman,* 1948). Durch ihre mangelhafte Sozialanpassung stark auffällige, nur scheinbar psychopathische Persönlichkeiten, bei denen es sich in Wirklichkeit um milieugeschädigte Neurotiker handelt. Im Gegensatz zu den idiopathischen Psychopathen können symptomatische Psychopathen mit Erfolg psychoanalytisch behandelt werden.
fr: psychopathe secondaire; *e:* symptomatic *oder* secondary psychopathic personality.

Psychopathen, traurige *(m, pl)* *Psychopathen, depressive.

Psychopathen, triebanomale *(m, pl).* Wenig gebrauchte Sammelbez. für alle Persönlichkeiten mit abwegigem Geschlechtstrieb (*Perversion).

Psychopathen, willenlose *(m, pl).* Syn. für *Psychopathen, haltlose.

Psychopathen, willensschwache *(m, pl).* Syn. für *Psychopathen, haltlose.

Psychopathen, zykloide *(m, pl)* *Psychopathen, zyklothyme.

Psychopathen, zyklothyme *(m, pl).* Lebhafte, nach außen gewendete, kontaktfreudige, oft dynamische Persönlichkeiten mit Sinn für reale Gegebenheiten (*Zyklothymie [1]).

Psychopathie *(f).* **1.** Angeborene bzw. auf der Grundlage einer abnormen Anlage lebensgeschichtlich entstandene Abnormität der Persönlichkeit. Die Bez. bezieht sich hauptsächlich auf charakterologische Abweichungen (der Affektivität, der Willensbildung), die sich störend auf das soziale Leben auswirken. Die Abnormität beruht nicht auf einem Krankheitsvorgang, sondern bezieht sich auf »Abweichungen von einer uns vorschwebenden Durchschnittsbreite von Persönlichkeiten« (*K. Schneider*). Zum Psychopathiebegriff gehört nach *Schneider* außerdem, daß der Psychopath an seiner Abnormität leidet oder daß unter seiner Abnormität die Gesellschaft leidet. Mit der Bezeichnung Psychopathie ist somit nur etwas über die Abnormität des Charakters, nichts z.B. über die Intelligenz ausgesagt. Eingeschlossen in jede Betrachtungsweise sind die Beziehungen der psychopathischen Persönlichkeit zur Gesellschaft, die stets zu ihrer Charakterisierung her-

angezogen werden. Trotz der Erkenntnis, daß klare Grenzziehungen nicht möglich sind, hat das Bedürfnis nach übersichtlicher Ordnung vor allem in der dt. Psychiatrie zu einer Reihe von Einteilungsversuchen teils systematischer, teils unsystematischer Art geführt, so daß zahlreiche Einzelbez. in Gebrauch sind. Die gebräuchlichste Einteilung ist die von *K. Schneider*, der nach den am deutlichsten hervortretenden Zügen unsystematisch unterscheidet in: hyperthymische, depressive, selbstunsichere, fanatische, geltungsbedürftige, stimmungslabile, explosible, gemütlose, willenlose und asthenische Psychopathen. Daneben hat eine Einteilung von *E. Kahn* (1931) eine gewisse Gültigkeit behalten; es finden sich: nervöse, ängstliche, empfindsame, zwanghafte, erregbare, hyperthyme, depressive, stimmungslabile, gemütskalte, willensschwache, triebhafte, sexuell perverse, hysterische, phantastische, verbohrte, verschrobene Psychopathen. In neuerer Zeit tritt an die Stelle der Bez. »Psychopath« vielfach die Bez. »abnorme Persönlichkeit« (bei *K. Schneider* noch der Oberbegriff für alle von der Norm abweichenden Charaktervarianten), weil sich mit der Bez. »Psychopath« ein negatives Werturteil verbunden hat. Die Psychoanalyse hat viele Charaktereigentümlichkeiten aus der seelischen Entwicklung verstehen gelehrt. Psychoanalytisch gesehen leiden Psychopathen an den Folgen von *Abwehrmechanismen, ohne dabei zu bemerken, daß sie krank sind. Sie können daher auch nicht mit Erfolg psychoanalysiert werden. Jedoch ist die Frage, wie weit eine gegebene Persönlichkeitsstruktur etwas anlagemäßig Gegebenes (Psychopathie) oder etwas lebensgeschichtlich Gewordenes (Neurose) darstellt, oft Gegenstand heftiger Diskussionen. Viele Psychiater suchen die Bez. »Psychopathie« schon aus solchen Gründen zu meiden. Die Grenze zu den *Psychosen wird jedoch stets als scharf, der Unterschied hierzu als ein qualitativer, nicht nur quantitativer gesehen. **2.** In der frz. Psychiatrie besonders des 19. Jahrhunderts bezeichnet Psychopathie alle psychischen Auffälligkeiten, die aufgeteilt werden in Neurosen, Psychosen und chronische Defektzustände aller Art. Erst in den letzten 30 Jahren setzt sich mehr der engere deutsche Begriff der Psychopathie durch. **3.** In der amer. Psychiatrie: Persönlichkeit mit antisozialem Verhalten, die als Individuum gegen soziale Normen verstößt und dabei andere und sich selbst leiden macht. Seit 1980 ist Psychopathie keine diagnostische Einheit mehr. In der Literatur wird die Bez. aber weiter im traditionellen Sinne gebraucht. Die Tradition beginnt in England mit der *Moral Insanity von *Prichard* (1835). *Adolf Meyer* (1905) spricht von konstitutioneller psychopathischer Minderwertigkeit. Es wird nicht scharf unterschieden, ob die Persönlichkeitsvariante angeboren, durch frühe Erlebnisse erworben oder Folge organischer Hirnschädigung ist. Die Verhaltensweisen der einzelnen Psychopathentypen fallen hauptsächlich unter die Bez. »Persönlichkeitsstörungen« (personality disorders, character disorders, personality pattern disturbances). *Historisch:* Die Bez. wurde erstmalig von *J. L. A. Koch* (Die Psychopathischen Minderwertigkeiten, 1891–1893) gebraucht. *Koch* sprach von einem psychischen »Zwischengebiet«, wobei er ein gleichrangiges Nebeneinander von angeborenen und erworbenen Einflüssen postulierte.
fr: psychopathie; *e:* psychopathy.

Psychopathie, asoziale *(f)*. Selten gebrauchtes Syn. für *Moral Insanity.

Psychopathie, asthenische *(f)* *Psychopathen, asthenische.

Psychopathie, autistische *(f)* *Psychopathen, autistische.

Psychopathie, autistische, im Kindesalter (*H. Asperger*, 1944). Nosologische Gruppe abnormer Kinder mit schizoider Temperamentsveranlagung. Eine besondere Wesensart wird deutlich ab 3. Lj.: Das Denken überschreitet das kindliche Interessengebiet, den Kindern fehlt das Kindhafte, das Spiel entbehrt der Frische, sie lesen viel, bleiben lieber für sich und sind arm an Gefühlsäußerungen. Die Kinder sind häufig in besonderer Weise begabt, aber im praktischen Leben sehr ungeschickt und können sich als Schulkinder oft noch nicht selbständig anziehen. In der Gruppe schlecht eingeordnet, können sie nicht mit anderen Kindern spielen. – Das Zustandsbild ist erblich und kommt vorwiegend bei Buben vor. *Autismus, frühkindlicher.
fr: autisme précoce; *e:* infantile autism.

Psychopathie, epileptoide *(f)* *epileptoide Psychopathie.

Psychopathie, schizoide *(f)* *Psychopathen, schizoide.

Psychopathia sexualis *(f)*. Von *H. Kaan* (1844) geprägte Sammelbez. für »alle Verirrungen des Geschlechtstriebs« mit einer »krankhaft erregten Phantasie, die den Verstand ausschaltet«. Als häufigste Form galt die Onanie. Bei **Krafft-Ebing* allgemeine Bez. für abnormes sexuelles Verhalten. Sein klassisches Werk (Stuttgart, 1886) trägt diesen Titel.

Die Bez. wird heute nicht mehr gebraucht. *Perversion.
e: psychopathia sexualis.

Psychopathia sexualis periodica *(f).* (*R. v. Krafft-Ebing*). Nur periodisch, z.B. zur Zeit der Menstruation, auftretender vermehrter Geschlechtsdrang und Neigung zu perversen Handlungen. Die Bez. ist obsolet.

psychopathisch *(a).* Sich auf Psychopathie beziehend. Mit einer Psychopathie behaftet, an Psychopathie leidend.
fr: psychopathique; *e:* psychopathic.

psychopathische Belastung *(f).* Vorkommen von zahlreichen Psychopathen unter den Vorfahren eines Menschen. Bei dieser Bez. wird davon ausgegangen, daß eine psychopathische Veranlagung vererbt wird.

psychopathischer Charakter *(m).* Syn. für *Psychopath.

psychopathische Dauerzustände *(m, pl).* Erscheinungsform der Psychopathie. Mit der Bez. wird die Unveränderlichkeit einer psychopathischen Charakteranlage unter wechselnden Umweltverhältnissen hervorgehoben. Es wird von den abnormen seelischen Reaktionen (*psychopathische Reaktion) und Entwicklungen abgesehen, »welche auch beim Psychopathen durch psychotraumatisch wirkende Umweltschädigungen hervorgerufen werden, und welche die schon anlagemäßig gestörte innere Balancierung der Persönlichkeit noch mehr beeinträchtigen« (*H. Binder*).

psychopathische Diathese *(f)* *Diathese, psychopathische.

psychopathische Entwicklung *(f).* Erscheinungsform der Psychopathie. Durch objektiv verhältnismäßig geringfügige, jedoch bereits psychotraumatisch wirkende Milieureize kann beim Psychopathen eine abnorme seelische *Entwicklung in Gang gesetzt werden. Seiner desintegrierten Anlage ist es dann nicht mehr möglich, die Entwicklung noch zur Rückbildung zu bringen (*Binder*).

psychopathische Konstitution *(f)* *psychopathische Veranlagung.

psychopathische Persönlichkeit *(f).* Syn. für *Psychopath.

psychopathische Persönlichkeitsstruktur *(f).* Umschreibendes Syn. für psychopathische Persönlichkeit (*Psychopathie).

psychopathische Reaktion *(f).* In der Psychiatrie zwischen den beiden Weltkriegen vielgebrauchte Bez. für überschießende Erlebnisreaktionen auf intensive Erlebnisreize (Schreck, plötzlicher Verlust von Angehörigen u.a.). Das Besondere wird in einem quantitativen oder qualitativen Mißverhältnis zwischen dem Erlebnisreiz und der darauf folgenden Reaktion gesehen. Grundlage für die Art der Reaktion ist somit nicht die Eigenart des Reizes, sondern die Eigenart der psychopathischen Persönlichkeit. Von den Psychosen unterscheiden sich die pathologischen Reaktionen der Persönlichkeit durch ihre kurze Dauer und dadurch, daß sie weitgehend psychologisch verständlich bleiben. Da sich keine sichere Unterscheidung zu den psychogenen und neurotischen Erlebnisreaktionen nichtpsychopathischer Persönlichkeiten treffen läßt, ist die Bez. mehr und mehr außer Gebrauch gekommen.

psychopathische Temperamente *(n, pl).* (*G. Ewald*). Sammelbez. für Psychopathentypen, deren Abnormität hauptsächlich die angeborene Dauerverfassung der Gemütslage, den »energetischen *Biotonus« betrifft: die hyperthymen Psychopathen mit sanguinisch-lebendigem Temperament; die depressiven Psychopathen mit melancholischem Temperament.

psychopathische Veranlagung *(f).* Ererbte Disposition zur Psychopathie.

Psychopathologie *(f).* »Lehre von den Leiden der Seele.« Wissenschaftliche Methodenlehre der Psychiatrie zur Erfassung von abnormen seelischen Zuständen und Geisteskrankheiten aus den psychischen Veränderungen. Die Psychopathologie kann sich verstehen als die Wissenschaft von der Anwendung psychologischer Denkkategorien auf psychische Krankheiten bzw. psychisch Kranke. Sie untersucht somit die psychische Seite der Mechanismen und Gesetze psychischer Anomalien und des Krankseins. – Die Psychopathologie hat keine eigene Geschichte, sondern folgt dem Lauf der allgemeinen *Psychiatrie. Ihre praktischen Aufgaben sind die der Erkennung, Beschreibung und Analyse von Phänomenen, die den Symptomen der allgemeinen Medizin entsprechen. Hauptproblem ist das der psycho-physischen Korrelationen, das sich intensiver als in anderen medizinischen Gebieten stellt, da bereits bei psychopathologischen Alltagsfragen darauf Bezug genommen werden muß. Dementsprechend reichen die Krankheitstheorien von einer materialistischen Organgenese auf der einen Seite über die Annahme eines psycho-physischen Parallelismus bis zur idealistischen Psychogenese auf der anderen Seite. Erste Grundlagen einer systematischen Methodologie wurden durch **Störring* (1900) gelegt. Die »Allgemeine Psychopathologie« von **Jaspers* (1913) bestimmte weithin den Gang der weiteren Entwicklung. Die von *Jaspers* aufgezeigten Wege

des *Verstehens und *Erklärens werden weiterhin als Grundlagen anerkannt. **Freud* errichtete ein in sich geschlossenes psychopathologisches System von Hypothesen über die psychologischen Mechanismen von Neurosen, Perversion und Psychosen, das auch außerhalb Deutschlands allgemeine Anerkennung fand. – Unter Hervorhebung einzelner Gesichtspunkte können allgemeine, klinische, experimentelle und phänomenologische Psychopathologie unterschieden werden.
fr: psychopathologie, pathologie mentale; *e:* psychopathology, patho-psychology, mental pathology.

Psychopathologie, kriminalforensische *(f).* *kriminalforensische Psychopathologie.

Psychopathologia sexualis *(f).* (*R. v. Krafft-Ebing*). Lehre von den sexuellen Abartigkeiten und Perversionen. *Psychopathia sexualis.

psychopathologisch *(a).* Sich auf *Psychopathologie beziehend, psychopathologische Sachverhalte betreffend.
fr: psychopathologique; *e:* psychopathologic.

Psychopathometrie *(f).* (*H. H. Wieck*). Untersuchung krankhafter seelischer Veränderungen mit Hilfe von messenden Testverfahren; z.B. Bestimmung der Schwere des *Durchgangssyndroms mit dem **Böcker*-Test. Vgl. auch *Kinzel*-Test.
fr: psychopathométrie; *e:* psychopathometric methods.

Psychopharmaka *(n, pl).* Psychotrope Substanzen. Mehr pharmakologisch gesehen: alle Stoffe, die am zentralen Nervensystem angreifen (*W. Wirth,* 1967); mehr psychiatrisch gesehen: alle Medikamente, die menschliches Erleben und Verhalten beeinflussen (*W. Broeren* und *W. Schmitt,* 1968). **1.** I.w.S. gehören auch traditionelle Genußmittel oder Medikamente zu den Psychopharmaka: Alkohol, Kaffee, Tee, Coffein, Barbiturate, Äther, Kreislaufstimulanzien. **2.** I.e.S (häufiger) jedoch nur die Medikamente, die seit 1952 zunehmend zur Behandlung von psychischen Krankheitserscheinungen verwendet werden. Je nach ihrer Hauptwirkungsrichtung werden sie in anregende und hemmende Stoffe unterteilt. Anregend sind: *Psychotonika, *Thymoleptika und *Halluzinogene. Hemmend sind: *Ataraktika und *Neuroleptika. Einzelne Drogen haben je nach Dosis oder ständig sowohl anregende wie hemmende Wirkung.
fr: substance psychotrope; *e:* psychotropic drug.

Psychopharmakologie *(f).* Wissenschaftszeig, der sich um die Erforschung der Einwirkung von pharmakologischen Substanzen auf das Seelenleben bemüht. Die Bez. wird häufig als Syn. für *Pharmakopsychiatrie verwendet. Bei gegensätzlichem Gebrauch beider Bezeichnungen wird entweder mehr die pharmakologische oder mehr die psychiatrische Seite betont.
fr: psychopharmacologie; *e:* psychopharmacology.

Psychopharmakotherapie *(f).* Behandlung seelischer Störungen mit *Psychopharmaka (2) i.e.S.

Psychophobie *(f).* (*E. Bleuler*). Materialistische Ableugnung alles Seelischen und seiner eigengesetzlichen Bedeutung. Nach *S. Ferenczi* ist in einer derartigen Haltung eine Regression auf frühkindliche Entwicklungsstufen zu sehen, in der *Projektionen normal sind.
fr: psychophobie; *e:* psychophobia.

Psychophysik *(f).* Von *G. Th.* **Fechner* 1860 begründete Arbeitsrichtung, welche mit experimentellen Mitteln die Beziehung von Leib und Seele zu erfassen sucht. Die psychischen Phänomene werden aufgrund physikalischer Reize untersucht. Als kleinste Einheit der erlebten Intensität wurde der eben merkliche Unterschied zwischen zwei Wahrnehmungsempfindungen benutzt. Dies führte zum psychophysischen Grundgesetz, nach welchem die erlebte Intensität proportional zum Logarithmus des physikalischen Reizes wächst. Aus diesen Ansätzen entwickelte sich unter *Fechner*s Schüler und Nachfolger *W. Wundt* die Experimentalpsychologie. Über den *Wundt*-Schüler **Kraepelin* starke Auswirkungen auf die Psychiatrie.
fr: psychophysique; *e:* psychophysics.

Psychophysiologie *(f).* **1.** Psychologische Arbeitsrichtung, welche die Zusammenhänge zwischen physiologischen Prozessen einerseits und Verhalten, Befinden, Bewußtsein, Wahrnehmung, Emotionen, Motivation, Handeln, Sprache andererseits untersucht. Z.B. wird versucht, physiologische Vorgänge (z.B. Herzfrequenz, Tätigkeit der Nebennierenrinde) und ihre psychologischen *Korrelate (z.B. Furcht) gleichzeitig zu erfassen. Hauptsächlich gefördert durch **Pawlow*. – Es wurde versucht, aus der Psychophysiologie die Grundlagen der *Psychosomatik zu gewinnen. **2.** Selten: Sammelbez. für Psychophysiologie (1), *Psychophysik und *Neuropsychologie. **3.** Syn. für *Psychosomatik. Diese erst seit wenigen Jahren in Gebrauch befindliche Bez. setzt sich rasch durch, weil sie weiter ist, funktionelle Organstörungen einschließen kann und keinem bestimmten Lehrgebäude verpflichtet ist.
fr: psychophysiologie; *e:* psychophysiology.

psychophysiologische Störungen *(f, pl)*. Bez. für psychosomatische Krankheiten unter Einschluß funktioneller Organstörungen. *psychosomatische Medizin.

psychophysischer Parallelismus *(m)*. In Philosophie, Psychologie und Psychiatrie das als parallel angenommene Verhältnis von Psychischem und Physischem. Jedem psychischen Vorgang entspricht sachlich und zeitlich ein physischer, von möglichen wechselseitigen Beziehungen wird jedoch abgesehen. *Psychopathologie.

Psychoplasma, familiäres *(n)*. (*Boven*). Charakteristische Eigenschaften, die bei allen Mitgliedern einer Familie vorhanden sind.
fr: psychoplasme familial; *e:* familial psychoplasm.

Psychoprophylaxe *(f)*. Syn. für *Psychohygiene.

Psychoreaktion *(f)*. (*Much* und *Holzmann*). Angeblich für Schizophrenie typische *psychophysische Reaktion. Wenn Schizophrenen das Gift der Kobra eingespritzt wurde, kam es in einer für Schizophrene typischen Weise zur Auflösung der roten Blutkörperchen. Die Befunde wurden nicht bestätigt.
fr: réaction de *Much*; *e: Much-Holzmann*-reaction, psycho-reaction.

psychoreaktiv *(a)*. Als Reaktion auf Erlebnisse. Gewöhnlich als Syn. für psychogen gebraucht.
fr: psychoréactif; *e:* psychoreactive.

Psychoreflex *(m)*. Syn. für *Aufmerksamkeitsreflex.

Psychose *(f)*. Seelenkrankheit. Geisteskrankheit. Allgemeinste psychiatrische Bez. für viele Formen psychischen Andersseins und psychischer Krankheit, die teils durch erkennbare Organ- oder Gehirnkrankheiten hervorgerufen werden (z.B. progressive Paralyse) oder deren organische Grundlagen hypothetisch sind (endogene Psychosen). Die Bez. wurde wahrscheinlich erstmals 1845 von *Feuchtersleben* (Lehrbuch der ärztlichen Seelenkunde) gebraucht und setzte sich im Laufe des 19. und 20. Jahrhunderts von der dt. Psychiatrie ausgehend überall durch. Allgemeinere Bedeutung gewann die Bez., als von der Psychoanalyse *Freuds* (ab 1895) zunehmend eine scharfe Trennung zwischen Psychose und *Neurose durchgeführt wurde. Obwohl zwischen den Psychiatern der verschiedensten Schulen Einigkeit über die allgemeine Begriffsbestimmung besteht, bereitet die Abgrenzung im einzelnen Fall Schwierigkeiten, da sehr verschiedenartige – psychologische und somatische – Kriterien herangezogen werden: Schweregrad der psychischen Veränderungen, Fehlen von Krankheitseinsicht, Störungen der Kommunikation, fehlende Verstehbarkeit (*Verstehen) der Erscheinungen, mangelhafte soziale Anpassung. Während vor allem in der dt. Psychiatrie die psychischen Veränderungen der Psychose meist durch krankhafte Hirnveränderungen entstanden gedacht werden, hielt sich daneben vor allem in den USA lange Zeit ein viel weiterer Psychosebegriff, der sich ausschließlich nach dem Ausmaß der psychischen Auffälligkeiten und nach sozialen Gesichtspunkten (Notwendigkeit der Krankenhausunterbringung) richtete, also Ursache und Art der Störung außer Betracht ließ. DSM III hat schließlich 1980 die Bez. »Psychose« ganz fallen gelassen und durch den viel weiteren Begriff »Störung« ersetzt. Nur in Wortzusammensetzungen wie »psychotische Störung« lebt die Bez. fort. – Psychose ist im allgemeinen eine vorübergehende psychische Krankheit oder ein stetig zum Schlechteren hin fortschreitender Krankheitsprozeß (*Prozeßpsychose). Nicht zu den Psychosen werden daher die abnormen Verstandesanlagen (Schwachsinn), abnormen Charakteranlagen (*Psychopathie), Neurosen, Konfliktreaktionen und krankhaften Persönlichkeitsveränderungen (epileptische Wesensänderung, Pseudopsychopathie, Sucht) gerechnet. Einteilung der Psychosen in die Hauptgruppen der endogenen und exogenen (= körperlich begründbaren) Psychosen sowie in zahlreiche Einzelformen.
fr: psychose; *e:* psychosis.

Psychose, affektive *(f)* *Affektpsychose.

Psychose, alkoholische *(f)* *Alkoholpsychosen.

Psychose, arteriosklerotische *(f)*. Bei Hirnarteriosklerose auftretende und durch sie verursachte Psychose. Z.B.: arteriosklerotische Depression, arteriosklerotisches Delir (s.d.).
fr: psychose artério-scléreuse; *e:* arteriosclerotic psychosis.

Psychosen, atypische *(f, pl)*. **1.** *atypische Psychosen. **2.** *DSM-Anhang.

Psychose, chronische reine *(f)*. (*G. Huber*, 1979). Seltene Form des schizophrenen Defektes (s.d.). »Über Jahre und Jahrzehnte bestehende schizophrene Psychosen, bei denen phänomenologisch-psychopathologische Zeichen einer Potentialreduktion und einer Verformung des individuellen seelischen Gefüges (Strukturverformung) nicht faßbar sind.« (*Huber*) Bei den Kranken erscheint weder die Persönlichkeit verformt, noch sind sie in ihrer Leistung wesentlich beeinträchtigt. Auch in Affekt, Kontakt und Ausdruck sind sie weitgehend unauffällig und haben dabei doch ständig paranoid-halluzinatorische und selten rein paranoide Erlebnisse. Die Psychose kann auch nach 30 Jahren noch folgenlos abklingen.

Psychose discordante *(f)*. (*Chaslin*). Gruppe von Psychosen, die gegenwärtig fast alle zur Schizophrenie gerechnet werden. Die Grundstörung wurde in einer »discordance psychique« (entspricht etwa der intrapsychischen Ataxie *Stranskys*) gesehen. Diese Bez. wird noch gelegentlich bei Affektstörungen angewendet, deren Zuordnung zur Schizophrenie noch ungewiß ist.

Psychosen, eklamptische *(f, pl)* *eklamptische Psychosen.

Psychose, endoforme *(f)*. Wenig exakte Bez. für Psychose, die einer Schizophrenie oder einer manisch-depressiven Erkrankung ähnlich ist. Vgl. schizoforme, schizophrenieähnliche bzw. schizophreniforme Psychose..
Syn.: endomorphe Psychose.

Psychosen, endogene *(f, pl)* *endogene Psychosen.

Psychose, endomorphe *(f)*. Syn. für *Psychose, endoforme.

Psychose, ephemere *(f)*. Nur einen Tag anhaltende *Psychose. Gewöhnlich gelingt es trotz lebhafter psychotischer Erscheinungen nicht, die kurze Krankheitsepisode einem bestimmten Psychosetyp zuzuordnen. Vgl. Bouffée délirante, transitorisches Irresein.

Psychose, epileptische *(f)*. Akute oder chronische Psychose bei Epilepsie. Kann in Formen auftreten, die anderen Psychosen zum Verwechseln gleichen: schizophrenieähnliche oder depressiv gefärbte Psychose, epileptisches Delir, epileptischer Dämmerzustand. Evtl. kann es als Komplikation einer Epilepsiebehandlung beim Verschwinden der Anfälle zum Auftreten einer epileptischen Psychose kommen (Antagonismus: Anfälle – Psychose). Dabei kann das EEG einen normalen Kurvenverlauf zeigen (forcierte Normalisierung nach *Landolt*, 1955). Die Psychosen sind deshalb gefürchtet, weil es dabei zu perseveratorischen Gewalttaten kommen kann. Hervorzuheben ist, daß Epilepsie und Schizophrenie sich nicht antagonistisch verhalten, obwohl diese Ansicht der Ausgangspunkt für die erfolgreiche Krampfbehandlung der Schizophrenie war. Auch chronische Veränderungen der Epileptiker, epileptische Wesensänderung und Demenz werden gelegentlich als lang hingezogene epileptische Psychose bezeichnet. Die epileptischen Psychosen zählen zu den endogenen Psychosen, da als Ursache der Epilepsie die gleiche endogene Veranlagung angenommen wurde.
fr: psychose épileptique; *e:* epileptic psychosis.

Psychose, exogene *(f)* *Psychose, körperlich begründbare.

Psychose, experimentelle *(f)* *Modellpsychose.

Psychose, floride *(f)*. Syn. für *Schizophrenie, positive.

Psychose, funktionelle *(f)*. Nicht durch eine erkennbare Organkrankheit verursachte Psychose, die sich somit lediglich in einer Veränderung psychischer Funktionen äußert. In der Hauptsache trifft dies für endogene Psychosen (Schizophrenie, manisch-depressive Erkrankung) zu, so daß die Bez. oft syn. verwendet werden. Auch die psychogenen Psychosen sind funktionell.
fr: psychose fonctionnelle; *e:* functional psychosis.

Psychose, halluzinatorische *(f)*. Allgemeine Bez. für Psychose mit akustischen oder optischen Halluzinationen. I.e.S. auch Syn. für *Halluzinose.
fr: psychose hallucinatoire; *e:* hallucinatory psychosis.

Psychose, holodysphrene *(f)* *Holodysphrenie.

Psychose, hypoxämische *(f)*. Psychose durch unzureichende Sauerstoffversorgung des Gehirns. Der allgemeine akute Sauerstoffmangel des Gehirns führt zunächst zu Bewußtlosigkeit, bei weniger plötzlichem Einsetzen zu Erregungszuständen, Gedächtnisstörungen, Affektstörungen oder Antriebsverlusten. Oft bilden sich die Veränderungen über ein amnestisches *Korsakow*-Syndrom zurück.

Psychose, induzierte *(f)* *induziertes Irresein.

Psychose, infantile *(f)* *Psychose, kindliche.

Psychose, infektiöse *(f)* *Infektionspsychose.

Psychose, intermittierende *(f)* *intermittierende Psychose.

Psychose, juvenile *(f)*. Psychose im Jungmädchen- und Adoleszentenalter. Alle Psychosen des Erwachsenenalters kommen auch im Jugendalter vor, erhalten jedoch eine teilweise charakteristische Färbung. Die Schizophrenie tritt typischerweise in Form der *Hebephrenie auf. Aber auch die manisch-depressive Erkrankung und andere Psychosen erhalten oft eine »hebephrene Färbung« ihrer Symptomatik. Die *Pubertätskrisen können psychoseähnliches Aussehen erhalten. Die *jugendliche Paralyse ist sehr selten.
fr: psychose juvenile; *e:* juvenile psychosis.

Psychose, kindliche *(f)*. Im Kindesalter, bis zur Pubertät auftretende Psychose. Es treten im Prinzip die gleichen Symptome wie bei Erwachsenen auf, jedoch mit unterschiedlichen Akzenten. Kindliche *Schizophrenie und manisch-depressive Erkrankung sind nicht so sel-

ten wie früher angenommen. Symptomatische Psychosen, insbesondere Fieberdelirien, sind sehr häufig, werden jedoch gewöhnlich nicht psychiatrisch behandelt. Frühkindlicher Autismus (s.d.) ist eine auf das Kindesalter beschränkte Psychose. Nach *M. S. Mahler* (1952) sind unter den frühkindlichen Psychosen eine autistische und eine symbiotische Psychose zu unterscheiden.
fr: psychose infantile; *e:* childhood psychosis.

Psychose, klimakterische *(f)*. Im Klimakterium auftretende Psychose. Wird oft inkorrekt zur Gruppe der *Involutionspsychosen gerechnet, von denen sich das Bild lediglich durch die Beschränkung auf das weibliche Geschlecht unterscheidet. Eine eigentliche, für das Klimakterium typische Psychose gibt es jedoch nicht.
fr: psychose climactérique; *e:* climacteric psychosis.

Psychose, körperlich begründbare *(f)*. *(K. Schneider)*. Psychose, die durch faßbare Körperkrankheiten hervorgerufen wird. Dabei bleiben Art und Ort der körperlichen Schädigung unberücksichtigt. Bei diesen Psychosen tritt trotz einer Vielfalt von körperlichen Ursachen nur eine begrenzte Anzahl unterscheidbarer klinischer Bilder auf. Die akuten derartigen Psychosen folgen den akuten exogenen *Reaktionstypen *Bonhoeffers* (»exogene« Psychosen im engeren Sinne), während die chronischen Psychosen Persönlichkeitsabbau und Demenz zeigen (»organische« oder »hirnorganische« Psychosen im engeren Sinne). – Von den meisten Autoren werden die Begriffe »exogene Psychosen« und »symptomatische Psychosen« syn. verwendet.

Psychose, konstitutionelle *(f, pl)*. Selten gebrauchte Bez. für psychoseähnliche Erscheinungen, die das ganze Leben über bestehen und daher als Ausdruck einer bestimmten Konstitution aufgefaßt werden. Betrifft insbesondere die konstitutionelle Depression (s.d.) und konstitutionelle Manie (s.d.).

Psychose, künstliche *(f)*. Absichtlich, meist durch Medikamente hervorgerufene (toxische) Psychose. Geschieht entweder in der Absicht, an einer experimentellen Psychose (*Modellpsychose) allgemeine Probleme der Psychosen zu studieren oder aus therapeutischen Absichten bei Neurosen (*Psycholyse) oder Depressionen (*H. Grahmann* und *U. H. Peters*, 1962).
fr: psychose artificielle; *e:* artificial psychosis.

Psychose, kurze reaktive *DSM-Anhang.

Psychose, manisch-depressive *(f)* *Erkrankung, manisch-depressive.

Psychose, manische *(f)*. Sammelbez. für Psychosen mit manischer oder manieähnlicher Erregung; *Manie, *maniformes Syndrom (1).
fr: psychose maniaque; *e:* manic psychosis.

Psychosen, metalkoholische *(f, pl)*. Als Folge des chronischen *Alkoholismus entstehende Psychosen: *Delirium tremens, alkoholische **Korsakow*-Psychose, *Pseudoencephalitis haemorrhagica superior (*Wernicke*), *Alkoholhalluzinose, alkoholischer Eifersuchtswahn (s.d.).

Psychose, organische *(f)*. Chronische Psychose, die ihre Ursache in einer mittelbaren oder unmittelbaren Gehirnkrankheit (z.B. Traumafolgen, Tumoren, Gefäßerkrankungen, degenerative Prozesse) hat. Obligate Symptome sind Persönlichkeitsabbau mit Abnahme von Takt, Anstand und feineren Empfindungen. Auch eine Demenz ist gewöhnlich nachweisbar, die vorwiegend Merkfähigkeit und Gedächtnis, weniger auch Auffassung und Urteilsfähigkeit betrifft. – Der Begriff wird in der klinischen Alltagssprache viel verwendet, obwohl er nicht eindeutig anwendbar ist. So müßte man eigentlich auch die Schizophrenie zu den organischen Psychosen zählen, da bei ihr eine organische Hirnschädigung postuliert wird. Vorzuziehen ist daher die eindeutigere Bezeichnung »chronische körperlich begründbare Psychose«.
fr: psychose organogène; *e:* organic psychosis, idiophrenic psychosis.

Psychose, paranoide *(f)*. Allgemeinste Bez. für eine Psychose, deren auffälliges Symptom Wahn ist. Die Bez. wird besonders oft gebraucht, wenn eine genauere diagnostische Einordnung eines Krankheitsbildes (noch) nicht möglich ist. Sehr häufig handelt es sich um eine paranoide Schizophrenie. *Paranoia.
fr: psychose paranoïaque; *e:* paranoid psychosis.

Psychose, periodische *(f)*. Psychose, die während des Lebens mehrmals in der gleichen Form auftritt, während zwischen den Erkrankungsphasen Zeiten der seelischen Gesundheit bestehen. Die Bez. bezieht sich besonders auf periodisch wiederkehrende manische, depressive oder manisch-depressive Erkrankungen. Aber auch Schizophrenien, paranoide und katatone Erkrankungen, Zwangskrankheiten oder epileptische Psychosen können eine periodische Verlaufsform annehmen. Die Lehre von den periodischen Psychosen wurde Ende des 18. Jahrhunderts insbesondere durch frz. Ärzte (*Magnan* u.a.) begründet und von **Kraepelin* als fester Bestandteil seines nosologischen Systems übernommen. Die ältere Psychiatrie kannte noch eine periodische Neurasthenie und Paranoia.

fr: psychose périodique; *e:* periodic psychosis.

Psychose, polyneuritische *(f)*. Seltenes Syn. für **Korsakow*sche Psychose.

fr: psychose polynévritique; *e:* polyneuritic psychosis.

Psychose, postoperative *(f)*. Bis zu 15 Tage nach einer Operation auftretende symptomatische Psychose, die zu den akuten exogenen Reaktionstypen *Bonhoeffer*s gehört. Je größer der zeitliche Abstand zwischen Operation und Ausbruch der Psychose ist, desto unwahrscheinlicher ist ein kausaler Zusammenhang. Nach *Kleist* und *Bonhoeffer* treten vor allem Delirien, Zustände ängstlicher Erregung, manchmal paranoid-halluzinatorische Psychosen auf, die gewöhnlich alsbald wieder abklingen. Nach vielen Operationen kommt es auch zu einem hyperästhetisch-emotionalen Schwächezustand.

Psychose, präsenile *(f, pl)*. An der Schwelle des Alters, zu Beginn der 2. Lebenshälfte ausbrechende Psychosen. Besonders **Kraepelin* hat die Besonderheiten der in diesem Alter erstmalig auftretenden psychischen Krankheiten betont und sie mit den körperlichen Altersvorgängen in Zusammenhang gebracht. Mehrere Formen: **1.** Depressive Zustände, *Involutionsmelancholie. **2.** Erregungszustände mit Angst und Halluzinationen. **3.** Katatone Schizophrenie. *Spätkatatonie. **4.** Ängstlich-depressiver Wahn. **5.** Paranoide Psychosen. *Beeinträchtigungswahn, präseniler. – Das Gebiet der präsenilen Psychosen gilt weiterhin als unzureichend erforscht.

fr: psychose pré-sénile; *e:* pre-senile psychosis.

Psychose, produktive *(f)*. Syn. für *Schizophrenie, positive. *Produktivität.

Psychose, psychogene *(f)*. Sammelbez. für eine Gruppe von verschiedenartigen Psychosen, die durch seelische Anlässe entstehen. Als psychogene Psychose kann jedes psychische Krankheitsbild bezeichnet werden, bei dem ein als belastend empfundenes Erlebnis oder psychisches Trauma für Auftreten, Verlauf, Inhalte und oft auch Beendigung einer Psychose verantwortlich ist. Es wird allgemein angenommen, daß eine besondere (psychopathische) Veranlagung in Form einer Bereitschaft vorhanden sein muß, um auf Erlebnisreize mit einer Psychose zu reagieren. Die Prognose ist gut. – Die Zahl der in Frage kommenden klinischen Bilder ist groß. Es kann sich um mehr depressive Bilder (reaktive und psychogene Depressionen), körperlich begründbare Psychosen mit Bewußtseinsveränderungen, Stuporzustände oder Wahnpsychosen (sensitiver Beziehungswahn) handeln. Die Bez. wird in der deutschen Psychiatrie selten verwendet, häufiger in der skandinavischen (*P. Faergeman,* 1963).

Psychose, reaktive *(f)*. Durch aufwühlende Erlebnisse (psychogen) entstandene Psychose. *Bleuler* (1918) führt als Beispiele das **Ganser*-Syndrom als Reaktion auf die Einsperrung, einen hysterischen Dämmerzustand als Reaktion auf die Absage der Geliebten an. Die Bez. ist nicht allgemein anerkannt, da als zweifelhaft gilt, ob ein Erlebnis zur Ursache einer Geistesstörung werden kann. – Die Bez. wird vielfach syn. mit *Situationspsychose gebraucht. – Die Bez. wurde nach dem 2. Weltkrieg vor allem in Norwegen, weniger in Schweden, hauptsächlich bei Schizophrenien angewandt. Wird dort seit etwa 1960 mehr und mehr durch »konstitutionelle Psychose« ersetzt.

fr: psychose réactionnelle; *e:* reactive psychosis.

Syn.: Reaktionspsychose.

Psychose, remittierende *(f)*. Besonderer Verlaufstyp einer Psychose, wobei symptomreiche Krankheitsperioden mit symptomfreien Perioden abwechseln, die jedesmal den Eindruck einer Heilung entstehen lassen können.

fr: psychose rémittente, folie à éclipse.

Syn.: Folie à éclipse.

Psychose, rheumatische *(f)* *Rheumapsychose.

Psychose, schizoaffektive *(f)*. **1.** (*J. S. Kasanin,* 1933). Besonderer Erscheinungstyp der *Schizophrenie. Aufwühlende Erlebnisse sowie manische und/oder depressive Affektstörungen sind besonders im Beginn so vorherrschend, daß der schizophrene Prozeß evtl. verkannt wird. Im weiteren Verlauf treten die Affektveränderungen immer mehr zurück, während die typischen Erscheinungen der Schizophrenie immer deutlicher werden. Vorkommen besonders bei Jugendlichen. **2.** Syn. für *zykloide Psychose. In diesem Sinne vor allem in der amer. Psychiatrie gebraucht. Abweichend vom Konzept *Leonhard*s werden schizoaffektive Psychosen nicht als in sich typische Gruppen angesehen, sondern als etwas, was sowohl Symptome der Schizophrenie als auch der affektiven Störungen besitzt. Es werden auch keine Untergruppen gebildet. In *DSM III nicht erwähnt.

fr: psychose schizo-affective; *e:* schizo-affective psychosis.

Psychose, schizoforme *(f)*. (*Kahn,* 1921). Psychoseform, die in ihrer Symptomatik der Schizophrenie ähnlich ist oder ihr gleicht. Der

Begriff wird nicht ganz streng gebraucht, bezeichnet aber meistens eine symptomatische Psychose (s.d.), die plötzlich beginnt und einen günstigen Verlauf hat. Gelegentlich wird aber auch eine Schizophrenie als schizoforme Psychose bezeichnet. Die ursprüngliche Abgrenzung erfolgte aber von den symptomatischen Psychosen her wegen der an Schizophrenie erinnernden Symptomatik. Abweichend hiervon bezeichnet *G. W. Schimmelpenning* (1965) als schizoforme Psychose paranoid-halluzinatorische Krankheitsbilder der 2. Lebenshälfte mit episodisch-periodischem und chronischem Verlaufstyp, die sich sowohl von der Schizophrenie als auch von den symptomatischen Psychosen unterscheiden lassen. *Kain* sprach zunächst bei der Einteilung der Schizophrenien von der »schizoformen Reaktionsweise« bei symptomatischen Psychosen. Ähnliche und nicht ganz klar unterschiedene Bezeichnungen sind »schizophreniforme« und »schizophrenieähnliche« Psychosen (s.d.).

Psychose, schizophrenieähnliche *(f)*. Psychisches Krankheitsbild mit einer an Schizophrenie erinnernden Symptomatik. Die Bez. wird zwar hauptsächlich bei Psychosen als Begleiterscheinungen von inneren Erkrankungen gebraucht, doch wird sie nicht streng noch konsequent verwandt und bezieht sich auch nicht auf eine bestimmte Ursache oder Prognose. Die häufig gebrauchte Bez. ist nirgendwo in der Literatur theorethisch begründet worden. Sie wird häufig verwechselt mit schizoformer und schizophreniformer Psychose (s.d.).

Psychose, schizophreniforme *(f)*. **1.** (*G. Langfeldt,* 1937, 1958). Der Schizophrenie ähnliche Psychose, die nicht mit Bestimmtheit zur Schizophreniegruppe gerechnet werden kann. Die Symptomatik ist kaum unterscheidbar von Schizophrenie. Häufig genannt werden: psychomotorische Erregung, paranoide und katatone Erscheinungen, Stimmenhören, Gedankeneingebung; Bewußtsein klar oder leicht gestört. Krankheitsverlauf im Unterschied zu Schizophrenie gutartig: vollständige Heilung ohne Defekt. Gutes Ansprechen auf Insulinbehandlung. Die Bez. wird hauptsächlich in der skandinavischen Literatur gebraucht. In der dt. Psychiatrie werden derartige Krankheitsbilder der Schizophrenie, der Gruppe der *Emotionspsychosen oder (je nach Ursache und Symptomatik) den symptomatischen Psychosen zugeordnet. Die Bez. wird nicht immer scharf von schizoformer und schizophrenieähnlicher Psychose (s.d.) getrennt. Historisch wurden die hierher gehörigen Krankheitsbilder von der Schizophrenie wegen ihrer guten Prognose abgetrennt. **2.** (*Chr. Scharfetter,* 1972). Psychose, die im Augenblick (im Querschnitt) das typische Bild einer Schizophrenie aufweist, aus deutlich definierten Gründen aber nicht als Schizophrenie, als endogene Psychose angesehen wird, weil sie z.B. durch Amphetamingebrauch aufgetreten ist. Vgl. Schizophrenie, symptomatische.
fr: psychose schizophréniforme; *e:* schizophreniform psychosis.

Psychose, senile *(f)*. Sammelbez. für alle nach dem 60. Lebensjahr erstmalig in Erscheinung tretenden psychischen Erkrankungen stärkeren Ausmaßes. Hierher gehören sowohl die zur Verblödung führenden *Alterspsychosen wie auch die endogenen Psychosen des Alters (*Altersschizophrenie, *Altersdepression, *Altersmanie).
fr: psychose *oder* délire sénile; *e:* senile psychosis.

Psychose, symbiontische *(f)*. (*C. Scharfetter,* 1970). Geistesstörung, von der zwei oder mehrere miteinander lebende Menschen gemeinsam befallen sind. Ein ersterkrankter Induzent entwickelt eine Psychose (meist paranoide Schizophrenie), die er auf einen mit ihm in besonders enger Lebensgemeinschaft lebenden Partner, den Induzierten, überträgt. In inniger Wechselwirkung verflochten, entwickeln Induzent und Induzierter einen gemeinsamen Wahn. Die Psychose sieht auch beim Induzierten sehr schizophrenieähnlich aus. Die Induzierten zeigen eine hohe familiäre Disposition zur Schizophrenie, die der Disposition von Familienangehörigen Schizophrener ähnelt. *Folie à deux.
fr: psychose symbiontique; *e:* symbiontic psychosis.

Psychose, symbiotische *(f)*. (*M. S. Mahler,* 1952). Außer dem frühkindlichen Autismus (s.d.) eine der beiden frühkindlichen Psychosen. Kennzeichen sind späterer Beginn als bei frühkindlichem Autismus, starke Angst, die sich insbesondere zeigt, wenn das Kind von seiner Mutter getrennt werden soll. Als Ursache wird eine mangelhafte Selbstdifferenzierung des Kindes nach der ersten Lebensphase einer Symbiose zwischen Mutter und Kind angesehen. Vorkommen sehr selten.
fr: psychose symbiotique; *e:* symbiotic psychosis.

Psychosen, symptomatische *(f, pl)*. Psychosen als »Symptom« oder Begleiterscheinung einer Allgemeinerkrankung oder einer Körperstörung. Die Bez. wird bei allen Psychosen verwandt, deren Erscheinungen durch hirnfremde

Körperveränderungen (z.B. Lungenentzündung) erklärt werden können. In einer engeren Begriffsfassung gehören die symptomatischen Psychosen neben den hirnorganischen und toxischen Psychosen zur Gruppe der *exogenen Psychosen. Gewöhnlich werden die Bezeichnungen symptomatische Psychose, exogene Psychose, körperlich begründbare Psychose und akuter exogener Reaktionstyp jedoch syn. gebraucht, da eine scharfe Begriffsabgrenzung unmöglich ist. – Allgemeine Symptome: Verlangsamung des psychischen Tempos, Antriebsminderung bis zum *Stupor, Gedächtnisstörungen (vor allem Störungen der Merkfähigkeit; Verlegenheitsantworten, *Konfabulationen), Wahrnehmungsstörungen (auch *Illusionen und Halluzinationen), Verminderung der Aufmerksamkeit, erhöhte Ablenkbarkeit, mangelhafte Orientierung über Zeit, Ort und Person, Störungen der *Vigilität. Auch ängstliche, depressive oder maniforme Verstimmungen und Wahnsymptome können auftreten. Bei der thematischen Ausgestaltung sind oft biographische und situative Umstände zu erkennen.
fr: psychose organique; *e:* symptomatic psychosis.

Psychose, tabetische *(f)* *Tabespsychose.

Psychosen, toxische *(f, pl)* *Intoxikationspsychose.

Psychose, traumatische *(f)* *traumatische Psychose.

Psychose, zephalgische *(f)*. (*Mingazzini*, 1926). Obsol. Bez. für eine durch starken Kopfschmerz ausgelöste psychische Krankheit.

Psychose, zirkuläre *(f)*. Form der manisch-depressiven Erkrankung mit regelmäßig sich abwechselnden manischen und depressiven Erkrankungsabschnitten. Die Bez. ist ursprünglich syn. mit der älteren Bez. »zirkuläres Irresein« (s.d.), wurde jedoch lange Zeit auch einfach als Syn. für »manisch-depressive Erkrankung« (also ohne Berücksichtigung einer besonderen Verlaufsform) gebraucht. Gegenwärtig wird die Bez. besonders dann bevorzugt, wenn ein besonders häufiger Wechsel zwischen manischen und depressiven Phasen ohne oder mit nur kurzen gesunden Intervallen hervorgehoben werden soll.
fr: psychose circulaire; *e:* alternating psychosis. circulatory psychosis.

Psychose, zirkulatorische *(f)*. Psychose durch Herzkreislaufstörungen. Vorübergehende Störungen des Herzkreislaufsystems können durch allgemeine Mangeldurchblutung des Gehirns zu amentiellen oder deliranten Bildern, manchmal auch zu Wahnpsychosen führen, die nach Besserung der Allgemeinkrankheit wieder verschwinden. *Psychose, hypoxämische.
e: circulatory psychosis.

Psychosen, zykloide *(f, pl)* *zykloide Psychosen.

psychosensorische Anfälle *(m, pl)*. Sammelbez. für Gruppe von anfallsweise auftretenden Schmerzen und Mißempfindungen (Menière-Anfälle, Migräne, Nabelkoliken) bei Kindern mit Beziehungen zur Epilepsie. Diese zeigen sich in abnormem EEG und Behandlungsfähigkeit durch antiepileptische Medikamente.
fr: accès psychosensoriel; *e:* psychosensory attack.

Psychosexualität *(f)*. Die geistig-seelische Seite der Sexualität als Gegensatz zu den mehr körperlichen Funktionen der Sexualität. Die Entwicklung von zärtlichen Gefühlen und Bindungen, aber auch Vorstellungen sexuellen Charakters und seelisch bedingte Hemmungen der Sexualfunktionen (Impotenz) gehören in den Bereich der Psychosexualität.
fr: psychosexualité; *e:* psychosexuality.

psychosexuell *(a)*. Auf die psychische Seite der Sexualität bezüglich.
fr: psychosexuel; *e:* psychosexual.

Psychosexuelle Dysfunktionen *DSM-Anhang.

Psychosis juvenilis *(f)* *Psychose, juvenile.

Psychosis polyneuritica *(f)*. Syn. für **Korsakow*sche Psychose.

Psychoskopie *(f)*. Untersuchung der Psyche bis ins kleinste, sozusagen mikroskopische Detail.
fr: psychoscopie; *e:* psychoscopy.

Psychosomatik *(f)*. Syn. für *psychosomatische Medizin.

psychosomatische Erkrankungen *(f, pl)* *psychosomatische Medizin.

psychosomatische Krankheit *(f)*. Meist chronische Körperkrankheit, welche ihren Ursprung in Erlebnissen und deren Verarbeitung hat. *psychosomatische Medizin.
e: psychosomatic disease *oder* illness.

psychosomatische Medizin *(f)*. Psychiatrisch-internistisches Arbeits- und Forschungsgebiet, das sich mit solchen Körperstörungen befaßt, die als Folge gegenwärtiger oder früherer emotionaler Konflikte aufgefaßt werden können. I.w.S. kann jede Krankheit als psychosomatisch aufgefaßt werden, wenn psychische Einflüsse auf körperliche Krankheiten, Syndrome oder Symptome erkennbar sind. I.e.S. werden nur solche Krankheiten als psychosomatisch aufgefaßt, bei denen ein chronisch gewordener Konflikt – über das vegetative Nervensystem – zu somatischen Veränderungen im Organsy-

stem führt. Nach *Alexander* antwortet der Mensch auf jenen psychischen Außenreiz auf dreifache Weise: mit beabsichtigten Handlungen, Ausdrucksphänomenen und vegetativ. Die psychosomatische Medizin befaßt sich mit den vegetativen Reizreaktionen, die traditionelle Psychiatrie mit den beiden erstgenannten. Die körperlichen Erscheinungen können psychoanalytisch als unmittelbarer Ausdruck einer ins Körperliche verdrängten Angst oder eines anderen Affektes verstanden werden. *Klinik:* typische Störungen sind essentielle Hypertonie, Hyperthyreoidismus, Migräne, Magengeschwür, Bronchialasthma, Colitis ulcerosa, Hautekzeme, Lungentuberkulose. Man hat vielfach versucht, einzelne Störungen mit bestimmten Konfliktkonstellationen in Zusammenhang zu bringen. Danach entspricht z.B. der Asthmaanfall einem Tränenausbruch, der Bluthochdruck einem zurückgehaltenen Wutausbruch, das Magengeschwür einem ständigen Konflikt zwischen Aggressions- und Fluchttendenzen. Es gibt jedoch keine einheitlichen Regeln für die Organwahl. *Historisch:* Ansätze zu psychosomatischem Denken sind bereits bei *Hippokrates* erkennbar. Die Bez. »psychosomatisch« wurde zuerst von *Heinroth* (1818) gebraucht. Auch das weitere Konzept der romantischen Medizin von der Bedeutung »moralischer« Faktoren für das Krankheitsgeschehen ist in der Psychosomatik wieder aufgegriffen. Gestützt auf die Erkenntnisse der *Psychoanalyse entstand nach dem 1. Weltkrieg eine internationale psychosomatische Bewegung, die 1934 durch *F. Deutsch* und *F. Dunbar* auch nach den USA getragen wurde. Die Bewegung versteht sich z.T. als Gegenbewegung gegenüber der nur naturwissenschaftlich-materialistischen Medizin und betont besonders die Bedeutung des erkrankten Subjekts gegenüber der Krankheit. Oft werden psychosomatische und hysterische Antworten auf Konflikte verwechselt, da sich beide körperlich äußern können. Während bei der Konversionsneurose das einzelne Symptom unbewußter symbolhafter Ausdruck eines bestimmten aktuellen Konfliktes ist, stellt das psychosomatische Symptom die Folge einer neurovegetativen Funktionsstörung durch einen Dauerkonflikt dar.
fr: médecine psychosomatique, M. P. S.; *e:* psychosomatic medicine.
Syn.: Psychosomatik, psychophysiologische Medizin.

psychosomatische Störung *(f).* Durch Erlebnisse hervorgerufene körperliche Störung. Die Bez. wird nicht einheitlich gebraucht und kann i.e.S. syn. mit *psychosomatische Krankheit sein oder funktionelle Störungen (ohne erkennbare Körperveränderungen) mit umfassen.
e: psychosomatic disturbance *oder* disorder.

psychosomatisches Training *(n).* *(B. Luban-Plozza, W. Pöldinger).* Psychotherapeutisches Übungsprogramm, evtl. mit Massage, unter besonderer Berücksichtigung der Atmung.
e: psychosomatic training.

Psychosomatose *(f).* **1.** I.w.S. Syn. für psychosomatische Erkrankungen. *psychosomatische Medizin. **2.** I.e.S. Bez. für Gruppe von »klassischen« Erkrankungen, deren psychosomatische Natur weithin anerkannt wird: essentielle Hypertonie, Hyperthyreoidismus, Migräne, Magen-Zwölffingerdarm-Geschwür, Asthma bronchiale, Colitis ulcerosa, Ekzeme. »Klassisch« bezieht sich auch darauf, daß die genannten Psychosomatosen zuerst von *Franz *Alexander* und der psychoanalytischen Schule in Chicago zusammengestellt und beschrieben wurden. Werden daher im Klinikjargon auch »die heiligen Chicagoer 7« genannt.

Psychosomimetika *(n, pl).* Syn. für *Psychotonika.

psychosoziales Netzwerk *(n).* *(Katschnig,* 1983). Syn. für *Psychiatrie, gemeindenahe. Die Bez. bringt eine Weiterentwicklung des Konzeptes zum Ausdruck. Besagt, daß psychisch Kranke innerhalb eines auf ihre jeweiligen Bedürfnisse abgestimmten Versorgungsnetzwerkes gefördert werden können.

Psychostimulanzien *(n, pl).* Syn. für *Psychotonika.

Psychosyndrom *(n).* **1.** Sammelbez. für ein Muster von psychischen Veränderungen nicht näher bestimmter Art. **2.** Sammelbez. für psychische Störungen, die organischen Hirnveränderungen ihre Entstehung verdanken. Es werden verschiedene Formen unterschieden (s. die folgenden Stichwörter).
fr: psychosyndrome; *e:* psychosyndrome.

Psychosyndrom, akutes hirnorganisches *(n).* Gruppe von psychischen Symptomen, durch welche akut auftretende Störungen der Hirnfunktion erkennbar werden: *Desorientiertheit in bezug auf Zeit und Ort, *Bewußtseinstrübung, *Merkfähigkeitsstörungen, Störungen der Aufmerksamkeit, der Konzentration, des intellektuellen Verhaltens, *Urteilsschwäche, allgemeine Verlangsamung aller Denkprozesse, erschwerte Auffassung. Das Syndrom ist unspezifisch und kann z.B. durch einen Hirntumor, eine Gehirnerschütterung, einen Vergiftungszustand u.a. hervorgerufen werden. Das Bild klingt nach Fortfall der Ursache entweder

ab oder geht in ein (chronisches) organisches Psychosyndrom über.
fr: psychosyndrome organique aigu; *e:* acute organic syndrome, acute brain disorder, organic reaction type.

Psychosyndrom, amnestisches *(n).* Syn. für *amnestisches Syndrom.

Psychosyndrom Bonhoeffer *(n).* Syn. für *Reaktionstypen, akute exogene.

Psychosyndrom des Kindesalters *(n).* *Psychosyndrom, infantiles bzw. juveniles organisches

Psychosyndrom, endokrines *(n).* (*M. Bleuler,* 1948). Bei fast allen endokrinen Erkrankungen in verschiedener Ausprägung entstehende psychische Veränderungen, soweit sie nicht Folgen schwerer allgemeiner Stoffwechselkrisen oder diffuser Hirnschädigungen sind. Vor allem Veränderungen der Triebe: Hunger (Heißhunger, Appetitlosigkeit, besondere Gelüste); Durst (Steigerung, Verminderung, besondere Gelüste); Bedürfnis, Wärme oder Kälte zu suchen oder zu meiden; Bewegungsbedürfnis (Bewegungsarmut, motorische Unruhe, Poriomanie); Schlafbedürfnis (Steigerung oder Verminderung); Sexualität (Verminderung, seltener Steigerung, jedoch keine Perversionen); elementare Mütterlichkeit; Drang, das Heim, ein eng umschriebenes Territorium, beizubehalten oder zu verlassen; Lust oder Unlust, sich mit anderen Menschen zu messen (Geltungssucht, Aggressivität, soziale Aktivität). Es finden sich ferner Veränderungen der gesamten Antriebhaftigkeit und der Stimmung (euphorische, dysphorische, depressive Verstimmungen). Graduell pflegen die Erscheinungen nicht als eigentliche Geisteskrankheiten, sondern als Persönlichkeitsveränderungen i.S. des Sonderlichen zu beeindrucken. *Hypophysärstimmung.
e: endocrine psychosyndrome.

Psychosyndrom, frühkindliches exogenes *(n).* (*R. Lempp,* 1964). Durch diffuse Schädigung des Gehirns in früher Kindheit hervorgerufene psychische Besonderheiten: Schwierigkeiten bei Gestalterfassung und Figur-Hintergrund-Differenzierung, Reizüberempfindlichkeit und Irritierbarkeit, Distanzunsicherheit, Kommunikationsstörungen, verminderte Angstbildung, erhöhte motorische Unruhe, Konzentrationsschwäche, gesteigerter Antrieb bei verringertem Durchhaltevermögen, rascher Wechsel von guter Anpassung und guter intellektueller Leistung und scheinbar unmotiviertem Versagen. Klingt mit der Pubertät allmählich ab. – Die Bez. wird allgemein bei schwacher Ausprägung angewendet, während bei starker Ausprägung vom *erethischen Syndrom gesprochen wird.
fr: syndrome organique de l'enfant; *e:* minimal brain dysfunction in children (MBD).

Psychosyndrom, hirndiffuses *(n).* (*M. Bleuler*). Syn. für *amnestisches (*Korsakow-*)Syndrom.

Psychosyndrom, hirnlokales *(n).* (*M. Bleuler*). Sammelbez. für psychische Veränderungen durch örtlich begrenzte Hirnkrankheiten. An verschiedenen Orten lokalisierte Hirnschädigungen führen zu einer chronischen psychischen Störung, die vom Ort der Schädigung und von der Art des Krankheitsprozesses unabhängig ist. Gekennzeichnet durch Störungen des Antriebs und der Stimmung mit plötzlichen Verstimmungen, jedoch bei völligem Erhaltenbleiben der intellektuellen Funktionen. Bei Jugendlichen ist die Antriebhaftigkeit eher gesteigert (*Psychosyndrom, hirnlokales juveniles), bei älteren Kranken eher vermindert (Wurstigkeit, Apathie, Stupor). Im Unterschied zum amnestischen Syndrom fehlen Gedächtnisstörungen; im Unterschied zu den akuten exogenen Reaktionstypen fehlen Bewußtseinsstörungen, Desorientierung, Illusionen und Halluzinationen.

Psychosyndrom, hirnlokales infantiles *(n).* (*M. Bleuler*). Hirnlokales Psychosyndrom bei Kindern. *Erethie und Aggressivität pflegen besonders auffällig zu sein. Symptomatik sonst wie beim juvenilen hirnlokalen Psychosyndrom.

Psychosyndrom, hirnlokales juveniles *(n).* (*M. Bleuler*). Hirnlokales Psychosyndrom bei Jugendlichen. Besonders hervortretend ist gesteigerte Antriebhaftigkeit. Die Kranken sind unruhig, unrastig, übertrieben unternehmungslustig, aber in ihren Zielrichtungen unstet. Sie können aggressiv gegen ihre Umgebung werden, Erwachsene angreifen oder Schaden stiften. Die intellektuellen Fähigkeiten bleiben unverändert.

Psychosyndrom, hirnorganisches *(n).* **1.** Syn. für *amnestisches (*Korsakow-*)Syndrom. **2.** I.w.S. auch allgemeinste Bez. für psychische Veränderungen durch Hirnkrankheiten und organische Körperveränderungen; z.B. Bewußtseinsstörungen, Demenz, Delirien, symptomatische Psychosen, epileptische Wesensänderung. **3.** *DSM-Anhang.
fr: syndrome organique cérébrale; *e:* organic brain syndrome, organic psychosis.

Psychosyndrom, infantiles bzw. juveniles organisches *(n).* Unspezifische psychische Veränderungen bei Jugendlichen und Kindern durch ausgebreitete, nicht lokalisierbare Hirn-

schädigungen z.B. infolge einer Tumorerkrankung. Ist gekennzeichnet durch eine Kombination von *Demenz und Wesensänderung. Stellt das Analogon zum *amnestischen Syndrom der Erwachsenen dar. Einzelsymptome: tiefgehende Persönlichkeitsveränderung, Herabsetzung der psychischen Leistungsfähigkeit, rasche Ermüdbarkeit, Überempfindlichkeit gegen Hitze, Witterungswechsel und toxische Einflüsse, Auffassungserschwerung, Beeinträchtigung der Aufmerksamkeit, Gedächtnisstörungen, Denkstörungen, Störungen der Affektivität, Abbau der ethischen Gefühle, Egozentrizität. Alle Störungen sind weitgehend rückbildungsfähig.
e: infantile brain-damage-syndrome.

Psychosyndrom, organisches *(n).* **1.** Von *E. Bleuler* (1916) als Syn. für das *amnestische (*Korsakow*-)Syndrom geprägte Bezeichnung. Abweichend von der ursprünglichen Abgrenzung werden aber nicht nur Störungen des Gedächtnisses, sondern auch der Aufmerksamkeit und Zustände mit Affektinkontinenz unter dieser Bez. verstanden. Nach *P. Pichot* (1963) wird das organische Psychosyndrom in der frz. Literatur oft mit einer *Demenz gleichgesetzt. Die Demenz ist jedoch nur eine häufige, keine regelmäßige Folge.
fr: psychosyndrome organique (de *Bleuler*); *e:* organic syndrome.
Syn.: psychoorganisches Syndrom.
2. Syn. für *Psychosyndrom, hirnorganisches (2). **3.** Sammelbez. für langsam verlaufende Veränderung von Intelligenz und Charakter durch organische Hirnstörungen. Diese Intelligenzminderung wird gewöhnlich als »Persönlichkeitsabbau« oder *Hirnleistungsschwäche, die Charakterveränderungen als »organische Persönlichkeitsveränderungen« (s.d.) bezeichnet, da beide Teilstörungen eine gewisse Unabhängigkeit voneinander besitzen.

Psychosyndrom, temporales *(n).* (*H. Landolt*, 1960). Bei Läsion des Schläfenlappens, insbesondere bei psychomotorischer Epilepsie auftretendes psychisches Störbild. Die Grundstörung besteht in einer »Schwäche, Erlebnisse und Erfahrungen in die Persönlichkeit einzubauen und sie zu verwerten und die eigenen Gedanken und Handlungen aus der Persönlichkeit heraus zu gestalten«. An den Patienten erscheint nach *Landolt* alles unmotiviert, ubiquitär, gestaltlos, inkonsistent, flüchtig und oberflächlich. Ferner bestehen unecht wirkende depressive Zustände, mehr »gedachte« hypochondrische Beschwerden, Beeinflußbarkeit, flüchtige Entschlußfähigkeit, chronische Unsicherheit und eigentümliche Beziehungslosigkeit zu sich und der Umwelt sowie eine euphorische Einstellung bei weinerlich-depressiver Stimmungslage.

Psychosynthese *(f).* In der analytischen Psychologie *Jung*s Gegenbez. zur *Psychoanalyse. Nachdem z.B. durch Traumdeutung und freie Assoziationen genügend »symbolisches Material« gewonnen wurde, wird dies vom Therapeuten für den Patienten wieder zusammengesetzt. Von *Freud* als inhaltloser Begriff bezeichnet. Von anderen Psychoanalytikern wird die Psychosynthese als gefährliches Verfahren erachtet, da der Analysand durch die aktive Rolle des Analytikers in eine dauernde Abhängigkeit von ihm gerät.
fr: psychosynthèse; *e:* psychosynthesis.

Psychotherapeutenvariable *(f).* (*Carl Rogers*, 1957). In der klient-bezogenen Gesprächstherapie (s.d.) für den Therapieerfolg bedeutsame Variable: 1. positive Wertschätzung und emotionale Wärme des Therapeuten gegenüber dem Klienten; 2. emphatisches Verstehen und das Bemühen, dem Klienten das Verstandene (durch Verbalisieren) zu übermitteln; 3. Echtheit im Verhalten des Therapeuten. Vgl. *Truax*-Skala.

Psychotherapeutik *(f).* **1.** (*D. Hack Tuke*). »Heilung des Körpers mit Hilfe der psychischen Funktionen der Leidenden«. **2.** (*H. Bernheim*. 1891). Ausdruck der Schule von *Nancy für die Beobachtung, daß sich ein Behandlungserfolg (der Suggestionsbehandlung) mit Suggestionen im Wachzustand erzielen läßt und nicht nur in tiefer Hypnose.
fr: psychothérapeutique; *e:* psychotherapeutics.

psychotherapeutisch *(a).* Mit Hilfe absichtlicher seelischer Einflußnahme. Auf Psychotherapie bezüglich.
fr: psychothérapeutique; *e:* psychotherapeutic.

Psychotherapie *(f).* Behandlung von abnormen Seelenzuständen, psychischen und Körperkrankheiten durch gezielte seelische Einflußnahme, genauer gesagt durch bewußte Ausnutzung der Beziehung zwischen Arzt und Patient. Psychotherapie ist somit Sammelbez. für vielerlei Methoden psychischer Einflußnahme: Hypnose, Suggestion, Persuasion, Gruppenpsychotherapie, Psychodrama, Logotherapie, Beschäftigungstherapie, analytische Psychotherapie u.a. ; s.a. die folgenden Stichwörter. In diesem Sinne ist *Psychoanalyse eine Form der Psychotherapie, jedoch nicht mit dieser identisch. Der Unterschied liegt in der ausschließlichen Anwendung der psychoanalytischen Me-

thoden (s.d.), vor allem der freien Assoziation und der Analyse der Übertragung in der Psychoanalyse. Nicht zur Psychotherapie zählen dagegen die unbewußten oder unbeabsichtigten Beeinflussungen des Kranken z.B. durch Erklärungen bei der Verabreichung von Medikamenten oder durch die Hoffnungen eines Kranken auf den Erfolg einer Operation. *Historisch:* Die Bez. wurde zum erstenmal im XVI. Kapitel von *D. Hack Tukes* »Bemerkungen über den Einfluß des Geistes auf den Körper, Studien zur Klärung der Wirkung der Einbildungskraft« (1872) für den tierischen Magnetismus (Hypnotismus) gebraucht, fand aber hauptsächlich durch *F. van Elden* (1889) Verbreitung. *Van Elden* bezeichnet damit bereits jede Therapie, die sich psychischer Mittel bedient, »um die Krankheit durch Intervention psychischer Funktionen zu bekämpfen«.
fr: psychothérapie; *e:* psychotherapy, psychotherapeutics, psychotherapeusis, mental healing.

Psychotherapie, aktiv-klinische *(f).* In Kliniken, vor allem nichtpsychiatrischen Kliniken durchführbare, nicht aufdeckende Psychotherapieform, die sich hauptsächlich suggestiver Maßnahmen (autogenes Training, Hypnose) bedient.

Psychotherapie, ambulante *(f).* Form der Psychotherapie, bei der im Gegensatz zur klinischen Psychotherapie nur in ihrem gewohnten Milieu und (gewöhnlich) im Arbeitsprozeß verbleibende Patienten von einem Therapeuten behandelt werden.
fr: psychothérapie ambulatoire; *e:* ambulatory psychotherapy.

Psychotherapie, analytische *(f).* **1.** Syn. für *Psychoanalyse als Therapieform. **2.** Seltener gebrauchtes Syn. für *Psychotherapie, analytisch orientierte.
fr: psychothérapie analytique; *e:* analytical psychotherapy.

Psychotherapie, analytisch orientierte *(f).* Häufig angewandte Form der Psychotherapie, die sich weitgehend oder vollständig auf die von der Psychoanalyse erarbeiteten Erkenntnisse stützt, ohne deren strenge Behandlungsregeln anzuwenden. Steht zwischen der Anwendung von nur unterstützenden Maßnahmen und der Anwendung einer großen Psychoanalyse. Da die Methode auf Interpretationen unbewußten Materials nicht verzichtet, gehört sie zur *Psychoanalyse. Sie verlangt vom Arzt Kenntnisse in der Handhabung von *Übertragung und *Gegenübertragung, des bewußten und unbewußten *Widerstandes und der *Abwehrmechanismen. Die Übertragung wird seltener oder nur teilweise analysiert, wenn sich eine negative Übertragung mit aggressiven Tendenzen gegen den Therapeuten herausbildet. Die Entwicklung einer *Übertragungsneurose wird so vermieden. Das Verhältnis Arzt–Patient gestaltet sich als freiwillige und willige Unterordnung unter die wohlwollende Autorität des Arztes. Das Anwendungsgebiet umfaßt außer psychosomatischen Krankheiten (Asthma bronchiale, Magersucht) die Behandlung einzelner neurotischer Symptome, kritischer Phasen und Besserung einiger Persönlichkeitsaspekte. Die Therapie kann nach wenigen Stunden abgeschlossen werden, seltener auch mehrere Jahre dauern.
fr: psychothérapie d'inspiration analytique; *e:* depth therapy, uncovering techniques.

Psychotherapie, anthropologische *(f).* Auf die theoretischen Positionen der anthropologischen Psychiatrie (s.d.) sich stützende Psychotherapie. Es wird versucht, »gewisse mit neurotischen Erscheinungen einhergehende Werdenskrisen der Persönlichkeit in ihrem existentiellen Sinn zu begreifen« (*V. E. v. Gebsattel*).

Psychotherapie, appellative *(f).* Sammelbez. für die an Vernunft, tiefere Einsicht und Verantwortung des Patienten appellierenden Psychotherapieformen, z.B. *Logotherapie *Frankls*.

Psychotherapie, aufdeckende *(f).* Den krankmachenden Konflikt aufdeckende, ihn zum Bewußtsein bringende Therapieform. Es wird versucht, Einsicht zu vermitteln und dadurch zu heilen. Wird gewöhnlich in einer groben Gruppeneinteilung der unterstützenden Psychotherapie gegenübergestellt. Ist weitgehend identisch mit analytischer Psychotherapie.
e: conflict-solving *oder* insight-directed psychotherapy.

Psychotherapie, befreiende *(f).* (*N. Schipkowensky*). Seelische Behandlungsmethode, die beim psychisch Kranken nach Befreiung aus der krankmachenden Situation, von Angst und Befürchtung, Selbstbeobachtung und Hypochondrie und von laienhaftem Besprechen eigener und fremder Krankheiten strebt.

Psychotherapie, bionome *(f).* Von *J. H. Schultz* (in seinem gleichnamigen Buch) 1951 begründete Form »ärztlich seelischer Krankenbehandlung«. Ihr Ziel ist es, »den aus seelischen Gründen ... fehleingestellten ... Neurosekranken in die ihm gemäße Lebensgesetzlichkeit wieder einzufügen, ihn umzuleben« und ihn so zu einer »bionomen (lebensgesetzlichen) Harmonie« zu führen. Die »bionomen Abläufe« von Entwicklung, Reifung, Werden, Vergehen, Selbstgestaltung, Planhaftigkeit, Umweltbindung und Sinnerfüllung werden als »über den rein physiologisch-organischen und den rein psychologisch-geistigen Zusammenhängen, in und an denen sie sich verwirklichen«, stehend gedacht.

Psychotherapie, direkte *(f)* *Analyse, direkte.

Psychotherapie, existentielle *(f)*. Gruppe von Psychotherapieformen unterschiedlicher Art, die bei Patienten mit Neurosen angewandt wird, bei welchen die Kranken keinen Sinn im Leben erblicken können. Am bekanntesten ist *Logotherapie. Vgl. Existenzanalyse.
fr: psychothérapie existentielle.

Psychotherapie, fokale *(f)* *Fokalanalyse.

Psychotherapie, große *(f)*. Syn. für die konfliktaufdeckende und -auflösende *Psychoanalyse als Therapie, wenn der Gegensatz zu allen anderen psychotherapeutischen Behandlungsmethoden, der »kleinen« Psychotherapie, hervorgehoben werden soll.

Psychotherapie, individualpsychologische *(f)*. Auf der *Individualpsychologie **Adler*s aufbauende tiefenpsychologische Behandlungsform. Im Unterschied zur *Psychoanalyse wird danach »gestrebt, daß sich der Patient zum Therapeuten nicht anders einstellt als zu einem verständnisvollen, wohlmeinenden, in der Lösung menschlicher Konflikte geschulten Freund« (*Alexandra Adler*). Das Vorgehen kann nach *Alfred Adler* in drei Schritte unterteilt werden: 1. Verstehen der Schwierigkeiten des Patienten durch den Therapeuten; 2. Erklärung des Mechanismus des Mißlingens dem Patienten gegenüber; 3. Lenkung und Überwachung des Strebens des Patienten, neue Wege der Anpassung zu beschreiten und weiterzuverfolgen.
fr: psychothérapie individuelle; *e:* individualpsychological psychotherapy.

Psychotherapie, intensive *(f)*. (*Frieda Fromm-Reichmann*). Aus der Psychoanalyse *Freud*s und der Neoanalyse, speziell der Theorie zwischenmenschlicher Beziehungen *H. S. Sullivan*s, hervorgegangene psychoanalytische Therapieform. Ziel der Behandlung ist Einsicht und Persönlichkeitsänderung. Technik: »Erhellung der Schwierigkeiten, die der Patient in seinen Beziehungen zu seinen Mitmenschen erlebt, durch Beobachtung und Erforschung der Schwankungen in der Arzt-Patient-Beziehung; Heraufrufung vergessener Erinnerungen; Erforschung und Betrachtung der mit diesen Erinnerungen verbundenen Angst, einschließlich des Widerstandes des Patienten gegen das Erinnern und seine Abwehrmaßnahmen gegen den Psychotherapeuten.« Die Mitteilungen des Patienten werden dann »hinsichtlich ihrer unbewußten lebensgeschichtlichen und dynamischen Zusammenhänge gedeutet«.
fr: psychothérapie intensive; *e:* intensive psychotherapy.

Psychotherapie, kleine *(f)*. Sammelbez. für alle Formen der Psychotherapie, die nicht der »großen«, orthodox-analytischen Psychotherapie entsprechen: unterstützende Psychotherapie, übende Verfahren (autogenes Training), Hypnose u.a. Allen Methoden gemeinsam ist, daß sie auf eine Interpretation unbewußten Materials verzichten. Die Anwendbarkeit ist groß und umfaßt neurotische Reaktionen, aktuelle neurotische Konflikte, Angstneurosen (sofern keine phobischen Erscheinungen bestehen). Der Behandlungserfolg beschränkt sich auf eine Besserung der Symptome, ohne daß eine Umstrukturierung der neurotischen Persönlichkeit erreicht wird.
fr: psychothérapie mineure.

Psychotherapie, klient-bezogene *(f)*. (*C. Rogers*, ab 1942). Technik der Psychotherapie. Der Therapie liegt die Auffassung zugrunde, jeder Mensch besitze Kräfte genug, seine eigenen Probleme zu lösen, die Kräfte müßten aber oft erst gelockert und befreit werden. Technik: Der Therapeut bringt dem *Klienten viel Einfühlung, Wärme und Verständnis entgegen (Therapeutenvariable). Der Therapeut ermuntert den Klienten in permissiver, nichtdirektiver Weise, Probleme und Gefühle frei in Worte zu fassen, und faßt seinerseits das Verstandene in Worte; er unternimmt aber keine Versuche für Diagnose, Interpretation, Ratschläge oder Überredung. Die Therapie ist leicht erlernbar und von kurzer Dauer (10–50 Sitzungen), die Fähigkeit zum Verbalisieren muß aber bei Klient und Therapeut gut ausgeprägt sein. Anwendung als Kurzpsychotherapie, Spieltherapie bei Kindern, Gruppentherapie von Schülern, Studenten, Erwachsenen, auch Schizophrenen. Vgl. Sensitivitiy-Training.
fr: psychothérapie »nondirective« de *Rogers; e:* client centered therapy.
Syn.: Rogers-Therapie, Gesprächs(psycho)therapie.

Psychotherapie, klinische *(f)*. Psychotherapie innerhalb einer Klinik ausschließlich für Kranke oder frühere Kranke der Klinik. Außer der analytischen Einzeltherapie werden vor allem alle Formen der *Gruppenpsychotherapie durchgeführt. Besonders beachtet wird die Entwicklung von *Übertragungen, die sich nicht nur bipersonal auf den Therapeuten, sondern (in der Gruppe) auf andere Patienten und/oder andere Angehörige der Klinik, selbst auf die

ganze Institution richten kann. Organisatorisch handelt es sich um stationäre Therapie bei stationären Patienten (klinische Psychotherapie im engsten Sinne); »ambulante« Therapie bei stationären Patienten anderer Stationen als der psychotherapeutischen; stationäre Psychotherapie bei ambulanten Patienten (*Tages-, Nachtklinik), die im Arbeitsprozeß oder im gewohnten Milieu verbleiben; ambulante Therapie bei (bereits entlassenen) ambulanten Patienten (*H. Enke*, 1965).
fr: psychothérapie institutionnelle; *e:* clinical psychotherapy.

Psychotherapie, organismische *(f)*. (*J. H. Schultz*). Durchführung von Hypnose, autogenem Training im Gegensatz zu einer mentalen, die Probleme an- und aussprechenden Therapie.

Psychotherapie, psychoanalytische *(f)*. **1.** Syn. für *Psychoanalyse. **2.** Syn. für *Psychotherapie, analytisch orientierte.

Psychotherapie, psychoanalytisch orientierte *(f)*. Syn. für *Psychotherapie, analytisch orientierte.

Psychotherapie, regressive *(f)*. (*A. Friedemann*). Bei Neurosen im Jugendalter durchführbare deutungsfreie analytische Psychotherapie. Es wird auf Erlebnisse des Kindesalters zurückgegangen und dem Patienten in einer Rekapitulation belastender Situationen Gelegenheit zum *Abreagieren gegeben.

Psychotherapie, stützende *(f)* *Psychotherapie, unterstützende.

Psychotherapie, tiefenpsychologisch fundierte *(f)*. Syn. für *Psychotherapie, analytisch orientierte. Die Bez. wird hauptsächlich in Anträgen zur Psychotherapie nach den Psychotherapie-Richtlinien gebraucht. Entscheidend ist: Vorhandensein aktuell wirksamer neurotischer Konflikte, Begrenzung des Behandlungszieles, konfliktzentriertes Vorgehen, Einschränkung regressiver Tendenzen, Konzentration auf das Wesentliche.
fr: psychothérapie d'inspiration psychoanalytique; *e:* psychoanalytically oriented psychotherapy.

Psychotherapie, transpersonale *(f)*. Form der Psychotherapie, welche die *Grenzsituationen des Menschen in den Mittelpunkt stellt. Therapien werden auf der körperlichen (*Körpertherapie), seelischen (z.B. *Gestalttherapie) und Geistebene (z.B. *Meditation) vorgenommen. – »Journal of Transpersonal Psychology«.

Psychotherapie, unterstützende *(f)*. Am weitesten verbreitete Form der Psychotherapie. Väterlich oder mütterlich warme oder auch strenge Beratung in Lebensfragen. Wird angewandt bei sonst gut angepaßten und reifen Patienten, die durch besondere Umstände eine Zeit der Angst, Unruhe, inneren Not und Unentschiedenheit durchmachen; bei Patienten, die zu krank für andere Formen der Psychotherapie sind oder nicht den Wunsch nach grundsätzlicher Änderung ihrer allgemeinen psychischen Situation besitzen. Angewandt werden alle Möglichkeiten, die dem Patienten das Gefühl geben, sicher und beschützt, ermutigt und gestärkt, weniger ängstlich und allein zu sein. Die Gefahren liegen in einer zu großen Abhängigkeit vom Therapeuten oder zu starker *Regression. Evtl. hat auch der Therapeut unkontrollierte Neigungen, den Patienten in Abhängigkeit zu halten. – Die Methode ist auch zur Anwendung durch nichtpsychiatrische Ärzte und Psychologen geeignet, die jedoch eine gewisse psychiatrische Ausbildung benötigen.
fr: psychothérapie de soutien; *e:* supportive (psycho)therapy, needsatisfying therapy.
Syn.: stützende Psychotherapie, Stützungsbehandlung, Stütztherapie.

Psychotherapiewoche, Lindauer *(f)* *Lindauer Psychotherapiewoche.

Psychotika *(n, pl)*. (*A. M. Becker*, 1949). Syn. für *Halluzinogene.

Psychotiker *(m)*. An einer Geisteskrankheit (Psychose) Leidender.
fr: aliéné; *e:* insane.

psychotisch *(a)*. An einer Psychose leidend. Sich auf Psychose beziehend.

psychotische Reaktion *(f)*. Seltener gebr. Syn. für *Reaktion, schizophrene (2).

Psychotomimetika *(n, pl)*. (*H. Leuner*, 1962). Syn. für *Halluzinogene.

Psychotonika *(n, pl)*. Gruppe von Medikamenten mit völlig unterschiedlicher chemischer Struktur, die zur Steigerung psychischer und physischer Leistungen dienen und dabei Müdigkeitsgefühle unterdrücken und die Stimmung heben. Einige Medikamente dienen auch als Appetitzügler. Die Medikamente dieser Gruppe führen fast ausnahmslos die Gefahr von Sucht und Mißbrauch mit sich, so daß den ärztlichen Indikationen enge Grenzen gesetzt sind. Typische Vertreter sind die Weckamine (Pervitin) sowie Coffein, Methylphenidat (Ritalin), Phenylpyrrolidinopentan (Katovit), Reactivan.
fr: psychotoniques; *e:* psychoanaleptica.
Syn.: Psychoanaleptika, Psychoenergizer, Psychostimulanzien, Energetika.

Psychotophobie *(f)*. Angst davor, geisteskrank zu werden. Nach *V. E. Frankl* Form der Angst

vor sich selbst. Findet sich oft im Beginn schizophrener Erkrankungen, kommt aber auch bei Depressionen, neurotischen Versagenszuständen u.a. vor.
fr: psychotophobie; *e:* psychotophobia.

Psychotoxika *(n, pl).* Syn. für *Halluzinogene.

psychotraumatisch *(a).* Adj. zu *Trauma (psychisches).

psychotrop *(a).* Speziell auf psychische Funktionen wirkend. Wird gewöhnlich nur im Zusammenhang mit der Wirkung von Medikamenten gebraucht.
fr: psychotrope; *e:* psychotropic.

psychotrope Stoffe *(m, pl).* Sammelbez. für chemische Substanzen, durch welche im weitesten Sinne psychische Wirkungen erzielt werden können: Alkohol, Coffein, Morphin, Neuroleptika, Thymoleptika, Halluzinogene, Psychotonika u.a.
fr: substances dites psychotropes; *e:* psychotropic drugs.

Psychrophobie *(f).* Kälteangst. Krankhafte Angst vor allem Kalten.
fr: psychrophobie; *e:* psychrophobia.

Psychrotherapie *(f).* Kaltwasserbehandlung. In Form von kalten Duschen und Sturzbädern als sog. revulsive Mittel im 19. Jahrhundert zur Behandlung unruhiger Geisteskranker sehr verbreitet.
fr: psychrothérapie; *e:* psychrotherapy.

puberal *(a).* **1.** Mannbar. Heiratsfähig. **2.** Auf die Zeit der Pubertät, zwischen Kindheit und Adoleszentenalter, bezogen.
fr: pubéral; *e:* puberal, pubertal.

puberaler Instinktwandel *(m)* *Instinktwandel, puberaler.

Pubertätsepilepsie *(f).* Bez. der alten Psychiatrie für epileptisches Anfallsleiden, für das die biologischen Veränderungen der Pubertät die Hauptursache darstellen. Der Bez. lag die Beobachtung zugrunde, daß ein großer Teil der Anfallsleiden während der Pubertät manifest wird. Die Ansicht einer ursächlichen Bedeutung der Pubertät wurde bereits 1911 von *G. Benn* widerlegt.
fr: épilepsie de l'adolescent; *e:* adolescent epilepsy.
Syn.: Epilepsia adolescentium.

Pubertätsirresein *(n).* Syn. für *Hebephrenie.

Pubertätskrise *(f).* In der Pubertät auftretende, vorübergehende Verstimmungen, seelische Veränderungen und psychoseähnliche Zustände, die oft einer Hebephrenie sehr ähnlich sehen, jedoch einen günstigen Verlauf nehmen. Nach *W. Kretschmer* (1972) beobachtet man starke Zurückgezogenheit, abweisende Haltung, anhaltenden Trotz, auffälliges Nachlassen des Lerneffektes, übertriebene Beeinflußbarkeit, Mißbrauch von Rauschgiften und Alkohol oder Distanzlosigkeit, Taktlosigkeit, heftige Proteste, schwerwiegende Streiche, Teilnahme an Delikten, Vagabundieren, Disziplinlosigkeit am Lernplatz, Neigung zu Schlägereien und Kurzschlußhandlungen z.B. in Form von Selbsttötung. Pubertätskrisen haben nach *Weitbrecht* ihre Ursache in den Schwierigkeiten eines unbewältigten puberalen Instinktwandels. Oft bleibt lange Zeit die Frage unentschieden, ob nicht doch eine Schizophrenie besteht. Sind bereits während der Kleinkindzeit Verhaltensstörungen oder neurotische Symptome aufgetreten, gilt die Prognose als zweifelhaft.

Pubertätsmagersucht *(f).* Syn. für *Anorexia nervosa.

Pubertätsoneiroid, episodisches *(n).* Vermutlich durch organische Hirnstörungen verursachte, rhythmisch, in einzelnen Episoden auftretende Umdämmerungen bei Jugendlichen. Bei Jungen häufiger als bei Mädchen. Prognose günstig. Die näheren Entstehungsbedingungen des Krankheitsbildes sind noch nicht geklärt. Es wird eine konstitutionell verankerte, hypophysär-dienzephale Regulationsstörung vermutet (*H. Stutte*).

Pubertätsprotest *(m).* Im Verlaufe der Pubertät sich einstellende, meist nach einiger Zeit wieder vorübergehende, oppositionelle und trotzige Einstellung gegenüber Familienangehörigen mit ihren Urteilen und Wertungen, gegenüber jeder Autorität und oft gegenüber der Welt der Erwachsenen allgemein.

Pubertätspsychose *(f).* Seltene Bez. für Psychosen, die um die Zeit der Pubertät ausbrechen, wobei der biologischen Umbruchzeit eine wichtige Bedeutung für die Pathogenese der Psychose zugemessen wird. Es handelt sich größtenteils um *Hebephrenien, doch sind auch gutartige Verläufe bekannt.
Syn.: Entwicklungspsychose.

Pubertätsschwachsinn *(m).* (*L. Scholz,* 1897). Obsol. Syn. für *Dementia hebetica.

pueril *(a).* Demonstrativ kindhaft. *Puerilismus.
fr: puéril; *e:* childish.

Puerilismus *(m).* (*E. Dupré,* 1903). In der Psychiatrie: gemacht-kindlich wirkendes Verhalten Erwachsener. Gemeint ist das Schulkindalter. Zeigt sich in unerwartet kindlichem Verhalten in Mimik, Gestik, Sprache und Beschäftigungen, die kindliche Gefühle zum Ausdruck bringen. Der Kranke spricht z.B. von sich in der 3. Person, zählt Geldstücke nach der Größe oder

Stückzahl, spielt wie ein Kind, fertigt kindlich wirkende Zeichnungen an oder sucht nach der Mutter. Der Zustand kann mehrere Wochen andauern, wird jedoch oft nicht scharf unterschieden vom *Infantilismus, der dauernd besteht. Auch vom **Ganser*-Syndrom oft nicht scharf unterschieden, als dessen Teilerscheinung Puerilismus auftreten kann, das aber die Demonstration einer Geisteskrankheit darstellt. Vorkommen bei organischen Hirnschädigungen, z.B. bei Tumoren des Keilbeinflügels, die Stirnhirn- und Scheitellappen zusammenpressen; bei Altersblödsinn; sehr häufig als hysterischer Puerilismus bei Geistesgesunden, die in eine schwierige existentielle Situation geraten sind, die Abwehrmaßnahmen erfordert (Gefängnis, Kriegsereignisse).
fr: puérilisme mental, puerilité; *e:* puerility, childishness.

Puerperalpsychose *(f).* Syn. für *Wochenbettpsychose.

Puerto-Rico-Syndrom *(n).* Zuerst bei Puertoricanern beobachteter wahnhafter Zustand. Beginn gewöhnlich mit der wahnhaften Überzeugung von der Untreue des Partners oder ähnlichem. Kann sich bis zu einem katatonen Zustand mit Halluzinationen steigern. Wird teilweise der Schizophrenie zugerechnet bei besonderem kulturellen Hintergrund.
e: Puerto Rican syndrome.

Pure-petit-mal *(n).* Kleine epileptische Anfälle (Absenzen), die lediglich in einer 3–10 Sekunden anhaltenden Unterbrechung des Bewußtseins bestehen. Werden als Petits maux im engeren Sinne von den eigentlichen *Absenzen unterschieden, bei denen auch wenig ausgiebige Bewegungen meist in der Sagittalebene vorkommen können.

Puységur, Armand-Marie-Jaques de Chastenet, Marquis de geb. 1751, gest. 1825. Artillerieoffizier. Schüler und Gefolgsmann **Mesmer*s. Wurde durch Entdeckung und systematische Erforschung des künstlichen Magnetismus (s.d.) zum wichtigsten Begründer einer Hypnosetherapie.

Pykniker *(m).* In der Konstitutionslehre *E. Kretschmer*s zu Rundungen neigender, breitwüchsiger, gedrungener Körperbautyp mit Neigung zu Fettansatz bei umfangreichen Leibeshöhlen, meist mit zyklothymem Temperament. Wird abgegrenzt gegenüber dem leptosomen und dem athletischen Körperbautyp. Nach *Kretschmer* bestehen biologische Beziehungen zur manisch-depressiven Erkrankung.
fr: pycnique, pyknique; *e:* pycnic type.

Pyknolepsie *(f).* (*Friedmann,* 1906). Anfallsleiden mit sehr häufigen (bis zu 150) *Absenzen am Tage. Tritt gewöhnlich bei Kindern vor dem 7. Lebensjahr auf. Früher als harmlos oder auch hysterisch angesehen. Im EEG Veränderungen (spike-and-wave) wie auch sonst bei Petits maux. Zugehörigkeit zu den organischen Anfallsleiden (Petit-mal-Epilepsie) immer noch umstritten, doch von immer mehr Forschern angenommen. Prognose immer zweifelhaft. 30% der Pyknoleptiker bekommen später generalisierte Anfälle, 35% behalten später auch Petits maux und 35% werden nach der Pubertät anfallsfrei.
fr: pycnolepsie; *e:* pycnolepsy, pyknolepsy.
Syn.: Friedmann-Syndrom.

pyknoleptische Absenzen *(f, pl).* Als Symptom der Pyknolepsie auftretende *Absenzen; meist in Form des *Pure-petit-mal.

pyknoleptischer Status *(m).* Von *Ratner* (1927) gebrauchtes Syn. für *Petit-mal-Status.

Pyrexeophobia *(f)* *Febriphobia.

Pyrgozephalie *(f)* *Turmschädel.

Pyrolagnie *(f).* Sexuelle Erregung durch den Anblick von Feuer.
fr: pyrolagnie; *e:* pyrolagnia.

Pyromanie *(f).* Zwanghaftes oder triebhaftes Brandstiften, für das weder praktische Gründe noch materieller Vorteil maßgebend sind. Häufiges Ereignis, das besonders von Schwachsinnigen und besonders disponierten Neurotikern ausgeführt wird. Der Impuls zur Triebhandlung bricht gewöhnlich plötzlich durch und wird sogleich ausgeführt. Die Handlung hat ausgesprochene Tendenz zur Wiederholung. Psychodynamisch besteht enge Verbindung zur *Urethralerotik, zu *Enuresis und Harninkontinenz. Nach *Freud* (1932) werden durch Feuer sowohl sexuelle Empfindungen als auch der Wunsch angeregt, das Feuer durch Harnen zu löschen. Feuerlegen gibt den urethral-aggressiven Tendenzen des Schüchternen Raum, der mit geringer Mühe durch einen für ihn ungefährlichen Akt große Wirkung entfalten kann.
fr: pyromanie; *e:* pyromania, arson.

Pyrophobie *(f).* Zwanghafte Furcht vor Feuer.
fr: pyrophobie; *e:* pyrophobia.

Q

Q-Fieberpsychose *(f)*. Bei Q-Fieber (Balkangrippe) auftretende symptomatische Psychose.

Quälsucht *(f)* *Sadismus.

Quartalsäufer *(m)*. Einer, der zu periodisch wiederkehrenden alkoholischen Trinkexzessen neigt. *Dipsomanie.

Quartalsaufen *(n)*. Syn. für *Dipsomanie.

Quartalssäufer *(m)* *Quartalsäufer.

Quartaltrunksucht *(f)*. Syn. für *Dipsomanie.

Quasimodo-Komplex *(m)*. (*Masters* und *Greaves*, 1962). Nach dem häßlichen »Glöckner von Notre Dame« von *Victor Hugo*. Syn. für *Thersites-Komplex.

Quatrième groupe *(f)*. Vierte Gruppe. Von Mme *Aulagnier-Castoriadis, F. Valabrega* und *F. Perrier* von der *École Freudienne abgespaltene psychoanalytische Gruppe. Publikationsorgan: »Topique« (ab 1969).

Quecksilberneurasthenie *(f)*. Syn. für *Merkurialismus.

Quecksilberpsychose *(f)*. Bei Quecksilbervergiftung in sehr seltenen Fällen auftretende psychotische Erscheinungen. Es wird hervorgehoben, daß das Bewußtsein stets erhalten bleibt. Das psychotische Bild ist gelegentlich schizophrenieähnlich oder tritt in Form eines amnestischen *Korsakow*-Syndroms oder Delirs auf.

Querschnitt *(m)*. In der Psychopathologie häufig gebrauchtes Bild für das gleichzeitige Vorhandensein von Symptomen. Eine Psychose wird dabei als ein (zeitlich) längerer Körper vorgestellt, der in der Länge oder Quere aufgeschnitten werden kann. Er besteht aus den psychopathologischen Phänomenen (Symptomen) und der zeitlichen Aufeinanderfolge ihres Auftretens und Verschwindens. Bei der Beschreibung eines psychopathologischen Bildes (z.B. Psychose) werden die zu einem bestimmten Zeitpunkt vorhandenen Symptome als Querschnitt bezeichnet, während ihre Beobachtung in einem längeren Zeitraum einen Längsschnitt ergibt.
Syn.: Querschnittsbild.

Querschnittsbild *(n)* *Querschnitt.

Querschnittsdiagnose *(f)*. Psychopathologische Diagnose, die sich ausschließlich auf die zu einem Zeitpunkt (dem zeitlichen *Querschnitt) vorhandenen Phänomene stützt.

Querulant *(m)*. Rechthaber. Mißtrauische, nörgelsüchtige Persönlichkeit, die sich jedem vernünftigen Vorschlag widersetzt, sich ständig über falsches Verhalten anderer beklagt, sich leicht erregt und stets mit den gegebenen Verhältnissen unzufrieden ist. Querulanten gehen leicht von der Klage zur Tat über, bringen Streitfragen vor Gericht, strengen immer neue Prozesse an und gehen evtl. auch zu tätlichen Angriffen über. Wirken sich diese Charakterzüge stärker auf die Lebensführung aus, wird von einem »querulatorischen Psychopathen« (s.d.) gesprochen; der Unterschied zwischen Querulant und querulatorischem Psychopathen ist somit lediglich quantitativ.
fr: processif, quérulent; *e:* querulent.

Querulantentum *(n)* *Querulanz.

Querulantenwahn *(m)*. Wahnartige, unkorrigierbare Überzeugung, in böswilliger Weise fortwährend Rechtskränkungen zu erleiden. Es handelt sich dabei nicht um eine Psychose, sondern um eine aus einem hyperthymen, kampflustigen, starrköpfigen, dabei sensitiven Charakter erwachsende paranoide Entwicklung, die gewöhnlich mit einer wirklichen (oder vermeintlichen) Rechtskränkung beginnt, wodurch es zu einem erbitterten, oft viele Jahre lang fortgesetzten Kampf um das vermeintliche Recht (*Kampfparanoiker) oder zu endlosem Prozessieren kommen kann, bis die Mittel erschöpft sind. Beim Querulantenwahn werden alle Kräfte zusammengefaßt, um ein Unrecht zu reparieren; es wird keinem Versöhnungsversuch nachgegeben, ergangene Gerichtsurteile nicht respektiert, vielmehr Richter, Anwälte, Behörden, Zeugen der Korruption bezichtigt, wozu meist harte Worte gebraucht werden.
fr: délire processif, manie *oder* folie processive, délire des persécuteurs processifs, paranoia querulans; *e:* paranoia querulans, litigious paranoia, paranoid litigious state, querulous paranoia.
Syn.: expansive paranoische Reaktion.

Querulanz *(f)*. Nörgelsucht. Querulatorisches Verhalten, das jedoch nicht den Charakter und das Ausmaß des *Querulantenwahns trägt. Es ist die krankhafte Steigerung einer Tugend, des Rechtsgefühls, das in bezug auf die eigene Person außerordentlich leicht verletzbar ist, jedoch auch gegen das Rechtsempfinden anderer hartnäckig durchgesetzt wird. Äußert sich

mehr im Alltagsleben, in der Familie und am Arbeitsplatz, führt jedoch nicht zum Prozessieren. Während Querulantenwahn fast ausschließlich aus Persönlichkeitseigenschaften hervorgeht, kann Querulanz z.B. aus dem Gefühl des Verfolgtwerdens bei Schizophrenen entstehen.
fr: quérulence.

R

Rabeneltern *(pl).* Selbstgewählte Bez. für Eltern, welche ihre Kinder nicht selbst aufziehen, sondern frühzeitig in Heime und Internate geben. Die Bez. beinhaltet, daß die Eltern eine normale emotionale Beziehung und enge Bindung zu ihren Kindern haben, aber ein von den Kindern unabhängiges Leben organisieren wollen. Es gibt Zusammenschlüsse in Selbsthilfegruppen.

Radikal, hypnoid-stuporöses *(n).* Syn. für *Totstellreflex.

Rado, Sandor geb. 8. 1. 1890 Kisvardar, gest. 14. 5. 1972 New York. Einer der Pioniere der Psychoanalyse. War zunächst Schüler von *S. Ferenczi* in Budapest. 1923–1931 am psychoanalytischen Institut in Berlin tätig. Ab 1931 erster Ausbildungsleiter des neugegründeten Psychoanalytischen Instituts in New York. Schied 1941 wegen Differenzen aus. Ab 1944 Professor an der Columbia-Universität.

Räsoniermanie *(f).* (*Sérieux* und *Capgras,* 1909). »Irresein ohne Verstandesstörung.« Sammelbez. für Gruppe von Wahnkrankheiten, bei denen die Störungen hauptsächlich im Bereich intellektueller Urteilsbildung zu finden sind, es jedoch weder zu Störungen der Intelligenz (*Demenz) noch zu halluzinatorischen Erscheinungen kommt. Hierzu zählen hauptsächlich *Querulantenwahn und *Paranoia (in der alten Umschreibung der dt. Literatur). Die in Frankreich viel gebrauchte Bez. ist in der deutschsprachigen Psychiatrie kaum bekannt.
fr: folie raisonnante; *e:* reasoning mania *oder* insanity.

Räuspertic *(m).* Ständiges Sichräuspern, gewöhnlich subjektiv mit dem Gefühl verbunden, als wenn im Rachen ein Schleimpfropf säße, der durch Räuspern entfernt werden müsse. Oft vom Betroffenen nicht mehr bemerkt. Häufige Form eines *Tic.
e: throat clearing tic, laryngeal tic, hawking.

Randbewußtsein *(n).* Am Rande eines bildhaft gedachten Bewußtseinsfeldes befindliche Bewußtseinsinhalte.
e: marginal consciousness, fringe of consciousness.

Randneurose *(f).* (*J. H. Schultz,* 1919). Abnorme seelische Entwicklung (Neurose), die nicht mit einer Veränderung des Persönlichkeitskerns einhergeht, sondern mehr Randschichten der Persönlichkeit erfaßt. Drückt sich vielfach in Fehlsteuerung der bedingten und vegetativen Reflexe aus. Entspricht etwa dem Begriff der Konversionsneurose der Psychoanalyse. *Ant.:* Kern- bzw. Charakterneurose.
e: physiopsychic neurosis.

Randpsychose *(f).* **1.** In einem Schema bildlich am Rande der Schizophrenie einzuordnende Psychose. Neben einer *Kerngruppe von schizophrenen Zustandsbildern gibt es Psychosen, die zwar schizophrene Symptome aufweisen, sich aber sonst deutlich von typischeren schizophrenen Psychosen unterscheiden. Gewöhnlich wird die Bez. syn. für zykloide Psychosen gebraucht, die auch »zykloide Randpsychosen« genannt werden. **2.** Nach *E. Kretschmer* Psychose bei einem Menschen, dessen Konstitutionstyp im Überschneidungsgebiet der pyknischen und leptosomen Konstitutionskreise liegt.
e: (cycloid) marginal *oder* borderline psychosis.

Rank, Otto geb. 22. 4. 1884 Wien, gest. 31. 10. 1939 New York. Bedeutender Psychoanalytiker. 1906–1915 Sekretär der Wiener Psychoanalytischen Gesellschaft. Ab 1912 Mitherausgeber von *»Imago« (2), ab 1913 auch der »Internationalen Zeitschrift für Psychoanalyse«. *Hauptwerke:* »Der Künstler«, 1907; »Der Doppelgänger«, 1914; »Das Trauma der Geburt«, 1924.

Ranschburgsche Hemmung. (*P. Ranschburg,* 1905). Sprachliche Fehlleistung vor allem in geschriebenen Sätzen, bei der gleichlautende (homogene) Silben oder Wortteile zusammengezogen oder ausgelassen werden, wenn sie sonst wiederholt werden müßten. Z.B. : »Du bist hoffent*licht* naß geworden«, statt: »Du bist hoffentlich nicht naß geworden«. Vorkommen: bei Ermüdung, als *Fehlleistung, bei schizophrenen Sprachstörungen (*Schizophasie).
fr: phénomène de *Ranschburg; e: Ranschburg* inhibition.

Rapidzykler *(m).* Kranker mit endogener Depression, der nach Beendigung einer längerdauernden *Lithiumprophylaxe unter rasch aufeinanderfolgenden depressiven und manischen Phasen leidet.
e: rapid cycler.

Rapport *(m)*. In der Psychotherapie: gefühlsmäßiger und/oder verbaler Kontakt zwischen Hypnotherapeut und Hypnotisiertem, der auch im tiefsten hypnotischen Schlaf erhalten bleibt. *Freud* bezeichnete diesen Rapport als Prototyp der *Übertragung. – Die Bez. wurde von **Mesmer* der Physik der damaligen Zeit entnommen. Rapport wurde bereits von den alten Magnetiseuren (=Hypnotherapeuten) als das wichtigste Mittel zur heilenden psychischen Beeinflussung angesehen.
fr: rapport; *e:* rapport.

Rapport, affektiver *(m)*. Syn. für *Rapport.

Rapprochement *(n)*. Annäherung. Dritte Phase der *Separation-Individuation. Das Kind lernt seine Fähigkeit, von der Mutter fortzulaufen, kennen, was es mit Stolz erfüllt, aber auch zu Angst führt (*Trennungsangst). Hat das Bedürfnis, der Mutter jede Neuentdeckung und Erfahrung mitzuteilen (=Annäherung). Die Mutter reagiert häufig mit Ungeduld und Unverständnis, weil zwischen dem Drang des Kindes nach Unabhängigkeit und Trennung (= Separation) und seinem Bedürfnis nach unbegrenztem Interesse der Mutter ein Gegensatz besteht. Die ersten Zeichen von Aggression und Besitzergreifung fallen mit dem Beginn der analen Phase (*Phasenschema) zusammen. In dieser Phase ist das Kind sehr an die Mutter gebunden und »fremdelt« bei anderen. Die präverbale Phase geht in die verbale über. Das Kind sagt »Ich«. Dauer etwa vom 14.–22. Lebensmonat.
e: rapprochement.

Raptus *(m)*. (lat. = Hinreißen, Anfall von Wahnsinn). Plötzlich, aus einem Zustand der Ruhe heraus auftretende gewaltsame Handlung bei psychischen Störungen.
fr: raptus; *e:* raptus (impulsive).

Raptus hystericus *(m)*. Plötzlicher hysterischer psychogener Erregungszustand, durch den es zu Fortlaufen, Gewalthandlungen oder Tötungsdelikten kommen kann.
fr: raptus hystérique; *e:* raptus hystericus.

Raptus maniacus *(m)*. Obsol. Bez. für plötzlich auftretende, meist nur kurzdauernde *Manie.
fr: raptus *oder* accès maniaque; *e:* raptus maniacus.

Raptus melancholicus *(m)*. Plötzliche Erregung, die unvermittelt aus einem Zustand schwerer depressiver Hemmung herausbricht. Ein Depressiver, der tagelang regungslos im Bett lag, springt z.B. plötzlich auf und aus dem Fenster.
fr: raptus mélancolique; *e:* raptus melancholicus.

Raserei *(f)*. In der alten Medizin Bez. für jede psychische Krankheit, die mit Erregung und Angriffen auf die Umgebung einhergeht. Wurde der Melancholie gegenübergestellt. Syn. mit *Insania und der älteren Bedeutung von *Manie.
fr: rage; *e:* frenzy, raving madness.

rational *(a)*. Vernunftgemäß, auf Vernunft beruhend, vernünftig.
Ant.: irrational, impulsiv.
fr: rationnel; *e:* rational.

rational-emotive Therapie (RET) *(f)*. (*A. Ellis*, 1955, 1971). Form der kognitiven Psychotherapie. Geht von der Annahme aus, daß die Ursache einer Störung in irrationalen Sätzen liegt, die sich ein Patient offen oder verdeckt immer wieder vorsagt. Der Therapeut spürt diese in einem »rationalen Disput« auf und leitet damit Selbsterkenntnis und vernünftige Neuanpassung ein. – Leitet sich ideengeschichtlich aus der Philosophie *B. Russels* und der *Individualtherapie ab, die den Menschen als ein sich selbstverantwortlich für ein viel oder wenig gestörtes Dasein entscheidendes Wesen sehen.
e: rational-emotive therapie (RET).

Rationalisierung *(f)*. (*E. Jones*, 1908). Psychoanalytische Bez. für das logische Erklären eines Vorganges, einer Handlung oder eines Gefühls, deren irrationale Begründung sonst evident sein würde. Das rationale Begründen von Handlungen, deren eigentliches, triebhaftes, unbewußt bleibendes Motiv für das Über-Ich aus moralischen Gründen nicht akzeptabel ist. Z.B., ein Trinker begründet seinen Alkoholmißbrauch damit, daß ihm von einem Arzt Alkohol gegen Magenschmerzen verordnet worden sei. Posthypnotische Aufträge eignen sich gut zur Demonstration der Rationalisierung. Z.B., jemand bekommt in der Hypnose den Auftrag, einen Tabakbeutel zu stehlen. Er wird nachher eine Geschichte erfinden, um den ihm unbewußt bleibenden Vorgang zu rechtfertigen. Die Tendenz, für eine Handlungsweise mit unbewußter Motivation eine augenscheinlich logisch-vernünftige Begründung zu geben, ist im täglichen Leben ständig zu beobachten; bei Neurosen ist sie ein nie fehlendes Symptom. Rationalisierung zählt nicht zu den *Abwehrmechanismen, da die Befriedigung eines Triebwunsches nicht unmittelbar verhindert wird, sondern lediglich für seine Realisierung oder seine Abwehr eine plausible Begründung gesucht wird.
fr: rationalisation; *e:* rationalization.

Ratlosigkeit *(f)*. Psychisches Phänomen der inneren Verwirrung, des Sich-den-Kopf-Zer-

brechens, Herauszubekommen-Suchens, des Gefühls der Rätselhaftigkeit, das psychisch Kranke, insbesondere Schizophrene im Beginn ihrer Erkrankung befallen kann, wenn viele neue psychotische Erlebnisse hereinbrechen. Die Ratlosigkeit kann sich zu einer ratlos-unheimlichen Angst steigern und zu plötzlichen Durchbruchhandlungen führen, die den Zustand zu beenden suchen (z. B. Suizid).
e: bewilderment.

»Rat und Tat«. Hilfsgemeinschaft für Angehörige von psychisch Kranken. In Großstädten gibt es zahlreiche Einzelgruppen.

Rattenmann *(m).* Bekannter Patient *Freud*s. 30jähriger Rechtsanwalt, der im 1. Weltkrieg fiel. *Freud* behandelte ihn ab 1907 elf Monate lang erfolgreich wegen Zwangsantrieben und Zwangsängsten und legte an seinem Beispiel die Struktur der *Zwangsneurose dar.
e: rat man.

Rausch *(m).* **1.** Ursprünglich: leichter Grad von Trunkenheit. **2.** In Ausweitung von der unter 1. genannten Bedeutung jeder rasch vorübergehende Zustand meist beglückender Erregung durch Erlebnisse oder Rauschgifte: rauschhafte Verzückung in religiöser Ekstase, Schaffensrausch bei Künstlern und Wissenschaftlern; durch Opiumabkömmlinge, Morphin, Pervitin, Haschisch, Meskalin, LSD (*LSD-Rausch-Behandlung), Alkohol.

Rausch, einfacher *(m).* Syn. für *Alkoholrausch, gewöhnlicher.

Rausch, epileptoider *(m).* (*K. Bonhoeffer*). Pathologische Rauschform der Gewohnheitstrinker (*Rausch, pathologischer). Es entsteht plötzliche, heftigste motorische Erregung, meist aus besonderem Anlaß (z.B. Festnahme) mit Neigung zu Körperverletzungsdelikten. Erinnerung keineswegs immer unvollständig, jedoch oft ungenau. Der Gedankeninhalt ist meist einförmig. Tritt gelegentlich vor oder nach alkoholepileptischen Anfällen auf. Die Bez. »epileptoid« bezieht sich hauptsächlich auf die Form der Erregung, die plötzlich und scheinbar motivlos aufschießt.
fr: forme épileptoïde *oder* convulsive de l'ivresse alcoolique; *e:* epileptoid alcoholic intoxication.
Syn.: Blaukoller.

Rausch, komplizierter *(m).* Quantitativ stärkerer *Alkoholrausch. Erregung und Bewußtseinstrübung sind stärker ausgeprägt. Gröbere Gedächtnisausfälle sind selten. Vorkommen bei Schwachsinnigen, abnorm Persönlichkeiten und hirnorganisch Kranken. – Die Bez. wird oft syn. für *Rausch, pathologischer verwendet, sollte davon aber unterschieden werden.

Rausch, normaler *(m).* Syn. für *Alkoholrausch, gewöhnlicher.

Rausch, pathologischer *(m).* Bei Alkoholunverträglichkeit durch Hirnverletzung, Hirnarteriosklerose, chronischen Alkoholismus, Übermüdung, seelische Erregung u.a. alkoholbedingte symptomatische Psychose (= Rausch), welche das Bild eines *Dämmerzustandes zeigt. Meist (nicht immer!) nur geringer Alkoholgenuß. Beginn mit psychischer Erregung (Streit), Ende mit *Terminalschlaf. Scharfe zeitliche Grenzen. Während des Rausches psychotisches Zustandsbild oft mit Desorientierung und Personenverkennung, fast immer mit schwerer motorischer Erregung und Neigung zu sinnlosen Gewalttaten. Häufig fehlen Erscheinungen der normalen Alkoholwirkung. (Fast) vollständige Erinnerungslücke für die Dauer des Zustandes.
fr: forme anormale de l'ivresse alcoolique; *e:* pathological drunkenness, pathologic alcoholic-intoxication, alcohol idiosyncratic intoxication (DSM III), mania à potu.

Rauschanalyse *(f).* Form der Psychotherapie. Analyse von Erlebniskomplexen während eines durch Halluzinogene hervorgerufenen Rausches, insbesondere LSD. *Psycholyse.

Rauschbehandlung *(f)* *LSD-Rausch-Behandlung.

Rauschgiftpsychose *(f).* Psychische Krankheit, die als Folge eines meist fortgesetzten Rauschgiftgenusses (Opium, Morphin, Haschisch) auftritt. Die psychotischen Erscheinungen (Delirien oder andere symptomatische Psychosen meist mit Halluzinationen) treten nach Entzug des Giftes oder trotz fortgesetzter Einnahme auf, klingen aber meist innerhalb von wenigen Tagen bis Wochen wieder ab.
fr: psychose médicamenteuse; *e:* drug psychosis.

Rauschgiftsucht *(f).* Sammelbez. für *Sucht nach Rauschgiften, insbesondere Opium, Morphin und seinen Abkömmlingen. Der Begriff wird mehr und mehr von *Suchtstoffabhängigkeit und *Drogen-Abhängigkeit abgelöst.
fr: toxicomanie; *e:* drug addiction, toxicomania.

Rauschinhalt *(m).* Während eines durch Drogen hervorgerufenen Rausches auftretende Erlebnisse. Nach *H. Leuner* (1962) treten z.B. im LSD-Rausch überwiegend optische, überwiegend stimmungserfüllte, überwiegend leibliche, instinkt- und triebgebundene Passagen oder Passagen mit Reminiszenzen im Sinnestrug auf. Die Inhalte haben Beziehungen zum Erlebnisganzen und zu krankmachenden neurotischen Erlebniskomplexen des Betreffenden.

Rauschsitzung *(f)*. Einzelne Sitzung, in der eine Behandlung mit einem Halluzinogen- bzw. LSD-Rausch durchgeführt wird.

Rauschtat *(f)*. Rechtswidrige Handlung, welche im Rausch (Alkoholrausch oder andere Rauschmittel) begangen wurde. *Trunkenheitsdelikte.

Rauschtrinker *(m)*. (*J. E. Staehelin*). Exzessive Trinker, die mit Hilfe von Alkohol möglichst rasch einen Rausch herbeiführen wollen. Es handelt sich nach *Staehelin* um Psychopathen, Neurotiker und Psychotiker, die innerer Angst, Leere oder Schuldgefühlen entrinnen wollen.

Rauschverlauf, stagnierend-fragmentarischer *(m)*. (*H. Leuner*, 1962). Extreme Verlaufsform des LSD-Rausches. Der durch das Bewußtsein gehende Strom der Erlebnisse verlangsamt sich, wird bruchstückhaft und kann schließlich ganz aufhören. Klinisch kann dies an einem *Stupor kenntlich sein, in dem der Betreffende nicht fähig ist, zu handeln oder Stellung zu nehmen.

Rauschverlauf, szenisch-fluktuierender *(m)*. (*H. Leuner*, 1962). »Quasi-normale« Verlaufsform des LSD-Rausches. Das Bewußtsein ist unaufhörlich mit optischen oder anderen Trugwahrnehmungen erfüllt, die wie Szenen eines Films ablaufen. Adäquate Gefühle begleiten sie. Der Betreffende wird zu sinngemäßen Reflexionen und Reaktionen angeregt. *Psycholyse.

Ray, Isaac geb. 1807, gest. 1881. Amerikanischer Psychiater und Allgemeinpraktiker in Eastport (Maine). Sein 1938 erschienenes Werk »Treatise on the Medical Jurisprudence of Insanity« (Lehrbuch der rechtsmedizinischen Beurteilung des Wahnsinns) gilt als bedeutendstes forensisch-psychiatrisches Werk der engl. Sprache.

Ray-Manie *(f)*. Syn. für *Defekt, moralischer.

RDC. **R**esearch **D**iagnostic **C**riteria. *Forschungskriterien, diagnostische.

Readsches (Entbindungs-)Verfahren *(n)*. (*G. Dick Read*, 1933). Methode zur Herbeiführung einer schmerzarmen oder schmerzfreien Geburt. Außer einer ausführlichen Belehrung der Frau über die Geburtsvorgänge wird ein aktives Entspannungsverfahren eingeübt, das im wesentlichen mit dem *autogenen Training bzw. mit der progressiven Relaxation von *Jacobson* identisch ist.
fr: méthode d'accouchement sans douleur de *Read; e: Read* (delivery) method.

Reaktion *(f)*. Allgemein: psychisches Verhalten auf auslösende Reize hin. In der Psychiatrie jedoch in mehrfach verschiedener Bedeutung gebraucht: **1.** Als biologische Reaktion: Reaktion des Gehirns auf bestimmte Stoffwechselvorgänge im Organismus. Beispiel: akute exogene Reaktionstypen *Bonhoeffer*s. **2.** Als psychologische Reaktion. Dabei kann es sich um seelische Abweichungen handeln, die »nicht bloß in ihrer Inhaltsfüllung, sondern in ihrem Entstehen und Verlauf, also ätiologisch und klinisch und damit zugleich prognostisch und therapeutisch aus seelischen Erlebnissen herauswachsen« (*Hellpach*). Entspricht dem Begriff der Kausalreaktion (*K. Schneider*) und der reaktiven Abnormität (*Hellpach*). Oder es kann sich um eine »verständliche Reaktion« handeln. Dabei soll nach *K. Jaspers* die Reaktion auf einen zureichenden psychischen Anlaß mit evidenter zeitlicher Verbindung eintreten und zwischen Inhalt des Erlebnisses und Inhalt der Reaktion ein verständlicher Zusammenhang sein.
fr: réaction; *e:* reaction.

Reaktion, abnorme seelische *(f)*. Seelische »Antwort auf eine *akute* psychotraumatische Gleichgewichtsstörung« mit Symptomen der Angst, Trauer und Erschöpfung. »Läuft in *kürzerer* Zeit – einige Stunden bis ein paar Monate – als einmalige Erscheinung ab. Nach Aufhören der traumatischen Erlebniswirkung gewinnt die Person relativ bald ihre frühere Affektbeherrschung zurück, und die Reaktion klingt in der Regel ab, ohne wesentliche Dauerveränderungen in der Psyche zu hinterlassen.« (*H. Binder*) Die Bez. wird jedoch vielfach uneinheitlich gebraucht. Die Erlebnisreaktion ist bei *Bräutigam* das Ende eines Kontinuums, von welchem die Neurose das andere darstellt; bei *Huber* ist »Erlebnisreaktion« ein Oberbegriff und »Neurose« ein Unterbegriff davon. Unterschieden werden reaktive Depressionen, reaktive Erregungen, Primitivreaktionen, Konversionsreaktionen, hysterische, hypochondrische und paranoide Reaktionen.
e: reactive ... (z.B. depression).

Reaktion, bedingte *(f)*. Syn. für *Reflex, bedingter.

Reaktion, depressive *(f)*. Syn. für *Depression, reaktive.

Reaktion, diakoptische *(f)* *diakoptische Reaktion.

Reaktion, exaltative *(f)* *exaltative Reaktion.

Reaktion, expansive paranoische *(f)*. Syn. für *Querulantenwahn.

Reaktion, hyperkinetische, im Kindesalter *(f)*. Syn. für Störung mit Aufmerksamkeitsdefizit (*DSM-Anhang).
e: hyperkinetic reaction of childhood.

Reaktion, hyperthymergastische *(f)* *hyperthymergastische Reaktion.

Reaktion, hypochondrische *(f)*. Erregung abnormer Krankheitsbefürchtungen. Die Bez. wird gelegentlich anstelle von *Hypochondrie verwendet, wenn hervorgehoben werden soll, daß es sich dabei um ein Symptom handelt und nicht um eine Krankheit.
fr: réaction hypochondrique; *e:* hypochondric reaction.

Reaktion, hysterische *(f)* *Hysterie (2).

Reaktion, konditionierte *(f)*. Syn. für *Reflex, bedingter.

Reaktion, obsessiv-kompulsive *(f)* *obsessiv-kompulsive Reaktion.

Reaktion, paranoide *(f)*. Auftreten von überwertigen Ideen des Beeinträchtigt-, Verfolgt- und Verachtetwerdens bei starker Neigung zu Mißtrauen und Eigenbeziehung (*H. Binder*).
fr: réaction paranoïde; *e:* paranoic reaction.

Reaktion, querulatorische *(f)*. Auftreten von *Querulanz aus Anlaß einer Situation, die als Rechtskränkung empfunden wird.

Reaktion, schizophrene *(f)*. **1.** (*E. Speer,* 1933). Wenig gebräuchliche Bez. für abnorme bzw. neurotische Erlebnisreaktion, die als »Neurose unter der Form einer schizophrenen Psychose« verläuft. Die Bez. nimmt Bezug auf die *Kontaktpsychologie *Speer*s, nach der – im Anschluß an *E. Kretschmer* – zwischen seelischer Gesundheit, Schizoidie und Schizophrenie nur quantitative, keine qualitativen Unterschiede erkennbar sind. Dies sei der Grund für die psychotherapeutischen Erfolge bei Schizophrenie. Den von ihm beschriebenen *Sonderling nannte *Speer* deshalb zunächst »schizophrener Sonderling«, ließ die Bez. aber später fallen.
Syn.: schizophrene Erlebnisreaktion.
2. Abweichend vom dt. Sprachgebrauch bedeutet in der offiziellen amerikanischen Nomenklatur von 1952 schizophrene Reaktion soviel wie akute Schizophrenie. Der Bez. liegt die auf *Adolf *Meyer* zurückgehende Vorstellung zugrunde, daß vom Kranken in seinem Kampf um Anpassung an äußere und innere Streßfaktoren als Abwehr Autismus, Abkehr von der Realität sowie Wahn und Halluzinationen gebildet werden.
fr: schizophrénie réactionnelle; *e:* schizophrenic reaction.
3. (*Langfeld,* 1939). Psychisches Krankheitsbild, das typisch erscheint für akute Schizophrenie, jedoch in der Vorgeschichte zweierlei Besonderheiten aufweist: 1. Die präpsychotische Persönlichkeit ist nicht schizoid, sondern sozial gut angepaßt. 2. Der Ausbruch der Psychose tritt in engem zeitlichen Zusammenhang mit seelisch belastenden Erlebnissen auf.
4. Nach einem schweren, nicht zu bewältigenden Erlebnis plötzlich akut auftretende schizophrene Symptomatik, die jedoch bereits nach wenigen Tagen bis Wochen völlig abklingt und nicht in eine *Prozeßschizophrenie ausmündet. Auf das Erlebnis reagiert die Person (aufgrund vorbestehender Bereitschaft) mit Schizophrenie.

Reaktion, unbedingte *(f)*. Auf einen unkonditionierten Stimulus hin erfolgende Reaktion (Reflex). Vgl. Konditionierung, klassische.
fr: réponse inconditionelle; *e:* **un**conditioned **r**esponse (UCR).

Reaktion, unkonditionierte *(f)*. Syn. für *Reaktion, unbedingte.

Reaktionsbildung *(f)*. (*S. Freud,* 1905). Wichtiger psychischer Abwehrmechanismus. Entwicklung von Verhaltensweisen und Interessen, die einem verdrängten Triebwunsch entgegengesetzt sind; z.B. übermäßige Pflege einer Mutter für ein Kind, das sie haßt; Ekel anstelle oral-sexueller Wünsche; Schamgefühl anstelle exhibitionistischer Tendenzen; übergenaue Sorgfältigkeit anstelle von Verwahrlosungstendenzen. Allgemein: die Überbetonung des Gegenteils zum Heraushalten dieser Eigenschaften; man ist pazifistisch, um aggressive Tendenzen zu kompensieren. Es handelt sich um eine gelungene Abwehr, da weder Triebwunsch noch die Reaktion darauf bewußt werden und in der Reaktionsbildung für das Ich nicht annehmbare Wünsche in sozial wertvolle Verhaltensweisen umgekehrt werden. Vorkommen vor allem bei der Zwangsneurose, bei der die Reaktionsbildungen die Form von Charakterzügen annehmen, als ob »die Gefahr ständig gegenwärtig« wäre. *Freud* hat ferner die Bedeutung der Reaktionsbildungen für die normale Ausgestaltung des Charakters und der sozialen Tugenden hervorgehoben. – Die Bez. wird in der engl. und frz. Literatur häufiger gebraucht als in der deutschsprachigen.
fr: formation réactionnelle; *e:* reaction-formation.

Reaktionspsychose *(f)*. Syn. für *Psychose, reaktive.

Reaktionssyndrom *(n)*. Selten gebrauchtes Syn. für *induziertes Irresein.

Reaktionstypen, akute exogene *(m, pl).* (*K. Bonhoeffer,* 1908, 1910). Akute, körperlich begründbare Psychosen, die als Symptom (Epiphänomen) einer (faßbaren) Körperkrankheit auftreten, wurden von *Bonhoeffer* erstmals 1908 unter diesem Begriff zusammengefaßt. Klinisches Leitsymptom ist eine Bewußtseinstrübung, die in seltenen Fällen auch fehlen kann. Es kann zur Ausbildung einer Reihe verschiedener Zustandsbilder kommen, die im Ablauf der Erkrankung auch einander folgen können. Zu den Reaktionstypen können gehören: Delirien, Dämmerzustände, Halluzinosen, amentielle Zustandsbilder, katatone Bilder, paranoide und paranoid-halluzinatorische Bilder. Diese verschiedenartigen psychotischen Zustände sind nicht an eine bestimmte Ätiologie gebunden, können also bei allen in Frage kommenden Körperkrankheiten auftreten (Gesetz der Unspezifität), so daß einer großen Zahl von Ursachen eine verhältnismäßig kleine Zahl von psychischen Krankheitsbildern gegenübersteht. *Bonhoeffer* sah in den Reaktionstypen eine in der Konstitution verankerte besondere Reaktionsbereitschaft. – Während die Lehre von den akuten exogenen Reaktionstypen eine der tragenden Säulen der dt. Psychiatrie darstellt und hauptsächlich der grundsätzlichen Unterscheidung akuter körperlich begründbarer Psychosen einerseits und endogener Psychosen andererseits dient, ist die *Bonhoeffer*sche Lehre in der engl. und frz. Literatur weitgehend unbekannt geblieben.
fr: syndrome exogène aigu de *Bonhoeffer,* syndrome confusionnel; *e:* acute brain syndromes, acute organic mental disorders, *Bonhoeffer*'s forms of exogenous reactions, exogenous reactions.
Syn.: akute psychische Reaktionstypen (*Bonhoeffer*), akute exogene Prädilektionstypen (*Bonhoeffer*), exogene psychische Schädigungstypen (älteste Bezeichnung *Bonhoeffer*s)..

Reaktionstypen, akute psychische *(m, pl).* (*Bonhoeffer*). Syn. für *Reaktionstypen, akute exogene.

Reaktionstypen, exogene *(m, pl)* *Reaktionstypen, akute exogene.

reaktive Depression *(f)* *Depression, reaktive.

reaktive Epilepsie *(f).* Von *K. Bonhoeffer* gebrauchtes Syn. für *Affektepilepsie.

reaktive Erregung *(f).* Stärkere Erregung als Antwort auf einen adäquaten Erlebnisreiz.

reaktive Manie *(f).* Syn. für *exaltative Reaktion.

reaktive Psychose *(f)* *Psychose, reaktive.

reaktiver Selbstmordversuch *(m).* Selbstmordversuch, der eine einfühlbare Reaktion auf eine von der betreffenden Persönlichkeit nicht zu verarbeitende Situation darstellt.

reaktive Verstimmung *(f).* Syn. für *Depression, reaktive.

Realangst *(f).* (*S. Freud,* 1926). Im Gegensatz zur neurotischen Angst eine objektive Angst, die darauf ausgerichtet ist, Gefahr wahrzunehmen und ihr durch Flucht, Verteidigung oder Angriff zu begegnen. Bei stärkeren Angstzuständen verringert sich jedoch die biologische Zweckmäßigkeit oder geht – z.B. in der Panik – ganz verloren.
fr: angoisse devant un danger réel; *e:* real anxiety.

Realität, psychische *(f).* (*S. Freud*). Häufig gebrauchte Bez. für eine Quasi-Realität innerhalb des psychischen Apparates, die in sich ein zusammenhängendes Ganzes darstellt, jedoch nicht mit der materiellen Realität identisch ist. Es handelt sich vor allem um die unbewußten Triebwünsche und die damit zusammenhängenden Vorstellungen.
fr: réalité psychique; *e:* psychical reality.

Realitätsersatz *(m).* In der Lehre *S. Freud*s Ersatz der Realität durch eine vermeintliche, krankhaft veränderte, nicht mehr wirkliche Realität. *Realitätsverlust.

Realitätsleugnung *(f).* In der psychoanalytischen Lehre: unbewußte Negation realer Fakten, die außerhalb des Individuums liegen und unabhängig von ihm sind, auf die aber bestimmte Wünsche und Vorstellungen projiziert werden, gegen die sich das Individuum wehrt.
fr: scotomisation; *e:* scotomization.
Syn.: Skotomisation.

Realitätsprinzip *(n).* (*S. Freud,* 1911). Eines der beiden grundlegenden Prinzipien menschlichen Verhaltens, das sich aus dem *Lustprinzip entwickelt und als Abwandlung hiervon angesehen wird. Das ursprünglich nur nach Lustgewinn und Vermeidung von Unlust strebende Individuum richtet sein Verhalten nach den Anforderungen der realen Welt ein. Das Realitätsprinzip reguliert das Lustprinzip, indem es eine Befriedigung von Triebwünschen nicht mehr auf dem kürzesten Weg zuläßt, sondern Umwege einschlagen läßt, die durch Anpassung an die Anforderungen der Realwelt notwendig werden. Freie Triebenergie wird so gebunden. Somit hat sich lediglich die Strategie des Individuums gewandelt, während das Ziel gleich geblieben ist: Triebbefriedigung. Die im Unbewußten gelegenen Repräsentationen von Ich und Über-Ich werden normalerweise vom Rea-

litätsprinzip beherrscht. – Wird in den älteren Arbeiten *Freuds* noch als »sekundäres System« bezeichnet.
fr: principe de réalité; *e:* reality-principle, principle of reality.

Realitätsprüfung *(f)*. (*S. Freud*). Hypothetischer Vorgang, durch welchen man zwischen den von der Außenwelt und den aus dem eigenen Innern stammenden Reizen unterscheiden kann. Eine mangelhafte Realitätsprüfung wird z.B. zur Erklärung der *Halluzinationen herangezogen.
fr: épreuve de réalité; *e:* reality-testing.

Realitätstherapie *(f)*. (*W. Glasser*, 1965). Pädagogische Psychotherapieform, die aus der Erfahrung mit Rechtsbrechern entstand, aber auch bei Neurosen angewendet wird. Grundlage: Befriedigung der Bedürfnisse sei nur möglich, solange nicht die Bedürfnisse anderer beeinträchtigt werden. Grundbedürfnisse seien, zu lieben und geliebt zu werden und das Gefühl zu haben, auch für andere wertvoll zu sein.
e: reality therapy.

Realitätsverlust *(m)*. Nach einer Theorie *S. Freuds* über die Vorgänge bei Neurose und Psychose liegt beiden ein Verlust der Realität zugrunde, jedoch ist der Mechanismus unterschiedlich. Während bei der Neurose das Ich in Abhängigkeit von der Realität ein Stück des Es unterdrückt, zieht sich bei der Psychose das Ich im Dienste des Es von einem Stück der Realität zurück. Für Neurose und Psychose kommt damit eine neue Form der Realitätsanpassung, ein »Realitätsersatz«, in Betracht, der wiederum verschiedenen Wegen folgt.

Realnorm *(f)*. Wertfreier Normalitätsbegriff, bei dem Normalität und Häufigkeit gleichgesetzt werden. Was im Mittelbereich einer Variationsreihe liegt, wird als normal angesehen, alles andere als unnormal.
Syn.: Durchschnittsnorm, statistische Norm.

Rechenschwäche *(f)*. Analog zur *Leseschwäche und *Schreibschwäche (und auch damit zusammen) vorkommende Schwierigkeiten beim Erlernen einfacher Rechenvorgänge trotz ausreichender oder guter Intelligenz. Ursache unbekannt.
fr: dyscalculie; *e:* dyscalculia.

Rechenstörung, echte *(f)*. Syn. für *Akalkulie, primäre.

Rechenstörung, sekundäre *(f)*. Syn. für *Akalkulie, sekundäre.

Rechentest, Kraepelinscher *(m)* **Kraepelinscher* Rechentest.

Rechtsneurose *(f)*. (*V. v. Weizsäcker*, 1929). Besondere Form der sozialen Neurose, die sich im Rentenkampf entwickelt. Ziel des Rentenkampfes sei oft nicht die Rente, die meistens eher eine Einkommensminderung bedeute, sondern das Rechtbehalten. Ohne Fähigkeit zur Rechtserkenntnis komme es nur aus Protest zur Verfolgung des Rentenzieles, an dem unbeirrt und unter Inkaufnahme eines evtl. schweren subjektiven Leidenszustandes festgehalten werden.

Rectophobia *(f)* *Rektophobie.

Rededrang *(m)*. Nicht unterdrückbares Bedürfnis, ständig zu sprechen. Führt gewöhnlich zu *Logorrhoe.
fr: logomanie, loquacité; *e:* overtalkativeness.

Redefluß, überstürzter *(m)* *Logorrhoe.

Redekur *(f)*. *J. Breuers* (1895) ursprüngliche Bez. für die *kathartische Methode.
e: talking cure.

Redesucht *(f)* *Rededrang.

Redlichsches Zeichen *(n)*. (*E. Redlich*). Pupillenzeichen während des hysterischen Anfalles: keine Reaktion der Pupillen auf Lichteinfall, jedoch Konvergenzreaktion erhalten.
fr: signe dit de *Emil Redlich; e: Redlich*-sign.

Reduplikation, projektive *(f)*. (*M. Marty* und *M. De M'Uzan*, 1963). Neigung von psychosomatisch Kranken, sich in jedem anderen Menschen wiederzuerkennen. Sie finden, daß bei ihnen alles sei wie bei »jedermann«, und verneinen daher jede eigene Originalität. Teilerscheinung der psychosomatischen Struktur (s.d.). Vorkommen besonders bei Hypertonikern und jungen Koronarkranken.
fr: réduplication projective; *e:* projective reduplication.

reduplizierende Paramnesie *(f)* *Paramnesie, reduplizierende.

Reevolution *(f)*. Alte Bez. für langsames Erwachen nach epileptischem Anfall.

Reflex, bedingter *(m)*. (*I. P. Pawlow*). Im Leben erworbener Reflex, der experimentell erzeugt werden oder sich unter bestimmten Bedingungen ausbilden kann. Dies geschieht, wenn ein angeborener Reflex mit einem beliebigen Reiz verbunden wird. Dies hat in einem engen zeitlichen Zusammenhang zu geschehen und mehrfach wiederholt zu werden. Dieser Reiz vermag schließlich allein (d.h. ohne den natürlichen Auslöser), den Reflex oder einen eng damit verbundenen Vorgang auszulösen und damit als konditioniertes Signal (CS) zu wirken. Im klassisch gewordenen Hundeversuch *Pawlows* ertönt z.B. vor jeder Fütterung ein Klingelzeichen. Der akustische Reiz wird also zeitlich mit dem Anblick und Geruch des Futters verbunden. Nach mehrfacher Wiederholung führt das Klingelzeichen allein bereits zu einer Speichelsekretion. Bei Kombination mit weiteren »bedingten« Reizen entstehen bedingte Reflexe höherer (2., 3. usw.) Ordnung. Unterbleibt die Bekräftigung durch den unbedingten Reiz mehrfach, so erlischt der Reflex, kann evtl. sogar gehemmt werden (»paradoxe Reaktion«). *Konditionierung.

fr: réflexe conditionné; *e:* conditioned reaction.
Syn.: konditionierte Reaktion.

Reflex, konditionaler *(m)*. Syn. für *Reflex, bedingter.

Reflex, konditionierter *(m)*. Syn. für *Reflex, bedingter.

Reflex, psychogalvanischer *(m)*. (*O. Veraguth*, 1904). Herabsetzung des elektrischen Hautwiderstandes (*Fére*-Effekt) oder Schwankungen des Hautpotentials (*Tarchanov*-Effekt) bei psychischer Erregung (durch vermehrte Sekretion der Schweißdrüsen). Durch diesen Effekt besteht die Möglichkeit, das Auftreten von Emotionen durch meßbare Befunde zu bestätigen. Hiervon wird z.B. beim sog. Lügendetektor Gebrauch gemacht.

fr: réflexe psychogalvanique; *e:* psychogalvanic reflex (PGR), galvanic skin response (GSR).

Reflexaphasie *(f)*. Syn. für *Apht(h)ongie.

Reflexepilepsie *(f)*. Seit Ende des 19. Jahrhunderts bekanntes epileptisches Anfallsleiden, bei dem die Anfälle durch einen äußeren, nicht unmittelbar auf das Gehirn wirkenden Reiz ausgelöst werden, z.B. durch Musik (musikogene Epilepsie [s.d.]), Hautreize (z.B. Druck auf eine Narbe, Vereisung des Radialis-Gebietes), flimmernde Lichtreize (photogene Epilepsie [s.d.]), Lesen (*Leseepilepsie), vegetative Reflexe (im Laufe einer Pleurapunktion) oder Geschmacksreize. Als Ursache wird teils ein Einfluß emotionaler Faktoren, teils die Ausbildung bedingter Reflexe angenommen (*A. Kreis*, 1968).

fr: épilepsie réflexe; *e:* reflex epilepsy.

Reflexhalluzination *(f)*. (*Kahlbaum*). Halluzination, die durch eine Sinneswahrnehmung auf einem ganz anderen Sinnesgebiet hervorgerufen wird. Reiz und Halluzinationen gehören hierbei zusammen. Beispiel: Ein Kranker spürt einen Schlüssel, den er im Schloß umdrehen hört, in schmerzhafter Weise im Herzen (*E. Bleuler*).

fr: hallucination réflexe; *e:* reflex hallucination.

reflexhysterische Konstitution *(f)* *Konstitution, reflexhysterische.

Reflexion *(f)*. **1.** Veränderung der Richtung der Aufmerksamkeit vom Objekt auf das Subjekt. Das Wissen um das Wissen. Zugleich Nachdenken, Überdenken und bewußte Betrachtung der eigenen intrapsychischen Vorgänge mit dem Ziel größerer Klarheit und der Gewinnung von Ansätzen zu zielgerichteten Handlungen. Pathologische Störung, wenn Reflexion ganz oder teilweise den Lebensinhalt bildet, das Individuum sich in ständiger Reflexion seiner selbst erschöpft. **2.** Psychotherapeutische Technik: Die Äußerungen des Patienten werden vom Therapeuten in andere Worte gefaßt, der Inhalt so bestätigt, die emotionale Bedeutung betont.

fr: réflexion; *e:* reflection.

Reflexionskrampf *(m)*. Syn. für *Hyper-Reflexion.

Reflexkrampf, saltatorischer *(m)*. Syn. für **v. Bamberger*sche Krankheit.

Reflexpsychose *(f)*. (*Koeppe*, 1878). Obsol. Bez. für psychische Krankheit, die der damaligen Vorstellung nach auf reflektorischem Wege durch Reizung peripherer Nerven entsteht. Typisches Beispiel ist die Psychose bei Aufflackern einer Neuralgie; *Dysthymia neuralgica.

Regression *(f)*. wörtlich: Rückschritt. Die Vorstellung eines Zurückschreitens von einer höheren Entwicklungsstufe auf eine frühere, ältere, niedrigere unter besonderen Umständen wurde von *Ch. Darwin* bei der Entwicklung von Tierarten formuliert. Von dort in Analogie in zahlreiche Wissenschaftsdisziplinen übertragen. Z.B. von einer höheren Leistungsstufe des Zentralnervensystems auf eine entwicklungsgeschichtlich ältere (*H. Helmholtz, H. Jackson*). Von dorther weitere Übertragung auf psychologische Sachverhalte (*S. Freud;* *Neo-Jacksonismus). In der Psychoanalyse: Wiederauftreten von entwicklungsmäßig früheren (infantilen) Verhaltensweisen. Wenn die Entwicklung der Psyche als fortschreitender Prozeß angesehen wird, bedeutet Regression die Umkehr dieser Entwicklung von einem einmal erreichten Entwicklungsstand auf einen früheren. *Freud* selbst betrachtete die Bez. als rein deskriptiv und differenzierte sie 1914 weiter in drei Arten: »a) eine topische [in bezug auf die seelischen Instanzen, welche eine Erregung durchläuft, z.B. im Traum, bei Halluzinationen, Erinnerungen], b) eine zeitliche, insofern es sich um ein Rückgreifen auf ältere psychische Bildungen handelt, und c) eine formale, wenn primitive Ausdrucks- und Darstellungsweisen die gewohnten ersetzen« (GW II/III, 554). Nach *Glover* ist Regression die früheste Form psychischer *Abwehr. Der Schizophrene, heißt es, regrediere zum Säugling, der Katatone in den fötalen Zustand.

fr: régression (de la personnalité); *e:* regression.

Regressionsgesetz *(n).* Von *Th. Ribot* (1882) selbst gebrauchte Bez. für das **Ribot*sche Gesetz.

Rehabilitation *(f).* Vorgang der Wiedereingliederung in und Wiederanpassung an das Berufs- und Privatleben nach körperlicher oder psychischer Krankheit. Ziel einer aufs Praktische ausgerichteten *Sozialpsychiatrie (dort wurden auch Mittel und Methoden genannt).
fr: réhabilitation, réadaptation; *e:* rehabilitation.

Reich, Wilhelm geb. 24. 3. 1897 Dobryznica (Galizien, Österreich), gest. 3. 11. 1957 Lewisburg (USA). Bedeutender psychoanalytischer Forscher in Wien und New York. Seit 1922 Leiter des Wiener Seminars für psychoanalytische Therapie. Entfremdete sich später *Freud* und der übrigen Psychoanalyse, u.a., weil er für eine Verschmelzung von Psychoanalyse und Marxismus eintrat, trat 1934 aus der internationalen psychoanalytischen Gesellschaft aus. Lieferte vor allem bedeutende Beiträge auf dem Gebiete der Charaktertheorie, die weiterhin anerkannt werden. *Reich* sieht den Charakter als eine defensive Struktur des Ich gegen Triebkräfte im Innern und Ansprüche der Außenwelt an. Arbeitete vor allem die repressive und entwicklungshemmende Wirkung von Familie und Gesellschaft auf die Ausbildung von Charakterstrukturen heraus. Die Gesellschaft zwinge dem einzelnen eine bestimmte Lösung des primären, durch Inzestwünsche entstehenden Konfliktes auf und halte durch die Repression der libidinösen Wünsche ihre autoritäre Ordnung aufrecht. Die seelische Gesundheit hänge weitgehend von der Fähigkeit zur Entspannung im Orgasmus ab. – Neuauflagen: »Die Funktion des Orgasmus« (1969); »Charakteranalyse« (1972); »Die Massenpsychologie des Faschismus« (1972); »Der Einbruch der sexuellen Zwangsmoral« (1972); »Die Entdeckung des Orgons. Der Krebs« (1974); »Ausgewählte Schriften, eine Einführung in die Orgonomie« (1976); »Frühe Schriften« (I:1977; II:1982); »Christusmord« (1978). Vgl. Charakterpanzerung, bioenergetische Analyse.

Reich-Rubinstein, Annie geb. 9. 4. 1902 Wien, gest. 5. 1. 1971 Pittsburgh (USA). Bedeutende Psychoanalytikerin. Medizinstudium in Wien. Heiratet 1920 **W. Reich.* Ab 1929 Mitglied der Wiener psychoanalytischen Gesellschaft. Ab 1931 in Berlin. 1933 nach Prag emigriert und von *W. Reich* geschieden. In Prag Lehranalytikerin und eigene Praxis. Dort den Historiker *Arnold Rubinstein* geheiratet. 1938 nach USA emigriert und gleiche Tätigkeit fortgesetzt. 1960–1962 Präsidentin des New Yorker psychoanalytischen Instituts. Die letzten 8 Jahre gelähmt. – Bedeutende Arbeiten vor allem über *Narzißmus und *Gegenübertragung. Gesammelte Schriften in einem Band. »Annie Reich, Psychoanalytic Contributions«, New York, 1973.

Reichardt, Martin geb. 17. 8. 1874 Ronneburg, gest. 23. 12. 1966 Würzburg. O. Prof. der Psychiatrie in Münster (1924) und Würzburg (1925). Schüler von *Rieger.* Trat mit Arbeiten über die physikalische Hirnuntersuchung, den Hirnstamm (1920) und psychiatrische Begutachtungsfragen (»Einführung in die Unfall- und Rentenbegutachtung«, 1915, [4]1958) hervor. Nahm eine diagnostische Abgrenzung der Hirnschwellung gegenüber dem Hirnödem vor.

Reifung *(f).* Ursprünglich metaphorische, der Pflanzenentwicklung entlehnte Bez. für die Entwicklung des Menschen in seinen Lebensphasen Kindheit, Jugend, Erwachsenenalter, Alter. Körperliche, intellektuelle, seelische, sexuelle und soziale Reifungsvorgänge können sich voneinander trennen und zu unharmonischen Persönlichkeiten und sozialen Schwierigkeiten führen. Vgl. die folgenden Stichwörter.
fr: maturation; *e:* maturation.

Reifungsasynchronie *(f).* Syn. für *Reifungshemmungen, partielle.

Reifungshemmungen, partielle *(f, pl).* Auf einzelnen seelischen oder körperlichen Teilgebieten sich auswirkende Verzögerung der Entwicklung im Entwicklungsalter. Ihnen liegt ein asynchroner Reifungsverlauf zugrunde. Führt häufig zu intrapsychischen Spannungen und soll teilweise der Jugendkriminalität zugrunde liegen.
Syn.: Reifungsasynchronie, partielle Retardierung.

Reifungsneurose *(f).* (*Lutz*). Während der Reifungszeit (Pubertät) in Erscheinung tretende Neurose.

Reifungsverzögerung *(f).* Allgemeine Bez. für verlangsamte Entwicklung körperlicher und intellektueller Funktionen sowie des Gefühlslebens bei Jugendlichen. Kann durch krankhafte Vorgänge bewirkt sein oder ohne solche auftreten. Wird den partiellen *Reifungshemmungen entgegengesetzt.
Syn.: universelle Retardierung.

Reik, Theodor geb. 12. 5. 1888 Wien, gest. 31. 12. 1969 New York. Bedeutender Psychoanalytiker und Schüler *Freud*s. Studierte Germanistik, Romanistik und Psychologie. Als früher Laienanalytiker vor allem auf dem Gebiet der angewandten Psychoanalyse tätig. Ab 1928 am psychoanalytischen Institut in Berlin. 1933 Emigration nach Holland (Den Haag), 1938 weitere Emigration nach New York. Wurde als Nichtarzt kein Vollmitglied der amerikanischen psychoanalytischen Gesellschaft. Gründete 1947 eine eigene »National Association for Psychoanalysis«, die auch Nichtärzte ausbildete. Veröffentlichte 50 Bücher und zahlreiche Einzelarbeiten: »Der eigene und der fremde Gott« (1923, 2. Aufl. 1972); »Geständniszwang und Strafbedürfnis« (1925; 2. Aufl. 1971); »Freud als Kulturkritiker« (1930); »Lust und Leid im Witz« (1929); »Nachdenkliche Heiterkeit« (1933); »Listening With the Third Ear« (1948; dt. »Hören mit dem dritten Ohr«, 1976); »The Search Within« (1956).

Reil, Johann Christian geb. 28. 2. 1759 Rhaude, gest. 22. 11. 1813 Halle. Prof. der Medizin und Stadtphysikus in Halle. Neben zahlreichen Arbeiten auf dem Gebiete der allgemeinen Medizin durch eine klassisch gewordene Schrift, »Rhapsodien über die Anwendung der psychischen Curmethode auf Geisteszerrüttungen« (Halle, 1803), bekannt. Förderer der Psychiatrie. Selbst ohne große Erfahrungen mit Geisteskranken, trat *Reil* temperamentvoll gegen die damaligen Mißstände in der Irrenbehandlung auf. Trat für eine Psychiatrie als selbständige Disziplin neben Chirurgie und Medizin ein, war Vorkämpfer für Beschäftigungstherapie und psychotherapeutische Maßnahmen und begründete zusammen mit dem Philosophen *Kayssler* die psychiatrische Zeitschrift »Beiträge zur Beförderung einer Kurmethode auf psychischem Wege«. Prägte die Bez. *Psychiatrie.

Reise *(f)*. In der Antipsychiatrie, vor allem bei *R. Laing*, bestehende Vorstellung, der Geisteskranke befinde sich auf einer »Reise«, von welcher er zu gegebener Zeit von selbst zurückkehren werde. Der Arzt dürfe ihn pflegen und versorgen, in dieser Zeit aber nicht behandeln. Die Vorstellung entspricht bei *Laing* einem *psychedelischen *Trip. Programmatisch: *M. Barnes:* »Meine Reise durch den Wahnsinn« (1971, 1973). Auch von *Deleuze* und *Guattari* wird die *Schizophrenisation als »Reise« betrachtet. – Die »Reise« durch das Leben, auch durch die Tiefen des eigenen Ich, ist in Mittelalter (*Augustinus*) und Romantik (*S. T. Coleridge*) eine bereits häufig gebrauchte Metapher.
fr: voyage; *e:* journey.

Reisepsychose *(f)*. (*L. Nilsson,* 1966). Während einer Auslandsreise auftretende psychische Krankheit von verhältnismäßig einheitlicher Symptomatik: Die Kranken fühlen sich beobachtet; glauben, daß sie vergiftet, ermordet oder sexuell mißbraucht werden sollen. Hinzu kommen Bewußtseinsstörungen und Halluzinationen. Als Ursache wird das Zusammenkommen von sprachlicher Isolierung, Übermüdung, mangelhafter Nahrungsaufnahme, leichten Infektionen bei einer prädisponierenden Persönlichkeitsstruktur angesehen. Nur in seltenen Fällen soll es sich um Schizophrenien handeln.

Reiz, neutraler *(m)*. Syn. für *Stimulus, neutraler.

Reiz, nichtbedingter *(m)*. Syn. für *Stimulus, unkonditionierter.

Reiz, unbedingter *(m)*. Syn. für *Stimulus, unkonditionierter.

reizbare Nervenschwäche *(f)*. Syn. für *Neurasthenie.

Reizbarkeit *(f)*. Durch geringfügigen sozialen Umweltreiz auslösbarer Affekt mit heftiger und meist kurzdauernder Gefühlsreaktion in Form von (meist verbaler) Aggressivität. »Ärgerliche Mißstimmung, die nicht ohne äußeren Anstoß auftritt, sich aber sehr leicht an kleinsten, sonst übersehenen Anlässen entzündet.« Der Gereizte selbst sieht in den Anlässen einen zureichenden Grund für seine Verstimmung und kann sich erst nach Abklingen des Affektes davon distanzieren (*U. H. Peters,* 1967). Vier Formen: 1. Abwehr-Gereiztheit (Typ: unbefriedigte Frau); 2. Komplex-Erregung (Typ: Vaterprotest); 3. morose Reizbarkeit (Typ: Hirngefäßprozeß); 4. explosive Reizbarkeit (Typ: Hirntrauma) (*U. H. Peters,* 1976). Vorkommen: (1) und (2) als Teilerscheinung von Neurosen; (3) bei Hirnaderverkalkung, *Winiwarter-Buerger*-Syndrom, Hochdruckenzephalopathie, Basilarisinsuffizienz, Hirnentzündung, Schlafmittelvergiftung; (4) bei Epileptikern und Hirnverletzten.
fr: excitabilité, irritabilité, susceptibilité; *e:* excitability, irritability, being querulous.

Reizgeneralisierung *(f)*. In der klassischen Konditionierung (s.d.): Wenn ein dem konditionierten Signal (CS) ähnlicher Reiz (CSä) ebenfalls die unkonditionierte Reaktion (UCR) auszulösen vermag.
fr: généralisation du stimulus; *e:* stimulus generalization.

Reizkolon *(n)*. Syn. für *Colon irritabile.

Reizüberflutung *(f)*. Methode der *Verhaltenstherapie. Der Patient wird dem angstauslösenden Reiz in maximaler Stärke ausgesetzt, bis die Angst verschwindet. Kann als bloße Vorstellung oder in Realität vorgenommen werden. *Historisches Beispiel: Goethe* trat 1770 zur

Selbstbehandlung eines Höhenschwindels auf der Turmspitze des Straßburger Münsters neben »dem Knopf oder der Krone« auf eine im Freien angebrachte »Platte, die kaum eine Elle im Geviert haben wird, (wo man) ohne sich sonderlich anhalten zu können, stehend das unendliche Land vor sich sieht«. »Dergleichen Angst und Qual wiederholte ich so oft, bis der Eindruck mir ganz gleichgültig ward.«
e: flooding.

Rektophobie *(f)*. Krankhafte Angst, keine Gewalt mehr für die Vorgänge der Stuhlentleerung zu besitzen.
fr: rectophobie; *e:* rectophobia.

Relaxatio *(f)*. Entspannung, sowohl auf eine Lokkerung der Gewebe als auch auf eine psychische Erschlaffung anwendbar.
fr: relaxation; *e:* relaxation.

Relaxation, progressive *(f)*. (*E. Jacobson*, 1925). Psychotherapeutische Methode der Entspannung. Durch Lernvorgänge und *Autosuggestion wird – beginnend mit den am leichtesten zu beherrschenden Muskeln – in sechs genau zu befolgenden Schritten eine Entspannung erreicht: Entspannen der Arme und Beine, Atmung, Stirn, Augen, Muskeln, Sprechorgane. In den USA die am häufigsten verwendete Entspannungsmethode, insbesondere als Einleitung zur aktiven Desensibilisierung (s.d.) in der Verhaltenstherapie. Unterscheidet sich nur im technischen Vorgehen vom *autogenen Training.
e: progressive relaxation.
Syn.: *Jacobson*sche Methode, *Jacobson*sches Entspannungstraining.

Relaxationstherapie *(f)*. Syn. für *Entspannungstherapie.

Reliabilität *(f)*. Zuverlässigkeit. Das Ausmaß der Konstanz von Testergebnissen (Ergebnissen von Experimenten) z.B. bei Wiederholung.
fr: fidélité; *e:* reliability.

Remanenz *(f)*. (*H. Tellenbach*, 1961). Grundeigenschaft der Primärpersönlichkeit von Melancholikern (Typus melancholicus). Das Zurückbleiben in den durch die Charaktereigenschaften der Ordentlichkeit und Gewissenhaftigkeit festgelegten Grenzen (*Inkludenz), das zwangsläufige Zurückbleiben hinter den hierdurch bestimmten Selbstansprüchen. Es ergibt sich eine stets als schmerzlich empfundene Leistungslücke gegenüber den Forderungen an die eigene Leistungskraft und damit ein Schuldverhältnis zum Dasein überhaupt.

Remission *(f)*. Nachlassen von psychischen oder körperlichen Krankheitssymptomen, jedoch ohne restitutio ad integrum, die einer Heilung nicht gleichkommt. Besonders im Zusammenhang mit Schizophrenie verwendet. Hier wird von »sozialer Remission« gesprochen, wenn die Krankheitssymptome so weit geschwunden sind, daß eine soziale Einordnung in Familie und/oder Beruf wieder möglich wurde.

remittierende Manie *(f)*. Syn. für *Manie, periodische.

remittierende Psychose *(f)* *Psychose, remittierende.

REM-Schlaf *(m)*. **R**apid-**e**ye-**m**ovement-Schlaf. Schlaf mit raschen Augenbewegungen. Syn. für *Schlaf, desynchronisierter. Wird in dieser Form häufig in der dt. Literatur gebraucht, während die dt. Entsprechung »SAB-Schlaf« (**S**chnelle-**A**ugen**b**ewegungen-**S**chlaf) selten ist.
e: REM sleep, paradoxical sleep.

Rendu-Tremor *(m)*. (*H. Rendu*). Obsol. Bez. für hysterisches Zittern bei Zielbewegungen (Intentionstremor).

Renifleur *(m)*. Schnüffler. Jemand, der durch bestimmte Gerüche, vor allem von Urin oder Faeces, sexuell erregt wird. *Urolagnie.
fr: renifleur; *e:* renifleur.
Syn.: Osphresiolagnist.

Rentenjäger *(m)* *Rentenquerulant.

Rentenneurose *(f)*. Form der *Begehrensneurose. Hartnäckiges Streben nach einer Rente als Entschädigung für Krankheit oder Unfall. Man hat Rentenneurose ironisch als einen krankhaften Zustand bezeichnet, der aus der Angst entstehe, durch Habsucht aufrechterhalten, durch Rechtsanwälte ständig genährt und durch ein in Kraft getretenes ablehnendes Gerichtsurteil geheilt werde. Zu beachten ist nach *M. Bleuler*, daß Rentensymptome sich oft auf wirkliche Körperschädigungen, insbesondere unfallbedingte Hirnschädigungen, aufpfropfen, so daß eine Unterscheidung schwer wird. Die Rentenneurose kann auch das Symptom sein, durch das eine tieferliegende *Neurose sich nach außen hin äußert. – Die Bezeichnungen »Rentenneurose«, »Begehrensneurose« und *Unfallneurose werden im psychiatrischen Sprachgebrauch oft nicht streng unterschieden.
fr: névrose de revendication; *e:* compensation neurosis.

Rentenquerulant *(m)*. Rentenjäger, dessen Rentenkampf besonders aktiv ist. Rentenquerulanten fühlen sich nach *M. Bleuler* nicht nur krank, sondern auch ungerecht behandelt und wehren sich gegen die Nichtanerkennung durch Symptomverstärkungen, Übertreibungen, unaufhörliche Berufungen, die schließlich in Beleidigungen und Drohungen gipfeln. *Querulanz.

Rentensucht *(f)* *Rentenneurose.

Reperzeption *(f)*. (*K. Kahlbaum*). Wiederwahrnehmung. Obsol. Erklärung für die Entstehung von Halluzinationen: Aus dem Gedächtnisreservoir findet der ursprüngliche Wahrnehmungsreiz den Weg zurück zu den Sinnesorganen und führt dann zu einer erneuten Wahrnehmung.
fr: reperception; *e:* reperception.

Repetitionszwang *(m)*. Syn. für *Wiederholungszwang.

Repräsentation *(f)*. Der Akt des Sichvergegenwärtigens von Vorstellungen oder Erinnerungen.
fr: représentation; *e:* representation.

Repression *(f)*. **1.** Syn. für *Verdrängung (vor allem in engl. Lit.). **2.** Bewußtes Verwerfen einer beabsichtigten Handlung.
fr: répression; *e:* repression.

Reproduktionsfähigkeit *(f)*. (*K. Jaspers*). Funktion des Gedächtnisses. Fähigkeit, in einem bestimmten Augenblick bestimmte Erinnerungen aus dem Gedächtnisreservoir abzurufen und bewußtzumachen.
fr: rappel, évocation; *e:* recall.

Reserpin-Depression *(f)*. Pharmakogene Depression (s.d.), welche als Folge einer Behandlung mit Reserpin auftritt. Reserpin war das erste Psychopharmakon, bei welchem Depressionen beobachtet wurden. Reserpin wird in der Psychiatrie kaum noch gebraucht. Da es aber weiter als blutdrucksenkendes Mittel verwendet wird, bleibt die praktische Bedeutung erhalten.

Reserpin-Effekt *(m)*. Senkung von biogenen Aminen im Gehirn von Versuchstieren. *Catecholamin-Hypothese.

Residuärwahn *(m)* *Residualwahn.

Residualepilepsie *(f)*. (*Kraepelin*). Epileptisches Anfallsleiden, das als Folge bzw. Überbleibsel (Residuum) einer Erkrankung des Gehirns besonders im frühen Kindesalter, z.B. nach Gehirnentzündung, Hirnhautentzündung, Unfall, Vergiftungszuständen, aufgetreten ist.
fr: épilepsie résiduelle; *e:* residual epilepsia.

Residualer Typus *DSM-Anhang.

Residualsyndrome, charakteristische *(n, pl)*. (*G. Huber*, 1979). Eine der beiden Haupttypen schizophrener Defekte. Bei ihnen bestehen evtl. über viele Jahre charakteristische schizophrene Symptome 1. und 2. Ranges (s.d.). Wird untergliedert in leichte und mäßige gemischte Residuen (s.d.), typisch schizophrene Defektpsychosen (s.d.), Strukturverformungen der Persönlichkeit mit Zeichen der schizophrenen Psychose, chronische reine Psychosen.

Residualsyndrome, leichte und mäßige reine *(n, pl)*. (*G. Huber*, 1979). Unterform des schizophrenen Defekts (s.d.). Die Erscheinungen sind die gleichen wie beim Minimalsyndrom. Der Unterschied besteht lediglich in der etwas deutlicheren Ausprägung der Zeichen des »reinen Defektes« (s.d.). Die Kranken nehmen die Störung selbst wahr und können sie treffend schildern. *Huber* verwendet zusammenfassend auch die Bez. »relativ uncharakteristische reine Residualzustände«.

Residualsyndrom, paranoides *(n)* *Residualwahn.

Residualsyndrome, relativ uncharakteristische *(n, pl)*. (*G. Huber*, 1979). Eine der beiden Haupttypen schizophrener Defekte. Das Phänomen der reinen Defizienz ist im ganzen vorherrschend. Die Kranken erleben diese bewußt und leiden darunter. Die Diagnose der Schizophrenie ist nicht ohne Kenntnis der Anamnese möglich. Wird untergliedert in: *Minimalresiduen, leichte und mäßige reine Residualsyndrome (s.d.), reine schizophrene Defekte (s.d.) und *Strukturverformung ohne Psychose.

Residualwahn *(m)*. (*C. Neisser*, 1893). Wahnhafte Vorstellungen, die nach Abklingen einer Psychose das unkorrigierbare Überbleibsel eines in den übrigen Teilen korrigierten Wahnsystems darstellen. Charakteristisch ist, daß unverändert an die Richtigkeit von Wahnerlebnissen während der Psychose geglaubt wird, diese jedoch für das aktuelle Erleben und Verhalten keine Rolle mehr spielen. Der Wahn erhält aus neueren Beobachtungen auch keine neue Nahrung mehr.
fr: délire résiduel, idée post-onirique; *e:* residual delusion.
Syn.: Residuärwahn, Restwahn.

Residuen, leichte und mäßige gemischte *(n, pl)*. (*G. Huber*, 1979). Unterform des schizophrenen Defekts (s.d.). Setzt sich zusammen aus den Erscheinungen des »reinen schizophrenen Defekts« (s.d.) und einzelnen schizophrenen Phänomenen 1. und 2. Ranges (s.d.). Entspricht der »dynamischen Entleerung« (s.d.) *Janzariks*.

Resonanz, affektive *(f)*. **1.** Form der Affekterregung. Emotionales Mitschwingen mit den Gefühlen und Gedanken eines anderen Menschen. Ihre Störung wird als *Resonanzlosigkeit oder Resonanzschwäche bezeichnet. **2.** Form der Affektstörung. Die lachende oder traurige Miene eines anderen (z.B. des untersuchenden Arztes) erzeugt eine gleichartige mimische Bewegung bei dem Betreffenden. Es handelt sich jedoch nicht um einen wirklichen Gleichklang der

Gefühle, sondern um die (unbewußte) Imitation der Gefühlsentäußerung, der beim Nachahmenden keine Gefühlsregung entspricht. Vorkommen bei Hirnarteriosklerose und anderen organischen Hirnkrankheiten.
Syn.: Imitationsphänomen.

Resonanzlosigkeit *(f).* Affektive Resonanzschwäche. Krankhafte Beeinträchtigung des gefühlsmäßigen Mitschwingens. Kann z.B. in der endogenen Depression subjektiv als quälendes Symptom empfunden werden, tritt jedoch außer durch die Klagen des Kranken nach außen nicht weiter in Erscheinung. Auch bei Schizophrenie ist oft ein Mitschwingen der Gefühle nicht möglich, jedoch klagen die Kranken selten darüber, empfinden es meist nicht einmal.

Resonanzschwäche, affektive *(f)* *Resonanzlosigkeit.

respiratorische Affektkrämpfe *(m,pl)* *Affektkrämpfe, respiratorische.

Ressentiment *(n).* **1.** Frz.: Nacherleben eines Gefühls in verstärkter Form. **2.** Schmerzhafte Erinnerung der Enttäuschung mit dem Beigefühl des Grolls, der Verbitterung und des Rachewunsches. Bedürfnis nach Abwertung der Qualität und Leistungen anderer. **3.** Bei *F. Nietzsche* (*Genealogie der Moral*) der psychologisch gedachte Machtinstinkt der Schwachen und Ohnmächtigen. Die Starken und Mächtigen verstehen die Grausamkeit, Unwahrheit, Sinnlosigkeit und Ziellosigkeit des Lebens richtig. Die Schwachen entwickeln Moral, Mitleid und Gott, um gegen die Herrenmenschen aufkommen zu können. Ressentiment haben »schwache Herrenmenschen« wie Christen und Sozialisten. **4.** Bei *E. *Kretschmer* (1922) unter Bezugnahme auf (2) und (3): »Komplexe Gefühlseinstellung der im Leben wirklich oder vermeintlich Verkürzten; die aus Neid und Not geborenen Lebensansichten; ein bohrendes, immer erneutes Gefühl geheimer innerer Auflehnung». Dieses sei für das Erleben des einzelnen, aber auch für die Kulturentwicklung von Bedeutung.

Restless-legs-Syndrom, schlafabhängiges *(n).* (*K. A. Ekbom,* 1945). Syndrom der ruhelosen Beine. Es kommt im Schlaf zu Mißempfindungen und Nicht-still-halten-Können der Beine. Geringe Grade sind häufig. Bei stärkerer Ausprägung kommt es zu empfindlicher Störung des Schlafs. Müdigkeit am Tage ist oft die einzige Klage. – Ursache unbekannt. Ist manchmal die Folge von Medikamenteneinnahme, z.B. von *Antidepressiva. Keine spezielle Behandlung bekannt. Manchmal ist Benzodiazepin wirksam.
e: »restless-legs«, DIMS syndrome, periodic movements in sleep (PMS).
Syn.: Wittmaack-Ekbom-Syndrom.

Restraint. Zwang. In der Behandlung gewalttätiger Geistesgestörter angewandte Methoden, durch die der Kranke selbst oder seine gesunde Umgebung vor Gewalttätigkeiten geschützt werden soll (z.B. Zwangshemd). Im 18. und 19. Jahrhundert in weitestem Umfang angewendete Methode, die mit der *Non-restraint-Bewegung als größtenteils unnötig verworfen wurde.

Restwahn *(m).* Syn. für *Residualwahn.

RET ***r**ational-**e**motive **T**herapie.

Retardierung, partielle *(f).* Syn. für *Reifungshemmungen, partielle.

Retardierung, universelle *(f).* Syn. für *Reifungsverzögerung.

Retentionsdefekt *(m).* Unfähigkeit, für kurze Zeit aufgenommene Gedächtnisinhalte auf längere Zeit zu bewahren.

Retentionsfähigkeit *(f).* **1.** (*E. Kretschmer*). Besondere Neigung zur seelischen Verhaltung von ungenügend verarbeiteten Erlebnissen. Besonders ausgeprägt bei sensitiven Persönlichkeiten. **2.** (*H. Schultz-Hencke*). Neigung zu mangelhafter Gefühlsentäußerung und Mangel an Hingabefähigkeit. **3.** Behalten von Gedächtnisinhalten. Fähigkeit des Gedächtnisses zum Zurückhalten von Erinnerungen.
fr: rétention; *e:* retention.

Retentionshysterie *(f).* (*S. Freud,* 1894). Form der *Hysterie, die von *Freud* und *Breuer* in ihren ersten Hysteriestudien neben der *Hypnoidhysterie und der *Abwehrhysterie unterschieden wurde. Sie kommt nach *Freud* dadurch zustande, daß die Affekte, die auf einen psychotraumatischen Reiz hin auftreten (meist wegen der äußeren Umstände), nicht abreagiert werden können, daher zurückgehalten werden und dann pathogen wirken können. Die mehr beschreibende Bez. wurde wieder aufgegeben, nachdem *Freud* an weiteren Fällen ähnlicher Art das Phänomen des *Widerstandes entdeckt hatte.
fr: hystérie de rétention; *e:* retention hysteria.

Retroanteroamnesie *(f).* Gedächtnislücke, die einen Zeitraum vor und nach einem schädigenden Ereignis umfaßt; *Amnesie, retrograde und *A. anterograde, die zusammen die Retroanteroamnesie bilden. Die Bez. wird haupsächlich in der englischsprachigen Literatur gebraucht.
fr: amnésie rétro-antérograde; *e:* retroanteroamnesia.

retroaktive Halluzination *(f).* Syn. für *Erinnerungshalluzination.

retrograde Amnesie *(f)* *Amnesie, retrograde.

Retropulsiv-petit-mal. (*D. Janz*, 1955). Form eines epileptischen Anfallsleidens. Es treten *Absenzen mit geringen motorischen Entäußerungen stets in der Sagittalebene nach hinten auf. Manifestationsgipfel 5. bis 10. Lebensjahr. Von *Janz* wurde die Bez. auch allgemein anstelle von *Pyknolepsie vorgeschlagen.

Reziprok-Übertragung *(f)*. Syn. für *Gegenübertragung.

Rhabdophobie *(f)*. Rutenangst. Angst vor Ruten und Stöcken. Angst vor Bestrafung.
fr: rhabdophobie; *e:* rhabdophobia.

Rhenchospasmus *(m)*. Schnarchkrampf.

Rheumapsychose *(f)*. Bei rheumatischer Gehirnentzündung vorkommende Psychose. Es handelt sich um eine symptomatische Psychose vom akuten exogenen Reaktionstyp. Da die klinischen Bilder oft endogenen Psychosen außerordentlich ähnlich sehen, wird die Diagnose selten gestellt, obwohl nach *W. Bruetsch* (1939) das Vorkommen viel häufiger ist.

Rhinitis, psychogene *(f)*. »Nervöser Schnupfen«. Aus seelischer Ursache entstehender Schnupfen. Tritt meist anfallsweise mit überschießenden Reaktionen der Schleimhaut und der Schwellkörper, Verlegung der Nasenwege, Jucken, Brennen und abundanter Schleimabsonderung aus der Nase ein. Erscheinungsgemäß nicht von allergisch bedingtem Schnupfen (Heuschnupfen) zu unterscheiden.

Rhinolalia *(f)*. Näselnder Beiklang der Sprache. Kann organisch oder funktionell bedingt sein.
e: rhinolalia.

Rhinolalia aperta *(f)*. Offenes Näseln durch mangelnden Verschluß des Gaumensegels mit der hinteren Rachenwand. Vorkommend bei Spaltträgern (z.B. Gaumenspalte) und Gaumensegellähmung.

Rhinolalia clausa *(f)*. Geschlossenes Näseln durch Einengung der Nase (durch Schnupfen, Polypen, adenoide Vegetationen. Muschelschwellung) sowie durch funktionell bedingte, falsche Sprechgewohnheit.

Rhinolalia functionalis *(f)*. Näseln durch falsche Sprechgewohnheit.

Rhinolalia mixta *(f)*. Näseln durch funktionell bedingte, raumbeengte Veränderungen in der Nase oder organische Behinderungen des Gaumenabschlusses.

Rhinolalia organica *(f)*. Näseln durch krankhafte Veränderungen.

Rhonchospasmus *(m)*. Schnarchkrampf.

Rhotazismus *(m)*. Schnarren. Partielles *Stammeln. Gestörte Aussprache des stimmhaften Zitterlautes »r«.
fr: rhotacisme; *e:* rotacism.

Rhypophagie *(f)*. Verzehren von Staub und Schmutz. Kotfressen.
fr: rhypophagie; *e:* rhypophagia.

Ribotsches Gesetz *(n)*. (*T. Ribot*, 1882). Regel über den fortschreitenden Verlust von Erinnerungen bei Hirnkrankheiten. Der Abbau des Gedächtnisses geht danach in umgekehrter Reihenfolge wie der Aufbau vor sich. Die jüngsten Erinnerungen werden zuerst, die ältesten zuletzt gelöscht. Die Zerstörung der Erinnerungen schreitet vom Komplexen zum Einfachen und vom Ungewohnten zum Eingeübten fort. Später verlieren sich die Affekte, zuletzt die eingewurzelten Gewohnheiten.
fr: loi de la régression de *Ribot*.
Syn.: Regressionsgesetz.

Richet-Toulousesche Epilepsiebehandlung *(f)*. Veraltete Form der Epilepsiebehandlung: salzarme Diät, kleine Dosen Brom.

Richtungsprognose *(f)*. Prognose über die Verlaufsform bei endogenen Psychosen. Aufgrund des Zustandsbildes wird nach erfahrungsgemäß dazugehörigen, typischen Verlaufsformen auf den weiteren Verlauf geschlossen.

Rieger, Konrad geb. 28. 3. 1855 Calw, gest. 21. 3. 1939 Würzburg. O. Prof der Psychiatrie in Würzburg (1887). Trat mit Arbeiten über Hysterie und Hypnose, psychische Epidemien und Aphasie hervor. Stellte erstes Schema der Intelligenzprüfung auf. Beschrieb Methode der Kraniographie, auf der spätere Arbeiten seines Schülers **Reichardt* aufbauten.

Rigidität, psychische *(f)*. Psychische Eigenschaft, charakterisiert durch Gefühle erhöhter Energie, größere Aktivität und Mangel an rascher Umstellungsfähigkeit. Kann negativ (Starrheit im Denken) oder positiv (Festhalten an einmal gesetzten Aufgaben, Festbleiben in veränderter Lage) interpretiert werden. Der Begriff deckt sich zum großen Teil mit dem der Sthenie (*P. Janet*). Kann im Fragebogentest erfaßt werden (*J. C. Brengelmann*).
fr: psychorigidité, rigidité mentale; *e:* (affective) rigidity.

Rindenanfall *(m)*. Syn. für *Anfall, fokaler.

Rindenblindheit, psychische *(f)*. Syn. für *Agnosie, optische.

Rindenepilepsie *(f)*. **1.** Syn. für *Epilepsia partialis continua. **2.** Syn. für **Jackson*-Epilepsie.

Risikofaktor *(m)*. Aus der Familienanamnese, Vorgeschichte oder Untersuchungsbefunden zu ermittelnder Faktor, durch den das Risiko hinsichtlich des Auftretens von Krankheiten, z.B. Depression, Schizophrenie, höher ist als im Normalfall.
fr: facteur de risque; *e:* risk factor.

Risikoquotient *(m)*. Syn. für *Gefahrenquotient.

Risus *(m)* *Lachen.

Rodetsches Zeichen *(n)*. Obsol. Bez. für die krankhafte Neigung von Morphinisten, sich selbst mit der Nadel zu stechen. *Nygmatomanie.

Röntgenophobie *(f)*. Krankhaft übertriebene Furcht vor der schädlichen Einwirkung von Röntgenstrahlen. Vorkommen vor allem bei Röntgenologen und deren Hilfspersonal.
fr: roentgenophobie; *e:* roentgenophoby.

rogern *(v)*. Im Klinikjargon: Anwendung der klientenbezogenen Psychotherapie (s.d.) bei einem Patienten.

Rogers-Therapie *(f)*. Syn. für *Psychotherapie, klient-bezogene.
fr: psychothérapie de *Rogers; e: Rogers* therapy.

Rolle, (soziale) *(f)*. (*R. Linton*, 1936). Das von einer Person, die eine bestimmte Position (*Status) innerhalb eines sozialen Systems einnimmt, erwartete Verhalten (z.B. eines Psychiaters). Die Erwartungen beziehen sich auf alles, was eine soziale Funktion bedeuten kann: Äußerungen, Stimme, Kleidung u.a. *Rollenattribute. Dabei kann man unterscheiden: 1. eine tatsächlich dargestellte Rolle (Psychiater); 2. die Rollendarstellung, die man von diesem Menschen erwartet hätte (expected role); 3. wie man meint, daß die Rolle ausgefüllt werden *sollte* (ideal role). – Das Ausfüllen (»Spielen«) von Rollen im erwarteten Rahmen verleiht im sozialen Leben Sicherheit und erleichtert das Verstehen sozialer Vorgänge. Von der Rolle abweichendes Verhalten wird mit *Sanktionen beantwortet. Seelische Gesundheit kann als Fähigkeit verstanden werden, verschiedene Rollen einzunehmen bzw. die Rollen zu wechseln.
fr: rôle (social); *e:* (social) role.

Rollenattribut *(n)*. Auf das Erscheinungsbild eines Rollenträgers sich beziehende Erwartungen (Kleidung, Haarschnitt, Sprechweise, Äußerungen).

Rollenerwartungen *(f, pl)*. Erwartungen, die sich an das Verhalten eines Rollenträgers knüpfen (z.B. eines Psychiaters). Können sich auf das Erscheinungsbild (*Rollenattribute) oder auf das *Rollenverhalten beziehen. Rollenerwartungen sind entweder 1. rechtlich geregelt (Muß-Erwartungen), 2. in den Statuten von Organisationen geregelt (Soll-Erwartungen) oder 3. nur in der Konvention vorhanden (Kann-Erwartungen).
fr: obligations du rôle social; *e:* role obligations *oder* duties.

Rollenkonflikt *(m)*. **1.** Mehrere Rollen einer Einzelperson können miteinander in Widerspruch stehen (z.B. Psychiater und Ehemann). **2.** Die eigene Rolle kann mit der anderer in Konflikt geraten.
fr: conflit du rôle; *e:* role-conflict.

Rollentheorie *(f)*. Aus der Sozialpsychologie stammendes theoretisches Gebäude, welches das soziale Verhalten eines Menschen als Teil eines Rollenspiels erklärt. Die Theorie bewegt sich zwar um den zentralen Begriff der *Rolle, benutzt aber zahlreiche aufeinander bezogene Begriffe. Besonders gefördert durch *G. H. Mead* (1934), *J. L. Moreno* (1934), *T. M. Newcomb* (1940), *R. Linton* (1936, 1945), *R. Dahrendorf* (1958) und *J. Habermas* (1968). In der Psychiatrie durch das *Psychodrama *Morenos* früh in der Therapie angewendet, jedoch zur Erklärung abwegigen Verhaltens psychisch Kranker erst in jüngster Zeit benutzt (*Krauss*).
fr: théorie de rôle; *e:* role theory.

Rollen-Therapie *(f)*. (*G. A. Kelly*). Psychotherapieform, bei welcher dem Patienten durch Beratung geholfen wird, eine neue *Rolle in der Gesellschaft zu finden oder seine alte wieder einzunehmen.
fr: rôle-thérapie; *e:* role therapy.

Rollenverhalten *(n)*. Das aktuelle Verhalten eines Rollenträgers, das zwar hauptsächlich von einer *Rolle bestimmt wird, aber auch innerhalb eines gewissen Spielraums davon abweichen kann (Rollendistanz), ohne daß dies bereits als abweichendes Verhalten (s.d.) empfunden würde.
e: role behaviour *oder* enactment.

Roller, Friedrich geb. 11. 1. 1802 Pforzheim, gest. 14. 1. 1878 Illenau. Anerkanntester Reformator und Organisator des Irrenwesens seiner Zeit. In seiner Jugendschrift »Die Irrenanstalt nach allen ihren Beziehungen« (1831) und in »Grundsätze für die Errichtung neuer Irrenanstalten« (1838) werden die Prinzipien dargelegt. Errichtete 1837–1842 die Anstalt Illenau nach seinen Plänen. Propagierte vor **Conolly* die *Non-restraint-Behandlung des Irren.

Rorschach Formdeuteversuch *(m)*. (*H. Rorschach*, 1921). Test durch Deutenlassen von 10 ein- bzw. mehrfarbigen Kleckshildern. Die sinnfreien Zufallsformen sind vom Probanden zu deuten. Die formale, inhaltliche und Gestaltverarbeitung läßt Rückschlüsse auf das charakterliche und intellektuelle Gefüge des Probanden zu. Von *Rorschach* ursprünglich zur Diagnose der Schizophrenie erfunden, ist der Test zum am weitesten verbreiteten projektiven Test geworden. Die Auswertung und Signierung

werden nach weitgehend festgelegten Richtlinien vorgenommen. Parallelserie: *Behn-Rorschach*-Test.
fr: test de *Rorschach; e: Rorschach* test.

Rosenthal-Effekt *(m).* (*R. Rosenthal*). Die Beeinflussung eines (biologischen oder psychologischen) Versuchsergebnisses durch Erwartungshaltungen des Versuchsleiters.
e: Rosenthal-effect.

Rosenthal-Syndrom *(n).* Syn. für *kataplektisch-halluzinatorisches Angstsyndrom.

Ructus hystericus *(m).* Hysterisches Aufstoßen. Stunden und Tage anhaltendes, seelisch bedingtes Aufstoßen. Beim Aufstoßen wird gewöhnlich ein gurgelnder Laut erzeugt.

Rud-Syndrom *(n).* (*E. Rud,* 1927, 1929) **Sjögren-Larsson*-Syndrom.

Rückbildungsalter *(n).* Syn. für *Involution.
e: age of physical and psychological deterioration.

Rückbildungsdepression *(f).* Syn. für *Involutionsdepression.

Rückbildungsdepression, erstarrende *(f).* (*W. Medow,* 1922). Im Involutionsalter erstmalig auftretende endogene Depression mit besonderem Hervortreten von Angst und Neigung zu chronischem Verlauf. Tritt vor allem bei konstitutionell depressiven Persönlichkeiten auf, die das Leben schwergenommen haben. Vereinsamung führt meist zum Ausbruch. Hauptsymptome: Angst, Unruhe und hypochondrische Verstimmung, die sich zu hypochondrischem Wahn und *Kleinheitswahn steigern können. Weitere Symptome: Verstimmung, Lebensüberdruß, Erregtheit, Nörgelei, Mißtrauen, Zweifelsucht, Verarmungsfurcht, Interesselosigkeit, ablehnendes Verhalten. Oft Zunahme der Bewegungsantriebe und unproduktiver Rededrang. Nach mehrjährigem (bis zu 16 Jahre dauerndem) Verlauf tritt eine statuenhafte Erstarrung der Persönlichkeit mit hochgradiger Einförmigkeit gedanklicher und motorischer Antriebe auf, während Angst und Erregung fehlen und die Persönlichkeit erhalten bleibt. – Entspricht der ängstlichen Involutionspsychose *Kleist*s.

Rückbildungsmelancholie *(f).* Syn. für *Involutionsmelancholie.

Rückbildungspsychose *(f)* *Involutionspsychose.

Rückdatierung, psychotische *(f).* Verlegung von Wahnerlebnissen in die Vergangenheit. *Erinnerungshalluzination.

Rückfallsyndrom, affektiv-antriebsmäßiges *(n).* Wiederaufleben von psychotischen Symptomen bei Schizophrenen, das sich lediglich in verstärktem Antriebsverhalten und affektiver Erregung äußert. Dadurch treten vorher bereits vorhanden gewesene Krankheitserscheinungen deutlicher hervor; es werden jedoch keine neuen produktiven Krankheitszeichen (z.B. Wahn, Sinnestäuschungen) beobachtet. Entspricht der *Hyperphase *Gruhle*s.

Rückmeldung, biologische *(f).* Eindeutschung von *Biofeedback.

Rüdin, Ernst 19. 4. 1874 St. Gallen (Schweiz), gest. 22. 10. 1952 München. Psychiater und Genealoge in München. Nach Assistentenjahren bei *E. Bleuler* in Zürich, bei *Kraepelin* in Heidelberg und *Oppenheim* in Berlin 1909 Habilitation »Über die klinischen Formen der Seelenstörungen bei zu lebenslänglicher Zuchthausstrafe Verurteilten« (München, 1909). Seit 1907 in München. Ab 1911 Arbeiten über Erb- und Familienforschung in der Psychiatrie. Wurde maßgeblicher Vertreter der psychiatrischen Erbforschung, die er zu internationaler Anerkennung brachte und zum Range einer Wissenschaft erhob. Wurde 1916 Leiter der genealogisch-demographischen Abteilung der Deutschen Forschungsanstalt für Psychiatrie in München. 1925–1928 gleichzeitig Ordinarius für Psychiatrie in Basel. Trat vor allem mit Arbeiten zur Genealogie der Schizophrenie hervor. Verfaßte den medizinischen Teil des Kommentars zum nationalsozialistischen Gesetz zur Verhütung erbkranken Nachwuchses, an dessen Durchführung er ebenfalls führend beteiligt war, wodurch sein wissenschaftliches Ansehen erheblich beeinträchtigt wurde.

Rührseligkeit *(f).* Erleichterte Anrührbarkeit meist trauriger Gefühle durch kleine emotionale Reize, die sich insbesondere in einer enthemmten Gefühlsentäußerung zeigt. Z.B., wenn ein Tränenausbruch bei der bloßen Erwähnung einer vor 30 Jahren verstorbenen Mutter oder ferner trauriger Ereignisse erfolgt. Die Rührung kann dabei lustvoll erlebt werden, so daß immer wieder Situationen herbeigeführt werden, welche das Gerührtwerden erleichtern. Der rührselige Affekt klingt gewöhnlich schnell wieder ab. Vorkommen vor allem als typisches Zeichen einer Hirnaderverkalkung, daneben als Affektschwäche abnormer Persönlichkeiten, bei organischen Hirnkrankheiten, Altersprozessen.
e: oversensitiveness to emotional stimuli, emotional overreaction.

Ruhekur *(f).* (*S. Weir Mitchell,* 1871). Sanatorium-Behandlung für unterschiedlichste nervöse Störungen: Ruhen, gehaltvolle Diät, tgl. mindestens 1 Stunde Massage und Elektrisieren sowie

Untersagung jeglichen Kontakts mit Familienangehörigen und mit der Umgebung, in welcher die Störung auftrat. Dauer evtl. über Monate und Jahre. Wurde besonders bei reichen Leuten in der ganzen Welt Mode.
fr: cure de repos; *e:* rest cure, rest treatment (von *Mitchell* selbst gebraucht).

Rumfits. Durch Alkoholgenuß ausgelöste epileptische Anfälle. *Alkoholepilepsie.

Rumination im Kleinkindesalter *DSM-Anhang.

Rumination, psychische *(f).* **1.** Ständige Wiederkehr der gleichen Gedanken. **2.** Syn. für Meditation.
fr: rumination mentale; *e:* rumination.

Rush, Benjamin geb. 24.12.1745 Byberry bei Philadelphia (USA), gest. 19. 4. 1813, Philadelphia. Begründer der amer. Psychiatrie. Gilt als der erste große Arzt Amerikas. 1766–1768 Medizinstudium bei *William Cullen* in Edinburgh. Danach Professor der Chemie in Philadelphia, ab 1789 auch der Medizin. Einer der Erstunterzeichner der amer. Unabhängigkeitserklärung. Hat große Verdienste um die humane Behandlung der Irren. Trat für Abschaffung der Sklaverei und der Todesstrafe ein. Brachte den *Brownianismus nach den USA. Führte den *Tranquilizer (2) ein. Schrieb das erste amer. Lehrbuch der Psychiatrie, das zugleich das bekannteste seiner zahlreichen Werke blieb: »Medical Inquiries and Observations upon the Diseases of the Mind« (1812; 2. Aufl. von 1818, dt. von *G. Koenig,* 1825) (Ärztliche Beobachtungen und Untersuchungen der Geisteskrankheiten).

S

SA schizo**a**ffektiv. *Psychose, schizoaffektive.

Sachssche Krankheit *(f)*. Syn. für **Tay-Sachs*-Syndrom.

Sachvorstellung *(f)*. (*S. Freud*). Eine der beiden Formen einer *Vorstellung (*Wortvorstellung). Entstammt dem optischen Eindruck der Sache und ist die Vorstellungsform des Unbewußten. Das System »Unbewußtes« enthält somit die Sachbesetzungen (*Besetzung) eines *Objektes, und nur die Sachvorstellung ist unbewußt. Indem sich die Sachvorstellung mit der ihr entsprechenden Wortvorstellung verknüpft, entsteht die eigentliche Vorstellung im Vorbewußten (GW X, 300).
fr: représéntation de chose; *e:* thing presentation.

SAD seasonal **a**ffective **d**isorder.

Sadismus *(m)*. Quälsucht. Von *R. v. Krafft-Ebing* unter Bezugnahme auf das schriftstellerische Werk des Marquis *de Sade* (1740–1814) eingeführte Bez. für eine sexuelle Perversion, bei der die Befriedigung des Geschlechtstriebes an die Mißhandlung und Demütigung des Partners gebunden ist. Die Handlungen reichen von Beißen und Kratzen über Schlagen und Auspeitschen zu schweren Verletzungen (Hautabziehen) und Tötung mit anschließender Zerstückelung der Leiche. Der Marschall *Gilles de Rais* (1400–1440) soll zur Befriedigung sadistischer Triebe 140–300 Kinder getötet haben. Psychoanalytisch bedeutet Sadismus eine Abwehr von Kastrationsängsten. Was der Sadist befürchtet, vollzieht er aktiv (symbolisch) an anderen. Der Sadist versucht durch diese Handlung auch, den Partner zu nötigen, ihn zu lieben und ihm zu vergeben, was die Schuldgefühle aufhebt, von denen der Geschlechtsverkehr begleitet wird. In einem erweiterten, von *Freud* begonnenen, weit verbreiteten Sprachgebrauch bedeutet Sadismus die alleinige Ausübung von Gewalt ohne sexuelle Befriedigung, wenn auch evtl. mit Lustgewinn. Sadismus in diesem Sinne nähert sich dem Begriff der *Aggressivität. Beide Bez. werden daher z.B. von der Schule *Melanie *Klein*s als Syn. gebraucht.
fr: sadisme; *e:* sadism.

Sadismus, komplizierter *(m)*. Besondere Form sadistischer Perversion. Der Sadist erzielt dabei im sadistischen Akt nicht nur Lustgewinn, sondern empfindet gleichzeitig Angst und Ekel.

Sadismus, primärer *(m)*. Nach *S. Freud* verbleibt der *Todestrieb stets zu einem geringen Teile innerhalb der psychischen Struktur. Dieser Teil wird »Masochismus« oder »primärer Sadismus« genannt.
fr: sadisme primaire; *e:* primal sadism.

Sadist *(m)*. Person mit Neigung zu *Sadismus im engeren oder weiteren Sinne.
fr: sadiste; *e:* sadistic personality.

Sadomasochismus *(m)*. Gleichzeitiges Vorhandensein von *Sadismus und *Masochismus, von Wünschen nach Beherrschung und Unterwerfung bei einem Individuum. Bereits *Krafft-Ebing* hatte bemerkt, daß sadistische und masochistische Perversion eine Verbindung eingehen können. Nach *Freud* (1905) sind beide Triebrichtungen mit unterschiedlichen Anteilen bereits normalerweise in den sozialen Beziehungen eines Menschen wirksam. Die Verbindungen zwischen diesen Triebrichtungen sind so eng, daß keine in ihrer Entstehung oder in ihren Manifestationen für sich allein betrachtet werden kann. Von Sadomasochismus im engeren Sinne darf jedoch erst gesprochen werden, wenn Aggressionstriebe in den Beziehungen zweier Menschen eine überragende Rolle spielen.
fr: sado-masochisme; *e:* sadomasochism.

SAE Subkortikale **a**rteriosklerotische **E**nzephalopathie. **Binswanger*sche Enzephalopathie.

Säufer *(m)* *Alkoholiker.

Säuferdelirium *(n)*. Syn. für *Delirium tremens.

Säuferwahnsinn *(m)*. Syn. für *Alkoholhalluzinose.

Säuglingsdepression *(f)*. Syn. für *Depression, anaklitische.

Säuglingsepilepsie *(f)*. Epileptisches Anfallsleiden im Säuglingsalter. Zeichnet sich durch besondere, altersgebundene Anfallsformen aus: *Blitz-Nick-Salaam-Krämpfe, *Neugeborenenkrämpfe, amorphe.

Säuglingskrämpfe, amorphe *(f)*. Syn. für *Neugeborenenkrämpfe, amorphe.

Säuglingsonanie *(f)*. Lustvolles Spielen an und mit den Genitalien bei Säuglingen ohne Beteiligung komplexer seelischer Reaktionen.
fr: onanisme primaire; *e:* primary onanism.
Syn.: primäre Onanie (*S. Ferenczi*).

Saint-Gilles-Epilepsie *(f)*. Obsol. Syn. für **Tourette*-Syndrom.
fr: mal de *Saint-Gilles*.

Saint-Jean, mal de *Mal de Saint-Jean.

Saint-Louis-Gruppe *(f)*. Gruppe von Psychiatern (*J. B. Feighner, E. Robins, S. B. Guze, R. A. Woodruff, G. Winokur, R. Munoz*) der Washington University in Saint Louis, welche ab 1972 neue *Kriterien zur Klassifikation von psychischen Störungen ausarbeitete. Unterschieden werden Einschluß- und Ausschlußkriterien. Es wurden solche Kriterien aufgenommen, welche durch eine klare Beschreibung, Verlaufsbeobachtungen und Familienuntersuchungen als hinreichend validiert galten. *Hauptwerk: R. A. Woodruff, G. E. Murphy, S. B. Guze:* »Psychiatric Diagnosis«, London-Toronto, 1974, 3. Aufl. 1984 von *D. W. Goodwin* und *S. B. Guze*.
fr: équipe de Saint-Louis; *e:* Saint Louis group.

Sakel, Manfred Joshua geb. 6. 6. 1900 Nadvorna (Galizien), gest. 2. 12. 1957 New York. Psychiater und Neurologe in Berlin, Wien und New York. Medizinstudium in Brünn. 1925–1927 Assistent an Wiener Kliniken. 1927–1933 Psychiater an einer Privatklinik in Berlin-Lichterfelde. In Berlin Experimente mit der Behandlung Süchtiger und Schizophrener mit Insulin. Emigrierte 1933 zunächst nach Wien, wo er die Regeln der *Insulinkomabehandlung ausarbeitete. 1936 Emigration in die USA, Privatpraxis in New York. – *Werke:* »Neue Behandlungsmethode der Schizophrenie«, Wien, 1935; »The Pharmacological Shock Treatment of Mental Diseases« (Die Pharmakologische Schockbehandlung der Geisteskrankheiten), New York, 1938; posthum: »Epilepsy«, New York, 1958; »Schizophrenia«, New York, 1958. *Sakel-Foundation.

Sakel-Foundation *(f)*. 1945 von *Manfred *Sakel* gegründete Stiftung zur Ausbildung für *Insulinkomabehandlung. Veranstaltete 1959 und 1962 internationale Kongresse über biologische Therapie, insbesondere *Insulinkomabehandlung.

Sakelsche Insulinkur *(f)*. Von *Manfred *Sakel* erstmalig 1933 in Wien angewendete, auf empirischem Wege gefundene *Insulinkomabehandlung.

Sakel-Kur *(f)* **Sakel*sche Insulinkur.

Sakkaden-Phänomen *(n)*. (*P. S. Holzman*, 1974). Phänomen der sakkadischen Augenbewegungen. Ein vor den Augen hin- und herschwingendes Pendel wird nicht wie normalerweise mit gleichmäßigen Augenbewegungen verfolgt, sondern mit ruckartigen (*fr:* par saccades = ruckartig). Findet sich bei 50–85% der Schizophrenen und gilt als einer der verläßlichsten Schizophrenie-*Marker. Kommt zu 8% bei psychisch Gesunden, zu 40–50% bei Verwandten von Schizophrenen, sehr häufig auch bei organischen Hirnschäden, Manien und M. *Parkinson* vor. Vgl. Trait-Marker.

Salaam-Krämpfe *(m, pl)*. Form altersgebundener epileptischer Anfälle bei Säuglingen. Kopf und Rumpf werden langsam vorgebeugt und gleichzeitig die Hände über der Brust zusammengeführt. Es entsteht dadurch die Ähnlichkeit zum alten morgenländischen Gruß. Wird gegenwärtig als Teil der *Blitz-Nick-Salaam-Krämpfe angesehen. – *Historisch:* Erstbeschreibung durch *Tissot*, 1770. Ausführliche Beschreibungen durch *W. J. West* (1841) und als Epilepsia nutans durch *Newman* (1849). Die Bezeichnung selbst führte *West* auf Sir *Charles Clark* zurück.
fr: tic de salaam, syndrome des spasmes en flexion; *e:* chorea mutans, salaam spasm, salaam convulsion.

Salivomanie *(f)*. Krankhafter Hang, ständig auszuspucken.
fr: salivomanie; *e:* salivomania.

Salonblödsinn *(m)*. (*A. Hoche*). Ein im Verhältnis zu äußerem Habitus, gesellschaftlicher Stellung, gewählter Kleidung und den geistigen Ansprüchen zu niedriges Intelligenzniveau. Zeigt sich besonders in wortgewandt-eingelernten Unterhaltungen, in denen jedoch Kritik- und Urteilsschwäche nur mangelhaft verborgen werden. Fand sich häufig in den literarischen Salons des 19. Jahrhunderts. Auch in der Literatur häufig dargestellt (z.B. Ibsens »Baumeister Solneß«), selbst im Volkswitz bekannt (»Graf Bobby«). Die Bez. wird gewöhnlich von *Verhältnisschwachsinn nicht scharf getrennt.
e: situational folly.
Syn.: Salonidiotie, Salonschwachsinn, höherer Blödsinn.

Salonidiotie *(f)*. Syn. für *Salonblödsinn.

Salonschwachsinn *(m)*. Syn. für *Salonblödsinn.

Salpêtrière, Hospice de la. Berühmtes Krankenhaus in Paris. Ursprünglich von Ludwig XIII. gegründete Pulverfabrik. Wurde 1650 mit dem allgemeinen Krankenhaus vereinigt und für die Aufnahme von Frauen bestimmt. Im 17. und 18. Jahrhundert beherbergte sie zeitweise 8000 Patienten. An der Salpêtrière wurden die Untersuchungen von **Pinel* und **Esquirol* begonnen. Besondere Berühmtheit erlangte das Haus gegen Ende des 19. Jahrhunderts durch das Wirken **Charcot*s, der 1862 Chefarzt wurde. Er begründete die Salpêtrière-Schule (École de la Salpêtrière), die sich vor allem in Fragen der Suggestibilität, Hysterie und Hypnose von der Schule von *Nancy unterschied und die weitere Entwicklung der Psychiatrie in aller Welt entscheidend beeinflußte.

saltatorischer Reflexkrampf *(m)*. Syn. für **v. Bamberger*sche Krankheit.

Sammelsucht *(f)*. Vom *Sammeltrieb zu unterscheidende, passionierte Neigung, Gegenstände meist einer bestimmten ästhetischen, wissenschaftlichen oder auch absonderlichen Gattung zu sammeln. Die Sammelsucht kann so beherrschend werden, daß ihr alle anderen Interessen (Geld, Familienbindungen) geopfert werden; viele Sammler, besonders bibliomane, werden zu Dieben. Forensisch-psychiatrisch sind sie in der Regel als voll verantwortlich anzusehen, auch wenn sie aus unbewußten Motiven handeln. Allen Sammlern gemeinsam ist der Wunsch nach Besitz und nach systematischer Ordnung des Besitzes. Psychoanalytisch gesehen hängt die Sammelsucht mit oralen und analen Charakterzügen (*Charakter, analer) zusammen; ist es doch typisches Kennzeichen der oralen Phase, nach einem Gewinn zu streben, der analen Phase, den Besitz zu halten (*Phasenschema der Psychoanalyse, *orale Phase, *anale Phase).
fr: collectionnomanie; *e:* collecting mania, collector's mania.

Sammeltrieb *(m)*. Krankhafte Neigung, Gegenstände ohne Rücksicht auf ihre Brauchbarkeit einzusammeln und in den Taschen oder an besonderen Orten aufzuheben. Wird besonders beobachtet bei tieferen Schwachsinnsformen, bei **Alzheimer*scher und **Pick*scher Krankheit, selten auch bei Involutionsdepression (*Dietrich*). Die Kranken vergessen die Gegenstände gewöhnlich nach dem Einsammeln und vermissen sie nicht, wenn sie ihnen fortgenommen werden. Eine besondere Form des Sammeltriebs findet sich bei Kleptomanen und Fetischisten, die sich evtl. große Sammlungen oft gleichartiger Gegenstände anlegen, die einen emotionalen, symbolischen oder erotischen Wert für sie besitzen (z.B. Sammeln von Regenschirmen, Taschentüchern, die nur einmal benutzt werden). Oft werden die Gegenstände nicht geordnet, sondern regellos aufgehäuft, solange die Wohnung sie faßt. Beide Formen sind von der *Sammelsucht zu unterscheiden.
fr: collectionnisme; *e:* collectionsim.

de-Sanctis-Cacchione-Syndrom *(n)*. (*D. de Sanctis* und *A. Cacchione,* 1932). Wahrscheinlich erbliches Leiden mit Störung der Hirnanhangdrüse. Symptome: angeborener Schwachsinn verschiedenen Grades, abnorme Lichtempfindlichkeit der Haut (Xeroderma pigmentosum), Minderwuchs, geringe Entwicklung der Geschlechtsorgane, neurologische Störungen (*Friedreich*-Syndrom).
fr: syndrome *de Sanctis-Cacchione; e:* syndrome of *de Sanctis* and *Cacchione*.
Syn.: xerodermische Idiotie.

Sanktionen *(f, pl)*. Maßnahmen der Gesellschaft bei Nichterfüllung von *Rollenerwartungen, gewöhnlich in Form von Bestrafungen. Nach *St. Wieser* antwortet die Gesellschaft auch auf abweichendes Verhalten psychisch Kranker zunächst mit Sanktionen und erst bei deren Nichterfolg mit *Ausgrenzung.

SANS. **S**cale for the **A**ssessment of **N**egative **S**ymptoms, (*N. Andreasen*, 1982). Meßskala für *Schizophrenie, negative.

sapphische Liebe *(f)*. Nach der griechischen Dichterin *Sappho* von der Insel Lesbos geprägte Bez. für *Homosexualität, weibliche. Ob die Dichterin tatsächlich homosexuell war, ist zweifelhaft.

Sapphismus *(m)*. Syn. für *Homosexualität, weibliche.

SAPS. **S**cale for the **A**ssessment of **P**ositive **S**ymptoms (*N. Andreasen,* 1985). Meßskala für *Schizophrenie, positive.

Saridonismus *(m)*. Mißbrauch des leicht euphorisierenden Kopfschmerzmittels Saridon. Das seit 1933 im Handel befindliche Mittel enthält Sedormid, Coffein und andere Substanzen. Bei längerem Mißbrauch können rauschartige Zustände, Reizbarkeit, mürrische Verstimmung und Affektlabilität auftreten. Bei Entziehung kann es zu epileptischen Anfällen kommen.
fr: saridonisme.

Satanismus *(m)*. Syn. für *Diabolie.

Satyriasis *(f)*. Nach dem griechischen Waldgott Satyr, Sinnbild der Geilheit, benannter krankhaft gesteigerter Geschlechtstrieb beim Mann. Entspricht der Nymphomanie bei der Frau. Es ist nicht nur das sexuelle Verlangen abnorm gesteigert, sondern zugleich die Fähigkeit, den Coitus sehr häufig auszuführen, extrem ausgebildet. Außer dem normalen heterosexuellen Verkehr wird gewöhnlich auch die Masturbation ausgeführt. – Kann Symptom einer neurotischen Störung oder auch einer organischen Hirnkrankheit sein.
fr: satyriasis; *e:* satyriasis.

Satyr(i)omanie *(f)*. Syn. für *Satyriasis.

Satyrismus *(m)*. Syn. für *Satyriasis.

Sceno-Test *Szeno-Test.

Schachepilepsie *(f)*. Auftreten epileptischer Anfälle beim Schachspielen. Form der *Reflexepilepsie. Als auslösende Faktoren werden langdauernde intensive Konzentration auf ein kleines Blickfeld und emotionale Erregung angesehen.

Schädigungstypen, exogene psychische *(m, pl)*. Ältere Bez. *Bonhoeffer*s für die später als »akute exogene *Reaktionstypen« bezeichneten Psychosen.

Schädigungswahn *(m)*. Krankhafte Überzeugung, daß alles Unheil mit sich bringt, womit man in Berührung kommt, und daß man selbst zur Ursache von Unheil wird.

Schätzskala *(f)*. In der Testpsychologie und Psychopathometrie Stufenleiter, in die vom Beurteiler geschätzte Werte einer beobachteten Sache eingetragen werden. Reicht meist wie bei Schulzensuren von 1 bis 5 oder 6.
e: rating scale.

Schallplattenhypnose *(f)*. Hervorrufen einer Hypnose durch Abhören der Schallplattenaufnahme eines suggestiven Textes, der meist von dem Hypnotherapeuten gesprochen wird, welcher den Patienten bereits bekannt ist. *Ablationshypnose.

Scham *(f)*. Scheu vor der Entblößung des körperlichen oder seelischen Intimbereichs. Das als normal empfundene Ausmaß an Scham ist stark von den jeweiligen soziokulturellen Bedingungen abhängig. Kann gesteigert sein, insbesondere bei speziellen neurotischen Hemmungen. Häufiger ist Nachlassen von Scham bei haltlosen Jugendlichen, Drogenabhängigkeit, Manie, Schizophrenie, organischen Abbauerkrankungen des Gehirns.
fr: pudeur, honte; *e:* shame.

Schamanismus *(m)*. Form der Psychotherapie der Primitiven, vor allem in der Mongolei und in Sibirien. Während eines kunstvollen und langdauernden Zeremoniells (Trommeln, Gesänge, magische Gebärden) wird in Gegenwart anderer das scheinbar krankmachende Objekt entfernt und vorgezeigt. Bedingungen sind: 1. Glaube des Heilers an seine eigenen Fähigkeiten; 2. Glaube des Kranken an die Fähigkeiten des Heilers; 3. Krankheit, Heiler und Heilmethoden müssen von der sozialen Gruppe anerkannt sein.– Der Schamane ist Miglied einer Organisation, die ihre strengen Regeln, Geheimnisse, Ausbildung, Treffpunkte und Schulen hat. Erfolge wurden glaubhaft mitgeteilt.
fr: chamanisme; *e:* shamanism.

Schamlosigkeit *(f)*. Mangel an Schamgefühlen, der sowohl die Scham in bezug auf zu schützende, individuell-intime Gefühle als auch die Schamgegenden des Körpers betrifft; Selbstenthüllung von Gefühlen und Schamgegenden. Vorkommen bereits als normale Charaktervariante, bei *Psychopathie, insbesondere bei *Manie.

Schatten *(m)*. *(C. G. Jung)*. Derjenige Persönlichkeitsanteil, den ein Mensch vor sich und anderen zu verbergen sucht. Mehr die negativen Anteile der Persönlichkeit, die »hinter ihrem Rücken« böse Streiche spielen. Gehört zur Unbewußtheit, kann aber bereits durch Hinwendung der Aufmerksamkeit bewußtgemacht werden. Beispiel: Ein Mann sieht sich als guten Ehemann, Vater und Vorgesetzten. Er übersieht aber, daß er von den Mitmenschen mehr gefürchtet als geachtet ist, weil er tyrannisch und egoistisch ist. Bewußtmachen des Schattens gehört zu den ersten Schritten analytischer Psychotherapie.
fr: ombre; *e:* shadow.

Schauanfall *(m)*. Syn. für *Blickkrampf.

Schaulust *(f)*. Deutschsprachige Bez. für *Skopophilie.

Scheinbekanntschaft *(f)* *Déjà-vu-Erlebnis.

Scheinblödsinn *(m)*. **1.** Syn. für **Ganser*-Syndrom. **2.** Deutschsprachige Bez. für *Pseudodemenz.

Scheinschwangerschaft *(f)* *Schwangerschaft, eingebildete.

Scheintätigkeit *(f)*. Psychisches Krankheitsphänomen. Kranke verhalten sich – meist nur jeweils kurze Zeit, aber bei ständiger Wiederholung –, als ob sie bei einer (beruflichen) Tätigkeit seien, z.B. Wischen, Hobeln, Malen. Vorkommen bei schwerer *Demenz, insbesondere bei fortgeschrittener **Alzheimer*scher Erkrankung.
Syn.: iterative Beschäftigungsunruhe.

Schetismus *(m)*. Fehlerhafte »Sch«-Bildung. *Sigmatismus.

Schichtenlehre der Psychoanalyse *(f)*. Nach älteren, z.T. bereits aus dem Altertum stammenden Vorbildern über eine vertikale Ordnung des Seelischen von *S. Freud* entworfenes Denkmodell der Persönlichkeit. Hierin wird die personale Einheit des Erwachsenen in drei Schichten oder *Instanzen aufgegliedert: 1. Das die Triebschicht repräsentierende *Es (entspricht z.B. etwa der »vegetativen Seele« des *Aristoteles*). 2. Das die von Autoritätspersonen übernommenen moralischen Normen repräsentierende *Über-Ich (»vernünftige Seele« des *Aristoteles*). 3. Zwischen Es und Über-Ich befindet sich das in der Gegenwart agierende *Ich. – In *Freud*s Modell kommt allen drei Bereichen eine gewisse Selbständigkeit zu, doch bestehen lebhafte Wechselbeziehungen. So übt das Über-Ich eine (moralische) Zensur über die Wünsche und Regungen des Es aus. Nach diesem Modell lassen sich ferner Neurosen als Konflikte zwischen den triebhaften Ansprüchen des Es und den Verboten des Über-Ich interpretieren.

Schichtneurosen *(f, pl)*. (*J. H. Schultz,* 1919). Abnorme seelische Entwicklungen (Neurosen), die aus inneren unbewältigten Konflikten entstehen und tiefere Schichten der Persönlichkeit in Mitleidenschaft ziehen. Sie führen meist zur Ausbildung von körperlichen Funktionsstörungen und sind durch psychoanalytische Therapie heilbar.
e: stratifunctional endopsychic neurosis.

Schicksalsanalyse *(f)*. Von *L. Szondi* inaugurierte tiefenpsychologische Heilmethode, die ihre theoretischen Grundkonzeptionen hauptsächlich den Lehren **Freud*s und **Jung*s entlehnt. Es wird der Lebenslauf des Probanden durchforscht und der Plan sichtbar gemacht, der das Schicksal von Geburt bis zum Tode bestimmt. Insbesondere werden Familie, Freundschaften, Partnerschaften, Beruf und Krankheit beleuchtet, die durch das familiäre Unbewußte (s.d.) bestimmt und *ausgewählt* werden. Die Therapie konzentriert sich auf Heilung des »wahlkranken« Menschen.
fr: analyse de destin *oder* de la destinée, schicksalsanalyse de *Szondi*; *e:* Schicksal-analysis, fate analysis.
Syn.: dialektische Anankologie.

Schicksalsneurose *(f)*. Form einer symptomlosen Neurose, bei der sich scheinbar unerbittliche Schicksalsschläge periodisch wiederholen. Obwohl der Betreffende stets das Gefühl hat, von einem ungerechten Schicksal verfolgt zu werden, gestaltet er sich nach psychoanalytischen Ansichten unbewußt die Situation immer wieder so, daß die Schicksalsschläge eintreten müssen. Maßgebend ist ein neurotischer Wiederholungszwang. Beispiele sind Wohltäter, die immer nur Undank ernten; Männer, die stets von Freunden verraten werden; Liebende, deren Verhältnis zum Partner stets die gleichen Phasen durchmacht und das gleiche Ende nimmt (*Freud,* GW XIII, 20; XV, 114).
fr: névrose de destinée; *e:* fate neurosis, destiny neurosis.

Schicksalspsychosen *(f, pl)*. Von *Kraepelin* geprägte Bez. für *Symbantopathien.

Schiefhals, psychogener *(m)*. Spastische Kontraktion des M. sternocleidomastoideus einer Seite; dabei wird das Kinn leicht nach unten und stärker nach der anderen Seite gewendet. Neben dem artikulären und vor allem dem spastischen Schiefhals (bei dem psychogene Momente sekundär eine wichtige Rolle spielen können) stellt der rein psychogene Schiefhals eine ausgesprochene Seltenheit dar. Ihm liegen ungelöste seelische Konflikte zugrunde.
fr: torticollis mental; *e:* torticollis, wryneck.
Syn.: psychogener Torticollis.

schießen *(v)*. Im Drogenjargon: (Drogen) in die Vene einspritzen.
e: shot.

Schilder, Paul geb. 15. 2. 1886 Wien, gest. 1940 New York. Bedeutender Psychiater, Neurologe, Psychoanalytiker und Philosoph in Wien und New York. 1913 Beschreibung der Encephalitis periaxialis diffusa, heute als *Schilder*sche Krankheit bekannt. War 1. Assistent an der psychiatrisch-neurologischen Klinik Wien unter **Wagner-Jauregg*. 1919 Mitglied der Wiener psychoanalytischen Vereinigung. 1928 durch Vermittlung von *Adolf *Meyer* an der Johns-Hopkins-Universität in Baltimore. Ab 1930 ständig in New York. Leiter der psychiatrischen Abteilung des Bellevue Hospitals. Professor am New York College of Medicine. Zahlreiche Arbeiten aus dem Nachlaß durch *Lauretta Bender* herausgegeben. *Werke:* »Selbstbewußtsein des eigenen Körpers«, 1923; »Entwurf einer Psychiatrie auf psychoanalytischer Grundlage«, 1925 (neu: 1973); »Lehrbuch der Hypnose« (mit *O. Kauders*), 1926, »Contributions to developmental neuropsychiatry«, 1964.

schizoaffektive Psychose *(f)* *Psychose, schizoaffektive.

Schizoaffektive Störung *DSM-Anhang.

Schizoanalyse *(f)*. (*G. Deleuze* und *F. Guattari,* ab 1972). Richtung der frz. *Antipsychiatrie, die sich *gegen* die antipsychiatrische Annahme richtet, der Ursprung der Schizophrenie sei in der Familie zu suchen. Vielmehr seien die Widersprüche der Gesellschaft ursächlich. Dem Schizophrenen fehle die »erfolgreiche« (= negativ bewertete) *Ödipalisierung, wodurch er die Zeichen und Strukturen der kapitalistischen Gesellschaft entziffern und sich ihr entziehen könne. Schizoanalyse soll dem Nichtschizophrenen ermöglichen, die positiv bewerteten Erfahrungen des Schizophrenen ebenfalls zu machen, der Desorganisation und Unordnung der Welt gewahr zu werden und zu erkennen, daß es keine Grenze zwischen den eigenen Triebwünschen und gesellschaftlichen Vorgängen gibt. Schizoanalyse ist antipsychiatrisch, antipsychoanalytisch und antikapitalistisch, dabei intellektuell-marxistisch.

Schizobulie *(f).* Spaltung des Willens. Das Phänomen kommt bei Schizophrenie vor.
fr: schizoboulie; *e:* schizoboulia.

Schizodepression *(f).* Depressiver Pol einer schizoaffektiven Psychose (s.d. unter 3). Es bestehen eine depressive Stimmung und schizophrene *Basisstörungen sowie andere schizophrene Störungen gleichzeitig.

schizoforme Psychose *(f).* *Psychose, schizoforme.

Schizographie *(f).* Mit Wortneubildungen (Neologismen) durchsetztes Schriftbild. Vorkommen bei *Schizophrenie, *Schizophasie.
fr: schizographie; *e:* schizographia.

schizoid *(a).* (*E. Kretschmer*). Der Schizophrenie ähnlich. Bezieht sich auf einen Typ von Persönlichkeitseigenschaften, die einem Teil der Symptome der *Schizophrenie verwandt sind. Entspricht den Eigenschaften: ungesellig, autistisch, ohne Wärme, oder unfähig, Feindseligkeiten zu äußern, introvertiert. In der Affektivität bestehen nebeneinander gegensätzliche Strebungen (*Ambivalenz). Das zum Abstrakten neigende Denken zeigt oft Ansätze zu neuen, selbständigen Wegen. In den mitmenschlichen Kontakten bedeutet »schizoid« soviel wie »wenig unmittelbar«, »wenig herzlich« und daher »unberechenbar« und »unbeeinflußbar«. Die tiefe gemütsmäßige Ansprechbarkeit verbirgt sich jedoch gewöhnlich nur hinter einer schroffen, schwer durchdringbaren Verhaltensmaske. Schizoid sein bedeutet auch, innerlich starke affektive Vorgänge nicht nach außen erkennen zu lassen, insbesondere wird übermäßige Empfindsamkeit hinter einer stumpfen Art verborgen. Schizoid sein heißt auch, sich von der Realität zurückziehen und nach innen wenden, um sich gegen Verletzungen durch die Außenwelt zu schützen. Gelegentlich entladen sich innere Spannungen durchbruchartig in unvorhersehbaren verbalen Aggressionen. Schizoide Eigenschaften finden sich in verdünnter Form bei vielen Menschen und heißen dann *schizothym; besonders ausgeprägt jedoch bei schizoiden Psychopathen (s.d.). Bei *E. Bleuler* wird bereits die schizoide Eigenschaft als normal angesehen. Nach *E. Kahn* folgt sie einem eigenen Erbgang.
fr: schizoïde; *e:* schizoid.

schizoide Neurose *(f)* *Neurose, schizoide.

Schizoide Persönlichkeitsstörung *DSM-Anhang.

schizoide Psychopathie *(f)* *Psychopathie, schizoide.

Schizoide Störung im Kindes- und Jugendalter *DSM-Anhang.

schizoides Temperament *(n).* (*E. Kretschmer*). Gemütsart eines Menschen, die durch gleichzeitiges Vorkommen der Eigenschaften »kühl« und »überempfindlich« bestimmt wird (*schizoid).

Schizoidie *(f).* (*E. Kretschmer*). Das Gesamt *schizoider Wesenszüge eines schizoiden *Psychopathen.
fr: schizoïdie; *e:* schizoidism, schizoidia.

Schizoidismus *(m)* *Schizoidie.

Schizomanie *(f).* **1.** (*H. Claudel,* 1925). In der frz. Psychiatrie günstige Verlaufsform der Schizophrenie, die sich auf dem Boden einer zu Schizophrenie disponierenden Veranlagung anläßlich von Gemütserschütterungen oder einer Infektionskrankheit bildet. Hervorgehoben werden Fehlen von Persönlichkeitszerfall und Hervortreten einer Flucht in *Autismus und Tagträumereien. Ähnlichkeiten zu den zykloiden Psychosen der dt. Psychiatrie (*Kleist, Leonhard*). **2.** Synonym für *Schizophrenie; pseudoneurotische. **3.** Bei der schizoaffektiven Psychose (s.d. unter 2) der manische Pol. Schizophrenie mit manischer Erregung. Es bestehen rasches Denktempo und gehobene Stimmung. Der Gedankengang ist *zerfahren. Keine *Ideenflucht.

Schizomimetika *(n, pl).* Syn. für *Halluzinogene.

Schizoneurose *(f).* In der frz. Psychiatrie Bez. für eine symptomatologisch zwischen Schizophrenie und Neurose liegende Psychose. *Schizophrenie, pseudoneurotische.
fr: schizonévrose, cas-limite; *e:* schizoneurosis.
Syn.: schizophrene Pseudoneurose (*Hoch*).

Schizophasie *(f).* (*E. Bleuler*). Psychisches Krankheitsbild mit einer »ungemein auffallenden Störung des sprachlichen Ausdrucks bei verhältnismäßig geringer Beeinträchtigung der übrigen seelischen Leistungen« (*Kraepelin*). Die Sprachstörung braucht nur zeitweise vorhanden zu sein oder kann sich auf bestimmte Inhaltsbereiche beschränken, z.B. bei emotional-wertenden Stellungnahmen auftreten. Die schizophasische Äußerung erscheint bizarr, leer, pathetisch oder umständlich; sie ist schwer verständlich und oft agrammatisch. *Verbigeration und *Neologismen kommen häufig vor. Es gibt linguistische Interpretationen der Sprachverformung, die vor allem ein »Nachlassen der Bindung zwischen Zeichen und Bedeutung« (*Piro*) feststellen, das »semantische Dissoziation« genannt wird. Nach *Flegel* (1965) kann der Sprachinhalt völlig zerfallen sein, obwohl die Form gut erhalten ist. Die Bez.

wurde von *Bleuler* geprägt, das Krankheitsbild aber hauptsächlich durch *Kraepelin* beschrieben, der es den Unterformen der Schizophrenie zuordnete. Bei *Leonhard* zählt Schizophasie zu den unsystematischen Schizophrenien. *K. Kleist* (1914) und *C. Pfersdorf* (1935) betonen die Ähnlichkeit mit den sensorischen Aphasien.
fr: schozophasie; *e:* schizophasia.
Syn.: Sprachverwirrtheit.

schizophren *(a).* **1.** An *Schizophrenie leidend. **2.** Im nichtwissenschaftlichen Sprachgebrauch auch: zwiespältig, gegensätzlich, innerlich zerrissen.

schizophrener Affekt *(m)* *Affekt, inadäquater.

schizophrener Defekt *(m)* *Defekt, schizophrener.

schizophrene Demenz *(f)* *Verblödung, schizophrene.

schizophrenes Denken *(n)* *Denken, schizophrenes.

schizophrenes Erlebnis *(n).* Jedes Erlebnis, das seine Ursache in einer schizophrenen Krankheit hat, besonders die Wahn- und Beeinflussungserlebnisse Schizophrener.

schizophrene Erlebnisreaktion *(f)* *Reaktion, schizophrene.

schizophrene Lebenslinie *(f)* *Lebenslinie, schizophrene.

schizophrenes Primärerlebnis *(n)* *Primärerlebnis, schizophrenes.

schizophrene Pseudoneurose *(f).* (*Hoch*). Syn. für *Schizoneurose.

schizophrene Reaktion *(f)* *Reaktion, schizophrene.

schizophrener Schub *(m)* *Schub, schizophrener.

Schizophrene Störungen *DSM-Anhang.

schizophrenes Syndrom *(n).* Wenig gebr. Bez. für Krankheitsbild mit Erscheinungen, wie man sie typischerweise bei Schizophrenie findet. Es kann sich dabei sowohl um eine wirkliche Schizophrenie wie auch nur schizophrenieähnliche Krankheit handeln.

schizophrene Verblödung *(f)* *Verblödung, schizophrene.

schizophrene Verödung *(f)* *Verödung, schizophrene.

schizophrene Versandung *(f)* *Versandung, schizophrene.

Schizophrener *(m).* An Schizophrenie leidender Kranker.
fr: schizophrène; *e:* schizophrenic.

Schizophrenie *(f).* Psychisches Krankheitsbild der Gruppe endogener Psychosen von herausragender praktischer und theoretischer Bedeutung. *Historisch:* Beschreibungen schizophrener Verhaltensweisen liegen bereits aus dem Altertum vor (*Aretaeus* von Kappadozien, *Soranus*). Das Mittelalter kennt keine solche Beschreibungen. Erst im 18. Jahrhundert (*Thomas Arnold*) werden wieder Darstellungen bekannt. *K. G. Neumann* führte im 19. Jahrhundert den Begriff einer »Heilung mit Defekt« ein. **Pinel* und **Esquirol* beschrieben unter verschiedenen Namen typisch schizophrene Krankheitsbilder. *Morel* führte 1856 in Frankreich schließlich den Begriff der »Dementia praecox« ein. *Kahlbaum* beschrieb 1868 die *Katatonie, *Hecker* 1870 die *Hebephrenie. **Kraepelin* hat schließlich 1898 in einer historischen Arbeit über »Die Diagnose und Prognose der Dementia praecox« alle primären und sekundären Demenzen früherer Autoren zu einem einheitlichen Krankheitsbild der Dementia praecox vereint, die sich durch Auftreten bei meist jugendlichen, bis dahin gesunden Personen, Fehlen einer äußeren Ursache und vor allem durch späteren Verfall und Defekt auszeichnete. *Kraepelin* teilte daher die Krankheitsbilder im wesentlichen nach dem Ausgang ein, zog aber neben diesem prognostischen Gesichtspunkt auch symptomatologische heran: Wahn, Halluzinationen, Affektstörungen, *Stereotypien. Auch nach *Kraepelin* gingen noch 13% der Krankheitsfälle in Heilung ohne größeren Defekt aus. Die *Kraepelin*sche Systematik ist im wesentlichen unverändert bis heute beibehalten worden. Da jedoch weder eine *Demenz im üblichen Sinne eintritt noch stets von »praecox« (frühzeitig) gesprochen werden kann, schlug *Bleuler* 1911 in einer Monographie »Dementia praecox oder die Gruppe der Schizophrenien« die heute in der ganzen Welt gebräuchliche Bez. »Schizophrenie« vor. *Bleuler* betrachtete den ungünstigen Ausgang nicht mehr als notwendiges Kriterium und führte eine von *Kraepelin* noch nicht beachtete hierarchische Gliederung in der diagnostischen Bewertung der Symptome, die *Grundsymptome und die *akzessorischen Symptome, ein. Die Bez. Schizophrenie (Spaltungsirresein) wählte *Bleuler,* weil die Spaltung der verschiedensten psychischen Grundsymptome (Denken, Affektivität, Aktivität) besonders charakteristisch für dieses Krankheitsbild sei. Das Wollen ist gespalten in eine Reihe gleichwertiger Handlungsmöglichkeiten, das Individuum und die reale Welt sind durch Spaltung getrennt, das Denken ist in Bruchstücke zerspalten, die Assoziationen sind aufgesplittert, Denken und begleitender Gefühlston passen nicht mehr zusammen und sind daher aufgespalten.

Zusätzlich zu der für die klinische Diagnostik gedachten Einteilung in Grundsymptome und akzessorische Symptome führte *Bleuler* eine weitere, theoretisch konzipierte Einteilung in *Primärsymptome und *Sekundärsymptome ein. Die beiden Einheiten werden häufig miteinander verwechselt.
Symptomatik: Im Gegensatz zu allen anderen psychischen Störungen kommt es bei Schizophrenie zu einer Störung des Denkens und der Sprache ohne Herabsetzung des intellektuellen Potentials. Das Denken verwirrt sich, ohne daß die Intelligenz gestört wird. Typisch schizophrene Denkstörungen sind *Zerfahrenheit, *Sperrung, Begriffszerfall, Begriffsverschiebung, *Kontamination und Symboldenken. Uncharakteristische Denk- und Konzentrationsstörungen kommen jedoch häufiger vor als typische. Beziehungs- und Verfolgungswahn sind häufig. Akustische Halluzinationen (*Symptome 1. Ranges) kommen häufiger vor als leibliche, optische oder olfaktorische. Häufig ist die Angabe, von außen bestrahlt, geschädigt oder belästigt zu werden. Depressive und manische Verstimmung beherrschen zeitweilig das Bild (vgl. *Schizomanie [3], *Schizodepression). Angst und inadäquate Affekte sind häufig.
Der *Verlauf* kann sich manchmal mehr in Schüben entwickeln und auf jeder Stufe zum Stillstand oder zur Remission führen. Nach *Bleuler* ist der eventuell ungünstige Ausgang durch eine Veränderung der Intelligenz bestimmt, die nicht mit einer Demenz gleichzusetzen ist. Daneben finden sich Affektveränderungen und eine Veränderung der Einstellung zur äußeren Welt, die äußerst charakteristisch ist und durch keine andere Ursache entstehen kann (schizophrener *Defekt, *Defizienz). Neben die primären Symptome können sekundäre treten (Wahn, Halluzinationen, Sprachstörungen, Störungen des Ichgefühls), die im einzelnen charakteristisch sein können. Ihr Auftreten ist von unterschiedlicher Bedeutung für die Diagnostik. Für die praktisch-klinische Diagnostik haben sich die *Symptome 1. und 2. Ranges von *K. Schneider* bewährt. Auch *Gruhle* und *Berze* haben *Primärsymptome herausgearbeitet, deren Vorkommen von besonderer Gewichtigkeit für die Diagnose der Schizophrenie ist. – Als Formen werden seit *Kraepelin* *Hebephrenie, *Katatonie und paranoide Schizophrenie (s.d.) unterschieden, die nacheinander beim gleichen Patienten auftreten können. Als 4. Form fügte *Bleuler* die *Schizophrenia simplex hinzu. Die Schule *Kleist-Leonhard* unterscheidet außerdem zahlreiche weitere Formen. DSM III und DSM III-R haben eigene Kriterienlisten aufgestellt und neue Untergruppen mit eigenen Bezeichnungen gebildet (vgl. *Schizophrene Störungen, *Schizophrenie im DSM-Anhang).
Vorkommen: Etwa 1% einer Bevölkerung vom westeuropäischen Typ muß damit rechnen, irgendwann im Leben wegen Schizophrenie in ein Krankenhaus aufgenommen zu werden. Jedes Jahr gibt es 150 Neuerkrankungen auf 100000 Einwohner. Die Altersränge 20–40 sind besonders gefährdet mit Gipfel von 25–34 Jahren. In der Bundesrepublik gibt es zu jedem Zeitpunkt etwa 180000 Schizophrene, von denen nur ein Teil klinisch behandelt wird. In der ganzen Welt gibt es etwa 9 Millionen Schizophrene. Die Unterschiede zwischen verschiedenen Kulturen sind offenbar gering. Beginn zwischen Pubertät und dem 30. Lebensjahr (60%), im 4. Lebensjahrzehnt (25%); danach nur 14% der Erkrankungen.
Vererbung: Nach jahrzehntelangen erbbiologischen Untersuchungen (insbesondere Zwillingsforschung) herrscht die Ansicht vor, daß Schizophrenie sich möglicherweise nur bei genetisch disponierten Menschen entwickelt (*Vulnerabilitätskonzept). In jedem Falle werde nur die Disposition vererbt, nicht die Schizophrenie. Die erbbiologischen Daten unterliegen jedoch weiterhin einer kontroversen, vor allem methodologischen Diskussion.
Pathogenese: Die Ursache der Schizophrenie ist unbekannt. Diskutiert wurden Selbstvergiftung des Körpers, Insuffizienz der Geschlechtsdrüsen, bakterielle Infektionen, z.B. eine Tuberkulose des Gehirns, ein Globulin-Faktor des Plasmas, Enzymstörungen, Störungen der biogenen Amine (Katecholamin, Indolamin). Auch Autoimmunprozesse werden diskutiert. Die ätiologische Erforschung konzentriert sich gegenwärtig auf genetische (Vererbung), biochemische (Stoffwechselstörungen), psychodynamische (Wirkung frühester psychischer Traumen) und soziale Faktoren (Rolle einer gestörten Familienstruktur für das Leben Schizophrener). Nach psychoanalytischer Theorie ist eine Ich-Schwäche schon in der Kindheit von Menschen festzustellen, die später an Schizophrenie erkranken. Schizophrene zeigen danach andere *Abwehrmaßnahmen gegenüber Konflikten als Neurotiker. *Regression ist ein wichtiger psychodynamischer Vorgang.
Therapie *Schizophreniebehandlung.
fr: schizophrénie; *e:* schizophrenia.

Schizophrenie, ambulatorische *(f).* (*G. Zilboorg,* 1956). Schizophrenie mit gutartigem

Verlauf und guter psychotherapeutischer Ansprechbarkeit. Die Symptomatik ist weitgehend identisch mit *Schizophrenie, pseudoneurotische.
e: ambulatory schizophrenia.

Schizophrenie, atypische *(f)*. (*A. Bostroem,* 1938). Psychoseform, die zwar nach allgemeiner Auffassung zur Gruppe der Schizophrenien gehört, jedoch in Symptomatik und Verlaufsform nicht ganz typisch ist, so daß sie einer besonders sicher zum Defekt führenden *Kerngruppe gegenübergestellt werden kann. Atypische Schizophrenien werden auch den heilbaren atypischen Psychosen (s.d.) gegenübergestellt. Atypische Schizophrenien sind nach *Leonhard:* *Schizophasie, periodische Katatonie (s.d.), affektvolle Paraphrenie (s.d.). Gemeinsam sei diesen Formen die große Spielbreite der Symptome; sie werden als bösartige Verwandte der zykloiden Psychosen bezeichnet.

Schizophrenie, blande *(f)*. Milde, ohne schwere Erscheinungen verlaufende Schizophrenie. Vgl. blande.

Schizophrenie, dysthyme *(f)*. In der frz. Psychiatrie häufiger verwendete Bez. für Krankheitsbilder, die am ehesten den *zykloiden Psychosen entsprechen.
fr: schizophrénie dysthymique; *e:* dysthymic schizophrenia.

Schizophrenie, einfache *(f)* *Schizophrenia simplex.

Schizophrenie, expansive *(f)*. (*K. Leonhard*). Form der paranoiden Schizophrenie mit deutlich nach außen getragenem Größenwahn. *Syn.:* progressive Autopsychose (*Kleist*).

Schizophrenie, gemischte *(f)*. Schizophrenie mit Kriterien sowohl der positiven wie auch der negativen Schizophrenie.
fr: schizophrénie mixte; *e:* mixed schizophrenia.

Schizophrenien, Gruppe der *(f)*. Von *E. *Bleuler* bei der Einführung der Bez. »Schizophrenie« gewählte Formulierung (in *Aschaffenburg*s Handbuch, 1911). Mit der Bez. sollte die Verschiedenartigkeit der Krankheitsbilder hervorgehoben werden, welche die Bez. »Schizophrenie« tragen können.
e: group of schizophrenias.

Schizophrenie, heredodegenerative *(f)*. (*E. Herz,* 1928). Schizophrenie, deren Symptombild keine exogene Ursache vermuten läßt, sondern für deren Entstehung allein konstitutionelle Faktoren verantwortlich sind. Wird der symptomatischen Schizophrenie (s.d.) gegenübergestellt. Die Bez. richtet sich an der Auffassung *Kleist*s aus, wonach die Schizophrenie als psychische Heredodegeneration aufgefaßt und neurologischen Systemerkrankungen an die Seite gestellt wird.

Schizophrenie, hypochondrische *(f)* *hypochondrische Schizophrenie.

Schizophrenie, katatone *(f)*. Eine der 4 *Schizophrenieformen. Das Krankheitsbild kann sehr akut unter dem Bilde einer *Katatonie, entweder als katatoner Sperrungszustand oder katatoner Erregungszustand, auftreten. Obwohl außerordentlich charakteristisch für Schizophrenie, kann ein völlig gleichartiges Bild auch aus anderer Ursache (z.B. als symptomatische Psychose) entstehen, so daß genaue Diagnosestellung erst durch den weiteren Verlauf möglich ist. Der Verlauf ist schubweise (*Schub), so daß immer neuen Erkrankungsschüben zwar stets wieder eine *Remission, aber auch ein stufenweise zunehmender *Defekt folgt. Daneben ist eine mehr chronisch verlaufende Form bekannt, die schleichend beginnt und sich langsam fortentwickelt. Die Symptome des katatonen Sperrungszustandes entwickeln sich langsam zunehmend: *Negativismus, *Stereotypien, *Verschrobenheit und *Manieriertheit, *Katalepsie, Automatismen in Form von *Echolalie, *Echopraxie und *Echomimie. Die Erscheinungen sind jedoch teilweise situationsgebunden, so daß sie unter geeigneten soziotherapeutischen Maßnahmen verschwinden können. Wahn und Halluzination treten bei dieser Form ganz zurück.
fr: schizophrénie catatonique; *e:* catatonic schizophrenia.

Schizophrenie, konfabulatorische *(f)*. Zu den paranoiden Formen der Schizophrenie zählende Psychose, bei der von den Kranken (bei formaler Ordnung des Gedankenganges) phantastische Geschichten mit stets wechselnden Inhalten ausgesponnen werden. Gleicht weitgehend der *Paraphrenia confabulans.

Schizophrenie, latente *(f)*. (*E. Bleuler*). Klinisch nicht (oder noch nicht) manifest gewordene schizophrene Anlage. *Bleuler* weist insbesondere auf die *Schizophrenia simplex hin, die gewöhnlich viele Jahre verkannt werde. Es müsse daher auch latente Schizophrenien geben, die niemals manifest würden. Dies äußere sich in »nervösen« Beschwerden. – Diese Auffassung wird nicht allgemein geteilt.
e: latent schizophrenia.

Schizophrenie, leibhypochondrische *(f)*. Syn. für *Schizophrenie, zönästhetische.

Schizophrenie, negative *(f)*. Schizophrenie mit mindestens zwei »negativen« Symptomen:

*Alogie, *Affektlahmheit, *Anhedonie, *Aufmerksamkeitsstörung. – *Ausschlußkriterien sind die Kriterien der positiven Schizophrenie (s.d.). Nach *N. Andreasen* (1982) ist die Prognose der negativen Schizophrenie ungünstig. – Negative schizophrene Symptome entsprechen weitgehend den *Grundsymptomen *Bleulers*. Sie lassen sich durch Psychopharmaka schlecht beeinflussen. *Schizophrenie, gemischte.
fr: schizophrénie negative; *e:* negative schizophrenia.

Schizophrenie, paranoide *(f)*. (*Kraepelin*). Eine der vier klassischen Formen der Schizophrenie. In der Symptomatik herrschen Verfolgungswahn, Größenwahn und Halluzinationen vor, während intellektuelle Fähigkeiten und Ansprechbarkeit des Gefühls weniger beeinträchtigt werden. Die Kranken können sozial gut eingeordnet bleiben. Ihre Urteilsfähigkeit bleibt in Bereichen, die nicht von Wahn und Halluzinationen beherrscht werden, gewöhnlich gut erhalten. Die Symptomatik bleibt oft viele Jahre unverändert erhalten. Ausbruch der Krankheit gewöhnlich Ende des 2. und Anfang des 3. Lebensjahrzehnts. Häufigste aller schizophrenen Formen. Alle anderen Formen der Schizophrenie münden entweder in die paranoide Form oder gehen irgendwann einmal durch sie hindurch (*W. Janzarik*). In der alten Psychiatrie daher vielfach als »sekundäre Verrücktheit« bezeichnet. Von der Schule *Kleist-Leonhard*, die »Paraphrenie« als Syn. für paranoide Schizophrenie gebraucht, werden mehrere Einzelformen unterschieden: hypochondrische, phonemische, inkohärente, phantastische, konfabulatorische, expansive Paraphrenie (s.d.). Nach psychoanalytischen Theorien ist das Paranoid Folge einer *Abwehr von verdrängten homosexuellen Tendenzen.
fr: forme paranoïde de la schizophrénie; *e:* paranoid (type of) schizophrenia.
Syn.: Dementia paranoides, Paranoid.

Schizophrenie, periodische *(f)*. (*P. Polonio*, 1954). Besondere Form nicht ganz typischer Schizophrenie. Beginn mit leichter Verwirrtheit, mangelhafter Orientierung und Denkstörungen (Inkohärenz). Die Psychose kann durch Körperkrankheiten oder aufwühlende Erlebnisse ausgelöst werden. Körperkrankheiten führen eher zu einer *Katatonie, Erlebnisse eher zu einer Wahnpsychose. Die Krankheit klingt nach wenigen Monaten wieder ab. Durch *Elektrokonvulsionsbehandlung kann der Verlauf auf die Hälfte abgekürzt werden. Ein evtl. zurückbleibender Persönlichkeitsdefekt ist weniger ausgeprägt als bei anderen Schizophrenieformen.
fr: schizophrénie périodique; *e:* periodic schizophrenia.

Schizophrenie, phantastische *(f)*. Paranoide Form der Schizophrenie mit phantastisch anmutenden Wahneinfällen. Entspricht der *Paraphrenia phantastica *Kraepelins*.

Schizophrenie, phonemische *(f)*. Syn. für *Halluzinose, progressive.

Schizophrenie, positive *(f)*. Schizophrenie mit »positiven« Symptomen: hartnäckige Halluzinationen (akustisch, olfaktorisch, zönästhetisch), Wahn (der Verfolgung, Eifersucht; religiöser, phantastischer, somatischer, Größenwahn), »positive« formale Denkstörung (*Zerfahrenheit, unlogisches Denken, Lockerung der Assoziationen), *Bizarrerien. – *Ausschlußkriterien sind: *Affektlahmheit, *Alogie, *Anhedonie, *Aufmerksamkeitsstörung. – Positive Schizophrenie läßt sich im Gegensatz zur negativen leichter durch Psychopharmaka und andere körperliche Behandlungsmethoden beeinflussen. – Das Grundschema der Bez. wird auf *Hughlings* **Jackson* zurückgeführt, welcher z.B. das Auftreten von Halluzinationen durch Verlust einer kortikalen Kontrolle und folglich »Befreiung« niederer Hirnzentren erklärte. Die Lehre wurde durch *N. Andreasen* (1982) erneut mit dem Ziel der Operationalisierung aufgegriffen. Sie entwickelte Tests (*SAPS und *SANS) zur Erfassung der positiven und negativen Symptome. *Schizophrenie, negative; *Schizophrenie, gemischte.
fr: schizophrénie positive; *e:* positive schizophrenia.

Schizophrenie, produktiv-psychotische *(f)*. *Schizophrenie, bei welcher Halluzinationen, Wahn und Einfälle aller Art im Vordergrund stehen. *Produktivität.

Schizophrenie, pseudoneurotische *(f)*. (*P. H. Hoch* und *W. Polatin*, 1949). Besondere Form von neurotischer Struktur mit kurzen psychotischen Episoden (Mikropsychosen). In der Psychose kommt es zu einer Mischung von neurotischen und psychotischen Symptomen: Verstimmungen, Apathien, Charakterstörungen, Negativismus, Zwangsgedanken, Wahn, Hypochondrie, Depersonalisationserscheinungen, »uferlose« psychosomatische Symptomatologie. Es wird hervorgehoben, daß die Kranken im Gegensatz zu den Neurotikern ihre Symptome nicht rationalisieren. Sie sind unfähig, die Entwicklung ihrer Symptome im Zusammenhang darzustellen, sondern wiederholen nur stereotyp ihre Beschwerden. Trotz guter verba-

ler Intelligenz fehlt die Fähigkeit zu freier Assoziation. Psychotische Episoden klingen rasch und folgenlos ab. Sie entwickeln sich nicht zur Schizophrenie, sondern behalten im weiteren Verlauf ihre Sonderform bei. Nicht allgemein anerkannter Begriff. Entspricht etwa der Schizoneurose anderer Einteilungen.
fr: schizophrénie pseudonévrotique, cas-limite; *e:* pseudoneurotic schizophrenia.
Syn.: pseudoschizophrene Schizophrenie, Grenzpsychose, Schizose, Schizomanie (2), ambulatorische Schizophrenie.

Schizophrenie, pseudoschizophrene *(f).* (*P. Delmat-Marselet, H. Lafon* und *J. Faure,* 1942). Akute Psychose, die in ihrer Symptomatik der pseudoneurotischen *Schizophrenie entspricht.

Schizophrenia simplex *(f).* (*O. Diem,* 1903). Symptomarme Form der Schizophrenie, die der *Dementia simplex der älteren Autoren entspricht. Nach *Bleuler* treten hierbei lediglich die Grundsymptome der Schizophrenie (Dissoziation des Denkens und affektive Verblödung) auf, während alle akzessorischen Symptome fehlen.
fr: démence simple; *e:* simple schizophrenia.

Schizophrenia suspecta *(f).* (*A. Marneros,* 1986). Verdachtsschizophrenie. Krankheitsbild, bei welchem es sich nach dem klinischen Gesamteindruck des erfahrenen Untersuchers um eine Schizophrenie handelt. Es werden aber keine hierfür typischen Symptome gefunden, und die Diagnose wird deshalb wieder verworfen. Die meisten Kranken entwickeln im Verlaufe der nächsten 20 Jahre eine typische, reine Schizophrenie mit den üblichen Symptomen.

Schizophrenie, symptomatische *(f).* (*H. Krisch,* 1920; *E. Herz,* 1928). Psychische Krankheit, die ihrem klinischen Erscheinungsbild nach nicht von einer Schizophrenie zu unterscheiden ist, die jedoch durch äußere, auf das Gehirn einwirkende (exogene) Schädigungen (z.B. Entzündungen) hervorgerufen wird. Diese exogenen Schädigungen sind verantwortlich dafür, daß auch von symptomatischen Psychosen (s.d.) oft keine Unterscheidung getroffen werden kann. Das Auftreten einer schizophrenen Symptomatik wird durch das Vorhandensein einer Anlage zur Schizophrenie erklärt. Die Psychose entwickelt sich jedoch nicht spontan wie bei heredogenerativer Schizophrenie (s.d.), sondern wird durch die exogene Schädigung des Gehirns in Gang gesetzt. Die Bez. wird kaum noch gebraucht. Ähnliche Bedeutung haben jedoch weiterhin schizophrenieähnliche Psychosen (s.d.).

Schizophrenie, traumatische *(f).* (*G. de Morsier,* 1939, 1971). Psychische Störungen nach einer traumatischen Hirnschädigung, die in Symptomatik und Verlauf Ähnlichkeit mit der Schizophrenie haben. Ob echte Schizophrenien die Folge von Hirnschädigungen sein können, gilt als umstritten.
fr: schizophrénie traumatique; *e:* traumatic schizophrenia.

Schizophrenie, verbalhalluzinatorische *(f).* Syn. für *Halluzinose, progressive.

Schizophrenie, verworrene *(f).* (*K. Kleist*). Zusammenfassende Bezeichnung für schizophrene Psychosen, bei denen eine schwere Sprachstörung (*Schizophasie) oder eine schwere Denkstörung im Sinne der Verworrenheit das klinische Bild beherrschen, während Wahn und Sinnestäuschungen dagegen zurücktreten.

Schizophrenie, zönästhetische *(f).* (*G. Huber,* 1957). Durch abnorme Leibgefühle gekennzeichneter Typ der Schizophrenie. Beschrieben werden Taubheits-, Steifigkeits- und Fremdheitsgefühle, Gefühle plötzlicher motorischer Schwäche, ziehende, kreisende »Wandergefühle«, Bewegungs-, Druck- und Zuggefühle im Körperinnern. Diese Leibgefühlsstörungen sind primär und unterscheiden sich von hypochondrischen Störungen dadurch, daß sie nicht jene hypochondrische Überbewertung geringer körperlicher Beschwerden darstellen. Es findet sich im Pneumenzephalogramm eine Atrophie im Bereich der hirnstammnahen Abschnitte der inneren Liquorräume mit Erweiterung des III. Ventrikels.
fr: schizophrénie cénésthésique; *e:* cenesthesic schizophrenia.
Syn.: zönästhetisches Syndrom, leibhypochondrische Schizophrenie.

schizophrenieähnliche Psychose *(f)* *Psychose, schizophrenieähnliche.

Schizophreniebehandlung *(f).* Die Behandlung der Schizophrenie entstand auf empirischer Grundlage. Sie ist uneinheitlich und richtet sich nach dem jeweiligen Zustand. Behandlung mit Psychopharmaka bei gleichzeitiger Psychotherapie, Familientherapie und/oder *Soziotherapie steht gegenwärtig im Vordergrund. Erregung und Überaktivität werden gedämpft mit hohen Dosen von Phenothiazinen, z.B. 400–800 mg Thioridazin (Melleril) oder Thiaxanthenderivaten (z.B. 4–15 mg Haloperidol). Denk- und Wahrnehmungsstörungen werden ebenfalls mit Phenothiazinen, insbesondere Piperazinderivaten, behandelt. Schizophrener Autismus, hebephrene Gleichgültigkeit und

Schizophrenia simplex sprechen schlecht auf Pharmakotherapie an; am besten wirken Trifluperazin (z.B. 5–15 mg Jatroneural) oder Butyrylperazin (z.B. 20–60 mg Randolectil). Stuporöse Zustände und katatone Schizophrenie werden z.B. mit hohen Dosen Chlorpromazin (z.B. 600–1000 mg Megaphen) behandelt. – Die *Elektrokonvulsionsbehandlung findet vor allem bei akuter Schizophrenie, Stupor und Katatonie seltene Anwendung. – *Insulinkomabehandlung wurde bei Hebephrenie und anderen in jüngerem Lebensalter erstmalig auftretenden Schizophrenieformen angewandt. Chirurgische Methoden, z.B. *Leukotomie, werden kaum noch angewandt. – Alle Methoden werden kombiniert mit psychotherapeutischen Maßnahmen, insbesondere Arbeits- und Beschäftigungstherapie, Soziotherapie und anderen Formen unterstützender Psychotherapie (s.d.). Insbesondere bei jugendlichen Schizophrenen auch *Familien- und *Gruppentherapie. Eine psychoanalytische Therapie (*Analyse, direkte) ist erfolgversprechend (*Rosen, Sechehaye, Benedetti*), wird aber selten angewandt. – Den besten Erfolg verspricht eine Kombination aller pharmakotherapeutischen, somatischen und psychotherapeutischen Behandlungsformen.
fr: traitement de la schizophrénie; *e:* treatment of schizophrenia.

Schizophrenieformen *(f, pl)*. Nach Symptomatik und Verlauf der Schizophrenie werden traditionell vier Formen unterschieden: **1.** *Hebephrenie. **2.** *Katatonie; katatone Schizophrenie. **3.** *Paranoide Schizophrenie. **4.** *Schizophrenia simplex. Von der Schule *Kleist-Leonhard* werden außerdem zahlreiche andere Formen unterschieden, die jedoch nicht allgemein anerkannt werden.

Schizophrenie-Index *(m)*. Syn. für *New-Haven-Index.

Schizophreniespektrum *(n)* *Spektrum, schizophrenes.

schizophreniforme Psychose *(f)* *Psychose, schizophreniforme.

Schizophreniforme Störung *DSM-Anhang.

Schizophrenisierung *(f)*. (*G. Deleuze* und *F. Guattari*, 1972). In der *Schizoanalyse Art der »Psychotherapie«, welcher sich der Neurotiker, aber auch der Gesunde in Form einer *»Reise« unterziehen soll. Der Schizophrene habe sich – absichtlich oder unabsichtlich – der Gesellschaft in der Weise entzogen, wie der Kapitalismus üblicherweise die Symbolik und Struktur der Gesellschaft beherrsche, und habe dadurch einen Vorteil erlangt, der dem sog. Gesunden fehle. Mit Hilfe der Schizophrenisierung soll auch der Gesunde der Zeichen, Strukturen und Widersprüche der Gesellschaft gewahr werden und dadurch davor bewahrt bleiben, verrückt zu werden.
fr: schizophrénisation; *e:* schizophrenization.

schizophrenogene Mutter *(f)*. (*F. Fromm-Reichmann*, 1948). Mutter, deren negative Persönlichkeitseigenschaften als Ursache für die Schizophrenie ihres Kindes angesehen werden: plötzliche Ängstlichkeit, verborgener Haß auf das Kind, schlechte Bewältigung des Alltags. Der zukünftige Schizophrene wird darauf in der Kindheit sensibilisiert und übersieht andere positive Eigenschaften. Vorkommen nach *Arieti* (1977) bei etwa 25% der Mütter Schizophrener. Das Konzept hat Anlaß zu familienfeindlichen Zeitströmungen gegeben.
e: schizophrenogenic mother.

Schizose *(f)*. *H. Claudes* Syn. für *Schizophrenie, pseudoneurotische.

Schizothemie *(f)*. (*Breuer* und *Freud*, 1895). Unterbrechen eines Gesprächsfadens durch plötzlich einschießende alte Erinnerungen bei Hysterie.
fr: schizothemie; *e:* schizothemia.

schizothym *(a)*. (*E. Kretschmer*). Zu *Schizophrenie disponierend. Feinsinniges Wesen. Eigenschaft bei Schizothymie.

Schizothymie *(f)*. Nach der Typologie *E. Kretschmers* besondere (nicht krankhafte, nicht abnorme) Temperamentsform, vor allem bei leptosomem Körperbau. Es besteht die Neigung, eine eigene kleine Welt gegen die soziale Außenwelt abzugrenzen, mit nur wenigen Freunden guten Kontakt zu haben, eigenen Ideen und schöpferischen Gedanken in zu ausschließlicher Weise nachzuhängen sowie an einmal aufgestellten Prinzipien etwas zu starr festzuhalten. Hinsichtlich der *Psychästhesie wird zwischen den Polen »Hyperästhesie« (Empfindsamkeit, Verletzbarkeit) und »Anästhesie« (Gleichmut, Unerschütterlichkeit, geringe emotionale Erregbarkeit) unterschieden. Das im Einzelfalle auftretende Mischungsverhältnis heißt »psychästhetische Proportion«. – Hinsichtlich der Psychomotilität wird zwischen den Polen »Rigidität« (Ausdauer, Prinzipientreue, Fanatismus) und »Elastizität« (Wendigkeit, Geschmeidigkeit) unterschieden.
fr: schizothymie; *e:* schizothymia.

Schizotypische Persönlichkeitsstörung *DSM-Anhang.

Schläfenanfall *(m)* *Schläfenlappenanfall.

Schläfenlappenanfall *(m)*. Epileptischer Anfall, der durch einen epileptogenen Herd im Schläfenlappen des Gehirns ausgelöst wird. Die Bez. wird gewöhnlich als Syn. für *Anfall, psychomotorischer verwendet; strenggenommen bezieht sie sich jedoch nur auf den Reizort, so daß auch andere Anfallsformen als Schläfenlappenanfall auftreten können.

fr: crise temporale; *e:* temporal lobe seizure.

Schläfenlappenepilepsie *(f)*. Syn. für *Temporallappenepilepsie.

Schläfenlappen-Pick *(m)*. **Pick*sche Krankheit mit besonderem oder ausschließlichem Befallensein des Schläfenlappens. Unter den Symptomen tritt insbesondere eine Form der sensorischen Aphasie hervor, wobei nach *Grünthal* schon frühzeitig die Fähigkeit des Sprechens als Ausdruck des aktuellen Denkens gestört ist, während Nachsprechen noch gut möglich ist. Später besteht Neigung, Redensarten und ganze Sätze stereotyp zu wiederholen. Es werden auch eigenartige Erschlaffungsanfälle beobachtet. *Stirnhirn-*Pick*.

fr: maladie de *Pick* avec atrophie du lobe temporal; *e: Pick*'s disease with temporal involvement.

Schlaf *(m)*. Aktiver Erholungsvorgang im vegetativen System des Organismus mit Bewußtseinsveränderungen, Einschränkung von Aktivitäten und Herabsetzung des Stoffwechsels. Im Unterschied zum Koma werden 1. einzelne Sinnesreize selektiv wahrgenommen, ist 2. der Betreffende jederzeit weckbar. Einteilung der Schlaftiefe: *Schlafstadien. Zustände krankhaften Schlafs: *Schlafzustände. Bei gestörtem Schlaf können Untersuchungen in eigenen *Schlaflaboratorien durchgeführt werden. S.a. die folgenden Stichwörter.

fr: sommeil; *e:* sleep.

Schlaf, desynchronisierter *(m)*. Einschlafstadium. Stadium innerhalb des normalen Nachtschlafes. Stadium der *Schlafstadien mit Desynchronisation im EEG. Tritt normalerweise während eines 8stündigen Nachtschlafs viermal in 60- bis 90minütigen Abständen mit einer Dauer von 10–40 Minuten auf. Ist begleitet von einem völligen Tonusverlust der Skelettmuskulatur, kurzen Muskelzuckungen und Salven schneller Augenbewegungen (deshalb auch REM-Stadium oder REM-Schlaf [*r*apid *e*ye *m*ovement] genannt). Diese Schlafphasen stellen teilweise das physiologische Korrelat von Träumen dar. Da das EEG hierbei dem eines wachen Individuums sehr ähnlich ist, wird auch von paradoxem Schlaf gesprochen. Desynchronisierter Schlaf ist die ontogenetisch älteste Schlafform. Der für seine Auslösung verantwortliche Nucleus reticularis pontis caudalis entwickelt sich in der Ontogenese relativ früh. Schlaf mit schnellen Augenbewegungen wird auch bei Neugeborenen, Tieren mit operativ entfernter Hirnrinde und bei von Geburt an Blinden beobachtet. In den ersten Lebenswochen werden 60% der Schlafzeit von schnellen Augenbewegungen begleitet. Die Zeit verringert sich kontinuierlich bis zum 3. und 4. Lj. und beträgt beim Erwachsenen 20%.

Syn.: REM-Schlaf, fester Schlaf, Traumphasenschlaf, Körperschlaf.

Schlaf, fester *(m)*. Syn. für *Schlaf, desynchronisierter.

Schlaf, hypnotischer *(m)* *hypnotischer Schlaf.

Schlaf, künstlicher *(m)*. Unnatürlicher, durch Medikamente (Hypnotika) erzwungener Schlaf.

fr: sommeil artificiel; *e:* artificial sleep.

Schlaf, magnetischer *(m)*. Obsol. Syn. für *hypnotischer Schlaf. *Magnetismus, animalischer.

Schlaf, mesmerischer *(m)*. Obsol. Syn. für *Somnambulismus, künstlicher.

Schlaf, orthodoxer *(m)*. Schlaf, bei welchem es nicht zu raschen Augenbewegungen kommt (*Schlaf, desynchronisierter). Mit Hilfe des EEG Einteilung in vier Stadien: *Stadium 1:* EEG ähnlich wie im Wachzustand. *Stadium 2:* Es treten Schlafspindeln auf. *Stadium 3:* Es treten langsame Wellen hinzu. *Stadium 4:* Langsame Wellen beherrschen das EEG.

e: orthodox *oder* non-REM *oder* slow-wave sleep.

Schlaf, paradoxer *(m)*. Syn. für *Schlaf, desynchronisierter.

Schlaf, suggestiver *(m)* *hypnotischer Schlaf.

Schlaf, synchronisierter *(m)*. Zusammenfassende Bez. für die Phasen C – E der *Schlafstadien.

Schlafanfall, (imperativer) *(m)*. Plötzlich auftretender, unwiderstehlicher Schlaf, der durch Konzentration und Willensanspannung nicht unterdrückt werden kann. Es handelt sich dennoch um natürlichen Schlaf, aus dem der Schläfer zu jedem Zeitpunkt geweckt werden kann. Vorkommen vor allem als typisches Symptom der *Narkolepsie; in etwas anderer Form beim *Pickwick-Syndrom und **Kleine-Levin*-Syndrom.

fr: état de sommeil, hypersomnie paroxystique; *e:* paroxysmal sleep.

Schlaf-Apnoe-EDS-Syndrom *(n)*. Abkürzung für Schlaf-Apnoe-**E**inschlaf- und **D**urchschlaf-**S**törungs-Syndrom. Schlafstörung in der Nacht und am Tage. In der Nacht besteht ein sehr unruhiger Schlaf, bei dem es 3- bis 300mal zu einem schlafbedingten Aufhören der Atmung

kommt, welche nach einem Weckreiz unter lautem Schnarchen wieder beginnt. Am Tage besteht Müdigkeit mit häufigen Schlafanfällen. – Drei Unterformen 1. Zentrales Schlaf-Apnoe-EDS-Syndrom. Zentrale Atemstörung. Reine Apnoe, ohne Brust- oder Zwerchfellbewegungen. 2. Obstruktives Schlaf-Apnoe-EDS-Syndrom. Verlegung der Atemwege durch Kollaps der Trachea oder mechanisch. Brust und Zwerchfell machen während der Apnoe vergebliche Atembewegungen. 3. Gemischter Typ aus beidem. – Folgen können sein: kardiovaskuläre Störungen, z.B. Arrhythmien, vorübergehender Blutdruckanstieg während der apnoischen Periode, nach längerer Zeit auch pulmonale Hypertension und allgemeine Erhöhung des Blutdrucks sowie organisch-psychische Störungen. Plötzlicher Tod ist möglich. – Das Syndrom ist identisch mit dem *Pickwick-Syndrom. Die *ASDC-Nosologie nimmt die Einteilung jedoch nach polysomnographischen Befunden vor. – Klinisch identisch ist das Schlaf-Apnoe-SES-Syndrom (Schlaf-Apnoe-Störungen mit Exzessive-Schläfrigkeit-Syndrom), wobei lediglich die Müdigkeit am Tage betont wird.
e: sleep apnea DIMS syndrome, sleep apnea DOES syndrome.

Schlaf-Apnoe-SES-Syndrom *(n)* *Schlaf-Apnoe-EDS-Syndrom.

Schlafbewußtsein *(n).* Daseinsweise des *Bewußtseins im Schlaf. Wird in einer besonderen Bewußtseinsskala dem *Wachbewußtsein polar gegenübergestellt. Die Bez. wird hauptsächlich gebraucht, wenn betont werden soll, daß im Schlaf auch Bewußtsein vorhanden ist, nur in veränderter Form, und nicht etwa eine Schlafbewußtlosigkeit.

Schlafentzugsbehandlung *(f).* (*W. Schulte,* 1970; *R. Tölle, B. Pflug,* 1971). Schlafentzug für die Dauer einer Nacht zur Behandlung der endogenen Depression (s.d.). Ein Umschwung von depressiver Gestimmtheit und Hemmung und ein Rückgang der Selbstmordneigung tritt gewöhnlich in der 2. Nachthälfte ein. Hält einen halben Tag, 24 Stunden oder für dauernd an. Wiederholung und Selbstbehandlung sind möglich.

Schlafepilepsie *(f).* (*G. Magnusson,* 1936). Anfallsleiden mit ausschließlich im Schlaf auftretenden großen epileptischen Anfällen; besonders bevorzugt ist die Zeit kurz nach dem Einschlafen oder kurz vor dem Erwachen. Schlafmangel spielt für die Auslösung eine geringe Rolle. Das Leiden kann lange Zeit unentdeckt bleiben. Nach *D. Janz* zeigen besonders Schlafepileptiker die typische epileptische Wesensänderung. Schlafepileptiker zeigen keine Einschlafstörungen, erwachen morgens frisch und fühlen sich dann am leistungsfähigsten. Der Verlauf ist langsam progredient. *Historisch:* Bereits *Beau* (1836) beobachtete, daß ausschließlich nachts auftretende epileptische Anfälle im Hinblick auf die Fortentwicklung des Leidens und die Entwicklung einer Demenz eine ungünstige Bedeutung haben.
fr: épilepsie morphéique *oder* nocturne; *e:* nocturnal epilepsy.
Syn.: Nachtepilepsie.

Schlafhypochonder *(m).* Sich besonders auf den Schlaf beziehende *Hypochondrie. Der Betreffende vermeint ständig, schlecht oder überhaupt nicht zu schlafen, obwohl bei objektiver Beobachtung der Schlaf ausgezeichnet ist.

Schlafinversion *(f).* Umkehrung der üblichen Schlaf-Wach-Folge. Die Betreffenden sind die ganze Nacht über schlaflos und schlafen fest am Tage. Vorkommen bei Hirnentzündung (Encephalitis lethargica) und Hirnaderverkalkung.

Schlafkur *(f).* Dauerschlafbehandlung. Zu Heilzwecken wird über Tage bis Wochen ein Dauerschlaf hervorgerufen, der aber zu wichtigen Verrichtungen (z.B. Mahlzeiten, Körperpflege) unterbrochen werden kann. Ziel ist die Unterbrechung eines Circulus vitiosus »Erregung – Erschöpfung«, den Kranken hilfsbedürftig und der Psychotherapie zugänglich zu machen, sowie die Unterbrechung negativ sich auswirkender bedingter Reflexe. – Urheber war **Bernheim* (1886, 1891), der einen hypnotischen Dauerschlaf herbeiführte. *O. H. Wolff* (1898) ersetzte die Hypnose durch das Schlafmittel Trional. *Klaesi* (1921) benutzte die Methode auch bei endogenen Psychosen und Körperkrankheiten. Gegenwärtig werden gewöhnlich *Neuroleptika und *Tranquilizer kombiniert verwendet. Die Schlafkur wurde nach dem 2. Weltkrieg – anscheinend ohne Kenntnis der älteren Arbeiten – in Rußland neu entwickelt, wobei man sich auf Anregungen und Lehren *Pawlows* stützte. Sie wird gegenwärtig hauptsächlich zur Behandlung von Erschöpfungszuständen angewandt.
fr: narcothérapie prolongée de *Klaesi,* cure de sommeil; *e:* (continuous) sleep treatment, hypnotherapy.
Syn.: Dauerschlafbehandlung, Winterschlafbehandlung, Heilschlafbehandlung.

Schlaflabor *(n).* Einrichtung zur Untersuchung des Schlafes mit Registriermethoden. Gewöhnlich werden mehrere Körperfunktionen gleichzeitig während des Schlafes registriert, z.B.

EEG, Atemfunktionen. Die Einrichtung hat zu einer neuen Einteilung der Schlafstörungen mit eigenen Bezeichnungen geführt. *ASDC-Nosologie.

Schlaflähmung *(f)*. Syn. für *Wachanfall.

Schlaflosigkeit *(f)*. Dt. Bez. für *Agrypnie.
fr: insomnie; *e:* wakefulness.

Schlaflosigkeit, psychogene *(f)*. Durch Erlebnisse seelisch bedingte Schlafstörung. Tritt gewöhnlich in Form einer Einschlafstörung auf. Den Betreffenden gehen beim Einschlafen ständig ihre allgemeinen und aktuellen Probleme durch den Sinn. Konflikte und Ängste werden in der Vorstellung aktualisiert und von entsprechenden Affekten begleitet und sind dem Einschlafen hinderlich. Zusätzlich kann sich eine Angst vor dem Nichteinschlafenkönnen einstellen, die ihrerseits schlafhinderlich ist. Die Störung verschwindet bei Fortfall der Konflikte. Sie kann bekämpft werden durch *autogenes Training, *paradoxe Intention oder Schlafmittel.
fr: insomnie psychogène; *e:* psychogenic wakefulness.

Schlafmittelhypnose *(f)*. Syn. für *Narkohypnose.

Schlafmittelmißbrauch *(m)*. Mißbräuchliche Anwendung von Schlafmitteln bei nicht oder nur geringfügig gestörtem Schlaf. Da keine deutliche Grenze gegenüber der Schlafmittelsucht gezogen werden kann und die (dosisabhängigen) klinischen Erscheinungen dieselben sind, soll nach einem Vorschlag der WHO (1964) nur noch von einer *Drogen-Abhängigkeit von Barbiturat-Typ gesprochen werden.
fr: narcomanie; *e:* narcomania.

Schlafmittelpsychose *(f)*. Bei plötzlicher Entziehung eines längere Zeit eingenommenen Schlafmittels auftretende psychotische Krankheit. Die Psychose tritt gewöhnlich nicht auf, wenn therapeutische Dosen verwendet wurden, sondern nur bei höheren, bei Mißbrauch und Sucht üblichen Dosen. Es handelt sich meist um Delirien, die dem Delirium tremens ähnlich sind (*Pohlisch* und *Panse*). Wahn, lebhafte optische und akustische Halluzinationen, starke Angst bei häufig wechselnder Bewußtseinslage und völlige Schlaflosigkeit herrschen vor. Die Psychose kann – besonders wenn bromhaltige Mischpräparate genommen wurden – bis zu 6–8 Wochen bestehen bleiben und klingt dann langsam ab. Schlafmittelpsychosen können oft vermieden werden, wenn Süchtigen das Mittel stufenweise entzogen wird.

Schlafmittelsucht *(f)*. Ärztlich nicht sinnvolle, gesundheitsschädigende Anwendung von barbitursäurehaltigen oder -freien Schlafmitteln, die meist in großen Mengen und auch zur Beruhigung am Tage und/oder zur Erzielung einer Euphorie eingenommen werden. Die Betreffenden fallen durch eine gewisse Schläfrigkeit und eine verwaschene, die Konsonanten verschleifende Sprache auf. Neurologisch findet sich feines Handzittern (Tremor), Unsicherheit in den Bewegungen (Ataxie), Herabsetzung der Muskelspannung. Als psychische Folgen stellen sich abnorme Reizbarkeit, Konzentrationsmangel, mißmutige Stimmung, Unzufriedenheit und geringe emotionale Belastungsfähigkeit ein. Bei plötzlicher Entziehung kommt es sehr oft zu epileptischen Anfällen und *Schlafmittelpsychosen. Im Gegensatz zu anderen Süchten daher nur schrittweise Entziehung. Alle Schlafmittel können dabei stellvertretend füreinander eingesetzt werden. Nach längerdauernder Sucht kommt es zu psychischen Dauerveränderungen in Form einer *Entkernung der Persönlichkeit (*Staehelin*).
fr: narcomanie; *e:* lethomania.
Syn.: Hypnotikasucht.

Schlafparalysen *(f, pl)*. Vollständige Erschlaffung der Körpermuskulatur im Schlaf oder Halbschlaf. Kann manchmal nach teilweisem Erwachen für kurze Zeit als einzige Erscheinung des Schlafs bestehen bleiben.

Schlafphase, epileptische *(f)*. Im Anschluß an einen großen epileptischen Anfall auftretender Schlafzustand von ½–2 Stunden Dauer (Terminalschlaf).
fr: coma stertoreux; *e:* post-ictal sleep.

Schlafstadien *(n, pl)*. Einteilung der Schlaftiefe nach den dabei auftretenden EEG-Veränderungen in die Stadien A–E. Mit zunehmender Schlaftiefe werden die EEG-Wellen größer und langsamer. *Stadium A:* Stadium der Ermüdung, Absinken der Wachheit. Im EEG werden Alpha-Wellen kleiner, seltener und langsamer. *Stadium B:* Einschlafstadium mit Verschwinden der Alpha-Wellen und Auftreten von flachen Theta-Komponenten (*Schlaf, desynchronisierter). *Stadium C:* Leichter Schlaf. Weitere Verlangsamung des Grundrhythmus im EEG und Auftreten von »Schlafspindeln« (gruppierte Beta-Wellen). *Stadium D:* Tiefer Schlaf. Im EEG Serien unregelmäßiger Delta-Wellen. Verschwinden der Spindelaktivität. *Stadium E:* Tiefschlaf. Im EEG große synchrone Delta-Wellen. – Eine andere Einteilung unterscheidet lediglich die beiden wichtigsten Schlafstadien: *a:* S.-Schlaf (= synchronisierter Schlaf [s.d.], Nicht-REM-Schlaf) und *b:* D-

Schlaf (= desynchronisierter Schlaf [s.d.], Träumen, REM-Schlaf).
fr: phases du sommeil physiologique; *e:* phases of sleep.

Schlafstörung *(f)* *Agrypnie.
fr: trouble du sommeil; *e:* sleep disorder.

Schlafstörungsmedizin *(f).* Sammelbezeichnung für fächerübergreifendes Studium der *Schlaf- und Wachstörungen. Betrifft: Psychiatrie, Neurologie, Pulmonologie, Kardiologie und die Medizin der Durchblutungsstörungen.
e: sleep disorders medicine.

Schlafsucht *(f).* Abnormes Schlafbedürfnis. Wird praktisch als Syn. für *Hypersomnie gebraucht.
fr: hypnomanie; *e:* hypnomania.
Syn.: Hypnomanie.

Schlafsucht, periodische *(f).* Syn. für **Kleine-Levin*-Syndrom.

Schlaftiefe, abnorme *(f).* Schlafzustand, der nur durch besonders intensive Weckreize (langdauerndes Schütteln, stärkere Schmerzreize) unterbrochen werden kann.

Schlaftrunkenheit *(f).* Bei plötzlichem Erwachen auftretender Zwischenzustand von Schlafen und Wachen. Der Gang ist torkelig wie bei einem Betrunkenen; das Bewußtsein eingeengt; die Willenskontrolle nicht voll eingeschaltet; es herrschen traumartige Vorstellungen vor; der Kontakt mit der Außenwelt ist aber nicht voll unterbrochen, so daß sinnlose oder mit Strafe bedrohte Handlungen möglich sind. Auch hypnagoge Halluzinationen (s.d.) können in diesem Zustand auftreten.
fr: assoupissement; *e:* sleep-drunkenness, drowsiness.

Schlaf-Wach-Störung *(f).* Krankhafte Störung des normalen Schlaf-Wach-Rhythmus. Kann bestehen in abnormer Wachheit, abnormer Schlafsucht oder Schlaf-Wach-Inversionen (Wachsein in der Nacht, Schlaf am Tage).
e: disruption of the sleep-wake cycle.

Schlaf- und Wachstörungen, diagnostische Klassifikation *(f).* Nomenklatur der *Association for Sleep Disorders Centers, welche auch vom DSM III übernommen worden ist. **A.** *Einschlaf- und Durchschlafstörungen (EDS, EDS-Syndrom); **B.** *Störungen mit exzessiver Schläfrigkeit (SES); **C.** Störungen des Schlaf-Wach-Rhythmus; **D.** *Dysfunktionen in Verbindung mit Schlaf, Schlafstadien oder partiellem Erwachen (Parasomnien).

Schlafwandeln *(n).* Syn. für *Somnambulismus.

Schlafzeremoniell *(n).* Immer in gleicher Weise wiederholte Folge von Handlungen vor dem Schlafengehen. Ein bestimmtes Zeremoniell spielt als Schlafvorbereitung eine wichtige Rolle für den normalen Schlaf, der dadurch gefördert bzw. – bei einer Behinderung des Zeremoniells durch äußere Umstände – behindert wird. Bei *Zwangskrankheit kann sich das Zeremoniell über Stunden ausdehnen und zu einem den Schlaf verhindernden Krankheitssymptom werden.

Schlafzustände *(m, pl).* Etwas unbestimmte Bez. für Schlaf oder schlafähnliche Zustände, häufig sich wiederholendes Einschlafen bei starker Übermüdung, *Somnolenz. Vorkommen bei organischen Hirnerkrankungen, *Narkolepsie, **Kleine-Levin*-Snydrom, **Pickwick*-Syndrom, medikamentös bedingtem Schlaf und Winterschlaf. Alle Zustände haben mit dem natürlichen Schlaf die Unterbrechung von Bewußtseins- und Wahrnehmungsfunktionen, das Fehlen einer motorischen Aktivität und die Erweckbarkeit gemeinsam.
fr: états de sommeil.

Schluckangst *(f).* Angst vor dem Schluckakt.
fr: phagophobie; *e:* phagophobia.

Schlüsselerlebnis *(n).* (*E. Kretschmer*). Besonders intensives Erlebnis, das zum Ausgangspunkt einer abnormen seelischen Entwicklung wird. »Solche Erlebnisse, die besonders geeignet sind, aus einer bestimmten Persönlichkeit gerade die für sie bezeichnenden Reaktionen (»Persönlichkeitsreaktionen«) herauszuholen ... So kann das Erlebnis einer kleinen sexualethischen Niederlage spezifisch reizend auf den sensitiven Charaktertypus wirken, während es an einer querulatorischen Kampfnatur vielleicht spurlos vorübergeht.« (*Kretschmer*) Derartige Schlüsselerlebnisse bilden evtl. den Ausgangspunkt einer *Paranoia.
e: key event, precipitating event, humiliating experience, stressful *oder* life event.

Schlummerbilder *(n, pl).* Syn. für *hypnagoge Halluzinationen.

Schlummerdemenz *(f).* (*K. Schneider*). Kranker mit schwerer *Demenz, der den größten Teil des Tages schlummert und am realen Leben nicht mehr teilnimmt.

Schlummerkur *(f)* *Dämmerkur.

Schlummersucht *(f).* Syn. für *Narkolepsie.

Schmerzasymbolie *(f).* (*P. Schilder* und *E. Stengel,* 1928). Unfähigkeit, Schmerzreize richtig zu verarbeiten. Obwohl Empfindungsreize und auch Schmerzreize richtig wahrgenommen werden und z.B. auch zu vegetativen Schmerzreaktionen führen, fehlt die anschauliche Wahrnehmung. Kommt z.B. darin zum Ausdruck, daß der Kranke sich Schmerzreizen nicht entzieht oder sie dem Verursacher nicht verübelt.

Stets auf beiden Körperseiten gleichzeitig. Bei Läsion der dominanten Hirnhälfte.
fr: asymbolie de la douleur, analgognosie.

Schmerzfreude *(f).* Eigentümliches, bei Hysterie vorkommendes Symptom, bei dem (von außen zugefügter) Schmerz als angenehm empfunden wird, da er die als unangenehm empfundene innere Spannung herabsetzt.

Schmerzgeilheit *(f).* Syn. für *Algolagnie.

Schmerzwollust *(f).* Syn. für *Algolagnie.

Schmutzangst *(f).* Syn. für *Mysophobie.

Schnee *(m).* **1.** Im Drogenjargon Synonym für *Kokain. **2.** Jede *Droge (2), die in Form eines weißen Pulvers angeboten wird.
e: snow.

Schneider, Kurt geb. 7. 1. 1887 Crailsheim, gest. 27. 10. 1967 Heidelberg. o. Prof. der Psychiatrie in Heidelberg (1946–1955). Habilitierte sich 1919 bei *Aschaffenburg* in Köln. Ab 1931 Direktor des klinischen Instituts der Deutschen Forschungsanstalt für Psychiatrie in München. Neben *K. Jaspers* Hauptvertreter der phänomenologischen Richtung der Psychiatrie, deren Möglichkeiten er konsequent ausschöpfte. Stellte mit seiner Schrift »Die psychopathischen Persönlichkeiten« (Leipzig und Wien, 1923) die psychiatrische Persönlichkeitslehre auf eine neue Grundlage und führte eine allgemein akzeptierte Nomenklatur (*Psychopathen) ein. Das in 7 Sprachen übersetzte Hauptwerk »Klinische Psychopathologie« (1. Aufl. Berlin, 1931, 8. Aufl. 1967) wurde zum Leitfaden der klinischen Diagnostik. Weitere wichtige Schriften: »Die Schichtung des emotionalen Lebens und der Aufbau der Depressionszustände« (1920); »Zur Einführung in die Religionspsychopathologie« (1928); »Psychischer Befund und psychiatrische Diagnose« (1939).

Schnüffeln *(n).* Im Drogenjargon: Einatmen von berauschenden Dämpfen. *Thinner-Sucht.
e: sniffing.

Schnüffeltic *(m).* Schnüffelnde Bewegungen in Form eines *Tics.
fr: tic de reniflement.

Schnupfkokainismus *(m).* Gewöhnliche Form der Kokainsucht, bei der das Kokain geschnupft wird. *Kokainismus (2).

Schock, psychischer *(m).* **1.** Reaktion auf ein plötzlich eintretendes, überwältigendes Erlebnis. Die Bez. wird vor allem dann angewandt, wenn das Plötzliche des Ereignisses auf der einen Seite und die Heftigkeit der psychischen Reaktion auf der anderen Seite hervorgehoben werden soll. Auslösende Ereignisse sind z.B. Katastrophen, Erdbeben, Brand, Schiffsuntergang, persönliche Lebensbedrohung. Die psychische Reaktion in Form von *Primitivreaktionen oder emotionalem Erkalten (*Emotionsstupor) wird begleitet von vegetativen Erscheinungen: Schweißausbruch, Erbrechen, Darmstörungen, Herzstörungen, Kreislaufkollaps, Ohnmacht. Bei stärkerem Versagen von Kreislauf und Atmung kann der Zustand evtl. lebensbedrohlich werden. **2.** In nicht ganz korrekter Weise häufig als Syn. für psychisches Trauma gebraucht.
fr: choc affectif, choc fortuit; *e:* shock.

Schockbehandlung *(f).* Überfallartige Störung des humoralen und neurovegetativen Gleichgewichts zur Behandlung psychischer Krankheiten. Wurde bereits im 19. Jh. durch plötzliches Herabstürzen von Kranken in kaltes Wasser ausgeübt, um Kranke aus ihrem Wahn zu reißen. Kam 1934 erneut mit der *Cardiazolschockbehandlung auf, die dann von der Elektroschockbehandlung (*Elektrokonvulsionsbehandlung) abgelöst wurde. Auch die *Insulinkomabehandlung zählt zu den Schocktherapien. Seltenere Formen sind die Injektion von Amphetamin (*Amphetaminschock), Behandlung mit körperfremden Proteinen (Proteintherapie) und Inokulation einer Parasitenkrankheit (*Malariatherapie). Hauptanwendungsgebiete sind einzelne Formen der Schizophrenie (*Schizophreniebehandlung) und der endogenen Depression, seltener bei symptomatischen und epileptischen Psychosen. Der sehr umfangreichen Anwendung in den Anfangszeiten der Therapie ist vor allem nach Einführung der *Pharmakotherapie eine viel engere Indikationsstellung gefolgt.
fr: sismothérapie; *e:* shock-therapy, shock-treatment.

Schockpsychose *(f).* Als Reaktion auf ein überwältigendes Erlebnis hin auftretende Psychose. Nach den Erfahrungen zweier Weltkriege ist es mehr als zweifelhaft, ob aufgrund plötzlicher Erlebnisse Psychosen entstehen können.
fr: psychose réactionnelle; *e:* shock-psychosis.

Schocktherapie *(f)* *Schockbehandlung.

Schreber, Daniel Paul geb. 25. 7. 1842 Leipzig, gest. 14. 4. 1911 Leipzig-Doesen. Dr. jur., Senatspräsident in Sachsen. Berühmter Fall der psychoanalytischen Literatur. Veröffentlichte 1903 eine Autobiographie »Denkwürdigkeiten eines Nervenkranken«, in der die Erlebnisse während einer Wahnkrankheit geschildert werden. *S. Freud* publizierte 1911 eine Analyse des »Falles *Schreber*« unter dem Titel »Psychoanalytische Bemerkungen über einen autobiographisch beschriebenen Fall von Paranoia (Dementia paranoides)«, worin die Grundlage für

eine psychoanalytische Deutung des Wahns gelegt wurde. Zumindest beim Mann stellt danach der Wahn eine Abwehr uneingestandener homosexueller Wunschphantasien dar. Die Diskussion um den Fall *Schreber* hält weiter an: *W. Niederland* (1974), *S.M. Weber* (1973), *M. Schatzmann* (1974), *H. Israëls* (1980; 1989), *H. Lothane* (1989).
fr: le cas *Schreber; e: Schreber*-case.

Schreck *(m).* Das Erleben eines Affektzustandes bei plötzlicher Bedrohung (z.B. Unfallgefahr) oder plötzlichem und starkem Sinnesreiz (z.B. Blitz, Knall), welche einen überfallen, ohne daß man darauf vorbereitet ist, so daß man nicht in der Lage ist, sich zu schützen oder die Situation zu beherrschen. Im Vergleich mit Angst und Furcht wird beim Schreck das Moment der Überraschung betont. Schreck kann das psychische Leben für eine Weile lahmlegen und eine adäquate Verarbeitung des Erlebten oder ein *Abreagieren verhindern. Deshalb können sich daraus Neurosen entwickeln. Dies kann z.B. der Fall sein, wenn der Jugendliche plötzlich mit den Problemen der Sexualität konfrontiert wird (Sexualschreck).
fr: effroi; *e:* fright.

Schreckaphasie *(f).* Durch ein Schreckerlebnis hervorgerufener Verlust der Sprache. Es handelt sich nicht um eine Aphasie i.e.S., sondern um eine emotionale Sprachlähmung.

Schreck-Basedow *(m).* Klinisches Bild einer Schilddrüsenüberfunktion, die dem Ausdruck höchster Angst gleicht: aufgerissene, vorquellende Augen, Zittern, rascher Puls, Blässe oder Rötung des Gesichts. Man nahm lange Zeit eine Verursachung durch Schreck und Angst an, die jedoch unbewiesen ist.

Schreckblitz *(m).* (*V. Ebbecke,* 1943). Blitzartiges Auftreten von ungestalteten Trugbildern bei plötzlichen akustischen Reizen im Halbschlaf. Synästhetisches, optisch-akustisches Erlebnis. Der Betroffene sieht weißglühende Punkte, neblige Flecke oder erlebt eine plötzliche Erleuchtung des mittleren Sehfeldes. Als Reize wirken Türzuschlagen, Autohupen, Knacken. Oft kommt es gleichzeitig zu einem Zusammenschrecken. Die (seltene) Erscheinung tritt nur bei dazu disponierten Individuen auf und wird durch eine Aktivierung optischer Areale des Gehirns mittels unspezifischer Reize verursacht. Erstbeschreibung (1810) durch *P. Gruithuisen.*
fr: audition lumineuse des bruits; *e:* auditory visual synaesthesia.
Syn.: Weckblitz (*H. Ahlenstiel*).

Schreckdämmerzustand *(m).* Durch Schreckerlebnis ausgelöster psychogener *Dämmerzustand.

Schreckerstarren *(n).* Syn. für *Kataplexie (2).

Schreckneurose *(f)* **Kraepelin*-Syndrom.

Schreckpsychose *(f).* *Schreckreaktion besonders schweren Ausmaßes, evtl. mit Orientierungsstörungen und unsinnigen Handlungen. Es handelt sich nicht um eine eigentliche Psychose, sondern um psychoseähnliche Zustände.
e: fright-psychosis.

Schreckreaktion *(f).* Seelische und vegetative Reaktion auf ein plötzliches Erlebnis ohne Beteiligung der rationalen Persönlichkeitsanteile. Wird begrifflich nicht scharf vom psychischen *Schock getrennt; die beobachtbaren Erscheinungen sind gleich.

Schrecksekunde *(f).* Die vom Auftreten einer Gefahr (*Schreck) bis zur Handlung auf diesen Reiz hin verstreichende Zeit. Während dieser Zeit kommt es noch zu keinerlei Reaktionen. Dauert zwischen 0,6 und mehreren Sekunden.
e: reaction time.

Schreckstarre *(f).* Syn. für *Kataplexie (2).

Schreianfall *(m)* *Schreikrämpfe.

Schreibdruckwaage *(f).* Gerät zur Messung des beim Schreiben auf die Unterlage ausgeübten Druckes. In einer Kurve wird der fortlaufende Schreibdruck in Gramm wiedergegeben. Dient der graphischen Erfassung der Feinmotorik z.B. bei der Kontrolle extrapyramidal-motorischer Begleitwirkungen der *Neuroleptika. – Das erste Gerät stellte *Kraepelin* her. Vervollkommnungen und Abwandlungen führten *J. Rudert, Gildemeister* und *Wirtz, Katz, Lutze, v. Bracken* und *Mühlfeld* durch. Gegenwärtig werden die Geräte von *Steinwachs* sowie *Steinwachs* und *Boucke* am meisten benutzt.
Syn.: Schriftwaage.

Schreibkrampf *(m).* Unfähigkeit, ein Schreibinstrument richtig zu gebrauchen, obwohl alle Organe intakt sind und das Schreiben vorher perfekt beherrscht wurde. Die Unfähigkeit wird oft durch Schmerzen in der Hand oder durch tonische Verkrampfung der Muskeln, welche die Finger beugen, verursacht. Tritt entweder zu Beginn des Schreibens oder erst nach einigen Zeilen oder Seiten auf. Ursachen: In sehr seltenen Fällen lassen sich organische Störungen ermitteln. Gewöhnlich als *Konversionssymptom bei aktuellem neurotischen Konflikt zu interpretieren.
fr: crampe des écrivains, graphospasm; *e:* writer's cramp.
Syn.: Graphospasmus, Mogigraphie.

Schreibkrampf, spastischer *(m)* *Schreibkrampf.

Schreib-Lese-Schwäche *(f)*. Gemeinsames Vorkommen von *Schreibschwäche und *Leseschwäche bei Schulanfängern mit normaler Intelligenz. Die Schreib-Lese-Schwäche kann auch mit *Rechenschwäche kombiniert sein.
fr: dysgraphie-dyslexie; *e:* writing and reading disability.
Syn.: Lese-Rechtschreibeschwäche.

Schreibschwäche *(f)*. Schwierigkeiten beim Erlernen der Orthographie trotz ausreichender oder sogar guter Intelligenz. Es besteht Unfähigkeit oder Schwäche, Wörter in einzelne Buchstaben zu zerlegen. Vorkommen bei ca. 7% der Kinder; Knaben doppelt sooft wie Mädchen. Oft besteht noch im Erwachsenenalter orthographische Unsicherheit, was zum übrigen Niveau seltsame Kontraste bildet. Bei nicht rechtzeitigem Erkennen besteht Gefahr falscher Behandlung, der Entmutigung und Verunsicherung. Die Störung wird meist ererbt. Kommt oft zusammen mit *Leseschwäche als Schreib-Lese-Schwäche vor. *Rechenschwäche. Behandlung durch sonderpädagogische Maßnahmen und Psychotherapie (*C. Weinschenk*, 1965).
fr: dysorthographie; *e:* dysorthographia.

Schreibsucht *(f)*. Syn. für *Graphorrhoe.

Schreikrämpfe *(m, pl)*. **1.** Volkstümliche Bez. für lautes und unvernünftiges Schreien als Reaktion auf ein Erlebnis oder als Ausdruck eines aktuellen Konfliktes. Kein Krampfleiden im medizinischen Sinne des Wortes.
Syn.: Schreianfälle.
2. Syn. für *Affektkrämpfe, respiratorische.

Schriftwaage *(f)* *Schreibdruckwaage.

Schröder, Paul geb. 19. 5. 1873 Berlin, gest. 1941. o. Prof. der Psychiatrie und Neurologie in Greifswald (1912) und Leipzig (ab 1925). Wurde nach Promotion in Berlin (1897) Schüler von **Bonhoeffer* und **Kraepelin*. Habilitierte sich 1905 in Breslau für Psychiatrie und Neurologie. Förderte die Erforschung der *Degenerationspsychosen. Seine *Hauptwerke:* »Chronische Alkoholpsychosen« (Halle, 1905); »Die Spielbreite der Symptome beim manisch-depressiven Irresein und bei den Degenerationspsychosen« (Berlin, 1920).

Schub, schizophrener *(m)*. Bez. für besondere Verlaufsform vieler schizophrener Psychosen, bei denen der Krankheitsprozeß nicht gleichmäßig, sondern stufenförmig in ungleichmäßigen Sprüngen fortschreitet. Betrifft insbesondere die katatonen Formen der Schizophrenie (*Katatonie). Jeder Schub beginnt mit stürmischen psychotischen Erscheinungen, die nach einer Weile wieder abklingen, jedoch einen schizophrenen *Defekt hinterlassen, der sich von Schub zu Schub vertieft. Im Gegensatz hierzu wird eine zu vollständiger Gesundung führende Erkrankungsepisode als *Phase bezeichnet.

Schüchternheit *(f)*. Mangel an Sicherheit beim Umgang mit anderen Menschen. Schüchterne sind empfindsam und zeigen bereits bei kleinen Anlässen die vegetativen Reaktionen der affektiven Erregung; z.B. Erröten, Schwitzen, Harndrang. Sie befinden sich besonders in Gegenwart ihnen unbekannter Menschen unwohl und ziehen sich zurück, obwohl sie eine tiefe Sehnsucht nach mitmenschlichen Kontakten haben. Ursachen: sehr vielfältig und verschieden; oft Erziehungsmängel in Form einer mangelhaften Heranführung von Kindern an die Gemeinschaft Gleichaltriger; oft neurotische Fehlhaltungen. Bei Kindern ist eine gewisse Schüchternheit normal, bei Adoleszenten kann sie vorübergehend verstärkt auftreten. Bei beginnender Schizophrenie kann abnorme Schüchternheit ein Krankheitssymptom sein. Therapie: Bei Kindern und Jugendlichen: Heranführung an eine Gruppe (Sportverein, Jugendgruppen). Bei Erwachsenen ist oft Psychotherapie nötig.
fr: timidité; *e:* timidity, shyness.

Schüle, Heinrich geb. 24. 8. 1840 Freiburg/Br., gest. 9. 12. 1916 Illenau. Direktor der Heilanstalt Illenau. Gilt als bedeutendster Vertreter der älteren Anstaltspsychiatrie. Sein Lehrbuch »Klinische Psychiatrie« (Leipzig, 1886) gab eine völlig neue Aufgliederung des Stoffes und wurde in mehrere Sprachen übersetzt.

Schülesches Melancholiezeichen *(n)*. Hautfalte zwischen den Augenbrauen, welche die Form eines (griechischen Omega) Ω annimmt. Zeichen für Melancholie.
Syn.: Omega melancholicum.

Schüttelneurose *(f)*. Im Anschluß an ein angsterregendes Erlebnis auftretender Schütteltremor (grobes Zittern), der evtl. jahrelang fortbestehen kann. Es handelt sich nicht um eine Neurose im gebräuchlichen Sinn, jedoch um eine erlebnisbedingte, nichtorganische Störung. Das Zittern tritt besonders dann verstärkt auf, wenn das Anfangserlebnis wieder angerührt wird.

Schulangst *(f)*. Angst eines Kindes vor dem Schulbesuch, die nicht rational begründbar ist. Kann sich in einfacher Ängstlichkeit beim Schulbesuch ausdrücken, die Ursache von Schulschwänzen sein oder zur Unmöglichkeit führen, ein solches Kind in die Schule zu brin-

gen. Die Ursachen sind nach psychoanalytischen Untersuchungen im Mutter-Kind-Verhältnis zu suchen. Die frühkindlichen Bindungen zur Mutter werden nicht gelöst, weil die Mutter die kindliche Anhänglichkeit und Abhängigkeit bewahren will. Es besteht oft eine verdrängte Abneigung der Mutter gegen die wachsende Selbständigkeit des Kindes. Es kann sich auch um Kinder ängstlicher Mütter oder um entwicklungsbedingte Angst bei verwöhnten und verunsicherten Kindern handeln, die es nicht gewohnt sind, daß Anforderungen an ihre Leistungsfähigkeit gestellt werden. Therapie: Rückführung des Kindes in die Schule bei gleichzeitiger Familientherapie oder Psychotherapie von Mutter und Kind.
fr: angoisse *oder* phobie de l'école; *e:* school phobia, schoolsickness.

Schulen der Psychotherapie, Wiener *(f, pl).* *Wiener Schulen der Psychotherapie.

Schuld *(f).* **1.** Im moralischen Sinne: Vorwerfbarkeit; sittlicher Unwert durch Nichtbeachtung eines moralischen oder religiösen Gesetzes. Alle Schuld ist ursprünglich Sündenschuld, die voraussetzt, daß der Mensch sich als freies Wesen für die Begehung der verbotenen Handlung und gegen die Möglichkeit der sittlichen Handlung entschieden hat. – Psychiatrisch spielt diese Form der Schuld in den *Schuldgefühlen endogen Depressiver eine wichtige Rolle. **2.** Im rechtlichen Sinne: Nachlässigkeit und Mangel an Sorgfalt, derentwegen man rechtlich belangt werden kann; verantwortliche Urheberschaft einer mit Strafe bedrohten Übertretung eines Gesetzes. Begehung dieser Schuld erfordert, daß der Betreffende die Verbotsnorm kennt und sich nicht im Zustande geistiger Krankheit befindet und somit in der Lage ist, sich gegen das Unrecht zu entscheiden. Psychiatrisch ist die *Schuldfähigkeit im rechtlichen Sinne Gegenstand der Beurteilung durch einen ärztlichen Sachverständigen.
fr: offense, culpabilité; *e:* guilt.

Schulddepression *(f).* **1.** Endogene Depression, bei der immer wieder vorgebrachte *Schuldgefühle und Selbstvorwürfe völlig im Vordergrund des klinischen Bildes stehen, so daß alle anderen Erscheinungen der Depression dahinter kaum bemerkbar sind. **2.** Nichtendogene Depression als Folge eines sich als verfehlt empfindenden Lebens, bei dem oft ein kleines Erlebnis den lange vorbereiteten Zusammenbruch herbeiführt.

Schuldfähigkeit *(f).* Im rechtlichen Sinne: Fähigkeit eines Menschen, schuldhaft eine mit Strafe bedrohte Handlung zu begehen. Schuldfähigkeit setzt voraus, daß die Handlung nicht als Folge einer seelischen Störung, einer ihr gleichwertigen Bewußtseinsstörung oder eines Schwachsinns zu betrachten ist. Die Bez. löst im Sprachgebrauch die ältere der strafrechtlichen Zurechnungsfähigkeit (früher gesetzlich geregelt im § 51 StGB) ab. Im 2. Gesetz zur Reform des Strafrechts (2. StrRG) wird deshalb von Schuldfähigkeit gesprochen: aufgehobene Schuldfähigkeit (§ 20), verminderte Schuldfähigkeit (§ 21). Zweifel an der Schuldfähigkeit eines Täters können durch ein Sachverständigengutachten geklärt werden.

Schuldfähigkeit, verminderte *(f).* § 21 StGB: »Ist die Fähigkeit des Täters, das Unrecht der Tat einzusehen oder nach dieser Einsicht zu handeln, aus einem der in § 20 [*Schuldunfähigkeit] bezeichneten Gründe bei Begehung der Tat erheblich vermindert, so kann die Strafe nach § 49 Abs. 1 gemildert werden.« Vgl. Schuldfähigkeit.

Schuldgefühle *(n, pl).* Als verwerflich empfundene Einsicht, gegen ein sittliches oder religiöses Gebot oder gegen eine moralische Pflicht verstoßen zu haben. Tritt bei endogen Depressiven vor allem als wahnhafte Überzeugung auf, *Schuld (1) auf sich geladen zu haben, obwohl keine Tat oder nach dem objektiven Urteil anderer keine Vorwerfbarkeit vorliegt. Nach *H.-J. Weitbrecht* zu unterscheiden in: a) Primäre Schuldgefühle: z.B. Gefühl der moralischen Schuld, wenn gegen allgemeingültige Gebote und Verbote verstoßen wurde, Gefühl der »Unterlassungsschuld«, wenn etwas Pflichtgemäßes unterlassen wurde, oder Gefühl der *Seinsschuld. b) Sekundäre Schuldgefühle: »Vergleichsweise verständliche depressive Reaktionen des allerdings depressiv veränderten Kranken auf seine schweren Hemmungen ... und auf die Tatsache, daß er infolge seines vitalen Darniederliegens in der Zeit der Krankheit beruflich nicht vorwärtskommen konnte usw.«
In der Psychoanalyse sind unbewußte Schuldgefühle ein stark beachtetes Phänomen vor allem bei Zwangskrankheit und Melancholie. *Freud* (GW XIII, 379) sieht im »Schuldbewußtsein den Ausdruck einer Spannung zwischen Ich und Über-Ich [als Funktion des Gewissens]. Das Ich reagiert mit Angstgefühlen (Gewissensangst) auf die Wahrnehmung, daß es hinter den von seinem Ideal, dem Über-Ich, gestellten Anforderungen zurückgeblieben ist«. Da die Bez. »unbewußtes Schuldgefühl« als paradox empfunden wird, schlägt *Freud* vor, von Strafbedürfnis zu sprechen, was dasselbe bedeute.

Freud fügt hinzu: »Wir können uns aber nicht abhalten lassen, dies unbewußte Schuldgefühl nach dem Muster des bewußten zu beurteilen und zu lokalisieren.«
fr: sentiment de culpabilité; *e:* guilt feeling, sense of guilt.

Schuldkomplex *(m).* Inkorrekte Bez. für unbewußte *Schuldgefühle.

Schuldunfähiger *(m).* Einer, der im Sinne des Gesetzes schuldunfähig ist. *Schuldunfähigkeit.

Schuldunfähigkeit *(f).* § 19 StGB »Schuldunfähig ist, wer bei Begehung der Tat noch nicht vierzehn Jahre alt ist.« § 20 StGB: »Ohne Schuld handelt, wer bei Begehung der Tat wegen einer krankhaften seelischen Störung, wegen einer tiefgreifenden Bewußtseinsstörung oder wegen Schwachsinns oder einer schweren anderen seelischen Abartigkeit unfähig ist, das Unrecht der Tat einzusehen oder nach dieser Einsicht zu handeln.« Vgl. Schuldunfähigkeit, verminderte Schuldfähigkeit.

Schuldwahn *(m).* Syn. für *Versündigungswahn.

Schulkrankheit *(f).* Syn. für *Schulangst.

Schulphobie *(f).* Syn. für *Schulangst. Die Bez. *Phobie wird dabei in dem sehr weiten Sinne von »Abneigung« gebraucht. Phobische Ängste i.e.S. bestehen gewöhnlich nicht.

Schulpsychiatrie *(f).* Syn. für *Psychiatrie, offizielle.

Schulreife *(f).* Intellektuelle und seelische Fähigkeit, den sozialen Anforderungen von Einschulung und Schule gerecht zu werden. Ist am sichersten durch unmittelbare Beobachtung durch einen geübten Untersucher oder Berichte einer erfahrenen Kindergärtnerin zu beurteilen. Dagegen sind Berichte der Eltern und Schulreifetests gewöhnlich unzureichend.

Schulschwierigkeiten *DSM-Anhang.

Schulte, Walter geb. 29. 3. 1910 Frankfurt, gest. 19. 8. 1972 Tirol. o. Prof. für Psychiatrie in Tübingen. Nach Ausbildungsjahren bei *Berger* in Jena (1936–1947) Oberarzt in Bethel (1947–1954), Direktor der Anstalt Gütersloh (1954–1960) und der Universitätsnervenklinik Tübingen (1962–1972). Zahlreiche Schriften zu wichtigen psychiatrischen Fragen: »Synkopale vasomotorische Anfälle« (Habilitationsschrift, 1943, 2. Aufl. 1949); »Hirnorganische Dauerschäden nach schwerer Dystrophie« (1953); »Klinik der Anstaltspsychiatrie« (1962); »Unerwünschte Schwangerschaft« (zusammen mit *Schulte* und *Schulte,* 1969); »Psychotherapeutisch-psychiatrisches Seminar« (1967); »Melancholie in Klinik, Forschung und Behandlung« (zusammen mit *W. Mende,* 1969).

Schultz, Johannes Heinrich geb. 30. 6. 1884, gest. 19. 9. 1970 Berlin. Bedeutender Psychotherapeut in Jena und Berlin. Nach dem Medizinstudium in Lausanne, Göttingen und Breslau folgen psychiatrische Lehrjahre in Göttingen (ab 1907 unter *L. W. Weber*) und Jena (ab 1912 unter *O. Binswanger*). Seit 1915 apl. Prof. in Jena. War 1936–1945 Leiter des Berliner Instituts für Psychotherapie. Betrieb nach dem 2. Weltkrieg eine Privatpraxis. Eng befreundet mit *K. Jaspers,* und noch vor Beginn einer *Lehranalyse (1924–1927) wurde *Schultz* mit seinem Buch »Die seelische Krankenbehandlung« (1919) führender Vertreter der nichtpsychoanalytischen Psychotherapie. Begründete die viel gebrauchten Bezeichnung *Fremd-, *Rand-, *Schicht- und *Kernneurose. Erreichte seine stärkste Ausstrahlung mit der Herausarbeitung des *autogenen Trainings, dessen Anfänge bis 1911 zurückgehen; erste monographische Bearbeitung 1920: »Das autogene Training«, (11. Aufl. 1964). Drang mit der Begründung einer »Bionomen Psychotherapie« (1951) nicht völlig durch. Sein »Lebensbilderbuch eines Nervenarztes« (1964) beleuchtet humorvoll die Psychiatriegeschichte seiner Zeit. Schrieb 20 Bücher und über 400 Einzelarbeiten. Mitherausgeber (mit *V. E. Frankl* und *V. E. v. Gebsattel*) des »Handbuchs der Neurosenlehre« (1957/59).

Schultz-Hencke, Harald geb. 18. 8. 1892, gest. 23. 5. 1953 Berlin. Arzt und Psychoanalytiker in Berlin. Entwickelte auf dem Grunde des *Freud*schen Lehrgebäudes eine eigene psychoanalytische Lehre, die *Neopsychoanalyse (2), die in Deutschland zahlreiche Anhänger fand (*Schwidder, Dührssen*). Bemühte sich insbesondere um die Psychotherapie endogener Psychosen. – Die Schriften: »Der gehemmte Mensch, Entwurf eines Lehrbuchs der Neo-Psychoanalyse« (1942); »Lehrbuch der Traumanalyse« (1949); »Lehrbuch der analytischen Psychotherapie« (1952).

Schulversagen *(n).* Lernversagen eines Kindes in der Schule trotz ausreichender Intelligenz. Einer der häufigsten Gründe für psychiatrische Konsultation im Schulalter. Ursachen: in seltenen Fällen konstitutionelle Mängel oder unzureichende Ausreifung des Nervensystems. Häufiger sind psychogene Lernstörungen. Sie können an andersartige Anfangsstörungen anknüpfen; unerkannte Schwäche, zarte Gesundheit mit häufigem Fehlen, unfreundliche Lehrer führen zu negativen Assoziationen in bezug auf Schule und entsprechende Lernverweigerung. Andere Ursachen sind neurotische Ängste, Eltern-Autoritäts-Konflikte, Mangel an ausreichender Motivation durch familiäre und andere Umstände. *Schulangst. Therapie: Verbindung von pädagogischen und psychotherapeutischen Maßnahmen (Psychagogik).

Schuß setzen *schießen.

Schwachsinn *(m).* Allgemeinste Bez. für alle Formen niedriger Intelligenz. Wissenschaftlich syn. mit *Oligophrenie.
fr: débilité mentale; *e:* mental deficiency.

Schwachsinn, amoralischer *(m).* Syn. für *Moral Insanity.

Schwachsinn der Trinker, halluzinatorischer *(m).* Selten gebr. Synonym für *Wahnsinn der Trinker, halluzinatorischer.

Schwachsinn, hochgradiger *(m).* Synonym für *Idiotie.

Schwachsinn, jugendlicher *(m).* (*L. Scholz,* 1897). Obsol. Syn. für *Dementia hebetica.

Schwachsinn, mongoloider *(m).* Syn. für *Mongolismus.

Schwachsinn, moralischer *(m).* Syn. für *Moral Insanity.

Schwachsinn, sozialer *(m).* Vorgetäuschter Intelligenztiefstand aus äußeren Gründen. Vorkommen bei Kindern und Erwachsenen, die durch schlechte Erziehung, unzureichenden Schulbesuch, alle Formen der Verwahrlosung geringere Kenntnisse erwerben, als ihrer intellektuellen Veranlagung entsprechen würde.

schwachsinnig *(a).* Von sehr niederer Intelligenz. Wird für alle Schweregrade angewandt. *debil, *imbezill, *idiotisch, *Oligophrenie.
fr: oligophrène; *e:* feebleminded.
Syn.: geistesschwach, oligophren.

Schwächezustand, hyperästhetisch-emotionaler *(m).* (*K. Bonhoeffer,* 1910). Im Gefolge einer akuten körperlich begründbaren Psychose oder im Abklingen einer schweren Körpererkrankung auftretendes pseudoneurasthenisches Syndrom. Symptome: starkes Schwächegefühl, erhöhte Ermüdbarkeit, verminderte Ausdauer, Merk- und Konzentrationsschwäche, Überempfindlichkeit gegen Sinnesreize und seelische Einwirkungen aller Art, launische Reizbarkeit, Affektinkontinenz, Neigung zu Tränenausbrüchen, Kopfschmerzen. Die Kranken schrecken leicht auf, klagen über beunruhigende Träume und schreckhafte Bilder, hören Musik, rufende Stimmen von Angehörigen, sind zeitweise nicht imstande, die Täuschungen von wirklich Erlebtem zu unterscheiden, und haben Andeutungen krankhafter Eigenbeziehungen. Der Zustand klingt nach Wochen oder Monaten ab oder hält – bei fortbestehender Körperkrankheit – bis zum Tode an. Die Bez. wird auch gegenwärtig häufig verwendet, jedoch meistens nicht in dem engen *Bonhoeffer*schen Sinne, sondern für vielerlei Versagenszustände mit Reizbarkeit und Tränenausbrüchen, die bei Körperkrankheiten, *Psychasthenie oder anderen Zuständen auftreten.
fr: état de débilité émotive et hyperesthésique; *e:* emotional-hyper(a)esthesic hyposthenia (*Bonhoeffer*), hypersensitive emotional debility, (häufiger als diese wörtlichen Übersetzungen wird benutzt:) post-infectious neurasthenia.

Schwangerschaft, eingebildete *(f).* Wahnhafte Überzeugung, schwanger zu sein. Seit *Hippokrates* bekanntes Zustandsbild. Alle subjektiven Schwangerschaftserscheinungen werden beobachtet: Unwohlsein, Brechreiz, Gelüste, Wahrnehmung von Kindsbewegungen, Völlegefühl, Schwerfälligkeit, schließlich Wehen. An körperlichen Erscheinungen finden sich außer Amenorrhoe auch Schwellungen der Brüste, Pigmentation der Brustwarzen und Milchsekretion. Der Bauch wird durch besondere Zwerchfellhaltung, Darmfülligkeit durch Kot und Luft sowie Fettleibigkeit umfangreicher. Die Dauer entspricht oft der einer natürlichen Schwangerschaft. Die Kranken zeigen sich gewöhnlich einer Belehrung nicht zugänglich. Ursachen: starke Befürchtungen oder Wünsche in bezug auf eine Schwangerschaft.
fr: grossesse nerveuse; *e:* spurious pregnancy, false *oder* hysterical pregnancy, pseudopregnancy, pseudocyesis.
Syn.: Pseudocyesis.

Schwangerschaftsdepression *(f).* Während der Schwangerschaft auftretende und nach Beendigung der Schwangerschaft wieder abklingende Depression. Es kann sich um eine endogene Depression oder um eine andersartige Depression handeln, die mit dem Zustandekommen der Schwangerschaft, der Einstellung zum Kind und dessen Erzeuger zusammenhängen kann. Ob bei erheblicher Selbsttötungsneigung eine ärztliche Indikation zur Schwangerschaftsunterbrechung besteht, wird uneinheitlich beantwortet.
fr: état dépressif dans la grossesse; *e:* gestational depression.

Schwangerschaftsphobie *(f).* Krankhafte Angst vor Schwangerschaft und Geburt, die zu völliger Ablehnung des Gedankens an eigene Kinder führen und der Grund für eine illegale Schwangerschaftsunterbrechung werden kann. Ursachen sind stets starke neurotische Ängste.

Behandlung evtl. durch Psychotherapie. *Konzeptionsfurcht.
fr: phobie dans la grossesse; *e:* pregnancy phobia.

Schwangerschaftspsychose *(f)*. In der Schwangerschaft auftretende Psychose. Dabei kann es sich um endogene oder symptomatische Psychosen, ein zufälliges Zusammentreffen oder eine kausale Beziehung handeln. Nach *H. Pauleikhoff* (1964) dauern in der Schwangerschaft aufgetretene Psychosen gewöhnlich sehr lange und nehmen oft einen ungünstigen Verlauf.
fr: psychose gravidique; *e:* gestational psychosis, psychosis in pregnancy.

Schwangerschaftswahn *(n)* *Schwangerschaft, eingebildete.

Schwatzepilepsie *(f)*. Syn. für *Epilepsia marmotans.

Schwebesensation *(f)*. Syn. für *Levitation (2).

Schwelle, neuroleptische *(f)* *neuroleptische Schwelle.

Schwellensituation *(f)*. Übergang von einer Lebensphase in eine andere, z.B. Eintritt ins Berufsleben.

Schwerbesinnlichkeit *(f)*. Erschwerung, Verlangsamung und Lahmheit des Denkens sowie Einfallslosigkeit. Symptom der *Bewußtseinstrübung und des mittelschweren Durchgangssyndroms (s.d.).
e: poverty of thought.

Schwere-Noth *(f)*. Altdt Bez. für *Epilepsie.

Schwererziehbarkeit *(f)*. Geringe erzieherische Beeinflußbarkeit eines Kindes aufgrund abnormer Charakteranlagen, eines besonders lebhaften Temperaments, eines mäßig ausgebildeten *Kramer-Pollnow*-Syndroms, seelischer Störungen u.a. In einzelnen Lebensphasen (Trotzalter, Pubertät) kann die Erziehung nur vorübergehend erschwert sein. Schwererziehbarkeit erfordert je nach Grad, Alter des Kindes, Beschaffenheit des häuslichen Milieus unterschiedliche psycho-pädagogische oder psychotherapeutische Maßnahmen.

Schwerfälligkeit *(f)*. Besondere Temperamentseigenschaft. Langsamkeit im Denken, Erfassen von Situationen, Reagieren auf neue Anforderungen; auch langsam in Gang kommende Erregung bei Zurücksetzungen oder anderen affekterregenden Situationen. Vorkommen besonders beim *Phlegmatiker.

Schwerhörigkeit, wahnartige Reaktion bei Bei Schwerhörigen besonders nach plötzlichem Ortswechsel oder bei plötzlicher Behinderung weiterer Sinne (z.B. durch Augenoperation) auftretende paranoide Reaktionen (»primitive Beziehungsreaktionen«), evtl. mit Erregungszuständen.

Schwermut *(f)*. Etwa seit der Zeit *Luther*s gebräuchliche Bezeichnung für traurige Verstimmung. Entspricht dem gegenwärtigen Begriff der endogenen Depression.

Schwindel, epileptischer *(m)* *Vertigo (epileptica).

Schwindler, epileptische *(m,pl)*. Von *Kraepelin* (1915) gebrauchte Bez. für eine Gruppe von Epileptikern mit unausgeglichenem und unzuverlässigem Wesen. Die Kranken fügen sich nach *Kraepelin* schlecht in die soziale Ordnung ein, führen ein unstetes und vagabundierendes Leben und geraten häufig mit dem Gesetz in Konflikt. *Affektepilepsie.
fr: épileptique asocial; *e:* epileptic fraud.

Scrupulositas *(f)*. Alte Bez. für krankhaft übertriebene, ängstliche Genauigkeit und Gewissenhaftigkeit.
fr: scrupulosité; *e:* scrupulosity.

SDAT. **S**enile **D**emenz vom *Alzheimer*-**T**yp. **Alzheimer*sche Krankheit.

SDD. »**s**easonal **d**epressive **d**isorder«.

SDS ***S**elf-Rating **D**epression **S**cale.

seasonal affective disorder (SAD). Jahreszeit-Depression. 1982 erstmals beschriebene Unterform der Depression. Strikt an Jahreszeiten (Oktober–Frühjahr) gebundene, regelmäßig wieder auftretende *monopolare oder *bipolare Depression. Insbesondere werden beschrieben: vitale depressive Verstimmung, Unruhe, Vermeidung sozialer Verantwortung, Angst, Verletzlichkeit, Nachlassen des sexuellen Interesses, übermäßiges Schlafbedürfnis, Gewichtszunahme. Das Bild ist in sich typisch und kann unabhängig von der jahreszeitlichen Bindung leicht wiedererkannt werden. – Vermutete *Ursache:* mangelhafte Produktion von Melatonin bzw. Serotonin. – *Therapie:* Lichttherapie. Sonnenähnliches Licht wird täglich appliziert. Der Effekt geht über die Augen (Epiphyse), daher sind Geräte zur Bräunung und Belichtung der Haut unwirksam. – Eine dt. Bez. hat sich bislang nicht durchgesetzt.

seasonal depressive disorder (SDD). Syn. für *»seasonal affective disorder«.

Sedierung, Sedation *(f)*. Beruhigung. I.e.S. die durch Medikamente (Sedativa) bewirkte Herabsetzung der Ansprechbarkeit auf normale Reize ohne Gefühl der Benommenheit.
fr: sédation; *e:* sedation.

Seele *(f)*. Erlebte und/oder beobachtete Einheit aller emotionalen und geistigen Vorgänge des Menschen (für manche auch der Pflanzen und Tiere). Das Wort ist gemeinsamer Besitz aller germanischen Sprachen, die Sache ist Gegenstand aller Religionen sowie der meisten philosophischen, psychologischen und psychopathologischen Systeme. Die jeweilige Bedeutung ist stark vom theoretischen Bezugsrahmen abhängig. – Bei *Freud* noch ein besonders häufig gebrauchtes Wort (besonders »seelisch«), wird es in der gegenwärtigen Wissenschaftssprache durch den Einfluß des *Behaviorismus möglichst gemieden. – Bei Übersetzungen sind vollständige Übereinstimmungen selten. Engl. *soul* hat zwar dieselbe sprachliche Herkunft, ist aber nur bei entsprechendem Kontext verwendbar. *mind* und *psyche* sind ebenfalls möglich. »Seelisch« wird eher mit *mental* und *emotional* übersetzt. Frz. steht zwar *âme* zur Verfügung, doch entstammt *âme* der andersartigen lateinisch-romanischen Tradition und beinhaltet ursprünglich eine sich bewegende Kraft.

Seelenblindheit *(f)*. Syn. für *Agnosie, optische.

Seelenblindheit, assoziative *(f)*. *(Lissauer)*. Syn. für *Objektagnosie.

Seelenmassage *(f)*. Scherzhafte volkstümliche Bez. für jede Form seelischer Behandlung.

Seelenstörung *(f)*. Im 19. Jahrhundert allgemeine Bez. für psychische Krankheit. Vgl. Alienatio mentis.
fr: maladie de l'esprit; *e:* insanity.

Seelentaubheit *(f)* *Agnosie, akustische.

seelische Mechanismen *(m, pl)* *Psychismus.

Séglas-Typ *(m)*. Obsol. Bez. für Wahnerkrankung mit psychomotorischer Erregung.
fr: paranoïa type *Séglas; e: Séglas*-type.

Sehen, illusionäres *(n)*. Syn. für *Illusion.
fr: pseudopsie; *e:* pseudopsy.

Seinsschuld *(f)*. Bei schwerer endogener Depression gelegentlich auftretende existentielle Schuldgefühle. Zeigt sich als Überzeugung, einer sinnfordernden, metaphysisch-religiösen Instanz gegenüber dadurch schuldig geworden zu sein, daß aus den vorhandenen inneren Möglichkeiten der Selbstverwirklichung nichts oder nicht genügend gemacht worden sei. *Schuldgefühle.

Sejunktionstheorie *(f)*. *(C. Wernicke,* 1880). Auf der Grundlage der Assoziationstheorie entwickelte Vorstellung, daß krankhafte Störungen des Zentralnervensystems auf einer Durchtrennung der Assoziationsbahnen beruhen. Diese Sejunktion der Vorstellungen bringt es mit sich, daß in einem Individuum völlig verschiedene Vorstellungen nebeneinander existieren können (z.B. bei Dementia praecox). – Bei *Wernicke* eine umfassende, alle krankhaften psychischen Phänomene einbeziehende Theorie. Eine Störung innerhalb einer Assoziationsbahn vermag z.B. eine nervöse Erregung an der Fortleitung zu hindern; es kommt zu Rückleitung und Erregungszuwachs, die als Reizsymptome Halluzinationen, Wahn oder autochthone Ideen hervorzubringen vermögen. – Die Theorie vermochte sich nicht durchzusetzen.

Sekretion, psychische *(f)*. *(I. P. Pawlow)*. Ältere Bezeichnung für die später von *Pawlow* selbst »bedingter Reflex« genannte Erscheinung.

Sektor *(m)*. In der Psychiatrie: Region einer Stadt oder im Lande in der Größe von 80000–200000 Einwohnern mit gemeinsamer psychiatrischer Versorgung. *Sektorisierung.
fr: secteur; *e:* sector.

Sektorisierung *(f)*. Zusammenfassung aller psychiatrischen Dienste eines *Sektors: niedergelassene Ärzte, Kliniken, Tag-Nacht-Kliniken, beschützende Werkstätten, Wohnheime, Spezialeinrichtungen für Alkoholiker, Epileptiker, Drogenabhängige, auch für Kinder, alte Menschen. Grundgedanke ist die gemeinsame Versorgung durch die gleiche Gruppe von Ärzten, Pflegepersonal, Sozialarbeiter usw. und die Vermeidung einer Verschiebung des Kranken von Institution zu Institution im Verlaufe eines Krankheits- und Rehabilitationsprozesses. – In Frankreich gesetzlich verankert. In den übrigen europäischen Ländern in heftiger, teils politisch-ideologisch geführter Diskussion. den In USA kaum diskutiert.
fr: sectorisation; *e:* sectorization.

sekundäre Halluzination *(f)* *Sekundärhalluzination.

sekundärer Blödsinn *(m)*. Syn. für *Sekundärdemenz.

sekundäres Bedürfnis *(n)* *Bedürfnis, sekundäres.

Sekundärdemenz *(f)*. In der alten Psychiatrie das chronische psychische Siechtum, das sich an eine akute, ereignisreiche Psychose anschloß. Entspricht damit etwa dem heutigen Begriff eines schizophrenen Defektes. *Kraepelin* nahm (ab 1898) die früher als sekundäre Demenz beschriebenen Krankheitsbilder mit in die *Dementia-praecox-Gruppe auf.
fr: démence secondaire; *e:* secondary dementia.

Sekundärgruppe *(f)*. Größere *Gruppe nur lokker miteinander verbundener Mitglieder, die aber durch gemeinsame Eigenschaften, Traditionen und ein Zusammengehörigkeitsgefühl miteinander verbunden sind. Z.B. soziale Klassen, Gewerkschaften, Schulen, Berufsstände.
fr: groupe secondaire; *e:* secondary group.

Sekundärhalluzination *(f)*. Kaum gebrauchte Bez. für *Reflexhalluzination.

Sekundärprävention, psychische *(f)* *Prävention, sekundäre.

Sekundärsymptome *(n, pl)*. (*E. Bleuler*, 1911). Nicht unmittelbar, sondern nur mittelbar mit dem hypothetischen Körperprozeß der Schizophrenie zusammenhängende Symptome. *Bleuler:* »...sind teils psychische Funktionen unter veränderlichen Bedingungen, teils die Folgen mehr oder weniger mißglückter Anpassungsversuche an die primären Störungen«: 1. Als Folge der (primären) Lockerung der Assoziationen: »Gebrauch bloßer Begriffsbruchstücke zum Denken mit seinen unrichtigen Resultaten, die Verschiebung, Symbolisierungen, Verdichtungen der Zerfahrenheit des Denkens«; 2. Affektstörungen; 3. Störungen des Gedächtnisses und der Orientierung; 4. Automatismen; 5. Blödsinn; 6. Wahnideen; 7. Autismus; 8. Unberechenbarkeit; 9. *Abulie; 10. *Negativismus; 11. Symptome, für die eine zusätzliche Disposition angenommen wird: Halluzinationen, Stereotypen, Katalepsie; – vgl. Primärsymptome, Grundsymptome, akzessorische Symptome.
fr: symptômes secondaires; *e:* secondary symptoms.

Sekundärvorgänge *(m, pl)*. (*S. Freud*). Diejenigen seelischen Prozesse (Gedanken, Handlungsentwürfe), die an den Anforderungen der Realität orientiert sind. Die Bez. wurde von *Freud* als Gegenbegriff zu den *Primärvorgängen eingeführt. In den klassischen psychologischen Terminologien entsprechen Aufmerksamkeit, klares Denken, vernünftiges Urteilen etwa den Sekundärvorgängen. Die Bez. umschreibt nach *Freud* in mehr objektiven Termini, was auf der subjektiven Seite dem *Realitätsprinzip unterliegt. Sekundärvorgänge und Realitätsprinzip sind somit nahezu identisch.
fr: processus secondaires; *e:* secondary (psychic) processes.

Sekundärwahn *(m)*. Syn. für *Erklärungswahn.
e: secondary delusion.

Selbst *(n)*. **1.** (*C. G. Jung*). Das Gesamt des Psychischen bei einem Menschen. Der Ausdruck bezweckt einerseits die Zusammenfassung der bewußten und unbewußten Anteile der Psyche, andererseits die Gegenüberstellung der eigenen Person von den *Objekten der äußeren Welt. Als Sache bereits in den frühesten Schriften *Jungs*, explizit erst 1920 und 1958 definiert: »Gesamtumfang aller psychischen Phänomene des Menschen. Es drückt die Einheit und Ganzheit der Gesamtpersönlichkeit aus. Insofern aber letztere infolge eines unbewußten Anteils nur zum Teil bewußt sein kann, ist der Begriff Selbst eigentlich zum Teil potentiell empirisch und daher im selben Maße ein *Postulat.*« (GW VI, 512). **2.** Bei *Karen Horney* zentraler Begriff. Von ihr ursprünglich als Syn. für *Persönlichkeit gebraucht, die jedoch in späteren Arbeiten nur noch einen Teil des Selbst darstellt. Zur wichtigen Dreiteilung des Selbst s. die nachfolgenden Stichwörter. **3.** (*H. Hartmann*, 1950). Alles, was den Menschen ausmacht, Körper, Es-Ich-Überich-System (die eigene Person) im Gegensatz zum *Objekt. Es gibt somit zwei Gegensatzpaare. »Selbst-Objekt« und »Ich (als psychologisches System) im Gegensatz zu den anderen Teilstrukturen der Persönlichkeit« (*Hartmann*). **4.** (*O. Kernberg*, 1975). Intrapsychische Struktur, welche einen Teil des Ich darstellt. In einer normalen Entwicklung entsteht ein wohlgefügtes Selbst, in welchem die verschiedenen Selbst-Aspekte dynamisch zu einer harmonischen Ganzheit organisiert sind. Bei pathologischen Entwicklungen kommt es zu Spaltungen. **5.** Bei *Kohut* die zentrale Repräsentanz des Menschen. **6.** (*R. Battegay*, 1977, 1983). »Ich betrachte das Selbst als den Sitz des Narzißmus, welcher den Instanzen Ich, Es und Über-Ich wie auch dem Körper die narzißtische Besetzung, die Aufmerksamkeit, die Information gibt, welche es dem Individuum ermöglichen, die verschiedenen Instanzen und den Körper als zu ihm gehörig, als "eigen", als eine Ganzheit zu erleben, welche ihm das Gefühl der Kontinuität gibt.« – In der älteren frz. Literatur wird »soi« als Übersetzung für *Es gebraucht (heute: ça).
fr: soi; *e:* self.

Selbst, aktuelles *(n)*. (*K. Horney*, 1937, 1942). Die ganze Person mit ihren bewußten und unbewußten *und* den körperlichen Anteilen, so wie sie in jedem Augenblick existiert. Hierin gehen alle Erfahrungen, Temperament, Bedürfnisse, Gewohnheiten, Reaktionsweisen, Fähigkeiten und Stimmung ein.
fr: soi actuel; *e:* actual self.

Selbst, idealisiertes *(n)*. (*K. Horney*). Die Person, welche ein Neurotiker zu sein glaubt. Dabei identifiziert er sich mit einem idealisierten Ich, von dem er glaubt, daß er so sein sollte. Nach *Horney* bedeutet Neurose, daß der Betreffende mit vielen Verhaltensmechanismen seine Identifikation mit dem idealisierten Selbstbild aufrecht hält, obwohl ihn dies vom realen Selbst wegführt, denn das aktuelle Selbst wird dabei verworfen.
fr: soi idéalisé; *e:* idealized self.

Selbst, reales *(n).* (*K. Horney*). Die in einer Person vorhandenen Möglichkeiten einer späteren Entwicklung. Zwar eine bei jedem vorhandene innere Kraft, aber doch jeweils einzigartig. Spontaneität, Interesse, Antrieb, Anstrengungen, Entscheidungen sowie Klarheit und Tiefe des Fühlens entscheiden über die Verwirklichung des realen Selbst.
fr: soi dit réal; *e:* real self.
Syn.: zentrales Selbst.

Selbst, zentrales *(n).* (*K. Horney*). Syn. für *Selbst, reales.
fr: soi central; *e:* central self.

Selbstanalyse *(f).* Psychoanalyse an sich selbst unter Zuhilfenahme psychoanalytischer Methoden (Traumdeutung, freie Assoziation). *Freud* selbst, dessen Selbstanalyse am Anfang der Psychoanalyse steht, stand diesem Verfahren anfangs (1916) positiv gegenüber: »Meine Selbstanalyse, deren Notwendigkeit mir bald einleuchtete, habe ich mit Hilfe einer Serie von Träumen durchgeführt, die mich durch alle Begebenheiten meiner Kinderjahre führten, und ich bin noch heute der Meinung, daß bei einem guten Träumer und nicht allzu abnormen Menschen diese Art der Analyse genügen kann.« Später ließ *Freud* die Selbstanalyse nur noch als zusätzliche Maßnahme gelten. Nach *K. Abraham* (1919) stellt Selbstanalyse eine besondere, narzißtische Form des Widerstandes gegen die Psychoanalyse dar. Sie verzichtet vor allem auf die Analyse der *Übertragung und ist daher auch als didaktische Analyse nicht geeignet. Diese Ansicht wird von den meisten Analytikern geteilt.
fr: auto-analyse; *e:* self-analysis, autoanalysis.

Selbstbefriedigung *(f).* Syn. für *Onanie.

Selbstbehauptungstraining *(n)* *Selbstsicherheitstraining.

Selbstbeobachtung *(f).* **1.** Genaue Beobachtung und Beschreibung der Veränderungen des Erlebens bei eigenen Krankheiten. Bei wissenschaftlicher Schulung als Erkenntnisquelle vielfach wertvoll. **2.** »Vermehrte« Selbstbeobachtung: vielfach verwendet als umschreibender Ausdruck für Hypochondrie oder Überbewertung von Krankheitssymptomen.
fr: auto-observation; *e:* introspection.

Selbstbeschädigung *(f).* Verletzung des eigenen Körpers ohne selbstmörderische Absicht. Wird sowohl bei Psychopathie wie bei den verschiedensten Psychosen beobachtet. In besonders grober Form (z.B. Zermalmen der Zunge mit den Zähnen, Abreißen des Hodens) bei Schizophrenie, schwerer endogener Depression, Angstpsychose und progressiver Paralyse. *Skaevolismus, *Ödipismus.
fr: automutilation; *e:* self mutilation, autolesion.

Selbstbeschuldigungen *(m, pl).* Schwere, meist unwahre oder stark übertriebene Anklage des eigenen Verhaltens, breite Darstellung angeblicher Missetaten. Meist verbunden mit Forderung nach Bestrafung. Selbstbeschuldigungen sind häufig Symptom einer endogenen Depression. *Schuldgefühle.
fr: auto-accusations; *e:* self accusation.

Selbstbesetzung *(f).* (*H. Hartmann*, 1950). *Libidobesetzung des *Selbst. Die *Libido (2) wendet sich nicht einem Objekt, sondern dem eigenen Selbst zu. *Hartmann:* »Das Gegenteil von Objektbesetzung ist jedoch nicht Ich-Besetzung, sondern Besetzung der eigenen Person, das heißt Selbstbesetzung. Mit dem Wort »Selbstbesetzung« wollen wir nicht andeuten, wo diese Besetzung lokalisiert ist, im Es, im Ich oder im Über-Ich. Diese Formulierung berücksichtigt die Tatsache, daß sich »Narzißmus« in allen drei psychologischen Systemen findet; aber in allen diesen Fällen besteht ein Gegensatz (und wechselseitige Beziehung) zur Objektbesetzung. Es trägt deshalb zur Klärung bei, wenn wir Narzißmus nicht als Libidobesetzung des Ichs, sondern des Selbst definieren.«

Selbstbestimmungsskala *(f).* In einem festen Schema aufgeführte Fragen nach der Befindlichkeit oder den Charaktereigenschaften, die vom Probanden angekreuzt werden können. Soll die ärztliche Diagnostik erleichtern. Vor allem für Depressionen in Gebrauch, aber noch nicht einheitlich durchgesetzt. *Self-Rating Depression Scale.
e: self rating scale.

Selbstbestrafung *(f).* Neigung, sich selbst für wirkliche, beabsichtigte oder vermeintliche moralische Vergehen zu strafen. Nach *Freud* ist der Wunsch nach Bestrafung identisch mit bewußten oder unbewußten *Schuldgefühlen. In seltenen Fällen kommt es zur Durchführung von Selbstbestrafung durch Selbstverletzung oder Selbsttötung. Vorkommen bei besonders skrupelhaften Neurotikern, endogener Depression.
fr: auto-punition; *e:* self-punishment.

Selbstdynamik *(m).* (*H. S. Sullivan*). Die (innerseelischen und sozialen) Kräfte, welche zur Entwicklung des *Selbstsystems führen.
fr: dynamisme du soi; *e:* self-dynamism.

Selbstentspannung, konzentrative *(f).* (*J. H. Schultz*). Methode zur autosuggestiven Beeinflussung auch unwillkürlicher Körperfunktionen. *autogenes Training.

Selbsterfahrungsgruppe *(f)*. Gruppe von Ärzten oder anderen in der Psychotherapie Tätigen. Tritt in der Absicht zusammen, im Gruppenprozeß die unbewußten Wurzeln des eigenen Handelns (in der Psychotherapie) kennenzulernen. Diese Form von Gruppenbildung kommt dem Bedürfnis vieler in der Psychotherapie Tätiger stark entgegen und ist daher als Teil der Ausbildung weit verbreitet.

Selbsterhaltungstriebe *(m, pl)*. *(S. Freud,* 1910). Auf Erhaltung von Leben und Gesundheit des Individuums gerichtete Antriebe. Prototyp ist der Hunger; andere Selbsterhaltungstriebe werden von *Freud* nicht speziell genannt. Die Selbsterhaltungstriebe werden in der ersten Trieblehre *Freuds* (*Trieb) den Sexualtrieben gegenübergestellt. In der späteren dualistischen Triebtheorie (ab 1920), die nur noch Lebenstrieb und Todestrieb unterscheidet, werden die Selbsterhaltungstriebe schließlich dem Lebenstrieb zugeordnet.
fr: pulsion d'autoconservation; *e:* self-preservative instincts, instincts of self-preservation.

Selbstgefährdung *(f)*. Juristische Bez. für die Gefährdung des Lebens oder der Gesundheit eines psychisch Kranken durch sich selbst. Beinhaltet nach den für die einzelnen Bundesländer geltenden Unterbringungsgesetzen hauptsächlich Selbsttötungsgefahr und die Gefahr einer schwerwiegenden Selbstverstümmelung, jedoch nicht gesundheitsschädigendes Verhalten oder bloße Verwahrlosung. Auch wenn ein psychisch Kranker oder Süchtiger sich dadurch in seiner Gesundheit schädigt, daß er sich der ärztlichen Behandlung entzieht, ist darin nach der Rechtsprechungspraxis keine Selbstgefährdung zu sehen. Selbstgefährdung begründet die *Unterbringung in einem psychiatrischen Krankenhaus.

Selbstgefühl *(n)*. **1.** Bewußtsein einer Person von sich selbst. Unreflektiertes Gefühl der dauernden Identität mit sich selbst. Beginnt sich beim Kinde vom 2. Lebensjahr an zu entwickeln. Kann vor allem bei Schizophrenie gestört sein. **2.** Selbstbewußtsein. Bewußtsein des eigenen Wertes in bezug auf anerkannte Wertsysteme.

Selbsthilfegruppen *(f, pl)*. Gruppen von 6–20 oder mehr Personen, die sich ohne Leitung durch einen Fachmann zusammenschließen, um gemeinsam spezifische Krankheitsprobleme zu lösen. Zu ihnen zählen *Temperenzvereine, Drogen-Gruppen. *Synanon, Gilles-de-la-Tourette-Gruppen, Frauenselbsthilfe nach Krebserkrankung u.a.
e: self help groups.

Selbstinstruktionstraining *(n)*. Form der kognitiven Psychotherapie (s.d.). Die Handlungen des Individuums werden durch innere Selbstgespräche a) vorbereitet, b) neben der Handlung kommentiert und c) nach Ablauf kritisch bewertet.

selbstisch *(a)*. Syn. für *autistisch.

Selbstliebe, krankhafte *(f)* *Narzißmus; *Autophilie.

Selbstmörder *(m)*. Derjenige, der einen *Suizid begeht.

Selbstmord *(m)*. Syn. für *Suizid.

Selbstmord, erweiterter *(m)* *Suizid, erweiterter.

Selbstmordchantage *(f)*. *(d'Heucqueville)*. Selbstmord-»Erpressung«. Selbstmordandrohung, mit der unbewußt, bewußt oder halb bewußt ein bestimmter Zweck erreicht werden soll. Z.B. bei Patienten, die länger in einer Klinik bleiben wollen. Bei Jugendlichen, Hysterikern, abnormen Persönlichkeiten häufiger als bei anderen Bevölkerungskreisen.
fr: chantage au suicide.

Selbstmordmanie *(f)*. Obsol. Bez. für unwiderstehlichen Wunsch, Suizid zu begehen.
fr: suicidomanie; *e:* suicidal mania, thanatomania.

Selbstmordsucht *(f)* *Selbstmordmanie.

Selbstmordversuch *(m)* *Suizidversuch.
Syn.: Conamen suicidii.

Selbstmutilation *(f)*. Syn. für *Selbstbeschädigung.

Selbstsicherheitstraining *(n)*. Verfahren der *Verhaltenstherapie zur Behandlung gestörter sozialer Interaktionen. Hierzu dienen nach *J. Wolpe* (1958, 1969): 1. Ermutigung durch den Therapeuten. Selbstsichere Bemerkungen werden eingeübt und im Alltagsleben verwendet. 2. Verhaltensübung. Neue, selbstsichere Verhaltensweisen werden in simulierten Alltagssituationen geübt. 3. Lebenskunst. In Situationen, in denen direkte Durchsetzung unzweckmäßig erscheint, soll der Patient Bemerkungen benutzen, die das Gegenüber in eine nachteilige Position bringen.
e: self assertive training.
Syn.: Selbstbehauptungstraining.

Selbstsystem *(n)*. *(H. S. Sullivan)*. Wichtiger Begriff aus **Sullivans* Lehre. Das psychische System des Erwachsenen, das sich unter dem Einfluß der Eltern und anderer für ein Kind bedeutungsvoller Erwachsener gebildet hat. Aus einer größeren Zahl von Entwicklungs-

möglichkeiten werden die Wesenzüge am besten entwickelt, welche auf Wohlwollen stoßen. Diese Theorie betont im Gegensatz zu *Freud* die Bedeutung interpersoneller Interaktionen und damit des sozialen Umfeldes für die Entwicklung des Selbst. Das voll entwickelte Selbstsystem bedingt eine gewisse Rigidität und die Annahme, daß auch einzelne positive Züge des Betreffenden nie zur Entfaltung kommen.
fr: système du soi; *e:* self-system.

Selbsttötung *(f)*. Syn. für *Suizid.

Selbst-Transzendenz *(f)*. In der **Frankl*schen Psychotherapie der »grundlegende anthropologische Tatbestand, daß Menschsein immer über sich selbst hinaus auf etwas verweist, das nicht wieder es selbst ist, – auf etwas oder auf jemanden: auf einen Sinn, den da ein Mensch erfüllt, oder auf mitmenschliches Sein, dem er da begegnet. Nur in dem Maße, in dem der Mensch solcherart sich selbst transzendiert, verwirklicht er sich selbst; im Dienst an einer Sache – oder in der Liebe zu einer anderen Person.« (*V. E. Frankl*) Selbst-Transzendenz ist identisch mit dem In-der-Welt-Sein in der Philosophie *Heideggers*.
e: self transcendence.

selbstunsichere Psychopathen *(m,pl)* *Psychopathen, selbstunsichere.

Selbstunsicherheit *(f)*. Vor allem in der *Verhaltenstherapie verwendete allgemeinsprachliche Bez. für **1.** soziale Angst; **2.** lückenhaftes Verhaltensrepertoire im sozialen Umgang. Besonders bei Personen mit hohem Leistungsdruck, überhöhtem Anspruchsniveau, extremen Schuldgefühlen oder übertriebener Vorsicht. Kann durch *Selbstsicherheitstraining gebessert oder beseitigt werden.

Selbstverstümmelung *(f)*. Gewaltsames Abtrennen von Teilen des eigenen Körpers als Krankheitssymptom. *Selbstbeschädigung.

Selbstverwirklichung *(f)*. (*K. Goldstein*, 1939; *A. H. Maslow*, 1954). Dem Menschen innewohnendes Verlangen nach Entfaltung der in ihm angelegten Möglichkeiten, um »immer mehr das zu werden, was man zu werden fähig ist«. »Musiker müssen Musik machen, Künstler malen, Dichter schreiben, wenn sie sich letztlich in Frieden mit sich selbst befinden wollen. Was ein Mensch sein *kann, muß* er sein. Er muß seiner eigenen Natur treu bleiben. Dieses Bedürfnis bezeichnen wir als Selbstverwirklichung.« (*Maslow*, 1970) – *Historisch:* Die Idee zur Selbstverwirklichung entstammt dem *Goethe*schen Humanismus. Sie wurde durch *Goldsteins* »Der Organismus« in den USA wirksam, durchdrang durch *Maslow* die ganze humanistische Psychologie (s.d.) und wurde schließlich als Allgemeinbesitz der Kultur betrachtet.
e: self-realization.

Selbstwertgefühl *(n)*. Das Bewußtwerden des eigenen Selbst als eines positiv erlebten Wertes von bestimmtem Stellenwert. Individuell verschieden; kann im Vergleich zu der Werteinschätzung durch andere verringert (»schwaches Selbstwertgefühl«) oder gesteigert (»Selbstüberschätzung«) sein. Kann als positives (Kraft, Überlegenheitsgefühl, Stolz) oder als negatives Selbstwertgefühl (Schuldgefühl, Beschämung) erlebt werden.
fr: conscience de soi; *e:* self-conceit.

Selbstwertgefühle *(n, pl)*. (*K. Schneider*, 1935). Empfindungen, durch welche der Wert, den ein Mensch sich selbst zuschreibt, bejaht (Kraft, Stolz, Eitelkeit, Überlegenheit, Triumphgefühl, Trotz) oder verneint (Beschämtheit, Schuldgefühl, Reue, Verlegenheit) wird. Vgl. Fremdwertgefühle, Zustandsgefühle.
e: self-esteem.

Selbstwertneurose *(f)*. (*H. Stutte*). Neurosen besonders des Kindes- und Jugendalters, die ihren Ursprung in einem Erlebnis körperlicher oder seelischer Insuffizienz (»Minderwertigkeitskomplex«) nehmen und zu besonderen Überkompensationsstrebungen führen. *Individualpsychologie.

Selenogamia *(f)*. Obsol. Syn. für *Somnambulismus.
fr: sélénogamie; *e:* selenogamia.

self-abuse *(f)*. Selbstmißbrauch. Selten gebrauchte engl. Bez. für *Onanie.

Self-Rating Depression Scale (SDS). (*W. Zung*, 1965). Eine der Selbstbestimmungsskalen für Depression. Der Depressive muß beurteilen, in welchem Maße jedes von 20 Merkmalen für ihn zutrifft. Daraus wird ein Index für die Schwere der Depression errechnet.

Semantik *(f)*. Syn. für *Semiotik.

semantische Demenz *(f)*. (*Cleckley*, 1942). Fehlen einer gefühlsmäßigen, vom Werterleben her bestimmten Resonanz auf Begriffe. Manche Psychopathen kennen zwar die Begriffe Liebe, Stolz, Beschämung, können das damit Bezeichnete aber nicht wirklich erleben.
fr: démence sémantique; *e:* semantic dementia.

semantisches Differential *(n)*. Syn. für *Polaritätsprofil.

Semasiologie *(f)*. Syn. für *Semiotik.

Semikretinismus *(m)*. Wenig ausgeprägte Form des *Kretinismus. Trotz geringer Intelligenz

besteht ausreichend Fähigkeit des Sprachgebrauchs und der Körperbeherrschung.
fr: sémi-crétinisme; *e:* semi-cretinism.

Semiogenese *(f)*. (*H. H. Wieck,* 1967). Zeichenentwicklung. Entwicklung der psychischen Zeichen des Abnormen bei abnormen Persönlichkeiten. Die Bez. wurde geprägt, um eine Unterscheidung zwischen der medizinischen Diagnostik von Symptomen einer Psychose und der grundsätzlich andersartigen Erfassung (nichtkrankhafter) abnormer seelisch-geistiger Varianten zu gewährleisten.

Semiotik, Semeiotik *(f)*. **1.** Wortbedeutungslehre, Zeichenlehre, Lehre vom Bedeutungsinhalt einzelner Worte. **2.** Wissenschaft von den Kommunikationsstörungen, soweit sie auf einer falschen Interpretation natürlicher Zeichen (z.B. Sprache) beruhen. Nimmt besonders in den USA als eigener Wissenschaftszweig rasch an Bedeutung zu. **3.** In der Psychiatrie: Lehre von der Bedeutung der einzelnen Symptome als Zeichen für eine ätiologische oder syndromale Einheit. In diesem Sinne teilweise syn. mit Symptomatologie.
fr: sémantique; *e:* semiotic.
Syn.: Semantik, Semasiologie.

senile Demenz *(f)* *Demenz, senile.

senile Epilepsie *(f)* *Epilepsie, senile.

senile Manie *(f)* *Manie, senile.

senile Psychose *(f)* *Psychose, senile.

Senilität *(f)*. Mehr volkstümliche Bez. für die negativen Seiten des Altseins: geringer Appetit, unregelmäßiger und flacher Schlaf (in seltenen Fällen ist beides paradox gesteigert), geringere Abwehrkräfte bei Infektionen, Steifheit der Glieder, Nachlassen der Sinne (Hören, Sehen), Nachlassen der gemütlichen Ansprechbarkeit, Nachlassen der Fähigkeit zur Konzentration und zu ausdauernder geistiger Anspannung. Senilität bezieht sich auf normales Altwerden, das vom 70. Lebensjahr an gerechnet wird. Zahlreiche Alterserkrankungen des Gehirns können außerdem Persönlichkeit und Intellekt verändern (z.B. *Hirnarteriosklerose).
fr: sénilité; *e:* senility.

Senilitas praecox *(f)*. Seltene Zustände vorzeitiger Vergreisung im Kindesalter. Als eigenes, obligates Krankheitssymptom vor allem bei Dermatochalasis und Progerie. Die Vergreisung betrifft dabei sowohl das Aussehen als auch die psychische Entwicklung, so daß es schon vor Beendigung des 2. Lebensjahrzehnts zu hirnarteriosklerotischer und seniler Demenz kommen kann.
fr: sénilité précoce; *e:* premature senility.

Senium *(n)*. Greisenalter.
fr: sénilité; *e:* senility.

sensibler Beziehungswahn *(m)* *Beziehungswahn, sensitiver.

sensibler Jackson-Anfall *(m)* *Anfall, fokaler.

Sensitive *(m* und *f, pl)*. Selbstunsichere Psychopathen. Zartfühlende, leicht kränkbare, empfindsame, grüblerische, sittlich hochstehende Menschen, die sich mit vielen Skrupeln quälen (»Skrupelhaftigkeit«) und ein schwaches Selbstwertgefühl besitzen. Es besteht eine starke Eindrucksfähigkeit und herabgesetzte Fähigkeit zur Abfuhr gestauter Affekte nach außen, die dann meist durchbruchartig, plötzlich und heftig erfolgt.
fr: sensitif; *e:* sensitive personality.

sensitive Beziehungsreaktion *(f)* *Beziehungswahn, sensitiver.

sensitiver Beziehungswahn *(m)* *Beziehungswahn, sensitiver.

Sensitivparanoia *(f)*. Syn. für *Beziehungswahn, sensitiver.

Sensitivparanoiker *(m)*. (*E. Kretschmer*). Sensitive Persönlichkeit, bei der sich meist aus einem beschämenden Erlebnis nach längerer Zeit eine paranoide Entwicklung herausbildet. Gehört in den Bereich des sensitiven Beziehungswahns (s.d.). Von *Kretschmer* dem *Kampfparanoiker und *Wunschparanoiker gegenübergestellt.

sensitiv-paranoische Reaktion *(f)*. Syn. für *Beziehungswahn, sensitiver.

Sensitivity-Training *(n)*. Der *Gruppen-Psychotherapie nahestehende Methode. In Gruppensitzungen (12–15 Mitglieder) werden die Gruppenmitglieder ermuntert, in freier Sprache ihre Gefühle zu äußern, vor allem ihre Reaktionen auf die anderen Teilnehmer. Ziel: Die Teilnehmer lernen, wie andere Menschen auf sie reagieren und wie sie selbst auf andere wirken, wie Gruppen und Organisationen arbeiten, und gewinnen so »soziale Sensitivität«. Die Gruppen werden von einem Leiter nicht-direktiv geführt (*Gesprächstherapie, klient-bezogene). Anwendung sowohl bei drogenabhängigen Jugendlichen als auch in der Erwachsenenbildung, in Betrieben und in Management von Industriekonzernen, Regierung und Kirchen. Starke Verbreitung, entsprechend einem Bedürfnis nach offenen menschlichen Kontakten. T-Gruppen, Encountergruppen, Human-relations-Gruppen und Sensitivity-Training werden begrifflich nicht scharf voneinander geschieden.

Sensorium *(n)*. Nach alter Vorstellung das »Sinnenwerkzeug« oder der »Empfindungspunkt im Gehirn, wo die Nervenfäden der Sin-

neswerkzeuge endigen« (*Oertel*). In der Psychiatrie häufig im Sinne von »Bewußtsein bei offenen Sinnespforten« verwendet. Wenn ein Kranker die Vorgänge seiner Umgebung sicher und klar erkennt, wird sein Sensorium als »frei« oder »intakt« bezeichnet; ist die Wahrnehmung erschwert und verlangsamt, wird von einem »getrübten Sensorium« (Bewußtseinstrübung) gesprochen.
fr: sensorium; *e:* sensorium.

Sensuum fallacia ebriosa (lat.). Trunkene Täuschung der Sinne. Alte Bez. für einen durch Trunkenheit bewirkten Zustand der Verwirrtheit mit Sinnestäuschungen und nachfolgender Erinnerungslücke. Entspricht etwa den *trunkfälligen Halluzinationen.

Sentiment *(n).* Gefühl. Empfindsamkeit, auch Gefühlsduselei, nicht von einer einfühlbaren Gemütswallung getragene Gefühlsentäußerung.
fr: sentiment; *e:* sentiment.

Seperation-Individuation*(f).* (*Margaret Schönberger Mahler,* ab 1955). **1.** Selbstabgrenzung. Entwicklungsprozeß der Mutter-Kind-Beziehung. Beginnt mit totaler Abhängigkeit des Kindes in der symbiotischen Phase (*Symbiose [2]) um den 5. Lebensmonat und endet mit der ersten Verselbständigung des Kindes (etwa 36. Monat). Separation (Ablösung) und *Individuation werden als komplementäre Vorgänge verstanden. Während die Bindung an die Mutter abnimmt, nimmt die Entwicklung des Selbst zu. Hirnreifung, Motorik und geistige Fähigkeiten entwickeln sich parallel. – Seit 1965 unterscheidet *Mahler* vier Unterabschnitte (Subphasen): 1. *Differenzieren; 2. *Praktizieren; 3. *Rapprochement; 4. Separation-Individuation (2) i.e.S. – Störungen vom Typ des *Borderline werden häufig auf Beziehungsstörungen im Separations-Individuations-Prozeß bezogen. **2.** Separation-Individuation i.e.S. Letzte Entwicklungsphase von (1). Die *kognitiven Fähigkeiten werden entfaltet: Sprachkontakt, Phantasie, Wirklichkeitserfahrung und -erprobung. Das Kind entwickelt eine klare Vorstellung von sich selbst als verschieden von anderen Menschen. Die Gegenwart der Mutter ist nicht mehr ständig erforderlich.
e: separation-individuation.

Serotonin-Hypothese *(f).* (*A. Coppen,* 1967). Syn. für *Catecholamin-Hypothese (der Depression).

Sexologie *(f).* Wissenschaftliche Lehre von den sexuellen Funktionen und Verhaltensweisen des Menschen. Erste Entwicklungen durch **Krafft-Ebing, M. Dessoir, A. Moll* und *Havelock Ellis* etwa ab 1880, die sich um 1900 zu einem eigenen Wissenschaftszweig zusammenfügten, auf den sich *Freud* stützte.
fr: sexologie; *e:* sexology.

Sexualdelikt *(n)* *Sittlichkeitsdelikt.

Sexualempfindung, konträre *(f).* (*Westphal,* 1870). Bez. für *Homosexualität, deren wissenschafliche Erforschung damit begann. Die Bez. wurde von **Krafft-Ebing* (1872) noch übernommen, bürgerte sich aber nicht ein.

Sexualempfindung, perverse *(f)* *Perversion.

Sexualneurasthenie *(f)* *Neurasthenia sexualis.

Sexualneurose *(f).* Abnorme seelische Entwicklung, die mit Veränderungen im sexuellen Erleben und Störungen im Funktionsablauf des Sexualaktes einhergeht und nach Ursprung und Symptomatik entscheidend hiervon bestimmt wird. Diese besondere Form der Psychogenese einer Neurose ist jedoch aus der Symptomatik oft nicht ohne weiteres erkennbar, kann aber durch Psychoanalyse zugänglich gemacht werden.
fr: névrose sexuelle; *e:* sexual neurosis.

Sexualneurose der Malaien *(f).* *Koro.

Sexualperversionen *(f, pl)* *Perversion.

Sexualpsychopathie *(f).* (*E. Kahn,* 1928; *M. Marcuse,* 1930). Abwegigkeiten des Sexuallebens, die »wesentlich mit Anlagefaktoren in Zusammenhang zu bringen sind« (*Kahn*). Es wurden darunter einerseits Abwegigkeiten der Sexualität in zeitlicher Hinsicht, in der frühkindlichen, Pubertäts- und Umbildungsphase (Klimakterium der Frau) verstanden. Andererseits zählten dazu auch quantitative und qualitative Abweichungen von Sexualtrieb, Sexualziel und Sexualobjekt, sofern diese als anlagebedingt angesehen wurden; insbesondere *Nymphomanie, *Satyriasis, fehlender oder mangelhafter Sexualtrieb und besondere Fälle von Homosexualität und *Transvestismus. *Marcuse* betont, daß es sich um eine nicht zu den Krankheiten zählende allgemeine *Psychopathie handelt, jedoch »mit einer konstitutionell besonders disponierten Abartigkeit der Sexualität«. – Nicht zu verwechseln mit der älteren Bez. *Psychopathia sexualis.
fr: psychopathie sexuelle; *e:* sexual psychopathy.

Sexualpsychopathologie *(f).* Psychopathologie der Sexualität. Lehre von den psychischen Bedingungen abnormer Sexualität. *Psychopathologie.
fr: psychopathologie de la sexualité; *e:* sexual psychopathology.

Sexualsymbole *(n, pl).* Gegenstände, Zeichen und Formen, welche den Geschlechtsakt oder

die Sexualorgane in Träumen, Psychosen, Bildern und Darstellungen repräsentieren können. Obwohl jeder Gegenstand zum Sexualsymbol werden kann (was nur aus dem Gesamtzusammenhang zu erschließen ist), gibt es eine reichhaltige Tradition bevorzugter Darstellungen. Z.B. hohe Sexualität = Pferd, niedere Sexualität: Hund; Koitus: Reiten, Stechen, Tanzen, Klavierspielen, Leitersteigen; männliche Genitale (Penis) = Flinte, Revolver, Kerze, Flamme, Schlüssel (zum Schloß), Lanze, Dolch, Hut; weibliche Genitale (Vulva/Vagina): Auge, Tasche, Haus, Blumentopf, enge Gassen und Häuser, Flasche, Kasten, Höhle, Lippen (Schamlippen), Muschel, Vase, Maus, Katze.
e: sexual symbols.

Sexualtrieb *(m)*. Auf die Befriedigung durch einen Sexualpartner gerichteter spezieller Antrieb. In der Psychoanalyse *Freud*s wichtiger Trieb, da der Sexualtrieb in seiner Lehre der *Triebe als Paradigma dient. Er setzt sich aus den *Partialtrieben zusammen, die erst spät unter dem Primat der Genitalität vereinigt werden. Vom ökonomischen Aspekt kommt allen Partialtrieben eine gemeinsame Antriebsenergie zu, die *Libido. Die zentrale Rolle des Sexualtriebes in der psychoanalytischen Neurosenlehre hat zu vielen Mißhelligkeiten und Mißverständnissen Anlaß gegeben. Einerseits wird die Bez. auf viele Sachverhalte angewandt, die weit vom eigentlichen Geschlechtsakt entfernt sind und damit nicht mehr der populären Begriffsbildung vom Sexualtrieb entsprechen. Andererseits führt nach *Freud* der Sexualtrieb von allen Trieben am häufigsten zu *Verdrängungen: »Es kann aber keinem Zweifel unterliegen, daß die Triebe, welche sich physiologisch als Sexualität kundgeben, eine hervorragende unerwartet große Rolle in der Verursachung von Neurosen spielen; ob eine ausschließliche, bleibe dahingestellt. Man muß auch in Erwägung ziehen, daß keine andere Funktion im Laufe der Kulturentwicklung eine so energische und so weitgehende Zurückweisung erfahren hat wie gerade die sexuelle.« »Theoretisch besteht kein Einwand gegen die Annahme, jeder beliebige Triebanspruch könne zu den gleichen Verdrängungen mit ihren Folgen Anlaß geben, unsere Beobachtung zeigt uns aber regelmäßig, daß die Erregungen, denen diese pathogene Rolle zukommt, von Partialtrieben des Sexuallebens herrühren. Die Symptome der Neurosen sind durchweg entweder Ersatzbefriedigung irgendeines sexuellen Strebens oder Maßnahmen zu ihrer Verhinderung, in der Regel Kompromisse von beiden« (GW XVII, 112).
fr: pulsion sexuelle; *e:* sexual instinct.

Sexualverachtungswahn *(m)*. (*F. Kehrer*, 1922). Besondere Form erotischer Wahnbildungen »sexuell unbefriedigter weiblicher Wesen«. Es besteht die wahnhafte Vorstellung, von der ganzen Stadt, dem ganzen Land als Prostituierte verachtet zu werden. Im Anfang steht eine vermeintliche sexual-ethische Entgleisung, die von einer Versündigungsidee gefolgt ist. Diese wird wahnhaft umgedeutet und erklärt. Nach *Kehrer* handelt es sich um eine rein psychogene Wahnbildung, die sich von *Kretschmer*s *Beziehungswahn dadurch unterscheidet, daß die Betreffenden keine sensitive Persönlichkeit besitzen.

Sexualverbrecher *(m)* *Sittlichkeitsverbrecher.

sexuelle Abirrungen *(f, pl)* *Perversion.

sexuelle Beeinflussungserlebnisse *(n, pl)*. Wahnhafte Überzeugung, von außen her würde in das Sexualleben eingegriffen. Z.B. die Vorstellung, allnächtlich sexuell mißbraucht zu werden; Vorstellung einer von außen her erfolgreichen Beeinflussung sexueller Empfindungen. Gehört nach *K. Schneider* zu den Symptomen 1. Ranges der Schizophrenie.

sexuelle Ersatzbefriedigung *(f)*. Ersatz der normalen bisexuellen, aus äußeren oder inneren Gründen in ihrer Befriedigung behinderten sexuellen Strebungen durch andere Formen sexueller Betätigung. Formen: *Masturbation mit begleitenden Phantasievorstellungen, andere autoerotische Handlungen, homosexuelle Handlungen, sexuelle Handlungen an Kindern (*Pädophilie) oder an Tieren (*Sodomie), *Exhibitionismus. Vorkommen bei äußerer Unterbindung sexueller Abfuhr (Gefängnis, Lager), selbstunsicheren Persönlichkeiten, Schwachsinnigen, Altersveränderungen der Persönlichkeit.

sexuelle Funktionsstörungen *(f, pl)* *Funktionsstörungen, sexuelle.

sexuelle Inversion *(f)*. Syn. für *Homosexualität.

Sexueller Masochismus *DSM-Anhang.

sexuelle Neurasthenie *(f)* *Neurasthenia sexualis.

sexuelle Perversionen *(f, pl)* *Perversion.

sham rage (*P. Bard*, 1928) Etwa: Scheinwut, Pseudowut, Veränderung des psychischen Verhaltens von Tieren bei Reizung des zentralen Sympathicus-Areals oder bei Unterbrechung der Verbindung des Hypothalamus zu den höheren Zentren. Es entstehen erhöhte Wachhöhe und Erregbarkeit, Vermehrung des

Antriebs und der Aktivität, gesteigerte Angriffslust und Bewegungsdrang. Kann teleologisch als sinnvolle Einstellung der Psyche auf Abwehr, Kampf und Erhaltung des Individuums angesehen werden. Kann in ganz ähnlicher Form auch bei schweren Hirnschädigungen des Menschen durch Hirntrauma oder Tumoren beobachtet werden.

Shaping *(n)*. Schrittweise Veränderung von Symptomen in der *Verhaltenstherapie.

Shinkeishitsu. (*S. Morita*, 1919). In der **Morita*-Therapie bedeutungsvoller Begriff für neurotische Zustände, welche in der europäischen Psychiatrie als *Neurasthenie (in dem von *Freud* gebrauchten Sinne), *Hypochondrie und *Zwangskrankheit geläufig sind. Bei allen diesen Zuständen kann *Morita*-Therapie hilfreich sein, während sie bei *Hysterie keinesfalls angewandt werden soll.
fr: shinkeishitsou; *e:* shinkeishitsou.

Shit. Im Drogenjargon: Syn. für *Haschisch.

Sichbesinnen *(n)* *Besinnen.

Sicherungsmaßregel *(f)*. Vom Gericht anzuordnende Maßnahme, um die Öffentlichkeit vor einem straffällig gewordenen psychisch Kranken oder gefährlichen Gewohnheitsverbrecher zu schützen. Die früher im § 42 StGB geregelten Maßnahmen sind durch das 2. StrRG neu gefaßt worden. Nach § 61 StGB sind »Maßnahmen der Besserung und Sicherung«: **1.** die Unterbringung in einem psychiatrischen Krankenhaus (§ 63); **2.** die Unterbringung in einer Entziehungsanstalt (§ 64); **3.** die Unterbringung in einer sozialtherapeutischen Anstalt (§ 65; in Kraft ab 1. 1. 1978); **4.** die Unterbringung in der Sicherheitsverwahrung (§ 66); **5.** die Führungsaufsicht (§ 68); **6.** die Entziehung der Fahrerlaubnis (§ 69); **7.** das Berufsverbot (§ 70).

Sicherungsverwahrung *(f)*. Zwangsweise Unterbringung eines *Hangtäters in einer Haftanstalt zum Schutze der Gesellschaft. Kann nach wiederholter Straffälligkeit gemäß § 66 StGB vom Gericht neben der Strafe angeordnet werden, sofern »(3) die Gesamtwürdigkeit des Täters und seiner Taten ergibt, daß er infolge eines Hanges zu erheblichen Straftaten, namentlich solchen, durch welche die Opfer seelisch oder körperlich schwer geschädigt werden oder schwerer wirtschaftlicher Schaden angerichtet wird, für die Allgemeinheit gefährlich ist«. Das Gericht überprüft alle 2 Jahre, ob die Verwahrung ausgesetzt werde kann (§ 67e), und ordnet beim erstenmal diese für höchstens 10 Jahre an (§ 67d).

Sichselbstsehen *(n)* *Heautoskopie.

Sichtpsychose *(f)* *Sichtschizose.

Sichtschizose *(f)*. (*E. Bleuler*). Psychisches Krankheitsbild, das dem bekannten Bild der Schizophrenie entspricht, jedoch verschiedene Ursachen haben kann. Die Verursachung durch innere Faktoren (z.B. verschiedene Erbkrankheiten) oder äußere Faktoren (z.B. Körperkrankheit) sei dem psychopathologischen Krankheitsbild nicht anzumerken.

Siderodromophobie *(f)*. Krankhafte Furcht, mit der Eisenbahn zu reisen.
fr: sidéromorphophobie; *e:* sideromorphophobia.

Sigmatismus *(m)*. Lispeln. Fehlerhafte S- und Zischlautbildung im Bereich der Lippen, Zähne und Zunge. *Schetismus, *Chitismus.
fr: sigmatisme; *e:* sigmatism, lisping.

Sigmatismus addentalis *(m)*. Lispeln durch Zungenanstoßen.

Sigmatismus interdentalis *(m)*. Zwischenzahnlispeln. Häufigste Form des Lispelns im Kindesalter bis zum 6. Lebensjahr.

Sigmatismus lateralis *(m)*. Seitliches Lispeln auf der rechten (dexter) oder linken (sinister) Seite.

Signal, konditioniertes *(n)*. Syn. für *Stimulus, konditionaler.

Signalsystem *(n)*. In der physiologischen Lehre *Pawlows* System von bedingten Reflexen, durch welches Tier oder Mensch Signale (Informationen) aus der Umgebung erhält, die das Verhalten entscheidend beeinflussen. Wird unterteilt in erstes und zweites Signalsystem (s.d.); * die folgenden Stichwörter.

Signalsystem, erstes *(n)*. (*J. P. Pawlow*). Signalisierung aller Reize der Umwelt, die mit den Sinnesorganen wahrgenommen und im Gehirn registriert werden. Das erste Signalsystem haben Mensch und Tier gemeinsam. Für den Menschen bedeutet es »das, was auch wir als Eindrücke, Empfindungen und Vorstellungen von unserer Umwelt in uns haben, von der allgemeinen, natürlichen wie von unserer sozialen Umwelt, ausgenommen nur das gesprochene und geschriebene Wort« (*Pawlow*). Menschen mit einem Vorherrschen des ersten Signalsystems werden als *Künstlertyp bezeichnet.

Signalsystem, zweites *(n)*. (*J. P. Pawlow*). Im Gegensatz zum Tier besitzt der Mensch neben dem »ersten Signalsystem« (s.d.) noch ein zweites, das sich des Wortes als bedingter Verbindung bedient und das es dem Menschen ermöglicht, über das Wort und die damit verbundenen gedanklichen Verbindungen seine Anpassung an die Umwelt zu vollziehen. Das Wort »ist das Signal der ersten Signale« (*Paw-*

low). Menschen mit Übergewicht des zweiten Signalsystems werden als *Denkertyp bezeichnet. – Psychische Störungen werden häufig mit Störungen in den Signalsystemen in Verbindung gebracht. Z.B. wird als Ursache des schizophrenen Wahns eine Trennung zwischen den beiden Signalsystemen angenommen. Bei Involutionsdepressionen werden Störungen im zweiten Signalsystem angenommen, wodurch eine verlangsamte Bildung neuer bedingter Verbindungen hervorgerufen wird.

Silbenstolpern *(n)*. (*Kussmaul*). Sprechstörung. Auslassen, Verdoppeln oder Verstellen von Silben beim Sprechen. Vorkommen vor allem als typisches Symptom der progressiven Paralyse (s.d.). Wird durch Nachsprechenlassen schwieriger Wörter geprüft (z.B. Flanellappen–Flanellappen–Flanellappen).
fr: achoppement syllabique; *e:* syllable stumbling.
Syn.: Pararthria syllabaris.

Silbenverwechslung *(f)*. Syn. für *Paraphasie.

Simon, Hermann geb. 22. 3. 1867 Zweibrücken, gest. 1947. Anstaltsdirektor in Gütersloh, der mit einer konsequenten Anwendung der *Arbeitstherapie Wesentliches zur Verbesserung der Behandlung von psychisch Kranken in den Anstalten beitrug. Wirkte nicht durch theoretische Konzepte, sondern durch das Beispiel des eigenen Wirkens reformatorisch.

Simulant *(m)*. Gesunder, der eine Krankheit vorgibt oder nachahmt. *Simulation.
fr: simulateur; *e:* simulator.

Simulation *(f)*. Bewußte und absichtliche Vortäuschung und Nachahmung von Krankheitssymptomen, um für krank gehalten zu werden. *Aggravation.
fr: simulation; *e:* simulation, feigning, malingering.

Simulationspsychose, (psychogene) *(f)*. (*K. Birnbaum*, 1909) Aus einer bestimmten Situation heraus (z.B. Haft) entstehende psychische Erscheinungen, die einer Psychose ähneln. Hat mit der echten *Simulation gemeinsam, daß »das Interesse des Erkrankten an der Krankheit durchsichtig ist«. Die Beziehung zur echten *Psychose stellt sich dadurch her, daß die Erscheinungen sich mehr und mehr vom Willen und Bewußtsein abspalten und automatisch davon in unabhängigen Bahnen weiterlaufen. »Der Simulationsversuch ist ins Pathologische entgleist.« (*Möli*) Dem klinischen Bild nach handelt es sich meist um Halluzinationen oder *Pseudodemenzen. Prototyp ist die *Haftpsychose. – Die Bez. wird nur noch selten gebraucht.

Simultanagnosie *(f)*. (*W. Poppelreuter*, 1923; *J. Wolpert*, 1924). Unterform der optischen Agnosie (s.d.). Unfähigkeit, ein Ganzes zu erkennen, obwohl alle einzelnen Teile (z.B. eines Bildes) erkannt werden können.
Syn.: Situationsagnosie.

Single bind Einzelbindung. Besonders enge Beziehung zwischen Mutter und Kind. Die Bez. wurde in der Familientherapie Schizophrener in rein sprachlicher Analogie zum Double bind (*Doppelbindung) gebildet. Gemeint ist eine besondere Bindung, wie sie z.B. auch dem Konzept der *schizophrenogenen Mutter zugrunde liegt.

Singtherapie *(f)*. Form der *Gruppenpsychotherapie. Als besonderes Element des Gruppenzusammenhalts dient das Singen. Indikation und Ziele wie bei Gruppenpsychotherapie.

Sinistrophobie *(f)*. Syn. für *Lävophobie.

Sinistrose *(f)*. Von *Brissaud* (1909) vorgeschlagene, in Frankreich vielfach übliche Bez. für *Unfallneurose. Die Bez. wurde teilweise auch in der dt. Literatur benutzt, insbesondere von *Kraepelin*.

Sinnentrug *(m)*. Syn. für *Sinnestäuschung.

Sinnestäuschung *(f)*. Störung der Wahrnehmung. Vermeintliche Wahrnehmung von etwas nicht oder in der wahrgenommenen Form nicht Vorhandenem als sicher gegeben. Zu unterscheiden sind *Illusion, *Pseudohalluzination und *Halluzination. Illusionen knüpfen an reale Wahrnehmungen an, die produktiv ausgestaltet werden; Halluzinationen und Pseudohalluzinationen entstehen ohne adäquate Reizung der Sinne. – Oft wird in inkorrekter Weise »Sinnestäuschung« als Syn. für »Halluzination« verwendet. – Vorkommen bei verschiedenen psychischen Krankheiten. Daher nicht zur Diagnose einer bestimmten Krankheit, z.B. Schizophrenie, ausreichend.
fr: illusion; *e:* illusion.
Syn.: Sinnentrug, Trugwahrnehmung.

Sitieirgie *(f)*. **1.** Völlige *Nahrungsverweigerung. **2.** Syn. für psychogene Anorexie (*Sollier*).
fr: sitieirgie; *e:* sitieirgia.

Sitiomanie *(f)*. Syn. für *Bulimie.
fr: sitiomanie; *e:* sitiomania.

Sit(i)ophobie *(f)*. Syn. für *Cibophobia.

Sitomanie *(f)* *Sitiomanie.

Sittlichkeitsdelikt *(n)*. Mit Strafe bedrohte, unerlaubte sexuelle Handlung, die den im Strafgesetzbuch fixierten Anschauungen zur Sexualität widerspricht. Gesetzlich geregelt in §§ 173–184b StGB. Je nachdem, ob Gewalt angewendet wurde oder nicht, je nach Alter des

Geschädigten oder Opfers werden verschiedene Straftatbestände unterschieden. Mit Strafe bedroht wird: *Blutschande (§ 173); Ausnutzung eines Erziehungs- oder Abhängigkeitsverhältnisses (§§ 174, 175); Unzucht zwischen Männern (§175); Nötigung zur *Unzucht (§ 176); Unzucht mit Kindern unter 14 Jahren (§ 176, Ziff. 3); *Notzucht (§ 177); Unzucht, Notzucht mit Todesfolge (§ 178); Kuppelei und Zuhälterei (§§ 180, 181, 181a); Verführung (§ 182); Erregung öffentlichen Ärgernisses (*Exhibitionismus) (§ 183); Verbreiten und Vertrieb unzüchtiger Schriften, Darstellungen und Gegenstände (§ 184). – Umgangssprachlich können auch Körperverletzungen und Tötungsdelikte als Sittlichkeitsdelikte bezeichnet werden, und zwar, wenn sexuelle Motive oder Momente bei ihrer Begehung eine Rolle spielten.
fr: attentat à la pudeur; *e:* indecent assault *oder* exposure, sexual offence.

Sittlichkeitsverbrechen *(n)*. Syn. für *Sittlichkeitsdelikt.

Sittlichkeitsverbrecher *(m)*. Gegen die Geschlechtssitten verstoßender Rechtsbrecher. *Sittlichkeitsdelikt.
fr: auteur d'un attentat à la pudeur; *e:* sexual offender.

Situation *(f)*. Gesamtlage der Umweltgegebenheiten eines Menschen, aus der sich ein bestimmten Erleben und Verhalten ableitet. Eine Situation gilt nur für das Subjekt, ist immer »erlebt« und wird nicht nur durch die objektiven Gegebenheiten bestimmt. Sie ändert sich von Augenblick zu Augenblick. Die Gestaltung der Situation hängt von der biographischen Entwicklung, der Befindlichkeit des Körpers, der augenblicklichen Affektlage, der allgemeinen Intelligenz und anderen Faktoren der Betroffenen ab (*K. Goldstein*). Bei psychotischen Störungen verändert sich die Situation bzw. das Situationsgefüge zum Teil in charakteristischer Weise (*B. Pauleikoff* 1955, 1956, 1958, 1967). Psychische Krankheit und Augenblicks- oder Lebenssituation des Betroffenen sind oft eng miteinander verflochten.
fr: situation; *e:* situation.

Situationsagnosie *(f)*. Syn. für *Simultanagnosie.

Situationsangst *(f)*. Form der *Phobie. In bestimmten Situationen treten mit großer Regelmäßigkeit Zustände phobischer Angst auf: bei der Eisenbahnfahrt, auf Schiffen und Brücken, in der Einsamkeit, im Menschengedränge. Die Bez. wird oft auch als Syn. für »Phobie« gebraucht.
fr: crainte morbide; *e:* situation anxiety.
Syn.: Kairophobie, Situationsphobie.

Situationsneurose *(f)*. (*K. Horney*). Neurose, die ihre Symptomatik und damit Entstehung einer bestimmten Situation verdankt. Als Situation, die in der psychoanalytischen Lehre **Horneys* eine zentrale Rolle spielt, gelten hierbei vor allem die von der Kultur aufgestellten Verhaltensweisen, z.B. im Berufsleben das unterwürfige Verhalten vieler Menschen gegenüber aggressiven, beherrschenden Persönlichkeiten. Dieses hängt wiederum mit dem *Ödipuskomplex zusammen. In einer Verschiebung der Akzente gegenüber der *Freud*schen Lehre ist nach *K. Horney* nur von relativer Bedeutung, wie eine Neurose genetisch entstanden ist, jedoch von großer Bedeutung, in welcher Situation sie manifest wird. Nicht die biographische Analyse bis zur frühen Kindheit, sondern die genaue Analyse der Situationen, in denen sich der Patient z.B. unterwürfig verhält, liefert den Schlüssel zum Verständnis der neurotischen Symptome. Jede Neurose kann somit als Situationsneurose aufgefaßt werden.
fr: névrose de situation; *e:* situation neurosis.

Situationsphobie *(f)* *Situationsangst.

Situationspsychose *(f)*. In einer affekterregenden Lebenssituation oder durch seelische Erschütterungen auftretende psychotische oder psychoseähnliche Störung, die innerhalb von Tagen bis Wochen wieder abklingt. Zum Begriff gehört ferner die Annahme einer besonderen Disposition im Sinne der Degeneration. Deshalb gelegentlich auch Syn. mit *Degenerationspsychose verwendet. Im Gegensatz zu den Affektdämmerzuständen bleibt die Erinnerung an die Erlebnisse während der Psychose erhalten. Prototyp ist die *Ganser*sche Psychose. – Nicht mehr gebräuchlicher Begriff.

Situationstherapie *(f)*. Psychotherapeutische Behandlungsform, die sich auch um eine Bereinigung der krankmachenden Situation und um das Verhalten des Patienten in solchen Situationen bemüht. Grundlagen hierzu wurden vor allem von *V. v. Weizsäcker* gelegt.
fr: thérapie de situation; *e:* situation therapy.

Sitzangst *(f)* *Akathisie.

Sjögren-Larsson-Syndrom *(n)*. (*T. Sjögren* und *T. Larsson,* 1957). Monohybrid autosomal-rezessiv erbliche Form des Schwachsinns mit Gangstörung und Fischschuppenkrankheit. Symptome: Schwachsinn leichteren oder schwereren Grades; spastische Diplegie (*Little*-Typ); angeborene universelle Ichthyosis; manchmal Sehstörungen durch Retinadegeneration im Makulabereich; evtl. (dann auch als

Rud-Syndrom bez.) Zwerg- oder Riesenwuchs, Genitalhypoplasie, perniziosiforme Anämie. Das Krankheitsbild wurde zuerst in Nord-Schweden beobachtet, wo es in einigen Gebieten endemisch ist.
fr: syndrome de *Sjögren-Larsson; e: Sjögren-Larsson*-syndrome.

Skabiophobie *(f)*. Zwanghafte Furcht vor Skabies (Krätze).
fr: scabiophobie; *e:* scabiophobia.

Skaevolismus *(m)*. Nach der römischen Heldengestalt *M. Scaevola,* der, ohne Schmerz zu zeigen, seine Hand im Feuer abdorren ließ, benannte Form der Selbstverstümmelung, bei der einzelne Körperteile verbrannt werden.
fr: scaevolisme; *e:* scaevolism.

Skatophagie *(f)*. Syn. für *Koprophagie.
fr: scatophagie; *e:* scatophagy.

Skatophilie *(f)*. **1.** Krankhafte Freude am Umgang mit Exkrementen bei Geisteskranken. **2.** Verwendung vieler verpönter Ausdrücke aus den Verdauungsvorgängen in schriftlichen oder mündlichen verbalen Äußerungen.
fr: scatophilie; *e:* scatophilia.

Skopolagnie *(f)*. Syn. für *Mixoskopie.

Skopolaminpsychose *(f)*. Durch das Belladonnaalkaloid Skopolamin hervorgerufene Psychose. Es treten vorwiegend optische Halluzinationen, aber auch Verwirrtheit, Rededrang, Umgebungsverkennung und Inkohärenz auf. Die seltenen Beobachtungen mit dem schon 1881 eingeführten Mittel betrafen akute Vergiftungszustände z.B. aus suizidaler Absicht. Eine besondere individuelle Überempfindlichkeit wird angenommen. Chronischer Skopolaminmißbrauch führt dagegen offenbar nicht zu Psychosen.

Skopophilie *(f)*. Allgemeine Triebbefriedigung bzw. sexuelle Lustempfindung durch Schauen. Der verbotene oder heimliche Anblick eines unbekleideten Körpers, des Geschlechtsverkehrs oder von Liebesspielen eines Paares wird gesucht und bewirkt Erregung und Befriedigung. Nach *Freud* handelt es sich um einen *Partialtrieb, bei Kindern im Zusammenhang mit ihrer polymorph-perversen Disposition eine normale Erscheinung, die mit Exhibitionismus ein Triebpaar bildet ähnlich wie Sadismus-Masochismus. Nach einer analytischen Interpretation von *L. Eidelberg* (1954) stellt Skopophilie eher Abwehr und Kompromiß gegenüber einem ursprünglicheren exhibitionistischen Wunsch dar. Der Beobachter identifiziert sich unbewußt mit dem Beobachteten. Da Skopophile und Exhibitionisten nur dann Befriedigung von ihren Akten erhalten, wenn entsprechende Handlungen verboten sind, wird außer sexuellen auch das Vorhandensein aggressiver Tendenzen angenommen.
fr: scopophilie, voyeurisme; *e:* scopophilia, voyeurism.
Syn.: Schaulust, Voyeurismus, Voyeurtum.

Skopophobie *(f)*. Zwanghafte Angst, dem Anblick anderer ausgesetzt zu sein. I.w.S. auch Angst vor Blamage und Aufdeckung der vermeintlichen eigenen Unzulänglichkeit.
fr: scopophobie; *e:* scopophobia.

Skoptolagnie *(f)*. Syn. für *Mixoskopie.

Skotophilie *(f)* *Skopophilie.

Skotomisation *(f)*. Syn. für *Realitätsleugnung.

Skotophobie *(f)*. Syn. für *Nyktophobie.

Skribomanie *(f)*. Schreibwut. Syn. für *Graphomanie.

Skriptanalyse *(f)*. (*E. Berne*). In der *Transaktionsanalyse die Durchleuchtung des Lebensplans (= Lebensdrehbuch = Skript), nach welchem ein Leben verläuft. Urspünglich sinnvolle Lebensplan-Gewohnheiten können später zu Konflikten und daraus folgend zu Erkrankungen führen.

Skrupelhaftigkeit *(f)*. (lat. scrupuli = scharfe, spitze Steinchen, über die man vorsichtig geht). Vorhandensein übermäßiger, ängstlicher Gewissensbedenken. Soweit psychiatrisch von Bedeutung, Vorkommen meist als Teilerscheinung einer *Zwangskrankheit.
fr: maladie du scrupule.

SMV Selbstmordversuch. In der Klinik häufig gebrauchte Abkürzung. *Suizidversuch.

Snell, Ludwig geb. 18. 10. 1817 Nauheim, gest. 12. 6. 1892 Hildesheim. Begründete 1864 die erste landwirtschaftliche Außenstelle zur freieren Behandlung von anstaltsbedürftigen psychisch Kranken.

Société Française de Psychoanalyse. Französische psychoanalytische Gesellschaft. 1953 bis 1963 von der *SPP abgespaltene Gesellschaft. Bezeichnete sich auch als »Groupe d'Études Freudiennes« (Freudsche Studiengruppe): Publikationsorgan: »La Psychoanalyse« (1953–1964).

Sodomie *(f)*. Nach den sexuellen Verirrungen der Einwohner Sodoms (Gesesis IX, 5–9) benannte sexuelle Praktik. Vollführen des Sexualverkehrs mit Tieren. Vorkommen bei beiden Geschlechtern. Meist handelt es sich um Schwachsinnige, Demente (Altersabbau, alkoholische Demenz) oder um Kranke mit heiterer Verstimmung (Manie), einsam lebende Schäfer, Landarbeiter, denen eine Gelegenheit zum normalen Sexualverkehr fehlt. Nach *Kinsey* haben 30% der ländlichen männlichen Bevölkerung ir-

gendwann sodomistische Akte ausgeführt. Nur in wenigen Fällen handelt es sich um eine komplette Perversion, indem Tiere als ausschließliche Sexualobjekte dienen oder als solche bevorzugt werden oder Orgasmus auf andere Weise nicht erreicht werden kann. In vielen Fällen verbindet sich Sodomie mit *Sadomasochismus. Abweichend vom dt. Sprachgebrauch wird in der frz. Terminologie mit Sodomie auch der Analcoitus (Afterverkehr) insbesondere zwischen Homosexuellen bezeichnet. Sodomie ist in den meisten Ländern strafbar. In Deutschland wurden jährlich etwa 200 Menschen wegen Sodomie verurteilt, doch ist die gesetzliche Bestimmung seit dem 1. 4. 1970 aufgehoben. In Frankreich ist Sodomie nur strafbar, wenn beim Akt das Tier getötet wird oder die Handlung öffentliches Ärgernis erregt.
fr: sodomie, bestialité, zoophilie; *e:* sodomy, bestiality.
Syn.: Bestialität, Bestiophilie, Zoophilie (1).

solares Irresein *(n)* *Irresein, solares.

Somatiker *(m).* Vertreter einer psychiatrischen Richtung vor allem des 19. Jahrhunderts, die im Gegensatz zu den *Psychikern lehrten, daß bei Geisteskrankheiten nicht die Seele selbst, sondern nur der Körper erkrankt sein könne. Jeder Geistesstörung liege eine krankhafte Körperstörung zugrunde, auch wenn es mit den derzeitigen Methoden noch nicht gelinge, diese nachzuweisen. Der Körper werde durch Krankheit untauglich, die Äußerungen der unsterblichen Seele zu vermitteln. Hauptvertreter dieser Richtung: *Nasse, Jacobi, Gall, Friedreich, Combe, Reil, Flemming, Meynert.*

somatisch *(a).* Körperlich, auf körperlichen Vorgängen beruhend, als Gegensatz zu »psychisch«.
fr: somatique; *e:* somatic.

somatisierende Störung *(f).* Sammelbez. für behandlungsbedürftige psychische Störungen, die sich in körperlicher Form äußern. Nach Schätzungen gehören 40% der Patienten, die einen Arzt aufsuchen, zu dieser kleinen Bevölkerungsgruppe. Es handelt sich um: *Hysterie, *Hypochondrie, chronische Schmerzen (Rükkenschmerzen, primärer autochthoner Gesichtsschmerz, Phantomschmerz, Coccygodynie, Migräne), künstlich hervorgerufene Krankheiten (*Hypoglycaemia factitia, *Dermatitis autogenica, Febris factitia, *Pathomimie, *Trichotillomanie), *Münchhausen-Syndrom, *Unfallneurose,. *Psychosomatische Krankheiten werden nicht zu dieser Gruppe gerechnet.
e: somatizing disorder.

Somatisierung *(f).* **1.** Umwandlung seelischer Konflikte in Organerkrankungen. Die Bez. wird bei den mehr psychosomatischen Erkrankungen (z.B. Magengeschwür, Bluthochdruck) gebraucht, die auch bei Anwendung somatischer Kategorien als Krankheitseinheit beschrieben werden können. Im Gegensatz zu den *Konversionssymptomen steht der Konflikt aber in einer weniger präzisen symbolischen Beziehung zum Körpersymptom. Obwohl häufig verwendet, ist die Bez. in der wissenschaftlichen Diskussion noch umstritten. **2.** (*J. H. Schultz,* 1951). Hineingleiten in ein Körpererlebnis während des *autogenen Trainings oder in *Hypnose; sinnenhaftes, gefühlsmäßiges Erleben des Körpers.
fr: somatisation; *e:* somatization.

Somatisierungssyndrom *DSM-Anhang.

Somatoforme Störungen *DSM-Anhang.

somatogen *(a).* Syn. für *exogen.
fr: somatogène; *e:* somatogenic.

Somatognosie *(f).* Syn. für *Leibbewußtsein.

Somatoneurose *(f). (f).* (*E. Carp* und *B. Stovkis,* 1953). Sammelbez. für erlebnisbedingte Gesundheitsstörungen, die sich in Körperveränderungen zeigen. Wird den *Psychoneurosen gegenübergestellt, die sich nur in seelischen Erscheinungen äußern und zusammen mit den Somatoneurosen das Gesamtgebiet der Neurosen darstellen. Drei Formen: konversionshysterische Erscheinung, organneurotische Erscheinung, psychosomatische Erkrankung i.e.S.
fr: somatonévrose; *e:* somatoneurosis.

Somatopathie *(f).* (*K. Schneider*). Körperliche Unzulänglichkeit, Schwäche der vitalen Körperkonstitution oder somatische Labilität, welche die Ursache für das körperliche Versagen des asthenischen Psychopathen (s.d.) darstellt. Diese Seite asthenischen Versagens ist unabhängig von der psychischen und kann sich mit einer verschieden stark ausgeprägten Psychopathie i.e.S. kombinieren.
fr: somatopathie; *e:* somatopathia.

Somatophrenie *(f).* **1.** Psychischer Zustand, durch den körperliche Beschwerden hervorgerufen oder verschlimmert werden. **2.** (*Bechterew*). Depressiver Zustand mit hypochondrischen Körperbeschwerden. Vorkommen besonders im Klimakterium.
fr: somatophrénie; *e:* somatophrenia.

Somatopsyche *(f).* (*C. Wernicke,* 1881). Bewußtheit des eigenen Körpers, seiner guten oder schlechten Befindlichkeit, seiner räumlichen Grenzen und seiner Stellung im Raume (räumliches Körperschema). »Somatopsychi-

sche Desorientiertheit« nach *Wernicke* entspricht den Körper-Illusionen und Halluzinationen der gebräuchlichen Nomenklatur.
fr: somatopsyché; *e:* somatopsyche.

somatopsychisch *(a).* Sich auf die *Somatopsyche beziehend.
fr: somato-psychique; *e:* somatopsychic.

somatopsychische Halluzination *(f).* Syn. für *Halluzination, hypochondrische.

Somatopsychose *(f).* **1.** (*C. Wernicke,* 1894). Geistesstörung, deren wichtigstes Symptom eine Beeinträchtigung der *Somatopsyche ist, deren psychische Erscheinungen sich auf den Körper beziehen. Die Bez. wird nicht mehr gebraucht. *Allopsychose, Autopsychose. **2.** (*Southard*). Psychose bei Erkrankungen der inneren Organe.
fr: somatopsychose; *e:* somatopsychosis.

Somatopsychose, progressive *(f).* (*K. Kleist*). Chronisch verlaufende endogene Psychose mit Vorherrschen von leibhypochondrischen Beschwerden. Entspricht der hypochondrischen Schizophrenie *K. Leonhards.* Gehört damit nach der allgemein anerkannten Einteilung zur paranoiden Form der Schizophrenie.

Somatotherapie *(f).* Sammelbez. für die körperlichen Behandlungsmethoden von psychischen Krankheiten als Gegensatz zur *Psychotherapie. Hierzu zählen in historischer Reihenfolge: *Malariatherapie (1917), *Schlafkur (1921), Insulinkomabehandlung (1933), präfrontale *Leukotomie (1935), *Elektrokonvulsionsbehandlung (1938), *Psychopharmakotherapie (ab 1952).
fr: somatothérapie; *e:* somatotherapy.

Somatotoniker *(m).* (*W. H. Sheldon*). Temperamentstyp, der zusammen mit mesomorphem Körperbautyp auftritt. Dominanz von Kraft- und Machtstreben, energisch und aktiv. Entspricht dem viskösen Temperamentstyp in der Typenlehre *Kretschmers.* *Ektomorphie, *Mesomorphie.
fr: somatotonie; *e:* somatotonia.

somnambul *(a).* Nachtwandlerisch.
fr: somnambulique; *e:* somnambulic.

Somnambule, extra-luzide *(m, pl).* Im *Magnetismus: hypnotisierte Versuchspersonen mit scheinbar außergewöhnlichen Fähigkeiten; konnten mit verbundenen Augen lesen, verlorene Gegenstände wiederfinden oder die Zunkunft vorhersagen. Beruht – nach späteren Untersuchungen – auf gegenseitiger Suggestion zwischen Magnetisiertem und Magnetiseur.
fr: somnambules extra-lucides.

Somnambuler *(m).* Person, welche besonders leicht in den Zustand des spontanen Somnambulismus verfällt. *Kleists* »Käthchen von Heilbronn« wird als Somnambule gezeichnet.

Somnambulie *(f).* Syn. für *Somnambulismus (2).

Somnambulismus *(m).* **1.** Schlafwandeln. Nachtwandeln. Ausführung komplexer Handlungen (sich Erheben, Gehen, Ankleiden) aus dem Schlaf heraus, wofür nachträglich vollständige Erinnerungslosigkeit besteht. Vorkommen vor allem bei Kindern und Jugendlichen. Häufig verbunden mit Einnässen. Psychodynamisch zu erklären als Ausdruck nächtlicher Gefühle von Angst und Einsamkeit und dem Wunsch, ins elterliche Bett zu kommen. Tritt meist im *Schlafstadium D auf, das gewöhnlich von Träumen begleitet wird. **2.** Zustand tiefer Hypnose, in dem der Hypnotisierte schlafend oder mit offenen Augen gehen kann. In diesem Zustand gegebene posthypnotische Aufträge werden ausgeführt. Es besteht gewöhnlich spontane Amnesie für das in diesem Zustand Erlebte. Die Amnesie braucht nicht suggeriert zu werden. **Forel*sche Hypnosestadien. Syn.: Somnambulie. **3.** Im ganzen 18. Jahrhundert Sammelbez. für viel beachtete, spontan auftretende Zustände veränderten Bewußtseins mit abnormem Verhalten, für die anschließend eine Erinnerungslücke besteht. Die Entstehung dachte man sich durch *Einbildungskraft und diente zugleich als deren beschaulichste Folge. Als Ursache wurde eine Dysfunktion des Gehirns angesehen. Viel diskutiert wurde, welche Beziehungen zwischen normalem Individuum und Schlafwandeln besteht, ebenso das Problem der Verantwortlichkeit. Entspricht weitgehend den heutigen *Dämmerzuständen verschiedenster Formen. – Das Interesse am Somnambulismus drang weit über die Medizin hinaus in Philosophie und Literatur vor (*Shakespeares* Lady Macbeth, *Kleists* Käthchen von Heilbronn). *Böckmann* (Karlsruhe) gründete 1787 ein »Archiv für Magnetismus und Somnambulismus«. Vgl. Somnambulismus, künstlicher.
fr: somnambulisme (naturel); *e:* spontaneous somnambulism, sleepwalking, moonwalking.
Syn.: Hypnobatie, Paroniria ambulans, Noktambulismus.

Somnambulismus, künstlicher *(m).* (*A. Puységur,* 1784). Durch Anwendung der **Mesmer*schen Techniken hervorgerufener Zustand. Entspricht nach heutiger Auffassung einer Hypnose mit der Fähigkeit, zu reden und zu handeln. Die Bez. wurde wegen der Ähnlichkeiten mit dem spontanen Somnambulismus gewählt: Möglichkeit eines *Rapports; ein

Mensch, der sich nicht an das im spontanen Somnambulismus Geschehene erinnern kann, kann es im künstlichen doch; Individuen mit spontanem Somnambulismus lassen sich besonders leicht magnetisieren (= hypnotisieren). Von 1784–1880 Hauptmethode, um Zugang zum Unbewußten zu gewinnen bzw. zur Erforschung verborgener Gedanken und Gefühle.
fr: somnambulisme artificiel; *e:* artificial somnambulism.
Syn.: vollkommene Krise, magnetischer Schlaf, Hypnotismus, mesmerischer Schlaf.

Somnambulismus, spontaner *(m).* Im 18. Jahrhundert: durch *Einbildungskraft entstehender Zustand, in welchem der »Somnambule« z.B. schreiben, Flüsse durchschwimmen, in Vollmondnächten auf Dachfirsten wandeln oder sonst aktiv etwas bewirken kann, was oftmals die Kraft eines Gesunden weit übersteigt. Nach **Puységur* war der Zustand beliebig hervorzurufen und konnte zur Erforschung der verborgensten menschlichen Gefühle und Gedanken verwendet werden. Wurde als identisch mit dem *mesmerischen Schlaf (später: Hypnose) angesehen. Somnambule lassen sich leicht magnetisieren und hypnotisieren. Es ist leicht, mit einem Individuum im spontanen Somnambulismus einen *Rapport herzustellen (wie beim Hypnotisierten). Ein Mensch, der einen Anfall von spontanem Somnambulismus hatte und sich im Wachzustand nicht daran erinnert, kann sich in Hypnose erinnern.
fr: somnambulisme naturel; *e:* spontaneous somnambulism.

Somniloquie *(f).* Sprechen im Schlaf.
fr: somniloquisme; *e:* somniloquism.

Somnipath *(m).* **1.** An *Somnipathie (1) Leidender. **2.** Im Zustand der *Somnipathie (2) Befindlicher.
e: somnipathist.

Somnipathie *(f).* **1.** Zustand der Schlaflosigkeit. **2.** Zustand der *Hypnose. Hypnotischer Trancezustand.
fr: somnipathie, trouble du sommeil (1); *e:* somnipathy, sleep disorder (1).

Somnolenz *(f).* **1.** Krankhafte Störung des Bewußtseins. Erster Grad einer Bewußtseinstrübung. Symptome: Herabsetzung der Aufmerksamkeit, Erschwerung der Auffassung, Erschwerung der Orientierung in Raum und Zeit, Verlangsamung der Denkvorgänge, Schwerbesinnlichkeit. Die Somnolenz hinterläßt nach Abklingen eine weitgehende, aber meist nicht vollständige Erinnerungslücke. Vorkommen bei akuten hirnorganischen Prozessen verschiedener Art, Intoxikationen, akuten körperlich begründbaren Psychosen u.a. Als Syn. wird »Benommenheit« gebraucht, häufig auch »Bewußtseinstrübung«, obwohl diese Bezeichnung gleichzeitig auch für *Sopor und *Koma Anwendung finden kann.
fr: obnubilation; *e:* obnubilation.
2. Nach anderem Sprachgebrauch ist Somnolenz abnorme Schläfrigkeit, eine vom Bewußtseinsgrad unabhängige Störung der Schlaf-Wach-Regulation, die sich lediglich häufig bei Bewußtseinstrübung, als ihr Symptom, findet. Ein Bewußtseinsgetrübter kann danach nachts schlafen, tags wach oder somnolent sein.
fr: assoupissement; *e:* drowsiness.
3. Zustand leichter *Hypnose mit geringer Veränderung des Bewußtseins. **Forel*sche Hypnosestadien.
fr: somnolence; *e:* somnolence.

Somnolismus *(m).* Syn. für *Somnipathie (2).
fr: somnolisme; *e:* somnolism.

Somnopath *(m)* *Somnipath.

Somnopathie *(f)* *Somnipathie.

Somopsychosis *(f)* *Somatopsychose.

Sonderling *(m).* Von der Gemeinschaft getrennt, in einer eigenen Vorstellungs- und Wertwelt Lebender, der jedoch nicht die Gemeinschaft stört. Seit *M. Luther* in tadelndem Sinne gebraucht. Soweit psychiatrisch von Bedeutung, handelt es sich ursächlich oft um Kranke mit blande verlaufenden oder defektgeheilten schizophrenen Prozessen oder um Psychopathen.
fr: individu original; *e:* queer man.

Sonderling, autistischer *(m).* Syn. für *Psychopath, schizoider.

Sonderling, schizophrener *(m).* Von *E. Speer* gebrauchtes Syn. für schizoider Psychopath (s.d.). Nach *Speer* (1935) ist die schizoide Psychopathie der »Mutterboden der schizophrenen Geisteskrankheit«; es handelt sich jedoch nicht um eine Krankheit, sondern um eine Persönlichkeitsvariante. Die mißverständliche Bez. hat viel Verwirrung gestiftet.

Sonderpädagogik *(f).* Syn. für *Heilpädagogik.

Sonnenstich *(m).* Durch intensive Sonnenbestrahlung des Kopfes entstehendes Krankheitsbild. Äußert sich in Abgeschlagenheit, Kopfschmerzen, Schwindel, Übelkeit, Brechreiz, Pulsbeschleunigung. Bei stärkerer Ausprägung werden auch psychische Veränderungen beobachtet: Beziehungswahn, delirante Erscheinungen, Verwirrtheitszustände, Sopor, Koma. Bei tödlichem Ausgang findet sich eine Purpura cerebri mit hauptsächlich über das Marklager verteilten unzähligen Blutungen. – Ob es ein eigenes Krankheitsbild dieser Art gibt, ist umstritten.

Sonst Nirgendwo Klassifizierbare Störungen der Impulskontrolle *DSM-Anhang.

Sophomanie *(f).* Form des Größenwahns, bei welcher der Kranke sich hinsichtlich seiner Fähigkeiten extrem überschätzt.
fr: sophomanie; *e:* sophomania.

Sophrologie *(f).* Medizinische Forschungsrichtung. Untersucht die Einwirkung besonders durch Suggestion oder konzentrative Selbstentspannung herbeigeführter Bewußtseinszustände auf den Organismus. Teilweise werden auch die durch Yoga-Techniken und Zen-Meditation herbeigeführten Seelenzustände untersucht.
fr: sophrologie; *e:* sophrologia.

Sophrosyne *(f).* Eigentlich: »Gesundheit des Zwerchfells«, in dem von den Griechen der Sitz der Seele angenommen wurde. **1.** Gesundes Einhalten eines Mittelweges in der Lebensführung. Seit *Platon* eine der griechischen Haupttugenden. Bezeichnet damit auch Seelenruhe, Besonnenheit, Selbstbeherrschung. **2.** Der durch Hypnose oder autogenes Training herbeigeführte veränderte Bewußtseinszustand.
fr: sophrosyne; *e:* sophrosyne.

Sopor *(m).* Zustand stärker getrübten Bewußtseins als *Somnolenz (1), bei dem sich der Kranke auf Anruf für kurze Zeit zu orientieren versucht und auf Schmerzreize mit geordneten Abwehrbewegungen reagiert, jedoch zu keiner spontanen Aktion mehr fähig ist. Ursachen wie bei *Somnolenz.
fr: sopor, torpor, stupeur; *e:* stupor.

soporös *(a).* Sich im Zustande des *Sopors befindend.
fr: soporeux; *e:* soporous.

Sosein *(n).* (*K. Schneider*). Die besondere Beschaffenheit von etwas Vorhandenem im Gegensatz zum Dasein. In der Psychopathologie der Psychosen werden häufig Besonderheiten im klinischen Bild hervorgehoben, die verständlich aus biographischen oder anderen Besonderheiten ableitbar sind und auf diese Weise das besondere Aussehen (Sosein), aber nicht schon das Vorhandensein der Psychose (Dasein) erklären. Entspricht dem Unterschied Essenz – Existenz der Philosophie.

Sotos-Sydrom *(n).* (*Sotos,* 1964). Außerordentliches Längenwachstum bereits in den ersten Lebensjahren, insbesondere von Händen, Füßen und Nase. Ferner: tiefliegende Augen bei »antimongoloider« Lidachse, hohe Stirn (Balkonstirn), überweiter Abstand zwischen den Augen (Hypertelorismus), Intelligenztiefstand. *Ursache:* Eine vermutete Störung des hypophysär-hypothalamischen Systems ist nicht erwiesen.
e: cerebral gigantism.

Soziabilität *(f).* Fähigkeit zu sozialer Einordnung und Anpassung. Tragbarkeit innerhalb einer sozialen Gruppe. Ursprünglich eine rein soziale Kategorie, die für die praktische Psychiatrie von großer Bedeutung ist. Nicht die Ursache oder das psychopathologische Bild einer psychischen Krankheit gibt gewöhnlich den Ausschlag für die Einweisung in eine psychiatrische Klinik, sondern der Grad der Soziabilität.
fr: sociabilité; *e:* sociability.

soziale Demenz *(f).* Obsol. Syn. für *Depravation.

soziale Heilung *(f).* (*E. Meyer,* 1926). Heilung einer psychischen Krankheit, insbesondere einer Schizophrenie, bis zu einem Grade, daß eine soziale Wiedereingliederung möglich wird. Praktisch syn. mit *Remission.

Soziale Phobie *DSM-Anhang.

sozialer Schwachsinn *(m)* *Schwachsinn, sozialer.

Sozialanamnese *(f)* *Anamnese, soziale.

Sozialarbeit, psychiatrische *(f).* Durch Sozialarbeiter geleistete Hilfe bei mangelhafter sozialer Anpassung durch psychische Krankheit. Damit praktisch identisch mit *Casework und – sofern es sich um entlassene Krankenhauspatienten handelt – mit psychiatrischer *Außenfürsorge. *Sozialpsychiatrie.
fr: »socialwork« psychiatrique; *e:* psychiatric social work.

Sozialarbeiter *(m).* In der psychiatrischen Sozialarbeit Tätiger. Die Bez. hat sich, vom Englischen herkommend, als Ersatz für »Fürsorger« eingebürgert. Die Tätigkeit besteht in einer Außenfürsorge für psychisch Kranke oder Krankgewesene, wobei die Einpassung in das soziale Terrain tätig unterstützt wird.
fr: travailleur social; *e:* social worker.

Sozialhygiene *(f).* **1.** Syn. für *Psychohygiene. **2.** In der angelsächsischen Literatur auch Verhütung und Behandlung venerischer Erkrankungen.
fr: hygiène sociale; *e:* social hygiene.

Sozialisation *(f).* Alle Vorgänge, durch welche ein Mensch allmählich die Regeln seiner Kultur bzw. Gesellschaft übernimmt und so zu ihrem Mitglied wird. Erlernt werden Sprache und nichtverbale Kommunikation; ein System sozialer Anerkennungen und Sanktionen und deren allmähliche Internalisierung; ein System sozialer Verhaltensweisen.
fr: socialisation; *e:* socialization.
Syn.: Sozialisierung.

Sozialisation, primäre *(f).* Sozialisation innerhalb der eigenen Familie. In diesem Bereich entstehen lebenslang wirksame *Leistungs-

motivationen durch Vorbild und Erziehung.
fr: socialisation primaire; *e:* primary socialization.

Sozialisation, sekundäre *(f)*. Sozialisation durch Berührung mit Mitgliedern der Kultur außerhalb der Familie (z.B. Arzt, Verkäufer).
fr: socialisation secondaire; *e:* secondary socialization.

Sozialisierung *(f)*. Syn. für *Sozialisation.

Sozialneurose *(f)* *Neurose, soziale.

Sozialpsychiatrie *(f)*. (*Th. Rennie*, 1956). **1.** Soziologie der Geisteskrankheiten. Seit 1945 aus medizinischer Soziologie, Psychiatrie, Sozialpsychologie und Biostatistik entstandene Arbeitsrichtung zur Erforschung der Bedeutung von Sozialfaktoren für Entstehung und Aufrechterhaltung psychischer Krankheiten. Insbesondere werden epidemiologische Untersuchungen zur Frage der Häufigkeit und sozialen Bedingungen psychischer Erkrankungen vorgenommen. Weitere Themen: Analyse zwischenmenschlicher Beziehungen, vor allem in den Familien psychisch Kranker. Suche nach befriedigenden Kriterien zur Bestimmung geistiger Gesundheit. Auswirkung, Vorbeugung und soziale Kontrolle psychischer Störungen in sozialen Gruppen. Die öffentliche Einstellung zu psychischen Krankheiten. Auswirkungen psychischer Störungen auf die Gesellschaft. **2.** In praktischer Anwendung: Reorganisation großer psychiatrischer Anstalten durch Demokratisierung und Humanisierung, Anwendung von Gruppentherapien und Hilfe bei der Wiedereingliederung psychisch Kranker in die Gesellschaft. Hierzu dienen insbesondere die Entwicklung der psychiatrischen Rehabilitation, *Tages- und *Nachtkliniken, *beschützende Werkstätten, *Patientenclubs, Patientenwohnheime. Organisatorischer Zusammenschluß: Gesellschaft, deutsche für soziale Psychiatrie. – Die inhaltsverwandte Bez. *Psychohygiene bezieht sich nur auf einen Teil sozialpsychiatrischer Arbeit: die Vorbeugung. *Institutionalismus.
fr: psychiatrie sociale; *e:* social psychiatry.
Syn.: Soziopsychiatrie, Soziatrie.

Sozialpsychologie *(f)*. Teil der Psychologie, der sich mit dem Verhältnis von Individuen zu *Gruppen beschäftigt. Untersucht werden die zwischenmenschlichen psychischen Vorgänge, die Beziehungen der Mitglieder von Gruppen untereinander und zwischen verschiedenen Gruppen. Stets enge Beziehungen zur Psychiatrie, historisch beginnend mit *Le Bon* (Massenpsychologie). Wichtige Anstöße von der *Psychoanalyse durch Betonung der Abhängigkeit des Individuums von seiner mitmenschlichen Umwelt. Vgl. Rollentheorie und Rollentherapie; Soziometrie und Psychodrama; Gruppendynamik und Gruppenpsychotherapie.
fr: psychologie sociale; *e:* social psychology.

Sozialtherapeutische Anstalt *(f)*. Anstalt zur Unterbringung und Behandlung von Hangtätern unter 27 Jahren, Tätern mit schweren Persönlichkeitsstörungen und gefährlichen Sexualdelinquenten. Nach § 65 StGB vom Gericht anzuordnen, wenn die therapeutischen Mittel und sozialen Hilfen einer solchen Anstalt hilfreich sein können. Vorherrschender Gesichtspunkt der Unterbringung sollte die Behandlung der Straftäter sein. Die durch Verabschiedung des 2. Strafrechtsreformgesetzes 1969 zu errichtenden Institutionen sind nie verwirklicht worden.

Soziatrie *(f)*. (*J. L. Moreno*, 1948). Wissenschaft von der Heilung sozialer Systeme (Familien, Gruppen u.a.). Wendet *Gruppenpsychotherapie, *Psychodrama und Soziodrama an. – Oft als Syn. für *Sozialpsychiatrie benutzt, weil das Wort »Psychiatrie« darin fehlt, das ausschließlich den Gedanken an Geisteskrankheit weckt.
fr: sociatrie; *e:* sociatry.

Soziodrama *(n)*. (*J. L. Moreno*). Besondere Form des *Psychodramas mit Beteiligung einer therapeutischen Gruppe.
fr: sociodrame; *e:* sociodrama.

Soziodynamik *(f)*. (*J. L. Moreno*). Wissenschaft von der Struktur sozialer Gruppen.

Soziogenese *(f)*. Gesellschaftlicher Ursprung. Die Rolle sozialer Faktoren für Psychosen und abnormes psychisches Verhalten.
fr: sociogenèse; *e:* sociogenesis.

Soziogramm *(n)*. Graphische Darstellung soziometrisch ermittelter Daten über Gruppenbeziehungen. *Soziometrie.
fr: sociogramme; *e:* sociogram.
Syn.: Sozio-Psychogramm.

Soziometrie *(f)*. (*J. L. Moreno*, 1934). Testmäßige Feststellung der aktuellen gefühlsmäßigen Beziehungen, durch welche die Mitglieder einer Gruppe miteinander verbunden sind. Jedes Gruppenmitglied muß angeben, welches der anderen Mitglieder ihm sympathisch oder unsympathisch ist. Das Ergebnis wird in einem »Soziogramm« festgehalten und findet beim Psychodrama Verwendung (*Moreno*, 1954).
fr: sociométrie; *e:* sociometry.

Soziopathie *(f)*. **1.** Schädigendes, seltener einfach abnormes Verhalten gegenüber der sozialen Umwelt. Mit *Psychopathie besteht geringe Überlappung. In der dt. Psychiatrie werden vor allem einfachere Kriminalität und Vagabundie-

ren als Manifestationen angesehen. Im Engl. hat Soziopathie noch stärkere kriminologische Bedeutung i.e.S. einer Schädigung anderer (Stehlen, Vergewaltigung, Mord). *DSM II faßte »dyssoziale« und »antisoziale Reaktionen« mit Perversionen und Drogenabhängigkeit zu Soziopathie zusammen. DSM III kennt die Bez. nicht mehr. **2.** Jemand, der auf Vorgänge in der sozialen Umgebung in besonders empfindsamer Weise (z.B. mit Magengeschwür) reagiert und ein Bestreben zur Manipulation der Umgebung hat.
fr: sociopathie (1); *e:* sociopathic personality disturbance (1), tyrannical ulcer-patients (2).

Soziopathologie *(f)*. Forschungsrichtung, die sich mit den Wechselbeziehungen zwischen den psychopathologischen Symptomen eines Individuums und dem Verhalten der Gruppen befaßt, welchen das Individuum angehört.
fr: sociopathologie; *e:* sociopathology.

Soziopsychiatrie *(f)*. Syn. für *Sozialpsychiatrie.

Sozio-Psychogramm *(n)*. Syn. für *Soziogramm.

Soziotherapie, psychiatrische *(f)*. Jede Behandlung, die sich in erster Linie um die zwischenmenschlichen Beziehungen und die Umgebung eines psychisch Kranken bemüht. Teilaspekte werden daher unter *Sozialarbeit; *Gruppenarbeit; *Gemeinschaft, therapeutische; *Arbeitstherapie; *Beschäftigungstherapie und *Milieugestaltung behandelt.
fr: sociothérapie; *e:* sociotherapy.

Spätamnesie *(f)*. Gedächtnisstörung, bei der z.B. an das in einem Dämmerzustand (oder während einer akuten Psychose) Erlebte zuerst noch Erinnerung besteht, später aber nicht mehr. Die Spätamnesie kann vor allem bei Alkoholdämmerzuständen vorkommen (*K. Bonhoeffer*, 1901).

Spätdepression *(f)*. Syn. für *Involutionsmelancholie. Die Bez. wurde in Analogie zur *Spätschizophrenie geprägt. Es soll hauptsächlich zum Ausdruck gebracht werden, daß es sich um eine relativ spät im Lebensalter beginnende endogene Depression (s.d.) handelt, bei welcher der Kranke frei ist von organisch-psychischen Erscheinungen.

Spätdyskinesien *(f, pl)*. Syn. für *Defektsyndrom, terminales extrapyramidales.
e: tardive dyskinesia.

Spätepilepsie *(f)*. Nach der Jugendzeit, nach dem 25., 40. und 60. Lebensjahr auftretende Epilepsie. Meist *Grand mal, selten fokale kleine oder psychomotorische Anfälle. Ursachen (in der Reihenfolge der Häufigkeit): Alkoholismus, Hirngefäßprozesse, raumforderne Prozesse, Hirnverletzungen, Stoffwechselkrankheiten.
fr: épilepsie tardive; *e:* late epilepsia.

Spätkatatonie *(f)*. Nach dem 40. Lebensjahr erstmalig auftretende *Katatonie. Form der *Spätschizophrenie. Meist ungünstige Prognose. Aber auch Ausgang in völlige Heilung möglich.
fr: catatonie sénile; *e:* late catatony.

Spätschizophrenie *(f)*. Zwischen dem 40. und 60. Lebensjahr erstmalig auftretende Schizophrenie. Meist paranoid-halluzinatorische Form, jedoch kein schwerer Persönlichkeitszerfall. Häufig zyklothyme Konstitutionsfaktoren. Im Verlauf oft Stimmungsschwankungen und depressive Verstimmungen. Die Zugehörigkeit der als Spätschizophrenie beschriebenen psychischen Krankheiten zur Schizophrenie wird von manchen Autoren bestritten. Von anderen Bearbeitern (*M. Bleuler,* 1943; *W. Klages,* 1961) wird die Zahl der hierher gehörigen Krankheitsbilder als groß angesehen. Eine Abgrenzung gegenüber anderen Wahnerkrankungen des mittleren und höheren Lebensalters ist nicht immer ohne Schwierigkeiten möglich. Viele der von dt. Psychiatern als Spätschizophrenie klassifizierten Krankheitsbilder werden von angelsächsischen Autoren als Involutionspsychosen bezeichnet.
fr: schizophrénie sénile; *e:* senile schizophrenia, late schizophrenia.

Spaltung *(f)*. **1.** Zentraler und namengebender Begriff in der Schizophrenielehre *Bleulers*: »Ein affektbetonter Ideenkomplex grenzt sich immer mehr ab und erlangt immer größere Selbständigkeit.« »Die Spaltung ist die Vorbedingung der meisten komplizierten Erscheinungen der Krankheit; sie drückt der ganzen Symptomatologie ihren besonderen Stempel auf« und kann »zu einer unregelmäßigen Zerspaltung so fester Gebilde wie der konkreten Begriffe führen.« Schizophrene sind »entsprechend ihren Komplexen in verschiedene Personen gespalten.« Als Folge der Spaltung tritt eine Vereinigung von Unvereinbarem auf: »Der Patient kann mit dem Arzt ein interessantes Gespräch führen, um im nächsten Augenblick in ganz unlogischer Weise über Verfolgung durch denselben zu schimpfen; er kann besorgt sein um seine Angehörigen und gleich darauf in Haß gegen sie ausbrechen oder die äußerste Gleichgültigkeit über ihr Schicksal zur Schau tragen; er kann in einem Moment nach den höchsten Zielen streben, im anderen irgendeinem lächerlichen Einfall seine Existenz ofpern.« (*Bleuler,* 1911). **2.** (*O. Kernberg,* 1967). Abwehrmecha-

nismus der Borderline-Persönlichkeitsstruktur in der *Übertragungssituation der Behandlung. Zwei oder mehr verselbständigte, miteinander in Konflikt stehende Ich-Zustände, die scheinbar nichts miteinander zu tun haben, aber abwechselnd die Szene beherrschen. Z.B. einmal distanzierte Freundlichkeit, davon abgespalten Sehnsucht nach Liebe mit Unterwerfung unter sadistische Vaterfiguren und zugleich Protest gegen den Vater durch Alkoholexzesse.
e: splitting.

Spaltung des Bewußtseins *(f)*. Ende des 19. Jahrhunderts in der Psychiatrie auf vielerlei Zustände bezogene bildhafte Vorstellung, daß ein Teil der Psyche sich vom anderen trennt. Innerhalb des psychischen Apparates stehen sich dann zwei Komplexe von Phänomenen gegenüber, die voneinander nichts wissen. Unter Bez. wie *doppeltes Bewußtsein, doppelte Orientierung, alternierendes Bewußtsein (s.d.), alternierende Persönlichkeit wird jeweils ein anderer Aspekt hervorgehoben. **Janet* stellt die Spaltung des Bewußtseins in das Zentrum seiner Hysterielehre. Danach sind Hysterische von Anfang an unfähig, die Mannigfaltigkeit der seelischen Vorgänge zu einer Einheit zusammenzuhalten. Bewußtseinsspaltung ist somit Folge einer seelischen Schwäche. Für *Freud* ist im Gegensatz dazu die Spaltung bei der *Hysterie die Folge eines Konfliktes. Durch den aktiven Vorgang der *Verdrängung kommt es zur Auftrennung der Psyche in einzelne Systeme (Unbewußtes–Bewußtes) und Instanzen (Es–Ich–Über-Ich). – Spaltung des Bewußtseins tritt nach *Janet* auch bei *Psychasthenie und bei Psychosen ein. Bei **Bleuler* bekommt die Spaltung in Form der *Ichspaltung zentrale Bedeutung für die Schizophrenie. In der gegenwärtigen Psychiatrie spielt die Vorstellung einer Abspaltung bei den Erklärungen über das Zustandekommen schizophrener Phänomene und in der Psychoanalyse noch eine gewisse Rolle.
fr: clivage de la conscience, dissociation; *e:* splitting of consciousness, dissociation.
Syn.: Dissoziation.

Spaltungsirresein *(n)*. Syn. für *Schizophrenie.

Spannungsirresein *(n)*. Syn. für *Katatonie.

Spannungskopfschmerz *(m)*. Durch Spannung entstehende Kopfschmerzen. Die Bez. läßt offen, ob es sich um Muskelspannung oder seelische Spannung handelt. Tatsächlich wirkt beides oft zusammen. S. die folgenden Stichwörter.
e: tension headache.
Syn.: Muskelkontraktionskopfschmerz, vasomotorischer Kopfschmerz.

Spannungskopfschmerz, körperlich bedingter *(m)*. Durch Anspannung und Verhärtung von Muskeln, insbesondere des Trapezmuskels und seiner Ansatzpunkte im Nacken, entstehender Kopfschmerz. Entsteht häufig durch Gewohnheitshaltungen (Schreibarbeit, Autofahren).

Spannungskopfschmerz, psychisch bedingter *(m)*. Kopfschmerzen, für deren Entstehung seelische Faktoren entscheidend sind. Zählt zu den psychosomatischen Störungen. Zusätzliche Beschwerden: Verspannungsgefühl des ganzen Körpers, chronische Angstzustände, Schlafstörungen, Nervosität, innere Unruhe, Reizbarkeit, Neigung zu Tränenausbrüchen; Neigung zu Aggressivität und Abhängigkeitsbestrebungen, psychosexuelle Störungen, ungelöste Probleme, leicht verletzbares *Selbst. Die Behandlung ist *psychomedizinisch oder rein psychotherapeutisch.
fr: céphalée psychogénique; *e:* psychogenic *oder* nervous headache.
Syn.: psychogener *oder* nervöser Kopfschmerz.

Spannungszustand *(m)*. Gefühl eines innerseelischen Zustandes, der als Spannung empfunden wird. Die Bez. wird von Ärzten und Nichtärzten gewöhnlich unreflektiert als metaphorische Umschreibung eines Befindenszustandes verwendet und vom Betroffenen unmittelbar verstanden. Einen eigentlichen wissenschaftlichen Gebrauch der Bez. gibt es nicht.

spasmodische Zustände *(m, pl)*. Obsol. Sammelbez. der älteren Psychiatrie für alle Zustände, die mit Krämpfen oder krampfähnlichen Erscheinungen einhergehen, z.B. Epilepsie, Hysterie, Tetanie.
fr: états spasmodiques.

spasmogen *(a)*. Krampfauslösend oder -verursachend.
fr: spasmogène; *e:* spasmogenous.

spasmogene Punkte *(m, pl)*. (*Pitres*). Syn. für *hysterogene Punkte.

spasmogene Zone *(f)*. Syn. für *hysterogene Punkte.

Spasmus *(m)*. **1.** Langsame, manchmal langanhaltende Zusammenziehung von Muskeln oder Muskelgruppen. **2.** Wiederholte rhythmische Zusammenziehungen der gleichen Muskelgruppe oder eines kleinen, z.B. mimischen Muskels. *Tic.
fr: spasme; *e:* spasm.

Spasmus nictitans *(m)*. Blinzelkrampf. Lidmuskelkrampf mit spasmodischem Augenzwinkern. Meist Ausdruck emotionaler Störungen.

Spasmus nutans *(m)*. Nickkrampf. Rhythmisches Kopfnicken bei Kindern im Alter von 6 Monaten bis 3 Jahren. Gewöhnlich verbunden mit einseitigem oder doppelseitigem Augenzittern (Nystagmus) oder mit vertikalen, horizontalen oder rotatorischen Augenbewegungen. Meist unspezifischer Ausdruck emotionaler Störungen.
fr: spasme nutant; *e:* nodding spasm, spasmus nutans.

Speed *(m)*. Wörtlich: Geschwindigkeit. Im Drogenjargon für Weckamine und Amphetamine, mit denen sich insbesondere bei intravenöser Injektion sehr rasch ein Rausch erzielen läßt.

Speer, Ernst geb. 20. 6. 1889 München, gest. 30. 3. 1964 Lindau. Psychotherapeut in Lindau am Bodensee. Seit 1919 in Jena durch *J. H. Schultz* in die Psychotherapie eingeführt. Ab 1921 niedergelassener Nervenarzt. Seit 1942 Dozent in Jena, 1953 Honorarprofessor in Tübingen. Begründete mit dem Buch »Die Liebesfähigkeit« (München, 1935) eine eigene *Kontaktpsychologie, die in den Büchern »Der Arzt der Persönlichkeit« und »Das Erlebnis als klinische Aufgabe in der ärztlichen Psychotherapie« weiter ausgebaut wird. Begründete die *Lindauer Psychotherapiewoche, die er bis 1958 leitete.

Spektrophobie *(f)*. Krankhafte Furcht vor Spiegeln, insbesondere vor dem Anblick des eigenen Gesichts im Spiegel. Kann Symptom einer Konversionsneurose sein und z.B. die Angst vor Selbsterkenntnis, Angst vor Exhibitionismus oder Voyeurismus symbolisch zum Ausdruck bringen.
fr: spectrophobie; *e:* spectrophobia.

Spektrum, depressives *(n)*. Syn. für *Spektrumdepression.

Spektrum, schizophrenes *(n)*. (*S. S. Kety, D. Rosenthal, P. H. Wender, F. Schulsinger*, ab 1968). Im Rahmen einer großen amerikanisch-dänischen Adoptionsstudie entwickelte Theorie, nach welcher durch genetische Transmission nicht nur einfach der Genotyp Schizophrenie übertragen wird. Vielmehr komme es aufgrund einer schwächeren Ausprägung des Gens oder durch Umwelteinflüsse nur zur Ausbildung verschiedener Persönlichkeitsstrukturen, neurotischer Störungen und von Kreativität. Als »hartes Spektrum« gelten chronische Schizophrenie, reaktive Schizophrenie und *Borderline-Schizophrenie, als »weiches Spektrum« bestimmte Persönlichkeitsstörungen paranoiden und schizoiden Gepräges.
fr: spectre schizophrénique; *e:* schizophrenic spectrum.

Spektrumdepression *(f)*. (*G. Winokur*, 1971). Endogene Depression mit bestimmten Störungen in der genetischen Umgebung (= Spektrum). Bei einem Verwandten 1. Grades besteht Alkoholismus, bei einem anderen eventuell ebenfalls eine endogene Depression. Dagegen gibt es unter den Verwandten keine Manie. Vgl. Spektrum, schizophrenes.
e: depression spectrum disease.
Syn.: depressives Spektrum.

Spektrumschizophrenie *(f)*. Syn. für *Spektrum, schizophrenes.

Spermatorrhoeophobie *(f)*. Zwanghafte Angst, den eigenen Samen zu verlieren. Gewöhnlich Teilsymptom einer Zwangskrankheit.
fr: spermatorrhéophobie; *e:* spermatorrheophobia.

Sperrung *(f)*. (*Kraepelin*). Für Schizophrenie sehr typisches Symptom: Der Gedankenfaden reißt plötzlich ab, wodurch eine Pause im Denken (und Sprechen) entsteht. In schwereren Fällen versiegt der Gedankenstrom für längere Strecken ganz. Der Unterschied zum verwandten Symptom der Hemmung bei Depression entspricht dem der Physik entnommenen Bild; Der Lauf eines Rades wird durch eine Last nur erschwert, gehemmt, aber durch eine Sperrvorrichtung ganz verhindert. Ist die Sperre beseitigt, so ist das Tempo der Bewegung normal. Schizophrene entwickeln zu dieser von ihnen selbst wahrgenommenen Denkstörung oft einen Erklärungswahn und erleben sie als von außen gemacht, durch Hypnose oder Apparate beeinflußt. Die Bez. wurde ursprünglich von *Kraepelin* verwendet, um die Eigenart der Bewegungsstörung bei Katatonie zu beschreiben, dann aber von *Bleuler* analog zur Kennzeichnung schizophrener Denkstörung gebraucht.
fr: barrage; *e:* barrage, blocking, thought deprivation *oder* obstruction.

Sphäre *(f)*. **1.** Himmelskugel, Wirkungskreis. **2.** Beim Denkakt durch den Hauptgedanken mit anklingende Nebengedanken. Diese vermögen ihrerseits auch wieder den Hauptgedanken zu beeinflussen. Sphärische Seelenvorgänge spielen sich nach *Kretschmer* bildhaft am Rande des Bewußtseins ab und gelangen nur in dunkeldumpfer Form zur Selbstwahrnehmung.
fr: sphère; *e:* sphere.

Spiegelhalluzination *(f)*. Selten gebrauchtes Syn. für *Heautoskopie.

Spiegelsprache *(f)* *Echopalilalie.

Spiegelübertragung *(f)*. (*H. Kohut*, 1971). Übertragungsähnliche Zustände in der psychoanalytischen Behandlung von narzißtischen Persönlichkeitsstörungen. Wiederbelebung einer frühkindlichen Entwicklungsphase, in welcher das Kind sich für allmächtig und vollkommen hielt (= ursprünglicher allumfassender Narzißmus) und sich von der unvollkommenen Außenwelt abwendet, der alle Unvollkommenheiten zugeschrieben werden. Die Analyse der Spiegelübertragung bildet den Inhalt der Therapie. *Größen-Selbst.

Spiegelzeichen *(n).* Betrachten des eigenen Spiegelbildes über besonders lange Zeit oder besonders oft. Manche autistische Schizophrene haben besonders im Beginn der Erkrankung den Hang, ihr Gesicht im Spiegel zu betrachten und den Spiegel dann evtl. zu zertrümmern. Wird vielfach besonders in der frz. Psychiatrie als Krankheitszeichen mit hoher Relevanz für die Diagnose einer Schizophrenie angesehen.
fr: signe du miroir; *e:* mirror sign.

Spielanalyse *(f).* (*E. Berne*). In der *Transaktionsanalyse die Analyse verdeckter stereotyper Umgangsformen (= Spiel) von zwei oder mehr Menschen untereinander.

Spielen, pathologisches *(n).* Pathologisches Spielen *DSM-Anhang, *Spielleidenschaft.

Spieler, anonyme *(m, pl).* Nach dem Vorbild der *anonymen Alkoholiker organisierte Selbsthilfegruppe für Menschen mit *Spielleidenschaft. In der Bundesrepublik zahlreiche Einzelgruppen.

Spielleidenschaft *(f).* Gesteigerte bis unbeherrschbare Leidenschaft zum Glücksspiel. Im 19. Jh. als Neigung, in Spielkasinos ein Vermögen zu verlieren oder zu gewinnen. Literarisch dargestellt in *Dostojewski*s autobiographischem Roman »Der Spieler. Aus den Erinnerungen eines jungen Mannes« (1867). Gegenwärtig in Form einer Volks-Spielleidenschaft mit Spielautomaten ein verbreitetes Zeitproblem. Wurde daher in *DSM III unter der Bez. »Pathologisches Spielen« als neue psychiatrische Diagnosekategorie beschrieben. Betreuung in Selbsthilfegruppen »*Anonyme Spieler«.
e: gambling.

Spielmeyer, Walter geb. 23. 12. 1879 Dessau, gest. 6. 2. 1935 München. 1902–1912 Assistent bei *A. E. Hoche*. Ab 1917 Leiter der neugegründeten histopathologischen Abteilung der Deutschen Forschungsanstalt für Psychiatrie in München. Vorwiegend Arbeiten aus dem Gebiet der Histopathologie des Nervensystems unter Bevorzugung der entzündlichen Krankheiten (Enzephalitis) und der Epilepsie. »Die Anatomie der Psychosen« im Handbuch der Geisteskrankheiten, Bd. 11, hg. von *O. Bumke* (1930).

Spielmeyer-Vogtsche Krankheit *(f).* Syn. für *Stock-Spielmeyer-Vogt*-Syndrom.

Spieltherapie *(f).* Form der Psychotherapie im Kindesalter, begründet vor allem durch *A. Freud* und *M. Klein*, jedoch auf unterschiedlicher theoretischer Grundlage. Das Kind bringt durch Umgang mit Puppenfamilien, Marionetten, Ton, Gewehren, Malutensilien usw. seine familiäre Situation und seine Konflikte zum Ausdruck. Spiel tritt damit an die Stelle von freier Assoziation und Traumdeutung in der Erwachsenenpsychoanalyse. Thema und Organisation des Spiels werden vom Therapeuten in einer Weise in Worte gefaßt, daß das Kind sie versteht (Interpretation und Konfrontation).
fr: ludothérapie; *e:* play therapy.

Spieltherapie, klient-zentrierte *(f).* (*V. Axline*, 1947). Aus der Methode der klient-bezogenen Psychotherapie (s.d.) abgeleitete Spieltherapie bei Kindern. Die Methode ist daher praktisch die gleiche wie beim Erwachsenen, das Kind wird aber auch zu freier Handlungsweise (Spielen) ermuntert.
e: client centered play therapy.
Syn.: nicht-direktive Spieltherapie *oder* Kinderpsychotherapie; empirisch fundierte Kinderspieltherapie.

Spieltherapie, nichtdirektive *(f).* Syn. für *Spieltherapie, klientzentrierte.

Spieluhrsymptom *(n).* (*W. Mayer-Gross*, 1930). Redewendungen, kleine Sätze und Geschichten, die von manchen organisch Hirnkranken immer wieder in gleichförmiger Weise erzählt werden. Das Phänomen wird mit dem Abspielen von Tonaufnahmen verglichen, da diese sprachlichen Äußerungen mit stets gleichem Wortlaut, gleicher Intonation, gleicher Gestik und Mimik oft 20- bis 30mal am Tage hervorgebracht werden, sooft sie durch einen situativen Reiz ausgelöst werden. Bei schwerer Demenz können derartige stereotype Wendungen die einzige sprachliche Äußerung der Kranken darstellen. Ein Kranker hatte z.B. mehrere solcher »Platten«: eine Geschichte von einer Ziegelei, in der er gearbeitet hatte; eine Episode vom Bruder in Breslau; eine vom Sohn Hans. Den *Stereotypien und *Verbigerationen ähnlich, aber davon unterscheidbar.

Spiritismus *(m).* Lehre von den Beziehungen zwischen den Geistern Verstorbener und lebender Personen. Seit etwa 1850 von den USA ausgehende und nach Europa verbreitete Bewegung mit den Zügen einer Mode bzw. einer psychischen Epidemie. Über *Medien (1) wurden Beziehungen zu den Geistern Verstorbener hergestellt, die evtl. (angeblich) ganze Bücher

diktierten (automatisches Schreiben). Über die indirekte Erschließung neuer Zugänge zur Psyche entstanden wesentliche Anregungen für die Psychiatrie.
fr: spiritisme; *e:* spiritism.

Spitz, René Arpad geb. 29. 1. 1887 Wien, gest. 14. 9. 1974 Denver, Colorado. Psychoanalytiker und Kinderpsychiater. Medizinstudium in Lausanne, Berlin und Budapest. Ab 1910 Lehranalyse bei *Freud.* Ab 1926 am Wiener, 1930–1932 am Berliner Psychoanalytischen Institut. 1933 Emigration, zuerst nach Paris (1933–1938), dann nach den USA (New York 1940–1956, ab 1957 Denver). Erforschte durch Kleinkindbeobachtungen und mit Hilfe von Filmen die Folgen fehlender oder geringer zwischenmenschlicher Beziehungen in den ersten Lebensjahren (*Depression, anaklitische) und die Reifung und Entwicklung kleiner Kinder. Werke: »Genèse des premières relations objectales« (1954), dt. »Die Entstehung der ersten Objektbeziehungen« (1973); »A Genetic Field Theory of Ego Formation« (1959), dt. »Eine genetische Feldtheorie der Ichbildung« (1972); »No and Yes. On the Genesis of Human Communication« (1957, dt. »Nein und ja; die Ursprünge der menschlichen Kommunikation« (1959); »The First Year of Life. A Psychoanalytic Study of Development of Object Relations« (1965), dt. »Vom Säugling zum Kleinkind. Naturgeschichte der Mutter-Kind-Beziehungen im ersten Lebensjahr« (1967).

SPK **S**ozialistisches **P**atienten**k**ollektiv, Heidelberg. *Patientenkollektiv, Heidelberger sozialistisches.

Spleen *(m).* **1.** Nichtwissenschaftlicher Ausdruck für üble Laune, gedrückte Stimmung, Hypochondrie, Lebensüberdruß (Taedium vitae). **2.** Scherzhaft für Geistesstörung.
fr: spleen; *e:* spleen.

Spontanremission *(f).* **1.** In der Psychiatrie: Verschwinden aller Erscheinungen einer *Psychose allein durch Zeitablauf ohne ärztliche oder sonstige Behandlung. **2.** In der Lernpsychologie: spontane Wiederherstellung eines einmal gründlich gelernten Verhaltens.

SPP **S**ociété **P**sychoanalytique de **P**aris. 1926 gegründete französische psychoanalytische Vereinigung mit traditionell-freudscher Ausrichtung. Zu ihr gehört ein Psychoanalytisches Institut. Publikationsorgan: »La Revue Française de Psychoanalyse« (seit 1927).

Sprachanfälle *(m, pl)* *Sprechanfälle.

Sprachentwicklungsstörung *(f).* Verzögerung in der Entwicklung der sprachlichen Fähigkeiten des Kindes, die nicht Teilerscheinung einer allgemeinen Entwicklungsverzögerung oder Symptom einer frühkindlichen Hirnschädigung ist. Ursachen sind oft Mangel an sprachlichen Anregungen (Hospitalismus), Vitalitäts- und Antriebsschwäche, Schüchternheit. Teilretardierungen eines umschriebenen Funktionssystems können Folge einer reinen Entwicklungsstörung sein. In seltenen Fällen setzt die Sprachentwicklung vorzeitig ein. Torquato Tasso soll z.B. mit 6 Monaten gesprochen haben.
fr: retard du langage, anomalie du développement du langage; *e:* disorder of speech development.

Sprachheillehrer *(m).* Lehrkraft mit spezieller Ausbildung (Kursus innerhalb der Sonderschulausbildung) für Sprachbehandlungen. *Logopädie, *Logopäde.
e: speech-therapist.

Sprachstereotypie *(f)* *Verbigeration.
fr: stéréotypie du langage; *e:* stereotypy of language.

Sprachstörung, artikulatorische *(f).* Syn. für *Dyslalie.
fr: trouble d'articulation, défaut de prononciation; *e:* disorder of articulation.

Sprachstörungen, psychogene *(f, pl).* Veränderungen oder vorübergehender Verlust der Sprache durch Erlebnisse bzw. als Teil einer Neurose. Dabei sind die der Sprache dienenden Strukturen des Körpers völlig intakt. Formen sind hauptsächlich: *Stottern, *Stammeln, neurotischer *Mutismus.
fr: troubles d'articulation psychogène; *e:* psychogenic speech disorder.

Sprachverwirrtheit *(f).* Von *Kraepelin* geprägte Eindeutschung für *Schizophasie.
fr: confusion verbale.

Sprachzerfall *(m).* Bei Schizophrenie vorkommende Erscheinung, daß inhaltliche und grammatikalische Struktur der sprachlichen Äußerungen in einer für den Gesunden unverständlichen und uneinfühlbaren Weise verändert werden.
fr: trouble du langage; *e:* scattered speech.

Sprechanfälle *(m, pl).* Besondere Form herdbedingter Anfälle (*Anfall, fokaler). Anfallsweise tritt unwillkürliches Sprechen auf. Der Betreffende muß plötzlich einige Sätze sprechen oder wiederholen oder mitten im Satz einige Worte wiederholen, ohne den Vorgang willensmäßig beeinflussen zu können. Dabei ist das Bewußtsein und die Erkenntnis für die Fremdartigkeit des Verhaltens voll erhalten. Vorkommen bei Herden im motorischen Sprachzentrum.

Sprecherzieher *(m).* Lehrkraft für Laut- und Stimmbildungslehre an Schauspielschulen und Hochschulen. *Logopädie. *Logopäde.

Sprechkrampf *(m).* Syn. für *Logoklonie.

Staabs-Test *(m).* Syn. für *Szeno-Test.

Stacheldrahtkrankheit *(f).* (*A. L. Vischer,* 1918). In beiden Weltkriegen bei Kriegsgefangenen aller Nationen, in Kriegsgefangenen- und Konzentrationslagern beobachtete psychische Störungen: Heimweh, gedrückte Stimmung, autistische Zurückgezogenheit, Apathie gegenüber allen äußeren Vorgängen, Geräuschempfindlichkeit, Gedächtnis- und Konzentrationsstörungen. Anfällig waren besonders initiativreiche Persönlichkeiten.
fr: psychose des babelés; *e:* barbed-wire disease.
Syn.: Stacheldrahtpsychose.

Stacheldrahtpsychose *(f).* Syn. für *Stacheldrahtkrankheit.

Stadium, phallisches *(n)* *phallisches Stadium. *Phasenschema der Psychoanalyse.

Stadtasyl *(n).* Im 19. Jh. häufig gebr. Bez. für psychiatrisches Krankenhaus innerhalb einer Großstadt, z.B. als Teil einer Universität. Man kannte zunächst nur »Irrenanstalten« weitab von den Zentren.

Stäupchen *(n).* Syn. für *Epilepsie.

Stahl, Georg Ernst geb. 21. 10. 1660 Ansbach, gest. 14. 5. 1734 Berlin. Prof. der Medizin in Halle und Berlin. Stellte ein Prinzip des *Animismus auf, nach dem die Anima den Körper vor Verfall schützt und der Tod eintritt, weil die Anima entschwindet. Achtete Physik und Chemie als Grundlage der Arzneikunst gering und setzte sich für eine psychische Behandlung der Geistesstörungen ein. Ohne selbst auf Geistesstörungen besonderes Augenmerk zu richten, fachte Stahl die Diskussion über psychophysische Zusammenhänge an.

Stammeln *(n).* Verzögerte Sprachentwicklung (*Sprachentwicklungsstörung) führt zum erschwerten Aussprechen und Verwechseln einzelner Laute. Betrifft am häufigsten S-Laute (*Sigmatismus) und R-Laute (*Rhotazismus). Ursachen: sowohl Organveränderungen als auch reine Funktionsstörungen; in erster Linie Intelligenzdefekte, frühkindliche Hirnschäden, Hörstörungen, familiärer Sprachschwächetyp, fehlende und unzureichende Sprachanregung. *Hottentottismus.
fr: paralalie, bredouillement; *e:* paralalia literalis, hallation.
Syn.: Paralalie, Paraphrasia praeceps.

Stammhirnsyndrom *(n).* **Stertz*sches Zwischenhirnsyndrom.

Standard Edition *(f).* Englische Übersetzung der Werke **Freuds*. »The Standard Edition of the Complete Psychological Works of *Sigmund Freud«,* hg. v. *J. *Strachey.* 24 Bde., London, 1953–1966.

Standardmethode, zweigleisige *(f).* (*E. Kretschmer*). Psychotherapeutische Methode. Eine gestufte *Aktivhypnose wird mit einer Erlebnis- und Persönlichkeitsanalyse verbunden. Die Methode ist nach *Kretschmer* (1957) bei der Mehrzahl der Patienten angezeigt. »Man läßt dabei Analyse und Aktivhypnose gleichzeitig, aber in zwei getrennten Arbeitsgängen anlaufen. Die Analyse klärt vor allem die aktuelle Konfliktsituation und holt von dem frühinfantilen Komplexmaterial nur so viel hinzu, als für eine praktisch brauchbare Heilung notwendig ist. [...] Es werden nun die Resultate des Arbeitsgangs "Analyse" auf den Arbeitsgang "Hypnose" übernommen und die aus der Analyse sich ergebenden prospektiven Parolen für die künftige persönliche Haltung und Lebensgestaltung in rhythmisierten Kurzformeln wandspruchartig in die Tiefenperson eingeprägt.« Gegenüber analytischen Methoden wird die Ersparnis an Zeit und Arbeitskraft bei dieser Methode hervorgehoben.
e: double-track standard-method of *Kretschmer.*

Standverlust *(m).* (*C. Kulenkampff,* 1955). Begriff der anthropologischen Psychiatrie. »Stand« hat darin (nach *E. Straus*) nicht nur die wörtliche Bedeutung von »aufrechter Körperhaltung«, sondern bedeutet gleichzeitig übertragen »Selbständigkeit und Eigenständigkeit des menschlichen Wesens«. Von einem »horizontalen Standverlust« wird bei einem unspezifischen paranoiden Syndrom gesprochen, als dessen drei »Entfaltungsweisen« *Kulenkampff* nennt: »Entbergung (= Verlust des Geborgenheitsgefühls in der Welt), Entgrenzung (= Verlust der Ordnungsgrenzen), Überwältigung (Überwältigtwerden und Vertrauensverlust gegenüber den Physiognomien)«. Von einem »vertikalen Standverlust« wird dagegen bei der endogenen Depression gesprochen, als deren Wesen ein »Versagen des tragenden Getragenseins in der Welt, d.h. ein Versinken« (*J. Zutt*), bezeichnet wird.

Stardelir *(n).* Nach der Staroperation auftretende *Delirien, wenn der meist ältere Operierte im Dunkelzimmer oder mit verbundenen Augen liegt. Oft treten lebhafte Sinnestäuschungen auf. Prognose fast stets gut.
e: »black patch psychosis«, postoperative cataract patients.

Starrsucht *(f)*. Syn. für *Katalepsie.

Stasobasophobie *(f)*. (*Debove*, 1893). Unfähigkeit, zu stehen oder zu gehen. *Astasie-Abasie-Syndrom.
fr: astasophobie; *e:* astasophobia.
Syn.: Astasobasophobie.

Stasophobie *(f)*. Unvermögen zu stehen aus der Überzeugung heraus, nicht stehen zu können.
fr: stasophobie; *e:* stasophobia.

State, psychopathologischer *(m)*. Der augenblickliche Zustand eines psychischen Krankheitsbildes im zeitlichen Querschnitt.

State-Marker *(m)*. Biologische *Marker, die einen Zustand (»state«) »markieren« und nur während dieses Zustandes, z.B. einer Depression, vorhanden sind. Bei manchen Krebsformen treten z.B. im Blut das Alpha-1-Fetoprotein (AFP) oder das karzinoembryonale Antigen (CEA) auf und zeigen auch durch ihren jeweiligen Blutspiegel das Ausmaß der Erkrankung an. Vgl. Trait-Marker.

State-Theoretiker *(m)*. Psychiatrischer Theoretiker, der in einer bestimmten Situation auf diese in einer der Situation angepaßten Weise reagiert. Vgl. Trait-Theoretiker.

static seizure. Von *J. R. Hunt* (1922) geprägte Bez. für *Anfall, astatischer. Mit der Bez. soll der plötzliche Verlust der Haltungskontrolle bei dieser Anfallsform beschrieben werden. *Hunt* gilt als Erstbeschreiber, obwohl vor ihm *H. Jackson* (1886) diese Anfallsform beschrieben hatte.

statisches Verstehen *(n)* Verstehen, statisches.

statistische Norm *(f)*. Syn. für *Realnorm.

Statothymie *(f)*. (*Shimoda*). Gefühlsverhaftung. Neigung, an einmal eingestellten Gefühlen und Gedanken haften zu bleiben und sich nicht von ihnen lösen zu können.

Statotypie *(f)*. Besonders in der japanischen Literatur verwendete Bez. für die Unbeweglichkeit und Starrheit des *Typus melancholicus.

Status *(m)*. Position einer Person innerhalb einer strukturierten Gesellschaft. Ist mit bestimmten Verhaltensnormen und *Verhaltenserwartungen verbunden und reguliert in weiten Bereichen das gesellschaftliche Verhalten. Der Status verleiht die Mittel, um eine soziale *Rolle zu identifizieren; darum werden die beiden Bez. oft gleichsinnig gebraucht.
fr: statut; *e:* social position.

Status attonitus *(m)*. In der älteren Psychiatrie Bez. für eine ins Extrem gesteigerte Bewegungslosigkeit, die über Tage oder Wochen anhält. Entspricht etwa dem katatonen oder depressiven Stupor gegenwärtiger Umschreibung.

Status convulsionis *(m)*. Syn. für *Status epilepticus.

Status epilepticus *(m)*. (*Calmeil*, 1824). Zustand wiederkehrender epileptischer Anfälle, die in Abständen von weniger als einer Stunde aufeinanderfolgen, ohne daß der Kranke zwischen den einzelnen Anfällen das Bewußtsein wiedererlangt. Grundsätzlich können alle Anfallsformen in der Häufung eines Status auftreten, doch wird unter dieser Bez. gewöhnlich der Grand-mal-Status verstanden. Beim unbehandelten Status treten die Anfälle in Abständen von 5–15 Min. auf. Der Zustand ist immer lebensbedrohlich. Mortalität früher 33%, bei Anwendung moderner Behandlungsverfahren 5–10%. Die Kranken sind blaß, Gesicht ist bläulich, rascher Puls, hoher Temperaturanstieg, Körper schweißbedeckt. – Symptomatische Epilepsien führen weit häufiger zum Status als Epilepsien unbekannter Ursache. – *Ursachen:* Hirntumoren (besonders Stirnhirntumoren), Hirnverletzungen, akute Hirnentzündungen, Gefäßprozesse, multiple Sklerose, frühkindliche Hirnschädigungen, Vergiftungszustände mit gewerblichen Giften oder Pharmaka. Auslösend wirken am häufigsten akute Infekte (Grippe), Entziehung oder Verminderung antiepileptischer Medikamente, Schlafentzug, Alkoholgenuß. Gewöhnlich besteht Hirnschwellung. Die Prognose verschlechtert sich mit zunehmender Dauer des Zustandes. Auch bei frühzeitig unterbrochenem Status kann ein vorübergehender oder bleibender Demenzzustand entstehen (n. *H. Heintel*, 1972).
fr: état de mal épileptique (*L. F. Calmeil*, 1824), coma intercritique, attaque composée (19. Jh.), attaque avec paroxysmes (19. Jh.); *e:* status epilepticus.
Syn.: Grand-mal-Status, Status convulsivus.

Status hemi-epilepticus *(m)*. Form des *Status epilepticus, bei dem die Anfälle nur eine Körperseite befallen.

Status lacunaris *(m)*. Vorkommen zahlreicher kleinster Hämorrhagien (Herde) im ganzen Hirnparenchym durch nekrotisierende Arteriitis kleinster Arterien. Folgen sind *Hochdruckenzephalopathie bzw. *Dementia lacunaris.

Status pycnolepticus *(m)*. Syn. für *Petit-mal-Status.

Stehlsucht *(f)*. Syn. für *Kleptomanie.

Steigerungsfähigkeit, emotionale *(f)*. Übermaß des Sich-freuen-Könnens. Komplementär zur *Statothymie. Vorkommen bei Depressiven und Manischen.

Stelzensprache *(f).* Bei Schizophrenie vorkommende Veränderung der Sprachstruktur, wobei sich *Zerfahrenheit mit Geschraubtheit des Ausdrucks verbindet, was zu eigentümlichen Satzbildungen führt.

Stengel, Erwin geb. 25. 3. 1902 Wien, gest. 2. 6. 1973 Sheffield, England. Psychiater und Psychoanalytiker in Wien und Sheffield. 1928–1938 an der Psychiatrisch-neurologischen Universitätsklinik Wien. Lehranalyse mit *Theodor *Reik* und *Eduard Hitschmann.* 1936 Habilitation »Studien über die Beziehungen zwischen Geistesstörung und Sprachstörung«. 1938 Emigration nach England. 1938–1945 wissenschaftlicher Mitarbeiter in Bristol und Edinburgh. 1949 Direktor des Graylingswell Hospitals in Chichester. 1956 Professor für Psychiatrie in Sheffield. 1966/67 Präsident der englischen psychiatrischen Gesellschaft. Bedeutende Beiträge zur Suizidologie. *Werke* (Mitautor): »Attempted Suicide: Its Social Significance and Effects«, 1958 (Soziale Bedeutung und Folgen des Selbsttötungsversuchs); »Suicide and Attempted Suicide«, 1965 (Selbsttötung und Selbsttötungsversuch).

Stercoraire *(m).* Aus dem Französischen (Mistkäfer) stammende Bez. für jemand, der mit besonderem Vergnügen Fäkalien besieht, beriecht oder berührt.
fr: stercoraire; *e:* stercoraire.

Stereotyp *(n).* *Autostereotyp und *Heterostereotyp.

stereotype Halluzinationen *(f, pl).* Syn. für *Halluzinationen, stabile.

Stereotypie *(f).* Formelhafte Erstarrung einzelner Verhaltensweisen, von bestimmten Gesten, Formulierungen oder Bewegungen, die entweder dauernd beibehalten oder ohne erkennbaren Sinn ständig wiederholt werden. Die Charakteristika der Stereotypie sind: Unveränderlichkeit über Jahre hin, Zwecklosigkeit und Unangepaßtheit an die vorliegenden Umstände. Ein Kranker kann z.B. eine bestimmte, für die aktuelle Situation sinnlose Wortfolge (»Gelobt sei Jesus Christus, der Herr Arzt und Nummer 14« – *G. Kloos*) über Jahrzehnte bei jeder Begrüßung wiederholen. – Man unterscheidet zwischen Stereotypien der Sprache (*Verbigeration), der Haltung (*Haltungsstereotypie) und der Bewegungen (*Manieriertheiten, Bewegungsstereotypie, Abänderungsstereotypie). Vorkommen in erster Line bei der katatonen Form der Schizophrenie (*Katatonie), aber auch bei Schwachsinn höheren Grades, epidemischer Gehirnentzündung, Parkinsonismus, organischen *Demenzen (z.B. *Pick*sche Krankheit). – *Historisch:* Erste Beschreibung durch *Falret* (1864). Dann von *Kahlbaum* (1874) bereits in die ersten Darstellungen der Katatonie aufgenommen. Später wurde besonders die Beschreibung der Bewegungsstereotypien durch die *Kleist*sche Schule verfeinert. Wichtige Beiträge lieferten auch *Bostroem, Klaesi* und *Guiraud.* Nach *Guiraud* haben Stereotypien oft anfänglich einen Sinn, der sich aber mit der Automatisierung zunehmend verliert. Manchmal haben die Bewegungen eine symbolische Bedeutung, die aber nicht ohne weiteres ersichtlich ist.
fr: stéréotypie; *e:* stereotypy.

Stereotypie, sprachliche *(f)* *Verbigeration.

Sterilisation *(f).* Vorgang (Operation), durch welchen eine Person unfruchtbar gemacht wird: Bei der Frau werden die Eileiter durchtrennt, beim Manne das Vas deferens. Als Maßnahme zur Verhütung psychisch kranker Nachkommen schon im 18. Jahrhundert diskutiert (**Frank, J. P.*). Im 19. Jahrhundert in einigen Staaten der USA üblich, 1925 Kanada, 1928 Schweiz, 1934–1935 skandinavische Länder. Durch das »Gesetz zur Verhütung erbkranken Nachwuchses« vom 19. 7. 1933 und als Folge der Rassenmystik in Deutschland in exzessivem Gebrauch (**Rüdin, E.*), wodurch nach 1945 die Diskussion behindert wurde. – Gegenwärtig gibt es keine einheitliche Rechtsgrundlagen. Sterilisiert wird – wenn das Einverständnis des Betroffenen vorliegt und eine Verständigung möglich ist – bei Schizophrenen, besonders, wenn sie jung und triebhaft sind, bei erblichem Schwachsinn und *Chorea *Huntington;* bei manisch-depressiver Erkrankung dagegen nicht.
fr: stérilisation; *e:* sterilization.

Stertz, G. geb. 19. 12. 1878 Breslau, gest. 19. 3. 1959 München. Deutscher Psychiater und Neurologe in Kiel und München. Beschrieb das **Stertz*sche Zwischenhirnsyndrom und die *Zwischenhirndemenz.

Stertzsches Zwischenhirnsyndrom *(n).* (*G. Stertz,* 1929, 1931, 1933). Psychische Störungen durch Läsion des Zwischenhirns. Hauptsymptom ist ein ausgeprägter Mangel an Spontanantrieb. Die Folge sind scheinbare Intelligenz- und Gedächtnisschwäche. Die Stimmung ist gewöhnlich flach-euphorisch, das Verhalten apathisch, der Schlaf gestört. Krankheitseinsicht fehlt. Bei Behebung der Ursache können die Erscheinungen vollständig verschwinden. Ursachen: Hirntumoren, Hypophysentumoren, Hirnabszesse, Hirnaderverkalkung, Syphilis, multiple Sklerose, Hirnentzündungen, Hirnverletzungen.

Sthenie *(f)*. (*J. Brown*). Ein durch zu heftige Reize entstandener Zustand der Erregung. *Brownianismus.

sthenisch *(a)*. Allgemein: vollkräftig, energisch, aus allzu starker Lebenskraft entstanden, mit überschüssigen Kräften begabt (als Gegensatz zu *asthenisch). Die Bez. entstammt dem *Brownianismus. In der Allgemeinmedizin: Eigenschaft von fieberhaften Krankheiten, die mit gesteigerter Erregbarkeit des Körpers ohne Schwäche verlaufen. In der Psychiatrie überwiegend in der Umschreibung von *E. Kretschmer* gebräuchlich. Eigenschaft des Verhaltens zur Außenwelt: »Gefühl der Überlegenheit, der freudigen Kraft, des Beherrschens und Handelns.« Sthenische Naturen sind »von fanatischer Zähigkeit, von einer zornmütigen, rücksichtlos offensiven Art und einem schroff hochmütigen, geradezu überspannten Selbstgefühl«. Solche Menschen haben aber nach *Kretschmer* in ihrem Innersten einen wunden Punkt überempfindlicher Verletzbarkeit, einen »asthenischen Stachel im sthenischen Empfinden«. Kretschmer schrieb die Eigenschaft insbesondere dem von Gaupp beschriebenen »Hauptlehrer *Wagner« und dem Michael Kohlhaas der Kleistschen Novelle zu. – Die Bez. wird in der klinischen Praxis besonders dann verwendet, wenn das zähe, oft unvernünftig beharrliche Anstreben eines Zieles hervorgehoben werden soll.
fr: sthénique; *e:* sthenic.

Stiftung Michael. Vom Zeitungsverleger *Fritz Harzendorf* (1888–1964) 1962 gegründete Stiftung »zur wissenschaftlichen Erforschung der Ursachen der Anfallskrankheiten und der geeignetsten Methoden ihrer Behandlung sowie die Bekämpfung ihrer individuellen und sozialen Folgen«. Die Stiftung setzt u.a. einen jährlichen Preis für die beste wissenschaftliche Arbeit auf dem Gebiet der Anfallskrankheiten aus.

Stigmata *(n, pl)*. **1.** Wundmale Christi beim gläubigen Christen. Wurde erstmalig berichtet von *Franz von Assisi* (1224). Psychoanalytisch gesehen handelt es sich um psychosomatische Symptome, die auch z.B. während einer analytischen Behandlung auftreten können. Die Haut als Grenzorgan zwischen Ich und Außenwelt kann beides zum Ausdruck bringen. Nach *S. Ferenczi* (1919) kann Schwellung und Hyperämie die Erektion des Penis symbolisieren, das Bluten und die Wunden können sich auf weibliche Funktionen oder den Zustand der Kastration beziehen; beides kann die sexuelle Erregung und zugleich die Bestrafung dafür bedeuten. **2.** Besonders in der frz. Psychiatrie Zeichen, deren Vorhandensein eine bestimmte Störung oder Krankheit anzeigt, z.B. hysterische, degenerative, vegetative Stigmata.
fr: stigmates; *e:* stigmata.

Stigmata, degenerative *(n, pl)* *Degenerationszeichen.
fr: stigmates dites de dégénérescence.

Stigmata, hysterische *(n, pl)*. Zeichen funktioneller Störungen bei Hysterie: Gefühllosigkeit in einzelnen Körperabschnitten, hysterische Punkte, Globusgefühl, Gefühl des hysterischen Nagels, teilweise oder vollständige hysterische Blindheit, Fehlen des Rachenreflexes. Die Zeichen wurden im 19. Jh. stark beachtet, werden gegenwärtig jedoch nur als Zeichen neurotischer und funktioneller Erscheinungsbilder erwähnt und als *Konversionssymptome angesehen.
fr: stigmates de l'hystérie; *e:* stigmata hysterica.

Stigmata neurasthenica *(n, pl)*. Zeichen der *Neurasthenie.

Stigmata, vegetative *(n, pl)*. Häufig vorkommende Zeichen vegetativer Erregung; z.B. erhöhtes Schwitzen, besonders an Händen und Füßen; verstärkte rote Hautschrift (flammend roter, unscharf begrenzter Hautstreifen, der 20"–30" nach Reizung der Haut durch Darüberstreichen mit einem Finger entsteht); marmorierte Haut; Neigung zu Ohnmachten.
fr: stigmates végétatives; *e:* stigmata vegetativa.

Stigmatisation *(f)*. **1.** Hervorrufen von Wundmalen (Stigmata) durch suggestive Methoden, z.B. in Hypnose. **2.** In der Religionspsychologie das Hervorrufen der Wundmale Christi durch autosuggestive Versenkung in die Leidensgeschichte Christi. *Stigmata (1).
fr: stigmatisation; *e:* stigmatization.

Stigmatisation, vegetative *(f)*. (*v. Bergmann*). Besonders lebhafte Reaktionsbereitschaft des vegetativen Nervensystems aufgrund anlagemäßiger Schwäche. Es treten vegetative Stigmata (s.d.) auf.
fr: stigmatisation végétative; *e:* vegetative stigmatization.

Stiller-Syndrom *(n)*. (*B. Stiller*, 1907). Asthenische Konstitutionsanomalie. Hochgeschossener, schmalbrüstiger und langhalsiger Körperbau. Als Hauptkriterium besteht nach *Stiller* jedoch eine fluktuierende 10. Rippe. Die Muskulatur, Bänder und Sehnen sind wenig entwickelt, schlaff und kraftlos. Die Haut neigt zu

Blässe. Vielfach Buckelbildung, Plattfuß u.a. Folgen der Gewebsschwäche.
Syn.: Asthenia universalis congenita, Morbus asthenicus, Habitus phthisicus.

Stimme, innere *(f).* Geistige Repräsentation eines nicht ausgesprochenen Gedankens in Worten der eigenen Stimme. Inhaltlich handelt es sich gewöhnlich um einen Kampf der Motive in bezug auf eine gewünschte oder gefürchtete Handlung. Die innere Stimme kann gelegentlich so lebhaft werden, daß sie als *pseudohalluzinatorisches oder halluzinatorisches Phänomen ins Bewußtsein tritt.
fr: langage intérieur; *e:* endophasia.
Syn.: Endophasie.

Stimmenhören *(n).* Akustische Halluzinationen in Form eines Hörens von Stimmen. Der Kranke hat die Überzeugung, zufälliger oder nicht zufälliger Mithörer von etwas Gesprochenem zu sein, das meistens seine Person angeht. Die Halluzinationen können qualitätsmäßig dem Hören normaler Stimmen gleichkommen, so daß Geschlecht oder Individualität der vermeintlichen Sprecher erkennbar werden, besonders bei organischer Ursache. Die Stimmen können aber auch unpersönlich wirken, scheinbar aus der Ferne, aus der Wand, aus Lautsprechern oder aus dem eigenen Innern kommen, mehr als Wispern gehört werden oder zu einem Gedankensprechen verblassen. Besteht eine psychische Krankheit vorwiegend oder ausschließlich aus Stimmenhören, wird von Verbalhalluzinose oder *Halluzinose gesprochen. Vorkommen bei vielen psychischen Krankheiten, u.a. Schizophrenie.
fr: hallucination de l'ouïe; *e:* hearing of voices, auditory hallucinating.

Stimmung *(f).* Im Unterschied zum Affekt längerdauernder Gefühlszustand, durch den alle übrigen Erlebnisinhalte eine besondere Färbung erfahren. Hängt mit der Gesamtverfassung von Körper und Psyche zusammen. Typische Stimmungen sind Traurigkeit, Fröhlichkeit, Gereiztheit.
fr: humeur; *e:* mood, temper.

Stimmungsinkongruente psychotische Merkmale *DSM-Anhang.

Stimmungskongruente psychotische Merkmale *DSM-Anhang.

Stimmungslabilität *(f).* (*Siefert*). Unstetes, rasches, schwer beherrschbares Wechseln der Stimmungslage je nach Denkinhalten oder Gesprächsthema. Insbesondere rascher Wandel zwischen normaler Stimmungslage und Weinen oder Lachen und Weinen. Vorkommen insbesondere bei diffuser organischer Hirnschädigung (z.B. Hirnarteriosklerose) oder als angeborene Charaktervariante (stimmungslabile Psychopathen).

Stimmungspsychopathen *(m, pl).* Syn. für *Thymopathen.

Stimmungsschwankung *(f).* Rascher, meist unmotivierter Wechsel der Stimmung, meist in Richtung auf eine depressive Stimmung. Schwankt die Stimmung häufiger und ist ein geringer Anlaß vorhanden, wird von *Stimmungslabilität gesprochen.
e: mood swing.

Stimmungsverschiebung *(f)* *Stimmungsschwankung.

Stimmungswechsel *(m)* *Stimmungsschwankung.

Stimulanzien *(n, pl)* Syn. für *Psychotonika.

Stimulus, konditionaler *(m).* In der Reflexlehre *Pawlows* derjenige Reiz, der mehrfach mit einem unkonditionierten Reiz gleichzeitig verabfolgt sein muß, um einen (dann konditionierten) Reflex auszulösen. Vgl. Konditionierung, klassische.
fr: stimulus conditionnel; *e:* conditional stimulus (CS).
Syn.: konditioniertes Signal.

Stimulus, neutraler *(m).* (*I. P. Pawlow*). Der zunächst (ohne den unkonditionierten Reiz) wirkungslose Reiz in der klassischen Konditionierung (s.d.). Häufig gebrauchte Abkürzung: NS.
fr: stimulus neutre; *e:* neutral stimulus.

Stimulus, unkonditionierter *(m).* Reiz, der eine unkonditionierte Reaktion (Reflex) hervorzurufen vermag. Vgl. Konditionierung, klassische.
fr: stimulus inconditionné *oder* inconditionnel; *e:* unconditioned stimulus (UCS).
Syn.: unbedingter Reiz, nichtbedingter Reiz.

Stirnhirn-Abulie *(f).* Fehlender Willensantrieb bei Schädigung der Stirnhirnwölbung. Unfähigkeit, einen Willensentschluß zu fassen, Teilnahmslosigkeit, Interesselosigkeit. Teilerscheinung des *Konvexitätssyndroms des Stirnhirns.

Stirnhirn-Pick *(m).* **Pick*sche Krankheit mit besonderem oder ausschließlichem Befallensein des Stirnlappens. Unter den Symptomen tritt insbesondere ein Mangel an Antrieb hervor. Führt bei Fortschreiten der Erkrankung zu einem völligen Erlöschen spontaner Willensregungen und sprachlicher Äußerungen. *Schläfenlappen-*Pick*.
fr: maladie de *Pick* avec atrophie du lobe frontal; *e:* *Pick*'s disease with frontal involvement.

Stirnhirnsyndrom *(n)*. Allgemeine Bez. für psychische und neurologische Störungen bei Schädigung des Stirnhirns. Nach dem Ort der Schädigung wird ein *Orbitalhirnsyndrom (Stirnhirnbasis) von einem *Konvexitätssyndrom des Stirnhirns (äußere Wölbung) unterschieden (Stirnhirnsyndrom i.e.S.). Ursachen sind Verletzungen durch Trauma, Tumoren oder andere abgegrenzte örtliche Erkrankungen des Stirnhirns. – Bei ausgedehnter Schädigung beider Stirnhirnlappen können sich die Erscheinungen von Orbitalhirnsyndrom und Konvexitätssyndrom mischen.
fr: syndrome du lobe frontal; *e:* frontal lobe syndrome.

Stock-Spielmeyer-Vogt-Syndrom *(n)*. Jugendliche Form der familiären amaurotischen Idiotie (s.d.). Beginn: 6.–10. Lj. Symptome: zunehmende Erblindung (Optikusatrophie). Kein typischer Befund an der Makula. Fortschreitender Verlust intellektueller Leistungen bis zur Idiotie. Auftreten affektiver Störungen. Zunehmende Bereitschaft zu epileptischen Anfällen. Je nach hauptsächlichem Sitz der Erkrankung zusätzliche neurologische Symptome (Kleinhirnstörungen, Parkinsonismus). Der Tod tritt nach 10jährigem oder längerem Verlauf ein.
fr: maladie de *Spielmeyer-Vogt*, forme juvenile de la maladie de *Tay-Sachs; e: Spielmeyer-Vogt*'s disease, *Batten-Mayou*-syndrome.
Syn.: Batten-Mayou-Syndrom, zerebromakuläre Dystrophie.

Störring, Gustav geb. 24. 8. 1860 Voerde, gest. 1. 12. 1947 Göttingen. Psychologe und Psychopathologe. Prof. in Zürich, Straßburg und Bonn. Bedeutende Arbeiten auf dem Gebiete der Gefühlspsychologie. Stellte Verbindungen zwischen klinischer Psychopathologie und Psychologie her. Wurde durch sein Buch »Vorlesungen über Psychopathologie« (Leipzig, 1900) Begründer einer psychopathologischen Methodenlehre (*Psychopathologie).

Störung *(f)*. Im DSM-III-R anstelle von »Krankheit« allgemeinste Bez. für psychisch Andersartige. Die Bez. wird nur in zusammengesetzten Ausdrücken gebraucht und nicht selbst definiert. Beispiele (*DSM-Anhang): *Persönlichkeitsstörung, *Somatoforme Störung, *Störungen der Geschlechtsidentität, *Störungen durch psychotrope Substanzen; aber auch neurotische Störung (für *Neurose) und psychotische Störung (für *Psychose).
e: disorder.

Störung, frühe *(f)*. In der psychoanalytischen Umgangssprache Bez. für psychische Störungen, deren Ursprung in der seelischen Entwicklung der ersten Lebensmonate oder -jahre vermutet wird. Gewöhnlich als übergeordnete Bez. für narzißtische Charakterstörungen und Schizophrenie gebraucht.
e: early disturbance.

Störungen, agnostische *(f, pl)* *Agnosie.

Störungen der Geschlechtsidentität *DSM-Anhang.

Störungen der Impulskontrolle *DSM-Anhang.

Störungen durch psychotrope Substanzen *DSM-Anhang.

Störungen mit Aufmerksamkeitsdefizit *DSM-Anhang.

Störungen mit exzessiver Schläfrigkeit (SES) *DSM-Anhang.

Störungspsychismus *(m)*. (*H. Binder*, 1936). Teil der *Zwangskrankheit. Im *Bewußtseinsstrom des Zwangskranken tauchen als erstes Erlebnisse auf, die für den Betreffenden den Charakter des Fremdartigen und Unstimmigen tragen und gleichzeitig fremdartig wirken. Erst sekundär entwickeln sich als *Abwehrpsychismus die Zwangssymptome.
fr: psychisme de trouble; *e:* disturbance psychism.

Stoff *(m)*. Im Drogenjargon Sammelbez. für alle *Drogen (2).
e: stuff.

Stoffwechselpsychosen *(f, pl)*. Sammelbez. für psychische Krankheiten, die durch Stoffwechselstörungen hervorgerufen werden; z.B. körperlich begründbare Psychosen bei Zuckerkrankheit, Magersucht, Fettsucht, Gicht.
fr: psychose par troubles métaboliques; *e:* metabolism psychosis.

Stottererschule *(f)*. Spezialinstitut zur Behandlung von Stotterern. Es werden vor allem solche Stotterer behandelt, bei denen die soziale Umgebung ungünstigen Einfluß hat, frustrierend, ironisch oder nicht kooperativ ist.
fr: institut des bègues.

Stottern *(n)*. Sprechstörung durch krampfartige Koordinationsstörung der Sprechmuskulatur. Einzelne Silben werden wiederholt, andere können nicht ausgesprochen werden. – Die Ursachen sind komplex. In 10–60% der Fälle spielen Erbfaktoren eine Rolle (Logopathie); viele Stotterer sind umgelernte Linkshänder; ausschlaggebend sind emotionale (neurotische) Faktoren. Stotterer werden oft durch Schüchternheit gehindert, ihre Gedanken in passende Worte zu kleiden. Vorkommen bei 0,5–1,5% der Bevölkerung; bei Jungen drei- bis viermal häufiger als bei Mädchen. Erstmaliges Auftreten meist zwischen dem 3. und 7. Lj. –

Das Phänomen ist nicht dauernd, sondern intermittierend vorhanden; es verschwindet beim Singen oder bei Ablenkung. – Die Behandlung erfolgt durch phonetisch-pädagogische Methoden mit Unterstützung durch Psychotherapie (Beispiel: König Georg VI. von England). Einzelne Stotterer überwinden die Störung aus eigener Kraft (Beispiel: Demosthenes). Die besten Ergebnisse werden vor dem 7. Lj. und nach dem 18. Lj. erzielt.
fr: bégaiement, dysphémie; *e:* stuttering, stammering, lisping, dysphemia.
Syn.: Anarthria syllabaris, Balbuties, Dysarthria syllabaris, Dysphemia.

STP 2,5-Dimethoxy-4-methylamphetamin. Synthetische Rauschdroge, seit 1967 zunächst als Super-LSD bekannt. Gegenüber LSD stärkere Tendenz, toxische Psychosen mit *Panik zu erzeugen. Neuroleptika heben die Drogenwirkung nicht auf (Gegensatz zu LSD), sondern können zu Atemlähmung, Krämpfen und extrapyramidalen Symptomen führen.
e: STP.
Syn.: DOM.

Strachey, Alix geb. Sargant-Florence. geb. 4. 6. 1892 Nutley, New Jersey; gest. 28. 4. 1973, England. Englische Psychoanalytikerin. Übersetzerin psychoanalytischer Werke, u.a. von *Melanie Klein* und *Freud.* Seit 1920 verheiratet mit *James *Strachey.*

Strachey, James geb. 26. 9. 1887 Bayswater, gest. Mai 1967. Englischer Psychoanalytiker. Übersetzer der Werke **Freud*s ins Englische. Diese «*Standard Edition« wurde eines der wichtigsten Übersetzungswerke des 20. Jahrhunderts. – Biographisches: *P. Meisel* und *W. Kendrick* (Hg.): »Bloomsbury/Freud. The Letters of James and Alix Strachey 1924–1925«, New York 1985.

Strafbedürfnis *(n).* (*S. Freud*). Innerlich erlebtes Bedürfnis nach Schmerzen oder einem anderen Übel als Strafe für eine wirkliche oder vermeintliche Schuld. Das Strafbedürfnis scheint dem *Lustprinzip zu widersprechen. Das Gefühl ist jedoch die Antwort auf unbewußte infantile Wünsche (meist aggressiver Art) gegenüber einem *Objekt, die vom *Ich nicht akzeptiert werden. Vor die Wahl zwischen Gewissensangst und Strafe gestellt, erscheint das Strafbedürfnis als das geringere Übel. Analytische Psychotherapie macht es dem Patienten durch Bewußtmachen der infantilen Wünsche möglich, die Selbstverantwortung für die *Schuldgefühle bzw. das Strafbedürfnis zu übernehmen.
fr: besoin de punition; *e:* need for punishment.

Strangulation *(f).* **1.** Erdrosselung. **2.** Form sexueller Perversion. Sexuelle Befriedigung ist gebunden an gleichzeitige teilweise Selbststrangulation. Wegen der häufigen Wiederholung kann leicht versehentlich Todesfolge eintreten (Gefahr der Verwechslung mit Fremdverschulden!). Vorkommen häufig zusammen mit sadomasochistischen Praktiken.
e: hanging perversion.

Strangulationspsychose *(f).* Durch vorübergehende, kurzdauernde Strangulation (bei mißglückten Erhängungs- oder Erdrosselungsversuchen) entstehende Psychose. Symptomatik und Verlauf entsprechen der akuten traumatischen *Ödempsychose aus anderer Ursache.
fr: psychose par étranglement; *e:* strangulation psychosis.

Strebung *(f).* Psychischer Antrieb beim Menschen. Ist syn. mit *Trieb, wird aber bevorzugt, da die Bezeichnung »Trieb« oft mit einem negativen Werturteil verbunden wird.
fr: instinct, pulsion; *e:* instinct, impulse, drive.

Streckenprognose *(f).* (*E. Bleuler,* 1916). »Voraussage, wie weit die [psychische] Krankheit innerhalb absehbarer Zeit fortschreiten werde: Kann man bald einen Stillstand oder eine gewisse Rückbildung erwarten? Wird der Kranke durch Verblödung bald unfähig? Oder wird er sich trotz der Krankheit noch halten können? Und unter welchen Umständen?« Betrifft vor allem die Vorhersage des Verlaufs bei Schizophrenie, manisch-depressiver Erkrankung und Epilepsie.

Strecksynergismen *(m).* Anfallsartig auftretende tonische Verkrampfung der Streckmuskulatur des Rumpfes bei gleichzeitiger Verkrampfung der gesamten Extremitätenmuskulatur. Vorkommen: bei Hirntraumen, Tumoren in der hinteren Schädelgrube (insbesondere des Kleinhirns), bei besonders starker Drucksteigerung in der Schädelkapsel. Entstehungsmechanismen: Durch Drucksteigerung wird ein Teil des oberen Hirnstammes in den Tentoriumschlitz gepreßt. Dabei werden die versorgenden Arterien abgeschnürt. Dies hat den Ausfall der Funktionen des Versorgungsbereichs zur Folge. Infolgedessen werden die den Muskeltonus steigernden Strukturen des unteren Hirnstamms enthemmt. Daraus folgt die extreme Steigerung des Muskeltonus. – Bei einem Hirntrauma kann es unmittelbar zum Funktionsausfall derselben Strukturen kommen, so daß augenblicklich Strecksynergismen auftreten. – Es besteht kein Zusammenhang mit Epilepsie. Nur das äußere Erscheinungsbild hat eine

gewisse Ähnlichkeit mit tonischen epileptischen Anfällen.
Syn.: Dezerebrationsanfall, Hirnstammanfall, zerebellarer Anfall, zerebelläre Epilepsie.

Streichen *(n).* Von *F. A.* **Mesmer* begonnene und vielfach imitierte Technik zur Herbeiführung einer magnetischen Krise (später als Hypnose erkannt). Der Therapeut sitzt dem Patienten gegenüber, dabei berühren seine Knie die Knie des Patienten. Er hält die Daumen des Patienten fest in seinen Händen, sieht ihm starr in die Augen, berührt sein Hypochondrium (Oberbauch) und streicht ihm dann über die Glieder. Dies führt zu eigentümlichen Gefühlen und Krisen, die Heilung bewirken.

Streitsucht *(f)* *Pseudoquerulant.

Strephosymbolie *(f).* (*Orton*). Seitenverkehrte Wahrnehmung von Gegenständen und Schriftzeichen (»wie im Spiegel«). Z.B. ein p wird für ein q gehalten. *Orton* führt dies auf eine nicht ausreichende Dominanz der entsprechenden Hemisphäre zurück.
fr: stréphosymbolie; *e:* strephosymbolia.

Streß *(m).* (*H. Selye*). Die Verletzung der Integrität des Organismus durch abnorme Belastung vorwiegend der vegetativen Funktionen (z.B. durch Verbrennung), die ein allgemeines Adaptationssyndrom des Körpers (auf dem Wege über eine Ausschüttung von Hypophysenhormonen) auslösen kann.

Streß, psychischer *(m).* Belastendes Erlebnis, das im Zusammenhang mit anderen Faktoren oder allein eine körperliche, psychische oder psychosomatische Krankheit zur Folge hat. Die Bez. wird somit analog zu *Streß verwendet. Durch Erfassung von *Life events z.B. in der **Holmes-Rahe*-Skala wurde eine empirische Streßforschung begründet.
fr: stress psychique; *e:* psychic stress.

Streßimpfungstraining *(n).* Form der kognitiven Psychotherapie (s.d.). Nach der Einübung kognitiver Sichtweisen (*Kognition) werden neu erlernte Bewältigungstechniken in den typischen Belastungssituationen (= Streß) erprobt und eingesetzt. Besonders erfolgreich bei Ängsten, Ärger, Wutausbrüchen und Schmerzen.

Streßreaktion, emotionale *(f)* *Katastrophenreaktion.

Striatumepilepsie *(f)* *Hirnstammanfall, tonischer.

Strictura hysterica *(f).* Krampfartige Zusammenziehung der Speiseröhrenmuskulatur mit Erschwerung des Schluckens. Hysterisches Konversionssymptom.
fr: stricture hystérique; *e:* hysterical stricture.

Stroudolimie *(f).* Spatzenappetit. Geringer Appetit. *Bulimie.
fr: stroudolimie; *e:* stroudolimia.

Struktur, psychosomatische *(f).* (*M. Marty* und *M. De M'Uzan*, 1963; *M. Fain*, 1966). Persönlichkeit *psychosomatisch Kranker. Merkmale: 1. Neigung zu sehr konkretem Denken (*Denken, operatives); 2. Neigung, sich in jedermann wiederzuerkennen (*Reduplikation, projektive); 3. Hemmung der Phantasietätigkeit. Die soziale Auffassung ist ausgezeichnet, man findet kaum neurotische Symptome. Es bestehen Ich-Störungen in Form teilweiser Unreife. Sind allein ihrem Über-Ich preisgegeben, so daß das Bewußtsein zum direkten Ausdruck des Über-Ich wird. Spannungen führen oft unmittelbar – nicht über psychische Prozesse – zu psychosomatischen Symptomen. In einer psychosomatischen Regression gibt es ein primitives Abwehrsystem. – *Vorkommen:* bei Migräne, Allergie, Urticaria, essentiellem Bluthochdruck, Magengeschwüren, Glaukom, Lungentuberkulose. – Die Therapie bezweckt, die Vorstellungstätigkeit zu fördern. – Die Bez. für das von den frz. Autoren ausgearbeitete Konzept wurde von *J. Cremerius* (1977) geprägt. Nach *Cremerius* handelt es sich *nicht* um eine spezifische Struktur.
fr: structure psychosomatique; *e:* psychosomatic structure.

Struktur, seelische *(f).* **1.** *Persönlichkeit, welche eine zwar komplexe, in sich aber stabile Organisation miteinander verknüpfter Wesenszüge darstellt. **2.** Gewohnheitsmäßige Art zu reagieren. Im Laufe lebensgeschichtlicher Entwicklung, durch erfolgreiche oder erfolglose Reaktion auf Lebenssituationen entstandene Reaktionsbereitschaften, die zusammen mit jeder neuen Lebenssituation das Verhalten bestimmen. **3.** In psychoanalytischer Sicht soviel wie Charakter. Die Kräfte des *Es werden im Laufe eines lebenslangen Prozesses durch die Kräfte des *Über-Ich so abgewandelt, daß sie für das *Ich akzeptabel werden. Die einzelnen Wesenszüge sind daher Ergebnis von *Reaktionsbildung oder *Sublimation.
fr: structure psychique; *e:* mental structure.

Strukturalismus *(m).* (*R. Jakobson*, 1929). Zuerst in der Linguistik angewandter, dann auf viele Wissenschaftsdisziplinen übertragener methodischer Begriff. Das Ganze wird in die Teile zerlegt, aus denen es zusammengesetzt gedacht werden kann. Bei diesem Vorgang werden sonst unerkannt bleibende Eigenschaften sichtbar. Besonders häufig wird mit Gegensatzpaaren gearbeitet (Opposition), z.B. Segmentation und Klassifikation, Autonomie und Integration, Statik und Dynamik, Konkurrenz und Sequenz, Kode und Mitteilung, Kontiguität und Ähnlichkeit, Zeichen und Wert, Form und Substanz, Grammatik und Semantik, Bedeutung und gegenständlicher Bezug, Objekt- und Metasprache, Inter- und Intrakommunikation, Invarianz und Variation, Kreation und Diffusion, Partikularismus und Konformismus, Figur und Hintergrund.

Strukturanalyse *(f).* **1.** (*K. Birnbaum,* 1919, 1923). Versuch, Psychosen aus dem Zusammenwirken verschiedenartiger Kräfte zu verstehen. Dabei stehen auf der einen Seite die Äußerungsformen, die mit dem eigentlichen Krankheitsprozeß selbst verbunden sind und »pathogenetisch« genannt werden. Das klinische Bild wird aber gleichzeitig bestimmt bzw. gefärbt durch mehr zufällige, »pathoplastische« Erscheinungen, die durch Konstitution, Alter, Geschlecht, Charakter, Milieu, Situation, Erlebnisse u.a. geprägt werden. An der Spitze dieses hierarchisch gedachten »Aufbaus der Psychose« steht somit der Krankheitsprozeß mit seinen Äußerungsformen und prädisponierenden (vorbereitenden) Faktoren, denen sich die anderen »Aufbaumomente« von geringerer »klinischer Dignität« unterordnen. Sie werden zusammengefaßt als präformierende (vorbildende) und provozierende (auslösende) Faktoren. Die »klinische Wertigkeit« der einzelnen Erscheinungen innerhalb des »polymorphen Aufbaus der Psychose« kann von Fall zu Fall stark wechseln. Die Strukturanalyse entspricht in der Berücksichtigung verschiedener Faktoren zur Erklärung eines psychotischen Bildes der gleichzeitig entstandenen »mehrdimensionalen Betrachtungsweise« *E. Kretschmer*s. Im Gegensatz zu dieser geht es ihr aber um die Herausarbeitung »letzter klinischer Gegebenheiten« (*Birnbaum*) von pathogenetischen Grundformen, indem alles Zufällige und Individuelle ausgeschaltet wird. **2.** (*E. Berne*). In der *Transaktionsanalyse die Untersuchung der drei Ich-Zustände (Eltern-Ich, Erwachsenen-Ich, Kind-Ich), welche das Verhalten eines Menschen gegenüber anderen Menschen sowie sein Selbsterleben bestimmen.

Strukturierung *(f).* Nach gestalttheoretischen Untersuchungen läßt sich beim Wahrnehmungsvorgang eine Tendenz feststellen, die einzelnen wahrgenommenen Elemente spontan zu einer gestalthaften Organisation zusammenzufügen. Dieser Vorgang heißt Strukturierung. Sie läßt sich z.B. an der Einteilung des Sternenhimmels nach Sternbildern erkennen. Bei Bewußtseinstrübung und Amentia läßt die Fähigkeit zur Strukturierung nach, so daß es zu Fehldeutungen der Wahrnehmung kommt.

Strukturneurose *(f).* Selten gebrauchtes Syn. für *Kernneurose.

Strukturpathologie *(f).* In der Psychoanalyse Sammelbez. für eine Theorie behandlungsbedürftiger psychischer Veränderungen, welche der Persönlichkeit zugerechnet werden, z.B. narzißtische *Charakterneurosen, *Borderline-Neurosen und *Borderline-Persönlichkeitsstörungen. Wird einer *Konfliktpathologie gegenübergestellt.

Strukturpsychologie *(f).* **1.** I.w.S. seit ca. 1890 in Deutschland entstandene, von *W. Dilthey* ausgehende psychologische Richtung, die im Gegensatz zur elementarpsychologischen Assoziationstheorie die Bedeutung des Ganzen als einer strukturellen Einheit betont und den aus der Antike übernommenen Satz, daß das Ganze mehr sei als die Summe seiner Teile, in zeitgemäßer Form untermauert. Zur Strukturidee gehört ferner: Die Beziehungen der Einzelheiten untereinander werden durch Interpretation dargestellt. Die wichtigsten Eigenschaften treten hervor, wenn man sie in Opposition zueinander setzt (z.B. Bezeichnung und Bezeichnetes, Vordergrund und Hintergrund). – Die verschiedenen Schulen haben jeweils psychopathologische Arbeiten nach sich gezogen, welche sich bei den drei folgenden Schulen einordnen lassen. 1. Gestaltpsychologie (Berliner Schule), 2. genetische Ganzheitspsychologie (Leipziger Schule), 3. Strukturpsychologie i.e.S. (Grazer Schule). **2.** I.e.S. Grazer oder Österreichische Schule (*Chr. v. Ehrenfels*) der Strukturpsychologie. Vorherrschen einer Ganzheitsidee nach dem Paradigma der Melodie. In ihr sind zwar einzelne Töne unterscheidbar, aber erst ihre Verbindung zu einer einheitlichen Gestalt, innerhalb deren jedem Ton eine besondere Bedeutung zugemessen wird, ihre Strukturierung also, führt zur Melodie. – Psychiatrische Anwendung *Strukturanalyse *Birnbaum*s.

fr: psychologie des formes; *e:* structural psychology.

Strukturtheorie *(f).* Syn. für *Strukturpsychologie.

fr: théorie des formes; *e:* gestalt-theory.

Strukturverformung mit Psychose *(f).* (*G. Huber*). Veränderung der Persönlichkeit eines Schizophrenen, bei welchem gleichzeitig Erscheinungen der schizophrenen Psychose erkennbar bleiben. *Defekt, schizophrener.

Strukturverformung ohne Psychose *(f)*. (*G. Huber,* 1979). Unterform des schizophrenen Defekts (s.d.). Nach Durchmachen einer schizophrenen Erkrankung bleibt eine Verformung des Charakters in Form des Sonderlinghaften oder Originellen bestehen. Die Diagnose der Schizophrenie ist ohne Kenntnis der Vorgeschichte nicht möglich.

Strukturverschiebung (in der Ehe) *(f)*. (*Th. Lidz,* 1957). Besondere Form gestörter Ehestruktur in der Familie von Schizophrenen. Die Ehen sind scheinbar normal und unauffällig. Der Ehemann ist aber in der Familie unzulänglich und übernimmt außer dem Broterwerb keine Verantwortung. Oder der Mann kann den Schein von Tüchtigkeit nur mit unbegrenzter Unterstützung durch eine masochistische Ehefrau aufrechterhalten. *Ehespaltung.
e: marital skew.

Stütztherapie *(f)* *Psychotherapie, unterstützende.

Stützungsbehandlung *(f)* *Psychotherapie, unterstützende.

Stummheit, hysterische *(f)*. Syn. für *Mutismus, neurotischer.

Stumpfheit *(f)*. Alte Bez. für Mangel an Empfindsamkeit des Gemüts; Grobheit des Gefühlslebens.
fr: engourdissement; *e:* hebetude.

Stumpfsinnigkeit *(f)*. Obsol. Eindeutschung von *Hebetudo sensuum.

Stupemania *(f)*. Syn. für *Stupor, manischer.

Stupidität *(f)*. (*Georget,* 1820). In der Psychiatrie des 19. Jahrhunderts wichtiges Krankheitsbild. Es wurden darunter alle Zustände mit einer Schwäche der intellektuellen Fähigkeiten verstanden, soweit sie nicht zur *Demenz, zum Schwachsinn oder zur Melancholie rechneten und heilbar waren. Unter den Symptomen wurden eine Hemmung der Ideenassoziationen (»mir fällt nichts ein«), Fehlen einer bestimmten Stimmung und Apathie hervorgehoben. Sie entspricht verschiedenen gegenwärtigen Krankheitsbildern: depressiver Stupor, katatoner Stupor, epileptischer Dämmerzustand, posttraumatischer Dämmerzustand. – Die Bez. lebt umgangssprachlich fort und bedeutet dann Mangel an Intelligenz und geistiger Beweglichkeit. – In der älteren Literatur teilweise auch Syn. für *Stupor.
fr: stupidité; *e:* stupidity.
Syn.: akute heilbare Demenz.

Stupor *(m)*. Erstarrung, Betäubung. Abnormer Zustand mit Fehlen jeglicher körperlicher oder psychischer Aktivität. Erkennbar daran, daß der Kranke trotz wachen Bewußtseins in keiner Weise auf Versuche reagiert, mit ihm in Beziehung zu treten; das Gesicht bleibt starr, der Blick ausdruckslos, die Mimik läßt keine emotionale Regung erkennen, spontane Bewegungen fehlen, evtl. besteht *Negativismus, selbst auf Schmerzreize erfolgt keine Reaktion, sprachliche Äußerungen bleiben aus (*Mutismus), die Nahrung muß mit der Sonde zugeführt werden, Stuhl- und Harnabgang werden nicht angezeigt. Je nach Ursache werden verschiedene Stuporzustände unterschieden (s. die folgenden Stichwörter). Abweichend vom deutschen Sprachgebrauch bedeutet Stupor im Englischen außerdem soviel wie Bewußtlosigkeit aus organischer Ursache.
fr: stupeur; *e:* stupor.

Stupor acutus *(m)*. Obsol. Syn. für *Dementia acuta.

Stupor, affektiver *(m)*. Syn. für *Emotionsstupor.

Stupor, akinetischer *(m)*. Syn. für *Mutismus, akinetischer.

Stupor, anergischer *(m)*. (*Newington*). Energieloser Stupor. Stupor mit vollständiger Erschlaffung der Muskeln und Regungslosigkeit. In der alten Psychiatrie auch Syn. für *Demenz, primäre.
fr: stupeur anergique; *e:* anergic stupor.
Syn.: schlaffer Stupor, hypotonischer Stupor.

Stupor, benigner *(m)*. Stupor, bei dem mit Wiederherstellung der Gesundheit nach kürzerer oder längerer Zeit zu rechnen ist; vor allem bei psychogenem und depressivem Stupor.
fr: stupeur bénigne; *e:* benign stupor.

Stupor, depressiver *(m)*. Durch hochgradige Denk- und Willenshemmung bedingter Stupor bei endogener Depression. Der Zustand gilt als gefahrdrohend, weil es plötzlich aus dem Stupor heraus zu einem Erregungszustand mit gewaltsamen Selbsttötungshandlungen kommen kann. Nach Beendigung des Zustandes besteht meist nur eine summarische Erinnerung daran.
fr: stupeur mélancolique; *e:* depressive *oder* melancholic stupor.

Stupor, emotioneller *(m)*. Syn. für *Emotionsstupor.

Stupor, epileptischer *(m)*. Form epileptischer Psychosen. Nach *Kraepelin* sind es »Zustände längerer, tiefer Bewußtslosigkeit mit mehr oder weniger vollständiger Unterdrückung äußerer Willenshandlungen. Die Kranken sind benommen, unbesinnlich, unklar über ihre Umgebung, ihre Lage, verstehen weder die an sie gerichteten Fragen noch die Vorgänge in ihrer Umgebung, kümmern sich auch nicht um sie.

Öfter scheint es sich einfach um eine hochgradige Unklarheit der Auffassung und des Denkens zu handeln.« Wahn, Sinnestäuschungen, ekstatische Erlebnisse sowie triebartige Selbstmordversuche und plötzliche Angriffe auf die Umgebung können ebenfalls vorkommen. Nachher besteht eine Erinnerungslücke. Die Zustände können im Anschluß an einen Grand-mal-Anfall (postepileptischer Stupor) oder ohne Verbindung mit einem Anfall auftreten.
fr: stupeur épileptique; *e:* epileptic stupor.

Stupor, gespannter *(m)*. Syn. für *Katatonie.

Stupor, hypotonischer *(m)*. Syn. für *Stupor, anergischer.

Stupor, kataton(isch)er *(m)* *Katatonie.
fr: stupeur catatonique; *e:* catatonic stupor.

Stupor, lethargischer *(m)*. Obsol. Syn. für *Trance.

Stupor, manischer *(m)*. Manisch-depressiver Mischzustand, bei dem trotz manisch gehobener Grundstimmung und ideenflüchtigen Denkens eine Bewegungslosigkeit infolge Willenshemmung besteht. »Die Kranken sind gewöhnlich ganz unzugänglich, kümmern sich nicht um ihre Umgebung, geben keine Antwort, sprechen höchstens leise vor sich hin, lächeln ohne erkennbaren Anlaß, liegen vollkommen still im Bett oder nesteln an ihren Kleidern und Bettstücken herum, putzen sich in abenteuerlicher Weise heraus, alles ohne Zeichen von äußerer Unruhe oder gemütlicher Erregung.« (*Kraepelin*) Dieser Zustand gab *Kraepelin* den ersten Anstoß zur Untersuchung manisch-depressiver *Mischzustände.
fr: stupeur maniaque, manie akinétique; *e:* manic stupor.

Stupor, melancholischer *(m)*. Syn. für *Stupor, depressiver.

Stupor miliaris *(m)*. Obsol. Bez. für Mißempfindungen in Fingern und Zehen nach Schweißfrieseln (Febris miliaris).

Stupor, negativistischer *(m)*. Zustandsbild der *Katatonie mit besonders ausgeprägtem *Negativismus. »Starre, undurchdringliche Abschließung gegen alle äußeren Einwirkungen, die sich mit einer bis an die Grenze des Möglichen getriebenen Unterdrückung aller natürlichen Regungen verbindet.« (*Kraepelin*)

Stupor, postepileptischer *(m)*. Form des epileptischen Stupors, der nach einem Anfall (meist Grand-mal-Anfall) auftritt.
fr: stupeur postépileptique; *e:* postconvulsive stupor.

Stupor, postkonvulsiver *(m)* *Stupor, postepileptischer.

Stupor, psychogener *(m)* *Emotionsstupor.

Stupor, schizophrener *(m)* *Katatonie.

Stupor, schlaffer *(m)*. Syn. für *Stupor, anergischer.

Stupor vigilans. Obsol. Syn. für *Katalepsie.

Stuprum *(n)*. Alte Bez. für illegalen Sexualverkehr. Meist aber in der Bedeutung eines gewaltsamen Verkehrs (Stuprum violentum) gebraucht. *Notzucht.

Sturzanfall *(m)*. Seltene Anfallsform der Epilepsie mit myoklonisch-astatischem Petit mal. Kennzeichnend ist plötzlicher Tonusverlust mit Zusammenklappen der Beine und Hinstürzen. In leichteren Fällen kommt es nur zu einem Einknicken in den Knien. Dauer höchstens einige Sek. Im EEG meist mehrere Krampfherde mit ausgeprägter Generalisierungstendenz. Symptomatologisch oft nicht vom eigentlichen akinetischen Anfall (s.d.) zu unterscheiden. Unterscheidung oft nur durch das EEG möglich. Prognose meist nicht günstig. Oft therapieresistent. Vorwiegend bei Kindern mit schweren Hirnschäden. Kombination mit großen Anfällen häufig.
e: drop seizure.

Sturzbad *(n)*. Im 19. Jahrhundert viel geübte Behandlungsmethode bei psychischen Krankheiten. Der Kranke wurde unvorhergesehen mit kaltem Wasser übergossen.

Subdelir(ium) *(n)*. Nicht voll zur Entwicklung kommendes Delirium tremens. *Prädelirium tremens.
fr: subdélire; *e:* subdelirium.
Syn.: Abortivdelir.

subdepressive Verstimmung *(f)*. Mäßig ausgebildeter, aber gewöhnlich lang anhaltender Zustand von *Depression.

subjektive Anamnese *(f)*. Syn. für *Eigenanamnese.

subkortikaler Anfall *(m)* *Anfall, subkortikaler.

Sublimation *(f)*. (*Freud*). *Sublimierung.

Sublimierung *(f)*. Umwandlung von sexueller Triebenergie in sozial hoch bewertete oder zumindest tragbare Formen der Aktivität. Die Bez. wurde als direkte Analogie zum chemischen Prozeß der Sublimation (direkter Übergang eines festen Körpers in einen gasförmigen Zustand) geprägt. Der Sexualtrieb stellt nach *Freud* (GW VII, 150) »der Kulturarbeit außerordentliche Kraftmengen zur Verfügung und dies infolge der bei ihm besonders ausgeprägten Eigentümlichkeit, sein Ziel verschieben zu können, ohne wesentlich an Intensität abnehmen zu können. Man nennt diese Fähigkeit, das ursprüngliche sexuelle Ziel gegen ein anderes, nicht mehr sexuelles, aber psychisch mit ihm

verwandtes zu vertauschen, die Fähigkeit zur Sublimierung«. Im Gegensatz zu einem reinen *Abwehrvorgang wird im unbewußten Vorgang der Sublimierung nicht das *Es vom *Ich gehemmt, sondern das Ich verhilft im Gegenteil zu äußerer Aktion und Triebabfuhr. Die Verwandlung bezieht sich hauptsächlich auf kreative künstlerische oder wissenschaftliche Leistungen und soziale Aktivitäten. Das Konzept der Sublimierung wird zwar im ganzen Werk *Freuds* immer wieder behandelt, doch fehlt eine einheitliche Konzeption, welche auch die Grenzen der Umwandlungsmöglichkeit erkennen läßt. Die Bez. wird in der psychoanalytischen und populärwissenschaftlichen Literatur sehr häufig gebraucht. Sie wurde schon im 19. Jahrhundert gebraucht und von *Nietzsche* in ihrem heutigen Sinn auf Geschlechts- und Aggressionstrieb angewendet. *Nietzsche:* »Gute Handlungen sind sublimierte böse.«
fr: sublimation; *e:* sublimation.

Submanie *(f)*. Syn. für *Hypomanie.

subnormal *(a)*. Unterhalb der Normbreite liegend. Bezieht sich vor allem auf die Entwicklung der Intelligenz: schwachsinnig.
fr: sousnormal; *e:* subnormal.

Subnormalität *(f)*. Verhaltensweisen außerhalb der Normalität. Schwachsinn.
e: subnormality.

Substanzabhängigkeit *DSM-Anhang.

Substanzmißbrauch *DSM-Anhang.

Substitution. Syn. für *Ersatzbildung.

Substupor *(m)*. Nicht vollständig ausgebildeter *Stupor.
fr: sous-stupeur; *e:* sub-stupor.

Sucht *(f)*. Körperliche und psychische Abhängigkeit von Drogen, wobei sowohl die körperliche als auch die psychische Abhängigkeit stark überwiegen kann. Das Suchtproblem hat drei gleichgewichtige Schwerpunktsbereiche: 1. Pharmakologie und Toxikologie: Eignung eines Stoffes zum Zwecke der Sucht; 2. Charakterologie und Psychiatrie: Ausgangspersönlichkeit und Entwicklung des Süchtigen, Wandlungen der süchtigen Persönlichkeit, körperliche Folgen; 3. Soziologie: Duldung von Suchtgewohnheiten innerhalb der Gesellschaft. – Nach der Definition der WHO ist Rauschgiftsucht ein Zustand periodischer oder chronischer Intoxikation, der für das Individuum und/oder für die Gemeinschaft schädlich ist und durch den wiederholten Gebrauch von Drogen erzeugt wird. Typische Merkmale sind: übermächtiger Wunsch, das Suchtmittel zu beschaffen; Tendenz zur Dosissteigerung; Abhängigkeit, die sich im Auftreten eines Entziehungssyndroms bei Entziehung äußern kann; schädliche Wirkung auf Individuum und Gesellschaft. Teilweise wird zwischen Sucht und *Gewöhnung unterschieden, was jedoch nicht mit Sicherheit möglich ist. Als Oberbegriff gilt nach Definition der WHO (1964) »Drogenabhängigkeit« (drug dependence), die von *Mißbrauch (drug abuse) unterschieden wird. Da eine individuelle Disposition meistens Voraussetzung ist und eine nur emotionale Abhängigkeit eventuell allein durch Gewöhnung hervorgerufen wird, kann eine für alle Fälle befriedigende Definition der Sucht nicht gegeben werden. – Gemeinsame und kennzeichnende Wirkung aller Suchtmittel ist nur teilweise die Euphorie; noch allgemeiner ist eine Durchbrechung der Kontinuität des Bewußtseins, wozu auch nichteuphorisierende Schmerz- und Schlafmittel geeignet sein können. Als Folge treten insbesondere Interesseverlust, Gleichgültigkeit, Selbstunsicherheit und Neigung zu Selbstentschuldigungen auf. Soziale Folgen sind beruflicher und sozialer Abstieg, Familienkonflikte, Ehescheidung, Gruppenwechsel, Führerscheinentzug u.a. – Unter den Suchtmitteln spielen Morphin und seine Abkömmlinge nicht mehr die wichtigste Rolle; Schlafmittel (Barbiturate und Nichtbarbiturate), Psychotonika oder modisches Gift (Cannabis [= Marihuana], LSD) spielen eine zunehmend wichtige Rolle. *Trunksucht unterliegt einer eigenen Beurteilung.
fr: toxicomanie; *e:* (drug)addiction, toxicomania.

Suchtdisposition *(f)* *Suchtgefährdung.

Suchtgefährdung *(f)*. Ausmaß der Gefahr, in eine Drogenabhängigkeit oder Sucht zu geraten. Wahrscheinlich ist jeder Mensch potentiell suchtgefährdet. Nach *Staehelin* sind jedoch besonders solche Menschen gefährdet, die bereits normalerweise Charaktereigenschaften und Neigungen zeigen, welche bei vorher unauffälligen Menschen erst im Laufe der Sucht hervortreten (*Entkernung der Persönlichkeit). Besonders gefährdet sind ferner selbstunsichere Psychopathen, die im Suchtmittel Selbstverwandlung und Sicherheit suchen; Neurotiker, die Leistungssteigerung oder Betäubung ihrer Problematik suchen; Personen, die durch ihren Beruf besonders leichten Zugang zu Suchtmitteln haben (Ärzte, Krankenschwestern, Apotheker).

Suchtstoffabhängigkeit *(f)*. Nach neuerer Terminologie (WHO 1964–1966) zu bevorzugende Sammelbezeichnung für *Sucht nach Drogen.

Suchtsyndrom *(n)* *Sucht.

süchtig *(a)*. An Sucht leidend.
fr: maniaque; *e:* manic.

Süchtiger *(m)*. An Sucht Leidender.
fr: toxicomane; *e:* addict.

Süchtigkeit *(f)*. **1.** I.w.S.: Syn. für Sucht. **2.** I.e.S.: das evtl. stark impulsive Verlangen nach einem bestimmten Suchtmittel bei schon bestehender Sucht. **3.** Die süchtige Fehlhaltung der Persönlichkeit, welche zur Entwicklung einer Sucht führt.

Suggestibilität *(f)*. **1.** I.w.S. die Fähigkeit, durch *Suggestion beeinflußt zu werden. **2.** I.e.S. abnorm große Unterwerfung in der Suggestion; besondere Beeinflußbarkeit und Empfänglichkeit für Suggestion. Vorkommen insbesondere bei Oligophrenie. In anderer Weise auch bei *Hysterie, nicht nur in Form einer besonderen Beeinflußbarkeit von außen (Heterosuggestibilität), sondern auch von innen (Autosuggestibilität). Auch bei Zuständen halben Erwachens, bei *Hirnleistungsschwäche und *Urteilsschwäche durch *Demenz kann es zu erhöhter Suggestibilität evtl. mit rechtlichen Folgen (Testamentsbeeinflussung) kommen.
fr: suggestibilité; *e:* suggestibility.

Suggestion *(f)*. Psychischer Vorgang, durch den ein Mensch unter weitgehender Umgehung der rationalen Persönlichkeitsbereiche dazu gebracht wird, unkritisch (ohne eigene Einsicht) Gedanken, Gefühle, Vorstellungen und Wahrnehmungen zu übernehmen. Die Bez. wurde von *James Braid* (1853) geprägt und bezeichnet zunächst nur die verbale Beeinflussung, die in einem bestimmten Stadium der *Hypnose erreicht werden kann. *Bechterew* sprach von einer Umgehung des Willens oder des Bewußtseins. *E. Kretschmer* definierte die Suggestion als »die nicht durch Gründe und Motive, sondern unmittelbar reizmäßig erfolgende Übertragung von Empfindungen, Vorstellungen und besonderen Willensantrieben«. *Freud* erklärte die Suggestion durch Wiederbelebung infantiler Objektbeziehungen (*Übertragung). Das Verhältnis vom Suggestor zum Suggerierten wird dem Machtverhältnis zwischen Eltern und Kind gleichgesetzt. Das Verhalten des Suggerierten entspricht insoweit dem eines Kindes. Nach anderen Analytikern (*Abraham, Jones*) ist die Suggestion auf die Vater-Imago zurückzu-führen. Das Ich löst sich von der Außenwelt ab und wendet sich dem eigenen Ich-Ideal zu. Vorstellungen von einer Omnipotenz der Gedanken werden wiedererweckt. Suggestion kann von einer fremden Person (*Heterosuggestion) oder in der eigenen Psyche (*Auto-Suggestion) bewirkt werden, sich auf Einzelindividuen oder Gruppen (*Masseninduktion) beziehen. Über die Verwendung der Suggestion zur Therapie *Suggestionstherapie.
fr: suggestion; *e:* suggestion.

Suggestion, materialisierte *(f)*. Obsol. Bez. der Hypnotiseure des 19. Jahrhunderts, die der *Placebo-Therapie entspricht.

Suggestion, posthypnotische *(f)*. Syn. für *Auftrag, posthypnotischer.

Suggestionstherapie *(f)*. Behandlung von körperlichen oder seelischen Störungen durch Suggestion. Hierzu sind viele verschiedene Methoden erarbeitet worden; die bekanntesten sind *Hypnose, *Protreptik und *autogenes Training. Beeinflußbar sind nicht nur funktionelle Beschwerden, vegetative Störungen, Spannungszustände, sondern auch Beschwerden (Schmerzen) durch Körperkrankheiten. Suggestionstherapie wird hauptsächlich angewandt bei Konzentrationsstörungen, leichteren Gedächtnisstörungen, Schlafstörungen, Lernschwierigkeiten, Gehemmtheit, phobischen Ängsten, *Tics, *Stottern, Migräne, Verdauungsstörungen, Warzen. Während Suggestivtherapie in der allgemeinärztlichen und nervenärztlichen Praxis häufig angewandt wird, wird sie von der Psychoanalyse sehr zurückhaltend beurteilt. *Freud* und *Breuer* hatten anfänglich Hypnose bei der kathartischen Methode verwendet, wobei sie den hypnotischen Auftrag gaben, verdrängte Erinnerungen wachzurufen. Später wurde diese Methode aber durch freie Assoziation und Interpretation des *Widerstandes ersetzt. Die Suggestionstherapie führt nach Ansicht vieler Analytiker, wenn sie das Symptom beseitigt, zu einer *Übertragung auf den Therapeuten, welche den Patienten in Unselbständigkeit beläßt, wenn sie nicht ihrerseits analysiert und intrepretiert wird.
e: suggestion therapy.

suggestiv *(a)*. Mit Suggestion zusammenhängend. Eine Suggestion beinhaltend.
fr: suggestif; *e:* suggestive.

Suggestivbehandlung *(f)* *Suggestionstherapie.

Suggestivtod *(m)* *Tod, psychogener.

suicidal *(a)* *suizidal.

Suizid *(m)*. Absichtliche Vernichtung des eigenen Lebens. Die deutsche Bezeichnung »Selbsttötung« ist der geläufigeren Bezeichnung »Selbstmord« vorzuziehen, da ein Mord nicht vorliegt. Als Mittel dienen Schlafmittelvergiftung, Vergiftung mit anderen Medikamenten, Gasvergiftung, Erhängen, Überfahrenlassen, Ertränken, Erschießen, Öffnen der Puls-

adern oder andere Schnittverletzungen. Suizide kommen bei allen psychischen Krankheiten vor, insbesondere bei endogenen Depressionen. Bei weitem die größte Zahl von Suiziden wird jedoch von Geistesgesunden als Endpunkt einer abnormen seelischen Entwicklung vorgenommen. Dabei wird häufig fälschlicherweise angenommen, daß diejenigen, die mit Suizid drohen, diesen nicht ausführten. Die Statistiken zeigen, daß in 75% der erfolgreichen Selbsttötungen vorher damit gedroht worden war. Psychodynamisch kann der Suizid meistens als aggressiver Akt gegen eine geliebte Person oder gegen die mitmenschliche Umwelt gedeutet werden. *S. Freud* sagt hierzu: »... daß vielleicht niemand die psychische Energie, sich zu töten findet, der nicht erstens dabei ein Objekt mittötet, mit dem er sich identifiziert hat und der nicht zweitens dadurch einen Todeswunsch gegen sich selbst wendet, welcher gegen eine andere Person gerichtet war«. Daß allgemeine aggressive Tendenzen eine Rolle spielen, geht daraus hervor, daß im 2. Weltkrieg in allen kriegführenden Ländern die Suizidrate um 30% sank, während sie in den neutralen Ländern gleich hoch blieb. Die jährliche Suizidrate (bezogen auf 100000) beträgt für die Bundesrepublik 20; Vereinigte Staaten 10,5; Irland, Neuseeland, Chile 6; Japan, Schweden, Dänemark, Österreich 20. Im Gegensatz zum *Suizidversuch ist in allen Industrieländern die Suizidrate der Männer 2- bis 4mal so hoch wie die der Frauen. Die Suizidtendenz nimmt mit zunehmendem Alter deutlich zu. Vor dem 10. Lebensjahr sind Suizide selten, bei 65jährigen Männern beträgt die Suizidrate mehr als 55 auf 100 000. Die unteren und oberen sozialen Schichten sind in Europa besonders gefährdet, die Mittelschichten weniger. Einzelne Berufszweige haben besonders hohe Suizidraten, z.B. Ärzte, insbesondere Nervenärzte. *Bilanzselbstmord, *Selbstmordchantage.
fr: suicide; *e:* suicide.
Syn.: Freitod, Selbstmord, Selbsttötung, Selbstvernichtung.

Suizid, erweiterter *(m)*. Selbttötung, der die Tötung meist naher Familienangehöriger (Kinder, Ehepartner) vorausgeht. Für die Begriffsbestimmung ist wichtig, daß der Entschluß zur Selbsttötung vor der Tötung der anderen gefaßt wurde; andernfalls handelt es sich um einen Tötung(sversuch) mit anschließendem Suizid. Vorkommen besonders bei endogener Depression.
fr: suicide collectif; *e:* collective suicide.
Syn.: Mitnahmeselbstmord.

Suizid, gemeinsamer *(m)*. Unter zwei oder mehr Personen verabredete Selbsttötungshandlung.

suizidal *(a)*. Selbstmordgefährdet. Sich mit Gedanken an Selbsttötung beschäftigend.

Suizidalität *(f)*. Suizidneigung. Neigung zur Selbsttötung. Das Außmaß der bei einem Kranken bestehenden Tendenz, sein Leben zu beenden. Stellt »das Integral aller aktuellen seelischen Kräfte und Funktionen (dar), welche zu einer Selbstmordhandlung tendieren« (*W. Pöldinger*, 1968). Die Beurteilung der Suizidalität ist die wichtigste Grundlage für Behandlungsmaßnahmen, insbesondere für die Entscheidung der Frage, ob Klinikaufnahme notwendig ist.
e: suicidal tendency *oder* potential.

Suizidant *(m)*. Selbstmörder.

Suizident *(m)*. Person, die einen *Suizidversuch unternommen hat.

Suizidgefahr *(f)* *Suizidalität.

Suizidgefährdung *(f)*. Gefährdung des Lebens durch Selbsttötungsabsichten. Diese ist anzunehmen, wenn eine Person sich aufgrund ihres bisherigen Lebensverlaufs, der besonderen Lebenssituation und/oder des Vorhandenseins einer bestimmten Krankheit in einem Zustand befindet, in dem nach ärztlicher Erfahrung mit einer Selbsttötungshandlung zu rechnen ist. Die Gefahr ist besonders groß, wenn Vorbereitungen zur Ausführung der Handlung (z.B. Sammeln von Tabletten) getroffen werden.

Suizidneigung *(f)*. Syn. für *Suizidalität.

Suizidologie *(f)*. (*E. S. Sneidman*, 1964). Wissenschaftliche Disziplin, die sich mit der Erforschung und Verhütung der Selbsttötung befaßt. *E. Durkheim* (»Le suicide«, Paris, 1897) legte dazu die ersten statistischen und soziologischen Grundlagen. Als der eigentliche Begründer gilt *Louis D. Dublin*, dessen Werk »To Be or not to Be« (Sein oder Nichtsein) (1933) vor allem in der 2. Aufl. »Suicide: A Sociological and Statistical Study« (Suizid: eine soziologische und statistische Untersuchung) (1963) die Grundlage vieler weiterer Untersuchungen wurde.
fr: suicidologie; *e:* suicidology.

Suizidprophylaxe *(f)*. Ärztliche oder gesellschaftliche Maßnahmen für Menschen, bei denen eine Selbsttötungsgefahr besteht, die sich durch Suizidgedanken, -träume oder -phantasien angekündigt oder in einem mißlungenen Suizidversuch bereits gezeigt hat. Wird in großen Städten teilweise in Form von Lebensmüdenbetreuung, Telefonseelsorge oder psychiatrischen Institutionen vorgenommen. Obwohl allgemein anerkannt ist, daß jeder rettungswillige Lebensmüde sofort Hilfe und

Unterstützung erhalten sollte, ist es bisher mit diesen Maßnahmen nicht möglich, die Suizidrate zu senken.
e: prevention of suicide.

Suizidversuch *(m).* Unvollendet bzw. erfolglos gebliebener Versuch der Selbstvernichtung. Wird vom vollendeten *Suizid nicht immer streng unterschieden. Ist etwa 10mal häufiger als vollendeter Suizid. Bei Frauen doppelt so häufig wie bei Männern. Die Wahl des Suizidmittels läßt häufig bereits erkennen, daß ein Überleben einkalkuliert wurde. Es kommt jedoch häufig zu Wiederholungen. Die Dynamik ist im wesentlichen wie bei Suizid.
fr: tentative de suicide; *e:* attempted suicide.

Sullivan, Harry Stack geb. 21. 2. 1892 Norwich, New York, gest. 14. 1. 1949 Paris. Amerikanischer Psychiater und Neo-Psychoanalytiker. Begründer der dynamisch-kulturellen psychoanalytischen Schule (auch »interpersonelle Psychiatrie« genannt). Nach kurzer klassischer Eigenanalyse und Beeinflussungen von *W. White, Adolf Meyer, E. Kempf* und *K. Lewin* ab 1923 Sheppard und Enoch Pratt-Krankenhaus in Baltimore. Dort 1929/1930 Führung einer später legendären Station für jugendliche männliche Schizophrene. Erste psychotherapeutische Behandlung Schizophrener in USA. – Gab *Freuds* Terminologie auf und übernahm nur »Unbewußtes«, »Abwehrmechanismus« und »Traumdeutung«. Fügte die bei *Freud* fehlende soziale Komponente des Menschen hinzu. Gegenstand der Psychiatrie sind nach *Sullivan* die zwischenmenschlichen Beziehungen, aus denen heraus sich die Persönlichkeit entwickelt (*Selbstsystem). Im Erwachsenwerden werden Teile der Kultur erlernt. Ein Konflikt zwischen den beiden Grundbedürfnissen »Befriedigung« und »Sicherheit« verursacht emotionale Probleme. In *Sullivans* psychoanalytischer Methode werden Couch und freie Assoziation zugunsten einer direkten Kommunikation zwischen Therapeut und Patient zurückgestellt. Der Mensch werde erst in der Auseinandersetzung mit anderen er selbst; daher können Motivation, Auffassung und Störungen nur aus ihren sozialen Beziehungen verstanden werden. – Hatte den stärksten Einfluß auf die moderne amer. Psychiatrie. *Hauptwerke:* »Personal Psychopathology«, 1972; »Conceptions of Modern Psychiatry«, 1953; »The Interpersonal Theory of Psychiatry«, 1953.

Summationszentren der Gefühle *(n, pl).* (*G. Störring*). »Vorstellungen, an welche sich im Laufe des Lebens eine große Zahl von Gefühlszuständen angeschlossen hat, so daß mit der Reproduktion dieser Vorstellungen emotionelle Erlebnisse aus den verschiedensten Zeitabschnitten des Lebens zum Nachklingen kommen.« *Kristallisationskerne von Gefühlen.

Sun Yang. Krankheitsbild bei Chinesen, mit *Koro der Malaien identisch.

Super-Ego *(n)* *Über-Ich.

Supervision *(f).* **1.** I.e.S. Syn. für *Kontrollanalyse. **2.** I.w.S. Beratung und Beaufsichtigung von Ausbildungskandidaten für die verschiedensten psychotherapeutischen Verfahren, soweit sie auf konkrete Behandlungsfälle bezogen und nicht nur theoretisch ist. Der Supervisor hat die Aufgabe, Fehler in der Methode zu korrigieren, Behandlungsstörungen durch eigene psychische Prozesse des Kandidaten aufzudecken und ihm zu helfen, seine Kompetenz richtig einzuschätzen.
fr: supervision; *e:* supervision.

Surdomutitas *(f).* Syn. für *Taubstummheit.

Swift-Ellis-Therapie *(f).* Obsol. Behandlung der progressiven Paralyse durch intradurale Injektion von Eigenserum nach intravenösen Gaben von Arsphenamin.

Syllogomanie *(f).* Syn. für *Sammeltrieb.
e: syllogomania.

Symbantopathien *(f, pl).* (*Kraepelin*). Gruppe von psychogenen Störungen, die durch »Schicksalsschläge« verursacht werden. Hierzu zählen »Schreckneurose« und »traumatische Neurose«.
Syn.: Schicksalspsychosen (*Kraepelin*).

symbiontisch *(a).* Aus dem ständigen Zusammensein entstehend. *Psychose, symbiontische.

Symbiose *(f).* **1.** Beziehungen gegenseitigen Nutzens zwischen zwei Lebewesen, die nicht ohne einander leben können. **2.** In der psychischen Entwicklung normale Entwicklungsphase des Kindes, während der *oralen Phase, während deren das Kind körperlich und seelisch von der Mutter abhängig ist und nur undeutlich das *Selbst vom mütterlichen *Objekt unterscheidet. **3.** (*E. Fromm*). Extreme, neurotische Abhängigkeit zweier Menschen voneinander. **4.** (*M. S. Mahler*, 1952). Pathologische Beziehung zwischen Mutter und Kind in der *symbiotischen kindlichen Psychose.
fr: symbiose; *e:* symbiosis.

symbiotische kindliche Psychose *(f).* (*M. S. Mahler,* 1952). Psychische Störung bei einem Kinde, das nach Abschluß der Symbiose (2) erste Trennungen von der Mutter ertragen sollte, z.B. Aufenthalt in einer Kinderkrippe, Geburt eines Geschwisterkindes. Angst und Erregung des Kindes werden in die Außenwelt projiziert,

die als bedrohlich erlebt wird. Das Kind gerät in panikartige Erregungszustände und versucht abwechselnd, sich an die Mutter anzuklammern oder von allen abzuschließen. Folgen können *Regression in die symbiotische Phase oder Rückzug in *Autismus sein, wodurch sich die Lage scheinbar stabilisiert.
fr: psychose infantil symbiotique; *e:* symbiotic infantile psychosis.

symbiotische Psychose *(f)* *Psychose, symbiotische.

Symbol *(n)*. Hinweis auf einen bestimmten Inhalt, der repräsentativ dargestellt wird in einem Zeichen. Symbol und Symbolverstehen gehen auf eine lange Tradition zurück. Erst von *Goethe* wurde erstmalig eine – weithin anerkannte – Unterscheidung von Symbol und Allegorie vorgenommen. Danach ist die Allegorie die bildliche Darstellung eines abstrakten Begriffs, in dem »der Dichter zum Allgemeinen das Besondere sucht« (Maximen und Reflektionen). Das Symbol sei darüber hinaus die »lebendig augenblickliche Offenbarung des Unerforschlichen«. Das Symbol ist somit zugleich Zeichen und Offenbarung; es ist nicht nur Zeichen für das Symbolisierte, sondern ist zugleich das Symbolisierte selbst. Die Psychiatrie, insbesondere die Psychoanalyse, schließt sich mehr an die ältere, mehr die Allegorie meinende Tradition (z.B. Kreuz des Christentums) des Symbolbegriffs an. *Freud* hat von der 1. Aufl. der »Traumdeutung« (1900) an zunehmend die Bedeutung der Symbole herausgearbeitet (*Traumsymbolik). Auch Symptome (*Konversionssymptome) oder Handlungen (*Symbolhandlungen) können den Charakter von Symbolen haben. In jedem Falle ist die Bedeutung des Symbols dem Bewußtsein verschlossen, das Symbolisierte ist unbewußt bzw. verdrängt. Die Zahl der von der Psychoanalyse entdeckten symbolisierten Inhalte ist verhältnismäßig klein: Körper, Eltern, Verwandte, Geburt, Tod, Nacktheit und vor allem Sexualorgane (Penis, Vagina) oder Sexualhandlungen (Geschlechtsverkehr), der Katalog der dafür zur Verwendung kommenden Symbole ist jedoch sehr groß.
fr: symbole; *e:* symbol.

Symbolagnosie *(f)*. Unfähigkeit, das in Symbolen Symbolisierte (den Bedeutungsinhalt des Symbols) zu erkennen. Einzelne Formen sind: *Alexie, *Akalkulie und *Amusie.
fr: agnosie symbolique, agnosie des images des figures symboliques; *e:* asymbolia.

Symboldenken *(n)*. Das Denken nicht in abstrakten Begriffen, sondern unter reichhaltiger Verwendung von Symbolen, die in abgekürzter Form ganze Erlebniskomplexe beinhalten können. Kommt bereits im normalen Denken vor, in besonderer Weise jedoch im Denken von Neurotikern. Schizophrenes Denken ist nach *Bleuler* vielfach ein Symboldenken, wobei der Bedeutungsgehalt der Symbole oft nur vom Kranken selbst verstanden werden kann oder eines besonders hohen Aufwandes zu seiner Analyse bedarf.
e: symbol thinking.

Symboldrama *(n)*. Syn. für *katathymes Bilderleben.

Symbolhandlung *(f)*. Handlung, die einen größeren Komplex psychischer Begebenheiten repräsentiert. Hinter einer scheinbar unauffälligen Handlung (z.B. Spielen mit dem Schnurrbart, Reiben an der Nase, Spielen mit Münzen in der Tasche) steht ein Inhalt allgemeinerer Bedeutung, der erst entschlüsselt werden muß (Symbol). Z.B. kann Reiben an der Nase masturbatorische Handlungen symbolisieren. Die betroffene Person selbst vermeint jedoch stets, nur eine zufällige Handlung ohne weitere Bedeutung vorgenommen zu haben.
fr: action symbolique; *e:* symbolic action.

Symbolik *(f)*. **1.** Lehre von der Bedeutung der *Symbole. **2.** Symbolhaltigkeit. Die Eigenschaften eines Gegenstandes, die ihn zugleich zum Symbol machen und durch welche der Symbolgehalt zum Ausdruck kommt.
fr: symbolisme; *e:* symbolism.

Symbolisation *(f)*. In der Psychoanalyse der unbewußt bleibende Vorgang, durch den emotionale Bewertungen von einem *Objekt auf ein anderes übertragen werden, so daß verdrängte Wünsche auf diese Weise ein gewisses Maß an Befriedigung erlangen können, wenn auch nur in verkleideter Form. Zwischen Symbol und Symbolisiertem besteht eine Ähnlichkeitsbeziehung oder assoziative Verwandtschaft; doch ist diese so unauffällig, daß sie vom bewußten Ich übersehen wird.
fr: symbolisation; *e:* symbolization.

symbolische Wunscherfüllung *(f)* *Wunscherfüllung, symbolische.

Symbolophobie *(f)*. Zwangsvorstellung, bei der befürchtet wird, ein Vorgang könne symbolhafte Bedeutung haben und z.B. ein Unglück ankündigen.
fr: symbolophobie; *e:* symbolophobia.

Symbolsprache *(f)*. **1.** Starke Verwendung von Symbolen beim Sprechen (*Symboldenken). **2.** Formen und Zeichen, in denen in besonderer Weise ein Inhalt symbolisch zum Ausdruck kommen kann. In diesem Sinne kann bei *konversionsneurotischen Symptomen von einer »Symbolsprache der Organe« gesprochen werden, wenn ein bestimmter Inhalt (z.B. ein Konflikt) stets oder mit Vorliebe durch Störung eines bestimmten Organs zum Ausdruck gebracht wird.

sympathische Psychose *(f)*. Bez. der alten Psychiatrie für psychische Krankheit als Begleiterscheinung einer Körperkrankheit. Die Bez. geht auf den älteren medizin. Sprachgebrauch für »sympathisch« zurück, d.h,. ein Organ erkrankt »mitleidend« mit einem anderen, bereits kranken Organ. Entspricht etwa der gegenwärtigen akuten körperlich begründbaren Psychose.

Symphonallaxis *(f)*. Vertauschung einzelner Konsonanten beim Sprechen.
fr: symphonallaxis; *e:* symphonallaxis.

Sympsychalgie *(f)*. Verstärkung vegetativer Schmerzen durch psychische Einflüsse (Emotionen u.a.).

Symptom *(n)*. Körperliches oder psychisches Zeichen, das einen veränderten Funktionszustand anzeigt. In der Medizin bezieht sich das Zeichen gewöhnlich auf krankhafte Organveränderungen. Es gibt jedoch auch Symptome von physiologischen Vorgängen (z.B. Hunger) oder Symptome der Besserung. Die ältere Psychiatrie hält sich eng an den medizinischen Gebrauch des Begriffs. Psychische Symptome sind somit immer zugleich Zeichen einer Gehirnstörung. In der neueren Psychiatrie werden alle Merkmale oder Symbole als Symptom bezeichnet, welche – mit anderen zusammen – eine psychiatrische Diagnose (z.B. Schizophrenie) ermöglichen. Objektive Symptome sind vom Arzt beobachtete, subjektive vom Kranken beschriebene Symptome. Im Gegensatz zur allgemeinen Medizin kennt die Psychopathologie kein Symptom, das für sich allein eine Diagnose erlaubt, für ein Krankheitsbild spezifisch (pathognomonisch) ist.
fr: symptôme; *e:* symptom.

Symptomanalyse *(f)*. Analyse und Bewertung der bei einem Kranken gefundenen Symptome. In einem Urteilsprozeß wird daraus eine Diagnose bestimmt.
fr: analyse des symptômes; *e:* symptom analysis.

Symptomanamnese *(f)*. Spezielle, die Entwicklung einzelner Krankheitssymptome darlegende Erhebung der Vorgeschichte.
fr: anamnèse des symptômes; *e:* symptom anamnesis.

symptomatische Epilepsie *(f)* *Epilepsie, symptomatische.

symptomatische Psychose *(f)* *Psychose, symptomatische.

symptomatische Schizophrenie *(f)* *Schizophrenie, symptomatische.

Symptombildung *(f)*. (*S. Freud*). In der Psychoanalyse gebrauchte Bez., durch die betont werden soll, daß die Symptome einer Neurose sich als Ergebnis eines psychischen Prozesses herausbilden. Neurosensymptome können z.B. als Ersatzbildung, *Kompromißbildung oder als *Reaktionsbildung für die verdrängten (und dadurch pathogenen) Erlebnisse aufgefaßt werden. Neurotische Symptombildungen werden oft durch *Versuchungs- und *Versagungssituationen ausgelöst, sofern diese einen psychischen *Konflikt mobilisieren.
fr: formation de symptôme; *e:* symptom-formation.

Symptome, akzessorische *(n, pl)*. (*E. Bleuler*, 1911). Symptome bei Schizophrenie, die im Gegensatz zu den *Grundsymptomen auch bei anderen Krankheiten vorkommen: Sinnestäuschungen, Wahnideen (Verfolgungswahn, Vergiftungswahn, Größenwahn); akzessorische Gedächtnisstörungen: Veränderungen der Persönlichkeit, Sprache und Schrift; veränderte Verhaltensweisen (*Stereotypie, *Echopraxie, *Automatismen). Vgl. Primärsymptome, Sekundärsymptome.
fr: symptômes accessoires; *e:* accessory symptoms.

Symptome 1. Ranges (*K. Schneider*, 1938). Symptome von besonderem Gewicht für die Diagnose der Schizophrenie: »Gedankenlautwerden, Hören von Stimmen in der Form von Rede und Gegenrede, Hören von Stimmen, die das eigene Tun mit Bemerkungen begleiten, leibliche Beeinflussungserlebnisse, Gedankenentzug und andere Gedankenbeeinflussungen, Gedankenausbreitung, Wahnwahrnehmung sowie alles von anderen Gemachte und Beeinflußte auf dem Gebiet des Fühlens, Strebens (der Triebe) und des Wollens.« Symptome 1. Ranges sind in keiner Weise spezifisch für Schizophrenie. Wenn eines oder mehrere dieser Symptome bei einem Patienten festgestellt werden und eine andere – z.B. exogene – Ursache nicht erkennbar ist, erlauben sie jedoch mit hoher Wahrscheinlichkeit (aber nicht Sicherheit) den Schluß auf eine Schizophrenie. Symptome 1. Ranges sind weder identisch mit *Bleuler*s Primärsymptomen, noch bedeuten sie dasselbe.
fr: symptômes de premier rang. *e:* first order symptoms, *Schneider*ian first rank symptoms, FRS.

Symptome 2. Ranges (*K. Schneider*). Symptome von geringerer Bedeutung für die Diagnose der Schizophrenie: alle nicht zu den Symptomen 1. Ranges gehörenden Sinnestäuschungen, Wahneinfälle, Ratlosigkeit, depressive und frohe Verstimmungen, erlebte Gefühlsverarmung u.a. Bei Vorhandensein von Symptomen 2. Ranges kommt es ganz auf den klinischen Zusammenhang an, ob eine Schizophrenie diagnostiziert werden kann.
e: second order symptoms.

Symptome, heteronome *(n, pl)* *heteronome Symptome.

Symptome, homonome *(n, pl)* *homonome Symptome.

Symptome, psychogene vegetative *(n, pl)*. Durch Vermittlung des vegetativen Nervensystems entstehende Symptome, die als Ausdruck eines innerseelischen Konfliktes (*Neurose) gewertet werden: Erröten ohne adäquaten bewußten Affekt, wechselnder (labiler) Bluthochdruck, nervöser Schnupfen (*Rhinitis, psychogene), psychogene *Potenzsstörungen, *Aerophagie (Luftschlucken), *Pelvopathia dolorosa, Resistenzminderungen gegenüber Infektionskrankheiten, Schmerzen bei der Menstruation (= Dysmenorrhoe).

Symptome, sekundäre, (der Schizophrenie) *Sekundärsymptome.

Symptomenkomplex, amnestischer *(m)* *amnestisches (*Korsakow*-)Syndrom.

Symptomenkomplex Korsakow *(m)* *amnestisches (*Korsakow*-)Syndrom.

Symptomneurose *(f)*. Neurose, welche im Gegensatz zur *Charakterneurose durch das Vorhandensein ichfremder neurotischer Symptome gekennzeichnet ist. Einige, z.B. Ängste, depressive Verstimmung, Erschöpfungsgefühle, finden sich bei fast allen Neurosen, andere, z.B. Zwangserscheinungen, Phobien, sind typisch für bestimmte Neurosenformen. Vgl. Symptombildung, Kompromißbildung, Abwehr.
e: symptom neurosis.

Symptomneurose, hysterische *(f)*. Syn. für *hysterische Reaktion.

Symptomprovokation, gezielte *(f)*. (*K. Heinrich*, 1960). Absichtliches Hervorrufen schizophrener Symptome mit Hilfe von *Antidepressiva aus diagnostischen Gründen. Bei Schizophrenie, deren Symptomatik bisher so gering ist, daß sie eine sichere Diagnose noch nicht zuläßt, können z.B. durch die *Monoaminooxydasehemmer Marsilid und Niamid vorübergehend Wahnphänomene und Sinnestäuschungen auftreten. Bei anderen psychischen Krankheiten und bei psychischer Gesundheit treten die Erscheinungen nicht auf.
e: symptom-provocation.

Symptomsprache *(f)* *Symbolsprache.

Symptomverschreibung *(f)*. (*P. Watzlawick*). Hilfsmittel der *Kommunikationstherapie. Der Klient wird aufgefordert, sein bisheriges problematisches Verhalten, welches das zu behandelnde Symptom zur Folge hatte, unverändert beizubehalten, es jedoch zugleich von der inneren Bewertung her zu verändern.

Symptomverstärkung, psychogene *(f)*. Syn. für *Überlagerung, psychogene.

Symptomwahl *(f)*. (*S. Freud*, 1896). Vorgänge, welche zur Bildung gerade dieses neurotischen Symptoms führen. Es werden stets viele Bestimmungsstücke angenommen, welche sich im aktuellen Symptom vereinigen.
fr: choix de symptôme; *e:* symptom choice, choice of a neurosis.

Symptomzwangsneurose *(f)*. Eine Form der *Zwangsneurose, bei der verschiedenartige *Zwangserscheinungen vorherrschen, die sich mit den verschiedensten Charakterstrukturen verbinden können (Gegensatz zur zwangsneurotischen Charakterneurose [s.d.]).

Synästhesie *(f)*. Zugleichempfinden. Verschmelzung von Sinnesempfindungen auf verschiedenen Sinnesgebieten (Gesichts-, Gehörs-, Geruchs-, Tastempfindungen), indem die Erregung eines Sinnesgebietes zugleich zu Sinnesempfindungen auf anderen Sinnesgebieten führt. Bei synästhetischen Halluzinationen wird auf mehreren Sinnesgebieten zugleich halluziniert.
fr: synesthésie; *e:* synesthesia.

Synanon *(n)*. Selbsthilfeorganisation Drogenabhängiger mit eigenen hotelähnlichen Institutionen. Gegründet 1958 von *Charles Dederich:* zahlreiche Häuser in der ganzen Welt. Therapie hauptsächlich in Form einer, »Synanon-Spiel« genannten Gruppenaktion ohne Psychotherapeuten. Es soll das *Über-Ich gestärkt und das gegenwärtigen Verhalten kontrolliert werden. *L. Yablonski:* »Synanon«, Penguin Books, 1967. – Adresse: Synanon Deutschland, Bernburger Str. 24/25, Berlin.

Synchronie *(f)*. In der strukturalen Sprachwissenschaft Untersuchung der Sprache zu einem gegebenen Zeitpunkt. I.w.s. alle Untersuchungen eines sich in zeitlichem Ablauf entwickelnden Gegenstandes (z.B. einer Psychose) in Form eines zeitlichen Querschnitts.
fr: synchronie; *e:* synchronism.

Synchronizität *(f)*. (*C. G. Jung*, 1951, 1952). »Sinngemäße Koinzidenz zweier oder mehre-

rer Ereignisse [...], wobei es sich um etwas anderes als Zufallswahrscheinlichkeit» oder kausale Zusammenhänge handelt. Z.B. das Erlebnis, mehrmals am Tag dem gleichen Phänomen zu begegnen, etwa »Fisch« als Zeichen oder Realität. Dies beweise »das simultane Vorhandensein von sinngemäßer Gleichartigkeit in heterogenen, kausal nicht verbundenen Vorgängen, oder mit anderen Worten die Tatsache, daß ein vom Beobachter wahrgenommener Inhalt ohne kausale Verbindung zugleich durch ein äußeres Ereignis dargestellt sein kann«. Häufig ist vor allem die Koinzidenz von äußeren Ereignissen und innerseelischen Erlebnissen. Es gibt nach *Jung* somit »sinnvolle Zufälle«, die nach Gesetzen ablaufen, die nur noch nicht bekannt oder verstanden sind. Beispiel *Jungs*: Eine Patientin erzählt von einem Traum, in welchem ihr ein goldener Skarabäus geschenkt wurde; in diesem Augenblick krabbelt ein Insekt durchs Fenster, das einem Skarabäus gleicht.
e: synchronicity.

Syndrom *(n).* Gruppe von *Symptomen, die in regelhafter oder gesetzmäßiger Verbindung miteinander auftreten.
fr: syndrome; *e:* syndrome.

Syndrom, akinetisch-abulisches *(a)* *Abulia.

Syndrom, amentielles *(n)* *Amentia.

Syndrom, amnestisches *(n)* *amnestisches Syndrom.

Syndrom, anankastisches *(n)* *anankastisches Syndrom.

Syndrom, anoetisches *(n)* *anoetisches Syndrom.

Syndrom, autistisches *(n)* *Autismus.

Syndrom, depressives *(n)* *depressives Syndrom.

Syndrom der funktionellen Bauchauftreibung *(n).* Anfallsweises Auftreiben des Bauches, das nicht durch Luftfüllung der Darmschlingen hervorgerufen wird. Anfangs meist nur kurzdauernd und in größeren Zeitabständen wieder auftretend, später häufiger und längerdauernd. Im Anfall sind die Bauchdecken gespannt, dabei Darmtätigkeit normal, in seltenen Fällen Erbrechen und Verstopfung; häufig Atemnot und Herzbeschwerden; gelegentlich krampfartige Schmerzen. – Das Krankheitsbild ist seit Ende des 19. Jahrhunderts bekannt. Ursache unbekannt.
fr: tympanite hystérique (*Bernard*), ventre en accordéon (*Kaplan*, 1901), gros ventre de guerre (*Deckenaud*, 1919), pseudotympanite abdominal hystérique (*Roussy*); *e:* hysterical type of nongaseous abdominal bloating, hysterical abdominal proptosis.
Syn.: muskuläre Bauchauftreibung, Pseudometeorismus, hysterischer Pseuotympanismus, hysterische Phantomgeschwulst, hysterische Tympanitis, Pseudoperitonitis, diaphragmale Tympanie.

Syndrom des Geschlechtskrankheitswahns. *(n).* *Venerophobie.

Syndrom, dysdaknisches *(n)* *dysdaknisches Syndrom.

Syndrom, dysmnestisches *(n)* *dysmnestisches Syndrom.

Syndrom, dysplasmatisches *(n)* *Idiotiesyndrom, keimplasmatisches.

Syndrom, erethisches *(n)* *erethisches Syndrom.

Syndrom, exogenes *(n).* *Reaktionstypen, akute exogene.

Syndrom, expansiv-konfabulatorisches *(n)* *expansiv-konfabulatorisches Syndrom.

Syndrom, exzito-motorisches *(n).* (*J. Delay, A. Greene* und *M. Mordret,* 1957). In der frz. Psychiatrie häufig gebr. Syn. für *dyskinetisch-hypertones Syndrom.
fr: syndrome excito-moteur.

Syndrom, facio-bucco-pharyngeales *(n)* *dyskinetisch-hypertones Syndrom.

Syndrom, heteronomes *(n)* *heteronome Symptome.

Syndrom, homonomes *(n)* *homonome Symptome.

Syndrom, hypochondrisches *(n)* *Hypochondrie.

Syndrom, kataton-schizophrenes *(n)* *Katatonie.

Syndrom, maniformes *(n)* *maniformes Syndrom.

Syndrom, paranoides *(n)* *paranoides Syndrom.

Syndrom, postkommotionelles *(n)* *postkommotionelles Syndrom.

Syndrom, presbyophrenes *(n)* *Presbyophrenie.

Syndrom, proskinetisches *(n)* *proskinetisches Syndrom.

Syndrom, psychoorganisches *(n).* Syn. für *Psychosyndrom, organisches.

Syndromdynamik, homogene *(f).* (*H. H. Wieck*). Gleichsinnige Störung verschiedener Teilfunktionen (Gedächtnis, Denken, Fühlen, Wollen) in den *Funktionspsychosen und *Durchgangssyndromen. Wird nach *Wieck* dadurch erklärt, daß es grundsätzlich auf den Grad der Störung der *Fundamentalfunktionen ankomme.

Syndrom-Shift *(m)*. Syndromwechsel. Alternieren einer Krankheitsform in eine andere. In der Psychiatrie vor allem vier Formen: 1. Somatopsychischer Syndromwechsel. Übergang von einer körperlichen (z.B. Magengeschwür) zu einer psychischen Krankheitsform (z.B. Depression, Hysterie). – 2. Psychosomatischer Wechsel. Gegenteil von (1). – 3. Shift von einem psychopathologischen Feld auf ein anderes, z.B. Wechsel von neurotischen zu psychotischen Krankheitsabschnitten. – 4. Shift von einer psychosomatischen Krankheitsform zu einer anderen, z.B. vom Asthma zum Magengeschwür.
fr: balancement psychosomatique; *e:* syndrome-shift.

Syndromwechsel *(m)* *Syndrom-Shift.

Synkope, hysterische *(f)* *Anfall, psychogener.

synkopaler Anfall *(m)* *Anfall, synkopaler.

synkretes Denken *(n)* *Denken, synkretes.

synthym *(a)*. **1.** In der Stimmungslage ausgeglichen. Entspricht weitgehend der Bez. *synton. **2.** (*H. W. Maier*). Einer Grundstimmung entsprechend. *synthyme Wahnformen.

synthyme Temperamentstypen *(m, pl)*. (*K. Conrad*). Ausgeglichene Temperamente, die in ihren Eigenschaften zwischen den schizothymen und zyklothymen liegen.

synthyme Wahnformen *(f, pl)*. (*H. W. Maier*). Mit einer Grundstimmung übereinstimmende, aus ihr herauswachsende Wahnformen; z.B. ängstlicher Beziehungswahn bei der Grundstimmung starker Angst.

synton *(a)*. (*E. Bleuler*). Ausgeglichen. In Harmonie mit der Umwelt. Die Bez. bezieht sich vor allem auf die gefühlsmäßigen Beziehungen zur mitmenschlichen Umwelt. *Bleuler* gebraucht die Bez. gelegentlich auch als Syn. für *zyklothym, wenn er das Mitschwingen eines warmen Affektes beschreiben will. – Entspricht auch etwa der Bez. *extravertiert (*C. G. Jung*). *Charakter, syntoner.
fr: syntone; *e:* syntone.

Syphilomanie *(f)*. Krankhafte Überzeugung, an Syphilis zu leiden.
fr: syphilomanie; *e:* syphilomania.

syphilophob *(a)*. An Syphilophobie leidend.
e: syphilophobic.

Syphilophobie *(f)*. Zwanghafte Angst vor Ansteckung mit Syphilis. Auch krankhafte Angst, nach einer Behandlung nicht völlig von Syphilis genesen zu sein. Äußert sich oft in der Weise, daß geringste Körperveränderungen der Syphilis zugeschrieben werden. Oft verbergen sich uneingestandene Schuldgefühle hinter diesem Symptom. Manchmal ist die Syphilophobie einziges Zeichen einer endogenen Depression.

Syphilopsychose *(f)*. Sammelbez. für alle durch Syphilis verursachten psychischen Krankheiten.
fr: syphilopsychose; *e:* syphilopsychosis.

System *(n)*. Vereinigung von Verschiedenartigem zu einem einheitlichen Ganzen, in welchem dem einzelnen ein bestimmter Platz zukommt. Veränderungen des einzelnen führen zu Veränderungen des Ganzen. Es gibt geschlossene (z.B. physikalische, chemische) und offene (z.B. Organismen) Systeme (s.d.). Im Gegensatz zum geschlossenen System, das mechanisch reagiert, besitzen offene Systeme eine autonome Aktivität, die von eintreffenden Reizen unabhängig ist. Z.B. verursacht beim Nervensystem eine Veränderung von außen nicht Veränderungen innen, sondern verändert Prozesse in einem autonom aktiven System (*L. v. *Bertalanffy*). In der allgemeinen Systemtheorie wird das allen Systemen Gemeinsame gesucht. S.a. die folgenden Stichwörter.

System, dyadisches *(n)*. Innerhalb der Systemtheorie Zweierbeziehung, die in Wechselbeziehungen zu anderen Systemen der Familie, der Gesellschaft und der Kultur steht. Jedes Mitglied eines dyadischen Systems kann zugleich Mitglied eines oder vieler anderer dyadischer und übergeordneter Systeme sein.

System, offenes *(n)*. System, das mit seiner Umgebung in lebenswichtigen Wechselbeziehungen steht. Gemeint sind gewöhnlich biologische Systeme (z.B. Organismen) und soziale Systeme (z.B. Familien). Hat für die Psychiatrie seine größte Bedeutung durch die Familientheorien und -therapien erhalten. Besondere Eigenschaften des offenen Systems sind *Ganzheit, Übersummation (das Ganze ist mehr als die Summe seiner Teile), Rückkoppelung (die Einzelteile wirken aufeinander und auf das System wie umgekehrt) und *Äquifinalität (gleiches Ergebnis trotz verschiedener Wege).

System, primäres *(n)* *primäres System.

systematische Therapie *(f)*. (*M. Selvini-Palazzoli*). Häufig gebr. Syn. für *Kommunikationstherapie.

Systematisierung *(f)*. In der Psychiatrie der Vorgang des Zusammenfügens einzelner Wahneinfälle zu einem System, in dem jeder Wahneinfall mit dem anderen logisch verbunden gedacht wird. *Wahn, systematisierter.
fr: systématisation.

System Conolly *(n)*. Das von *John *Conolly* begründete No-restraint-System. *Non-restraint-Bewegung.

Systeme, zwischenmenschliche *(f, pl)*. Anwendung der allgemeinen Systemtheorie (s.d.) auf menschliches Verhalten. Im Gegensatz zu nur kurz zusammengetretenen Gruppen können sich z.B. in Ehen und Familien feste Kommunikationsabläufe bilden, welche ein festeres System begründen bzw. Ausgangspunkt für etwas Pathologisches bilden. Solche Systeme werden z.B., auch wenn sie als unbefriedigend empfunden werden, durch schmerzvolle Anpassung aufrechterhalten.

systemische Therapie *(f)*. Form der Psychotherapie, welche versucht, die Regeln der sozialen Systeme, in welchen der Mensch lebt (z.B. Familie, Schule, Sportverein, Kirche, Arbeitswelt) zu verstehen und verändernd auf sie einzuwirken. Das psychopathologische Symptom oder Syndrom wird aufgefaßt als der Versuch, gleichzeitig den Regeln von zwei oder mehr Systemen zu folgen. Dadurch vermeidet das Individuum Konflikte und fördert zugleich den Zusammenhalt der Systeme. Der Vorgang wird aber von keinem Angehörigen der Systeme durchschaut. – Die systemische Therapie vereinigt in sich die Tendenzen und Richtungen der allgemeinen *Systemtheorie, *Familientherapie, *Kommunikationstherapie, aber auch der besonderen Kurztherapie von *Milton *Erickson*. Vgl. auch *Palo-Alto-Gruppe, **Bateson*, **Bertalanffy*, *System, *System, dyadisches, *System, offenes, *Systeme, zwischenmenschliche, *Systemtherapie, *Gesellschaft für systemische Therapie.

Systemtheorie, allgemeine *(f)*. (*L. v. Bertalanffy*, ab 1928). Theorie der *Systeme. Geht zurück auf Konzepte der Biologie über die Funktion des Organismus als System. Von dort her übertragen auf Teilsysteme (z.B. Gehirn), soziale Systeme (z.B. Familie), psychologische Systeme (z.B. Charakter). Eine ihrer Hauptfragen ist die nach der *Organisation. Ca. 1950–1970 von beträchtlichem Einfluß auf Psychologie und Psychiatrie, meist in Form der Anwendung auf Teilgebiete. Die Persönlichkeit wird als aktives Persönlichkeitssystem aufgefaßt (*Murray, G. Allport*), nicht als Automat, der nach festem Schema reagiert. Dysfunktionen des Gehirns werden als Systemstörung gesehen (*K. Goldstein*), nicht als Verlust einzelner Funktionen. Das System hat eigene Ausgleichsmöglichkeiten. Nach *K. Menninger* (1963) kommt es bei Fortschreiten einer Hirnkrankheit zur Wiederherstellung eines psychologischen Systems auf einer jeweils niedrigeren Stufe. *S. Arieti* (1959) beschreibt ähnlich bei Schizophrenie eine fortschreitende teleologische Regression. Die Organisation menschlicher Interaktion kann als kommunikatives System aufgefaßt werden (*Palo-Alto-Gruppe). Historisch und gedanklich steht die Systemtheorie in Nachbarschaft zu *Gestaltpsychologie, *Gestaltkreis, *Ganzheitspsychologie, *Strukturanalyse und *Strukturtheorie.
e: general system theory.

Systemtherapie *(f)*. Form der *Familientherapie. Außer der Problemfamilie werden alle für diese Familie bedeutsamen Bezugspersonen (Verwandte, Freunde, Nachbarn; zusammen = System) in regelmäßigen Sitzungen versammelt, um die in dieser Gruppe wirksam werdenden Kräfte systematisch für die Behandlung nutzbar zu machen.
e: network therapy.

szenische Halluzinationen *(f, pl)*. Syn. für *Halluzinationen, szenenhafte.

Szeno-Test *(m)*. (*G. v. Staabs*). Projektiver Test vorwiegend für Kinder. Mit Spielzeugpuppen, -tieren, -bäumen, -häusern sind beliebige Szenen zu gestalten. Wird nicht nur zur Diagnostik von Verhaltensstörungen, sondern auch in der *Spieltherapie benutzt.
Syn.: Staabs-Test.

Szondi-Schicksalsanalyse *(f)* *Schicksalsanalyse.

Szondi-Test *(m)*. (*L. Szondi*). Projektiver Test zur Aufdeckung der Triebstruktur. Aus 48 Photographien von Triebkranken (Sadisten, Masochisten u.a.) muß der Proband je 12 aussuchen, die ihm besonders sympathisch bzw. unsympathisch sind. Der Auswertung liegt die Theorie der *Schicksalsanalyse *Szondi*s zugrunde.
fr: test de *Szondi; e: Szondi*-test.
Syn.: experimentelle Triebdiagnostik, Triebtest.

T

Tabakinduzierte Organisch Bedingte Psychische Störung *DSM-Anhang.

Tabesparalyse *(f)*. Syn. für *Taboparalyse.

Tabespsychose *(f)*. Bei Tabes dorsalis auftretende psychotische Erscheinungen; teils manisch, teils depressiv gefärbte klinische Bilder. Stets differentialdiagnostische Abgrenzung gegenüber der häufigeren Taboparalyse notwendig.
fr: psychose tabétique; *e:* tabetic psychosis, *Pierret-Rougier*-syndrome.

Tablettensucht *(f)*. **1.** Unmäßiges und kritikloses Einnehmen von Tabletten aller Art: Schlaf-, Kopfschmerz-, Beruhigungstbabletten, Abführmittel. **2.** Syn. für *Drogenabhängigkeit.

Taboparalyse *(f)*. Gleichzeitig bestehende Symptome von Tabes dorsalis und progressiver Paralyse. Meist in der Form, daß zu einer jahrelang bestehenden Tabes eine Paralyse hinzutritt. Zeigt unbehandelt gegenüber der reinen Paralyse einen besonders protrahierten Verlauf.
fr: tabéto-paralysie générale; *e:* taboparesis.
Syn.: Tabesparalyse.

Tabophobie *(f)*. Selten gebrauchte Bezeichnung für Furcht davor, an Tabes dorsalis zu erkranken.
fr: tabophobie; *e:* tabophobia.

Tabu *(n)*. Ursprünglich polynesisches Wort für das Heilige, Geheiligte und zugleich Verbotene, Gefährliche, Unreine eines Gegenstandes. *Freud* stellte in »Totem und Tabu« (1913) (GW IX) den zugleich positiven und negativen Aspekt des Wortes heraus, etwas, was einerseits gewünscht wird, wovor andererseits Angst besteht. In unserer Kultur entspricht der Inzest einem Tabu. In der primitiven Horde behält nach *Freud* der allmächtige Vater die Frauen für sich und verbietet den Söhnen den Geschlechtsverkehr mit ihnen. Daher mußte der stärkste Triebwunsch des Mannes und zugleich sein Verbot verdrängt werden. Gleichzeitig wird der Wunsch geweckt, das Tabu zu verletzen; das Verbotene wird anziehend. – Die Funktion eines Tabus besteht in einem Schutz für das Tabuierte.
fr: tabou; *e:* taboo, tabu.

Tabuverletzung *(f)*. (*S. Freud*). Übertreten eines Tabus; evtl. nur in Form eines Wunsches, z.B. eines Inzestwunsches. Dadurch werden verschiedene Gefühle gleichzeitig geweckt: das Vergnügen, denjenigen herausgefordert zu haben, der ein Verbot erläßt (Vater); Angst vor Bestrafung; Gewissensbisse.
fr: transgression du tabou; *e:* breaking of taboo.

Tachylalie *(f)*. Syn. für *Tachyphrasie.
fr: tachylalie; *e:* tachylalia.

Tachylogie *(f)*. Syn. für *Tachyphrasie.
fr: tachylogie; *e:* tachylogia.

Tachyphemie *(f)*. Syn. für *Tachyphrasie.
fr: tachyphémie; *e:* tachyphemia.

Tachyphrasie *(f)*. Überstürztes und wortreiches Sprechen, z.B. auf einem Höhepunkt manischer Erkrankung.
fr: tachyphrasie; *e:* tachyphrasia.
Syn.: Tachylogie, Tachyphemie, Tachylalie.

Tachypsychie *(f)*. Beschleunigung der Denkvorgänge, z.B. bei Manie.
fr: tachypsychie; *e:* tachypsychia.

Tachythymiker *(m, pl)*. Psychopathen mit lebhaftem Temperament und lebhafter Motorik. Es gibt gutgelaunte und dysphorische Lebhafte und solche mit leichten Stimmungsschwankungen. Sie sind wendig und können rasch mit Personen und Dingen der Umwelt in Beziehung treten, was bis zur leeren Betriebsamkeit gehen kann.

Taedium vitae *(n)*. Lebensüberdruß.

Täniophobie *(f)*. Krankhafte Angst vor Bandwürmern.
fr: téniophobie; *e:* t(a)eniophobia.

Tätigkeitsneurosen *(f, pl)*. (*Kraepelin*). Syn. für *Ponopathien.

Tafephobie *(f)*. Zwanghafte Furcht, lebendig begraben zu werden. Meist verbunden mit entsprechenden Abwehrmaßnahmen. Die Betreffenden hinterlegen z.B. überall genaue Anordnungen, was mit ihrer Leiche geschehen soll, wenn sie sterben.
fr: taphéphobie; *e:* taphephobia.

Tagangst *(f)*. Angstgefühle, die analog zur *Nachtangst beim kleinen Kind während des Mittagsschlafes auftreten.
fr: terreur diurne; *e:* daytime terror, pavor diurnus.
Syn.: pavor diurnus.

Tagesklinik *(f)*. Ärztlich geleitete medizinische Behandlungseinheit für (noch) nicht voll eingliederungsfähige Kranke. Ist gewöhnlich an eine psychiatrische Einrichtung angebunden, so daß jede Art von Hilfe gewährt werden kann. Die Klinik verbindet die Vorteile einer ambu-

lanten Behandlung (Wohnen im vertrauten Wohnmilieu) mit den Vorteilen einer Klinik. Stellt somit eine in den (meist 8-Stunden-)Tag zusammengedrängte stationäre Einrichtung dar. Es können alle Arten von psychiatrischen Behandlungen durchgeführt werden. Psychotherapie jeder Art, einzeln und in der Gruppe, einschließlich Psychoanalyse und Psychodrama. Beschäftigungstherapie, therapeutische Gemeinschaft, Pharmakotherapie u.a. *Historisch:* Erste Tageskliniken wurden in Rußland nach dem 2. Weltkrieg erprobt. Über England (*J. Bierer,* 1951) gewann das System in der ganzen westlichen Welt Anhänger.
fr: hôpital *oder* unité de jour; *e:* day-hospital, day-unit.

Tagesphantasie *(f)* *Tagträumereien.

Tagesreste *(m, pl).* Die in jedem Traum auftretenden Erinnerungen »an die Erlebnisse des letztabgelaufenen Tages« (*S. Freud,* GW II/III, 170).
e: day residues.

Tagesschwankungen *(f, pl).* **1.** Mit einiger Regelmäßigkeit auftretende, mit der Tageszeit zusammenhängende Veränderungen des Krankheitsbildes. **2.** Schwankungen der Befindlichkeit mit morgendlicher Verschlechterung und abendlicher Erleichterung oder Aufhebung einer depressiven Stimmung (morgens miserabel, mittags passabel, abends aimabel). Die in der dt. Psychiatrie stets stark beachteten Tagesschwankungen werden oft zu rasch als Hinweis für eine *endogene* Depression aufgefaßt, können aber auch bei neurotischer, symptomatischer und organischer Depression beobachtet werden. Mitunter kündigen sie den Beginn oder das nahende Ende einer endogenen Depression an.
e: morning »worst time of day«, morning exacerbation, diurnal variation.

Tagesstätte, psychiatrische *(f).* Psychiatrische Behandlungseinheit, in der vorwiegend ältere und betreuungsbedürftige Personen während des Tages betreut und verköstigt werden. Ziel ist die Entlastung der Familie und dadurch Vermeidung der Unterbringung in einer psychiatrischen Vollinstitution. *Beschäftigungstherapie, Gymnastik, *Musiktherapie und Anregung schöpferischer Kräfte stehen im Vordergrund. Angeschlossen sind gewöhnlich kleine Wohnheime für den Fall von Urlaub und Krankheit der Angehörigen.

Tagtraum, gelenkter *(m).* (*R. Desoille,* ab 1925). Psychotherapeutische Technik. Der Patient, der entspannt daliegt, soll sich bildhafte Szenen vorstellen. Der Therapeut gibt Grundmotive wie Aufstieg auf einen Berg oder Abstieg ins Meer vor und greift eventuell in den Ablauf des Tagtraums ein. Nach den Bildern erzählt der Patient sein Leben unreflektiert. Vgl. katathymes Bilderleben. (Nach *R. Desoille:* »Le rêve éveillé en Psychothérapie«, 1945).
fr: rêve éveillé dirigé.

Tagträumereien *(f, pl).* Im Wachzustand auftretende lebhafte Phantasien, in denen sich Gedanken, reale Vorgänge der Umgebung und Wünsche mischen. Die Wünsche treten dabei in unverhüllter Form auf; sie werden nicht symbolisch verkleidet wie im Traum. Ein Tagträumer kann sich z.B. vorstellen, wie er einen Gegner mit einem Dolch umbringt oder wie eine große Menge ihn jubelnd beklatscht. Im übrigen unterliegen Tagträume nach *Freud* aber den gleichen Regelhaftigkeiten wie Nachtträume. Sie können in ihrer Vorwegnahme zukünftiger Begebenheiten den Wünschen eine besondere Kraft verleihen und gewinnen dann einen positiv lebensgestaltenden Aspekt.
fr: rêve diurne, rêverie; *e:* day-dream.
Syn.: Tagesphantasie, Wachträume.

taktile Eidetik *(f)* *Eidetik, taktile.

taktile Halluzinationen *(f, pl).* Syn. für *Halluzinationen, haptische.

taktile Halluzinose *(f).* Syn. für *Dermatozoenwahn.

Taktlosigkeit *(f).* Fehlen von Schicklichkeitsgefühl, Feingefühl, Zurückhaltung oder anderen sozialen Normen des Umganges, die stark von der kulturellen Umgebung und der Erziehung abhängig, daher (individuell) verschieden ausgeprägt sind. Taktlosigkeit kann durch krankhafte Prozesse bei vorher taktvollen Persönlichkeiten bewirkt werden; insbesondere bei Manie, progressiver Paralyse, arteriosklerotischer Demenz.
fr: manque de tact; *e:* tactlessness, want of tact.

Taphephobie *(f)* *Tafephobie.

Taphophilie *(f).* Besonderer Hang zu Gräbern und Friedhöfen; gewöhnlich Symptom einer Neurose.
fr: taphophilie; *e:* taphophilia.

Taphophobia *(f).* Syn. für *Tafephobie.

Taranteltanz *(m)* *Tarentismus.

Tarantulismus *(m)* *Tarentismus.

Taraxein *(n).* (*R. G. Heath,* 1955). Dem Zöruloplasmin nahe verwandtes, aus dem Serum akut Schizophrener isolierbares Protein. Taraxein soll nach dieser Hypothese in der Lage sein, durch Senkung der Blut-Hirnschranke für verschiedene potentiell toxische Substanzen

schizophrene Symptome auch bei Gesunden zu provozieren. Besonders empfindlich sind Septumregion und das limbische System, die nach Injektion von Taraxein auch EEG-Veränderungen zeigen. Es wird vermutet, daß die Veränderungen mit einem genetisch bedingten Stoffwechselirrtum zusammenhängen. – Die Hypothese wird nicht überall anerkannt.
fr: taraxéine; *e:* taraxein.

Tardieu, Ambroise-Auguste geb. 10. 3. 1818, gest. 12. 1. 1879 Paris. Pionier der forensischen Psychiatrie. Hierzu zahlreiche Werke, u.a.: »Étude médico-légale sur l'infanticide» (1868), (Forensisch-medizinische Untersuchung zur Kindestötung); »Étude médico-légale sur la folie« (1872) (Forensisch-medizinische Untersuchung zum Wahnsinn).

Tarentismus *(m).* Tarantelbiß. Tanzkrankheit. St.-Veitstanz. Nach einem im 18. Jahrhundert in Unteritalien weit verbreiteten Volksglauben mußte ein Feldarbeiter, der von der Tarantel gebissen worden war, wahnsinnig werden und sterben, wenn man ihn nicht durch Musik zum Tanzen zu bringen vermochte (Tarantella). Dies breitete sich, von Tarent ausgehend – wo die Spinne sehr häufig ist –, zeitweise als psychische Epidemie über ganz Europa aus. Die Vorstellung lebt heute in der Redewendung »wie von der Tarantel gestochen« weiter.
fr: tarentisme; *e:* tarantism.

Tarnow-Syndrom *(n)* *dyskinetisch-hypertones Syndrom.

Tasikinesie *(f).* (*Sicard,* 1923). Unstillbares, von der Körperlage unabhängiges Bedürfnis, sich ständig zu bewegen. In früheren Jahren sehr seltenes Symptom. Als Nebenwirkung der Pharmakotherapie mit *Neuroleptika aber häufig geworden (ca. 20% der Kurbehandlungen). *Akathisie.
fr: tasikinésie; *e:* tasicinesia.

Tastblindheit *(f).* Syn. für *Astereognosie.

Tasthalluzination *(f).* Syn. für *Halluzination, haptische.

Tastlähmung *(f).* Von *C. Wernicke* gebrauchte Bez. für *Astereognosie.

TAT *Thematischer Apperzeptionstest.

Tatendrang, krankhafter *(m).* Dt. Bez. für *Hyperbulie.

Taubheit, psychogene *(f).* Ausschließlich auf Erlebniskonflikten beruhende, nicht organisch-krankhafte Taubheit. Symptom einer *Konversionsneurose. Die Taubheit bringt den Konflikt symbolisch zum Ausdruck.
fr: surdité psychogène; *e:* psychogenic deafness.

Taubstummheit *(f).* Unfähigkeit zu sprechen infolge angeborener oder früh erworbener Taubheit.
fr: surdimutité; *e:* deaf-muteness.
Syn.: Surdomutitas.

Taurophobie *(f).* Angst vor Stieren.
fr: taurophobie; *e:* taurophobia.

Tauschpfand-System *(n).* Syn. für *Token-Verstärkungssystem.

Tausk, Viktor geb. 1879, gest. 1919. Früher *Freud*-Schüler und Freund von *Lou Andreas-Salomé.* Einzelne Arbeiten zur Psychoanalyse von Psychosen. Anfänglich von *Freud* analysiert, dann an *Helene *Deutsch* verwiesen. *Tausk* tötete sich 3 Monate später selbst. Nach einer bei *P. Roazen* (»Brudertier«, dt. 1973) beginnenden Legende ist *Freud* daran teils aus Eifersucht gegenüber *Lou Andreas-Salomé,* teils aus wissenschaftlicher Rivalität zumindest nicht unbeteiligt. Die realen Vorgänge wurden von *K. R. Eissler* (»Talent and Genius«) aufgeklärt.

Tautologie *(f).* **1.** In der Literatur: Doppelaussage. Bez. eines bestimmten Sachverhaltes durch mehrere gleichbedeutende Wörter zur Herstellung größerer Eindringlichkeit (»voll und ganz«). **2.** In der Psychopathologie: mehrfache Umschreibung des gleichen Sachverhalts, weil wegen einer krankhaften Sprachstörung der treffende Ausdruck nicht verfügbar ist.
fr: tautologisme; *e:* tautologism.

Taxonomie *(f).* Ordnungsgesetzlichkeit. Wissenschaftliche Theorie der Klassifizierung. System der Ordnung von Größen und Gegenständen nach gemeinsamen Merkmalen. Die aus der Biologie stammende Taxonomie wird zunehmend in Linguistik, Psychologie (Charaktertypen) und Psychiatrie verwendet, seitdem mathematisch-statistische Verfahren angewendet wurden (Q-Faktorenanalyse, Q-Clusteranalyse).
fr: taxonomie; *e:* taxonomy.

Tay-Knigdon-Syndrom *(n).* Syn. für **Tay-Sachs*-Syndrom.

Tay-Sachs-Schaffer-Syndrom *(n).* Syn. für **Tay-Sachs*-Syndrom.

Tay-Sachs-Syndrom *(n).* (*W. Tay,* 1881; *B. Sachs,* 1898). Infantile Form der familiären amaurotischen Idiotie (s.d.). Beginn im 2. Lebensjahr, selten von Geburt an. Symptome: Das bis dahin normal entwickelte Kind sieht schlechter und erblindet schließlich. Fortschreitender Verlust intellektueller Fähigkeiten bis zur *Idiotie. Eine anfängliche Muskelschwäche geht in das Bild einer spastischen Diplegie über. Bei Drehung des Kopfes treten

Tonusveränderungen i.S. der *Magnus*schen Halsreflexe auf. Epileptische Anfälle. Gelegentlich extrapyramidale Hyperkinesen: Athetose, Chorea, Torsionsspasmus. Typische Veränderungen am Augenhintergrund: Die Makula ist weiß verfärbt, kirschroter Fleck an der Stelle der Vertiefung des gelben Fleckes (Fovea centralis). Der Tod tritt nach 2–3 Jahren ein. Die Bez. *Tay-Sachs*-Syndrom wird häufig als Syn. für alle Formen der familiären amaurotischen Idiotie gebraucht.
fr: maladie de *Tay-Sachs oder Warren-Tay-Sachs*; *e: Tay-Sachs'* disease.
Syn.: Tay-Sachs-Schaffer-Syndrom, *Tay-Knigdon*-Syndrom, *Sachs*sche Krankheit.

Teilnahmslosigkeit *(f)*. Syn. für *Apathie.
fr: indolence; *e:* listlessness.

Teilschlaf *(m)* *Hypnose.

Telefonseelsorge *(f)*. Von den kirchlichen Institutionen eingerichtete, in vielen Städten gemeinsam mit Psychiatern, Psychologen und Sozialarbeitern arbeitende Beratungsstelle, die im Tag- und Nachtdienst anonyme Anrufe hauptsächlich von Lebensmüden entgegennimmt und diese vom Entschluß zum Suizid abzubringen sucht bzw. eine ärztliche Behandlung vermittelt. – Der Name leitet sich von den ersten Einrichtungen ab, die kirchlich waren. In Österreich heißen die gleichen Einrichtungen »Kummernummer«, in der Schweiz »Die dargebotene Hand«, in England »Samaritans«, in den USA »telephone support service« *oder* »crisis team«.

Telegrammstil *(m)*. Telegrammartige Verkürzung und Vereinfachung der sprachlichen Äußerungen (z.B. »Trinken haben«). Vorkommen bei motorischer Aphasie mit erhaltenen Sprachresten und bei Sprachveränderungen durch Schizophrenie.

Telekinese *(f)*. In der Parapsychologie Bewegung von Gegenständen auf paranormalem, durch physikalische Gesetze nicht erklärbarem Wege (z.B. Levitation). Gehört mit Materialisation und Spuk zu den »physikalischen« Phänomenen der Parapsychologie.
fr: télékinésie; *e:* telecinesis.

Telepathie *(f)*. Außersinnliche Wahrnehmung von Gedanken und Gefühlen eines anderen Menschen, deren mögliches Vorhandensein bisher unbewiesen ist. Telepathiegefühl findet sich häufig als Erklärungswahn bei Denkstörungen Schizophrener.
fr: télépathie; *e:* telepathy.

Telephonophobia *(f)*. Übertriebene Angst vor dem Telefonieren.
fr: téléphonophobie ; *e:* telephonophobia.

Telergie *(f)*. **1.** Obsol. Syn. für *Automatismus. **2.** Psychische Beeinflussung aus großer Entfernung.
fr: télergie; *e:* telergia.

Temperament *(n)*. Konstitutionsgebundene, individuelle Eigenart der Reaktionen im Bereich des Gefühls-, Willens- und Trieblebens. Nicht identisch mit Charakter, obwohl häufig damit verwechselt. Nach der Säftelehre des *Hippokrates* wurden seit dem Altertum vier Temperamente unterschieden: 1. Sanguiniker (leichtblütig, wechselhafte Stimmungen); 2. Melancholiker (schwerblütig, schwermütig); 3. Choleriker (heftig, leicht erregbar), 4. Phlegmatiker (kaltblütig, schwer erregbar). – Nach *E. Kretschmer* werden sieben Temperamente in drei Gruppen unterschieden, die bestimmten Körperbautypen zugeordnet werden: 1. Zyklothymiker mit pyknischem Körperbau (a: hypomanische; b: syntone; c: schwerblütige); 2. Schizothymiker mit leptosomem Körperbau (a: hyperästhetische; b: schizothyme Mittellagen; c: anästhetische); 3. Visköse mit athletischem Körperbau. – *G. Ewald* (1924) trennt eine quantitativ-energetische Temperamentsseite von einer qualitativ-konstruktiven Charakterseite. Temperament ist danach »ein mit dem Leben gegebener, angeborener und nur in geringen Grenzen schwankender, energetischer, biotonischer Dauerzustand. Man kann es auch biologisch fassen als den angeborenen Teil des Standards der vegetativen Strömung.« Es gibt Krankheiten, die hauptsächlich das Temperament betreffen (*Temperamentskrankheiten).
fr: tempérament; *e:* temperament.

Temperamentskrankheit *(f)*. Von *G. Ewald* verwendete Bez. für manisch-depressive Erkrankung. Die Bez. bezieht sich auf die von *Ewald* gegebene Definition des Temperaments. Nach *Ewald* ist bei der manisch-depressiven Erkrankung »das ganze energetische System körperlich und psychisch bald nach der positiven, bald nach der negativen Seite hin verschoben«.

Temperamentspsychopath *(m)*. Psychopath mit abnorm ausgebildeten Temperamentseigenschaften.

Temperenzverein *(m)*. Vereinigung gewöhnlich ehemaliger Alkoholiker zur Bekämpfung des Alkoholismus. Vgl. Alkoholgegner, Guttemplerorden, Anonyme Alkoholiker.
fr: union de tempérence.

Tempo, psychisches *(n)*. Von der Antriebslage abhängige Geschwindigkeit von Auffassung, Leistung und Psychomotorik. Das psychische

Tempo kann individuell außerordentlich verschieden sein; es kann gegenüber der Norm krankhaft verlangsamt (z.B. bei endogener Depression) oder beschleunigt (z.B. bei Manie) sein.

temporale Pseudoabsenzen *(f, pl)* *Pseudoabsenzen, temporale.

Temporallappenepilepsie *(f).* Epileptisches Anfallsleiden, das durch eine Läsion des Schläfenlappens und gewöhnlich ein charakteristisches EEG (Herdbefund über der Temporalregion) gekennzeichnet wird. Die typischste Anfallsform der Temporallappenepilepsie ist der psychomotorische Anfall (s.d.), der jedoch in einen tonisch-klonischen Anfall übergehen kann, wodurch dem psychomotorischen Anfall dann lediglich die Bedeutung einer *Aura zukommt. Erstmalig durch *Gibbs, Gibbs* und *Lennox* (1937) genauer abgegrenzt, aber Teilbeschreibungen auch schon früher, z.B. als »petit mal intellectuel« (*Falret*), »épilepsie intellectuelle« (*Herpin*), »épilepsie de l'intelligence« (*Legrand du Saulle*), »remembrance« (*Trousseau*). Häufig zusammen mit Grand-mal-Epilepsie auftretend. Kann vom 4. Lebensjahr an in jedem Alter auftreten, vorwiegend jedoch zwischen dem 20. und 50. Lebensjahr.
fr: épilepsie temporale; *e:* temporal lobe epilepsy.
Syn.: Psychomotorepilepsie, psychomotorische Epilepsie.

Temporallappensyndrom *(n).* Syn. für **Klüver-Bucy*-Syndrom.

Tenazität *(f).* **1.** In alter Bedeutung: Kargheit, Filzigkeit. **2.** Fähigkeit, die Aufmerksamkeit ständig auf einen Gegenstand zu richten. Die »Haftfähigkeit der Aufmerksamkeit« (*Th. Ziehen*). In der Klinik wird aber auch eine gewisse schwer erfaßbare geistige Spannkraft als Tenazität bezeichnet.
fr: ténacité; *e:* tenacity.

Tenazitätsverlust *(m).* Verlust oder Herabsetzung des willentlichen Durchhaltevermögens, besonders bei *Stirnhirnsyndrom. Mangel an geistiger Spannkraft, der Fähigkeit, die Gedanken auf ein Denkziel auszurichten. Eine Sache kann z.B. nur nach endlosen Umschweifen verständlich berichtet werden. Tenazitätsverlust kommt insbesondere bei Hirnaderverkalkung vor.

Tendenz, finale *(f).* Das für den Betreffenden unbewußte Ziel einer Neurose. **Adler* hat als erster betont, daß jeder neurotischen Symptomatik eine unbewußt bleibende Absicht zugrunde liegt. Diese Absicht wird durch die aktuelle Symptomatik oft gleichzeitig in verschiedener Hinsicht zum Ausdruck gebracht. Aufgabe der Psychoanalyse ist es, die Tendenz zu erkennen und bewußtzumachen. *Krankheitsgewinn, primärer.
fr: tendence finale; *e:* final tendency.

Tendenz, pädophile *(f)* *Pädophilie.

Tendenzblutungen *(f, pl).* (*H.-J. Prill,* 1964). Auftreten von Menstruationsblutungen (Dauerblutungen) als Ausdruck eines innerseelischen Konfliktes und einer unbewußten Absicht; z.B. als sexuelle Abwehrreaktionen infolge Kontaktschwierigkeiten, als Protest gegen unerwünschte und zu schwere Aufgaben insbesondere in der Ehe oder zur Abwehr unerwünschten Geschlechtsverkehrs.

Tendenzbrille *(f).* Volkstümliche Bez. für *Katathymie (1).

Tendenzmenorrhagie *(f).* Syn. für *Tendenzblutung.

Tendenzneurose *(f).* Syn. für *Begehrungsneurose.

Tentamen *(n)* *Tentamen suicidii.

Tentamen suicidii. Syn. für *Suizidversuch.

Tentigo *(f).* Obsol. Bez. für abnorme Wollust, Geilheit.
fr: tentige; *e:* tentigo.

Tentigo prava. Obsol. Bez. für Lustseuche, Syphilis.

Tentigo venera. Obsol. Syn. für *Nymphomanie.

Tentigo veretri. Obsol. Syn. für *Satyriasis.

Teratophobie *(f).* Furcht, eine Mißgeburt zur Welt zu bringen.
fr: teratophobie; *e:* teratophobia.

terminales extrapyramidales Defektsyndrom *(n)* *Defektsyndrom, terminales extrapyramidales.

Terminalschlaf *(m).* Am Ende eines vorübergehenden krankhaften psychischen Zustandes auftretender natürlicher Schlaf, der gewöhnlich den Zustand abschließt; Dauer wenige Minuten bis mehrere Stunden. Der Betreffende kann danach erfrischt und erholt oder mit einem Gefühl des Zerschlagenseins erwachen. Vorkommen insbesondere nach einem großen epileptischen Anfall, bei Delirium tremens und pathologischem Rausch.
fr: endormissement post-critique; *e:* post-ictal sleep.

Terminerwachen *(n)* *Kopfuhr.

Terpnos Logos *(n).* In der *Sophrologie angewendete monotone Sprechtechnik, mit der aus therapeutischen Gründen ein veränderter Bewußtseinszustand herbeigeführt wird, den man teilweise als *Sophrosyne bezeichnet.

Terror nocturnus *(m).* Syn. für *Nachtangst.

Tertiärprävention, psychische *(f)* *Prävention, tertiäre.

Testierfähigkeit *(f)*. Fähigkeit, ein gültiges Testament zu errichten, als Sonderfall der Geschäftsfähigkeit. Nach den im BGB festgelegten Vorschriften beginnt die Testierfähigkeit mit Vollendung des 16. Lebensjahres. Sie ist aufgehoben (»Testierunfähigkeit«) bei Entmündigten bereits mit Stellung des Antrages (§ 2229 Abs. III) und bei krankhafter Störung der Geistestätigkeit, Geistesschwäche oder Bewußtseinsstörung, wenn der Erblasser hierdurch nicht in der Lage ist, die Bedeutung einer von ihm abgegebenen Willenserklärung einzusehen oder nach dieser Einsicht zu handeln (§ 2229 Abs. IV BGB).
e: testamentary capacity (bei Testamenten), contractual capacity (bei Verträgen).

Testwörter *(n, pl)*. Zur Prüfung der Sprachartikulation verwandte, schwierig auszusprechende Wörter und Sätze. Z.B. Elektrizitätswerksdirektor; dritte reitende Artilleriebrigade; Flanellappen-Flanellappen-Flanellappen; die Katze tritt die Treppe krumm.

Tetanie, psychogene *(f)*. Bild einer anfallsweise auftretenden neuromuskulären Übererregbarkeit durch seelische Ursachen, z.B. Angst. Die Symptomatik ist identisch mit der Tetanie durch andere Ursachen, z.B. Kalziummangel-Tetanie. Der Anfall beginnt mit Taubheitsgefühl und Kribbeln in den Fingerspitzen; Hitzegefühl in der Haut des ganzen Körpers, jedoch ohne Schwitzen, Prickeln in der Haut um den Mund herum; Herzklopfen; Schwindelgefühl; Pulsbeschleunigung; Gähnkrämpfe; nach einer Weile tritt Fischmaulhaltung des Mundes und Pfötchenstellung der Hände auf. Das Bewußtsein bleibt stets voll erhalten. Dauer wenige Minuten bis mehrere Stunden. Stellt die häufigste Form der Tetanie dar. Der einzelne Anfall kann durch Injektion von Kalzium beendet werden. Der Kalziumspiegel im Blut bleibt jedoch stets normal.
fr: tétanie psychogénique; *e:* psychogenic tetany.
Syn.: Hyperventilationstetanie.

Tetanophobie *(f)*. Angst vor dem Auftreten oder Wiederauftreten von tetanischen Anfällen. Diese Angst führt oft durch Atmungsbeschleunigung (Hyperventilation) erneut in einen psychogenen tetanischen Anfall hinein.
fr: tétanophobie; *e:* tetanophobia.

Tetraäthylthiuramdisulfid *(n)* *Antabus.

T-Gruppe *(f)*. Trainings-Gruppe. Gruppe, in der *Sensitivity training getrieben wird.

Thalamusdemenz *(f)*. (*E. Grünthal*). Durch Schädigung des Nucleus dorsomedialis thalami bedingtes affektstumpfes und initiativloses Verhalten. Ist psychopathologisch von einem *Konvexitätssyndrom des Stirnhirns nicht zu unterscheiden.

Thalamus-Theorie *(f)*. (*W. B. Cannon* und *P. Bard*). Theorie zur Erklärung der Entstehung von Emotionen. Danach lagern im Zwischenhirn (deshalb besser: Hypothalamus-Theorie) Empfindungs- und Verhaltensmuster, deren Realisierung aber gewöhnlich durch die Aktivität der Großhirnrinde unterdrückt wird. Sobald die Rezeptoren jedoch eine besondere, affekterregende Situation anzeigen, kommt es zur Aktivierung der hypothalamischen Impulse, wodurch die Erfolgsorgane in Tätigkeit gesetzt werden und gleichzeitig die Hirnrinde erregt wird, was den Gefühlen des Zornes, der Angst u.a. entspricht. Diese Theorie löste die ältere *Gefühlstheorie von *James* und *Lange* ab und wurde ihrerseits durch die *Aktivierungstheorie der Emotionen abgelöst.

Thalassophobie *(f)*. Krankhafte Angst vor Seefahrt und Meer.
fr: thalassophobie; *e:* thalassophoby.

Thanatomanie *(f)*. Unwiderstehlicher Wunsch, sich selbst zu töten. Todessehnsucht.
fr: thanatomanie; *e:* thanatomania.

Thanatophobie *(f)*. Zwanghafte Angst vor dem Tode.
fr: thanatophobie; *e:* thanatophobia.

Thanatos *(m)*. In der dualistischen Trieblehre *S. Freuds* analog zum *Eros (Lebenstrieb) seltener gebrauchte Bez. für Todestrieb. *Freud* selbst verwendete diesen Begriff in seinen Schriften niemals, benutzte ihn aber in Gesprächen. In dieser Bedeutung wurde der Begriff von *P. Federn* eingeführt.
fr: Thanatos; *e:* Thanatos.

Thaumatismus *(m)*. Wundersucht. Erwarten von und Sehnsucht nach Wundern, die manchmal in Form von psychischen Epidemien (s.d.) auftreten.
fr: thaumatisme; *e:* thaumatism.

Thematischer Apperzeptions-Test (TAT) *(m)*. (*H. A. Murray*, 1935). Häufig gebrauchter *projektiver Test. Zu einer Serie von Bildern mit dramatischem, aber nicht immer klar erkennbarem Inhalt soll der Proband jeweils eine Geschichte erzählen. Auf dem Wege der Identifikation mit der dargestellten Person werden eigene Probleme, Einstellungen und Konflikte zur Darstellung gebracht.
fr: test d'aperception thématique de *Murray;* *e:* thematic apperception test.

Theomanie *(f)*. Religiöser Wahn. Wahninhalte religiöser Natur.
fr: théomanie; *e:* theomania.

Theopathie *(f)*. Heilversuche durch Gebete.
fr: théopathie; *e:* theopathy.

Theophobie *(f)*. Krankhafte Furcht vor der göttlichen Gewalt.
fr: théophobie; *e:* theophobia.

Therapeutenvariable *Psychotherapeutenvariable.

Therapie, administrative *(f)*. (*D. H. Clark*, 1964). Organisation und Verwaltung als Teil einer erweiterten Psychotherapie. Die Kunst, innerhalb eines psychiatrischen Krankenhauses die Kranken durch administrative Maßnahmen zu behandeln. Sie besteht darin, daß ein Arzt im Krankenhaus gute Kontakte zu anderen Abteilungen unterhält, und in der Art, wie er die Beziehungen zum Pflegepersonal gestaltet.

Therapie, kognitive *(f)* *kognitive (Psycho-) therapie.

Therapie, personenzentrierte *(f)*. (*Tausch*). Syn. für *Psychotherapie, klient-bezogene.

Therapie, strategische *(f)*. (*J. Haley*). Syn. für *Kommunikationstherapie.

Therapie, synthetisch-hermeneutische *(f)*. Die von *C. G. Jung* angewendete Form der Psychotherapie. Zuerst wird dem Patienten seine augenblickliche Situation bewußtgemacht und er in die Realität zurückgebracht. Im zweiten Stadium werden pathogene Geheimnisse (s.d.) behandelt, die stets in Betracht zu ziehen sind. Danach, besonders bei Patienten in der 2. Lebenshälfte, ist das Verhältnis zur Religion in Betracht zu ziehen. Ziel der Therapie ist die *Individuation. – Vor allem angebracht, wenn moralische, philosophische oder religiöse Probleme bestehen. – Im Gegensatz zur Psychoanalyse (nach *Jung*: analytisch-reduktive Therapie) liegt der Patient nicht auf einer Couch, sondern sitzt dem Therapeuten auf einem Stuhl gegenüber. Wöchentlich werden 1- bis 2 einstündige Sitzungen abgehalten. Dauer der Therapie: etwa 3 Jahre.
*Syn.: Jung*sche Therapie.

Therapie, systematische *(f)*. Syn. für *Kommunikationstherapie.

Thersites-Komplex *(m)*. (*H. Stutte*, 1957). Nach Thersites, dem häßlichsten Mann im griechischen Heer von Troja, benannte zwanghafte Vorstellung, wegen eines Körperfehlers (Muttermal, leichte Ohrmuscheldeformität, Pubertätsakne, chron. Hautleiden, Tragen einer Brille, Andersfarbigkeit der Haut) von allen Menschen als häßlich angesehen zu werden. Nach *Stutte* handelt es sich um einen typischen Konfliktfaktor der jugendlichen Reifungsphase, der auch bei charakterlich nicht abnormen Jugendlichen zu massiver *Abreaktion angestauter Affekte, aber auch zu – letztlich der Selbstwerterhöhung dienenden – kriminellen Handlungen führen kann. *Dysmorphophobie.

Thinner-Sucht *(f)*. Suchtform, bei welcher das Mittel eingeatmet wird. Es werden besonders Lösungs- und Reinigungsmittel (Äther, Benzin, Toluol, Trichloräthylen, Tetrachlorkohlenstoff, Chloroform) in Mengen bis zu 1 l täglich eingeatmet, um dadurch einen Rausch zu erzeugen. Es handelt sich um die ersten Stadien einer Narkose. Bei zu hoher Dosis kann daher Atemlähmung eintreten. Bei häufiger Wiederholung können Leberschäden, Nervenentzündungen und Delirien entstehen. *Leim-Schnüffeln.
e: thinner addiction *oder* sniffing.

Thompson, Clara Mabel geb. 3. 10. 1893 Province, Rhode Island (USA), gest. 1950. Amerikanische Psychoanalytikerin. Freudianisch ausgebildet bei *Sandor *Ferenczi*. Ab 1923 Zusammenarbeit mit *Harry Stack *Sullivan* und später mit *Karen *Horney*. Mitbegründerin der *Washington School of Psychiatry. – Arbeitete über die Beziehungen von Frauen zur Gesellschaft, weibliche Sexualität, Penisneid bei Frauen. – *Werke: Maurice R. Green* (ed.): »Interpersonal Psychoanalysis; The Selected papers of *Clara M. Thompson*«. New York, 1964 (Interpersonale Psychoanalyse. Ausgewählte Arbeiten von C.T.).

Thymeretika *(n, pl)*. (*W. Janzarik*, 1959). Selten gebr. Bez. für eine Gruppe der *Antidepressiva (2), die *Monoaminooxydasehemmer, womit der antriebssteigernde Effekt hervorgehoben werden soll.

Thymergasie *(f)*. In der *Ergasiologie *Adolf Meyer*s Stimmungsverschiebungen, die als körperlich fundiert gedacht werden. Entspricht etwa den *Affektpsychosen.
fr: thymergasie; *e:* thymergasia.

Thymoanaleptika *(n, pl)*. Selten gebr. Syn. für *Antidepressiva.

thymogen *(a)*. Durch Gemütsbewegungen veranlaßt. Emotional. Gefühlsmäßig.
fr: thymogène; *e:* thymogenic.

Thymolepsie *(f)*. Hebung der Stimmung.
fr: thymolepsie; *e:* thymolepsy.

Thymoleptika *(n, pl)*. (*P. Schmidlin*, 1958). Häufig gebr. Syn. für *Antidepressiva.
fr: thymoleptiques; *e:* thymoleptics.

Thymopathen *(m, pl)*. Gruppe von *Psychopathen, deren Abnormität sich hauptsächlich auf

die Stimmung bezieht: hyperthyme, stimmungslabile, depressive Psychopathen.
Syn.: Stimmungspsychopathen.

Thymopathie *(f)*. **1.** Abnormität des Gefühlslebens (*Thymopathen). **2.** Gemütskrankheit. Syn. für manisch-depressive Erkrankung. **3.** Obsol. Syn. für Neurose.
fr: thymopathie; *e:* thymopathy.

thymoplastisch *(a)*. (*K. Birnbaum*). Gefühlsmäßig. Bezieht sich auf Gefühlsfaktoren, die das klinische Bild einer Psychose plastisch formen (*Strukturanalyse). Entspricht (nach *Birnbaum*) den *katathymen Faktoren.

Thymopsyche *(f)*. (*E. Stransky*). Die Seite des Gemüts und der Affekte in der menschlichen Psyche. Der Begriff ist gedacht als Gegensatz zu der verstandesmäßigen Seite (*Noopsyche) der Psyche. Eine Störung der Beziehungen zwischen Thymopsyche und Noopsyche ist nach *Stransky* die Ursache der Schizophrenie (*Ataxie, intrapsychische).
fr: thymopsyché; *e:* thymopsyche.

Thymopsychose *(f)*. Vorwiegend das Gemütsleben verändernde Psychose. *Noopsyche.

Tic *(m)*. Unregelmäßig sich wiederholende, unwillentliche Bewegungsfolge in einem Muskel oder einer Muskelgruppe. Kennzeichen eines Tics sind: rasche Bewegungsfolge von Zuckungen, kurze Dauer, abrupter Beginn, Unabhängigkeit von Willkürbewegungen, Erkennbarkeit für das eigene Bewußtsein, Fehlen eines Bewegungszwecks. Tics haben oft die Eigenschaft, in einem begrenzten Muskelbezirk zu beginnen und sich dann auf weitere Gebiete auszudehnen. Während des Schlafs verschwindet der Tic. Der Tic tritt vorwiegend an den sichtbaren Körperteilen auf und imitiert gewöhnlich Ausdrucksbewegungen. Die Einteilung wird nach dem betroffenen Körperteil oder nach dem Ausdrucksgehalt vorgenommen: mimische Gesichtsmuskulatur (Gesichtskrampf, Fazialistic), Zukneifen der Augen (Zwinkertic, *Blinzelkrampf), Mundbewegungen, Lippenbeißen, Schnalz- und Lutschbewegungen, Schnaufbewegungen, schnüffelnde Bewegungen (Schnüffeltic), Zucken der Schultern (Ausdruck des Nichtwissens und der Ratlosigkeit), Kratzbewegungen (Kratztic), Fußtrittsbewegungen, Räuspern (Räuspertic), unfruchtbares Husten (Hustentic), Bellen (Belltic), grüßende Bewegungen (Grußtic), Kopulationsbewegungen oder andere kombinierte Bewegungen. – *Vorkommen:* Häufigstes Vorkommen bei Kindern zwischen 5 und 14 Jahren und in der Pubertät, häufiger bei Buben als bei Mädchen. Hält aber oft bis ins hohe Alter an. – *Verlauf:* Die meisten Tics verschwinden ohne Behandlung innerhalb von Monaten bis Jahren, andere dehnen sich immer mehr aus oder treten abwechselnd mehr oder weniger in Erscheinung. – *Ursachen:* Ticker geben gewöhnlich eine plausibel erscheinende Erklärung, die sich bei genauer Untersuchung selten bestätigt. Der Tic kann seelisch (*Tic, psychogener) oder seltener organisch (*Tic, organischer) verursacht sein. Tic kann allein oder als Teil eines Tic-Syndroms (*Tourette-Syndrom) auftreten. – *Historisch:* Erste ausführliche Beschreibung erfolgte im 19. Jahrhundert in Frankreich durch *Trousseau*. Durch *Magnan* und seine Schule wurde Tic als *Degenerationszeichen beschrieben. Psychoanalytische Bearbeitung durch *Melanie Klein* (1925) und *W. Reich* (1925) sowie durch *Lebovici*.

Tic, organischer *(m)*. Durch Körperveränderungen, z.B. Hirnaderverkalkung, Enzephalitis, hervorgerufener *Tic.
fr: tic d'origine organique; *e:* organic tic.

Tic, passagerer *DSM-Anhang.

Tic, psychogener *(m)*. Tic durch unbewußte seelische Vorgänge. Psychoanalytisch gesehen ist Tic die symbolische Darstellung eines Konflikts, der in eine Organsprache übersetzt wurde. Das Symptom dient außer der Darstellung zugleich der Entladung von Affekt- bzw. Triebspannung, der Triebbefriedigung und Selbstbestrafung. Auf der einen Seite ist der Tic Abwehr eines überstarken Triebimpulses, andererseits der Versuch, einen inneren Konflikt nach außen zu projizieren, wobei das Zucken als Versuch gedeutet wird, unerträgliche innere Spannungen zu entladen. Häufig ist ein Masturbationskonflikt die Ursache.
fr: tic psychogène; *e:* psychic tic.

Ticker *(m)*. An einem *Tic leidendes Individuum.
fr: tiqueur; *e:* tiqueur.

Tic-Krankheit *(f)* *Tourette-Syndrom.

Ticstörung, Chronische Motorische *DSM-Anhang.

Tiefenhypnose *(f)*. *Hypnose, tiefe; *Hypnosestadien.

Tiefenperson *(f)*. (*F. Kraus*). Nach einem Schichtenmodell der Persönlichkeit die Anteile des Bewußtseins und Verhaltens, die nicht der Steuerung durch das bewußte Ich unterliegen. Wird mit den phylogenetisch älteren Gehirnteilen (Hirnstamm, Althirn) in Verbindung gebracht. Entspricht den Begriffen »Es-Schicht«, »Emotionalschicht« (*E. Rothacker*) und »Primitivperson«. Ähnliches wird unter »Thymopsyche«, »Paläopsyche« und »Vitalperson«

verstanden. Gegensatz ist die »Kortikalperson«, wobei die Steuerung des Verhaltens vom bewußten Ich ausgeht, was zu den phylogenetisch neueren Hirnteilen (besonders Cortex cerebri) in Verbindung gebracht wird.

Tiefenpsychologie *(f)*. Psychiatrische und psychologische Forschungsrichtung, die sich besonders mit der Bedeutung vorbewußter seelischer Gegebenheiten und der Tiefenschichten der Persönlichkeit für Seelenleben und Verhalten befaßt. Praktisch werden unter dem Begriff verstanden: **1.** Alle psychotherapeutischen und psychoanalytischen Richtungen, die von *S. Freud, C. G. Jung, A. Adler, W. Stekel* u.a. ausgingen. **2.** Alle psychotherapeutischen Richtungen, die von der ursprünglichen psychoanalytischen Lehre *Freud*s erheblich abweichen. Die Bez. wurde von *E. Bleuler* in »Die Psychoanalyse *Freud*s« (1910) geprägt und von *C. G. Jung* (1911) und *S. Freud* (1912) im Sinne von (1) übernommen.
fr: psychologie en profondeur, psychologie abyssale; *e:* depth *oder* deep psychology.

Timosis *(f)*. Im spanischen Schrifttum gebräuchliche Bez. für *Erkrankung, manisch-depressive.

Tissot, Simon-André geb. 20. 3. 1728 Grancy/Waadtland, gest. 15. 6. 1797 Lausanne. Berühmter Arzt in Lausanne und Pavia (1780–1783). Zahlreiche medizinische und populärwissenschaftliche Schriften. Glücklicher Therapeut. Für die Psychiatrie wichtig durch die »Abhandlung von der fallenden Sucht« (Leipzig 1771) und durch eine unvollendet gebliebene Abhandlung über Nervenkrankheiten, die eine ausführliche Darstellung der Migräne enthält (Paris und Lausanne, 1778). Sein Werk »L'onanisme« (Onanie), 1. Aufl. 1760, wurde in viele Sprachen übersetzt. Gesammelte Werke in 15 Bänden: Lausanne, 1783–1795; in 8 Bänden: Paris, 1809.

Titillomanie *(f)*. Unbezwingbare Neigung, sich ständig zu kratzen. *Kratztic.
fr: titillomanie; *e:* titillomania.

TM Abkürzung für **t**ranszendentale **M**editation (s.d.).

Toben *(m)*. Älteste, im Mittelhochdeutschen schon gebräuchliche Bez. für »rasen«, »von Sinnen sein«, »geistig verwirrt, betäubt sein«.
fr: délire maniaque; *e:* delirium.

Tobsucht *(f)*. In der alten Psychiatrie geläufige Bez. für Krankheitsbild mit stärkster Erregung. Der Zustand der Unruhe wurde als Zeichen dafür gewertet, daß man es mit einem einheitlichen Krankheitszustand zu tun habe. Entlud sich die Tobsucht nach einer Weile gespannter Ruhe in aggressiven Akten, wurde von Zorntobsucht gesprochen. Die Bez. wurde teilweise als Syn. für *Manie (in seiner älteren Bedeutung) verwendet. Findet gegenwärtig nur noch umgangssprachlich zur Kennzeichnung von Erregung mit Neigung zur Zerstörung von Gegenständen Anwendung.
fr: frénésie; *e:* frenzy.

Tobsucht, hysterische *(f)*. Obsol. Bez. für Erregung bei *Hysterie.

Tobsuchtsanfall *(m)*. Alte, in der Umgangssprache noch gebräuchliche Bez. für plötzlich auftretende Erregung.

Toddsche Lähmung *(f)*. (*R. B. Todd,* 1856). Nach einem halbseitigen **Jackson*-Anfall für einige Zeit zurückbleibende Schwäche oder Lähmung der betroffenen Muskulatur. *Todd* gebrauchte den Ausdruck »epileptische Hemiplegie« und glaubte, daß der epileptische Anfall eine Schwäche und Ernährungsstörung des Gehirns zurückgelassen habe.
e: Todd's paralysis.

Tod, psychogener *(m)*. **1.** Sterben ohne Krankheit des Körpers, aus rein seelischer Ursache. Ob es dies gibt, ist umstritten, aus der Kulturgeschichte aber vielfach überliefert. **2.** Syn. für *Wodu-Tod.
fr: mort psychogène; *e:* psychogenic death.

Todd-Zeichen *(n)*. (*R. B. Todd,* 1809 – 1860). Bei hysterischer Halbseitenlähmung beschreibt der gelähmte Fuß beim Gehen keinen Halbkreis (Zirkumduktion) wie bei einer organischen Lähmung, sondern wird schlapp nachgezogen.
fr: démarche en draguant; *e: Todd*'s sign.

Todesangst *(f)*. Furcht vor dem Sterben; ständiger Preis des Menschen für das Bewußtsein vom Dasein und das Wissen um die Endlichkeit des Daseins. Todesfurcht kennzeichnet gleichzeitig das Verlöschen der Individualität in einem undurchdringlichen Nichts. In manchen Neurosen und akuten Psychosen, z.B. endogener Depression, wird Todesangst aktualisiert, und es kann bei unerträglicher Angstspannung zu Selbsttötungsversuchen kommen. Nach *Freud* (GW XIII, 288) ist jedoch nicht jede Angst eine Todesangst; Real- bzw. Objektangst (Angst vor einem realen Ereignis) und neurotische Libidoangst (Triebangst) sind davon zu unterscheiden. Todesangst ist nach *Freud* als Verarbeitung der Kastrationsangst (*Kastrationskomplex) aufzufassen. Ferner kann »der Mechanismus der Todesangst nur sein, daß das Ich seine narzißtische Libidobesetzung in reichlichem Ausmaß entläßt, also sich selbst aufgibt, wie sonst im Angstfalle ein anderes Objekt. Ich meine, daß die Todesangst sich

zwischen Ich und Über-Ich abspielt.« »Die Todesangst der Melancholie läßt nur die eine Erklärung zu, daß das Ich sich aufgibt, weil es sich vom Über-Ich gehaßt und verfolgt anstatt geliebt fühlt.«
fr: horreur de la mort; *e:* agony of death.

Todesfurcht, krankhafte *(f)* *Thanatophobie.

Todestrieb *(m)*. Nach *S. Freud* Tendenz zur Selbstzerstörung und Rückkehr zum anorganischen Zustand. Aggressivität ist der nach außen gewendete Todestrieb. Der Begriff wurde von *Freud* erst 1920 aufgestellt und dem Lebenstrieb gegenübergestellt. Diese dualistische Triebtheorie löste damit die ältere von Ichtrieb(en)-Lebenstrieb ab. Lebenstrieb (Eros) und Todestrieb (Thanatos) befinden sich normalerweise in einem Zustande der Fusion. Nur in pathologischen Zuständen zerfällt die Einheit, wie bei sadistischer Perversion oder bei der Selbstbestrafungstendenz von Melancholikern. Der Todestrieb spielt eine wichtige Rolle bei den *Abwehrmechanismen und ist in gewissem Sinne den älteren Ichtrieben vergleichbar. Die Selbstliebe (primärer Narzißmus) wendet den Todestrieb vom eigenen Körper fort auf Objekte, die unabhängig vom eigenen Organismus sind. In diesem Sinne spielt der Todestrieb eine Rolle bei der Identifikation mit den Objekten in der Umgebung.
fr: pulsion de mort; *e:* death-instinct.

Todeswunsch *(m)*. Nach *Freud* gibt es einen Aggressionstrieb, der die Tötung einer anderen, bestimmten Person zum Ziel hat (insbesondere Vater, Mutter, Geschwistern und anderen geliebten Personen gegenüber), sich aber auch gegen die eigene Person (*Suizid) wenden kann, wenn er in unabgewandelter Form zum Ausdruck kommt. Deswegen vertritt *Stekel* das sog. Talionsprinzip: Niemand tötet sich selbst, der nicht auch andere töten wollte bzw. einem anderen den Tod gewünscht hat.
e: death-wish.

tödliche Katatonie *(f)* *Katatonie, akute tödliche.

Token-Verstärkungssystem *(n)*. Methode der *Verhaltenstherapie. In einem Programm werden erwünschte Verhaltensweisen mit Punkten, Münzen oder Chips (= Token) belohnt, für die man Eintauschverstärker (andere Belohnungen) erhalten kann. Unerwünschtes Verhalten wird durch Entzug der Belohnungen »bestraft«. Das Verhalten wird geändert, weil erwünschtes Verhalten durch Belohnung verstärkt wird. Bedingungen in der Praxis: 1. Erwünschte Verhaltensweisen müssen bekannt und definiert sein; 2. Regeln müssen festgelegt sein. – Findet in der Psychiatrie vor allem Anwendung bei Zwangsneurosen, Anorexia nervosa und bei kindlichen Verhaltensstörungen.
e: token economy system.

Tokomanie *(f)*. Manische Erregung im Wochenbett.
fr: tocomanie; *e:* tocomania.

Tokophobie *(f)*. Syn. für *Maieusiophobie.

Toleranz *(f)*. In der Psychiatrie: die veränderte Stoffwechsellage, in die ein Organismus bei längerer Gewöhnung an einen Suchtstoff gerät und die zur körperlichen Abhängigkeit (physical dependence) führt.
e: tolerance.

Tollhaus *(n)*. Im 18. Jahrhundert in vielen Städten Europas eingerichtete Häuser, in denen gemeingefährliche psychisch Kranke – ohne ärztliche Betreuung – aufbewahrt und verpflegt wurden. *Irrenanstalt.
fr: maison d'aliénés; *e:* madhouse, lunatic asylum.

Tollkoben *(m)*. Irrenkäfig. Irrenstall. Irrenkasten. Im 17. und teilweise im 18. Jahrhundert überall in Europa gebräuchliche, stallähnliche Behältnisse, in denen gemeingefährliche psychisch Kranke aufgehoben wurden.

Tomomanie *(f)*. Alte Bez. für Operationssucht. *Münchhausen-Syndrom. *Laparotomophilie.
fr: tomomanie; *e:* tomomania.

Tonaphasie *(f)*. Unfähigkeit, sich zu erinnern, welcher Ton einer geschriebenen Note entspricht.
fr: tonaphasie; *e:* tonaphasia.

Tonbandhypnose *(f)*. Hervorrufen einer Hypnose durch Tonbandaufnahmen. *Schallplattenhypnose, *Ablationshypnose.

tonisch *(a)*. **1.** Auf Tonus bezüglich. Mit tonischer Muskelspannung einhergehend (z.B. tonisches Stadium des epileptischen Anfalles). **2.** In Verbindung mit anderen Worten: stärkend.
fr: tonique; *e:* tonic, -tonia.

tonische Krämpfe *(m, pl)*. Durch Erregung des Zentralnervensystems oder extrem gesteigerte neuro-muskuläre Übererregbarkeit entstehende Krämpfe, bei denen die Muskulatur einzelner Körperabschnitte oder des ganzen Körpers in einer länger andauernden Anspannung verharrt. Teilerscheinung vieler epileptischer Anfallsformen. Im tonischen Stadium regelmäßige Erscheinung des großen epileptischen Anfalles. Tritt mit einer gewissen Selbständigkeit bei den generalisierten tonischen Anfällen auf.
fr: crises toniques; *e:* tonic seizures.

tonisches Stadium *(n)*. Erstes Stadium des Grand-mal-Anfalles mit tonischer Erstarrung der Muskulatur. *Anfall, großer epileptischer.

Tonitrophobie *(f)*. Gewitterangst.
fr: tonitrophobie; *e:* tonitrophobia.

Tontaubheit *(f)*. (*K. Kleist*). Form der *Amusie. Tonhöhen, Tonintervalle, Zusammenhänge und Klangfarben können nicht erfaßt werden. Bei Herden im Bereich des Pols der ersten Windung des linken Schläfenlappens.
fr: surdité tonale.

Tonstummheit *(f)*. Unfähigkeit, einzelne musikalische Töne hervorzubringen, *Amusie.

Tonusverlust, affektiver *(m)*. Plötzliche Erschlaffung der Körpermuskulatur bei affektiver Erregung (z.B. Zorn, Schreck, Heiterkeit), so daß die Kranken in sich zusammensinken und z.B. vom Stuhl rutschen. Das Bewußtsein bleibt hierbei erhalten. Bei ausschließlich heiterem Anlaß wird auch von »Lachschlag« gesprochen. Tritt als Symptom der *Narkolepsie auf.
fr: cataplexie, adynamie affective; *e:* cataplexia.
Syn.: Kataplexie.

Topalgie *(f)* *Topoalgie.

Topektomie *(f)*. Psychochirurgischer Eingriff zur Entfernung engumschriebener Bezirke der Hirnrinde unter Eröffnung der Schädelkalotte. Löste historisch die weniger exakt durchführbare präfrontale Lobotomie weitgehend ab. Besonders in USA häufig durchgeführt bei therapieresistenter chronischer Schizophrenie, Zwangskrankheit, Involutionsmelancholie.
fr: topectomie; *e:* topectomy.

Topik, psychische *(f)* *Topographie, psychische.

topische Hypochondrie *(f)* *Hypochondrie, topische.

Topo-agnosie *(f)*. Besondere Form der Agnosie. Unfähigkeit, Örtlichkeiten (Straßen, Häuser) wiederzuerkennen. **Alzheimer*sche Krankheit.
fr: topoagnosie; *e:* topoagnosia.

Topoalgie *(f)*. Auf einen bestimmten, eng umgrenzten Bereich beschränkter Schmerz ohne organische Ursache. Z.B. im Bereich der Eierstöcke, der Brüste, des Herzens. Vorkommen bei Neurasthenie und Hysterie.
fr: topalgie; *e:* topalgia.

Topographie, psychische *(f)*. Einordnung psychischer Gegebenheiten in ein räumlich gedachtes metaphorisches Schema; die einzelnen Gegebenheiten treten zueinander in Beziehung wie örtlich getrennte Instanzen. In der Psychoanalyse *Freuds* wurde zuerst das topische System *Unbewußtes, *Vorbewußtes, Bewußtes eingeführt. Jedes dieser Systeme hat seine eigene Funktion, seine eigenen Gesetzlichkeiten und repräsentative Inhalte. Der Übergang von einem System zum anderen wird durch eine *Zensur kontrolliert. Ein zweites topisches System wurde von *Freud* erst ab 1920 entwikkelt; die Persönlichkeit baut sich aus drei vertikal angeordneten *Instanzen auf: *Es, *Ich und *Über-Ich. In diesem mehr anthropologisch gedachten System besitzen die Instanzen den Charakter relativ selbständiger Personen, die zueinander in freundliche oder feindliche Beziehungen treten können. Der Übergang vom Es zum Ich ist für Inhalte z.B. nur nach Überschreiten von *Ichgrenzen möglich, an denen die *Zensur über Eintritt oder Nichteintritt entscheidet. – Beide, an sich verschieden konzipierte topische Systeme sind miteinander verflochten. Es und Über-Ich haben ihren »Ort« in einer Schicht des Unbewußten.
fr: topique; *e:* mental topography.
Syn.: Topik.

Toponeurose *(f)*. *Organneurose eines bestimmten Organs.
fr: toponévrose; *e:* toponeurosis.

Topophobie *(f)*. Sammelbez. für zwanghafte Angst vor bestimmten Orten: z.B. *Agoraphobie, *Klaustrophobie, Siderodromophobie. Vgl. Phobie.
fr: topophobie; *e:* topophobia.

torpide *(a)*. Im Bereich der Aktivität unternormal, träge, langsam. *erethisch.
fr: torpide; *e:* torpid.

Torpidität *(f)*. Stumpfheit als Eigenschaft von Schwachsinnigen. Fehlen von Verstand *oder* Initiative. Dies zeigt sich in mangelhaften Interessen (nur Freude am Essen und Schlafen), mangelhafter Ausnutzung der vorhandenen Fähigkeiten, Faulheit, Vernachlässigung der äußeren Erscheinung, mangelhafter Sauberkeit. Torpide Schwachsinnige entwickeln auch keine kriminelle Aktivität, sondern werden allenfalls als Mitläufer beteiligt.
fr: torpidité; *e:* torpidity.

Torpor *(m)*. **1.** Benommenheit. Erstarrung. Betäubung. Alte Bez. für stärkere Störung des Bewußtseins. Nur sehr starke Reize haben eine Reaktion zur Folge. **2.** Syn. für *Torpidität.
fr: torpeur, engourdissement; *e:* torpor.

Torticollis mentalis *Schiefhals in Form eines Tics. Der Kopf wird durch Zuckungen in der Muskulatur des M. sternocleidomastoideus und benachbarter Muskeln zur Seite gedreht und zur Schulter herabgezogen. Ursachen: *Tic.
fr: torticollis mentalis; *e:* torticollis mentalis.

Torticollis, psychogener *(m)*. Syn. für *Schiefhals, psychogener.

Totem *(n)*. Aus der nordamerikanischen Indianersprache der Alyonkin entlehnte Bez. für etwas, das als Schutzsymbol eines Clans verehrt wird; kann ein Tier, eine Pflanze, eine Naturerscheinung oder ein symbolischer Gegenstand (Totempfahl) sein. Das Totem wird als Begründer des Clans verehrt; es ist gewöhnlich verboten, sexuellen Verkehr mit Mitgliedern desselben Clans zu haben. Nach *Freud* (»Totem und Tabu«, 1913, GW IX) symbolisiert das Totem den patriarchalischen Vater, dessen Schutz man erwartet, aber vor dem man gleichzeitig Angst hat (*Ambivalenz). *Freud* entwickelt ferner die Theorie, daß in grauer Vorzeit der Vater der Horde von den Söhnen beseitigt wurde, welcher nun symbolisch durch das Totem vertreten wird. Im Verhalten von Kindern und Neurotikern kehre vielfach das Verhalten totemistischer Kulturen wieder.
fr: totem; *e:* totem.

Totstellreaktion, hypobulische *(f)* *Totstellreflex.

Totstellreflex *(m)*. **1.** Bei den Tieren in plötzlicher Gefahr auftretende »Schreckstarre« des Körpers. **2.** (*E. Kretschmer*). Plötzliches Aufhören jeder Bewegung durch Unfähigkeit, sich zu bewegen (momentanes Erstarren). Dabei Absperrung gegen Außenreize körperlicher und psychischer Art bei hypnoidem, schlaftraumartigem Bewußtseinszustand. Vorkommen in außergewöhnlichen Angst- und Schrecksituationen (»gelähmt vor Schreck«). *Bewegungssturm.
fr: réaction d'immobilisation, simulation de la mort, immobilité protectrice; *e:* death feigning.

Touchismus *(m)*. Unterform des *Frotteurismus. Durch Anfassen von Körperteilen einer anderen, unbekannten Person wird sexuelle Erregung gesucht.
e: touchism.

Toulouse-Epilepsiebehandlung *(f)* **Richet-Toulouse*sche Epilepsiebehandlung.

Tourette-Syndrom *(n)*. (*Gilles de la Tourette*, 1885). Durch motorische Automatismen ausgezeichnetes klinisches Bild. Tritt fast immer schon im Kindesalter (2–15 Jahre) auf. Obligat ist ferner das unwillkürliche Ausstoßen schmutziger, obszöner, blasphemischer oder sinnloser Worte (Koprolalie). Bewegungen und Koprolalie können durch Willensanstrengung für Minuten und Stunden, jedoch nicht für dauernd unterdrückt werden. Der Verlauf ist chronisch mit wechselnder Intensität der Symptome. Als Ursache wird gegenwärtig eher ein organischer Faktor angenommen (*A. K.* und *E. Shapiro*, ab 1971), während psychoanalytische Theorien (*Margaret Schönberger Mahler*, 1944–1949) mehr in den Hintergrund getreten sind. Eine Teilerscheinung, die klonischen Krämpfe der Gesichtsmuskulatur, ist auch allein als *Brissaud*-Syndrom bekannt.
fr: maladie des tics, maladie de *Gilles de la Tourette*, tic impulsif, tic général, tics convulsifs, chorée variable des dégénérés; *e: Gilles de la Tourette* syndrome.
Syn.: Brissaud-Syndrom, Erinnerungskrämpfe (*Friedreich*), *Gilles-de-la-Tourette*-Syndrom, Myospasia convulsiva, Myospasia impulsiva, generalisierter Tic.

Tourette-Verein *(m)*. Selbsthilfevereinigung von Familien mit einem an *Tourette-Syndrom erkrankten Familienmitglied. Adresse: 42/40 Bell Boulevard, Bayside, New York 11, 381 (USA).

Toxicophobie *(f)* *Toxikophobie.

Toxikomanie *(f)*. Allgemeinste Bez. für Gewöhnung an Drogen oder Abhängigkeit von Drogen. Toxikomanie umfaßt alle Schweregrade und Arten von *Drogenabhängigkeit, *Sucht, *Alkoholismus und *Gewöhnung (2) und kann anstelle jeder einzelnen dieser Bez. verwendet werden. Nach einem anderen Sprachgebrauch werden nur Zustände pathologischen Verlangens nach anderen Giften denn Alkohol als Toxikomanie bezeichnet, insbesondere Verlangen nach Beruhigungs- und Schlafmitteln, schmerzvertreibenden und stimulierenden Mitteln.
fr: toxicomanie; *e:* toxicomania.

Toxikophobie *(f)*. Krankhafte Angst vor Giften. Im Unterschied zur wahnhaften Vergiftungsfurcht wird jedoch keine von anderen ausgehende Vergiftungsabsicht vermutet.
fr: toxicophobie; *e:* toxicophobia.

Toxiphobie *(f)* *Toxikophobie.

toxisches Delir *(n)*. *Intoxikationspsychose, die klinisch in Form eines *Delirs in Erscheinung tritt. Häufigste Form der Intoxikationspsychose.
fr: délire toxique; *e:* toxic delirium.

toxische Demenz *(f)*. Durch ein über lange Zeit hin dem Körper zugeführtes Gift (z.B. Suchtstoffe, Genußgifte, gewerbliche Gifte) verursachte *Demenz. Die klinischen Erscheinungsbilder entsprechen im wesentlichen den gewohnten Bildern der Demenz und lassen die Ursache nicht oder nicht sicher erkennen; z.B. bei der Demenz durch Thallium. Eine gewisse Ausnahme bildet die *Dementia alcoholica.
fr: démence toxique; *e:* toxic dementia.

toxische Psychose *(f)*. Syn. für *Intoxikationspsychose.

toxogene Demenz *(f)*. Syn. für *toxische Demenz.

Trachelismus *(m)*. Im epileptischen Anfall vorkommende tonische Kontraktion der Halsmuskulatur, wodurch Atmung und Blutzirkulation behindert werden können.
fr: trachélisme; *e:* trachelism.

Training, autogenes *(n)* *autogenes Training.

Trait, psychopathologischer *(m)*. Das Gesamt einer psychischen Krankheit unter dem Gesichtspunkt der Zeitachse. Ihr Verlauf im zeitlichen Längsschnitt.

Trait-Marker *(m)*. Biologische *Marker, die ein genetisches Merkmal (e: »trait«) »markieren«. Solche Gene liegen auf einem Chromosom nahe an einem Gen, welches zu einer bestimmten Krankheit disponiert, und werden daher häufig zusammen mit diesem vererbt. Sie zeigen quasi mit dem Finger auf das krankheitdisponierende Gen. Im Gegensatz zum *State-Marker ist der Trait-Marker auch in gesunden Zeiten vorhanden, z.B. im depressiven Intervall. Ein Trait-Marker für Schizophrenie oder die Disposition dazu bewirkt möglicherweise ine erhöhte Dichte von Dopamin-Rezeptoren, vor allem solchen des Subtypus D_2, in manchen Teilen des Gehirns. Als einer der verläßlichsten Trait-Marker für Schizophrenie gilt das *Sakkaden-Phänomen.

Trait-Theoretiker *(m)*. Psychiatrischer Theoretiker, der sich in einer bestimmten Situation genau entsprechend den Gegebenheiten seiner Persönlichkeit verhält. Vgl. State-Theoretiker.

Trance *(f)*. **1.** Entrückung. Bez. für hypnoseähnlichen Zustand mit Einengung des Bewußtseinsfeldes und Einschränkung der Handlungsfreiheit, aber zugleich mit Erschließung neuer Fähigkeiten, insbesondere des Einfühlens in fremdes psychisches Erleben und Wünschen. Tritt bei besonders veranlagten oder geübten Personen (»Medien«) leichter auf als bei anderen. Werden in der Trance religiöse Inhalte belebt, wird von *Ekstase gesprochen. **2.** Ältere Bez. für alkoholbedingten Dämmerzustand.
fr: trance, *e:* trance.
Syn.: Trancezustand.

Trancezustand *(m)*. Syn. für *Trance.

Tranquilizer *(m)*. **1.** Klasse von Arzneimitteln mit verschiedener chemischer Konstitution, aber gleicher entspannender Wirkung. Es wird ein Zustand von Ausgeglichenheit, Entspanntheit, Gleichmütigkeit und Freiheit von Angst erzeugt. Gleichzeitig tritt eine Erschlaffung der Muskulatur ein (oft gefühlt als Schwäche in den Beinen). Eine antipsychotische Wirkung besteht nicht. Gute Verträglichkeit und ein sehr breiter Indikationsspiegel haben zu verbreiteter Anwendung geführt. Indikationen: Neurosen, insbesondere aktuelle neurotische Konflikte (sofern eine Psychotherapie nicht möglich ist), Verstimmungszustände verschiedener Art, Angst jeder Art, Spannung, normalpsychologisch motivierte Unruhe (Examen). Obwohl die müdemachende Wirkung gering ist, kann durch Entspannung der Schlaf gefördert werden. Eine anfallshemmende (antikonvulsive) Wirkung wird vor allem beim *Status epilepticus genutzt. – Es besteht Abhängigkeitsgefahr vor allem bei *Angstneurosen. – Bei Entziehung nach Gewöhnung kann es zu schweren Angstzuständen und epileptischen Anfällen kommen. Typische Vertreter sind: Benzodiazepine, Meprobamate, Carbinole, Diphenylmethan-Derivate, auch *Neuroleptika mit geringer *neuroleptischer Potenz.
fr: tranquilisant; *e:* minor tranquilizers.
Syn.: Ataraktika, Ehypnika.
2. Im Beginn des 19. Jahrhunderts von *Rush* eingeführter, vielfach verwendeter Zwangsstuhl. Es handelte sich um einen Nachtstuhl mit Lehnen, auf dem unruhige Geisteskranke an Rumpf, Armen und Beinen befestigt werden konnten.

Transaktionsanalyse *(f)*. (*E. Berne*). **1.** Aus der *Psychoanalyse abgeleitetes psychotherapeutisches Verfahren. Das Selbsterleben eines *Klienten und sein Verhalten gegenüber anderen Menschen (= Transaktion) werden analysiert. Dazu dient die *Strukturanalyse. Ziel ist ein Akzeptieren der eigenen Person (»Ich bin O.K.«) und eine Veränderung gewohnten Verhaltens. Die Behandlungsziele werden im einzelnen in Form von Verträgen festgelegt. **2.** Analyse der Kommunikation zwischen zwei Menschen. – Deutsche Gesellschaft für Transaktionsanalyse (DGTA).

Transaktionsanalytiker *(m)*. In *Transaktionsanalyse ausgebildeter Psychotherapeut. Die 4jährige berufsbegleitende Ausbildung mit 900 Stunden und Lehranalyse schließt mit einer Prüfung ab.

Transitivismus *(m)*. Überzeugung mancher psychisch Kranker, daß andere krank, sie selbst aber gesund seien (*C. Wernicke*). »Kranke, denen jedes psychische Krankheitsgefühl abgeht, die in ihrem ganzen Denken und Fühlen so verändert sind, daß die Voraussetzung identischer Gedankengänge, die uns zur richtigen Auffassung des Verhaltens und Benehmens anderer Menschen befähigen, für sie nicht mehr zutrifft. Vorzugsweise sind es die eigenen Angehörigen, deren Verhalten den Kranken

sonderbar befremdlich und unverständlich vorkommt, so daß sie auf die Vermutung kommen, sie müßten wohl geisteskrank sein.« (*C. Wernicke*, 1900). In der Klinik wird die Bez. immer mehr von *Projektion verdrängt.
fr: transitivisme; *e:* transitivism.

transitorisches Irresein *(n).* Alte Bez. für rasch vorübergehende, wieder völlig ausheilende psychische Krankheit. In der alten Psychiatrie sah man in dem nur wenige Stunden oder Tage währenden Verlauf und im raschen Aufschießen und Verschwinden der psychotischen Symptomatik das Zeichen für etwas Einheitliches. Man unterscheidet je nach Grundkrankheit transitorische Bewußtseinsstörungen (*v. Krafft*, 1868), transitorische *Tobsucht (*Schwartzer*, 1880), transitorische Manie (*v. Krafft*, 1865) und Melancholie (*Erlenmeyer*, 1859) und transitorische Angstzustände. Das transitorische Irresein entspricht weitgehend der *Bouffée délirante der gegenwärtigen frz. Psychiatrie.
fr: troubles mentaux transitoires, folie transitoire, bouffée délirante; *e:* transitory psychosis.

transkortikale Aphasie *(f)* *Aphasie, transkortikale.

transkulturelle Psychiatrie *(f)* *Psychiatrie, transkulturelle.

Transsexualismus *(m).* **1.** Lebhafter Wunsch, die Geschlechtszugehörigkeit zu wechseln. Wird häufig verwechselt mit *Transvestismus und *Homosexualität. Es handelt sich jedoch um sexuell sonst unauffällige Individuen (gewöhnlich Männer), die eine – meist chirurgische – Geschlechtsumwandlung wünschen, um dem anderen Geschlecht angehören zu können. **2.** *DSM-Anhang.
fr: transsexualisme; *e:* trans-sexualism.

Transvestismus *(m).* (*Westphal*, 1870; *M. Hirschfeld*). Neigung, Kleider des anderen Geschlechts zu tragen. Meistens handelt es sich um Männer, die ganz oder teilweise weibliche Kleidung tragen. Bei Frauen oft weniger auffällig, weil die Kultur es ihnen gegenwärtig eher gestattet, männliche Kleider zu tragen; der Prozeß gegen Jeanne d'Arc hatte sich noch u.a. auf den Vorwurf gestützt, sie trage Männerkleider. Mit dem Kleiderwechsel brauchen keine sexuellen Anomalien verbunden zu sein.
fr: transvestisme; *e:* transvestism.
Syn.: Transvestitismus.

Transvestitismus *(m).* Syn. für *Transvestismus.

Trauerarbeit *(f).* (*S. Freud*). Innerseelischer Vorgang, durch welchen man sich nach einem persönlichen Verlust vom Gegenstand der Trauer löst. Stellt den besonderen Fall der psychischen *Verarbeitung eines Erlebnisses dar. Während der Trauer lassen das Interesse an den Ereignissen der äußeren Welt und die Fähigkeit zu lieben vorübergehend nach, die Aktivität ist gehemmt. Neuere Psychoanalytiker betonen darüber hinaus die Ambivalenz der Trauer, die aggressive Tendenzen gegenüber dem Gegenstand der Trauer enthält. Normalerweise lösen sich nach kurzer Zeit Libido und Destrudo vom Objekt, und das Subjekt wird wieder frei. Die Trauerarbeit kann aber auch mißglücken. (Neurotische bedingte) Depressionszustände treten dann auf.
fr: travail du deuil; *e:* work of mourning.

Traum *(m).* Besondere Form des Erlebnisses während des Schlafens, meist mit lebhaften Bildern und oft mit Gefühlen (*Angsttraum), an die auch nach dem Erwachen noch eine Erinnerung besteht. *Physiologie:* Träumen geht mit einer veränderten elektrischen Aktivität des Gehirns einher und entspricht weitgehend dem REM-Schlaf (*Schlaf, desynchronisierter), wobei man sich vorstellte, daß schnelle Augenbewegungen des Träumers anzeigen, daß er ein Traumereignis beobachtet (scanning hypothesis of dream). Auch außerhalb der Zeiten des REM-Schlafes wird geträumt, doch sind Träume während der REM-Phasen lebhafter, komplexer, mehr vom Gefühl getragen, bizarrer und besser zu erinnern. 20% der Schlafzeit wird verträumt. Traumentzug führt zu nervösen Störungen. Die physiologische Funktion des Träumens besteht daher in einem Beitrag zur Integration des psychischen Apparates. Kinder träumen wahrscheinlich erst vom Beginn einer intellektuellen Tätigkeit an (Beginn der Sprachentwicklung und der psychischen Repräsentation der Außenwelt). Bereits bei Neugeborenen läßt sich jedoch eine Hirnaktivität wie beim Träumen nachweisen. *Psychoanalyse:* Besondere Bedeutung gewann der Traum in der Psychoanalyse als »Via regia zum *Unbewußten«, nachdem *Freud* beobachtet hatte, daß freie *Assoziationen zu Traumfragmenten produktiver waren als zu realen Erlebnissen. In der »Traumdeutung« (1900) legte *Freud* dar, daß der Traum der bewußte Ausdruck einer unbewußten Phantasie oder eines unbewußten Wunsches ist, die für das Individuum im wachen Zustand und bewußt nicht zugänglich sind. Traumbilder stellen nach *Freud* unbewußte Wünsche und Gedanken dar, die aber durch Symbolisierung (*Traumsymbolik) und andere Mechanismen verändert wurden. Jeder Traum stellt eine Wunscherfüllung dar. *Weg vom Wunsch bis zum realen Traum:* Unbewußte

Triebwünsche wurden wegen ihrer nicht annehmbaren Form verdrängt. Sie werden dann jedoch durch die *Traumarbeit so verwandelt, daß sie die *Traumzensur passieren können. Dies wird erreicht durch Auswählen von anscheinend »harmlosen« oder unbedeutenden Bildern, welche der üblichen psychologischen Erfahrung des Schläfers entsprechen. Die Auswahl ist aber so, daß die Bilder dynamisch mit den latenten Traumgedanken zusammenhängen, denen sie in mancher Hinsicht ähnlich sind. Der Traum ermöglicht so eine zwar nur teilweise, aber sichere Befriedigung des verdrängten Wunsches. Nach *C. G. Jung* haben Träume vielfältige Funktionen. Sie können aktuelle Situationen widerspiegeln, die Zukunft vorwegnehmen, kreativ, warnend oder parapsychologisch sein. Träume sind nur zu interpretieren, wenn der Interpret die aktuelle Situation, das Leben des Träumers, Symbolsprache und Mythologie gut kennt. – *Historisch* wurden Träume im Altertum stark beachtet und viel gedeutet. Man kannte Träume, in denen die Gottheit erschien und Botschaften verkündete, prophetische, die Zukunft vorwegnehmende Träume und rein subjektive Träume. Später entdeckte erst die Romantik die Bedeutung des Traumes und seine Beziehung zum Unbewußten neu.
fr: rêve; *e:* dream.

Trauma (psychisches) *(n)*. Erlebnis, auf welches das Individuum nicht in adäquater Weise reagieren kann, das es nicht verarbeiten kann und das daher aus dem Bewußtsein verdrängt wird. Vom Unbewußten aus entfaltet das traumatische Erlebnis ständig eine Wirkung auf den psychischen Apparat in einer Weise, als wenn der Betreffende ständig mit dem Erlebnis konfrontiert würde, auf das sinnvoll zu reagieren seine dauernd ungelöste Aufgabe bleibt. Das Erlebnis kann – selten – ganz von äußeren Momenten herrühren, z.B. bei der *Kriegsneurose. Häufiger bestimmen innere Triebspannungen das Erlebnis, z.B. für das Bewußtsein unannehmbare sexuelle Erlebnisse. *Freud* sah das Trauma vor allem unter seinem ökonomischen Aspekt: »Wir nennen so ein Erlebnis, welches dem Seelenleben innerhalb kurzer Zeit einen so starken Reizzuwachs bringt, daß die Erledigung oder Aufarbeitung desselben in normalgewohnter Weise mißglückt, woraus dauernde Störungen im Energiebetrieb resultieren müssen.« *Anna Freud* (1967) definiert: »Jedes Ereignis in der Innenwelt oder Außenwelt, das imstande ist, durch seine Plötzlichkeit, durch die Quantität oder durch die Qualität der Reizzufuhr das Ich für kürzere oder längere Zeit außer Tätigkeit zu setzen.« – *Historisch* steht die Lehre vom psychischen Trauma am Anfang der psychoanalytischen Lehre (1890–1895). Die Entstehung einer *Neurose wird mit einem traumatisierenden Erlebnis in Zusammenhang gebracht. Die weitere Entwicklung führte von diesem einfachen Schema bald ab. Der Zeitpunkt für das entscheidende Erlebnis mußte immer früher, schließlich in der frühen Kindheit gesucht werden. Die Bedeutung der Ausgangspersönlichkeit, ihrer besonderen Empfänglichkeit für ein Erlebnis und ihrer besonderen Situation beim Eintreten des Erlebnisses (*hypnoider Zustand [3] *Breuer*s) wurden immer deutlicher herausgearbeitet. In der Therapie führte der Weg gleichzeitig von der *Abreaktion bis zur nachträglichen psychischen Verarbeitung des Traumas.
fr: trauma, traumatisme psychique; *e:* trauma.
Syn.: Trauma, seelisches.

Traumarbeit *(f)*. (*S. Freud,* 1900). Alle Vorgänge, durch welche aus dem Traummaterial (latente Traumgedanken, Erinnerungsreste des Tages, Leibreize) der manifeste Traum geformt wird. *Freud* bestand darauf, daß durch Traumarbeit nichts Neues erschaffen, sondern nur bereits Vorhandenes umgeformt werde, was allerdings das Wesentliche am Traum sei. Bei der Traumarbeit wird das Traummaterial durch vier wichtige Vorgänge umgewandelt: *Verdichtung, *Verschiebung, Rücksicht auf Darstellbarkeit und sekundäre Bearbeitung.
fr: traivail du rêve; *e:* dream-work.

Traumatiker *(m)*. Im nervenärztlichen Alltag häufig gebrauchte Bez. für jemand, der durch ein Hirntrauma in Verhalten und Leistungsfähigkeit verändert ist. Symptome: *Dementia traumatica.

traumatische Demenz *(f)* *Dementia traumatica.

traumatische Epilepsie *(f)* *Epilepsia traumatica.

traumatische Hirnleistungsschwäche *(f)* *postkommotionelles Syndrom.

traumatische Hysterie *(f)* *Hysterie, traumatische.

traumatische Neurose *(f)*. Syn. für *Unfallneurose.

traumatische Psychose *(f)*. Akute, körperlich begründbare Psychose, die durch ein Hirntrauma verursacht wird. Entspricht symptomatologisch der akuten traumatischen *Ödempsychose. Die ältere Unterscheidung in Kommotionspsychosen (nach Commotio cerebri) und Kontusionspsychosen (nach Contusio cerebri) wird

kaum noch anerkannt, da die Unterscheidung klinisch praktisch nicht zu treffen ist. Häufig werden »traumatische Psychose«, »Kommotionspsychose« und »Kontusionspsychose« syn. verwandt. *Unfallpsychose.
fr: psychose traumatique; *e:* traumatic psychosis.

Traumatisierung, psychische *(f)*. Vorgang, der zu einer abnormen seelischen Reaktion oder Neurose führt. Die Bez. ist inhaltlich identisch mit dem psychischen Trauma, hebt jedoch den Prozeß der Einwirkung hervor. *Freud* selbst sprach stets nur von »Trauma«.
fr: traumatisme psychique; *e:* traumatic event.

Traumatophilie *(f)*. Abnorme Neigung, sich ohne Grund immer wieder operieren zu lassen. *Münchhausen-Syndrom.
fr: traumatophilie; *e:* traumatophilia.

Traumbewußtsein *(n)*. Der während eines Traumes herrschende besondere Bewußtseinszustand, wobei das Bewußtsein weder völlig erloschen noch völlig wach ist. So ist sich z.B. das Ich im Traum seiner selbst bewußt, allerdings nicht in derselben Weise wie im Wachzustand.

Traumdenken *(n)*. Denken im Traum, welches sich vom Wachdenken so unterscheidet, daß sich dafür Regeln aufstellen lassen. Nach *Freud* kommen dabei vor: Zerreißen der Zusammenhänge, Darstellung durch Alternativen, Anspielungen, Bildersprache, Gleichheit durch Ähnlichkeit, Zusammenziehung räumlicher und zeitlicher Entfernungen (Gleichzeitigkeit), Darstellung durch das Gegenteil, Umkehrung. Vermehrung, Vervielfachung, Vertauschung, Wechsel von lebendig und tot. Bei Anwendung dieser Regeln läßt sich die »Traumsprache« in die Normalsprache übersetzen.
e: dream thought.

Traumdeutung *(f)* *Trauminterpretation.

Traumentstellung *(f)* *Entstellung.

Traumgedanken, latente *(m, pl)*. Die durch die Traumbilder dargestellten, »hinter« ihnen stehenden Denk- und Vorstellungsinhalte (*Trauminhalt, manifester). Im engeren Sinne nur solche Vorstellungsinhalte, die durch Psychoanalyse und Interpretation des Traumes aufgedeckt wurden. Nach seiner Entzifferung stellt der Traum keine unverständliche Folge von Bildern mehr dar, sondern einen Gedankenkomplex, der durch die Traumarbeit in Bilder umgesetzt worden war. Der entschlüsselte Trauminhalt enthält Erinnerungsreste des vorangegangenen Tages, Kindheitserinnerungen, Anklänge an Leibreize und bringt einen oder mehrere Wünsche des Träumers zum Ausdruck.
fr: contenu latent; *e:* latent dream-content.
Syn.: Trauminhalt, latenter.

traumhafte Halluzinationen *(f, pl)*. *(C. Wernicke)*. Syn. für *Halluzinationen, szenenhafte.

Traumhintergrund *(m)*. *(B. D. Lewin,* 1946). Leinwandartiger Hintergrund, auf den sich alle Träume projizieren. Nach *Lewin* symbolisiert der Hintergrund die Mutterbrust, wie sie in den Phantasievorstellungen des Säuglings im Schlaf nach der Mahlzeit auftritt. Der Traumhintergrund wird gewöhnlich nicht bewußt wahrgenommen, kann aber in besonderen (»weißen«) Träumen isoliert in Erscheinung treten.
fr: écran du rêve; *e:* dream screen.

Trauminhalt, latenter *(m)* *Traumgedanken, latente.

Trauminhalt, manifester *(m)*. *(S. Freud,* 1900). Im Traum auftretende Bilder und Vorstellungen, wie sie dem Träumer in der Erinnerung erscheinen bzw. wie er sie aus der Erinnerung schildert. Trauminhalt, bevor er durch Psychoanalyse hinsichtlich der latenten Traumgedanken entschlüsselt ist. Für *Freud* führt die Traumarbeit vom latenten Traumgedanken zum manifesten Trauminhalt, während durch die Trauminterpretation der umgekehrte Weg eingeschlagen wird, die Traumarbeit wird rückgängig gemacht. In analoger Weise wird auch bei psychopathologischen Symptomen, Wahn, Halluzinationen, bei Wortkunstwerken und anderen geistigen Produktionen von einem manifesten Inhalt gesprochen, wenn sie mit psychoanalytischen Methoden analysiert werden.
fr: contenu manifeste; *e:* manifest dreamcontent.
Syn.: Traumgedanken, manifeste.

Trauminterpretation *(f)*. Erklärung der Bedeutung eines Traumes während der psychoanalytischen Therapie. Geschieht mit Hilfe der freien Assoziation, wobei die Einzelteile eines Traumes als Ausgangspunkt dienen. Durch die Trauminterpretation wird die *Traumarbeit rückgängig gemacht, die latenten *Traumgedanken werden aufgedeckt. Dadurch wird Material offengelegt, welches sonst verdrängt und vom Bewußtwerden durch die Abwehrmechanismen des Ich ausgeschlossen ist. Trauminterpretation stellt den einfachsten Weg zum Unbewußten dar und nimmt daher einen breiten Raum in der psychoanalytischen Therapie ein.
fr: interprétation de rêves; *e:* dream-interpretation, analysis of dream content.

Traumphasenschlaf *(m)*. Syn. für *Schlaf, desynchronisierter.

Traumsymbolik *(f)*. Nach *Freud* (1900) stellt der Trauminhalt oft in symbolischer Weise etwas dar, was für das Wachbewußtsein des Träumers nicht akzeptabel ist (*Symbol). Diese Symbole sind mit Hilfe der freien Assoziation und einer Kenntnis von allgemeineren (traditionellen) Symbolbedeutungen interpretierbar. *Freud* betont jedoch, »daß man keine besondere symbolisierende Tätigkeit der Seele bei der Traumarbeit anzunehmen braucht, sondern, daß der Traum sich solcher Symbolisierungen, welche im unbewußten Denken bereits fertig enthalten sind, bedient, weil sie wegen ihrer Darstellbarkeit, zumeist auch wegen ihrer Zensurfreiheit, den Anforderungen der Traumbildung besser genügen« (GW II/III, 354). Die Symbolübersetzung ist, wie *Freud* ausdrücklich betont, nur ein Hilfsmittel der Traumdeutung.
fr: symbolisme de rêves; *e:* dream-symbolism.

Traumzensor *(f)*. (*S. Freud,* 1900). Psychische Instanz, welche alle im Traum zur Darstellung drängenden Triebwünsche und Bilder darauf prüft, ob sie annehmbar sind und zum Traumbewußtsein zugelassen werden können. Viele Inhalte müssen verschlüsselt werden, um die vom Traumzensor ausgeübte Zensur passieren zu können. Die Verschlüsselung ist um so ausgeprägter, je weniger der Zensor die Inhalte zu akzeptieren vermag. Der Traumzensor ist Teil einer allgemeinen *Zensur. Die Zensur ist jedoch nicht so streng wie im Wachzustand. Der Schlafzustand hindert die Wünsche daran, bis zur Motilität vorzudringen; sie treten in Konkurrenz mit dem Wunsch zu schlafen. Der Traumzensor sorgt dafür, daß die Wünsche in harmlos erscheinenden Bildern doch in das Bewußtsein eintreten können.
fr: censeur des rêves; *e:* dream-censor.

Traumzustand *(m)*. Syn. für *hypnoider Zustand.

Traurigkeit *(f)*. Bez. für die veränderte Stimmung, die sich nach schwerwiegenden Erlebnissen (= reaktive Traurigkeit; z.B. Verlust eines geliebten Menschen) als krankhafte Verstimmung bei endogener Depression (= endogene Traurigkeit) und anderen depressiven Zuständen findet.
fr: tristesse; *e:* sadness.

Traurigkeit, vitale *(f)*. (*K. Schneider*). Besondere Erlebnisweise des Traurigkeitsgefühls bei endogener Depression. Nähert sich mehr »einem Gefühl der Abgeschlagenheit, der Mattigkeit, der Müdigkeit und wird von den Kranken selbst als etwas ganz anderes bezeichnet als Traurigkeit über etwas«. Tritt bei einem Kranken mit endogener Depression das Phänomen der vitalen Traurigkeit auf, spricht man von »vitaler Depression«.
e: vital sadness.

Treizième (arrondissement) *(n)*. Psychiatrisch-psychoanalytische Gruppe im 13. Bezirk von Paris. Wurde 1954 als Beratungsstelle für Alkoholiker gegründet. Erweiterte sich bis 1976 zu einer in Frankreich als Vorbild geltenden modernen psychiatrischen Vollversorgung eines Sektors (*Sektorisierung) mit Krankenhaus (Hôpital Soisy-sur-Seine, ab 1963), Tagesklinik, beschützenden Werkstätten, Nachsorgeeinrichtungen und 15 voneinander unabhängigen psychiatrischen Therapeutengruppen, davon 8 für Erwachsene (*Paumelle*) und 7 für Kinder (*Lebovici*).

Trema *(n)*. In der Theatersprache der eigentümliche Spannungszustand des Schauspielers vor dem Auftritt. Nach *K. Conrad* (1958) Erlebnisweise in der Initialphase einer akuten Schizophrenie, die in einer »seltsamen Gestimmtheit« besteht. »Die einen umschreiben es als Druck oder Spannung, als Unruhe oder Angst, mitunter auch als freudiges Gehobensein wie in der Erwartung. Andere erleben es als Schuld und Versündigung, als stünde eine Strafe bevor und als hätten sie ein Verbrechen begangen. Wieder andere fühlen sich nur gehemmt und mutlos, willenlos, preisgegeben ohne Hoffnung. Endlich leben andere in der dumpfen Atmosphäre von Mißtrauen, gegenüber einer feindselig sie umschließenden Welt.« *Apophänie.
e: trema, stage fright.

Tremor linguae Rhythmisches Zittern der ausgestreckten Zunge bei chronischem Alkoholismus oder progressiver Paralyse.

Tremor potatorum Rhythmisches Zittern von Händen, Füßen, der Zunge und/oder des ganzen Körpers bei Alkoholismus. Tritt besonders stark am frühen Morgen, nach Beginn einer Entziehung oder im Beginn eines *Delirium tremens auf.

Trennung, emotionale *(f)*. Eindeutschung für *Th. Lidz*' Bez. »marital skew«. Die Eltern Schizophrener können nach außen hin geschlossen erscheinen, während sie sich gefühlsmäßig schon lange weit voneinander entfernt haben. *Ehespaltung.

Trennungsangst *(f)*. Reaktion eines Kindes auf die Trennung von der Mutter. Gewöhnlich sich anzeigend in Erregung, Tränen, Jammern usw. Normalerweise als Zeichen gesunder emotionaler Reaktion zu werten. Tritt Trennungsangst jedoch bei jeder Trennung von ganz kurzer

Dauer (Minuten) auf, zeigt sich darin eine neurotische Verhaltensstörung.
fr: névrose d'abandon; *e:* seperation anxiety.

trepilante Abasie *(f)*. Besondere Form der *Abasie (Gehunfähigkeit) aus seelischer Ursache mit starkem Zittern der Beine.

TRH-Stimulations-Test *(m)*. Neuroendokrinologisches Untersuchungsverfahren in der Psychopathologie. Es wird die Produktion von TSH auf eine Gabe von TRH (unter Berücksichtigung der Körperoberfläche) gemessen. *Thyreotropin releasing hormone* (TRH) ist das Hormon, welches die Freisetzung von Thyreotropin aus der Hypophyse bewirkt. *Thyreoid stimulating hormone* (TSH) ist das thyreotrope Hormon des Hypophysenvorderlappens, welches die Tätigkeit der Schilddrüse steuert. Der Test galt zunächst als ein schwacher (30–50%), aber spezifischer biologischer *Marker für unipolare *Depression. Er ist aber z.B. auch bei Alkoholismus und *Borderline-Persönlichkeit positiv.
fr: test de stimulation à la TRH; *e:* TRH induced TSH response, TRH test, TSH response to TRH.

Tri *(n)* *Trichloräthylen-Sucht.

Triade *(f)*. (*M. Bowen*). In der Familienpsychiatrie: ein Dreipersonensystem als kleinste stabile Einheit in der Familie, z.B. Vater, Mutter, Kind. In einer Mehrpersonenfamilie bestehen gewöhnlich mehrere, einander überlappende Triaden.
e: triangle, triad.

Tribadie *(f)*. Gleichgeschlechtliche Liebe zwischen Frauen. Weibliche Homosexualität (s.d.).
fr: tribadisme; *e:* sapphism.
Syn.: Tribadismus.

Tribadismus *(m)*. Syn. für *Tribadie.

Trichinophobie *(f)*. Krankhafte Furcht davor, Trichinen mit der Nahrung aufzunehmen; geht bis zur Meidung von jeglichem Schweinefleisch.
fr: trichinophobie; *e:* trichinophobia.

Trichloräthylen-Sucht *(f)*. Drogenabhängigkeit von dem als Lösungsmittel für viele Klebstoffe verwendeten Trichloräthylen, in der Sprache der Abhängigen »Tri« genannt. Breitete sich nach 1960 besonders unter Kindern und Jugendlichen vor allem in den USA, seit 1967 auch in Europa aus. Es wird der Inhalt von bis zu 5 Tuben inhaliert. Es folgt für 30-45 Min. ein Zustand von Euphorie, Erregung, Bewußtseinsstörung und evtl. *Koma. Als unangenehme Begleiterscheinungen treten Brechreiz, Appetitlosigkeit, Gewichtsverlust, unsicherer Gang und verwaschene Sprache auf.
e: glue sniffing.

Trichoklastie *(f)*. Syn. für *Trichotillomanie.

Trichokryptomanie *(f)*. Syn. für *Trichorrhexomanie.

Trichomanie *(f)*. (*Besnier*). Syn. für *Trichotillomanie.
fr: trichomanie; *e:* trichomania.

Trichopathophobie *(f)*. Syn. für *Trichophobie.

Trichophagie *(f)*. Knabbern und Beißen an Haaren; auch Verzehren von Haaren.
fr: trichophagie; *e:* trichophagy.
Syn.: Haaressen.

Trichophobie *(f)*. **1.** Zwanghafte Angst bei Frauen, durch Bartwuchs entstellt zu werden. **2.** Abneigung gegen Haare. **3.** Berührungsfurcht vor gewissen Stoffen (Samt).
fr: trichophobie; *e:* trichophobia.
Syn.: Trichopathophobie.

Trichorrhexomanie *(f)*. Krankhafte Gewohnheit, die eigenen Haare mit den Fingernägeln dicht über der Haut abzubrechen und anschließend darauf zu kauen.
fr: trichorrhexomanie; *e:* trichorrhexomania.
Syn.: Trichokryptomanie.

Trichotillomanie *(f)*. Zwanghaftes Ausrupfen von Kopfhaaren, Augenbrauen, Wimpern und Körperhaaren. Meist daran zu erkennen, daß die Haare an untypischer Stelle und in umschriebenen Arealen ausdünnen oder verschwinden. Vorkommen bei Schwachsinnigen, aggressiv gehemmten Kindern, selten auch bei Schizophrenie.
fr: trichotillomanie, manie dépilatoire; *e:* trichotillomania.
Syn.: Haarrupfsucht, Trichoklastie, Trichomanie (*Besnier*).

Triebabweichung *(f)* *Homosexualität.

Triebambivalenz *(f)*. Widerspiel zweier einander entgegengesetzter, jedoch gleich starker Triebe.

Triebanomalie *(f)*. Seltener gebrauchtes Syn. für *Perversion.

Triebdiagnostik, experimentelle *(f)*. Syn. für **Szondi*-Test.

Triebdurchbruch *(m)*. Plötzliche, die rationalen und besinnungserfüllten Gegenstrebungen überspülende, unmittelbar den Trieben entspringende Handlung. Deckt sich im wesentlichen mit dem Begriff der impulsiven Handlung.
fr: impulsion; *e:* impulsion.

Triebdynamik *(f)*. Das sich aus dem Widerspiel verschiedener Triebe ergebende, größtenteils unbewußte seelische Geschehen. In seiner grundsätzlichen Bedeutung für das menschliche Handeln vor allem von der Psychoanalyse aufgedeckt. Eine besondere Theorie der Triebdynamik wurde von *L. Szondi* entwickelt (**Szondi*-Test).

Triebe *(m, pl)*. Angeborene, auf etwas Bestimmtes gerichtete Antriebserlebnisse. Nach *K. Schneider* sind zu unterscheiden: **1.** Eine allgemeine Triebhaftigkeit allen Erlebens. **2.** Leibliche Triebe: Nahrungs- und Geschlechtstrieb; Trieb, sich auszuruhen, sich zu bewegen, zu schlafen, zu gähnen, sich zu kratzen, sich zu entleeren u.a. **3.** Seelische Triebe (»Triebe des Herzens«): Streben nach Macht, Geltung, Einfluß, Ehre, Reichtum, Erfolg, Schönheit, Pflichterfüllung, Demut, Reinheit, Heiligkeit. – Alle Triebe kommen in abnormer Weise gesteigert, herabgesetzt oder qualitativ verändert vor. Wegen des mit dem Wort »Trieb« verbundenen negativen Werturteils wird in bezug auf die Menschen vielfach »Strebung« syn. verwandt. – Eine besondere Bedeutung erlangte die Trieblehre in der Psychoanalyse *Freud*s ab 1905. Vom Biologischen her ist der Trieb bei *Freud* ein »Grenzbegriff zwischen Seelischem und Somatischem, als psychischer Repräsentant der aus dem Körperinnern stammenden, in die Seele gelangenden Reize, als ein Maß der Arbeitsanforderung, die dem Seelischen infolge seines Zusammenhanges mit dem Körperlichen auferlegt ist« (GW X, 214). Jeder Trieb hat nach *Freud* seinen Ursprung in einer körperlichen Erregung, die eine Triebspannung erzeugt. »Das Ziel des Triebes ist allemal die Befriedigung, die nur durch Aufhebung des Reizzustandes an der Triebquelle erreicht werden kann.« Triebe werden außer durch Triebquelle und Ziel auch durch Objekt (*Triebobjekt) und Drang charakterisiert (die 4 Aspekte der Triebe). Von besonderer Bedeutung für die gesamte psychoanalytische Lehre ist dabei der quantitativ-ökonomische Aspekt des Triebes (Drang des Triebes), die »Summe von Kraft oder das Maß von Arbeitsanforderung, das er repräsentiert« (GW X, 214). Diese Summe ist gleichbleibend, auch wenn der Trieb sich aufsplittert und an verschiedenen Objekten gleichzeitig seine Befriedigung erreicht. – Die Trieblehre *Freud*s wurde am Beispiel der Sexualität erarbeitet, beschränkt sich aber nicht darauf. In der ersten Trieblehre *Freud*s standen die sexuellen Triebe den Ichtrieben gegenüber. Auch in der späteren Trieblehre (ab 1920) blieb der Dualismus erhalten, doch wurden jetzt die Lebenstriebe den Todestrieben gegenübergestellt. – Besondere Schwierigkeiten ergeben sich bei Übersetzung von »Trieb« ins Englische oder Französische. In der frz. psychoanalytischen Literatur ist es üblich geworden, von »pulsion« zu sprechen, obwohl »instinct« und »tendence« sprachlich auch möglich wären. Die englische »Standard edition« der Werke *Freud*s übersetzt Trieb mit »instinct«, obwohl »drive« and »urge« auch möglich wären. S.a. Aggressionstrieb, Destruktionstrieb, Bemächtigungstrieb, Lebenstrieb, Ichtriebe, Sexualtrieb.
fr: pulsion, instinct, tendence; *e:* instinct, drive, urge.

Triebfixation *(f)*. Besonders starke Bindung eines Triebes an ein bestimmtes *Objekt. *Fixierung.
fr: fixation de la pulsion.

Triebhandlung *(f)*. Handlung, die nicht die Folge einer bewußten Überlegung ist, sondern ohne rationale Kontrolle unmittelbar triebhafter Motivation entspringt.
fr: acte impulsif; *e:* impulse act.

Triebkonflikt *(m)*. Kampf verschiedener, sich teilweise widersprechender Triebe um die Bestimmung der seelischen Haltung und des Handelns.

Triebobjekt *(n)*. In der Trieblehre *Freud*s dasjenige *Objekt, »an welchem oder durch welches der Trieb sein Ziel (die Befriedigung) erreichen kann. Es ist das variabelste am Triebe, nicht ursprünglich mit ihm verknüpft, sondern ihm nur infolge seiner Eignung zur Ermöglichung der Befriedigung zugeordnet. Es ist nicht notwendig ein fremder Gegenstand, sondern ebensowohl ein Teil des eigenen Körpers. Es kann im Verlauf der Lebensschicksale des Triebes beliebig oft gewechselt werden; dieser Verschiebung des Triebes fallen die bedeutsamsten Rollen zu. Es kann der Fall vorkommen, daß dasselbe Objekt gleichzeitig mehreren Trieben zur Befriedigung dient (Triebverschränkung nach *A. Adler*). Eine besonders innige Bindung des Triebes an das Objekt wird als Fixierung desselben hervorgehoben«. (GW X, 215). *Triebe. *Fixierung.
fr: object de la pulsion.

Triebrepräsentanz *(f)*. (*S. Freud*). »Vorstellung oder Vorstellungsgruppe, welche vom Trieb her mit einem bestimmten Betrag von psychischer Energie (Libido, Interesse) besetzt ist.« (GW X, 254) Grundlage der Bez. ist die Annahme, daß Trieb und die ihn repräsentierende Vorstellung sich voneinander trennen können. Die Triebrepräsentanz kann verdrängt werden und entwickelt sich sogar reichhaltiger und ungestörter, wenn sie durch die Verdrängung dem bewußten Einfluß entzogen ist (GW X, 251).

fr: représentant de la pulsion; *e:* instinctual representative.

Triebstörungen *(f, pl).* Abnormität oder krankhafte Veränderung angeborener Triebe. Z.B. Fehlen des Nahrungstriebes bei manchen Geisteskranken. Die Bez. wird oft einseitig im Sinn einer Störung des Sexualtriebes verstanden.

Triebstruktur *(f).* Die einem Individuum eigentümliche Ganzheit seiner Triebe und Strebungen besonders hinsichtlich ihrer Stärke.

Triebtest *(m).* Syn. für **Szondi*-Test.

Triebverschränkung *(f).* (*A. Adler,* 1908). In der Psychoanalyse Vermischung von *Trieben, wenn dasselbe *Objekt gleichzeitig mehreren Trieben zur Erreichung ihres Zieles, der Triebbefriedigung, dient. *Triebobjekt.

fr: croisement pulsionnel.

Triebziel *(n).* In der *Freud*schen Triebtheorie das Ziel, auf welches die *Triebe vermöge des ihnen innewohnenden Dranges zusteuern: die Befriedigung. Triebziel und *Triebobjekt sind daher nicht zu verwechseln. Die Triebe können verschiedene Wege einschlagen, um zu ihrem Endziel zu kommen, so daß sich daraus noch mannigfache nähere und intermediäre Ziele für einen Trieb ergeben können, die auch miteinander kombiniert und untereinander vertauscht werden können. Bei Vorgängen, die ein Stück weit in die Richtung der Triebbefriedigung zugelassen werden, dann aber eine Hemmung oder Ablenkung erfahren, spricht *Freud* auch von zielgehemmten Trieben. Auch mit solchen Vorgängen sei wahrscheinlich eine teilweise Befriedigung verbunden.

fr: but de la pulsion, but pulsionnel; *e:* instinktual aim.

Trigeminusneuralgie, atypische *(f).* Syn. für *Gesichtsschmerz, primärer autochthoner.

Trinker *(m, pl).* An *Trunksucht Leidende.

fr: alcoolique; *e:* alcoholic.

Trinker, epileptoide *(m, pl)* *epileptoide Trinker.

Trinker, exzessive *(m, pl).* **1.** An *Trunksucht Leidende. **2.** Personen, die alkoholische Getränke in sehr großen Mengen zu sich nehmen, aber nicht süchtig trinken und somit auch nicht trunksüchtig sind. *Trinkertypen.

e: excessive alcoholic.

Trinkerdelirium *(n).* Syn. für *Delirium tremens.

Trinkerhalluzinose *(f).* Syn. für *Alkoholhalluzinose.

Trinkerheilanstalt *(f).* Älteres Syn. für *Trinkerheilstätte.

Trinkerheilstätte *(f).* Institution, welche der Behandlung des *Alkoholismus gewidmet ist.

fr: maison de sevrage; *e:* detoxification *oder* drying-out center.

Trinkerpsychose, akute *(f).* Syn. für *Alkoholhalluzinose.

Trinkertypen *(m, pl).* Einteilung der exzessiven Trinker nach den vorwiegenden Motiven für das Trinken. *Staehelin* unterscheidet *Genußtrinker, *Erleichterungstrinker, *Rauschtrinker und *Betäubungstrinker.

Triolismus *(m).* (*M. Hirschfeld*). Sexuelle Dreieckskonstellation. Hierbei hat jemand einen heterosexuellen Partner, der wiederum gleichzeitig und mit Einverständnis des anderen einen homosexuellen Partner hat. Der erstere ist dabei Zuschauer des homosexuellen Geschlechtsaktes der anderen beiden. Auch bei sexuellen Beziehungen gleicher Konstellation, jedoch ohne Homosexualität angewandt.

fr: triolisme; *e:* triolism.

Trip *(m).* Reise. Im Drogenjargon die besonderen Erlebnisse unter der Einwirkung von LSD. I.w.S. für jede Zeit unter der Einwirkung einer *Droge (2), insbesondere wenn damit Stimmungsverbesserung und Halluzinationen verbunden sind.

e: trip.

Triskaidekaphobie *(f).* Krankhafte und abergläubische Angst vor der Zahl 13. Weitverbreitete Form des Aberglaubens, die in Psychosen in mannigfaltiger Form, oft als Ausdruck unbestimmter Angst wiederkehrt.

fr: triskaidekaphobie; *e:* triskaidekaphobia.

trisomale Idiotie *(f).* Syn. für *Mongolismus.

trisomaler dysmorpher Schwachsinn *(m).* Syn. für *Mongolismus.

Trisomie 21, autosomale *(f).* Syn. für *Mongolismus.

Tristemanie *(f)* *Tristimanie.

Tristimanie *(f).* Obsol. Syn. für *Melancholie.

Tristitia post coitum. Form der psychischen *Impotenz. Eigenartiges Gefühl von Niedergeschlagenheit und Lustlosigkeit, das viele Männer für kurze Zeit nach Ausführung des Geschlechtsverkehrs befällt. Ist bei stärkerer Ausprägung gewöhnlich neurotisch bedingt.

Syn.: postcoitum triste.

Trochozephalie *(f)* *Turmschädel.

Trochomanie *(f).* Obsol. Syn. für *Delirium tremens.

fr: tromomanie; *e:* tromomania.

Tromophonie *(f).* Form einer Sprechstörung: Sprechen mit bebender Stimme. *Dysphonie.

fr: tromophonie; *e:* tromophonia.

Tropenkoller *(m).* In den Tropen, insbesondere auf einsamen Außenposten vorkommende Form der Erlebnisreaktion, die wie eine Psychose aussehen kann. Symptome: Erregungszustände mit teilweiser schwerer Aggressivität, Reizbarkeit, wahnhaften Beziehungsideen, evtl. auch Halluzinationen. Der Tropenkoller ist eine Reaktion auf Mangel an sozialen Bezügen und Erlebnisreizen bei in Tropen lebenden Weißen; er verschwindet in Städten oder bei Rücktransport in die Heimat. *Koller.

Trophoneurose *(f).* Störungen des Ernährungszustandes der Haut und ihrer Anhangsgebilde, z.B. Verdünnung der Haut mit gleichzeitigem Reliefverlust, Brüchigwerden der Nägel u.a. durch Fortfall normaler Innervation. Die Bez. geht auf eine ältere Bedeutung von *Neurose (1) zurück und gibt deshalb Veranlassung zu Verwechslungen.
fr: trophonévrose; *e:* trophoneurosis.

Trotzalter *(n).* Syn. für *Trotzphase.

Trotzphase *(f).* *(Ch. Bühler).* Zur normalen Entwicklung gehörende Episode, in der ein gegen die Erziehungspersonen gerichteter Wille entwickelt wird, der sich in Gehorsamsverweigerung, Negativismus, Nörgeln, übermäßigem Kritisieren oder autistischem Verhalten äußert. Die 1. Trotzphase am Ende des 2. bis Anfang des 3. Lebensjahres ist identisch mit der ödipalen Phase. 2. Trotzphase im Beginn der Pubertät.
fr: âge de l'opposition, âge de l'entêtement.
Syn.: Trotzalter.

Trotzverhalten *DSM-Anhang.

Truax-Skala *(f).* *(C. B. Truax,* 1962). Schätzskala zur Beurteilung der *Psychotherapeutenvariablen bei der klientenbezogenen Gesprächstherapie (s.d.). Auf drei Skalen (»Verbalisierung von Gefühlen des Klienten«, »positive Wertschätzung und emotionale Wärme«, »Echtheit und Selbstkongruenz«) muß in 5–12 Stufen das Verhalten des Therapeuten eingetragen werden. Therapeuten mit besonders hohen Schätzwerten haben auch größeren Erfolg bei der Behandlung ihrer Klienten.

Trübsinn *(m).* Düster umwölkte Sinne. Volkstümliche Eindeutschung von *Melancholie.

Trugbild *(n).* Mit den Augen wahrgenommene, aber in Wirklichkeit nicht oder in dieser Form nicht vorhandene Erscheinung, *Illusion; *Phantom.

Trugerinnerung *(f).* Syn. für *Paramnesie.

Trugwahrnehmung *(f).* Syn. für *Sinnestäuschung.

Trunkenheitsdelikte *(n, pl).* Strafbare Handlungen, die unter Alkoholeinfluß begangen werden, gelten als nicht vorhanden, wenn die Schuldfähigkeit durch den Alkoholeinfluß aufgehoben war. Der Täter kann jedoch eventuell nach § 330a StGB dafür bestraft werden, daß er sich in diesen Zustand versetzte: »1. Wer sich vorsätzlich oder fahrlässig durch alkoholische Getränke oder andere berauschende Mittel in einen Rausch versetzt, wird mit Freiheitsstrafe bis zu fünf Jahren oder mit Geldstrafe bestraft, wenn er in diesem Zustand eine rechtswidrige Tat begeht und ihretwegen nicht bestraft werden kann, weil er infolge des Rausches schuldunfähig war oder weil dies nicht auszuschließen ist. 2. Die Strafe darf nicht schwerer sein als die Strafe, die für die im Rausch begangene Tat angedroht ist. 3. Die Tat wird nur auf Antrag, mit Ermächtigung oder auf Strafverlangen verfolgt, wenn die Rauschtat nur auf Antrag, mit Ermächtigung oder auf Strafverlangen verfolgt werden könnte.«
fr: délits *oder* crimes alcooliques; *e:* drunkenness offences.

trunkfällige Halluzinationen *(f, pl).* *(v. Krafft-Ebing).* Unter der Alkoholeinwirkung besonders bei Alkoholikern auftretende Sinnestäuschungen; meist in Form von *Akoasmen; daneben oft Affektillusionen (»vorbeihuschende Schatten«).
Syn.: Sensuum fallacia ebriosa.

Trunksucht *(f).* Suchtmäßiges Genießen alkoholischer Getränke. Von Trunksucht wird gesprochen, wenn ernsthafte körperliche Veränderungen (Magenschleimhautentzündung, Bindehautentzündung, Leberzirrhose, Fettleber, Herzmuskelschwäche) aufgrund der ständig genossenen Alkoholmengen entstehen und ebenfalls hierdurch die Einordnung in ein geordnetes Familienleben und in die soziale Welt nicht mehr gelingt bzw. wenn die Gesellschaft nicht mehr bereit ist, den Alkoholkonsum einer Person zu tolerieren. Zum Begriff der Trunksucht gehört ebenfalls, daß der Trinker die Folgen seines Verhaltens nicht zu erkennen vermag oder trotz richtiger Einsicht den Alkoholgenuß fortsetzt. Es gibt jedoch keine allgemein anerkannte Definition der Trunksucht. Am bekanntesten ist die der WHO. Danach ist Trunksucht »eine chronische Verhaltensstörung, die bestimmt wird durch wiederholtes Genießen alkoholischer Getränke über das sozial übliche Maß hinaus. Der Alkoholgebrauch hat dabei ein Ausmaß, daß des Trinkers Gesundheit, seine Arbeitsfähigkeit und seine soziale Stellung gefährdet werden«. Etwa 5% der erwachsenen Bevölkerung gilt als trunksüchtig. Außerhalb westlicher Zivilisation wird erheblich weniger Alkohol genossen. – *Historisch* spielt Weingenuß zwar auch im Altertum eine wesentliche Rolle, jedoch wurde

die Trunksucht erst seit Ausgang des Mittelalters durch Verbesserung der Bierbraumethoden und neue Verfahren zur Schnapsbrennerei ein soziales Problem breiter Volksschichten. – *Psychiatrische Folgen* der Trunksucht *Alkoholpsychosen. – *Therapie:* Psychotherapie (bei Neurotikern), Mitgliedschaft in Temperenzvereinen, *Entziehungs- und *Entwöhnungskur, *Antabus-Kur, *Verhaltenstherapie.
fr: alcoolomanie; *e:* alcohol addiction.
Syn.: Alkoholsucht, Äthylismus.

Trunksucht, periodische *(f).* Syn. für *Dipsomanie.

T-Typ *(m).* (*W. Jaensch,* 1926). »Tetanoider Typ«. Art von *eidetischen Anschauungsbildern, die eine feste, sich auch bei längerem Besehen nicht verändernde Form beibehalten und durch bestimmte Reize hervorgerufen werden. Sie können dadurch lästig werden, daß sie immer wieder aufsteigen. Gegensatz: *B-Typ.

Tuberkulomanie *(f).* Syn. für *Phthisiomanie.

Tuberkulophobie *(f).* Syn. für *Phthisiophobie.

Tuke, William geb. 24. 1. 1732 York, gest. 6. 12. 1822. Kaufmann und Quäker. Gründete eine Irrenanstalt »Retreat«, in der er eine menschenfreundliche Behandlung der psychisch Kranken durchsetzte, ohne die gleichzeitigen Bestrebungen auf dem europäischen Festland (*Pinel, Langermann*) zu kennen. Stammvater einer Familie, die sich über 4 Generationen um die Pflege der psychisch Kranken verdient machte: *Henry, Samuel* und *Daniel Hack T.* Der letztgenannte gab ein erstes Wörterbuch der Psychiatrie, »Dictionnary of Psychological Medicine« (1857), heraus.

Tumorepilepsie *(f).* Epileptische Anfälle (gewöhnlich *Grand-mal) als Symptom eines Hirntumors. 30% der Kranken mit Tumoren des Großhirns bekommen epileptische Anfälle. Hirntumoren sind die häufigste Ursache für das erste Auftreten von epileptischen Anfällen zwischen dem 25. und 60. Lebensjahr. Bei etwa 20% der Fälle treten die Anfälle 5 Jahre vor dem ersten anderweitigen Zeichen eines Hirntumors auf. Häufigste Lokalisation sind Zentralregionen (80%), Schläfenlappen (50%), Stirn- und Scheitellappen.

Tumultus sermonis *(m).* Syn. für *Logorrhoe.

Turmschädel *(m).* Abnorm hoher Schädel durch vorzeitigen Verschluß der Kranznaht. Gewöhnlich gleichzeitig Intelligenztiefstand. Dominant vererbt. Vorkommen auch bei konstitutioneller hämolytischer Anämie.
e: acrocephaly, oxycephaly, hypsicephaly, turricephaly, steeplehead, towerhead.
Syn.: Pyrgozephalie, Trochozephalie, Turrizephalie, Oxyzephalie (= Spitzschädel), Akrozephalie.

Turrizephalie *(f)* *Turmschädel.

Tussis hysterica *(f).* Syn. für *Hustentic.

Tussis nervosa *(f).* **1.** Syn. für *Husten, psychogener. **2.** Syn. für *Hustentic.

Tympanie, diaphragmale *(f).* Von *Jamin* (1919) geprägte Bez. für *Syndrom der funktionellen Bauchauftreibung.

Tympanitis, hysterische *(f).* Von *Spencer Wells* (1886) geprägte Bez. für *Syndrom der funktionellen Bauchauftreibung.
fr: tympanite hystérique; *e:* thympania hysterica.

Typ-A-Verhalten *(n).* Verhaltensweisen, welche das Risiko, an einer koronaren Herzkrankheit zu erkranken, erhöhen. Typ-A-Menschen sind aggressiv, wettbewerbs- und arbeitsorientiert, ungeduldig, stets in Eile und wachsam. Wenn sie zu scheitern drohen, geben sie nicht auf, sondern verstärken ihre Bemühungen. »Die Kombination von Aktionismus und aggressiver Dranghaftigkeit bei Menschen, die sich unablässig in einem Dauerwettkampf befinden, um möglichst viel in möglichst wenig Zeit zu erreichen, notfalls gegen den Widerstand anderer.« (*M. Friedmann* und *R. H. Rosenman,* 1974) Die Eigenschaften werden als psychologische Indikatoren zur Einschätzung der Erkrankungswahrscheinlichkeit in Fragebogen erfaßt. Die Konzeption ist umstritten. Vgl. Typ B.
e: type A behavior, coronary prone behavior.

Typ B *(m).* Gegentyp zum *Typ-A-Verhalten. Der Typ B ist in allem das Gegenstück zum Typ A, wird aber nicht für sich selbst beschrieben.

Typen, dysthymische *(m, pl).* Syn. für *Dysthymiker.

Typ, enechetischer *(m)* *enechetische Konstitution.

Typ, leptosomer *(m)* *leptosomer Typ.

Typ, organisch-reaktiver *(m).* Selten gebrauchtes Syn. für *Psychosyndrom, akutes hirnorganisches.

Typ, phlegmatischer *(m).* Einer der Typen *Pawlows.* *Nerventyp nach *Pawlow.*

Typ, sanguinischer *(m).* Einer der Typen *Pawlows.* *Nerventyp nach *Pawlow.*

Typ, schwacher *(m)* *Nerventyp nach *Pawlow.*

Typenlehre *(f).* Seit *Aristoteles* immer wieder unternommene Versuche, die Menschen nach bestimmten Typen einzuteilen, wobei manchmal mehr somatische, manchmal mehr psychologische Einteilungsprinzipien vorherrschen. Besondere Bedeutung haben Systeme von *W.*

Dilthey, E. Spranger und *K. Jaspers* erlangt. In der Gegenwart sind besonders wirksam die Einteilungen von *E. Kretschmer* (Zyklothymiker – Schizothymiker – Visköse) und *C. G. Jung* (Extravertierte – Introvertierte), *W. H. Sheldon* (Ektomorphie, Mesomorphie), *H. Rorschach* (koartierter, koartativer, ambiäqualer, introversiver und extratensiver Erlebnistyp) (s.d.). *Taxonomie.
fr: typologie; *e:* typology.
Syn.: Typologie.

Typische Depressive Episode *DSM-Anhang.

Typische (major) Affektive Störung *DSM-Anhang.

Typhuspsychose *(f).* Psychose als Begleiterscheinung von Typhus abdominalis. Meist handelt es sich um Delirien oder euphorische Bewußtseinstrübungen, die insbesondere bei Fieberanstieg oder Fieberabfall auftreten. Besonders häufig wird *Residualwahn nach Abklingen der Psychose beobachtet. Die Typhuspsychose spielte Ende des 19. und Anfang des 20. Jahrhunderts eine bedeutende Rolle in der psychiatrischen Theorie, da in ihr der Prototyp einer Psychose bei Fieber und einer symptomatischen Psychose gesehen wurde. Man beobachtete sie bei einem Drittel aller Typhuskranken. Durch Fortschritte der Bakteriologie hat man viele andere Infektionspsychosen davon unterscheiden gelernt. Durch Fortschritte in der Behandlung des Typhus ist sie eine Seltenheit geworden.
fr: psychose typhoide; *e:* typhus-psychosis.

Typologie *(f)* *Typenlehre.

Typologie der Manie *(f)* *Manie, Typologie der.

Typose *(f).* (*Eisenmann*). Nach einem krankheitsfreien Intervall wieder zurückkehrende Krankheitserscheinungen; z.B. bei manisch-depressiver Erkrankung.
fr: typose; *e:* typosis.

Typus, extravertierter intuitiver *(m).* (*C. G. Jung*). Typ einer psychischen Grundfunktion (s.d.). Zeigt Einsicht in Lebenssituationen, entdeckungsfreudig, begabt für Geschäftliches, Spekulation und Politik.

Typus, introvertierter intuitiver *(m).* (*C. G. Jung*). Typ einer psychischen Grundfunktion (s.d.). Tagträumer, der seiner inneren Denkrichtung den höchsten Wert zuschreibt. Wird von anderen leicht als seltsam und exzentrisch angesehen.

Typus melancholicus *(m).* (*H. Tellenbach,* 1961). Persönlichkeit des Depressiven. Grundzug ist ein Festgelegtsein auf Ordentlichkeit. Im Arbeitsleben herrschen Fleiß, Gewissenhaftigkeit, Pflichtbewußtsein und Solidität. Die persönlichen Beziehungen werden ordentlich, d.h. frei von Störungen, Reibungen, Konflikten, insbesondere von Schuldhaftem in jeglicher Form gehalten. In den Beziehungen zu Vorgesetzten und Kollegen herrschen Treue, Dienstwilligkeit und Hilfsbereitschaft. Es besteht ein überdurchschnittlich hoher Anspruch an das eigene Leisten in Quantität und Qualität und eine überdurchschnittliche Empfindlichkeit des Gewissens, das auf Vermeidung von Schuld bedacht ist. Es besteht ein Sich-Einordnen, ein Sich-Einschließen in die Grenzen der Ordnung (*Inkludenz) und ein Darin-Zurückbleiben (*Remanenz).

Typus migraenicus *(m).* (*U. H. Peters,* 1976). Persönlichkeit des Migränikers. Grundzug ist ein ständiges Bemühen um Ordnung, verbunden mit Höflichkeit und Freundlichkeit in den Umgangsformen. Weitere Eigenschaften sind ausgeprägte Aktivität im Tätigkeitsbereich, Zuverlässigkeit, Pünktlichkeit, Gewissenhaftigkeit, Fleiß, Hilfsbereitschaft, vorausschauende Besorgnis, geringe Neigung, sich selbst in den Vordergrund zu stellen, Streben nach Tadelsfreiheit, Neigung zur widerspruchslosen Übernahme immer neuer Pflichten und Leistungsbereitwilligkeit. Psychodynamisch dienen die Eigenschaften dem Ausgleich von inneren, oft kaum bewußten Ängsten und dem Schutze eines kränkbaren und empfindlichen Selbst.

U

UCR. Unconditionierte Reaktion. *Reaktion, unbedingte.

UCS. Unconditionierter *Stimulus.

Überaktivität *(f).* Das normale Maß weit überschreitender Überschuß an psychischer Aktivität und Bewegungsdrang. Typische Erscheinung der *Manie.
fr: suractivité; *e:* psychomotor overactivity.

Überdeterminierung *(f).* In den Werken *Freuds* bereits ab 1895 häufiger gebrauchte, jedoch nirgendwo ausführlicher begründete Bezeichnung für das Zusammenwirken mehrerer Faktoren beim Zustandekommen von hysterischen Symptomen, Fehlleistungen, Träumen, Zwangsvorstellungen oder einer Neurose. Jedes der genannten Phänomene kann gleichzeitig oder nacheinander mehrere Bedeutungsgehalte repräsentieren, obwohl einer zur Erklärung bereits ausreichen würde. »Wir haben bereits erfahren, daß ein (hysterisches) Symptom ganz regelmäßig mehreren Bedeutungen gleichzeitig entspricht; fügen wir nun hinzu, daß es auch mehreren Bedeutungen nacheinander Ausdruck geben kann. Das Symptom kann eine seiner Bedeutungen oder seine Hauptbedeutung im Laufe der Jahre ändern, oder die leitende Rolle kann von einer Bedeutung auf eine andere übergehen.« (GW V, 213)
fr: surdétermination, détermination multiple; *e:* over-determination.
Syn.: mehrfache Determination.

Übereinschließung *(f).* (*N. Cameron,* 1938). Besondere Art einer Denk- und Sprachstörung bei Schizophrenen. Irrelevante oder weit entfernt liegende Gegenstände werden in einen Gedankengang mit eingeschlossen. Es ist die Unfähigkeit, Dinge aus dem Denkprozeß auszugliedern, die in keiner engen Beziehung zum einmal angeschlagenen Thema stehen.
e: overinclusiveness, overinclusive thinking.

Übererregbarkeit, neuromuskuläre *(f).* »Neigung der Muskeln, sich stark zusammenzuziehen, wenn die Sehne, der Muskel oder der entsprechende Nerv berührt wird.« (*Charcot*) Lebhafte Auslösbarkeit der Sehnenreflexe am ganzen Körper. Vorkommen bei vegetativer Übererregbarkeit, Neurosen mit Angst, Tetanie, *Lethargie (2).

Überforderungssyndrom *(n).* Bei einer vom Individuum als zu schwierig und undurchführbar beurteilten Aufgabe sich einstellende unbewußte Abwehrreaktion. Kann der Form nach völlig verschieden sein: Schlafsucht, Schlaflosigkeit, Gefühl starker Erschöpfung, *Primitivreaktion, psychogener Stupor (s.d.), depressive Verstimmung oder Körperkrankheit.

Übergangseinrichtung *(f).* Institution, welche den Übergang von der stationären zur ambulanten Behandlungsmöglichkeit weniger schroff gestalten soll: *Tages- und Nachtklinik, Patienten-Wohnheime, Patientenclubs, Übergangsheime, beschützende Werkstätten u.a. (Vgl. Sozialpsychiatrie [2]).

Über-Ich, Überich *(n).* (*S. Freud,* 1923). Höchste Instanz der Persönlichkeit in einem vertikalen Persönlichkeitsschema (*Topographie, psychische). Das Über-Ich hat gegenüber dem *Ich die Rolle eines *Zensors oder Richters und läßt Wünsche des *Es in unveränderter oder abgewandelter Form zu oder verwirft sie gemäß den ihm gegebenen Maßstäben. Es ist die »Vertretung aller moralischen Beschränkungen, der Anwalt des Strebens nach Vervollkommnung, kurz das, was uns von dem sogenannt Höheren im Menschenleben psychologisch greifbar geworden ist« (GW XV, 73). Die Tätigkeit des Über-Ich bleibt unbewußt. Es ist somit Vertreter eines moralischen Gesetzes, das zugleich die Einhaltung des Gesetzes überwacht. Das Über-Ich entsteht bei Verschwinden des *Ödipus-Komplexes. Das Kind verzichtet auf die Befriedigung verbotener ödipaler Wünsche, identifiziert sich mit den Eltern und introjiziert die Verbote. Ferner werden durch Erziehung und Vorbild die Forderungen der Kultur, Moral usw. in das Über-Ich übernommen. Das Über-Ich der Kinder baut sich nicht nach dem Vorbild der Eltern, sondern nach deren Über-Ich auf. Dies wird so zum Träger der Tradition. Nach *Melanie Klein* bildet sich bereits in der *oralen Phase ein Über-Ich, nach *R. Spitz* sind Vorläufer dazu noch früher erkennbar. Konflikte zwischen Über-Ich und Es spielen in manchen Neurosen, z.B. Phobien, Zwangsneurose und psychogener Depression, eine größere Rolle als z.B. in *Konversionsneurosen. *Ich-Ideal, *Ideal-Ich.
fr: Sur-Moi, Surmoi, Superego; *e:* Super-Ego, Superego.
Syn.: Superego.

Überkompensation *(f)*. (*A. Adler*). Ich-Mechanismus, durch den ein Mensch mit einer körperlichen oder andersartigen Unzulänglichkeit sich nicht nur hierüber hinwegsetzt, sondern sie durch besondere Leistungen (evtl. auf einem anderen Gebiet) mehr als ausgleicht. Z.B., wenn ein erregbarer Mensch sich besonders ruhig und ausgeglichen gibt, ein Stotterer zum Redner wird (Demosthenes) oder jemand mit Augenfehler zum Maler wird.
fr: surcompensation; *e:* overcompensation.

Überlagerung, psychogene *(f)*. (Unbewußte) Verstärkung geringfügiger Beschwerden bei leichteren Organstörungen durch Wunsch- und Zweckreaktionen (z.B. Rentenwunsch). Die Bez. wird in der allgemeinen Medizin viel gebraucht, wenn eine Diskrepanz zwischen den objektiv zu erhebenden Befunden und dem Ausmaß der subjektiven Beschwerden besteht. Die Anwendung der Bez. ist oft gefährlich, da es sich um ein rein psychogenes Krankheitsbild, einen noch unentdeckten Organbefund oder nur um eine etwas ungewöhnliche Reaktionsweise handeln kann.
Syn.: psychogene Symptomverstärkung.

Überlebendensyndrom *(n)*. Von *W. G. Niederland* (1961, 1964) gebr. Bez. für *KZ-Syndrom.

Überlebensschuld *(f)*. Die Vorstellung, dadurch eine Schuld auf sich geladen zu haben, daß man eine Katastrophe überlebte, während nahe Angehörige oder andere sterben mußten. Vorkommen bei *KZ-Syndrom.
e: survivor's guilt.

Überprotektion *(f)*. Übermäßig beschützende Haltung der Mutter gegenüber ihrem Kind. Kann die Ursache schwerwiegender neurotischer Fehlhaltungen im Erwachsenenalter sein. Insbesondere lernt das Kind nicht, Frustrationen zu ertragen, so daß sich später leichte Frustrationen auswirken wie normalerweise schwere. Häufig Stehenbleiben der Entwicklung, wenn die Frustrationen auftreten; Entwicklung passiver, abhängiger Verhaltensweisen in allen Lebensfragen, insbesondere in der Liebe.
fr: surprotection; *e:* overprotection.

Überrumpelungsverfahren *(n)*. Von *Kraepelin* empfohlenes Verfahren zur Behandlung hysterischer Störungen, vor allem bei Kindern und wenig intelligenten Personen. Besteht darin, »durch rücksichtslose Überwältigung aller inneren und äußeren Widerstände ... die Störung zu beseitigen. Die starre Beugung des Armes wird einfach mit rascher Gewalt gelockert, der gelähmte Kranke ohne weiteres auf die Füße gestellt ... ein Lach- oder Schreikrampf durch plötzliches Übergießen mit kaltem Wasser unterdrückt«. Von *E. Kretschmer* in der *Protreptik weiter ausgebaut.

Übersprungshandlung. (*N. Tinbergen,* 1940). In der Verhaltensforschung Bez. für Handlung, die bei gegenseitiger Hemmung von zwei einander entgegengesetzten Instinktaktivierungen entsteht und zu keinem der gerade aktivierten Instinkte gehört, z.B. Pickbewegungen von sich kampfbereit gegenüberstehenden Hähnen (Konflikt: Angriff-Flucht). Kann in analoger Weise beim Menschen auftreten, z.B. Kratzen am Kopf in bestimmten Situationen.
fr: réaction de remplacement; *e:* displacement activity *oder* reaction.

Überstieg *(m)*. **1.** Bei *M. Heidegger* ist das In-der-Welt-Sein die Transzendenz des Daseins in dieser Welt, damit eine immanent bleibende Transzendenz. *Heidegger* sagt deshalb, das Dasein »weltet«. In diesem Sinn in die Daseinsanalyse *L. Binswanger*s übernommen. Unter Berufung auf *Binswanger* von *K. Conrad* (1958) verwendet, bezeichnet dort jedoch **2.** die (normale) Fähigkeit des Menschen, das Bezugssystem beliebig zu wechseln. Obwohl jeder einzelne der Mittelpunkt seiner »Welt« ist, vermag er sich doch durch die Fähigkeit des »Überstiegs« selbst jederzeit zugleich auch »von "außen" oder von "oben", aus der "Vogelperspektive", als Wesen unter anderen Wesen, als Erdbewohner unter anderen Erdbewohnern [...] zu erleben, seine "Welt" mit der allgemeinen Welt der anderen zur Deckung zu bringen«. Diese Fähigkeit gehe z.B. in der Schizophrenie verloren. *Apophänie.

Übertragung *(f)*. **1.** Während der psychoanalytischen Therapie entstehende Projektion frühkindlicher Einstellungen, Wünsche und Gefühle zu Vater, Mutter oder anderen Personen auf den Analytiker. Der Patient verhält sich dann gegenüber dem Arzt, wie er es diesen Personen gegenüber in früher Kindheit getan hat. Neben dieser »biographischen Übertragung« (*Maeder*) im engeren Sinne gibt es nach *C. G. Jung* noch die von früheren Erlebnissen unabhängige Projektion eines aus dem kollektiven *Unbewußten stammenden *Archetypus (z.B. »große Mutter«) auf den Arzt. **2.** Je nach dem Bereich der Anwendung werden engere und weitere Bedeutungen angenommen: *a)* Übertragung auf einen Partner, als ob dieser die lebensgeschichtlich bedeutsame Person (z.B. Mutter) wäre; *b)* Übertragung von idealen Persönlichkeiten (z.B. *Ideal-Ich, Triebwünsche) auf den

Partner; *c)* *Rollenerwartungen gegenüber dem Arzt; *d)* das Gesamt aller eigenen Gefühle, Wünsche und Vorstellungen, die in das Verhalten einer anderen gehaßten oder geliebten, aber an sich beliebigen Person hineingesehen, auf sie übertragen werden. – Je nach Gefühlstönung werden positive und negative Übertragung unterschieden (s. die folgenden Stichwörter).
fr: transfert; *e:* transference.

Übertragung, negative *(f)*. (*S. Freud*). Übertragung feindseliger Gefühle auf eine andere Person.

Übertragung, positive *(f)*. (*S. Freud*). Übertragung »freundlicher oder zärtlicher Gefühle, welche bewußtseinsfähig sind« und ihre »Fortsetzung ins Unbewußte« (GW VIII, 371) auf einen anderen Menschen. Die unbewußten Gefühle dieser Art gehen nach *Freud* auf erotische Quellen zurück, so daß »alle unsere im Leben verwertbaren Gefühlsbeziehungen von Sympathie, Freundschaft, Zutrauen und dergleichen [...] genetisch mit der Sexualität verknüpft sind«. (GW VIII, 371)
fr: transfert positif; *e:* positive transference.

Übertragungsneurose *(f)*. **1.** (*S. Freud,* 1914). Nur während der psychoanalytischen Behandlung auftretende, »artifizielle« Neurose. In der psychoanalytischen Beziehung werden frühkindliche Haltungen und Gewohnheiten reaktiviert, die eine Wiederbelebung unbewußter Konflikte darstellen. Es handelt sich in erster Linie um eine Reaktivierung der frühkindlichen Ödipus-Situation, wobei der Analytiker für den Patienten entweder den Vater oder die Mutter oder beide zugleich darstellt (*Übertragung), so wie sie ihm in der ursprünglichen Situation erscheinen. Die Übertragungsneurose gibt Gelegenheit, unverarbeitetes frühkindliches Erlebnismaterial neu zu durchleben und durchzuarbeiten. **2.** Zur Kategorie der *Psychoneurose gehörende Neurose, die von *Freud* den narzißtischen Neurosen gegenübergestellt wird. Hierzu gehören insbesondere Angsthysterie, Konversionshysterie und Zwangsneurose. Die Bez. wurde in der älteren Psychoanalyse von *C. G. Jung* als Gegensatz zur Psychose eingeführt. Bei Psychosen besteht nach dieser älteren Auffassung eine Unfähigkeit zur *Übertragung und damit die Unmöglichkeit einer analytischen Behandlung, da die Analyse der Übertragungsneurose im Sinne (1) deren Kernstück bildet. Übertragungsneurosen im Sinne (2) sind somit behandlungsfähige Neurosen. **3.** Bei *H. Kohut* (1971) Sammelbez. für Störungen, bei denen eine *Übertragung möglich ist (im Gegensatz zu den narzißtischen Persönlichkeitsstörungen).
fr: névrose de transfert; *e:* transference neurosis.

Übertragungspsychose *(f)*. (*M. Little,* 1958/59; *H. Luft,* 1961). In engem Zusammenhang mit einer psychoanalytischen Behandlung bei intensiver *Übertragung ausbrechende Psychose, meist in Form einer Wahnpsychose. Situativ hängt der Beginn der Krankheit oft mit einer Unterbrechung der Therapie (z.B. durch Urlaub des Therapeuten) zusammen.
e: transference psychosis.

Übervigilanz *(f)*. Syn. für *Überwachheit.

Überwachheit *(f)*. (*J. Zutt,* 1943). Besonders bei Intoxikationen (z.B. mit Weckmitteln wie Amphetamin, Coffein) auftretender Zustand von gesteigerter Aufmerksamkeit, erhöhtem Schaffensdrang, verstärktem Zufluß an Gedanken, Einfällen und Vorstellungen, der bei stärkerer Intoxikation rasch ein zuträgliches Maß überschreitet und dann in rasende Ablenkbarkeit und leeren Beschäftigungsdrang übergeht.
e: hypervigilance.
Syn.: Hypervigilität (2), Übervigilanz.

überwertige Idee *(f)* *Idee, überwertige.

überwertige Vorstellungen *(f, pl)* *Ideen, überwertige.

Ufo-Psychose *(f)*. Massenphänomen der Beobachtung von »**u**nidentified **f**lying **o**bjects« (unidentifizierbare Flugobjekte) seit 1947. Obwohl sich in mehr als 12 000 untersuchten Fällen keine konkreten Hinweise auf deren Existenz ergaben, besteht die Überzeugung weiter.
e: UFO psychosis.

Ululation *(f)*. Unmäßiges und unartikuliertes Schreien von Hysterikern und psychotisch Kranken.
e: ululation.

Umdämmerung *(f)*. **1.** Umgangssprachliche Bez. für Unfähigkeit, am geistigen und sozialen Leben teilzunehmen. Insbesondere werden die verschiedenartigsten *Demenzzustände damit bezeichnet. **2.** Syn. für *Dämmerzustand, deliranter.

Umschaltung, vegetative *(f)*. (*J. H. Schultz*). Besondere Form der Aufmerksamkeit beim autogenen Training, mit Hilfe deren man die Muskelentspannung und andere Körperveränderungen hervorruft. Vgl. Wollen, passives.
e: changes in autonomic nervous activity.

Umständlichkeit *(f)*. Formale Denkstörung besonders bei Epileptikern und Hirnorganikern. Wird gekennzeichnet durch die Unfähigkeit, nebensächliche Details zu übergehen, so daß

das eigentliche Denkziel erst nach längerem Verweilen bei Nebensächlichkeiten erreicht wird.
e: circumstantiality.

Umstellungsstörung *(f)*. Syn. für *Einstellungsstörung.

Umzugsdepression *(f)*. (*J. Lange,* 1928). Depressive Psychose in der 2. Lebenshälfte, bei der psychoreaktive Einflüsse – insbesondere in Form eines Wohnungswechsels – anzunehmen sind.

Unbemerktes *(n)*. (*K. Jaspers*). Diejenigen Inhalte des *Unbewußten, die zwar prinzipiell bewußt gemacht werden können, aber im Augenblick im Bewußtsein nicht vorhanden sind. Entspricht etwa den Begriffen des Unbewußten und Vorbewußten bei *S. Freud,* wird jedoch phänomenologisch verstanden; d.h., es werden keine Aussagen darüber gemacht, auf welchem Wege die Inhalte ins Unbewußte gelangt sind.

unbewußt *(a)*. **1.** Sich auf die Inhalte des Unbewußten beziehend. **2.** Sich auf Vorgänge im Vegetativum oder im Zentralnervensystem beziehend, die ablaufen, ohne ins Bewußtsein zu gelangen.
fr: inconscient; *e:* inconscious.

unbewußte Homosexualität *(f)*. Syn. für *Homosexualität, latente.

unbewußte Wahrnehmung *(f)*. In der klientenbezogenen Psychotherapie Bez. für ein eigentümliches »Spüren«. Gefühl, daß etwas bedrohlich oder angsterregend ist, ohne daß dies mit Bewußtsein wahrgenommen wird. Das Bedrohliche kann von außen oder von innen kommen. Der ganze Organismus kann auf eine erlebte Bedrohung reagieren, ohne daß Denkinhalte vorhanden wären, die darauf hinweisen.
e: subception.

Unbewußtes *(n)*. **1.** (*Eduard v. Hartmann,* 1869). Das Gesamt aller psychischen Inhalte, die sich nicht im Bewußtseinsfeld befinden. Es wird nach *Jaspers* zwischen prinzipiell nicht Bewußtseinsfähigem (Unbewußtes i.e.S., Außerbewußtes) und momentan nicht Bewußtem (*Unbemerktes) unterschieden. Die Bez. versteht sich phänomenologisch; es wird nicht topographisch zwischen *Vorbewußtem und Unbewußtem unterschieden. Ende des 19. Jahrhunderts unterschied man vier Funktionen des Unbewußten: 1. konservierende Funktion: Festhalten zahlreicher Erinnerungen; 2. abtrennende Funktion: früher bewußte Vorgänge werden automatisch (z.B. Gewohnheiten); 3. kreative Funktion: ständiges Aufsteigen neuer Ideen; 4. mythopoietische Funktion (*Mythopoiese). **2.** Entscheidende Bedeutung für die Psychiatrie hat das Unbewußte (Ubw) erst durch die Psychoanalyse *Freuds* gewonnen, in dessen erstem topographischen System (*Topographie, psychische) das Unbewußte das Gesamt aller verdrängten Inhalte darstellt. Die Inhalte können nur bewußt werden, wenn die Unbewußtes und Bewußtes trennende *Zensur überwunden oder umgangen wird. Ferner sind nach *Freud* die Inhalte des Ubw Repräsentanten der Triebe. Die Vorgänge im Unbewußten unterliegen eigenen Gesetzlichkeiten, den *Primärvorgängen (*Verdichtung, *Verschiebung). Zu den Gesetzen des Ubw gehört auch, daß die Inhalte dank der Triebenergie, mit der sie besetzt sind, immer danach streben, ins Bewußtsein zu gelangen. Sie werden aber nur in einer durch das Einwirken des Zensors umgewandelten, harmlos erscheinenden Form zum Bewußtsein zugelassen. Das Unbewußte beherbergt vor allem kindliche Triebwünsche. *Freud* hat ferner stets betont, daß nur Vorstellungen verdrängt werden können, so daß es unbewußte Gefühle oder Affekte nicht geben kann. Unbewußtes kann nur ins Bewußtsein gehoben und untersucht werden, wenn der *Widerstand beseitigt worden ist. Die Grenzen werden bereits in Träumen, psychotischen Zuständen und manchen Handlungen gelockert. Im zweiten topographischen System *Freuds* (Es – Ich – Über-Ich) ist das Unbewußte (ab 1920) weitgehend mit dem *Es identisch, jedoch sind auch Teile von *Ich und *Über-Ich unbewußt, so daß die Grenze von Ich und Über-Ich durch die Grenzen des Systems Unbewußt-Vorbewußt-Bewußt überschnitten werden. Von diesem individuellen Unbewußten hat *C. G. Jung* noch ein kollektives Unbewußtes und *L. Szondi* ein familiäres Unbewußtes unterschieden. *Jungs* Auffassung unterscheidet sich von der *Freud*schen in drei Punkten: 1. Das Unbewußte hat eine autonome Entwicklung. 2. Es ist dem Bewußtsein komplementär. 3. Es ist der Sitz der *Archetypen (s. die folgenden Stichwörter). Die bereits von *Freud* gebrauchte Abkürzung Ubw (*fr:* Ics; *e:* UCS) wird nur verwendet, wenn die Bez. »Unbewußtes« im psychoanalytischen Sinne gebraucht wird.
fr: inconscient; *e:* unconscious.

Unbewußtes, absolutes *(n)*. Nach *S. Freud* während der ersten 2–3 Lebensjahre aufgenommene Gedächtnisinhalte, die im Erwachsenenalter der spontanen Erinnerung nicht mehr zugänglich sind.
fr: inconscient absolu; *e:* absolute unconscious.

Unbewußtes, familiäres *(n)*. (*L. Szondi*). Unbewußte, in der Familienvorgeschichte begründe-

te, das Leben des Individuums bestimmende Triebstrebungen, die sich vor allem in der Wahl von Freunden, Lebenspartnern, Beruf und Krankheiten äußern. Durch das familiäre Unbewußte wird die Struktur der Familie geformt. Während das persönliche Unbewußte *Freud*s eine »Symptomsprache«, das kollektive Unbewußte *Jung*s eine Symbolsprache sprechen, äußert sich das familiäre Unbewußte nach *Szondi* in der »Wahlsprache«. *Schicksalsanalyse.
fr: inconscient familial; *e:* familial unconscious.

Unbewußtes, kollektives *(n)*. Dem individuellen Unbewußten gegenüberstehende Form des Unbewußten (*C. G. Jung*) mit überpersönlichen psychischen Inhalten, die nicht durch Erfahrung entstanden, sondern ererbt sind. Nach *Jung* »eine gewaltige psychische Erbmasse der Menschheitsentwicklung, wiedergeboren in jeder individuellen psychischen Struktur«. Unterscheidet sich von einem kollektiven Bewußtsein, welches sich in den herrschenden Konventionen, Gesetzen und Sitten zeigt. *Archetypus.
fr: inconscient collectif; *e:* collective unconscious.

Unbewußtheit *(f)*. (*C. G. Jung*). Apekte der Welt und der eigenen Person, die der Mensch nicht sieht, obwohl er es könnte, wenn er es wollte. – Nicht zu verwechseln mit dem *Unbewußten.

Uncinatusanfälle *(m, pl)* *Unzinatus-Anfälle.

Undifferenzierter Typus *DSM-Anhang.

Undinismus *(m)*. Nach dem weiblichen Wassergeist Undine bez. sexuelle Anomalie, bei der Sexualität mit dem Gedanken an Harn, Wasserlassen und Wasser verbunden wird.
fr: undinisme; *e:* undinism.

Unersättlichkeit *(f)*. Eindeutschung für *Akorie.

Unfallanfälligkeit *(f)*. (*K. Marbe*, 1926). Vermehrte Neigung zu Unfällen. In Fabriken verursachen wenige Personen viele Unfälle (10mal mehr als der Durchschnitt). Hier meist durch Persönlichkeitsfaktoren bedingt. Es sind hauptsächlich junge Männer, welche die Gefahr lieben und die ungern planen. – Erschöpfung und Hunger und die prämenstruelle Phase der Frauen können die Unfallanfälligkeit steigern. – Vorausgegangene Unfälle können aus Überängstlichkeit und Übervorsicht zu neuen Unfällen führen.
e: accident proneness.

Unfallneurose *(f)*. **1.** (*H. Oppenheim*, 1889). Erst einige Zeit nach einem Unfall sich entwickelndes Leiden mit reizbarer Verstimmung, Willensschwäche und verschiedenen körperlichen Beschwerden. Ferner: Beeinträchtigung von Auffassung und Gedächtnis, Gefühl der Unfähigkeit zu jeglicher Arbeit. Als Ursache nahm *Oppenheim* feinere organische Veränderungen des Nervengewebes durch die Erschütterung des Unfalles an. In einer historischen Diskussion wurde ihm von *Schulte, Strümpell, Charcot* und *Kraepelin* widersprochen. Seit den Erfahrungen des 1. Weltkrieges werden allgemein tendenziöse Wunsch- und Zweckreaktionen als Ursache angenommen. **Kraepelin*-Syndrom.
2. In anderer Bedeutung wird die Bez. seit *Freud* in der Psychoanalyse gebraucht. Unfallneurose tritt (mit einem gewissen Intervall) nach plötzlichen Angst- und Schreckerlebnissen oder nach seelischen Dauerbelastungen auf. Symptome: Angst, Schlaflosigkeit, Zustände plötzlicher Gefühlserregung, ständige Wiederholung der traumatisierenden Situation in Gedanken, Phantasien, Erzählungen und Träumen (besondere Form des Wiederholungszwangs). Diese »Fixierung an das Trauma« verbindet sich oft mit einer sozialen Inaktivität. Die Symptome rühren nach psychoanalytischer Deutung von einer Unfähigkeit des *Ich her, die traumatisierenden Erlebnisse entweder zu »binden« oder sie abzureagieren. Anders formuliert: Die Symptome stellen einen ständigen Versuch dar, Bindung oder *Abreagieren nachzuholen. Eine besondere Form stellt die *KZ-Neurose dar. *Entschädigungsneurose.
fr: névrose traumatique; *e:* traumatic neurosis.
Syn.: Sinistrose, traumatische Neurose, metatraumatische Neurose.

Unfallpsychose *(f)*. Nicht mehr gebräuchliche Bez. für psychotische Erscheinungen. Unter der Bez. wurden sowohl die Psychosen nach Kontusion (*Ödempsychosen) als auch die Wunsch- und Zweckreaktionen nach Unfällen verstanden. (*traumatische Psychose).
fr: psychose traumatique; *e:* traumatic psychosis.

Unfallreaktion *(f)* *Unfallneurose.

Ungeschehenmachen *(n)*. Vor allem bei Zwangsneurosen vorkommender *Abwehrmechanismus. Unbewußte oder bewußte Schuldgefühle werden durch eine magische Handlung, welche die verbotene Handlung aufhebt, beseitigt. Das Subjekt tut so, als ob Handlungen, Worte, Gedanken nicht geschehen wären. Zum Ungeschehenmachen gehört Wiederholungszwang, der zu immer neuen Auflagen derselben Handlungen aus dem nämlichen Motiv führt, z.B. Vermeidung von Berührung mit bestimmten Menschen, Tieren oder Gegenständen.
fr: annulation (rétroactive); *e:* undoing.

Ungezieferwahn *(m)*. Syn. für *Dermatozoenwahn (präseniler).

Unheimlichkeitsstimmung *(f)*. Im Beginn einer akuten Psychose, insbesondere einer Schizophrenie gelegentlich auftretender Eindruck, daß sich die ganze Umwelt verändert habe und den Charakter des Unheimlichen, Angsterregenden, der Erwartung von etwas Außergewöhnlichem trage, ohne daß hierfür konkrete Beobachtungen angegeben werden können. Andere Hinweise auf die Erkrankung pflegen noch zu fehlen.
fr: sentiment d'étrangeté.
Syn.: Veränderungsideen (*K. Leonhard*), Wahnstimmung, Veränderungsgefühl.

Unio mystica *(f)*. Erlebnis der mystischen Vereinigung ekstatischer religiöser Gefühle mit Gott. Höchstes Ziel aller mystischen Versenkung. Kehrt häufiger in den subjektiven Erlebnissen bei *Katatonie oder *Glückspsychose wieder. In ganz ähnlicher Weise können Schizophrene sich mit Gott oder einer anderen höchsten Macht vereinigt wähnen und daraus ein Gefühl der Allmacht beziehen.
fr: unio mystica; *e:* mystic union.

Universitätspsychiatrie *(f)*. An den Universitäten und deren Kliniken gelehrte und betriebene Psychiatrie. Die europäische Psychiatrie hatte sich ca. ab 1800 zuerst als *Anstaltspsychiatrie entwickelt, bis die Führung 1850–1860 an die Universitäten überging, von wo seitdem die meisten Neuerungen ausgingen.

Unkinatusanfälle *(m, pl)*. *Unzinatus-Anfälle.

Unlust(gefühle) *(n, pl)*. Primäre, nicht näher beschreibbare Gefühlstönung nach der unangenehmen Seite hin, die jedem Gefühl anhaften kann. Daneben auch eigene, als dumpf beschriebene Gefühle, die nur den Charakter der Unlust tragen. Tritt vor allem als Begleiterscheinung vieler organischer Gefühlsstörungen auf.
fr: déplaisir; *e:* ego pain, unpleasure, anxiety, unlust.

unproduktive Manie *(f)*. Syn. für *Manie, gedankenarme.

Unruhe, hypermetamorphotische *(f)*. Motorischer Bewegungsdrang mit rasch wechselnden Zielen und *Hypermetamorphose.

Unruhe, psychomotorische *(f)*. Klinische Bez. für Verhaltensbesonderheiten. Durch eine empfundene innere Unruhe geht der Kranke ruhelos auf und ab, kann nicht ruhig sitzen oder liegen und bei keiner Beschäftigung verweilen. Bei extremer Steigerung kommt es zu Schreien, Stoßen, Beißen und Umsichschlagen. Keine einheitliche Ursache.
fr: inquiétude psychomoteur; *e:* restlessness.

Unschuldswahn *(m)*. Bei verurteilten Straftätern, insbesondere bei zu lebenslänglichen Haftstrafen Verurteilten, auftretende wahnhafte Überzeugung, unschuldig zu sein. Verbindet sich häufig mit affektiven Erinnerungstäuschungen und sehr aktiven Versuchen, das vermeintliche Recht wiederherzustellen. Richter, Staatsanwälte, Rechtsanwälte, Ärzte werden wissentlich falscher Angaben bezichtigt, nach Jahren noch neue Zeugen benannt, die ebenfalls beschuldigt werden, wenn sie nicht das Gewünschte aussagen; Wiederaufnahmeverfahren werden angestrengt, Gerichtsbeschlüsse und Bescheide willkürlich ausgelegt. Grundlage ist der unbewußte Wunsch, für unschuldig gehalten und aus der Haft entlassen zu werden.
e: delusions of innocence.

Unterbewußtes *(n)*. **1.** Das nur unvollkommen oder nicht ganz klar Bewußte. **2.** (*M. Dessoir*, 1890). Das zwar im Augenblick nicht Bewußte, das aber einen stetigen Einfluß auf die bewußten Denk- und Vorstellungsinhalte ausüben kann und jeder Zeit bewußt zu machen ist. Teilweise syn. mit dem *Vorbewußten *Freuds*. **3.** Gelegentlich Syn. für das Unbewußte.
fr: subconscient, subconscience; *e:* subconscious, co-conscious.

Unterbringung *(f)*. In der Psychiatrie: Einweisung von Geisteskranken und Süchtigen in eine geschlossene psychiatrische Einrichtung. Die Bez. wird gewöhnlich nur angewandt, wenn die Einweisung gegen den Willen des Betroffenen erfolgt. Dies ist rechtlich zulässig oder geboten, wenn der Kranke durch sein krankheitsbedingtes Verhalten das Leben oder die Rechtsgüter anderer oder sich selbst erheblich gefährdet (z.B. durch Selbsttötung) und hierfür konkrete Anhaltspunkte vorliegen. Vorgehensweise und Einzelheiten sind in den Unterbringungsgesetzen der einzelnen Bundesländer geregelt. – Straffällig gewordene Geisteskranke oder Süchtige können unter andersartigen gesetzlichen Regelungen untergebracht werden. Vgl. die nachfolgenden Stichwörter.
fr: internement, placement; *e:* institutionalization.

Unterbringung, einstweilige *(f)*. Vorläufige Unterbringung eines vermutlich geisteskranken Straftäters in einer psychiatrischen Klinik zum Schutze der Allgemeinheit. Gesetzlich geregelt in § 126a StPO: »(1) Sind dringende Gründe für die Annahme vorhanden, daß jemand eine rechtswidrige Tat im Zustand der Schuldunfähigkeit oder verminderten Schuldfähigkeit

(§§ 20, 21 StGB) begangen hat und daß seine Unterbringung in einem psychiatrischen Krankenhaus oder einer Entziehungsanstalt angeordnet werden wird, so kann das Gericht durch Unterbringungsbefehl die einstweilige Unterbringung in einer dieser Anstalten anordnen, wenn die öffentliche Sicherheit es erfordert.«

Unterbringung in einer Entziehungsanstalt *(f)*. Gesetzliche *Unterbringung nach § 64 StGB: »(1) Hat jemand den Hang, alkoholische Getränke oder andere berauschende Mittel im Übermaß zu sich zu nehmen, und wird er wegen einer rechtswidrigen Tat, die er im Rausch begangen hat oder die auf seinen Hang zurückgeht, verurteilt oder nur deshalb nicht verurteilt, weil seine Schuldunfähigkeit erwiesen oder nicht auszuschließen ist, so ordnet das Gericht die Unterbringung in einer Entziehungsanstalt an, wenn die Gefahr besteht, daß er infolge seines Hanges erhebliche rechtswidrige Taten begehen wird. (2) Die Anordnung unterbleibt, wenn eine Entziehungskur von vornherein aussichtslos erscheint.« Untergebracht werden kann jemand, der unter dem Einfluß eines Suchtmittels oder als Folge der Dauereinnahme (Alkohol, Haschisch u.a.) eine rechtswidrige Tat begangen hat. Die Unterbringung darf nicht lediglich zur Behandlung angeordnet werden, sondern muß Gesichtspunkte der Sicherheit berücksichtigen.

Unterbringung in einem psychiatrischen Krankenhaus *(f)*. Gesetzliche *Unterbringung nach § 63 StGB: »Hat jemand eine rechtswidrige Tat im Zustande der *Schuldunfähigkeit (§ 20) oder der verminderten Schuldfähigkeit (§ 21) begangen, so ordnet das Gericht die Unterbringung in einem psychiatrischen Krankenhaus an, wenn die Gesamtwürdigung des Täters und seiner Tat ergibt, daß von ihm infolge seines Zustandes erhebliche rechtswidrige Taten zu erwarten sind und er deshalb für die Allgemeinheit gefährlich ist.« Bei der Anordnung ist die Täterpersönlichkeit zur würdigen. Die Voraussetzungen müssen *sicher festgestellt* werden. Sie dürfen nicht nur »nicht ausgeschlossen« werden. In Betracht kommen Kranke mit endogenen Psychosen, Hirnkrankheiten sowie schweren Störungen des Charakters und der Intelligenz. Zum Zeitpunkt der gerichtlichen Entscheidung ist vorherzusagen, wie das Verhalten in Zukunft sein wird. Weitere krankheitsspezifische Taten müssen *mit Wahrscheinlichkeit* erwartet werden. Ausgeschlossen ist die gesetzliche Unterbringung bei bloßer Selbstgefährdung oder ausschließlich zur Therapie. Die Unterbringung kann nach § 67b StGB mit der Anordnung zur Bewährung ausgesetzt werden, wenn ihr Zweck auch dadurch erreicht werden kann. Die unbefristete Unterbringung ist auszusetzen, sobald erwartet werden kann, daß keine rechtswidrigen Taten mehr begangen werden. – Jährlich werden in der BRD etwa 300 kranke Rechtsbrecher gesetzlich untergebracht (n. *W. Rasch,* 1986).

Unterbringung in einer sozialtherapeutischen Anstalt *(f)*. Gesetzliche *Unterbringung von Straftätern mit schwerer Persönlichkeitsstörung in gesicherten Behandlungsstätten. Die Bundesregierung hatte 1969 (§ 65 des 2. Strafrechtsreformgesetzes) eine gesetzliche Regelung verabschiedet, welche jedoch kein geltendes Recht wurde. 1984 ganz aufgehoben.

Untergrunddepression *(f)*. (*K. Schneider*). Von einem empirisch nicht näher erfahrbaren, seelischen Untergrund freisteigender Stimmungen, Ängste, Zwänge, Entfremdungserlebnisse usw. getragene depressive Verstimmung, die nicht zur Zyklothymie (3) gerechnet wird. Die Untergrunddepression ist somit keine krankhafte Störung, sondern begleitet das Leben von sonst psychisch Gesunden oder Psychopathen.
fr: dépression du fond affectif.

Untergrund des Erlebens *(m)*. In der phänomenologischen Theorie der Erlebnisreaktionen *K. Schneiders* eine stets vorhandene, aber nur bei bestimmten Anlässen bemerkbare Grundlage des Erlebens. Der Untergrund wirkt nach *Schneider* »nicht motivierend, sondern rein kausal "opere operatio"«. Da der Untergrund durch verschiedene Dinge verändert werden kann (andere Erlebnisse, Tageszeit, vitale Stimmung, körperliches Befinden, Schlaf, Genußmittel), wird auch das Erleben dadurch jeweils verändert.

Unterhaltungstherapie *(f)*. In psychiatrischen Krankenhäusern bei langfristig untergebrachten Kranken durchgeführte Form der Behandlung. Schließt sich an die *Arbeits- und *Beschäftigungstherapie an, bietet aber in freier Form Unterhaltungen an: Tanznachmittage, Festveranstaltungen, Ausflüge, Spiele, Theater- und Kinobesuche, Theaterspielen, Kegel- oder Skatclubs, Chöre, Orchesterspielen, Sportveranstaltungen usw. Ziel der Behandlung ist es, ein quasi-normales Milieu herzustellen, soziale Kontakte zu fördern und den Kranken auf seine Rückkehr in die Gesellschaft vorzubereiten.

Unterlassungsmanier *(f)*. (*K. Leonhard*). Besondere Form der *Manieriertheit. Es werden nicht manierierte Bewegungen ausgeführt, sondern Gewohnheitsbewegungen unterlassen; z.B. in Form von Nahrungsverweigerung, *Mutismus, tage- und wochenlangem Stehen auf einem Platz, Verharren in gekrümmter oder sonst unbequemer Haltung.

unterstützende Psychotherapie *(f)* *Psychotherapie, unterstützende.

Unvermögen des Verstandes *(n)*. *Oligophrenie.

Unverricht-Lundborg-Syndrom *(n)*. Syn. für *Myoklonusepilepsie.

Unwirklichkeitsgefühl *(n)*. Im Beginn einer Schizophrenie, aber auch bei neurotischen Zuständen auftretendes Symptom: Für den Kranken verliert die reale Welt den Charakter des »Wirklichen«, sie wirkt irreal, oder es erscheint ihm wenigstens ihre Existenz als solche fraglich.
fr: sentiment d'irréel; *e:* unreality-feeling.

Unzer, Johann August geb. 29. 4. 1727 Halle, gest. 2. 4. 1799 Altona. Arzt in Hamburg und Altona. Nahm an, daß äußere Sinnesempfindungen im Gehirn ohne Einwirken der Seele »reflektiert« und dann den motorischen Erfolgsorganen zugeleitet werden könnten. Damit Vorläufer der späteren Reflexlehre.

Unzinatus-Anfälle *(m, pl)*. Von *H. Jackson* (1899) geprägte Bez. für eine Form epileptischer Anfälle, die praktisch mit den psychomotorischen Anfällen identisch ist. Entgegen der Originalbeschreibung *Jackson*s werden Unzinatus-Anfälle vielfach nur als epileptisches Lokalsymptom mit plötzlichen Geruchs- und Geschmackshalluzinationen verstanden. Als Herd gab *Jackson* den Uncus gyri hippocampi (Unzinatusregion) an.
fr: crises uncinées; *e:* uncinate fits, uncinate group of epileptic fits (*Jackson*).

Unzinatus-Krisen *(f, pl)*. Syn. für *Unzinatus-Anfälle.

Unzucht *(f)*. Ursprünglich jede Form sexueller Betätigung außerhalb der Ehe. In der Juristensprache Befriedigung des Geschlechtstriebes auf eine im Gesetz untersagte (und mit Strafe bedrohte) Weise. Hierzu gehören Notzucht (Nötigung zum Beischlaf mit Gewalt oder Gewaltandrohung), unzüchtige Handlungen (Beischlaf mit Abhängigen, mit einer »in einem willenlosen Zustand befindlichen oder einer geisteskranken Frau« oder mit Personen unter 14 Jahren) sowie Unzucht zwischen Männern (nur in erschwerten Fällen). *Sittlichkeitsdelikt.
fr: impudicité; *e:* unchastity.

Unzurechnungsfähigkeit *(f)* *Zurechnungsunfähigkeit.

Urangst *(f)*. **1.** Nach *Freud* (GW XIV, 167) erste, mit den Geburtsvorgängen zusammenhängende Angst. **2.** Bei *K. Horney* (1937) Gefühl der Einsamkeit und Hilflosigkeit gegenüber einer potentiell feindseligen Welt. **3.** Nach *K. Schneider* (1950) »Angst um die Seele, um den Leib, um die Notdurft des Lebens«. Wird normalerweise nicht sichtbar, jedoch durch die endogene Depression bloßgelegt und aufgedeckt, aber nicht als Symptom erzeugt.
e: basic anxiety.

Uranismus *(m)*. (*K. H. Ulrichs,* 1862). Nach Uranos, Vater der ohne Mutter geborenen Aphrodite, benanntes Syn. für *Homosexualität. Gewöhnlich wird aber nur die männliche Homosexualität darunter verstanden. *Urningtum.
fr: uranisme; *e:* uranism.

Urbild *(n)*. (*C. G. Jung*). Urtümliche, aus dem kollektiven Unbewußten hervortretende, im Laufe der Menschheitsentwicklung immer wieder aufgetretene Bilder und Vorstellungen, die im Traum, Dämmerzustand oder Delir wieder lebendig werden können. *Archetypus.

Urerlebnis *(n)*. (*A. Janov,* 1967, 1970). In der *Urschreitherapie das totale Wiedererleben einer *Urszene (mit Erinnerungen und Gefühlen), als ob sie neu wäre. Der Patient fühlt sich und spricht, als ob er 3, 5 oder 7 Jahre alt wäre. Wird als tiefes, schwer beschreibbares Erlebnis geschildert (»bewußtes Koma«).
e: primal.

urethraler Charakter *(m)* *Charakter, urethraler.

Urethralerotik *(f)*. Nach *Freud* muß die Urethra als erogene Zone angesehen werden, so daß bei Triebbefriedigungen in Zusammenhang mit dem Wasserlassen von Urethralerotik gesprochen werden kann. In der kindlichen Vorstellung sind Sexualität und Urinieren noch vereint. Das Kind glaubt, »die Kinder kommen dadurch zustande, daß der Mann in den Leib des Weibes uriniert« (GW XVI, 9). Allgemein gibt es nach *Freud* verschiedene Gesichtspunkte: 1. Das kindliche *Bettnässen kann als Äquivalent einer Masturbation angesehen werden. 2. Es gibt Zusammenhänge zwischen Wasserlassen und Feuer (*Pyromanie). 3. Die Urethralerotik hat Beziehungen zu bestimmten Charakterzügen (*Charakter, urethraler). – Die spätere Psychoanalyse hat vor allem die Gefühle der Allmacht herausgearbeitet (*K. Abraham*), die sich mit dem Akt des Harnens verbinden und die nach *M. Klein* wiederum Beziehungen zu aggressiven Akten erkennen lassen. In diesem Sinne

läßt sich auch von einem »Urethralsadismus« sprechen.
fr: érotisme uréthral *oder* urénaire; *e:* urethral erotism.

Urninde *(f)*. (*K. H. Ulrichs*, 1862). Syn. für *Lesbierin.

Urningtum *(n)*. Selten gebrauchtes Syn. für *Homosexualität. Der Begriff wurde von *K. H. Ulrichs* geprägt, der unter dem Pseudonym *Numa Numantius* (1879) als erster in zahlreichen Schriften soziale und staatliche Anerkennung der Urningtums und die Gestattung der Ehe unter Urningen forderte. *Uranismus.

Urolagnie *(f)*. Erzielung sexueller Lust durch Zusehen beim Urinieren anderer, durch Trinken, Schmecken oder Berühren des Urins der geliebten oder einer anderen Person. Auch der Drang, sich den warmen Urin über den eigenen Körper ergießen zu lassen. Seltene sexuelle Perversion, die von *Krafft-Ebing* und *M. Hirschfeld* zum *Masochismus, von *H. Giese* zum *Fetischismus gerechnet wird.
fr: urolagnie; *e:* urolagnia.
Syn.: Ondinismus, Urophilie.

Urophilie *(f)*. **1.** Pathologisches Interesse am Harn. **2.** Seltenes Syn. für *Urolagnie.
fr: urophilie; *e:* urophilia.

Urophobie *(f)*. Krankhafte Angst, in ungeeigneten Augenblicken Wasser lassen zu müssen.
fr: urophobie; *e:* urophobia.

Urphantasien *(f, pl)*. (*S. Freud*, 1915). Sexuelle Phantasien der frühen Kindheit, die nach *Freud* vom Kind als real genommen werden und später – unabhängig von den realen Erlebnissen – das Phantasieleben beherrschen. »Die Beobachtung des Liebesverkehrs der Eltern ist ein selten vermißtes Stück aus dem Schatz unbewußter Phantasien, die man bei allen Neurotikern, wahrscheinlich bei allen Menschenkindern, durch die Analyse auffinden kann, die der Beobachtung des elterlichen Geschlechtsverkehrs, die der Verführung, der Kastration und andere Urphantasien.« (GW X, 242) Die Theorie der Urphantasien spielt in der Psychoanalyse eine zentrale Rolle. Die von *Freud* geäußerte Ansicht, daß es sich dabei um eine erbbiologisch festgelegte »archaische Erbschaft« handelte, wird jedoch von den meisten Analytikern nicht geteilt. *Urszene.
fr: fantasmes originaires; *e:* primal fantasies.

Urschmerz *(m)*. (*A. Janov*, 1967, 1970). In der Neurosentheorie *Janovs* aus früher Kindheit stammender seelischer Schmerz als Ursache von Neurosen. Entsteht aus der Nichtbefriedigung realer Bedürfnisse nach Nahrung, Wärme, Pflege oder Zärtlichkeit, die jedoch nicht erinnert und nicht empfunden werden. Zur Heilung (*Urschreitherapie) muß der Urschmerz zusammen mit der Hoffnungslosigkeit zur Befreiung des realen Selbst wiederbelebt werden. Geschieht durch Sich-ins-Gefühl-Fallenlassen.
e: primal pain.

Urschmerzfundus *(m)*. (*A. Janov*, 1967, 1970). In der *Urschreitherapie die Vorstellung, daß in der frühen Kindheit häufig wiederholte *Urschmerzen sich zu einem Gesamt vereinigen, das sich in der Behandlung später langsam verringert, wenn der Patient jedem einzelnen Urschmerz Ausdruck verleiht.
e: primal pool of pain.

Urschreitherapie *(f)*. (*A. Janov*, 1967, 1970). Form der Psychotherapie, die – begründet durch eine eigene Neurosentheorie – in drei Phasen durchgeführt wird. 1. Initialphase (3 Wochen): Konzentration und Einstimmung des Patienten. Er darf weder arbeiten, noch Alkohol, Nikotin, Drogen oder Psychopharmaka zu sich nehmen und muß von seinen Angehörigen völlig getrennt leben. 2. Einzeltherapiephase (3 Wochen): In täglichen Sitzungen (Dauer bestimmt der Patient) wird der Patient ermuntert, in Urerlebnissen die *Urszenen neu zu erleben. Der Patient läßt sich von erinnerten Gefühlen überfluten und gibt auch in der Kindheit nicht zugelassenen Gefühlen Raum (in Form von Zorn, Wut, Schrecken, Kummer, Trauer, keineswegs nur durch Schreie). Dadurch werde *Urschmerz abgebaut. 3. Gruppentherapiephase (1–2 Jahre). Teilnahme an Sitzungen von *Primärgruppen, wodurch der *Urschmerzfundus allmählich und gänzlich abgebaut werde. – Bei vielen Leiden empfohlen, besonders bei Bluthochdruckkrankheit, Süchten und Perversionen.
fr: thérapeutique par le cri primal; *e:* primal scream therapy, primal therapy.
Syn.: Primärtherapie.

Ursituation *(f)*. (*C. G. Jung*). In der Menschheitsentwicklung sich stets wiederholende Situationen (z.B. das Vater-Sohn-, Mutter-Tochter-Verhältnis), die einen bestimmten Kreis von Erlebnismöglichkeiten bedingen. *Archetypus.

Urszene *(f)*. (*S. Freud*). Szene eines sexuellen Verkehrs der Eltern, die von einem Kind im Alter von 1–2 Jahren beobachtet oder später phantasiert wird. Das Kleinkind besitzt nach *Freud* die Fähigkeit zum instinktiven Verständnis des an sich komplexen Vorgangs und faßt ihn als aggressives Verhalten des Vaters gegenüber der Mutter im Sinne eines sadistisch-masochistischen Vorganges auf. Die Beobachtung oder Phantasie führt zu einer sexuellen Erregung des Kindes mit gleichzeitiger Kastrationsangst. Das Motiv kehrt in vielen Träumen, Märchen und Sagen wieder. *Urphantasien.

fr: scène originaire *oder* primitive; *e:* primal scene.

Urteil *(n).* Schlußakt eines Denkvorganges, der nach Abwägen und Durchdenken aller Möglichkeiten und Nebenwege zu einer Entscheidung gelangt. Auffällige Störungen des Urteilsvermögens lassen sich bei verschiedenen Demenzformen (*Urteilsschwäche) und bei der Schizophrenie (*Urteilsstörungen) klinisch feststellen.

fr: jugement, logique; *e:* judgement.

Urteilsschwäche *(f).* Krankhaft beeinträchtigte Fähigkeit, den Denkvorgang bis zu einem richtigen Denkurteil zu vollenden. Bei geringerer Ausprägung sind die vollzogenen Urteile weniger abgewogen und der Situation entsprechend als gewöhnlich. Dies führt zu einer verzerrten Beurteilung der Realität. Vorkommen in erster Linie bei organischen Hirnstörungen, bei Bewußtseinstrübung, akuten psycho-organischen Syndromen, Demenz und Schwachsinn. *Urteil.

fr: débilité mentale; *e:* deficient judgement.

Urteilsstörung *(f).* Form des krankhaft veränderten Urteilens. Die Bezeichnung wird gewöhnlich der schizophrenen Urteilsstörung vorbehalten. Dabei gelangt der Kranke im Denken nicht zum richtigen *Urteil, weil die Voraussetzungen für die Anwendung der Intelligenz durch den krankhaften Prozeß gestört sind. Auch durch krankhafte Erlebnisse (Wahn, Sinnestäuschungen) kann das Urteil verfälscht werden.

fr: déviation du jugement; *e:* impaired judgement, disturbance in judgement.

Urvertrauen *(n).* (*E. H. Erikson*). In einem gesunden familiären Milieu sich in frühkindlichem Alter entwickelndes Vertrauen gegenüber der sozialen Umwelt. Ungünstiges soziales Milieu, unglückliche Ehe der Eltern, Scheidung, Mangel an affektiver und sorgender Zuwendung sowie Mißhandlungen können das Ausbleiben des Urvertrauens zur Folge haben oder bereits auf der frühkindlichen Stufe zu einer »Täuschung des Urvertrauens« führen. Folgen sind vor allem Verkümmerung der affektiven Entfaltung und Mangel an emotionaler Zuwendung zu Bezugspersonen im Erwachsenenalter.

User *(m).* Gebraucher. Im Drogenjargon: jemand, der gewohnheitsmäßig *Drogen (2) zu sich nimmt.

e: user.

V

Vaginismus *(m).* Unabsichtliche Zusammenkrampfung der Scheidenmuskulatur als Reaktion auf Penetrationsversuche mit dem Penis. Entweder ist die Muskulatur des Scheideneinganges spastisch verhärtet, so daß der Penis nicht in die Scheide eindringen kann, oder der normal eingeführte Penis wird durch Kontraktion der vorderen Anteile des M. levator ani festgehalten (oberer Vaginismus, Penis captivus). Die Ursachen sind stets psychogen. Psychoanalytisch kann Vaginismus als Rache für Kastration, Sadismus gegenüber dem Partner, Konzeptionsfurcht oder allgemein *Frigidität gedeutet werden. Die häufig als Behandlungsmaßnahme angewandte Scheidenerweiterung ist kontraindiziert.
fr: vaginisme; *e:* vaginism.

vago-vasaler Anfall *(m).* (*F. Broser,* 1958). Syn. für *Anfall, synkopaler.

Vakuum, existentielles *(f).* (*V. E. Frankl,* 1955) In der *Existenzanalyse das mit einem »Sinnlosigkeitsgefühl« einhergehende »Leere-Gefühl«. Das »Sinnlosigkeitsgefühl« wird charakterisiert durch Langeweile, Gleichgültigkeit, Apathie und Verlust an Interessen. Das »Leere-Gefühl« entsteht durch Mangel an Initiative. Ein solches Vakuum ist noch nichts Krankhaftes, sondern eventuell Ausdruck des Bestrebens, selbständig nach dem Lebenssinn zu suchen und ihn nicht nur aus der Tradition zu übernehmen. Sofern sich das existentielle Vakuum in Form neurotischer Symptome kundgibt, spricht *Frankl* von noogener Neurose (s.d.).
e: existential vacuum.

Valamin-Sucht *(f).* Drogenabhängigkeit vom Schlafmittel Valamin (1-Athynyl-Zyklohexylkarbamat). In der Symptomatologie bestehen keine Unterschiede zu anderen Schlafmittelsüchten.

Valentinskrankheit, (Sankt-) *(f).* Obsol. Syn. für *Epilepsie. Die Bez. wurde seit dem Mittelalter viel gebraucht. Nach der etymologischen Deutung von *Luther* wurde St. Valentin nur wegen der oberflächlichen Ähnlichkeit seines Namens mit der »fallenden« Sucht zum Schutzheiligen der Epileptiker.

Valenz, affektive *(f).* Affekterregende Wirkung einzelner Wahrnehmungsgegenstände. Insoweit syn. mit *Aufforderungscharakter. Vorwiegend in der Tierpsychologie, doch analog auch in der Psychopathologie angewandt.
fr: valence affective; *e:* affective valence.

Validität *(f).* Grad der Genauigkeit, mit dem ein Test tatsächlich und spezifisch diejenige Größe mißt, die er messen soll. Die Überprüfung wird mit Hilfe der Korrelation mit einem Außenkriterium, Vergleich mit den Ergebnissen anderer Tests oder Faktorenanalyse vorgenommen.
fr: validité; *e:* validity.

Valin-Leuzin-Isoleuzinurie *(f).* Synonym für *Ahornsirupkrankheit.

Valiumsucht *(f).* Drogenabhängigkeit vom *Tranquilizer Diazepam (Valium). Vorkommen hauptsächlich bei *Angstneurose, wobei das Mittel eine Zeitlang die Angst zu dämpfen vermag. Dosissteigerungen bis 80 mg/Tag sind üblich, bis 180 mg kommen vor. Versuche einer Selbstentziehung scheitern gewöhnlich an einer profusen übersteigerten Angst (*U. H. Peters* und *U. Boeters,* 1970).
e: diacepam dependence.

Vampir *(m).* Nach einem Volksglauben ein Toter, der an seinem eigenen Leibe saugen und dann aus dem Grabe aufstehen kann. Er saugt dann schlafenden Menschen unbemerkt das Blut aus. Diese müssen dann auch Vampire werden. Bei Schizophrenen häufige Vorstellung.
fr: vampire; *e:* vampire.

Vampirismus *(m).* Besondere Art von Sadismus. Der Sadist bringt seinem Sexualpartner zunächst Wunden (Bisse) bei und leckt das Blut auf. Es folgt dann ein sonst unauffälliger Geschlechtsakt. Kann (selten) bis zum Lustmord führen.
fr: vampirisme; *e:* vampirism.

Vapeurs *(m, pl).* Eigentlich: Dämpfe, Dünste. Auch: Blähungen. Modeneurose vornehmer Damen im 18. Jahrhundert. Symptome: Ohnmachten, nervöse Anfälle, Mißlaunen, Gefühl von Unpäßlichkeit. Zur Behandlung wurden Wasserkuren und Elektrizität verwendet.
e: vapors.

Vapor *(m).* Dunst. Dampf. Im 16. Jahrhundert aufgekommene Bez. für *Hysterie und vielfältige weibliche Beschwerden ohne organische Grundlage (psychosomatische Beschwerden). Es bestand die pathogenetische Vorstellung, daß aus der krankhaften Gebärmutter eine Art

Dämpfe ausströme, welche in anderen Teilen des Körpers (funktionelle) Beschwerden verursachten.

Variable *(f)*. Veränderliche Größe. Die Veränderung kann Größe und Qualität betreffen, kontinuierlich oder in Einzelschritten vor sich gehen.
fr: variable; *e:* variable.

vasomotorischer Anfall *(m)* *Anfall, synkopaler.

Vaterkomplex *(m)*. (*S. Freud*). Allgemeine Bez. für *ambivalente Einstellung gegenüber dem Vater. Wurde von *Freud* stets als ein besonderer Aspekt des *Ödipus-Komplexes gesehen. In der psychoanalytischen Therapie ist er die Hauptquelle des *Widerstandes. Vaterkomplex kann z.B. Ursache einer Arbeitshemmung bei Studenten sein.
fr: complexe paternel; *e:* father complex.

Vecordia *(f)*. **1.** Obsol. Bez. für jede Art psychischer Krankheit. **2.** Im nosologischen System **Kahlbaums* (1863) psychische Krankheiten, die nicht den ganzen Menschen, sondern nur einzelne Bereiche ändern, z.B. Gemüt, Willen oder Intelligenz. Die Bez. setzte sich nicht durch und kam daher nie in allgemeinen Gebrauch.
fr: vécordie; *e:* vecordia.

vegetativ-dienzephaler Anfall *(m)*. Syn. für *Anfall, dienzephal-autonomer.

vegetativer Anfall *(m)*. (*Binswanger, Pette*). Syn. für *Anfall, dienzephaler, autonomer.

vegetative Depression *(f)* *Depression, vegetative.

vegetative Dystonie *(f)* *Dystonie, vegetative.

vegetative Labilität *(f)*. Weniger gebräuchliches Syn. für *Dystonie, vegetative.

vegetative Neurose *(f)* *Neurose, vegetative.

vegetative Stigmatisierung *(f)* *Stigmatisierung, vegetative.

vegetative psychogene Symptome *(n, pl)* *Symptome, vegetative psychogene.

Veitstanz *(m)*. **1.** In Spätmittelalter und Renaissance stark beachtete Tänze, die in Form einer Massenhysterie auftraten. *Choreomanie. **2.** Selten gebr. Bez. für Chorea minor (rheumatische Erkrankung Jugendlicher mit choreatischen Bewegungsstörungen).
fr: danse de Saint-Guy; *e:* Vitus dance.
Syn.: Chorea Sancti Viti.

Veltins-Sucht, (Sankt-) *(f)* *Valentins-Krankheit, (Sankt-).

Venerophobie *(f)*. Befürchtung, an einer Geschlechtskrankheit zu leiden. Dabei kann es sich insbesondere um eine Luophobie oder Gonokokkophobie handeln. Häufig stecken hinter derartigen Befürchtungen uneingestandene Schuldgefühle, insbesondere nach außerehelichem Beischlaf.
fr: vénérophobie; *e:* venerophobia.

Venerophobie-Syndrom *(n)* *Venerophobie.

Veränderungsgefühl *(n)*. (*K. Leonhard*). Syn. für *Unheimlichkeitsstimmung.

Veränderungsideen *(f, pl)*. (*K. Leonhard*). Syn. für *Unheimlichkeitsstimmung.

Veraguthsche Falte *(f)*. Nach *O. Veraguth* (Neurologin, Zürich 1870–1940) funktionelle Veränderung im medialen Drittel des Oberlides, wobei eine kleine Lidfalte entsteht. Nach *Veraguth* charakteristisch für endogene Depression.
e: fold of *Veraguth*.

Veraguthscher Hautreflex *(m)*. (*O. Veraguth*). Syn. für *Reflex, psychogalvanischer.

Veranlagung, depressive *(f)* *Depression, konstitutionelle.

Veranlagung, manische *(f)* *Manie, konstitutionelle.

Verantwortlichkeit, strafrechtliche *(f)* *Zurechnungsfähigkeit.

Verarbeitung, psychische *(f)*. (*S. Freud*). Eingliederung von Erlebnissen, Reizen, Erregungen in den psychischen Apparat. Die Anverwandlung geschieht durch Assoziationsbildung, vor allem durch Verknüpfung mit früheren Erlebnissen. Psychische Verarbeitung ist ein wichtiger Vorgang, da mangelhaft oder gar nicht dem eigenen Seelenleben angegliederte Erlebnisse unvorteilhaft und pathogen wirken können. Nach der Theorie von *Breuer* und *Freud* (1895) entsteht die Hysterie z.B. dadurch, daß unverarbeitete frühkindliche Erlebnisse zu einem vom übrigen Seelenleben getrennten Erlebniskomplex werden.
fr: élaboration psychique; *e:* psychical working over *oder* out.

Verarmungsgedanke *(m)* *Verarmungswahn.

Verarmungsidee *(f)* *Verarmungswahn.

Verarmungswahn *(m)*. **1.** Wahnhafte Vorstellung bei Depressiven, völlig verarmt zu sein, wegen Schulden verurteilt zu werden oder vor dem wirtschaftlichen Ruin der Familie zu stehen, so daß auch die Angehörigen verhungern müssen. Die Vorstellung tritt insbesondere bei Depressionen des höheren Lebensalters auf. *Kleinheitswahn: *Erkrankung, manisch-depressive. **2.** Befürchtung moros-depressiver Hirnarteriosklerotiker, um die Früchte des Lebensfleißes gebracht zu werden.
fr: idée de ruine *oder* de misère; *e:* delusion *oder* idea of impoverishment *oder* poverty *oder* ruin.

Verbalamnesie *(f)*. Seltener gebr. Synonym für *Aphasie, amnestische.

verbale psychomotorische Halluzinationen *(f, pl)*. *Halluzinationen, verbale psychomotorische.

verbalhalluzinatorische Schizophrenie *(f)*. Syn. für *Halluzinose, progressive.

Verbalhalluzinose *(f)*. *Halluzinose, deren Symptomatik ausschließlich oder ganz überwiegend durch *Phoneme beherrscht wird.

Verbalsuggestion *(f)*. Herbeiführung der *Hypnose und suggestive Beeinflussung des Hypnotisierten durch verbale Techniken, z.B. durch Sprechen eines bestimmten Textes. Sprachliche Äußerungen des Hypnotherapeuten spielen in der Hypnosetechnik die wichtigste Rolle, so daß Verbalsuggestionen gewöhnlich Bestandteil einer jeden Hypnose sind. Suggestionen mit Hilfe nichtverbaler Reize, z.B. Berührungsreize oder Lichtreize, spielen dagegen eine untergeordnete Rolle.
fr: suggestion verbale; *e:* verbal suggestion.

Verbigeration *(f)*. (*K. Kahlbaum*, 1874). Sprachliche Form der *Stereotypie. Krankhaftes Wiederholen von oft unsinnigen Wörtern und Sätzen, die oft in auffallendem, ebenfalls stereotypiertem Tonfall vorgebracht werden. Z.B. ständige Wiederholung von »betrogene Lebensernährer« (*K. Kloos*) ohne Bezug auf die Situation.
fr: verbigération, stéreotypie verbale; *e:* verbigeration.
Syn.: Sprachstereotypie.

Verblödung *(f)*. In der älteren Psychiatrie häufig verwandte Bez. für krankheitsbedingten Verlust der Einheit der Persönlichkeit durch Einbuße intellektueller Fähigkeiten oder emotionaler Ansprechbarkeit. Als Verblödungsprozesse wurden Epilepsie, Dementia praecox (Schizophrenie), progressive Paralyse, Arteriosklerose, senile Demenz angesehen. Die Bez. wird jetzt noch gelegentlich als Eindeutschung für *Demenz verwendet.
fr: démence; *e:* dementia.

Verblödung, affektive *(f)*. (*Kraepelin*). Verzicht auf gefühlsmäßigen Kontakt, wie er sich besonders im *Autismus bei Schizophrenie findet.
fr: démence affective.

Verblödung, läppische *(f)*. Von *Kraepelin* gebrauchte Bez. für *Hebephrenie.

Verblödung, paranoide *(f)*. Syn. für *Verblödung, schizophrene.

Verblödung, schizophrene *(f)*. Tiefgreifender Intelligenzverlust als Folge einer chronischen schizophrenen Psychose. Wird oft auch als gleichbedeutend mit dem schizophrenen Defekt angesehen. Bereits *Maeder* (1910) zeigte jedoch, daß die Verblödung nur scheinbar ist und die intellektuellen Fähigkeiten auch nach jahrzehntelangem Verlauf potentiell vorhanden bleiben. Der Schizophrene wird lediglich durch Denk- und andere Störungen im Gebrauch der Intelligenz und des Gedächtnisses behindert. Diese Auffassung wird noch heute von vielen Psychiatern vertreten. Andere (z.B. *Weitbrecht*) weisen darauf hin, daß die typischen Störungen der Urteils- und Kritikfähigkeit beim Schizophrenen doch ein Kernstück der Intelligenz für dauernd beeinträchtigen und daher eine Verblödung anzeigen.
fr: démence schizophrénique; *e:* schizophrenic dementia.

Verbomanie *(f)*. Pathologische Geschwätzigkeit.
fr: verbomanie; *e:* verbomania.

Verdichtung *(f)*. (*S. Freud*). Psychische Leistung, durch die verschiedene Ereignisse, Erinnerungen und Vorstellungen, die etwas Gemeinsames haben, zu einer einzigen Vorstellung verschmelzen. Die psychische Energie, die vorher auf die einzelnen Glieder verteilt war, wird ebenfalls in dieser Vorstellung zusammengezogen. Ursprünglich beschrieb *Freud* (1900) die Verdichtung als Leistung der Traumarbeit, wodurch sich erklärt, daß der manifeste Traum weniger Inhalt hat als der latente. Verdichtung im Traum kommt dadurch zustande, (1) »daß gewisse latente Elemente überhaupt ausgelassen werden, 2. daß von manchen Komplexen des latenten Traumes nur ein Brocken in den manifesten übergeht, 3. daß latente Elemente, die etwas Gemeinsames haben, für den manifesten Traum zusammengelegt, zu einer Einheit verschmolzen werden« (GW XI, 174). Verdichtung ist jedoch nicht spezifisch für den Traum, sondern stellt ein allgemeines Prinzip unbewußter Denkvorgänge dar und ist z.B. auch bei der *Fehlleistung erkennbar.
fr: condensation; *e:* condensation.

Verdoppelung der Persönlichkeit *(f)* *doppeltes Bewußtsein.

Verdoppelung, projektive *(f)*. Syn. für *Reduplikation, projektive.

Verdrängung *(f)*. (*S. Freud*). Besondere Form eines *Abwehrmechanismus, durch den nicht akzeptable Triebwünsche bzw. deren Repräsentationen in Form von Gedanken, Bildern und Vorstellungen aus dem Bewußtsein abgedrängt und auch weiter daran gehindert werden, wieder ins Bewußtsein zu treten. Die Verdrängung vollzieht sich nach *Freud* nicht an den Erlebnissen selbst, sondern an den Erinnerungen daran. Zweck der Verdrängung

ist die Vermeidung von Unlust. Gelingt es einer Verdrängung nicht, die Entstehung von Unlust oder Angst zu unterdrücken, gilt sie als mißglückt, obwohl sie vielleicht ihr Ziel an dem Vorstellungsanteil erreicht hat. Mit solchen mißglückten Verdrängungen hat man es bei der Neurosenbehandlung zu tun, während sich die geglückte (z.B. durch *Sublimation) dem Erkennen meist entzieht. Verdrängung wird zwar insbesondere bei *Hysterie beobachtet, kommt aber auch bei anderen Neurosen und normalpsychologisch vor. Der Vorgang ist von fundamentaler Bedeutung, weil durch ihn das *Unbewußte als eigener seelischer Bezirk konstituiert wird. Im *Schichtenmodell der Psychoanalyse stellt Verdrängung einen Abwehrvorgang im Konflikt zwischen dem *Es und den unbewußten Anteilen des *Ich und dem *Über-Ich dar. Ökonomisch gesehen wird die eine ursprüngliche Vorstellung begleitende psychische Energie auf eine ursprünglich gleichgültige übertragen. Z.B. kann das Wort »Schuh« für einen Erlebniskomplex stehen und bei einer bestimmten Person eine Erregung hervorrufen, sobald es erwähnt wird. Das verdrängte Erlebnismaterial bleibt mit einer gewissen Besetzung von Triebenergie aufgeladen, die ständig nach Befriedigung drängt. Andererseits hält das Ich die Verdrängung durch ständige Aufwendung eines Teiles der ihm zugehörigen Energie aufrecht (Vorgang der *Gegenbesetzung). – Verdrängung steht allgemein in Gegensatz zu bewußter Auseinandersetzung und Verzicht.
fr: refoulement, répression; *e:* repression.

Vereinigung, Deutsche Psychoanalytische (DPV) Gesellschaft von Psychoanalytikern der *Freud*schen Richtung mit ca. 70 Mitgliedern. Zweig der internationalen Psychoanalytischen Vereinigung. Vor der Aufnahme eines Mitgliedes werden durchschnittlich 400–600 Stunden *Lehranalyse verlangt. Ferner wird die Auffassung vertreten, daß eine analytische Behandlung mindestens 4–5 Wochenstunden voraussetze. 5 eigene Ausbildungsinstitute. *Gesellschaft, Deutsche, für Psychotherapie und Tiefenpsychologie.

Verekelungsbehandlung *(f).* Syn. für *Aversionskur.

Vererbung, soziale *(f).* (*A. Dührssen,* 1960). Eigenschaften und Verhaltensweisen werden durch das Vorbild einer Generation an die nächste weitergegeben. Dadurch entsteht der (falsche) Eindruck, als handele es sich um genetische Vererbung.
fr: hérédité sociale; *e:* transmission.

Verfolgungsideen, physikalische *(f, pl).* Wahnhafte Überzeugung Geisteskranker, durch physikalische Mittel (Elektrizität, Strahlen, Apparate) verfolgt und beeinträchtigt zu werden. Besonders bei Schizophrenie und den Psychosen des mittleren bis höheren Lebensalters.

Verfolgungssyndrom *(n).* Syn. für *KZ-Syndrom.

Verfolgungswahn *(m).* Häufigste klinisch vorkommende Form von Wahn. Krankhafte Überzeugung, verfolgt und im Besitz oder am Leben bedroht zu werden. Der Betreffende beklagt sich, daß er ungerechtfertigterweise in seiner Ehre verletzt werde, daß man an sein Geld heran wolle oder daß beabsichtigt sei, ihn am Leibe (z.B. durch Strahlen, Elektrizität, Hitze, Gift) zu schädigen, die Gedanken durcheinander zu bringen usw. Verfolgungswahn kann sich mit Größenwahn verbinden, wenn der Betreffende überzeugt ist, aufgrund außergewöhnlicher Kenntnisse, Fähigkeiten, Ansehens oder zu erwartenden Besitzes Ziel der Verfolgung zu sein. Der Betreffende kann auch überzeugt sein, in berechtigter Weise Verfolgungen und Beschuldigungen ausgesetzt zu sein (*Selbstbeschuldigungen). Der vermeintlich Verfolgte kann die Erlebnisse einfach hinnehmen oder durch Klagen bei der Polizei und Gerichten oder durch Angriffe auf die vermeintlichen Verfolger dagegen vorgehen. Das Vorkommen von Verfolgungswahn ist bei psychischen Krankheiten nahezu universell; insbesondere aber bei Schizophrenie, Vergiftungszuständen, Alkoholhalluzinose.
fr: délire *oder* idée de persécution; *e:* delusion of persecution.

Vergessen *(n).* **1.** Normale Form des Verlöschens von Gedächtnisinhalten. Unlustbetonte Erlebnisse verschwinden rascher aus dem Gedächtnis als lustbetonte. Zur Erklärung wurden von *Freud* besondere psychologische Vorgänge angenommen, insbesondere die erfolgreiche *Verdrängung. Nach *G. A. Talland* (1965) wird unter normalen und pathologischen Bedingungen ein Gedächtnisinhalt um so langsamer vergessen, in je mehr Kontexten er abgelegt ist. Krankhafte Gedächtnisstörungen insbesondere bei *Demenz können auch als pathologische Vergessensformen angesehen werden. **2.** *Lapsus memoriae.
fr: oubli; *e:* forgetfulness.

Vergewaltigung *(f).* Erzwingung des Sexualverkehrs durch Anwendung von Gewalt oder deren Androhung. Strafbar nach § 177 StGB: »(1) Wer eine Frau mit Gewalt oder durch Drohung mit gegenwärtiger Gefahr für Leib oder Leben

zum außerehelichen Beischlaf mit ihm oder einem Dritten nötigt, wird mit Freiheitsstrafe nicht unter 2 Jahren bestraft. (2) In minder schweren Fällen ist die Strafe Freiheitsstrafe von 3 Monaten bis zu 5 Jahren. (3) Verursacht der Täter durch die Tat leichtfertig den Tod des Opfers, so ist die Strafe Freiheitsstrafe nicht unter 5 Jahren.«
fr: viol; *e:* rape, violation.

Vergewaltigungssyndrom *(n).* (*A. Burgress* und *L. Holmstrom,* 1974). Seelische Reaktionen bei Opfern von Vergewaltigung: Alpträume und phobische Ängste (im Zimmer, auf der Straße, vor dem Alleinsein, vor Menschen, vor Geschlechtsverkehr) herrschen vor. Daneben eine stille Form (die Frauen berichten nichts, reagieren aber mit Angst) und eine Abreaktions-Form (viel Alkohol). Das Syndrom klingt gewöhnlich innerhalb weniger Monate spontan ab.
e: rape trauma syndrome.

Vergiftungsdelirien *(n, pl).* In Form eines *Delirs auftretende *Intoxikationspsychose. Intoxikationen führen häufig zu Delirien, jedoch sind Rückschlüsse auf eine bestimmte Ursache nicht möglich.
fr: délires *oder* psychoses toxiques; *e:* toxic deliriums.

Vergiftungspsychose *(f).* Syn. für *Intoxikationspsychose.

Vergiftungswahn *(m).* Krankhafte, unkorrigierbare Überzeugung, vergiftet zu werden oder zu sein. Häufigste Form eines *Verfolgungswahns. Der Wahnkranke findet Anzeichen der Vergiftung im Geschmack der Speisen oder im Verhalten der Umgebung. Oft wird Nahrung gar nicht oder nur nach Sicherheitsvorkehrungen genossen. Vorkommen bei fast allen psychischen Krankheiten, insbesondere bei Schizophrenie und den Psychosen des höheren Lebensalters.

Vergreifen *(n).* Die *Fehlleistung beim Greifen.
fr: méprise de l'action.

Verhältnisblödsinn *(m).* Syn. für *Verhältnisschwachsinn.

Verhältnisschwachsinn *(m).* (*E. Bleuler,* 1914). Eine im Verhältnis zum Anspruchsniveau zu niedrige Intelligenz. »Mißverhältnis zwischen Streben und Verstehen. Es sind Leute, deren Verstand für eine gewöhnliche Lebensstellung [...] ausreichen würde, die aber zu aktiv sind und beständig sich mehr zumuten, als sie verstehen können, deshalb viele Dummheiten machen und im Leben scheitern.« *Pseudoschwachsinn.

Verhalten *(n).* Jede Handlung (Agieren, Reagieren), die sich zwischen einem Organismus und seiner dinglichen, biologischen und sozialen Umwelt abspielt. Eigentlich nur das mit physikalischen Mitteln von außen beobachtbare Verhalten (= offenes Verhalten). Oft sind auch indirekt erschließbare Verhaltensentwürfe (= inneres Verhalten), soweit sie zum Gegenstand der *Lerntheorie gemacht werden, gemeint. Vgl. die folgenden Stichwörter.
fr: comportement; *e:* behavio(u)r.

Verhalten, abweichendes *(n).* In der Soziologie: soziales Handeln, das durch Nichtbefolgung anerkannter sozialer Normen den Erwartungen der Mitmenschen zuwiderläuft. Durch ihre Absichtlichkeit bleibt die Abweichung jedoch an der Norm orientiert. Abweichendes Verhalten entsteht nach der *Rollentheorie durch Lern- und Milieueinflüsse als *Abwehrmechanismus gegen Angstgefühle und als zu schwer empfundene normative Forderungen. – Die Theorie des abweichenden Verhaltens wird in der Soziologie zur Erklärung z.B. von Kriminalität, Drogenabhängigkeit oder auch der normalen Krankenrolle (*T. Parsons*) benutzt. – Nach *Th. Szasz, R. Laing, A. Esterson* entsteht Irresein durch abweichendes Verhalten, wobei dem Geisteskranken Absichtlichkeit des Handelns unterstellt wird. Aus abweichendem Verhalten werde umgekehrt fälschlicherweise auf Geisteskrankheit geschlossen. Vgl. Antipsychiatrie, Labelling-Theorie.
e: deviant behavior.

Verhalten, instinktives *(n).* In der Verhaltensforschung: angeborene Verhaltensweisen, die ein Lebewesen in stets gleicher, aber für es besonderer Weise auf innerorganische oder Umweltbedingungen reagieren lassen: 1. angeborene *Auslösemechanismen; 2. *Prägung.
fr: comportement instinctif; *e:* instinctive behavior.

Verhalten, iteratives *(n).* Leere Wiederholung von immer wieder denselben Handlungen in Form einer sinnlosen Scheintätigkeit. Vorkommen bei Krankheiten mit *Demenz, insbesondere bei der **Alzheimer*schen Erkrankung. *Iteration.

Verhalten, verdecktes *(n).* In der Verhaltenstheorie Verhalten, das nicht direkt beobachtbar ist und nur aus Äußerungen usw. erschlossen werden kann. Z.B. Denken, Vorstellen, inneres Sprechen.
e: covert behavior.

Verhaltensformung *(f).* (*B. F. Skinner*). Schrittweise Verhaltensmodifikation. Vorgang bei der operanten Konditionierung (s.d.). Zunächst werden kleine Schritte in Richtung auf ein erwünschtes Verhalten verstärkt, anschlie-

ßend zunehmend größere Schritte. Dadurch lassen sich extreme Verhaltensänderungen schrittweise aufbauen, z.B. in der Tierdressur.
fr: shaping (of behavior).

Verhaltensmedizin *(f).* Anwendung *verhaltenstherapeutischer Konzepte in der Behandlung von Körperkrankheiten und Funktionsstörungen mit medizinischen Folgen. Anwendungsgebiete sind vor allem: Eßstörungen (Über- und Untergewicht), Herzkreislaufstörungen (Beeinflussung des Risikoverhaltens), sexuelle Funktionsstörungen, Nikotinabhängigkeit. Hierfür wurden Selbstkontrollkonzepte und Programme des sozialen Lernens erfunden. *Compliance, *Coping.

Verhaltensmodifikation *(f).* Veränderung von unerwünschtem Verhalten durch Einsatz von Methoden, die aus der *Lernpsychologie und dem Behaviorismus abgeleitet wurden. Anwendung in Erziehung, Heilpädagogik, Sozialarbeit u.a. Bei psychischen Störungen wird die engere Bez. *Verhaltenstherapie bevorzugt.
fr: modification de comportement; *e:* behavior(al) modification.

Verhaltensstörungen *(f, pl).* Allgemeinste Bez. für gestörte Verhaltensmuster und psychische Auffälligkeiten. Die Bez. entstammt der Lerntheorie und wird auch in der Psychiatrie häufiger gebraucht. Außer den psychischen Störungen bei Psychosen, Psychopathien, Neurosen, Intelligenzstörungen und organischen Abbauprozessen werden auch sozial abweichende Verhaltensweisen als Verhaltensstörungen bezeichnet, was häufig zu Mißverständnissen führt.
fr: troubles de comportement; *e:* behavior disorders.

Verhaltenstherapie *(f).* Aus der Kritik an den traditionellen Formen der Psychotherapie, insbesondere der Psychoanalyse, entstandene Psychotherapieform. Wurde ab 1950 von *H. J. Eysenck* und seinem Arbeitskreis am Maudsley-Hospital, London, auf den Grundlagen der Lerntheorie entwickelt. Geht davon aus, daß bestimmte Situationen zusammen vorkommen, so daß Verhalten als eine Funktion der Situation, in der es vorkommt, verstanden werden kann. Neurose und Psychose gelten nur als verschiedene Beispiele für abnormes, gelerntes Verhalten. Im Gegensatz zur traditionellen Psychotherapie beachtet die Verhaltenstherapie nicht die Motivationen, Konflikte, Gedanken und Gefühle, die ein bestimmtes Verhalten bedingen und erklären. Nur das am Kranken offen beobachtbare gestörte Verhalten wird direkt behandelt. Klagt z.B. ein Kranker über abnorme Muskelspannungen oder Straßenangst, wird nur dies angegangen und danach die Behandlung abgeschlossen. Verhaltenstherapie ist daher streng problemorientiert und behandelt bei komplexen Zuständen sukzessiv eine Störung nach der anderen. Hierzu wurden verschiedene Techniken entwickelt, z.B. *Desensibilisierung, aktive. S.a. Behaviorismus, Aversionstherapie, Token-Verstärkungssystem, Selbstsicherheitstraining, Reizüberflutung, Gedankenstopp.
fr: thérapeutique *oder* thérapie de comportement, »behavior therapy«; *e:* behavior therapy.

Verhaltenswissenschaften *(f, pl).* Sammelbez. für alle Wissenschaftsdisziplinen, die mit der gemeinsamen theoretischen Grundlage der Lerntheorie und des *Behaviorismus arbeiten. Nicht innere Erlebnisse werden als Erkenntnismittel benutzt, sondern das von außen beobachtbare und möglichst in Experimenten reproduzierbare Verhalten. Es gibt u.a. Verhaltensphysiologie, Verhaltenssoziologie, Verhaltenspsychiatrie. – Die Bez. »Verhaltenspsychiatrie« ist dagegen nicht üblich, obwohl sie der Sache nach existent ist. Vgl. Verhaltenstherapie.
fr: sciences de comportement; *e:* behavioral sciences.

Verhaltung, affektive *(f).* Mangelhafte Fähigkeit zur Affektverarbeitung und *Abreaktion von Affekten. Kann zur Affektstauung führen.
fr: suppression émotionnable; *e:* emotional suppression.
Syn.: Affektverhaltung.

Verhandlungsfähigkeit, strafrechtliche *(f).* Fähigkeit eines Beschuldigten, seine Interessen innerhalb und außerhalb einer Verhandlung vernünftig wahrzunehmen. Ist Voraussetzung einer rechtswirksamen Durchführung der Verhandlung (außer im Unterbringungsverfahren nach § 63 StGB). Für die psychiatrische Beurteilung dient die normale Bestimmbarkeit durch normale Motive als Leitlinie. *Verhandlungsunfähigkeit.
e: mental ability to stand trial, fitness to plead.

Verhandlungsunfähigkeit *(f).* Durch schwere seelische oder körperliche Mängel und Störungen bedingte aufgehobene *Verhandlungsfähigkeit. Wird dann angenommen, wenn der Beschuldigte dadurch entweder seine Interessen nicht wahrnehmen kann oder wenn durch die Teilnahme an der Verhandlung eine unverhältnismäßige Gefahr für seine Gesundheit entstünde. Eine psychische Krankheit führt

demgemäß nicht regelmäßig zur Verhandlungsunfähigkeit.
e: incompetency to stand trial.

Verinnerlichung *(f)*. **1.** Abwendung von den Geschehnissen der Außenwelt und Beschäftigung mit der eigenen Innenwelt. In der Sprache der Psychoanalyse: Zurückziehung der *Libido von ihren Objekten. Oder allgemeiner: Die zwischenmenschlichen Beziehungen und Konflikte werden in innerseelische Beziehungen und Konflikte verwandelt. Z.B. kann man sagen, daß die Beziehung zur Autorität des Vaters im Laufe der Entwicklung verinnerlicht wird als Beziehung zwischen Über-Ich und Ich.
fr: intériorisation; *e:* interiorization.
2. Syn. für *Introjektion.

Verkehrspsychosen *(f, pl)*. (*Kraepelin*). Syn. für *Homilopathien.

Verkehrung ins Gegenteil *(f)*. **1.** (*S. Freud*). Umkehrung einzelner Triebe im weiteren Verlauf ihres Schicksals oder für eine Zeitspanne. Führt manchmal zu festen Umkehrpaaren, die nicht getrennt werden können. z.B. Sadismus-Masochismus, Exhibitionismus-Voyeurismus.
2. (*A. Freud*). Besondere Form eines *Abwehrmechanismus. Wenn ein Trieb, ein Gefühl oder ein Wunsch auftritt, der für das Individuum gefährlich ist, kann er in sein Gegenteil verkehrt werden. Die Verkehrung erfüllt eine Schutzfunktion.
fr: renversement (d'une pulsion) dans le contraire; *e:* reversal into the opposite.

Verkennung, illusionäre *(f)* *Illusion.

Verkleinerungswahn *(m)*. Seltener gebr. Syn. für *Kleinheitswahn.

Verlaufsforschung *(f)*. Forschungsrichtung der biologischen Psychiatrie (s.d.). Erforschung der Veränderung des Krankheitsprozesses im zeitlichen Ablauf, insbesondere bei endogenen Psychosen.

Verlernen *(n)*. Syn. für *Extinktion.

Verlesen *(n)* *Fehlleistung beim Lesen.
fr: erreur de lecture.

Verleugnen *(n)*. (*S. Freud*). Form eines *Abwehrmechanismus, durch den objektive Sinneseindrücke als unwahr hingestellt werden, wenn sie traumatisierend wirken würden. *Freud* beobachtete dies zuerst bei Penismangel und Penisneid. Wenn die Kinder in der Entwicklung diesen Mangel feststellen, »leugnen [sie] diesen Mangel, glauben doch ein Glied zu sehen, beschönigen den Widerspruch zwischen Beobachtung und Vorurteil durch die Auskunft, es sei noch klein und werde erst wachsen, und kommen dann langsam zu dem affektiv bedeutsamen Schluß, es sei doch wenigstens vorhanden gewesen und dann weggenommen worden« (GW XIII, 296); (*Kastrationskomplex). Nach *A. Freud* (1936) ist Verleugnen ein Abwehrmechanismus bei äußerer Gefahr. – Verleugnen der Realität ist ferner ein wichtiger Mechanismus bei Wahn und Psychose allgemein.
fr: déni (de la réalité); *e:* denial, disavowal.

Verlieren *(n)*. Unabsichtlicher Verlust eines Gegenstandes als *Fehlleistung.
fr: fait d'égarer un object; *e:* mislaying of objects.

Verlustdepression *(f)*. (*A. Lorenzer*, 1959). Endogene Depression, die durch Verlust von Besitzwerten ausgeklinkt wird. Das Krankheitsbild ist bei Kranken zu finden, deren Wertwelt bereits vorher extrem auf Werte des Besitzes und Besitzens eingeengt war.

Vermeidungsverhalten *(n)*. Verhaltensweisen und Gewohnheiten eines Menschen zur Vermeidung von Angst. Beispiele: Jemand, der Angst in Fahrstühlen bekommt, benutzt keinen. Jemand, der Angst beim Anblick von Friedhöfen bekommt, macht weite Umwege, um sich den Anblick zu ersparen. Vermeidungsverhalten kommt im normalen, neurotischen und psychotischen Leben sehr häufig vor und kann ganz unbewußt sein.

Verneinung *(f)*. (*S. Freud*). Besonderer *Abwehrmechanismus, durch den verdrängte Inhalte, die z.B. im Verlaufe einer Psychoanalyse ins Bewußtsein treten, wieder verharmlost werden, indem sie als unrichtig und unwahr bezeichnet werden. Auch wenn vom Analytiker eine Interpretation angeboten wird, kann diese nicht bestätigt werden, sondern es folgt die Antwort: »Daran habe ich nie gedacht.« Wiederholt sich das Phänomen, kann darin ein *Widerstand zum Ausdruck kommen.
fr: négation, nénégation; *e:* negation.

Verneinungswahn *(m)*. Krankhafte Verneinung der Existenz der äußeren Welt, der eigenen Existenz oder einzelner Körperteile. Ältere Bez. für das führende Symptom beim *Cotard*-Syndrom. Beides heute nicht mehr gebräuchlich.
fr: idée de négation, délire de négation; *e:* delusion of negation.
Syn.: Negationsdelir.

Vernichtungslagersyndrom *(n)*. (*E. C. Trautmann*, 1961). Bei Überlebenden von Vernichtungslagern noch Jahrzehnte nach der Befreiung anzutreffendes erlebnisreaktives Zustandsbild mit Angstzuständen, Trauerreaktionen, Schuldgefühlen des Überlebens (*Überlebensschuld), charakteristischen Wiederbelebungsträumen, vegetativen Funktionsstörungen, Störungen des Sexual- und Ehelebens. Besondere Form des *KZ-Syndroms.

Verödung, affektive *(f)*. Syn. für *Verödung, schizophrene.
e: emotional blunting.

Verödung, schizophrene *(f)*. (Unzureichende) Bez. für den Endzustand bei chronischer Schizophrenie. Gemeint ist vor allem das Verlöschen des emotionellen Mitschwingens und das Fehlen von subjektiven Werterlebnissen. *Defekt, schizophrener.

Verrücktheit *(f)*. Im 19. Jh. Kategorie für eine häufige Form des Irreseins. Wahrscheinlich erst seit *Kant* gebräuchlich. Kennzeichen ist eine vom Kranken ständig festgehaltene einzelne Wahnidee oder (meist) ein System von Wahnideen. Die dadurch hervorgerufenen »Verfälschungen der Wahrnehmung werden nicht korrigiert, obgleich das Bewußtsein klar und die intellektuelle Arbeit nicht durch überwältigende Gefühle und Affekte gestört ist« (*Kraepelin,* 1883). Eine Korrektur ist auch durch handgreifliche Gegenbeweise nicht möglich. Es kommt »höchstens zu immer absurderen Hypothesen«. – Entspricht größtenteils der heutigen Schizophrenie, aber auch der Hypochondrie, Manie und Melancholie, soweit sie wahnbildend sind. Nach hervorstechenden Merkmalen wurden religiöse, erotische u.a. Formen der Verrücktheit unterschieden. Ab 1867 kannte man primäre und sekundäre Verrücktheit. Der Verlauf ist im allgemeinen überaus chronisch, obwohl es im Beginn zu Besserungen kommen kann.

Verrücktheit, erotische *(f)*. Im 19. Jh. Form der *Verrücktheit. Jemand glaubt, daß eine Person des anderen Geschlechts ihm gewogen sei. Aus unzähligen Zeichen, z.B. einem zugeworfenen Blick, einer Begegnung auf der Straße, einer Handbewegung, gehe dies mit Gewißheit hervor. Aus Andeutungen anderer gehe hervor, daß man allgemein davon weiß. Eventuell können vom anderen Gedanken direkt empfangen oder auf sympathischem Wege mitgeteilt werden. – Aufgrund der alten Fallbeschreibungen würde man heute von einem schizophrenen Liebeswahn sprechen.

Verrücktheit, originäre *(f)* *Verrücktheit, primäre.

Verrücktheit, primäre *(f)*. Im 19. Jh. Bez. für unmittelbar, d.h. nicht als Überbleibsel einer anderen Krankheit, auftretende *Verrücktheit. Kennzeichen ist ein Wahnsystem, welches eine »krankhaft verfälschte Auffassung des Verhältnisses der eigenen Person zur Umgebung« zur Folge hat. »Die gesunde Wahrnehmung ist durch Sinnestäuschungen aller Art, sowie durch die subjektive Interpretation der normalen Eindrücke hochgradig gestört. Die Stimmung und das Handeln wird durch den Einfluß der Wahnideen in abnorme Bahnen geleitet.« Die Wahnideen können »durch Vermittlung von Sinnestäuschungen« oder als *Primordialdelirien auftreten. Die Prognose ist nur bei plötzlichem Beginn besser, sonst absolut schlecht. Ausgang gewöhnlich in »Schwächezustand und allgemeiner Abnahme der psychischen Leistungen« (Zitate n. *Kraepelin,* 1883). Die Beschreibungen entsprechen häufig heutigen schizophrenen Bildern. Man unterschied aber auch Versündigungswahn, hypochondrischen Wahn, depressiven Verfolgungswahn und Eifersuchtswahn als besondere Formen.
Syn.: originäre Verrücktheit.

Verrücktheit, religiöse *(f)*. Im 19. Jh. Form der *Verrücktheit. Hervorgehoben werden ekstatisch-visionäre Zustände mit Verzückung, Verklärung und Erleuchtung. Oder die Kranken geben sich aus der Erleuchtung heraus als Apostel, Messias, Welterlöser oder Braut Christi. Zur Primärpersönlichkeit gehört 1. eine leicht ansprechbare sexuelle Erregbarkeit, 2. eine besonders religiöse, vor allem aber bigottschwärmerische Erziehung durch fanatische Geistliche. Dies führe zunächst zu mystischen Grübeleien und skrupelhaften Selbstquälereien.

Verrücktheit, sekundäre *(f)*. Als Endstadium aus einer anderen psychischen Erkrankung (z.B. Melancholie, Manie) hervorgegangene *Verrücktheit. In der 2. Hälfte des 19. Jh. wurden alle fixen (= unkorrigierbar über lange Zeit festgehaltenen) Wahnideen als Überbleibsel früherer Krankheitsepisoden angesehen. Daher wurde die Abgrenzung einer sekundären Verrücktheit erst notwendig, nachdem eine primäre (s.d.) eingeführt worden war.

Verrücktsein *(n)* *Verrücktheit.

Versagenszustand, vorzeitiger *(m)* **Beringer-Mallison*-Syndrom.

Versagung *(f)*. Eindeutschung von *Frustration.

Versagungssituation *(f)*. Situation, die für eine bestimmte Person (z.B. einen gehemmten Neurotiker) die Versagung von Triebzielen beinhaltet, z.B. Zurücksetzung in der Karriere, Abweisung durch eine geliebte Frau, Niederlagen im Rivalitätskampf. Nach *H. Schultz-Hencke* (1940) von besonderer Bedeutung für die Auslösung von Neurosen. *Versuchungssituation.

Versandung, schizophrene *(f)*. (Unzureichende) Bezeichnung für Endzustand der chronischen Schizophrenie. Die Bez. bezieht sich vor allem auf das Verlöschen lebensgestaltender Kräfte und den allmählichen Verlust der Spontaneität. *Defekt, schizophrener.

versatil *(a)*. Beweglich, lebendig, munter, lebhaft, antriebsreich.
fr: versatile; *e:* versatile.

versatile Idiotie *(f)*. Syn. für *Idiotie, erethische.

Verschiebung *(f)*. (*S. Freud*). Substitution einer Vorstellung durch eine andere. Das Interesse an einer Vorstellung, die Intensität seiner Vergegenwärtigung kann sich lösen und auf einen anderen Vorstellungsinhalt hinübergleiten, der mit dem ersten assoziativ verbunden ist. Das Konzept der Verschiebung wurde von *Freud* zuerst als Vorgang der *Traumarbeit beschrieben, ist aber von viel allgemeinerer Bedeutung, vor allem als Erklärung für die Entstehung neurotischer Symptome und als Mechanismus bei den *Primärvorgängen. Die Vorstellung einer Verschiebung ist eng verbunden mit *Freud*s ökonomischer Theorie, nach der ein Affekt relativ unabhängig von seiner psychischen Repräsentation ist. Daher kann »durch den Prozeß der Verschiebung eine Vorstellung den ganzen Betrag ihrer *Besetzung an eine andere abgeben, durch den der *Verdichtung die ganze Besetzung mehrerer anderer an sich nehmen« (GW X, 285). Häufig dient die Verschiebung als *Abwehrmechanismus (z.B. bei einer Phobie), wenn eine Vorstellung von der Ich-Instanz nicht zugelassen werden kann. Verschiebung kommt dann wie im Traum durch Einwirken der *Zensur zustande.
fr: déplacement; *e:* displacement.

Verschreiben *(n)* *Lapsus calami.

Verschrobenheit *(f)*. Besonders fremd und eigentümlich wirkende Eigenart des Verhaltens und des sprachlichen Ausdrucks. Bevorzugung ausgefallener, ungewohnter, unangemessener, vor allem abstrakter Wörter und Wendungen. Bei einfachen Sachverhalten oft gespreizte, gezierte und geschraubte Redeweise. Die begleitende Mimik und Gestik wirkt oft bizarr, nicht einfühlbar. Vorkommen als typisches Kennzeichen schizophrenen Verhaltens, in schwächerer Ausprägung auch bei verschrobenen Psychopathen und Gesunden.

Versicherungsneurose *(f)* *Unfallneurose.

Versivkrämpfe *(m, pl)* *Adversivkrämpfe.

Versprechen *(n)* *Lapsus linguae.

Verstärker *(m)*. (*I. P. Pawlow*). Alle Ereignisse, die dazu führen, daß ein Organismus ein Verhalten ändert. Wichtige Bez. der klassischen und mehr noch der operanten Konditionierung (s.d. und die folgenden Stichwörter)
fr: stimulus renforçant; *e:* reinforcer, reinforcing stimulus.

Verstärker, negativer *(m)*. Bei der operanten Konditionierung (s.d.) Strafreize (aversive Reize), z.B. elektrische Schläge, die imstande sind, Verhaltensweisen zum Verschwinden zu bringen. 1. durch Unterdrükkung (Vermeidungslernen), 2. Vermeidungstraining, 3. Fluchttraining.
fr: stimulus renforçant négatif; *e:* negative reinforcer.

Verstärker, positiver *(m)*. Bei der operanten Konditionierung (s.d.) Reize, die in der Lage sind, gewünschte Verhaltensweisen zu bekräftigen (»belohnen«).
fr: stimulus renforçant positif; *e:* positive reinforcer.

Verstärker, primärer *(m)*. Bei der operanten Konditionierung (s.d.) Verstärker, durch den biologische Bedürfnisse von Organismen befriedigt werden, z.B. Nahrung, Wasser, Sexualobjekte, oder ein für den Organismus unangenehmer Zustand beendet wird.
fr: stimulus renforçant primaire; *e:* primary reinforcer.

Verstärker, sekundärer *(m)*. Bei der operanten Konditionierung (s.d.) Dinge oder Ereignisse, die ihre verstärkende Wirkung Lernvorgängen verdanken, weil sie häufig zusammen mit primären Verstärkern aufgetreten sind; z.B. Geld, wenn man gelernt hat, daß man damit Angenehmes kaufen kann.
fr: stimulus renforçant secondaire; *e:* secondary reinforcer.

Verstärkung, intermittierende *(f)*. Bei der operanten Konditionierung (s.d.) die Darbietung von *Verstärkern nicht bei jedem konditionalen Reiz, sondern entweder unregelmäßig oder in bestimmten Abständen (z.B. bei jeder 2. Reizdarbietung).
fr: renforcement intermittent; *e:* intermittent reinforcement.

Verstärkungssystem *(n)* *Token-Verstärkungssystem.

Verstehen *(n)*. Erkennen eines Sinnzusammenhanges. Die Erkenntnis ist nach dem wissenschaftlichen Gebrauch des Wortes auf sinnhafte Gegenstände des seelischen oder geistigen Seins beschränkt, soweit sich dieses in irgendeiner Form äußert und zu erkennen gibt. Vorausgesetzt wird also, daß den Gegenständen des Verstehens ein solcher Sinngehalt innewohnt, der sich nur im Zusammenhang dem Erkennen erschließt. In der praktischen Verwirklichung wird davon ausgegangen, daß der Verstehende die Komplexhaftigkeit seines eigenen seeli-

schen Erlebens als Vergleichsbasis verwendet. Hiervon ausgehend ist es mit Evidenzgefühlen verbunden. Das Verstehen ist auf das Einmalige, Individuelle und Qualitative gerichtet; es bringt einen Sinnzusammenhang in einer Systematik erläuternder Begriffe zur Repräsentation. Als wissenschaftliche Methode des Erkennens wurde das Verstehen erstmals von *J. G. Droysen* (1868) genannt. *W. Dilthey* (1883) bezeichnete das Verstehen im Sinne eines erlebenden Nachvollzugs von Seelischem als wissenschaftliche Methode der Geisteswissenschaften (Hermeneutik), die sich grundsätzlich vom *Erklären der Naturwissenschaften unterscheide. *K. Jaspers* (1913) übertrug dies in die Methodologie der Psychiatrie, wobei er ein statisches Verstehen von einem genetischen Unterschied. Vgl. nachfolgende Stichwörter.
fr: compréhension; *e:* intuition, comprehension.

Verstehen, genetisches *(n)*. (*K. Jaspers,* 1912). Nur auf Seelisches anwendbares Erkennen in Motivzusammenhängen, »für das Seelisches aus Seelischem mit Evidenz hervorgeht, für das es selbstverständlich ist, daß der Angegriffene zornig, der betrogene Liebhaber eifersüchtig wird«. »So verstehen wir Erlebnisreaktionen, die Entwicklung der Leidenschaften, ... eine abnorme Persönlichkeit in ihrem eigenen Wesenszusammenhang.« »Genetisch« heißt hierbei so viel wie: in bezug auf die eigene Entwicklung. – Entspricht dem *Verstehen der Geisteswissenschaft (*W. Dilthey*), ist in seiner Definition jedoch den psychopathologischen Bedürfnissen angepaßt.
Syn.: psychologisches Erklären.

Verstehen, phänomenologisches *(n)*. Syn. für *Verstehen, statisches.

Verstehen, statisches *(n)*. (*K. Jaspers,* 1912). Phänomenologische »Vergegenwärtigung seelischer Zustände, deren Abgrenzung und Festlegung, so daß man mit den Begriffen immer dasselbe meinen kann«. Geht im Gegensatz zum genetischen Verstehen (s.d.) rein rational vor sich. Die einzelnen seelischen Qualitäten und Zustände werden für sich erfaßt, wie sie erlebt werden, doch wird von ihrer Entstehung abgesehen. »Im statischen Verstehen erfassen wir gewissermaßen den Querschnitt des Seelischen, im genetischen Verstehen den Längsschnitt.« Die seelischen Zustände werden durch deutliche Begrenzung bewußtgemacht, jedoch nicht in ihren Motivzusammenhängen verstanden. Statisches Verstehen soll nach *Jaspers* auf psychischem Gebiete dasselbe leisten wie die sinnliche Wahrnehmung auf naturwissenschaftlichem.
Syn.: phänomenologisches Verstehen.

Verstehen, szenisches *(n)*. (*A. Lorenzer,* 1973). Hauptform des psychoanalytischen Verstehens im Umgang mit Neurotikern. Da der Neurotiker einem *Wiederholungszwang unterliegt und im Umgang mit dem Analytiker (und anderen Menschen) stets gleich strukturierte Szenen wiederholt, muß der Analytiker jede »Szene« in der allgemeinen Bedeutung (»Drehbuch«) erfassen, die dem Interaktionsmuster des Patienten entspricht. Die erkannten »Bedeutungen« werden zuerst probeweise eingesetzt, durch das Evidenzerleben des Analytikers bestätigt und schließlich ihr Gehalt in Worte gefaßt. Vgl. Klischee, neurotisches; Privatsprache, pseudokommunikative.

verstehende Anthropologie *(f)* *Psychiatrie, anthropologische.

verstehende Psychologie *(f)*. In ihren Ursprüngen auf *W. Dilthey* zurückgehende psychologische Forschungsrichtung. *Dilthey* bezeichnete das *Verstehen als die wichtigste Methode der Geisteswissenschaften, der er das *Erklären der Naturwissenschaft gegenüberstellte. Die Psychiatrie verdankt dieser Richtung besonders durch *K. Jaspers* (1913) und *H. W. Gruhle* (1948) wichtige Beiträge.
fr: psychologie compréhensive; *e:* comprehensive psychology.

Verstimmtheit *(f)*. **1.** Syn. für *Verstimmung. **2.** Syn. für *Dysphorie.

Verstimmtheit, heitere *(f)*. Syn. für *Manie.

Verstimmung *(f)*. **1.** I.w.S. jede Affektstörung mit einer Abweichung der Stimmung von der gewohnheitsmäßigen Stimmungslage. In diesem Sinn wird die Manie als heitere, die Depression als traurige Verstimmung bezeichnet. Nach *K. Schneider* kann auch eine Untergrundverstimmung (*Untergrunddepression) und eine Hintergrundverstimmung (*Hintergrundreaktion, depressive) unterschieden werden. **2.** I.e.S. leichte und rasch vorübergehende Stimmungsveränderung, meist in Richtung auf eine moros-gereizte, dysphorische Stimmungslage, seltener im Sinne überschwänglich-ekstatischer Verstimmungen oder läppisch-alberner Gehobenheiten. Vorkommen als Spielbreite des Normalen, bei Frauen vor der Menstruation, bei diffusen organischen Hirnerkrankungen, Anfallsleiden, nach Hirnerschütterungen (*R. Gaupp,* 1904).
e: moodiness, ill humor, mood swings, dysphoria.
Syn.: Verstimmtheit.

Verstimmung, chronisch-depressive *(f)*. Syn. für *Depression, konstitutionelle.

Verstimmung, depressive *(f)*. Syn. für *Depression.

Verstimmung, epileptische *(f)*. Bei Epileptikern häufig zu beobachtende, ohne ersichtlichen Anlaß auftretende Stimmungsschwankung, meist nach der dysphorischen, reizbaren Seite hin mit Neigung zu Aggressivität in Worten und Taten. Seltener sind ekstatische oder triebhaft angstvolle Verstimmungen. Wurde früher gewöhnlich als epileptisches Äquivalent (s.d.) angesehen.

Verstimmung, reaktive *(f)*. Stimmungsschwankung meist nach der depressiven Seite durch besondere Erlebnisse. Durch die Erlebnisse werden schwere Erinnerungen geweckt, oder schon bestehende Konflikte erhalten neue Nahrung. Die Stimmung gleicht sich nach kurzer Zeit wieder aus.

Verstimmungstrinken *(n)*. In gewissen zeitlichen Abständen wiederkehrender übermäßiger Alkoholgenuß durch eine vom Betreffenden nicht näher beschreibbare endothyme Verstimmung. Sonderfall der *Dipsomanie. Kann nach *K. Schneider* durch *Untergrunddepressionen bestimmt werden.

Verstimmungszustand *(m)* *Verstimmung, epileptische.

Versuchungssituation *(f)*. Situation, die für eine bestimmte Person einen besonderen Aufforderungscharakter für die Befriedigung bisher latent gebliebener, gehemmter Antriebe und Bedürfnisse besitzt. Ist nach *H. Schultz-Hencke* (1940) neben der *Versagungssituation von besonderer Bedeutung für das Manifestwerden neurotischer Symptome.

Versündigungsgedanke *(m)* *Versündigungswahn.

Versündigungsideen *(f, pl)* *Versündigungswahn.

Versündigungswahn *(f)*. Krankhafte Überzeugung, schwere (moralische) Schuld auf sich geladen zu haben und deshalb mit Recht eine entsprechende Strafe zu erwarten. Typisches Symptom bei endogener Depression. *Kleinheitswahn, *Schuldgefühle.
fr: délire de culpabilité; *e:* delusion of guilt.
Syn.: Schuldwahn.

Vertigo (epileptica) *(f)*. Epileptischer Schwindel. Alte Bez. für jede Form epileptischer Anfälle, die nicht *Grand mal ist. Der Bedeutungsinhalt war jedoch unterschiedlich. Nach *Aretaeus* schon bei den älteren Griechen als »kleine Epilepsie« im Gebrauch. Bei *Soranus* Kranke, die plötzlich hinfallen und rasch wieder aufstehen. Evtl. auch Beginn eines großen epileptischen Anfalls. Im 19. Jahrhundert (*Esquirol, Calmeil, Trousseau*) für alle kleinen epileptischen Anfälle und damit syn. mit *Petit mal gebraucht. Gegen Mitte des Jahrhunderts hauptsächlich für die psychischen Erscheinungen beim epileptischen Anfall gebraucht, z.B. bei *Beau* (1836) die »Kombination von Symptomen der Epilepsie und des Irreseins« im Anfall – mit Beschreibungen, die dem heutigen psychomotorischen Anfall entsprechen. Später von *Petit mal verdrängt, weil ein untergeordnetes Phänomen – Schwindel – namensgebend war. Außerdem sind Verwechslungsmöglichkeiten mit anderen Schwindel-Formen gegeben. Gegenwärtig gelegentlich für Schwindelerscheinungen während einer epileptischen *Aura (vestibuläre Aura) gebraucht. *Absence.
fr: vertige épileptique, étourdissement (volkstümlich); *e:* epileptic vertigo, giddiness.
Syn.: epileptischer Schwindel.

Verwahrlosung *(f)*. **1.** Äußere Verwahrlosung. Vernachlässigung von Körperpflege, Kleidung, Ordnung u.a. **2.** Innere Verwahrlosung. Analog zur äußeren Verwahrlosung, besonders bei Kindern und Jugendlichen, Nachlassen der sittlichen Ordnung. Äußert sich in launenhaftem Fleiß, Unzuverlässigkeit, Lügen, Stehlen, Schulschwänzen, Fortlaufen, sexueller Haltlosigkeit, Prostitution u.a. Geht gewöhnlich mit Dissozialität einher, jedoch nicht immer. Beruht meist auf ungünstigem Milieu, mangelnder Aufsicht, versagenden Vorbildern u.a. Die Bez. ist auch für die Anordnung der *Fürsorgeerziehung von Bedeutung. Wird in diesem Zusammenhang umrissen als ein erheblicher Mangel an denjenigen körperlichen, geistigen oder sittlichen Eigenschaften, die unter sonst gleichen Verhältnissen als Ergebnis einer ordnungsgemäßen Erziehung vorausgesetzt werden müssen.

Verwandlungsdelir *(n)*. Obsol. Synonym für *Delirium metabolicum. *Delir bedeutet hier nach einem älteren Sprachgebrauch soviel wie Wahn.

Verwirrtheit *(f)*. **1.** I.w.S. jede psychische Störung stärkeren Ausmaßes. Die Bez. wurde in der älteren Psychiatrie und wird gegenwärtig noch in der Umgangssprache viel gebraucht. Wenn sie auch unbestimmt ist, zielt sie doch auf eine Störung des Denkens, das unklar, unzusammenhängend und verworren wirkt. Wegen ihrer Unbestimmtheit und Unverbindlichkeit wird die Bez. in der wissenschaftlichen Psychiatrie gemieden. **2.** In der gegenwärtigen Psychiatrie nur noch gebraucht a) als Synonym für

*Amentia; b) für die Denkstörung bei *Verwirrtheitspsychose; c) für das Verhalten bei nächtlichen Verwirrtheitszuständen der Arteriosklerotiker; d) sehr selten für Denkstörung bei höheren Graden von Manie (*Verwirrtheit, ideenflüchtige).
fr: incohérence, confusion; *e:* incoherence, confusion.

Verwirrtheit, affektive *(f)*. Obsol. Bezeichnung für Störung des normalen Denkablaufs und mangelhafte Situationsbewältigung durch überstarke Affekte.

Verwirrtheit, akute *(f)*. Ältere Bez. für plötzlich aufgetretene *Amentia.

Verwirrtheit, akute halluzinatorische *(f)*. Älteres Syn. für *Amentia.

Verwirrtheit, arteriosklerotische *(f)* *halluzinatorische Verwirrtheit.

Verwirrtheit, ideenflüchtige *(f)*. Erhebliche Störung des Denkablaufs mit der Folge der Desorientiertheit, wie sie bei höheren Graden von *Ideenflucht vorkommt.

Verwirrtheit, zerfahrene *(f)*. (*Kraepelin*). Obsol. Bezeichnung für Desorientiertheit und Situationsverkennung durch zerfahrenes Denken bei akuter Schizophrenie.

Verwirrtheitspychose *(f)*. (*Kleist, Herz, Fünfgeld*). Zur Gruppe der zykloiden Psychosen gehörende endogene Psychose mit bipolaren Erscheinungsformen. Ausgang gewöhnlich in Heilung ohne Defekt. Zwischen den einzelnen Phasen bestehen symptomfreie Intervalle von Monaten und Jahren. Nach *Leonhard* ist zu unterscheiden: 1. erregter Pol: Symptome sind inkohärenter Gedankengang mit Rededrang, geringer Kontakt zur augenblicklichen Umgebung und Personenverkennungen. Die Stimmung ist labil, nicht gleichmäßig heiter wie bei verworrener Manie. 2. gehemmte Verwirrtheit: Gehemmtheit bis zur völligen Regungslosigkeit, Ratlosigkeit und allgemeine Verlangsamung als Folge starker Denkhemmung, Beziehungsideen und häufige Halluzinationen. Die Symptomatik beider Formen ist gelegentlich von der *Amentia nicht zu unterscheiden. Die Prognose ist stets günstig, doch kann die Krankheit später wiederkehren. Typisches Beispiel ist die *Wochenbettpsychose.
e: excited and inhibited confusional psychosis.

Verwirrtheitszustände, nächtliche *(m, pl)*. Bei Hirnarteriosklerose vorwiegend nachts auftretende *Verwirrtheit (des Denkens). Die Kranken wandern nachts ruhelos in einem Zustand von Halbschlaf und »Halbtraum« in ihrer Wohnung herum, öffnen Schränke und Fenster oder gehen planlosen Beschäftigungen nach. Tagsüber sind dieselben Kranken weitgehend geordnet und schläfrig; an die Vorgänge in der Nacht besitzten sie gewöhnlich keine Erinnerung.
fr: turbulence nocturne.

Verwöhnung *(f)*. Umsorgen eines Menschen mit besonderer Aufmerksamkeit; Befriedigung aller seiner Wünsche, Fernhalten aller Frustrationen. Kann nach *H. Schultz-Hencke* Ursache von Angst und Neurose werden, wenn ein verwöhntes Kind später mit der härteren, für seine Person zu harten Welt zusammenprallt.
fr: habitudes d'enfant gâté; *e:* pampering.

Verworrenheit *(f)*. Formale Denkstörung bei klarem Bewußtsein, soweit sie ein Zerreißen des logischen Gedankenganges erkennen läßt. Es kann ein verworrenes zerfahrenes Denken (z.B. bei verworrener *Schizophrenie) und ein verworrenes ideenflüchtiges Denken (z.B. bei verworrener *Manie) unterschieden werden. – Es gibt keine genaue engl. Entsprechung. Am nächsten ist *incoherence,* das aber auch *Zerfahrenheit bedeutet. Ebenfalls gebraucht werden *thought derailment* (»Gedankenentgleisung«, Abgleiten eines Gedankens auf eine andere assoziative Schiene), *thought disorganization, knight's move* (beides sehr viel weiter).

Verworrenheit, akute halluzinatorische *(f)*. Syn. für *Amentia.

Vesania, Vesanie *(f)*. Alte, nicht mehr gebräuchliche Bez. für psychische Krankheit. Wurde im 17. Jh. etwa im Sinne von »Wahnsinn« gebraucht. Im 18. Jh. Bez. für psychische Krankheiten ohne erkennbare Organkrankheit. Bei **Heinroth* (1818) gehört zum Begriff, daß die Krankheit chronisch verläuft und eine »dauernde Unfreiheit und Unvernunft« bedingt. Im nosologischen System **Kahlbaums* (1863) Psychose mit »polymorphem« oder zusammengesetztem Verlauf, also eine Psychose, die während ihres Verlaufs verschiedene Hauptstadien durchläuft: Beginnt mit einem depressiven Stadium und führt über Zustände von Erregtheit und Verwirrtheit zur Verblödung (Blödheit, *Dementia vesania) (Vesania typica). Entspricht damit etwa den symptomreichen Formen der Schizophrenie heutiger Umschreibung (Vecordia, *Dysphrenia). *Kahlbaums* Umschreibung setzte sich nicht dauerhaft durch.
fr: vésanie; *e:* vesania.

Vesania anomala *(f)*. Obsol. Bez. für psychische Krankheit, die in Heilung ausgeht. Wurde der *Vesania typica gegenübergestellt.
fr: vésanie anomale; *e:* vesania anomala.

Vesania typica *(f)*. Syn. für *Vesanie in der Umschreibung *Kahlbaums* (1863).

Vesania typica circularis *(f)*. (*K. L. Kahlbaum*, 1863). Schwere Form der manisch-depressiven Erkrankung, die in einen psychischen Defekt übergeht. Wurde von *Kahlbaum* der leichten Zyklothymie gegenübergestellt. Nicht mehr üblich.
fr: vésanie typique circulaire; *e:* vesania typica circularis.

vesanus *(a)*. Obsol. Bez. für psychisch krank, wahnsinnig.

vestibuläre Halluzination *(f)* *Halluzination, vestibuläre.

Vexierhalluzination *(f, pl)*. (*K. Bonhoeffer*). Optische Halluzinationen, die vom Kranken immer wieder gesehen werden, aber beim Zugreifen verschwinden. Vorkommen bei akuten Alkoholpsychosen, insbesondere beim Delirium tremens.

Vibrationsbehandlung *(f)*. Aufgrund der Erfahrung, daß Kranke mit Paralysis agitans sich in schüttelnden Eisenbahnwagen oft wohler fühlen und die Besserung Tage anhalten kann, wurde im vorigen Jahrhundert eine Vibrationstherapie (manuell oder maschinell ausgeführt) angewandt. Ihr diente ein von *Charcot* erfundener »Zitterstuhl«. Die Behandlung wurde auch zur Beruhigung von Neurotikern angewandt. Dazu dienten ein »Zitterhelm« (*Charcot*), ein »Vibrationsbett« (*Herz*) oder die sog. Seistes (*Göransson*).
fr: médecine vibratoire.

Vielgeschäftigkeit *(f)*. Rastloser, gewöhnlich unrationeller Betätigungsdrang durch krankhaft gesteigerten Bewegungsdrang, Willenserregung, Heiterkeit und Flüchtigkeit des Denkens vor allem bei Manie. In milderer Ausprägung auch als konstitutionelle Besonderheit.

Vigilambulismus *(m)*. Im 18. Jahrhundert häufig beobachteter Zustand nicht ordnungsgemäß beendeter *Hypnose. Besonders bei Personen, die mehrmals hypnotisiert wurden, bei denen jedoch die Maßnahmen versäumt wurden, die den Zustand ordnungsgemäß beenden. Die Betroffenen scheinen ganz wach zu sein, neigen aber dazu, von jedem, der mit ihnen spricht, Suggestionen anzunehmen.
fr: vigilambulisme; *e:* vigilambulism.
Syn.: Automatismus ambulatorius vigile.

Vigilanz *(f)*. **1.** Im 19. Jh. soviel wie Wachsamkeit, Fehlen von Schlaf, Schlaflosigkeit. **2.** (*Head*). Höheres Leistungsniveau unwillkürlicher zentral-nervöser Vorgänge, das auf der psychischen Seite der Aufmerksamkeit entspricht. **3.** (*N. H. Mackworth*, 1957; *J. F. Mackworth*, 1970). Bereitschaft, Umweltveränderungen zu entdecken und zu beantworten. **4.** Das Gegenteil sowohl von Schlaf als auch von Koma. Diese Bestimmung geht von neurophysiologischen Theorien aus, weil nach *G. Moruzzi* und *H. W. Magoun* (1949) die Grundfunktion des aufsteigenden retikulären Systems die Steuerung der Vigilanz ist. Vigilanz wird daher oft inkorrekt syn. zu Bewußtsein, Wachheit oder Vigilität gebraucht.

Vigilia *(f)*. Nachtwache. Fehlen von Schlaf, Schlaflosigkeit.

Vigilität *(f)*. Weckbarkeit der Aufmerksamkeit. Zustand und Grad der Wachheit, der sich z.B. in der Bereitschaft und Schnelligkeit zeigt, mit der sich jemand einem Reiz zuwenden kann. Die Bedeutung der Vigilität wird vor allem aus ihrer Pathologie verständlich, da sie in der *Bewußtseinstrübung beeinträchtigt und in der *Hypervigilität gesteigert sein kann. Neurophysiologisch wird die Vigilität vom aufsteigenden retikulären System (Formatio reticularis) gesteuert, indem von dort aus vigilisierende Impulse die Hirnrinde erreichen.
fr: vigilitée; *e:* vigility (of attention).

Viraginität *(f)*. (*R. v. Krafft-Ebing*, 1886). Männliche Verhaltensweisen bei Frauen, soweit sie Ausdruck weiblicher Homosexualität sind. Die Frauen kleiden sich männlich und fühlen sich beim homosexuellen Geschlechtsakt als Mann. Wird von *Krafft-Ebing* als Gegenstück zur effeminierenden Verweiblichung beim homosexuellen Mann bezeichnet.
fr: viraginité; *e:* viraginity.

Virago *(f)*. Mannweib. In der Medizin von Altertum und Mittelalter Ausdruck für Frau mit männlichen Eigenschaften (tiefe Stimme, Bart usw.).

Visionen *(f, pl)*. Optische Halluzinationen meist in Zusammenhang mit religiös-ekstatischen Erlebnissen. Es werden leuchtende Gestalten, Gott, Christus, Engel, Verstorbene, Blumen oder schreckhafte Fratzen, Teufel, wilde Tiere und dergleichen gesehen. Die Erscheinungen werden bald als übersinnliche Wahrnehmungen, bald wieder als täuschende Vorspiegelungen aufgefaßt. Vorkommen vor allem im Fieberdelir und in anderen Delirformen (*Kraepelin*)
fr: vision, hallucination visuelle; *e:* visions.

Visionen, Picksche *(f, pl)* **Pick*sche Visionen.

visköses Temperament *(n)*. (*E. Kretschmer*). Besondere Art des Temperaments. Vorwiegend bei athletischem Körperbau. Kennzeichen sind Zähflüssigkeit des Gedankenganges (*Haften) und der ganzen psychischen Vorgänge, mangelnde Umstellungsfähigkeit und Wendigkeit, dabei Ausdauer, Zähigkeit, Genauigkeit und Neigung zu Affektausbrüchen. Entspricht etwa der *Ixothymie *Strömgrens*.

Viskosität *(f)*. Zähflüssige Verlangsamung des Denkens und der Affektivität. Etwa gleichbedeutend mit *Haften.
fr: viscosité mentale; *e:* viscosity.

viszerale Aura *(f)* *Aura, epigastrische.

Viszerotoniker *(m)*. (*W. H. Sheldon*). Zum endomorphem Konstitutionstypus gehörender Temperamentstypus. Hang zu Bequemlichkeit und Lebensgenuß, realistisch und sozial eingestellt, gemütlich, entspannt sich leicht, sehr auf eigene Wohlfahrt bedacht. Entspricht dem pyknischen Temperamentstyp der *Kretschmer*schen Typenlehre. *Ektomorphie; *Endomorphie.
fr: type viscérotonique; *e:* viscerotonic type.

vitale Depression *(f)* *Depression, vitale.

vitale Leibempfindungen *(f, pl)* *Leibempfindungen, vitale.

vitale Traurigkeit *(f)* *Traurigkeit, vitale.

vitale Unlust *(f)*. Syn. für *Traurigkeit, vitale.

Vitalgefühle *(n, pl)*. Allgemein: leibliche Gemeinempfindungen, die nicht bestimmten Körperorganen zugeordnet sind. Vitale Leibempfindungen (Hunger, Durst, geschlechtliche Erregung) mit positiver oder negativer Gefühlsstörung. Oft schwer abzutrennen von Organempfindungen, z.B. kann Hunger als allgemeine vitale Leibempfindung und als unangenehme Empfindung in der Magengrube auftreten.

Vitalität *(f)* *Lebensenergie.

Vitalstörungen *(f, pl)*. Erlebnis leiblichen Darniederliegens. Die leibliche Befindlichkeitsstörung als negativ getöntes Lebensgefühl i.S. *Schelers*.

Vitamin-B_{12}-Mangelpsychose *(f)*. Bei Mangel des Körpers an Vitamin B_{12} auftretende symptomatische Psychose. Das psychopathologische Bild kann sehr verschiedenartig sein, z.B. depressive, paranoid-halluzinatorische oder einfach-halluzinatorische Zustandsbilder. Gewöhnlich, aber nicht gesetzmäßig mit funikulärer Myelose bzw. perniziöser (megalozytärer) Anämie (Perniziosapsychose) kombiniert.

Vita sexualis *(f)*. Sexualleben. Seit *R. v. Krafft-Ebing* (1886) häufig gebrauchte, etwas verfremdliche Umschreibung für sexuelles Verlangen.

Vociferation *(f)*. Obsol. Bez. für das laute Schreien und Jammern mancher psychisch Kranker.
fr: vocifération; *e:* vociferation.

Vocigeration *(f)*. Besondere, pathetisch klingende, einzelne Wörter oder Silben zu stark betonende Sprechweise mancher Geisteskranker.
fr: vocigération; *e:* vocigeration.

Vodu *Wodu.

Vollkommenheitswahn *(m)*. Das Streben nach immer weiterer Vervollkommnung einmal begonnener Arbeiten und Vorhaben, das nie zu einem Ende gelangt. Es handelt sich somit nicht um einen *Wahn im klinischen Sinne. Das Wort »Wahn« soll nur im volkstümlichen Sinne das Überschreiten eines vernünftigen Maßes eines Vollkommenheitsstrebens andeuten.
fr: perfectionnisme; *e:* perfectionism.

Vollrausch *(m)*. Zustand vollständiger Trunkenheit, gewöhnlich durch Alkoholgenuß. Gbl. Rausch, Rauschtat.

Vomitophobie *(f)*. Krankhafte Angst, sich zu übergeben.
fr: vomitophobie; *e:* vomitophobia.

Voodoo-Tod *(m)*. *Wodu-Tod. Diese englische Schreibweise wird auch in der dt. Literatur gebraucht.
e: voodoo death.

Voracitas *(f)*. Tierische Gefräßigkeit; *Bulimie.
fr: voracité; *e:* voracity, voraciousness.

Vorbeireden *(n)*. Falsche Beantwortung einer Frage als Symptom einer Geistesstörung. Auf bestimmte Fragen bringen die Kranken, obwohl die Frage gut verstanden wurde, Äußerungen hervor, die nur noch hier und da einen Zusammenhang mit der Frage erkennen lassen. Oft wird der Eindruck erweckt, als werde absichtlich eine sinnlose oder falsche Antwort gegeben. Sowohl bei Schizophrenie als auch bei Hysterie vorkommend. Hysterisches Vorbeireden zeichnet sich dadurch aus, daß die gegebene Antwort fast genau neben der richtigen liegt (Danebenreden), dann ist 1+1=3; die Kuh hat dann 5 Beine, die Farbe des Himmels ist grün.
fr: réponse (répondre) à côté; *e:* talking past the point, beating around (amer.) *oder* about (engl.) the bush.

Vorbewußtes *(n)*. Wichtiger Grundbegriff der Psychoanalyse. In der psychischen Topographie (s.d.) *Freud*s (1900) dasjenige psychische System, welches die latenten, momentan nicht bewußten, psychischen Inhalte enthält, die jedoch mit geringer Mühe, z.B. durch Hinwendung der Aufmerksamkeit, ins Bewußtsein gehoben werden können. Als Beispiel werden von *Freud* die momentan nicht aktualisierten Erinnerungen genannt, die jederzeit abgerufen werden können. Ein weiteres Beispiel sind posthypnotische Aufträge, die ausgeführt werden, ohne selbst ins Bewußtsein zu treten. Allgemein beinhaltet das Vorbewußte alles, was in den Denk- und Vorstellungsprozessen implizit enthalten ist, ohne eigentlich Bewußtseinsgegenstand zu sein. Topographisch ist das Vorbewußte zwischen dem Unbewußten und dem Bewußten zu suchen. An der Grenze zum Unbewußten ist eine *Zensur wirksam, welche den Inhalten des Unbewußten den Zugang zum Vorbewußten und Bewußtsein verhindert. Aber auch zwischen Vorbewußtem und Bewußtsein findet sich eine »zweite Zensur«, deren Aufgabe aber lediglich darin besteht, störende Inhalte vom Bewußtsein fernzuhalten, um so die Aufmerksamkeit einem einzigen Gegenstand zu erhalten. *Freud* betonte, daß vorbewußte Vorstellungen an die Sprache gebunden sind und durch *Sekundärvorgänge beherrscht werden. Nach neueren Anschauungen (*E. Kris*, 1950) ist das Vorbewußte ein komplexes System, das sowohl abstrakte Gedanken wie auch primitive Phantasien enthalten kann, das sowohl vom *Lustprinzip wie vom *Realitätsprinzip beherrscht wird und dynamisch manchmal im Sinne von *Es und *Über-Ich, manchmal gegen sie wirksam ist. Mit dem Konzept des Vorbewußten griff *Freud* auf ältere Ansätze zurück. Bereits *Möbius* unterschied relativ unbewußte Prozesse von absolut unbewußten.

fr: préconscient; *e:* preconscious.

Vorgestalt *(f)*. (*F. Sander*). Gestaltpsychologischer Begriff über den Wahrnehmungsvorgang. »Alle jene Erlebnisformen, die zwischen dem ersten Auftreten eines Erlebniskeimes und seiner vollen Ausgestaltung in der Endgestalt liegen. Die Erlebnisse der Vorgestalt sind dabei keineswegs auf das optische Wahrnehmungsfeld beschränkt.« Kann nach *K. Conrad* bei Hirnkrankheit pathologisch verändert werden, so daß es nicht oder erschwert zur Ausbildung der Endgestalt kommt

Vorgetäuschte Störungen *DSM-Anhang.

Vorlust *(f)*. (*S. Freud*, 1905). »Lust durch Erregung erogener Zonen« (GW V, 112), z.B. Berührung der Brusthaut einer Frau, wodurch jeweils lustvolle Spannung und Lustgefühl erzielt werden. Gleichzeitig ist die Vorlust »wie nichts anderes geeignet, die sexuelle Erregung zu wecken, die nach einem Mehr an Lust verlangt«. Erst in der *Endlust entlädt sich die Lustspannung. Zur Erzeugung von Vorlust ist bereits der kindliche Sexualtrieb, »wenngleich in verjüngtem Maße«, fähig. Perversionen stellen vielfach ein Verweilen bei der Vorlust dar. In analoger Weise bezeichnet *Freud* auch durch Witztechnik und als ästhetischen Lustgewinn in der Dichtung gewonnene Lust als Vorlust, wobei der Genuß des Dichtwerkes aus der Befreiung von Spannungen hervorgeht.

e: forepleasure.

Vorstellung *(f)*. In der klassischen Philosophie und Psychologie »das im Bewußtsein auftretende Bild eines früher wahrgenommenen Gegenstandes oder Vorganges der Außenwelt nach Wegfall der objektiven Gegenwart des Vorgestellten. Die meisten Vorstellungen sind Erinnerungsvorstellungen«, sie können sich aber auch auf die Zukunft beziehen (*G. Schischkoff*). Die Bez. wurde von *Freud* mit gleicher Bedeutung in die Psychoanalyse übernommen, jedoch in besonderer Weise gebraucht. Nach *Freud* ist jede Vorstellung mit einem *Affektbetrag besetzt (»reine« Vorstellungen kommen selten vor). Vorstellungen und Affektbetrag können sich trennen, die Vorstellungen können verdrängt werden. Bei der *Zwangsneurose wird z.B. der Affektbetrag der einen Vorstellung entzogen und auf eine andere (dem Individuum harmlos erscheinende) übertragen. Bei der *Hysterie wird die krankmachende Vorstellung verdrängt und erscheint in Form eines Symbols wieder. *Freud* wendet auch den paradoxen Begriff der »unbewußten Vorstellungen« an, da eine verdrängte Vorstellung zwar momentan nicht bewußt, aber im psychischen Apparat als Gedächtnisspur latent vorhanden ist. *Freud* unterscheidet ferner eine *Sachvorstellung von einer *Wortvorstellung. Die Psychopathologie kennt außerdem besonders lebhafte und intensive Vorstellungen in den *eidetischen Anschauungsbildern. Bei endogenen Depressionen kann die Fähigkeit, Vorstellungen zu bilden, in subjektiv quälender Weise erlahmen.

fr: représentation; *e:* presentation, idea.

Vorstellungskomplex, gefühlsbetonter *(m)*. (*Steinthal*, 1871, *G.-Th. Ziehen*). Im *Assoziationsversuch können auf verschiedene Reizwörter immer wieder Verzögerungen der Antworten auftreten, wenn sie dem Probanden unangenehm sind. Mehrere Verzögerungen, die sich auf eine gemeinsame Grundvorstellung beziehen lassen, deuten auf die Gefühlsbetonung. Der Proband ist sich des Zusammenhanges zwischen Antworten und »Komplex« nicht bewußt. Hieraus entwickelte sich die tiefenpsychologische Konzeption des *Komplexes weiter.

Syn.: Komplex.

Vortäuschung *(f)*. Vortäuschung meist chronischer Krankheit durch Manipulation am eigenen Körper. Zu unterscheiden von der *Pathomimie und vom **Münchhausen*-Syndrom. Untergruppe der *Vorgetäuschten Störungen des

DSM III. – Das Ziel besteht darin, die Patientenrolle zu erlangen, und kann aus den Lebensumständen des Betroffenen nicht anders verständlich gemacht werden. – Selbsterzeugte Symptome sind: Hypo- oder Hyperkaliämie, Blutungen (Blase, Magen, Enddarm, Lunge, Nase, Haut), niedriger oder hoher Blutdruck, rascher oder langsamer Puls, Durchfälle, Blutarmut, Fieber, Blutungsbereitschaft, Durchblutungsstörungen, Bauchkoliken, Erbrechen, niedriger Blutzucker, Gelbsucht, Hämolyse (Auflösung von roten Blutkörperchen). – Die dafür verwendeten Mittel sind: Manipulation oder Vertauschung eines Fieberthermometers, Verletzungen von Haut und Schleimhäuten, Injektion von Insulin, Einbringen von Stuhl in die Harnblase, Verschlucken von Zahnpasta, Lakritzen, Karotten in großen Mengen; ferner Einnahme von Medikamenten: Dicumarin, Schilddrüsenhormone, Diuretika, Abführmittel, Glibenclamid, Vitamin A, Clonidin, Betablocker, Atropin, Secale-Alkaloide, Appetitzügler, Kaliumchlorid, Calcium, Desinfektionsmittel. – Die so erzeugten Krankheitsbilder ähneln oder sind: Entzündungen des Dünn- oder Dickdarms, Harnwegsinfektionen, Nieren- oder Blasenblutung, Anämie, Tumorkachexie, Bauchspeicheldrüsenentzündung, Erkrankung der Nebennierenrinde (*Conn*- bzw. *Bartter*-Syndrom), Insulinom, Herzrhythmusstörung, Infektionskrankheiten, akute intermittierende Porphyrie, Bauchdekkenabszesse, Kollagenose.

Vorzeitiger Versagenszustand *(m)*. Von *Beringer* und *Mallison* selbst benutzte Bez. für **Beringer-Mallison*-Syndrom.

Voyeur *(m)*. Zuschauer. Einer, der im Zuschauen beim Geschlechtsverkehr anderer oder auch nur beim heimlichen Zuschauen während des Entkleidens eines Mädchens sexuell erregt wird. Voyeure beginnen mit dem Schauen meist in der Adoleszenz. Sie sind oft sensitiv, scheu und körperlich schwach. *Skopophilie.
fr: voyeur; *e:* voyeur, peeper.
Syn.: Spanner.

Voyeurismus *(m)*. Syn. für *Skopophilie.

Voyeurtum *(n)*. Syn. für *Skopophilie.

V-Schlüssel für Zustände, die nicht einer Psychischen Störung zuzuschreiben sind, aber Anlaß zur Beobachtung oder Behandlung geben *DSM-Anhang.

Vulnerabilitätskonzept *(n)*. (*J. Zubin* und *B. Spring*, 1977). Entstehungstheorie der *Schizophrenie. Danach entsteht die Psychose aufgrund einer besonderen vererbbaren Verletzlichkeit, sofern aus der mitmenschlichen Umwelt entsprechende zusätzliche Reize auftreten. Das Konzept beinhaltet auch die Vorstellung, daß keine Beziehungen zwischen Persönlichkeitsstruktur und Psychose bestehen. Schizophrene entwickeln zur Bewältigung der Vulnerabilität oft ein besonderes *Copingverhalten. Die Theorie wurde bald zu eines der am häufigsten geglaubten Konzepte der Schizophrenie-Entstehung.
e: concept of vulnerability.

Vulnerabilitäts-Streß-Konzept *(n)*. Syn. für *Vulnerabilitätskonzept.

W

Wachabteilung *(f).* Durch *Parchappe* bzw. *Paetz* (1883) in psychiatrischen Krankenhäusern eingeführte Abteilung zur Pflege und Behandlung von unruhigen, ständig der Aufsicht bedürftigenden oder selbstmordgefährdeten Kranken. Alle scharfen und spitzen Gegenstände werden aus solchen Abteilungen verbannt, alle Möglichkeiten für einen Suizid unterbunden. Außer diesen Einschränkungen gleichen die Wachabteilungen völlig den üblichen klinischen Stationen. Der Gebrauch von Wachabteilungen konnte im Gefolge *sozialpsychiatrischer Erkenntnisse immer mehr eingeschränkt, die Beschränkung der persönlichen Freiheit immer mehr gelockert werden.
fr: salle d'observation continue.

Wachanfall *(m).* (*S. Weir-Mitchell; C. Rosenthal,* 1928). Anfallsartiges plötzliches Erwachen aus dem Schlaf, meistens während der Einschlafphase, selten in den frühen Morgenstunden, ganz vereinzelt mitten in der Nacht. Der Betreffende ist dann völlig bewußtseinsklar, kann sich aber nicht bewegen und auch nicht sprechen. Meist bestehen starke Angstgefühle. Auch die Ausdrucksmotorik ist unbeweglich, so daß der abnorme Zustand selbst von danebenstehenden Personen nicht bemerkt wird. Der Zustand geht gewöhnlich innerhalb von 30 Sek. bis 2 Min. vorüber. Er kann auch durch eine zweite Person oder einen geringen Reiz unterbrochen werden. Vorkommen fast ausschließlich im Rahmen der *Narkolepsie als Gegenstück zu den Schlafanfällen am Tage, ganz selten auch während des narkoleptischen Anfalls. Selten ist er Nebenwirkung einer Psychopharmakatherapie. Eine besondere Form ist das kataplektisch-halluzinatorische Angstsyndrom.
fr: cataplexie du réveil; *e:* sleep paralysis, matutinal cataplexy.
Syn.: Schlaflähmung.

Wachbewußtsein *(n).* Normales Bewußtsein im Wachzustand als Gegensatz zu allen anderen Bewußtseinszuständen, z.B. Traumbewußtsein oder *Schlafbewußtsein. *Bewußtsein.

Wachheitsgrad *(m).* Syn. für *Bewußtseinsgrad.
e: level of awareness.

Wachhypnose *(f).* Form der *Hypnose, bei der kein hypnotischer Schlaf hervorgerufen, sondern Wachsein suggeriert wird.

Wachsaal *(m)* *Wachabteilung.

Wachschlaf *(m).* Syn. für *Hypnose.

Wachsuggestion *(f).* Im Wachzustand gesetzte Suggestion im Gegensatz zur Suggestion in Hypnose.

Wachträume *(m, pl).* Syn. für *Tagträumereien.

Wagner, Ernst geb. 22. 9. 1874 in Egolsheim bei Ludwigsburg, gest. 27. 4. 1938 Winnental. Als »Hauptlehrer Wagner« in die psychiatrische Literatur eingegangener berühmter Fall von *Paranoia. Fühlte sich im Anschluß an wirkliche oder vermeintliche sodomistische Handlungen in Mühlhausen (1901) beobachtet, belächelt und durch üble Nachrede belästigt. Hatte seit 1909 Mordpläne gegen seine Verfolger. Am Morgen des 4. 9. 1913 ermordet W. seine Frau und seine 4 Kinder und fährt anschließend nach Mühlhausen, wo er mehrere Brände legt und 9 Einwohner ermordet, bis er überwältigt wird. Nachdem er durch **Gaupp* begutachtet und als psychisch Kranker exkulpiert und untergebracht worden war (*R. Gaupp,* 1914), schrieb er in der Anstalt eine Anzahl wenig bedeutungsvoller literarischer Werke (Dramen: »Wahn«, »Nero«, »Stuttgarter Spaziergänge«). Der Wahn wurde nie korrigiert, doch entwickelte sich bis zum Lebensende auch kein schizophrener Defekt. – Erneute Bearbeitung der Problematik durch *W. Janzarik* (1949).

Wagner, Julius Ritter von Jauregg geb. 7. 3. 1857 Wels (Oberösterreich), gest. 29. 9. 1940 Wien. O. Prof. der Psychiatrie und Neurologie in Graz (1889–1893) und Wien (1893–1928). Führte 1917 die *Malariatherapie zur Behandlung der progressiven Paralyse ein, wofür er 1927 den Nobelpreis erhielt. Weitere Arbeiten betreffen das Myxödem, Kretinismus, Kropfprophylaxe mit Jod und Organotherapie.

Wahlsprache *(f).* (*L. Szondi*). Äußerungsform des familiären Unbewußten (s.d.), das sich in der »Wahl« von Freunden, Partnern, Beruf usw. zeige. *Schicksalsanalyse.

Wahn *(m). Phänomenologie:* Objektiv falsche, aus krankhafter Ursache entstehende Überzeugung, die ohne entsprechende Anregung von außen entsteht und trotz vernünftiger Gegengründe aufrechterhalten wird. Eine allgemein akzeptierte Definition gibt es nicht. Bei der Feststellung von Wahn müssen jedoch eine Reihe von phänomenologischen Kriterien beachtet werden: 1. Die wahnhafte Überzeugung wird mit einer subjektiven Gewißheit erlebt, welche die Gewißheit normaler Überzeugungen übertrifft. 2. Unbeeinflußbarkeit durch Erfahrung und durch zwingende Schlüsse (Widerspruch zur Evidenz). 3. Absolute Unkorrigierbarkeit auf dem Höhepunkt der Erkrankung. Später kann eine Distanzierung eintreten; der Wahn kann korrigiert werden oder unverändert bestehen bleiben (*Residuärwahn). 4. Entstehung aus krankhafter Ursache. Wahn kann nicht als Konstruktion angesehen werden, die einer sonst gesunden Persönlichkeit gleichsam aufgeklebt ist. 5. Zum Irrtum besteht ein Unterschied hinsichtlich der Ursachen (Krankheit) und der Konsequenzen. Ein Irrtum ist bei ausreichender Information korrigierbar, am Wahn wird trotzdem festgehalten. 6. Der Inhalt des Wahns wird innerhalb der soziokulturellen Gruppe des Betreffenden von niemandem (*folie à deux) geteilt, sondern im Gegenteil als falsch beurteilt (Unterschied zu Aberglauben, gemeinschaftlichen Irrtümern).

Wahn ist durch alle Zeiten hindurch ein Grundphänomen der Verrücktheit gewesen (*Jaspers*) und wird vielfach mit geistiger Erkrankung überhaupt gleichgesetzt. Häufig werden Wahn und *Wahnideen syn. gebraucht, was jedoch nicht ganz korrekt ist. Nach *Jaspers* kann Wahn nach seinem Ursprung in zwei Klassen eingeteilt werden: 1. wahnhafte Ideen: für uns verständlich aus erschütternden, kränkenden oder das Schuldgefühl erweckenden Erlebnissen, Trugwahrnehmungen oder Entfremdung der Wahrnehmungswelt hervorgegangene Vorstellungen; 2. echte Wahnideen: psychologisch nicht weiter zurückzuverfolgen und daher phänomenologisch Letztes. – Nach *Jaspers* kann ferner jedes menschliche Erleben auch in Form eines Wahns auftreten, so daß »es kein Erleben [gibt], vor das nicht das Wort Wahn zu setzen wäre«; z.B. Wahnwahrnehmung, Wahnvorstellung, Wahnerinnerung, Wahnbewußtheit (s. die folgenden Stichwörter); *Wahnthema.

Nach der Art der *Entstehung* des Wahns lassen sich mehrere Formen unterscheiden: 1. An eine bestimmte Vorstellung wird ohne äußeren Anlaß, sozusagen intuitiv, eine wahnhafte Überzeugung geknüpft: *Wahneinfall *K. Schneiders*, wahnhafte Intuition der frz. Psychiatrie. 2. Ein an sich reales Phänomen wird falsch interpretiert und wahnhaft verfälscht: *Wahnwahrnehmung *K. Schneiders*, wahnhafte Interpretation der frz. Psychiatrie. 3. An abnorme Wahrnehmungen (Halluzinationen) knüpfen sich wahnhafte Deutungen (Erklärungswahn).

Vorkommen: Wichtige Erscheinung bei Schizophrenie. Kommt jedoch auch bei fast allen anderen psychopathologischen Zustandsbildern vor: endogene Depression (*Wahnideen, depressive), Manie, zykloide Psychosen, körperlich begründbare Psychosen (paranoide und paranoid-halluzinatorische Syndrome), progressive Paralyse, sensitiver Beziehungswahn. Als eigentliche Wahnkrankheit galt die *Paranoia.

Deutungen: Um einen »Sinn im Wahnsinn« zu finden, sind viele Deutungen versucht worden. In anthropologischer Sicht umgreift die »Veränderung der gesamten Daseinsform« in der Psychose auch den Wahn (*L. Binswanger*). Im Wahn kommen verschiedene Weltentwürfe zum Ausdruck, z.B. Kategorien der Vertrautheit und Unvertrautheit (*L. Binswanger*). Andere deuten Wahn als ein »Zu-sich-selbst-Kommen« (*A. Storch*), »Selbstwertrettung« (*E. Kahn*), »Notwendigkeit« (*H. C. Rümke*), »Daseinsverweigerung i.S. der Nichtannahme des uns zugewiesenen endlichen Schicksals« (*A. Storch*). Ausführliche Interpretationen des Wahnhaften hat *V. v. Gebsattel* (1928, 1938) gegeben. In psychoanalytischer Interpretation stellt Wahn die Projektion von eigenen Gefühlen auf äußere Objekte bzw. eine Wunscherfüllung dar. Unfähig, innere narzißtische Kränkungen zu verarbeiten, wird der Kranke durch ihre Projektion nach außen befähigt, sie zu ertragen. *Freud* stellte im Fall **Schreber* die Projektion uneingestandener homosexueller Wunschphantasien als Grundlage des Wahns dar. Beim Verfolgungswahn wird das Über-Ich nach außen projiziert, wodurch der Kranke sich – statt von sich selbst – von anderen beobachtet und kritisiert fühlt. Wahn wird somit wesentlich zu einer schöpferischen Leistung. »Der [wahnhafte] Weltuntergang ist die Projektion dieser innerlichen Katastrophe … Und der Paranoiker baut [die Welt] wieder auf, nicht prächtiger zwar, aber wenigstens so, daß er wieder mit ihr leben kann. Was wir für die Krankheitsproduktion halten, ist in Wirklichkeit der Heilungsversuch.« (*S. Freud*, GW VIII, 307 f.) Wahn bietet dem Kranken »Regression und Geborgenheit«.
fr: délire; *e:* delusion.

Wahn, depressiver *(m)*. Unverrückbare Überzeugung von einem nahe bevorstehenden oder schon vorhandenen Unglück. Dreht sich nach *K. Schneider* (1950) um die Urängste des Menschen: Angst um das Seelenheil, die Gesundheit und den Besitz. Tritt daher vorwiegend in der

Form von Schuld- und *Versündigungswahn, *hypochondrischem Wahn und *Verarmungswahn auf.
fr: délire mélancholique; *e:* depressive delusion.

Wahn, expansiver *(m)* *Größenwahn.

Wahn, hypochondrischer *(m)* *hypochondrischer Wahn.

Wahn, katathymer *(m)* *katathymer Wahn.

Wahn, konformer *(m)*. (*W. v. Baeyer,* 1932). Gemeinschaftliche Wahnbildung mit konformen Inhalten bei zwei eng zusammenlebenden Geisteskranken, z.B. Ehepartnern, Geschwistern usw. Im Gegensatz zum induzierten Wahn sind beide Beteiligten geisteskrank bzw. wahnkrank (z.B. schizophren), vermögen aber auf kommunikativem Wege einen gemeinsamen Wahninhalt aufzubauen, wodurch die prinzipielle psychogene Plastizität auch endogener Wahninhalte dokumentiert wird.
fr: folie en foyer, délire familial; *e:* psychosis of association.
Syn.: gemeinschaftliches Irresein (*Deventer,* 1893), Gemeinschaftspsychose.

Wahn, metamorphotischer *(m)*. Alte Bezeichnung für wahnhafte Überzeugung, (durch göttliche Strafe) in ein Tier verwandelt zu sein, besonders in einen Hund (*Kynanthropie) oder in einen Wolf (*Lykanthropie).

Wahn, nihilistischer *(m)* *nihilistischer Wahn.

Wahn, persekutorischer *(m)* *Verfolgungswahn.

Wahn, primärer *(m)*. Syn. für *Primärwahn.

Wahn, religiöser *(m)*. Wahn mit religiöser Thematik. Wahnhafte Überzeugung, mit Gott in einer Kommunikation zu stehen, die Welt erlösen zu sollen usw.
fr: folie religieuse *oder* mystique; *e:* religious mania *oder* insanity.

Wahn, symbiontischer *(m)* *Psychose, symbiontische.

Wahn, systematisierter *(m)*. Durch *Systematisierung einzelner Glieder (Wahnideen) entstandener, in sich logischer, einheitlich zusammenhängender, geistig verarbeiteter Wahn ohne gröbere innere Widersprüche. Steht den lockeren wahnhaften Phänomenen gegenüber, zwischen denen sich keine Zusammenhänge herstellen. Findet sich besonders bei reinen Wahnpsychosen (paranoide Schizophrenie, Paranoia) ohne gröbere Demenz, insbesondere, wenn der Verlauf chronisch ist. Der systematisierte Wahn ist aber unabhängig von dem zugrundeliegenden krankhaften Prozeß. Er wirkt oft überzeugend auf die Umgebung und eignet sich besonders dazu, als induzierter Wahn von anderen übernommen zu werden.
fr: délire systématisé, paranoia; *e:* paranoia.

Wahnarbeit *(f)*. Verarbeiten von verschiedenen Wahneinfällen und Wahnwahrnehmungen durch logische Verknüpfung (Denkleistung) unter Einbeziehung normaler Erlebnisse zu größeren und kleineren Wahnsystemen.

wahnartig *(a)*. Wahnähnlich; unbeständiger und leichter korrigierbar als Wahn. *Einfall, wahnartiger.

wahnartiger Einfall *(m)* *Einfall, wahnartiger.

wahnartige Reaktion bei Schwerhörigkeit *(f)*. *Schwerhörigkeit, wahnartige Reaktion bei.

Wahnbedürfnis *(n)*. Die innere Spannung, die daraus entsteht, daß Wünsche nicht eingestanden werden können und so zur produktiven Gestaltung eines Wahns das Bedürfnis abgeben.

Wahnbewußtheit *(f)*. Wahnideen, bei welchen »die Kranken ein Wissen von ungeheuren Weltvorgängen besitzen, ohne dabei manchmal auch nur eine Spur sinnlich deutlicher Anschauung von den Vorgängen zu haben. Auch bei den anschaulichen Erlebnissen mischen sich solche Bewußtheiten vielfach mit unter die Formen, in denen den Kranken die Inhalte gegeben sind« (*K. Jaspers,* 1948).

Wahnbildung *(f)*. Entstehung von Wahn und Wahnideen aus der seelischen Dynamik. *Wahn (Deutungen).

Wahneinfall *(m)*. (*K. Schneider,* 1938). Besondere Form des Wahns. Es treten Einfälle der religiösen oder politischen Berufung, der besonderen Fähigkeit, Verfolgung oder des Geliebtwerdens ins Bewußtsein. Beispiel: Jemandem fällt ein, der wiedererstandene Apostel Paulus zu sein. Die Bez. wurde von *Schneider* als Kontrast zur *Wahnwahrnehmung geprägt. Im Unterschied zu dieser ist Wahneinfall ein eingliedriger Vorgang, »das Glied reicht vom Denkenden zum Einfall«, der erste Denkakt enthält bereits den Wahn; es muß also nicht eine (noch normale) Wahrnehmung wahnhaft verarbeitet werden. Wahneinfälle sind von der Wirklichkeit nicht immer scharf zu unterscheiden (Liebeswahn, Abstammungswahn usw. können mit der Realität verwechselt werden), deshalb darf ein Wahneinfall immer nur bei Würdigung des gesamten psychopathologischen Bildes angenommen werden. *Vorkommen:* bei allen endogenen und exogenen Psychosen, auch mit katathymer Motivierung (sensitiver Beziehungswahn); bei Schizophrenie nur *Symptom 2. Ranges.
fr: intuition délirante; *e:* autochthonous idea.

Wahnerinnerung *(f)*. Wahnhafte Erinnerung an ein Ereignis in der Vergangenheit, das in Wirklichkeit nicht oder nicht in der erinnerten Form stattgefunden hat.

Wahnerlebnis *(n)*. Selten gebrauchte Bez. für ein besonderes Erlebnis, welches angenommen wird, wenn sich aus einer noch unbestimmten *Wahnstimmung eine konkrete *Wahnidee formt.

Wahnerlebnis, primäres *(n)*. (*K. Jaspers*, 1920). Im Beginn einer akuten Schizophrenie auftretende, zu Ratlosigkeit führende Bedeutungserlebnisse. Die vertraute Wahrnehmungswelt hat bereits ihren Charakter verändert, aber (noch) keinen neuen angenommen. Der Kranke bemerkt, »daß etwas los ist«, daß»etwas vorgeht«, weiß aber nicht, was. Alles hat eine veränderte Bedeutsamkeit. Von der Wahnstimmung unterscheidet sich das Wahnerlebnis dadurch, daß die Wahrnehmungen mit keiner wahnhaften Bedeutung verknüpft werden, sondern der Kranke ratlos seinen Erlebnissen gegenübersteht.
fr: expérience délirante primaire.

Wahnfabel *(f)*. (*G. Specht*, 1901). Die besondere Gestaltung einer Wahngeschichte, insbesondere, wenn es sich um ein Wahnsystem handelt, das sich in der Zeit entwickelt hat und daher chronologisch erzählt werden kann.

Wahnform *(f)*. (*G. Specht*, 1901). Äußere Form eines Wahns: systematisiert, geschlossen, zerfahren, deliriös.

Wahngebilde *(n)*. Aus mehreren Wahnideen zusammengesetzte Vorstellung. Eventuell in Form eines *Wahnsystems.

Wahngedanke *(m)* *Wahnidee.

Wahngewißheit *(f)*. Unerschütterliche Überzeugung von der Richtigkeit eines Wahns bzw. seiner Inhalte, die durch keine logische Argumentation zu erschüttern ist; geht über die Gewißheit realer Erlebnisse hinaus.

wahnhaft *(a)*. In der Psychiatrie im Unterschied zu »wahnartig« als einziges Adj. zu »Wahn« verwandt.
Syn.: paranoid.

wahnhafte Idee *(f)* *Ideen, wahnhafte.

Wahnhalluzinose, taktile *(f)*. Syn. für *Dermatozoenwahn.

Wahnidee *(f)*. Kleinste geistige Einheit des Wahns. Die einzelne, im Inhalt wahnhaft verfälschte Vorstellung; z.B., ein vor dem Kranken stehender Teller Suppe sei vergiftet. Es handelt sich um eine Idee mit dem Charakter des Wahnhaften. »Idee« ist dabei sowohl im *Leibniz*schen Sinn (1670) als »Vorstellung«, wie im *Herder*schen (1767) und volkstümlichen Sinn als »Gedanke« zu verstehen. Es sind somit alle Vorstellungen und Gedanken als Wahnideen zu bezeichnen, welche die bei Beschreibung des *Wahns genannten Charakteristika erfüllen. Die Wahnidee entsteht, wie jeder Wahn, durch ein pathologisch verfälschtes Urteil. – Die Bez. Wahnidee war bereits Anfang des 19. Jahrhunderts im Gebrauch. *K. Jaspers* (1913) unterschied *echte* Wahnideen von wahnhaften Ideen (s.d.). Echte Wahnideen sind etwas phänomenologisch Letztes und psychologisch nicht weiter zurückzuverfolgen. Ein Kranker sieht z.B. einen Stein auf der Straße liegen und »weiß« sofort, daß dies etwas Wichtiges zu bedeuten hat. *K. Schneider* äußerte die Ansicht, die Bez. Wahnidee entstamme einer längst vergangenen Psychologie und werde am besten überhaupt nicht mehr gebraucht. Dennoch wird die Bez. in der Klinik weiterhin häufig angewendet, häufig auch gleichbedeutend mit »Wahnerlebnis«.
fr: idée délirante; *e:* delusional idea.
Syn.: Wahngedanke, Wahnvorstellung.

Wahnidee, depressive *(f)*. Bei endogener Depression auftretende Wahnideen, welche stets die auch sonst bei Depressiven zu beobachtenden Vorstellungen zum Inhalt haben. Der Kranke wähnt, sich gegen eine moralische Instanz (Gott) versündigt zu haben (Versündigungswahn), oder alles Unheil gehe von ihm aus; aus den Mienen vorübergehender Passanten auf der Straße entnimmt er, daß man von seinen Schandtaten Kenntnis hat (depressive Wahnwahrnehmung, Beobachtungs- oder Beziehungswahn).
fr: idée délirante mélancolique; *e:* depressive delusion.

Wahnideen, expansive *(f, pl)* *Größenideen.

Wahnidee, katathyme *(f)* *katathymer Wahn.

Wahnidee, paranoische *(f)*. In der älteren Psychiatrie Bez. für Beobachtungs-, Beziehungs- und Verfolgungswahn. Auch der Eifersuchtswahn galt als paranoische Wahnidee. Die Bez. wurde gebraucht, um Unterschiede zu anderen Wahnformen herauszuarbeiten, insbesondere zu depressiven und expansiven Wahnideen und zum *Verneinungswahn.

Wahnidee, primäre *(f)*. In der älteren Psychiatrie viel, jetzt kaum noch gebrauchte Bezeichnung für plötzlich, ohne jede vorbereitende Stimmung oder einleitenden Gedanken auftauchende Wahnidee. *Beispiel:* Ein junger Mann besucht eine Galerie; beim Anblick des Bildes eines Fürsten taucht plötzlich die Wahnidee auf, selbst von diesem Fürsten abzustammen,

obwohl keinerlei Ähnlichkeit besteht (*Th. Ziehen*). Vgl. Wahneinfall.
fr: délire d'emblée; *e:* primordial delusion.

Wahninhalt *(m)*. Im Unterschied zur (formalen) Tatsache des Wahns sein Thema. Die Zahl der möglichen Themen ist groß, aber nicht unbegrenzt. Einzelne Themen werden viel häufiger realisiert als andere. Häufige Themen sind: Liebe, Eifersucht, Verfolgung, Beachtung, Beobachtung, Vergiftung, Bedrohung, Beeinträchtigung, Prüfung, Größe, Abstammung, Versündigung, Schwangerschaft, Begnadigung. Die Bedeutung der einzelnen Wahninhalte für Diagnostik und Beurteilung von Krankheitsbildern wird von den meisten Untersuchern für gering erachtet. *Beachtungswahn; *Bedeutungserlebnis, wahnhaftes; *Bestehlungswahn; *Beziehungswahn; *Eifersuchtswahn; *Größenwahn; *Liebeswahn; *Unschuldswahn; *Verarmungswahn; *Verfolgungswahn; *Vergiftungswahn.
fr: thème délirant.

Wahnmaterial *(n)*. (*G. Specht,* 1901). Sammelbez. für alle *Wahninhalte, Erinnerungen, Beobachtungen, Bestätigungen, Sinnestäuschungen, aus denen sich ein gegebener Wahn nährt.

Wahnphänomene *(n, pl)*. Alle durch phänomenologische Analyse (*Phänomenologie) einzeln beschreibbare Erscheinungen des Wahns, z.B. Wahneinfall, Wahnsystem, Systematisierung des Wahns, Beobachtungswahn.

Wahnpsychose *(f)*. Sammelbez. für jede mit *Wahn einhergehende Psychose. Wird besonders bei solchen Psychosen angewandt, die ein sonst klares Bewußtsein und geringe Beeinträchtigung der intellektuellen Fähigkeiten erkennen lassen.

Wahnpsychose, ängstlich-ekstatische *(f)*. Von *K. Kleist* gebrauchte Bez. für *Angst-Glücks-Psychose.

Wahnpsychose, akute *(f)*. In der frz. Psychiatrie geläufige Bez. für akute ätiologisch uneinheitliche Psychosen. *Bouffée délirante.
fr: psychose délirante aigue.

Wahnrichtung *(f)*. (*G. Specht,* 1901). Durch den Wahninhalt bestimmte Veränderung des sozialen Anspruchsniveaus des Kranken, z.B. bei Größenwahn.

Wahnsinn *(m)*. In der alten Psychiatrie (Beginn des 19. Jahrhunderts) Bez. für »intellektuelle Psychosen«, psychische Krankheiten mit Beeinträchtigung der intellektuellen Fähigkeiten. Bei *I. Kant* eine der drei großen Psychosen, die durch »in Unordnung gebrachte Urteilskraft« gekennzeichnet wird. Hauptsächlich wurden Wahnkrankheiten, Amentia und leichtere Formen der Demenz als Wahnsinn bezeichnet, die jedenfalls keine völlige Verblödung oder Gemütsverkehrungen zeigten. Wissenschaftlich nicht mehr in Gebrauch. Umgangssprachlich weiterhin in alter Bedeutung und zur Bez. aller Formen psychischer Krankheit in Gebrauch. Die Bez. ist begriffsgeschichtlich eine erst neuhochdeutsche Nachbildung des älteren »Wahnwitz«, das im Mittelhochdeutschen »unverständig, leer an Verstand, ohne Sinn« bedeutet (*F. Kluge*); keine sprachliche Verwandtschaft zu *Wahn.

Wahnsinn, akuter *(m)*. Obsol. Synonym für *Amentia.

Wahnsinn, attonischer *(m)*. Älteres Syn. für die katatone Form der Schizophrenie, die wegen des häufigen Auftretens von *Attonität so bezeichnet wurde.

Wahn, ekstatischer *(m)*. Syn. für *Ekstase, manische.

Wahnsinn, halluzinatorischer *(m)*. Syn. für *Amentia.

Wahnsinn der Trinker, halluzinatorischer *(m)*. Von *Kraepelin* geprägte Bez. für eine akute Psychose mit lebhaften akustischen Halluzinationen und realistischem Verfolgungswahn bei Trinkern. Die Bez. wird im allgemeinen als gleichbedeutend mit *Alkoholhalluzinose betrachtet, obwohl in *Kraepelins* Beschreibung Züge eines *Belagerungsdelirs eingehen. Die frz. Psychiatrie unterscheidet aber weiterhin a) einen halluzinatorischen Trinkerwahnsinn mit Ausgang in einen psychischen Defekt (leichter *Abbau bis schwere *Demenz) oder eine Art schizophrenen Defekt von b) einer Alkoholhalluzinose mit überwiegend günstigem Ausgang.
fr: paranoïa hallucinatoire des buveurs (*Kraepelin*), psychose hallucinatoire alcoolique chronique.

Wahnsinn, kommunizierter *(m)*. Obsol. Syn. für *induziertes Irresein.

wahnsinnig *(a)*. Psychisch krank. Von Wahnideen erfüllt. *Wahnsinn.
fr: lunatique; *e:* lunatic.

Wahnsinniger *(m)*. Volkstümlich für psychisch Kranken. *Wahnsinn.
fr: fou; *e:* mad.

Wahnsinnsanfall *(m)*. Obsol. Bez. für plötzlich auftretende und rasch vorübergehende psychische Krankheit. Die Bez. wird jetzt noch in halb scherzhaften Wendungen der Umgangssprache benutzt (»Das kann ich nur in einem Anfall von Wahnsinn gemacht haben.«).
fr: lune; *e:* fit of insanity.

Wahnsinnsdroge *(f)*. Nichtwissenschaftliche Bez. für Lysergsäurediäthylamid (LSD) und andere *Halluzinogene. Wird häufig in Zeitungsartikeln gebraucht. *Lysergsäurediäthylamid-Psychose; *Psycholyse.

Wahnspannung *(f)*. (*P. Matussek,* 1952). Der vor dem Auftreten einer Wahnwahrnehmung oder eines Wahns fast stets bestehende seelische Spannungszustand einer erlebten Wahnbereitschaft. Ist häufig, jedoch nicht immer eine *Wahnstimmung. *Trema.

Wahnstimmung *(f)*. Besondere Form emotionaler Gespanntheit im Vorbereitungsfeld eines Wahns. Vorstufe des Wahns, bei welcher der Kranke lediglich die Gewißheit hat, »daß etwas im Gange ist«, was er im einzelnen noch nicht kennt, so daß (noch) keine Wahnideen formuliert werden (»Wahn ohne Wahnidee«).
fr: état d'âme délirant *oder* prédélirant; *e:* delusional mood.

Wahnsyndrom *(n)*. Krankheitsbild, das vorwiegend durch Wahn gekennzeichnet ist. Die Bez. wird hauptsächlich verwendet, wenn die genauere nosologische Bestimmung eines Zustandsbildes (noch) nicht möglich ist.

Wahnsyndrom, Organisches *DSM-Anhang.

Wahnsystem *(n)*. In sich logischer, in allen Einzelteilen zusammenhängender Wahn. **1.** Sofern er durch Zusammenfügung verschiedener Wahnideen entstanden ist, syn. mit *Wahn, systematisierter. **2.** Es kann jedoch auch um ein primäres Erlebnis herum ein Wahnsystem aufgebaut werden, das sich im Laufe der Zeit mehr und mehr erweitert, z.B. sensitiver Beziehungswahn (s.d.), Querulantenwahn. Hierbei ist für das einzelne Glied des Wahnsystems das Wahnhafte kaum zu erweisen, während es für das Ganze evident ist.
fr: système délirant; *e:* systematized delusion.

Wahnthema *(n)* *Wahninhalt.

Wahnurteil *(n)*. Durch Wahn in irriger Weise verfälschtes Urteil. Hierbei entzündet sich am Urteilsprozeß selbst der Wahn und kommt daher zu irrigen Ergebnissen. Oder aber ein Urteil ist deshalb falsch, weil bereits vorher ein Wahnsystem besteht, das zu dieser irrigen Interpretation die Veranlassung ist.

Wahnvorstellung *(f)*. **1.** Syn. für *Wahnidee. **2.** Nach *K. Jaspers* (1913) Umdeutung einer Lebenserinnerung in einen plötzlichen Einfall. Z.B., jemand gewinnt plötzlich die Vorstellung, er könnte der Sohn König Ludwigs sein, weil der König ihn vor vielen Jahren bei einer Parade zufällig anblickte, was der Betreffende damals weder beachtete noch »verstand«.

Wahnwahrnehmung *(f)*. Aus der Umdeutung von Wahrnehmungen entstandene Wahnidee. Wahnhafte Zuerkennung von Bedeutungen bei an sich harmlosen Wahrnehmungen; sie reichen nach *K. Jaspers* (1913) vom Erlebnis unklarer Bedeutungen bis zu klarem Beobachtungs- und Beziehungswahn. *K. Schneider* (1938) hat die Wahnwahrnehmung näher analysiert: danach ist sie »logisch zergliedert zweigliedrig. Das erste Glied geht vom Wahrnehmenden zum wahrgenommenen Gegenstand, das zweite Glied vom wahrgenommenen Gegenstand zur abnormen Bedeutung. Dabei besteht kein Unterschied zwischen irgendeinem optisch erfaßten Gegenstand und dem sprachlich verstehbaren Sinn gehörter oder gelesener Worte«. Hierdurch wird nach *K. Schneider* die Wahrnehmung streng vom *Wahneinfall unterschieden. Während *Jaspers* und *Schneider* stets davon ausgingen, daß bei der Wahnwahrnehmung die Wahrnehmung selbst noch normal sei, hat *P. Matussek* (1953) gezeigt, daß bereits beim Akt der Wahrnehmung durch Vorranggebung bestimmter Wesenseigenschaften, bestimmter Wahrnehmungsgegenstände und Lockerung des Wahrnehmungszusammenhanges Veränderungen auftreten. – Vorkommen als *Symptom 1. Ranges bei *Schizophrenie.
fr: interprétation délirante; *e:* interpretation-delusion, delusional percept.

Wahnwitz *(m)*. **1.** Älteres Syn. für Wahnsinn. **2.** Bei *I. Kant* ein eigener Krankheitszustand; »eine gestörte Urteilskraft, wodurch das Gemüt durch Analogien hingehalten wird, die mit Begriffen einander ähnlicher Dinge verwechselt werden und so die Einbildungskraft ein dem Verstande ähnliches Spiel der Verknüpfung disparater Dinge als das Allgemeine vorgaukelt, worunter die letztere Vorstellungen enthalten waren.« (Anthropologie, § 51)

wahnwitzig *(a)*. Verrückt, töricht, ohne Verstand. Eine Wortbildung aus »witz« (= Verstand) und dem Adjektiv »wahn« (= mangelhaft, fehlend). Mit *Wahn besteht eine zu Verwechslungen führende gleiche Wortgestalt trotz Wesensverschiedenheit. Gemeinbesitz der germanischen Sprachen zur Bez. von Geisteskrankheit, allerdings unter ausdrücklichem Einschluß von schwacher Geisteskraft im Alter. Kommt in dieser Bedeutung schon im Althochdeutschen vor (wanawįzzi) und wird in literarischen Texten bis in die Gegenwart hinein gebraucht.

Wahrheitsserum *(n)*. Volkstümliche Bez. für Medikament (z.B. intravenös injizierbares Barbiturat) zur Herbeiführung einer leichten Nar-

kose, in der eine *Narkoanalyse durchgeführt werden kann.
e: true drogue.

Wahrnehmung *(f)*. Vorgang, durch den mittels der Sinne Informationen aus der äußeren Welt wahrgenommen werden. Der Vorgang ist Deutungen von den verschiedensten theoretischen Standpunkten aus zugänglich. *Perzeption, vgl. *Apperzeption.
fr: perception; *e:* perception.

Wahrnehmung, außersinnliche *(f)* *außersinnliche Wahrnehmung.

Wahrnehmung, soziale *(f)*. **1.** Wahrnehmung von Vorgängen in der Gesellschaft. **2.** Wahrnehmen (und Deuten) des Verhaltens eines anderen Menschen, wobei seine Gefühle, Absichten und Denken erschlossen werden. Der Wahrnehmende ist dabei von Erwartungen (Hypothesen) abhängig.
fr: perception sociale; *e:* social perception.

Wahrnehmungsstörungen *(f, pl)*. Veränderungen der Wahrnehmung durch krankhafte Vorgänge. Dabei kann es sich um krankhafte Störungen der Sinnesorgane oder Störungen innerhalb des zentralnervösen Organs handeln, die zu scheinbaren Veränderungen des Wahrgenommen oder zu Sinnestäuschungen führen.

Wahrnehmungstäuschungen *(f, pl)*. Syn. für *Perzeptionsphantasmen.

Wahrnehmungsveränderungen, einfache *(f, pl)*. Sinnestäuschungen, bei denen »natürliche« Wahrnehmungen verändert erscheinen. Beispiele: *Mikropsie, *Metamorphopsie, *Porropsie, *Akoasmen.

Wahrtraum *(m)*. Vorwegnahme wirklicher Ereignisse im Traum (prophetischer Traum) oder gleichzeitiges Träumen eines wirklichen Vorgangs, ohne daß der Träumer von den Ereignissen weiß. Wird zu den parapsychologischen Phänomenen gerechnet.
e: prophetic dream.

Wanderdrang *(m)* *Poriomanie.

Wandertrieb *(m)* *Poriomanie.
fr: dromomanie; *e:* dromomania.

Wartegg-Zeichentest *(m)*. (*E. Wartegg*, 1936). Häufig gebrauchter *projektiver Test. Auf einem Bogen Papier sind in 8 Feldern Zeichnungsansätze erkennbar, die zu benutzen und nach freiem Belieben zu vollenden sind. Das Ergebnis wird nach einem Schema ausgewertet.
fr: test de *Wartegg; e: Wartegg* drawing completion form.

Waschsucht *(f)* *Waschzwang.

Waschzwang *(m)*. Zwangshandlung. Unbezähmbares Verlangen, sich wieder und wieder zu waschen. Kann bis zu schwerer Schädigung der Haut gehen. Erscheinung bei *Zwangskrankheit. Psychodynamisch kann hinter dem Waschzwang ein unbewußter Wunsch stehen, mit Schmutz und Kot zu hantieren.
fr: ablutomanie; *e:* ablutomania, compulsion to wash.
Syn.: Ablutomanie.

Washington School of Psychiatry. (Washingtoner Psychiatrieschule). 1936 mit Geldern der William Allanson White Stiftung von *Harry Stack *Sullivan* u.a. (z.B. *Clara *Thompson)* gegründetes psychiatrisch-psychoanalytisches Ausbildungsinstitut, welches die kulturelle Richtung der amerikanischen Psychiatrie vertrat.

Wechselmut *(m)*. Obsol. Syn. für *Erkrankung, manisch-depressive.

wechselwarme Milieumenschen *(m, pl)*. (*E. Bleuler*) Syn. für *Psychopathen, haltlose.

Weckamine *(n, pl)*. Gruppe von Phenylalkylaminen mit zentralstimulierender Wirkung: Amphetamin (Benzedrin), Metamphetamin (Pervitin), Propylhexidrin (Eventin), Amfetylin (Captagon), Phenmetrazin (Preludin), Chlorphentermin (Avicol), Methylphenidat (Ritalin). Wirkung: Müdigkeit wird unterdrückt, Schlafbedürfnis fehlt, Beschleunigung des Denktempos bis zur *Ideenflucht, Erledigung von Routinearbeiten, *Kritikschwäche. Die Wirkung kann zum Teil durch Barbiturate wieder aufgehoben werden. Es kann zu *Weckaminsucht und *Weckaminpsychosen kommen.
fr: stimulants de la vigilance; *e:* stimulants, (im Drogenjargon) pep pills, purple hearts.
Syn.: Amphetamine, (im Drogenjargon) Ferientabletten.

Weckaminpsychose *(f)*. Durch Weckamine (Amphetamin, Methamphetamin, Benzedrin) hervorgerufene Psychose. Das klinische Bild aller durch verschiedene Weckamine hervorgerufenen Psychosen ist identisch mit der (zuerst beschriebenen) *Pervitinpsychose.
fr: psychose amphétaminique; *e:* metedrinepsychosis.

Weckaminschock *(m)* *Amphetaminschock.

Weckaminsucht *(f)*. Suchtstoff-Abhängigkeit von einem Weckamin. Die Mittel werden zur Beseitigung von Müdigkeit, Steigerung körperlicher Leistungsfähigkeit (Doping) und der damit verbundenen Steigerung des Lebensgefühls sowie zur Appetitminderung benutzt. Gewöhnlich ist eine rasche Gewöhnung und Dosissteigerung die Folge. In der Entziehung werden die Mittel sofort abgesetzt. Längerer

Schlaf und Gefühl von Mattigkeit und Abgeschlagenheit sind gewöhnlich vorübergehende Folge. Prototyp ist die *Pervitinsucht.
fr: toxicomanie amphétaminique; *e:* amphetamine-addiction.

Weckblitz *(m).* Syn. für *Schreckblitz.

Weckerphänomen *(n).* Etwas ironisierende Bezeichnung für den Ausbruch einer psychotischen Episode ohne äußere Veranlassung, wenn »ihre Zeit« gekommen ist.

Wegbleiben *(n).* Syn. für *Affektkrämpfe, respiratorische.

Wegläufer *(m).* Fortläufer. Den Eltern oder Aufsichtspersonen aus dranghafter Unruhe entlaufenes Kind. *Poriomanie.

Wehrpsychiatrie *(f).* Zweig der Psychiatrie, der sich mit speziellen psychiatrischen Problemen des Heeres in Krieg und Frieden beschäftigt: Gruppenprobleme in militärischen Formationen, Kampfreaktionen, *Kriegsneurosen, *Katastrophenreaktionen, Angstzustände, neurotische Reaktionen, Psychosen, Drogenabhängigkeit. Spezielle Probleme sind z.B. Angst vor dem Fliegen, Dienst in kleinen isolierten Gruppen, Kriegsgefangenschaft. – Nach den Erfahrungen der letzten Kriege (Weltkriege, Korea, Vietnam, Afghanistan) in allen Heeren als sehr bedeutungsvoll erkannt.
e: military *oder* army psychiatry.

Weiberfeind *(m).* Deutsche Bez. für *Misogynist.

Weibstollheit *(f)* *Don-Juanismus.

Weikard, Melchior Adam geb. 27. 4. 1742 Rönnershag, gest. 25. 7. 1803 Fulda. Leibarzt der Kaiserin Katharina von Rußland. Bekannt durch sein Buch »Der philosophische Arzt« (4 Bände, 1773–1775) und seine Polemiken gegen den *Brownianismus.

Weinen, pathologisches *(n).* Dem pathologischen Lachen (s.d.) analoge und aus den gleichen Bedingungen entstehende Ausdrucksbewegung des Weinens.

Weinkrämpfe *(m, pl).* Nichtwissenschaftliche Bez. für das gemeinsame Auftreten von Tränenausbrüchen und motorischer Unruhe, meist als Folge aufwühlender Emotionen.
fr: crises de pleurs incoercibles, larmes spasmodiques; *e:* crying-fit, convulsive sobbing.

Weitbrecht, Hans Jörg geb. 30. 5. 1909 Baiersbronn, gest. 2. 1. 1975 Bonn. Psychiater. Nach Medizinstudium in Tübingen und Wien 1935–1937 an der Städtischen Nervenklinik in Stuttgart, 1937–1956 an der Privatklinik Christophsbad in Göppingen; 1956–1975 Ordinarius für Psychiatrie und Neurologie in Bonn. Seit 1946 Mitherausgeber der »Fortschritte der Psychiatrie und Neurologie«, seit 1964 auch des »Archivs für Psychiatrie und Nervenkrankheiten«. Bedeutende Arbeiten in der Tradition der klinischen Psychiatrie. Prägte die Bez. »endoreaktive Dysthymie« (s.d.). *Hauptwerke:* »Beiträge zur Religionspathologie, insbesondere zur Psychopathologie der Bekehrung«, 1948; »Studie zur Psychopathologie krampfbehandelter Psychosen«, 1949; »Kritik der Psychosomatik«, 1955; »Psychiatrie im Grundriß«, 3. Aufl. 1973.

Weitschweifigkeit *(f)* *Denken, weitschweifiges.

Weizsäcker, Victor von geb. 21. 4. 1886 Stuttgart, gest. 9. 1. 1957 Heidelberg. Internist und Neurologe in Heidelberg. Bedeutender Vertreter einer anthropologischen Medizin (vgl. Psychiatrie, anthropologische). Definierte im *Gestaltkreis die Zusammenhänge zwischen Organismus und Umwelt. Bemühte sich intensiv um eine Vereinigung von naturwissenschaftlicher Medizin und Psychoanalyse und versuchte eine einheitliche menschliche Heilkunde zu schaffen. *Werke:* »Der Gestaltkreis«, 4. Aufl. 1949; »Diesseits und jenseits der Medizin«, 1950; »Pathosophie«, 1956; »Natur und Geist«, 2. Aufl. 1972.

Weltmerismus *(m).* Nach *Sidney A. Weltmer* (1922) benannte und von ihm begründete suggestive Behandlungsmethode, die zeitweilig in den USA größere Bedeutung erlangte.
fr: weltmerisme; *e:* weltmerism.

Weltmer-System *(n)* *Weltmerismus.

Weltuntergangserlebnis *(n).* Besonderer, gewöhnlich mit größter Intensität und dem Gefühl absoluter Gewißheit erlebter Wahn, daß der Weltuntergang unmittelbar bevorstehe. Es bestehen dabei gleichzeitig Gefühle der Angst, der Erhebung ins Großartige und der Offenbarung (*A. Wetzel,* 1922) Wird hauptsächlich bei akut beginnender Schizophrenie beobachtet (*Apophänie, *Anastrophé). In anderer Form aber auch in epileptischen Psychosen und bei nihilistischen Depressionen alter Menschen.

Weltuntergangsstimmung *(f).* *Weltuntergangserlebnis.

Werdensstörung *(f).* (*V.-E. v. Gebsattel*). Nach Begriffen des »Werdens«, die sich aus der Philosophie *M. Schelers* und *Pascals* herleiten, und in Zusammenhang mit Störungen des Zeiterlebens wird das Wesen der endogenen Depression, auch der Zwangskrankheit und der Konfliktneurose in einer Störung des Werdens gesehen. Äußert sich subjektiv in einem Gefühl des Stillstehens der Zeit und Verlustes der

Zukunft, objektiv in einem Verlust des Dranges nach Selbstverwirklichung.

Werkstätte, beschützende *(f)* *beschützende Werkstätte.

Werktherapie *(f)*. Jede vom Kranken innerhalb einer medizinischen Institution ausgeübte Tätigkeit, die gruppenweise ausgeführt wird, auf ärztliche Anordnung erfolgt und der sozialen Förderung des Kranken, nicht jedoch dem finanziellen Interesse der psychiatrischen Institution dient. Werktherapie gliedert sich in eine Beschäftigungstherapie und eine mehr auf die Gesellschaft vorbereitende *Arbeitstherapie.
fr: ergothérapie; *e:* ergotherapy.
Syn.: Ergotherapie.

Werkzeugstörung *(f)*. Bildhafte Bez. für körperliche Funktionsstörung, die ihre Ursache nicht in einer krankhaften Veränderung des Zentralnervensystems hat, sondern in einer Störung der abhängigen Organe. Die Bez. wird vor allem bei den Sprachstörungen angewandt (*Dysarthrie).

Wernicke, Carl geb. 25. 5. 1848 Tarnowitz, gest. 13. 6. 1905. Ab 1890 o. Prof. für Psychiatrie in Breslau, ab 1904 bis zu seinem Tod durch einen Fahrradunfall o. Prof. in Halle. Bedeutende Leistungen auf dem Gebiete der Neurologie und Psychiatrie. Beschrieb bereits in seiner ersten größeren Arbeit (»Der aphasische Symptomenkomplex«, Breslau, 1874) die sensorische Aphasie sowie ihre Lokalisation (*Wernicke*sches Sprachzentrum) in der 1. linken Schläfenwindung. Grenzte 1881 die *Pseudoencephalitis haemorrhagica acuta (*Wernicke*sche Krankheit) ab. Mit seiner *Sejunktionstheorie unternahm er den Versuch, alle psychopathologischen Erscheinungen aus einem einheitlichen Prinzip heraus zu erklären. Die zur Begründung dieser Theorie unternommenen eingehenden Krankenuntersuchungen führten zur Aufstellung neuer, größtenteils noch heute gültiger Krankheitseinheiten wie *Angstpsychose, *Halluzinose, *Motilitätspsychose, *Presbyophrenie. Versuchte, psychische Krankheitssymptome psychologisch zu verstehen und dieses Verstehen dann mit den Hirnbefunden in Einklang zu bringen. Verfaßte ein »Lehrbuch der Gehirnkrankheiten« (1881–1883) und einen sehr bekannt gewordenen »Grundriß der Psychiatrie« (1900).

Wernicke-Aphasie *(f)*. Geläufigste Bez. für *Aphasie, kortikale sensorische.

Wernickesche Demenz *(f)*. Syn. für *Presbyophrenie.

Wernickesche Enzephalopathie *(f)*. Syn. für *Pseudoencephalitis haemorrhagica superior.

Wernickesche Krankheit *(f)*. Syn. für *Pseudoencephalitis haemorrhagica superior.

Wernicke-Syndrom *(n)*. Syn. für *Presbyophrenie.

Wesensänderung *(f)*. Dauerhafte Veränderung des Charakters (= Wesen) durch Krankheit oder Erlebnisse. Irreversibler Wandel der Persönlichkeitsstrukturen. Die Veränderung wird vom Betroffenen selbst oder von anderen als dauerhafte Abweichung von einem Persönlichkeitsbild, das sich seit der Kindheit gebildet hat, erlebt. Ursachen können Gehirnkrankheiten, Hormonstörungen (z.B. Akromegalie), Epilepsie, Hirnverletzungen, Schizophrenie und Erlebnisse (z.B. KZ-Syndrom) sein. Vgl. Persönlichkeitsstörung und die folgenden Stichwörter.
fr: troubles de la personnalité; *e:* personality change.

Wesensänderung, alkoholische *(f)*. Häufig verwendetes Syn. für *Alkoholdepravation und leichtere Formen der *Dementia alcoholica.

Wesensänderung, epileptische *(f)*. Bei Epilepsie verschiedener Anfallsformen zu beobachtende Veränderungen des Wesens, die nach einer im 19. Jahrhundert beginnenden Tradition in bestimmter Weise umschrieben werden: zähflüssiger (visköser) Gedankengang; mangelhafte Fähigkeit, einem Gespräch mit rasch wechselndem Inhalt zu folgen; *Haften an einem bestimmten Gedankenkreis; Umständlichkeit; Weitschweifigkeit; Betonung des Nebensächlichen; fehlender Blick für das Ganze; Abneigung gegen alles Neue; zähes Festhalten am Althergebrachten; Vorliebe für das Formelhafte und Gleichförmige; Ausdauer bei eintönigen Arbeiten; Einengung des Gesichtskreises; fehlende Wendigkeit des Denkens; egozentrisches Verhalten; Gefühlsklebrigkeit; süßliches Wesen; naive Beschränktheit und Zutunlichkeit; Familienlobrednerei; Selbstzufriedenheit; epileptischer Optimismus; Hoffnungsfreudigkeit; kriechende Höflichkeit; Heuchelei; Lügenhaftigkeit; Frömmigkeit und Scheinheiligkeit; brutale Rücksichtslosigkeit und Hinterhältigkeit; Neigung zu Gewalttaten durch Explosivität; mäßige Gedächtnisstörung. – Der typische Epileptiker ist nach *H. Delbrück* (1926) »gebunden und getrieben«; sein Wesen schwankt nach *F. Minkowska* (1929) zwischen den Polen der Gebundenheit (*Glischroidie) und Explosivität. – Die epileptische Wesensänderung wurde von *Kraepelin* (1919) als typisches Zeichen der genuinen Epilepsie angesehen, kommt jedoch bei allen Formen vor; nach *D. Janz* besonders häufig bei *Schlafepilepsie. Die Zusammenhänge mit Anfallshäufigkeit

und eigentliche Ursache sind kaum bekannt; Epileptiker mit zahlreichen Anfällen ohne Wesensänderung kommen vor.
fr: constitution épileptique *oder* glischroïde; *e:* epileptic personality change.

Wesensänderung, epileptoid-hypophrene *(f)*. (*J. E. Staehelin,* 1960). Veränderungen des Wesens bei Hypnotikasucht. Die dabei zu beobachtende Verlangsamung und Schwerfälligkeit des Denkens und Handelns, die Tendenz zum Haften, Reizbarkeit, Neigung zu Impulsreaktionen erinnern an epileptoide Psychopathen. Antriebsschwäche und nörglerische Apathie werden hierbei als Hypophrenie zusammengefaßt.

Wesensänderung, hirntraumatische *(f)* *Persönlichkeitsveränderung, (post-)traumatische.

Wesensänderung, organische *(f)*. **1.** I.w.S. jede Wesensänderung durch org. Hirnveränderungen. Die Bezeichnung wird gewöhnlich verwandt, wenn das Fehlen psychisch-reaktiver Momente und das Irreversible besonders betont werden sollen. **2.** I.e.S. die durch Hirntrauma hervorgerufene Wesensänderung (*Persönlichkeitsveränderung, posttraumatische).

Wesensänderung, traumatische *(f)* *Persönlichkeitsveränderung, (post-)traumatische.

WFMH. Abkürzung für *World Federation for Mental Health. *Psychohygiene.

Widerstand *(m)*. (*S. Freud*). Abneigung gegen die Bewußtmachung unbewußter psychischer Inhalte und damit gegen die Besserung der Symptome und Heilung. *Freud* formulierte als technische Regel für den Analytiker: »Was immer die Fortsetzung der Arbeit stört, ist Widerstand.« (GW II/III, 521) Der unbewußte Widerstand kann sich z.B. äußern in Kritik an den Fähigkeiten des Arztes oder an den psychoanalytischen Theorien, beharrlichem Schweigen in der Therapie oder Vergessen der Behandlungsstunde. Sein – unbewußtes – Ziel ist es, die Analyse schwerwiegender Dinge zu verhindern, welche das durch neurotische Symptome erreichte labile Gleichgewicht aufrechterhalten. Die Analyse des Widerstandes (und der *Übertragung) betrachtete *Freud* daher als Kernstükke der psychoanalytischen Behandlung. *Freud* führte auch die Feindschaft, der die Psychoanalyse in ihren Anfängen begegnete, auf einen Widerstand zurück. – *Freud* (GW XIV, 17ff.) unterschied fünf Formen des Widerstandes: 1. *Verdrängung; 2. Übertragungswiderstand; 3. Widerstand durch sekundären *Krankheitsgewinn; (diese drei Formen sind mit dem *Ich verbunden). 4. Widerstand des *Es, der technisch ein *Durcharbeiten erfordert; 5. Widerstand von *Über-Ich; hängt mit Schuldgefühl bzw. Strafbedürfnis zusammen.
fr: résistance; *e:* resistance.

Wiedererinnerung *(f)* *Palinmnese (2).

Wiederholungszwang *(m)*. **1.** (*S. Freud*). Zwanghafte Wiederholung traumatisierender Erfahrungen, die passiv erlitten wurden. Es werden die gleichen unangenehmen Situationen aktiv herbeigeführt und wiedererlebt, ohne daß man sich an die ursprüngliche Situation erinnert; die Situation wird sogar für ausgesprochen motiviert im Gegenwärtigen gehalten. Oder es wiederholen sich die gleichen angsterregenden Situationen wieder und wieder in verkleideter oder symbolischer Form (z.B. im Traum bei KZ-Syndrom). Bei Kindern kann der Vorgang spielerisch auftreten, z.B., wenn nach schmerzhaften Injektionen Doktorspiele begonnen werden. Nach *Freud* ist der Wiederholungszwang stärker als das Lustprinzip, gegen welches er sich immer wieder durchsetzt. **2.** Selten gebr. Syn. für *Palilalie.
fr: compulsion de répétition; *e:* repetition-compulsion, compulsion to repeat.

Wiener Schulen der Psychotherapie *(f, pl)*. (*Soucek,* 1948; *P. R. Hofstätter,* 1957). Sammelbez. für drei im 20. Jh. in Wien entstandene Psychotherapieformen. *Erste Schule:* **Freud*s *Psychoanalyse. *Zweite Schule:* **Adler*s *Individualpsychologie. *Dritte Schule:* **Frankl*s *Existenzanalyse und *Logotherapie.

Wiggert-Bronzekatatonie *(f)* *Bronzekatatonie.

Wihtigo *(f)*. Syn. für *Windigo.

Wiitiko *(n)*. Syn. für *Windigo.

Wille *(m)*. Menschliche Fähigkeit, unter Beteiligung der Gesamtpersönlichkeit ein bestimmtes Ziel zu intendieren und sich zwischen verschiedenen Möglichkeiten zu entscheiden. Die Bearbeitung der sich daraus ergebenden Problematik gehört in den Arbeitsbereich des Philosophen und Psychologen, soweit es sich um Geistesgesunde handelt. Aus der Erfahrung des Psychiaters ergeben sich verschiedene krankhafte Störungen des Willens.
fr: volonté; *e:* will.

willenlose Psychopathen *(m, pl)* *Psychopathen, haltlose.

Willensfreiheit *(f)*. Fähigkeit zu freier, unabhängiger Entscheidung zwischen gegebenen Möglichkeiten. Philosophische Problematik (Determinismus-Indeterminismus), die psychiatrisch jedoch besonders bei der Beurteilung von Straftaten abnormer Persönlichkeiten und bei der Berentung von Neurotikern eine bedeutende Rolle spielt.

Willenshemmung *(f).* Beeinträchtigung der Entfaltung des Willens durch krankhafte Vorgänge. Vor allem bei endogener Depression klagen Kranke, daß es ihnen nicht gelingt, einen Willensentschluß zu fassen (»ich kann nicht wollen«) oder ein willensmäßig intendiertes Ziel auch zu erreichen (»ich kann meinen Willen nicht durchsetzen«).

Willenspsychosen *(f, pl).* (*K. Kleist*). Atypische Psychosen, die mit einer Beeinträchtigung des Willens einhergehen: episodisch-triebhafte Verstimmungen, Zwangskrankheit.

willensschwache Psychopathen *(m, pl).* Syn. für *Psychopathen, haltlose.

Willensschwäche *(f).* Ausweichen vor schwierigen Lebenssituationen, leichte Beeinflußbarkeit, mangelhafte Zielstrebigkeit als Charakterzug. *Hypobulie.

Willenssperrung *(f).* Gefühl des plötzlichen Abbrechens einer Willenshandlung oder des Willens. Charakteristische Erlebensform bei *Schizophrenie. *Sperrung.

Willensstörungen *(f, pl).* Krankhafte Veränderungen im Bereich des Willens, die entweder subjektiv empfunden werden (*Willenshemmung, *Willenssperrung) oder sich bei objektiver Beobachtung dartun (*Willensschwäche).

William Allanson White Foundation. 1933 gegründete Stiftung mit der Aufgabe, Gelder für die psychiatrische und humanistische Forschung und Lehre zu sammeln: *Division of Psychiatry* (Psychiatrische Abteilung); *Division of Social Sciences* (Sozialwissenschaftliche Abteilung, von **Sullivans* Freund *Edward Sapir* geleitet). Gründung der *Washington School of Psychiatry* als Lehrinstitut der Stiftung. 1938 Gründung der stiftungseigenen Zeitschrift »Psychiatry«.

William Allanson White Institute. Zunächst als New Yorker Zweig der *Washington School of Psychiatry gegründete psychiatrisch-psychoanalytische Vereinigung. Wirkungskreis vor allem von *Harry Stack *Sullivan, Erich *Fromm, Frieda *Fromm-Reichmann, Janet* und *David Rioch.*

Windigo *(n).* Psychisches Krankheitsbild kanadischer Indianer (Ojibwa, Cree-Indianer). Es treten plötzliche kannibalistiche Triebe, ein Verlangen nach menschlichem Fleisch auf. Ausführliche Beschreibungen bereits aus dem 18. Jh. Modernere Untersuchung durch *J. M. Cooper* (1933).
fr: windigo; *e:* windigo, wihtico psychosis.
Syn.: Wihtigo, Wiitiko.

Winterschlaftherapie *(f).* **1.** Behandlung psychotischer Zustände durch *Psychopharmaka. Nur noch selten gebrauchte Bez. aus der Anfangszeit dieser Therapie, da die gleichen Mittel anfänglich zur Unterkühlung verwendet wurden. **2.** Syn. für *Schlafkur, wenn durch höhere Dosen Psychopharmaka ein heilend wirkender künstlicher Ruhezustand hervorgerufen wird.

Wittmaack-Ekbom-Syndrom *(n).* *Restless-Legs-Syndrom, schlafabhängiges.

Wittmann, Blanche Bekannteste Patientin **Charcots*, an der er häufig in seinen Vorlesungen die drei Stadien der Hypnose darstellte (Lethargie, Katalepsie, Somnambulismus). Wurde »Königin der Hysterikerinnen« genannt. Später im radiologischen Labor der *Salpêtrière beschäftigt und als eines der ersten Opfer an Strahlenkrebs verstorben.

Witzelsucht *(f).* Von dem russischen Psychiater *M. Jastrowitz* (geb. 1839) geprägte dt. Bez. für *Moria.
e: »Witzelsucht«, jocularity.

Wochenbettdepression *(f).* Form der *Wochenbettpsychose. Depressives Zustandsbild, bei dem Angstgefühle und die Überzeugung, der Versorgung des Neugeborenen und den damit zusammenhängenden Aufgaben nicht gewachsen zu sein, thematisch vorherrschen. Gewöhnlich auch Schlaflosigkeit, Gefühl körperlicher Schwäche und Leistungsunfähigkeit, seltener Selbsttötungsneigung. Das Krankheitsbild klingt gewöhnlich innerhalb weniger Wochen folgenlos wieder ab. – Die häufig im Wochenbett auftretende Neigung zu Tränenausbrüchen und leichte Verletzlichkeit werden dagegen nicht als Wochenbettdepression aufgefaßt.
fr: dépression post-puerpérale; *e:* puerperal depression.

Wochenbettpsychose *(f).* (*Fürstner*, 1875). Innerhalb der ersten 6 Wochen (überwiegend innerhalb der ersten 10–20 Tage) nach der Niederkunft auftretende Psychose. Unter den psychopathologischen Erscheinungen treten Erregtheit, Angst, Ratlosigkeit, Halluzinationen, Illusionen, Antriebsstörungen, Schuldgefühle, Stimmungslabilität und Wahnerscheinungen besonders hervor. Der Ausgang ist nach dem übereinstimmenden Urteil aller Untersucher fast stets günstig. Wiederholungen der Psychose in einem späteren Wochenbett kommen nur selten vor. Die nosologische Einordnung der beobachteten Bilder ist jedoch umstritten. Teilweise werden sie als symptomatische (*Amentia), teilweise als endogene Psychose aufgefaßt. Ersterkrankungen typischer Schizophrenien im Wochenbett gehören offenbar zu den Seltenheiten, endogene Depressionen sind etwas häufi-

ger (*Wochenbettdepression), am häufigsten möglicherweise zykloide Randpsychosen (*D. Janssen* und *U. Denker,* 1964). Seelischen Einflüssen, der Einstellung zum Neugeborenen, mangelhafter seelischer Reife der Mutter wird in verschiedenem Maße Bedeutung für die Verursachung beigemessen (*H. v. Keyserlingk,* 1962; *J. Schwingheur,* 1953). Später als 6 Wochen nach der Niederkunft auftretende Psychosen heißen *Laktationspsychosen.
fr: psychose post-puerpérale; *e:* puerperal psychosis, post-partum psychosis.
Syn.: Kindbettpsychose, Puerperalpsychose.

Wodu Religion von Negern auf Haiti, in welcher afrikanische und christliche Elemente miteinander verschmolzen sind. *Besessenheit, ihre Erzeugung und ihre Kur, spielt eine große Rolle darin. *Wodu-Tod.

Wodu-Tod *(m).* Bei Anhängern des Wodu-Kultes vorkommender psychogener Tod. Der Betreffende stirbt innerhalb von wenigen Tagen, weil er glaubt, er sei von bösen Geistern besessen und durch einen bösen Spruch, an den er glaubt, zum Tode bestimmt (*W. B. Cannon,* 1942).
e: voodoo death.

Wohngemeinschaft, psychiatrische *(f).* Wohngemeinschaft von oder mit entlassenen psychiatrischen Krankenhauspatienten mit dem Ziel der allmählichen (Wieder-)Aufnahme normaler sozialer Bezüge.

Wohnheim, psychiatrisches *(n).* Beschützende Übergangseinrichtung für psychisch Kranke, die keiner Krankenhausbehandlung mehr bedürfen, die aber nur verhältnismäßig geringe Aussicht auf (Wieder-)Eingliederung in das Berufsleben besitzen.

Wolfsmann *(m).* geb. 6. 1. 1887 Südrußland; gest. 7. 5. 1979 Wien. Deckname für *Sergej Pankejeff,* ein extrem reicher russischer Adliger, der *Freud*s Patient wurde und nach der Revolution verarmte. Lebte danach als Versicherungsangestellter in Wien. Litt an einer Zwangsneurose und machte mehrere schwere Depressionen durch. Die Bez. »Wolfsmann« rührt von einem Traum her, in dem mehrere Wölfe auf einem Baum gesehen wurden, die *Freud* als Wiederbelebung einer Urszene interpretiert. Lebensgeschichte und Neurose werden in mehreren Werken beschrieben. *S. Freud:* »Aus der Geschichte einer infantilen Neurose« (GW 12, 29); *Ruth Mack Brunswick:* »Ein Nachtrag zu *Freuds* “Geschichte einer infantilen Neurose”«. Beides enthalten in *Muriel Gardiner* (Hg.): »The Wolf Man«, 1971; dt.: »Der Wolfsmann vom Wolfsmann«, 1972. S. ferner: *K. Oberholzer:* »Gespräche mit dem Wolfsmann«, 1980.
fr: homme aux loups; *e:* wolf man.

Wollen, passives *(n).* Beim Training des *Biofeedback erforderliche Form besonderer Aufmerksamkeit, welche erst zur Beherrschung vordem unbewußter Körperfunktionen führt. Bezeichnet eine mehr spielerische Haltung im Gegensatz zu hier unvorteilhaftem aktiven Wollen. Vgl. Umschaltung, vegetative.
e: passive volition.

World Federation for Mental Health (WFMH) Weltbund für Psychohygiene. Zusammenschluß nationaler Einzelgesellschaften für *Psychohygiene.

Wortagglutination *(f).* Wortverklebung. *Kontamination.
fr: contamination; *e:* contamination.

Wortamnesie *(f).* Syn. für *Paraphasia, verbalis.

Wort-Assoziations-Test *(m).* Syn. für *Assoziationsversuch.

Wortblindheit *(f).* (*Kussmaul,* 1877). Dt. Bez. für verbale *Alexie.
e: word-blindness.

Wortblindheit, kongenitale *(f).* Syn. für *Leseschwäche.

Wortfindungsstörungen *(f, pl).* Störung der Fähigkeit, für einen innerlich »vorschwebenden« Sachverhalt das treffende Wort zu finden. Kann in ganz leichter Form als individuelle Eigentümlichkeit auftreten. In etwas ausgeprägterer Form Erscheinung der amnestischen *Aphasie.

Wortneubildung *(f).* Syn. für *Neologismus.

Wortsalat *(m).* (*A. Forel*). Höherer Grad von Zerfahrenheit, wobei die Wörter ohne grammatikalischen Zusammenhang und ohne erkennbaren Sinn aneinandergereiht werden. Auch Anhäufung von Wortneubildungen (*Neologismus).
fr: salade de mots; *e:* word-salad.

Wortschwall *(m).* Umgangssprachliche Bez. für das rasche Aussprechen vieler Wörter und Sätze innerhalb einer kurzen Zeitspanne. *Logorrhoe.

Wortstummheit *(f).* Syn. für *Aphasie, motorische.

Wortsuggestion *(f).* Anwendung verbaler Methoden bei der *Hypnose.

Worttaubheit *(f).* Syn. für *Aphasie, sensorische.

Wortvermengung *(f).* Syn. für *Kontamination.

Wortvorstellung *(f).* (*S. Freud*). Eine der beiden Formen einer *Vorstellung. Entstammt im Gegensatz zur *Sachvorstellung dem akustischen Eindruck des Wortes. Jeder Wortvorstellung

entspricht aber eine Sachvorstellung; erst zusammen machen sie eine vorbewußte Vorstellung (einen Gedanken) aus. Wortvorstellungen sind Erinnerungsreste, die einmal Wahrnehmungen waren und wieder bewußt werden können (GW X, 300; XIII, 247).
fr: représentation de mot; *e:* word presentation.

Wortzauber *(m).* Vorstellung, daß durch Nennung bestimmter Namen und Wörter bestimmte Wirkungen erzielt werden können. Z.B. Vorstellung, daß durch ständige Wiederholung des Wortes »Wolke« ein Regen herbeigeführt werden könne. Spielt eine bedeutende Rolle im Denken von Primitiven, Schizophrenen und im unbewußten Denken Gesunder. Auch umgangssprachlich in vielen Wendungen erhalten (z.B.: »Sag so etwas nicht!«, »Den Teufel an die Wand malen.«).

Wortzwang *(m)* *Onomatomanie.

Würzburger Schema *(n).* 1931 in Würzburg zusammengestellte Diagnosen-Tabelle des Deutschen Vereins für Psychiatrie. Wichtigste Gruppen: 1. Schwachsinnszustände. 2. Psychische Störungen nach Hirnverletzungen. 3. Progressive Paralyse. 4. Psychische Störungen bei Lues cerebri und Tabes. 5. Encephalitis epidemica. 6. Psychische Störungen des höheren Lebensalters. 7. Huntingtonsche Chorea. 8. Psychische Störungen bei anderen Hirnkrankheiten (Tumor, multiple Sklerose usw). 9. Symptomatische Psychosen, 10. Alkoholismus. 11. Suchten. 12. Psychische Störungen bei anderen Vergiftungen. 13. Epilepsie. 14. Schizophrener Formenkreis. 15. Manisch-depressiver Formenkreis. 16. Psychopathische Persönlichkeiten. 17. Abnorme Reaktionen. 18. Psychopathische Kinder und Jugendliche. 19. Ungeklärt. 20. Nervenkrankheiten ohne psychische Störungen. 21. Nicht nervenkrank und frei von psychischen Abweichungen.

Wunschdenken *(n)* *Denken, dereistisches.

Wunscherfüllung *(f).* (*S. Freud*). Psychologischer Vorgang, bei dem ein Wunsch von der Psyche behandelt wird, als sei er schon in Erfüllung gegangen. *Freud* selbst hielt seine Entdekkung, daß jeder *Traum eine Wunscherfüllung darstelle, für die wichtigste Grundlage der Psychoanalyse. Ähnliche Wunscherfüllungen finden sich aber auch bei hysterischen Symptomen, symbolischen Handlungen und vor allem in der Phantasie. Da auch das psychische Alltagsleben von phantastischen Wunscherfüllungen besetzt ist, gewann die Bezeichnung außergewöhnliche Popularität.
fr: accomplissement de désir; *e:* wishfulfil(l)ment.

Wunscherfüllung, symbolische *(f).* (*M.-A. Séchehaye*, 1947, 1955). Psychotherapeutische Methode zur Behandlung einzelner Fälle von Schizophrenie. Die Bedürfnisse des Kranken werden in der gleichen Form befriedigt, wie sie zum Ausdruck gebracht werden: symbolisch. Beim berühmten Fall »Renée« der Mme. *Séchehaye* wurden z.B. Äpfel gereicht, als das Bedürfnis nach mütterlichen Brüsten erkennbar wurde. Der Psychotherapeut versucht, die Rolle einer »guten Mutter« zu übernehmen, und verlangt vom Schizophrenen nicht, daß er seine Konflikte überwindet (was er nicht kann), sondern versucht, die Realität zu ändern, damit der Kranke sie nach und nach erobern kann.
fr: réalisation symbolique; *e:* symbolic realization.

Wunschparanoiker *(m).* (*E. Kretschmer*). Jemand, der auf der Grundlage eines »phantasiegetragenen Erlebnisses« einen Beziehungswahn entwickelt hat. Nach *Kretschmer* eine der Formen paranoischer Einstellungen zur Welt. Der Wahn befriedigt sich in illusionärer Wunscherfüllung, z.B. Liebeswahn; Haftparanoia; *Beziehungswahn, sensitiver; *Kampfparanoiker.

Wunschreaktion, psychogene *(f).* Sich an ein traumatisches Ereignis (Unfall, Kriegsverletzung) anschließende seelische Fehlhaltung, in deren Hintergrund der Wunsch nach Rente und wirtschaftlicher Sicherstellung steht. *Unfallneurose.

Wutanfall *(m).* Plötzlich auftretender affektiver Erregungszustand, der sich immer mehr steigert und schließlich in einem Zustande psychomotorischer Erregung zu Aggressionen, Schreien, Zerbrechen von Gegenständen u.ä. führen kann. Als vegetative Begleiterscheinungen treten Blaßwerden (Vasokonstriktion) oder Blauwerden (Vasodilatation) der Haut, Pulsbeschleunigung und Zittern auf. Tritt in besonders typischer Weise bei Kindern unter 2 Jahren auf, wo er inneres Unbehagen z.B. aufgrund von Hunger anzeigt. Verbündet sich danach mit anderen Absichten und dient dann als Mittel der Opposition gegen die Eltern, als Reaktion gegen Verbote oder – bei entsprechender Einstellung der Eltern – zu deren Beherrschung. Treten Wutanfälle noch nach dem 5. oder 6. Lj. auf, stellen sie ein ernstes pädagogisches Problem dar. In seltenen Fällen treten

Wutanfälle bei Epileptikern als krankhafte Affektstörung auf.
fr: crise de colères, accès d'agitation furieuse; *e:* fury crisis.

Wutkrämpfe *(m, pl)*. Syn. für *Affektkrämpfe, respiratorische.

Wutreaktion *(f)* *Wutanfall.

X, Y, Z

Xenomanie *(f)*. Vernarrtsein in fremde, ungewöhnliche Dinge. Abnorme Gelüste in der Schwangerschaft.
fr: xénomanie; *e:* xenomania.

Xenophobie *(f)*. Angst vor allem Fremdartigen.
fr: xénophobie; *e:* xenophobia.

xerodermische Idiotie *(f)* *Idiotie, xerodermische.

Xyrospasmus *(m)*. (*Oppenheim*). Syn. für *Keirospasmus.

Yarvis-Syndrom *(n)*. In den USA spöttische Bez. für die häufigsten Eigenschaften bevorzugter Psychoanalysepatienten: *young* (jung), *attractive* (gut aussehend), *rich* (wohlhabend), *verbal* (wortgewandt), *intelligent* (intelligent), *sophisticated* (intellektuell-spinnig).

Yoga *(n)*. Aus der indischen Philosophie abgeleitete »Kunst der leib-seelischen Selbstkontrolle«. Besteht aus einer Fülle von Körperhaltungen (Asanas), Atemübungen (Pranajamas) und Meditationsmethoden. Alle Übungen zielen auf ein unmittelbares Erlebnis kosmischer Harmonie, auf All-Erkenntnis und Erleuchtung (Bodhi), die hinführen zu einem »eigentlichen Selbst« und zur »Selbstmeisterung«. Nach europäischen Vorstellungen handelt es sich um Methoden zur Öffnung des Unbewußten und der Entspannung. – Von den zahlreichen Yoga-Pfaden (Hatha-, Karma-, Bhakti-, Radscha-, Juana-Pfad) werden in Europa und USA fast ausschließlich die Übungen des Körper-Yoga (Hatha-Yoga) und der *Meditation benutzt. Vor allem bei nervösen Störungen wie Hast, Unrast, Leistungsangst, Aggressivität, zwanghafter Lebensgier und Todesfurcht können Entspannung und seelische Ausgeglichenheit erreicht werden.
fr: yoga; *e:* yoga.

Zackenbehandlung *(f)*. Form der *Fieberbehandlung bei progressiver Paralyse. Es wird gerade soviel eines fiebererzeugenden Mittels gegeben, daß eine Fieberzacke auftritt.

Zackendosis *(f)*. Diejenige Dosis eines fiebererregenden Mittels, die gerade ausreicht, um eine Fieberzacke von 39°–40°C zu erreichen. *Fieberbehandlung.

Zackentage *(m, pl)*. In der *Fieberbehandlung diejenigen Behandlungstage, an denen eine Fieberzacke auftritt.

Zählzwang *(m)*. Zwangsphänomen bei einer *Zwangsneurose. Der Betreffende fühlt sich entgegen bewußter Absicht unwiderstehlich dazu veranlaßt, immer wieder Zählungen vorzunehmen, z.B. Pflastersteine auf der Straße, Bücher in einem Regal, Fransen eines Teppichs. Bei Nichtausführen tritt Angst auf. Manchmal wird Zählen von Zahlenreihen von Zwangsneurotikern zunächst angewendet, um sich von Zwangsgedanken abzulenken, doch tritt dann Zwangszählen an die Stelle der ursprünglichen Zwangsgedanken.
fr: arithmomanie; *e:* artihmomania.

Zahlensucht *(f)* *Zählzwang.

Zahlenzwang *(m)*. Syn. für *Zählzwang.

Zahngichter *(f, pl)*. Anfallsartige Zustände beim Zahnen der Kinder. *Gichter.

Zappert-Heller-Syndrom *(n)*. Syn. für *Dementia infantilis.

Zar *(m)*. Ägyptischer Tanz zur Austreibung böser Geister bei neurotischen und hysterischen Frauen der unteren sozialen Schicht. In einem von einer Frau (kudya) organisierten wild-zeremoniellen Tanz geben sich die teilnehmenden Frauen Djinnen (unfreundlichen Geistern) hin und werfen mit orgastischen Bewegungen die Kleider fort. Für sein ursprüngliches Milieu werden gute Erfolge berichtet (*B. Lewin*, 1958).
fr: zar; *e:* zar.

Zeigarnik-Effekt *(m)*. (*B. Zeigarnik*, 1927). Psychologisches Phänomen, wonach unerledigte Aufgaben oder abgebrochene Handlungen besser erinnert werden als erledigte.
fr: effet *Zeigarnik; e: Zeigarnik*-effect.

Zeigelust *(f)*. Syn. für *Exhibitionismus.

»Zeiger der Schuld«. (*K. Schneider;* 1932, *W. Scheid*, 1934). Bild für die Beobachtung, daß besonders bei involutiven Depressionen häufig der Kranke sich nicht allein schuldig fühlt (Schuldwahn), sondern seiner Umwelt eine gewisse Mitschuld an seinen Verfehlungen zuweist. Im Rahmen der paranoiden involutiven Psychosen wird diesem Phänomen prognostische Bedeutung beigemessen. Psychosen mit reiner Ich-Schuld führen eher zu einem günstigen Ausgang als solche mit Fremd-Schuld, deren Schulderleben häufig Wahnstruktur aufweist.

Zeitamnesie *(f)* *Amnesie, zeitliche.

Zeitbewußtseinsstörung *(f).* Krankhafte Störung des subjektiven *Zeiterlebens. Der Zeitablauf kann für das subjektive Erleben verlangsamt und gedehnt sein (Zeitlupenphänomen), z.B. bei Depression, Vergiftungszuständen, während der *Insulinkomabehandlung. Oder der Zeitablauf schrumpft in einer Art »Zeitrafferphänomen« zusammen, z.B. bei Manie, katatoner Schizophrenie, Vergiftungszuständen, während der Insulinkomabehandlung. Es kann auch der Eindruck entstehen, als wenn die Zeit stillsteht, z.B. bei akuten schizophrenen Zuständen. – Detaillierte Beschreibungen von Zeitbewußtseinsstörungen finden sich vor allem in Werken der *anthropologischen Psychiatrie (*E. Straus*, 1928; *V. E. v. Gebsattel*, *Fr. Fischer*, 1929).

Zeiterleben *(n).* Subjektives Erleben der Gegenwart als durchfließendes Stadium zwischen Zukunft und Vergangenheit. Nach *K. Schneider* eine der »Grundeigenschaften des Erlebens«. Voraussetzungen für ein Zeiterleben ist einerseits ein funktionierendes Gedächtnis, welches die Erinnerungen mit den Wahrnehmungen und Gedanken der Gegenwart verknüpft. Andererseits muß eine vorausschauende Besinnung aus der strengen Gebundenheit an den Pflock des Augenblicks herauslösen. Mannigfache Störungen des Zeiterlebens werden als *Zeitbewußtseinsstörung bezeichnet.

Zeitgitter *(n).* Netz von biographischen Daten, das benutzt wird, um einzelne Erinnerungen zeitlich in ihrer Beziehung zu anderen Erlebnissen und untereinander festzulegen. Durch Hirnschädigung (Hirntrauma, organische Hirnkrankheiten) besonders leicht geschädigte Gedächtnisfunktion. *Zeitgitterstörung.

Zeitgitterstörung *(f).* Unfähigkeit, Gedächtnisinhalte in das richtige *Zeitgitter einzugliedern. Dadurch können unpersönliche Gegenstände besser behalten werden als persönliche Erinnerungen, die in ein biographisches Zeitgitter eingeordnet werden müßten. Der Betreffende hat viele Einzelerinnerungen, die er gut behält, weiß aber nicht, in welche Zeit sie gehören.

Zeitlupenphänomen *(n).* Form der *Zeitbewußtseinsstörung. Die Zeit scheint langsamer zu fließen.

Zeitrafferphänomen *(n).* Form der *Zeitbewußtseinsstörung. Die Zeit scheint rascher zu fließen.

Zeitschwelle *(f).* Kleinste Zeitdifferenz, unterhalb derer es nicht möglich ist, zwei nacheinander dargebotenen Reize voneinander zu trennen. Beträgt beim Auge ca. 1/60 Sekunde, beim Ohr 1/500 Sekunde. Die Zeitschwelle kann jedoch durch viele äußere und innere Faktoren beeinflußt werden.
fr: point de temps.

Zeller, Ernst Albert geb. 6. 11. 1804 Heibronn, gest. 24. 12. 1877. Begründete die Heilanstalt Winnental (1833); blieb 44 Jahre lang deren Direktor. Führte die Anstalt während dieser Zeit zu hohem Ansehen. Erkannte keine speziellen Krankheitsprozesse als Ursache der einzelnen Formen geistiger Störung an und zählt damit bereits zu den Vertretern der später erst begründeten Lehre einer *Einheitspsychose.

Zelotypie *(f).* Obsol. Bez. für Übergewissenhaftigkeit.
fr: zélotypie; *e:* zelotypia.

Zensur *(f).* Nach der psychoanalytischen Lehre *Freud*s müssen alle unbewußten psychischen Inhalte, die (aus dem Unbewußten) ins Bewußtsein drängen, von einer im Über-Ich als vorhanden gedachten *Instanz, dem Zensor, zum Bewußtsein zugelassen werden. Sie können vom Zensor entweder in unveränderter oder auch in verschieden abgewandelter Form zugelassen werden. Der Vorgang der Zensur selbst ist ebenfalls unbewußt.
fr: censure; *e:* censorship.

zentrenzephale Epilepsie *(f)* *Epilepsie, zentrenzephale.

zephalgische Psychose *(f)* *Psychose, zephalgische.

zerebellare Anfälle *(m, pl).* Syn. für *Strecksynergismen.

Zerebralisation *(f).* Verhirnlichung. Der in der Phylogenese stattfindende Prozeß der Verlagerung der Entwicklung vom Stammhirn zu den höheren Nervenzentren (Neocortex). Auch in der Ontogenese zunehmende Beherrschung des Verhaltens durch Großhirnfunktionen, was dem Wachstumsprozeß des Gehirns entspricht.
fr: cérébration; *e:* cerebration.
Syn.: Enzephalisation, Zerebration.

Zerebralneurasthenie *(f).* Syn. für *Enzephalasthenie.

Zerebralparese, infantile *(f).* Syn. für *Kinderlähmung, zerebrale.

Zerebralsklerose *(f).* Häufig gebrauchte, inkorrekte Bezeichnung für Sklerose der zerebralen Gefäße. *Hirnarteriosklerose.

zerebralsklerotische Demenz *(f).* Syn. für *Dementia arteriosclerotica.

zerebralsklerotische Depression *(f)* *Depression, arteriosklerotische.

Zerebrasthenie *(f)*. Älteres Syn. für *Enzephalasthenie.
fr: cérébrasthénie; *e:* cerebrasthenia.

Zerebroneurasthenie *(f)*. Syn. für *Enzephalasthenie.

Zerebropathie, psychische *(f)*. Obsol. Syn. für *Paralyse, modifizierte.

Zerebrotoniker *(m)*. *(W. H. Sheldon)*. Temperamentstypus bei ektomorphem Körperbautypus. Zurückhaltend, gehemmt, bleibt gerne im Hintergrund, überempfindlich, unterdrückt körperliche Ausdruckserscheinungen des Gefühlslebens. Entspricht dem schizothymen Temperament *Kretschmers*. *Ektomorphie.
fr: cérébrotonie; *e:* cerebrotonia.

zerfahrene Verwirrtheit *(f)* *Verwirrtheit, zerfahrene.

Zerfahrenheit *(f)*. Auflösung des logischen Zusammenhanges eines Gedankenganges durch Gedankensprünge. Vereinigung von nicht Zusammengehörigem und Trennung von Zusammengehörigem, zum Teil durchsetzt mit Wortneubildungen. In leichteren Fällen einzelne Gedanken, in extremen Fällen sind nur noch Gedankenbruchstücke nachweisbar. Bei der Untersuchung dadurch erkennbar, daß man die Zusammenhänge eines Gedankens mit dem Vorhergehenden nicht mitvollziehen kann, so daß für den Untersucher ein Gedanke beziehungslos neben dem anderen steht. Typisch für Schizophrenie.
fr: confusion, désagrégation de la pensée; *e:* incoherence of thoughts, mental aberration, confusion.

Zerrüttung, (geistige) *(f)*. *(Paracelsus,* 1616). Psychische Störung, bei welcher das Denken nicht in geordneten Bahnen verläuft. Die Bez. leitet sich vom Bild der durch Erdbeben zerrütteten Mauern eines Hauses und einer in Verwirrung geratenen Ordnung her, »zerrüttetes Gehirn« oder »zerrütteter Geist«. Gegenwärtig eher als altertümliche Bez. für *Schizophrenie in (seltenem) Gebrauch.
e: (mental) derangement.

Zerrüttung der Ehe *(f)*. Scheitern der Ehe. Das Eherecht der BRD orientiert sich am »Zerrüttungsprinzip« (§ 1566 BGB), nicht mehr am Schuldprinzip. Die Zerrüttung einer Ehe wird nach 1 Jahr (wenn beide zustimmen) bzw. nach 3 Jahren der Trennung »unwiderlegbar vermutet«.
e: break-up, broken home.

Zerstreutheit *(f)*. Mangelhafte Fähigkeit, die Aufmerksamkeit längere Zeit auf einen bestimmten Gegenstand zu richten. Gegenteil von Konzentration.

Zerstreuungskur *(f)*. Im 19. Jahrhundert angewandte Behandlungsmethode, um erregte oder depressive Kranke zu beruhigen oder aufzuheitern. Es wurden Reisen gemacht, Theater, Konzerte und Gesellschaften besucht.

zerviko-linguo-mastikatorisches Syndrom *(n)*. Syn. für *dyskinetisch-hypertones Syndrom.

Zeugungsunfähigkeit *(f)*. Dt. Bez. für *Impotentia generandi.

Zibophobie *(f)* *Cibophobia.

Ziegenbockattitüden *(f, pl)*. Syn. für *Zooanthropie.

Ziehen, Georg-Theodor geb. 12. 11. 1862 Frankfurt/M., gest. 29. 12. 1950 Wiesbaden. Deutscher Psychiater, Neurologe und Philosoph. War zunächst Schüler **Kahlbaums* in Görlitz. Wurde dann Oberarzt der psychiatrischen Klinik in Jena, wo er sich 1897 habilitierte. Ab 1900 o. Prof. für Psychiatrie und Neurologie in Utrecht, ab 1903 in Halle, 1904–1912 in Berlin. Zog sich dann eine Zeitlang als philosophischer Privatgelehrter zurück. 1917–1930 o. Prof. für Philosophie und Psychologie in Halle/S. Gilt als Hauptvertreter einer umfassenden Assoziations- und Vorstellungspsychologie und -psychiatrie, die in zahlreichen Büchern, insbesondere in Lehrbüchern begründet werden. Hauptwerke: »Leitfaden der physiologischen Psychologie«, Jena, 1891, 12. Aufl. 1924; »Psychiatrie für Ärzte und Studierende«, Berlin, 1894, 4. Aufl. Leipzig, 1911; »Die Erkennung der psychopathischen Konstitutionen und die öffentliche Fürsorge für psychopathisch veranlagte Kinder«, Jena, 1912, 3. Aufl. 1916; »Die Geisteskrankheiten des Kindesalters einschließlich des Schwachsinns und der psychopathischen Konstitutionen«, 2. Tle., Berlin, 1915–1917.

Zielsymptom *(n)*. *(F. A. Freyhan,* 1957). Begriff der Psychopharmakologie. Symptom einer psychischen Krankheit, das durch Psychopharmakatherapie gezielt behandelt werden soll, z.B. Halluzinationen. Die Behandlung richtet sich somit nicht gegen einen bestimmten Morbus oder ein psychotisches Syndrom, sondern nur gegen ein Einzelsymptom. – Die Unterscheidung ergab sich vor allem aus der Wirkungsweise der *Neuroleptika.
e: target symptom.

Zielvorstellung *(f)*. Zunächst noch vage *Vorstellung, welcher eine Gedankenkette zustrebt. Die Bedeutung einer Zielvorstellung für das Denken wurde von *Freud* herausgearbeitet, indem er im Gegensatz zu den Annahmen der Assoziationspsychologie fest-

stellte, daß Denken immer irgendwie determiniert und gesetzmäßig verläuft, auch in Träumen und Psychosen oder in der freien *Assoziation während der psychoanalytischen Arbeit.
fr: représentation-but; *e:* purposive idea.

Zirkadianrhythmen *(m, pl)*. Biologische und psychologische Rhythmen innnerhalb eines 24-Stunden-Tages. Zahlreiche Funktionen des Körpers schwanken innerhalb eines Tages erheblich. Ihr Rhythmus hält sich nicht immer an die Tagesgrenzen. Bei Zeitverschiebung z.B. durch Flugreisen, stellt sich der Rhythmus nach 1–21 Tagen wieder ein. Wurde in der Psychopathologie besonders hinsichtlich manisch-depressiver Erkrankung, Selbsttötung und Menstruationsstörungen untersucht.
e: circadian rhythm.

zirkuläres Irresein *(n)*. Obsol. Syn. für *Erkrankung, manisch-depressive.

zirkuläre Psychose *(f)* *Psychose, zirkuläre.

zirkulärer Verlauf *(m)*. Besondere Verlaufsform bei manisch-depressiver Erkrankung (s.d.). Manische und depressive Phasen wechseln in ununterbrochener Reihenfolge miteinander ab, so daß keine gesunden Intervalle vorhanden sind.

ZIST. Abk. für **Z**entrum für **I**ndividual- und **S**ozial**t**herapie in Penzberg. *Gestalttherapie.

Zitteranfälle, psychogene *(m, pl)*. Anfallsweise auftretendes Zittern in Händen und Füßen (Tremor) in der Folge von aufwühlenden, als belastend empfundenen Erlebnissen; *Kriegszittern.

Zoanthropie *(f)* *Zooanthropie.

Zönästhesie *(f)*. In der angelsächsischen und französischen (*Dupré* und *Camus*) Psychiatrie häufig verwendeter Begriff, der Veränderungen des Allgemeinbefindens (»vitale Leibempfindungen«), ein mehr oder minder vorhandenes Wohlbehagen umschreibt. Dabei liegt die Vorstellung zugrunde, daß in den Eingeweiden entstehende Empfindungen fortwährend im unbewußten Teil der Psyche registriert werden. Deutliche Störungen des Allgemeinbefindens, die sich nicht durch Veränderungen eines bestimmten Organs erklären lassen, werden als »Zönästopathie« oder »Zönästhesiopathie« bezeichnet. Dies kann sich bis zur Psychose steigern (délire cénestésique). Bei halluzinatorischen Empfindungen, innerlich verbrannt oder aus der Ferne vergewaltigt zu werden, wird von »zönasthetischen Halluzinationen« (Leibhalluzinationen) gesprochen. *Schizophrenie, zönästhetische.
fr: cénésthésie; *e:* cenesthesia.

Zönästhesiopathie *(f)* *Zönästhesie.
fr: cénésthésiopathie; *e:* cenesthopathie.

zönästhetische Schizophrenie *(f)* *Schizophrenie, zönästhetische.

zönästhetisches Syndrom *(n)*. Syn. für *Schizophrenie, zönästhetische.

Zönästopathie *(f)* *Zönästhesie.
fr: cénésthésie; *e:* cenesthesia.

Zone, epileptogene *(f)*. Obsol. Bez. für Körperregion, durch deren Reizung ein epileptischer Anfall ausgelöst werden kann.
fr: zone épileptogène; *e:* epileptogenic zone.

Zone, erogene *(f)* *erogene Zone.

Zone, hysterogene *(f)* *hysterogene Punkte.

Zone, spasmogene *(f)*. Syn. für *hysterogene Punkte.

Zooanthropie *(f)*. Wahnhafte Überzeugung, in ein Tier verwandelt zu sein. In der Psychiatrie des 19. Jahrhunderts häufig erwähnte psychische Krankheitserscheinung. Wird gegenwärtig allenfalls noch bei debilen Geisteskranken aller Art, chronischer Schizophrenie (Verwandlung in Fabelwesen) oder unter Einwirkung von *Halluzinogenen (Meskalin) beobachtet. *Lykanthropie.
fr: zoanthropie, zoopathie; *e:* zoanthropy.
Syn.: Ziegenbockattitüden.

Zooerastie *(f)*. Von *v. Krafft-Ebing* gebrauchtes Syn. für *Sodomie.
fr: zooerastie; *e:* zooerasty.

Zoomanie *(f)*. Syn. für *Zoophilie (2).
fr: zoomanie; *e:* zoomania.

Zoophilia erotica *(f)*. (*E. v. Krafft-Ebing*, 1886). Sexuelle Anziehung und Erregung durch den Anblick und das Berühren von Tieren. *Krafft-Ebing* sah darin einen *Fetischismus, dessen Objekt das Tierfell ist. Wenn gleichzeitig sexuelle Praktiken mit den Tieren vorgenommen wurden, verwandte *Krafft-Ebing* die Bez. *Zooerastie.
fr: zoophilie érotique; *e:* zoophilia erotica.

Zoophilie *(f)*. **1.** Syn. für *Sodomie. **2.** Übertriebene Liebe zu Tieren, die sich besonders in der Furcht äußert, es könnte ihnen irgendwie ein Leid geschehen. Kann sich auf einzelne Tierarten (Hunde, Katzen, Kanarienvögel) oder auf Tiere im allgemeinen beziehen. Wird als Ausleben nicht befriedigter Pflegeinstinkte und Mangel an sozialen Kontakten betrachtet. **3.** Kurzbez. für *Zoophilia erotica.
fr: zoophilie, folie des antivivisectionistes (*Magnan*); *e:* zoophilia.

Zoophobie *(f)*. Angst vor dem Anblick bestimmter Tiere (Hunde, Spinnen usw.). Auch Befürchtung, Tiere in der Haut zu beherbergen. Kranke mit derartigen Vorstellungen suchen

gewöhnlich einen Hautarzt, nicht einen Psychiater auf.
fr: zoophobie; *e:* zoophobia.

Zoopsie *(f).* Optisch-halluzinatorische Wahrnehmung von Insekten.
fr: zoopsie; *e:* zoöpsia.

Zopfabschneider *(m).* Jemand, der einem weiblichen Wesen den Zopf abschneidet. Meist handelt es sich um junge Männer, die zur Trägerin des Zopfes enge Beziehungen besitzen. Nach *Freud* entspricht der Vorgang symbolisch einer Kastration am weiblichen Genitale und entspricht damit gleichzeitig den miteinander unverträglichen Behauptungen: das Weib habe seinen Penis behalten und der Vater habe das Weib kastriert. *Penisneid.
e: braid cutting.

zornige Manie *(f).* Syn. für *Manie, gereizte.

Zorntobsucht *(f)* *Tobsucht.

Zuchthausknall *(m).* Syn. für *Haftknall.

zudeckende Psychotherapie *(f).* Psychotherapeutische Technik, bei der die krankmachenden Konflikte nicht bewußtgemacht werden. Die Hilfe wird hier durch nichtanalytische Verfahren wie Hypnose, autogenes Training, Beratung oder Führung geleistet. Aus praktischen Gründen häufiger angewandt als die *aufdeckende Psychotherapie.
e: surface therapy, non-analytical techniques.

Zungendelirium *(n).* Syn. für *Logorrhoe.
e: delirium verborum.

Zungenreden *(n).* Syn. für *Glossolalie.

Zungen-Schlund-Syndrom *(n).* Syn. für *dyskinetisch-hypertones Syndrom.

Zurechnungsunfähigkeit *(f).* Unfähigkeit eines Menschen, für sein Tun und dessen Folgen verantwortlich zu sein. Die Bez. des StGB wurde im 2. Strafrechts-Reform-Gesetz (2. StrRG) durch *Schuldunfähigkeit ersetzt.
e: lack of criminal responsibility.

Zurückbleiben, geistiges *(n).* **1.** Synonym für *Schwachsinn. **2.** Syn. für *Intelligenzstörungen.
fr: retard intellectuel; *e:* mental retardation.

Zusammenschrecken *(n).* Plötzliche Beugebewegungen von Extremitäten und Rumpf auf einen unerwarteten starken Reiz hin. Gleichzeitig tritt eine plötzliche Anhebung des Bewußtseinsniveaus ein. Es handelt sich um eine reflektorische Antwort auf den plötzlichen Reiz, der bei jedem Menschen auslösbar ist. Tritt besonders leicht, in seinen Auswirkungen heftig und andauernd bei *Angstneurosen, Angstreaktionen im Kriege, nach Katastrophen usw. auf.
e: startle reaction.

Zustand, deliranter *(m).* Syn. für *Delir.

Zustand, dysphorischer *(m)* *Dysphorie.

Zustand, hypnagoger *(m)* *hypnagoger Zustand.

Zustand, hypnoider *(m)* *hypnoider Zustand.

Zustand, hypnopomper *(m)* *hypnopomper Zustand.

Zustandsbild *(n).* (*E. Kraepelin,* 1909). Die jeweilige Ausprägung einer psychischen Krankheit. Psychische Krankheiten bilden nach *Kraepelin* »Habitualformen [...], die bei ganz verschiedenen Krankheiten in ähnlicher Weise wiederkehren und im Verlaufe derselben Krankheit vielfach wechseln können«. Unter Hinweis auf *Kahlbaum* benutzt *Kraepelin* als Beispiel die progressive Paralyse: »Man sieht sie in stark voneinander abweichenden Formen auftreten und in ihrem Verlaufe die mannigfaltigsten Bilder darbieten.« (Lehrbuch, 8. Aufl. I, 516) Dennoch sei es immer dieselbe Krankheit. Vgl. Krankheitsbild.

Zustandsgefühle *(n, pl).* (*K. Schneider,* 1935). Gefühle mit dem Charakter »unmittelbar erlebter Ichqualitäten oder Ichzuständlichkeiten« (*Th. Lipps*). Empfindungen, die im eigenen Leib und ohne Ort, aber im Ich gespürt werden: Schmerz-, Lage- und Gleichgewichts- sowie Vital-, Organ-, Allgemeinempfindungen (Frische, Kraft, Schwere, Hemmung, Müdigkeit, leibliches Behagen und Unbehagen, Anstrengung, Unruhe, Spannung, Erwartung, Hunger, Durst, Appetit, Sättigung, Übelkeit, leiblicher Ekel, Schlafbedürfnis, Verschlafenheit, Beklemmung, Erleichterung, sexuelle Spannung, Wollust, allgemeines Frieren und Erhitztsein).

Zustandsgefühle, angenehme *(n, pl).* (*K. Schneider*). Als angenehm erlebte Ich-Qualitäten: Freude, Behagen, Leichtigkeit, Beglücktheit, Jubel, Ruhe, Zufriedenheit, Zuversicht.

Zustandsgefühle, unangenehme *(n, pl).* (*K. Schneider*). Als unangenehm erlebte Ich-Qualitäten: Traurigkeit, Sorge, Angst, Furcht, Unbehagen, Unheimlichkeit, Verzagtheit, Hilflosigkeit, Heimweh, Zerrissenheit, Verzweiflung, Grauen, Schreck, Ärger, Zorn, Wut, Neid, Eifersucht, Langeweile, Leere.

Zuverlässigkeit *(f)* *Reliabilität.

Zwang *(m).* Syn. für *Anankasmus. S.a. Zwangserscheinungen.

Zwang, äußerer *(m).* Anwendung physischer Gewalt, um die Gesellschaft vor einem unruhigen oder gewalttätigen psychisch Kranken oder um den Kranken vor Selbstverletzungen zu schützen. Besonders das 19. Jh. hielt die Anwendung äußeren Zwanges in weitgehendem Umfang für erforderlich. Man erfand zahlreiche Methoden hierzu: *Zwangshemd, *Zwangsjacke, Zwangsstuhl, Zwangsstehen und vor allem *Zwangsasylierung. Gleichzeitig entstand in der *Non-restraint-Bewegung eine schließlich immer erfolgreichere Gegenbewegung. Gegenwärtig wird äußerer Zwang lediglich in Form der *Unterbringung und leichter Fixierung angewandt.

Zwang, innerer *(m)*. Beschreibung des subjektiven Erlebnisses bei *Zwangserscheinungen.

zwanghaft *(a)*. Einem inneren Zwang folgend. Kennzeichnet die subjektive Erlebnisweise beim Auftreten von *Zwangserscheinungen.
fr: obsessionnel, compulsionnel; *e:* obsessive-compulsive.

Zwanghafte Persönlichkeitsstörung *DSM-Anhang.

Zwangsängste *(f, pl)*. Bei Zwangsdenken, insbesondere bei Nichteinhalten eines *Zwangszeremoniells auftretende Ängste. Form der *Zwangsvorstellungen.

Zwangsaffekte *(m, pl)*. Sammelbez. für pathologisches Lachen (s.d.) und Weinen. Als Zwangsaffekte wurde in der älteren Psychiatrie Lachen und Weinen bezeichnet, das nicht von einem entsprechenden Gefühl getragen und daher vom Kranken als fremd und unwillentlich empfunden wird. Die Bez. ist nach *K. Poeck* (1969) nicht mehr vertretbar, da es sich weder um eine *Zwangserscheinung noch um den Ausdruck affektiver Regungen handelt.
fr: affect compulsionnel.

Zwangsantriebe *(m, pl)*. Zwanghaft sich gegen den Willen durchsetzen wollende Handlungsimpulse, z.B. einen nahen Angehörigen zu töten. Der Zwangsantrieb ist mehr mit der Angst verbunden, eine Handlung könnte ausgeführt werden, was aber gewöhnlich nicht geschieht. *Zwangsvorstellungen.
fr: obsessions impulsives, compulsions à accomplir des actes indésirables.
Syn.: Zwangsimpulse.

Zwangsasylierung *(f)*. Obsol. Bez. für die *Unterbringung von psychisch Kranken in einem psychiatrischen Krankenhaus.
fr: internement; *e:* institutionalization.

Zwangsbefürchtungen *(f)*. Syn. für *Phobie.

Zwangsbewegung *(f)*. Unter innerem Zwang ausgeführte Bewegung. Form der *Zwangserscheinungen.
fr: mouvement compulsionnel; *e:* compulsive movement.

Zwangscamisol *(n)*. Altertümliches Synonym für *Zwangsjacke.

Zwangscharakter *(m)*. Syn. für *Charakterneurose, zwangsneurotische.

Zwangsdenken *(n)*. Sich gegen den Willen dem Bewußtsein aufdrängende Denkvorgänge. *Zwangsvorstellungen.
fr: pensée obsédente; *e:* compulsive thinking, forced thinking.

Zwangsdepression *(f)*. Syn. für *Depression, anankastische.

Zwangseinweisung *(f)*. Unfreiwillige *Unterbringung eines psychisch Kranken in einem Krankenhaus.
e: compulsory admission.

Zwangserbrechen *(n)*. Gegen den bewußten Willen des Individuums und trotz Fehlens einer Organkrankheit immer wieder auftretendes Erbrechen. Meist haben die Betreffenden schon in der Kindheit einen »empfindlichen Magen« gehabt und bei emotional belastenden Situationen mit psychosomatischen Störungen von seiten des Magen-Darm-Kanals und/oder Erbrechen reagiert. Nach *B. Bergmann* (1968) bedeutet das Symptom Zwangserbrechen, daß die Kranken »an einer furchtbedingten Appetitminderung leiden, die durch die Anwesenheit von Angehörigen bei Tisch bedingt ist, die infolge einer chronischen Konfliktsituation angsterregend wirken«.
e: recurrent involuntary vomiting, psychogenic vomiting.

Zwangserinnerungen *(f, pl)*. Unwillentlich oder gegen den Willen sich immer wieder aufdrängende Erinnerungen. *Zwangsvorstellungen.

Zwangserlebnisse *(n, pl)* *Zwangserscheinungen.

Zwangsernährung *(f)*. Künstliche Ernährung eines psychisch Kranken, der aus Gründen seiner Krankheit die Nahrung verweigert (z.B. bei endogener Depression) oder nicht zu selbständiger Nahrungsaufnahme fähig ist, z.B. bei *Stupor. Wird gewöhnlich mit Hilfe von Magensonden durchgeführt, durch die eine besonders zubereitete Nahrung eingefüllt wird.

Zwangserscheinungen *(f, pl)*. Sammelbez. für alle Vorstellungen und Handlungsimpulse, die sich einem Menschen aufdrängen und gegen deren Auftreten sich das Ich zugleich vergebens wehrt. Erlebnisse von sich aufdrängenden Gedanken oder einer ständigen Gefahr, von einem Handlungsantrieb bezwungen zu werden. Das Geschehen wird vom Subjekt als unberechtigt, fremdartig, unheimlich, unsinnig oder sittlich verwerflich beurteilt und erfolglos bekämpft. Das Auftreten von Zwangserscheinungen wird gewöhnlich von einem ängstlichen Gefühl der Bedrohung begleitet, gegen das sich die Person durch allerlei Gegenmaßnahmen wehrt. Die Erscheinungen werden zwar als dem eigenen Ich zugehörig, aber dennoch als fremdartig und gegen die eigene Person gekehrt empfunden. Die Einsicht in das Fremdartige und Absurde der Erscheinungen bleibt im Gegensatz z.B. zu Wahn und Sinnestäuschungen stets erhalten. Beispiele: die während einer feierlichen religiösen Zeremonie sich immer wieder aufdrängende Vorstellung, wie der Pfarrer nackt und bei der Stuhlentleerung aussieht; oder der Impuls, in einer solchen Situation laut obszöne Worte zu rufen. Die gleichen Gedanken und Vorstellungen treten immer wieder auf (*Zweifel-, *Grübelsucht). – Einzelne Zwangserscheinungen kommen in harmloser Form in jedem normalen psychischen Leben, aber auch bei Depressionen, Schizophrenie oder symptomatischen Psychosen vor. Bei *Zwangsneurose stellen sie jedoch die beherrschende und eine sinnvolle Aktivität evtl. lähmende Erscheinung dar. – In der frz. und amerikanischen Psychiatrie wird bei Übersetzungen aus dem Deutschen für Vorstellungen, die sich zwanghaft dem Bewußtsein aufdrängen, und alles damit Zusammenhängende die Bez. »obsession« (*Zwangsvorstellung), bei Affekten, Handlungen und Antrieben dazu die Bez. »compulsion« verwendet.

Zwangsgedanken *(m, pl)*. Zwanghaft sich immer wieder aufdrängende, jedoch stets als unsinnig erkannte Denkinhalte. *Zwangsvorstellungen.
fr: idées obsédentes; *e:* dominant ideas, obsessive thoughts.

Zwangsgefühle *(n, pl)*. Syn. für *Zwangsaffekte.

Zwangshalluzinationen *(n, pl)*. Halluzinationen, die in zwanghafter Weise immer wiederkehren. Es handelt sich eigentlich um Zwangs-Pseudohalluzinationen, da es lebhafte Vorstellungen sind, die immer wieder mit plastischer Anschaulichkeit vor das innere Auge treten; z.B. die Vorstellung des seinen Stuhl entleerenden Vaters. Form der *Zwangserscheinungen.

Zwangshandlungen *(f, pl)*. Zwanghaft gegen oder ohne den Willen ausgeführte Handlungen, z.B. *Waschzwang. *Zwangserscheinungen, *Zwangszeremoniell, *Zwangsneurose.
fr: action compulsionnel; *e:* obsessional act, obsessive act.
Syn.: Zwangsmechanismus.

Zwangshemd *(n)*. Syn. für *Zwangsjacke.

Zwangsideen *(f, pl)*. Syn. für *Zwangsgedanken.

Zwangsimpulse *(m, pl)*. Syn. für *Zwangsantriebe.

Zwangsirresein *(n)*. Obsol. Syn. für *Zwangsneurose.

Zwangsjacke *(f)*. Im 19. Jahrhundert in der Behandlung von unruhigen Geisteskranken viel verwendetes, vorn verschlossenes, hinten offenes Hemd aus sehr festem Leinen. Die Ärmel sind doppelt so lang wie der menschliche Arm, am Ende verschlossen und wurden am Bett, an einem »Zwangsstuhl« oder auf dem Rücken befestigt. So konnten unruhige Kranke zur Ruhe gezwungen werden, ohne daß sie sich selbst verletzen konnten. Es bestand die Vorstellung, daß die Ruhigstellung des Körpers auch den Geist beruhige. Der Erfinder der Zwangsjacke ist unbekannt. Ihr Gebrauch ist seit 1730 nachgewiesen. *McBride* (1727–1778) gab die erste medizinische Beschreibung. *Esquirol* (1838) und *Kraepelin* (1919) haben ihn daher fälschlicherweise als Erfinder bezeichnet.
fr: corset génant, gilet de force, camisole de force; *e:* strait jacket, strait waist coat.
Syn.: Zwangshemd, Zwangsweste, Zwangscamisol, englischer Kittel, spanischer Mantel, enge Weste.

Zwangsjacke, chemische *(f)*. In der klinischen Alltagssprache Bez. für den Umstand, daß unruhige psychisch Kranke mit Hilfe von Psychopharmaka beruhigt werden können und das Ergebnis so der früher gebrauchten *Zwangsjacke gleichkommt.
fr: camisole chimique.

Zwangskrankheit *(f)*. **1.** Syn. für *Zwangsneurose. **2.** Schleichend und ohne Anlaß auftretende *Zwangserscheinungen, die in Form eines Krankheitsprozesses fortschreiten, durch Behandlung nicht zu beeinflussen sind und schließlich in einem chronischen Stadium enden. Dann gewöhnlich Berentung nötig. Im Erscheinungsbild von Zwangsneurosen nicht zu unterscheiden.
fr: maladie obsessionnelle; *e:* obsessive-compulsive neurosis, obsessional illness.
Syn.: malignes Zwangssyndrom (2).

Zwangslachen *(n)*. **1.** Gegen den Willen auftretendes, vom Kranken als wesensfremd empfundenes Lachen; z.B. ununterdrückbares Lachen bei einer feierlichen Zeremonie (Beerdigung). **2.** Syn. für *Lachen, pathologisches.
fr: rire spasmodique, accès de fou rire; *e:* convulsive *oder* obsessive laughter.

zwangsmäßig *(a)* *zwanghaft.

Zwangsmechanismus *(m)*. Syn. für *Zwangshandlung.

Zwangsmensch *(m)*. Syn. für *Psychopath, anankastischer.

Zwangsneurose *(f)*. Eine der wichtigsten Kategorien der *Neurose, die von *Freud* herausgestellt wurde. Die Symptomatik wird beherrscht von allen Formen der *Zwangserscheinungen. Denken und Handeln kann bei den schwersten Formen so sehr von *Zwangsgedanken, *Zwangshandlungen und *Zwangsimpulsen beherrscht werden, daß auf Jahre hinaus keine berufliche Tätigkeit möglich ist. Zwangsneurose ähnelt dann einer chronischen organischen Krankheit. Der Zustand tritt oft schon in der Kindheit, meistens im jugendlichen Alter in Erscheinung und verschwindet nur in 15% der Fälle völlig; 45% lassen sich bessern, 40% bleiben unverändert. Während die einzelnen Zwangserscheinungen auch schon früher bekannt waren, entwickelte *Freud* 1894/95 erstmalig eine inzwischen weitgehend anerkannte geschlossene Theorie. Danach sind alle Zweifel, Hemmungen und Impulse die Folge eines Konfliktes, durch den die psychischen Energien des Betreffenden mobilisiert und blockiert werden. Die Symptome stellen Kompromisse zwischen Triebwünschen, ihren Verboten, der vom Über-Ich geforderten Sühne und verkleideten Ersatzbefriedigungen dar, zwischen denen sich das Ich nicht entscheiden kann (Ambivalenz). Thematisch dreht es sich stets um Befriedigung unedler Triebwünsche. Das Ich gebraucht die von einem sadistischen Über-Ich verhängten Strafen, um Gewissensbisse zu vermeiden. Die neuere Psychoanalyse legt mehr Wert auf eine anankastische Persönlichkeitsstruktur als auf einzelne Symptome. – Es wird eine Fixierung auf die anale Phase (*Phasenschema) und der Zusammenhang mit bestimmten Erziehungsformen und Erfahrungen des Kindes in dieser Phase angenommen; dies zeigt sich in der Ambivalenz, magischem Denken sowie der Tatsache, daß viele Zwangserscheinungen eine Verminderung von Beschmutzung und/oder Unordnung beinhalten. Im Gegensatz hierzu hat *P. Janet* (1903) die Hauptursache in einem krankhaften Mangel an psychischer Energie (Psychasthenie) gesehen, wodurch es zu einer Desintegration der psychischen Funktionen kommt. – Nach der Lerntheorie sind Zwangsgedanken konditionierte *Stimuli auf Angst. Durch Verknüpfung mit einem unkonditionierten angsterregenden Reiz bekommt der ursprünglich neutrale Gedanke die Fähigkeit, Angst hervorzurufen. Zwangshandlungen entstehen jedoch dadurch, daß das Individuum die Erfahrung macht, daß bestimmte Handlungen die mit den Zwangsgedanken verbundene Angst vermindern. *Therapie:* Es gibt keine spezifische medikamentöse Therapie. Antidepressiva und Elektrokrampfbehandlung helfen nur vorübergehend. Analytische und unterstützende Psychotherapie können von gutem Erfolg sein. Die Erfolge einer *Verhaltenstherapie und psychochirurgischer Maßnahmen können noch nicht beurteilt werden. Man kann eine *Symptomzwangsneurose von einer zwangsneurotischen *Charakterneurose unterscheiden.

fr: névrose obsessionnelle; *e:* obsessional neurosis, obsessive-compulsive (psycho) neurosis.

Syn.: Zwangskrankheit, obsessiv-kompulsive Reaktion.

zwangsneurotisches Organsyndrom *(n).* (*Schwidder*). Bei Zwangsneurotikern häufig beobachtete funktionelle Beschwerden: Verstopfung, Schlafstörungen, Kopfschmerzen, Herzbeschwerden, Atemstörungen.

Zwangsphänomene *(n, pl).* Allgemein für *Zwangsvorstellungen, Zwangserinnerungen, Zwangsgedanken, Zwangsantriebe und andere Zwangserscheinungen.

Zwangspsychopath *(m).* Syn. für *Psychopath, anankastischer.

Zwangsreaktion *(f).* Syn. für *Primitivreaktion.

Zwangsritual *(n).* Syn. für *Zwangszeremoniell.

fr: rituel obsédant; *e:* compulsive ritual.

Zwangsrumination *(f).* (*Adolf Meyer*). Form des Zwangsdenkens, das mit Zweifeln verbunden ist. Es werden fortwährend metaphysische Probleme durchdacht, die Kinderfragen ähneln; z.B., warum die Erde rund und nicht eckig ist, warum das Meer gerade am Strand aufhört?

fr: rumination obsessionnelle; *e:* obsessive rumination.

Zwangssack *(m).* Im 19. Jh. gebräuchlicher weiter Leinensack, in den unruhige Geisteskranke gesteckt wurden, um sie durch Dunkelheit, Bewegungseinschränkung und Einschüchterung zu beruhigen. Die Methode wurde vom Erfinder **Horn* als indirekte psychische Behandlungsmethode verstanden.

Zwangsschlaf *(m).* Selten gebrauchtes Syn. für *hypnotischer Schlaf.

Zwangssymptom *(n)* *Zwangserscheinungen.

Zwangssyndrom *(n)* *Zwangsneurose.

Zwangsunterlassung *(f).* Zwanghafte Unterlassung einer geplanten Handlung (z.B. auf die Straße zu gehen), da sonst (phobische) Angst auftritt. Gehört zu den *Phobien.

Zwangsvorstellung *(f).* Form der *Zwangserscheinungen. Sich dem Bewußtsein aufdrängende Vorstellung (Zwangsgedanken, Zwangserinnerungen), Zweifel, Befürchtungen, die durch Willensanspannung nicht aus dem Bewußtsein vertrieben werden können. Vom Standpunkt der rationalen Person gelten die Zwangsvorstellungen als unvernünftig, unlogisch und unerwünscht. Es besteht ein ständiger Kampf zwischen vernunftmäßigem Denken und übermächtig sich aufdrängenden Ideen oder Antrieben, der von Angstgefühlen (Zwangsängste) begleitet wird. *Zwangsneurose.

fr: représentation obsédante, obsession de représentation; *e:* obsessional idea.

Zwangsweinen *(n).* Unwillentlich, aus geringem oder ohne Anlaß auftretendes Weinen. *Zwangsaffekte, *Zwangslachen,

fr: pleurer spasmodique.

Zwangsweste *(f).* Syn. für *Zwangsjacke.

Zwangszeremoniell *(n).* Zwanghafte Befolgung einer ganz bestimmten Reihenfolge bei häufig wiederkehrenden Verrichtungen (z.B. Ankleiden, Auskleiden), deren Unterlassung oder Unterbrechung Angst hervorruft. Es können einzelne Zwangshandlungen so zahlreich aneinandergereiht werden, daß große Teile des Tages damit ausgefüllt sind, so daß aus diesem Grunde Erwerbsunfähigkeit eintreten kann. *Zwangsneurose.

fr: cérémonial obsédant; *e:* obsessional rituals.

Syn.: Zwangsritual.

Zweckneurose *(f).* Syn. für *Begehrensneurose.

Zweckreaktion, psychogene *(f).* Psychogene Erlebnisreaktion, mit der ein bestimmter, meist halb bewußter Zweck (z.B. Rente) erreicht werden soll. *Wunschreaktion, psychogene.

Zweifelsucht *(f).* Sich immer wieder aufdrängende Zweifel, ob eine Sache auch wirklich richtig und gründlich erledigt ist, ob eine Arbeit korrekt ausgeführt ist, ob eine Äußerung vom Gegenüber auch richtig verstanden wurde, ob ein Gedanke richtig gedacht wurde usw. Form der *Zwangserscheinungen.

e: doubting mania, obsessional doubt.

Zweigeschlechtlichkeit *(f).* Syn. für *Bisexualität.

zweigleisige Standardmethode *(f)* *Standardmethode, zweigleisige.

zweites Gesicht *(n)* *Gesicht, zweites.

zweites Signalsystem *(n)* *Signalsystem, zweites.

Zweizügelabhängigkeit *(f).* Gleichzeitige *Medikamentenabhängigkeit von *Psychotonika und Schlafmitteln. Der Gebrauch von Psychotonika (1. Zügel) verleitet zum übermäßigen Schlafmittelgebrauch (2. Zügel); der durch Schlafmittel verursachte *hangover führt zu erneuter Steigerung der Psychotonika-Einnahme.

e: dependence on a combination of substances, dependency on both stimulants and sedatives.

Zwillingsirresein *(n).* Syn. für *Folie à deux.

Zwinkertic *(m).* Syn. für *Blinzelkrampf.

Zwischen-Fälle *(m, pl).* (*K. Schneider*). Zwischen den großen Formenkreisen Schizophrenie und manisch-depressive Erkrankung einzuordnende psychotische Krankheitsfälle. Etwa gleichartig mit *zykloide Psychosen.

Zwischenhirndemenz *(f).* (*G. Stertz,* 1933). Scheinbarer Intelligenzabbau durch Läsion des Zwischenhirns, wenn durch ein **Stertz*sches Zwischenhirnsyndrom die potentiell vorhandenen Großhirnleistungen außer Funktion gesetzt sind.

Zwischenhirnsyndrom, psychiatrisches *(n).* (*Staehelin*). Syn. für *Hyperkinese, dranghafte.

Zwischenhirnsyndrom, psychisches *(n).* Sammelbezeichnung für psychische Erscheinungen bei Zwischenhirnerkrankungen. Beobachtet werden vor allem plötzlich auftretende, einige Tage oder Wochen anhaltende und dann wieder abklingende Stimmungsschwankungen. Die Kranken sind in einem Augenblick dranghaft, antriebsreich, lebhaft und fallen dann rasch in Handlungshemmung mit depressiver Stimmung und Minderwertigkeitsgefühlen. Der Schlaf-Wach-Rhythmus ist oft gestört (Schlaf-Wach-Umkehr). Das Verlangen nach Sexualverkehr kann abwechselnd fehlen oder übertrieben stark sein. Evtl. bestehen Charakterstörungen. – Die Diagnose wird erleichtert, wenn gleichzeitig körperliche Zwischenhirnsymptome bestehen (Störungen des Wasserhaushalts, des Hormongleichgewichts oder des Körpergewichts).

fr: diencéphalose psychique; *e:* psychic diencephalosis.

Zwischenhirnsyndrom, *Stertz*sches *(n)* **Stertz*sches Zwischenhirnsyndrom.

zwischenmenschlicher Konflikt *(m).* Konflikt, der sich zwischen zwei Menschen (nicht innerhalb der Psyche) abspielt.

e: interpsychic conflict.

zyklisches Irresein *(n).* Obsol. Syn. für *Erkrankung, manisch-depressive.

Zykloid *(n).* (*E. Kretschmer*). Abnorme Charaktervariante. Zeiten gehobener Stimmung mit Überschuß an motorischer und psychischer Aktivität wechseln mit Zeiten ab, in denen Stimmung und Aktivität gedrückt sind. *Kretschmer* nimmt fließende Übergänge von einer als normal gedachten zyklothymen Charaktervariante (*Zyklothymie) über das zykloid Psychopathische zum psychotischen Manisch-Depressiven an. Wird am häufigsten bei pyknischer Körperkonstitution angetroffen.

zykloide Psychopathien *(f)* *Psychopathien, zyklothyme.

zykloide Psychosen *(f, pl)*. (*K. Kleist, K. Leonhard*). Gruppe von endogenen Psychosen mit phasischem Verlauf, bei denen einer Erkrankungsphase ein gewöhnlich mehrjähriges symptomfreies Intervall folgt. Innerhalb des nosologischen Systems der Psychiatrie stehen die Psychosen zwischen der manisch-depressiven Erkrankung und der Schizophrenie. Der Verlauf ähnelt mehr dem der manisch-depressiven Erkrankung, die Prognose kann gewöhnlich günstig gestellt werden. Die Symptomatik ähnelt mehr der Schizophrenie, obwohl sie hierfür nicht typisch ist. Nach *Leonhard* sind drei Formen zu unterscheiden, die alle wie bei manisch-depressiver Erkrankung einen erregten und einen gehemmten Pol erkennen lassen (bipolare Formen): **1.** *Angst-Glücks-Psychose, **2.** (erregt-gehemmte) *Verwirrtheitspsychose, **3.** (akinetisch-hyperkinetische) *Motilitätspsychose.
e: (atypical) cycloid psychoses.
Syn.: atypische Psychosen, (zykloide) Randpsychosen, Emotionspsychosen, Degenerationspsychosen, Mischpsychosen.

zykloide Randpsychosen *(f, pl)*. Syn. für *zykloide Psychosen.

zykloides Temperament *(n)* *zykloid.

Zykloidie *(f)* *Zykloid.

Zyklopath *(m)*. (*Luxenburger*, 1937). Zusammenziehung aus »zykloider Psychopath« (*Psychopathen, zyklothyme).

Zyklophrenie *(f)*. (*Lenz*). Selten gebr. Syn. für *Erkrankung, manisch-depressive.

zyklothym *(a)*. (*E. Kretschmer*). Zum zyklothymen Charaktertypus gehörig (*Zyklothymie).
fr: cyclothymique; *e:* cyclothymic.

zyklothyme Depression *(f)*. Syn. für *Depression, endogene.

zyklothyme Phase *(f)*. Die einzelne Erkrankungsphase (*Phase) einer manisch-depressiven Erkrankung (s.d.).

zyklothyme Psychose, atypische *(f)*. Syn. für *zykloide Psychose.

Zyklothyme Störung *DSM-Anhang.

zyklothymes Temperament *(n)* *Zyklothymie (1).

Zyklothymie *(f)*. **1.** Nach der Typologie *E. Kretschmer*s besondere (nicht krankhafte, nicht abnorme) Temperamentsform, die besonders oft mit pyknischem Körperbau verbunden ist. Charakteristisch sind eine sinnenfrohe Harmonie mit der sozialen Umwelt, Weltoffenheit, soziale Kontaktfähigkeit, expansiver Tätigkeitsdrang und Realismus. – In seinen Bewegungen ist der Zyklothyme weich und harmonisch. – Die Stimmung schwankt zwischen Heiterkeit (Hypomanie) und Traurigkeit. – Das psycho-motorische Tempo ist entweder schnell und beweglich oder langsam und behäbig. – Da die einzelnen Charakteristika sich verschieden zusammensetzen können, unterscheidet *Kretschmer* einen flott-hypomanischen, stillvergnügten und schwermütigen Typ. Im praktischen Leben sind sie die geschwätzig Heiteren, die ruhigen Humoristen, die stillen Gemütsmenschen, bequemen Genießer und tatkräftigen Praktiker. Bei Steigerung dieser Charakterzüge ins Abnorme entsteht die *zykloide Charaktervariante. Es besteht ferner eine besondere Affinität zur manisch-depressiven Erkrankung. **2.** Von *Kahlbaum* wurde der Begriff als leichte Form der manisch-depressiven Erkrankung einer schweren (Vesania typica circularis) gegenübergestellt. Dieser Gebrauch des Wortes hat sich teilweise erhalten. **3.** Von *K. Schneider* wurde Zyklothymie als Syn. für manisch-depressive Erkrankung vorgeschlagen, konnte sich aber wegen der Verwechslungsmöglichkeiten mit 1. und 2. nicht allgemein durchsetzen.
fr: cyclothymie; *e:* cyclothymia.

Zyklothymosis *(f)*. (*Southard*). Kaum gebr. Syn. für *Erkrankung, manisch-depressive.
fr: cyclothymose; *e:* cyclothymosis.

Zypridophobie *(f)*. Krankhafte Angst vor Geschlechtskrankheiten.
fr: cypridophobie; *e:* cypridophobia.

Glossar englisch-deutsch

aberration, mental: Zerfahrenheit
ablutomania: Waschzwang
abnormal: abnorm
abnormal psychology: Pathopsychologie
abortion psychosis: Abortpsychose
abreaction: Abreagieren
abreaction, treatment of: Abreaktionsbehandlung
abreaction therapy: Einsichtsbehandlung
abstinence syndrome: Entziehungserscheinungen
abstinent: Alkoholgegner
abulia: Aspontaneität, Abulie
abyssinian tea: Kath
acarophobia: Dermatozoenwahn
acathisia: Akathisie
access: Anfall
accessory symptoms: Symptome, akzessorische
accident proneness: Unfallanfälligkeit
accustoming: Gewöhnung
acetylcholine shock: Acetylcholin-Schock
acousma: Akoasmen
acrocephaly: Turmschädel, Akrozephalie
acromegaly: Akromegalie
acting out: Agieren
active hypnosis, graduate: Aktivhypnose, gestufte
activity therapy: Aktivitätstherapie
actual genesis: Aktualgenese
actualization: Aktualisieren
actual neurosis: Aktualneurose
adapted patients: angepaßte Patienten
adhesiveness: Adhäsivität
adhesivity: Haften
adjustment inventory: *Bell*scher Fragebogen
adolescent epilepsy: Pubertätsepilepsie
adolescent insanity: Hebephrenie
affect, quota of: Affektbetrag
affect block: Affektstauung, Affektsperre
affective: affektiv, affektbetont
affective accumulation: Affektstauung
affective desolation: Affektlahmheit
affective disorders: Störungen, affektive
affective epilepsy: Affektepilepsie
affective incontinence: Affektinkontinenz
affective lability: Affektlabilität
affective nodal points: affektive Knotenpunkte
affective projection: Affektprojektion
affective psychosis: Gemütskrankheit
affective rebuff *oder* **removal:** Abfuhr der Affekte
affective repression: Affektverdrängung
agency: Erziehungsberatungsstelle
age of physical and psychological deterioration: Rückbildungsalter
aggressive instinct: Aggressionstrieb
agitation: Agitiertheit
agnosia: Agnosie
agony of death: Todesangst
agoraphobia: Agoraphobie
agraphia: Agraphie
agrypnia: Agrypnie
aha: Aha-Erlebnis
ah-hah: Aha-Erlebnis
ahypnia: Ahypnia, Ahypnie
akinesis: Bewegungssperre
akoasm: Akoasmen
alcohol addict: Alkoholiker
alcohol-Antabuse-reaction: Disulfiram-Alkohol-Reaktion
alcohol delict: Alkoholdelikt
alcohol detoxication cure: Alkoholentziehungskur
alcohol intolerance: Alkoholintoleranz
alcohol withdrawal syndrome: Alkoholentzugssyndrom
alcoholic: Alkoholiker, Potator, Trinker
alcoholic depravation: Alkoholdepravation
alcoholic encephalopathy: Pseudoencephalitis haemorrhagica
alcoholic epilepsy: Alkoholepilepsie
alcoholic hallucinosis: Alkoholhalluzinose
alcoholic intoxication, acute: Alkoholrausch, gewöhnlicher
alcoholic intoxication, pathologic: Rausch, pathologischer
alcoholic paranoia: Alkoholparanoia
alcoholic psychoses: Alkoholpsychosen
alexithymia: Alexithymie
algesic aphagia: Aphagia algera
Alice in wonderland, syndrome of: Depersonalisationssyndrom
alienatio mentis: Irresein
alienation: Irresein, Entfremdung
alienation depression: Entfremdungsdepression
alienist: Irrenarzt, Alienist
alpha enhancement: Alphatraining
alpha feedback: Alphatraining

alpha wave training: Alphatraining
alveolar hypoventilatory DIMS syndrome, alveolar hypoventilatory DOES syndrome: Alveoläres Hypoventilations-Syndrom
Alzheimer's dementia: *Alzheimer*sche Krankheit
ambitendency: Ambitendenz
ambivalence: Ambivalenz
ambivalent: ambivalent
ambiversion: Ambiversion
amelia: Amelie
amelian speech: Diktionsamelie
ament: amentiell
amentia: Amentia, Oligophrenie
amentia, arteriosclerotic: Dementia arteriosclerotica
amentia, paranoid: Amentia paranoides
amentia, Stearn's alcoholic: Amentia, alkoholische
amnesia: Erinnerungsverlust, Amnes(t)ia
amnesia, anterograde: Amnesie, anterograde
amnesia circumscribed: Amnesie, lakunäre
amnesia, infantile: Amnesie, infantile
amnesia, lacunar: Amnesie, lakunäre
amnesia, localized: Amnesie, lakunäre
amnesia, posthypnotic: Amnesie, posthypnotische
amnesia, posttraumatic: Amnesie, posttraumatische
amnesia, retrograde: Amnesie, retrograde
amnesia, transient: Erinnerungsausfall, inselförmiger
amnesia, transient global: Amnesie, transitorische globale
amnestic: amnestisch
amnestic-confabulatory syndrome: amnestisch-konfabulatorisches Syndrom
amnes(t)ic syndrome: amnestisches (*Korsakow*-)Syndrom
amok: Amok
amorous paranoia: Liebeswahn
amotivation syndrome: Amotivations-Syndrom
amphetamine-addiction: Weckaminsucht
amuck: Amok
analgesic addiction: Analgetikasucht
anality: Analität
anal-erotism: Analerotik
anal phase: anale Phase
anal-sadistic stage: anale Phase
anal stage: anale Phase
analysis: Analyse
analysis, active: Analyse, aktive
analysis, conflict-centered: Analyse, gezielte
analysis, direct: Analyse, direkte
analysis, dual: Psychoanalyse, duale
analysis, focussed: Analyse, gezielte
analysis, orthodox: Analyse, orthodoxe
analysis, short-term: Kurzanalyse
analysis, wild: Psychoanalyse, wilde
analyst: Psychoanalytiker
analytical group therapy: analytische Gruppentherapie
analytical situation: analytische Situation
analytic therapy, direct: Analyse, direkte
analyzed, person to be: Analysand.
anamnesis, biographical: Anamnese, biographische
anamnesis, indirect: Fremdanamnese
anamnestic interrogation: Exploration
anancasm: Anankasmus
androphonomania: Amok
angina, false: Pseudoangina pectoris
anhedonism: Anhedonie
anideation: Anideation
anilingus: Anilingus
animism: Animismus
annulment of marriage: Ehenichtigkeit
anoësis: Anoese
ano-genital pruritus: Pruritus ano-genitalis
anoia: Anoia
anorexia nervosa: Anorexia nervosa
antabuse-cure: Antabus-Kur
antialcoholic: Alkoholgegner
antialcohol movement: Anti-Alkoholbewegung
anti-cathexis: Gegenbesetzung
anticipatory anxiety: Erwartungsneurose
anticonvulsants: Antikonvulsiva
anticonvulsives: Antikonvulsiva
antidepressants: Antidepressiva
antiklisis: Antikinese
Anton's sign: *Anton*sches Symptom
anxiety: Unlust(gefühle), Angst
anxiety, free floating: Angst, frei flottierende
anxiety, generalized: Angst, frei flottierende
anxiety-blissfulness psychosis: Angst-Glücks-Psychose
anxiety depression: Angstdepression
anxiety dream: Angsttraum
anxiety equivalent: Angstäquivalent
anxiety fit: Angstanfall
anxiety hysteria: Angsthysterie
anxiety neurosis: Angstneurose
anxiety-psychosis: Angstpsychose
anxiety regression: Angstregression
apastia: Nahrungsverweigerung
apathy: Apathie
aphalgesia: Haphalgesie
aphasia: Aphasia, Aphasie
aphelxia: Aphelxie
aphemia: Aphemia, Aphemie

aphemia pathematica: Aphemia pathematica
aphrodisiomania: Liebeszwang
apnea, apnoea: Apnoe
apnoic pause: apnoische Pause
apocalyptic phase: Apokalyptik
apophany phase of delusion: Apophänie
apparatus, mental: Apparat, psychischer
apparatus, psychic: Apparat, psychischer
apparition: Erscheinung
apperception: Apperzeption
appersonation: Appersonation
appersonification: Appersonation
appetite, perverted: Pica
applied psychoanalysis: Psychoanalyse, angewandte
apprehension: Apprehension, Begreifen
apraxia: Apraxia, Apraxie
apraxia, kinetic: Apraxie, gliedkinetische
arc de cercle, arc of a circle: Arc de cercle
archetype: Archetypus
arithmomania: Zählzwang
army psychiatry: Wehrpsychiatrie
arrangement, neurotic: Arrangement, neurotisches
arson: Brandstiftung, Pyromanie
articulation, disorder of: Sprachstörung, artikulatorische
art-therapy: Gestaltungstherapie
asceticism: Askese
aschematia: Körperschemastörung
asomnia: Asomnie
association: Assoziation
association, controlled: Assoziation, gerichtete
association, free: Assoziation, freie
association disorder: Assoziationsstörung
association-experiment: Assoziationsversuch
association psychology: Assoziationspsychologie
astasia-abasia: Astasie-Abasie-Syndrom
astasophobia: Stasobasophobie
asthenia: Asthenia, Asthenie
asthenia, psychic: Anideation
asthenic: asthenisch
asthenic type: Astheniker
asylum: Asyl, Irrenanstalt
asylum psychiatry: Anstaltspsychiatrie
ataractica: Ataraktika
ataraxy: Ataraxie
ataxia, intrapsychic: Ataxie, intrapsychische
Atebrin-psychosis: Atebrinpsychose
athletic type: athletischer Körperbautyp
atmosphere of maternal care and stimulation: Klima, affektives
attachment disorder: Beziehungsstörung
attack: Anfall
attention: Aufmerksamkeit
attention, evenly suspended: Aufmerksamkeit, gleichschwebende
attention, fluctuating: Aufmerksamkeit, distributive
attention disorder: Aufmerksamkeitsstörung
attitudes, passional: Attitudes passionnelles
attitude types: Einstellungstypen
attonity: Attonität
auditory hallucinating: Stimmenhören
auditory visual synaesthesia: Schreckblitz
aura: Aura
authority conflict: Autoritätskonflikt
authority therapy, medical: Autoritätstherapie
autism, early infantile: Autismus, frühkindlicher
autistic: dereistisch, autistisch
autistic personality: Psychopathen, autistische
autoanalysis: Selbstanalyse
autochthonous delusion: Primärwahn
autochthonous idea: Wahneinfall, autochthone Idee
autogenic training: autogenes Training
autolesion: Selbstbeschädigung
automatic writing: automatisches Schreiben
automatism, ambulatory: Automatismus ambulatorius
automatism, epileptic: Dämmerzustand, epileptischer
automatisms: Automatismen
autopsychic: autopsychisch
autopsychic neurosis: Kernneurose
autoscopy: Heautoskopie
auto-suggestion: Autosuggestion
aversion conditioning treatment: Aversionskur
awakening, dissociated: Erwachen, dissoziiertes
awareness: Bewußtsein
axial symptom: Achsensymptom

barbed-wire-disease: Stacheldrahtkrankheit
barbiturate hypnosis: Narkohypnose
barbituric acid addiction: Barbituratsucht
barrage: Sperrung
basedowian psychosis: *Basedow*-Psychose
basic anxiety: Urangst
basic neuroleptics: Basisneuroleptika
basic rule: Grundregel, psychoanalytische
Batten-Mayou syndrome: *Stock-Spielmeyer-Vogt*-Syndrom
battered-child syndrome: Kindesmißhandlung
battle fatigue: Granatschock
Bayle's disease: Irrenparalyse
Beard's disease: Neurasthenie *Beard*
beastliness: Bestialität
bed craving: Bettsucht

bed restraint: Fixierung
bedwetting: Enuresis
behavio(u)r: Verhalten
behavio(u)ral modification (therapy): Verhaltensmodifikation, Verhaltenstherapie
behavioural sciences: Verhaltenswissenschaften
behavio(u)r disturbance: Verhaltensstörung
behavio(u)rism: Behaviorismus
behavio(u)r therapy: Verhaltenstherapie
belittlement, delusion of: Kleinheitswahn
Bell's mania: *Bell*sche Manie
bennies: Kokain
benumbed state: Benommenheit
benzinism: Benzinismus
bestiality: Bestialismus, Bestialität, Sodomie
bewilderment: Ratlosigkeit
bibliophilia: Bibliophilie
bifocal group therapy: bifokale Gruppenpsychotherapie
Binet-scale: *Binet-Simon*-Test
Binet test scale: *Binet-Simon*sche Intelligenzstaffel
Binswanger dementia: *Binswanger*sche Enzephalopathie
bioenergetics: Bioenergetische Analyse
biological marker: Marker, biologischer
birthright complex: Esau-Jakob-Komplex
birth trauma: Geburtstrauma
bizarreness: Bizarrerie
black patch psychosis: Stardelir
blanc recollection: Amnesie, totale
bland: blande
blindfold test: Blindversuch, einfacher
blindness, hysterical: Blindheit, psychogene
blinking: Blinzelkrampf
blocking: Sperrung
block of thoughts, (abrupt): Denksperre
body build: Körperbau
body image: Körperschema
body language: Körpersprache
body schema: Körperschema
body therapies: Körpertherapie
borderline: s. Stichwort
borderline psychosis: Randpsychose
boulimia: Bulimie
Bourdon test: Durchstreichtest
bovarism: Bovarismus
boxer's dementia: Boxerdemenz
boxer's encephalopathy: Boxerdemenz
bradyphrenia: Bradyphrenie
bradypragia: Bradypragie, Bradypraxie
bradypsychia: Bradypsychie
braid cutting: Zopfschneider
braidism: Braidismus
brain contusion: Contusio cerebri
brain damage: Hirnschädigung
brain disorder, acute: Psychosyndrom, akutes hirnorganisches
brain injury: Hirnverletzung
brain syndromes, acute: Reaktionstypen, akute exogene
brain-washing: Indoktrination
brandy addiction: Branntweinsucht
Bravais' fits: *Bravais*sche Anfälle
Bravais-Jackson epilepsy: *Jackson*-Epilepsie
breaking: Zerrüttung der Ehe
broadcasting of thought: Gedankenausbreitung
broad-spectrum neuroleptics: Breitbandneuroleptika
broken home: s. Stichwort
bromidrosiphobia: Brom(h)idro(si)phobie
bromine cachexia: Bromkachexie
brominism: Bromismus
bronzed catatonia: Bronzekatatonie
brownism: Brownianismus
Brunonian theory: Brownianismus
brunonianism: Brownianismus
buffoonery psychosis: Faxensyndrom
bulimia: Freßgier, Freßsucht

cabman's position: Droschkenkutscherhaltung
cacaesthesia: Kakästhesie
calmatives: Tranquilizer
calming drug: Beruhigungsmittel
camptocormia: Kamptokormie
cancellation of marriage: Eheaufhebung
candy: Kokain
cannabis: Haschisch
cannabism: Haschisch-Sucht
capacity to register: Merkfähigkeit
captation: Kaptivation
captativity: Kaptativität
carbon dioxide therapy: Karbonarkose
cardiac phobia: Herzphobie
cardiazol convulsive shock therapy: Cardiazolschockbehandlung
cardiazol diagnosis: Cardiazolprovokation
career neurosis: Aufstiegsneurose
case-history: case-study-method
case-study-method: Einzelfallstudie
casework: s. Stichwort
castration anxiety: Kastrationsangst
castration complex: Kastrationskomplex
catagenesis: Katagenese
catalepsy: Katalepsie
catalepsy, rigid: kataleptische Starre
cataplexia: Tonusverlust, affektiver
cataract patients, postoperative: Stardelir
catastrophic behavior: Katastrophenreaktion
catathymia: Katathymie
catathymic delusion: katathymer Wahn

catathymic ideas, (sudden): Einfall, wahnartiger
catatonia, catatony: Katatonie
catatonia, letal: Katatonie, akute tödliche
catatonic cerebral paralysis: Katatonie, akute tödliche
catatony, late: Spätkatatonie
catecholamine hypothesis (of affective disorders): Catecholaminhypothese
cathartic method: kathartische Methode
cathexis: Besetzung
cenesthesia: Zönästhesie
cenesthesic hallucinations: Leibhalluzinationen
cenesthopathy: Zönästhesiopathie
censorship: Zensur
centrolobar sclerosis, familial: *Pelizaeus-Merzbacher*sche Krankheit
cerebellar epilepsy: Epilepsie, zerebelläre
cerebellar fit: Kleinhirnanfall
cerebral arteriosclerosis: Hirnarteriosklerose
cerebral concussion: Contusio cerebri
cerebral function, impaired: Hirnleistungsschwäche
cerebral gigantism: *Sotos*-Syndrom
cerebration: Zerebralisation
character: Charakter
character, anal: Charakter, analer
character, antinomic: Charakter, antinomischer
character, depressive: Charakter, depressiver
character, genital: Charakter, genitaler
character, oral: Charakter, oraler
character, phallic: Charakter, phallischer
character, urethral: Charakter, urethraler
character armor: Charakterpanzerung
character defense: Charakterabwehr
character neurosis: Charakterneurose
characterogenic neurosis: Kernneurose
characterological depression: Charakterdepression
character structure: Charakterstruktur
Charcot pressure point: *Charcot*scher Punkt
Charcot sign: *Charcot*sches Zeichen
charley: Kokain
chatterbox effect: Cocktailparty-Syndrom
child abuse: Kindsmißbrauch
child analysis: Kinderanalyse
child guidance clinic: Erziehungsberatungsstelle
childhood neurosis: Kindheitsneurose
child molestation: Kindsmißbrauch
child murder: Kindstötung
child psychiatry: Pädopsychiatrie, Kinderpsychiatrie, Jugendpsychiatrie
childish: pueril
childishness: Puerilismus
choice of a neurosis: Neurosenwahl
choleric: cholerisch
choleric person: Choleriker
chorea, chronic progressive hereditary: Chorea *Huntington*
chorea, epidemic: Choreomanie
chorea, hysterical: Chorea hysterica.
chorea insaniens: Choreapsychose
chorea nutans: Salaam-Krämpfe
chorea psychosis: Choreapsychose
circadian rhythm: Zirkadianrhythmen
clang association: Klangassoziation
clavus: Klavusgefühl
clavus hystericus: Clavus hystericus
client centered play therapy: Spieltherapie, klientzentrierte
client centered therapy: Psychotherapie, klientbezogene
climacteric insanity: Involutionspsychose
climacterium, male: Klimakterium virile
cloaca theory: Kloakentheorie
clonic fits: klinische Krämpfe
Clytemnestra complex: Klytämnestra-Komplex
cocaine: Kokain
cocainism: Kokainismus
cocktail, lytic: Cocktail, lytischer
cocktail-party conversationalism: Cocktailparty-Syndrom
co-consciousness: Mitbewußtes
codeinomania: Kodeinismus
cognitive (behavior) therapy: kognitive (Psycho-)Therapie, Erkenntnistherapie
coition: Beischlaf
coitus suspectus: Coitus suspectus
coke: Kokain
cokie: Kokainismus
colic, mucous: Colica mucosa
Colitis, mucous: Colon irritabile
Colitis, spastic: Colon irritabile
colitis, ulcerative: Colitis ulcerosa
collapse delirium: Kollapsdelir
collecting mania: Sammelsucht
collectionism: Sammeltrieb
collective neurosis: Massenneurose
collective psychotherapy: kollektive Psychotherapie
collectivization, permanent: Dauerkollektivierung
collector's mania: Sammelsucht
coma: Koma
comatose: komatös
combat exhaustion: Kampfreaktion, akute
command, post-hypnotic: Auftrag, posthypnotischer
command automatism: Befehlsautomatie

communication: Kommunikation
community, therapeutic: Gemeinschaft, therapeutische
Community care: s. Stichwort
community mental health (center): Psychiatrie, gemeindenahe
compensating neurosis: Begehrensneurose
compensation neurosis: Entschädigungsneurose, Rentenneurose
complex: Komplex, komplexhaft
compliance: s. Stichwort
compliance, somatic: Entgegenkommen, somatisches
component instincts: Partialtriebe
composure: Besonnenheit
comprehension: Verstehen, Auffassung
comprehension, weakness of: Auffassungsstörung
comprehensive psychology: verstehende Psychologie
compromise formation: Kompromißbildung
compulsary admission: Zwangseinweisung
compulsion: Impulsivhandlung, Obsession
compulsion to repeat: Wiederholungszwang
compulsive movement: Zwangsbewegung
compulsive thinking: Zwangsdenken
conation: Konation
concentration: Konzentration
concentration camp syndrome: KZ-Syndrom
concomitant effects: Begleiterscheinungen
concussion (of the brain): Commotio cerebri, Concussio cerebri
condensation: Verdichtung
condition: Befinden
conditional dismissal: bedingte Entlassung
conditioning: Konditionierung
confabulation: Konfabulation
conflict, interpsychic: zwischenmenschlicher Konflikt
conflict, psychical: Konflikt, psychischer
conflict-solving therapy: Psychotherapie, aufdeckende
confusion: Verwirrtheit, Zerfahrenheit
confusion, arteriosclerotic: Delir, arteriosklerotisches
confusion, postictal: Dämmerzustand, epileptischer
congruence: Kongruenz
Conolly system: *Conolly*-System
conscience: Gewissen
conscientious mental conflict: Gewissenskonflikt
conscious attitude: Bewußtseinslage
consciousness: Bewußtsein, Gewissen
consciousness, alternating: Bewußtsein, alternierendes
consciousness, clouding of: Bewußtseinstrübung
consciousness, collective: Bewußtsein, kollektives
consciousness, degree of: Bewußtseinsgrad
consciousness, disturbance of: Bewußtseinsstörung
consciousness, field of: Bewußtseinsfeld
consciousness, flow of: Bewußtseinsstrom
consciousness, gap of: Bewußtseinslücke
consciousness, limited: Bewußtseinseinengung
consciousness, loss of: Bewußtlosigkeit
consciousness, marginal: Randbewußtsein
consciousness, object content of: Bewußtseinsinhalt
consciousness, threshold of: Bewußtseinsschwelle
constance principle: Konstanzprinzip
constancy, law of: Konstanzprinzip
constraint of thought: Gedankenbeeinflussung
consultation psychiatry: Konsiliarpsychiatrie
contamination: Kontamination, Wortagglutination
content-thought disorder: Denkstörung, inhaltliche
continuous sleep: Dauerschlaf
continuous sleep treatment: Schlafkur
continuous water bed: Dauerbad
contractual capacity: Testierfähigkeit
control analysis: Kontrollanalyse
conversion: Konversion
conversion, experience of: Bekehrungserlebnis
conversion disorders: Ausdruckskrankheiten
conversion hysteria: Konversionshysterie
conversion neurosis: Konversionsneurose
conversion reaction: Konversionsreaktion
conversion symptoms: Konversionssymptome
convulsion, epileptoid: Krampf, epileptischer
convulsion therapy: Krampfbehandlung
convulsive: konvulsiv
convulsive laughter: Zwangslachen
cooperative urban house (group): Hausgruppe
coronary prone behavior: Typ-A-Verhalten
corpus callosum degeneration syndrome: *Marchiafava-Bignam*ische Krankheit
correctional education: Fürsorgeerziehung
cortical epilepsy: *Jackson*-Epilepsie
couéism: *Coué*sche Methode
cough, hysteroid: Husten, psychogener
counseling: Beratung, psychologische
counter-cathexis: Gegenbesetzung
counter-imagination: Gegenzwang
counter-investment: Gegenbesetzung
counter-phobic: kontraphobisch
counter transference: Gegenübertragung
couples therapy: Ehepaartherapie

cover memory: Deckerinnerung
CR: Reflex, bedingter
cramp: Crampus, Krampf
criminal by instinct: Hangtäter
criminology, psychiatric: Kriminalpsychopathologie
crisis intervention: Krisenintervention
crisis of identity: Identitätskrise
crisis team: Telefonseelsorge
criteriology: Kriteriologie
criterion of exclusion: Ausschlußkriterium
criterion of inclusion: Einschlußkriterium
critical faculty: Kritikfähigkeit
cross-sectional diagnosis: Querschnittsdiagnose
crying-fits: Weinkrämpfe
cryptesthesia: außersinnliche Wahrnehmung
crystal-vision: Kristallvisionen
custodial hospital: geschlossene Anstalt
cyclothymia: Zyklothymie
cyclothymic: zyklothym

dancing mania: Choreomanie
danger to the public: Gemeingefährlichkeit
Dasein analysis: Daseinsanalyse
day-dream: Tagträumereien
day-hospital: Tagesklinik
day residues: Tagesreste
daytime terror: Tagesangst
day-unit: Tagesklinik
daze: Hebetudo (sensuum)
deaf-muteness: Taubstummheit
deafness, psychogenic: Taubheit, psychogene
death, psychogenic: Tod, psychogener
death feigning: Totstellreflex
death-instinct: Todestrieb
death-wish: Todeswunsch
Decentan syndrome: Decentan-Syndrom
decompensation neurosis: Dekompensationsneurose
deconditioning: Dekonditionierung
deep psychology: Tiefenpsychologie
defect, moral: Defekt, moralischer
defect, schizophrenic: Defekt, schizophrener
defective catatonia: Defektkatatonie
defective state, irreversible: Defektzustand
defense, psychical: Abwehr, psychische
defense-hysteria: Abwehrhysterie
defense-mechanism: Abwehrmechanismus
defense-neurosis: Abwehrneurose
defense operotropism: Abwehroperotropismus
defense psychism: Abwehrpsychismus
defervescence psychosis: Deferveszenzpsychose
deficient judgement: Debilitas (mentalis)
defusion: Entmischung
degenerate: Dégénéré
degeneration: Degeneration
degeneration, psychosis of: Degenerationspsychose
degeneration of corpus callosum, primary: *Marchiafava-Bignami*sche Krankheit
degenerative catatonia: Defektkatatonie
degenerative hebephrenia: Defekthebephrenie
degenerative psychosis: Defektpsychose
degenerescence: Degenereszenz
déjà-vu phenomenon: Déjà-vu-Erlebnis
delirious: delirant
delirium: Delir, Toben
delirium, depressive enormity: Délire d'énormité
delirium, exhaustion: Delirium ex inanitione
delirium, low muttering: Delirium mussitans
delirium, maniacal: Delirium manicum
delirium, melancholic: Délire de ruine
delirium, siege: Belagerungsdelir
delirium, toxic: Belagerungsdelir
delirium tremens: Delirium tremens
delirium verborum: Zungendelirium
delta alcoholism: Deltaalkoholismus
delusion: Wahn, Delusion
delusion, dermatozoic: Dermatozoenwahn
delusion, messianic: Berufungswahn
delusion, systematized: Wahnsystem
delusional idea: Wahnidee
delusional mood: Wahnstimmung
delusional perception: Primärerlebnis, schizophrenes
delusion of being influenced: Beeinflussungsgefühl
delusion of grandeur: Größenwahn
delusion of guilt: Versündigungswahn
delusion of impoverishment: Verarmungswahn
delusion of injury, presenile: Beeinträchtigungswahn, präseniler
delusion of innocence: Unschuldswahn
delusion of negation: nihilistischer Wahn
delusion of observation: Beachtungswahn
delusion of pardon: Begnadigungswahn, präseniler
delusion of reference: Beziehungswahn
demand level: Anspruchsniveau
demedicalization: Demedikalisation
demented: dement
dementia: Verblödung, Persönlichkeitsabbau, Demenz
dementia, schizophrenic: Verblödung, schizophrene
dementia, senile: Demenz, senile
dementia praecox: Dementia praecox
demoniacal possession: Dämonenwahn
demonism: Geisterglaube

demotion reaction: Abstiegsneurose
denial: Verleugnen
dependence, relation of: Abhängigkeitsbeziehung
dependence on a combination of substances: Zweizügelabhängigkeit
dependency on both stimulants and sedatives: Zweizügelabhängigkeit
depersonalization: Depersonalisation
depersonalization, psychosis of: Entfremdungspsychose
depletion, dynamic: Entleerung, dynamische
depravation: Depravation
depressed: deprimiert
depression, agitated: Depression, agitierte
depression, anaclitic: Depression, anaklitische
depression, anancastic: Depression, anankastische
depression, anxious: Depression, ängstliche
depression, autonomous: Depression, autonome
depression, cyclic: Depression, zirkuläre
depression, endogenous: Depression, endogene
depression, excited: Depression, agitierte
depression, gestational: Schwangerschaftsdepression
depression, inhibited: Depression, gehemmte
depression, involutional: Depression, involutive
depression, irritable: Depression, reaktive
depression, larvate: Depression, larvierte
depression, masked: Depression, larvierte
depression, menopausal: Depression, klimakterische
depression, obsessional: Depression, anankastische
depression, primary: Depression, primäre
depression, psychotic: Depression, psychotische
depression, secondary: Depression, sekundäre
depression, symptomatic: Depression, symptomatische
depression, vital: Depression, vitale
depression of late onset: Depression, involutive
depression-pain syndrome: Depressions-Schmerz-Syndrom
depression spectrum disease: Spektrumdepression
depressive delusion: Wahnidee, depressive
depressive disposition, constitutional: Depression, konstitutionelle
depressive moods: Depressivität
depressive reaction: depressive Reaktion
deprivation, sensory: Deprivation, sensorielle
deprivation of personal freedom: Freiheitsberaubung, Freiheitsentziehung
depth psychology: Tiefenpsychologie
derangement, epileptic: Ausnahmezustand
derangement of task set: Einstellungsstörung
derealization: Derealisation
dereism: Dereismus
dereistic: dereistisch
descent-delusion: Abstammungswahn
desensitization: Desensitisation
desocialization: Desozialisation
destiny neurosis: Schicksalsneurose
destructive instinct: Destruktionstrieb
destrudo: Destrudo
desuggestion: Desuggestion
deterioration, index of: Abbauindex
deterioration, mental: Abbau
deteriorative psychosis: Defektpsychose
detoxification center: Trinkerheilstätte
detumescence impulse: Detumeszenztrieb
development, neurotic: Entwicklung, neurotische
developmental masturbation: Entwicklungsonanie
developmental paranoia: Entwicklungsparanoia
deviant behavio(u)r: Verhalten, abweichendes
dexamethason suppression test: Dexamethason-Suppressions-Test
diabetes syndrome, long-term: Diabetespsychose, Encephalopathia diabetica
diabetic psychosis: Diabetespsychose
diabolism: Diabolie
diachronia: Diachronie
diacoptic reaction: diakoptische Reaktion
diagnosis, multidimensional: Diagnostik, mehrdimensionale
Diagnostic and Statistical Manual of Mental Disorders: s. Stichwort
diaschisis: Diaschisis
diathesis, paroxysmal: Diathese, iktaffine
diathetic ratio: diathetische Proportion
dibenamin psychosis: Dibenamin-Psychose
diction: Diktion
diencephalosis, psychic: Zwischenhirnsyndrom, psychisches
differential typology: Differentialtypologie
differentiation: Differenzieren
dipsomania: Dipsomanie
disaggregation, mental: Disaggregation
disaster syndrome: Gefühlslähmung, akute
disavowal: Verleugnen
discerning ability: Einsichtsfähigkeit
discharge, (affective): Abfuhr (der Affekte)
discharge, cathectic: Affektausbruch
discharge of affect: Affektkrise
discharge psychosis: Freiheitspsychose
discrimination, lack of: Kritikschwäche

disergastic reaction: disergastische Reaktion
disgregation phobia: Disgregationsangst
disintegration, sexual: Entmischung
disjection: Disjektion
dislike: Aversion
dismissal on probation: Entlassung, bedingte
disorders of initiating and maintaining sleep: Einschlaf- und Durchschlafstörung
disorders of the disposition of emotions: Bereitstellungskrankheiten
disorientation: Desorientiertheit
displacement: Verschiebung
displacement activity: Übersprungshandlung
displacement impulse: Bewegungsdrang
displacement reaction: Übersprungshandlung
dissimulation: Dissimulation
dissociation: Abspaltung, Ich-Spaltung, Spaltung des Bewußtseins
dissociation amnesia: Dissoziationsamnesie
dissociation of ideas: Ideendissoziation
distortion: Entstellung
distractibility: Ablenkbarkeit
distrust: Mißtrauen
disturbance psychism: Störungspsychismus
disturbances in status of preparedness: Bereitstellungskrankheiten
disturbances of psychomotility: Erregung, psychomotorische
disruption of the sleep-wake cycle: Schlaf-Wach-Störung
domestication: Domestizieren
dominant idea: Zwangsgedanken
dopamine: Dopamin
dopamine hypothesis: Dopaminhypothese
Doppelgänger phenomenon: Doppelgängerwahn
double: Doppelgänger
double bind: s. Stichwort
double blind trial: Blindversuch, doppelter
double consciousness: doppeltes Bewußtsein
double insanity: Folie à deux
double personality: doppeltes Bewußtsein
double suicide: Doppelselbstmord
doubting mania: Folie du doute
dream: Traum
dream by nocturnal sensory stimuli: Leibreiztraum
dream-censor: Traumzensor
dream-content, analysis of: Trauminterpretation
dream-content, latent: Traumgedanken, latente
dream-content, manifest: Trauminhalt, manifester
dream-interpretation: Trauminterpretation
dream-like: oneiroid
dream-like state: oneiroider Zustand
dream-screen: Traumhintergrund
dream-symbolism: Traumsymbolik
dream thought: Traumdenken
dream-work: Traumarbeit
dreamy state: s. Stichwort
drinker, hard: Potator strenuus
drinker, heavy: Potator strenuus
drive: Trieb, Strebung
drivel: Faseln
dromolepsy: Dromolepsie
dromomania: Wandertrieb
drop attacks: Drop-Anfälle
drop seizure: Sturzanfall
drowsiness: Schlaftrunkenheit, Somnolenz, Benommenheit
drug abuse: Mißbrauch (von Drogen)
drug addiction: Arzneimittelsucht, Rauschgiftsucht, Sucht
drug dependence: Arzneimittelsucht, Medikamentenabusus, Drogenabhängigkeit
drug «doctor«: »Drogen« Arzt
drug psychosis: Rauschgiftpsychose
drunkenness: Alkoholrausch, gewöhnlicher
drunkenness, pathological: Rausch, pathologischer
drying-out center: Trinkerheilstätte
DSM: Diagnostic and Statistical Manual of Mental Disorders
dual sexuality: dualer Liebesmodus
dullness: Dumpfheit
duplicated personality, phenomenon of: Doppelgängererlebnis
duration: Gegenwartsdauer
Durham decision *oder* **rule:** Durham-Entscheidung
dynamic: Dynamik, dynamisch
dysbasia: Dysbasia, Dysbasie
dysbasia, hysterical: Dysbasia hysterica
dysb(o)ulia: Dysbulie
dyscalculia: Rechenschwäche
dysdacnic syndrome: dysdaknisches Syndrom
dysgraphia: Dysgraphie
dyskinesia, tardive: Defektsyndrom, terminales extrapyramidales, Spätdyskinesien
dysmnesia: Gedächtnisstörung, Dysmnesie
dysmnesic syndrome: dysmnestisches Syndrom
dysorthographia: Schreibschwäche
dysparaneuia: Dysparaneunia
dysphagia globosa: Dysphagia globosa
dysphasia: Dysphasie, Aphasia, Aphasie
dysphemia: Stottern
dysphonia: Dysphonia, Dysphonie
dysphoria: Dysphorie
dysphoric personality: Psychopathen, dysphorische
dysphoric state: dysphorischer Zustand

dysplastic type: Dysplastiker
dyssocial behavior: Dissozialität
dysthymia: Dysthymia, Dysthymie
dysthymia, endoreactive: Dysthymie, endoreaktive
dysthymia neuralgica: Dysthymia neuralgica
dysthymic: dysthym
dysthymic person: Dysthymiker
dysthymic schizophrenia: Schizophrenie, dysthyme
dystonia, neurocirculatory: Dystonie, neurozirkulatorische
dystonia, neurovegetative: Dystonie, vegetative
dystrophy, cerebral: Dystrophie, zerebrale
dystropy: Dystropie
dysuria, psychic: Dysuria psychica

early disturbance: Störung, frühe
early infantile autism: Autismus, frühkindlicher
eating disorders: Eßstörungen
ebriety: Ebrietas
ecdemomania: Ekdemomanie
ecdemonomania: Ekdemonomanie
echolalia: Echolalie
echomatism: Echoerscheinungen
echophenomena: Echoerscheinungen
eclamptic psychoses: eklamptische Psychosen
eclipse, mental: Psycholepsie
ecmnesia: Ekmnesie
ecnoea: Eknoia
ecnoic states: eknoische Zustände
ecology, human: Ökologie, menschliche
economic: ökonomisch
ecphorizing: Ekphorieren
ecstasy: Ekstase
ecstatic visions: ekstatische Visionen
ECT: Elektrokonvulsionsbehandlung
ectomorphic type: Ektomorphie
education: Erziehung
E.E.: Expressed Emotions
effemination: Effeminatio(n)
effort-syndrome: Herzangstsyndrom
ego: Ich
ego, splitting of the: Ich-Spaltung
ego-alien: ichfremd
ego analysis: Ich-Analyse
ego boundary: Ichgrenzen
ego-complex: Ich-Komplex
ego consciousness: Ichbewußtsein
ego-dystonic: ichfremd
ego ideal: Ich-Ideal
ego identity: Ich-Identität
ego-instincts: Ichgrenzen
ego-libido: Ichlibido
ego pain: Unlust(gefühle)
ego psychology: Ich-Psychologie
eidetic: eidetisch
eidetic disposition: eidetische Anlage
eidetic images: eidetische Anschauungsbilder
eidetic individual: Eidetiker
eidetics: Eidetik
ejaculation: Ejakulation
Electra complex: Elektra-Komplex
electric convulsion therapy: Elektrokonvulsionsbehandlung
electroconvulsive therapy, unilateral: Elektrokonvulsionsbehandlung, unilaterale
electronarcosis: Elektronarkose
electro-shock: Elektrokrampf, Elektroschock
electroshock treatment: Elektrokonvulsionsbehandlung
electrosuggestion therapy: Elektrosuggestivbehandlung
ematine treatment: Emetinkur
emotion: Affekt, Emotion
emotional: emotional, gefühlsbetont
emotional blunting: Verödung, affektive
emotional characteristics: Erlebnischarakter
emotional contagion: Gefühlsansteckung
emotional deprivation: emotionale Mangelsituation
emotional disposition: Gefühlslage
emotional disturbance: Affektstörung
emotional excitability: Gefühlserregbarkeit
emotional flatness: Gefühlsflachheit
emotional flattening: Gemütsverödung
emotional insufficiency situation: emotionale Mangelsituation
emotional inversion: Affektinversion
emotional irridation: Affektirridation
emotional life: Gefühlsleben
emotional plattening: Gefühlsverarmung
emotional psychosis: Emotionspsychose
emotional reaction: Erlebnisreaktion
emotional response: Affektaustausch
emotional sensibility: Gefühlserregbarkeit
emotional shoc: Emotionsschock
emotional state: Befinden
emotional stupor: Emotionsstupor
emotional type: Erlebnistypus
emotionality: Emotionalität
emotionally unstable personalities: Psychopathen, emotive
emotion psychosis: Emotionspsychose
emotion stupidity: Emotionsstupidität
emotivity: Emotivität, Gefühlserregbarkeit
empathy: Empathie
empirics: Empirismus
encephalasthenia: Enzephalasthenie
encephalopathy: Enzephalopathie

encephalopathy, alcoholic: Pseudoencephalitis haemorrhagica
encephalopathy, hypertensive: Hochdruckenzephalopathie
encephalopathy, leadpoisoning: Encephalopathia saturnina
encoprose: Enkopresis
encounter group: Encounter-Gruppe
endangering constituents: Gefährdungsstrukturen
endocrinopathic type: Endokrinopath
endogenetic: endogen
endogenous: endogen
endogenous psychoses: endogene Psychosen
endomorphic type, Sheldon's: Endomorphie
endophasia: Stimme, innere
endothymics: Endothymie
endothymic sphere: endothymer Grund
endpleasure: Endlust
energy, psychical: Energie, psychische
engram: Engramm
enlightenment, experience of: Erleuchtungserlebnis
enomania: Önomanie
enuresis: Enuresis
eonism: Eonismus
epidemia, psychical: Masseninduktion, psychogene
epilepsia, centrencephalic: Epilepsie, zentrenzephale
epilepsy: Epilepsia, Epilepsie
epilepsy, delayed: Epilepsia tardiva
epilepsy, garrulous: Epilepsia marmotans
epilepsy, genuine: Epilepsie, genuine
epilepsy, gyratory: Epilepsia rotatoria
epilepsy, mild continuous: Epilepsia partialis continua corticalis
epilepsy, symptomatic: Epilepsie, symptomatische
epilepsy syndrome: Epilepsiesyndrom
epileptic: Epileptiker, epileptisch, epilepticus
epileptic attack: Anfall, epileptischer
epileptic constitution: enechetische Konstitution
epileptic cry: Initialschrei
epileptic dementia: Dementia epileptica
epileptic fraud: Schwindler, epileptischer
epileptic insanity: Irresein, epileptisches
epileptic personality: Wesensänderung, epileptische
epileptic psychosis: Epilepsie-Psychose
epileptic seizure: epileptische Krise
epileptic type: Enechetiker
epileptiform: epileptiform
epileptogenic: epileptogen
epileptoid: epileptiform, epileptoid
epileptoid alcoholic: epileptoider Trinker
epileptoid personality: epileptoide Psychopathie
epileptology: Epileptologie
epinosic gain: Krankheitsgewinn, sekundärer
epinosis: Krankheitsgewinn, primärer
equivalent, epileptic: Äquivalent, epileptisches
equivalent, psychic: psychisches Äquivalent
erethism: Erethismus
erethismic: erethisch
erethistic: erethisch
ergasia: Ergasie
ergasiology: Ergasiologie, Psychobiologie
ergotherapy: Werktherapie
erogenous: erogen
Eros: Eros
eroticism: Erotik
erotism: Erotik, Erotismus
erotization: Erotisierung
erotomania: Ero(to)manie, Liebeswahn
erythrophobia: Errötungsfurcht
escape drinker: Betäubungstrinker
escape into disease: Flucht in die Krankheit
establishment artefact: Anstaltsartefakt
esthesia: Ästhesie
estrangement: Entfremdung
estromania: Östromanie
etherism: Ätherismus
etheromania: Ätheromanie
ethology: Ethologie
euphoria, hypochondriac: Euphorie, hypochondrische
exaltation: Exaltation
examination anxiety: Examensangst
examination stupor: Examensstupor
excitability: Reizbarkeit
excitement: Erregung
exhaustion depression: Erschöpfungsdepression
exhaustion psychosis: Erschöpfungspsychose
exhibitionism: Exhibitionismus
existential analysis: Existenzanalyse, Daseinsanalyse
existential anxiety: Lebensangst
existential crisis: Existenzangst
existential guilt: existentielle Schuld
existential order: Daseinsordnung
existential orientation: Befindlichkeit
existential vacuum: Vakuum, existentielles
exogen(etic): exogen
exogenous reactions: Reaktionstypen, akute exogene
expansive: expansiv
expansive delusion: Größenwahn, Megalomanie
expansive paranoia: Expansivparanoia

expectation neurosis: Erwartungsneurose
experience: Erfahrungswissen, Erlebnis
experimental psychosis: Modellpsychose
explanation: Erklären
explanatory delusion: Erklärungswahn
exploration: Exploration
explosion readiness: Explosivität
explosiveness, (sudden): Explosivität
explosive personality: Psychopathen, explosible
explosive reaction: Explosivreaktion
expressed emotions: s. Stichwort
expression: Ausdruck
expression deficiency: Ausdrucksverarmung
expressive slips: Ausdruckshader
external welfare: Außenfürsorge
extinction: Extinktion
extra-muros therapy: Extramuros-Behandlung
extra-sensory perception: außersinnliche Wahrnehmung
extraverted: extravertiert
extrovert: extravertiert
eye contact: Blickkontakt

fabrication: Konfabulation
fabulation: Fabulieren
facial pain, atypical: Gesichtsschmerz, primär autochthoner
faint: Anfall, synkopaler
fainting: Anfall, synkopaler
fakir hand: Fakirhand
fallings: Anfall, astatischer
falling sickness: Fallsucht
falls: Anfall, astatischer
famelic: famelicus
family history: Familienanamnese
family neurosis: Familienneurose
family psychiatry: Familienpsychiatrie
family psychotherapy: Familienpsychotherapie
family social work: Familientherapie
fareaway feeling: Entfremdungserlebnis
fate analysis: Schicksalsanalyse
fate neurosis: Schicksalsneurose
father complex: Vaterkomplex, Elektra-Komplex
father-fixation: Elektra-Komplex
fatuity: Fatuität
faulty attitude: Fehlhaltung
fear: Angst
fear of blushing: Errötungsfurcht
fear of cancer: Karzinophobie
febrile convulsion: Fieberkrampf
febrile delirium: Fieberdelir
feebleminded: schwachsinnig, debil
feeblemindedness: Oligophrenie, Geistesschwäche
feel: Gefühlsempfindung
feeling of elation: Beglückungserlebnis
feeling of indifference: Gefühl der Gefühllosigkeit
feeling of the day before: Kater
feelings: Gefühl
feelings, disorder of: Gefühlsstörung
feelings, scale of: Gefühlsskala
feigning: Simulation
fellatio(n): Fellatio
female Oedipus complex: Elektra-Komplex
feminisation: Effeminatio(n)
fetish: Fetisch
fever, psychogenic: Fieber, psychogenes
field: Feld
field of experience: Erlebnisfeld
final tendency: Tendenz, finale
finger agnosia: Fingeragnosie
fit: Anfall
fit, diacoptic: Anfall, diakoptischer
fit, Jacksonian: Anfall, fokaler
fit, tonic: Hirnstammanfall, tonischer
fit of insanity: Wahnsinnsanfall
fitness for arrest: Haftfähigkeit
fitness to plead: Verhandlungsfähigkeit, strafrechtliche
fixation: Fixierung
flagellant: Flagellant
flagellantism: Flagellantismus
flagellation: Flagellation
flapping tremor: s. Stichwort
flash-back-psychosis: Nachhallpsychose
flexibility, waxy: Flexibilitas cerea
flight into illness: Flucht in die Krankheit
flight of ideas: Ideenflucht
floccillation: Karphologia
flooding: Reizüberflutung
fluctuations of consciousness: Bewußtsein, fluktuierendes
flush: Flush
focal analysis: Fokalanalyse
focal epilepsy: *Jackson*-Epilepsie
forced thinking: Zwangsdenken, Gedankendrängen
forepleasure: Vorlust
forgetfulness: Vergessen
formal thought disorder: Denkstörungen, formale
fragile x syndrome: Marker-X-Syndrom
freak out: s. Stichwort
free-articulation: Einfall, freier
freedom: Freiheit
free will: Freiheit
frenzied anxiety: s. Stichwort
frenzied business: Beschäftigungsdelir
frenzy: Tobsucht, Raserei

frenzy, hysterical: Delirium hystericum
Freudian slip: *Freud*scher Versprecher
Friedmann' disease: Narkolepsie
fright: Schreck
fright-psychosis: Schreckpsychose
frigidity: Defeminatio
frigidity, sexual: Frigidität
frontal adversive area epilepsy: Adversivkrämpfe
frontal lobe syndrome: Stirnhirnsyndrom
frustration: Frustration
frustration tolerance: Frustrationstoleranz
function, impaired cerebral: Hirnleistungsschwäche
functional circle: Funktionskreis
fundamental basis symptoms: Grundsymptome
fundamental rule: Grundregel, psychoanalytische
fury, maniacal: Delirium furibundum sive furiosum
fury crisis: Wutanfall

gain from illness: Krankheitsgewinn
galvanic skin response: Reflex, psychogalvanischer
gambling: Spielleidenschaft
gamenomania: Heiratswut
Ganzheit psychology: Ganzheitspsychologie
gap of memory: Gedächtnislücke
gargoylism: *Pfaundler-Hurler*-Syndrom
gasoline sniffing: Benzinismus
gate-control theory: Gate-Theorie
gaze spasm: Blickkrampf
gelasmus: Gelasma
gelastic epilepsy: Epilepsie, gelastische
gelastic laughter: Lachen, epileptisches
general paresis of the insane: Paresie, allgemeine
general system theory: Systemtheorie, allgemeine
genital love: Liebe, genitale
genital phase: genitale Phase
gephyrophobia: Brückenangst
gestalt psychology: Gestaltpsychologie
gestalt-theory: Strukturtheorie
gestalt therapy: Gestalttherapie
gestational depression: Schwangerschaftsdepression
gestational psychosis: Schwangerschaftspsychose
giddiness: Vertigo (epileptica)
Gilles de la Tourette syndrome: *Tourette*-Syndrom
girl: Kokain
glischroidia: Glischroidie
globus pharyngis feeling: Globusgefühl
glossolalia: Glossolalie
glue-sniffing: Leim-Schnüffeln
(GPI): general paresis of the insane
grandeur, delusion of: Größenideen
grandfather complex: Großvater-Komplex
grandiose self: Größenselbst
grand mal: Anfall, generalisierter
grasshopper mind: Denken, sprunghaftes
gregarious instinct: Gesellschaftstrieb
grimacing: Grimassieren
group, dynamism of: Gruppenarbeit
group, primal: Primärgruppe
group neurosis: Massenneurose
group psychotherapy: Gruppenpsychotherapie
GSR: Reflex, psychogalvanischer
guided affective imaginary (GAI): katathymes Bilderleben
guilt: Schuld
guilt, sense of: Schuldgefühle
guilt feeling: Schuldgefühle
gustatory hallucination: Geschmackshalluzination

habentude: Stumpfheit
habit hierarchies: Gewohnheitshierarchien
habit tic: Gewohnheitstic
habituation: Gewöhnung
habituation drinker: Gewohnheitstrinker
hallation: Stammeln
hallucinated: halluziniert
hallucination: Halluzination
hallucination, auditory: Halluzination, akustische
hallucination, oneiric: Halluzination, szenenhafte
hallucination, somatic: Beeinflussungserlebnis, leibliches
hallucination, visual: Halluzination, optische
hallucinations, barestheti c: Halluzinationen, propriozeptive
hallucinations, induced: Halluzinationen, psychogene
hallucinations, motor: Halluzinationen, kinästhetische
hallucinatory: halluzinatorisch
hallucinatory delirium: Halluzinose
hallucinogenes: Halluzinogene
hallucinogen intoxication: Halluzinogenrausch
hallucinosis: Halluzinose
hallucinosis, peduncular: Halluzinose, pedunkuläre
hanging perversion: Strangulation
hangover: s. Stichwort
haphephobia: Haphephobie
haptic: haptisch

harpaxophobia: Harpaxophobie
hashish: Haschisch
hashish-intoxication: Haschisch-Rausch
hashishism: Haschisch-Sucht
hashish psychosis: Haschisch-Psychose
hawking: Räuspertic
head rolling: Jactatio capitis (nocturna)
headache, nervous: Kopfschmerz, psychogener
headache, psychogenic: Kopfschmerz, psychogener
headache, tension: Kopfschmerz, psychogener
hearing of voices: Stimmenhören
hebephrenia: Hebephrenie
hebephrenia, grafted: Pfropfhebephrenie
heboidophrenia: Heboid
heboid paranoia: Hebephrenokatatonie
hedonia: Hedonie, Hedonismus
hedonism: Hedonie, Hedonismus
herd instinct: Herdentrieb
heroinism: Heroinsucht
hesitation: Häsitieren
heteroneurosis: Fremdneurose
high: s. Stichwort
holism: Holismus
homesickness: Heimweh
homicidal insanity: Phonomanie
homicidal mania: Homizidomanie
homo-eroticism: Homoerotik
homogenous psychosis: Einheitspsychose
homosexual: homosexuell
homosexuality: Homosexualität
homosexuality, female: Homosexualität, weibliche
homosexuality, lesbian: Homosexualität, weibliche
homosexuality, male: Homosexualität, männliche
homosexuality, sapphic: Homosexualität, weibliche
hooked: Drogenabhängigkeit
horror trip: s. Stichwort
hospital artefact: Anstaltsartefakt
hospitalism: Hospitalismus
humanistic psychology: Psychologie, humanistische
human relations group: Human-relations-Gruppe
humour: Humor
Hunter-Hurler disease: *Pfaundler-Hurler*-Syndrom
Hunter's syndrome: *Pfaundler-Hurler*-Syndrom
Hurler-Pfaundler syndrome: *Pfaundler-Hurler*-Syndrom
Hurler's syndrome: *Pfaundler-Hurler*-Syndrom
hydrotherapy: Hydrotherapie
hyperactive child syndrome: Hyperkinesesyndrom, kindliches
hyperkinetic panic reactions: Erregungssturm
hyperkinetic reaction of childhood: Reaktion, hyperkinetische, im Kindesalter
hyperkinetic syndrome: erethisches Syndrom
hypermnesia: Hypermnesie
hyperprosexia: Hyperprosexie
hypersomnia: Hypersomnie
hypersomnia-boulimia syndrome: *Kleine-Levin*-Syndrom
hypertensive encephalopathy: Hochdruckenzephalopathie
hypervigilance: Überwachheit
hypniatrist: Hypniater
hypnoid: hypnoid
hypnoidal state: hypnoider Zustand
hypnoid hysteria: Hypnoidhysterie
hypnomania: Schlafsucht
hypno-narcoanalysis: Hypnonarkoanalyse
hypnonarcosis: Hypnonarkose
hypnopompic state: hypnopomper Zustand
hypnosis: Hypnose
hypnotherapeusis: Hypnotherapie
hypnotherapist: Hypnotherapeut
hypnotherapy: Hypnotherapie, Schlafkur, Heilschlaf
hypnotic: hypnotisch
hypnotic drug-psychotherapy: Hypnoanalyse
hypnotic imagery: Bildstreifendenken
hypochondria(sis): Hypochondrie
hyopochondriac: hypochondrisch
hypochondriac delusion: hypochondrischer Wahn
hypochondriac idea: hypochondrische Idee
hypochondria of adolescents: Adoleszentenhypochondrie
hypoglycaemia, factitious: Hypoglycaemia factitia
hypoglycaemic shock: Insulinschock
hypomanic: hypomanisch
hyponoide: hyponoisch
hyposthenia, emotional-hyper(a)esthesic (Bonhoeffer): Schwächezustand, hyperästhetisch-emotionaler
hypothymic: hypothym
hypsicephaly: Turmschädel
hypsophobia: Hypsiphobie
hysteria: Hysterie
hysteria, arctic: Hysterie, arktische
hysteria, major: Hystérie grande
hysteria, minor: Hystérie mineure
hysteria, traumatic: Hysterie, traumatische
hysteric, hysterical: hysterisch
hysterical character: hysterischer Charakter

hysterical neuroses: Ausdruckskrankheiten
hysterical reaction: hysterische Reaktion
hysteriform: hysteriform, hysteroid
hysterofrenetory: hysterofren
hysterofrenic: hysterofren
hysterogenic zone: hysterogene Punkte

ictal automatism: Anfall, psychomotorischer
icterus, psychogenic: Ikterus, psychogener
ictus (epilepticus): Ictus
ictus laryngis: Kehlkopfschlag
idea: Vorstellung
idea, catathymic: Idee, katathyme
idea, dominant: Zwangsgedanken
idea, fixed: Idee, fixe
idea, overcharged: Idee, überwertige
idea, supervalent: Idee, überwertige
ideachase: Ideenflucht
ideal Ego: Ideal-Ich, Ich-Ideal
idealization: Idealisierung
idea of reference: Beziehungsidee
ideas of observation: Beobachtungswahn
ideas of reference: Beobachtungswahn
ideation miosis: Aufmerksamkeitsreflex
ideation mydriasis: Aufmerksamkeitsreflex
idiocy: Idiotie
idiocy, amaurotic familial: Idiotie, amaurotische familiäre
idiot: idiotisch
idiotism: Idiotie, Idiotismus
illogical action: Defekthandlungen
illusion: Sinnestäuschung, Illusion
image: Imago
image agglutination: Bildagglutination
image perception, katathymic: Bild-Erleben, katathymes
imaginary sensation: Pseudoästhesie
imagination: Einbildung, Imagination
imago: Imago
imbecile: imbezill
imbecility: Imbezillität, Blödsinn
immobilization: Immobilisation
impaired cerebral function: Hirnleistungsschwäche
impotence: Impotenz
impotency: Impotenz
impoverishment, idea of: Verarmungswahn
imprinting: Prägung
impulse: Antrieb, Strebung, Impuls
impulse, augmentation of: Antriebssteigerung
impulse, block of: Antriebshemmung
impulse act: Triebhandlung
impulse behavior: Dranghandlung
impulse control: Impulskontrolle
impulsion: Triebdurchbruch, Antrieb
impulsion, state of (uncontrollable): Drangzustand
impulsive: impulsiv
impulsive debiliation: Antriebsverarmung
impulsive insanity: impulsives Irresein
impulsivity: Impulsivität
inarticulateness, emotional: emotionaler Analphabetismus
incest: Blutschande
incest barrier: Inzestschranke
incestuous wish: Inzestwunsch
incoherence: Verwirrtheit, Inkohärenz
incoherence of thoughts: Zerfahrenheit
incompetence: Geschäftsunfähigkeit
incompetency: Geschäftsunfähigkeit
incompetency to stand trial: Verhandlungsunfähigkeit
inconscious: unbewußt
indecent assault: Sittlichkeitsdelikt
indecent exposure: Sittlichkeitsdelikt
indemnity neurosis: Assekurose
individual psychology: Individualpsychologie
individual therapy: Individualtherapie
induced delusion: induzierter Wahn
induced insanity: induziertes Irresein, Kontaktwahn
induced reaction: induzierte Reaktion
induction, psychological: Induktion (psychische)
industrial neurosis: Betriebsneurose
industrial psychiatrist: Betriebspsychiater
inebriety: Alkoholismus, chronischer
infanticide: Kindstötung
infantile autism: Psychopathie, autistische, im Kindesalter
infantile convulsion: Fieberkrampf, Gelegenheitskrämpfe, kindliche
infantile neuro-psychiatry: Jugendpsychiatrie
infantile psychosis: Kinderpsychose
infantile spasms: Blitz-Nick-Salaam-Krämpfe
infection psychosis: Infektionspsychose
inferiority, delusion of: Minderwertigkeitsidee
inferiority, feeling of: Minderwertigkeitsgefühl
inferiority-complex: Minderwertigkeitskomplex
inflation: Inflation
inhibition: Gehemmtheit, Hemmung
inhibitory gymnastics: Hemmungsgymnastik
initial cramps: Initialkrämpfe
initial cry: Initialschrei
initial delirium: Initialdelir
insane: Psychotiker
insane asylum: Nervenheilanstalt, Irrenanstalt
insane institution: Irrenanstalt
Insania: Insania
insanity: s. Stichwort, Seelenstörung
insanity, circular: Irresein, zirkuläres

insanity, communicated: Kontaktwahn
insanity, epileptic: Irresein, epileptisches
insanity, fit of: Wahnsinnsanfall
insanity, hysteric: Irresein, hysterisches
insanity, manic-depressive: Irresein, manisch-depressives
insanity, periodic: Irresein, periodisches
insanity, religious: Wahn, religiöser
insensibility: Besinnungslosigkeit
insomnia: Agrypnie
insomnia, initial: Einschlafstörung
insomnia, intermittent: Durchschlafstörung
instance: Instanz
instinct: Trieb, Strebung, Instinkt
instinct for mastery: Bemächtigungstrieb
instinctive: instinktiv
instincts of selfpreservation: Selbsterhaltungstriebe
instinct to master: Bemächtigungstrieb
instinctual aim: Triebziel
instinctual representative: Triebrepräsentanz
institutionalization: Unterbringung, Zwangsasylierung
insufficiency, feeling of: Insuffizienzgefühl
insulin-coma-therapy: Insulinkomabehandlung
insulin therapy: Insulinkur
intellectual debility: Intelligenzstörungen
intellectual deterioration: Intelligenzabbau
intellectualization: Intellektualisierung
intellectual type: Denkertyp
intelligence: Intelligenz
intelligence quotient: Intelligenzquotient
interdict(ion): Entmündigung
interiorization: Verinnerlichung
intermittent psychosis: intermittierende Psychose
International Psychoanalytic Association (I.P.A.): Internationale Psychoanalytische Gesellschaft
interpretation: Interpretation
interpretation-delusion: Wahnwahrnehmung
interview: Interview, Exploration
interview therapy: Gesprächstherapie
intrapsychic(al): intrapsychisch
introjection: Introjektion
introspection: Selbstbeobachtung
introversion: Introversion
introvert(ed): introvertiert
intuition: Intuition, Verstehen
inventive mania: Erfinderwahn
involutional depression: Involutionsdepression
involutional melancholia: Involutionsmelancholie
involutional paranoia: Involutionsparanoia
involutional psychosis: Involutionspsychose
involutional psychotic reaction: Involutionsmelancholie
IQ: Intelligenzquotient
irritability: Reizbarkeit, Gereiztheit
irritable bowel syndrom: Colon irritabile
irritable colon: Colon irritabile
isolated explosive disorder: Affektreaktion, primitive
isolation: Isolierung
isolation, perceptual: Deprivation, sensorielle
isolation, sensory: Isolation, experimentelle
iteration: Iteration
ixophrenia: Ixophrenie

Jacksonian epilepsy: *Jackson*-Epilepsie
jactation: Jactatio capitis
James-Lange-Sutherland theory: Gefühlstheorie
jealousy, delusional: Eifersuchtswahn
jealousy mania: Eifersuchtswahn
jocularity: Witzelsucht
joint: s. Stichwort
journey: Reise
judg(e)ment: Urteil
judgement, deficient: Urteilsschwäche
judgement, impaired: Urteilsstörung
juvenile delinquency: Jugendkriminalität
juvenile dementia: Jugendschwachsinn

Kanner's early autism: Autismus, frühkindlicher
katatonia: Katatonie
key event: Schlüsselerlebnis
key scene: Primärszene
kinesineurosis: Kinesineurose, Motilitätsneurose
kinetic apraxia: Apraxie, gliedkinetische
kleptomania: Kleptomanie
knowledge empiric: Erfahrungswissen
kolytic: kolytisch
koro: Koro
Korsakoff's disorder: amnestisches (*Korsakow*-)Syndrom

lachschlag-anfall: Lachschlag
lack of bonding: Bindungslosigkeit
lack of emotional response: Gemütsarmut
lactation psychosis: Laktationspsychose
lagnea: Lagnea
Landau syndrome: *Landau-Kleffner*-Syndrom
language, stereotypy of: Sprachstereotypie
language disturbance: Dyslalie
lapsus linguae: Lapsus linguae
lata, latah, lattah: Lata
late catatony: Spätkatatonie
late epilepsia: Spätepilepsie

latency period: Latenzperiode
late schizophrenia: Spätschizophrenie
laughing, explosive: Lachen, explosives
laughing seizure: Lachen, epileptisches
laughing fit, hysterical: Lachkrampf, hysterischer
laughter epilepsy: Epilepsie, gelastische
lay analysis: Laienanalyse
lead delirium: Bleidelirium
lead epilepsy: Bleiepilepsie
learning: Lernen
leptosomic type: leptosomer Typ
lesbianism: lesbische Liebe
lethomania: Schlafmittelsucht
Leuner's symboldrama: katathymes Bilderleben
level of aspiration: Anspruchsniveau
level of awareness: Wachheitsgrad
level of consciousness: Bewußtseinsgrad
liaison psychiatry: Liaisonpsychiatrie
libidinal: libidinös
libidinization: Erotisierung
libidinous: libidinös
libido: Libido
libido, damming up of: Libidostauung
libido, narcissistic: Libido, narzißtische
libido-cathexis: Libidobesetzung
life instinct: Lebenstrieb
life lie: Lebenslüge
life panorama: Lebensbilderschau
life-plan: Lebensplan
like-dislike: Appetenz-Aversionsverhalten
liliputian hallucination: Liliputhalluzination
lipochondrodystrophy: *Pfaundler-Hurler*-Syndrom
lisping: Stottern, Sigmatismus
listlessness: Teilnahmslosigkeit
litigious paranoia: Querulantenwahn
lobar atrophy: *Pick*sche Krankheit
logoclony: Logoklonie
logorrhea: Logorrhoe
logotherapy: Logotherapie
long-term neuroleptics: Langzeitneuroleptika
longitudinal diagnosis: Längsschnitt-Diagnose
loquacity: Furor loquendi, Loquacitas
loquacity, senile: Loquacitis senilis
loss of thougths: Gedankenleere
love sickness: Liebeskrankheit
low spirits: Kater
lucid interval: lucidum intervallum
lucidity: Luzidität
luetic hallucinosis: Lueshalluzinose
lunacy: Irrsinn
lunambulism: Mondsucht
lunatic: Lunatikus, wahnsinnig
lunatic asylum: Tollhaus, geschlossene Anstalt
lypemania: Lypemanie

macroptic hallucination: Gulliverhalluzination
mad: Wahnsinniger
mad fit: Koller
madhouse: Tollhaus
madness: Irrsinn
magnetism, animal: Magnetismus, animalischer
major epilepsy: Grand-mal-Epilepsie
make faces: Grimassieren
maladjustment: Fehlhaltung
malingering: Simulation
mandrake: Mandragora
mania: Manie
mania, anxious: Manie, depressive
mania, delirious: Manie, gereizte
mania, endogenous: Manie, endogene
mania, homicidal: Amok
mania, recurrent: Manie, periodische
mania, religious: Manie, religiöse; Wahn, religiöser
mania à potu: Rausch, pathologischer
maniac: süchtig
mania of business: Beschäftigungsdelir
maniaque: Maniacus
manic: maniakalisch, manisch
manic-depressive psychosis: Erkrankung, manisch-depressive
manic psychosis: Manie
mannerism: Bizarrerie, Manieriertheit
maple syrup urine disease: Ahornsirupkrankheit
Marchiafava's disease: *Marchiafava-Bignami*sche Krankheit
marginal psychosis: Randpsychose
marihuana, mariyuana: Marihuana
marital schism: Ehespaltung
marital skew: Strukturverschiebung
marital therapy: Ehepaartherapie
marriage advising: Eheberatung
marriage therapy: Ehepaartherapie
masochism: Masochismus
maturation: Reifung
matutinal cataplexy: Wachanfall
matutinal epilepsy on awakening: Aufwachepilepsie
MBD: Psychosyndrom, frühkindliches exogenes
medical model: Krankheitsmodell, medizinisches
meditation, transcendental: Meditation, transzendentale
megalomania: Größenwahn, Megalomanie
megavitamin treatment: Megavitaminbehandlung

melancholia: Depression, endogene; Melancholia, Melancholie
melancholia, stuporous: Melancholia attonita
melancholic: melancholisch
melancholy: Depression, endogene; Melancholia
melatonin test: Melatonin-Test
memoration: Memoration
memory: Gedächtnis
memory, affective: Gedächtnis, affektives
memory, associative: Gedächtnis, assoziatives
memory, biological: Gedächtnis, biologisches
memory, gap of: Gedächtnislücke
memory, immediate: Merkfähigkeit
memory, island of: Erinnerungsinsel
memory, kin(a)esthesic: Gedächtnis, kinästhetisches
memory, loss of: Gedächtnisschwund
memory, recent: Merkfähigkeit
memory, visual: Gedächtnis, visuelles
memory, weakened: Gedächnisschwäche
memory distortion: Erinnerungsfälschung
memory-hallucination: Erinnerungshalluzination
memory span: Kurzzeitgedächtnis, Gegenwartsdauer
memory trace: Engramm
menstrual psychosis: Menstruationspsychose
mental: mentalis
mental aberration: Zerfahrenheit, Geistesstörung
mental ability to stand trial: Verhandlungsfähigkeit, strafrechtliche
mental automatism: Automatismus mentalis
mental block: Denksperre
mental clock: Kopfuhr
mental competence: Geschäftsfähigkeit
mental content: Bewußtseinsinhalt
mental deficiency: Debilität, Geistesschwäche, Oligophrenie, Schwachsinn
mental derangement: Geisteskrankheit; Zerrüttung, geistige
mental deterioration: Abbau
mental disease: Geisteskrankheit
mental disorder: Geisteskrankheit
mental disorders, acute organic: Reaktionstypen, akute exogene
mental eclipse: Psycholepsie
mental focusing: Konzentration
mental fog: Bewußtseinstrübung
mental healing: Psychotherapie
mental home: Heilanstalt
mental hygiene: Psychohygiene
mental illness: Geisteskrankheit
mental insanity: Geisteskrankheit
mental medicine: Irrenheilkunde
mental pathology: Psychopathologie
mental retardation: Intelligenzschwäche; Oligophrenie; Zurückbleiben, geistiges
mental retardation, mild: Debilität
menticide: Indoktrination
Merzbacher-Pelizaeus disease: *Pelizaeus-Merzbacher*sche Krankheit
mesmerization: mesmerische Therapie
Messianic delusion: Erlöseridee
metabolism psychosis: Stoffwechselpsychose
metamorphosis, delirium of: Lykanthropie
metapsychology: Metapsychologie
metedrine-psychosis: Weckaminpsychose, Pervitinpsychose
methadone maintenance: Methadon-Behandlung
method, dual: Psychoanalyse, duale
Meynert's incoherence syndrome: Amentia
microptic hallucination: Liliputhalluzination
Mignon-delusion: Abstammungswahn
mild: blande
milieu therapy: Milieugestaltung
military psychiatry: Wehrpsychiatrie
mimic tic: Gesichtskrampf
minimal brain damage: Hirnschaden, minimaler
minimal brain dysfunction: Hirndysfunktion, minimale
minimal brain dysfunction in children: Psychosyndrom, frühkindliches exogenes
minimal cerebral dysfunction: Dysfunktion, minimale zerebrale
Minnesota Multiphasic Personality Inventory: s. Stichwort
minor cerebral dysfunction: Dysfunktion, leichte zerebrale
minor contusion syndrome: postkommotionelles Syndrom
minor motor epilepsy: Blick-Nick-Salaam-Krämpfe
minus symptoms: Minussymptomatik
mirror sign: Spiegelzeichen
misidentification: Illusion, Personenverkennung
mislaying of objects: Verlieren
misocainia: Misoneismus
mixed clinical picture: Mischzustände, manisch-depressive
M'Naghten rule: M'Naghten-Gesetz
mneme: Mneme
mnemic delusion: Erinnerungsillusion
mnemic hypnosis: Erinnerungshypnose
mnemo-illusion: Gedächtnisillusion
mnemonic trace: Erinnerungsspur
mnestic: mnestisch
mnestic dementia: mnestische Demenz

mongol: Mongo
mongolianism, trisomic dysmorph: Entwicklungsstörung, trisomal dysmorphe
mongolism: Mongolismus
monomania: Monomanie
monopsychosis: Monopsychose
mood: Stimmung, Humor
moodiness: Verstimmung
mood swings: Verstimmung, Stimmungsschwankungen
moonwalking: Somnambulismus
moral insanity: Moral Insanity
moral treatment: moralische Behandlung
morbid gain: Krankheitsgewinn
morbid recluse person: Einzelgänger
moria: Moria
morning glory: Ololiuqui
morphinomania: Morphinismus
morpho-analysis: Gestaltanalyse
morpholysis: Gestaltzerfall
morphomania: Morphinismus
motivation achievement: Leistungsmotivation
mourning, work of: Trauerarbeit
Much-Holzmann-reaction: Psychoreaktion
mucopolysaccharidosis: *Pfaundler-Hurler*-Syndrom
multidimensional diagnosis: Diagnostik, mehrdimensionale
multiple personality: Persönlichkeit, multiple
murder preceded by rape: Lustmord
muselman stage: Muselman-Stadium
musicomania: Melomanie
musicotherapy: Musiktherapie
mussitation: Mussitation
mutism: Mutismus
mutism, akinetic: Mutismus, akinetischer
mutual: mutuell
myoclonic fit: Myoklonie
myoclonic epilepsy: Epilepsie, myoklonische
myoclonus epilepsy: Myoklonusepilepsie
myopsychopathy: Myopsychose
mystic union: Unio mystica
mythomania: Mythomanie
myxedema madness: Myxödempsychose
myxoneurosis: Myxoneurosis intestinalis membranacea

nail biting: Nägelkauen
narcissism: Narzißmus
narcissistic mortification: narzißtische Kränkung
narcissistic personality disorder: Persönlichkeitsstörung, narzißtische
narcoanalysis: Narkoanalyse
narco-catharsis: Narkokatharsis
narcohypnosis: Narkohypnose
narcolepsy: Narkolepsie
narcolepsy, idiopathic: Narkolepsie, genuine
narcolysis: Narkolyse
narcomania: Betäubungsmittelsucht, Narkomanie, Schlafmittelmißbrauch
narcopsychoanalysis: Narko-Psychoanalyse
narcotics, addiction to: Betäubungsmittelsucht
natural homosexual period: Entwicklungshomosexualität
nauseant treatment: Ekelkur
NCA: Herzphobie
neck-face syndrome: dyskinetisch-hypertones Syndrom
necrophilia: Nekrophilie
need: Bedürfnis
need, primary: Bedürfnis, primäres
need, secondary: Bedürfnis, sekundäres
negation: Verneinung
negation, delirium of: nihilistischer Wahn
negation, delusion of: Verneinungswahn
negativism, active: Negativismus, aktiver
neglect, (unilateral): Neglect, (unilateraler)
neologism: Neologismus
neologistic jargon: Kunstsprache
neopsychoanalysis: Neopsychoanalyse
nervosism: Nervosität
nervous breakdown: Nervenzusammenbruch
nervous diarrhea: Colon irritabile
nervous exhaustion: Nervenschwäche
nervousness: Nervosität
network therapy: Systemtherapie
neurasthenia: Nervenschwäche, Neurasthenie
neurocirculatory asthenia: Herzphobie
neuroleptic drugs: Neuroleptika
neurologist: Nervenarzt
neurology: Nervenheilkunde, Neurologie
neuropsychiatry: Neuropsychiatrie
neuropsychosis: Neuropsychose, Psychoneurose
neurosis: Neurose
neurotic: Neurotiker, neurotisch
neuroticism: Neurotizismus
Newcastle system: Newcastle-System
New Haven Schizophrenic Index: New-Haven-Index
nicotinism: Nikotinabusus
night clinic: Nachtklinik, psychiatrische
night-eating syndrome: Nachtesser-Syndrom
nightmare: Nachtmahr, Alpdrücken
night terror: Nachtangst
nihilistic delusion: nihilistischer Wahn
Nirvana principle: Nirwanaprinzip
nocturnal emission: Pollution
nocturnal epilepsy: Schlafepilepsie
nocturnal hyperphagia: Nachtesser-Syndrom
nodding spasm: Spasmus nutans, Blitz-Nick-

Salaam-Krämpfe
noematic: noetisch
non-analytical techniques: zudeckende Psychotherapie
non-REM sleep: Schlaf, orthodoxer
non restraint: Non-restraint-Bewegung
no restraint: Non-restraint-Bewegung
nostalgic depression: Heimwehdepression
nubility: Ehemündigkeit
nuclear schizophrenia: Prozeßschizophrenie, Kerngruppe
nuclear syndrome: Kernsyndrom
nutmeg: Muskatnuß

obedience, automatic: Befehlsautomatie
object: Objekt
object choice: Objektwahl
object choice, anaclitic type of: Objektwahl, Anlehnungstyp der
object choice, narcissistic: Objektwahl, narzißtische
objective of thinking: Denkziel
object-libido: Objektlibido
object loss: Objektverlust
obnubilation: Benommenheit, Somnolenz
obsession: Obsession, Besessenheit
obsessional act: Zwangshandlung
obsessional doubt: Zweifelsucht
obsessional idea: Zwangsvorstellung
obsessional illness: Zwangskrankheit
obsessional neurosis: Zwangsneurose
obsessional ritual: Zwangszeremoniell
obsessive act: Zwangshandlung
obsessive-compulsive: zwanghaft
obsessive-compulsive (psycho)neurosis: Zwangsneurose
obsessive-compulsive reaction: obsessiv-kompulsive Reaktion
obsessive doubt: Kontrollzwang
obsessive laughter: Zwangslachen
obsessive neurotic: Psychopath, anankastischer; Anankast
obsessive thought: Zwangsgedanken
occasional convulsions: Gelegenheitskrämpfe
occasional drinker: Gelegenheitstrinker
occultism: Okkultismus
occupational neurosis: Beschäftigungsneurose
occupational therapist: Beschäftigungstherapeut
occupational therapy: Beschäftigungstherapie
ocnophile: Oknophiler
oculogyric crisis (with obsessive thoughts): Denkschaukrämpfe
oenomania: Önomanie
official guardianship: Amtsvormundschaft
official welfare education: Fürsorgeerziehung
olfactory fetishism: Geruchsfetischismus
olfactory hallucinations: Geruchshalluzinationen
olfactory illusion: Geruchsillusion
oligophrenia: Oligophrenie
oligophrenia, phenylpyruvic: Oligophrenia phenylpyruvica
onanism: Onanie
onanism, primary: Säuglingsonanie
one-minute-memory: Minutengedächtnis
oneiric state of mind: Erlebnisform, oneiroide
oneiro-delirium: Delir, oneiroides
onirism: Oneirismus
onomatopoesis: Onomatopoie
ontoanalysis: Daseinsanalyse
onychophagy: Nägelkauen
onychotillomania: Onychotillomanie
open door: Open-door-System
operational fatigue: Granatschock
operation mania: Furor secandi
opiomania: Opiumsucht
opisthotonus: Opisthotonus
optical illusion: Deceptio visus
optical illusion(s): Gesichtstäuschung
oral incorporative phase: orale Phase
oral-sadistic stage: oralsadistische Phase
organic psychosis: Organpsychose
organic syndrome: Psychosyndrom, organisches
organ inferiority: Organminderwertigkeit
organ-jargon: Organsprache
organ neuroses: Organneurosen
organ-speech: Organsprache
orgasm: Orgasmus
orgasmic platform: orgastische Manschette
orgasms, multiple: Orgasmen, multiple
orientation: Orientierung
orientation, disturbance of: Orientierungsstörung
orientation, double: Orientierung, doppelte
orthodox sleep: Schlaf, orthodoxer
orthomolecular psychiatry: Orthomolekularpsychiatrie
orthopsychiatry: Orthopsychiatrie
outcome: s. Stichwort
ovaralgia: *Charcot*-Schmerz
ovarian tenderness: *Charcot*scher Punkt
overcompensation: Überkompensation
over-determination: Überdeterminierung
overinclusiveness: Übereinschließung
overinclusive thinking: Übereinschließung
overtalkativeness: Rededrang
overprotection: s. Stichwort
oxycephaly: Turmschädel

palicinesia: Palikinesie
palilalia: Palilalia
palimnesic awareness: Erinnerungsbild
palsy: Paralyse
palsy, infantile cerebral: Hirnschädigung, frühkindliche
pan-neurosis: Panneurose
panphobia: Panphobie
paradoxical sleep: REM-Schlaf
paralalia: Paralalie
paralalia literalis: Stammeln
paralogia: Paralogie, Vorbeireden
paralogy: Paralogia
paralysis: Paralyse
paralysis, hysterical: Lähmung, psychogene
paralysis of the insane, general: Paralyse, progressive
paramnesia: Erinnerungsfälschung
paranoia: Délire d'interprétation; Paranoia; Wahn, systematisierter
paranoia, acute: Paranoia acuta
paranoia, acute hallucinatory: Paranoia hallucinatoria acuta
paranoia, amorous: Eifersuchtswahn
paranoiac: paranoisch
paranoia completa: *Magnan*sche Krankheit
paranoia querulans: Querulantenwahn
paranoic: paranoisch
paranoic syndrome: paranoides Syndrom
paranoidal: paranoid
paranoid personality: Psychopathen, paranoide
paranoid schizophrenia, progressive: Eingebungspsychose, progressive
paraphasia literalis: Paraphasie, literale
paraphasia verbalis: Paraphasie, verbale
paraphemia: Danebenreden, Paraphemie
paraphrenia, affect-laden: Paraphrenie, affektvolle
paraphrenia, pre-senile: Paraphrenie, präsenile
parapraxis: Fehlleistung
parasomnia: Parasomnie
pareidolalia: Pareidolie
paresis: Paralyse
paresis, general: Paralyse, progressive
paroxysmal pain: *Moore*sches Syndrom
paroxysmal sleep: Schlafanfall
partial epileptic fit: Elementaranfall, epileptischer
partial instincts: Partialtriebe
passion: Leidenschaft
pathogenic: pathogenetisch
pathography: Pathographie
pathology, mental: Pathopsychologie
pathomimia: Pathomimie
pathomimicry: Pathomimie
pathopsychology: Pathopsychologie, Psychopathologie
pavor diurnus: Tagangst
pederasty: Päderastie
pederosis: Päderosis
pediophobia: Pädiophobie
pedologia: Pädologie
pedophilia: Pädophilia erotica
pedopsychiatrist: Kinder- und Jugendpsychiater
pellagra-psychosis: Pellagrapsychose
penis-envy: Penisneid
pension neurosis: Entschädigungsneurose
pep pills: s. Stichwort
perception-hallucination: Perzeptionsphantasmen
perfectionism: Vollkommenheitswahn
performance neurosis: Erwartungsneurose
periodic movements in sleep: Restless-Legs-Syndrom, schlafabhängiges
periodic somnolence and morbid hunger syndrome: *Kleine-Levin*-Syndrom
period of voracious eating: Eßtaumel
permanent depression: Dauerverstimmung
persecution and grandeur complex, acute: Délire d'emblée
persecution, delusion of: Verfolgungswahn
perseveration: Perseveration
perseveration, verbal: Kataphasie
personality: Persönlichkeit
personality, alternating: Persönlichkeit, gespaltene; Bewußtsein, alternierendes
personality deterioration: Entkernung der Persönlichkeit
personality disorder: Persönlichkeitsstörung
personality disorder, posttraumatic: Persönlichkeitsveränderung, (post)traumatische
personality, double: Persönlichkeit, gespaltene
personality, dual: doppeltes Bewußtsein
personality, insecure: Persönlichkeit, selbstunsichere
personality, labile: Persönlichkeit, stimmungslabile
personality profile: Persönlichkeitsbild
personality split: Doppel-Ich
perverse, polymorph: pervers, polymorph
perversity: Perversität
perverted: pervers
pervigilum: Agrypnie
Peter Pan Syndrome: Peter-Pan-Syndrom
petrol sniffing: Benzinismus
petting: s. Stichwort
pfropfhebephrenia: Pfropfhebephrenie
phallic stage: phallisches Stadium
phallic woman: phallische Frau
phantom limb: Phantomglied
pharmacomania: Arzneimittelmißbrauch

phases of sleep: Schlafstadien
pheniloquence: Logorrhoe
phenomenology: Phänomenologie
philobate: Philobat
phlegmatic personality: Psychopathen, phlegmatische
photism: Photismus, Photopsie
photoshock: Photoschock
physiognomy: Physiognomie, Physiognomik
physiopsychic neurosis: Randneurose
picacism: Pikazismus
Pick's disease: *Pick*sche Krankheit
Pick's disease with frontal involvement: Stirnhirn-*Pick*
Pick's vision: *Pick*sche Visionen
Pickwickian syndrome: Pickwickier Syndrom
Pierret-Rouger-syndrome: Tagespsychose
pithiatic: pithiatisch
play therapy: Spieltherapie
pleasure principle: Lustprinzip
plus symptoms: Plussymptomatik
poikilothymic personality: Psychopathen, poikilothyme
poison dependence: Gifthunger
polyacousia: Polyakusie
porphyria psychosis: Porphyriepsychose
position, social: Status
positron emission computer-assisted tomography: Positronenemissionstomographie
postapoplectic dementia: postapoplektische Demenz
postconcussion syndrome: postkommotionelles Syndrom
post-encephalitis: Postenzephalitis
post-hypnotic: posthypnotisch
post-ictal sleep: Schlafphase, epileptische; Terminalschlaf
post-partum psychosis: Wochenbettpsychose
posttraumatic personality disorders: Persönlichkeitsveränderung, (post)traumatische
post-work epilepsy: Feierabendepilepsie
potency, (sexual): Beischlaffähigkeit
poverty, idea of: Verarmungswahn
poverty of thought: Schwerbesinnlichkeit
practicing period: Praktizieren
praecox feeling: Praecox-Gefühl
pragmatagnosia: Agnosie, pragmatische
precocious: altklug
precoma: Präkoma
preconscious: Vorbewußtes
predicament intervention: Krisenintervention
predormition thoughts: Einschlafdenken
pregenital: prägenital
pregnancy, hysterical: Schwangerschaft, eingebildete
pregnancy, spurious: Schwangerschaft, eingebildete
premedicated suicide: Bilanzselbstmord
premorbid personality: Primärpersönlichkeit
preoedipal: prädipal
presence of mind: Besonnenheit
presenile dementia: *Binswanger*sche Enzephalopathie
presentation: Vorstellung
preventive mental health: Gesundheitsfürsorge, (präventive) psychiatrische
primal: Urerlebnis
primal fantasies: Urphantasien
primal group: Primärgruppe (2)
primal pain: Urschmerz
primal pool of pain: Urschmerzfundus
primal scene: Urszene
primal scream therapy: Urschreitherapie
primal therapy: Urschreitherapie
primary delusion: Primärwahn
primary dementia: Demenz, primäre
primary depression: Haftdepression
primary group: Primärgruppe (1)
primary memory images: eidetische Anschauungsbilder
primary onanism: Säuglingsonanie
primary prevention: Prävention, primäre
primary process: Primärvorgänge
primary symptoms: Grundsymptome (der Schizophrenie)
primordial delusion: Wahnidee, primäre
principle of Prägnanz: Prägnanztendenz
principle of reality: Realitätsprinzip
prison psychosis: Haftpsychose
prison reaction, psychotic: Haftreaktion
prisoner's (fit of) rage: Haftknall
process psychosis: Prozeßschizophrenie
progressive relaxation: Relaxation, progressive
prohibition: Entmündigung
prohibitionist: Alkoholgegner
projective reduplication: Reduplikation, projektive
prophetic dream: Wahrtraum
proposed symptom: Präsentiersymptom
protest, masculine: Protest, männlicher
pseudo-angina: Pseudoangina pectoris
pseudoconfusion: Dämmerzustand, psychogener
pseudocyesis: Schwangerschaft, eingebildete
pseudodementia, hysterical: Pseudodemenz
pseudomemory: Pseudomnesie
pseudo-mental deficiency: Pseudoschwachsinn
pseudo-paresis: Pseudodementia paralytica
(pseudo-)paresis, alcoholic: Pseudoparalyse, alkoholische

pseudopregnancy: Schwangerschaft, eingebildete
pseudopsy: Sehen, illusionäres
pseudo-querulent: Pseudoquerulant
psychagogy: Psychagogik
psychasthenic: Psychastheniker, psychasthenisch
psychasthenic personality: Psychopathen, asthenische
psychedelic: psychedelisch
psychedelic therapy: psychedelische Behandlung
psychiatric hospital: Heil- und Pflegeanstalt
psychiatrist: Psychiater, Nervenarzt, Alienist
psychiatry: Nervenheilkunde, Psychiatrie
psychiatry, biological: Psychiatrie, biologische
psychiatry, comparative: Psychiatrie, vergleichende
psychiatry, existential: Psychiatrie, anthropologische
psychiatry, legal: Psychiatrie, forensische
psychiatry of old age: Alterspsychiatrie
psychic: psychisch
psychic energizer: Psychoenergizer
psychic stress: Streß, psychischer
psychoanaleptica: Psychotonika
psychoanalysis: Psychoanalyse
psychoanalysis, purposive: gezielte Analyse
psychoanalyst: Psychoanalytiker
psycho-energizer: Antidepressiva, Monoaminooxydasehemmer
psychogenetic, psychogenic: psychogen
psychogenic vomiting: Zwangserbrechen
psychogenous: psychogen
psychohistory: Psychohistorie
psychokinesia: impulsives Irresein; Impuls, psychopathischer
psychological: psychisch
psychology, genetic: Entwicklungspsychologie
psychology, medical: Psychologie, medizinische
psycholytic drugs: Halluzinogene
psychomotility: Psychomotorik
psychomotor: psychomotorisch
psychomotor overactivity: Überaktivität
psychomotor state: psychomotorischer Status
psychoneuroid: Pseudoneurose
psychopathic: psychopathisch
psychopathic personality: abnorme Persönlichkeit, Psychopath
psychopathic personality, affectionless: Psychopath, gemütloser
psychopathic personality, attention-seeking: Psychopath, geltungssüchtiger
psychopathic personality, compulsive: Psychopath, anankastischer
psychopathic personality, fanatic: Psychopath, fanatischer
psychopathic personality, secondary: Psychopathen, symptomatische
psychopathic personality, symptomatic: Psychopathen, symptomatische
psychosensory attacks: psychosensorische Anfälle
psychosexual: psychosexuell
psychosexual disorders: Funktionsstörungen, sexuelle
psychosexuality: Psychosexualität
psychosis: Geisteskrankheit, Psychose
psychosis, alternating: Psychose, zirkuläre
psychosis, anxiety elational: Angst-Glücks-Psychose
psychosis, artificial: Psychose, künstliche
psychosis, childhood: Psychose, kindliche
psychosis, circulatory: Psychose, zirkuläre
psychosis, pre-senile: Psychose, präsenile
psychosis of association: Wahn, konformer
psychosis with infectious disease: Infektionspsychose
psycho-social defense: Abwehr, psychosoziale
psychosomatic disease: psychosomatische Krankheit
psychosomatic disorder: psychosomatische Störung
psychosomatic medicine: psychosomatische Medizin
psychosomatic structure: Struktur, psychosomatische
psychosurgery: Psychochirurgie
psycho-syndrome (Bonhoeffer): expansiv-konfabulatorisches Syndrom
psychotherapeusis: Psychotherapie
psychotherapeutic: psychotherapeutisch
psychotherapeutics: Psychotherapie
psychotherapy: Psychotherapie
psychotherapy, ambulatory: Psychotherapie, ambulante
psychotherapy, analytical: Psychotherapie, analytisch orientierte
psychotherapy, Franklian: *Frankl*sche Psychotherapie
psychotherapy, insight-directed: Psychotherapie, aufdeckende
psychotherapy, psychoanalytical oriented: Psychotherapie, tiefenpsychologisch fundierte
psychotic: psychotisch
psychotogenic drugs: Halluzinogene
psychotropic: psychotrop
psychotropic drug: Psychopharmaka
pubertal: puberal
puerility: Puerilismus
puerperal depression: Wochenbettdepression

puerperal psychosis: Generationspsychose, Wochenbettpsychose
punishment, need for: Strafbedürfnis
pure word-dumbness: Aphasie, subkortikale motorische
purging-gorging syndrome: Bulimarexie
purple hearts: Weckamine
purposive idea: Zielvorstellung
pycnic type: Pykniker
pycnolepsy: Pyknolepsie
pyretotherapy: Fieberbehandlung
pyrexeophobia: Infektionsfurcht

quality of configurations: Gestaltqualität
queer man: Sonderling
querulent: Querulant
querulous paranoia: Expansivparanoia
questionary method: Fragebogenmethode

railwayphobia: Eisenbahn-Phobie
rambling: Faseln
Ranschburg inhibition: *Ranschburg*sche Hemmung
rape: Notzucht, Vergewaltigung
rape trauma syndrome: Vergewaltigungssyndrom
rapid cycler: Rapidzykler
rapport, affective: Kontakt, affektiver
rating scale: Schätzskala
rational suicide: Bilanzselbstmord
rationalization: Rationalisierung
rat man: Rattenmann
Ray's mania: Irresein, moralisches
RDC: Research Diagnostic Criteria: Forschungskriterien, diagnostische
reaction: Reaktion
reaction-formation: Reaktionsbildung
reaction time: Schrecksekunde
Read delivery method: *Read*sches Entbindungsverfahren
reading disability: Leseschwäche
reading epilepsy: Leseepilepsie
reading retardation, primary: Leseschwäche
realistic anxiety: Realangst
reality, psychical: Realität, psychische
reality-principle: Realitätsprinzip
reality-testing: Realitätsprüfung
reality therapy: Realitätstherapie
reasoning insanity, reasoning mania: Räsoniermanie
recall: Reproduktionsfähigkeit, Abruf
recluse person, morbid: Einzelgänger
recollection: Besinnung, Erinnerung
recollection, associative: Erinnerungsassoziation
recollection ability: Erinnerungsfähigkeit
rectophobia: Rektophobie
recurrent involuntary vomiting: Zwangserbrechen
reference, anxiety psychosis of: Beziehungspsychose, ängstliche
reference, idea of: Beziehungsidee
reference, person of: Bezugsperson
reference, syndrome of: Beziehungssyndrom
reflection: Reflexion
reflex, conditioned: Reflex, bedingter
reflex epilepsy: Reflexepilepsie
reflex hallucination: Reflexhalluzination
refugee paranoia: Flüchtlingsparanoid
regressive electroshock therapy: Elektrokrampfbehandlung, regressive
reinforcer: Verstärker
relaxation, progressive: Relaxation, progressive
relaxation training: Entspannungsübungen
relief depression: Entlastungsdepression
remembrance, amnestic vague: Erinnerungsinsel
remembrance, delusion of: Erinnerungstäuschung
remembrance, delusive: Erinnerungsfälschung
remembrance hallucination: Erinnerungshalluzination
remote memory: Altgedächtnis
REM sleep: REM-Schlaf
repetition-compulsion: Wiederholungszwang
representation: Repräsentation
repression: Repression, Verdrängung
requirement: Bedürfnis
Research Diagnostic Criteria (RDC): Forschungskriterien, diagnostische
residual delusion: Residualwahn
residual epilepsia: Residualepilepsie
resistance: Widerstand
rest cure: Ruhekur
restlessness: Unruhe, psychomotorische
»Restless Legs« DIMS syndrome: Restless-legs-Syndrom, schlafabhängiges
restriction of personal freedom: Freiheitsbeschränkung
retention: Retentionsfähigkeit
retention hysteria: Retentionshysterie
retrieval: Abruf
retrospective falsification: Erinnerungsfälschung
revelation, delusion of: Offenbarungswahn
reversal into the opposite: Verkehrung ins Gegenteil
revolving bed: Drehbett
revolving chair: Drehstuhl
revolving-door phenomenon: Drehtürpsychiatrie

rigidity: Bewegungssperre
rigidity, (affective): Rigidität, psychische
rising fits: Aufwachepilepsie
risk factor: Risikofaktor
robbery, delusion of: Bestehlungswahn
role: Rolle
role conflict: Rollenkonflikt
role duties: Rollenerwartungen
role enactment: Rollenverhalten
role obligations: Rollenerwartungen
role theory: Rollentheorie
role therapy: Rollentherapie
Rorschach-Behn-Test: *Behn-Rorschach*-Test
Rosenthal's syndrome: kataplektisch-halluzinatorisches Angstsyndrom
rotacism: Rhotazismus
ruin, idea of: Verarmungswahn
rule of abstinence: Abstinenzregel
rumination: Rumination, psychische
rumination, obsessive: Zwangsrumination
run amuck: Amok

SAD: seasonal affective disorder
sadism, primal: Sadismus, primärer
sadistic personality: Sadist
sadness: Traurigkeit
sadness, vital: Traurigkeit, vitale
salaam convulsions, salaam spasms: Salaam-Krämpfe, Blitz-Nick-Salaam-Krämpfe
Samaritans: Telefonseelsorge
sapphism: Tribadie
SANS: Scale for the Assessment of Negative Symptoms
SAPS: Scale for the Assessment of Positive Symptoms
satanism: Diabolie
saturnine delirium: Bleidelirium
saturnine epilepsy: Bleiepilepsie
saturnine neurasthenia: Bleineurasthenie
Schicksal-analysis: Schicksalsanalyse
schism, marital: Ehespaltung
schizi: phren
schizoidism: Schizoidie
schizoid personality: Psychopathen, schizoide
schizophrenia: Schizophrenie
schizophrenia, ambulatory: Schizophrenie, ambulatorische
schizophrenia, catatonic: Schizophrenie, katatone
schizophrenia, cenesthesic: Schizophrenie, zönästhetische
schizophrenia, grafted: Pfropfschizophrenie
schizophrenia, late: Spätschizophrenie
schizophrenia, mixed: Schizophrenie, gemischte
schizophrenia, negative: Schizophrenie, negative
schizophrenia, positive: Schizophrenie, positive
schizophrenia, senile: Spätschizophrenie
schizophrenic: Schizophrener
schizophrenic reaction: Reaktion, schizophrene
schizophrenic spectrum: Spektrum, schizophrenes
schizophrenization: Schizophrenisierung
schizophrenogenic mother: schizophrenogene Mutter
school for backward children: Hilfsschule
school phobia: Schulangst
schoolsickness: Schulangst
Schreber-case: s. *Schreber, Daniel Paul*
scotomization: Realitätsleugnung
scourging friar: Flagellant
screen memory: Deckerinnerung
scribomania: Graphorrhoe
scruples of confession: Beichtskrupel
SDD: seasonal depressive disorder
seasonal affective disorder: s. Stichwort
seasonal depressive disorder: s. Stichwort
seclusion room: Isolierzelle
secondary delusion: Sekundärwahn
secondary dementia: Sekundärdemenz
secondary gain: Krankheitsgewinn, sekundärer
secondary (psychic) processes: Sekundärvorgänge
secondary symptoms: Sekundärsymptome
second self: Doppelgänger
sedation: Sedierung
sedative: Beruhigungsmittel
seizure: Anfall
seizure, akinetic: Anfall, astatischer
seizure, astatic: Anfall, astatischer
seizure, cerebral: Anfall, zerebraler
seizure, psychomotor: Anfall, psychomotorischer
seizure, temporal lobe: Anfall, psychomotorischer
selective analysis: gezielte Analyse
self: Selbst
self-abuse: s. Stichwort
self accusation: Selbstbeschuldigung
self-analysis: Selbstanalyse
self assertive training: Selbstsicherheitstraining
self-conceit: Selbstwertgefühl
self-esteem: Selbstwertgefühl
self help groups: Selbsthilfegruppen
self mutilation: Selbstbeschädigung
selfpreservative instincts: Selbsterhaltungstriebe
self-punishment: Selbstbestrafung

self-rating-scale: Selbstbestimmungsskala
self-realization: Selbstverwirklichung
self-suggestibility: Autosuggestion
self system: Selbstsystem
self transcendence: Selbst-Transzendenz
semantic agnosia: Agnosie, semantische taktile
semantic differential: Polaritätsprofil
senile depression: Altersdepression
senile mania: Altersmanie
senile psychosis: Alterspsychose
senile schizophrenia: Altersschizophrenie, Spätschizophrenie
senility, premature: Senilitas praecox
sensation: Gefühlsempfindung
sensation type, extraverted: Empfindungstyp, extravertierter
sensation type, introverted: Empfindungstyp, introvertierter
sense: Gefühl
senselessness: Besinnungslosigkeit
sense of guilt: Schuldgefühle
sensitive personality: Sensitive
sensitivity training: s. Stichwort
sentiment: Sentiment, Gefühl
sentiments: Gesinnung
separation anxiety: Trennungsangst
sexual abstinence: Abstinentia sexualis
sexual debility: Debilitas sexualis
sexual instinct: Geschlechtstrieb, Sexualtrieb
sexual intercourse: Beischlaf
sexual inversion: Homosexualität
sexual neurosis: Sexualneurose
sexual offence: Sittlichkeitsdelikt
sexual offender: Sittlichkeitsverbrecher
sexual pervert: pervers
sexual symbols: Sexualsymbole
sexual union: Beischlaf
shallowness: Affektlabilität
sham rage: Pseudowut
shaping (of behavior): Verhaltensformung
shell shock: Granatschock
shit: s. Stichwort
shock: Schock, psychischer; Nervenschock
shock-psychosis: Schockpsychose
shock reaction: Gefühlslähmung, akute
shock-therapy: Schockbehandlung
shock-treatment: Schockbehandlung
short-term memory: Kurzzeitgedächtnis
shyness: Schüchternheit
side effects: Nebenwirkungen
siderodromophobia: Eisenbahnpobie
single bind: s. Stichwort
sinistrosis: Entschädigungsneurose
situational folly: Salonblödsinn
situation anxiety: Situationsangst
situation neurosis: Situationsneurose
situation therapy: Situationstherapie
skew, marital: Strukturverschiebung
sleep, artificial: Schlaf, künstlicher
sleep, continuous: Dauerschlaf
sleep, paroxysmal: Schlafanfall
sleep apnea DIMS syndrome, sleep apnea DOES syndrome: Schlaf-Apnoe-EDS-Syndrom
sleep disorder: Schlafstörung, Somnipathie
sleep disorders medicine: Schlafstörungsmedizin
sleep drunkenness: Schlaftrunkenheit
sleep epilepsy: Narkolepsie
sleepiness, morbid: Bettsucht
sleep paralysis: Wachanfall
sleep rituals: Einschlafzeremoniell
sleep terror: Nachtangst
sleep treatment: Schlafkur
sleepwalking: Somnambulismus
slip of the pen: Lapsus calami
slip of the tongue: Lapsus linguae, Fehlsprechen
slow-wave sleep: Schlaf, orthodoxer
sniffing: Schnüffeln, Thinner-Sucht
snow: Kokain, Schnee
sobbing, convulsive: Weinkrämpfe
sobriety: Besonnenheit
sociability: Soziabilität
social hygiene: Sozialhygiene
social instinct: Gesellschaftstrieb
social position: Status
social work, psychiatric: Außenfürsorge; Sozialarbeit, psychiatrische
social worker: Sozialarbeiter
sociopathic personality disturbance: Soziopathie
sodomy: Bestialismus, Sodomie
somatic: somatisch
somatic schizophrenia: Körperschizophrenie
somatic-stimuli-dream: Leibreiztraum
somatization: Somatisierung
somatizing disorder: somatisierende Störung
somatogenic: physiogen
somatognosis: Leibbewußtsein
somnambulic: somnambul
somnambulist: Somnambuler
soothing: blande
soporous: soporös
speech, interior: Halluzinationen, verbale psychomotorische
speech, scattered: Sprachzerfall
speech correction: Logopädie
speech-pathologist: Logopäde
speech-therapist: Sprachheillehrer
speed: s. Stichwort
Spielmeyer-Vogt's disease: *Stock-Spielmeyer-Vogt*-Syndrom

split in the ego: Ich-Spaltung
split personality delusion: Doppelgängerwahn
splitting of consciousness: Spaltung des Bewußtseins
spontaneous somnambulism: Somnambulismus, spontaner
stage-fright: Lampenfieber, Trema
stammering: Stottern
standard-method of Kretschmer, double-track: Standardmethode, zweigleisige
Stanford-Binet-Test: *Binet-Simon*-Test
startle reaction: Zusammenschrecken
stasibasiphobia: Basostasophobie
state of mind: Geisteszustand
status-reduction reaction: Abstiegsneurose
Stauder's letal catatonia: Katatonie, akute tödliche
steeplehead: Turmschädel
stereotype of attitude: Haltungsstereotypie
stereotypy (of movements): Bewegungsstereotypie
stimulants: Weckamine
stimulus character: Aufforderungscharakter
stimulus generalization: Reizgeneralisierung
STP: s. Stichwort
strait jacket: Zwangsjacke
strait waist coat: Zwangsjacke
strangulation psychosis: Strangulationspsychose
stratifunctional endopsychic neurosis: Schichtneurosen
stress, psychical: Belastung, seelische
striving for recognition: Geltungstrieb
stuff: Stoff
stupor: Stupor, Sopor, Bewegungssperre
stupor, melancholic: Stupor, depressiver
stupor, postconvulsive: Stupor, postepileptischer
stuttering: Stottern
subception: unbewußte Wahrnehmung
subconscious: Unterbewußtes
substitutional satisfaction: Ersatzbefriedigung
substitutive formation: Ersatzbildung
subwaking: Halbschlaf
suggestion therapy: Suggestionstherapie
suicidal mania: Selbstmordmanie
suicidal potential: Suizidalität
suicidal tendency: Suizidalität
suicide: Suizid
suicide, collective: Suizid, erweiterter
suicide, prevention of: Suizidprophylaxe
suicide, rational: Bilanzselbstmord
Superego: Über-Ich, Überich
superstition: Aberglaube
supervised analysis: Kontrollanalyse
suppression, emotional: Verhaltung, affektive
surface therapy: zudeckende Psychotherapie
survivor's guilt: Überlebensschuld
survivor syndrome: KZ-Syndrom
syllable stumbling: Silbenstolpern
symbiotic infantile psychosis: symbiotische kindliche Psychose
symbol thinking: Symboldenken
symbolic action: Symbolhandlung
symbolic realization: Wunscherfüllung, symbolische
symptom analysis: Symptomanalyse
symptomatic act: Fehlleistung
symptom choice: Symptomwahl
symptom-formation: Symptombildung
symptom-provocation: Symptomprovokation, gezielte
symptoms, first order: Symptome 1. Ranges
symptoms, second order: Symptome 2. Ranges
synchronicity: Synchronizität
syntesthesia, auditory visual: Schreckblitz
systematized delusion: Wahnsystem

tabagism: Nikotinabusus
tabetic psychosis: Tabespsychose
taboo: Tabu
taboo, breaking of: Tabuverletzung
taboparesis: Taboparalyse
tachylogia: Logorrhoe
talking cure: Redekur
target symptom: Zielsymptom
taxylogia: Logorrhoe
telepathy: Gedankenübertragung, Telepathie
telephone support service: Telefonseelsorge
television epilepsy: Fernsehepilepsie
temper: Stimmung
temporal lobectomy behaviour syndrome: *Klüver-Bucy*-Syndrom
temporal lobe epilepsy: Temporallappenepilepsie
temporal lobe seizure: Schläfenlappenanfall
tenacity: Tenazität
tension headache: Spannungskopfschmerz
testamentary capacity: Testierfähigkeit
thanatomania: Selbstmordmanie
thematic apperception test: Thematischer Apperzeptions-Test
therapy, needsatisfying: Psychotherapie, unterstützende
therapy, supportive (psycho): Psychotherapie, unterstützende
thing presentation: Sachvorstellung
thinking, archaic-paralogical: Denken, archaisches
thinking, autistic: Denken, dereistisches
thinking, concrete: Denken, konkretes
thinking, dereistic: Denken, dereistisches

thinking, desultory (alogical): Denken, sprunghaftes
thinking, diffuse: Denken, weitschweifiges
thinking, digressive: Denken, weitschweifiges
thinner addiction: Thinner-Sucht
Thompson's syndrome: *Pfaundler-Hurler*-Syndrom
thought, omnipotence of: Allmacht der Gedanken
thought block: Denkhemmung
thought blocking: Gedankenabreißen
thought disorder: Denkstörung
thought-echoing: Gedankenlautwerden
thought hearing: Gedankenlautwerden
thought insertion: Gedankeneingebung
thought obstruction: Sperrung
thought reform: Indoktrination
thought stopping: Gedankenstopp
thought withdrawal: Gedankenentzug
thoughts, audition of: Gedankenlautwerden
thoughts, delusive manufacture of: Gedanken, gemachte
thoughts, demented disintegration of: Gedankenzerfall
throat clearing tic: Räuspertic
tic, laryngeal: Räuspertic
tic, organic: Tic, organischer
tic, psychic: Tic, psychogener
tic de reniflement: Schnüffeltic
timidity: Schüchternheit
TM: Meditation, transzendentale
Todd's paralysis: *Todd*sche Lähmung
token economy system: Token-Verstärkungssystem
tonaphasia: Notenblindheit, Tonaphasie
tone-deafness: Amusie
tongue jabbering: Glossolalie
tonic: tonisch
tonic seizures: tonische Krämpfe
topical flight: Ideenflucht
topography, mental: Topographie, psychische
torpor: Dumpfheit, Bewegungssperre, Torpor
torticollis: Schiefhals, psychogener
touchism: Touchismus
towerhead: Turmschädel
toxic delirium: toxisches Delir, Vergiftungsdelirium
toxic psychosis: Intoxikationspsychose
toxicomania: Rauschgiftsucht, Sucht, Toxikomanie
training: Erziehung
training analysis: Lehranalyse
trance: Lethargie, Trance
tranquilizer, minor: Tranquilizer
transcendental meditation: Meditation, transzendentale
transe: Ekstase
transference: Übertragung
transference neurosis: Übertragungsneurose
transitional syndrome: Durchgangssyndrom
transitory psychosis: transitorisches Irresein
transmission, social: Vererbung, soziale
traumatic event: Traumatisierung, psychische
traumatic neurosis: Unfallneurose
traumatic psychosis: Unfallpsychose
traumatic war neurosis: Granatschock
traumatophilia: Münchhausen-Syndrom
tree test: Baum-Zeichentest
TRH-induced TSH response: TRH-Stimulations-Test
TRH test: TRH-Stimulations-Test
triad: Triade
triangle: Triade
trip: s. Stichwort
true drogue: Wahrheitsserum
TSH response to TRH: TRH-Stimulations-Test
tuberculomania: Phthisiomanie
turricephaly: Turmschädel
twilight-attack: Dämmerattacke
twilight sleep: Dämmerschlaf
twilight state: Dämmerzustand
twilight state, alcoholic: Dämmerzustand, alkoholischer
twilight state, delirant: Dämmerzustand, deliranter
twilight state, epileptic: Dämmerzustand, epileptischer
twilight state, episodic: Dämmerzustand, episodischer
twilight state, hidden: Dämmerzustand, besonnener
twilight state, hysterical (juvenile): Dämmerzustand, läppischer
twilight state, masked: Dämmerzustand, besonnener
type A behavior: Typ-A-Verhalten
type-token-ratio: Diversifikations-Quotient
typewriter's cramp: Daktylographenkrampf
typology: Typenlehre
typology of Pawlow: Nerventyp nach *Pawlow*

UCR: Reaktion, unbedingte
UCS: Unbewußtes
ufo psychosis: Ufo-Psychose
unchastity: Unzucht
uncinate fits: Unzinatus-Anfälle
uncinate group of epileptic fits: Unzinatus-Anfälle
unconditioned response: Reaktion, unbedingte
unconscious: Unbewußtes
unconscious, absolute: Unbewußtes, absolutes

unconscious, collective: Unbewußtes, kollektives
unconscious, familial: Unbewußtes, familiäres
unconsciousness: Bewußtlosigkeit
uncovering, psychotherapy: aufdeckende Psychotherapie
undoing: Ungeschehenmachen
unemployment neurosis: Arbeitslosigkeitsneurose
unlust: Unlust(gefühle)
unpleasure: Unlust(gefühle)
unreality-feeling: Unwirklichkeitsgefühl
unrest, motor: Bewegungsdrang
Unverricht's disease: Myoklonusepilepsie
uprooting neurosis: Entwurzelungsdepression, Entwurzelungsneurose
uprooting psychosis: Entwurzelungspsychose
urethral erotism: Urethralerotik
urge: Trieb
user: s. Stichwort

vagrant: Landstreicher
valence: Aufforderungscharakter
valence, affective: Valenz, affektive
vehicle phobia: Eisenbahn-Phobie
verbal suggestion: Verbalsuggestion
vernal depression: Frühjahrsdepression
vigility (of attention): Vigilität
violation: Notzucht, Vergewaltigung
violence, act of: Gewaltdelikt
viscerotonic type: Viszerotoniker
viscosity: Haften, Viskosität
visions: Visionen
visions, hypnagogic: Halluzinationen, hypnagoge
visual alexia: Alexie
vital energy: Lebensenergie
Vitus dance: Veitstanz
voices, hearing of: Stimmenhören
voodoo death: Wodu-Tod
voraciousness: Voracitas
voracity: Voracitas
voyeurism: Skopophilie
vulnerability, concept of: Vulnerabilitätskonzept

WAIS: Hamburg-*Wechsler*-Intelligenztest für Erwachsene
wakefulness: Agrypnie
wakefulness, psychogenic: Schlaflosigkeit, psychogene
wane state: Dämmerzustand
want: Bedürfnis
want of tact: Taktlosigkeit
war neurosis: Kriegsneurose
Wartegg drawing completion form: *Wartegg*-Zeichentest
weaning: Entwöhnung
weaning cure: Entwöhnungskur
wear and tear syndrome: Abnützungssyndrom
weariness of life: Lebensunlust
Wechsler-Bellevue-test: Hamburg-*Wechsler*-Intelligenztest für Erwachsene
Wernicke's encephalopathy: Pseudoencephalitis haemorrhagica superior
winking tic: Blinzelkrampf
wish-fulfilment: Wunscherfüllung
withdrawal: Entziehung
withdrawal delirium: Entziehungsdelir(ium)
withdrawal psychosis: Entziehungspsychose
withdrawal symptoms: Entziehungserscheinungen
withdrawal treatment: Entziehungskur
withdrawal treatment, sanatorium for: Entziehungsanstalt
withico psychosis: Windigo
wolf man: Wolfsmann
word presentation: Wortvorstellung
word-salad: Wortsalat
work group, hospital-bound: Hausgruppe
working alliance: Arbeitsbündnis
working curve: Arbeitskurve
working mania: Furor operandi
working over, psychical: Verarbeitung, psychische
working out, psychical: Verarbeitung, psychische
working through: Durcharbeiten
work of mourning: Trauerarbeit
work psychiatry: Arbeitspsychiatrie
workshop, medically supervised: beschützende Werkstätte
workshop, sheltered: beschützende Werkstätte
work therapy: Arbeitstherapie
writer's cramp: Chorea scriptorum, Schreibkrampf
writing and reading disability: Schreib-Lese-Schwäche
writing mania: Furor scribendi

X factor: Faktor X

Glossar französisch-deutsch

ablutomanie: Waschzwang
aboyeurs, délire des: Neurophonie
abréactif, traitement: Abreaktionsbehandlung
abréaction: Abreagieren
absence de contre-indication médicale à l'incarceration: Haftfähigkeit
absence épileptique: Absence
acarophobie: Akarophobie, Dermatozoenwahn
acathésie: Akathisie
accès: Anfall
accès d'angoisse: Angstanfall
accès de fou rire: Zwangslachen
accès de fou rire épileptique: Lachen, epileptisches
accès maniaque: Raptus maniacus
accès syncopal: Anfall, synkopaler
accommodation: Anpassung
accomplissement de désir: Wunscherfüllung
accoutumence: Arzneimittelsucht, Gewöhnung
acouasme: Akoasmen
acte impulsif: Triebhandlung, Impulsivhandlung
acte manqué: Fehlleistung
action compulsionnel: Zwangshandlung
action symbolique: Symbolhandlung
actualisation: Aktualisieren
adhésivité: Adhäsivität, Haften
affaiblissements intellectuels: Intelligenzstörungen
affect: Affekt
affect, quantum d': Affektbetrag
affect compulsionnel: Zwangsaffekt
affectif: affektbetont, affektiv
affectivité: Affektivität
âge de l'entêtement: Trotzphase
âge de l'opposition: Trotzphase
âge mental: Intelligenzalter
agencement existentiel: Daseinsordnung
agents neuroleptiques: Neuroleptika
agents psychodysleptiques: Halluzinogene
agents psycholeptiques: Psycholeptika
agitation: Agitiertheit
agitation forcée: Anankasmus
agnosie digitale: Fingeragnosie
agnosie sémantique: Agnosie, semantische taktile
agnosie tactile: Astereognosie
agressivité: Aggressivität
alcoolique: Trinker
alcoolique invétéré: Potator strenuus
Alice au pays des merveilles, syndrome d': Depersonalisationssyndrom
aliénation: Irresein, Entfremdung
aliénation mentale: Alienatio mentis, Geisteskrankheit, Irresein
aliénation psychique: Gemütskrankheit
aliéné: Aliéné, Irrer, Psychotiker
aliéniste: Irrenarzt, Alienist
allopsychique: allopsychisch
allopsychose: Allopsychosen
A. M.: Intelligenzalter
ambitendance: Ambitendenz
ambivalence: Ambivalenz
amentia agitata: Amentia agitata
amnésie: Gedächtnislücke, Amnes(t)ia
amnésie antérograde: Amnesie, anterograde
amnésie de fixation: Amnesie, anterograde; Merkfähigkeitsstörung
amnésie globale transitoire: Amnesie, transitorische globale
amnésie infantile: Amnesie, infantile
amnésie lacunaire: Erinnerungsausfall, inselförmiger
amnésie périodique: Amnesie, periodische
amnésie posthypnotique: Amnesie, posthypnotische
amnésie post-traumatique: Amnesie, posttraumatische
amnésie psychogène: Amnesie, katathyme
amnésie rétrograde: Amnesie, retrograde
amnésique: amnestisch
amnestique: amnestisch
amoralisme: Moral Insanity
amour génital: Liebe, genitale
amphétaminique, psychose: Pervitinpsychose
analgognosie: Schmerzasymbolie
analité: Analität
analyse: Analyse
analyse didactique: Lehranalyse
analyse directe: Analyse, direkte
analyse dirigée: gezielte Analyse
analyse existentielle: Daseinsanalyse, Existenzanalyse
analyse laïque: Laienanalyse
analyse structurale: Gestaltanalyse
anamnèse biographique: Anamnese, biographische
anamèse indirecte: Fremdanamnese
andropause: Klimakterium virile
angoisse: Angst

angoisse de castration: Kastrationsangst
angoisse de l'école: Schulangst
angoisse devant un danger réel: Realangst
angoisse existentielle: Existenzangst
angoisse flottante: Angst, frei flottierende
annulation (rétroactive): Ungeschehenmachen
anodin: blande
anoésie: Anoese
anoïa: Anoia
anomal: abnorm
anorexie: Anorexia, Magersucht
anorexie mentale: Anorexia nervosa
anosognosie visuelle: *Anton*sches Symptom
antidépresseurs: Antidepressiva
antiobsessionelle, attitude: Gegenzwang
anxiété: Angst
anxiété athématique: Angst, frei flottierende
aperception: Apperzeption
aphasie: Aphasia, Aphasie
aphémie: Alalie, Aphemia, Aphemie
aphémie pathématique: Aphemia pathematica
aphonie spastique: Dysphonia spastica
aphrodisiomanie: Liebeszwang
apnée: Apnoe
appareil psychique: Apparat, psychischer
apparition: Erscheinung
appauvrissement affectif: Gefühlsverarmung
appétition-aversion: Appetenz-Aversionsverhalten
appréhension: Apprehension
apprentissage: Lernen
apraxie: Apraxia, Apraxie
arc de cercle: s. Stichwort
arc en ciel: arc de cercle
archétype: Archetypus
arithmomanie: Zählzwang
arriération mentale: Oligophrenie
arriération post-vaccinale: Enzephalopathie, postvakzinale
artéfact d'hôpital: Anstaltsartefakt
artérioslcérose cérébrale: Hirnarteriosklerose
art-thérapie: Gestaltungstherapie
aschématie: Körperschemastörung
asile: Nervenheilanstalt
asocial: asozial
assassinat avec viol: Lustmord
assassinat par lubricité: Lustmord
assécurose: Assekurose
assimilation: Assimilation
association des idées: Assoziation
association (d'idées) dirigée: Assoziation, gerichtete
association libre (d'idées): Assoziation, freie
Association psychoanalytique internationale: Internationale Psychoanalytische Gesellschaft
assombrissement de la conscience: Bewußtseinstrübung
assoupissement: Schlaftrunkenheit, Somnolenz
assuétude: Gifthunger
astasie: Astasia, Astasie
astasie-abasie: Astasie-Abasie-Syndrom
astasophobie: Stasobasophobie
asthénie: Asthenia, Asthenie
asthénie des déportées: KZ-Syndrom
asthénie généralisée: Asthenia universalis congenita
asthénique: Astheniker, asthenisch
asthme hystérique: Asthma hystericum
asyle: Anstalt, geschlossene; Irrenanstalt
asymbolie de la douleur: Schmerzasymbolie
asymbolie tactile: Agnosie, semantische taktile
ataractiques: Ataraktika
ataraxie: Ataraxie
ataxie intrapsychique: Ataxie, intrapsychische
atelier protégé: beschützende Werkstätte
atelier sous contrôle psychiatrique: beschützende Werkstätte
attaque: Anfall
attaque avec paroxysmes: Status epilepticus
attaque bravaisienne: *Bravais*sche Anfälle
attaque composée: Status epilepticus
attentat à la pudeur: Sittlichkeitsdelikt
attente, névrose d': Erwartungsneurose
attention: Aufmerksamkeit
attention (également) flottante: Aufmerksamkeit, gleichschwebende
attention fluctuante: Aufmerksamkeit, distributive
attitude détendue: Droschkenkutscherhaltung
attonité: Attonität
audition colorée: Echophototonie
audition lumineuse des bruits: Schreckblitz
augmentation des impulsions: Antriebssteigerung
aura: Aura
autisme: Autismus
autisme infantile précoce: Autismus, frühkindlicher
autisme précoce: Psychopathie, autistische, im Kindesalter
autiste: autistisch; Psychopath, autistischer
autistique: dereistisch
auto-accusations: Selbstbeschuldigungen
auto-analyse: Selbstanalyse
auto-érotisme: Autoerotismus
auto-fétichisme: Autofetischismus
autognosie: Autognosie
auto-hypnose: Autohypnose
auto-masochisme: Automasochismus
automatisme: Automatismus

automatisme ambulatoire: Automatismus ambulatorius, Poriomanie
automatisme mental: Automatismus mentalis
automutilation: Selbstbeschädigung
auto-observation: Selbstbeobachtung
autoplastique: autoplastisch
autopsychique: autopsychisch
autopsychose: Autopsychose
autopsychose progressive: Autopsychose, progressive
auto-punition: Selbstbestrafung
auto-sadisme: Autosadismus
auto-suggestion: Autosuggestion
autotopagnosie: Autotopagnosie
aversion: Aversion

bain prolongé: Dauerbad
baisse de l'affectivité: Gemütsverödung
balancement psychosomatique: Syndrom-Shift
barbitomanie: Barbituratsucht
barbiturisme: Barbituratsucht
barencéphalie: Barenzephalie
barestésie: Barästhesie
barrage: Sperrung
barrage, test de: Durchstreichtest
barrage de la pensée: Denksperre
barrage ideïque: Gedankenabreißen
bavardage stéréotypé de l'atrophie cérébrale: Cocktailparty-Syndrom
Bayle, maladie de: Irrenparalyse
Beard, maladie de: Neurasthenie *Beard*
bégaiement: Stottern
behaviorisme: Behaviorismus
bénéfice de la maladie: Krankheitsgewinn
bénéfice primaire de la maladie: Krankheitsgewinn, primärer
bénéfice secondaire de la maladie: Krankheitsgewinn, sekundärer
besoin: Bedürfnis
besoin de punition: Strafbedürfnis
besoin de se mettre du valeur: Geltungstrieb
besoin psychogénique: Bedürfnis, sekundäres
besoin réactif: Bedürfnis, sekundäres
besoin viscérogénique: Bedürfnis, primäres
bestialité: Bestialität, Sodomie
bibliophilie: Bibliophilie
Binet-Simon, test de: *Binet-Simon*-Test
biotonus: Biotonus
bisexualité: Bisexualität
bizzarrerie: Bizarrerie
bouffée anxieuse délirante: Frenzied anxiety
bouffée délirante: s. Stichwort, s.a. transitorisches Irresein
bouffée hallucinatoire toxique: Haluzinogenrausch
boule hystérique: Globus hystericus
bovarysme: Bovarismus
boxeurs, syndrome des: Boxerdemenz
bradyarthrie: Bradylalie
bradylalie: Bradylalie
bradypsychie: Bradypsychie
braidisme: Braidismus
bredouillement: Stammeln
Brodie, maladie de: Coxalgia hysterica
bromidrosiphobie: Brom(h)idro(si)phobie
bromique, cachexie: Bromkachexie
bromisme: Bromismus
brownisme: Brownianismus
but de la pulsion: Triebziel
but du raisonnement: Denkziel
but pulsionnel: Triebziel
buvenur: Potator strenuus
buveur: Potator
buveur d'habitude: Gewohnheitstrinker
buveur d'occasion: Gelegenheitstrinker

ça: Es
cacogeusie: Kakogeusie
caféisme (aigu): Coffeinismus
Caïn, complexe de: Kain-Komplex
calmant: Beruhigungsmittel
calmants: Tranquilizer
camisole chimique: Zwangsjacke, chemische
camisole de force: Zwangsjacke
camptocormie: Kamptokormie
cancérophobie: Karzinophobie
cannabinomanie: Haschisch-Sucht
cannabique, ivresse: Haschisch-Rausch
cannabique, psychose: Haschisch-Psychose
cannabisme: Haschisch-Sucht
cannibalisme: Kannibalismus
capacité civile: Geschäftsfähigkeit
capacité de discernement: Einsichtsfähigkeit
capacité mnémonique: Erinnerungsfähigkeit
Capgras, syndrome de: *Capgras*-Zeichen
caprices, syndrome des: Faxensyndrom
captation: Kaptivation
captativité: Kaptativität
caractère: Charakter, Gesinnung
caractère anal: Charakter, analer
caractère antinomique: Charakter, antinomischer
caractère dépressif: Charakter, depressiver
caractère héboïde: Heboidie
caractère névrotique: Charakter, neurotischer
caractère paranoïaque: Charakter, paranoischer
caractère stimulant: Aufforderungscharakter
caractère syntone: Charakter, syntoner
caractérologie: Charakterkunde
carbonarcose: Karbonarkose

carcérale, dépression: Haftdepression
carcérale, explosion de violence: Haftknall
carcérale, névrose: Gefangenen-Neurasthenie
carcérale, psychose: Haftpsychose
carcérale, réaction: Haftreaktion
cardiazolthérapie: Cardiazolschockbehandlung
carence affective: emotionale Mangelsituation
cas-limite: Schizoneurose
castration, complexe de: Kastrationskomplex
catagenèse: Katagenese
catalepsie: Katalepsie
cataplexie: Kataplexie
cataplexie du réveil: Wachanfall
catathymie: Katathymie
catatonie: Katatonie
catatonie à évolution schizophrénique: Defektkatatonie
catatonie bronzée: Bronzekatatonie
catatonie mortelle de Stauder: Katatonie, akute tödliche
catatonie sénile: Spätkatatonie
catharsis: Katharsis
cauchemar: Alpdrücken
cécité hystérique: Blindheit, psychogene
cécité littérale: Agnosie, litterale
cécité musicale: Notenblindheit
cécité pithiatique: Blindheit, psychogene
cécité verbale: Alexie
cénésthésie: Zönästhesie
cénésthésiopathie: Zönästhesiopathie
censeur des rêves: Traumzensor
censure: Zensur
céphalée psychogénique: Kopfschmerz, psychogener
cercle de la forme: Gestaltkreis
cercle fonctionnel: Funktionskreis
cérebrales, diminution des fonctions: Hirnleistungsschwäche
cérébration: Zerebralisation
cérémonial obsédant: Zwangszeremoniell
chaise pivotante: Drehstuhl
champ: Feld
champ de conscience: Bewußtseinsfeld
chantage: s. Stichwort
chantage au suicide: Selbstmordchantage
Charcot, point ovarien de: *Charcot*scher Punkt
Charcot, signe de: *Charcot*sches Zeichen
charge affective: Appellationscharakter
chloralisme: Chloralismus
cloroforme, toxicomanie au: Chloroformomanie
choc acetylcholinique: Acetylcholin-Schock
choc (affectif): Schock, psychischer; Nervenschock
choc amphétaminique: Amphetamin-Schock
choc cardiazolique: Cardiazolschockbehandlung
choc émotif: Emotionsschock
choc fortuit: Schock, psychischer
choc hypoglycémique: Insulinschock
choix de la névrose: Neurosenwahl
choix de symptôme: Symptomwahl
choix d'objet: Objektwahl
choix objectal: Objektwahl
choléreux: cholerisch
cholérique: Choleriker, cholerisch
chorée héréditaire: Chorea *Huntington*
chorée hystérique: Chorea hysterica
chorée hystérique de Java: Lata
chorée maniaque: Chorea maniacalis
chorée variable des dégénérés: *Tourette*-Syndrom
choréique, psychose: Choreapsychose
chorémanie: Choreomanie
claustrophobie: Klaustrophobie
cleptolagnie: Kleptolagnie
cleptomanie, sexuelle: Kleptolagnie
clignement, tic de: Blinzelkrampf
climat affectif: Klima, affektives
clinomanie: Bettsucht
clivage de la conscience: Spaltung des Bewußtseins
cloacale, théorie: Kloakentheorie
clou hystérique: Clavus hystericus
clownisme: Clownismus
Clytemnestre, complexe de: Klytämnestra-Komplex
coartatif: koartativ
coarté: koartiert
cocaïnisme: Kokainismus
cocktail lytique: Cocktail, lytischer
co-conscience: Mitbewußtes
codéinomanie: Kodeinismus
cœur irritable: Cor nervosum
coït: Beischlaf, Coitus
colère épileptique: Furor epilepticus, Explosivität
colique mineo-membraneuse: Colica mucosa
colite ulcéreuse: Colitis ulcerosa
collectionnisme: Sammeltrieb
collectionnomanie: Sammelsucht
coma: Koma
coma alcoolique: Coma alcoholicum
coma épileptique: Coma epilepticum
coma intercritique: Status epilepticus
coma stertoreux: Schlafphase, epileptische
comateux: komatös
commotion: Erschütterung, seelische
commotion cérébrale: Commotio cerebri
commotionnel, syndrome: postkommotionelles Syndrom

communauté thérapeutique: community, therapeutic
communication: Kommunikation
compensation: Kompensation
complaisance somatique: Entgegenkommen, somatisches
complémentarité: Komplementarität
complexe: Komplex
complexe d'Électre: Elektra-Komplex
complexe paternel: Vaterkomplex
complexuel: komplexhaft
comportement: Verhalten
comportement impulsif: Dranghandlung
compréhension: Auffassung, Begreifen, Verstehen
compulsion de répétition: Wiederholungszwang
compulsionnel: zwanghaft
compulsions à accomplir des actes indésirables: Zwangsantriebe
conation: Konation
concentration: Konzentration
condensation: Verdichtung
condition exceptionnelle: Ausnahmezustand
conditionnement: Konditionierung
confabulatoire-expansif, syndrome: expansiv-konfabulatorisches Syndrom
configuration: Gestalt
conflit de conscience: Gewissenskonflikt
conflit du rôle: Rollenkonflikt
conflit psychique: Konflikt, psychischer
confusion: Verwirrtheit, Zerfahrenheit
confusion artério-scléreuse: Delir, arterio-sklerotisches
confusion mentale: Amentia
confusion verbale: Sprachverwirrtheit
connaissance: Besinnung
conscience: Bewußtsein
conscience, absence de: Bewußtseinslücke
conscience, assombrissement de la: Bewußtseinstrübung
conscience, champ de: Bewußtseinsfeld
conscience, contenu de: Bewußtseinsinhalt
conscience, courant de la: Bewußtseinsstrom
conscience, état de: Bewußtseinslage
conscience, perte de: Bewußtlosigkeit
conscience, seuil de: Bewußtseinsschwelle
conscience, trouble de la: Bewußtseinsstörung
conscience collective: Bewußtsein, kollektives
conscience de soi: Selbstwertgefühl
conscience intermittente: Bewußtsein, alternierendes
conscience morale: Gewissen
conseil matrimonial: Eheberatung
constance, principe de: Konstanzprinzip
constitution glischroïde: Wesensänderung, epileptische
constitution ictaffine: Konstitution, iktaffine
contagion affective: Gefühlsansteckung
contagion mentale: Folie à deux
contamination: Kontamination
contenu de conscience: Bewußtseinsinhalt
contenu latent: Traumgedanken, latente
contenu manifeste: Trauminhalt, manifester
contre-investissement: Gegenbesetzung
contre transfert: Gegenübertragung
contusion cérébrale: Contusio cerebri
conversion: Konversion
conversion, hystérie de: Konversionshysterie
conversion, névrose de: Konversionsneurose
conversion, réaction de: Konversionsreaktion
conversion, symptômes de: Konversionssymptome
convulsif: konvulsiv
convulsion hyperpyrétique: Fieberkrampf
convulsions affectives respiratoires: Affektkrämpfe, respiratorische
convulsions occasionnelles de l'enfant: Gelegenheitskrämpfe, kindliche
convulsivante, thérapeutique: Elektrokonvulsionsbehandlung
corset génant: Zwangsjacke
Cotard, syndrome de: *Cotard*sches Syndrom
Coué, méthode: *Coué*sche Methode
courbe de travail: Arbeitskurve
crainte morbide: Situationsangst
crampe: Crampus, Krampf
crampe des écrivains: Schreibkrampf
crampe initial: Initialkrämpfe
crépusculaire, état: Dämmerzustand
crétin: Kretin
cri épileptique: Initialschrei
crimes alcooliques: Trunkenheitsdelikte
criminalité juvenile: Jugendkriminalität
criminologie psychopathologique: Kriminalpsychopathologie
crise bravais-jacksonienne: Anfall, fokaler
crise cérébrale: Anfall, zerebraler
crise convulsive généralisée: Anfall, großer epileptischer
crise de colères: Wutanfall
crise de rire incoercible: Lachkrampf (hysterischer)
crise d'identité: Identitätskrise
crise émotive: Nervenzusammenbruch
crise (épileptique): Anfall
crise focale: Anfall, fokaler
crise généralisée: Anfall, generalisierter
crise psychomotrice: Anfall, psychomotorischer
crise temporale: Schläfenlappenanfall

crises adversives: Adversivkrämpfe
crises de pleurs incoercibles: Weinkrämpfe
crises toniques: tonische Krämpfe
crises uncinées: Unzinatus-Anfälle
cristallomanie: Kristallvisionen
critères d'exclusion: Ausschlußkriterien
critères diagnostiques pour la recherche: Forschungskriterien, diagnostische
critères d'inclusion: Einschlußkriterien
critériologie: Kriteriologie
crocidisme: Karphologia
cryptesthésie: außersinnliche Wahrnehmung
cryptomnésie: Kryptomnesie
culpabilité: Schuld
culpabilité, manie de la: Enosimanie
cunnilinction: Cunnilingus
cure de dégoût: Aversionskur, Ekelkur
cure de disulfiram (antabus): Antabus-Kur
cure de repos: Ruhekur
cure de Sakel: Insulinkomabehandlung
cure de sommeil: Schlafkur
cycle structural: Gestaltkreis
cyclothymie: Zyklothymie

dactylographes, crampe des: Daktylographenkrampf
danger public: Gemeingefährlichkeit
danse de Saint-Guy: Veitstanz
débile: debil
débilité mentale: Debilitas (mentalis), Geistesschwäche, Schwachsinn, Urteilsschwäche
déblocage: Enthemmung
décharge: Abfuhr (der Affekte)
déconditionnement: Dekonditionierung
dédoublement, délire du: Doppelgängerwahn
dédoublement, expérience du: Doppelgängererlebnis
dédoublement mécanique de la pensée: Gedankenlautwerden
dédoublement de la personnalité: Doppel-Ich, doppeltes Bewußtsein
dédoublement onirique: Disjektion
déféminisation: Defeminatio
défense (psychique): Abwehr, psychische
défense, mécanisme de: Abwehrmechanismus
défense psychosociale: Abwehr, psychosoziale
déficience: Defekt
déficience du sens moral: Defekt, moralischer
déficitaire terminal, état: Defektzustand
déformation: Entstellung
dégénération: Degeneration
dégénéré: s. Stichwort
dégénéré inférieur: s. Stichwort
dégénérescence: Degenereszenz
dégénérescence centrale du corps calleux: *Marchiafava-Bignami*sche Krankheit
dégénérescence, psychose de: Degenerationspsychose
dégénérescence, stigmates de: Degenerationszeichen
dégénéré supérieur: s. Stichwort
degré de conscience: Bewußtseinsgrad (-helligkeit)
déjà-vu, illusion du: Déjà-vu-Erlebnis
délinquant habituel dangéreux: Hangtäter
délirant: delirant
délire: Delir, Wahn
délire aigu: Delirium acutum
délire à deux: Folie à deux
délire catathymique: katathymer Wahn
délire collectif: Massenneurose
délire confuso-onirique: Oneirismus
délire de culpabilité: Versündigungswahn
délire d'emblée: s. Stichwort
délire d'énormité: s. Stichwort
délire de filiation: Abstammungswahn
délire de grâce (des condamnés): Begnadigungswahn, präseniler
délire de jalousie: Eifersuchtswahn
délire de nuisance: Delirium divergens
délire de persécution: Paranoia, Verfolgungswahn
délire de relation: Beachtungswahn; Beziehungswahn, sensitiver
délire de remise de peine: Begnadigungswahn, präseniler
délire de ruine: s. Stichwort
délire des négations: nihilistischer Wahn
délire de transformation: Delirium metabolicum
délire de vol: Bestehlungswahn
délire d'inanition: Delirium ex inanitione
délire d'influence: Beeinflussungsgefühl
délire d'interprétation: s. Stichwort
délire d'interprétation à forme sensitive: Beziehungswahn, sensitiver
délire d'invasion: Initialdelir
délire d'occupation: Beschäftigungsdelir
délire égocentrique: Delirium convergens
délire épileptique: Delirium epilepticum
délire familial: Wahn, konformer
délire fébrile: Infektionspsychose, Fieberdelir
délire furieux: Delirium furibundum sive furiosum
délire hallucinatoire: Halluzinose
délire hypochondrique: hypochondrischer Wahn
délire induit: induziertes Irresein, Kontaktwahn
délire initial: Initialdelir
délire lucide: Delirium, besonnenes
délire maniaque: Delirium manicum, Toben

délire maniaque hystérique: Delirium hystericum
délire métabolique: Delirium metabolicum
délire obsidional: Belagerungsdelir
délire onirique: Delir, oneiroides
délire palingnostique: Delirium palingnosticum
délire paranoïaque: Paranoia
délire paranoïaque hallucinatoire aigu: Paranoia hallucinatoria acuta
délire processif: Querulantenwahn
délire prophétique: Prophetenwahn
délire résiduel: Residualwahn
délire saturnin: Bleidelirium
délire sénile: Psychose, senile
délire symptomatique: Delirium symptomaticum
délire systématisé: S. Stichwort
délire toxique: toxisches Delir, Vergiftungsdelirien
delirium tremens: Delirium tremens
délits alcooliques: Trunkenheitsdelikte
delta alcoolism: Deltaalkoholismus
démarche en draguant: *Todd*-Zeichen
démédicalisation: Demedikalisation
démence: Demenz, Irrsinn
démence abiotrophique: *Jakob-Creutzfeldt*sche Krankheit
démence affective: Verblödung, affektive
démence d'Alzheimer: *Alzheimer*sche Krankheit
démence de Heller: Dementia infantilis *Heller*
démence des lacunaires: Dementia lacunaris
démence épileptique: Dementia epileptica
démence hallucinatoire aigue: Dementia acuta
démence hébéphrénique: Dementia hebephrenica
démence infantile: Dementia infantilis
démence juvénile: Hebephrenie
démence mnésique: mnestische Demenz
démence paranoïde: Dementia paranoides, Dementia phantastica
démence précoce: Dementia praecox
démence précocissime de Sancte de Sanctis: Dementia praecocissima
démence présénile: *Pick*sche Krankheit
démence primaire: Demenz, primäre
démence schizophrénique: Verblödung, schizophrene
démence secondaire: Sekundärdemenz
démence sénile: Demenz, senile
démence simple: Schizophrenia simplex
démence vésanique: Dementia vesanica
dément: dement
demi-sommeil: Halbschlaf
démonisme: Dämonenglaube
démonstrative, réaction: demonstrative Reaktion
dénégation: Verneinung
déni (de la réalité): Verleugnen
dépersonnalisation: Depersonalisation
dépersonnalisation, psychose avec: Entfremdungspsychose
déplacement: Verschiebung
déplaisir: Unlust(gefühle)
déportées, syndrome asthénique des: KZ-Syndrom
dépravation: Depravation
dépravation alcoolique: Alkoholdepravation
dépressif: depressiv
dépressif, syndrome: depressives Syndrom
dépression anaclitique: Depression, anaklitische
dépression à forme anxieuse: Depression, ängstliche
dépression artério-scléreuse: Depression, arteriosklerotische
dépression autonome: Depression, autonome
dépression avec sentiment d'étrangeté: Entfremdungsdepression
dépression carcérale: Haftdepression
dépression cyclique: Depression, zirkuläre
dépression cyclothymique: Depression, zirkuläre
dépression d'angoisse: Angstdepression
dépression d'épuisement: Erschöpfungsdepression
dépression du déracinement: Entwurzelungsdepression
dépression du fond affectif: Untergrunddepression
dépression larvée: Depression, larvierte
dépression névrotique: Depression, neurotische
dépression nostalgique: Heimwehdepression
dépression post-puerpérale: Wochenbettdepression
dépression primaire: Depression, primäre
dépression psychotique: Depression, psychotische
dépression réactionnelle: Depression, reaktive; Entlastungsdepression
dépression secondaire: Depression, sekundäre
dépression sénile: Altersdepression
dépression symptomatique: Depression, symptomatische
dépressive, humeur: Depressivität
déprimé: deprimiert
déracinement, névrose de: Entwurzelungsneurose
déracinement, psychose de: Entwurzelungspsychose

déréalisation: Derealisation
déréisme: Dereismus
déréistique: dereistisch
désagrégation de la pensée: Zerfahrenheit
désensibilisation psychique: Desensitisation
désensitisation: Desensitisation
désinhibition: Enthemmung
désinhibition, gymnastique de: Hemmungsgymnastik
désinsertion sociale: Desozialisation
désintoxication: Entziehung
désintrication: Entmischung
désir, accomplissement de: Wunscherfüllung
désolation affective: Affektlahmheit
désordre thymique: Affektstörung
désorientation: Desorientiertheit
déstructuration: Gestaltzerfall
destrudo: Destrudo
détérioration mentale: Abbau, Demenz
détermination multiple: Überdeterminierung
développement somatopsychique précoce: Frühentwicklung, somatopsychische
déviation caractérielle: s. Stichwort
déviation de jugement: Urteilsstörung
dévirilisation: Eviratio
diacoptique, réaction: diakoptische Reaktion
diathèse névropathique: Diathese, neurotische
diencéphalose psychique: Zwischenhirnsyndrom, psychisches
dipsomanie: Dipsomanie
disaggrégation: Disaggregation
dissimulation: Dissimulation
dissociation: Assoziationsstörung, Spaltung des Bewußtseins
dissociation d'idées: Ideendissoziation
distonie vasomotrice: Dystonie, neurozirkulatorische
distractibilité: Ablenkbarkeit
diversité, indice de: Diversifikations-Quotient
double: Doppelgänger
double conscience: doppeltes Bewußtsein
double lien: Doppelbindung
double suicide: Doppelselbstmord
dromomanie: Wandertrieb
dynamique: Dynamik, dynamisch
dysbasie hystérique: Dysbasia hysterica
dyscalculie: Rechenschwäche
dyschésie: Dyschezie
dysdacnique, syndrome: dysdaknisches Syndrom
dysergasie: Dysergasie
dysgraphie-dyslexie: Schreib-Lese-Schwäche
dyskinésie douloureuse: Dyskinesia algera
dyslexie: Leseschwäche
dyslexie-dysorthographie: Leseschwäche
dyslexie sélective: Dysanagnosie
dysmnésie: Dysmnesie, Gedächtnisstörung
dysorthographie: Schreibschwäche
dyspareúnie: Dyspareunie
dysphagie hystérique: Dysphagia hysterica
dysphémie: Stottern
dysphorique, état: dysphorischer Zustand
dysplastique, type: Dysplastiker
dysthymie: Dysthymia, Dysthymie
dysthymique: dysthym, Dysthymiker
dystonie neuro-végétative: Dystonie, vegetative
dystrophie cérébrale: Dystrophie, zerebrale

ébétement: Hebetudo (sensuum)
ébriété: Ebrietas
échelle affective: Gefühlssphäre
échelle de différenciation sémantique: Polaritätsprofil
échocinésie: Echokinese
échographie: Echographie
écholalie: Echolalie
échomatisme: Echoerscheinungen
échopraxie: Echopraxie
éclamptique, psychose: eklamptische Psychosen
éclipse cérébrale (mentale): Psycholepsie
ecmnésie: Ekmnesie
ecnoïques, états: eknoische Zustände
école de perfectionnement: Hilfsschule
écologie humaine: Ökologie, menschliche
économique: ökonomisch
ecphorisation: Ekphorieren
écran du rêve: Traumhintergrund
écriture automatique: automatisches Schreiben
ectomorphe, type: Ektomorphie
éducation: Erziehung
éducation surveillée: Fürsorgeerziehung (FE)
effet Zeigarnik: *Zeigarnik*-Effekt
effroi: Schreck
effrondement nerveux: Nervenzusammenbruch
egokyme: Egokym
egopathie: Egopathie
eidétique: eidetisch
eidétisme: Eidetik
éjaculation: Ejakulation
éjaculation, déficience de l': Ejaculatio deficiens
éjaculation précoce: Ejaculatio praecox
éjaculation tardive: Ejaculatio retarda
élaboration: Durcharbeiten
élaboration psychique: Verarbeitung, psychische
électrochoc: Elektrokonvulsionsbehandlung
électroconvulsivothérapie: Elektrokonvulsionsbehandlung

électronarcose: Elektronarkose
électroplexie: Elektrokonvulsionsbehandlung
électrothérapie avec suggestion: Elektrosuggestivbehandlung
éloignement: Entfremdung
ellipse: Ellipse
émétine, cure de dégoût à l': Emetinkur
émotif: emotional
émotion: Affekt, Emotion
émotionnel: emotional
émotivité: Emotionalität, Gefühlserregbarkeit
empathie: Empathie
empirisme: Empirismus
emprosthotonos: Emprosthotonus
encéphalasthénie: Enzephalasthenie
encéphalopathie: Enzephalopathie
encéphalopathie hypertensive: Hochdruckenzephalopathie
encéphalopathie porto-cave alcoolique: Hepato-zerebrales Syndrom
encoprésie: Enkopresis
endocrinienne, psychiatrie: endokrinologische Psychiatrie
endocrinopathe: Endokrinopath
endogène: endogen
endogènes, psychoses: endogene Psychosen
endormissement post-critique: Terminalschlaf
endothymie de Lersch: Endothymie
enfer, phobie de l': Hadephobie
engourdissement: Stumpfheit, Torpor
engramme: Engramm
énonciations des actes: Begleitstimmen
entraînement autogène: autogenes Training
entraînement »cinématographique« de la pensée: Bildstreifendenken
énurésis: Enuresis
envie de boire: Dipsoprexis
envie du pénis: Penisneid
éonisme: Eonismus
épilepsie: Epilepsie, Fallsucht
épilepsie abdominale: *Moore*sches Syndrom
épilepsie adversive: Adversivkrämpfe
épilepsie affective: Affektivepilepsie
épilepsie bravais-jacksonienne: *Jackson*-Epilepsie
épilepsie cataméniale: Epilepsia menstrualis
épilepsie centrencéphalique: Epilepsie, zentrenzephale
épilepsie cérébelleuse: Epilepsie, zerebellare
épilepsie-coma: Anfall, großer epileptischer
épilepsie d'adolescent: Pubertätsepilepsie
épilepsie-démence: Dementia epileptica
épilepsie diencéphalique: Epilepsie, dienzephale
épilepsie du réveil: Aufwachepilepsie
épilepsie hysterique: Epilepsia hysterica
épilepsie jacksonienne: *Jackson*-Epilepsie
épilepsie larvée: Epilepsie, larvierte
épilepsie morphéique: Schlafepilepsie
épilepsie myoclonique: Epilepsie, myoklonische
épilepsie nocturne: Schlafepilepsie
épilepsie non convulsivante: Epilepsia nonconvulsiva
épilepsie partielle continue: Epilepsia partialis continua corticalis
épilepsie psychique: Epilepsie, psychische
épilepsie réflexe: Reflexepilepsie
épilepsie résiduelle: Residualepilepsie
épilepsie saturnine: Bleiepilepsie
épilepsie tardive: Spätepilepsie
épilepsie temporale: Temporallappenepilepsie
épilepsie traumatique: Epilepsia traumatica
épilepsie végétative: Epilepsie, vegetative
épilepsie vespérale: Feierabendepilepsie
epileptiforme: epileptiform
épileptique: Epileptiker
épileptique, psychose: Epilepsie-Psychose
épileptique, type: Enechetiker
épileptogène: epileptogen
épileptoïde: epileptoid
épileptologie: Epileptologie
épileptose: Epileptose
épinosie: Epinosis
épisode: Episode
épongeur: s. Stichwort
épreuve à l'insu: Blindversuch, einfacher
épreuve de réalité: Realitätsprüfung
épuisement nerveux: Nervenschwäche
épuisement, psychose d': Erschöpfungspsychose
équivalent: Anfall, psychomotorischer
équivalent angoisse: Angstäquivalent
équivalent épileptique: Äquivalent, epileptisches
équivalent psychique: psychisches Äquivalent
éréthisme: Erethismus
éreuthophobie: Errötungsfurcht
ergasiatrie: Ergasiatrie
ergasie: Ergasie
ergothérapie: Arbeitstherapie, Werktherapie
éros: Eros
érostratisme: Herostratismus
érotisme: Erotik, Erotismus
érotisme anal: Analerotik
érotisme uréthral ou urénaire: Urethralerotik
érotogène: erogen
érotomane: Erotopath
érotomanie: Ero(to)manie, Liebeswahn
erreur de lecture: Verlesen
état: Befinden
état affectif: Gefühlslage

état confusionnel délirant: Dämmerzustand, deliranter
état crépusculaire: Dämmerzustand
état crypto-confusionnel: Dämmerzustand, besonnener
état d'absence (épileptique): Ausnahmezustand
état d'âme délirant: Wahnstimmung
état de conscience: Bewußtseinslage
état de mal épileptique: Status epilepticus
état déficitaire terminal: Defektzustand
état de petit mal: Petit-mal-Status
état dépressif: Depression, endogene
état dépressif dans la grossesse: Schwangerschaftsdepression
état de sommeil: Schlafanfall, (imperativer)
état impulsif: Drangzustand
état infantilo-confusionnel: Dämmerzustand, läppischer
état maniaque constitutionnel: Manie, konstitutionelle
état mental: Geisteszustand
état mixte: Mischzustände, manisch-depressive
états-limites: Borderline
éthéromanie: Ätheromanie
ethnocentrisme: Ethnozentrismus
éthologie: Ethologie
étrangeté, sentiment d': Entfremdungserlebnis
étranglement, psychose par: Strangulationspsychose
eunuchoïdisme: Eunuchoidismus
euphorie: Euphorie
euphorie hypochondriaque: Euphorie, hypochondrische
euphorique, psychose: Glückspsychose
évocation: Reproduktionsfähigkeit
évolution névrotique: Entwicklung, neurotische
évolution paranoïaque: Entwicklung, paranoische
évolution psychique anormale: Entwicklung, (abnorme seelische)
exaltation: Exaltation
exaltation maniaque: Hypomanie
excitabilité: Reizbarkeit
excitation: Erregung
excitation épileptique: Erregung, epileptiforme
excitation maniaque simple: Hypomanie
excitation maniaque simple de Ritti: s. Stichwort
excitation psychomotrice: Erregung, psychomotorische
excités constitutionnels: Psychopathen, querulatorische
exhibitionnisme: Exhibitionismus
exogène: exogen
expansif: expansiv
expérience: Erfahrungswissen
expérience (vécue): Erlebnis
explicatif, délire: Erklärungswahn
explication: Erklären
explosivité: Explosivität
expression émotionnelle: Ausdruck
extase: Ekstase
extinction: Extinktion
extraversion: Extraversion
extraverti: extravertiert

fabulation: Fabulieren, Konfabulation
face-cou, syndrome: dyskinetisch-hypertones Syndrom
facies figé: Facies paralytica
facies mongolien: Facies mongolica
facteur de risque: Risikofaktor
fait d'égarer un objet: Verlieren
Falret, maladie de: *Falret*scher Verfolgungswahn
falsification de souvenirs: Erinnerungsfälschung
famélique: famelicus
familiale, névrose: Familienneurose
fantasme: Phantasma
fantasmes originaires: Urphantasien
fausse absence: Anfall, psychomotorischer
fausse reconnaissance: Illusion, Personenverkennung
faute existentielle: existentielle Schuld
fehlleistung: Fehlleistung
fellation: Fellatio
femme phallique: phallische Frau
fétiche: Fetisch
fièvre de la rampe: Lampenfieber
filiation, délire de: Abstammungswahn
fixation: Fixierung
fixation de la pulsion: Triebfixation
flagellateur: Flagellant
flexibilité cireuse: Flexibilitas cerea
folie: Folie, Irresein, Irrsinn
folie à éclipse: Psychose, remittierende
folie alterne: Irresein, manisch-depressives
folie brightique: *Bright*sche Psychose
folie circulaire: Erkrankung, manisch-depressive; Irresein, zirkuläres
folie choréique: Choreapsychose
folie des antivivisectionnistes: Zoophilie
folie du doute: s. Stichwort
folie en foyer: Wahn, konformer
folie épileptique: Irresein, epileptisches
folie gémellaire: s. Stichwort
folie hystérique: Irresein, hysterisches
folie intermittente: intermittierende Psychose
folie lucide: s. Stichwort

folie mystique: Wahn, religiöser
folie pellagreuse: Pellagrapsychose
folie périodique: Irresein, periodisches
folie processive: Querulantenwahn
folie raisonnante: *Capgras*-Zeichen, Räsoniermanie
folie transitoire: transitorisches Irresein
fonctions cérébrales, diminution des: Hirnleistungsschwäche
force vitale: Lebensenergie
formation de compromis: Kompromißbildung
formation de symptôme: Symptombildung
formation réactionnelle: Reaktionsbildung
formation substitutive: Ersatzbildung
forme: Gestalt
fou: Wahnsinniger
frayeur: Erschrecken
frénésie: Phrenesie, Tobsucht
frénopathie: Phrenopathie
frigidité: Defeminatio, Frigidität
frustration: Frustration
fugue: Poriomanie
fuite de pensées: Gedankendrängen
fuite des idées: Ideenflucht

gaménomanie: Heiratswut
Ganser, syndrome de: *Ganser*-Syndrom
gargoylisme: Gargoylismus
Gayet-Wernicke, encéphalopathie de: Pseudoencephalitis haemorrhagica superior
gélasme: Gelasma
Gélineau, syndrome de: Narkolepsie
généralisation du stimulus: Reizgeneralisierung
genèse actuelle: Aktualgenese
génital, type: Charakter, genitaler
géphyrophobie: Brückenangst
gestaltisme: Gestaltpsychologie
gestaltpsychologie: Gestaltpsychologie
gilet de force: Zwangsjacke
Gilles de la Tourette, maladie de: *Tourette*-Syndrom
glischroïdie: Glischroidie
glossolalie: Glossolalie
grandeur, idées de: Größenideen
grand hystérie: Anfall, psychogener
grand mal: Grand-mal-Epilepsie
grandpère, complexe de: Großvater-Komplex
graphorrhée: Graphorrhoe
graphospasm: Schreibkrampf
grattage, tic de: Kratztic
grégarisme: Herdentrieb
grimaces, faire des: Grimassieren
grossesse nerveuse: Schwangerschaft, eingebildete
gros ventre de guerre: Syndrom der funktionellen Bauchauftreibung
groupe, dynamique de: Gruppendynamik
groupe primaire: Primärgruppe
groupe, psychothérapie de: Gruppenpsychotherapie
groupe, travail de: Gruppenarbeit
guidance infantile, clinique (centre) de: Erziehungsberatungsstellen
gustation colorée: Gustatio colorica

hachich: Haschisch
hachichomanie: Haschisch-Sucht
hallucination: Halluzination
hallucination de la vue: Halluzination, optische
hallucination de l'ouie: Halluzination, akustische.
hallucination gustative: Geschmackshalluzination
hallucination microscopique: Liliputhalluzination
hallucination morphopsique: Morphopsie
hallucination réflexe: Reflexhalluzination
hallucinations abstraites: Halluzination, psychische
hallucinations autoscopiques: Heautoskopie
hallucinations baresthésiques: Halluzinationen, propriozeptive
hallucinations cénesthésiques: Leibhalluzinationen
hallucinations hypnagogiques: Halluzinationen, hypnagoge
hallucinations hypnopompiques: Halluzinationen, hypnopompe
hallucinations induites: Halluzinationen, psychogene
hallucinations liliputiennes: Liliputhalluzinationen
hallucinations olfactives: Geruchshalluzinationen
hallucinations oniriques: Halluzinationen, oneiroide
hallucination visuelle: Halluzination, optische; Visionen
hallucination visuelle de Pick: *Pick*sche Visionen
hallucinose alcoolique: Alkoholhalluzinose
hallucinose de Plaut: Lueshalluzinose
hallucinose des buveurs (Wernicke): Alkoholhalluzinose
hallucinose pédonculaire: Halluzinose, pedunkuläre
hallucinose schizophrénique: Halluzinose, progressive
hallucinose tactile: Dermatozoenwahn
haptique: haptisch

héautoscopie: Heautoskopie
hébéphrénie: Hebephrenie
hébéphrénie à évolution schizophrénique: Defekthebephrenie
hébétude: Hebetudo (sensuum)
heboidophrénie: Heboid
hémiépilepsie: Hemiepilepsie
hémisomnambulisme: Hemisomnambulismus
hémorragie hystérique: Haemorrhagia hysterionica
hémosialémèse: Haemosialemesis
héréïsme: Heraismus
héroïnomanie: Heroinsucht
hésitation verbale: Häsitieren
histrionisme: Histrionismus
holergasie: Holergasie
holistique, théorie: Holismus
holopsychose: Holopsychose
homme aux loups: Wolfsmann
homoérotisme: Homoerotik
homosexualité: Homosexualität
homosexualité de la puberté: Entwicklungshomosexualität
homosexualité passive: Effeminatio(n)
homosexuel: homosexuell
hôpital de jour: Tagesklinik
hôpital de nuit: Nachtklinik, psychiatrische
hôpital psychiatrique: Heil- und Pflegeanstalt
hormé: Horme
horreur de la mort: Todesangst
hospice des aliénés: Nervenheilanstalt
hospitalisme: Hospitalismus
humeur: Humor, Stimmung
humeur dépressive: Depressivität
humeur triste prolongé: Dauerverstimmung
Hurler, maladie de: *Pfaundler-Hurler*-Syndrom
hygiène mentale: Psychohygiene
hygiène sociale: Sozialhygiene
hyperémétisante, tendence: Emetomanie
hyperémotivité: Hyperemotivität
hyperémotivité, psychose par: Emotionspsychose
hyperesthésie: Hyperästhesie
hyperfonctionnement: Hyperergasie
hypermnésie: Hypermnesie
hyperneurie: Hypernoia
hyperprosexie: Hyperprosexie
hyperpyréthothérapie: Hyperpyrexie-Behandlung
hypersexualisme: Hypersexualismus
hypersomnie: Hypersomnie
hypersomnie paroxystique: Schlafanfall, (imperativer)
hypersomnolence: Hypersomnie
hyperthymie: Hyperthymie
hypertrophie du moi, syndrome d': Beziehungssyndrom
hypniatre: Hypniater
hypno-analyse: Hypnoanalyse
hypnocatharsis: Hypnokatharsis
hypnoïde: hypnoid
hypnoïde, état: hypnoider Zustand
hypnoïde, hystérie: Hypnoidhysterie
hypnologie: Hypnologie
hypnomanie: Schlafsucht
hypno-narcoanalyse: Hypnonarkoanalyse
hypnonarcose: Hypnonarkose
hypnopompique, état: hypnopomper Zustand
hypnose: Hypnose
hypnose active gradée: Aktivhypnose, gestufte
hypnose mémorisante: Erinnerungshypnose
hypnose thérapeutique: Heilhypnose
hypnothérapeut: Hypnotherapeut
hypnothérapie: Hypnotherapie
hypnotique: hypnotisch
hypnotisme: Hypnotismus
hypoboulique: hypobulisch
hypochondriaque: hypochondrisch
hypoc(h)ondrie: Hypochondrie
hypoglycaemia factitia: s. Stichwort
hypomaniaque: hypomanisch
hypomimie: Hypomimie
hypomnésie: Hypomnesie
hyponoïde: hyponoisch
hypothymie: Hypothymie, Lypothymie
hypothymique: hypothym
hystérie: Hysterie
hystérie, grande: s. Stichwort
hystérie d'angoisse: Angsthysterie
hystérie de conversion: Konversionshysterie
hystérie de défense: Abwehrhysterie
hystérie de rétention: Retentionshysterie
hystérie dite traumatique: Hysterie, traumatische
hystérie mineure: s. Stichwort
hystériforme: hysteriform
hystérique: hysterisch
hystérique, caractère: hysterischer Charakter
hystérique, réaction: hysterische Reaktion
hystéro-épilepsie: Hysteroepilepsie
hystérogène, zone: hysterogene Punkte
hysteroïde: hysteroid
hystéro-neurasthénie: Hysteroneurasthenie

Ics: Unbewußtes
ictus: Ictus
ictus amnésique: Amnesie, transitorische globale
ictus émotif: Affektkrise
ictus épileptique: Ictus epilepticus
idéalisation: Idealisierung

idéation: Ideation
idée catathymique: Idee, katathyme
idée délirante: Wahnidee
idée délirante induite: induzierter Wahn
idée délirante mélancholique: Wahnidee, depressive
idée de misère: Verarmungswahn
idée de négation: Verneinungswahn
idée de persécution: Verfolgungswahn
idée de ruine: Verarmungswahn
idée fixe: Idee, fixe
idée hypochondriaque: hypochondrische Idee
idée interprétative égocentrique: Beziehungsidee
idée post-onirique: Residualwahn
idée prévalente: Idee, überwertige
idées autochtones: Ideen, autochthone
idées obsédentes: Zwangsgedanken
idée subite pseudo-délirante: Einfall, wahnartiger
identification: Identifikation
identité, crise d': Identitätskrise
idéo-moteur, phénomène: ideomotorisches Phänomen
idéophrénie: Ideophrenie
idiolalie: Idiolalie
idiophrasie: Idiophrasie
idiotie: Blödsinn, Idiotie
idiotie amaurotique familiale: Idiotie, amaurotische familiäre
idiotisme: Idiotismus
idolatrie: Idolatrie
illumination: Erleuchtungserlebnis
illusion: Illusion, Sinnestäuschung
illusion (impression) de déjà entendu: Déjà-entendu-Erlebnis
illusion d'optique: Deceptio visus, Gesichtstäuschung
illusion mnésique: Erinnerungsillusionen
illusion olfactive: Geruchsillusion
illusions des sosies: Personenverkennung
image: Imago
image de souvenirs: Erinnerungsbild
images eidétiques: eidetische Anschauungsbilder
imagination: Einbildung, Imagination
imago: Imago
imbécile: imbezill
imbécillité: Blödsinn, Imbezillität
immobilité protectrice: Immobilisation, Totstellreflex
imprégnation: Prägung
impudicité: Unzucht
impuissance: Impotenz
impuissance atonique: Impotenz, atonische
impulsif: impulsiv
impulsion: Antrieb, Impuls, Triebdurchbruch
impulsion au mouvement: Bewegungsdrang
impulsion brusque: Impuls, psychopathischer
impulsions affectives: impulsives Irresein
impulsivité: Impulsivität
impulsivité psychopathique: impulsives Irresein
imputabilité: Imputabilität
incapacité civile: Geschäftsunfähigkeit
inceste: Blutschande
inceste, tabou de l': Inzestschranke
incohérence: Inkohärenz, Verwirrtheit
inconscient: unbewußt, Unbewußtes
inconscient absolu: Unbewußtes, absolutes
inconscient collectif: Unbewußtes, kollektives
inconscient familial: Unbewußtes, familiäres
incontinence affective: Affektinkontinenz
incontinence verbale: Logorrhoe
indignité, idée d': Minderwertigkeitsidee
individuation: Individuation
individu original: Sonderling
indolence: Teilnahmslosigkeit
infanticide: Kindstötung
infantilisme psychique: Infantilismus, psychischer
infection psychique: Induktion, (psychische)
infériorité, complexe d': Minderwertigkeitskomplex
infériorité, sentiment d': Minderwertigkeitsgefühl
infériorité organique: Organminderwertigkeit
inflation: Inflation
inhibition: Gehemmtheit, Hemmung
inhibition de la pensée: Denkhemmung
inhibition des impulsions: Antriebshemmung
inhibition maniaque: Manie, gehemmte
inhibition motrice: Bewegungssperre
inquiétude psychomoteur: Unruhe, psychomotorische
insania: Insania
insanité: Insanity
insensibilité: Besinnungslosigkeit, Dumpfheit
insomnie: Agrypnie
insomnie dormitionnelle: Durchschlafstörung
insomnie post-dormitionnelle: Dysphylaxia
insomnie prédormitionnelle: Einschlafstörung
insomnie psychogène: Schlaflosigkeit, psychogene
instance: Instanz
instinct: Instinkt, Strebung, Triebe
instinct de compagnie: Gesellschaftstrieb
instinct de socialisation: Herdentrieb
instinctif: instinktiv
instinct sexuel: Geschlechtstrieb
insuffisance, sentiment d': Insuffizienzgefühl
insuffisance sexuelle: Debilitas sexualis

insulinothérapie: Insulinkur
intellectualisation: Intellektualisierung
intelligence: Intelligenz
interdiction: Entmündigung
intériorisation: Verinnerlichung
internement: Unterbringung, Zwangsasylierung
interprétation: Interpretation
interprétation, délire d': Beziehungswahn
interprétation délirante: Wahnwahrnehmung
interprétation de rêves: Trauminterpretation
interrogatoire: Exploration
intervalle lucide: Lucidum intervallum
interview: Interview
interview, méthode de l': Exploration
intolérance alcoolique: Alkoholintoleranz
intrapsychique: intrapsychisch
introjection: Introjektion
introspection: Erlebnisbeobachtung
introversif: introversiv
introversion: Introversion
introverti: introvertiert
intuition: Intuition
intuition délirante: Wahneinfall
invalidation de mariage: Ehenichtigkeit
inversion émotionnable: Affektinversion
inverti: pervers
investissement: Besetzung
involution, dépression d': Involutionsdepression
involution, paraphrénie d': Involutionsparaphrenie
involution, psychose d': Involutionspsychose
irritabilité: Gereiztheit, Reizbarkeit
isolation: Isolierung
isolement (cellulaire): Isolierung
isolement sensoriel: Deprivation, sensorielle
itération: Iteration
ivrogne invétéré: Potator strenuus
ixophrénie: Ixophrenie
ixothymie: Ixothymie

jactation: Jactatio capitis
jargonaphasie: Jargonaphasie
jugement logique: Urteil
juvénilisme: Juvenilismus

kleptomanie: Kleptomanie
Klüver-Bucy, syndrom de: *Klüver-Bucy*-Syndrom
koro: Koro
Koshevnikoff, syndrome de: Epilepsia partialis continua corticalis
Kraepelin, cahiers de: *Kraepelin*scher Rechentest
Kraepelin, syndrome de: *Kraepelin*-Syndrom
Kramer-Pollnow, syndrome de: erethisches Syndrom
Kufs, maladie de: *Kufs*-Syndrom

labilité affective: Affektlabilität
lactation, psychose de la: Laktationspsychose
lambdacisme: Lambdazismus
lambitus: Cunnilingus
langage, retard du: Sprachentwicklungsstörung
langage, trouble du: Sprachzerfall
langage intérieur: Stimme, innere
lapsus calami: Lapsus calami
lapsus linguae: Fehlsprechen
larmes spasmodiques: Weinkrämpfe
Lasègue, délire de: *Lasègue*-Delirium
lassitude de la vie: Lebensunlust
latah: Lata
latence, période de: Latenzperiode
leptosome, type: leptosomer Typ
lesbianisme: Homosexualität, weibliche
lesbienne: Lesbierin
léthargie: Dumpfheit
lettres à Piffer, test des: Durchstreichtest
levée de l'inhibition: Enthemmung
lévitation: Levitation
libération: Enthemmung
libération, psychose de: Freiheitspsychose
libération conditionnelle: bedingte Entlassung
libidinal: libidinös
libidineux: libidinös
libido: Libido
libido, investissement de la: Libidobesetzung
libido d'objet: Objektlibido
libido narcissique: Libido, narzißtische
libido sexuel: Libido (sexualis)
lit pivotant: Drehbett
lobotomie: Leukotomie
logoclonie: Logoklonie
logomanie: Rededrang
logopédie: Logopädie
logorrée: Logorrhoe
loi de la bonne forme: Prägnanztendenz
loi de la régression de Ribot: *Ribot*sches Gesetz
loquacité: Loquacitas, Rededrang
loquacité sénile: Loquacitas senilis
lucidité: Lucidität
ludothérapie: Spieltherapie
lunambulisme: Mondsucht
lunatique: Lunatikus, wahnsinnig
lune: Wahnsinnsanfall
lycanthrop: Lykanthrop
lypémanie: Lypemanie

macropsie: Makro(o)psie
Magnan, délire de: *Magnan*sche Krankheit

magnétisme animal: Magnetismus, animalischer
maison d'aliénés: Irrenanstalt, Tollhaus
maison de santé: Irrenanstalt
maison de sevrage: Trinkerheilstätte
mal comital: Morbus comitalis
mal du pays: Heimweh
maladie analgésique: Analgetikasucht
maladie d'amour: Liebeskrankheit
maladie de Bayle: Paresie, allgemeine
maladie de l'esprit: Seelenstörung
maladie mentale: Geisteskrankheit
malaise morale: Kater
malariathérapie: Malariatherapie
mandragore: Mandragora, Alraune
maniac: Maniacus
maniac lectuaire: Oblomovist
maniaque: manisch, süchtig
maniaque-dépressive, psychose: Irresein, manisch-depressives
manie: Manie
manie akinétique: Stupor, manischer
manie de Bell: *Bell*sche Manie
manie de la danse: Dinomanie
manie dépilatoire: Trichotillomanie
manie de vérification: Kontrollzwang
manie endogène: Manie, endogene
manie lectuaire: Klinomanie
manie opératoire: Furor secandi
manie processive: Querulantenwahn
manie rémittente: Manie, periodische
maniérisme: Manieriertheit
manie sénile: Altersmanie
manque de critique: Kritikschwäche
manque de tact: Taktlosigkeit
manustupratio: Manustupratio
mariage, invalidation de: Ehenichtigkeit
marqueur biologique: Marker, biologischer
masochisme: Masochismus
masochisme féminin: Masochismus, femininer
masochisme moral: Masochismus, moralischer
masochisme primaire: Masochismus, primärer
masturbation: Masturbation
masturbation de la puberté: Entwicklungsonanie
maturation: Reifung
mécanisme de défense: Abwehrmechanismus
médecine mentale: Irrenheilkunde
médecine psychosomatique: psychosomatische Medizin
méditation transcendentale: Meditation, transzendentale
mégalcrie: Akromegalie
mégalographie: Megalographie
megalomania: Größenwahn
mélancolie: Melancholia, Melancholie
mélancolie délirante: Lypemanie
mélancolique: melancholisch
membre phantôme: Phantomglied
mémoire: Gedächtnis
mémoire, perte de: Erinnerungsverlust, Gedächtnisschwund
mémoire affaiblie: Gedächntisschwäche
mémoire affective: Gedächtnis, affektives
mémoire associative: Gedächtnis, assoziatives
mémoire de fixation: Merkfähigkeit
mémoire eidétique: eidetische Anschauungsbilder
mémoire immédiate: Kurzzeitgedächtnis
mémoire kinesthésique: Gedächtnis, kinästhetisches
mémoire phosphorescente: Fluoreszenzgedächtnis
mémoire sensori-motrice: Gedächtnis, biologisches
mémoire visuelle: Gedächtnis, visuelles
mémoration: Memoration
mémorisation: Memoration
ménopause, psychose de la: Involutionspsychose
mental: mentalis
menticide: Indoktrination
mentisme: Mentismus
mentisme hypnagogique: Einschlafdenken
méprise de l'action: Vergreifen
mesmérienne, thérapie: mesmerische Therapie
métapsychique: metapsychisch
métapsychologie: Metapsychologie
méthode psychoanalytique: Methode, psychoanalytische
méthomanie: Methomanie
micropsie: Mikropsie
milieu, thérapie du: Milieugestaltung
minus complexe: Minderwertigkeitskomplex
misandrie: Misandrie
misanthrope: Misanthrop
mise en acte: Agieren
mixoscopie: Mixoskopie
mnème: Mneme
mnémo-illusion: Gedächtnisillusion
mnésique: mnestisch
mnésique, hallucination: Erinnerungshalluzination
mnésique, trace: Erinnerungsspur
modèle anatomico-clinique: Krankheitsmodell, medizinisches
modification de comportement: Verhaltensmodifikation
Moi: Ich
Moi, analyse du: Ich-Analyse
Moi, barrière du: Ichgrenzen
Moi, clivage du: Ich-Spaltung

Moi, complexe du: Ich-Komplex
Moi, idéal du: Ich-Ideal
Moi, libido du: Ichlibido
Moi, pulsions du: Ichtriebe
Moi double: Doppel-Ich
Moi idéal: Ideal-Ich
mongolien: Mongo
mongolique: mongoloid
mongolisme: Mongolismus
mongoloïde: mongoloid
mono-amino-oxydase, inhibiteurs de la: Monoaminooxydasehemmer
moral, traitement: moralische Behandlung
moria: Moria
morphinomanie: Morphinismus
mort psychogène: Tod, psychogener
mouvement compulsionnel: Zwangsbewegung
mouvement Psychiatria Democratica: Psychiatrie, demokratische
mouvements stéréotypés: Bewegungsstereotypie
M.P.S.: psychosomatische Medizin
Much, réaction de: Psychoreaktion
musicothérapie: Musiktherapie
mussitation: Mussitation
mutacisme: Mutazismus
mutisme: Mutismus
mutisme akinétique: Mutismus, akinetischer
myoclonie épileptique progressive: Myoklonusepilepsie
mysophobie: Mysophobie
mythomanie: Mythomanie
myxonévrose: Myxoneurosis intestinalis membranacea

nanisme à type de gargouille: *Pfaundler-Hurler*-Syndrom
naphtomanie: Naphtomanie
narcissisme: Narzißmus
narco-analyse: Narkoanalyse
narcohypnose: Narkohypnose
narco-katharsis: Narkokatharsis
narcolepsie: Narkolepsie
narcolyse: Narkolyse
narcomanie: Schlafmittelmißbrauch, Schlafmittelsucht
narco-psychoanalyse: Narko-Psychoanalyse
narcosynthèse: Narkosynthese
narcothérapie: Narkotherapie
narcothérapie prolongé de Klaesi: Schlafkur
nécrophilie: Nekrophilie
négation: Verneinung
négation, délire de: nihilistischer Wahn
négativisme: Negativismus
néojacksonnisme: Neo-Jacksonismus
néolalie: Glossolalie
néologisme: Neologismus
néo-psychoanalyse: Neopsychoanalyse
népenthès: Nepenthes
nervosisme: Nervosität
nervosité: Nervosität
neurasthénie: Nervenschwäche, Neurasthenie
neurasthénie saturnine: Bleineurasthenie
neurasthénie sexuelle: Neurasthenia sexualis
neurasthéniforme, syndrome: pseudoneurasthenisches Syndrom
neurasthénique: neurasthenisch
neurolepsie: Neurolepsie
neuroleptiques, agents: Neuroleptika
neurolipidose à gangliosides: Gangliosidose
neuropsychiatrie: Neuropsychiatrie
neuropsychiatrie d'enfant: Jugendpsychiatrie
neuropsychologie: Neuropsychologie
névrologie: Nervenheilkunde, Neurologie
névropathe: Neuropath
névrose: Neurose
névrose actuelle: Aktualneurose
névrose collective: Epidemie, psychische; Massenneurose
névrose d'abandon: Trennungsangst
névrose d'angoisse: Angstneurose
névrose de caractère: Charakterneurose
névrose de chômage: Arbeitslosigkeitsneurose
névrose de décompensation: Dekompensationsneurose
névrose de défense: Abwehrneurose
névrose de déracinement: Entwurzelungsneurose
névrose de destinée: Schicksalsneurose
névrose de guerre: Kriegsneurose
névrose de promotion: Aufstiegsneurose
névrose de revendication: Rentenneurose
névrose des nouveaux riches: Aufstiegsneurose
névrose de situation: Situationsneurose
névrose de transfert: Übertragungsneurose
névrose d'organ: Organneurose
névrose expérimentale: Neurose, experimentelle
névrose iatrogénique: Neurose, iatrogene
névrose infantile: Kindheitsneurose
névrose narcissique: Neurose, narzißtische
névrosé obsessionnel: Psychopath, anankastischer; Zwangsneurotiker
névrose obsessionnelle: Zwangsneurose
névrose phobique: Neurose, phobische
névrose professionnelle: Beschäftigungsneurose
névrose sexuelle: Sexualneurose
névrose sociale: Neurose, soziale
névrose traumatique: Unfallneurose
névrosique: neurotisch
névrosisme: Neurotizismus

névrotique: Neurotiker, neurotisch
New Haven, index schizophrénique de: New-Haven-Index
nicotinisme: Nikotinabusus
Nirvana, principe de: Nirvanaprinzip
noctambulisme: Noctambulismus
noétique: noetisch
noix muscade: Muskatnuß
noopsyché: Noopsyche
noopsychose: Noopsychose
normalisation forcée: Normalisierung, forcierte
nostalgie, états de: Nostalgie
nubilité: Ehemündigkeit
nymphomanie: Nymphomanie

objet: Objekt
objet de la pulsion: Triebobjekt
oblativité: Oblativität
obligations du rôle social: Rollenerwartungen
obnubilation: Benommenheit, Somnolenz
obsédent: obsessiv-impulsiv
obsession: Obsession, Besessenheit
obsession de représentation: Zwangsvorstellung
obsession d'occupation: Beschäftigungszwang
obsessionnel: zwanghaft
obsessions impulsives: Zwangsantriebe
occultisme: Okkultismus
occupation: Besetzung
Œdipe, complexe d': Ödipuskomplex
œsophagisme: Dysphagia globosa
oligoépilepsie: Oligoepilepsie
oligophrène: schwachsinnig
oligophrénie: Oligophrenie
oligophrénie phénylpyruvique: Oligophrenia phenylpyruvica
oligopsychie: Oligopsychie
onanisme: Onanie
onanisme primaire: Säuglingsonanie
onirisme: Oneirismus
oniroïde, état: oneiroider Zustand
oniroïde, psychose: oneiroide Psychose
onirophrénie: Oneirophrenie
onychophagie: Nägelkauen
onychotillomanie: Onychotillomanie
opiomanie: Opiumsucht
opisthotonus: Opisthotonus
oral, stade: orale Phase
Orest, complexe d': Orestes-Komplex
organo-dynamisme: organo-dynamische Theorie
orgasme: Orgasmus
orgasme multiple: Orgasmen, multiple
orientation: Orientierung
orientation, trouble d': Orientierungsstörung
orthophrénie: Orthophrenie
orthopsychiatrie: Orthopsychiatrie
oubli: Lapsus memoriae, Vergessen
ovaralgie: *Charcot*-Schmerz

palicinésie: Palikinesie
paligraphie: Paligraphie
palilalie: Palilalie
palilexie: Palilexie
palimpseste: Palimpsest
palinmnèse: Palinmnese
palinopsie: Palinopsie
pan-névrose: Panneurose
panophobie: Panphobie
pansexualisme: Pansexualismus
pantophobie: Pan(to)phobie
parageusie: Parageusie
paragraphie: Paragraphie
parakinésie: Parakinese
paralalie: Paralalie, Stammeln
paralexie: Paralexie
paralogie: Paralogie
paralogisme: Paralogismus
paralysie: Paralyse
paralysie générale: Paralyse
paralysie générale progressive: Paralyse, progressive
paralysie générale progressive infantile: jugendliche Paralyse
paralysie hystérique: Lähmung, psychogene
paramimie: Paramimie
paramnésie: Paramnesie
paramnésie de certitude: Déjà-vu-Erlebnis
paranoïa: Paranoia; Wahn, systematisierter
paranoïa alcoolique: Alkoholparanoia
paranoïa d'évolution: Entwicklungsparanoia
paranoïa de relation: Beziehungswahn, sensitiver
paranoïa hallucinatoire des buveurs: Wahnsinn der Trinker, halluzinatorischer
paranoïaque: paranoisch
paranoïaque, syndrome: paranoides Syndrom
paranoïa processive: Paranoia querulans
paranoïa querulans: Querulantenwahn
paranoïa sensitive: Beziehungswahn, sensitiver
paranoïa simple chronique: Paranoia simplex chronica
paranoïa type Séglas: *Séglas*-Typ
paranoïde: paranoid
paraphasie littérale: Paraphasie, literale
paraphasie verbale: Paraphasie, verbale
paraphémie: Danebenreden, Paraphemie
paraphrénie (kraepelienne): Paraphrenia, Paraphrenie
paraphrénie confabulante: Paraphrenia confabulans
paraphrénie expansive: Paraphrenia expansiva

paraphrénie fantastique: Paraphrenia phantastica
parapraxie: Parapraxie
parasomnie: Parasomnie
parathymie: Parathymie
pareidolie: Pareidolie
paronirie: Paroniria
parosmie: Parosmie
passion: Leidenschaft
pathogénique: pathogenetisch
pathographie: Pathographie
pathologie mentale: Pathopsychologie, Psychopathologie
pathonévrose: Pathoneurose
pathoplastique: pathoplastisch
pathophobie: Krankheitsfurcht, Pathophobie
pause apnétique: apnoische Pause
pauvreté affective: Gemütsarmut
pédagogie curative: Heilpädagogik
pédérastie: Päderastie
pédérosis: Päderosis
pédologie: Pädologie
pédophilie: Päderastie
pédopsychiatrie: Pädopsychiatrie
pensée, écho de la: Gedankenlautwerden
pensée, imposition de la: Gedankeneingebung
pensée, prise de la: Gedankenentzug
pensée, vol de la: Gedankenentzug
pensée archaïque: Denken, archaisches
pensée autistique: Denken, dereistisches
pensée catathymique: Denken, katathymes
pensée déréelle: Denken, dereistisches
pensée déreïstique: Denken dereistisches
pensée divulgée: Gedankenausbreitung
pensée magique: Denken, magisches
pensée obsédente: Zwangsdenken
pensée prélogique: Denken, prälogisches
pensée prolixe: Denken, weitschweifiges
pensées, désagrégation démente de: Gedankenzerfall
pensées, fuite de: Gedankendrängen
pensées, perte de: Gedankenleere
pensées, transmission de: Gedankeneingebung
péotillomanie: Peotillomanie
perception: Perzeption
perception, hallucinations de la: Perzeptionsphantasmen
perception extra-sensorielle: außersinnliche Wahrnehmung
perfectionnisme: Vollkommenheitswahn
perlaboration: Durcharbeiten
persécuteurs processifs, délire des: Querulantenwahn
persévération: Perseveration
personnalité: Persönlichkeit
personnalité, dédoublement de la: Persönlichkeit, gespaltene
personnalité, troubles de la: Persönlichkeitsstörung
personnalité anormale: abnorme Persönlichkeit
personnalité limite oder **borderline:** Borderline-Persönlichkeitsstruktur
personnalité multiple: Persönlichkeit, multiple
personnalité prémorbide: Primärpersönlichkeit
personne analysée: Analysand
personne de référence: Bezugsperson
personnes affectives: Affektmenschen
persuasion: Persuasion
perte de conscience: Bewußtlosigkeit
perturbation émotionnable: Affektstörung
pervers: pervers
perversion: Perversion
perverti: pervers
petitesse, délire de: Kleinheitswahn
petit-mal: Petit mal(-Anfall)
petit mal myoclonique: Epilepsie, myoklonische
Petits maux-variantes: s. Stichwort
peur de la ségrégation: Disgregationsangst
peur de vivre: Lebensangst
pfropfhébéphrénie: Pfropfhebephrenie
phagophobie: Schluckangst
phallus: Phallus
phantôme: Phantom
pharmacodépendence: Drogenabhängigkeit
pharmacomanie: Pharmakomanie
pharmacopsychiatrie: Pharmakopsychiatrie
pharmacopsychologie: Pharmakopsychologie
phase: Phase
phase dépressive: depressive Phase
Phèdre, complexe de: Phädra-Komplex
phénoménologie: Phänomenologie
phénylacétonurie: Oligophrenia phenylpyruvica
phobie: Phobie
phobie de l'école: Schulangst
phobophobie: Phobophobie
photisme: Photismus
photochoc: Photoschock
photopsie: Photopsie
physiognomie: Physiognomie
physiognomonie: Physiognomik
physiognomonique: physiognomisch
piblokto: Piblokto
pica: Pica
picacisme: Pikazismus
Pick, syndrome de: *Pick*sche Visionen
Pickwickien, syndrome: Pickwickier-Syndrom
pithiatique: pithiatisch

pithiatisme: Pithiatismus
placement: Unterbringung
plan de la vie: Lebensplan
platitude affective: Gefühlsflachheit
poikilothymie: Poikilothymie
point de temps: Zeitschwelle
polioencéphalite supérieure hémorragique: Pseudoencephalitis haemorrhagica superior
pollution (nocturne): Pollution
pollutionisme: Pollutionismus
polyacousie: Polyakusie
polymorphe perverse: pervers, polymorph
polyphagie: Polyphagie
polytoxicomanie: Polytoxikomanie
poriomanie: Poriomanie
pornographie: Pornographie
porphyrique, psychose: Porphyriepsychose
porrhopsie: Porropsie
possession par Dieu: Entheomanie
post-encéphalite: Postenzephalitis
potomanie: Potomanie
pragmatagnosie: Agnosie, pragmatische
pragmatamnésie: Pragmatamnesie
précoce: altklug, praecox
précoma: Präkoma
préconscient: Vorbewußtes
précordialgie: Herzphobie
prégénital: prägenital
prégnance: Prägnanz
prégnance, loi de: Prägnanztendenz
préœdipien: präödipal
presbyophrénie: Presbyophrenie
préservation du caractère: Charakterabwehr
priapisme: Priapismus
principe de plaisir: Lustprinzip
principe de réalité: Realitätsprinzip
prise de conscience: Besinnung
privation de liberté: Freiheitsentziehung
procédé brutal: Gewaltdelikt
procédé de Breuer: *Breuer*-Verfahren
processif: Querulant
processive, folie: Querulantenwahn
processus primaires: Primärvorgänge
processus secondaires: Sekundärvorgänge
projection: Projektion
projection affective: Affektprojektion
prononciation, défaut de: Sprachstörung, artikulatorische
prosopagnosie: Prosopagnosie
protéinothérapie: Proteintherapie
protestation virile: Protest, männlicher
protopathétique: protopathisch
pseudo-angine: Pseudoangina pectoris
pseudo-ataxie de Briquet: *Briquet*-Syndrom
pseudo-débilité: Pseudo-Debilität
pseudo-démence: Pseudodemenz
pseudo-hallucination: Halluzination, psychische
pseudo-intelligence: Pseudointelligenz
pseudo phantastique: Pseudologia phantastica
pseudonévrose: Pseudoneurose
pseudo-paralysie générale progressive: Pseudodementia paralytica
pseudopsie: Sehen, illusionäres
pseudo-quérulent: Pseudoquerulant
pseudo-schizophrénie: Pseudoschizophrenie
pseudotympanite abdominale hystérique: Syndrom der funktionellen Bauchauftreibung
psychagogie: Psychagogik
psychasthénie: Psychasthenie
psychasthénique: Psychastheniker, psychasthenisch
psychiatre: Nervenarzt, Psychiater
psychiatre d'entreprise: Betriebspsychiater
psychiatrie: Nervenheilkunde, Psychiatrie
psychiatrie »à la navette«: Drehtürpsychiatrie
psychiatrie biologique: Psychiatrie, biologische
psychiatrie communautaire: Psychiatrie, gemeindenahe
psychiatrie comparative: Psychiatrie, vergleichende
psychiatrie de famille: Familienpsychiatrie
psychiatrie d'établissement: Anstaltspsychiatrie
psychiatrie des vieillards: Alterspsychiatrie
psychiatrie du travail: Arbeitspsychiatrie
psychiatrie dynamique: Psychiatrie, dynamische
psychiatrie existentielle: Psychiatrie, existentielle
psychiatrie infantile: Kinder- und Jugendpsychiatrie
psychiatrie médico-légale: Psychiatrie, forensische
psychiatrie sociale: Sozialpsychiatrie
psychique: psychisch
psychisme de défense: Abwehrpsychismus
psychoanalyse: Psychoanalyse
psychoanalyse active: Analyse, aktive
psychoanalyse controllée: Kontrollanalyse
psychoanalyse duelle: Psychoanalyse, duale
psychoanalyse orthodoxe: Analyse, orthodoxe
psychoanalyse passive: Analyse, passive
psychoanalyse sauvage: Psychoanalyse, wilde
psychoanalyse sous contrôle: Kontrollanalyse
psychoanalyste: Psychoanalytiker
psychobiologie: Psychobiologie
psychochirurgie: Psychochirurgie
psycho-diagnostic: Psychodiagnostik
psychodrame: Psychodrama
psychodynamique: Psychodynamik
psychodysleptiques, agents: Halluzinogene

psychogène: psychogen
psychogenèse: Psychogenese
psychogénie: Psychogenie
psychohistoire: Psychohistorie
psychoïde: Psychoid
psychokym: Psychokym
psycholepsie: Psycholepsie
psychologie abyssale: Tiefenpsychologie
psychologie analytique: Psychologie, analytische
psychologie clinique: Psychologie, klinische
psychologie compréhensive: verstehende Psychologie
psychologie de la forme: Gestaltpsychologie
psychologie de la totalité: Ganzheitspsychologie
psychologie des formes: Strukturpsychologie
psychologie du Moi: Ich-Psychologie
psychologie en profondeur: Tiefenpsychologie
psychologie génétique: Entwicklungspsychologie
psychologie individuelle: Individualpsychologie
psychologie médicale: Psychologie, medizinische
psychologie objective: Psychologie, objektive
psychologie par association: Assoziationspsychologie
psychologie pathologique: Pathopsychologie; Psychologie, pathologische
psycholyse: Psycholyse
psychomoteur: psychomotorisch
psycho-motricité: Psychomotorik
psychonévropathie: Neuropsychopathie
psychonévrose: Psychoneurose
psychopathe: Psychopath
psychopathie: Psychopathie
psychopathique: psychopathisch
psychopathologie: Psychopathologie
psychopathologie de la sexualité: Sexualpsychopathologie
psychopathologique: psychopathologisch
psychopharmacologie: Psychopharmakologie
psychoréactif: psychoreaktiv
psychorigidité: Rigidität, psychische
psychose: Geisteskrankheit, Psychose
psychoses alcooliques: Alkoholpsychosen
psychose artério-scléreuse: Psychose, arteriosklerotische
psychose artificielle: Psychose, künstliche
psychose basedowienne: *Basedow*-Psychose
psychose cannabique: Haschisch-Psychose
psychose circulaire: Psychose, zirkuläre
psychose climactérique: Psychose, klimakterische
psychose d'angoisse: Angstpsychose
psychose délirante aigue: Bouffée délirante; Wahnpsychose, akute
psychose des barbelés: Stacheldrahtkrankheit
psychose expérimentale: Modellpsychose
psychose gravidique: Schwangerschaftspsychose
psychose hallucinatoire alcoolique chronique: Wahnsinn der Trinker, halluzinatorischer
psychose infantile: Psychose, kindliche
psychose infantile symbiotique: symbiotische kindliche Psychose
psychose infectieuse: Infektionspsychose
psychose maniaco-dépressive: Erkrankung, manisch-depressive
psychose maniaque: Manie
psychose médicamenteuse: Rauschgiftpsychose
psychose ménopausique: Involutionspsychose
psychose organique: Organpsychose; Psychose, symptomatische
psychose paranoïaque: Psychose, paranoide
psychose périodique: Irresein, manisch-depressives; Psychose, periodische
psychose post-partum: Abortpsychose
psychose post-puerpérale: Wochenbettpsychose
psychose pré-sénile: Psychose, präsenile
psychose puerpérale: Generationspsychosen
psychose réactionnelle: Psychose; reaktive, Schockpsychose
psychose schizo-affective: Psychose, schizoaffektive
psychoses endogènes: endogene Psychosen
psychose sénile: Alterspsychose; Psychose, senile
psychoses toxiques: Vergiftungsdelirien
psychose tabétique: Tabespsychose
psychose traumatique: traumatische Psychose
psychose typhoïde: Typhuspsychose
psychosexualité: Psychosexualität
psychosique: psychotisch
psychosomatique, médecine: psychosomatische Medizin
psychosyndrome: Psychosyndrom
psychosyndrome organique aigu: Psychosyndrom, akutes hirnorganisches
psychothérapeutique: psychotherapeutisch
psychothérapie: Psychotherapie
psychothérapie analytique: Psychotherapie, analytische
psychothérapie découvrante: aufdeckende Psychotherapie
psychothérapie de groupe active: Aktivitätstherapie
psychothérapie de groupe bifocale: bifokale Gruppenpsychotherapie

psychothérapie de soutien: Psychotherapie, unterstützende
psychothérapie d'inspiration psychoanalytique: Psychotherapie, tiefenpsychologisch fundierte
psychothérapie explicative: Einsichtsbehandlung
psychothérapie familiale: Familienpsychotherapie
psychothérapie individuelle: Psychotherapie, individualpsychologische
psychothérapie institutionnelle: Psychotherapie, klinische
psychothérapie intensive: Psychotherapie, intensive
psychothérapie mineure: Psychotherapie, kleine
psychothérapie nondirective: Psychotherapie, klient-bezogene
psychothérapie occupationnelle: Beschäftigungstherapie
psychotoniques: Psychotonika
psychotrope, substance: Psychopharmaka, psychotrope Stoffe
puérilisme mental: Puerilismus
puerilité: Puerilismus
puissance (sexuelle): Beischlaffähigkeit
pulsion: Strebung, Triebe
pulsion d'agression: Aggressionstrieb
pulsion de destruction: Destruktionstrieb
pulsion d'emprise: Bemächtigungstrieb
pulsion de mort: Todestrieb
pulsion de vie: Lebenstrieb
pulsion partielles: Partialtriebe
pulsions d'autoconservation: Selbsterhaltungstriebe
pulsion secondaire: Bedürfnis, sekundäres
pulsion sexuelle: Sexualtrieb
punition, besoin de: Strafbedürfnis
pycnique, pyknique: Pykniker
pycnolepsie: Pyknolepsie
pyréthérapie: Fieberbehandlung
pyrétothérapie: Fieberbehandlung
pyromanie: Pyromanie

QI: Intelligenzquotient
qualité structurale: Gestaltqualität
quantum d'affect: Affektbetrag
quérelleurs: Psychopathen, querulatorische
quérulence: Querulanz
quérulent: Querulant
quotient intellectuel: Intelligenzquotient

rage: Raserei
rappel: Reproduktionsfähigkeit, Abruf
rapport: Rapport
raptus: Raptus
raptus émotif: Affektreaktion, primitive
raptus hystérique: Raptus hystericus
raptus maniaque: Raptus maniacus
raptus mélancolique: Raptus melancholicus
rationalisation: Rationalisierung
Ray, manie de: Irresein, moralisches
réaction confusionnelle aigue: disergastische Reaktion
réaction de catastrophe: Katastrophenreaktion
réaction dépressive: depressive Reaktion
réaction de remplacement: Übersprungshandlung
réaction d'immobilisation: Totstellreflex
réaction induite: induzierte Reaktion
réaction obsessionnelle: obsessiv-kompulsive Reaktion
réaction paranoïde: Reaktion, paranoide
réactions de l'enfant séparé: Hospitalismus
réalisation symbolique: Wunscherfüllung, symbolische
réalité psychique: Realität, psychische
rédemption, délire de: Erlöseridee
réduplication projective: Reduplikation, projektive
réflexe conditionné: Reflex, bedingter
réflexion: Reflexion
refoulement: Verdrängung
règle fondamentale: Grundregel, psychoanalytische
règle d'abstinence: Abstinenzregel
régression anxieuse: Angstregression
relation, délire de: Beziehungswahn, senitiver
relaxation: Relaxatio
relaxation, thérapeutique de: Entspannungstherapie
renifleur: Renifleur
renversement dans le contraire: Verkehrung ins Gegenteil
réparation, névrose de: Entschädigungsneurose
reperception: Reperzeption
répétition, compulsion de: Wiederholungszwang
répétition automatique des mouvements: Bewegungsstereotypie
réponse à côté: Vorbeireden
réponse inconditionnelle: Reaktion, unbedingte
représentante de la pulsion: Triebrepräsentanz
représentation: Repräsentation, Vorstellung
représentation-but: Zielvorstellung
représentation de chose: Sachvorstellung
représentation de mot: Wortvorstellung
représentation obsédante: Zwangsvorstellung
répression: Repression, Verdrängung
répression affective: Affektverdrängung

résistance: Widerstand
restriction de la liberté: Freiheitsbeschränkung
retard intellectuel: Intelligenzschwäche
rétention: Retentionsfähigkeit
rétrécissement du champ de conscience: Bewußtseinseinengung
rétrospectif, délire: Erinnerungshalluzination
rêve: Traum
rêve d'angoisse: Angsttraum
rêve de complaisance: Gefälligkeitstraum
rêve diurne: Tagträumereien
rêve éveillé: hypnoider Zustand
rêve éveillé dirigé: katathymes Bilderleben, gelenkter Tagtraum
réveil dissocié: Erwachen, dissoziiertes
réveil, catalepsie du: Erwachen, dissoziiertes
révélation, délire de: Offenbarungswahn
révendication, névrose de: Entschädigungsneurose
rêverie: Tagträumereien
Ribot, loi de la régression de: *Ribot*sches Gesetz
rigidité mentale: Rigidität, psychische
rire convulsif hystérique: Lachkrampf, hysterischer
rire épileptique: Lachen, epileptisches
rire pathologique: Lachen, pathologisches
rire spasmodique: Lachen, krampfhaftes; Zwangslachen
rôle-thérapie: Rollen-Therapie
Rosenthal, syndrome de: kataplektisch-halluzinatorisches Angstsyndrom
rumination mentale: Rumination, psychische
rumination obsessionelle: Zwangsrumination

sadique-oral, stade: oralsadistische Phase
sadisme: Sadismus
sadisme des éducateurs: Dippoldismus
sadisme primaire: Sadismus, primärer
sado-masochisme: Sadomasochismus
Saint Guy, danse de: Choreomanie
salade de mots: Wortsalat
salle d'observation continue: Wachabteilung
Sapphisme: Homosexualität, weibliche
saridonisme: Saridonismus
satisfaction de compensation: Ersatzbefriedigung
satyriasis: Satyriasis
scène originaire: Urszene
scène primitive: Urszene
schéma corporel: Körperschema
schicksalsanalyse: Schicksalsanalyse
schizoïde: schizoid
schizoïdie: Schizoidie
schizonévrose: Schizoneurose
schizophasie: Schizophasie
schizophrénie: Schizophrenie
schizophrénie dysthymique: Schizophrenie, dysthyme
schizophrénie greffée: Pfropfschizophrenie
schizophrénie mixte: Schizophrenie, gemischte
schizophrénie négative: Schizophrenie, negative
schizophrénie positive: Schizophrenie, positive
schizophrénie senile: Altersschizophrenie, Spätschizophrenie
schizophrénisation: Schizophrenisierung
schizothymie: Schizothymie
sciences de comportement: Verhaltenswissenschaften
scotomisation: Realitätsleugnung
scrupule, maladie de: Skrupelhaftigkeit
second état: Bewußtsein, alternierendes
secousse musculaire: klonische Krämpfe
secret pathogène: Geheimnis, pathogenes
sédatif: Beruhigungsmittel
sédation: Sedierung
sémantique: Semiotik, Semeiotik
sénilité: Senium
sénilité précoce: Senilitas praecox
sens critique: Kritikfähigkeit
sensation: Gefühlsempfindung
sensation générale: Allgemeingefühl
sensitifs: Sensitive
sensorium: Sensorium
sentiment: Gefühle, Sentiment
sentiment de culpabilité: Schuldgefühle
sentiment d'étrangeté: Unheimlichkeitsstimmung
sentiment d'être Dieu: Entheomanie
sentiment d'indifférence affective: Gefühl der Gefühllosigkeit
sentiment d'irréel: Unwirklichkeitsgefühl
sentiment existentiel: Befindlichkeit
sentiment numineux: Numinosum
séquestration: Freiheitsberaubung
sérénité: Besonnenheit
Serieux et Capgras, syndrome de: *Capgras*-Zeichen
service fermé: Geschlossene Anstalt
seuil de conscience: Bewußtseinsschwelle
sévices de l'enfance: Kindesmißhandlung, Kindesmißbrauch
sevrage: Entwöhnung
sevrage, cure de: Entwöhnungskur, Entziehungskur
sevrage, délire de: Entziehungsdelir(ium)
sevrage, symptômes de: Entziehungserscheinungen
sidérodromophobie: Eisenbahn-Phobie
signe d'Anton: *Anton*sches Symptom
signe du miroir: Spiegelzeichen
simulateur: Simulant

simulation: Simulation
simulation de la mort: Totstellreflex
sinistrose: Entschädigungsneurose
sirop d'érable, syndrome du: Ahornsirupkrankheit
sismothérapie: Krampfbehandlung, Schockbehandlung
sitieirgie: Nahrungsverweigerung, Sitieirgie
situation analytique: analytische Situation
social casework: s. Casework
»socialwork« psychiatrique: Sozialarbeit, psychiatrische
sociatrie: Soziatrie
sociodrame: Soziodrama
sociogenèse: Soziogenese
sociogramme: Soziogramm
sociométrie: Soziometrie
sociopathie: Soziopathie
sociothérapie: Soziotherapie
sodomie: Bestialismus, Sodomie
soi: Selbst
solitaire: Einzelgänger
somatique: somatisch
somatogène: somatogen
somatognosie: Leibbewußtsein
sommeil, cure de: Schlafkur
sommeil, états de: imperative Schlafanfälle, Schlafzustände
sommeil, trouble du: Schlafstörung
sommeil artificiel: Schlaf, künstlicher
sommeil cataleptique: Erwachen, dissoziiertes
sommeil crépusculaire: Dämmerschlaf
sommeil dissocié: Erwachen, dissoziiertes
sommeil prolongé: Dauerschlaf
sommeil thérapeutique: Heilschlaf
somnambule: Somnambuler
somnambulisme naturel: Somnambulismus, spontaner
somnolence: Somnolenz
sopor: Sopor
soporeux: soporös
sosie: Doppelgänger
sousnormal: subnormal
sous-stupeur: Substupor
souvenir: Erinnerung
souvenir, association de: Erinnerungsassoziation
souvenirs, faux: Erinnerungstäuschung
souvenir-écran: Deckerinnerung
souvenirs lacunaires: Erinnerungsinsel
soziabilité: Soziabilität
spasme: Spasmus
spasme du regard: Blickkrampf
spasme nutant: Spasmus nutans
spasmes en flexion: Blitz-Nick-Salaam-Krämpfe
spasmes occasionnels: Gelegenheitskrämpfe
spasme visuel: Blickkrampf
spectre schizophrénique: Spektrum, schizophrenes
sphère: Sphäre
sphère affective: Gefühlssphäre
Spielmeyer-Vogt, maladie de: *Stock-Spielmeyer-Vogt*-Syndrom
spleen: Spleen
stade (phase) anal: anale Phase
stade génital: genitale Phase
stade phallique: phallisches Stadium
stade sadique anal: anale Phase
stase libidinale: Libidostauung
staso-basophobie: Basostasophobie
statut: Status
stercoraire: Stercoraire
stéréotypie: Stereotypie
stéréotypie d'actes: Manieriertheit
stéréotypie d'attitudes: Haltungsstereotypie
stéréotypie de gestes: Manieriertheit
stéréotypie du langage: Sprachstereotypie
stéreotypie verbale: Verbigeration
sthénique: sthenisch
stigmates: Stigmata
stigmates de l'hystérie: Stigmata, hysterische
stigmates dites de dégénérescence: Stigmata, degenerative
stigmates végétatives: Stigmata, vegetative
stigmatisation: Stigmatisation
stigmatisation végétative: Stigmatisation, vegetative
stimulants de la vigilance: Weckamine
stimulus conditionnel: Stimulus, konditionaler
stress psychique: Streß, psychischer
structure: Gestalt
structure psychosomatique: Struktur, psychosomatische
structures vulnérantes: Gefährdungsstrukturen
stupeur: Sopor, Stupor
stupeur catatonique: Stupor, katatoner
stupeur émotive: Emotionsstupor
stupidité: Stupidität
stupidité émotive: Emotionsstupidität
stupor mélancolique: Melancholia attonita
subconscience: Unterbewußtes
subconscient: Unterbewußtes
subdélire: Subdelir(ium)
sublimation: Sublimierung
succion (suçage) du pouce: Daumenlutschen
suggestion: Suggestion
suggestion à l'état de veille: Faszination
suggestion verbale: Verbalsuggestion
suicide collectif: Suizid, erweiterter
suicide délibéré: Bilanzselbstmord
suicide rationnel: Bilanzselbstmord

Superego: Über-Ich
superstition: Aberglauben
suppression émotionnable: Verhaltung, affektive
suractivité: Überaktivität
surcompensation: Überkompensation
surdétermination: Überdeterminierung
surdimutité: Taubstummheit
surdité psychogène: Taubheit, psychogene
surdité tonale: Tontaubheit
surdité verbale pure (de Déjerine): Aphasie, subkortikale sensorische
Surmoi: Über-Ich
surprotection: Überprotektion
sursimulation: Aggravation
symbolisation: Symbolisation
symbolisme: Symbolik
symbolisme de rêves: Traumsymbolik
symptôme: Symptom
symptôme principal: Achsensymptom
symptômes accessoires: Symptome, akzessorische
symptômes de premier rang: Symptome 1. Ranges
symptômes primaires: Grundsymptome
symptômes secondaires: Sekundärsymptome
syncrétisme: Denken, synkretes
syndrome: Syndrom
syndrome affectif: Affektsyndrom
syndrome amnes(t)ique: amnestisches Syndrom
syndrome anancastique: anankastisches Syndrom
syndrome confusionnel: Reaktionstypen, akute exogene
syndrome d'apathie: Apathie-Syndrom
syndrome d'automatisme mental de Clérambault: Automatismus mentalis
syndrome de Korsakoff: amnestisches Syndrom
syndrome de spasmes: Blitz-Nick-Salaam-Krämpfe
syndrome excito-moteur: dyskinetisch-hypertones Syndrom
syndrome exogène aigu de Bonhoeffer: Reaktionstypen, akute exogene
syndrome face-cou: dyskinetisch-hypertones Syndrom
syndrome nucléaire: Kernsyndrom
syndrome organique cérébrale: Psychosyndrom, hirnorganisches
syndrome subjectif commun de Pierre Marie: postkommotionelles Syndrom
syndrome tardif post-concentrationnaire: KZ-Syndrom
système de Conolly: *Conolly*-System
système délirant: Wahnsystem
système de Newcastle: Newcastle-System

tabéto-paralysie générale: Taboparalyse
tabophobie: Tabophobie
tabou: Tabu
tabou, transgression du: Tabuverletzung
Tay-Sachs, forme juvenile de la maladie de: *Stock-Spielmeyer-Vogt*-Syndrom
Tay-Sachs, maladie de: *Tay-Sachs*-Syndrom
télépathie: Gedankenübertragung, Telepathie
tempête émotive: Erregungssturm
ténacité: Tenazität
tendence: Triebe
tendence finale: Tendenz, finale
tension psychique: Belastung, seelische
tentige: Tentigo
terreur nocturne: Nachtangst, Nachtmahr
test Bero: *Behn-Rorschach*-Test
test d'aperception thématique: Thematischer Apperzeptions-Test
test d'association de mots: Assoziationsversuch
test de complètement d'histoire: *Böhnisch*-Test
test de freinage à la dexamethasone: Dexamethason-Suppressions-Test
test de l'arbre: Baum-Zeichentest
test de la sécrétion de mélatonine: Melatonin-Test
test de stimulation à la TRH: TRH-Stimulations-Test
test de Szondi: *Szondi*-Test
test de Wechsler: Hamburg-*Wechsler*-Intelligenztest für Erwachsene
Thanatos: Thanatos
thème délirant: Wahninhalt
théorie de rôle: Rollentheorie
théorie des champs de Kurt Lewin: Feldtheorie des Verhaltens
théorie des formes: Strukturtheorie
thérapeutique basée sur autorité: Autoritätstherapie
thérapeutique de comportement: Verhaltenstherapie
thérapie analytique de groupe: analytische Gruppentherapie
thérapie de situation: Situationstherapie
thérapie d'occupation: Beschäftigungstherapie
thymoleptiques: Thymoleptika
thymopathie: Thymopathie
thymopsyché: Thymopsyche
tic d'aboiement: Belltic
tic de clignement: Blinzelkrampf
tic de reniflement: Schnüffeltic
tic de Salaam: Blitz-Nick-Salaam-Krämpfe
tic d'origine organique: Tic, organischer
tic facial: Gesichtskrampf

tic général: *Tourette*-Syndrom
tic impulsif: *Tourette*-Syndrom
tic par habitude: Gewohnheitstic
tic psychogène: Tic, psychogener
tics convulsifs: *Tourette*-Syndrom
tics, maladie des: *Tourette*-Syndrom
timidité: Schüchternheit
tiqueur: Tiker
titillomanie: Titillomanie
topique: Topographie, psychische
torpeur: Torpor
torpide: torpide
torpidité: Torpidität
torpor: Sopor
torticollis mental: Schiefhals, psychogener; Torticollis mentalis
totem: Totem
toucher, délire du: Mysophobie
toux, tic de: Hustentic
toux psychogène: Husten, psychogener
toxicomane: Süchtiger
toxicomanie: Arzneimittelsucht, Rauschgiftsucht, Sucht, Toxikomanie
toxicomanie (aux stupéfiants): Betäubungsmittelsucht
toxicomanie à l'essence de pétrole: Benzinismus
toxicomanie amphétaminique: Weckaminsucht
toxicomanie opiacée: Opiatsucht
training autogène: autogenes Training
traitement abréactif: Abreaktionsbehandlung
traitement d'aversion: Aversionskur
traitement moral: moralische Behandlung
trance: Trance
tranquillisant: Tranquilizer
transfert: Übertragung
transfert, névrose de: Übertragungsneurose
transitivisme: Transitivismus
transplantation, névrose de: Fremdneurose
transplantés, syndrome paranoïde des: Flüchtlingsparanoid
transposition: Entstellung
transsexualisme: Transsexualismus
transvestisme: Transvestismus
trauma: Trauma, (psychisches)
trauma de la naissance: Geburtstrauma
traumatisme psychique: Trauma, (psychisches)
traumatophilie: Münchhausen-Syndrom
travail de groupe: Gruppenarbeit
travail de rêve: Traumarbeit
travail du deuil: Trauerarbeit
travailleur social: Sozialarbeiter
tremblement alcoolique: Alkoholtremor
tribadisme: Tribadie
trichotillomanie: Trichotillomanie
triolisme: Triolismus
trisomie: Entwicklungsstörung, trisomal dysmorphe
tristesse: Traurigkeit
tromomanie: Tromomanie
trophonévrose: Trophoneurose
trouble de comportement: Verhaltensstörung
trouble de la conscience: Bewußtseinsstörung
trouble de la parole: Logopathie
trouble du deuxième sommeil: Durchschlafstörung
trouble du raissonnement: Denkstörung
trouble mental: Geistesstörung
troubles de l'appétit: Dysorexie
troubles de l'attention: Aufmerksamkeitsstörung
troubles des activités noëtiques: Dysnoesie
troubles mentaux transitoires: transitorisches Irresein
troubles psycho-moteurs: Erregung, psychomotorische
tutuelle des cas: Casework
tutuelle d'office: Amtsvormundschaft
type athlétique: athletischer Körperbautyp
type dysphorique: Psychopathen, dysphorische
type dysthymique: Psychopathen, dysthyme
type émotif: Psychopathen, emotive
type explosif: Psychopathen, explosible
type fanatique: Psychopathen, fanatische
type génital: Charakter, genitaler
type inquiet: Psychopathen, selbstunsichere
type oral: Charakter, oraler
type paranoïde: Psychopathen, paranoide
type phallique: Charakter, phallischer
type psychasthénique: Psychopathen, asthenische
type schizoïde: Psychopathen, schizoide
type uréthral: Charakter, urethraler
type viscérotonique: Viszerotoniker
typologie: Typologie
typologie différentielle: Differentialtypologie

undinisme: Undinismus
union de tempérence: Temperenzverein
Unverricht, syndrome d': Myoklonusepilepsie
uranisme: Uranismus; Homosexualität, männliche
urolagnie: Urolagnie

vagabond: Landstreicher
vagabondage, manie du: Drapetomanie
vaginisme: Vaginismus
valence affective: Aufforderungscharakter; Valenz, affektive
vampire: Vampir

vapeurs: s. Stichwort
vécordie: Vecordia
vécu, caractère du: Erlebnischarakter
vécu, champ du: Erlebnisfeld
vécu, intégration du: Erlebnisverarbeitung
vécu extatique: Beglückungserlebnis
vécu oniroïde: Erlebnisform, oneiroide
ventre en accordéon: Syndrom der funktionellen Bauchauftreibung
verbigération: Verbigeration
versatile: versatil
vertige: Koller
vertige laryngé: Kehlkopfschlag
vésanie: Vesania
vésanie anomale: Vesania anomala
vésanie typique circulaire: Vesania typica circularis
vie affective: Gefühlsleben
vigilité: Vigilität
viol: Notzucht
viraginité: Viraginität
viscosité mentale: Haften, Viskosität
vision: Visionen
vision douloureuse: Dysopsia algera
visions ecstatiques: ekstatische Visionen
visions panoramiques: Lebensangst
voix parasites: Begleitstimmen
voracité: Voracitas
voyage: Reise
voyeur: Voyeur
voyeurisme: Skopophilie

Warren-Tay-Sachs, maladie: *Tay-Sachs*-Syndrom
Wechsler, test de: Hamburg-*Wechsler*-Intelligenztest für Erwachsene
weltmerisme: Weltmerismus
Wernicke, maladie de: Pseudoencephalitis haemorrhagica superior
windigo: Windigo

xénomanie: Xenomanie
xénophobie: Xenophobie

zélotypie: Zelotypie
zoanthropie: Zooanthropie
zone érogène: erogene Zone
zoöerastie: Zooerastie
zoopathie: Zooanthropie
zoophilie: Sodomie, Zoophilie
zoophilie érotique: Zoophilia erotica
zoophobie: Zoophobie
zoopsie: Zoopsie

academic problem: Schulschwierigkeiten.
academic skills disorders: Schulleistungsstörungen.
Achse *(f)*. Zwei bzw. drei Linien, die senkrecht zueinander stehen, so daß in einem dreidimensionalen Raum jeder Punkt durch Benennung von drei Koordinaten bestimmt werden kann. Das DSM III kennt 5 Achsen. Die ersten 3 sind für die klinische Diagnostik bestimmt. Durch Beschreibung in jeder dieser ersten 3 Achsen soll ein Krankheitsbild insgesamt unverwechselbar festgelegt werden. *Achse I:* Klinische Syndrome: Zustände, die keiner *psychischen Störung zugeordnet werden können, aber Anlaß zur Beobachtung oder Behandlung sind. *Achse II:* Persönlichkeitsstörungen. Spezifische Entwicklungsstörungen. *Achse III:* Körperliche Störungen und Zustände. – Die Achsen IV und V sind nicht mehr für die klinische Diagnostik, sondern für Forschungszwecke bestimmt. *Achse IV:* Schwere der psychosozialen Belastungsfaktoren. *Achse V:* Höchstes Niveau der sozialen Anpassung im letzten Jahr. – Da mehrere Achsen verwendet werden, wird DSM III auch als multiaxiales System bezeichnet.
e: axis.
acute paranoid disorder: Akute paranoide Störung.
ADHD **a**ttention-**d**eficit **h**yperactivity **d**isorder. Aufmerksamkeits- und Hyperaktivitätsstörung.
adjustment disorders: Anpassungsstörungen.
adult antisocial behavior: Antisoziales Verhalten bei Erwachsenen.
affective disorders: Affektive Störungen.
Affektive Störungen *(f, pl)*. In *DSM III Sammelbez. für Gruppe verschiedenartiger Erkrankungen mit Störungen der Affektivität (vgl. hierzu Schemata S. 651/652). Die *Einschluß- und *Ausschlußkriterien werden nur für die Untergruppen angegeben, nicht für Affektive Störungen allgemein. Eine monopolare Manie ist, obwohl dies die System-Logik erfordern würde, nicht im Schema enthalten. Solche Fälle werden vielmehr bei den bipolaren Störungen eingeordnet, auch wenn (noch) keine depressive Episode bestanden hat. – In dieser Form hat sich die Bez. in kurzer Zeit weitgehend durchgesetzt. – Die Kategorie ist in DSM III neu aufgestellt worden und mit keiner der früher gebräuchlichen Bezeichnungen voll zur Deckung zu bringen. Nach der gebräuchlichen Nicht-DSM-III-Nomenklatur gehören endogen-de-

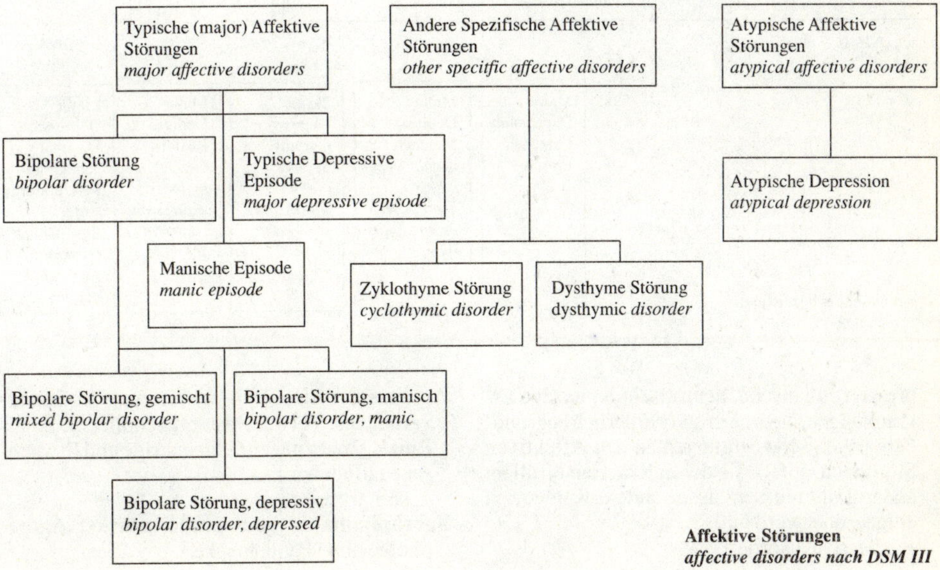

Affektive Störungen
affective disorders nach DSM III

Schema der möglichen Entstehungsweise des mood syndrome nach DSM III-R

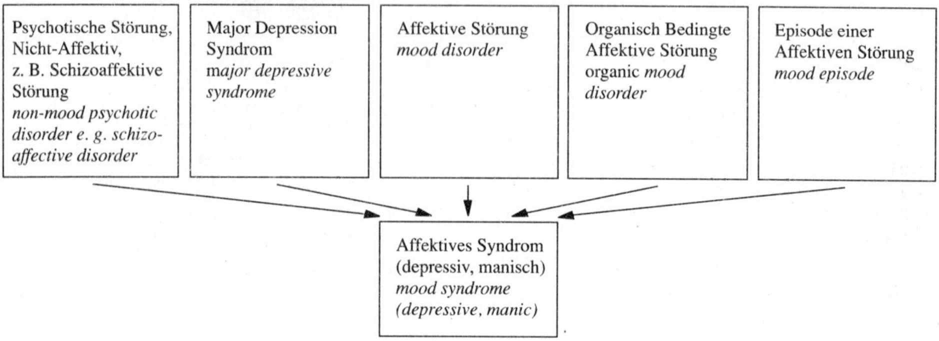

Affektive Störungen
mood disorders nach DSM III-R

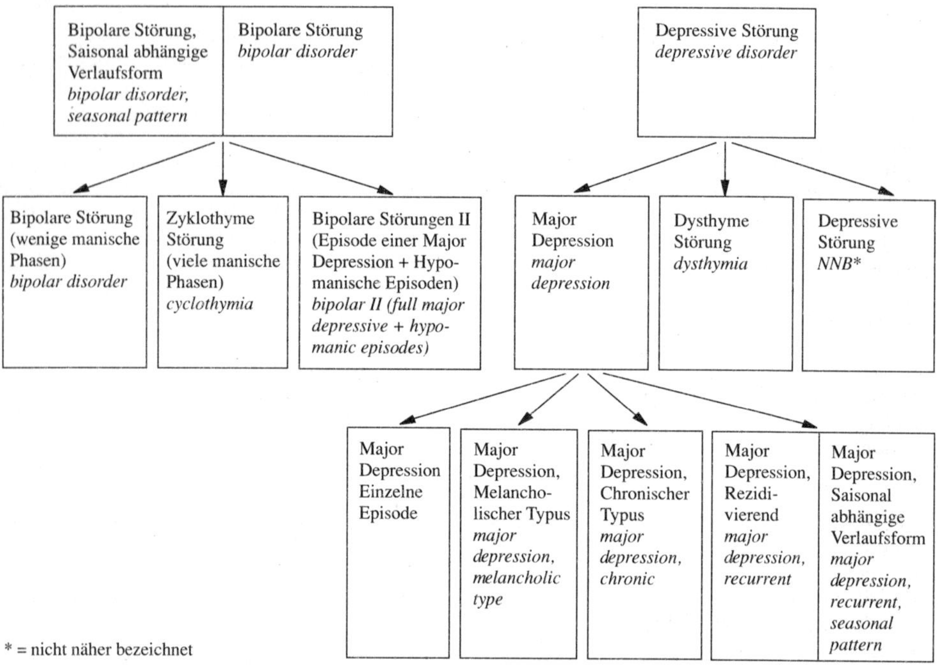

* = nicht näher bezeichnet

pressive, manische, neurotisch-depressive Erkrankungen, Neurosen und körperlich begründbare psychische Störungen zu den Affektiven Störungen, sofern sie deren Kriterien erfüllen, andernfalls müssen sie in andere Kategorien eingeordnet werden.
e: affective disorders.

Aggressiver Einzeltyp *(m)* *Störung des Sozialverhaltens. Verwahrloster Jugendlicher, der als Einzelgänger gegen Gleichaltrige und Erwachsene tätlich wird.
e: solitary aggressive type.

agoraphobia without panic attacks: Agoraphobie ohne Panikattacke.

Agoraphobie ohne Panikattacke *(f)*. Untergruppe der Phobischen Störungen. *Agoraphobie. DSM III faßt die Bez. jedoch weit: Angst vor dem Alleinsein, Angst vor Aufenthalt an solchen Orten in der Öffentlichkeit, wo eine Flucht schwer möglich oder wo im Falle der Not keine Hilfe erreichbar wäre.
e: agoraphobia without panic attacks.

Akute Paranoide Störung *(f)*. Unterform der Paranoiden Störung mit einer Dauer unter 6 Monaten und ohne erkennbare Neigung zur Chronifizierung.
e: acute paranoid disorder.

alcohol abuse: Alkoholmißbrauch.

alcohol dependence: Alkoholabhängigkeit.

alcohol idiosyncratic intoxication: Alkoholintoxikation, Idiosynkratische.

alcohol withdrawal: Alkoholentzug.

Alkoholabhängigkeit *(f)* *Alkoholismus.
e: alcohol dependence.

Alkoholentzug *(m)*. Syn. für *Alkoholentzugssyndrom. Auch im DSM III ist mit dieser Kategorie ein bestimmtes Zustandsbild gemeint, das bei Alkoholentzug auftreten kann.
e: alcohol withdrawal.

Alkoholintoxikation, Idiosynkratische *(f)*. Syn. für *Rausch, pathologischer.
e: alcohol idiosyncratic intoxication.

Alkoholmißbrauch *(m)* *Alkoholismus.
e: alcohol abuse.

Amnestische Störung *(f)* *amnestisches Syndrom.

Andere Besondere Familiäre Bedingungen *(f, pl)*. Kategorie für Familienstörungen, die nicht mit Krankheit zusammenhängen und auch nicht die Beziehung in der Ehe oder zwischen Eltern und Kind betreffen. Z.B. Probleme mit Schwiegerkindern, Schwiegereltern, Geschwisterrivalität.
e: other specified family circumstances.

Andere Entwicklungsstörungen *(f, pl)*. Restgruppe für *Entwicklungsstörungen, die nicht bei *Geistige Behinderung, *Tiefgreifende Entwicklungsstörungen oder *Umschriebenen Entwicklungsstörungen eingeordnet werden können.
e: other developmental disorders.

Andere Psychosexuelle Störungen *(f, pl)*. Nicht in andere Kategorien einzubringende Psychosexuelle Störungen. DSM III führt hier als einzige die Ich-dystone *Homosexualität (Homosexualität mit Wunsch nach Veränderung in Heterosexualität) auf.
e: other psychosexual disorders.

Andere Spezifische Affektive Störungen *(f, pl)*. Gruppe von Affektiven Störungen, die nicht als Depression, Manie oder Psychose zu gelten haben. Es sind vor allem depressive Verstimmungen, die eng mit den Persönlichkeitseigenschaften zusammenhängen. Sie beginnen im Erwachsenenalter, ohne daß sich ein klarer zeitlicher Beginn feststellen läßt. Die Diagnose wird erst gestellt, wenn die Störung mindestens 2 Jahre besteht. 2 Unterformen: 1. Zyklothyme Störung (auch: Zyklothyme Persönlichkeitsstörung); 2. Dysthyme Störung (auch: Dysthyme Persönlichkeitsstörung).
e: other specific affective disorders.

Andere Zwischenmenschliche Probleme *(n, pl)*. Restkategorie des V-Schlüssels (s.d.). Hier werden Schwierigkeiten mit Kollegen und Mitarbeitern oder Liebespartnern eingeordnet.
e: other interpersonal problems.

Angstneurosen *(f, pl)*. Angstzustände.

Angststörung in der Kindheit oder Adoleszenz DSM III-R nimmt gegenüber DSM III in der dt. Übersetzung geringfügige sprachliche Änderungen vor. Die Gruppe entspricht den *Angstsyndromen der Kindheit oder Adoleszenz. Die Untergruppen werden folgendermaßen umbenannt: Störung mit Trennungsangst, Störung mit Kontaktvermeidung in der Kindheit oder Adoleszenz, Störung mit Überängstlichkeit.
e: anxiety disorders of childhood or adolescence.

Angstsyndrome *(n, pl)*. Sammelbez. für alle Störungen mit Vorherrschen von Angst, sofern diese nicht auf einer Schizophrenie, Affektiven Störung oder Organisch Bedingten Psychischen Störung beruht. Wird unterteilt in: 1. Phobische Störungen (oder Phobische Neurosen); 2. Angstzustände (oder Angstneurosen).
e: anxiety disorders.

Angstsyndrome der Kindheit oder Adoleszenz *(n, pl)*. Sammelbez. für Erscheinungen, bei denen Angst in verschiedener Form das Hauptsymptom ist. Es werden drei Gruppen unterschieden: 1. mit Trennungsangst, 2. mit Überängstlichkeit, 3. mit Vermeidungsverhalten.
e: anxiety disorders of childhood or adolescence.

Angstsyndrom mit Trennungsangst *(n)*. Unerträgliche Angst tritt auf, wenn das Kind von einer nahen Bezugsperson getrennt wird oder diese Trennung droht. Auch Heimwehreaktionen werden unter diese Bez. gefaßt.
e: seperation anxiety disorder.

Angstsyndrom mit Überängstlichkeit *(n)*. Selbständige Angstkrankheit bei Kindern und Jugendlichen unter 18 Jahren. *Symptome:* Zukunftsangst, Skrupel über richtiges Verhalten

in der Vergangenheit, Selbstzweifel, Neigung zur Angstanlehnung, Kopf- und Magenbeschwerden, besondere Empfindsamkeit bei Kränkungen des *Selbst oder übermäßiges Selbstbewußtsein, seelischer und körperlicher Spannungszustand.
e: overanxious disorder.

Angstsyndrom mit Vermeidungsverhalten *(n)*. Angst tritt auf, sobald das Kind oder der Jugendliche in Kontakt mit Fremden tritt, so daß solche Kontakte gemieden werden. Soziale Folgen treten ein.
e: avoidant disorder of childhood or adolescence.

Angstzustände *(m, pl)*. Sammelbez. für solche Angstsyndrome, die nicht bei den Phobischen Störungen einzuordnen sind. Es werden unterschieden: 1. Paniksyndrom, 2. Generalisiertes Angstsyndrom, 3. Zwangssyndrom (oder Zwangsneurose), 4. Posttraumatische Belastungsreaktion, akut, chronisch oder verzögert, 5. Atypisches Angstsyndrom.
e: anxiety states *oder* neuroses.
Syn.: Angstneurosen.

Anpassungsstörungen *(f, pl)*. In Art und Ausmaß deutlich über das nach allgemeiner Lebenserfahrung zu Erwartende hinausgehende Reaktion auf belastende Lebensereignisse (Eheprobleme, Ehescheidung, berufliche Schwierigkeiten vorübergehender oder bleibender Art, Pensionierung, Verlassen des Elternhauses, Eheschließung). Je nach Vorherrschen der Reaktionsweise werden Untergruppen unterschieden, deren Bedeutung sich aus dem Wortlaut ergibt: Anpassungsstörung 1. mit depressiver Stimmung, 2. mit ängstlicher Stimmung, 3. mit gemischten emotionalen Zügen, 4. mit Verhaltensstörung (disturbance of conduct), 5. mit gemischten emotionalen und Verhaltensstörungen, 6. mit Schul- und Arbeitsschwierigkeiten, 7. mit Rückzug (withdrawal), 8. mit atypischen Zügen.
e: adjustment disorder.

antisocial personality disorder: Antisoziale Persönlichkeitsstörung.

Antisoziale Persönlichkeitsstörung *(f)*. Persönlichkeitsstörung mit einem gegen die Regeln der Gesellschaft gerichteten Verhalten. Die Entwicklung beginnt vor dem 15. Lebensjahr mit Lügen, Stehlen, Prügeleien, Betrügereien und Widerstand gegen Autoritäten. Später folgen aggressives sexuelles Verhalten, Alkohol- und Drogenmißbrauch, Unfähigkeit zu einer ausdauernden Berufstätigkeit, Promiskuität, Streitsucht, Kriminalität und Landstreicherei. Die Erscheinungen können nach dem 30. Lebensjahr nachlassen. – Der gleiche Sachverhalt wird in der dt. Tradition unter den Bezeichnungen *Gesinnung, asoziale, oder *Psychopathen, kriminelle, gefaßt.
e: antisocial personality disorder.

Antisoziales Verhalten beim Erwachsenen *(n)*. Gegen die Gesellschaft gerichtetes Verhalten, z.B. von Rauschgifthändlern, Berufsdieben, Angehörigen der Unterwelt, das nicht der *Antisozialen Persönlichkeitsstörung zuzurechnen ist.
e: adult antisocial behavior.

anxiety disorders: Angstsyndrome.

anxiety disorders of childhood or adolescence: Angstsyndrome der Kindheit und Adoleszenz

anxiety states *oder* **neuroses:** Angstzustände.

attention deficit disorder (a) with hyperactivity, (b) without hyperactivity, (c) residual type: Störung mit Aufmerksamkeitsdefizit.

attention-deficit hyperactivity disorder (ADHD). Aufmerksamkeits- und Hyperaktivitätsstörung.

atypical (class of disorder): Atypisch.

atypical affective disorder: Atypische Affektive Störung.

atypical anxiety disorder: Atypisches Angstsyndrom.

atypical depression: Atypische Depression.

atypical factitious disorder with physical symptoms: Atypische Vorgetäuschte Störung mit körperlichen Symptomen.

atypical gender disorder: Atypische Störung der Geschlechtsidentität.

atypical impulse control disorder: Atypische Störung der Impulskontrolle.

atypical, mixed, or other personality disorder: Atypische, Gemischte und Andere Persönlichkeitsstörung.

atypical paranoid disorder: Atypische Paranoide Störung.

atypical paraphilie: Atypische Paraphilie.

atypical psychosis: *Psychotische Störung NNB.

atypical somatoform disorder: Atypische Somatoforme Störung.

atypical stereotyped movement disorder: Bewegungsstörung, Atypische Stereotype.

atypisch *(a)*. Nicht die Kriterien (Einschlußkriterien, Ausschlußkriterien) einer der Kategorien, Klassen oder Diagnosen des DSM III erfüllend. DSM III verwendet »atypisch« nicht im herkömmlichen Sinne, nicht als Abweichung von einem *Idealtypus oder von einer statistischen Norm, auch nicht i.S. von etwas in sich Typischem (*atypische Psychosen). Auch die Diagnosen und Kategorien werden nicht als

Typus aufgefaßt. Das Wort »atypisch« weist daher jeweils auf eine größere (= typische) Gruppe hin und deutet eine nicht näher bestimmbare Restgruppe an. In der klinischen Praxis können atypische Fälle u.U. häufiger sein als typische.
e: atypical (class of disorder).

Atypische Affektive Störungen *(f, pl)*. Depressive oder manische Störung, die nicht die Kriterien einer Typischen (major) Affektiven Störung erfüllt. Es handelt sich somit um eine Restkategorie der Affektiven Störungen. Eine Definition oder Kriterien gibt es deshalb nicht. Als Untergruppe wird lediglich die Atypische Depression aufgeführt.
e: atypical affective disorder.

Atypisches Angstsyndrom *(n)*. Restkategorie für Angstzustände, die sich nicht bei einem der 4 anderen Typen einordnen lassen.
e: atypical anxiety disorder.

Atypische Depression *(f)*. Depression, welche nicht die Kriterien der Typischen Depressiven Episode erfüllt. Hier werden z.B. Kranke nach Abklingen einer Schizophrenie (*Erschöpfungssyndrom, postremissives) eingeordnet.
e: atypical depression.

Atypische Dissoziative Störung *(f)*. Restkategorie für Dissoziative Störungen, die keiner der anderen 4 Untergruppen zugeordnet werden können. Hier werden z.B. Zustände von *Trance, *Derealisation ohne gleichzeitige *Depersonalisation oder die Folgen der Anwendung von *Indoktrinationsmethoden eingeordnet.

Atypische, Gemischte und Andere Persönlichkeitsstörungen *(f, pl)*. Restgruppe für Persönlichkeitsstörungen, die sich nicht bei den anderen 11 Persönlichkeitstypen unterbringen lassen. »Atypisch« bedeutet – wie auch sonst in DSM III – nicht, daß es sich um einen abweichenden, nichterfaßten Typ handelt, sondern daß keine ausreichenden Angaben für die Zuordnung vorliegen. Nicht in der Systematik enthaltene Typen werden als »Andere« klassifiziert, wobei unreife, impulsive und masochistische Eigenschaften besonders erwähnt werden.
e: atypical, mixed, or other personality disorder.

Atypische Paranoide Störung *(f)*. Untergruppe der Paranoiden Störung für alle Fälle, die nicht bei anderen Untergruppen eingeordnet werden können.
e: atypical paranoid disorder.

Atypische Paraphilie *(f)*. Restgruppe für meist seltene Paraphilien, die sich nicht bei einer der 8 anderen Gruppen unterbringen lassen z.B. *Koprophilie, Frotteurtum, Klismaphilie, Mysophilie, *Nekrophilie, Telefon-Skatologie (*Skatophilie (2)), Urophilie (*Urolagnie).
e: atypical paraphilia.

Atypische Psychose. *Psychotische Störung NNB.

Atypische Somatoforme Störung *(f)*. Nicht bei den anderen Subtypen der Somatoformen Störung unterzubringende Krankheitszustände. Genannt wird die *Dysmorphophobie. Auch die *zirkumskripte Hypochondrie gehört hierher.
e: atypical somatoform disorder.

Atypische Störung der Geschlechtsidentität *(f)*. Restkategorie für Störungen der Geschlechtsidentität, die nicht bei den beiden anderen Störungen unterzubringen sind.
e: atypical gender disorder.

Atypische Störung der Impulskontrolle *(f)*. Restgruppe für Fälle mit nicht unterdrückbaren Antrieben, die in keiner der anderen Gruppen der »Sonst Nirgendwo Klassifizierbaren Störungen der Impulskontrolle« unterzubringen sind.
e: atypical impulse control disorder.

Atypische Vorgetäuschte Störung mit körperlichen Symptomen *(f)*. Restkategorie der Vorgetäuschten Störungen. Hier werden insbesondere solche Fälle eingeordnet, bei denen keine ärztliche oder Klinikbehandlung aufgesucht wird, wie z.B. gelegentlich bei der *Dermatitis autogenica.
e: atypical factitious disorder with physical symptoms.

Aufmerksamkeitsdefizit *(n)*. Störung mit Aufmerksamkeitsdefizit.

Aufmerksamkeits- und Hyperaktivitätsstörung *(f)*. Bez. des DSM III-R für *Störung mit Aufmerksamkeitsdefizit.
e: attention-deficit hyperactivity disorder (ADHD).

avoidant disorder of childhood or adolescence: Angstsyndrom mit Vermeidungsverhalten.

avoidant personality disorder: Hypersensitive Persönlichkeitsstörung.

axis: Achse.

Bewegungsstörung, Atypische Stereotype *(f)*. Sammelbez. für unwillkürliche Bewegungen bei Kindern, die keine Tics sind, z.B. *Jactatio capitis oder Hin- und Herwiegen des Körpers.
e: atypical stereotyped movement disorder.

Bewegungsstörung, Stereotype *(f)*. Störungen mit *Tics. Es gibt 5 Gruppen: 1. Passagerer Tic, 2. Chronische Motorische Ticstörung,

3. *Tourette*-Störung (**Tourette*-Syndrom), 4. Atypischer Tic (atypical tic disorder), 5. Atypische Stereotype Bewegungsstörung.
e: stereotyped movement disorder.

Beziehungsstörung, Reaktive, im Säuglingsalter *(f)*. Ausbleiben normaler sozialer Kontakte im sehr frühen Lebensalter. Die Kinder blicken Erwachsene und andere Kinder nicht an, lächeln nicht, lauschen einer ihnen bekannten Stimme nicht nach und haben keinen Wunsch zu spielen. Gemeint ist ein selbständiges Leiden, das also nicht Teilerscheinung eines frühkindlichen Autismus, Intelligenztiefstandes oder einer anderen Krankheit ist. Schwere Formen waren als *Hospitalismus (1) bekannt.
e: reactive attachment disorder of infancy.

bipolar disorder: Bipolare Störung.

bipolar disorder, depressed: Bipolare Störung, depressiv.

bipolar disorder, manic: Bipolare Störung, manisch.

Bipolare Störung *(f)*. Unterform der Typischen (major) Affektiven Störung. Entspricht 1. der bipolaren Verlaufsform der manisch-depressiven Erkrankung; 2. den manisch-depressiven Mischzuständen. Dementsprechend werden unterschieden: 1. Bipolare Störung, depressiv; 2. Bipolare Störung, manisch; 3. Gemischte Bipolare Störung (s. Schemata S. 651/652).
e: bipolar disorder.

Bipolare Störung, depressiv *(f)*. Der Kranke ist gegenwärtig depressiv im Sinne der Typischen (major) Depressiven Störung. Früher hat er jedoch eine oder mehrere manische Episoden gehabt. (s. Schemata S. 651/652).
e: bipolar disorder, depressed.

Bipolare Störung, manisch *(f)*. Der Kranke ist (gegenwärtig) manisch im Sinne der Typischen (major) Depressiven Störung. Früher hat er jedoch eine oder mehrere depressive Episoden gehabt (s. Schemata S. 651/652).
e: bipolar disorder, manic.

borderline intellectual functioning: Grenzbereich der intellektuellen Leistungsfähigkeit.

Borderline-Persönlichkeitsstörung *(f)*. Zusammenfassende Bez. für *Borderline-Persönlichkeitsstörung und *Borderline-Persönlichkeitsstruktur. Vgl. auch *Borderline.
e: borderline personality disorder.

borderline personality disorder: Borderline-Persönlichkeitsstörung.

brief reactive psychosis: Psychose, Kurze reaktive.

Bulimia nervosa. Bez. des DSM III-R für *Bulimarexie. Die Bez. ist in Analogie zur *Anorexia nervosa gebildet worden. In DSM III heißt dieselbe Störung Bulimie.
e: bulimia nervosa.

cannabis delusional disorder: Cannabisinduziertes Syndrom.

cannabis intoxication: Cannabisintoxikation.

cannabis organic mental disorders: Cannabisinduzierte Organisch Bedingte Psychische Störungen.

Cannabisinduzierte Organisch Bedingte Psychische Störungen *(f, pl)*. Alle durch *Haschisch verursachten psychischen Veränderungen. DSM III unterscheidet: 1. Cannabisintoxikation (*Haschischrausch), 2. Cannabisinduziertes Syndrom (*Haschischpsychose).
e: cannabis organic mental disorders.

Cannabis-induziertes Syndrom *(n)*. Syn. für *Haschischpsychose.
e: cannabis delusional disorder.

Cannabisintoxikation *(f)*. Syn. für *Haschischrausch.
e: cannabis intoxication.

catatonic type: Katatoner Typus.

chronic motor or vocal tic disorder. Chronische motorische oder vokale Tic-Störung.

chronic motor tic disorder: Tic-Störung, Chronische motorische.

Chronische motorische oder vokale Tic-Störung. In DSM III-R eingeführte Kategorie für eine Störung, bei welcher entweder Bewegungsstereotypien (= motor tics) oder obszöne, blasphemische oder sinnlose Worte (*Koprolalie; nach DSM III = vokale Tics) ausgestoßen werden müssen, jedoch nicht beides gleichzeitig wie beim **Tourette*-Syndrom. Alle anderen Störungen sind wie beim *Tourette*-Syndrom.
e: chronic motor or vocal tic disorder.

coffeine intoxication. Koffeinintoxikation.
e: coffeine intoxication: Koffeine intoxication.

coffeine organic disorder: Koffeininduzierte Organisch Bedingte Psychische Störung.

compulsive personality disorder: Zwanghafte Persönlichkeitsstörung.

conduct disorder: Störung des Sozialverhaltens. **1. undersocialized, aggressive** *bzw.* **2. nonaggressive, 3. socialized, aggressive** *bzw.* **5. nonaggressive, 4. atypical:** Verhaltensstörungen.

conversion disorder: Konversionssyndrom.

cyclothymic disorder: Zyklothyme Störung.

delusional (paranoid) disorder Wahnhafte (Paranoide) Störung.

dementia arising in the presenium: Demenz im Präsenium.

Dementia arising in the senium: Demenz im Senium.

Demenz im Präsenium *(f)* *Demenz, präsenile.
e: dementia arising in the presenium.

Demenz im Senium *(f)* Demenz, senile.
e: dementia arising in the senium.

Demenz, Primär Degenerative *(f)*. Stetig fortschreitende *Demenz, die durchschnittlich etwa innerhalb von 5 Jahren zum Tode führt. Es handelt sich in der Regel um eine **Alzheimer*sche Demenz. Manchmal deckt die Untersuchung nach dem Tode auch eine **Pick*sche Krankheit auf.
e: primary degenerative dementia.

dependent personality disorder: Dependente Persönlichkeitsstörung.

Dependente Persönlichkeitsstörung *(f)*. Persönlichkeitstyp mit einer Neigung, sich von einem oder mehreren Menschen abhängig zu machen (mit »dependent« ist somit keine Abhängigkeit von Drogen gemeint). Die Betroffenen überlassen wegen eines Mangels an Selbstvertrauen und der Unfähigkeit zu selbständiger Entscheidung alle wesentlichen Entscheidungen einem Partner. Sie neigen dazu, die eigenen Leistungen herabzusetzen, sich als dumm zu empfinden, und haben Angst vor dem Verlassenwerden. – Die Eigenschaften dieses Persönlichkeitstyps werden im Dt. teilweise beim *Typus melancholicus mit erfaßt, teilweise wird von einem »Anklammerungstyp« gesprochen. Häufig tritt manisch-depressive Erkrankung auf.
e: dependent personality disorder.

Depersonalisationssyndrom *(n)*. Dem Inhalt nach gleichbedeutend mit *Depersonalisationssyndrom. DSM III wendet die Bez. jedoch nur an, wenn sich keine Ursache für das Syndrom nachweisen läßt, insbesondere keine organische Störung oder Schizophrenie.
e: depersonalization disorder.

depersonalization disorder: Depersonalisationssyndrom.

depressive disorders. Depressive Störungen.

Depressive Neurose *(f)*. Andere Bez. für Dysthyme Störung.

Depressive Störungen *(f, pl)*. Sammelbez. in DSM III-R. Enthält die 1. *Major Depression a) als Einzelepisode, b) rezidivierend; 2. *Dysthyme Störung (oder Depressive Neurose).
e: depressive disorders.

Desorganisierter Typus *(m)*. Unterform der schizophrenen Störung. Hauptmerkmale sind ausgeprägte Zerfahrenheit und flacher, wenig schwingungsfähiger oder läppischer Affekt. Ist syn. mit *Hebephrenie.
e: disorganized type.

developmental arithmetic disorder. Entwicklungsbezogene Rechenstörung.

developmental articulation disorder. Entwicklungsbezogene Artikulationsstörung.

developmental coordination disorder. Entwicklungsbezogene Störung der Koordination.

developmental disorders. Entwicklungsstörungen.

developmental expressive language disorder Expressive Sprachentwicklungsstörung.

developmental expressive writing disorder Entwicklungsbezogene Schreibstörung.

developmental reading disorder Entwicklungsbezogene Lesestörung.

developmental receptive language disorder Rezeptive Sprachentwicklungsstörung.

disorders of control not elsewhere classified: Störungen der Impulskontrolle, die nicht andernorts klassifiziert sind.

disorganized type: Desorganisierter Typus.

disruptive behavior disorders. Expansive Verhaltensstörung.

dissociative disorders: Dissoziative Störungen.

Dissoziative Störungen (oder Hysterische Neurosen, Dissoziativer Typ) *(f, pl)*. Unterschieden werden nach DSM III-R 1. Multiple Persönlichkeitsstörung; 2. Psychogene Fugue; 3. Psychogene Amnesie; 4. Depersonalisationsstörung (oder Depersonalisationsneurose); 5. Dissoziative Störung NNB.
e: dissociative disorders (or hysterical neuroses, dissociative type).

Durch psychoaktive Substanzen induzierte Organisch Bedingte Psychische Störungen Erklärung s.u. *Substanzinduzierte organisch bedingte psychische Störungen.
e: psychoactive substance-induced organic mental disorders.

Dysmorphe Störung *(f)*. Syn. für *Dysmorphophobie.

Dysthyme Störung *(f)*. Dauernde depressive Verstimmung, die jedoch nicht die Kriterien einer Typischen Depressiven Episode erfüllt. Für die bisherige Beschreibung *Psychopathen, depressive (traurige). Die Diagnose wird bei Erwachsenen erst im Verlauf von 2 Jahren, bei Jugendlichen nach einem Jahr gestellt. Manifestiert sich gewöhnlich im Beginn des Erwachsenenalters. Die Depressivität kann zeitweilig schlimmer bzw. weniger ausgeprägt sein.
e: dysthymic disorder (*oder* depressive neurosis).
Syn.: Depressive Neurose.

dysthymic disorder *oder* **(depressive neurosis):** Dysthyme Störung.

Dysthymie *(f).* In DSM III-R anstelle von *Dysthyme Störung in DSM III verwendet. Die dt. Übersetzung hat hierfür jedoch die Bez. Dysthyme Störung beibehalten.
e: dysthymia.

eating disorders: Eßstörungen.

Eheprobleme *(f, pl).* Kategorie für nicht psychisch kranke Personen, bei denen Beziehungsprobleme innerhalb einer Ehe oder Scheidung im Zentrum ärztlicher Hilfe stehen.
e: marital problem.

Eifersuchtswahn *(m).* Die Beschreibung in DSM III-R entspricht auch der dt. Tradition. *Eifersuchtswahn.
e: delusional (paranoid) disorder, jealous type.

Einfache Phobie *(f).* Angst vor Hunden, langhaarigen Raupen oder anderen genau angebbaren Objekten. Es handelt sich jedoch um eine Restkategorie der Angstsyndrome, wo alle *Phobien eingeordnet werden, die keine Phobischen Störungen oder Sozialen Phobien darstellen.
e: simple phobia.

Einfache Trauer *(f).* Kategorie für Reaktionen auf den Verlust eines geliebten Menschen, die zur Behandlung führen. Es bestehen Gefühle der Wertlosigkeit, des Versagens, der Hoffnungslosigkeit, Appetitlosigkeit, Gewichtsabnahme, Schlaflosigkeit, die Leistungsfähigkeit ist herabgesetzt. Es kann sich aber auch das volle Bild einer endogenen Depression herausbilden.
e: uncomplicated bereavement.

elective mutism: Mutismus, elektiver.

elimination disorders. Störungen der Ausscheidung.

Eltern-Kind-Problem *(n).* Kategorie für Beziehungsstörung zwischen nicht psychisch kranken Eltern und ihrem Kind, z.B. bei Kindesmißhandlung.
e: parent-child-problem.

Entwicklungsbezogene Artikulationsstörung *(f).* Entwicklungsstörung des Sprechens (nicht unbedingt der Sprache). Zahlreiche Laute, vor allem die Konsonanten r, s, sch, f, z, l, b, m, t, d, n, h, werden undeutlich, fehlerhaft oder unvollkommen gebildet, obwohl Hirnkrankheiten, Intelligenztiefstand, Hörstörungen oder mangelhafte Lernmöglichkeiten nicht der Grund dafür sind. Es ensteht eine Art »Babysprache«.
e: development articulation disorder.

Entwicklungsbezogene Lesestörung *(f).* Syn. für *Leseschwäche.
e: developmental reading disorder.

Entwicklungsbezogene Rechenstörung *(f).* Syn. für *Rechenschwäche.
e: developmental arithmetic disorder.

Entwicklungsbezogene Schreibstörung *(f).* Syn. für *Schreibschwäche.
e: developmental expressive writing disorder.

Entwicklungsbezogene Störung der Koordination *(f).* *Entwicklungsstörung, die an ungeschickten, unangemessenen, unharmonischen und nicht hinreichend abgestuften Bewegungen der Gliedmaßen und des Rumpfes erkennbar ist. Kommt besonders zum Ausdruck, wenn feinmotorische Geschicklichkeit gebraucht wird, wie beim Zuschnüren eines Schuhs, Fangen eines Balls oder Schreiben. Die Diagnose wird nur gestellt, wenn keine organische Störung des Gehirns die Ursache ist.
e: developmental coordination disorder.

Entwicklungsstörungen *(f, pl).* In DSM III-R Sammelbez. für Gruppe von Störungen bei Kindern und Jugendlichen. Sie werden auf Achse II vermerkt. Zu ihnen gehören *Geistige Behinderung, *Tiefgreifende Entwicklungsstörungen, *Umschriebene Entwicklungsstörungen und *Andere Entwicklungsstörungen.
e: developmental disorders.

Entwicklungsstörungen, massive *(f, pl).* Sammelbez. für schwere psychische Störungen bei Kindern. Hierzu gehört als Subkategorie der frühkindliche *Autismus *Kanner*s (DSM III: infantiler Autismus). Auch kindliche Schizophrenie und symbiotische Psychose (s.d.) – beides Bez., welche DSM III nicht kennt – werden hierher gerechnet. Die Bez. Psychose erscheint den Verfassern des DSM III für solche Störungen besonders unangemessen.
e: pervasive developmental disorders.

Entwicklungsstörung NNB. *Andere Entwicklungsstörungen.
e: developmental disorder not otherwise specified.

Eßstörungen *(f, pl).* Zusätzlich zu den üblicherweise als Eßstörungen zusammengefaßten *Anorexia nervosa und Fettsucht (heißt in DSM III *Bulimie) kennt DSM III drei weitere Gruppen: 3. *Pica, 4. Rumination im Kleinkindesalter, 5. Atypische Eßstörung (in den vorgenannten Gruppen nicht unterzubringende).
e: eating disorders.

exhibitionism: Exhibitionismus.

Exhibitionismus *(m).* Unterform der Paraphilien. Gleichbedeutend mit *Exhibitionismus.
e: exhibitionism.

Expansive Verhaltensstörungen *(f, pl).* In DSM III-R Gruppe von Störungen des Kindesalters, die sich in den Beziehungen zu anderen Men-

schen auswirken. Sie sind häufig für die mitmenschliche Umgebung unangenehmer als für den Betroffenen selbst. Hierzu zählen *Aufmerksamkeits- und Hyperaktivitätsstörung und *Störung des Sozialverhaltens.
e: disruptive behavior disorders.

Expressive Sprachentwicklungsstörung *(f)*. Entwicklungsstörung der Fähigkeit, sich sprachlich auszudrücken, obwohl krankhafte Störungen des Gehirns nicht die Ursache sind und ausreichend Gelegenheit zum Spracherwerb bestanden hat. Nicht sprachgebundene geistige Fähigkeiten sind eventuell ganz normal entwickelt. Es besteht ein geringer Wortschatz; neue Worte werden mühsam erlernt; der Satzbau ist sehr einfach; es kommen nur wenige Satztypen vor (z.B. Fragesätze, Aussagesätze); auf Fragen wird nicht eingegangen; wichtige Teile eines Satzes werden ausgelassen; die Satzstellung ist ungewöhnlich; die Sprachentwicklung ist langsam.
e: developmental expressive language disorder.

factitious disorders: Vorgetäuschte Störungen.

factitious disorders with physical symptoms: Vorgetäuschte Störungen mit körperlichen Symptomen.

factitious disorders with psychological symptoms: Vorgetäuschte Störungen mit psychischen Symptomen.

fetishism: Fetischismus.

Fetischismus *(m)*. Unterform der Paraphilien. Gleichbedeutend mit *Fetischismus.
e: fetishism.

Fugue *(f)*. Gleichbedeutend mit Psychogenes Fortlaufen, jedoch nicht, wie im Dt., syn. mit *Poriomanie.
e: fugue.

fugue: Fugue.

Geistige Behinderung *(f)*. In DSM III-R Sammelbez. für alle Grade der *Oligophrenie unterhalb eines im Intelligenztest festzustellenden *Intelligenz-Quotienten von 70. Unterschieden werden Leichte (IQ 50-55-70), Mäßige (IQ 35-40-50-55), Schwere (IQ 20-25-35-40), Schwerste (unterhalb von IQ 20-25) und *Unbestimmte Geistige Behinderung.
e: mental retardation; mild (= leicht), moderate (= mäßig), severe (= schwer), profound (= schwerst).

gender identity disorder of childhood: Störung der Geschlechtsidentität in der Kindheit.

gender identity disorders: Störungen der Geschlechtsidentität.

Generalisierte Angststörung *(f)*. Bez. der DSM III-R für *Generalisiertes Angstsyndrom.

Generalisiertes Angstsyndrom *(n)*. Anhaltender Zustand höchster Angst. Die Angst führt zu körperlichen Erscheinungen (Angstzittern, Anspannung, Herzklopfen, Durchfälle, Kloßgefühl) und hat auch eine übermäßige Aufmerksamkeit in der Beobachtung der Umgebung zur Folge (ständiges Auf-dem-Sprung-Sein). Die Diagnose wird aber nur gestellt, wenn der Zustand nicht Folge oder Begleiterscheinung einer Typischen depressiven Episode oder einer Überfunktion der Schilddrüse ist.
e: generalized anxiety disorder.

generalized anxiety disorder: Generalisiertes Angstsyndrom.

Grenzbereich der Intellektuellen Leistungsfähigkeit *(m)*. Intelligenztiefstand mit einem *IQ zwischen 71 und 84. Dieser Bereich wird im Dt. etwa der *Debilität zugerechnet. Behinderungen durch Intelligenzmangel können zu besonders schwierig zu beurteilenden psychopathologischen Bildern oder Reaktionen führen. Unterhalb eines IQ von 70 wird eine geistige Behinderung angenommen.
e: borderline intellectual functioning.

Größenwahn *(m)*. Die Beschreibung in DSM III-R umfaßt sowohl *Größenideen wie *Größenwahn.
e: delusional (paranoid) disorder, grandiose type.

group type: Gruppentyp.

Gruppentyp *(m)* *Störung des Sozialverhaltens. Verwahrloster Jugendlicher, der sich mit Gleichaltrigen in Gruppen zusammenschließt.
e: group type.

hallucinogen organic mental disorders: Halluzinogeninduzierte Organisch Bedingte Psychische Störungen.

Halluzinogeninduzierte Organisch Bedingte Psychische Störungen *(f, pl)*. Psychosen durch LSD und seine chemischen Verwandten (*Lysergsäurediethylamid-Psychose), durch *Dimethyltryptamin und den Catecholaminen nahestehende Substanzen (*Meskalinrausch). DSM III unterscheidet 3 unterschiedliche Psychosen: 1. Halluzinogeninduzierte Halluzinose (*e:* hallucinogen hallucinosis), 2. Halluzinogeninduziertes Wahnsyndrom (*e:* hallucinogen delusional disorder), 3. Halluzinogeninduzierte Affektive Störung (*e:* hallucinogen affective disorder).
e: hallucinogen organic mental disorders.

histrionic personality disorder: Histrionische Persönlichkeitsstörung.

Histrionische Persönlichkeitsstörung *(f)*. Persönlichkeit mit dramatischen und expressiven Verhaltensweisen. Die Bez. wurde in DSM III neu eingeführt. Die Beschreibung ist mit dem *hysterischen Charakter identisch.
e: histrionic personality disorder.

Hypersensitive Persönlichkeitsstörung *(f)*. Persönlichkeitstyp, bei dem eine besondere Empfindsamkeit gegenüber Zurückweisung, Demütigung und Beschämung besteht. Die Folgen sind autistischer Rückzug aus der Gesellschaft und Begrenzung der persönlichen Beziehungen auf ganz wenige Menschen, von denen man bedingungslos anerkannt wird. Die Betroffenen leiden unter ihrer geringen Selbstachtung.
e: avoidant personality disorder.

hypochondriacal neurosis: Hypochondrische Neurose.

hypochondriasis: Hypochondrie.

Hypochondrie *(f)*. Untertyp der Somatoformen Störungen. Wird von DSM III in der traditionellen Form definiert (*Hypochondrie).
e: hypochondriasis.
Syn.: Hypochondrische Neurose.

Hypochondrische Neurose *(f)*. Gleichbedeutend mit Hypochondrie.
e: hypochondriacal neurosis.

Hysterische Neurose, Konversionstyp: Konversionssyndrom.

Ich-dyston *(a)*. Erscheinung, die vom Betroffenen als fremd und unerwünscht empfunden wird, z.B. Zwangserscheinungen, auch homosexuelle Strebungen.

Identitätsstörung *(f)*. Unsicherheit über das eigene Selbst bei Kindern und Jugendlichen. Man weiß nicht, mit wem man Freudschaft schließen soll, welchen Beruf man wählen soll, ob man sich auf Religion einlassen soll und auf welche Weise man Kontakte mit dem anderen Geschlecht eingehen soll.
e: identity disorder.

identity disorder: Identitätsstörung.

incoherence: Zerfahrenheit.

Induzierte Paranoide Störung *(f)*. Unterform der Paranoiden Störung. Syn. für *Folie à deux.
e: shared paranoid disorder.

intermittent explosive disorder: Intermittierende Explosive Störung.

Intermittierende Explosive Störung *(f)*. Wiederholtes Auftreten von schweren *Wutanfällen Erwachsener, bei denen es zur Zerstörung von Gegenständen und Verletzung von Menschen kommt, ohne daß eine körperliche Krankheit nachweisbar wäre. In den Zwischenepisoden bestehen keine Anzeichen einer gesteigerten Aggressivität. Wird in DSM III bei »Störungen der Impulskontrolle, die nicht andernorts klassifiziert sind« eingeordnet.
e: intermittent explosive disorder.

isolated explosive disorder: Isolierte Explosive Störung.

Isolierte Explosive Störung *(f)*. Einmalig auftretendes Versagen der Handlungskontrolle, was gewöhnlich zu gewalttätigen Handlungen mit katastrophaler Wirkung führt. Es kann z.B. bei einem jahrzehntelang sozial unauffälligen Bürger zu einem Tötungsdelikt, eventuell mit anschließender Selbsttötung kommen. Wird in DSM III bei »Störungen der Impulskontrolle, die nicht andernorts klassifiziert sind« eingeordnet.
e: isolated explosive disorder.

Katatoner Typus *(m)*. Unterform der Schizophrenen Störung. Syn. für *Katatonie.
e: catatonic type.

kleptomania: Kleptomanie.

Kleptomanie *(f)*. Pathologisches Stehlen (*Kleptomanie), bei welchem einem Stehlimpuls nicht widerstanden werden kann. In DSM III bei »Störungen der Impulskontrolle, die nicht andernorts klassifiziert sind« eingeordnet.
e: kleptomania.

Körperbezogener Wahn *(m)*. Wahnhafte Überzeugungen, die sich auf den eigenen Körper richten. DSM III-R faßt unter dieser Bez. Erscheinungen zusammen, für welche sonst unterschiedliche Bez. geläufig sind. Genannt werden: 1. Wahn, daß vom eigenen Körper (Haut, Mund, After, Vagina) unangenehme, andere Menschen belästigende Gerüche ausgehen (sonst bekannt als *Eigengeruchsparanoia); 2. wahnhafte Überzeugung, daß sich Insekten oder andere Tiere unter der Haut befinden (sonst bekannt als *Dermatozoenwahn); 3. wahnhafte Überzeugung, daß Teile des Körpers, z.B. der Darm, nicht funktionieren; 4. wahnhafte Überzeugung, mißgestaltet zu sein (sonst bekannt als *Dysmorphophobie).
e: delusional (paranoid) disorder, somatic type.

Koffeinintoxikation *(f)*. Syn. für *Coffeinismus.
e: coffeine intoxication.

Koffeininduzierte Organisch Bedingte Psychische Störung *(f)*. Syn. für *Coffeinismus.
e: coffeine organic disorder.

Konversionssyndrom *(n)*. Gleichbedeutend mit *Konversionshysterie. DSM III faßt die Bez. eng und führt sie zur ursprünglichen Bedeutung zurück. Daher werden vor allem die Symptome

aufgezählt, die eine neurologische Erkrankung vermuten lassen: Lähmungen einzelner Glieder, Aphonie, anfallsartige Zustände, Störungen der Bewegungskoordination, Akinese, Dyskinese, Blindheit, Tunnelgefühl, Geruchsverlust, Schmerzempfindungslosigkeit einzelner Körperteile, Mißempfindungen in Körperteilen, Erbrechen, eingebildete Schwangerschaft. Für die Stellung der Diagnose verlangt DSM III in Abweichung von seinen sonst angewandten Prinzipien, daß ein primärer und sekundärer Krankheitsgewinn nachgewiesen bzw. glaubhaft gemacht werden kann.
e: conversion disorder.
Syn.: Hysterische Neurose, Konversionstyp.

Liebeswahn *(m)*. Die Beschreibung in DSM III-R entspricht nicht vollständig der dt. Tradition (*Liebeswahn). Ausgenommen ist ein Liebeswahn bei Schizophrenie, auch wenn dieser das einzige Symptom ist. Es wird darauf hingewiesen, daß die klinischen Fälle fast ausschließlich Frauen, die forensisch zu begutachtenden fast ausschließlich Männer sind.
e: delusional (paranoid) disorder, erotomanic type.

major affective disorders Typische (major) Affektive Störung.

Major Depression *(f)*. Neue Bez. in der dt. Übersetzung von DSM III-R für die *Typische (major) Affektive Störung des DSM III. S.a. die nachfolgenden Stichwörter.
e: major depression.

Major Depression, Einzelepisode *(f)*. Bislang einmalig im Leben auftretende Major Depression. Entspricht der monophasischen Depression (s.d.) anderer Nomenklaturen, bei welcher die Kriterien einer Major Depression erfüllt sind.
e: major depression, single episode.

major depression, recurrent: Typische Depression, rezidivierend.

Major Depression, Rezidivierend *(f)*. Mehrfach im Leben aufgetretene Major Depression. Entspricht der monopolaren Depression (s.d.) anderer Nomenklaturen, bei welcher die Kriterien einer Major Depression erfüllt sind. Die Diagnose darf nur gestellt werden, wenn seit dem Ende der ersten Major Depression mindestens 2 Monate vergangen sind. Die Symptomatik braucht dagegen nicht so ausgeprägt zu sein wie beim ersten Mal.
e: major depression, recurrent.

major depression, single episode: Typische Depression, Einzelepisode.

major depressive episode: Typische Depressive Episode.

major depressive episode, with melancholia: Melancholie.

malingering: Simulieren.

manic episode: Manische Episode.

Manische Episode *(f)*. Weitgehend syn. mit *Manie. Zu beachten ist jedoch, daß prinzipiell keine Beschränkung auf endogene Bilder besteht (s. Erklärung unter Typische [major] Affektive Störung). In der Praxis dürfte ein voll ausgeprägtes manisches Bild jedoch selten woanders einzuordnen sein. – Wenn die Symptomatik im wesentlichen abgeklungen ist, wird »in Remission« zur Diagnose hinzugefügt. Wenn stimmungskongruente Wahnphänomene oder Halluzinationen bestehen, wird »mit psychotischen Zeichen« hinzugefügt.
e: manic episode.

marital problem: Eheproblem.

Melancholie *(f)*. DSM III kennt keine Diagnose *Melancholie. Bei besonders schweren Bildern der »Typischen Depressiven Episode« kann jedoch der Zusatz »mit Melancholie« hinzugefügt werden. Beispiele: (fast) totaler Aktivitätsverlust, vollständige Freudlosigkeit, besonders tiefe depressive Verstimmung, besonders ausgeprägte *Tagesschwankungen, besonders ausgeprägte psychomotorische Hemmung oder Erregung, Gewichtsverlust, schwere *Schuldgefühle.
e: major depressive episode, with melancholia.

mental disorders: Psychische Störungen.

mental retardation. Geistige Behinderung.

mood-congruent psychotic features: stimmungskongruente psychotische Merkmale.

mood disorders. DSM III-R führt diese Bez. neu anstelle der *Affektiven Störungen in DSM III ein. »mood« bezeichnet die Gestimmtheit. Gleiche Bedeutung hatte im Mittelhochdeutschen »muot«, während das neuhochdeutsche »Mut« eine andere Bedeutung hat. Nur in Wortverbindung wie »Schwermut« und »wohlgemut« hat sich die alte Bedeutung erhalten. Die dt. Übersetzung von DSM III-R übersetzt daher weiter mit Affektive Störungen. Die »mood disorders« werden unterteilt in die *Bipolaren und die *Depressiven Störungen.

mood-incongruent psychotic features: stimmungsinkongruente psychotische Merkmale.

Multiaxiale Diagnostik *(f)* *Achse.

multi-infarct-dementia: Multi-Infarkt-Demenz.

Multi-Infarkt-Demenz *(f)*. Demenz durch Hirnaderverkalkung. Entspricht somit der *Dementia arteriosclerotica und evtl. der *Dementia lacunaris. Es wird jedoch nicht in der Aderver-

kalkung und damit in allgemeinen Durchblutungsstörungen das Wesentliche gesehen, sondern in kleinen Hirninfarkten.
e: multi-infarct dementia.

Multiple Persönlichkeit *(f)*. Identisch mit *Persönlichkeit, multiple.
e: multiple personality.

multiple personality: Multiple Persönlichkeit.

Mutismus, elektiver *(m)*. Seltene Störung im Kindesalter, bei welcher das Kind nicht oder kaum spricht, obwohl ausreichende Sprachfähigkeiten vorhanden sind.
e: elective mutism.

Narzißtische Persönlichkeitsstörung *(f)* *Persönlichkeitsstörung, narzißtische.

Neurose *(f)*. Soweit das Wort in DSM III überhaupt gebraucht wird, wird es »rein deskriptiv«, d.h. ohne Vorstellung einer psychodynamischen oder psychoanalytischen Theorie, gebraucht. Soweit die Vorstellung einer bestimmten psychodynamischen Störung vorgestellt wird, soll der Ausdruck »neurotischer Prozeß« verwendet werden.

neurotic disturbance: Neurotische Störung.

neurotic process: Prozeß, neurotischer.

Neurotische Störung *(f)*. Etwa: Symptomneurose. Die Bez. wird in DSM III innerhalb eines Kontextes »rein deskriptiv«, d.h. ohne Verweis auf eine bestimmte psychodynamische Entstehungstheorie, gebraucht. Eine Definition oder auch Kriterien zur Bestimmung werden nicht gegeben. Eine diagnostische Gruppe »Neurotische Störung« gibt es somit nicht. Die hierher gehörenden Krankheitsbilder werden vielmehr bei den Affektiven Störungen, Angstsyndromen sowie Somatoformen, Dissoziativen und Psychosexuellen Störungen eingeordnet.
e: neurotic disturbance.

Nichtbefolgen der Ärztlichen Behandlungsmaßnahmen (Noncompliance)*(n)*. Kategorie für nicht psychisch kranke Personen, bei denen Noncompliance (*Compliance) Beobachtungs- oder Behandlungsanlaß ist. Z.B. Nichteinhalten einer Diät, Ablehnung jeder Medikamenteneinnahme, Ablehnung von Eingriffen aus religiösen Gründen.
e: noncompliance with medical treatment.

NNB. **N**icht **n**äher **b**ezeichnet.
e: not otherwise specified.

noncompliance with medical treatment: Nichtbefolgen der Ärztlichen Behandlungsmaßnahmen (Noncompliance).

not otherwise specified. NNB. **N**icht **n**äher **b**ezeichnet.

obsessive compulsive disorder: Zwangssyndrom.

occupational problem: Problem im Beruf.

oppositional disorder: Trotzverhalten.

organic brain syndromes: Psychosyndrome, hirnorganische.

organic delusional syndrome: Wahnsyndrom, organisches.

organic mental disorders: Organisch Bedingte Psychische Störungen.

organic personality syndrome: Persönlichkeitsveränderung, organische.

Organisch Bedingte Psychische Störung *(f)*. Körperlich begründbare psychische Störung, deren Ursache bekannt oder zu vermuten ist, z.B. Alkoholdelir, Multiinfarktdemenz. Wird den hirnorganischen Psychosyndromen (s.d.) gegenübergestellt. Hierher werden ferner gerechnet: präsenile und senile Demenz, alle *Alkoholpsychosen, alle Psychosen durch Barbiturate und andere Schlafmittel, durch Beruhigungsmittel, Schmerzmittel, *Psychoanaleptika, Kokain und andere psychotrope Substanzen.
e: organic mental disorders.

Organisch Bedingte Psychische Syndrome *(n, pl)*. In DSM III-R: durch Körperkrankheit bedingte psychische Störungen, welche nicht einer bestimmten körperlichen Ursache zugeordnet werden können. DSM III-R unterscheidet diese im Gegensatz zu DSM III gegenüber den *Organisch Bedingten Psychischen Störungen (organic mental disorder), bei welchen eine Zuordnung möglich ist.
e: organic mental syndrome.

other interpersonal problems: Andere Zwischenmenschliche Probleme.

other psychosexual disorders: Andere Psychosexuelle Störungen.

other specific affective disorders: Andere Spezifische Affektive Störungen.

other specified family circumstances: Andere Besondere Familiäre Bedingungen.

overanxious disorder: Angstsyndrom mit Überängstlichkeit.

Pädophilie *(f)*. Unterform der Paraphilien. Gleichbedeutend mit *Pädophilie.
e: pedophilia.

panic attacks: Panikattacken.

panic disorder. In DSM III-R: Paniksyndrom.

Panikattacken *(f, pl)*. »Plötzlich einsetzende (zeitlich) umschriebene Perioden mit intensiver Besorgnis, Angst oder Schrecken, häufig verbunden mit Gefühlen eines drohenden Unheils. Während der Attacken bestehen Symptome wie

Atemnot, Palpitationen, Brustschmerzen, Beklemmungen, Erstickungs- oder Vernichtungsgefühl und die Angst, den Verstand zu verlieren. – Panikattacken sind charakteristisch für das Paniksyndrom, kommen aber auch beim Somatisierungssyndrom, bei der Typischen Depression und bei Schizophrenie vor.« (DSM III).
e: panic attacks.

Panikstörung *(f)*. Bez. der DSM III-R für *Paniksyndrom.

Panikstörung mit Agoraphobie *(f)*. Bez. der DSM III-R für *Paniksyndrom, bei welchem der Betroffene gleichzeitig unter einer *Agoraphobie oder *Klaustrophobie leidet oder solche phobischen Situationen so vollständig meidet, daß deshalb eine situationsgebundene Angst nicht auftritt.
e: panic disorder with agoraphobia.

Paniksyndrom *(n)*. Fast gleichbedeutend mit *Herzangstsyndrom. DSM III erwähnt jedoch nicht die auf das Herz und seine Funktion bezogenen Ängste, dagegen die meisten anderen Erscheinungen des Herzangstsyndroms.
e: panic disorder.

Paranoia *(f)*. Nach DSM III eine Störung mit den allgemeinen Kriterien der Paranoiden Störung, die mindestens 6 Monate anhalten.
e: paranoia.

paranoia: Paranoia.

paranoid disorder: Paranoide Störung.

paranoid personality disorder: Paranoide Persönlichkeitsstörung.

paranoid type: paranoider Typ.

paranoider Typ. Unterform der schizophrenen Störung. Syn. für paranoid-halluzinatorische Schizophrenie.
e: paranoid type.

Paranoide Persönlichkeitsstörung *(f)*. Mißtrauische sensitive Persönlichkeiten (*Mißtrauen) mit einem übermäßigen Bedürfnis der Zufriedenheit mit sich selbst. Die dt. Tradition kennt zu diesem Typ keine genaue Entsprechung. Am nächsten kommt der Typ des selbstunsicheren Psychopathen. Weitere Eigenschaften: Überempfindlichkeit, wenig sichtbare Affektivität, Übervorsichtigkeit, Gegenmaßnahmen gegen jede geargwöhnte Bedrohung, geistige Rigidität, Neigung zum Kritisieren bei gleichzeitiger Überempfindlichkeit gegen Kritik, Vermeidung von Gruppenaktivitäten, Streben nach dominierender Rolle. *Charakter, paranoischer.
e: paranoid personality disorder.

Paranoide Störung *(f)*. Über lange Zeit bestehender Verfolgungs- und Eifersuchtswahn bei sonst intakter Persönlichkeit, die keine der schizophrenen Denkstörungen aufweist. Wenn die Störungen mindestens 6 Monate bestehen, wird von *Paranoia gesprochen. Weitere Untergruppen sind: induzierte paranoide Störung, akute paranoide Störung, atypische paranoide Störung.
e: paranoid disorder.

paraphilias: Paraphilien.

Paraphilien *(f, pl)*. Gleichbedeutend mit *Paraphilie. Die Bez. wird gegenüber Perversion bevorzugt, da sie als nicht diskriminierend gilt. Untergruppen: 1. Fetischismus; 2. Transvestismus; 3. Zoophilie; 4. Pädophilie; 5. Exhibitionismus; 6. Voyeurismus; 7. Sexueller Masochismus; 8. Sexueller Sadismus; 9. Atypische Paraphilie. In DSM III-R werden unterschieden: 1. *Exhibitionismus; 2. *Fetischismus; 3. *Frotteurismus; 4. *Pädophilie; 5. Sexueller *Masochismus; 6. Sexueller *Sadismus; 7. Transvestitischer Fetischismus (*Transvestismus); 8. Voyeurismus (*Skopophilie); 9. Paraphilie NNB.
e: paraphilias.

Parasomnien *(f, pl)*. In Abweichung vom dt. und in Anlehnung an den frz. Sprachgebrauch faßt DSM III-R unter dieser Bez. zusammen: 1. *Angstträume (Alpträume); 2. Pavor nocturnus (*Nachtangst); 3. Schlafwandeln (*Somnambulismus); 4. Parasomnien NNB.
e: parasomnias.

parent-child-problem: Eltern-Kind-Problem.

Passiv-Aggressive Persönlichkeitsstörung *(f)*. Persönlichkeitstyp, der passiv Widerstand leistet, wenn Leistungsanforderungen an ihn gestellt werden. Durch Trödeln, Vergeßlichkeit, Verzögern, Verlegen, Herstellung von Unordnung, Verspätungen wird Sand in das Getriebe einer auf Leistung abgestellten Institution gestreut. Es wird angenommen, daß dieses Verhalten der Ausdruck gehemmter Aggression ist. Der Berufserfolg ist gering. – Im Dt. werden ähnliche Sachverhalte unter *Gehemmtheit bei *Schultz-Hencke* oder als gehemmt-aggressives Verhalten beschrieben.
e: passive-aggressive personality disorder.

passive-aggressive personality disorder: Passiv-Aggressive Persönlichkeitsstörung.

pathological gambling: Pathologisches Spielen.

Pathologisches Spielen *(n)*. Fortschreitende Unfähigkeit, der Versuchung zum Glücksspiel zu widerstehen. Die Spielleidenschaft kann solche Ausmaße annehmen, daß alles im Leben Erworbene verlorengeht, die persönlichen Bin-

dungen zerbrechen und schließlich Geldbeschaffungskriminalität eintritt.
e: pathological gambling.

Pedophilia: Pädophilie.

Peeping *(n)*. Zuschauen aus sexuellen Motiven. Vgl. Voyeurismus.

Persönlichkeitsveränderung, organische *(f)*. Änderung der individuellen Eigenschaften eines Menschen durch Hirnkrankheit. Entspricht: *Persönlichkeitsveränderung, organische.
e: organic personality syndrome.

Persönlichkeitsstörungen *(f, pl)*. Relativ überdauernde Verhaltens- und Denkstile eines Menschen, die nach allgemeiner Lebenserfahrung seiner Persönlichkeit zugerechnet werden (*Persönlichkeitsstörung). DSM III rechnet jedoch nur *Charakterneurosen und *Psychopathien hierher. Persönlichkeitsveränderungen durch Schizophrenie, Epilepsie oder organische Hirnkrankheiten werden unter den jeweiligen Krankheitsgruppen berücksichtigt. Es gibt 12 Untergruppen: 1. Paranoide, 2. Schizoide, 3. Schizotypische, 4. Histrionische, 5. Narzißtische, 6. Antisoziale, 7. Borderline, 8. Hypersensitive, 9. Dependente, 10. Zwanghafte, 11. Passiv-Aggressive, 12. Atypische, Gemischte und Andere Persönlichkeitsstörungen. Eine Person kann evtl. mehreren Untergruppen zugeordnet werden.
e: personality disorders.

personality disorders: Persönlichkeitsstörungen.

pervasive developmental disorder not otherwise specified. Tiefgreifende Entwicklungsstörung NNB.

pervasive developmental disorders: Entwicklungsstörungen, massive.

phase of life problem or other life circumstance problem: Probleme bestimmter Lebensphasen oder andere Lebensprobleme.

phobic disorders: Phobische Störungen.

Phobische Störungen *(f, pl)*. Sammelbez. für alle *Phobien. DSM III unterscheidet jedoch 4 Untergruppen: 1. Agoraphobie mit Panikattacken; 2. Agoraphobie ohne Panikattacken; 3. Soziale Phobie; 4. Einfache Phobie.
e: phobic disorders.
Syn.: Phobische Neurosen.

physical disorder: Störung, körperliche.

post-traumatic stress disorder: Posttraumatische Belastungsreaktion.

Posttraumatische Belastungsreaktion *(f)*. Sammelbez. für alle anhaltenden Angstzustände, die im Gefolge schwerer, das Individuum stark belastender Erlebnisse auftreten und in sich so ungewöhnlich sind, daß dadurch bei den meisten Menschen Reaktionen auftreten würden. Aufgezählt werden: Überfall, Vergewaltigung, Kriegsumstände (*Kriegsneurose; *Granatschock), Erdbeben und andere Naturkatastrophen, Autounfälle, Flugzeugabstürze, Großbrände, Konzentrationslagerhaft (*KZ-Syndrom), Folterungen und ähnliches. Unterschieden werden die Subtypen a) akut und b) chronisch oder verzögert.
e: post-traumatic stress disorder.

Posttraumatische Belastungsstörung. Bez. der DSM III-R für *Posttraumatische Belastungsreaktion.

Präsenile Demenz NNB. Restgruppe für die Demenzen, die vor dem 65. Lebensjahr auftreten und weder bei der *Primär degenerativen Demenz vom *Alzheimer* Typ, präseniler Beginn, noch bei den Alkoholdemenzen eingeordnet werden können. Sofern die Ursache, z.B. bei der **Pick*schen oder bei der **Jakob-Creutzfeldt*schen Krankheit, bekannt ist, sind diese auf der Achse II zu vermerken.
e: presenile dementia not otherwise specified.

Primär degenerative Demenz vom *Alzheimer* Typ (PDDAT). Syn. für *Alzheimersche Erkrankung. DSM III hatte die Kategorie der »primary degenerative dementia« (*Demenz, Primär degenerative) eingeführt und dabei einen Beginn *im* Senium (senile onset; dt. Fassung: seniler Beginn) bei einem Alter über 65 Jahren und einen Beginn *vor* dem Senium (presenile onset) bei einem Alter unter 65 Jahren unterschieden. In diese Gruppe wurden sowohl die *Alzheimer*sche wie die **Pick*sche Krankheit eingeordnet. DSM III-R hat für die *Alzheimer*sche Krankheit diese eingeengte Kategorie geschaffen. Dabei werden weiterhin Beginn vor oder nach dem 65. Lebensjahr unterschieden. Die *Pick*sche Krankheit wird bei der Senilen oder Präsenilen Demenz NNB eingruppiert.
e: primary degenerative dementia of the *Alzheimer* type, senile *oder* presenile onset.

primary degenerative dementia: Demenz, Primär Degenerative.

primary degenerative dementia of the Alzheimer type, senile *oder* presenile onset. *Primär degenerative Demenz vom Alzheimer Typ (PDDAT).

Probleme bestimmter Lebensphasen oder andere Lebensprobleme *(n, pl)*. Kategorie für nicht psychisch kranke Personen, bei denen Probleme bestimmter Lebensphasen im Zentrum stehen, z.B. Schulbesuch, Ablösung vom Elternhaus, Berufseintritt, Heirat, Scheidung, Pensionierung.

e: phase of life problem or other life circumstance problem.

Probleme im Beruf *(n,pl).* Kategorie für Berufsschwierigkeiten, die nicht Folge einer psychischen Krankheit sind, z.B. Unzufriedenheit mit dem gewählten Beruf oder Unsicherheit in der Berufswahl, aber zu ärztlicher Behandlung führen.
e: occupational problem.

Prozeß, neurotischer *(m).* *Neurose, bei welcher die Vorstellung besteht, daß eine bestimmte Erlebniskonstellation zu ihr geführt habe. Der neurotische Prozeß ist sowohl an der Ausbildung von Symptomneurosen wie von Charakterneurosen beteiligt.
e: neurotic process.

Psychische Faktoren mit Einfluß auf den körperlichen Zustand *(m,pl).* Erlebnisse, welche ein im Körper sich abspielendes Leiden verursachen oder verschlimmern. Die Bez. tritt an die Stelle der Bez. »psychosomatische Erkrankungen« (*Psychosomatik). Im einzelnen werden aufgezählt: *Adipositas, *Spannungskopfschmerz, *Migräne, Angina pectoris, Menorrhagie, Magengeschwür, Zwölffingerdarmgeschwür, Sakroiliakalschmerz, Neurodermitis, Akne, Rheumathoide Arthritis, Asthma, Tachykardie, Herzarrhythmie, Kardiospasmus, Pylorospasmus, Übelkeit und Erbrechen, Ileitis terminalis, *Colitis ulcerosa, Pollakisurie.
e: psychological factors affecting physical condition.

Psychische Störungen *(f,pl).* Allgemeinbez. für alle psychischen Veränderungen, die Krankheitscharakter besitzen und z.B. nicht nur aus einem Konflikt zwischen Individuum und Gesellschaft bestehen.
e: mental disorders.

psychoactive substance-induced organic mental disorders. Durch psychoaktive Substanzen induzierte Organisch Bedingte Psychische Störungen.

Psychogene Amnesie *(f).* Form der Dissoziativen Störungen. Vergessen unter dem Druck emotionaler Vorgänge (*Amnesie, katathyme). Folgt gewöhnlich abrupt einem belastenden Ereignis (z.B. Tod aller Familienangehörigen durch Autounfall). DSM III unterscheidet 4 Formen: 1. lokalisierte (= umschriebene) Amnesie (identisch mit *Amnesie, lakunäre), (*e:* localized *oder* circumscribed amnesia); 2. selektive Amnesie (identisch mit *Amnesie, partielle), (*e:* selective amnesia); 3. generalisierte Amnesie, bei welcher die Erinnerung für das ganze Leben des Betroffenen erloschen ist. Sehr selten. (*e:* generalized amnesia); 4. kontinuierliche Amnesie: Erinnerungslücke für alle Ereignisse von einem bestimmten Zeitpunkt an (*e:* continuous amnesia).
e: psychogenic amnesia.

Psychogenes Schmerzsyndrom *(n).* Schmerzkrankheit, bei welcher intensive und lang anhaltende Schmerzen bestehen, für die keinerlei Organveränderungen verantwortlich gemacht werden können und die oft auch nicht einem bestimmten anatomischen Versorgungsgebiet zugeordnet werden können. Auf die seelische Verursachung weist gewöhnlich auch die Tatsache hin, daß der Schmerz in engem zeitlichen Zusammenhang mit einem bedeutsamen Erlebnis entstanden ist oder daß primärer oder sekundärer Krankheitsgewinn besteht. Es werden viele Ärzte aufgesucht. Es kommt evtl. zu unnötigen Operationen und zu Schmerzmittelmißbrauch, obwohl diese kaum Linderung bringen.
e: psychogenic pain disorder.

Psychogenes Weglaufen *(n).* Fortlaufen eines erwachsenen Menschen von zu Hause oder vom Arbeitsplatz mit der Annahme einer neuen Selbstidentität und Unfähigkeit, sich an die frühere zu erinnern. Es können in diesem Zustand evtl. große Reisen unternommen werden. Nach Wiederherstellung besteht keine Erinnerung an das im zweiten Zustand Erlebte. Folgt gewöhnlich einer schweren seelischen Belastung (schwerer Konflikt, Krieg, Katastrophe). Derartige Zustände wurden in der älteren Literatur unter der Bez. *Dämmerzustand, *Bewußtsein, alternierendes, *doppeltes Bewußtsein oder »gespaltene Persönlichkeit« beschrieben. Die von DSM III ebenfalls verwendete Bez. *Fugue wird im Dt. nur auf fortlaufende Kinder angewendet.
e: psychogenic fugue.
Syn.: Fugue.

psychogenic amnesia: Psychogene Amnesie.

psychogenic fugue: Psychogenes Weglaufen.

psychogenic pain disorder: Psychogenes Schmerzsyndrom.

psychological factors affecting physical condition: Psychische Faktoren mit Einfluß auf den körperlichen Zustand.

Psychose *(f).* DSM III verzichtet auf die Bezeichnung »Psychose« (ebenso wie auf »Neurose«) und setzt an deren Stelle die sehr viel weitere Bez. »Störung«. Das Adjektiv »psychotisch« wird jedoch verwendet. Es wird als »schwere Beeinträchtigung der Realitätskontrolle« umschrieben. Bei Psychosen (im üblichen Sinne), psycho-organischen Störungen, Neurosen (im üblichen Sinne) und bei Charakterneurosen

wird von »psychotisch« gesprochen, wenn der Betroffene die eigene Wahrnehmung oder sein Denken falsch beurteilt. Trifft zu vor allem bei Wahn und Sinnestäuschungen und bei schwerer Zerfahrenheit.
e: psychosis, psychotic.

Psychose, Atypische *(f)*. Psychose, die insofern atypisch ist, als sie sich in keiner der Kategorien der DSM III einfügen läßt, weil sie die Kriterien nicht erfüllt. Es handelt sich somit um eine Restkategorie ohne typische Merkmale. An Symptomen werden genannt: Wahn, Halluzinationen, Inkohärenz, Assoziationslockerung, alogisches Denken, grob unverständliches Verhalten.
e: atypical psychosis.

Psychose, Kurze reaktive *(f)*. Psychose von mindestens 2 Stunden, aber nicht mehr als 2 Wochen Dauer, die plötzlich begonnen hat. Die Beschreibungen entsprechen etwa der *Bouffée délirante. Aber auch kurze *Verwirrtheitspsychosen und andere *zykloide Psychosen würden nach DSM III hier einzuordnen sein. Unter den Symptomen werden aufgewühlte Emotionalität, rascher Wechsel der Stimmung, Ratlosigkeit, *Verwirrtheit, Inkohärenz, Wahn und Halluzinationen genannt. Ein bedeutsames Erlebnis geht der Psychose stets unmittelbar voraus. Auch andere Störungen können als kurze reaktive Psychose beginnen. In diesen Fällen ist die Diagnose nach 2 Wochen in schizophreniforme, paranoide oder affektive Störung oder in atypische Psychose zu ändern.
e: brief reactive psychosis.

psychosexual dysfunctions: Psychosexuelle Dysfunktionen.

Psychosexuelle Dysfunktionen *(f, pl)*. Sammelbez. für Störungen im Ablauf des sexuellen Vollzuges oder des sexuellen Appetits unter Beachtung eines Zyklus von Appetenz, Erregung, Orgasmus und Entspannung. Als Untergruppen werden darüber hinaus aufgeführt: 1. Gehemmte Sexuelle Appetenz (*e:* inhibited sexual desire); 2. Gehemmte Sexuelle Erregung (*e:* inhibited sexual excitement). Sie entspricht *Frigidität und *Impotenz; 3. Gehemmter Weiblicher Orgasmus (*e:* inhibited female orgasm); 4. Gehemmter Männlicher Orgasmus (*e:* inhibited male orgasm); 5. *Ejaculatio praecox; 6. Funktionelle *Dyspareunie; 7. Funktioneller *Vaginismus; 8. Atypische Psychosexuelle Dysfunktion (Restkategorie).
e: psychosexual dysfunctions.

psychosis: Psychose.

Psychosyndrome, hirnorganische *(n, pl)*. DSM III verwendet die Bez., wenn einem körperlich begründbaren psychischen Zustandsbild keine bestimmte Ursache zugeordnet werden kann (z.B. Delir, Demenz). Vgl. organisch bedingte psychische Störung. Es werden 6 Kategorien unterschieden: 1a. *Delir, 1b. *Demenz; 2a. *amnestisches Syndrom, 2b. organische Halluzinose; 3a. organisches Wahnsyndrom (= schizophrenieähnliche körperlich begründbare Psychose), 3b. organisches affektives Syndrom (etwa: organische Depression); 4. organische Persönlichkeitsveränderung; 5. Intoxikation und Entzug (9 = psychische Störung bei Einnahme und Entzug von psychotropen Substanzen); 6. atypische oder gemischte hirnorganische Psychosyndrome (= Restkategorie für alles, was sonst nicht unterzubringen ist).
e: organic brain syndromes.

psychotic: Psychose.

psychotic disorder not otherwise specified (atypical psychosis). Psychotische Störung NNB.

Psychotische Störung NNB. In DSM III-R Restgruppe, wenn Kriterien wie bei *Schizophrenie beobachtet werden, diese aber zur Diagnose einer Schizophrenie nicht ausreichen.
e: psychotic disorder not otherwise specified (atypical psychosis).

pyromania: Pyromanie.

Pyromanie *(f)*. Wiederholtes Versagen gegenüber dem Antrieb, Feuer zu legen (*Pyromanie). Wird in DSM III bei »Störungen der Impulskontrolle, die nicht andernorts klassifiziert sind« eingeordnet.
e: pyromania.

reactive attachment disorder of infancy: Beziehungsstörung, reaktive, im Säuglingsalter.

residual type: Residualer Typus.

Residualer Typus *(m)*. Unterform der Schizophrenen Störung. Es hat früher einmal eine deutliche schizophrene Erkrankung stattgefunden. Zum Zeitpunkt der Untersuchung finden sich aber lediglich eine Zurückhaltung in der Aufnahme sozialer Kontakte, wenige auffällige Störungen des Denkens und Störungen im Bereich der Emotionalität.
e: residual type.

Rezeptive Sprachentwicklungsstörung *(f)*. Entwicklungsstörung der Fähigkeit, Sprache zu verstehen, obwohl krankhafte Störungen des Gehirns, Intelligenzmangel oder Schwerhörigkeit nicht die Ursache sind und ausreichend Gelegenheit zum Hören der Sprache bestanden hat. Nicht sprachgebundene geistige Fähigkeiten sind eventuell ganz normal entwickelt. In leichten Fällen werden nur einzelne Wortklas-

sen und umständliche Satzkonstruktionen schlecht verstanden, in schweren erstreckt sich die Sprachverständnisstörung auch auf einfache Sprachformen.
e: developmental receptive language disorder.

rumination disorder of infancy: Rumination im Kleinkindalter.

Rumination im Kleinkindalter *(f)*. Ständiges Wiederaufbringen von genossener Nahrung. Teilweise verdautes Essen wird ohne Würgen wieder in den Mund gebracht. Auch Übelkeit oder Ekel sind damit nicht verbunden. Folgen sind Gewichtsverlust und manchmal sogar der Tod.
e: rumination disorder of infancy.

schizoaffective disorder, depressive type: Schizodepressive Psychose.

schizoaffective disorder: Schizoaffektive Störung.

Schizoaffektive Psychose *(f)*. DSM III-R nimmt hieran eine Korrektur vor. Die Diagnose wird gestellt, wenn eine Eingruppierung bei *Schizophrenie oder *Affektiven Störungen nicht vorgenommen werden kann, aber gleichzeitig Erscheinungen beider Diagnosegruppen bestehen oder früher schizophrene Kriterien ohne affektive Störungen bestanden haben. In Analogie zu den Affektiven Störungen werden ein depressiver und bipolarer Typ unterschieden. – Nach der dt. psychopathologischen Tradition handelt es sich bei den diagnostizierten Fällen um Schizophrenien, bei denen depressive oder manische Erscheinungen in den Vordergrund getreten sind, während die schizophrenen kaum noch merkbar sind oder nur noch aus *Basissymptomen bestehen. Sie können nicht mit den DSM-III-R-Kriterien für Schizophrenie erfaßt werden.

Schizoaffektive Störung *(f)*. DSM III gibt keine Kriterien für die Diagnose der schizoaffektiven Störungen, sondern rät zu dieser Bez., wenn zwischen Schizophreniformer Störung und Affektiver Psychose keine klare Diagnose zu treffen ist.
e: schizoaffective disorders.

Schizodepressive Psychose *(f)*. *Schizoaffektive Psychose, bei welcher depressive Erscheinungen im Vordergrund stehen.
e: schizoaffective disorder, depressive type.

schizoid disorder of childhood or adolescence: Schizoide Störung im Kindes- und Jugendalter.

schizoid personality disorder: Schizoide Persönlichkeitsstörung.

Schizoide Persönlichkeitsstörung *(f)*. Persönlichkeit, die *schizoid ist. DSM III betont, daß dieser Typ neu eingeführt werde. Es werden statistische Beziehungen zur Schizophrenie gesehen. In der dt. Psychiatrie ist der Typ jedoch bekannt. Er entspricht praktisch vollständig dem Konzept *E. Kretschmer*s. (Vgl. schizoid, schizoide Psychopathen, schizothym.)
e: schizoid personality disorder.

Schizoide Störung im Kindes- und Jugendalter *(f)*. Seltener Mangel an Fähigkeit, soziale Bindungen (z.B. Freundschaften) zu bilden. Auch Gruppen (z.B. Spielgruppen, Vereine) werden gemieden.
e: schizoid disorder of childhood or adolescence.

Schizomanische Psychose *(f)*. *Schizoaffektive Psychose, bei welcher manische Erscheinungen im Vordergrund stehen. Wird nur dem Sinne nach, jedoch nicht ausdrücklich in DSM III-R genannt.

Schizophrene Störungen *(f, pl)*. Krankheitszustand mit den charakteristischen Erscheinungen der *Schizophrenie. Für die Stellung der Diagnose wird eine Mindestdauer von 6 Monaten mit kontinuierlicher Symptomatik verlangt. Bei einer kürzeren Dauer wird in Abweichung vom bisherigen Sprachgebrauch von einer »schizophreniformen Störung« gesprochen, auch wenn, abgesehen von der Zeitdauer, in jeder Hinsicht die Symptomatik einer Schizophrenie entspricht. Die Einschlußkriterien sind so gewählt, daß nur Krankheitsbilder mit deutlicher Symptomatik aufgenommen werden. Krankheitsfälle, die sonst etwa als »latente Schizophrenie«, *Borderline-Schizophrenie oder *Schizophrenia simplex bezeichnet werden, würden nach DSM III nicht unter Schizophrene oder auch Schizophreniforme Störungen fallen, sondern wären etwa als Schizotypische Persönlichkeitsstörung zu diagnostizieren. Bei Beginn der Erkrankung jenseits der Lebensmitte wird – ebenfalls in Abweichung vom bisherigen Sprachgebrauch – nicht von Schizophrenie gesprochen. Solche Krankheitsfälle werden bei den Atypischen Psychosen eingruppiert. »Schizophrene Störungen« entsprechen somit etwa einer akuten schizophrenen Episode. Dauert die Krankheit länger als 6 Monate, soll die Diagnose in Schizophrenie umgeändert werden. – Untergliederung in 5 Typen: 1. Desorganisierter Typus (= Hebephrenie), 2. Katatoner Typus (= Katatonie), 3. Paranoider Typus (= paranoid-halluzinatorische Schizophrenie), 4. Undifferenzierter Typus, 5. Residualer Typus.
e: schizophrenic disorders.

schizophrenic disorders: Schizophrene Störungen.

Schizophrenie *(f)*. DSM III enthält keine Definition einer Diagnose *Schizophrenie. Krankheitsbilder mit einer unter dieser Bezeichnung üblichen Symptomatik heißen: 1. *Schizophreniforme Störung*, wenn sie weniger als 6 Monate dauern; 2. Schizophrene Störungen, wenn die Symptomatik 6 Monate lang ununterbrochen besteht. 3. Besteht die Krankheit länger als weitere 6 Monate, wird Umänderung der Diagnose in »Schizophrenie« empfohlen. DSM III-R führt den Begriff mit einer positiven Symptomatik wieder ein. Bei der Diagnose wird ein Mittelweg zwischen Dauer (kurze Psychosen heißen weiterhin »Schizophreniforme Psychosen«) und einem charakteristischen klinischen Bild gesucht. Im Verlauf werden unterschieden: subchronisch ($^1/_2$ bis 2 Jahre), chronisch (mehr als 2 Jahre), subchronisch *sowie* chronisch mit akuten Exazerbationen, in Remission. An Typen werden *Katatoner, *Desorganisierter und *Paranoider Typ sowie *Undifferenzierter und *Residualer Typ unterschieden. Dies waren in DSM III bereits die Typen für die *Schizophrenen Störungen gewesen.

schizophreniform disorder: Schizophreniforme Störung.

Schizophreniforme Störung *(f)*. Die DSM-III-Merkmale sind identisch mit denen der schizophrenen Störung (*Schizophrenie). Lediglich die Dauer ist mit mehr als 2 Wochen, aber weniger als 6 Monate festgelegt.
e: schizophreniform disorder.

schizotypal personality disorder: Schizotypische Persönlichkeitsstörung.

Schizotypische Persönlichkeitsstörung *(f)*. *Persönlichkeitsstörung, schizotypische. – Die in DSM III gegebene Beschreibung ist nicht mit der Beschreibung durch *Spitzer* und *Endikott* (1979) identisch, sondern nähert sich stark dem schizoiden *Psychopathen *E. Kretschmer*s. Betont wird ferner eine seltsame Redeweise (ohne Assoziationslockerung oder Zerfahrenheit), die weitschweifig, vage, übergenau, umständlich und metaphorisch ist.
e: schizotypal personality disorder.

Schulleistungsstörungen *(f, pl)*. Sammelbez. des DSM III-R für folgende Einzelstörungen: *Entwicklungsbezogene Rechenstörung, *Entwicklungsbezogene Schreibstörung und *Entwicklungsbezogene Lesestörung.
e: academic skills disorders.

Schulschwierigkeiten *(f, pl)*. Sonderkategorie für solche Jugendliche, die als »Sitzenbleiber« in der Schule oder als Studenten (z.B. im Examen) Schwierigkeiten haben, obwohl sie ausreichend intelligent sind und an keiner psychischen Krankheit leiden.
e: academic problem.

Selbstunsichere Persönlichkeitsstörung *(f)*. Umbenennung in der dt. Übersetzung von DSM III-R. Entspricht der *Hypersensitiven Persönlichkeitsstörung in DSM III.
e: avoidant personality disorder.

Senile Demenz NNB. Restgruppe für Demenzen, die nach dem 65. Lebensjahr auftreten und weder bei der *Primär degenerativen Demenz vom *Alzheimer* Typ, Seniler Beginn, noch bei den Alkoholdemenzen eingeordnet werden können.
e: senile dementia not otherwise specified.

separation anxiety disorder: Angstsyndrom mit Trennungsangst.

sexual masochism: Sexueller Masochismus.

sexual sadism: Sexueller Sadismus.

Sexueller Masochismus *(m)*. Unterform der Paraphilien. Gleichbedeutend mit *Masochismus. Der Zusatz »sexueller« soll bei der Unterscheidung von analogen und weiten Anwendungen der Bez. Masochismus helfen.
e: sexual masochism.

Sexueller Sadismus *(m)*. Unterform der Paraphilien. Gleichbedeutend mit *Sadismus.
e: sexual sadism.

shared paranoid disorder: Induzierte Paranoide Störung.

simple phobia: Einfache Phobie.

Simulation *(f)* *Simulation.
e: malingering.

social phobia: Soziale Phobie.

solitary aggressive type. Aggressiver Einzeltyp.

Somatisierungssyndrom *(n)*. Vielgestaltige und zahlreiche körperliche Krankheitssymptome, die nicht durch eine körperliche Krankheit hervorgerufen werden und für die ärztliche Hilfe aufgesucht wird. Gewöhnlich besteht eine komplizierte medizinische Vorgeschichte, welche an eine Vielzahl verschiedener Krankheitszustände denken läßt und die ebenso zahlreiche Untersuchungen und Behandlungsarten (auch Operationen) zur Folge haben kann. Die Lebensführung ist ebenso kompliziert wie die medizinische Vorgeschichte. Häufigste Klagen: den größten Teil des Lebens kränklich, Schluckstörungen, Verlust der Stimme, Taubheit, Doppelbilder, Verschwommensehen, Blindheit, Ohnmacht, Gedächtnisstörungen, Krämpfe, Anfälle, Gehstörungen, Lähmungen, Muskelschwäche, Harnverhalten, Störungen beim Wasserlassen, Leibbeschwerden, Übelkeit, anfallsweises Erbrechen, Blähungen, Un-

verträglichkeit von vielerlei Speisen, Durchfälle, Menstruationsbeschwerden, Gleichgültigkeit gegenüber dem Sexualverkehr oder Schmerzen dabei, Rückenschmerzen, Gliederschmerzen, Gelenkschmerzen, Schmerzen im Bereich der Genitalien, Kurzatmigkeit, Herzklopfen, Brustschmerzen, Schwindelgefühle.
e: somatization disorder.

somatization disorder: Somatisierungssyndrom.

somatoform disorders: Somatoforme Störungen.

Somatoforme Störungen *(f, pl).* Sammelbez. für alle Krankheitszustände, bei denen körperliche Zeichen oder Veränderungen bestehen, für die es keine nachweisbaren körperlichen Ursachen gibt, die jedoch auf bestimmte Erlebnisfaktoren zurückgeführt werden können. Der Arzt vermutet gewöhnlich zunächst eine Körperkrankheit (= somatoform), die sich aber im weiteren Gang der Untersuchung als nicht vorhanden herausstellt. Diese neue DSM-III-Bez. faßt die bisherigen funktionellen Körperstörungen, Konversionshysterie, nichtsomatischen Schmerzzustände und Hypochondrie zusammen. DSM III unterscheidet: 1. Somatisierungssyndrom, 2. Konversionssyndrom, 3. Psychogenes Schmerzsyndrom, 4. Hypochondrie, 5. Atypische Somatoforme Störung. DSM III-R unterscheidet: 1. Dysmorphe Störung (*Dysmorphophobie); 2. Konversionsstörung *oder* Hysterische Neurose vom Konversionstyp (*Konversionssyndrom); 3. *Hypochondrie *oder* Hypochondrische Neurose; 4. Somatisierungsstörung (*Somatisierungssyndrom); 5. Somatoforme Schmerzstörung (Psychogenes Schmerzsyndrom); 6. Undifferenzierte Somatoforme Störung (*Atypische Somatoforme Störung); 7. Somatoforme Störung NNB.
e: somatoform disorders.

Soziale Phobie *(f).* Sammelbez. für *Phobien, die bei Zusammensein mit anderen Menschen auftreten. Angst davor, in soziale Situationen zu kommen, in welcher man der eingehenden Prüfung durch andere ausgesetzt sein könnte: Angst vor dem Redenhalten, vor öffentlichen Auftritten, vor Benutzung einer öffentlichen Toilette, vor Schreiben oder Unterschriftleisten in Gegenwart anderer. Die Angst wird gewöhnlich vorweggenommen und die Situation nach Möglichkeit gemieden.
e: social phobia.

specific developmental disorder not otherwise specified. Umschriebene Entwicklungsstörung NNB.

Sprach- und Sprechstörungen *(f, pl).* Untergruppe der *Umschriebenen Entwicklungsstörungen. Es werden darin zusammengefaßt: *Entwicklungsbezogene Artikulationsstörung, *Expressive Sprachentwicklungsstörung und *Rezeptive Sprachentwicklungsstörung.
e: language and speech disorders.

stereotyped movement disorder: Bewegungsstörung, Stereotype.

Stimmungsinkongruente psychotische Merkmale *(n, pl).* Wahn und Sinnestäuschungen, die sich nicht aus einer krankhaft veränderten Emotionalität (z.B. einer gesteigerten Stimmung) ableiten lassen, z.B. das Erlebnis des Gemachten bei einem im übrigen manischen Bild.
e: mood-incongruent psychotic features.

stimmungskongruente psychotische Merkmale *(n, pl).* Wahn und Sinnestäuschungen, die sich geradlinig aus einer veränderten Emotionalität (= Stimmung) verstehen lassen, z.B. aus dem krankhaft gesteigerten Selbstwertgefühl eines Manikers abgeleiteter Größenwahn oder Verfolgungswahn wegen bestimmter Verfehlungen bei einem Depressiven.
e: mood-congruent psychotic features.

Störungen der Ausscheidung *(f, pl).* In DSM III-R Sammelbez. für funktionelle *Enuresis und funktionelle *Enkopresis. Es wird besonders vermerkt, ob nur in der Nacht, nur am Tage oder zu allen Tageszeiten.
e: elimination disorders.

Störungen der Geschlechtsidentität *(f, pl).* Sammelbez. für Erlebnisweisen, bei denen das anatomische Geschlecht (männlich/weiblich) vom Erleben der Geschlechtsidentität abweicht: 1. Transsexualismus, 2. Störung der Geschlechtsidentität in der Kindheit, 3. Atypische Störung der Geschlechtsidentität.
e: gender identity disorders.

Störung der Geschlechtsidentität in der Kindheit *(f).* Unterform der Störung der Geschlechtsidentität. Dem *Transsexualismus des Erwachsenen entsprechendes Phänomen bei Kindern. Die eigene anatomische Struktur wird abgelehnt. Buben meinen, wenn sie groß sind, würden sie eine Frau, haben Vorliebe für weibliche Spiele und Kleidung, bevorzugen zum Spielen Mädchen und möchten lieber keinen Penis oder Hoden besitzen. Mädchen meinen, wenn sie groß sind, würden sie ein Mann, sie hätten keine Scheide, bekämen keine Brüste und könnten nicht schwanger werden.
e: gender identity disorder of childhood.

Störung der motorischen Fertigkeiten *(f).* Gruppe der *Entwicklungsstörungen in DSM

III, zu welcher lediglich die *Entwicklungsbezogene Störung der Koordination zählt.
e: motor skills disorder.

Störung des Sozialverhaltens *(f)*. Bez. des DSM III-R für *Verwahrlosung (2). Es werden mehrere Typen unterschieden: *Gruppentyp, *Aggressiver Einzeltyp, *Undifferenzierter Typ und *Störung mit oppositionellem Verhalten.
e: conduct disorder.

Störungen der Impulskontrolle *(f)*. Im DSM III Sammelbez. für sehr verschiedenartige Störungen, denen gemeinsam ist, daß bestimmte Antriebe (= Impulse) vor allem in Versuchungssituationen nicht beherrscht (= kontrolliert) werden können. Es kommt daher immer wieder zu unbeherrschten Handlungen, welche gewöhnlich nachteilige soziale Folgen für das Individuum mit sich bringen. Vorher besteht ein Spannungsgefühl, während der Handlungen oder danach die Empfindung eines Vergnügens, der Befriedigung oder der Erleichterung. Später kann Reue folgen. Unterschieden werden: *Pathologisches Spielen, *Kleptomanie, *Pyromanie, *Intermittierende Explosive Störung, *Isolierte Explosive Störung sowie eine Atypische Störung der Impulskontrolle. Triebhaftes Handeln bei *Paraphilien (= Perversionen) oder als Folge von Drogeneinnahme werden nicht in diese Kategorie gerechnet.
e: disorders of impulse control (not elsewhere classified).

Störungen durch psychotrope Substanzen *(f, pl)*. Sammelbez. für *Sucht, *Mißbrauch, *Gewöhnung und *Drogenabhängigkeit. Nachdem die Weltgesundheitsorganisation (WHO) 1964 versucht hatte, nur noch die einheitliche Bez. der Drogenabhängigkeit gelten zu lassen, führt DSM III wieder 2 Begriffe ein: 1. Substanzmißbrauch, 2. Substanzabhängigkeit.
e: substance use disorders.

Störung, körperliche *(f)*. Alle Störungen (Krankheiten), die in der ICD-9-CM nicht im Kapitel »Psychische Störungen« enthalten sind.
e: physical disorder.

Störung mit Aufmerksamkeitsdefizit *(f)*. In der DSM III Sammelbez. für Formen psychoorganischer Störungen bei Kindern. Unterschieden werden: Störung mit Aufmerksamkeitsdefizit bei Hyperaktivität, ohne Hyperaktivität und ein Residualtyp. Vgl. die nachfolgenden Stichwörter.
e: attention deficit disorder.

Störung mit Aufmerksamkeitsdefizit bei Hyperaktivität *(f)*. In der DSM III Bez. für eine häufige Form psychoorganischer Störungen bei Kindern. In der Aufmerksamkeitsstörung wird das Wesentliche gesehen. Hervorgehoben werden »entwicklungsmäßig« (= nicht dem Stande der Entwicklung entsprechende) »inadäquate Aufmerksamkeit und Impulsivität«. Die Aufmerksamkeit kann leicht geweckt, aber nur schwer auf einen Gegenstand festgehalten werden. Sie wird durch immer neue Gegenstände immer wieder aufs neue geweckt und erneut abgelenkt. Dadurch entstehen Konzentrations-, Disziplin- und Lernschwierigkeiten in der Schule und bei Schularbeiten. Es besteht keine oder nur geringe Fähigkeit zu konstruktiven Spielen. Spielen mit Jüngeren wird bevorzugt. Beim Zuhören besteht mangelhaftes Durchhaltevermögen. Beim Arbeiten sowie im Test gibt es viele »Flüchtigkeitsfehler«. Die tatsächliche Intelligenz wird deshalb leicht unterschätzt. – Gewöhnlich, nicht immer, besteht gleichzeitig ein überaktives Verlangen (Drang) nach motorischer Aktivität des Körpers (in DSM III »Impulsivität« genannt). Die Kinder können keinen Augenblick ruhig sitzen bleiben. Sie rennen und klettern ständig mit viel Geschicklichkeit herum. Dabei sind sie zugleich übermäßig furchtlos. Trotz der intensiven körperlichen Betätigung besteht nur ein geringes Schlafbedürfnis. Bei viel Bewegung, z.B. im Sommer, ist der Bewegungsüberschuß weniger ausgeprägt.
e: attention deficit disorder with hyperactivity.
Syn.: Dranghafte Hyperkinese, frühkindliches exogenes Psychosyndrom, hyperkinetische Reaktion im Kindesalter, kindliches Hyperkinesesyndrom, minimaler Hirnschaden, minimale Hirndysfunktion, minimale zerebrale Dysfunktion, leichte zerebrale Dysfunktion. Das Phänomen der Aufmerksamkeitsstörung wird in der dt. Psychiatrie als *Hyperprosexie bezeichnet.

Störung mit Aufmerksamkeitsdefizit ohne Hyperaktivität *(f)*. In der DSM III Bez. für eine häufige Form psychoorganischer Störungen bei Kindern. Die Merkmale sind dieselben wie bei *Störung mit Aufmerksamkeitsdefizit bei Hyperaktivität, jedoch ohne den Drang zu übermäßigen Bewegungen.
e: attention deficit disorder without hyperactivity.

Störung mit Aufmerksamkeitsdefizit, Residualtyp *(f)*. In DSM III Bez. für eine Form psychoorganischer Störungen bei Kindern, Jugendlichen oder Erwachsenen. Aus der Vorgeschichte geht meist hervor, daß früher eine *Störung mit Aufmerksamkeitsdefizit bei Hyperaktivität bestand. Bei allmählicher Besserung ging die dranghafte Aktivität weg. Eine

gewisse Ablenkbarkeit, mangelhafte Übersicht und Planung auch in der Lebensführung sowie eine Neigung zu unbedachten Entscheidungen, Unbekümmertheit und Leichtsinn bleiben bestehen.
e: attention deficit disorder, residual type.

Störungen mit exzessiver Schläfrigkeit (SES) *(f, pl).* Sammelbez. für Gruppe von Krankheitszuständen, die mit *Hypersomnie einhergehen. Sie können vorkommen bei Neurosen, Psychosen, Drogen- und Alkoholmißbrauch, *Schlaf-Apnoe-EDS-Syndrom, *Alveolärem Hypoventilations-Syndrom. *Restless-Legs-Syndrom. *Narkolepsie, **Kleine-Levin*-Syndrom und selteneren Störungen. Vgl. Schlaf- und Wachstörungen, diagnostische Klassifikation.
e: disorders of excessive somnolence (DOES).

Störung mit oppositionellem Verhalten. In DSM III-R *Störung des Sozialverhaltens eines Kindes oder Jugendlichen, welche mehr in einem passiven Widerstand gegen die Erwachsenenwelt zum Ausdruck kommt und sich eher in Worten kundtut als in Tätlichkeiten.
e: oppositional defiant disorder.

substance abuse: Substanzmißbrauch.

substance dependence: Substanzabhängigkeit.

substance use disorder: Störungen durch psychotrope Substanzen.

Substanzabhängigkeit *(f).* Teilweise Syn. mit *Sucht und *Drogenabhängigkeit. Wird vom bloßen Substanzmißbrauch unterschieden durch Toleranz und Entzugserscheinungen. Dosis eines Mittels wird immer weiter gesteigert, bzw. es nimmt bei gleichbleibender Dosis die Wirkung ab. Bei Herabsetzung oder Beendigung der vorher eingenommenen Dosis tritt ein substanzspezifisches Syndrom auf. Vgl. Substanzmißbrauch und Störungen durch psychotrope Substanzen.
e: substance dependence.

Substanzinduzierte organisch bedingte psychische Störungen. In DSM III alle psychischen Störungen, welche durch eine bekannte, in den Körper aufgenommene Substanz, in der Regel ein Suchtmittel wie z.B. Amphetamin, hervorgerufen werden. In DSM III-R heißt die gleiche Gruppe: Durch psychoaktive Substanzen induzierte Organisch Bedingte Psychische Störungen.
e: substance use disorders.

Substanzmißbrauch *(m).* Teilweise Syn. mit *Mißbrauch. DSM III versucht aber, eine möglichst klare Umschreibung zu geben: Einnahme auch tagsüber; Unfähigkeit, den Gebrauch des Mittels durch Willensanspannung zu beherrschen oder gar zu beenden, auch dann, wenn als Folge bereits Körperkrankheiten aufgetreten sind; Nachlassen der beruflichen Leistungsfähigkeit *oder* Aufrechterhaltung der Leistungsfähigkeit nur durch Fortsetzung der Mitteleinnahme; zeitweilige Einnahme in unverträglichen Mengen und dadurch bedingte Folgen (z.B. einzelne Tage Arbeitsausfall). Vgl. Substanzabhängigkeit, Störungen durch psychotrope Substanzen.
e: substance abuse.

Tabakentzug *(m)* *Tabakinduzierte Organisch Bedingte Psychische Störung.
e: tobacco withdrawal.

Tabakinduzierte Organisch Bedingte Psychische Störung *(f).* Bei Beendigung der Gewohnheit des Rauchens auftretende psychische Erscheinungen: Verlangen nach Tabak, Reizbarkeit, Angst, Konzentrationsstörung, Unruhe, Kopfschmerzen, Benommenheit, Leibbeschwerden. Die Erscheinungen klingen spätestens innerhalb weniger Wochen nach Tabakentzug ab.
e: tobacco organic mental disorder.

Tic, passagerer *(m).* Einzeln oder in Salven auftretende *Tics, z.B. Zwinkertic.
e: transient tic disorder.

Tic-Störung, Chronische Motorische *(f).* Über Monate und Jahre hin bestehende Tics.
e: chronic motor tic disorder.

Tiefgreifende Entwicklungsstörungen *(f, pl).* Bez. des DSM III-R für *Entwicklungsstörungen, massive, des DSM III.

Tiefgreifende Entwicklungsstörung NNB *(f, pl).* Bez. der DSM III-R für Atypische Massive Entwicklungsstörung des DSM III (*Entwicklungsstörungen, massive). Soll angewendet werden, wenn die Entwicklung eines Kindes gestört ist oder die Kommunikation mit seiner mitmenschlichen Umgebung, dabei jedoch die Kriterien der autistischen Störung (*Autismus, frühkindlicher; DSM III: infantiler Autismus), der *Schizophrenie, der schizotypischen Störung (DSM III: *Schizotypische Persönlichkeitsstörung) oder der *Schizoiden Störung nicht erfüllt sind.
e: pervasive developmental disorder not otherwise specified.

tobacco organic mental disorder: Tabakinduzierte Organisch Bedingte Psychische Störung.

tobacco withdrawal: Tabakentzug.

transient tic disorder: Tic, passagerer.

transsexualism: Transsexualismus.

Transsexualismus *(m).* Unterform der Störung der Geschlechtsidentität. Gleichbedeutend mit *Transsexualismus. Die Sache hat jedoch ein

größeres Gewicht erhalten, seit in den USA dem Wunsch nach chirurgischen Eingriffen häufig entsprochen wird und die Betroffenen sich dann durch Verhalten, Kleidung, Haartracht und Lebenskreis dem anderen Geschlecht weitgehend angleichen können. Je nach ursprünglichem sexuellen Empfinden werden noch unterschieden: 1. asexuell (niemals sexuelle Wünsche gehabt); 2. homosexuell (sexuelle Anziehung durch das gleiche Geschlecht, was jedoch wegen des Geschlechtsumwandlungswunsches nicht als homosexuell empfunden wird); 3. heterosexuell (aktives sexuelles Leben mit dem anderen Geschlecht).
e: transsexualism.

transvestism: Transvestismus.

Transvestismus *(m)*. Unterform der Paraphilien. Gleichbedeutend mit *Transvestismus, jedoch unter Hervorhebung der Beobachtung, daß sexuelle Erregung und Befriedigung nur unter Zuhilfenahme von Verkleidung erreicht werden kann.
e: transvestism.

Trotzverhalten *(n)*. Ungehorsames provokatives und widerborstiges Verhalten von Kindern und Jugendlichen gegenüber Eltern, Lehrern und anderen Autoritätspersonen.
e: oppositional disorder.

Typische Depression, Einzelepisode *(f)*. Etwa: monophasische Depression.
e: major depression, single episode.

Typische Depression, rezidivierend *(f)*. Etwa: monopolare Depression mit mehreren vorausgegangenen Phasen.
e: major depression, recurrent.

Typische Depressive Episode *(f)*. Etwa: *Depression, endogene. Zu beachten ist jedoch, daß prinzipiell keine Beschränkung auf endogene Bilder besteht, sondern die Grenzen anders gesetzt werden. S. hierzu Erklärung bei »Typische (major) Affektive Störung«. Zu der Diagnose sind 3 Zusätze möglich: 1. »in Remission«, wenn die Episode so weit abgeklungen ist, daß Depressives bei einer Untersuchung kaum noch bemerkbar ist; 2. »mit psychotischen Symptomen«, wenn stimmungskongruente oder stimmungsinkongruente psychotische Merkmale (s. dort) bestehen; 3. »mit Melancholie« (s. dort).
e: major depressive episode.

Typische (major) Affektive Störung *(f)*. Die Diagnose wird gestellt, wenn ein »volles affektives Syndrom« besteht. Sie ist somit im wesentlichen identisch mit der manisch-depressiven Erkrankung. Der Unterschied besteht jedoch darin, daß eine manisch-depressive Erkrankung hier nicht eingeordnet werden darf, wenn die Symptomatik zu schwach ausgeprägt ist (die Kriterien nicht hinreichend erfüllt sind). Andererseits dürfen neurotische und andere Depressionen hier eingeordnet werden, sofern sie nur schwer genug sind. Wenn jedoch in der Symptomatologie deutliche Hinweise vorhanden sind, daß eine Schizophrenie oder eine körperliche Ursache die Grundlage für ein depressives oder manisches Bild darstellen, darf dieses hier auch dann nicht eingeordnet werden, wenn ansonsten die Kriterien voll erfüllt sind.
e: major affective disorders.

Umschriebene Entwicklungsstörungen *(f, pl)*. Untergruppe der *Entwicklungsstörungen auf Achse II. Zusammengefaßt werden darin Störungen oder Entwicklungsverzögerungen bei den Schulleistungen, der Sprache oder des Sprechens oder der Körperbewegungen, die nicht auf einer erkennbaren Krankheit des Gehirns oder mangelhafter Gelegenheit zur Ausbildung der altersgemäßen Fähigkeiten beruhen. Im einzelnen handelt es sich um: *Schulleistungsstörungen, *Sprach- und Sprechstörungen, *Störung der motorischen Fertigkeiten und *Andere Entwicklungsstörungen.
e: specific developmental disorders.

Umschriebene Entwicklungsstörungen NNB Restgruppe der Entwicklungsstörungen für Störungen der Sprache, des Sprechens, der Bewegungen oder Lernstörungen, welche nicht die Kriterien anderer *Umschriebener Entwicklungsstörungen erfüllen. Hier werden sehr seltene Krankheitsbilder eingruppiert, z.B. Epilepsie kombiniert mit Aphasie im Kindesalter (*Landau*-Syndrom).
e: specific developmental disorder not otherwise specified.

Unbestimmte Geistige Behinderung *(f)*. In DSM III-R diagnostische Kategorie, wenn der Grad einer *Geistigen Behinderung nicht festgestellt werden kann, weil das Intelligenzniveau zu tief ist, das Alter eines kleinen Kindes die Anwendung eines Intelligenztests noch nicht erlaubt oder wenn eine hinreichende Mitarbeit nicht zu gewinnen ist. Soll nicht angewendet werden bei einem *Intelligenz-Quotienten oberhalb von 70.
e: unspecified mental retardation.

uncomplicated bereavement: Einfache Trauer.

undifferentiated type: Undifferenzierter Typus.

Undifferenzierter Typ *(m)* *Störung des Sozialverhaltens. Verwahrloster Jugendlicher, dessen Verhalten weder bei dem *Gruppentyp noch

beim *Aggressiven Einzeltyp eingeordnet werden kann.
e: undifferentiated type.

Undifferenzierter Typus *(m).* Unterform der Schizophrenen Störung. Hauptmerkmale sind deutliche psychotische Symptome, die nicht in eine der anderen Unterformen eingeordnet werden können oder die den Kriterien für mehr als einen Typus entsprechen.
e: undifferenciated type.

unspecified mental retardation. Unbestimmte Geistige Behinderung.

V-codes for conditions not attributable to a neutral disorder that are a focus of attention or treatment: V-Schlüssel für Zustände, die nicht einer Psychischen Störung zuzuschreiben sind, aber Anlaß zur Beobachtung oder Behandlung geben.

Verfolgungswahn *(m).* Die Beschreibung in DSM III-R entspricht nicht völlig der in der dt. Psychopathologie. Wenn *Verfolgungswahn als Teilerscheinung einer anderen psychischen Krankheit auftritt, wird er nicht als solcher bezeichnet. Andererseits wird der *Querulantenwahn nach DSM III-R zum Verfolgungswahn gerechnet.
e: delusional (paranoid) disorder, persecutory type.

Verhaltensstörungen *(f, pl).* Störungen des sozialen Verhaltens bei Kindern und Jugendlichen. Entspricht etwa älteren Vorstellungen von *Moral Insanity oder *Psychopathie bei Jugendlichen. Die 5 Unterformen heißen: Verhaltensstörung 1. mit Sozialisierungsmängeln, aggressiv; 2. mit Sozialisierungsmängeln, nicht aggressiv; 3. ohne Sozialisierungsmängel, aggressiv; 4. ohne Sozialisierungsmängel, nicht aggressiv; 5. Atypische Verhaltensstörung.
e: conduct disorder, 1. undersocialized, aggressive *bzw.* 2. nonaggressive, 3. socialized, aggressive *bzw.* 4. nonaggressive, 5. atypical.

Vorgetäuschte Störungen *(f, pl).* Im DSM III Vortäuschungen von körperlichen und psychischen Krankheitserscheinungen mit dem Ziel, die Krankenrolle zu erlangen. DSM III grenzt dies gegenüber *Simulation ab. Der Kranke kann im Gegensatz dazu bei Vorgetäuschten Störungen sein zunächst absichtliches Verhalten nicht mehr willentlich unterdrücken. Wird unterteilt in Untergruppen mit 1. körperlichen, 2. psychischen Symptomen und 3. eine Restgruppe für *atypische Fälle. – Nach *K. D. Bock* und *F. Overkamp* (1986) sind unter der DSM-III-Bezeichnung 3 verschiedene Gruppen vereinigt: A. *Münchhausen-Syndrom; B. *Vortäuschung meist chronischer Krankheit; C. *Pathomimie.
e: factitious disorders.

Vorgetäuschte Störung mit körperlichen Symptomen *(f).* Absichtliche Vortäuschung, aber auch Hervorbringung von körperlichen Krankheitserscheinungen, um die Krankenrolle, vor allem als Patient eines Krankenhauses, übernehmen zu können. Die Bez. ist etwa, aber nicht ganz identisch mit *Münchhausen-Syndrom. Vgl. aber auch *Laparotomophilie, *Haemorrhagia hysterionica, *Dermatitis autogenica, *Pathomimie. Es gibt einzelne Patienten, die eine Vielzahl von Krankenhäusern aufgesucht haben (über 100), eine Vielzahl in Betracht kommender Krankheitsbilder erzeugt haben und ohne menschliche Bindungen ein an solche Institutionen angepaßtes Leben führen.
e: factitious disorders with physical symptoms.

Vorgetäuschte Störung mit psychischen Symptomen *(f).* Unterform der Vorgetäuschten Störungen. Absichtliches Hervorbringen psychischer oder psychotischer Symptome. Gewöhnlich handelt es sich um das **Ganser*-Syndrom, *Pseudodemenz oder eine Pseudopsychose (vorgetäuschte Psychose). Ähnliche Bilder können aber auch durch Einnahme von *Psychotonika, *Halluzinogenen, Analgetika, Schlafmitteln oder deren Kombination hervorgerufen werden.
e: factitious disorders with psychological symptoms.

Vorübergehende Tic-Störung *(f).* In DSM III sowohl ein einzelner *Tic wie auch ein **Tourette*-Syndrom, welches weniger als 1 Jahr dauert.
e: transcient tic disorder.

voyeurism: Voyeurismus.

Voyeurismus *(m).* Unterform der Paraphilien. Gleichbedeutend mit *Skopophilie (auch *Voyeur). Das Zuschauen (= »peeping«) beim Entkleiden, Geschlechtsakt anderer, erotischen Bewegungen einer nackten Frau durch Kommerzialisierung (peep show) hat eine über den Rahmen der Paraphilie hinausreichende Bedeutung gewonnen.
e: voyeurism.

V-Schlüssel für Zustände, die nicht einer Psychischen Störung zuzuschreiben sind, aber Anlaß zur Beobachtung oder Behandlung geben *(f, pl).* DSM III führt 13 Kategorien auf, die zu ärztlicher Tätigkeit führen können, ohne daß eine Krankheit anzunehmen ist: 1. Simulation, 2. Grenzbereich der intellektuellen Leistungsfähigkeit, 3. Antisoziales Verhalten beim Erwachsenen, 4. Antisoziales Verhalten im

Kindesalter oder in der Adoleszenz, 5. Schulschwierigkeiten, 6. Probleme im Beruf, 7. Einfache Trauer, 8. Nichtbefolgen der Ärztlichen Behandlungsmaßnahmen (Noncompliance), 9. Probleme Bestimmter Lebensphasen oder andere Lebensprobleme, 10. Eheprobleme, 11. Eltern-Kind-Problem, 12. Andere Besondere Familiäre Bedingungen, 13. Andere Zwischenmenschliche Probleme.
e: V-codes for conditions not attributable to a mental disorder that are a focus of attention or treatment.

Wahnhafte (Paranoide) Störung *(f).* Kategorie des DSM III-R, welche weitgehend der *Paranoiden Störung des DSM III entspricht. Typen: Liebeswahn, Größenwahn, Eifersuchtswahn, Verfolgungswahn, Körperbezogener Wahn, Unbestimmt.
e: delusional (paranoid) disorder.

Wahnsyndrom, Organisches *(n).* Etwa: schizophrenieähnliche körperlich begründbare Psychose. Es handelt sich meistens um Verfolgungswahn. Kann z.B. bei *Chorea *Huntington* oder in besonders systematisierter Form bei Abhängigkeit von Amphetaminen vorkommen.
e: organic delusional syndrome.

Zerfahrenheit *(f).* *Zerfahrenheit. Die Bez. kommt auch in der dt. Übersetzung von DSM III nicht vor. An ihrer Stelle wird »Inkohärenz« gebraucht. (Anm.: Zerfahrenheit und Inkohärenz werden im Engl. sprachlich nicht unterschieden und daher einheitlich mit »incoherence« übersetzt).
e: incoherence.

zoophilia: Zoophilie.

Zoophilie *(f).* Unterform der Paraphilien. Gleichbedeutend mit *Zoophilie (1) im Sinne der *Sodomie.
e: zoophilia.

Zwanghafte Persönlichkeitsstörung *(f).* Syn. für *Charakterneurose, zwangsneurotische.
e: compulsive personality disorder.

Zwangsstörung *(f).* Bez. des DSM III-R für *Zwangsneurose.
e: obsessive compulsive disorder *oder* neurosis.

Zwangssyndrom *(n).* Identisch mit *Zwangsneurose.
e: obsessive compulsive disorder *oder* neurosis.

Zyklothyme Störung *(f).* Chronische Gemütsverstimmung von mindestens 2 Jahren Dauer mit zahlreichen Schwankungen nach der depressiven und/oder manischen Seite hin. Schwere und Dauer sind jedoch jeweils nicht so, daß die Kriterien der Typischen Depressiven oder Manischen Episode erfüllt werden, die allerdings zwischendurch auch einmal auftreten können. – Es gibt in der dt. Tradition keine genaue Entsprechung hierzu.
e: cyclothymic disorder.

Verzeichnis von Wörterbüchern der Psychiatrie und ihrer Grenzgebiete

American Psychiatric Association (Hg.): A psychiatric glossary, 5. Aufl. Washington 1980.

Arnold, W., H.J. Eysenck und *R. Meili* (Hg.): Lexikon der Psychologie. 3 Bände, 2. Aufl. Herder, Freiburg 1980.

Asanger, R., and *G. Wenninger* (Hg.) Handwörterbuch der Psychologie. Beltz Verlag, Weinheim–Basel 1980.

Bastin, G.: Dictionnaire de la psychologie sexuelle. Dessart, Brüssel 1970. Deutsch: Wörterbuch der Sexualpsychologie. Herder, Freiburg 1972.

Battegay, R., J. Glatzel, W. Pöldinger, U. Rauchfleisch (Hgg.): Handwörterbuch der Psychiatrie. Enke Verlag, Stuttgart 1984.

Beigel, H.: Dictionary of Psychology and Related Fields. Ungar, New York 1971, 2. Aufl.1982

Benesch, H.: Wörterbuch zur klinischen Psychologie, 2 Bände. Deutscher Taschenbuch Verlag, München 1981.

Bierens de Haan, B.: Dictionnaire Critique de Psychiatrie. Hameneau 1979.

Birnbaum, K.: Handwörterbuch der medizinischen Psychologie. G. Thieme, Leipzig 1930.

Bonin, W. F.: Lexikon der Parapsychologie und ihrer Grenzgebiete. Scherz Verlag, Bern–München 1976.

Brocher, T. und *L. v. Friedeburg* (Hgg.): Lexikon der Sexualerziehung für Eltern, Lehrer, Schüler. Kreuz-Verlag, Stuttgart–Berlin 1972.

Bumke, O.: Handwörterbuch der psychischen Hygiene und psychiatrischen Fürsorge. De Gruyter, Berlin 1931.

Carrère, J. et *J. Dessaigne*: Lexique des termes usuels de psychiatrie. Berger–Lerrault 1976.

Campbeli, R. J.: Psychiatric Dictionary. 5. Aufl. Oxford University Press, New York 1981.

Dietrich, G. und *H. Walter*: Grundbegriffe der psychologischen Fachsprache. Ehrenwirth Verlag, München 1970.

Dietz, K. und *P. G. Hesse*: Wörterbuch der Sexuologie und ihrer Grenzgebiete. F. Decker Verlag, Schmiden b. Stuttgart 1967.

Dizionario de psychiatria clinica & terapeutica. Edizioni Paoline 1970.

Dorsch, F.: Psychologisches Wörterbuch, 10. Aufl. H. Huber, Bern–Stuttgart–Wien 1980.

Doucet, F.: Psychoanalytische Begriffe, 2. Aufl. Heyne, München 1972.

Drever, J.: A Dictionary of Psychology, 6. Aufl. Penguin Reference Books, Baltimore (Maryland) 1960.

Drever, J. und *W. D. Fröhlich*: Wörterbuch zur Psychologie, 6. Aufl. Deutscher Taschenbuch Verlag, dtv 3031, München 1970.

Duijker, H. und *M. Van Rijswijk* (Hgg.): Dreisprachiges Psychologisches Wörterbuch, 3 Bände. H. Huber, Bern–Stuttgart–Wien 1975.

Egidius, H.: Uppslagbok i Psykoterapi och Medicinsk Psykologi. 1976.

Eidelberg, L.: Encyclopedia of Psychoanalysis. The Free Press, New York, Collier–Macmillan Limited, London 1968.

English, H. B. and *A. C. English*: Comprehensive dictionary of psychological and psychoanalytical terms. New York 1961.

Fodor, N. and *F. Gaynor*: Freud, Dictionary of Psychoanalysis. Philosophical Library, New York 1950.

Frazier, S., R. Campbell, M. Marshall and *A. Werner*: A Psychiatric Glossary, 4. Aufl. Basic Books, New York 1975.

Gastaut, H.: Dictionary of Epilepsy, WHO, Genf 1973. Deutsch: Wörterbuch der Epilepsie. Hippokrates, Stuttgart 1976.

Gerchow, J. und *B. Heberle*: Alkohol Alkoholismus Lexikon. Neuland-Verlagsgesellschaft, Hamburg 1980.

Giese, H.: Wörterbuch der Sexualwissenschaft. Institutsverlag, Bonn 1952.

Gori, R. et *Y. Poinso*: Dictionnaire pratique de la psychopathologie. Éditions universitaires, Paris 1972.

Gus'kov, V. S.: Terminologiceskij Slovar psichiatra. Medicina-Verlag, Moskau 1965.

Haas, R.: Wörterbuch der Psychologie und Psychiatrie. Englisch-Deutsch. 1980.

Haring, C. und *K. H. Leickert*: Wörterbuch der Psychiatrie und ihrer Grenzgebiete. F. K. Schattauer Verlag, Stuttgart–New York 1968.

Hehlmann, W.: Wörterbuch der Psychologie, 12. Aufl. Krämer Verlag, Stuttgart 1974.

Hofstätter, P. R.: Psychologie. Fischer Bücherei, Frankfurt/M. 1957.

Holl, F. H.: Psycho-Wörterbuch. Deutsch-Englisch. R. Hänsel, Köln 1977.

Hutchings, R. H.: A Psychiatric Word Book, 7. Aufl. Utica (N.Y.) 1943.

Immelmann, K.: Wörterbuch der Verhaltensforschung. Kindler, München 1975.

Jones, E.: Glossary for the Use of Translators of Psycho-analytic Terms. Intern. J. Psychoanalysis Suppl. Nr. 1 (1924).

Krauss, S. (Hg.): Encyclopaedic Handbook of Medical Psychology. Butterworths, Boston 1976.

Lafon, R.: Vocabulaire de Psychopédagogie et de Psychiatrie de l'enfant, 3. Aufl. Presses Universitaires, Paris 1973.

Láhoda, F. (Hg.): Nordmark Wörterbuch der klinischen Neurologie. Einhorn-Presse Verlag 1986.

LaPlanche, J. et *J. B. Pontalis:* Vocabulaire de la Psychoanalyse. Presses Universitaires, Paris 1967. Deutsch: Das Vokabular der Psychoanalyse, 5. Aufl. Suhrkamp, Frankfurt 1980.

Leigh, D., C. M. B. Pare and *J. Marks* (Hgg.): A Concise Encyclopaedia of Psychiatry. University Park Press, Baltimore 1977.

Lütz, P.: Wörterbuch zur Medizinischen Soziologie. Hippokrates, Stuttgart 1980.

Marchais, P.: Glossaire de psychiatrie. Masson, Paris 1970.

Moor, L.: Glossaire de psychiatrie et de psychologie pathologique de neuro-psychiatrie infantile. Masson et Cie, Paris 1966.

Moor, L.: Lexique Français-Anglais-Allemand des Termes Usuels en Psychiatrie, Neuro-Psychiatrie Infantile et Psychologie Pathologique. L'expansion scientifique française. Paris 1965.

Müller, Chr. (Hg.): Lexikon der Psychiatrie, 2. Aufl. Springer, Berlin–Heidelberg–New York 1986.

Pelicier, Y.: Lexique psychiatrie. Presses Universitaires de France 1976.

Peters, U. H.: Wörterbuch der Tiefenpsychologie. Kindler-Verlag, München 1978.

Pieron, H.: Vocabulaire de la Psychologie, 3. Aufl. Presses Universitaires, Paris 1963.

Pinney, E. L., Jr. and *S. Slipp:* Glossary of Group and Family Therapy. Brunner/Mazel, New York 1982.

Porot, A.: Manuel alphabétique de Psychiatrie, 4. Aufl. Presses Universitaires, Paris 1969.

Rycroft, C.: A Critical Dictionary of Psychoanalysis. Littlefield, Adams, Totowa 1973. Penguin Books, 2. Aufl., Harmondsworth 1977.

Schreiber, H.: Wörterbuch der Parapsychologie. Geist und Psyche. Kindler Verlag, München 1976.

Sillamy, N.: Dictionnaire de la psychologie. Librairie Larousse, Paris 1965.

Sterba, R.: Handwörterbuch der Psychoanalyse. Intern. Psychoanal. Verlag, Wien 1936 (ist nur bis zum Buchstaben G erschienen).

Sury, K. v.: Wörterbuch der Psychologie und ihrer Grenzgebiete, 4. Aufl. Schwabe u. Co., Basel–Stuttgart 1974.

Thakurdas, H. and *L. Thakurdas:* Dictionary of Psychiatry. MTP Press, Falcon House 1979.

Tuke, D. H.: A Dictionary of Psychological Medicine. 2. vols. Reprint 1976 der Originalausgabe von 1892.

Virel, A.: Vocabulaire des Psychothérapies. Fayard, Paris 1977.

Walton, H. (Hg.): Dictionary of Psychiatry. Blackwell Scientific Publications, Oxford–London–Edinburgh–Boston–Palo Alto–Melbourne 1985.

Warren, H. C.: Dictionary of psychology. The Riverside Press, Cambridge (USA) 1962.

Wittlich, B.: Wörterbuch der Charakterkunde. Joh. Amb. Barth, München 1965.

Wolman, B. (Hg.): Dictionary of Behavioral Science. Van Nostrand Reinhold Cie, New York 1973.

Zeier, H.: Wörterbuch der Lerntheorien und der Verhaltenstherapie. Kindler, München 1976.